生命科学名著

Brocklehurst 老年医学与老年学

（原书第八版）

（上册）

Brocklehurst's Textbook of Geriatric Medicine and Gerontology

(Eighth Edition)

主 编 〔美〕Howard M. Fillit 〔加〕Kenneth Rockwood 〔英〕John Young

主 译 白小涓 李小鹰

科学出版社

北京

图字：01-2017-4854 号

内 容 简 介

《Brocklehurst 老年医学与老年学》是老年医学的经典著作，初版于 1973 年，由 John Brocklehurst 主编，故此得名。本译著为英文原书的第八版，是 2017 年出版的最新版本。全书分为 4 个部分：老年学、老年医学、问题导向的老年医学、医疗卫生健康系统和老年医学，共 132 章。本书由国际资深老年医学专家倾力完成，全面反映老年医学和老年学的基本理论和最新进展。本书贯穿大量治疗手段和指南，某些特殊老年相关疾病的论述中包含了统计表格及工作流程图，其中更强调对衰弱的重视，各个章节均关注了不同领域与衰弱的联系和拓展，新增内容包括老年医学技术、急诊和院前医疗、HIV 和衰老，以及老年患者的个体化治疗、远程医疗和环境构建。每章结尾处的"关键点"简明扼要地概括本章重点。

本书不仅对从事老年学和老年医学工作的临床、教学和科研人员及研究生提供重要指导，也非常适用于面对老年患者的其他专科医护人员、社区工作者及其他老年社会工作者。

图书在版编目（CIP）数据

Brocklehurst 老年医学与老年学：原书第 8 版：全 2 册 /（美）H. M. 菲利特（Howard M. Fillit），（加）K. 罗克伍德（Kenneth Rockwood），（英）J. 扬（John Young）主编；白小涓，李小鹰主译. —北京：科学出版社，2020.11
（生命科学名著）

书名原文：Brocklehurst's Textbook of Geriatric Medicine and Gerontology (Eighth Edition)

ISBN 978-7-03-059837-0

Ⅰ. ①B… Ⅱ. ①H… ②K… ③J… ④白… ⑤李… Ⅲ. ①老年病学 Ⅳ. ①R592

中国版本图书馆 CIP 数据核字（2018）第 280841 号

责任编辑：岳漫宇 / 责任校对：严 娜
责任印制：吴兆东 / 封面设计：刘新新

科学出版社 出版
北京东黄城根北街 16 号
邮政编码：100717
http://www.sciencep.com
北京厚诚则铭印刷科技有限公司 印刷
科学出版社发行 各地新华书店经销
*
2020 年 11 月第 一 版 开本：889×1194 1/16
2021 年 1 月第二次印刷 印张：76 1/2
字数：2 811 000

定价：580.00 元（全二册）
（如有印装质量问题，我社负责调换）

ELSEVIER

Elsevier (Singapore) Pte Ltd.

3 Killiney Road, #08-01 Winsland House I, Singapore 239519

Tel: (65) 6349-0200; Fax: (65) 6733-1817

《Brocklehurst 老年医学与老年学》（原书第八版）
译校者名单

主　译： 白小涓　李小鹰
副主译： 韩　辉　齐国先　孔　俭　高学文　王衍富　王晓丽　何　平　韩璐璐
译校者（按姓氏笔画排序）：

于　凯	于　洋	马凤莲	王　旭	王杰冰	王佳贺	王衍富	王桂君
王晓丽	王　琪	王　超	王　楠	王　鹏	王德润	王　璐	孔　俭
孔晶晶	申　杰	申明惠	田　力	田玉双	史丽艳	白小涓	白　雪
汉　雯	巩祺芸	乔建坤	邬真力	刘书贤	刘宇翔	刘学文	刘春婷
刘　姝	刘新宇	齐国先	闫铁夫	关国英	孙　亮	孙婷婷	杜艳青
杜　健	李乃静	李小鹰	李　芳	李　丽	李　杰	李　岩	李祉丹
李　真	李　特	李　慧	杨斯童	杨　锐	吴宝刚	何　平	余陆娇
邹小方	邹艳慧	沙　莹	宋　涛	宋嘉懿	张东阳	张　华	张多多
张秀丽	张　英	张春玉	张荣伟	张海燕	张　萌	张　微	张静瑜
张　毅	陈　玲	陈歆悦	林妍霞	金　博	郑　雁	单海燕	单锦华
孟艳迪	赵　心	赵世杰	赵　琳	胡翠竹	胡巍娜	哈　斯	侯文丽
姜洪芳	娜日松	秦　宇	袁　良	耿　琳	钱盼盼	栾　宁	高学文
高海英	海　荣	陶　维	戚　萌	崔　喆	梁冬科	彭　扬	葛媛媛
董　丹	董　杰	韩　辉	韩璐璐	程　明	魏秀芳	魏金婴	魏春阳

译 者 介 绍

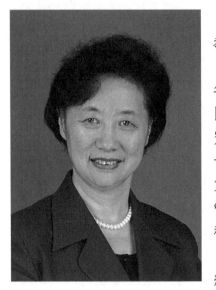

白小涓 中国医科大学附属盛京医院老年医学科，国家二级教授，主任医师，博士生导师。

辽宁省医学会老年病学分会第八届委员会主任委员；东北老年医学中心联盟主席；中国医师协会老年医学分会常委；中国女医师协会老年医学专业委员会副主任委员；中国老年保健医学研究会第五届理事会理事；中国医师协会心血管内科医师分会资深专家工作委员会委员；中国老年学和老年医学学会心血管病分会第一届资深专家。《中华老年心脑血管病杂志》编委，《临床心血管病杂志》编委，《中华医学杂志》及《中华老年医学杂志》审稿人。

临床工作 40 余年，主攻方向为老年心血管疾病及衰老相关疾病防治。承担国家科技部 973 计划衰老项目课题 2 项，创建生物学衰老个体化评价公式，研究成果获得国家科学技术进步奖二等奖两项（2006-J-233-2-02-R04；2010-J-233-2-03-R05），中华医学科技奖一等奖（200901059U0602），中国老年保健医学研究会科学技术奖三等奖（Lnbjkjj-2017-3-04-G-01）。培养博士研究生 25 名，硕士研究生 50 余名。国内外发表学术论文 170 余篇。主译《衰老与心脏》、参编 *Aging and Aging-Related Diseases* 等 10 余部著作。

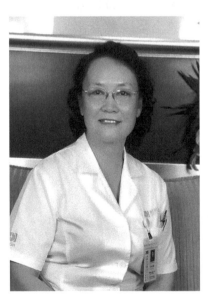

李小鹰 解放军总医院第二医学中心心血管科，主任医师，教授，博士生导师，老年心血管病专家。

中华医学会老年医学分会名誉主任委员（第八届主任委员）；中国医师协会老年医学分会顾问（第一届副会长）；中国女医师协会监事、健康教育委员会主任委员。中国医师培训学院副院长，中国医师协会专科培训试点专家委员会常务副主任。国务院深化医药卫生体制改革领导小组咨询专家委员会第一、第二届委员。《中华老年心脑血管病杂志》主编，《中华老年医学杂志》第七届副主编，《中华保健医学杂志》副主编，《中国循环杂志》编委。第十一届、十二届全国人大代表，全国三八红旗手。

韩　辉　哈尔滨医科大学附属第一医院干部病房主任，二级教授，老年医学硕士生导师。

黑龙江省医学会老年医学分会主任委员；中华医学会老年医学分会第八、第九届委员；中国医师协会老年医学分会常委；中国老年医学学会基础与转化医学分会副会长；中国老年学学会老年医学委员会智慧医疗和养老照护专家委员会副主任委员；中国老年保健医学研究会老年认知心理疾病分会常委；中国老年医学学会常务理事；中国老年学学会老年医学委员会常务委员；中国健康促进基金会慢病管理专项行动专家委员会委员；中国老年健康服务业协会老年医学研究机构联盟委员；《中华老年病研究》电子杂志编委，东北老年医学中心联盟委员会副主席；黑龙江省老年医学黑龙江省医疗保健国际交流促进会理事；黑龙江省西医专业高级评审委员会委员；黑龙江省医疗保健专家委员会委员。

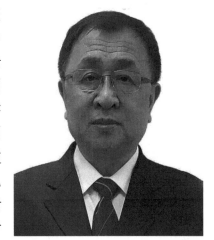

齐国先　中国医科大学附属第一医院老年心血管内科，主任医师，教授，博士生导师。

中华医学会老年医学分会常务委员；辽宁省医学会老年病分会第九届委员会主任委员；中华心血管病学会前委员；辽宁省预防医学会老年病防治专业委员会主任委员；中国老年医学会理事；首届辽宁名医，第三届辽宁省十大健康卫士。

1982 年毕业于中国医科大学后就职于中国医科大学附属第一医院，1985 年开始从事心脏病的介入诊断治疗工作，1992 年国家公派法国波尔多大学，从事冠心病的介入性诊断和治疗的临床应用领域的学习和研究，2003 年在美国底特律医学中心心脏电生理研究室研修心脏起搏技术，2009 年开始从事老年心血管疾病的防治工作。主要研究方向为老年冠心病的临床防治。对于老年心血管疑难、重症的诊断和治疗具有丰富的临床经验。

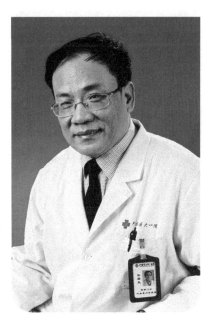

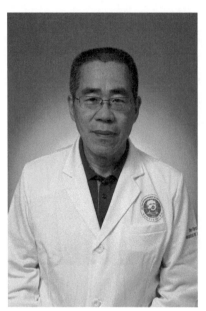

孔俭 吉林大学第一医院老年病诊疗中心主任、诊断学教研室主任，教授，主任医师，博士生导师。

第十届中华医学会老年内分泌代谢委员会委员；《中华老年医学杂志》第八届编委；第一届中国老年医学中心联盟常委；东北老年医学中心联盟副主席；吉林省老年医学学会主任委员。

从事临床医疗、教学、科技工作37年。专业方向为老年医学、心血管代谢综合征。发表学术论文40余篇，其中SCI论文20余篇。已培养和指导硕士研究生20余名，博士研究生8名，均获得学位。两次获得吉林省科技进步奖三等奖。曾受国家公派留学加拿大不列颠哥伦比亚省大学。

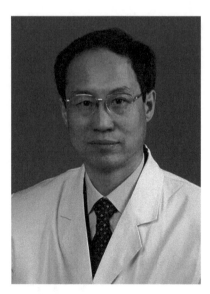

高学文 内蒙古自治区人民医院原副院长，内蒙古干部保健所原所长，现任内蒙古自治区老年医学研究所所长，主任医师。

中华医学会老年医学分会心血管学组委员；中国医师协会老年病医师分会委员；中国老年医学中心联盟第一届委员会委员；东北老年医学中心联盟副主席；中国老年保健医学研究会第五届理事会理事；中国老年医学学会第一届理事会常务理事；中华老年保健医学研究会理事；中国老年医学会理事；《中华老年医学杂志》第七届编辑委员会委员；《中华老年心脑血管病杂志》第四、第五届编辑委员会委员；《中国老年保健医学杂志》第三届编辑委员会委员；内蒙古康复医学会副会长兼秘书长；内蒙古控制吸烟协会副会长兼秘书长；内蒙古干部保健专家。

从事老年医学专业相关临床和科研工作40余年，主持、完成省级以上课题多项，获得省部级及以上科技进步奖3次。

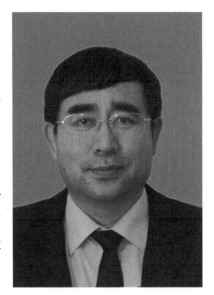

王衍富 大连医科大学附属第一医院老年医学教研室主任，医学博士，教授，主任医师。

主要致力于老年肺癌分子靶向治疗、老年肺部感染等呼吸系统疾病及其他老年慢性疾病等方面的诊治，并从不同分子组学平台进行临床相关研究。

担任中华医学会老年病分会呼吸专业委员会委员；中华医学会辽宁省老年医学分会副主任委员；东北老年医学中心联盟副主席；大连市医学会老年病分会主任委员等。发表国家级及SCI论文50余篇，承担科研课题15项，主编医学专著2部，参编医学专著6部；获辽宁省科技进步奖三等奖3项，大连市政府科技进步奖一等奖1项，大连市政府科技进步奖二等奖1项；辽宁省"百千万人才工程"百人层次。培养硕士研究生50余人。

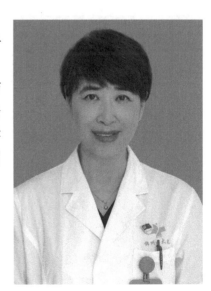

王晓丽 锦州医科大学附属第一医院老年医学教研室及老年医学科主任，医学硕士，主任医师，教授，硕士研究生导师。

中国老年学学会老年医学委员会委员；中国老年学学会心脑血管病专业委员会委员；中国老年医学中心联盟第一届委员会委员；中国老年学和老年医学学会老年病学分会委员；中国老年学和老年医学学会心血管病分会委员；辽宁省医学会老年病分会副主任委员；东北老年医学中心联盟副主席。

研究方向为老年心血管病。主持完成省部级科研课题2项，发表相关学术论文30余篇，参编学术专著4部。

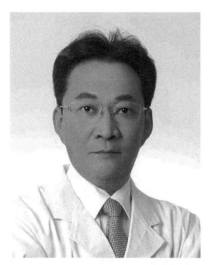

何 平 中国医科大学附属盛京医院干诊老年医学科主任，教授，主任医师，硕士及博士研究生导师。

1984 年毕业于中国医科大学，毕业后一直在中国医科大学附属盛京医院内科、老年病科工作。擅长呼吸感染性疾病，老年综合内科疾病，具有 30 余年的临床工作经验。先后承担省市及国家级课题 13 项，获得省市级科技成果奖 7 项，发表论文 130 余篇。其中 SCI 收录论文 21 篇，总影响因子超 50 余分。现任辽宁省医学会老年医学分会主任委员；中华医学会老年病分会委员；《中国实用内科学杂志》编委；中国老年医学中心联盟委员会委员。2017 年获第二届"辽宁名医"称号，被民心网评为"患者心目中的好医生"。

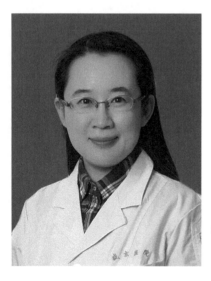

韩璐璐 中国医科大学附属盛京医院干诊老年医学科，副教授，副主任医师，医学博士。

中华医学会老年医学分会心血管学组委员；中国医师协会老年医学分会青年委员；中国女医师协会老年医学专业委员会委员；中国老年学和老年医学学会心脑血管病分会委员；中国老年保健医学研究会老年合理用药分会常务委员；《实用老年医学杂志》青年编委；东北老年医学中心联盟秘书。

主要从事衰老个体化评价、老年综合评估及老年综合征的管理、老年心血管疾病研究。2015~2017 年在 973 计划课题（2013CB530804）中担任课题骨干。2017 年获得中国老年保健医学研究会科学技术奖三等奖（Lnbjkjj-2017-3-04-G-02）。

作 者 介 绍

HOWARD M. FILLIT, MD

阿尔茨海默病药物发现基金会，创始执行董事和首席科学家

美国纽约西奈山伊坎医学院，老年医学、姑息治疗和神经科学临床教授

KENNETH ROCKWOOD, MD, FRCPC, FRCP

加拿大达尔豪斯大学医学系，阿尔茨海默病研究 Kathryn Allen Weldon 教授，老年医学与神经病学教授

加拿大新斯科舍省哈利法克斯市，新斯科舍卫生局，医学系顾问医生

英国曼彻斯特大学，老年医学荣誉教授

JOHN YOUNG , MBBS (Hons), FRCP

英国利兹大学，老年护理和康复学术部，老年护理医学教授

英国布拉德福德教育医院 NHS 信托基金会，老年医学名誉顾问

致　谢

Howard Fillit 衷心感谢他的导师，尤其是 Robert Butler 和 Leslie Libow 在老年医学发展中的启示和指导作用。他也非常感激 Leonard 和 Ronald Lauder 在攻克阿尔茨海默病中发挥的作用，进而为提高老年人的生活质量做出的贡献。他尤其想感谢 Aspasia Moundros 在工作中的坚持、高效和热忱协作。

Kenneth Rockwood 非常感谢从事老年医学工作的很多前辈和老师，包括 Duncan Robertson、John Brockleburst、Peter McCracken、John Gray、Roy Fox、David Hogan 和 Colin Powell，以及他的同事、学生和父母所给予他的教导和帮助。

John Young 感到非常荣幸能够和很多积极进取的临床医生一起工作，包括 Graham Mulley 和 Alec Brownjohn（利兹大学）；以及 John Tucker、Maj Pushpangadan 和 Alex Brown（布拉德福德教育医院）。他感谢他们所有人以及其他很多人。并且他也很感谢他的妻子 Ghislaine，感谢她一直以来的坚持和鼓励。

译者前言一

中国人口老龄化已经进入快车道，2000 年，中国 60 岁以上老年人口占总人口 10.46%，至 2019 年已飙升至 18.1%。老年人口井喷的 20 年，亦是我从事国家重点基础研究发展计划（973 计划）"衰老"项目的课题研究，并由心血管专科医师向老年医学领域转型并为之奋斗的 20 年。在这个过程中，我见证了中国老年医学工作者历经几代人不懈的努力和奉献，以及所取得的丰硕成果，同时，也深深意识到在老年医学方面，中国与发达国家存在的差距。2011 年 11 月，我与国内老年医学著名专家李小鹰教授同去参加第 64 届美国老年学年会，会后专程访问了老年医学连续 20 年全美排名第一位的现代医学圣地——约翰·霍普金斯医学院。美籍华人冷晓教授引导我们进行了参观，系统讲述了美国老年医学的现代理念，详细介绍了老年医学的人才培养及日常运行机制。参观期间，在霍普金斯医学院图书馆，我购买了由 John Brocklehurst 主编的《老年医学与老年学》（第七版），这本经典教科书第一次出版于 1973 年，近 50 年来，不断再版、与时俱进、持续更新老年医学最新进展。

在积极应对人口老龄化的国家战略决策下，中国老年医学事业进入高速发展阶段。2015 年 6 月东北老年医学中心联盟成立，由于迫切渴求系统学习老年医学知识，不断更新现代老年医学理念，在中国老年医学中心联盟主席李小鹰教授支持下，东北老年医学中心联盟 7 家高校附属教学医院老年医学科联合启动了《Brocklehurst 老年医学与老年学》（第七版）的翻译工作，并于 2017 年根据本书的最新版本（第八版）进行了更新翻译。第八版是本书创始人 John Brocklehurst 去世后第一次再版，全书共 132 章，由国外资深老年医学专家倾力完成，全面反映老年医学的基本理论和最新进展。我们希望通过本书的翻译和引进，加强区域性老年医学的交流与合作，促进广大老年医学工作者、全科医生、社会工作者、医学教育工作者更全面深刻地理解老年医学的进展和先进理念，学习和掌握生物老年学、心理和社会老年学、老年各系统疾病的诊疗护理、预防和健康促进、老年特异性问题及临终关怀等卫生体系相关内容，提升对老年医学的全方位认识，这对因地制宜地指导老年医学工作有着重要意义。

我们力求保证本书译文的专业性和准确性，翻译工作由 7 家高校附属教学医院老年医学科的临床科研工作者同心合力完成，在翻译过程中进行了反复的阅读、查询资料和校对，但由于时间仓促，且本书的涵盖范围广，涉及领域多，难免有疏漏之处，欢迎各位读者及同行不吝指正。

目前，凝聚着编者和译者心血的《Brocklehurst 老年医学与老年学》（原书第八版）即将出版。在这里我要感谢全体译者和审校者及编者对本书出版所付出的汗水和努力，并代表所有译校者感谢中华医学会老年医学分会、中国医师协会老年医学科医师分会、中国老年医学中心联盟的同行对本书的支持。最后，我要深深感谢中国工程院院士陈香美教授的支持，近 20 余年参与陈院士领导的 973 计划"衰老"项目的研究历程，拓宽了我对衰老理论的理解，加深了对衰老和老年相关疾病临床实践相互联系的认识，更新了对衰老研究成果转化的理念。同时，本书翻译工作也得到了 973 计划课题资金的大力支持（2007CB507405；2013CB530804），在此一并表示感谢。

白小涓　教授、主任医师

中国医科大学附属盛京医院老年医学科

辽宁医学会老年病分会第八届主任委员（第八届）

东北老年医学中心联盟主席

2020 年 2 月（春节）

译者前言二

随着人口老龄化高峰前移，"白发浪潮、银发世界"给中国带来了严峻挑战，也使中国老年医学事业获得了前所未有的发展机遇。在践行"健康中国"的伟大战略过程中，历经几代老年医学前辈呕心沥血的付出，老年医学的整合医疗模式正在发生转变，老年医学从业人员队伍迅速壮大。近几年，中华医学会老年医学分会和中国医师学会老年医学科医师分会及老年各相关学术团体，齐心协力制定行业标准、设置国家重点学科、编写系列教材、建立老年医学专科医师规范化培训制度，为老年医学发展奠定了坚实的基础。

在全国老年医学事业快速发展的利好环境下，中国老年医学中心联盟于 2014 年 10 月成立，之后东北老年医学中心联盟于 2015 年 6 月成立。随着区域性老年医学事业的纵向发展，对学习和掌握现代老年医学理论的迫切需求，以及对现代老年医学知识更新和升华的渴望，东北老年医学中心联盟汇聚了主要 7 家教学医院的力量，对 *Brocklehurst's Textbook of Geriatric Medicine and Gerontology* (Eight Edition)进行翻译。本书以其创始人 John Brocklehurst 的名字命名，由国外资深老年医学专家倾力完成，全书共 132 章，内容包括老年学总论，生物老年学，医学老年学，心理和社会老年学，老年各系统疾病的诊疗、预防和健康促进，老年综合征和其他老年特异性问题及卫生体系相关内容。第八版对衰弱更加关注，并且各个章节均注重了不同器官衰老与衰弱的联系和拓展。新增内容包括老年医学技术、急诊和院前诊疗、HIV 和衰老，以及老年患者的个体化治疗、远程医疗和环境构建。

本书的翻译全面反映世界老年医学的当代观点和视角，为中国老年医学引入了新的理念，必将促进老年医学的实践和发展；本书也为老年医学及相关事业的研究者和工作者提供丰富的知识和信息，提升专业技能及全人关怀的能力，使其工作进一步系统化和规范化。我衷心希望读者可以从本书获益。

本书的翻译工作由东北老年医学中心联盟七家教学医院从事老年医学临床和科研的同仁合力完成，这些专家丰富的临床、科研和教学经验，为翻译工作的准确性和专业性奠定了坚实保障。我衷心感谢这些专家对本书翻译所付出的汗水和努力，也为他们默默奉献和辛苦工作感到无比的欣慰和自豪。

李小鹰　教授、主任医师

中国人民解放军总医院老年医学科

中华医学会老年医学分会主任委员（第八届）

中国老年医学中心联盟主席

2020 年 2 月（春节）

贡 献 者

Ahmed H. Abdelhafiz, MSc, MD, FRCP
Consultant Physician and Honorary Senior
  Clinical Lecturer
Department of Elderly Medicine
Rotherham General Hospital
Rotherham, United Kingdom

Tomas Ahern, MB BCh, BAO
Clinical Fellow
Andrology Research Unit
Centre for Endocrinology and Diabetes
University of Manchester;
Clinical Fellow
Department of Endocrinology
Manchester Royal Infirmary
Manchester, United Kingdom

Lena Alsabban, BDS
Assistant Professor
Department of Oral & Maxillofacial
  Surgery
New York University
New York, New York

Melissa K. Andrew, MD, PhD, MSc(PH)
Associate Professor
Department of Medicine (Geriatrics)
Dalhousie University
Halifax, Nova Scotia, Canada

**June Andrews, FRCN, MA (Glasgow),
  MA Hons (Nottingham), RMN, RGN**
Director, Dementia Services
Development Centre
School of Applied Social Science
University of Stirling
Stirling, United Kingdom

Saqib S. Ansari, MBChB, BSc
Bradford Teaching Hospital Foundation
  Trust
Department of
  Gastroenterology/Hepatology
Bradford, United Kingdom

Wilbert S. Aronow, MD
Professor
Department of Medicine
New York Medical College
Valhalla, New York

**Terry Aspray, MBBS, MD, FRCP,
  FRCP(E)**
Consultant Physician
The Bone Clinic

Freeman Hospital;
Hon. Clinical Senior Lecturer
The Medical School
Newcastle University
Newcastle upon Tyne, United Kingdom

Lodovico Balducci, MD
Senior Member
H. Lee Moffitt Cancer Center & Research
  Institute;
Program Leader
Senior Adult Oncology Program
H. Lee Moffitt Cancer Center & Research
  Institute
Tampa, Florida

Stephen Ball, MBChB
Clinical Research Fellow
Cardiovascular Institute
University of Manchester
Manchester, United Kingdom

Jaspreet Banghu, MD
Clinical Research Fellow
Department of Medical Gerontology
Trinity College, Dublin;
Mercer's Institute for Successful Ageing
St. James's Hospital Dublin
Dublin, Ireland

Mario Barbagallo, MD, PhD
Department of Internal Medicine and
  Specialties (DIBIMIS)
University of Palermo
Palermo, Italy

Lisa Barrett, MD, PhD
Assistant Professor
Department of infectious Diseases
Dalhousie University
Halifax, Nova Scotia, Canada

Antony Bayer, MB BCh, FRCP
Professor
Department of Geriatric Medicine
Cardiff University
Cardiff, Wales, United Kingdom;
Director, Memory Team
University Hospital Llandough
Penarth, Wales, United Kingdom

Ceri Beaton, BMedSci, MSc, FRCS
Department of General Surgery
North Devon NHS Trust
Barnstaple, United Kingdom

David J. Beyda, MD
Department of Gastroenterology
New York Presbyterian Hospital, Queens
Flushing, New York

**Ravi Bhat, MBBS, DPM, MD, FRANZCP,
  Cert Adv Tr POA**
Associate Professor of Psychiatry
Rural Health Academic Centre
The University of Melbourne;
Consultant Old Age Psychiatrist
Divisional Clinical Director
Goulburn Valley Area Mental Health
  Service
Goulburn Valley Health
Shepparton, Victoria, Australia

Jaspreet Bhangu, MD
Clinical Research Fellow
Department of Medical Gerontology
Trinity College Dublin;
Mercer's Institute for Successful Ageing
St. James's Hospital Dublin
Dublin, Ireland

Simon Biggs, BSc, PhD
Professor of Gerontology and Social
  Policy
School of Social & Political Sciences
University of Melbourne
Victoria, Austrailia

Jennifer Boger, PhD, MASc, BSc
Research Manager
Occupational Science and Occupational
  Therapy
University of Toronto;
Research Associate
Department of Research
Toronto Rehab/The University Health
  Network
Toronto, Ontario, Canada

**Charlotte E. Bolton, BMedSci, BM BS,
  MD, FRCP**
Nottingham Respiratory Research Unit
University of Nottingham
Nottingham, United Kingdom

Julie Blaskewicz Boron, MS, PhD
Assistant Professor
Department of Gerontology
University of Nebraska
Omaha, Nebraska

Lawrence J. Brandt, MD, MACG, AGA-F, FASGE, NYSGEF
Emeritus Chief of Gastroenterology
Montefiore Medical Center;
Professor of Medicine and Surgery
Albert Einstein College of Medicine
Bronx, New York

Roberta Diaz Brinton, PhD
Department of Pharmacology and Pharmaceutical Sciences
University of Southern California, School of Pharmacy Pharmaceutical Sciences Center
The Program in Neuroscience
University of Southern California
Los Angeles, California

Scott E. Brodie, MD, PhD
Professor of Ophthalmology
Department of Ophthalmology
Icahn School of Medicine at Mount Sinai
New York, New York

Jared R. Brosch, MD, MSc
Neurologist
Department of Neurology
Indiana University Health
Indianapolis, Indiana

Gina Browne, PhD, RegN, Hon LLD, FCAHS
Founder and Director
Health and Social Service Utilization Research Unit
McMaster University;
Professor
Department of Nursing; Clinical Epidemiology & Biostatistics
McMaster University
Hamilton, Canada

Patricia Bruckenthal, PhD, APRN-BC, ANP
Chair, Graduate Studies in Advanced Practice Nursing
School of Nursing
Stony Brook University
Stony Brook, New York

Jeffrey A. Burr, PhD, MA, BA
Professor
Department of Gerontology
University of Massachusetts Boston
Boston, Massachusetts

Richard Camicioli, MSc, MD, CM, FRCP(C)
Professor of Medicine (Neurology)
Department of Medicine
University of Alberta
Edmonton, Alberta, Canada

Jill L. Cantelmo, MSc, PhD
Vice President
Department of Clinical Services
The Access Group
Berkeley Heights, New Jersey

Robert V. Cantu, MD, MS
Associate Professor
Department of Orthopaedic Surgery
Dartmouth Hitchcock Medical Center
Lebanon, New Hampshire

Margred M. Capel, MBBS, BSc, MRCP, MSc
Consultant in Palliative Medicine
George Thomas Hospice
Cardiff, Wales, United Kingdom

Matteo Cesari, MD, PhD
Professor
Université de Toulouse III Paul Sabatier;
Advisor
Institut du Vieillissement, Géontopôe
Centre Hospitalier Universitaire de Toulouse
Toulouse, France

Sean D. Christie, MD, FRCSC
Associate Professor
Department of Surgery (Neurosurgery)
Dalhousie University
Halifax, Nova Scotia, Canada

Duncan Cole, PhD, MRCP, FRCPath
Clinical Senior Lecturer
Honorary Consultant in Medical Biochemistry and Metabolic Medicine
Centre for Medical Education
Cardiff University School of Medicine
Cardiff, Wales, United Kingdom

Philip G. Conaghan, MBBS, PhD, FRACP, FRCP
Professor of Musculoskeletal Medicine
Leeds Institute of Rheumatic and Musculoskeletal Medicine
University of Leeds;
Deputy Director
NIHR Leeds Musculoskeletal Biomedical Research Unit
Leeds, United Kingdom

Simon Conroy, MBChB, PhD
Department of Geriatric Medicine
University Hospitals of Leicester
Leicester, United Kingdom

Tara K. Cooper, MRCOG
Consultant
Department of Obstetrics and Gynecology
St. John's Hospital
Livingston, Scotland, United Kingdom

Richard Cowie, BSc(Hons) MBChB FRCS(Ed), FRCS(Ed) (SN)
Consultant Neurosurgeon
NHS Hope Hospital, Salford
Salford, United Kingdom;
The Royal Manchester Children's Hospital
Manchester, United Kingdom;
The Alexandra Hospital
Cheadle, United Kingdom

Peter Crome, MD, PhD, DSc, FRCP, FFPM
Honorary Professor
Department of Primary Care and Population Health
University College London
London, United Kingdom;
Emeritus Professor
Keele University
Keele, United Kingdom

William Cross, B Med Sci, BM BS, FRCS(Urol), PhD
Consultant Urological Surgeon
Department of Urology
Leeds Teaching Hospitals NHS Trust
Leeds, Great Britain

Carmen-Lucia Curcio, PhD
Department of Gerontology and Geriatrics Program
University of Caldas
Manizales, Caldas, Colombia

Gwyneth A. Davies, MB BCh, MD, FRCP
Clinical Associate Professor
College of Medicine
Swansea University
Swansea, United Kingdom

Daniel Davis, MB, PhD
Clinical Research Fellow
MRC Unit for Lifelong Health and Ageing
University College, London
London, United Kingdom

Jugdeep Kaur Dhesi, BSc MBChB, PhD, FRCP
Ageing and Health
Guy's and St. Thomas' NHS Trust
London, Great Britain

Sadhna Diwan, MSSA, PhD
Professor
School of Social Work
San Jose State University;
Director
Center for Healthy Aging in Multicultural Populations
San Jose State University

San Jose, California

Timothy J. Doherty, MD, PhD, FRCP(C)
Associate Profesor
Departments of Physical Medicine and
   Rehabilitation and Clinical Neurological
   Sciences
Western University
London, Ontario, Canada

Dawn Dolan, PharmD
Pharmacist Senior Adult Oncology
   Program
Moffitt Cancer Center
Tampa, Florida

Ligia J. Dominguez, MD
Department of Internal Medicine and
   Specialties (DIBIMIS)
University of Palermo
Palermo, Italy

**Eamonn Eeles, MBBS, MRCP, MSc,
   FRCP**
Senior Lecturer
Department of Internal Medicine
University of Queensland
Brisbane, Austrailia

William B. Ershler, MD
Virginia Associates in Adult and Geriatric
   Hematology—Oncology
Inova Fairfax Hospital
Falls Church, Virginia

Nazanene Helen Esfandiari, MD
Clinical Assistant Professor
Internal Medicine/Divsion of Metabolism,
   Endocrinology & Metabolism
University of Michigan
Ann Arbor, Michigan

Julian Falutz, MD, FRCPC
Director
Comprehensive HIV and Aging Initiative
Chronic Viral Illness Service;
Senior Physician
Division of Geriatrics
Department of Medicine
McGill University Health Center
Montreal, Quebec, Canada

Martin R. Farlow, MD
Professor
Department of Neurology
Indiana University
Indianapolis, Indiana

Richard Feldstein, MD, MS
Clinical Assistant Professor
Department of Internal Medicine
New York University School of Medicine
New York, New York

Howard M. Fillit, MD
Founding Executive Director and Chief
   Science Officer
Alzheimers Drug Discovery Foundation;
Clinical Professor of Geriatric Medicine,
   Palliative Care and Neuroscience
Icahn School of Medicine at Mount Sinai
New York, New York

Caleb E. Finch, PhD
ARCO-Kieschnick Professor of
   Gerontology
Davis School of Gerontology
University of Southern California
Los Angeles, California

Andrew Y. Finlay, CBE, FRCP
Professor
Department of Dermatology and Wound
   Healing
Division of Infection and Immunity
Cardiff University School of Medicine
Cardiff, Wales, United Kingdom

James M. Fisher, MBBS, MRCP, MD
Specialist Registrar in Geriatric and
General Internal Medicine
Health Education North East
Newcastle Upon Tyne, United Kingdom

Anne Forster, PhD, BA, FCSP
Professor
Academic Unit of Elderly Care and
   Rehabilitation
University of Leeds and Bradford
   Teaching Hospitals NHS Foundation
   Trust
Bradford, United Kingdom

**Chris Fox, MBBS, BSc, MMedSci,
   MRCPsych, MD**
Reader/Consultant Old Age Psychiatry
Norwich Medical School
University of East Anglia
Norwich, Norfolk, United Kingdom

Roger Michael Francis, MBChB, FRCP
Emeritus Professor of Geriatric Medicine
Institute of Cellular Medicine
Newcastle University
Newcastle upon Tyne, United Kingdom

Jasmine H. Francis, MD
Assistant Attending
Ophthalmic Oncology Service
Department of Surgery
Memorial Sloan Kettering Cancer Center
New York, New York

Terry Fulmer, PhD, RN, FAAN
President
John A. Hartford Foundation

New York, New York

James E. Galvin, MD, MPH
Professor
Department of Neurology, Psychiatry,
   Nursing, Nutrition and Popualtion
   Health
New York University Langone Medical
   Center
New York, New York

Maristela B. Garcia, MD
Division of Geriatrics
Department of Medicine
David Geffen School of Medicine
University of California, Los Angeles
Los Angeles, California

Jim George, MBChB, MMEd, FRCP
Consultant Physician
Department of Medicine for the Elderly
Cumberland Infirmary
Carlisle, United Kingdom

**Neil D. Gillespie, BSc(Hons), MBChB, MD,
   FRCP(Ed), FHEA.**
Consultant
Medicine for the Elderly
NHS Tayside
Dundee, United Kingdom

Robert Glickman, DMD
Professor and Chair
Oral and Maxillofacial Surgery
New York University College of
Dentistry
New York, New York

Judah Goldstein, PCP, MSc, PhD
Postdoctoral Fellow
Division of Emergency Medical Services
Dalhousie University
Halifax, Nova Scotia, Canada

Fernando Gomez, MD, MS
Geriatric Medicine Coordinator
Department of Geriatric Medicine
University of Caldas
Manizales, Caldas, Colombia

Leslie B. Gordon, MD, PhD
Medical Director
The Progeria Research Foundation
Peabody, Massachusetts;
Associate Professor
Department of Pediatrics
Alpert Medical School of Brown
   University and Hasbro Children's
   Hospital
Providence, Rhode Island;
Lecturer
Department of Anesthesia

Boston Children's Hospital and Harvard University
Boston, Massachusetts

Adam L. Gordon, PhD, MBChB, MMedSci(Clin Ed)
Consultant and Honorary Associate Professor in Medicine of Older People
Department of Health Care of Older People
Nottingham University Hospitals NHS Trust
Nottingham, United Kingdom

Margot A. Gosney, MD, FRCP
Professor
Department of Clinical Health Sciences
University of Reading;
Professor
Department of Elderly Care
Royal Berkshire NHS Foundation Trust
Reading, United Kingdom

Leonard C. Gray, MBBS, MMed, PhD
Professor in Geriatric Medicine
School of Medicine
Director
Centre for Research in Geriatric Medicine;
Director
Centre for Online Health
The University of Queensland
Brisbane, Queensland, Australia

John Trevor Green, MB BCh, MD, FRCP, PGCME
Consultant Gastroenterologist/Clinical Senior Lecturer
Department of Gastroenterology
University Hospital Llandough
Cardiff, Wales, United Kingdom

David A. Greenwald, MD
Professor of Clinical Medicine
Albert Einstein College of Medicine;
Associate Division Director
Department of Gastroenterology
Fellowship Program Director
Division of Gastroenterology and Liver Diseases
Albert Einstein College of Medicine/Montefiore Medical Center
Bronx, New York

Celia L. Gregson, BMedSci, BM, BS, MRCP, MSc, PhD
Consultant Senior Lecturer
Musculoskeletal Research Unit
University of Bristol
Bristol, United Kingdom

Khalid Hamandi, MBBS MRCP, BSc PhD

Consultant Neurologist
The Alan Richens Welsh Epilepsy Centre
University Hospital of Wales
Cardiff, Wales, United Kingdom

Yasir Hameed, MBChB, MRCPsych
Honorary Lecturer
University of East Anglia,
Specialist Registrar
Norfolk and Suffolk NHS Foundation Trust
Norwich, Norfolk, United Kingdom;
Clinical Instructor (St. George's International School of Medicine)
True Blue, Grenada

Joanna L. Hampton, DME
Consultant
Addenbrookes Hospital
Cambridge University Hospitals Foundation Trust
Cambridge, United Kingdom

Sae Hwang Han, MS
University of Massachusetts Boston
Department of Gerontology
Boston, Massachusetts

Steven M. Handler, MD, PhD
Assistant Professor
Division of Geriatric Medicine
University of Pittsburgh
Pittsburgh, Pennsylvania

Joseph T. Hanlon, PharmD, MS
Professor
Department of Geriatrics
University of Pittsburgh, Schools of Medicine;
Health Scientist
Center for Health Equity Research and Geriatric Research Education and Clinical Center
Veterans Affairs Pittsburgh Healthcare System
Pittsburgh, Pennsylvania

Malene Hansen, PhD
Associate Professor
Development, Aging and Regeneration Program
Sanford-Burnham Medical Research Institute
La Jolla, California

Vivak Hansrani, MBChB
Clinical Research Fellow
Department of Academic Surgery Unit
Institute of Cardiovascular Sciences
Manchester, United Kingdom

Caroline Happold, MD

Department of Neurology
University Hospital Zurich
Zurich, Switzerland

Danielle Harari, MBBS, FRCP
Consultant Physician in Geriatric Medicine
Department of Ageing and Health
Guy's and St. Thomas' NHS Foundation Trust;
Senior Lecturer (Hon)
Health and Social Care Research
Kings College London
London, United Kingdom

Carien G. Hartmans, MSc
Researcher
Department of Psychiatry
VU University Medical Center
Amsterdam, the Netherlands;
Clinical Neuropsychologist
Department of Psychiatry
Altrecht, Institute for Mental Health Care
Utrecht, the Netherlands

George A. Heckman, MD, MSc, FRCPC
Schlegel Research Chair in Geriatric Medicine
Schlegel-University of Waterloo Research Institute for Aging
School of Public Health and Health Systems
University of Waterloo
Waterloo, Ontario, Canada

Vinod S. Hegade, MBBS, MRCP(UK), MRCP(Gastro)
Clinical Research Fellow
Institute of Cellular Medicine;
Honorary Hepatology Registrar
Department of Hepatology
Freeman Hospital,
Newcastle upon Tyne, United Kingdom

Paul Hernandez, MDCM, FRCPC
Professor of Medicine
Division of Respirology
Dalhousie University Faculty of Medicine;
Respirologist
Department of Medicine
QEII Health Sciences Centre
Halifax, Nova Scotia, Canada

Paul Higgs, BSc, PhD
Professor of the Sociology of Ageing
Department of Psychiatry
University College London
London, United Kingdom

Andrea Hilton, BPharm, MSc, PhD, MRPharmS, PGCHE, FHEA

Senior Lecturer
Faculty of Health and Social Care
University of Hull
Hull, United Kingdom

David B. Hogan, MD, FACP, FRCPC
Professor and Brenda Strafford
  Foundation Chair in Geriatric Medicine
University of Calgary
Calgary, Alberta, Canada

Søen Holm, BA, MA, MD, PhD, DrMedSci
Professor of Bioethics
School of Law
University of Manchester
Manchester, United Kingdom;
Professor of Medical Ethics
Centre for Medical Ethics, HELSAM
Oslo University
Oslo, Norway;
Professor of Medical Ethics
Centre for Ethics in Practic
Aalborg University
Aalborg, Denmark

Ben Hope-Gill, MBChB, MD, FRCP
Consultant Respiratory Physician
Department Respiratory Medicine
Cardiff and Vale University Health Board
Cardiff, Wales, United Kingdom

Susan E. Howlett, BSc(Hons), MSc, PhD
Professor
Department of Pharmacology
Dalhousie University
Halifax, Nova Scotia, Canada;
Professor
Department of Cardiovascular Physiology
University of Manchester
Manchester, United Kingdom

**Ruth E. Hubbard, BSc, MBBS, MRCP,
  MSc, MD, FRACP**
Centre for Research in Geriatric Medicine
University of Queensland,
Brisbane, Queensland, Australia

Joanna Hurley, MD, MBBCh, MRCP
Consultant Gastroenterologist
Prince Charles Hospital
Merthyr Tydfil, United Kingdom

Steve Illiffe, BSc, MBBS, FRCGP, FRCP
Professor
Department of Primary Care & Population
  Health
University College London
London, United Kingdom

Carol Jagger, BSc, MSc, PhD
AXA Professor of Epidemiology of
  Ageing

Institute for Ageing and Health
Newcastle University
Newcastle upon Tyne, United Kingdom

C. Shanthi Johnson, PhD, RD
Professor
Faculty of Kinesiology and Health Studies
University of Regina
Regina, Saskatchewan, Canada

Larry E. Johnson, ND, PhD
Associate Professor
Department of Geriatric Medicine, and
  Family and Preventive Medcine
Univeristy of Arkansas for Medical
  Sciences
Little Rock, Arkansas;
Medical Director
Community Living Center
Central Arkansas Veterans Healthcare
  System
North Little Rock, Arkansas

Seymor Katz, MD
Clinical Professor of Medicine
New York University School of Medicine
New York, New York;
Attending Gastroenterologist
North Shore University Hospital
Long Island Jewish Medical Center
Manhasset, New York;
St. Francis Hospital
Roslyn, New York

Helen I. Keen, MBBS, FRACP, PhD
Senior Lecturer
Medicine and Pharmacology
University of Western Austrailia
Perth, Western Australia, Australia;
Consultant Rheumatologist
Department of Rheumatology
Fiona Stanley Hospital
Murdoch, Western Australia, Australia

Nicholas A. Kefalides, MD, PhD+
Former Professor Emeritus
Department of Medicine
The Perelman School of Medicine
University of Pennsylvania
Philadelphia, Pennsylvania

Heather H. Keller, RD, PhD, FCD
Professor
Department of Kinesiology
University of Waterloo
Waterloo, Ontario, Canada;
Schlegel Research Chair, Nutrition &
  Aging
Schlegel-University of Waterloo Research
  Institute for Aging

Kitchener, Ontario, Canada

**Rose Anne Kenny, MD, FRCPI, FRCP,
  FRCPE, FTCD, MRIA**
Head of Department
Department of Medical Gerontology
Trinity College, Dublin;
Consultant Physician
Medicine for the Elderly, Falls & Blackout
  Unit
St. James's Hospital
Dublin, Ireland

James L. Kirkland, MD, PhD
Noaber Foundation Professor of Aging
  Research
Director, Robert and Arlene Kogod Center
  on Aging
Mayo Clinic
Rochester, Minnesota

Thomas B.L. Kirkwood, PhD
Professor
Newcastle University Institute for Ageing
Newcastle University
Newcastle-upon-Tyne, United Kingdom

Naoko Kishita, PhD
Senior Post-Doctoral Research Associate
Clinical Psychotherapist
Department of Clinical Psychology
Norwich Medical School
University of East Anglia
Norwich, Norfolk, United Kingdom

Brandon Koretz, MD
Professor of Clinical Medicine
Division of Geriatrics
Department of Medicine
David Geffen School of Medicine at
  UCLA,
Co-Chief, UCLA Division of Geriatrics
Los Angeles, California

George A. Kuchel, MD
Professor and Citicorp Chair in Geriatrics
  and Gerontology
University of Connecticut Center on
  Aging
University of Connecticut
Farmington, Connecticut

Chao-Qiang Lai, PhD
Research Molecular Biologist
Department of Nutrition and Genomics
Jean Mayer USDA Human Nutrition
  Research Center on Aging at Tufts
  University
Boston, Massachusetts

Ken Laidlaw, PhD
Professor of Clinical Psychology

Head of Department of Clinical
   Psychology
Norwich Medical School
University of East Anglia
Norwich, Norfolk, United Kingdom
W. Clark Lambert, MD, PhD
Professor
Department of Dermatology,
Department of Pathology and Laboratory
   Medicine
Rutgers—New Jersey Medical School
Newark, New Jersey
Louis R. Lapierre, PhD
Assistant Professor
Department of Molecular Biology, Cell
   Biology, and Biochemistry
Brown University
Providence, Rhode Island
**Alexander Lapin, MD, Dr Phil (Chem), Dr
   Theol**
Associate Professor
Clinical Institute of Medical and Chemical
   Diagnosis
Medical University of Vienna;
Head of the Laboratory Department
Sozialmedizinisches Zentrum
   Sophienspital
Vienna, Austria
Jacques S. Lee, MD, MSc
Director of Research
Department of Emergency Services
Sunnybrook Health Sciences Center;
Scientist
Department of Clinical Epidemiology
Sunnybrook Research Institute;
Assistant Preofessor
Department of Medicine
University of Toronto
Toronto, Ontario, Canada
Clara Li, PhD
Fellow
Department of Psychiatry
Icahn School of Medicine at Mount Sinai
   Medical Center
Alzheimer's Disease Research Center
New York, New York
Stuart A. Lipton, MD, PhD
Professor
Department of Neuroscience and Aging
   Research Center
Sanford-Burnham Medical Research
   Institute
La Jolla, California
Christina Laronga, MD, FACS

Surgical Oncologist
Senior Member Moffitt Cancer Center and
   Professor
Departments of Surgery and Oncological
   Sciences
University of South Florida College of
   Medicine
Tampa, Florida
**Nancy L. Low Choy, PhD,
   MPhty(Research), BPhty(Hons)**
Professor of Physiotherapy (Aged &
   Neurological Rehabiitation)
School of Physiotherapy, Faculty Health
   Sciences
Australian Catholic University Limited
Brisbane, Queensland, Austria
**Christopher Lowe, MBChB, BSc(Hons),
   MRCS**
Registrar in Vascular Surgery
Department of Vascular and Endovascular
   Surgery
University Hospital of South Manchester;
Research Fellow
Institute of Cardiovascular Sciences
University of Manchester
Manchester, United Kingdom
Edward J. Macarak, PhD
Professor
Department of Dermatology & Cutaneous
   Biology
Thomas Jefferson University
Philadelphia, Pennsylvania
Robert L. Maher, Jr., PharmD, CGP
Assistant Professor of Pharmacy Practice
Clinical, Social, and Administrative
   Sciences
Duquesne University Mylan School of
   Pharmacy
Pittsburgh, Pennsylvania;
Director of Clinical Services
Department of Pharmacy
Patton Pharmacy
Patton, Pennsylvania
Ian Maidment, PhD, MA
Senior Lecturer
Department of Pharmacy
Lead Course Tutor, Postgraduate
   Psychiatric Pharmacy Programme
School of Life and Health Sciences;
ARCHA, Medicines and Devices in
   Ageing Cluster Lead
Aston University
Birmingham, United Kingdom
Jill Manthorpe, MA

Professor of Social Work
Social Care Workforce Research Unit
King's Collge London
London, United Kingdom
Maureen F. Markle-Reid, RN, MScN, PhD
Associate Professor and Canada Research
   Chair in Aging, Chronic Disease and
   Health Promotion Interventions
School of Nursing;
Scientific Director, Aging, Community
   and Health Research Unit
School of Nursing
McMaster University
Hamilton, Ontario, Canada
Jane Martin, PhD
Assistant Professor
Director, Neuropsychology
Department of Psychiatry
Icahn School of Medicine at Mount Sinai
   Medical Center
New York, New York
Finbarr C. Martin, MD, MSc, FRCP
Consultant Geriatrician
Department of Ageing and Health
Guys and St. Thomas' NHS Foundation
   Trust;
Professor
Division of Health and Social Care
   Research
King's College London
London, United Kingdom
**Charles McCollum, MBChB, FRCS (Lon),
   FRCS (Ed) MD**
Professor of Surgery
Academic Surgery Unit
University of Manchester
Manchester, United Kingdom
Michael A. McDevitt, MD, PhD
Assistant Professor of Medicine and
   Oncology
Department of Hematology and
   Hematological Malignancy
Johns Hopkins University School of
   Medicine
Baltimore, Maryland
Bruce S. McEwen, PhD
Professor
Laboratory of Neuroendocrinology
The Rockefeller University
New York, New York
Alexis McKee, MD
Assistant Professor
Division of Endocrinology
Saint Louis University

St. Louis, Missouri

Jolyon Meara, MD FRCP
Senior Lecturer in Geriatric Medicine
Academic Department Geriatric Medicine
Cardiff University (North Wales)
Cardiff, Wales, United Kingdom;
Glan Clwyd Hospital
Denbighshire, United Kingdom

Hylton B. Menz, PhD, BPod(Hons)
NHMRC Senior Research Fellow
Department of Podiatry, School of Allied
　Health;
NHMRC Senior Research Fellow
Lower Extremity and Gait Studies
　Program
La Trobe University
Bundoora, Victoria, Austria

Alex Mihalidis, PhD, MASc, BASc
Associate Professor
Department of Occupational Science &
　Occupational Therapy
University of Toronto;
Barbara G. Stymiest Research Chair
Toronto Rehabilitation Institute
University Health Network
Toronto, Ontario, Canada

Amanda Miller, BSc, MD
Fellow
Department of Nephrology
Dalhousie Medicine
Halifax, Nova Scotia, Canada

Arnold Mitnitski, PhD
Professor
Department of Medicine
Dalhousie University
Halifax, Nova Scotia, Canada

Noor Mohammed, MBBS, MRCP
Clinical Research Fellow
Departement of Gastroenterology
St. James Universiy Hospital NHS Trust
Leeds, United Kingdom

Christopher Moran, MB BCh
Stroke and Aging Research Group
Monash University;
Department of Neurosciences
Monash Health;
Geriatrician
Department of Aged Care
Alfred Health
Melbourme, Australia

Sulleman Moreea, FRCS(Glasg), FRCP
Consultant
　Gastroenterologist/Hepatologist
Digestive Disease Centre

Bradford Teaching Hospitals Foundation
　Trust
Bradford, United Kingdom

John E. Morley, MB BCh
Dammert Professor of Gerontology
Director, Division of Geriatric Medicine
　and Division of Endocrinology
Saint Louis University Medical Center;
Acting Director
Division of Endocrinology at Saint Louis
　University School of Medicine
Saint Louis University
St. Louis, Missouri

Elisabeth Mueller, Cand Med
Clinical Institute of Medical and Chemical
　Diagnosis
Medical University of Vienna
Sozialmedizinisches Zentrum
　Sophienspital
Vienna, Austria

**Latana A. Munang, MBChB, FRCP
(Edin)**
Consultant Physician and Geriatrician
Department of Medicine
St. John's Hospital
Livingston, United Kingdom

Jan E. Mutchler, PhD
Professor
Department of Gerontology
University of Massachusetts Boston
Boston, Massachusetts

**Phyo Myint, MBBS, MD, FRCP(Edin),
FRCP(Lond)**
Professor of Old Age Medicine
School of Medicine and Dentistry
University of Aberdeen
Foresterhill
Aberdeen, Scotland, United Kingdom

Preeti Nair, MBBS, FRACP
Rheumatology and Geriatrics Dual
　Trainee
Department of Rheumatology
Royal Perth Hospital

Tomohiro Nakamura, PhD
Research Assistant Professor
Neuroscience and Aging Research Center
Sanford-Burnham Medical Research
　Institute
La Jolla, California

Jennifer Greene Naples, PharmD, BCPS
Postdoctoral Fellow, Geriatric
　Pharmacotherapy
Department Geriatrics
University of Pittsburgh, Schools of

Medicine and Pharmacy;
Research Assistant
Center for Health Equity Research and
　Geriatric Research Education and
　Clinical Center
Veterans Affairs Pittsburgh Healthcare
　System
Pittsburgh, Pennsylvania

**James Nazroo, BSc(Hons), MBBS, MSc,
PhD**
Professor of Sociology
Department of Sociology
University of Manchester
Manchester, United Kingdom

Michael W. Nicolle, MD, FRCPC, D.Phil.
Chief, Division of Neurology
Clinical Neurological Sciences
University of Western Ontario
London, Ontario, Canada

Alice Nieuwboer, MSc, PhD
Neuromotor Rehabilitation Research Unit
Rehabilitation Sciences
Katholieke universiteit Leuven
Leuven, Belgium

Kelechi C. Ogbonna, PharmD
Assistant Professor, Geriatrics
Department of Pharmacotherapy &
　Outcomes Science
Virginia Commonwealth University
School of Pharmacy
Richmond, Virginia

José M. Ordovás, PhD
Director Nutrition and Genomics
Professor Nutrition and Genetics
Tufts University
Boston, Massachussetts

Joseph G. Ouslander, MD
Professor and Senior Associate Dean for
　Geriatric Programs
Charles E. Schmidt College of Medicine,
Chair
Integrated Medical Science Department
Charles E. Schmidt College of Medicine
Florida Atlantic University
Boca Raton, Florida

Maria Papaleontiou, MD
Clinical Lecturer
Metabolism, Endocrinology and Diabetes
University of Michigan
Ann Arbor, Michigan

Laurence D. Parnell, PhD
Computational Biologist
Nutrition and Genomics Laboratory
Jean Mayer USDA Human Nutrition

Research Center on
Aging at Tufts University
Boston, Massachusetts

Judith Partridge, MSc MRCP
Proactive care of Older People undergoing
  Surgery (POPS)
Department of Ageing and Health
Guy's and St. Thomas' NHS Foundation
  Trust
London, United Kingdom

Gopal A. Patel, MD, FAAD
Dermatologist
Aesthetic Dermatology Associates
Riddle Memorial Hospital
Media, Pennsylvania

Steven R. Peacey, MBChB, MD, FRCP
Department of Diabetes and
  Endocrinology
Bradford Teaching Hospitals NHS
  Foundation Trust
Bradford, United Kingdom

Kacper K. Pierwola, MD
Department of Dermatology
Rutgers New Jersey Medical School
Newark, New Jersey

Megan Rose Perdue, MSW
Volunteer Adjunct Faculty
School of Social Work
San Jose State University
San Jose, California

Thomas T. Perls, MD, MPH
Professor
Department Medicine
Boston University
Boston, Massachusetts

Emily P. Peron, PharmD, MS
Assistant Professor, Geriatrics
Department of Pharmacotherapy and
  Outcomes Science
Virginia Commonwealth University,
Richmond, Virginia

Thanh G. Phan, PhD
Professor
Department of Medicine
Monash University
Melbourne, Victoria, Australia;
Professor
Department of Neurosciences
Monash Health
Clayton, Victoria, Australia

Katie Pink, MBBCh, MRCP
Department of Respiratory Medicine
University Hospital of Wales
Cardiff, Wales, United Kingdom

Joanna Pleming, MBBS, MSc
Specialist Registrar
Department of Geriatric Medicine
Barnet Hospital
Hertfordshire, United Kingdom

John Potter, DM, FRCP
Professor
Department of Ageing and Stroke
  Medicine
Norwich Medical School
University of East Anglia;
Honorary Consultant Physician
Stroke and Older Persons Medicine
Norfolk and Norwich University Hospital,
  Norwich
Norwich, Norfolk, United Kingdom

Richard Pugh, BSc, MBChB, FRCA,
  FFICM, PGCM
Consultant in Anaesthetics and Intensive
  Care Medicine
Glan Clwyd Hospital
Bodelwyddan, Wales, United Kingdom;
Honorary Clinical Lecturer
School of Medicine
Cardiff University
Cardiff, Wales, United Kingdom

Stephen Prescott, MD, FRCSEd(Urol)
Consultant Urological Surgeon
St. James's University Hospital
Leeds Teaching Hospitals NHS Trust
Leeds, United Kingdom

Malcolm C.A. Puntis, PhD, FRCS
Senior Lecturer
Cardiff University;
Consultant Surgeon
University Hospital of Wales
Cardiff, Wales, United Kingdom

David B. Reuben, MD
Archston Professor and Chief
Division of Geriatrics
Department of Medicine
David Geffen School of Medicine
Los Angeles, California

Kenneth Rockwood, MD, FRCPC, FRCP
Professor of Geriatric Medicine &
  Neurology
Kathryn Allen Weldon Professor of
  Alzheimer Research
Department of Medicine
Dalhousie University,
Consultant Physician
Department of Medicine
Nova Scotia Health Authority
Halifax, Nova Scotia, Canada;

Honorary Professor of Geriatric Medicine
University of Manchester
Manchester, United Kingdom

Christopher A. Rodrigues, PhD, FRCP
Consultant Gastroenterologist
Department of Gastroenterology
Kingston Hospital
Kingston-upon-Thames, Surrey, United
  Kingdom

Yves Roland, MD, PhD
Géontopôe, Centre Hospitalier
  Universitaire de Toulouse
INSERM Université de Toulouse III Paul
  Sabatier
Toulouse, France

Roman Romero-Ortuno, Lic Med, MSc,
  MRCP(UK), PhD
Consultant Geriatrician
Department of Medicine for the Elderly
Addenbrooke's Hospital
Cambridge, United Kingdom

Debra J. Rose, PhD, FNAK
Professor, Department of Kinesiology;
Director, Center for Successful Aging
California State University, Fullerton
Fullerton, California

Sonja Rosen, MD
Assistant Clinical Professor
UCLA Medical Center
UCLA Santa Monica Orthopedic Hospital;
Division of Geriatric Medicine
Department of Medicine
David Geffen School of Medicine at
  University of California Los Angeles
Los Angeles, California

Philip A. Routledge, OBE, MD, FRCP,
  FRCPE, FBTS
Professor of Clinical Pharmacology
Section of Pharmacology, Therapeutics
  and Toxicology
Cardiff University;
Department of Clinical Pharmacology
University Hospital Llandough
Cardiff and Vale University Health Board
Cardiff, Wales, United Kingdom

Laurence Z. Rubenstein, MD, MPH
Professor and Chairman
Donald W. Reynolds Department of
  Geriatric Medicine
University of Oklahoma College of
  Medicine
Oklahoma City, Oklahoma

Lisa V. Rubenstein, MD, MSPH
Professor of Medicine in Residence

Department of Medicine
University of California, Los Angeles
David Geffen School of Medicine,
Professor of Medicine
Department of Medicine
Veterans Affairs Greater Los Angeles
Healthcare System
Los Angeles, California;
Senior Scientist
Department of Health
RAND Corporation
Santa Monica, California

Benjamin Rusak, BA, PhD
Professor
Department of Psychiatry and Psychology
& Neuroscience
Dalhousie University
Halifax, Nova Scotia, Canada

Perminder S. Sachdev, MBBS, MD, FRANZCP, PhD, AM
Scientia Professor of Neuropsychiatry and
Co-Director of CHeBA
Centre for Healthy Brain Ageing
(CHeBA), School of Psychiatry
University of New South Wales;
Clinical Director
Neuropsychiatric Institute
Prince of Wales Hospital
Randwick, North South Wales, Australia

Gordon Sacks, PharmD
Professor and Department Head
Pharmacy Practice
Auburn University Harrison School of
Pharmacy
Auburn, Alabama;
Pharmacist
Pharmacy Department
East Alabama Medical Center
Opelika, Alabama

Gerry Saldanha, MA(Oxon), FRCP
Consultant Neurologist
Department of Neurology
Maidstone & Tunbridge Wells NHS Trust
Tunbridge Wells, United Kingdom;
Honorary Consultant Neurologist
Department of Neurology
King's College Hospital NHS Foundation
Trust
London, United Kingdom

Mary Sano, PhD
Department of Psychiatry
Icahn School of Medicine at Mount Sinai
New York, New York

K. Warner Schaie, PhD, ScD(Hon),
Dr.phil.(hon)
Affiliate Profesor
Department of Psychiatry & Behavioral
Sciences
University of Washington
Seattle, Washinton

Kenneth E. Schmader, MD
Professor of Medicine
Chief, Division of Geriatrics
Duke University Medical Center;
Director
Geriatric Research Education and Clinical
Center (GRECC)
Durham VA Medical Center
Durham, North Carolina

Edward L. Schneider, MD
Professor of Gerontology
Leonard Davis School of Gerontology;
Professor of Biological Sciences
Dornsife College of Letters, Arts and
Sciences;
Professor of Medicine
Keck School of Medicine
University of Southern California
Los Angeles, California

Andrea Schreiber, DMD
Associate Dean for Post-Graduate and
Graduate Programs
Clinical Professor of Oral and
Maxillofacial Surgery
New York University College of Dentistry
New York, New York

Robert A. Schwartz, MD, MPH, DSc(Hon), FRCP(Edin), FAAD, FACP
Professor and Head, Dermatology
Professor of Pathology
Professor of Pediatrics
Professor of Medicine
Rutgers-New Jersey Medical School;
Visiting Professor, Rutgers University
School of Public Affairs and
Administration
Newark, New Jersey;
Honorary Professor, China Medical
University
Shenyang, China

Margaret Sewell, PhD
Clinical Assistant Professor
Department of Psychiatry
Ichan School of Medicine at Mount Sinai
New York, New York

Krupa Shah, MD, MPH
Assistant Professor
Department of Medicine
University of Rochester
Rochester, New York

Hamsaraj G.M. Shetty, BSc, MBBS, FRCP(Lond & Edin)
Consultant Physician & Honorary Senior
Lecturer
Department of Medicine
University Hospital of Wales
Cardiff, Wales, United Kingdom

Felipe Sierra, PhD
Director
Division of Aging Biology
National Institute on Aging
Bethesda, Maryland

Alan J. Sinclair, MSc, MD, FRCP
Professor of Metabolic Medicine (Hon)
University of Aston and Director
Foundation for Diabetes Research in Older
People
Diabetes Frail Ltd.
Droitwich Spa, United Kingdom

Patricia W. Slattum, PharmD, PhD
Professor and Director
Geriatric Pharmacotherapy Program
Pharmacotherapy and Outcomes Science
Virginia Commonwealth University
Richmond, Virginia

Kristel Sleegers, PhD, DSc
Group Leader Neurodegenerative Brain
Diseases
VIB
Department of Molecular Genetics
Research Director
Laboratory of Neurogenetics
Institute Born-Bunge;
Professor
University of Antwerp
Antwerp, Belgium

Oliver Milling Smith, MBChB, BSc (Med Sci), MD, MRCOG
Consultant Obstetrician and Gynecologist
Forth Valley Royal Hospital
Women & Children
Larbert, United Kingdom

Phillip P. Smith, MD
Associate Professor
Department of Urology and Gynecology,
Center on Aging
University of Connecticut
Farmington, Connecticut

Velandai K. Srikanth, PhD
Associate Professor
Stroke and Ageing Research Group
Monash University,

Department of Neurosciences
Monash Health
Melbourne, Victoria, Australia;
Associate Professor
Department of Epidemiology
Menzies Research Institute
Hobart, Tasmania, Australia
John M. Starr, FRCPEd
Honorary Professor of Health & Ageing
Centre for Cognitive Ageing and
    Cognitive Epidemiology
University of Edinburgh
Edinburgh, Scotland, United Kingdom
Richard G. Stefanacci, DO, MGH, MBA
School of Population Health
Thomas Jefferson University,
Senior Physician
Mercy LIFE
Philadelphia, Pennsylvania;
Chief Medical Officer
The Access Group
Berkeley Heights, New Jersey;
President
Board
Go4theGoal Foundation
Cherry Hill, New Jersey
Roxanne Sterniczuk, PhD
Student
Department of Psychology and
    Neuroscience
Dalhousie University
Halifax, Nova Scotia, Canada
Paul Stolee, BA(Hon), MPA, MSc, PhD
Associate Professor
School of Public Health and Health
    Systems
University of Waterloo
Waterloo, Ontario, Canada
Michael Stone, MD, FRCP
Consultant Physician
Department of Geriatric Medicine
Cardiff and Vale University Health Board
Cardiff, Wales, United Kingdom
Bryan D. Struck, MD
Assosociate Professor
Reynolds Department of Geriatric
    Medicine
University of Oklahoma Health Sciences
    Center
Oklahoma City VA Medical Center
Oklahoma City, Oklahoma
**Allan D. Struthers, MD, FRCP, FESC,
    FMedSci**
Professor of Cardiovascular Medicine

Division of Cardiovascular and Diabetes
    Medicine
University Dundee, Dundee, United
    Kingdom
Stephanie Studenski, MD, MPH
Director
Longitudinal Studies Section
National Institute on Aging
Baltimore, Maryland
Christian Peter Subbe, DM, MRCP
Consultant Physician
Acute, Respiratory & Intensive Care
    Medicine
Ysbyty Gwynedd;
Senior Clinical Lecturer
School of Medical Sciences
Bangor University
Bangor, Wales, United Kingdom
Arjun Sugumaran, MBBS, MRCP
Specialist Registrar in Gastroenterology
    and Hepatology
Gastroenterology Department
Morriston Hospital
Swansea, United Kingdom
Dennis H. Sullivan, MD
Director
Geriatric Research, Education & Clinical
    Center
Central Arkansas Veterans Healthcare
    System
Little Rock, Arkansas;
Professor & Vice Chair
Donald W. Reynolds Department of
    Geriatrics
University of Arkansas for Medical
    Sciences
Little Rock, Arkansas
Dennis D. Taub, PhD
Senior Investigator
Clinical Immunology Section
Laboratory of Immunology
Gerontology Research Center
National Institute on Aging/National
Institute of Health
Baltimore, Maryland
Karthik Tennankore, MD, SM, FRCPC
Assistant Professor of Medicine
Division of Nephrology, Department of
    Medicine
Dalhousie University
Halifax, Nova Scotia, Canada
J.C. Tham, MBChB, MRCSEd, MSc
Upper Gastrointestinal Surgery
    Department

Derriford Hospital
Plymouth, United Kingdom
Olga Theou, PhD
Banting Postdoctoral Fellow
Department of Geriatric Medicine
Dalhousie University;
Affiliated Scientist
Geriatric Medicine
Nova Scotia Health Authority
Halifax, Nova Scotia, Canada
Chris Thorpe, MBBS, FRCA, FFICM
Consultant in Anaesthetics and Intensive
    Care Medicine
Ysbyty Gwynedd Hospital
Bangor, Wales, United Kingdom
**Amanda G. Thrift, BSc(Hons), PhD,
    PGDipBiostat**
Professor
Stroke & Ageing Research Group
Department of Medicine
School of Clinical Sciences at Monash
    Health
Monash University
Melbourne, Victoria, Australia
Jiuan Ting, MBBS
Medical Registrar
General Medicine
Royal Perth Hospital
Perth, Western Australia, Australia
Anthea Tinker, BCom, PhD
Professor of Social Gerontology
Gerontology, Social Science Health and
    Medicine
King's College London
London, United Kingdom
**Desmond J. Tobin, BSc, PhD, MCMI,
    FRCPath**
Professor of Cell Biology, Director of
    Centre for Skin Sciences
Centre for Skin Sciences, Faculty of Life
    Sciences
University of Bradford
Bradford, West Yorkshire, United
    Kingdom
Mohan K. Tummala, MD
Mercy Hospital
Department of Oncology and Hematology
Springfield, Missouri
Jane Turton, MBChB, MRCGP
Associate Specialist Physician
Department of Geriatric Medicine
Cardiff and Vale University Health Board
Cardiff, Wales, United Kingdom
Christine Van Broeckhoven, PhD, DSc

Group Leader Neurodegenerative Brain
  Diseases
Department of Molecular Genetics
VIB;
Research Director
Laboratory of Neurogenetics
Institute Born-Bunge;
Professor
University of Antwerp
Antwerp, Belgium
Annick Van Gils, MSc, BSc
Occupational therapist
Stroke unit
University Hospitals Leuven
Leuven, Belgium;
Lecturer
Occupational Therapy
Artevelde University College
Ghent, Belgium
Jessie Van Swearingen, PhD, PT
Associate Professor
Department of Physical Therapy
University of Pittsburgh
Pittsburgh, Pennsylvania
Bruno Vellas, MD, PhD
Géontopôe, Centre Hospitalier
  Universitaire de Toulouse
INSERM UMR1027
Université de Toulouse III Paul Sabatier
Toulouse, France
Emma C. Veysey, MBChB, MRCP
Consultant Dermatologist
St. Vincent's Hospital
Melbourne, Victoria, Australia
Geert Verheyden, PhD
Assistant Professor
Department of Rehabilitation Sciences
KU Leuven;
Faculty Consultant
Department of Physical Medicine and
  Rehabilitation
University Hospitals Leuven
Leuven, Belgium
Dennis T. Villareal, MD
Professor of Medicine
Department of Medicine
Baylor College of Medicine;
Staff Physician
Department of Medicine

Michael E. DeBakey VA Medical Center
Houston, Texas
**Adrian S. Wagg, MB, FRCP, FRCP(E),
  FHEA**
Professor of Healthy Aging
Department of Medicine
University of Alberta
Edmonton, Alberta, Canada
Arnold Wald, MD
Professor of Medicine
Department of Medicine
Division of Gastroenterology &
  Hepatology
University of Wisconsin School of
  Medicine & Public Health
Madison, Wisconsin
Rosalie Wang, BSc(Hon), BSc(OT), PhD
Assistant Professor
Department of Occupational Science and
  Occupational Therapy
University of Toronto;
Affiliate Scientist
Department of Research—AI and
  Robotics in Rehabilitation
Toronto Rehabilitation
  Institute—University Health Network
Toronto, Ontario, Canada
Barbara Weinstein, MA, MPhi, PhD
Professor and Founding Executive Officer
AuD Program,
Professor
Department of Speech, Language, Hearing
  Sciences
Graduate Center, CUNY
New York, New York
Michael Weller, MD
Professor and Chair
Department of Neurology
University Hospital Zurich
Zurich, Switzerland
Sherry L. Willis, PhD
Research Professor of Psychiatry and
  Behavioral Sciences
Department of Psychiatry and Behavioral
  Sciences
Co-director of the Seattle Longitudinal
  Study
University of Washington
Seattle, Washington

K. Jane Wilson, PhD, FRCP(Lond)
Consultant Physician
Department of Medicine for the Elderly
Addenbrooke's Hospital
Cambridge University Hospitals NHS
  Trust
Cambridge, United Kingdom
Miles D. Witham, BM BCh, PhD
Clinical Senior Lecturer in Ageing and
  Health
Department of Ageing and Health
University of Dundee
Dundee, United Kingdom
Henry J. Woodford, BSc, MBBS, FRCP
Consultant Physician
Department of Elderly Medicine
North Tyneside Hospital
North Shields, Tyne and Wear,
United Kingdom
Jean Woo, MA, MB BChir, MD
Emeritus Professor of Medicine
Medicine & Therapeutics
The Chinese University of Hong Kong
Hong Kong, The People's Republic of
  China
**Frederick Wu, MD, FRCP(Lond), FRCP
(Edin)**
Professor of Medicine and Endocrinology
Centre for Endocrinology and Diabetes,
  Institute of Human Development,
  Faculty of Medical & Human Sciences
University of Manchester
Manchester, United Kingdom
John Young, MBBS(Hons) FRCP
Professor of Elderly Care Medicine
Academic Unit of Elderly Care and
  Rehabilitation
University of Leeds, United Kingdom;
Honorary Consultant Geriatrician
Bradford Teaching Hospitals NHS
  Foundation Trust
Bradford, United Kingdom
Zahra Ziaie, BS
Laboratory Manager
Science Center Port at University City
  Science Center
    Philadelphia, Pennsylvania

目　　录

（上　　册）

第1部分　老　年　学

（下 册）

E 篇 肌肉骨骼系统

F 篇 胃肠病学

第4部分　医疗卫生健康系统和老年医学

第1部分 老 年 学

A篇 老年学介绍

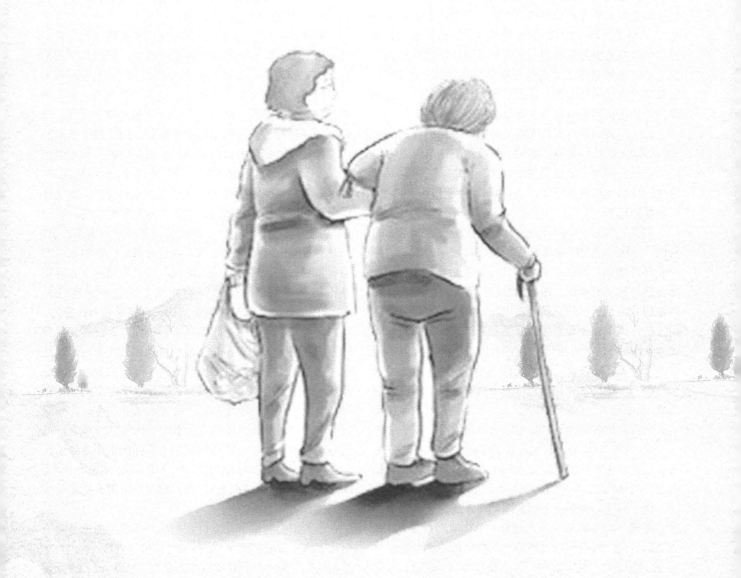

第 **1** 章

引言：衰老、衰弱和老年医学

Howard M. Fillit，*Kenneth Rockwood*，*John Young*

本书第八版是 John Brocklehurst 去世后的第一次再版，作为创始人和长期编委，本书以他的姓命名。在他《卫报》（*Guardian*）的讣告（http://www.theguardian.com/science/2013/jul/17/john-brocklehurst）中，Ray Tallis（他是 *Brocklehurst* 系列的前任编辑，参与编辑第三版至第六版）称，John 为"同时代人中老年病学的领导者"，他将"老年医学这一科学概念引入了我们对老年人疾病的理解中"。与其他早期的领导者一起，他组织了培训，以指导大家学习老年医学专业知识和定义。这些医师奠定了老年医学的基础，使其内容经得起充分的验证。这无疑是幸运的，因为医学正在步入循证医学的时代。他们认为老年医学并不仅是带有"社会咨询性质的内科医学"。即使是这样，老年医学的继续发展仍然要求人们对这门学科有着更好地理解。从第七版到目前的第八版，我们始终秉持老年医学是对衰弱老人的照护的观点[1]。所有衰弱领域的学者都知道到目前为止该研究并没有明确的结论，很多观点仍存在争议。

第一，衰弱是与同龄人相比风险性增加的状态。这种与同龄人的比较是有必要的。健康的不良事件随着年龄的增长而增加，因此如果没有这种状态，任何人都可以度过他们的第五个十年，当这种风险性变得很突出时，即被视为衰弱。

第二，衰弱与年龄相关。这一点是所有衰弱指标的共性[2]。衰弱随着年龄增长变得越来越常见；风险的绝对变异性增加，即使相对变异性在绝经后是降低的[3]。两种趋势暗示机体正逐渐步入衰弱。第一（绝对变异性的增加）显示更多的人风险性增加；第二，相对变异性的降低，体现在变异系数的降低。老年人抵御的能力降低，换句话说，他们修复过程的有效性下降，在很多其他方面已被证实恢复的时间延迟[4]。

第三，使用二分切割点可能会模糊一致性程度，很明显，表型定义[4]和赤字累积定义[5]与当前大多数运行定义具有共同性，因为这些定义通常取决于两种方法中的一种或两种[2,6-12]。每一种都可以识别高风险人群。例如，没有五种表型中任何一种的人群比其中一种者具有相对较少的缺陷[7]。同样的，具有全部五种表型的人群（例如，体重减轻、高强度活动如园艺和繁重的家务减少、感觉疲倦、握力降低、步速减慢）总体缺陷最多[7]。如既往的研究，这些可以被精确化。假设风险性不能超过1，并且假设在一定年龄段，将变得很难与1区分，那么

就必须存在一个年龄每个人都衰弱。这些细节，与其他细节一样，需要被阐述。因此，放弃理解衰弱的价值是无意义的，即使其精确的操作定义还存在争议。

衰弱之所以成为老年医学的核心内容其原因是复杂的。老年医学在医疗保健中的挑战在于衰弱的复杂性。随着人们年龄的增长，并不是仅有一些特定的疾病变得常见，而是所有的疾病都变得常见。衰老相关的改变，无论其是否跨越疾病的界限，平均而言，均遵循下降的趋势。单独一种疾病的处理就已足够棘手，然而衰弱所施加的复杂性，年龄增长所带来的多种相互作用的医疗和社会问题，使得处理疾病需要特定的知识和技能。这就构成了老年医学的研究内容。

随着将焦点更关注于衰弱，我们不断修订和更新本书。第八版新增内容包括老年医学技术、急诊和院前护理、HIV 和衰老、对老年患者的强化治疗、远程医疗和环境构建。我们也新增了关于衰弱的一个章节，两位作者具有丰富的经验，从不同角度对衰弱进行了定义。全局性的观念对于书籍的编写非常重要，因此每个章节的作者都被要求修订各自的章节，不仅是对各自领域的拓展，而且要和衰弱联系起来进行分析讨论。就我们而言，目标是倡导这两种变革，这往往导致互利交流。本书体现了该领域是如何发展的，对于在互联网时代的教材这也是切实的挑战。本书不仅阐述了老年医学的实用知识，也是对目前最新信息的汇总。我们希望提供该领域研究的背景和进展。这种方法可能仅仅对现阶段的工作有指导价值，毕竟信息仍然在不断地更新之中。这也是 Brocklehurst 一直以来的想法，我们也将继续为此努力。

随着在第八版中将重点向衰弱研究方面的转化，我们意识到 Kenneth Woodhouse 教授做出的杰出贡献，他也是第七版的编委。目前我们也有幸邀请到 John Young 教授。他近 10 年做了大量有关英国老年医学的临床研究，奠定了我们的理论基础，并指引了我们今后的拓展方向。这些是从他大量的老年医学临床实践中积累获得的。这些技能被引入英国和威尔士国际健康服务体系。他也因此成为老年临床服务理事（Clinical Service Director for Older Adults）。我们感到非常荣幸能邀请到他的加入。

作为编委和章节作者，我们从许多忠实的读者那里获得了许多有益的建议，包括教材如何改进等。我们非常感谢他们的努力并且希望这样的交流能够继续。为大众提

供健康服务是一项特殊的权益，尤其是对于有需要的人来说。对于大多数人来说，对衰弱老人的照料都是相当有难度的挑战，需要特定的专业。如果老年医学能够帮助解决这项任务或挑战，那么对于患者或者医疗工作参与者来说都是福音。我们希望读者可以从中得到一些益处。

（金　博　李乃静　译）

参 考 文 献

1. Clegg A, Young J, Iliffe S, et al: Frailty in elderly people. Lancet 381:752–762, 2013.
2. Rodríguez-Mañas L, Féart C, Mann G, et al: Searching for an operational definition of frailty: a Delphi method–based consensus statement: the frailty operative definition-consensus conference project. J Gerontol A Biol Sci Med Sci 68:62–67, 2013.
3. Rockwood K, Mogilner A, Mitnitski A: Changes with age in the distribution of a frailty index. Mech Ageing Dev 125:517–519, 2004.
4. Mitnitski A, Song X, Rockwood K: Assessing biological aging: the origin of deficit accumulation. Biogerontology 14:709–717, 2013.
5. Fried LP, Tangen CM, Walston J: Frailty in older adults: evidence for a phenotype. J Gerontol A Biol Sci Med Sci 56:M146–M156, 2001.
6. Mitnitski AB, Mogilner AJ, Rockwood K: Accumulation of deficits as a proxy measure of aging. ScientificWorldJournal 1:323–336, 2001.
7. Rockwood K, Andrew M, Mitnitski A: A comparison of two approaches to measuring frailty in elderly people. J Gerontol A Biol Sci Med Sci 62:738–743, 2007.
8. Theou O, Brothers TD, Mitnitski A, et al: Operationalization of frailty using eight commonly used scales and comparison of their ability to predict all-cause mortality. J Am Geriatr Soc 61:1537–1551, 2013.
9. Theou O, Brothers TD, Peña FG, et al: Identifying common characteristics of frailty across seven scales. J Am Geriatr Soc 62:901–906, 2014.
10. Cesari M, Gambassi G, van Kan GA, et al: The frailty phenotype and the frailty index: different instruments for different purposes. Age Ageing 43:10–12, 2014.
11. Malmstrom TK, Miller DK, Morley JE: A comparison of four frailty models. J Am Geriatr Soc 62:721–726, 2014.
12. Clegg A, Rogers L, Young J: Diagnostic test accuracy of simple instruments for identifying frailty in community-dwelling older people: a systematic review. Age Ageing 44:148–152, 2015.

第**2**章

衰老的流行病学

Carol Jagger

人的年龄不是通过年份来衡量的。大自然不会将能量平均分配。有些人出生既苍老而疲惫，而有些人即便七十岁却愈发强壮。

Dorothy Thompson

介　　绍

根据维基百科，流行病学被定义为"研究特定人群中健康与疾病状况的类型、原因及影响因素的科学"。流行病学最初与传染病流行有关，当时传染病是死亡的主要原因。然而，当世界多数人口的主要死因从传染病转变为非传染病时，这被人口统计学家称为流行病学的转变。随着预期寿命的增长，流行病学家将注意力转向包括衰老这样的慢性疾病，这是更加明显的人口特征。

衰老的流行病学的知识主体已经进展到关注三个主要领域：人口衰老的原因与结果，老年病的自然史，以及对协助老年人所设立服务的评估。本章将主要关注第一个领域，即讨论老年人普遍存在的疾病负担而非特殊疾病，及建立健康和保健服务的意义。另两个领域会在其他章节中详细阐述。

人口衰老的原因与结果

21 世纪早期是一个独特的时期，这体现在很多方面，但是对于人类来说，最显著的就是这个时期人们的寿命要明显比以前长，而且平均预期寿命延长率没有显示出降低的迹象。这非凡的好运对于生活在这个时期的人们稍有不足的就是，保险公司和养老金的计算对承保人的寿命预期没有这么长，结果就是我们可能会比预期的状态更贫困一些。

寿命

在过去的几十年里，人类预期寿命稳定增长，即每 10 年增加 2 年或每天增加 4～5h，这令科学家和民众都感到惊讶。1950 年以前，预期寿命的增长大多是因为年轻人死亡率的降低。人口统计学家曾自信的预测，一旦中青年人死亡率下降到目标水平，人类寿命的增长将会停止，我们将会看到人类衰老进程这一不变的事实。然而，在 20 世纪后半段，人类寿命增长主要是由于 65 岁以上人口的存活得到改善，甚至高龄老人的死亡率也确实有所下降。专家们曾屡次宣称预期

寿命已接近极限，现已被反复证实是错误的。几年来对人类可能达到的最长预期寿命的多数预测也在最近 5 年内被打破[1,2]。

预期寿命明显增长的结果被称为人口老龄化。2010 年，65 岁及以上人口占世界人口的 8%，预计到 2050 年这一数值将翻倍，但这些数字背后隐藏着两个事实。第一个就是老年人口本身正在衰老。世界人口中增长最快的部分是 85 岁及以上人群，推测到 2050 年可达到 3.77 亿人。在一些国家如日本、法国、英国，百岁老人的数量已呈指数增长，并出现了另外一部分人群——超级百岁老人，即 110 岁以上人群。一个评估平均寿命的指标——平均死亡年龄，在英国稳步增长，2010 年男性达到 85 岁，女性达到 89 岁（图 2-1），所以早已超过在 2045 年平均寿命 85 岁的上限（Fries 的理论[3]）。

第二个事实是，不是所有的国家都按相同的速度衰老。在法国，老年人口（65 岁及以上）的比例从 7% 增长到 14% 用了大约 110 年，瑞典和英国则分别用了 80 年和 50 年，而巴西和韩国则预测不超过 20 年。因此，政治和社会调整将使发展中国家人口衰老的速度更快。

非劳动年龄人口数与劳动年龄人口数之比称之为抚养比。抚养比通常被定义为 65 岁以上人口数与 15～64 岁人口数之比。在欧盟，目前的抚养比是 28.2，在 2050 年则会达到 49.2。然而，一些欧洲国家的人口衰老和低生育率意味着抚养比例非常高。例如，西班牙目前的抚养比是 27.2，而到 2050 年则会达到 60.5（表 2-1）。然而，将来随着退休年龄的增长，这个比例将渐渐失去作用，而且确实许多 65 岁以上人群仍然在工作。并且有些 65 岁以下人群不在工作人口的范围内，如儿童、学生、家庭主妇、农民及无业人员。因为没有正式被雇用，不意味着他们对经济没有贡献。祖父母为上班族的育儿工作做出巨大贡献；在退休人员中，女性是照顾老龄失能亲属的主体，受照顾的人群大部分是其配偶。因此，抚养比例并不反映照顾需求，更多的是表示依赖。为此，推荐使用高龄老人抚养比，即 50 到 74 岁人口与 85 岁以上人口的比例[4]。

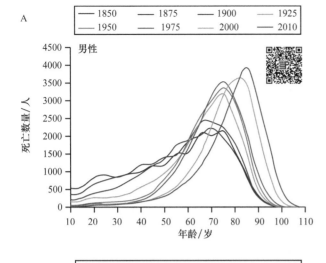

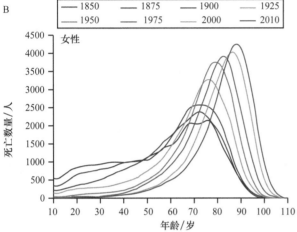

图 2-1 平均死亡年龄（英国），男性（A），女性（B）。（引自 the Office for National Statistics：Mortality in England and Wales：Average Life Span, 2010, 2012）（彩图请扫二维码）

由于外来移民的年轻化，移民通常被认为是低生育率国家解决人口老龄化"问题"的解决方案。当前，由于发达国家如护理行业等劳动力的缺乏，吸引了来自发展中国家的年轻人，也同时降低了人口的平均年龄。然而，来自西印度群岛和东南亚的一群人，主要指印度和巴基斯坦，他们在 20 世纪六七十年代来到英国，现在已成为老年人口。虽然这部分人群的数量很少，但是会逐渐增多。而且，尽管对这部分人群认知障碍或失能的发生率所知甚少，但已发现他们发生心血管疾病、脑卒中、糖尿病的风险更高[5]。

我们为什么会衰老？

目前普遍认可的理由是，衰老的过程是由于分子损伤随时间的积累造成的。因此，个体的衰老速度是损伤、维持和修复之间相互作用的结果。这些相互作用一定受到基因和环境因素的双重影响。曾有人说过，无论是大自然还是造物主创造的人类，做的都很差，所以以认识到这一点，也准备了很多备用系统。另一方面，这可能也是一种普遍规律，高效率在长期运行过程中的作用要低

于灵活性。在更关注效率大于有效性的世界中，这也许是超越长寿范畴的一种有用经验。

表 2-1 老年抚养比*

国家或地区	年		
	2014	2025	2050
欧盟（28 国）	28.2	35.1	49.4
奥地利	27.2	32.5	46.6
比利时	27.3	31.8	37.9
保加利亚	29.3	36.4	53.9
克罗地亚	27.5	35.7	49.1
塞浦路斯	19.5	27.9	42.3
捷克共和国	25.7	33.7	48.2
丹麦	28.3	33.6	39.4
爱沙尼亚	27.9	36.1	51.4
芬兰	30.2	38.9	41.9
法国	28.4	35.8	43.8
德国	32.2	40.1	57.3
希腊	31.4	37.3	63.6
匈牙利	25.8	33.5	47.3
爱尔兰	19.2	26.7	44.8
意大利	32.9	37.0	52.9
拉脱维亚	28.6	36.6	50.5
立陶宛	27.5	38.6	51.9
卢森堡	20.4	23.2	31.6
马耳他	26.4	37.5	44.8
荷兰	26.4	35.1	46.4
波兰	20.9	32.5	51.9
葡萄牙	30.2	38.1	64.3
罗马尼亚	24.3	31.8	48.5
斯洛伐克	19.0	28.9	54.2
斯洛文尼亚	25.7	36.4	53.9
西班牙	27.2	34.2	62.5
瑞典	30.6	34.2	37.5
英国	26.9	31.7	40.6

* 65 岁以上人口与 15～64 岁人口的比值

引自 Eurostat: Population Projection 2014-2050, 2014, http://epp.eurostat.ec.europa.eu/portal/page/portal/polulation/data/database. [2014-11-4]

在进化压力下，很短时间内寿命得到大幅增长，但这不太可能是基因明显改变的结果。因此，寿命增长的原因被认为是由于各个因素之间的相互作用，如收入、营养、教育、卫生和药物与年龄差异、时期、人群、地区和疾病的相互作用。这些变化很有可能是大范围环境因素的结果。

20 世纪早期出生的人群所经历的社会经济条件、卫生、生活方式，以及医疗服务方面发生了巨大的变化，导致婴儿死亡率、传染性疾病，以及呼吸道疾病的大幅降低。主要的影响体现在住房、卫生、营养方面的改进，传染病和孕产妇死亡率的控制，抗生素和疫苗的出现[6]。而在后期，由于老年人心血管疾病和脑卒中死亡率下降，多种癌症生存率提高，使更多老年人生存，并导致了预期寿命的延长。自 1981 年以来，英国 65 岁以上男性和

女性的预期寿命分别增长了 5.2 年和 3.8 年,这相当于分别增长了 40% 和 20%。

健 康 衰 老

冠心病、脑卒中、痴呆的患病率随年龄增长而增多,使得这些主要慢性疾病在 21 世纪越来越重要。特别是痴呆,年龄每增长 5 年,患病率几乎翻倍[7]。而且,高龄老人的特征是合并多种疾病而不是单一疾病。在英国纽卡斯尔市,85 岁以上人群的研究中发现,85 岁的男性和女性中没有无病的(图 2-2)。男性平均患 4 种疾病,女性平均患 5 种疾病,而约 30% 的人口患 6 种及以上疾病[8]。疾病的累积预示着提供医疗保健的必要性。因为至少在英国,二级保健主要针对单一疾病。然而,高程度的多病共存也是衰弱的主要影响因素,其在衰弱指数中反映了缺损累积[9]。

过去,预期寿命(life expectancy,LE)用来作为人群健康的替代测量指标,甚至在今天,也有人声称我们比以前的人更健康,因为我们活的更长久。另一方面,疾病负担、衰弱增加及老年后期的依赖则显示着相反的结论。明确的是预期寿命本身不等同于健康,我们需要保证我们额外的寿命是健康的(或如 Fries 所提出的压缩疾病假说[3]),而不是通过延长已经患病的寿命(疾病扩张理论)[10]。为了探究这些对立的理论,健康预期寿命的概念应运而生。健康预期寿命是人口健康的标志,它结合了寿命数量方面(预期寿命)和晚年质量方面(健康)的信息[11]。因为有许多衡量健康的指标,所以会有很多可能的健康预期寿命,但最常用的是基于一般健康(健康预期寿命)和失能(生活自理预期寿命)的自评报告。不同于质量调整寿命年(quality-adjusted life-years,QALY),健康预期寿命通常不纳入健康状态的权重;因此健康预期寿命能更清晰地描绘出,伴随着预期寿命增长的人口健康是如何发展的。

最近,欧洲健康衡量方法的统一使欧洲各国间能够比较健康预期寿命。确实,欧洲第一个健康指标是健康寿命年(healthy life years,HLY),即生活自理预期寿命。每年在整个欧洲中计算出这个指标,它突显了整个欧洲巨大的不平等,而且以预期寿命作为度量标准大大低估了这种不平等。2011 年,27 个欧洲国家 65 岁男性的预期寿命是 17.8 年,其中只有 8.6 年(48%)是 HLY,但是各欧洲国家间预期寿命的差距达 5.8 年(从 13.4 年到 19.3 年)(表 2-2),而 HLY 的差距达到 10.3 年(从 3.5 年到 13.9 年)(图 2-2)。最近,在欧洲健康、衰老和退休调查(Survey of Health, Aging and Retirement in Europe,SHARE)的 13 个参与国中已计算出无衰弱预期寿命,显示出在强健、衰弱前期、衰弱或严重活动受限方面所需时间的相当大的异质性(图 2-3)[12]。

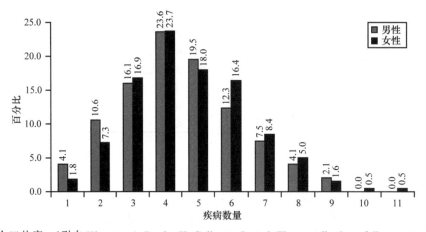

图 2-2 85 岁人口共病。(引自 Kingston A, Davies K, Collerton J, et al: The contribution of diseases to the male-female disability-survival paradox in the very old: results from the Newcastle 85+ Study. Plos One 9: e88016, 2014)

表 2-2 男性和女性的预期寿命(LE)和健康寿命年(HLY)*

国家	性别					
	男性			女性		
	LE/年	HLY/年	HLY/LE%	LE/年	HLY/年	HLY/LE%
奥地利	18.1	8.3	45.9	21.7	8.3	38.4
比利时	18.0	9.8	54.5	21.6	10.3	47.5
保加利亚	14.0	8.6	61.5	17.3	9.7	55.7
塞浦路斯	18.2	8.0	44.0	20.3	5.9	29.0
捷克共和国	15.6	8.4	53.8	19.2	8.7	45.4
丹麦	17.3	12.4	71.6	20.1	13.0	64.6

续表

国家	性别					
	男性			女性		
	LE/年	HLY/年	HLY/LE%	LE/年	HLY/年	HLY/LE%
爱沙尼亚	14.8	5.6	37.9	20.1	5.7	28.6
芬兰	17.7	8.4	47.3	21.7	8.6	39.8
法国	19.3	9.7	50.5	23.8	9.9	41.8
德国	18.2	6.7	36.7	21.2	7.3	34.2
希腊	18.2	9.0	49.6	21.2	7.9	37.2
匈牙利	14.3	6.0	41.9	18.2	6.0	33.0
爱尔兰	17.9	10.9	60.8	20.9	11.8	56.5
意大利	18.6	8.1	43.4	22.4	7.0	31.1
拉脱维亚	13.4	4.8	35.7	18.7	5.0	26.7
立陶宛	14.0	6.2	44.1	19.2	6.7	34.8
卢森堡	17.8	11.5	64.6	21.6	11.8	54.8
马耳他	17.7	11.8	67.0	21.0	11.0	52.3
荷兰	18.1	10.4	57.7	21.2	9.9	46.8
波兰	15.4	7.6	49.7	19.9	8.3	41.8
葡萄牙	17.8	7.8	43.6	21.6	6.3	29.4
罗马尼亚	14.7	5.4	36.9	17.7	4.7	26.7
斯洛伐克	14.5	3.5	23.8	18.4	2.9	16.0
斯洛文尼亚	16.9	6.2	36.8	21.1	6.9	32.5
西班牙	18.8	9.7	51.7	23.0	9.3	40.4
瑞典	18.5	13.9	75.0	21.3	15.2	71.3
英国	18.5	11.0	59.6	21.1	11.9	56.3
欧盟 27 国	17.8	8.6	48.2	21.3	8.6	40.4
最小值	13.4	3.5	23.8	17.3	2.9	16.0
最大值	19.3	13.9	75.0	23.8	15.2	71.3
差值	5.8	10.4	51.2	6.4	12.3	55.4

*来自欧盟国家 65 岁人口（2011）

引自 Eurohex: Expectancy Monitoring Unit, 2014, http://www.eurohex.eu/. [2014-10-28]

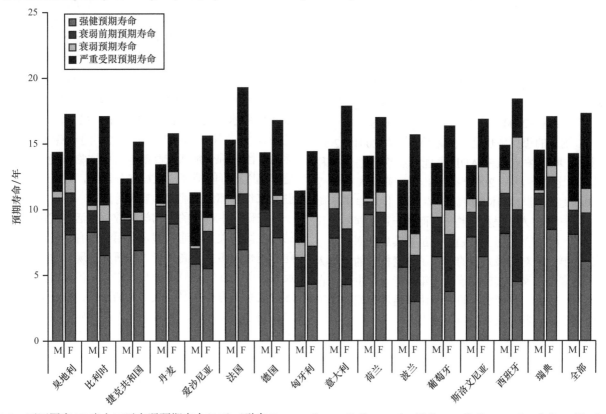

图 2-3 不同国家 70 岁人口无衰弱预期寿命（LE）。（引自 Romero-Ortuno R, Fouweather T, Jagger C: Cross-national disparities in sex differences in life expectancy with and without frailty. Age Ageing 43: 222-228, 2014）

随时间变化

通常认为，当今的老年人要比以前的老年人健康，但是很少有确切的数据能支持这个观点，除了一项美国的 meta 分析结果，似乎在过去 30 年里功能减退率显著降低[13]。在英国，有两个实施方法相同的关于老年人的队列研究，它们的结果反映了两方面观点，即在年轻老人（65～69 岁）中失能的恶化[14]，但在 75 岁以上老人中有明显的改善[15]。同样重要的是，为了回答"我们是否活的更长、更健康"这个问题，评估健康时应同时考虑死亡率。健康预期寿命的发展趋势尚不明确，且全世界差异很大，甚至在欧洲，也经历了失能的扩张、压缩和动态平衡[16]。

转到更多在老年人身上十分普遍的问题上，连续队列研究中老年人的视觉和听觉损伤的患病率似乎更低，高血压及胆固醇水平与肥胖和活动受限的发生率增加有关[17]。更好的教育水平似乎会在一定程度上减缓这些疾病的增加，而且在过去 20 年里已经看到了确实有助于降低痴呆的患病率[18]。然而，在发达国家中平均体重和体重指数（body mass index，BMI）在所有成年年龄组中都有所增加，同时增加了肥胖的患病率，而这都是令人担忧的[19]。肥胖是许多疾病的危险因素，但是在老年时它对失能的影响比死亡率还大[20]。因此，除非显著降低肥胖水平，压缩失能是不太可能完成的。

无论工具辅助的日常生活能力（instrumental activities of daily living，IADL）是否包括较轻的水平，或是否只关注日常生活能力（ADL），在这两个方面失能趋势都非常敏感。在荷兰，1990～2007 年，年龄为 55～84 岁的人群中，大多 IADL 和 ADL 中行为受限的患病趋势一直很稳定[21]。大约在同一时期（1987～2007 年），老年挪威人中轻度失能和功能受限的患病率呈下降趋势[22]。同样，在 1988～2004 年，芬兰年轻老人（65～69 岁）中 IADL 困难的患病率也呈下降趋势[23]；在 2001～2007 年，芬兰 90 多岁老人中 ADL 失能的患病率则保持稳定[24]。相比之下，在 2000～2008 年，美国人行为受限的患病趋势则与群体相关。85 岁及以上人群呈下降趋势；65～84 岁人群呈稳定趋势；而处于退休前年龄段人群（55～64 岁）则呈上升趋势，虽然其患病率仍然很低[25]。人群趋势对比最重要的包含了养老机构的老年人群，因为许多国家已实施政策使老年人能一直生活在自己的家中。因此，养老机构的人群比例随着时间逐渐下降，而这部分人群的依赖性强于过去。

测量区别：横断面与纵向数据

过去很多关于衰老过程的研究都是在横断面数据的基础上进行的。相对于纵向研究，横断面研究更容易，执行起来也更简单一些，而且也是确定时间趋势最好的信息来源。然而，一般而言，相对于纵向数据，横断面数据显示出随龄更大的差异性。横断面研究起初认为吸烟对阿尔茨海默病有保护性作用，但是纵向研究结果正好相反，可能是因为吸烟患者还没有机会得阿尔茨海默病便去世了[26]。因此当对老年人群进行评判时，区分数据类型是非常重要的。通常，横向数据对于衰老的影响所表述的不及纵向数据。我们的衰老过程是纵向的，所以如果可能，纵向数据更具指导意义。近年来，全球关于衰老的纵向研究越来越多，包括提供越来越多模型的美国 HRS-AHEAD 研究、英国的衰老纵向研究（ELSA）、多国家的 SHARE 研究，以及爱尔兰的衰老纵向研究（TILDA）。这些具有各种各样人口衰老史的多国研究为个体衰老的决定因素和社会经济与环境因素的相互作用提供了更深层的理解。

评估差异

年龄差异

老年男性和女性的年龄分布是非常不同的，尤其是在年纪最大的群组中。例如，女性百岁老人的数量约是男性的 5 倍，虽然这一比例在逐渐下降；在 2000 年，女性百岁老人的数量约是男性的 9 倍，而在 2009 年，女性百岁老人的数量约是男性的 6 倍。比例的下降主要是由于男性预期寿命大幅增长，而在将来年龄所带来的性别差异将越来越不显著。

多数健康问题评估随年龄增长而增加，但有少数除外。一般健康自我评价水平均保持良好或更佳，在高龄老人中亦是如此[8]。这种情况可能是由于问题的形式：比较性健康自我评价水平（与同龄人相比）体现较小的下降幅度，甚至随年龄增长而增加，而综合健康自我评价水平随年龄增长而降低[27]。然而，健康自我评价在对发病率和失能作出解释后，仍对死亡率、制度化和服务使用水平有很强的预测作用，虽然潜在机制还不甚清楚[28]。同样，抑郁的发病率也不随年龄增长而增加。然而，因为抑郁症状在高龄老人中比临床确诊的抑郁症更普遍[8]，可能抑郁症未被充分诊断，或者老年人和保健专家将抑郁症的症状和衰老等同。

在研究中确定的生物学参数、生活方式因素和健康结局之间的关系，通常假定适用于所有年龄组。然而，随着越来越多关于高龄老人的研究出现，这种假定遭到反驳。曾发现短端粒可预测死亡率，但是在高龄老人中这种关系不再存在[29]。大多的情形是，当研究危险因素和结局之间关系时，针对全体人群的研究只是简单对年龄进行调整，而并不研究与年龄之间可能的相互作用。

性别差异

英国本土出生的女性平均预期寿命为 83 岁，男性则为 79 岁。然而，女性 83 岁的寿命中有 18 年（22%）伴随失能，男性则为 15 年（19%）。因此，女性额外的寿命多伴随失能。女性较男性更易患高血压、关节炎、背痛、精神疾病、哮喘、呼吸系统疾病和衰弱。男性则更易患心脏病。男性更易死亡，而女性更易失能，在许多研究和国家中都观察到了这种健康-存活的矛盾，但机制不甚清楚[30,31]。

由于女性更低的死亡率，大多数老年人群的研究中任何年龄组的女性比例都高于男性，且这一比例随着年龄的增加而提高。因为大多数健康情况与年龄相关，进行性别比较时应考虑年龄差异。然而，即使在单一出生队列研究中，即便女性的经历中包含水平更高的大多数状况，更加衰弱和更多的共病，这种健康-存活的矛盾仍然存在[32]。

虽然在老年人口中随年龄结构的性别差异将在未来继续存在，但是情况会慢慢变好。由于男性预期寿命增长速度更快，老年人群中性别差异将会随时间缩小。因此，预计在2012～2037年，女性仍占老年人口的大部分，但是其比例会逐渐减小。例如，在英国，年龄在80～89岁的女性比例将有望从2012年的60.4%下降到2037年的55.0%，预计到2112年可下降到50.5%。

老年男性和女性的婚姻状况有很大区别：69.5%的老年男性为已婚，已婚女性则为45%，而14.4%的男性丧偶，丧偶女性则为40.2%。这种性别的不平衡在不同年龄也有所差别，这种情况在更老的人群中更明显。将来，这些差别有望大幅下降。图2-4显示了这些变化。

预计在2008～2033年，老年人口中较年轻组离婚和分居比例会大幅上升。在65～74岁的人群中，1/5的女性将属于这一群体，而2008年只有12%。离婚和分居男性的比例不会像女性那么大，因为男性再婚的倾向更高，但是单身男性的比例将达到16%。这些变化将对非

正式护理储备具有意义，因为家庭中女性家属是主要的看护者。

大部分独居的人都是因为丧偶，即使这个比例对于女性来说要大大高于男性。男性更多是已婚的，很可能是与一位年轻的妻子一起生活，而女性则更多是单独居住。独居并不会直接导致孤独，但是独居的原因尤其是丧偶会与孤独紧密相关，所以二者通常是有联系的。孤独的改变不仅仅是婚姻状态（例如丧偶）改变的结果，而且也已经发现与生理健康的改变有关[33]。改善健康使自我报告的孤独亦得到改善，因此，建议改善孤独不应只通过改善社会交往。

衰老是不可避免的么？

有这样一句老话，"衰老是不可避免的，成熟是可以选择的"。然而，生活方式因素是能够对衰老造成影响的。最著名又明显的例子就是吸烟，吸烟与很多问题都有联系，有些大家熟知如肺疾病、心脏病和癌症，吸烟成为预测死亡率[34]和功能下降[35]最重要的依据。虽然吸烟对预期寿命有很强的影响，但是其他健康行为对预期寿命的影响更大。特别是，正常体重（与肥胖相反）使患心血管疾病（cardiovascular disease，CVD）的年限大幅缩短[36]。越来越多的证据证明运动、平衡和力量训练对移动性和跌倒预防有改善作用，甚至在需长期护理的老年人中亦是如此[37-39]。

不平等

在调查中发现，相对于其他年龄段的人来说，老年

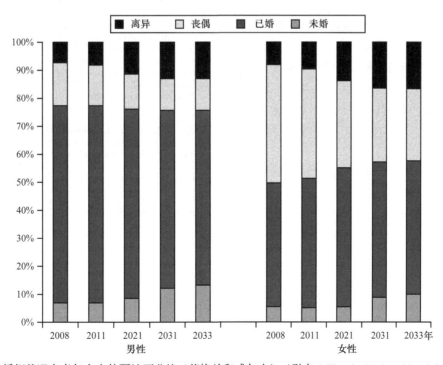

图2-4 不同性别和婚姻状况在老年人中的预计百分比（英格兰和威尔士）。（引自 Office for National Statistics: Statistical bulletin: 2008-based Marital Status Population Projection for England & Wales, 2010）

人在健康不平等方面更容易被忽视。一个主要原因是在退休之后，很难进行社会定位，因为传统方式是基于职业状态，但是当老年人退休以后，就很难对其进行归属。然而，有证据证明通过教育、社会（职业）地位或贫困进行分组的社会经济状态组群中，晚年死亡率和失能年数有差异。在 65 岁，受教育程度最高（大于 12 年）的女性比最低的女性（0~9 年）寿命多 1.7 年，但却多享受了 2.8 年的自由行动的时间[40]。而且，社会经济组群间的不平等甚至会一直延续到生命结束，在生命最后一年，老年人仍旧不愿意接受他们有资格享用的福利[41]。在确保不富裕的老年人知晓他们所能享有的服务和福利方面，目睹生命最后阶段的基础卫生保健专家能起到重要的作用。

结　　论

流行病学是对人口特征分布的测量和理解。关于衰老，21 世纪早期是一个独特的时期，这个时期的人类寿命明显比以前长。人口衰老是全球性现象，需要国家和地区之间的国际合作，因为越来越认识到，许多国家还没有对将来老年人口数量的增加做好准备。

虽然现在关于衰老的研究越来越多，但仍有很多未涉及的领域。在比较研究方面要协力合作，例如，多国家衰老的纵向研究，研究人群包括流行病学转型的不同阶段，这将有助于我们解决更多的难题，并帮助我们理解如何更健康的衰老。

关键点　衰老的流行病学

- 世界人口在变老。
- 评估衰老人口的作用不明确，纵向研究比横断面研究更能准确地描述人群经历。
- 许多国家的无失能预期寿命没有预期寿命增长的速度快。
- 在英国不同的老年社会群体中预期寿命和健康的不平等越来越多。

（李祉丹　吴宝刚　译）

完整的参考文献列表，请扫二维码。

主要参考文献

1. Oeppen J, Vaupel JW: Demography—broken limits to life expectancy. Science 296:1029–1031, 2002.
3. Fries JF: Aging, natural death, and the compression of morbidity. N Engl J Med 303:130–135, 1980.
4. Robine J-M, Michel J-P, Herrmann FR: Who will care for the oldest people? BMJ 334:570–571, 2007.
6. Cassel CK: Successful aging—how increased life expectancy and medical advances are changing geriatric care. Geriatrics 56:35–39, 2001.
8. Collerton J, Davies K, Jagger C, et al: Health and disease in 85 year olds: baseline findings from the Newcastle 85+cohort study. BMJ 339:b4904, 2009.
9. Rockwood K, Mitnitski A: Frailty in relation to the accumulation of deficits. J Gerontol A Biol Sci Med Sci 62:722–727, 2007.
11. Robine J-M, Ritchie K: Healthy life expectancy: Evaluation of a new global indicator of change in population health. BMJ 302:457–460, 1991.
18. Matthews FE, Arthur A, Barnes LE, et al: A two-decade comparison of prevalence of dementia in individuals aged 65 years and older from three geographical areas of England: results of the Cognitive Function and Ageing Study I and II. Lancet 382:1405–1412, 2013.
20. Reynolds SL, Saito Y, Crimmins EM: The impact of obesity on active life expectancy in older American men and women. Gerontologist 45:438–444, 2005.
21. van Gool CH, Picavet HSJ, Deeg DJH, et al: Trends in activity limitations: the Dutch older population between 1990 and 2007. Int J Epidemiol 40:1056–1067, 2011.
25. Freedman VA, Spillman BC, Andreski PM, et al: Trends in late-life activity limitations in the United States: an update from five national surveys. Demography 50:661–671, 2013.
28. Jylha M: What is self-rated health and why does it predict mortality? Towards a unified conceptual model. Soc Sci Med 69:307–316, 2009.
29. Martin-Ruiz CM, Gussekloo J, van Heemst D, et al: Telomere length in white blood cells is not associated with morbidity or mortality in the oldest old: a population-based study. Aging Cell 4:287–290, 2005.
32. Kingston A, Davies K, Collerton J, et al: The contribution of diseases to the male-female disability-survival paradox in the very old: results from the Newcastle 85+ Study. PLoS One 9:e88016, 2014.
33. Victor CR, Bowling A: A longitudinal analysis of loneliness among older people in Great Britain. J Psychol 146:313–331, 2012.
35. Stuck AE, Walthert JM, Nikolaus T, et al: Risk factors for functional status decline in community-living elderly people: a systematic literature review. Soc Sci Med 48:445–469, 1999.
36. Nusselder WJ, Franco OH, Peeters A, et al: Living healthier for longer: comparative effects of three heart-healthy behaviors on life expectancy with and without cardiovascular disease. BMC Public Health 9:487, 2009.
37. Pahor M, Guralnik J, Ambrosius W, et al: Effect of structured physical activity on prevention of major mobility disability in older adults. The LIFE Study Randomized Clinical Trial. JAMA 311:2387–2396, 2014.
40. Jagger C, Matthews R, Melzer D, et al: Educational differences in the dynamics of disability incidence, recovery and mortality: findings from the MRC Cognitive Function and Ageing Study (MRC CFAS). Int J Epidemiol 36:358–365, 2007.

第 **3** 章

老年的未来

Caleb E. Finch，Edward L. Schneider

老年生物学是生物医学研究的前沿，主要研究生物衰老相关领域。人类基因组排列及分子技术的突破为再生医学提供了巨大的发展空间。未来，人体零件更换（如：人工晶体）及器官移植（如：髋关节、血管移植）将更为便捷。即使 30 年前，医生们还对白内障束手无策，而现在却已经成为眼外科常规手术。医学多学科的发展对老年疾病的机制进行更深入的摸索。本章中，我们将讨论到，在未来几十年中，目前诸多疾病的发病率及死亡率将明显降低。而最终的谜题是人类衰老是如何潜移默化的进行的。与其他灵长类动物相比，人类超长的生命周期与其他灵长族群较短的生命周期形成鲜明对比。假使按照人类 70 岁的寿命来计算，仍可超出其他灵长类动物 2 倍有余。这种长寿优势未来还会继续扩大吗？

我们搜集了各类背景资料及诸多特例。内科专家 Edward L. Schneider 对老年生物学给老年医学带来的未来获益相当乐观，而生物学家 Caleb E. Finch 却对老年医学的发展及人口统计学的预测持保守态度。虽然，我们面临着肥胖的流行、抗生素耐药性的增加，以及全球环境恶化带来的种种严峻挑战，我们相信，通过对衰老深入的理解将给人类的寿命延长、疾病及残障的缓解带来更多有效的手段。对以上种种论题，我们讨论了几十年并希望通过这章使更多的人群知晓人类增龄的复杂性及老龄化的具体意义。

改变人类寿命

首先，我们来观察一下人类寿命改变的历史进程。1800 年以前，人类寿命平均只有短短的 30～40 年[1,2]。而 1800 年以后，发展中国家的人群寿命大幅提升 2 倍有余，可达 70 年[1,3]。

1800 年以前出生的人群，接近一半没有生存到可以繁衍下一代的寿命，而仅仅 10%的人群活至 70 岁的年纪。工业革命以后人类生存条件大幅改观，各个国家的食物供给及卫生防疫得到质的提升。而随着对传染性疾病的理解，疫苗的发明、巴氏消毒及二战后抗生素的发明使得人类寿命明显延长。1900 年之前，传染性疾病是人类死亡的首要病因，而至今，仅仅不到人类总死亡原因的 5%[2,3]。现在，我们大多数可以活到老龄，随着年龄的增长，慢性非传染性疾病如血管硬化及肿瘤成为主要病种，如果我们活得更长，患阿尔茨海默病（Alzheimer's disease，AD）的风险将极速提升[4,5]。

按照每个年龄段的死亡率绘制图表可以更好地理解生存数据，即 Gompertz 曲线，于 1825 年第一次被苏格兰精算师 Benjamin Gompertz 绘制。根据曲线，人类 40 岁后，年死亡率不断攀升，每 7～8 年死亡率均翻倍升高[2,3,6]。依赖于 18 世纪中期以来的全国家庭普查，瑞典具有最为详细的调查数据。根据瑞典数据，1800 年曲线的前段数值较高，提示婴儿死亡率波动于 10%～30%[2,6]。即使是年轻人，该年代曲线的年死亡率也达到 1%。40 岁年龄段开始，与其他国家相同，瑞典人群年死亡率直线上升，即以增龄为基本表现。

随着近年生活水平的提高，人类寿命不断延长。实际上，不同时代间，曲线在不断变陡。令人疑惑的是，即使人类寿命不断延长，而死亡率的加速度也在不断升高[2,6]。我们同时注意到，由于传染性疾病得到有效控制引起人类生命周期前段，即 10～40 岁的死亡率下降至每年 0.1%以下。而近年出生的人群该年龄段年死亡率可低至 0.02%（2/10 000）[7]。这历史中前所未见的低死亡率提示未来更低的死亡率将不易获得，例如事故、先天性缺陷、罕见家族性疾病等都是无法避免的。纵观各个时代，女性死亡率相对较低。虽然如此，两个性别在 40 岁后的死亡率加速度均明显升高。

人类最长寿命：我们是否达到极致？

根据这些死亡率相关数据推论，人类预期寿命女性可达 120 岁，男性可达 113 岁，而这与实际报道基本相符[6,7]。由于 Gompertz 曲线中死亡率加速的衰减，世界死亡率数据表明人类寿命接近基线。换言之，对于大多数人来说，人类寿命长度基本接近极限。除了 1997 年 Jean Calment 被记录到最长的人类寿命为 122 岁，目前没有人超逾 119 岁。尽管如此，百岁老人仍然是人数发展最快的人群。而基于趋势预测，Caleb E. Finch 对百岁寿命的发展空间持保留态度[8]。

疾病压缩理论

随着人类寿命的延长，一系列新的疾病引起广泛的关注。与 1900 年之前不同，癌症、心脏病及其他增龄导致的慢性疾病成为人类死亡原因的主导。Fries[9]在 30 年前推测，85 岁成为人类寿命一个巨大的障碍，死亡曲线中在该年龄段接近直角的上升。而老年发病时间被压缩到生命终了前的很短的时间段内，是老龄化人口中的一种发展趋势。虽然老年人群寿命明显延长，压缩疾病将不会提升他们晚年的健康照顾费用。而 Jacob Brody 及 Edward L. Schneider 对该理论表示质疑[10]。此外，Crimimins 和 Beltran-Sanchez[11]的最新调查研究提示随着人类寿命的延长，医疗费用呈直线上升。虽然如此，1980 年后人类最长寿命基本没有改变，而死亡率却在呈直角的不断升高。

那么未来的死亡率将如何走向呢？为了检测未来疾病负担，我们首先需要考虑老年人群死亡及致残的主要原因。首先，我们来探索一下增龄研究的潜在影响、个体化医疗、人工关节及干细胞。

生物医学正在改变衰老的进程

我们将讨论的所有疾病均为老年病，随着年龄的增加，这些疾病发病率呈指数性上升，为 Gompertz 曲线的加速性死亡率做出铺垫。例如，60 岁以后，阿尔茨海默病的发生率每 5 年翻倍一次，而该病总死亡率每 7~8 年翻倍一次[3,4]。有些疾病的加速发病率比 Gompertz 曲线更快。人均寿命的未来面临着令人沮丧的事实，大多数百岁老人均存在不同程度的痴呆[5]。因此，在拓展更长的人类寿命之前，我们需要研究出阿尔茨海默病的发病原因及对抗该病的有效手段来减少或延缓该病的发生。如果可以延缓该病发病时间达到 5 年，那么将降低一半该病的发病率[4]。生物学家认为这点是可以实现的。在对大鼠的试验研究中，通过对能量摄入的控制，大鼠无论从寿命的延长还是患阿尔茨海默病的发生概率上都明显获益[12]。

实验室模型提供充足的证据显示衰老过程的每一个环节都可以操控：从 DNA 损伤至结缔组织胶原蛋白和弹性蛋白的交联作用，再到卵巢的卵子流失、动脉血脂甚至大脑淀粉样蛋白的水平[3,12]。除了控制食物摄入及运动锻炼，衰老的进程可以通过基因活度的调控得到控制而不必更改 DNA 序列。我们相信，这一代年轻的老龄学研究者可以从分子水平揭示出衰老的分子学基础并实现以上环节。然而，衰老绝不是被单基因或单一生化及分子机制所控制的[3,13,14]。我们预计，将开发多种干预措施，通过不同途径来延缓衰老，甚至可能逆转衰老过程。衰老可以得到控制[14]，但需要在衰老前很久就开启干预。

目前预计，各种抗衰老药物或针对损伤组织的再生医学项目都十分昂贵。目前，即使在很多完全公费医疗的国家，老年人的主要器官移植仍被忽视。而延缓阿尔茨海默病或痴呆的药物由于高昂的研发费用仍旧价格不菲。而贫穷的人群会比美国普通人群加速衰老 10 年[15]。因此在未来，所谓的上层社会精英会拥有充足的资金用于医疗和潜在的再生疗法，可能会进一步加深社会不同阶层间的健康差距。

通过基因组测序的个体化衰老

在不远的未来，我们期待每位初次就医均包含全基因组测序[16]。通过测序后我们可以与自己的私人医生就基因测序提示的可能发生的疾病风险进行有效规避。例如，如果测序提示具有较高患 2 型糖尿病风险的人员应充分控制体重并加强锻炼。而如果提示肿瘤高风险，应建议早期频繁的进行肿瘤筛查。目前基因组测序已经用于肿瘤化疗的优化中。未来，对于衰老带来的各种疾病如关节炎、高血压、心血管病及糖尿病等都可以通过基因测序进行定制治疗方案。DNA 数据手段也将降低药物副作用的发生。例如对于高血压的个体，将通过进行基因测序给予针对性的药物进行血压控制。

通过靶向基因治疗，有害基因将被移除、中和和灭活。例如，亨廷顿病基因可以在新生儿出生后通过特殊治疗手段被取代。而其他遗传性疾病如家族性高脂血症、高血压、糖尿病、肥胖等类似疾病也可以通过医疗手段使得有害基因被移除。虽然可以通过对老年疾病发病率和死亡率的可能原因进行个体化检测，并成功预防，受损的组织和器官仍然需要特殊修复。

人工关节及压缩性骨折修复

骨关节疾病仍然是老年人致残的主要原因之一。在未来的几十年中，我们期待通过关节置换及修复技术的提升来扭转这一局面。近几十年中，膝关节及髋关节置换普遍开展，使得患有这些严重骨关节疾病的人群的疼痛得到根本缓解，并恢复肢体功能[17]。我们期待未来可以获得更多关于肩关节、踝关节、肘关节及腕关节置换手术的治疗经验，并使得患有这些关节疾病的患者得到疼痛的缓解和功能的恢复。最后，椎体成形术可以有效地使压缩性骨折的锥体恢复到正常形状，而老年人群正是压缩性骨折的高发人群[18]。我们对通过关节修复和置换等新技术来减少骨关节炎导致的失能的未来前景持乐观态度。

干细胞分化再生新器官

在不远的将来，Edward L. Schneider 相信多数器官可以通过干细胞技术得到再生或置换。因此，器官衰竭及器官移植所致的死亡和失能将成为历史性的特殊现象。我们因为衰老导致的免疫系统减退将得到重新储备，传染性疾病导致的死亡率将明显降低。甚至可以通过对干细胞进行诱导性分化，产生新的脑神经元灌注至海马及其他脑部区域，使得年龄相关性记忆退化及运动协调性下降得到逆转。神经元的灌注也可以成为拯救患有阿尔茨海默病及帕金森病的老年人的一种手段。相对于阿尔茨海默病等其他存在多种神经元的丢失的脑病，帕金森病可以通过多巴胺神经元的再生直接获益。Caleb E. Finch 认为，由于增龄的巨大复杂性，我们只能逐步控制衰老斜率的曲线缓慢上升[13]。

图 3-1 提示美国 1960 年以来死亡率走势[19]。心脏病逐步下降、阿尔茨海默病不断攀升，其主要原因是更多

人群存活至老年后期。

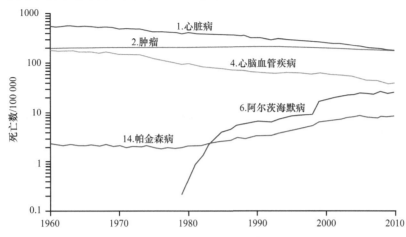

图 3-1 美国死亡率病因排名。未显示原始图，第三个排名的死因是慢性下呼吸道疾病，2010 年该病也逐渐下降至总数的 5.6%。（重绘自 National Institutes of Health: National Heart, Lung, and Blood Institute: Morbidity & mortality: chart book on cardiovascular, lung and blood diseases, 2012, p 25. http://www.nhlbi.nih.gov/files/docs/research/2012_ChartBook_508.pdf. [2015-9-7]）（彩图请扫二维码）

表 3-1 显示了在 2010 年，前十项致死原因[20]。

表 3-1　2010 年十大死因（全年龄）

死因	死亡数
心脏病	597 689
肿瘤	574 743
慢性下呼吸道疾病	138 080
脑卒中	129 476
意外事件	129 859
阿尔茨海默病	83 494
糖尿病	69 071
肾病	50 476
流感及肺炎	50 097
自杀	38 364

心血管疾病

近几十年，我们见证了心血管疾病死亡率不断下降，图 3-1 中提示该病死亡率已下降至与肿瘤接近。截至 2008 年，冠心病的死亡率与 1950 年相比下降了 72%，而脑卒中的死亡率与 1950 年相比下降了 78%[21,22]。相比之下，人类全因死亡率在该阶段仅下降了 15%。

那么，是什么导致心脏病及脑卒中死亡率这种显著的下降呢？作为从 1960 年开始行医至今的资深医生，Edward Schneider 见证了医学在时代变迁中巨大的发展进步。在 20 世纪 60 年代，对于冠状动脉堵塞疾病，除了监测并缓解该病诱发的心律失常外，基本没有其他的预防及治疗手段。而如今，我们可以通过多种手段改善坏死心肌的血运：可以对心脏血管进行插管，在血管内通过球囊扩张狭窄的血管来恢复局部血运，在血管内植

入支架来拯救缺血坏死的心肌，直至后来冠状动脉搭桥术被发明，即在冠状动脉狭窄的近端和远端之间建立一条通道，使血液绕过狭窄部位而到达远端，犹如一座桥梁使公路跨过山壑江河畅通无阻一样。对于充血性心力衰竭及心律失常的治疗也有长足的进步。而对于脑卒中患者，迅速的启动抗凝治疗可以防止死亡和致残的发生，这挽救了大量患者的生命。

与此同时，对疾病危险因素的科学认识也对疾病死亡率的降低做出巨大贡献：多种有效降低血脂药物及抗高血压药物的面世，给患病人群带来巨大福音。同时，对吸烟危害的认识[23]也使得动脉硬化、肿瘤及高血压的发病率逐步下降。

接下来，还有哪些令人期待的呢？虽然医学上众多低垂的果实已经被摘取，我们仍然充满信心地期待未来对心血管疾病能出现更多诊断和治疗的良策。例如：对冠状动脉和脑血管的高危人群进行的无创诊治等。

通过基因组测序检测到处于危险中的健康行为的改善可以进一步降低心血管疾病的发病率和死亡率。目前出现的较大危机是肥胖的暴发，而这将严重限制对心血管疾病的发病率和死亡率的研究进展。

对衰老进程的研究将开启更多的药物以维持血管及心肌的健康活力。不断涌现出新型的抗凝药物可以消退、移除脑血管和冠状动脉的血管狭窄和血栓栓塞。我们期待更多新型抗凝药物可以逆转斑块的形成。他汀类药物也被证实可以消退血管粥样斑块。纳米技术及材料科学的发展使得血管内血栓旋切术可以用来消退血管的斑块。事实上，干细胞移植技术可以使坏死心肌组织得到再生，而以上手段仅为干细胞技术的备份手段。可以预见，在不远的将来死于血管疾病的病例将逐步减少。

肿瘤

在不远的未来，在美国等其他发达国家，肿瘤将战胜心血管疾病成为人类致死的第一大病因（图3-1）。虽然我们在肿瘤的治疗方面也取得了微弱的进步，但仍无法追赶1950年后心血管系统疾病死亡率的迅猛下降。我们认为，基因组测序及肿瘤细胞基因组系列的破解将在未来使得肿瘤发病机制逐渐明朗，促使肿瘤像艾滋病一样成为死亡率较低的慢性疾病。在过去的10年中，肿瘤生物学治疗得到迅猛发展，从而在一定程度上改变了传统肿瘤治疗方式。对肿瘤细胞DNA进行测序可以通过靶向基因进行针对性的治疗。典型的癌细胞进化突变需要进一步的DNA监测来优化治疗。因此，虽然癌症导致的总发病率仍会升高，但我们预计恶性疾病导致的死亡率会稳步下降。科学家们正在研发通过病毒摧毁特异性肿瘤细胞[24]。而许多癌症与micro-DNA的失调密切相关，它的相关应用将很快被用于肿瘤的治疗[25]。

肺疾病

肺疾病已经超越脑卒中成为继心血管疾病、癌症后的人类第三大致死病因[26]。而该病与吸烟密切相关。虽然1965～2011年，美国吸烟率从42%下降至19%，近几年下降速度明显放缓[23]。如今，电子烟广泛应用及大麻合法化是否会成为新的致癌物还未为可知。电子烟对吸烟行为具体产生多大影响，以及电子烟本身是否会也成为危险因素目前还不清楚。而大麻的普遍使用给慢性阻塞性肺疾病带来哪些有害因素也尚属探索之中。我们预测，由于目前大多数吸烟者已经吸烟多年，慢性肺疾病仍是人类致死的主要病因之一。而干细胞分化培育出的肺脏可为吸烟者提供替换已损害肺组织的机会。

阿尔茨海默病

衰老引起的痴呆既往被认为是衰老状态的表现之一。其中包括阿尔茨海默病作为大多数核心疾病，以及路易体（Lewy body）痴呆、额颞痴呆。老年人群也常常因为血管性疾病引起智力减退。目前，这些功能失调导致的死亡多不能解决。阿尔茨海默病的患者最终死亡证明书上提示，致死病因通常为肺炎和心脏病。如既往所说，衰老导致阿尔茨海默病的速度远远快于致死的速度。因此，除非出现明显缓解阿尔茨海默病的药物[4]，否则在接下来的几十年中（图3-1），该病的死亡率将继续扩大。而且，由于防治肿瘤和心脏病越发成功，越来越多的人可以生存至老年后期，从而引起阿尔茨海默病发病风险明显上升（图3-1）。多家大型药企针对阿尔茨海默病的治疗已经提供了数十亿美金的研发基金，仍所获甚少，而一些认为将很有治疗效果的药物被证实具有较大的副作用。我们仍然对发明更多治疗痴呆的有效药物充满期待，然而政府及私人个体仍然没有提供充足的资金支持。研发阿尔茨海默病治疗需要花费巨额资金，为了制定有效的干预措施，持续增长的资金吸引着下一代的研究人员。

糖尿病

通过锻炼和合理饮食可以有效防治糖尿病前期发展至糖尿病。然而，作为2型糖尿病的主要发展因素，肥胖的流行病发病率明显升高，并严重威胁着人类的健康。未来有什么好办法呢？除非肥胖得到有效控制，否则2型糖尿病的发病率将继续呈上升趋势。幸运的是，目前我们拥有监测血糖水平及给予胰岛素治疗的各种新技术，减轻甚至避免了糖尿病导致的糖尿病微血管病变，如糖尿病眼病、糖尿病肾病，以及糖尿病大血管病变，如心脏血管病变等。由于对心脏病及肿瘤的有效控制，糖尿病将很快成为人类三大致死病因之一。同样，通过干细胞分化培育的胰岛细胞将给胰岛受损的糖尿病患者重新获得恢复正常血糖水平的机会。

传染病

传染病在1946年抗生素没有被广泛应用前是人类致死的最常见病因。对抗人类免疫缺陷的新型抗病毒药物被证实十分有效，例如对丙肝的治疗。但是，我们不得不担心潜在病毒的大规模爆发。如中东呼吸综合征冠状病毒（Middle East respiratory syndrome coronavirus，MERS-CoV）、埃博拉病毒（Ebola）、马尔堡病毒（Marburg）均为变异型流感病毒，并更具传染性和致死性[27]。我们仍无法忘记，1919年流感大流行带走了当时全世界10亿人口的5%。而肺结核、幽门螺旋杆菌等更多重耐药情况的出现也令人担忧。干细胞治疗可以使得免疫系统修复并减少传染性疾病引起的死亡。

意外事件及自杀

由于各种疾病导致的死亡逐步减少，意外及自杀导致的死亡比例会相对上升。然而，作为意外事件中最常见的车祸的发生率会由于规范驾驶的普及而逐步减少。目前车祸的主要原因是饮酒和睡眠不足，而无人驾驶汽车将对减少此类事件的发生产生深远影响。

肾病

通过对高血压的医疗控制手段的提升，高血压导致的肾病将逐渐减少。比较而言，由于糖尿病的普遍发展，糖尿病导致的肾病将维持现状甚至呈上升趋势。但干细胞分化培育的肾器官替换将取代肾移植及透析治疗。

环境问题

更值得我们关注的是全球环境改变导致的人类健康问题，如大气污染、全球变暖、水平线上升等[7]。而化石燃料的应用仍旧是人类能量的主要来源。预计2040年，化石燃料的应用将继续上升50%。无论是汽车还是电力燃料的燃烧均可加重大气污染，从而导致肺疾病及心脏病的发生。例如，中国北方冬天使用燃烧煤矿来取暖，该举措产生的气体污染使得该地区人群因患呼吸和循环疾病等平均寿命减少 5.5 岁[28]。日渐加重的气体污染与心肌梗死的发生发展密切相关（污染代表物质：PM2.5，即直径小于 2.5μm 的颗粒物）[29]。除此之外，气体污染也会导致大脑衰老。依靠大量人群的流行病学调查显示，认知功能衰老的加速与臭氧和 PM2.5 梯度密切相关[30,31]。最近一项关于城市空气污染导致的神经系统毒性的研究提示两方面原因：更多的脑组织炎症病变、调节记忆的脑部谷氨酸受体受损[32]。

全球变暖使得全球气候失调：1995～2003 年夏季空前的高温夺去了大量的生命，其中男性居多。大多数老年人居住于城市，而城市内空气污染更易形成"热岛"。在此过程中，我们观察到一个社会经济学梯度曲线变化，那些负担不起空调费用的老年人的死亡率相对较高。而大气污染同样会引起传染病发病率的升高，原因主要是高温会引起昆虫繁殖爆发[33]。高温使得海岸线上升、洪水暴发，昆虫的繁殖池明显扩大，因此导致昆虫介导的传染病大行其道。而具有良好经济条件的老年人因为拥有良好的环境而得以延长寿命（2010 年美国国家科学院讨论了以上因素对老年人作为弱势群体产生不良影响的一些担忧[33]）。因此我们预计，到 2050 年环境相关性疾病将升至致死病因首位（框 3-1）。

框 3-1　2050 年 5 大致死病因

1. 环境相关性疾病-缺血性心脏病、脑卒中、肿瘤、慢性呼吸系统疾病
2. 意外事件
3. 糖尿病
4. 抗生素多重耐药性传染病：肺炎、流感、肺结核、新型全球性流行病
5. 自杀、他杀

老年医学的未来

由于人口生育率降低及人均寿命延长导致人类总人口中老年人口比例升高，越来越多的人群可以生存到 65 岁、75 岁甚至 85 岁以上，老年病医生极为短缺。老年病医生的工作既复杂又耗时，然而，他们的薪水又相对微薄。大多数医学院学生背负大量贷款，如 2012 年医学生人均贷款 166 750 美元。正因这些高额的贷款，选择从事老年学的医学生寥寥无几。2012 年，麻醉师平均年薪 432 000 美元，普通外科医生平均年薪 367 885 美元，妇产科医生平均年薪 301 700 美元[34,35]，但老年病医生的年薪仅为 184 000 美元[36]。为了偿还昂贵的助学贷款，医学生们往往选择高薪科室。因此，除非对老年医学充满巨大热情并具有奉献精神，不然很少医学生选择从事这一职业。

统计还显示，居民选择进入老年居住计划的数量从 2005 年的 112 名下降至 2013 年的 75 名[36]。目前全美仅有 7500 名老年病医生，未来需要近 30 000 名，然而却很少有人从事老年医学这项工作。

我们期待在不远的未来，美国联邦政府和国会能够重视老年学医生的巨大需求量，并为美国居民晚年的健康看护提供资金支持。希望美国国会和各州立法机构能够意识到良好的老年护理能够减少目前和远期医疗费用，并相应给予老年医疗照顾各项利好政策来刺激更多的内科医生从事这一领域的工作[37]。

衰弱的未来研究

自从 Fried 等对衰弱做出明确的定义后[38]，诸多学者对其进行了大量的深入研究，并认为衰弱引发较高的死亡率和巨大的医疗保健成本[39-42]。本章曾提及，随着生物医学的发展，困扰老年人的诸多疾病将逐步得到缓解。但另一方面，疾病的减少会对老年衰弱状态产生何种影响，这一点很难预料。不过，未来从无人驾驶汽车到多功能机器人[43,44]，这些辅助工具的应用可以为老年人跌倒或脑卒中老人的恢复提供巨大帮助，相信未来也许会对减轻老年的衰弱状态带来更多的裨益。

致　　谢

感谢来自美国国家卫生研究院（R21, AG-040668; P01 AG-026572, R. Brinton, PI; P01 ES-0228 45, R. McConnell, PI）和阿尔茨海默病基金的支持。

关键点

- 通过基因评价患病风险来进行个人定制性医疗服务将成为成功老龄化的方向。
- 人工关节和干细胞将修复破损的关节及器官并减少发病率和死亡率。
- 源于心脏病和脑卒中的死亡人数将持续减少。
- 肿瘤将升至人类首位致死病因，直到更有效的治疗手段出现。
- 未来，除非补偿模式出现改观，否则老年学医生将进一步出现数量减少和严重紧缺的现象。
- 针对特定的衰老途径进行多种干预，生物衰老过程将出现改变。

（陈歆悦　姜洪芳　译）

完整的参考文献列表，请扫二维码。

主要参考文献

3. Finch CE: The biology of human longevity. Inflammation, nutrition, and aging in the evolution of life spans, San Diego, 2007, Academic Press.

4. Khachaturian Z: Prevent Alzheimer's disease by 2020: a national strategic goal. Alzheimers Dement 5:81–84, 2009.

7. Finch CE, Beltran-Sanchez H, Crimmins EM: Uneven futures of human life spans: reckoning the realities of climate change with predictions from the Gompertz model. Gerontology 60:183–188, 2014.

10. Schneider EL, Brody JA: Aging, natural death, and the compression of morbidity: another view. N Engl J Med 309:854–856, 1983.

14. Fontana L, Kennedy BK, Longo VD, et al: Medical research: treat ageing. Nature 511:405–407, 2014.

15. Crimmins EM, Kim JK, Seeman TE: Poverty and biological risk: the earlier "aging" of the poor. J Gerontol A Biol Med Sci. 64:286–292, 2009.

32. Ailshire JA, Crimmins EM: Fine particulate matter air pollution and cognitive function among older US adults. Am J Epidemiol 180:359–366, 2014.

38. Fried LP, Tangen CM, Walston J, et al: Frailty in older adults: evidence for a phenotype. J Gerontol A Biol Med Sci 56:M146–M156, 2001.

39. Blodgett J, Theou O, Kirkland S, et al: The association between sedentary behaviour, moderate-vigorous physical activity and frailty in NHANES cohorts. Maturitas 80:187–191, 2015.

40. Cawthon PM, Marshall LM, Michael Y, et al: Frailty in older men: prevalence, progression and relationship with mortality. J Am Geriatr Soc 55:1216–1223, 2007.

41. Ensrud KE, Ewing SK, Taylor BC, et al: Frailty and risk of falls, fracture and mortality in older women: the study of osteoporotic fractures. J Gerontol A Biol Med Sci 62:744–751, 2007.

43. Massie CL, Kantak SS, Narayanan P, et al: Timing of motor cortical stimulation during planar robotic training differentially impacts neuroplasticity in older adults. Clin Neurophysiol 126:1024–1032, 2015.

第 4 章

成功老龄化：百岁老人

Thomas T. Perls

百岁老人的人口学

根据美国社会保障局的数据，2010 年约有 5.1 万名 100 岁及以上的老年人领取了社会保障福利[1]。美国人口普查报告的数据与之相近，百岁老人约有 53 364 人，总体人群比例为 1.73/1 万人，其中 80% 为女性[1]。在 1980～1990 年，百岁老人的数量增长似乎最快（从 1980 年至 2000 年增长了 65.8%），但人口普查局的 Velkoff 和 Humes 在 2007 年指出，早期的报告数据存在人为统计过高[2]。美国人口普查在其 2010 年百岁老人报告中指出，从 2000 年到 2010 年，百岁老人增加了 5.8%，而总人口却增长了 9.7%。另一方面，80 岁和 90 岁的老年人是增长最快的群体，在同一时期分别增长了 21% 和 30%。

图 4-1 显示了其他国家百岁老人的人群比例，数据也是来自人口普查报告[3]。其中最突出的一点是，日本百岁老人的比例是美国的两倍。

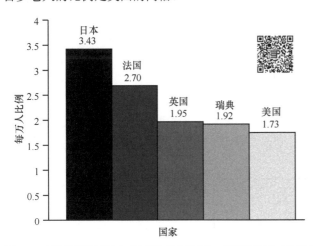

图 4-1　不同国家每万人中百岁老人比例。（彩图请扫二维码）

超高龄老人的报告

得到有效认证的最高年龄的百岁老人是来自法国南部的 Jeanne Calment，过世于 1997 年，享年 122 岁零 164 天[4]。最长寿的男性老人记录来自日本的 Jiroemon Kimura，过世于 2013 年，享年 115 岁零 253 天（出生日期为 1897 年 4 月 19 日）。目前关于超过这些年龄的声明并不少见，但 99% 的大于 115 岁的声明事件是假的[5]。当有人声称自己是最老的人，已超过了目前最高年龄纪录 122 岁，却不提及自己的年龄记录时，可以证明这种声明是假的。例如，2009 年一项声明称哈萨克斯坦的 Sakhan Dosova 是最老的人，130 岁（1879～2009 年）。这一声明发表在一个知名的科学杂志上，但在她超过 122 岁时不仅未受到关注，而且没有找到关于这个老人在 19 世纪 80 年代初的生存记录[6]。

根据老年医学研究小组（www.grg.org）报告统计，2014 年美国约有 62 位超级百岁老人（超过 110 岁），发生率约为 1/500 万人。美国社会保障局的 Kestenbaum 和 Ferguson 统计了在 1980～2003 年期间先后过世的 325 位超级百岁老人，其中 90% 为女性[7]。鉴于上述信息，美国和日本 2010 年的人口普查报告很可能过高统计了超级百岁老人，分别为 330 位（约 1/40 万人）和 711 位（约 1/18 万人），更不要说其他国家人口普查中超级百岁老人统计的高假阳性率了[8,9]。

性　别　差　异

尽管女性百岁老人在数量上远远超过男性，约为 8：1，但男性百岁老人的身体功能状态却显著好于女性。大多数关于百岁老人的研究都注意到，男性百岁老人在体格和认知功能方面都要好于女性，最明显的差异见于意大利百岁老人研究[10]。对这一现象合理的解释为，只有那些功能上独立的老年男性才有可能存活到如此高的年龄。而另一方面，老年女性却似乎经受着高龄的双刃剑，在活得越老的同时也往往承受着很多与年龄相关的疾病和功能障碍。这一理论在丹麦研究中得到支持，在这项研究中，38% 的 98 岁男性在功能上是独立的，但在 100 岁的人中，这一比例上升到了 53%。相反，高龄女性的功能独立比例却进行性降低，由 98 岁时的 30% 下降到 100 岁时的 28%[11]。另一个相反的特点为，尽管男性百岁老人可能相对女性更为健康，但他们发生年龄相关性疾病的死亡率却更高。因此，一旦他们出现某种疾病，例如痴呆或脑卒中，他们的死亡率将显著高于同样情况下的女性。这些理论提示，老年女性可能对衰老和年龄相关疾病具有更高的耐受能力。

成功老龄化

基于长期以来我们默认百岁老人是成功老龄化的典

范，在新英格兰百岁老人研究（New England Centenarian Study，NECS；http://www.bumc.bu.edu/centenarian）中，我们对百岁老人及其家庭成员进行了调查。与其他人群相比，通过确定的常见环境和遗传因素，我们应该能够确定早衰与健康衰老的风险因素，并制定提高人们在更长寿命期结束时压缩其失能时间的策略。

1980 年，James Fries 提出了"疾病压缩"假说[12]。这一假说指出，人类在接近生命的终末时，有必要尽量压缩那些可以导致死亡的疾病时间。在此之前，当 NECS 以 424 位平均年龄 102 岁的百岁老人为样本调查这一假说时，发现百岁老人并不都表现出这种压缩。相反，相当比例（43%）的老人，我们称为存活者，是带病生存，至少伴有 10 种增龄相关疾病中的一种——心脏病、脑卒中、糖尿病、肿瘤、痴呆、慢性阻塞性肺疾病、骨质疏松、高血压——而且伴随至少 20 年以上。另外 42%称为"延迟者"，患有这种疾病的年龄为 80～99 岁。最后，那些在 100 岁仍没有合并上述疾病者，称为逃脱者，约占 15%[13]。值得一提的是，在健康和退休调查项目中，对其中最老人群的研究也发现了类似比例的逃脱者[14]。因此，我们的结果与疾病压缩理论并不一致。另一方面，我们还注意到，这些百岁老人直到（平均）93 岁时仍是功能独立的[15]。因此，尽管存在大量与年龄相关的疾病，

但百岁老人的失能发生率普遍较低。不知何故，那些活到 100 岁以上的人似乎比那些在年轻时就死去的人更能有效地处理这些与年龄有关的疾病。这种应对应激或更普遍的增龄相关疾病的能力，即是所谓的尚未明确定义的适应能力、功能保留或顺应性，而这些可能是获得异常高龄能力的重要区别特征[16]。

我们如果要观察疾病压缩现象，就需要纳入那些真正存活到人类寿命极限的人群。在 100～104 岁和 110 岁以上人群之间存在着巨大程度的选择（样本死亡的比例非常大），在这些年龄组之间，生存的决定因素方面可能存在显著差异是有道理的。因此，自 2007 年以来，我们共同努力招募并纵向追踪了尽可能多的 105 岁以上的老人。我们共收集了百岁老人的 90～99 岁兄弟姐妹 343 例，100～104 岁老人 884 例，105～109 岁老人 430 例，110 岁以上老人 104 例，其中 90%的老人去世。我们分析了每位老人的肿瘤、心血管疾病、糖尿病、痴呆，以及脑卒中的发病年龄[17]。结果发现，在 NECS 的样本中，随着年龄的增长，多数疾病的发病年龄越来越晚。例如，图 4-2 生存曲线显示了癌症、心血管疾病及所有疾病随生存年龄增长而进行性延迟出现，包括心血管疾病、癌症、糖尿病、痴呆和/或脑卒中，其中至少有一项具有临床显著性。与压缩疾病假说一致，对照组

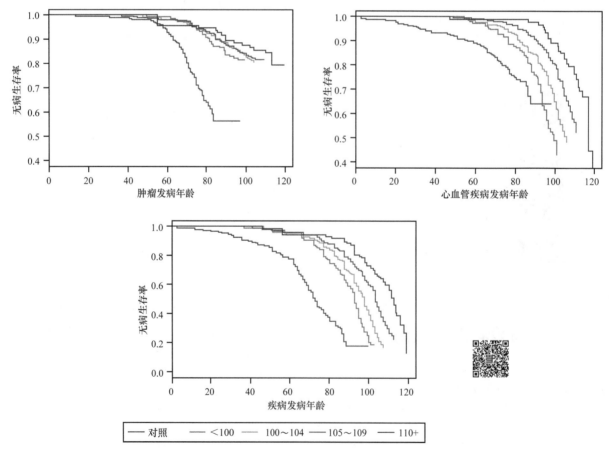

图 4-2　Kaplan-Meyer 生存曲线显示百岁老人及对照组至死亡的按年龄分层（年）的无病生存率。对照组，蓝色；90 岁组，红色；百岁组，绿色；半超级百岁组，黄色；超级百岁组，橙色。（彩图请扫二维码）

（百岁老人子孙的配偶，或者平均寿命人群的子孙）在其一生中 17.9% 的时光伴随了一种或多种增龄相关疾病，而这一比例在百岁老人（100～104 岁）中为 9%、半超级百岁老人（105～109 岁）中为 8.9%、超级百岁老人中为 5.2%。

这些发现对衰老的基础生物学研究具有重要意义。正如 Fries 在文章中指出，疾病被压缩在生命的终末期发生，提示生命终末期器官功能储备的全面耗竭导致这些老人最终走向死亡[12]。有意思的是，这正是我们在大多数超级百岁老人中所观察到的。另外，这种随着年龄的不断增加生存曲线不断呈矩形的变化，也提示人类的寿命是有限的。最后，我们研究中的大多数超级百岁老人都是在其生命的最后几年里出现某些疾病和功能障碍，这提示确实存在表型同质性。这种同质性提示，从这些高龄老人样本中发现获得超长寿命的共同环境和基因因素的可能性显著增加。

表型相关性

目前尚未发现某种恒定的与超长寿命相关的特异健康行为。这并不是说，对于很多生存到极限年龄的老人，某些行为（如吸烟）可能会导致他们在相对年轻的年龄段死亡；而在另一些人群中，健康的习惯（如地中海饮食）就可能是其获得长寿的关键因素。用进化论解释可能更容易被理解，不同的种族、环境和文化导致不同的基因和环境变量组合，可能是超长寿命的前提。

个性特征

已有研究显示，一些表型可能与超长寿命相关，包括某些人格类型和生育年龄。NECS 中评价了百岁老人后代的个性特征，结果发现男性和女性的神经质评分均低于正常值，而外向性评分均高于正常值。在 NEO 五大人格量表（NEO five factor inventory，NEO-FFI）中，后代人群的其他个性特征评分均在正常范围内[18]。在长寿家族研究中，长寿老人子女调查也获得类似的结果[19]。这些发现是合理的，因为有相当多的文献证据已经证实增高的神经质与高血压和心血管疾病的患病率相关[20]。较高的外向性评分提示个体具有较高的有效建立社会关系的倾向，进而可转化为更好的认知功能和心理健康。但是，由 Hirose 牵头的东京百岁老人研究发现，其研究的百岁老人的神经质评分在正常范围内，而性格开放性评分较高，提示与超长寿命相关的个性特征可能存在文化和种族差异[21]。

生育年龄

正如后面所述，越来越多的证据提示基因对存活至极限年龄具有相当重要的影响。一个重要的问题是，寿命相关基因变量在进化中的选择压力是什么？女性可以在生育年龄段内生育子女，这段时间越长，生子女越多，则将父母基因遗传给下一代的成功率就越高，这种为获得更长的生育时间的压力可能就是一种推动基因进化的选择压力[22]。这一理论与一次性体细胞理论（disposable soma theory）一致，当寿命相关变异使衰老、年龄相关疾病（这些疾病也会对生育能力产生不利影响）延缓、延迟发生或预防其发生时，在生殖健康和修复及维持功能之间的能量分配权衡点也将后移[23]。

已有多项研究指出，高生育年龄与超长存活率增加之间存在关联。NECS 对研究人群中女性百岁老人的孕龄史进行分析，并收集与之出生相匹配的存活到队列平均寿命的对照女性相关信息。结果发现，在 40 岁以后生产的女性（本队列中从技术上未能获得辅助生殖信息）成为百岁老人的概率增加了 4 倍[24]。其他研究也获得了类似的相关性结果[25-27]。更多研究者目前正在寻找和验证影响生育健康的基因，而这些基因也同时可以影响衰老进程及年龄相关疾病的易感性[28-30]。

家族相关性和遗传

在 NECS 早期，我们发现了数个有多位兄弟姐妹生存到超级年龄的家庭，能观察到这种长寿聚集性出现的机会很少，这比在全球所有家庭中发现这样的 1 个家庭少见得多[31]。因此，这种家庭的存在，提示其家族成员具有的特征一定包含了一些共同因素，绝不会是单纯的偶然。家族成员可以具有基因和非基因方面的共性，非基因因素中清楚显示与增加寿命相关的因素包括教育、社会经济状态、医疗保健的可获得性、饮食、环境暴露（好的和坏的）、避免烟草和过量酒精摄入，以及其他。同样清楚的是，这些因素中的一些并不是纯粹的非基因因素，因为基因相关性在其中一些特征中也得到证实，如吸烟和饮酒。

对兄弟姐妹的研究有助于评估其他兄弟姐妹中某一特征的出现风险。NECS 最初的一项研究发现，与出生队列匹配的对照组（父母不是超长寿命者）相比，百岁老人的兄弟姐妹生存到 100 岁以上的相对风险增加 4 倍[32]。这项工作的局限性在于样本相对较小，以及百岁老人亲属相对年轻。冰岛和美国犹他州的相似人群研究也得出兄弟姐妹类似的相对风险[33,34]。之后的 NECS 纳入了更多生存到相当老的百岁老人，这一风险在其男性兄弟中为 18，女性姐妹中为 8.5[35]。在其他研究中也发现男性的相对风险更加显著，提示男性获得超长寿命相对于女性可能更依赖于基因因素[36]。

在不同的斯堪的纳维亚双胞胎研究和阿米什人（Amish）血统研究中已经注意到，衰老、长寿及寿命的遗传性约占 25%～30%。在这些研究中，老人死亡年龄在 73 岁[标准差（standard deviation，SD）16]和 71 岁（SD 17）（第 52 和第 49 个生存百分位数）[37,38]之间。在

1998 年瑞典双胞胎长寿研究，又称为寿命研究中，男性无一例生存超过 89 岁，女性中有 2%生存到 90 岁以上。该研究预测人类寿命中基因因素占 33%[39]。在 2001 年旧秩序阿米什人（Old Order Amish）人群寿命的遗传性研究中，作者调查了出生于 1890 年之前、存活至少 30 年的阿米什人血统的父母和子女的死亡年龄。结果发现，死亡平均年龄为（71±16）岁，其中 7%超过 90 岁，但仅有几例超过 95 岁，他们预测的遗传因素约占（25±5）%[40]。

上述双胞胎和其他研究与超长寿命并无多大关系，其生存百分位数均未达到百岁（即<1 百分位数）。一些研究和综述性文章持续误导地推动这样一种观点，与生存至极限年龄相关的遗传性并不随着年龄越来越老而发生变化，且相对较低，约为 25%。而且，很多人错误地将遗传性和基因影响等同起来。其实，遗传性是一种评价家族性的指标，是由家庭成员共同拥有的基因和环境因素所产生，并可影响研究对象的特征[41]。与这些研究一致，基督复临安息日会会员健康研究（Seventh Day Adventist Health Study，译者注：基督复临安息日会为一宗教组织，会员均为素食主义者）提示，普通人群可以在一些特定的健康行为影响下获得 86 岁的平均寿命[42]。

NECS 研究根据先证者生存百分位数和出生年份，调查了同级相对风险。分析来自 1917 例同胞（兄弟姐妹）的生存资料，其中至少一个同胞生存到 90 岁或以上，我们发现，随着先证者年龄的增长，以及先证者出生年份的提前，其同胞的相对风险增加。与对照人群相比，存活到第 5 个百分位数（1900 年出生者生存至 90 岁）的男性，其同胞存活至相同年龄的概率是对照组人群的 1.7 倍。存活到年龄最高 0.01%的男性和女性，其同胞存活到相同年龄的机会是同龄人的 35.6 倍[43]。需要指出的是，这些同胞的概率显著高于来自同一出生队列人的平均水平，并不意味着他们就一定会活到这样一个年龄，因为不管怎样这仍是一个少有的特殊表型。这些发现同样也表明，在研究年龄最高的老年人群时，准确描述他们正在研究的表型是非常重要的，包括出生队列的年份和入组者的生存百分位数。

基因决定因素

敏感性、特异性和识别能力

有一点很清楚，生存至极限年龄的特征表型十分复杂，生存到第 0.1 个百分位数（即 1900 年生存队列，大约为 105 岁）涉及多个亚组表型，包括年龄相关疾病的不同发病概率和起始时间，以及对保护性和破坏性行为和环境因素的不同反应性。对于较罕见的极限年龄人群（低于第 0.1 个百分位数），生存表型尽管仍很复杂，但可能更具有同质性，因此通过对这一人群的研究来揭开其基础决定因素的可能性会大于那些生存至非极限年龄

的人群[44]。正是基于这种认识，日本和新英格兰百岁老人研究在过去的 5 年内强调入组老人年龄需超过 105 岁。Tan 及其同事发现，当研究百岁老人而非 90～100 岁老人时，发现寿命相关的遗传变异的可能性显著增加[43]。Sebastiani 及其同事研究发现，由 281 个单核苷酸多态性（single-nucleotide polymorphisms，SNP）组成的遗传模型区别百岁老人和普通健康人的能力，随着百岁老人年龄的增长而显著提高[45]。这些线索提示，以往探求特定基因变异相关性的研究失败，可能都是由于样本人群缺乏充分的表型选择（例如，选择生存<0.1 百分位数的人群为充分选择，或者选择生存<1 百分位数的功能独立人群，这种人群也是非常稀少的）。同样，许多遗传研究的发现都缺乏重要性，可能是由于选择人群的遗传背景异质性过多造成的（例如，统计上未能考虑到多个种族）。

基因研究的方法

目前用以发现超长生存相关基因变异或相关亚型的主要实验设计包括全基因组关联检测及相关研究，以及候选基因相关研究。

连锁分析

采用非参数连锁分析方法研究了 137 个 NECS 同胞（308 个长寿兄弟姐妹），发现 4 号染色体上的连锁峰具有显著的优势对数（logarithm of odd，LOD）[46]。这一连锁结果在另一项大于 90 岁双卵双生老人研究中得到复制[47]。后续研究发现，导致这种连锁的基因可能是微粒体转运蛋白（microsomal transfer protein，MTP）的基因[48]。但多项关于 90 岁组老人研究和一项百岁老人研究声明，未能重复出 MTP 的关联性[49-51]。而之后的德系犹太百岁老人研究（Ashkenazi Jewish centenarian study）结果显示，与对照组相比，CC 基因型与百岁老人及其后代具有显著相关性。该文作者指出，偏年轻人群的阴性结果可能是由于 CC 基因型在德系犹太人群中呈现年龄依赖性的 U 型分布，其频率从 50 岁下降到 85 岁，90 岁以后开始升高[51,52]。其他百岁老人非参数连锁分析为 3 号、9 号、13 号、14 号和 19 号染色体的连锁提供了证据，但这些结果尚需后续研究，以进一步识别与超长寿命相关的特异性位点[53-55]。

候选基因

候选基因关联研究是假设驱动的特定基因的选择，然后针对其与某些感兴趣的特征（如超长生存或其亚表型）的关联。这些基因的选择可以是基于它们参与某个被认为影响寿命的生物通路，或者它们可能是先前与寿命相关联的连锁峰基因或接近连锁峰的基因。在胰岛素信号通路上的几个基因（AKT1、FOXO3、IGF1R）已成为人类长寿研究的关注焦点，因为它们可以显著影响低等

生物和其他动物模型的寿命[56-59]。尽管这些基因的关联已经被多项研究复制证实，但其影响是微小的，而且到目前为止，动物模型中与寿命显著延长相关的基因中，没有任何一个基因对人类寿命有相似的影响。其他与长寿相关的基因包括，与脂质代谢相关的基因（CETP、APOC3）[60,61]，与人类寿命极端变异相关的基因（LMNA[61]、WRN[4,62]），以及与神经疾病相关的基因（APOE[63]、ADARB2[64]）。第一个也是最著名的与百岁相关的遗传变异是载脂蛋白 E 的 E4 等位基因，但这一变异与百岁老人呈负相关，因为它的频率显著低于对照组，可能是因为该基因与血管性疾病和阿尔茨海默病相关[63]。

全基因组关联研究

关联研究主要纳入的是互不相关的个体，目的是在受试者的随机样本中识别与表型相关的遗传变异。全基因组关联研究（genome-wide association study，GWAS）基于以下假设：所研究的特征受常见遗传变异（等位基因频率＞5%）影响，该假设也被称为"常见疾病、常见变异假说"[65,66]。NECS 进行了一项 GWAS 数据的独立分析，以发现与超长生存不同概率相关联的遗传变异的组合[45,67]。GWAS 数据由 801 位百岁老人（死亡中位年龄为 104 岁），和遗传匹配的对照组组成，基因型约为 25 万个 SNP。首先采用贝叶斯（Bayesian）方法对每一个 SNP 与超长寿命的关联性进行评分，然后根据这些关联强度对 SNP 进行排序。再确定嵌套的遗传风险预测模型，从仅使用最优预测价值的 SNP 进行预测的模型开始，然后从 SNP 的排序单上每次增加一个 SNP，直至模型的敏感性和特异性不再显著增加。这种方法确定了281 个 SNP（和 281 个遗传风险模型）最能预测超长寿命，然后用所有这些 281 个模型的组合进行预测。当对百岁老人和对照组的独立 GWAS 数据中进行评价时，这个组合的遗传模型特异性达 60%，敏感性在预测 90 岁组和百岁组时为 58%，在预测超级百岁老人（≥105 岁）时为 85%。对超级百岁年龄识别的高敏感性支持了这样一种假设，即随着年龄增加，生存中遗传成分的影响逐渐增强[45]。

之后，将组合的遗传风险模型用于生成超长寿命的遗传风险谱，通过聚类分析，根据超长寿命的不同遗传特征对百岁老人进行分组。这些遗传特征代表了不同遗传变异的组合，这些变异可产生相似的超长寿命概率或可能性，而且更有趣的是，它们与超长寿命老人的不同亚型相对应。例如，对超长寿命最具预测价值的遗传特征与寿命的显著延长和痴呆发病的延迟相关。其他例子包括对超长寿命的复杂遗传基础的首次剖析的尝试[45]。

通过这种分析识别的 281 个 SNP 指向 130 个基因和数个调控区域。在这 130 个基因中，一部分是众所周知的长寿基因，如 LMNA、WRN 和 APOE。有趣的是，在 TOMM40/APOE 中的一个 SNP 已达到全基因组的意

义，但遗传效应很小，即使从遗传风险模型中去除这个 SNP，也并不影响模型预测的准确性。除这个 SNP 外，在 NECS 的 GWAS 中，并无其他 SNP 自身就能达到全基因组的意义。这一结果与其他关于衰老和长寿的 GWAS 结果一致，即使在样本量相当大的研究中也未能发现其他 SNP 达到全基因组的重要性[68-71]。一项荟萃分析显示，5 项百岁老人研究中至少有一项提示，281 个遗传变异中有 128 个变异与超长寿命显著相关[72]。这些发现与以下假设基本一致，即单个基因对超长寿命仅有适度的影响，因此不符合 GWAS 中的标准显著性水平。但是，很多特定基因的组合可能具有非常强大的效应，尤其是对于超过 105 岁的生存。

基因数据的二次分析显示，NECS 中的百岁老人携带的疾病相关基因变异率与 GWAS 中对照人群的平均水平相似。这一结果与 Leiden 长寿研究一致，疾病相关基因变异率在其 90 岁组老人中与普通人群相同[73]。因此，存活到超级老龄的老年人，具有与普通人群相似的疾病相关基因变异（有几项例外，如载脂蛋白 E4）。这些老人的遗传差异表现在，他们可能具有更高频率的长寿或保护性遗传变异，从而延缓衰老、降低或延迟年龄相关疾病的风险。

全基因组测序

目前尚未发现对人类超长寿命起主要效应的基因，这可能是许多基因变异的个体效应不大的缘故。这些基因变异中的一部分在人群中可能很少见，目前最新的全基因组测序技术将有助于提高相关的检测能力。NECS 公布了两例超级百岁老人的全基因组序列，并利用这些数据测试了一些人类长寿的遗传模型[74]。这两个序列是建立超长寿命个体参考标准的第一步。

未来研究方向

有关人类超长寿命的研究，已经发现了许多重要的遗传和非遗传决定因素。已有明确证据显示，超级寿命具有很强的遗传基础，很可能是由许多稀少和常见的遗传变异以协同和拮抗的方式相互作用所决定的。遗传关联研究已经发现了一些可能的修饰因子，但还有很多仍未被发现，而且其在基因型和表型间相关联的生物学机制中的作用也有待明确。试图评估这些长寿变异的个体效应的功能性研究可能都会失败或并不适宜，因为这些实验会忽略其他遗传变异的相互影响。有必要采用一种系统研究方法，来明确这些变异在延长寿命和健康寿命中的作用；一些新的实验模型，如诱导多能干细胞为基础的模型可能会有一定价值。同样，已有多项研究显示，百岁老人有很多种普通人群也具有的疾病相关变异。这一结果提示，百岁老人可能携带有保护性变异，以对抗

有害变异的影响，使衰老速度延缓，并降低可以导致提前死亡的年龄相关疾病风险。如何发现这些保护性变异，以及后续的确定这些变异在延缓衰老和降低年龄相关疾病风险中作用的功能研究，将是迈向预测和预防医疗领域的重要步骤。

关键点 成功老龄化：百岁老人

- 百岁老人仍是稀少的，人群比例约为 1.7/1 万人。2015 年美国约有 5 万名百岁老人，这一比例在 1980 年为 1/1 万人。在 1910 年的出生队列中，95 岁以上的男性和百岁以上的女性是存活率最高的第 1 个百分位数。超级百岁老人是指那些存活到 110 岁以上的老人，人群比例仅为 1/500 万人。目前美国约有 50 名、全球约有 350 名超级百岁老人。

- 在百岁老人中，更常见的是失能阶段的压缩，而不是疾病阶段的压缩，90% 以上的百岁老人在他们 93 岁时，功能是独立的。但是，生存到 106 岁以上的老人中，大多数人本质上是将经历疾病和失能的时间压缩到其生命的相对终末期，这与压缩疾病假说一致。

- 相较于女性百岁老人，尽管男性百岁老人所占比例很少（约占百岁老人的 15%），但往往具有更好的认知和身体机能。

- 存活到最高的第 1 个百分位数年龄的老人具有很强的家族性。百岁老人具有与普通人群一样多的疾病相关遗传变异。导致他们生存差异的可能因素是长寿或保护性遗传变异的存在。单个遗传变异对超长生存的影响不大，但很多（数百）种特定组合的特定变异（"遗传标记"）则可能具有非常强大的效应，尤其是对于存活到超过 105 岁的人群。

（李 真 译，王衍富 校）

完整的参考文献列表，请扫二维码。

主要参考文献

5. Young RD, Desjardins B, McLaughlin K, et al: Typologies of extreme longevity myths. Curr Gerontol Geriatr Res 2010:423087, 2010.
10. Franceschi C, Motta L, Valensin S, et al: Do men and women follow different trajectories to reach extreme longevity? Italian Multicenter Study on Centenarians (IMUSCE). Aging (Milano) 12:77–84, 2000.
11. Christensen K, McGue M, Petersen I, et al: Exceptional longevity does not result in excessive levels of disability. Proc Natl Acad Sci U S A 105:13274–13279, 2008.
13. Evert J, Lawler E, Bogan H, et al: Morbidity profiles of centenarians: survivors, delayers, and escapers. J Gerontol A Biol Sci Med Sci 58:232–237, 2003.
17. Andersen SL, Sebastiani P, Dworkis DA, et al: Health span approximates life span among many supercentenarians: compression of morbidity at the approximate limit of life span. J Gerontol A Biol Sci Med Sci 67:395–405, 2012.
18. Givens JL, Frederick M, Silverman L, et al: Personality traits of centenarians' offspring. J Am Geriatr Soc 57:683–685, 2009.
22. Perls TT, Fretts RC: The evolution of menopause and human life span. Ann Hum Biol 28:237–245, 2001.
24. Perls T, Alpert L, Fretts R: Middle-aged mothers live longer. Nature 389:133, 1997.
26. Smith KR, Gagnon A, Cawthon RM, et al: Familial aggregation of survival and late female reproduction. J Gerontol A Biol Sci Med Sci 64:740–744, 2009.
31. Perls T, Shea-Drinkwater M, Bowen-Flynn J, et al: Exceptional familial clustering for extreme longevity in humans. J Am Geriatr Soc 48:1483–1485, 2000.
34. Kerber RA, O'Brien E, Smith KR, et al: Familial excess longevity in Utah genealogies. J Gerontol A Biol Sci Med Sci 56:B130–B139, 2001.
35. Perls TT, Wilmoth J, Levenson R, et al: Life-long sustained mortality advantage of siblings of centenarians. Proc Natl Acad Sci U S A 99:8442–8447, 2002.
43. Sebastiani P, Nussbaum L, Andersen S, et al: Increasing sibling relative risk of survival to older and older ages and the importance of precise definitions of "aging," "life span," and "longevity." J Gerontol A Biol Sci Med Sci Mar 26, 2015, doi:10.1093/gerona/glv020.
45. Sebastiani P, Solovieff N, DeWan AT, et al: Genetic signatures of exceptional longevity in humans. PLoS One 7:e29848, 2012.
46. Puca AA, Daly MJ, Brewster SJ, et al: A genome-wide scan for linkage to human exceptional longevity identifies a locus on chromosome 4. Proc Natl Acad Sci U S A 98:10505–10508, 2001.
52. Huffman DM, Deelen J, Ye K, et al: Distinguishing between longevity and buffered-deleterious genotypes for exceptional human longevity: the case of the MTP gene. J Gerontol A Biol Sci Med Sci 67:1153–1160, 2012.
60. Barzilai N, Atzmon G, Schechter C, et al: Unique lipoprotein phenotype and genotype associated with exceptional longevity. JAMA 290:2030–2040, 2003.
63. Schachter F, Faure-Delanef L, Guenot F, et al: Genetic associations with human longevity at the APOE and ACE loci. Nat Genet 6:29–32, 1994.
67. Sebastiani P, Perls TT: The genetics of extreme longevity: lessons from the new England centenarian study. Front Genet 3:277, 2012.
72. Sebastiani P, Bae H, Sun F, et al: Meta-analysis of genetic variants associated with human exceptional longevity. Aging (Albany NY) 5:653–661, 2013.

B篇　老年生物学

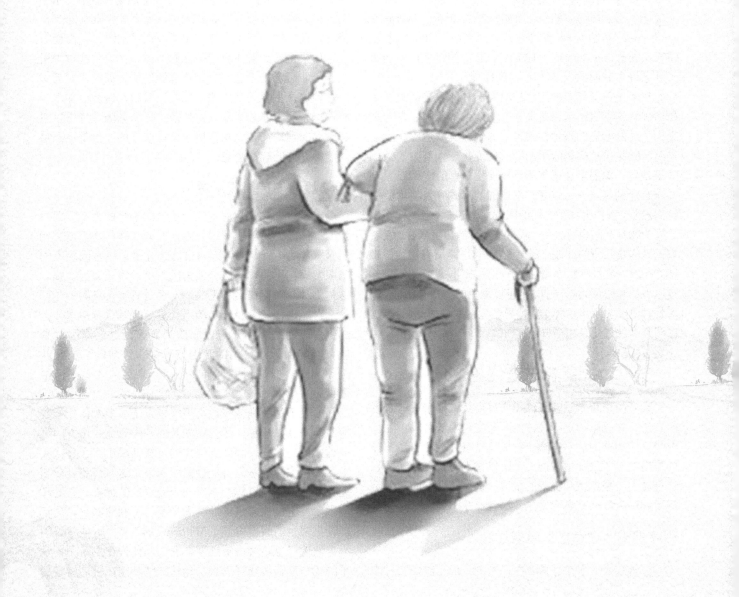

第 5 章 | 进化学说和衰老机制

Thomas B.L. Kirkwood

"衰老为什么会发生？"不仅仅涉及生理机制，还包括进化学说的内容。本章内容帮助我们理解为什么衰老是进化的，并且进一步解释进化学说，告诉我们关于衰老的机制，而这一机制可以帮助我们更好地理解衰老的发生。

进化学说被认为是一个关于解释衰老过程基因学基础的强有力的工具[1-4]。尽管在过去人类的衰老已经有了根源，但是现在关于进化的研究仍然可以为我们带来新的挑战。例如，一个包括了对于整个冰岛人群的家谱分析的大范围人群研究显示出对人类长寿一致的遗传作用[5]。有越来越多的研究对遗传相关的基因感兴趣，尤其是有多少和什么种类的基因[6,7]。还有一些研究是对于人类遗传疾病感兴趣的，比如沃纳综合征（Werner's syndrome）和哈金森-吉福德儿童早老症（Hutchinson-Gilford progeria sydrome，HGPS），它们的特征在于加速了衰老许多方面的表型（详见第 11 章）。

在解决关于衰老的进化起源问题之前，准确地说明如何理解衰老这一术语是很重要的。在本章中，衰老定义为"功能渐进的整体性损害，导致对应激适应反应缺失及年龄相关疾病风险增加"，这些变化在人群中的整体效果是死亡率的增加或年龄特异性死亡率的增加。

衰老的定义——以死亡率增加的形式来表现增龄的结局。这可以作为物种之间的比较，即使在衰老过程明显不同的物种之间也可应用。从系统发育的角度来看，衰老毫无疑问是独特的并被广泛接受[8-12]。不是所有物种都表现为年龄特异性死亡率增加这一事实表明，衰老并不是一定以恐惧和眼泪为结局的，是可以避免的。另一方面，许多物种确实显示出这种年龄特异性死亡率增加，这一事实证明衰老的进化是相当普遍存在的。

衰老的进化论

衰老的进化学说一直试图通过自然选择来解释衰老的发生。生存率的下降往往伴随着生育率的下降，意味着与年龄相关的达尔文适应对机体是有害的。自然选择的作用是为了增加适应能力，所以作为对抗衰老，增强选择能力是被期待和提倡的事情。进化论面临的挑战是需要解释为什么衰老会发生，尽管存在不利。

程序性或"自适应"衰老过程

尽管衰老对于个体而言存在不利，但有时在物种水平上是有益的，也是必要的，例如衰老可以防止生物体过度拥挤的现象发生[13-14]。在这种情况下，基因引起的衰老可能会进化到生命的结束，同样这也是基因程序化发生的方式。

这个观点难以立足的是在自然种群中，内在衰老在死亡中起到了非常重要的作用，这就意味着它明显没有发挥到适应的能力[15]。该学说仍存在令人质疑的方面，那就是为了延长寿命，物种水平的优势选择要比个体水平的优势选择来的更有效。衰老对于个体而言是不利的，所以任何衰老基因的突变对于适应而言都是优势，因此，非衰老突变应该在人群中扩展，除非遭遇物种或群体水平的选择。物种选择可以有效地进行是有条件限制的[16]，特别是在个体水平上存在作用相反选择的时候。简而言之，如果把一个群体分成孤立的个体，在一个物种中引入一个非衰老基因表型会导致物种的快速灭绝。后者对于物种选择生存是必要的，原则上来说，这种个体水平的选择有利于非衰老基因的扩散。尽管基因选择可以引起衰老的理论在某些特殊情况下是成立的，但是还不足以能够充分的解释衰老。

随年龄增加选择逐渐减弱

对于衰老进化至关重要的是自然选择的力量，即自然选择的能力随着年龄增长逐渐减弱（替代基因型之间的区分能力）[15,18-21]。因为自然选择是通过基因的不同效应发挥作用的，其区分能力随着年龄增长逐渐减弱。这与物种是否存在衰老无关，永远是真实存在的。

自然选择能力随着年龄增长逐渐衰减意味着遗传控制生命周期的后部分是减弱的。正因为这个原因，衰老可能是由于一系列的基因突变累积引起的，虽然这是不利的，但是到生命末期可以不表达或者是不产生表型效应[15]。

如果不利的突变表达得很晚以致于很多个体死于其他原因，例如捕食，尽管所涉及的基因有造成伤害的可能性，但是这些基因受到选择的可能性很小。在几代人中，大量这样的基因可能会累积起来。这将引起衰老和死亡，而只有当机体存在于一个受保护的远离灾害的环境中后，生命才有足够的时间去经历不利的影响。这一理论更强大的版本得到了 Williams 的支持[18]，他建议因为自然选择是随着增龄逐渐减弱的，任何在生命早期赋予的优势基因被选择出来，即使这些基因在机体衰老后会变得不利。这样的多效基因可以解释为什么会出现衰老。随着年龄的增长，自然选择能力的下降可以保证即使是早期有一些温和的益处，但是发生得晚，也会有严重的副作用。

一次性体细胞理论

一次性体细胞理论[1,4,21-23]通过解释如何最佳分配机体代谢资源来解释衰老，一方面保持体细胞自身的存活，另一方面，生产子代确保基因的延续。没有一个物种能够对灾害比如捕食、饥饿或疾病产生免疫。机体在一定年龄之前能够保持健全的状态，这是必要的，这个年龄是指大多数个体死于意外原因的年龄。

事实上，用更多的成本来维持是不利的，因为它把资源用在自然选择方面要优于繁殖方面。该理论得出结论，最佳方案是在维持体细胞组织方面投入较少的资源，而不是为了无限期生存投入过多的资源（图 5-1）。结果是衰老通过未修复体细胞的缺陷逐渐积累而产生。但会设定维持水平，直到年龄达到野外环境下存活变得不可能时，这种有害效应才会变得明显。

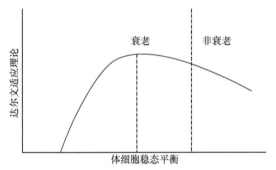

图 5-1 达尔文适应理论和通过一次性体细胞衰老理论预测的体细胞稳态之间的关系。适应性处于小于不确定寿命（非衰老）所需水平上是最大化的。

进化论的比较

自适应程序理论是属于单独的一个类别，对该理论的支持较弱，本章不再进一步展开。从衰老是机体正选择的结果这一方面来说，一次性体细胞理论和基因多向性理论是相适应的，但是本质的区别在于衰老的本身不是适应性的，而是一个负面的过程，仅作为一些副产品或某些其他益处的折中产生的。晚期作用有害突变理论假设了一个基本上中性的进化过程，随突变的积累，反映出自然选择在生命后期维持调控能力上的无能为力。

在非适应理论中有一个共同的地方就是老年个体数量的减少。这不是由假设或不存在的信息推理出来的，而是确确实实的死亡率数字得来的。即使衰老的个体能保持与年轻个体相同的活力，但某种程度上老年与青年生理上是不同的，事实上每个年龄段的人随年龄增加数量越来越少，就意味着选择能力的减弱。非适应理论并不是互相矛盾。因此，衰老可能是由于这些理论中的几种理论共同造成的。

关于基因作用的本质，一次性体细胞理论是进化理论中最特异的，因为它不仅说明衰老为什么会发生，而且还预测在一些基因中发现了衰老的遗传基础，这些基因能调节体细胞维持功能的水平。多效性基因理论和晚期作用有害突变理论关于涉及基因的本质都是非特异性的。

寿命遗传学

这部分内容主要关注寿命的遗传学，首先从种间比较的角度来说。为什么物种有寿命？然后将观察种内变异和寿命的遗传性。最后对人类早衰综合征，如沃纳综合征和 HGPS，作为遗传加速衰老的模型作一简短讨论。

物种寿命的差异

除了解释衰老为什么发生，进化论也必须解释物种寿命的差异。提出了一个关于衰老的遗传控制的基本问题，具体涉及多少基因，以及这些基因如何通过选择来对寿命产生改变。

对于每个非自适应理论，选择力的一般性表明将涉及多个基因。然而，如果存在非常大量的引起衰老的独立基因，则寿命可能缓慢地改变，因为修饰单个基因本身可能几乎没有影响，并且同时发生独立修饰的概率将很低。这表明可能存在一些小数量的原代基因负责衰老，或者存在一些协调调节的机制。

寿命增加进化论更容易解释适应的存在。在晚期作用有害突变理论中，这可能导致新的压力，以消除或推迟有害的基因效应。在多效性基因理论中，早期获益和晚期成本之间的平衡可以转变，从而有利于减少对晚期存活的有害影响。在一次性体细胞理论中，可以选择将维护的最佳花费调整到更高的水平。

物种内变异

在一个物种或群体内观察到的生命周期的变化明显地归因于机会，但是也存在显著的遗传成分[5]。Martin 等[3]已经应用"公共"和"私人"术语来表示与衰老相关的遗传因素，其可以是个体特有的或在整个群体中共享的（甚至可能用于不同种群）。晚期作用的有害突变是私人基因的强候选物，因为这种等位基因的情况主要由随机遗传漂移决定。公共基因可能是通过权衡产生的。特别是参与体细胞维持调节机制的基因可能是相当重要的公共基因。尽管这些基因在所有个体中，它们的意义上是公开的，但是在设置这些功能的精确水平中，群体内可能是存在变化的。这些变化可能是预期寿命遗传变异的原因。

如通过一次性体细胞理论所预测的，个体体细胞维持系统的水平应该设置得足够高，使得生物体在野外环境中的生命自然预期寿命期间保持健全的状态，但同时又不高于这个水平，否则资源将会浪费。许多维持系统并行可以保持活力（图 5-2）。每个维持系统确保生命周期的跨度取决于它们被设置的水平（见 Cutler[24]和 Sacher[25]早先关于长寿的讨论）。当这些关键机制中的任何一个失去确保寿命的潜力时，这种情况的发生是由于累积缺陷威胁到生存，生物体就易于死亡。

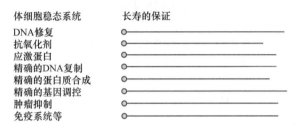

图 5-2 一次性体细胞理论对于寿命多基因控制的预测。如图所示，平均来说，个体细胞维持系统保证的寿命周期被预测是相似的，但是一些关于均值的遗传变异也在预料中。

如果我们现在回过头来看图 5-1 中的适应曲线的形状，我们看到它的峰值——自然选择将产生进化压力的点——是圆的，而不是尖锐的，因此我们可以预期有大量在维护过程的精确设置中的群体内变异。选择期望将这些设置值指向峰值，但是一旦在峰值的区域内，选择可以操作的适应度差异变得相当小。

将这些想法合在一起产生了预测，在图 5-2 中作为总结。平均来说，个体细胞维持系统保证的寿命周期被预测是相似的[26,27]。这是因为如果任何一个机制的设定很低，会使得它在其他机制之前失败，那么选择将在原来基础上提高水平。相反，如果任何机制总是倾向于在其他机制之后失败，选择会调低原先设置水平，因为从某种程度上来说，这种机制的代谢成本将会增加。然而，在个体中，群体内的遗传差异会导致生物体倾向于衰老。例如，一些个体可能不像其他个体那样被很好地保护来对抗氧自由基，那么这些个体可能因此更容易受到氧化损害。

极端长寿的情况，如人类百岁老人，是特别被关注的，因为它们可能被赋予异常高水平的细胞防御网络的重要成分[6]。这样的个体还可以通过易患疾病的基因被区分开来，否则可能缩短预期寿命。Schachter 等[28]进行了第一次遗传研究比较百岁老人与年轻成人对照组，使用这个方法总体有效。然后又进行了一些进一步的研究，以探索人类长寿的遗传机制。

近年来已看到来自几个大型调查的结果公布，这些调查涉及极度长寿的个体（如百岁老人）或家庭，在这些家庭中有理由相信家庭成员由于遗传因素，他们的寿命会高于平均寿命。后者涉及的例子包括招募非老龄亲属的研究（即二个或更多同一家庭成员存活超过 90 岁）[29,30]。目前在评估具有大量遗传标记的 DNA 样品

能力方面快速的技术进步，意味着现在越来越重视全基因组相关研究和可以使用家族组合进行的连锁分析。这里既有现代人类遗传学的力量，也有研究长寿等特性的潜在困难，长寿可能被证明是高度多基因的。如果大量的遗传位点有助于寿命表型，但这些基因位点的单独作用很小，那么从统计的噪声中提取信号的困难将是巨大的[31]。

人类早衰综合征

许多人类遗传疾病是以加速衰老为表现的。最佳的例子就是沃纳综合征，一种罕见的常染色体隐性疾病，发病率大概为 10 万分之一，他们过早地出现各种年龄相关疾病，如动脉粥样硬化、白内障、骨质疏松、恶性肿瘤及 2 型糖尿病等疾病。与年龄匹配的对照组相比，沃纳综合征患者生长的细胞显示出分裂能力的降低和染色体不稳定性的增加，并且有证据表明与沃纳综合征相关的病理表现可能与受损的细胞增殖相关。

Yu 等[32]认为引起沃纳综合征基因改变的是 DNA 解旋酶，一种负责解开 DNA 以用于遗传物质的复制、修复和表达的酶。这一发现强烈支持体细胞缺陷的积累在衰老中的重要，并且很好地说明了长寿保证基因在决定衰老速率中的预期作用。缺陷型解旋酶增加了活跃分裂细胞群体中 DNA 缺陷的积累速率。该基因中的缺陷导致衰老加速，特别是在细胞分裂持续终生的组织中。根据图 5-2 所示，引起沃纳综合征的突变被认为是通过 DNA 修复来缩短长寿。然而，如图 5-2 阐述的，DNA 修复只是确定整体衰老速率的长寿保证机制的一部分。令人惊讶的是，沃纳综合征与脑和肌肉这类后有丝分裂组织中的加速衰老不相关，这些组织在成年后很少或没有细胞分裂，相对不受缺陷的 DNA 解旋酶的影响。

另一个典型的例子是 HGPS。在这种情况下，衰老的特征发展甚至比沃纳综合征更快。HGPS 与影响细胞核膜完整性的 A 基因的突变相关，这一发现再次证实了快速衰老和分子细胞损伤的加速积累之间的关联[33]。

进化论的验证

进化论的重要预测是，改变自然选择力下降的速度将导致衰老速率的演变。这可以通过人工选择或通过比较物种内及物种间的不同水平外在死亡率效应来证实。由于实践原因，大多数研究集中在短寿命种类，特别是果蝇类的黑腹果蝇和线虫蠕虫类的秀丽隐杆线虫。

用于一次性体细胞和多效性基因理论预测的早期和晚期适应度分量之间的证据，来自对果蝇增加寿命的人工选择的成功[34-39]。延迟衰老的相关性降低了长寿蝇的繁殖力。基于对英国贵族的出生和死亡记录的分析，人

们也报道了类似的结果[40]。

秀丽隐杆线虫已产生越来越多的长寿命突变体，其中寿命的增加一直与对生化和其他应激拮抗性的增加相关联。许多受影响的基因与一些途径相关联，这些途径控制蠕虫的正常发育过程和幼虫长寿形态之间的转换，这在食物短缺期间才会引起。新的假想指出了代谢控制、生长和繁殖与体细胞维持之间的基本联系[41-43]。这些发现与一次性体细胞理论一致，其预测在衰老进化的核心是生物体通过自然选择作用来优化代谢资源以满足竞争的生理需求（例如生长、维护和复制）。

与该预测一致，令人震惊的是胰岛素信号转导途径似乎对在物种范围内保存下来的衰老具有影响。胰岛素信号转导是根据不同营养水平来调节的。结合胰岛素信号通路的作用是一系列称为 sirtuin 蛋白的发现，以及特别是哺乳动物雷帕霉素靶蛋白（mTOR）定义的营养素反应的发现，这两个发现都是在食物供应变化时参与精细代谢资源的调节[44,45]。长期以来从实验室啮齿动物中得知，限制摄入卡路里同时抑制繁殖并上调一系列维持机制，可使生命延长并使与年龄相关的疾病推迟发生。然而，目前不清楚的是，在极短寿命的动物（如线虫和果蝇）中这些调节寿命的途径是否也在长寿命的物种中发挥作用。在进化论的基础上，似乎可能会有更大的进化压力，以演变成一种能力，对小型、短寿命动物的极端环境变化可产生大的反应。因此，人类的这种调节（包括通过饮食限制）的范围预计要少得多。然而，如果不存在食物供应变化所导致的代谢结果，结果则是令人惊讶的。

从比较的角度来看，进化论预测在安全环境（低的外源死亡率环境）中，老龄化将被延缓。减少外在死亡率的适应性（如翅膀、保护性壳、大脑）通常与寿命增加（如蝙蝠、鸟类、乌龟、人类）是相关的。野外观察比较了受哺乳动物大量捕食的大陆负鼠群和不受哺乳动物捕食的岛群，发现岛群中预测的衰老较慢[46]。

从分子和细胞水平来说，一次性体细胞理论预测，致力于细胞维持和修复过程的努力将随着寿命直接变化。许多研究支持这一想法。已经发现物种寿命和圈养哺乳动物中线粒体活性氧（reactive oxygen species，ROS）产生速率之间的直接关系[47,48]，以及哺乳动物与相似大小但寿命更长的鸟类之间的类似关系[49]。已经显示 DNA 修复能力与许多比较研究中的哺乳动物寿命相关[50]，以及多聚酶水平[51]，其在维持基因组完整性中起重要作用。维护和修复机制的水平可以通过处理外部应力的能力来揭示。培养细胞受各种应激物刺激后的功能能力比较已经表明，取自长寿物种的细胞比取自较短寿命物种的细胞显示出更高的应激反应[52,53]。

进化理论的测试支持这样的观点，即体细胞进行有效维护和修复的进化能力，主要控制着损伤积累到干扰生物体生存能力的水平所需的时间，从而调节寿命。

结　　论

我们对于"为什么会出现衰老？"这个问题的答案会对我们如何认识衰老可能的遗传基础具有广泛的影响。首先，进化理论可以解释关于程序化或随机事件（如 DNA 损伤）是否会驱动衰老进程这样一个长期的争论。适应性衰老基因假说的弱点使程序理论受到质疑。任何衰老时钟的概念都需要通过认识到这一事实来限定。在发育和周期性过程如昼夜和生殖周期中的时间控制的存在不足以支持一个调节衰老的时钟的存在。而衰老的许多特征的广泛再现性也不能为基础的活动程序提供任何切实在在的证据。然而，这并不是说，衰老的性质和速度不是基因决定的。区分程序化和随机衰老理论的问题不在于决定寿命的因素是否在基因组内被指定，而在于如何被安排。

其次，进化论清楚地表明衰老的多基因基础。不同的机制，甚至不同种类的基因可能一起操作。这提出了一个重大挑战，并且进展可能需要方法的组合，包括：①转基因动物模型，其中候选遗传因素通过遗传操作改变，②对照研究以鉴定与物种生命期间正相关或负相关的因子，③研究极长寿命（如人类百岁老人）以鉴定与高于平均预期寿命相关的因子，以及④选择实验以研究生命周期对于人工选择压力的反应。

关键点　衰老

我们不是程序性的死亡。

- 衰老的发生是因为在我们进化的过去，当预期寿命短得多时，自然选择将有限的优先权放在身体的长期维持上。

- 衰老是由细胞和组织损伤的逐渐积累引起的。这种损伤作为主要生化过程的副作用而产生，例如使用氧通过氧化磷酸化产生化学能。

- 损伤的累积始于早期并逐渐持续在整个生命中，并导致在几十年后明显的衰弱、失能和与衰老相关的疾病。

- 多个过程可导致引起衰老的损伤，并且多个基因调节寿命保证过程（例如 DNA 修复），这些过程一起影响衰老速率。

- 非基因因素，例如营养和运动，可以在调节体内损伤累积的速率方面具有重要作用。

（赵　心　吴宝刚　译）

完整的参考文献列表，请扫二维码。

主要参考文献

4. Kirkwood TBL, Austad SN: Why do we age? Nature 408:233–238, 2000.

7. Christensen K, Johnson TE, Vaupel JW: The quest for genetic determinants of human longevity: challenges and insights. Nat Rev Genet 7:436–448, 2006.

15. Medawar PB: An unsolved problem of biology, London, 1952, HK Lewis.

17. Kirkwood TB, Melov S: On the programmed/non-programmed nature of ageing within the life history. Curr Biol 21:R701–R707, 2011.

18. Williams GC: Pleiotropy, natural selection and the evolution of senescence. Evolution 11:398–411, 1957.

21. Kirkwood TBL: Evolution of ageing. Nature 270:301–304, 1977.

22. Kirkwood TBL, Holliday R: The evolution of ageing and longevity. Proc R Soc Lond B Biol Sci 205:531–546, 1979.

26. Kirkwood TBL: Understanding the odd science of aging. Cell 120:437–447, 2005.

27. Kirkwood TBL: A systematic look at an old problem. Nature 451:644–647, 2008.

28. Schächter F, FaureDelanef L, Guenot F, et al: Genetic associations with human longevity at the APOE and ACE loci. Nat Genet 6:29–32, 1994.

31. Deelen J, Beekman M, Uh HW, et al: Genome-wide association meta-analysis of human longevity identifies a novel locus conferring survival beyond 90 years of age. Hum Mol Genet 23:4420–4432, 2014.

42. Gems D, Partridge L: Insulin/IGF signaling and ageing: seeing the bigger picture. Curr Opin Genet Dev 11:287–292, 2001.

43. Kenyon C: The plasticity of aging: insights from long-lived mutants. Cell 120:449–460, 2005.

45. Johnson SC, Rabinovitch PS, Kaeberlein M: mTOR is a key modulator of ageing and age-related disease. Nature 493:338–345, 2013.

53. Kapahi P, Boulton ME, Kirkwood TBL: Positive correlation between mammalian life span and cellular resistance to stress. Free Radic Biol Med 26:495–500, 1999.

第**6**章

老年人群研究的方法学挑战

Antony Bayer

介　绍

社会人口老龄化的严峻现实、衰老相关疾病的随之增长，以及老年人过度消耗健康和社会保健资源等问题使得衰老和老年医学领域的研究备受重视。然而，很多被普遍认为是衰老造成的改变，实际上与生物学年龄以外的多种其他原因有关，比较典型的包括由于生理或认知疾病导致的衰弱，以及诸如受教育程度相对较低和吸烟等心理-社会因素。再加上许多实际的和方法学上的挑战一直阻碍着对这一特殊且通常为弱势群体的科学研究的有效进行，他们也是进行高质量老年人群研究必须克服的问题。

开展老年人群研究的困难往往被夸大。人们常常错误地认为老年试验对象将会出现显著合并症从而导致不良的信噪比，不良事件的发生风险会非常高，试验对象将无法完成必要的评估，依从性差且失访率高。这些误解转化为随意的、不科学的和不必要的对试验对象年龄上限的规定。然而许多被认为的由于衰老导致的改变实际上是由时序年龄以外的其他原因造成的，特别是身体和认知功能方面的合并症所致的衰弱，以及心理因素如教育水平相对低下和吸烟。此外，在所进行的研究条件下，老年人具有极高的发病率和死亡率，因此，他们也绝对是任何有效干预的最大获益者。

65 岁以上人群被认为发生认知功能障碍的风险高且预期寿命短，使得纵向研究将老年人群排除在外，并错误地认为这部分人群不能坚持完成试验。实际上，65岁以上老年人痴呆的年发病率约为 1%，而 65 岁的英国人目前平均预期生存时间约 18～21 年。

老年人群研究的相关伦理学问题：老年人仅因其时序年龄被认为"弱势"，并以此为理由被一些研究排除在外，由此可见年轻研究工作者的强势误导，以及对老年人自主决策权利的忽视。多数老年人，甚至是高龄老年人并没有明显的认知障碍，并且通常具有决定是否参与试验的决策能力。老年人参与治疗性试验可能会接受没有循证医学研究证据的治疗，或者由于他们所在的年龄组未被研究过而不给予药物治疗，因此，将老年人排除在这类试验之外可能被认为是不道德的[1]，并且暗示临床医生有责任积极鼓励他们参加临床试验[2]。

促进老年人研究的指南已由 Good Clinical Pracrice 欧洲论坛[3]出台，大量涉及老年人的临床研究也由欧洲和美国评估药物注册研究的权威机构[4,5]批准。所有研究者均需注意避免年龄歧视态度影响研究设计方案的制定，而资助机构和伦理委员会应抵制包括不适当的年龄上限在内的对入选标准不必要的设限[6]。

研究设计

研究衰老及衰老相关疾病、了解其潜在变化机制和终点事件的最佳设计选择取决于回答什么样的研究问题（图 6-1）。定性研究、利用现有数据的生态学研究，以及

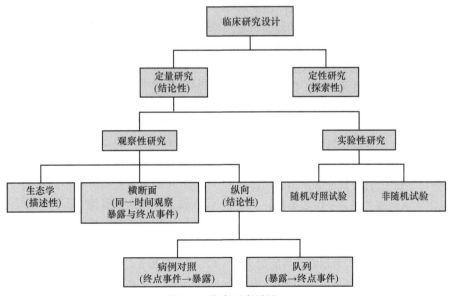

图 6-1　临床研究设计。

通过横断面、病例对照和队列设计等方法进行的定量研究均有助于产生假说。这些可以通过应用随机对照设计的实验性研究进行检验。每一种设计均具有其自身的挑战与局限性。

定性研究方法学

定性研究有其人类学和社会学的根源，是用不同的理论基础研究不均衡事物的方法学总称。旨在通过研究人们的知识、价值观、态度、信仰和恐惧等深入了解其行为[7]。定性研究方法可以通过研究对象的真实世界数据得到更丰富的答案，也允许研究者充分探索人类行为的复杂性，从而揭示出其他方法可能忽略的细节内涵。例如，定性研究能够说明患者、照护者和临床医生的治疗决策背后的原因，从而提示将来的政治决策方向[8,9]，或有助于提示诸如治疗过度或存在风险等重要信息，这些信息用定量法研究可能很困难[10,11]。

与其说定性研究是假设检验研究不如说是假设产生研究，但其结果能够识别出那些需要应用定量方法检验的特殊资料，或可以帮助分析实验研究结果。然而，这两种方法通常可以相互补充，而且越来越多的研究同时应用混合研究方法（例如，一项理解老年人群对待参加癌症临床试验的态度研究）[12]。

定性研究的样本量通常较小而且是劳动密集型，其数据通常由以下途径得来，如直接观察或主动参与干预措施、通过对个体的深入访谈（无结构化或半结构化的）、关注群体（引导群体讨论），或分析文献及其他数据。用于定性研究的其他方法包括日记法、角色扮演和模拟、描述分析，以及深入的案例研究。尽管感兴趣的潜在领域可能被提前决定，这类研究通常没有预定的问题，研究者最终会鼓励观察对象说出他们的观点和想法。与正规的样本量计算方法不同，参与者的数量可能由数据收集过程中的分析访谈决定，访谈过程在没有新的题材出现时（饱和）停止。样本通常为有指向性的而非全面或随机的，研究有意针对能够反应特定情况的、与研究问题相关的经验与态度。通过一个迭代过程，根据内容分析和识别模式及主题得出结论，而非通过演绎统计分析的定量方法。

定性研究的反对者认为其结果受到诸如数据收集和分析过程中研究者的观点和态度的影响，从而产生不能接受的偏倚和结论无法推广与重复。定性研究对于老年人群是个挑战，但由于它比多数预先设计的定量研究侵入性小，所以更适合衰弱人群。这类人群可能由于交流障碍或疲劳不能或不愿意参与冗长的访谈，因此多次短时间访谈更为可行。4~5名老年人组成的访谈小组效果最好，同时需要有一位经验丰富的主持者保持小组成员之间的高度互动。确保样本具有代表性，以及支持那些信心不足、容易疲劳、有认知或身体缺陷的参与者均需额外的努力。参与者或非参与者观察可能在机构环境中特别有用，但是必须花时间和精力与研究人员建立信任，使居民和工作人员都不会感觉受到威胁。从管理方面来看，保密性和兑现承诺是必不可少的。而且，信任一旦建立起来，参与者就不会感到有负担，摩擦也就会相应减少[13]。

生态学研究

生态学研究应用相关数据来总结样本和生成假说，尽管结果的证据等级较弱。其数据可能存在聚集性，如来自人口普查和从医院中得到的某种疾病的发病率，或来自出院的个体，以及来自死亡证明记录。因为数据是回顾性的，其优点是速度快、经济，而人群水平的影响因素（如提高受教育程度、在公共场所禁烟）在个体水平将很难测量。然而随着时间和地点改变后，研究方法不可比较，定性研究往往超出研究者的控制，而其数据也是从现有数据中有所选择。许多政府的统计资料将人群按年龄进行划分，把年龄大于65岁的人群不进行统计或将只报告处于工作年龄成年人的信息。当老年人被纳入研究时，不在社区居住的人和认知功能障碍的人常被排除在外。然而，有些混杂因素在短期内不会改变诸如空气污染对日常变化的影响，或气温对老年人死亡率的影响等，却能够为某些因果效应提供可靠证据。生态学数据在研究"生命过程流行病学"，即早期生活因素对后期健康或疾病的影响方面也存在一定价值[14]。

横断面研究

横断面研究记录相对短周期内的信息，适用于研究变量与年龄或依赖性之间的关系。横断面研究执行起来相对快速、简单，因为每一个体只进行一次研究，而许多终点事件或疾病可同时进行研究。例如，"健康与退休研究"记录了11 000名65岁及以上的成年人数据（代表了34 500 000位美国老年人）提出重要结论，即常见的老年状态（如认知功能障碍、跌倒、二便失禁）与常见老年慢性病如心脏病和糖尿病的发病率相似，而且均与日常生活不能自理显著相关[15]。然而，横断面研究无法给出发病率或因果关系等方面的信息，且对于罕见病或急性病的研究价值有限。

数据可以通过各个年龄组的平均值形式体现，或者在回归分析中年龄可作为连续型自变量，研究者感兴趣的结果作为因变量。当感兴趣的变量对个体生存产生影响，导致所研究的疾病生存率产生偏倚时，二者的相关性可能被混淆。相关性和差异性的错误也可能出现在出生队列效应中，与年龄差异无关，但与人们出生、长大、环境危险因素暴露的时代不同有关。有时这种差异从一代人到下一代人很有趣，因此很适合时间序列设计，每隔几年用特定年龄的连续样本进行研究。例如，认知功能和衰老研究（Cognitive Function and Aging Studies, CFAS）Ⅰ和Ⅱ，两项研究在相同的年龄组中使用相同的诊断方法，并且在相同的地理区域中进行了二十年的观察研究，研究证实了对痴呆患病率的队列效应，后来出生人口的风险低于一个世纪前出生的人口[16]。

研究对象的选择需要保证在每个时间点各组间个体匹配良好，且方法学一致，并保证差异仅由于短期改变而非时间段的选择偏倚产生。

病例对照研究

病例对照研究选择的是具有（病例组）和不具有（对照组）某一特定终点事件，并回顾性分析产生这种差异的不同暴露因素，从而识别出可能的危险因素。该研究方法被广泛应用于遗传流行病学研究中[基因组关联研究（genome-wide association studies，GWAS）]，用于识别易感（罪犯）基因，例如，应用于对阿尔茨海默病的研究[17]。病例对照研究对于不常见的疾病是最佳的设计方法，因为这种方法能够有效地利用时间和费用，有针对性地收集目标人群的相关信息。病例对照研究可以嵌套于队列研究中，以便从中选择出匹配的对照组用以比较感兴趣的病例发生情况。

当病例组和对照组除了所观察的终点事件以外存在别的不同（选择偏倚）或当病例不典型时（代表性偏倚），会出现偏倚。考虑到随着年龄增大异质性特征越来越大，偏倚可能是最严重的问题，更需要费心寻找匹配性好的病例组和对照组。病例组能够更好地被记住的事件通常是对他们有意义的事件，或者，因为研究者无意中的提示引起，此时回顾性偏倚就可能出现。因此，在评估时研究者应该不知道参加者是对照组还是病例组。死亡患者不应该被选入病例对照研究，这类人群与能够自己回忆的人群相比，其代表性并不可靠，可能存在潜在的生存偏倚。尽管病例对照研究在揭示重要因果关系时能够起到关键作用，例如最初研究吸烟与肺癌的关系研究[18]，但混淆因素可能误导结论，例如对联合激素替代治疗与绝经期女性心血管疾病关系的观察研究[19]。

队列研究

队列研究或纵向研究中，一组研究对象随着年龄增长被连续随访，以判断某种特定终点事件的发生情况或变量的改变率。除危险因素外，研究对象实际进展到特定终点的人数（发生率）亦可被计算。必然地，这类研究持续时间长，且通常要求大样本量——发生率越低的终点事件要求的样本量越大——所以花费也越昂贵。随访频率需由变化率、应用检测的精确性、可利用的资源，以及研究者和研究对象的耐力决定。斜率分析或其他方法分析纵向数据需要特定的知识。针对老年人的比较著名的队列研究包括Baltimore衰老纵向研究[20]、Rotterdam研究[21]和Caerphilly队列研究[22]。英国生物库最近入组40岁到69岁人群共50万，所有入选者均具有大量基线评估数据并将随访很长时间（拥有最先进的成像技术），其目的是观察中老年人常见病的危险因素。这一资源可供公共卫生领域的所有类型健康相关研究的

合法研究者使用[22a]。

回顾性偏倚在队列研究中可以避免，因为研究对象在发生终点事件前入选且发生的事件能够更好地记录与评价，尽管研究者经常需要考虑反向的因果关系。队列研究的群体效应最小，因为所有受试者一般均来自于同一队列。在理想的情况下，纵向衰老研究应该就受试者出生到死亡的全过程进行随访，但这显然是不可能的，因为他们可能超出研究队伍存活。当纵向研究的年龄范围较大时，群体效应通过各个年龄组内的点线图变化率得到，并可观察点线图是否连续而平稳（年龄的真实影响），或者如重复的横断面研究那样出现不连贯的线图。

随着时间的推移，经常出现终点事件没有被检测或记录的时候，或研究的方法学发生了小的改动，如应用新设备、改变分析技术，或受试者人员的不同可能出现提示年龄相关的改变，这时可能出现潜在的偏倚（检测偏倚）。对所有参与研究的人员进行一段时间的培训，并定期进行更新培训，并对人群的组内和组间分别分析，可能减少问题，但是研究者必须对数据收集和分析过程中可能的方法学错误保持警惕。如果随访时间过短或过长均可能丢失重要的终点事件，因为受试者在被重新评估前可能已经死亡。必然地，一些受试者可能丢失或失访（随访偏倚），有许多方法通过对现有记录赋值可以处理缺失数据。

临床研究

临床研究是检验因果关系的方法学之一，其中随机对照试验（randomized controlled trial，RCT）被认为是实验设计中的金标准。《标准方案项目：干预试验建议》（*Standard Protocol Items: Recommendations for Intervention Trials*）（SPITIT 2013）要求在试验协议中提供一个清单和推荐项目的解释[23]。

RCT 中，研究者控制危险因素或治疗等某一变量的暴露因素，将研究对象随机分为干预组和对照组（通常应用安慰剂干预），所有受试者均需要随访，直到规定的终点事件出现。当证明一种有效的干预措施确实存在时，安慰剂对照方案则不符合伦理学，就需要一种新的实验干预方式与有效的干预措施（目前的标准治疗方案）相比较。对于少见情况，当治疗效果相对于预期相差显著时，则无须随机研究，或可应用伦理和病史控制[24]。

平行分组 RCT 设计更受推荐，干预组和对照组同时治疗。这时，一半受试者接受 A 方案治疗（干预组）而另一半接受 B 方案治疗（对照组）。交叉对照研究中，假设没有后续或周期性影响，受试者在试验进行一半的时候对换干预措施（试验中途接受 A 方案治疗的一半患者改为接受 B 方案治疗，反之亦然），从而使每位受试者可作为其自身的对照。在析因设计中，有两种（当然偶尔也会更多）干预，均有自身对照，同时在一个研究中计算。例如，一组接受 A 方案治疗，另一组接受 B 方

案治疗，第三组接受 A 和 B 方案联合治疗，第四组对照组既不接受 A 方案也不接受 B 方案。这种设计广泛应用于癌症和心血管疾病的研究中，并可能越来越多的用于需要多种治疗的临床情况中。尽管这些方法是测试联合治疗的有效方法，获得两种比较的价值略大于一种，但干预措施间相互作用可能会使分析结果及其解释更加复杂。

临床研究的偏倚问题可以通过随机分组和盲法来减少。随机法可增加各干预组匹配性似然值（但并不绝对），将除干预外的已知和未知的混淆因素分配到各组。分层随机设计可用于特殊人群（如高龄老年人群）均匀分布。集群随机化设计方法用于个体组群的随机分组（如所有住院或护理之家的人群）而非个人的分组，该方法越来越多地用于卫生服务研究中。盲法是指受试者或研究者（单盲）或两者同时（双盲）并不知道每位受试者被分到哪组。这样有利于避免受试者因为接受的治疗方案不同而被区别对待进而影响研究结果产生偏倚。

美国食品药品监督管理局（Food and Drug Administration，FDA）和欧洲药品管理局（European Medicines Agency，EMEA）等国家监管机构，要求在某种药物或医疗仪器进入市场应用于患者之前必须有 RCT 阳性结果。它们必须进行广泛的临床前体外（实验室）或体内（动物）测试，当合适的时候，可能包括衰老的非人灵长类模型或疾病的转基因动物模型研究。临床试验按标准系列等级步骤分为 Ⅰ 到 Ⅳ 期。近期，准备阶段的 0 期试验的概念用于介绍探索阶段，首次在人类研究中使用单一亚治疗药物或试剂（小剂量）的研究，旨在从临床前测试证实药物对人类的广泛作用表现。

Ⅰ期临床试验中，药物或试剂在小样本人群中做测试（20～80 人），进行单一剂量递增（single ascending dose，SAD）或多剂量递增（multiple ascending dose，MAD），以确定安全的剂量范围、最佳给药方式及耐受性和安全性（药物安全监视）。许多药物的药代动力学和药效学在老年人群中均发生改变，尤其是衰弱老年人，这种情况可能显著影响服药剂量和给药频率的临床选择。Ⅰ期临床试验通常入选健康年轻人，因此当结果推广应用于老年人时需慎重。当药物有指证用于老年人时，Ⅰ期临床试验可以入选老年健康志愿者或具有相关临床情况的患者——如阿尔茨海默病免疫治疗的初始研究。

在Ⅱ期临床试验中，研究药物或试剂在更大样本量符合用药指征的人群中进行（100～300 人），以进一步评估药物安全性和有效剂量（ⅡA 阶段），以及进行疗效的初步研究（ⅡB 阶段）。该阶段的研究通常会招募较年轻受试者进行，以增加成功的机会并最大限度地减少在老年人中常见的因药代动力学和药效学不同、共病情况及药物间相互作用所产生的不良事件。然而，有人呼吁监管机构规定新药的Ⅱ期研究入选 70 岁及以上老年人作为试验对象[25]。

Ⅲ期临床试验，药物或试剂的有效性和安全性需用 RCT 进行评估；通常，2 个有效性试验阳性可以获得监管部门的批准。这要求试验根据研究指征在多个中心招聘数千患者，并进行多年研究。在这个阶段，单纯基于生物学年龄的排除标准尤其难以判断。基于年龄的随机分层和预先设定的亚组分析有助于使老年患者特有的问题变得明显。Ⅳ期临床试验（上市后）设计用于提供在长期临床治疗中具有的额外益处和风险等信息。有几个著名的药物在老年患者身上发生的一些严重副作用在后期阶段才出现，从而导致这些药物退市或限制了适应证。

严格控制入选条件的 RCT 可能意味着试验本身的普遍性有限，因为受试者通常限制的过于严格。详细的入选和排除标准可能排除了因患有其他共病正在服用其他药物的患者，以及由此产生的试验患者与实际诊所就诊的患者可能大相径庭。例如，少数住院老年心力衰竭患者符合临床试验中的适应证[26]，但在实际临床应用中却出现了意想不到的伤害[26-28]。当然，比起结果的普遍性和临床适用性的损失，人们更加看重从小范围的入选标准所获得的眼前利益（如规模更小、时间更短、更安全、花费更少的试验），因而很少预先计划亚组假说（包括对任何年龄段的影响）[29]。利益务实的临床试验倾向于得到所有有成功希望的结果，并且最好的反映了效益而不仅仅是干预的效能。

将老年患者排除在研究之外

老年人，特别是衰弱和高龄老年患者，常常被没有合理原因地排除在 RCT 之外[30,31]。这导致了不充分的证据基础指导实践，所以临床医生不得不将试验结果推断应用于老年患者，这部分人群疾病负担通常最大，但可用于他们的治疗方法还没有被研究过。EMEA 已经声明："没有理由将老年作为排除标准……除非有证据证明这将给患者带来伤害[5]。"研究表明卫生专业人员一致同意，临床试验将老年人排除在外是不合理的（87%），并且没有代表老年人群的试验结果也对开处方者（79%）和患者（73%）造成了困扰[32]。

幸运的是，随着时间的推移，似乎发生了这样一个缓慢的转变，即从单纯排除高龄患者转为基于器官功能损伤方面的排除标准[33]。然而，一项关于从 1994 年到 2006 年发表在高影响力医学期刊的 RCT 入选标准的综述指出，除了无法获得知情同意外，年龄是第二个最常见的排除标准，38%的试验排除了年龄超过 65 岁的患者[34]。年龄偏倚至今仍出现在临床试验中，最常见的条件是老年人，包括癌症[35,36]、心血管疾病[37,38]、帕金森病[39]、手术[40]、2 型糖尿病[41]、骨关节炎[42]和尿失禁[43]。最近通过审批的药品在授权前的Ⅱ期和Ⅲ期临床试验中，30.7%的试验规定了年龄的上限，而比例非常小的试验入选了 75 岁及以上的参与者，甚至包括那些与衰老相关的典型疾病（如静脉血栓栓塞、骨质疏松症、房颤）[44]。这种年龄歧视在欧洲比在美国似乎更常见，而公共机构进行的药物试验比个体企业更常见[33]。然而，一项关于入选高龄老年受试者的 RCT 的综述显示，与普通人群的同类试验相比，其方法学质量没有差别[45]。

试验排除老年受试者的原因包括不能获得同意的担心、共病和伴随药物等限制不符合入选标准、担心经济原因依从性差和高耗费，和对出现不可接受不良事件限制治疗的效果的恐惧。如果相对大量的高龄老年患者需要筛选招募符合要求的受试者，那么就费用和时间而言，招募这类人群可能被认为是低效的。

然而，许多诸如此类的担忧是没有根据的或很容易克服的[46,47]。一项分析 1955 年到 2000 年间老年患者参与Ⅲ期公共资金资助的关于癌症 RCT 的系统综述[48]指出，这些研究入选了足够数量的老年患者，生存率、事件不相关的生存率，以及治疗相关的死亡率均与其余类似的研究结果相似。作者得出的结论是，两类试验的相似结果表明 RCT 入选老年人不增加伤害。

知情同意

保证真正的告知和自愿的知情同意是所有涉及人体受试者研究的基础。研究参与者必须能够获得并理解相关事宜，并有足够的时间权衡收益和风险之后做出选择（非强制），然后与研究人员交流他们的决定[49]。知情同意不仅仅是得到一式三份的签名的同意书，而应当被视为一个持续的过程，涉及研究者和参与者之间正在进行的公开对话。

老年患者可能更难以理解知情同意书中的信息（主要是由于教育差异而不是年龄本身），所以应对他们给予特别的注意以补偿沟通和感官迟钝、提高信息文件和知情同意书的可读性，并考虑创新知情同意程序的应用。然而，大多数老年人的认知没有问题，在关于知情同意相关能力的证实性研究中，使用不同的法律标准，老年对照组几乎符合所有的判断标准[50,51]。由于老年人的特点和其想让家庭成员参与决策的意愿使得老年人获得知情同意可能需要更多的时间。

认知障碍和受限的患者是特别容易受到被排除在试验之外的人群，需要特别的考虑和管理，即便如此，缺乏能力不应成为限制[52-54]。麦克阿瑟能力评估工具临床研究（MacArthur competence assessment tool for clinical research，MacCAT-CR）[55]是一项对潜在研究对象决策能力的半结构化评估，通过作出知情决定所需要的信息进行选择、理解、领会和推理，是有用的研究项目，尽管它耗费时间且需要专业培训。简明工具，例如，一种三个项目问卷已经成功应用于痴呆和糖尿病患者，用来评估他们作出明智决定的能力[56]，尽管有其局限性需要考虑[57]。如果一个潜在的研究参与者被认为是无法理解知情同意的，则必须遵循相关的法律程序[58,59]。

一般来说，不能进行知情同意的个体，可以由一位合适的代理人（通常是患者的近亲）代签知情同意，有

伦理委员会批准，并且这项研究已经确定有可能对受试者有益（所谓的治疗性研究）或具有最小的风险和负担（非治疗性研究），在此前提下，研究可以继续进行，除非受试者反对。对于在研究开始阶段可能无法获得受试者知情同意的干预研究——例如，生命终末期或在紧急情况下[60]，需要更为先进的知情同意模型。研究进展指令或提前决策研究清楚地记录一个人参与研究的意愿，但还没有被广泛采用[61]。

招募患者

研究需要招募并留住足够数量的适合研究对象。没有一致的证据表明按时序年龄影响试验的招募人数，知情同意的签署更依赖于健康状况和性别而非年龄[62,63]。相反，问题在于老年患者没有给予足够的鼓励使其参与。因此，一项乳腺癌的试验研究发现，在调整了合并证、肿瘤分期、功能状态和种族后，老年人仍然被预设为不被邀请参与实验，然而，当被问到是否参加项目时，年轻患者和老年患者的参与意愿比例是相似的[64]。除了年龄歧视，临床医生的冷漠、研究人员的缺乏经验也可能导致老年患者被排斥在外。一项对法国老年医学专家的调查表明，几乎所有专家都认为 RCT 纳入包括高龄老年受试者是必要的，但只有不到一半的人积极参与了这些研究，而更多的学者并不这么做[65]。与参与者相比，研究者们的动力更大，也因此成为最有力的招募人员。老年患者本身不会主动寻求临床试验，可能由于缺乏知识及依赖于他人告知什么是有益的。在英国，纳入老年人作为研究的主体部分已成为研究设计和实施的一项政策，这一政策可能是有帮助的，尽管研究过程会发生什么变化还知之甚少[66,67]。

虽然患者最初可能会由于好奇对研究产生兴趣，但是个体的预期获益如健康筛查、定期监测，以及帮助他人的可能性才是随后的登记和继续参与的最重要的激励因素[63,68]。拒绝入选的主要原因是参加试验带来不便、不想被当作试验对象或者自认为不是合适的研究候选人。老年参与者比年轻人更有动力，因为参加试验能体现出利他主义从而作为对照顾他们的人的回报，同时不太关心费用方面的补偿[69]。试验一段时间揭盲后，原本接受安慰剂对照的患者接受一段时间的药物治疗的交叉设计方案似乎更受欢迎。

老年人成功入选研究的挑战依赖于患者和临床医生（框 6-1）[70,71]。需要克服的最常见的障碍是受试者缺乏受益的感觉、对研究人员的不信任、健康状况不佳，以及人口流动性问题。Cochrane 综述能够提高受试者（所有年龄的）入选 RCT 的策略时指出，无应答者电话提醒、让受试者知道他们正处于治疗试验中并使用退出程序而不是选择性进入（尽管这样的设计不是双盲设计）是有效的措施[72]。较早的针对老年人的一篇文献综述发现，许多开放修改因素能够增加他们参与研究。包括工作人

员对研究的积极的态度、利他动机的认知、获得家庭成员的同意、为患者而不是研究人员的方便设计协议，以及安排医生而不是护士与患者接触[73]。在一项研究招募居家衰弱老年人入选一项老年评估随机对照试验中，yield（定义为联系的患者后来注册的比例）最高为社区医生对宗教和种族组的组织和演示，而最低的是通过媒体和邮寄方法（而且通常因为频繁的误解而出现问题）[74]。

框 6-1　纳入老年人进入临床研究的障碍[70,71]

患者方面

- 在相关研究中感受不到获益，倾向于某种特定的治疗（或不治疗）；担心治疗或终点事件的不确定性
- 理解或阅读知情同意书存在困难
- 疲劳，多种疾病共存，活动问题
- 不信任研究人员，害怕陌生人，对研究不熟悉
- 亲属反对
- 访谈的长度和次数；过多的流程
- 认知评估要求或认为是侵入性
- 拖延开始研究的时间；没有履行对患者的承诺
- 对患者造成过多的出行或花费负担

临床方面

- 时间限制和负责招聘的医务人员过多
- 工作人员及培训缺乏
- 担心影响医患关系
- 由于需要遵守协议而丧失专业自主权
- 知情同意流程有困难；担心向患者提供信息
- 缺乏奖励和承认

改编自 Kemeny M, Muss HB, Komblith AB, et al:Barriers to participation of older women with breast cancer in clinical trials. J Clin Oncol 21: 2268-2275, 2003; and Le Quintrec JL, Piette F, Herve C: Clinical trials in very elderly people: the point of view of geriatricians. Theraple 60: 109-115, 2005

鉴于存在需要制定特殊的知情同意文件、研究对象失去自主权和机密性，以及工作人员的消极态度、对干预措施和数据保护协议的依从性较差等问题，以生活在看护之家为研究对象的试验特别具有挑战性。在看护之家繁忙期间收集数据和隐私的问题也存在实际困难（例如研究期间，工作人员进入一个居民的房间访视）[34,75,76]。在英国，国家卫生研究所开发了一项帮助研究人员在看护之家准备和开展研究的最佳实践工具[77]。

保持随访

框 6-2[71]列出了保持老年受试者在研究中不失访的策略。有证据表明老年研究对象的失访率高[78]，因此，一旦进入研究，定期与研究对象面对面或电话联系以保持良好的沟通至关重要。定期发布研究进展的通信和与工作人员和其他参与者举办午餐会议也是有用的[68]。也

可以考虑发放研究相关的日历、冰箱贴、笔和小本子等标志性礼品，但是如果礼品显得过于昂贵也可能会适得其反。为避免疲劳，测试访谈时间不应超过 1～2h，而多个访谈之间的间隔时间也应考虑。访谈时间必须允许社会互动并提供点心，以防止会谈变得太没有人情味。应该记住，大多数老年人（和陪同他们前来的护理人员）有其他的事情要做，每次访谈时间和地点的灵活性至关重要。

框 6-2　临床研究入选老年人且保持受试者不失访的策略

- 花时间解释试验目标，以及如何帮助其他人；经常重复试验目的
- 使用受试者的语言和简化讲解大篇幅的知情同意书
- 对其症状给予反馈；试验一旦结束，告知受试者结果
- 提供教育资料（文稿）、礼物或财务补偿
- 提供交通；面对面采访和家访
- 与了解受试者或受试者信任的人（家庭成员、医疗机构和社区工作人员）或机构合作
- 在日常生活场所入选和进行试验（家中、日间照料中心）
- 如果需要，提供医疗监督或转诊
- 简短访谈；频繁休息；调试测验与访谈
- 提醒（私人信件），电话提醒，规律接触，以及获得联系人的电话
- 对于不知道的原因，电话随访并提出策略来克服它们
- 将具有相似问题和社会关系的人聚集在一起
- 重视访谈时间和地点的灵活性
- 工作人员的培训和态度；尽可能多的配备工作人员

改编自 Le Quintrec JL, Piette F, Herve C; Clinical trials in very elderly people; the point of view of geriatricians. Therapie 60: 109-115, 2005

交通条款是至关重要的。肢体活动障碍和认知问题可能让研究对象的交通往来更加困难，因此从家到研究中心的距离对招募老年人的影响大于年轻人[79,80]。预付出租车费来去研究中心有许多优点。当研究参与者自驾前来时，给予交通费补偿并保证方便的停车场所。研究办公室方便出入应考虑在内，可设置轮椅通道，以及为陪同的亲属或看护者安排等候休息区。通过电话评估或前往研究对象家中进行评估可能更受欢迎，也更有可能使研究对象感到自在。一项阿尔茨海默病的随机对照试验中，当试验设计的评估地点安排在患者家中时，招募和保持患者的比例较诊所评估方案显著增加，而且缩短受试者招募时间和增加随访率所节省的资金可以抵消访视地点变化所增加的成本[81]。然而，研究者设置前往患者家中访视的日程更加困难，并且确保好心的亲属和宠物不要打断访视会面可能是一个挑战。定期邮递研究药物可能会减少必要访问次数。当研究结束时应该给予研究对象正式的感谢并反馈最终的试验结果。

终点事件

除了常规的发病率和死亡率的终点事件外，老年人研究需要考虑更广泛的问题，如进行日常生活活动功能

和自理能力、认知和社会终点事件、任何干预的负担，以及对照护人员的影响。当然，对于预期寿命有限的癌症、心力衰竭或慢性阻塞性肺疾病患者，通常认为生活质量比生存时间更重要[82]。所选择的测量工具必须是有效的（记录变量的属性）、可靠的（在不同条件下的测量结果应该是一致的）和敏感的（能够检测到变化）[82]。当选择测量工具时需要考虑的其他因素还有：是自行操作的还是研究者操作的、是评估功能性（对于实验设计能做些什么）还是实用性（在实际研究中做了什么），或许最重要的是需要多长时间才能完成。还应该关注自我完成问卷调查的可读性与形式（框 6-3）。

框 6-3 选择终点事件方法列表

- 方法是否能证明在研究人群中是有效的和可靠的？

- 方法对临床的显著变化是否敏感？

- 受试者和使用者能接受吗？目前的策略是否需要提高？

- 管理方法的是谁？是否需要培训？一个工作人员完成可靠吗？

- 需要多长时间可以实施？环境是否合适？

- 评分是否简单？已取得的结果是否准备分析？

- 方法在实验人群中应用过吗？

缺乏适用于老年人的评估工具是一个问题。其范围必须能够涵盖老年人的异质性特征，避免反应变量失灵，并必须是研究对象能够接受的。当患者无法站立时，甚至简单的身高测量都成问题。因此，需考虑使用经过验证的替代指标，如膝关节着地时的高度，甚至在那些能够站立的受试者中也应用这一指标，以确保整个试验人群的一致性。由于老年患者的患病率、感觉和沟通障碍发生率高，适合年轻人的经验措施不能可靠地推断到老年患者。当对那些年龄超过 65 岁的老年人使用时，可能是来源于少量非典型、健康的年轻老年人，而且与那些养老院生活的衰弱的耄耋老人差别很大。因此在理想情况下，可靠性应该建立在每个应用测量的人口样本上。当然，所有评估机构需要受训，以确保一致性（内部与外部可靠性），以及减少偏倚。所有研究人群终点事件的节点测量将确保最终的选择是灵活的，并将减少后续退出的数量。

针对老年受试者的有效性和可靠性评估方法越来越多，其中一些接近于金标准。如认知功能的简易精神状态筛查（mini-mental state examination，MMSE）量表[83]、老年抑郁量表（geriatric depression scale，GDS）[84]、日常生活活动（ADL）的 Barthel 指数[85]和 Katz 指数[86]、工具性日常生活活动（IADL）的 Lawton 指数和 Brody 指数[87]、查尔森共病指数（charlson co-morbidity index，CMI）[88]、简易营养评估（mini nutritional assessment，MNA）[89]、评价跌倒风险的 TUG 量表（timed up-and-go test）[90]，以及评价照护者负担的 Zarit 负担量表[91]。痴呆患者的临床实验有其独特的评估措施[92]，而专家们也已经推荐了针对衰弱[93-95]和癌症老年患者的适合的临床试验终点事件评价措施[96]。许多生活质量评估方法，如 SF-36、EQ-5D 和诺丁汉健康状况量表等有很好的证据证明用于老年人的可靠性、有效性和敏感性[97]。

结 论

欧洲研究联合体 PREDICT（increasing the participation of the elderly in clinical trials）项目（增加老年人参与临床试验）编撰了老年人参与临床试验权利的章程（框 6-4）[98]。其中包含了涉及 9 个欧洲国家的健康专家、伦理学家、患者和他们的护理人员的实证研究结论和突出关键原则。鉴于过去被忽视的证据越来越多，我们应该努力使未来的 RCT 能够反映在临床实践中接受治疗的老年患者人群的真实情况[99]。

框 6-4 在临床试验中老年人权利的欧洲章程

1. 老年人有权利接受有循证证据的治疗方法

  1.1 老年人有权利接受有循证证据的治疗

    1.1.1 应为老年人提供对其年龄适合的、临床试验证明有效的药物和其他治疗

2. 应鼓励临床试验将老年人纳入临床试验和防止歧视

  2.1 老年人不应该在纳入临床试验时受歧视

    2.1.1 老年人应该了解并被邀请参加关于老年人治疗的临床试验

    2.1.2 国家和国际监管机构应确保老年人纳入临床试验没有受到年龄、性别、种族或社会阶层等方面的歧视

    2.1.3 研究伦理委员会、赞助商、医学杂志编辑和监管机构应严格审查所有研究因为年龄、其他疾病、失能和现有的药物治疗而不合理的排除患者。所有这样的排除必须公正

  2.2 应鼓励多种疾病共存的患者参与试验

    2.2.1 国家和国际监管机构应要求药物或其他治疗的临床试验针对老年人群，包括多种疾病共存的患者，这在生命后期很常见

    2.2.2 国家和国际监管机构应要求药物试验或其他治疗试验以将来应用于生命后期包括服用常用药物的老年人为目标

3. 临床试验应尽可能对老年人有实用意义

  3.1 临床试验的设计应使老年患者易于参加

    3.1.1 老年人应得到临床试验信息以帮助他们决定是否参加试验。知情同意告知应适应老年人的特殊需求，考虑到他们的文化水平、认知缺陷，并且如果需要可让其家人和照护者参与

    3.1.2 老年人的临床试验需要特殊培训。研究者应在与试验人群的沟通、感受、活动或认知问题等方面受到培训

    3.1.3 研究人员应额外花费时间用于老年人参与和依从性方面的准备

    3.1.4 研究支持者应认识到老年人可能需要额外的经费开销。试验申办者应提供支持以加强老年人的接纳和坚持，特别是给予那些有行动和沟通问题的老年人，以及那些也有责任关心他人的老年人以支持

    3.1.5 国家和国际监管机构应该鼓励临床试验，旨在简化老年人的参与

4. 老年人参与临床研究应保证安全

  4.1 老年人临床研究应尽可能安全

续表

5.终点事件应与老年人相关

  5.1 关于大多数老年人临床试验所观察的终点事件评价应与老年人相关

    5.1.1 研究人员、试验支持者和监管机构应确保临床试验的终点事件评价适用于绝大多数老年人，包括生活质量评价

    5.1.2 临床试验支持者应该让老年人及其照护者参与临床实验设计，并参与生命终末期疾病的临床试验终点事件选择

6.老年人进入临床试验的价值应得到重视

  6.1 每位老年患者的自身价值均应得到重视

    6.1.1 研究人员应尊重每一位老年人作为个体的价值

    6.1.2 在不损害其他疗法和整体护理的前提下老年人应能够退出临床试验

关键点

- 老年人仍然因为无法获得知情同意、不必要的严格协议限制、并发症和伴随药物、担心依从性差和高消耗、评估问题，以及对不可接受的不良事件等原因而被排除在试验之外。许多这样的担忧是没有根据或很容易克服的。

- 研究衰老及衰老相关疾病设计的最佳选择取决于回答什么样的研究问题。定性研究，采用可获得数据的生态学研究，以及使用横断面研究、病例对照和队列设计的定量研究会帮助生成假说。这些假说可以在试验研究中得到检验，在理想的情况下使用随机对照试验设计。

- 好奇心、预期的个人健康获益和可能帮助别人是入选和保持参与研究最重要的动力。拒绝参与的主要原因是感到不便和觉得不合适。年长的参与者因为觉得会对他人提供帮助，以及想回报他们的医生而比年轻人更有动力参与研究，他们并不太关心经济补偿。

- 认知障碍的老年人可能更难以理解知情同意信息，因此应更重视与他们的沟通和他们的感受，并改善信息表的可读性、给予足够的时间完成知情同意。认知障碍患者可能需要其他备选同意程序。

- 一旦进入一个研究，保持良好的沟通、良好的交通条件和会谈时间不要过长是保持参与者不失访的重要途径。研究的终点事件必须是可接受的，措施应有效可靠且灵敏，并关注生活质量，特别是功能、认知和社会结果，以及发病率和死亡率。

（于 凯 吴宝刚 译）

完整的参考文献列表，请扫二维码。

主要参考文献

1. Watts G: Why the exclusion of older people from clinical research must stop. BMJ 344:e3445, 2012.
2. Bayer A, Fish M: The doctor's duty to the elderly patient in clinical trials. Drugs Aging 20:1087–1097, 2003.
3. Diener L, Hugonot-Diener L, et al: Guidance synthesis. Medical research for and with older people in Europe: proposed ethical guidance for good clinical practice: ethical considerations. J Nutr Health Aging 17:625–627, 2013.
4. Center for Drug Evaluation and Research: Guideline for the study of drugs likely to be used in the elderly. http://www.fda.gov/downloads/Drugs/GuidanceComplianceRegulatoryInformation/Guidances/ucm072048.pdf. Accessed October 8, 2014.
5. European Medicines Agency: ICH topic E7: studies in support of special populations: questions and answers. Available at <http://www.emea.europa.eu/pdfs/human/ich/60466109en.pdf>, (Accessed October 8, 2014).
6. Bayer A, Tadd W: Unjustified exclusion of elderly people from studies submitted to research ethics committee for approval: descriptive study. BMJ 321:992–993, 2000.
12. Townsley CA, Chan KK, Pond GR, et al: Understanding the attitudes of the elderly towards enrolment into cancer clinical trials. BMC Cancer 6:34, 2006.
13. Higgins I: Reflections on conducting qualitative research with elderly people. Qual Health Res 8:858–866, 1998.
31. Konrat C, Boutron I, Trinquart L, et al: Underrepresentation of elderly people in randomised controlled trials. The example of trials of 4 widely prescribed drugs. PLoS One 7:e33559, 2012.
32. Crome P, Lally F, Cherubini A, et al: Exclusion of older people from clinical trials: professional views from nine European countries participating in the PREDICT study. Drugs Aging 28:667–677, 2011.
33. Herrera AP, Snipes SA, King DW, et al: Disparate inclusion of older adults in clinical trials: priorities and opportunities for policy and practice change. Am J Public Health 100(Suppl 1):S105–S112, 2010.
62. Bloch F, Charasz N: Attitudes of older adults to their participation in clinical trials: a pilot study. Drugs Aging 31:373–377, 2014.
68. Tolmie EP, Mungall MM, Louden G, et al: Understanding why older people participate in clinical trials: the experience of the Scottish PROSPER participants. Age Ageing 33:374–378, 2004.
71. Provencher V, Mortenson WB, Tanguay-Garneau L, et al: Challenges and strategies pertaining to recruitment and retention of frail elderly in research studies: a systematic review. Arch Gerontol Geriatr 59:18–24, 2014.
73. Sugarman J, McCrory DC, Hubal RC: Getting meaningful informed consent from older adults: a structured literature review of empirical research. JAGS 46:517–524, 1998.
76. Wood F, Prout H, Bayer A, et al: Consent, including advanced consent, of older adults to research in care homes: a qualitative study of stakeholders' views. Trials 14:247, 2013.
77. NHS National Institute for Health Research: ENRICH (Enabling Research in Care Homes): a toolkit for care home research, London, 2011, Dementia and Neurodegenerative Diseases Research Network (DeNDRoN); NHS National Institute for Health Research.

第 **7** 章

老 年 科 学

Felipe Slerra

介 绍

从生物学角度出发，衰老是很难定义的一个相当复杂的术语。由于衰老是多种慢性疾病和健康失衡的主要危险因素，而这些慢性疾病和健康失衡又很难区分，因此衰老不仅仅是一种疾病。密歇根大学的 Richard Miller 将衰老定义为"从生理和认知健全的健康成人逐步发展成为更容易受伤、生病及死亡个体的过程"[1]，并且这似乎是一个很充分的假定。这一定义将衰老与相关的慢性疾病（通过老年医学专家划分的领域）进行分离，但它也为一个最近发展的新兴领域——老年科学提供平台，将衰老与慢性疾病这两个方面进行衔接（http://en.wikipedia.org/wiki/Geroscience）。

衰老的"治愈"——永葆年轻——一直是人类历史上的追求。此外，虽然衰老是不可避免的，但人类的年龄以不同的速率在变化这一事实也很容易接受，并不是所有 70 岁的人都是相似的健康状态。所以也很容易理解寿命和健康跨度可以很容易地通过生活方式的适当改变（包括饮食和运动）而得到延伸。不幸的是，对大多数人来说这种改变并不简单。事实上，尽管公共政策在某些领域（安全带、吸烟、将婴儿放在安全座椅上，代表了近期的成功案例）改变了大多数人的行为，但很难扭转在饮食和运动方面对身体有害的不健康习惯。例如，在多种实验动物中已经证实，显著地减少热量的摄入能延长老年人的寿命并且能够改善健康状况[2,3]。然而，很少有人能够坚持严格的饮食方案，并且饮食限制的整个领域更加适合于实验性调查，而非作为一个实际的方法应用于人类健康的改善。

随着世界上老龄人口越来越多，包括发达国家和发展中国家，老龄化问题在我们有待解决的问题中极具紧迫性。85 岁以上人口包括百岁老人比例的上升趋势最为显著，作为一个群体我们暂不具备处理的能力，对我们来说这是一个新的挑战。事实上，除了生物学，我们的卫生保健系统、经济和社会结构即将进入一个测试阶段来接受和解决老龄人口的显著性增加[4,5]。除了迫切地需要更多训练有素的老年医学专家和社会工作者之外，还需要了解生物学如何推动衰老的进程，这将作为一个更好的方式来减少老龄化带来的影响程度。

在最近的几十年里，衰老生物学的研究开始激增，从一个相对落后的领域集中到描述性研究，衰老过程中的记载发生了很多变化，首先是由遗传学、分子和细胞研究触发的强化机制阶段，以及当前没有忽视仍未完成的机制和探索工作，一些研究结果已经准备应用于人类。有趣的是，即使普通的观点认为衰老并非好事，应该逆转所有观察到的衰老的变化，但研究表明，这并非事实。这是因为一些与年龄相关的变化实际上代表了一个有机体积极的反应性，有机体在面对多重挑战时必须努力维持稳态。因此，虽然一些与年龄相关的现象似乎会增高相关疾病（例如，蛋白质平衡减弱导致神经退行性疾病[6,7]）的发病率风险，其他一些情况并未界定（表面变化如脱发），还有一些似乎有利于机体的健康。试图去改变他们可能会出现意外的严重后果[如改变睾丸中的一些激素[8,9]，或胰岛素样生长因子（insulin-like growth factor，IGF）][10]。其他变化是病理的结果，独立于衰老过程本身，但高度普遍的疾病和健康失衡情况下，很难区分。

进入衰老生物学研究的最主要契机包括热量控制、细胞衰老和自由基假说[11]。这些依然是活跃的研究领域，但其中一些已经进行重新研究。另一方面，一般认为，遗传工作是该领域现状的主要创新性研究，最初由美国国家衰老研究所（National Institute on Aging，NIA）长寿基因保证计划（Longevity Assuransce Genes Initiabive，LAG）所鼓励[11,12]。现在，在动物模型中可以修复几百个基因来延长寿命[13]。其中一些已经进入完善的通路，但剩下一些仍是孤立的，缺少研究和认识。有趣的是，在百岁老人研究中一些等位基因的变异与寿命的延长有关[14]。尽管认可这些基因具有长寿的部分遗传性质，但操纵单个基因可能导致寿命毫无预兆地增加最初受到质疑。然而，分子触发过程的发现将衰老生物学研究带入主流并使该领域得到复苏。这些事件之前已作阐述，这里不再重复[11,12]。这一章内容如下：①当前主要研究领域；②老年科学的探讨及在基础生物水平上研究衰老的重要性；③基于该领域现状，展望未来的前景和需求。

衰老生物学研究的主要核心

2013 年 10 月，在美国马里兰州贝塞斯达召开专家会议讨论老年科学的研究现状、基础衰老研究与慢性疾病之间的交叉联系[15]。此次会议就七大领域进行了讨论，这些领域与 López-Otín 等在最近一篇评论文章中确定的领域有明显的重叠[16]。衰老过程中这些代表明显的触发点将是讨论的重点。但应指出的是，无论是不是触发点，我们仍迫切需要可以用于研究的标志物。该领域一直未在假设条件下观察生物标志物，可能衰老标志物太难以捕捉。但新的技术，包括大量的组学技术，已经开启需要探索的新的可能性；在缺乏这些标志物时，该领域的进展仍然受阻。标志物除了可用来检测干预效果，有必要对针对干预措施的机制触发点进行定义，为可能的治疗方法打下基础，可能会延缓衰老，与此同时推迟主要影响老年人的发病和/或多种慢性疾病的严重程度及改善健康平衡。多数领域目前认为影响衰老的潜在因素包括炎症[17]、应激反应[18]、表观遗传学[19]、代谢[20]、大分子损伤[21]、蛋白质[22]和干细胞[23]。每个因素简要概括如下。

炎症

炎症是一个关键的早期反应，使机体抵御病原体入侵或组织损伤。炎症与多种老年慢性疾病相关[19,24]；然而，由于其保护作用，其受到抑制可能产生严重的不良反应，并且即使进入老年阶段保持这种反应性同样很重要。参与炎症反应的分子和细胞机制在年轻的机体中得到了很好的研究，一个合理的炎症反应是迅速和短暂的。老年人也经常对炎症的挑战进行强烈的应对；事实上，在某些方面这是一个恶化反应[25-27]；但是很多情况下，他们不能正确关闭响应，导致低水平炎症[28]，称为无菌性炎症。以多种细胞因子和急性期因素的血清水平的轻微缓慢增高为特征，其中一些因子，如白介素-6（interleukin-6，IL-6）、肿瘤坏死因子（tumor necrosis factor-α，TNF-α）和C-反应蛋白（C-reactive protein，CRP），可有效地用于临床以评估炎症状态[29-31]。这种与年龄相关的低水平慢性炎症可能是导致慢性疾病和健康失调的一个因素，因此目前临床上致力于抑制炎症反应。但是，如前所述，完全以抑制炎症反应（如抗炎药）为目的可能是不明智的，原因如下：①触发衰老的主要因素出现在炎症关闭阶段，②抑制反应可能会使老年人容易受到病菌和损伤的影响。在进行诊疗前需要说明无菌性炎症是否是一种非适应性反应。低水平炎症也可能具有适应性，但对于年龄或疾病引起的组织损伤或其他有害活动可能是合理的适应性反应，例如在微生物和/或肠漏中的变化。该领域有必要进行更集中的研究。

抗压能力

一般来说，压力主要指心理问题。除了心理压力的分子基础（如皮质醇），细胞在分子水平上也同样不断地暴露于压力之下，包括自由基、环境污染及UV辐射。至少慢性时[18,32]，这两种类型的压力似乎加速衰老的速率，最近的研究工作开始表明心理压力和分子反应间的相互关系，如端粒缩短[33-35]。针对多种压力，分子和细胞反应之间的异同并未进行详细的研究，虽尚未证实但

在亚细胞水平上不同类型压力引起的反应有可能存在共性。如果是这样，压力的来源已经无关紧要，在未来的研究中细胞反应机制可能成为新的焦点。相对于试图消除所有压力的来源，干预机体应对压力的能力可能更容易一些，毕竟消除来源是无法实现的。很明显，虽然过度或轻度慢性的压力是有害的[18,32]，但一些轻度压力（包括心理和生理）通过毒物兴奋效应机制似乎也有好处[36]。控制好处和害处之间的开关机制尚不清楚，可能与压力是慢性还是急性有关。原则上，这一控制水平的进一步认识，允许研究人员进行调整，某种方式的转折点可能增加益处减少害处。

表观遗传学

过去在衰老遗传学基础上所做的研究成果颇丰，在许多物种中发现单个基因和通路可以延长寿命，对于将衰老研究从描述性发展到机制阶段是至关重要的。此外，已经证实低等生物（蠕虫和果蝇）中的一些初步研究发现与人类（百岁老人）的极端长寿有关[14]。在表观基因组有了更具可塑性的新发现，可能更好地反应衰老附加的修饰作用，包括饮食和环境。低等生物中，已经将包括异染色质、转位因子和组蛋白修饰在内的表观基因组的显著性变化描述成一个年龄函数[37-40]。表观遗传学改变也与一些年龄相关的疾病（如癌症）有关，衰老是大多数慢性疾病的主要风险因素，包括癌症[19]，因为衰老产生的遗传学变化与疾病之间的交叉仍在探索。如前所述，另一个活跃的研究领域——"抗压能力"，表观遗传学决定了抗压能力的好处和害处，因为表观遗传标记可能对环境产生复杂的反应。因此，在某种程度上建立可以触发的表观遗传变化很重要。表观遗传变化及其下游效应的起源目前是热门的研究课题。

代谢

衰老与多种代谢变化息息相关，研究人员面临的一个挑战是确定那些衰老和疾病易感性的诱发因素并区分简单关联和代表性的适应性反应。代谢变化与年龄相关疾病有关，包括糖尿病、心血管癌症和神经退行性疾病。虽然最初认为糖尿病是一种代谢性疾病，但并非所有情况均相同。有趣的是，已经证明许多影响寿命的通路在代谢中发挥着重要作用。包括与衰老相关的第一基因组、胰岛素-IGF通路和哺乳动物雷帕霉素靶蛋白（mammalian target of rapamycin，mTOR）通路。另外，最初认为延长寿命最有特征性的方法——热量控制，是一种代谢干预。去乙酰化酶代表影响衰老的另一通路，已经证实可能是通过调节NAD$^+$（烟酰胺腺嘌呤二核苷酸，氧化形式）水平显著影响细胞代谢[41]。已经证明去乙酰化酶催化剂如白藜芦醇能够延长许多物种的寿命，至少在小鼠中，如果在长期高脂肪饮食导致的严重代谢压力下白藜芦醇仅延长寿命[42-44]。

线粒体在能量代谢中也代表着中央枢纽的作用，并且得到了衰老研究人员的高度重视。很长一段时间，他们的注意力集中在其作为活性氧（reactive oxygen species，ROS）和大分子损伤潜在来源的作用上[21,45]，并且与预期相反，降低线粒体电子传递链的活性会延长寿命，这可能是由于减少电子泄漏从而减少自由基的产生[46-48]。除了产生自由基，因线粒体在细胞内核心的产能作用而进行了广泛的研究。除了这些经典的代谢修饰，当前的注意力还包括其他因素，如微生物[49,50]及昼夜节律中的变化[51,52]，这些均具有强烈的代谢和促炎作用。

大分子损伤

半个多世纪以来，衰老的自由基理论在衰老生物学研究中扮演着重要角色[53]。起初的理论认为，线粒体中产生的自由基对大分子的损伤会导致衰老过程中细胞和组织功能的丧失。在过去几十年中，上述假设已经积累了大量的间接性证据。通过基因修饰增加或降低自由基清除作用的一组转基因小鼠用来全面检测了上述理论。大多数操作对大分子的损伤（增加或降低取决于是通过转基因技术增强了防御能力还是在基因敲除模型中有所降低）与预期变化一致，不过令人惊讶的是，平均或最长寿命并未受影响[45,54]。值得注意的是，线粒体过氧化氢酶（mitochondrial catalase，MCAT）小鼠模型中，线粒体（而非其他亚细胞）中过氧化氢酶的表达会使寿命增加并且降低心血管疾病的发病率[55]。尽管如此，自由基理论仍是可靠的研究，因为自由基损伤一直与多种年龄相关疾病相关联，如癌症和心血管疾病[56]。一些阴性结果表明，只有在应急条件下自由基才能在延长寿命中发挥作用，而不是动物实验管理小组（Institutional Animal Care and Use Committee，IACUC）批准的标准，如白藜芦醇。重要的是，暂且不论对延长寿命的影响，控制自由基似乎对健康跨度也有作用。

除了蛋白质损伤，通过线粒体的修饰或核 DNA 修复系统造成 DNA 损伤会导致一些学者称之为"加速衰老"的现象[57-59]。单独的研究表明，许多人类加速衰老症状，如 Hutchinson-Gilford 早老症、沃纳综合征和科凯恩综合征，疾病的成因已经确认是由于基因突变参与 DNA 修复或其他 DNA 活动，包括原子层的结构完整性[60,61]。如前所述（"抗压能力"），在这些模型中明显地加速衰老并且疾病可能不是 DNA 损伤的直接结果，但表现可能与细胞对这些损伤的反应有关，导致细胞衰老、干细胞衰竭或其他结果[62]。

最后，也可以认为端粒的完整性是大分子损伤的一部分，因为已经证实通过激活 DNA 修复反应[63,64]和细胞衰老缩短端粒会产生有害作用[65]。流行病学研究已经明确端粒缩短与生理性衰老有关[66,67]，更有趣的是，由于心理压力会加速端粒缩短[68-71]。无论是病原体还是生物标志物，这些发现是令人兴奋的，在未来几年内该领域的进一步研究似乎会揭示这些关系。

蛋白质平衡

尽管在过去已经十分重视衰老过程中的 DNA 损伤和修复，目前，由于蛋白质实际上实现了细胞的大部分功能而备受关注。正如其他的大分子损伤，很少研究损伤的来源，更多的是关注控制反应和保持蛋白质健康状态的机制。包括质量控制机制，统称为蛋白质平衡，其中主要包括伴侣分子、自噬、蛋白质退化及一些其他原因如内质网（endoplasmic reticulum，ER）和线粒体未折叠蛋白反应（mitochondrial unfolded protein response，UPR）[72-75]。除了涉及衰老速率，至少在秀丽隐杆线虫（Caenorhabditis elegans）中[76-78]，蛋白质平衡机制与许多年龄相关疾病有关，包括神经退行性疾病[阿尔茨海默病（Alzheimer's disease，AD）和帕金森病（Parkinson disease）]，和以细胞内或细胞外蛋白质总量的积累为特征的系统性疾病[79-81]。蛋白质平衡失调在衰老和相关疾病中具有双重作用。首先，在多种质量控制通路的活动中，伴侣分子可诱导性、自噬和蛋白酶体功能随着年龄的增长而下降[76-78,82]。另外，受损蛋白质负担的加重是毒物总量和其他物质积累的结果。从积极的一面来看，这意味着蛋白质聚集问题可以从两方面攻克——减少损伤或增加防御。过去的重点很大程度集中在减少或消除损伤（如前文的"大分子损伤"），但当前的尝试正在通过激活压制的蛋白质平衡通路转向提高防御。最近的研究表明，无论是在既定的细胞内亦或一段距离外，多种蛋白质质量控制机制可以相互作用相互补充[83,84]。防御的提高有可能通过干预重点通路（尚未确定）和细胞改善整个系统，具有重要的转化潜能。

干细胞与再生

干细胞作为与年龄相关的所有类型疾病的灵丹妙药已被广泛吹捧，尤其是媒体。然而，需要通过仔细评价干细胞在衰老和疾病中所发挥的作用来调整这些主张。在过去十年已经使用异时异种共生的方法看到了一系列明了的实验结果——在年轻和年老的小鼠个体间通过程序共享一个循环系统，称为"共生"，这一实验已经证明通常衰老的问题很少停留在干细胞本身，而是他们的生态位和循环活化因子[85]。因此，至少在肌肉[85]或者卵巢中[86]，干细胞仍存在于老年人中，但生态位无法激活这些干细胞。进一步分析表明[87-89]，循环因子存在于年轻小鼠的血清中，能够活化老年共生体的组织中的干细胞，反之亦然（老年血清中的因子抑制年轻动物体中的干细胞）[90]。更深入地了解不同组织中的干细胞及其生态位十分重要，在制定合理治疗方案之前可以设计干细胞及其生态位在各种年龄相关疾病中的作用（或无作用）。与向老年患者注射年轻干细胞相比（除非老年人生态位能够支持所注射的年轻细胞的功能，否则该方法并不能发挥作用），修复干细胞生态位更加容易。该领域内另一个值得兴奋的研究是诱导多能干细胞（induced pluripotent stem cell，iPSC）[91-93]，多能干细胞已经成为重要的研究工具，但其也具有潜在的治疗作用。这是一个迅速发展的研究领域，无论是普通干细胞及其衰老特征还是他们在各种年龄相关疾病中可能发挥的作用仍有待进一步了解。

在过去的几十年里，衰老生物学已经发生了翻天覆地的变化，在上述简单介绍部分仍有许多激动人心的研究并未提及。其中值得注意的是比较生物学角度的最新研究结果[94-96]或将使用全新的动物模型。同样并未讨论在经典进化生物学或人口统计学中的显著贡献，这些领域在进行衰老生物学研究背景下形成理论和概念。随着多组学技术的出现，如系统生物学等综合性方法受到关注，虽然迄今为止成果微乎其微。

老 年 科 学

流行病学研究表明，衰老可能是多数年龄相关慢性疾病的主要危险因素[97]，最近一些旨在延长寿命的研究显示，衰老使随着年龄增长而产生的疾病得到延迟和缓解[44,98,99]。应指出的是，衰老生物学研究的目的并不是延长寿命，而是为了在之后的几年里增加健康状况，称为健康跨度。寿命仅仅作为一个标尺更容易测量，尤其是在线虫、黑腹果蝇和酵母等基因易处理的低等生物中。衰老生物学与年龄相关慢性疾病之间的密切关联给老年科学带来了生机，老年科学是"以了解衰老和年龄相关疾病及身心障碍之间关系为目的的一个跨学科领域"[15,100]（详

见 http://en.wikipedia.org/wiki/Geroscience）（图 7-1）。

衰老生物学在年龄相关疾病中发挥的作用并非一个崭新的概念。生物医学研究的最终目标是改善人类生活质量，这已达成共识。在 20 世纪，生物医学最初的结果是成功地消除或限制了传染病的肆虐，同时改善卫生系统和公共健康，使人类寿命大幅度延长。不幸的是，取得这一成就也付出了相应的代价，因为目前已经了解老年人的慢性疾病和健康状况已成为提高人类生活质量这一目标的主要障碍。因此，老年科学的基本宗旨是由于衰老的可塑性（至少在多种动物模型中已经证实），同时衰老是多种疾病和影响人类健康的主要危险因素，因此，衰老基础生物学的解决在健康层面上得到的回报似乎更优于逐个解决疾病问题。

从概念上讲，与传染病或遗传性疾病不同，衰老的慢性疾病具有多种因素和复杂性。目前应用于生物医学领域的模式是对抗不同疾病的特异性危险因素（如心血管疾病的胆固醇、糖尿病的葡萄糖稳态、阿尔茨海默病的淀粉样蛋白沉积）。然而尽管这些疾病特异性因素很重要但并非必要的，显性症状仅在其他因素出现时才会出现，尤其是环境和衰老本身所提供的生态位[101]（图 7-2）。例如，除非触发原癌基因，否则一般癌症在 60 多岁或 70 多岁才会发病；在任何既定的细胞中对于必要突变的积累给出解释需要很长时间。但是大多数小鼠在 2 岁时患上癌症。人类与小鼠之间的突变和修复率相似[102-105]，共同点是中年之后衰老个体变的衰弱失去快速恢复的能力而面临癌症的侵袭。

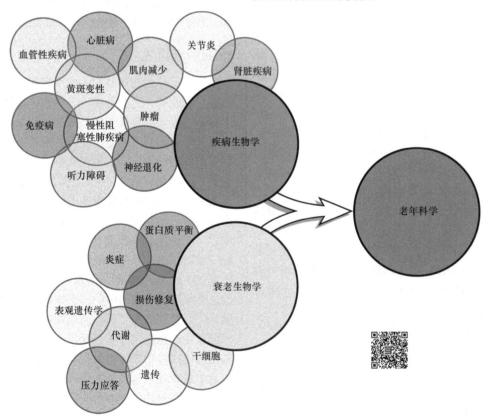

图 7-1 老年科学是介于年龄相关的慢性疾病和自身生物学衰老之间的学科。（彩图请扫二维码）

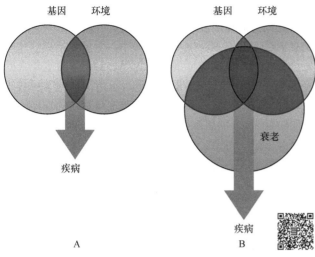

图 7-2 疾病的主要危险因素。疾病可以有多种病因，病因包括基因、环境、衰老和他们之间的相关作用。A.当个体年轻时，在定义上可认为，年龄因素不起作用，而疾病的危险主要来源于基因、环境，以及基因×环境（如图中红色交叉部分所示）；B.另一方面，随着年龄的增长，年龄作为危险因素变得越来越主要。在这种情况下，全部的危险因素（交叉部分至少两个部分）被放大了，这可以解释随年龄增长，发病率在增加。长寿老人也对这些变化敏感，但是表现出对这些疾病有着低风险。队列研究表明，其他人都去世了，而生存者是有弹力恢复的。（彩图请扫二维码）

老年科学出现得很及时，致力于解决逐个击破疾病所存在的不足。但这在老年人中很少见，因为并发症是常态并非例外。目前生物医学领域的研究主要集中在预防、治疗或处理临床、学术甚至资助机构[美国国家卫生研究院（National Institutes of Health，NIH）]水平上的单一疾病。这也产生进一步的不良影响；如临床试验通常会排除目标疾病以外的患者并且对年龄有上限要求，因此试验中有效地消除了来自人口的干预（并发症老年人）。由于衰老是大多数慢性健康失调的主要危险因素，由此推测导致的直接结果是并发症。因此得出一个概念，老年科学旨在将重点放在同时预防和治疗所有而非一种慢性疾病上。

虽然早已明确衰老是疾病和发病率的主要危险因素，但却无能为力。然而这一认知也是错误的。日历年龄——人类出生的年数是无法改变的，但并非每个人的年龄变化都是同一速率，同一人群中不同个体间的生理年龄会有很大差异。一般认为这些差异是由于遗传和环境导致的，因此一般情况下，注意运动、有一个平衡的适度饮食及避免过度压力的人即使在晚年也能有一个更好的生理结构（尽管一些"随机性"也发挥了作用）。这些现象提示衰老的过程并非一成不变，本质上具有可塑性。实验动物从酵母到小鼠，能够通过行为科学（控制饮食）[2,3]、遗传（超过 700 个基因能够延长寿命）[13]和药物的手段（如雷帕霉素、阿卡波糖、二甲双胍甚至在代谢应激反应下的白藜芦醇）[44,106-109]延缓衰老。在经过讨论的衰老基础生物学中的重大进展表明，该领域在

药理学层面上延长寿命会有进一步发现。大多数情况下，这些控制会产生显著的抗病能力并在生理学上有所改善，即干预措施能够增加健康跨度。

包括老年人在内的大多数人，并不认为延长寿命是一个值得追求的目标，除非伴有健康跨度的延伸，理想情况是降低发病率。如前所述，延长寿命也是衰老生物学研究和老年科学的目标。寿命仅是在研究中为了简便地测量二元替代品而使用的。健康的问题更加复杂，并不能等同于没有疾病。随着年龄增加而出现的疾病的易感性主要是生理脆弱性增加的结果。相反地，老年的衰弱削弱了我们承受压力的能力。用"顺应力"一词来指代对压力的反应恢复到稳态的能力。压力有很多种，除了较容易识别的心理和环境类外，还包括由于疾病直接或间接引起的压力，或者在某些情况下用来对抗这些疾病而采取的干预措施（如手术、麻醉、化疗）。在老年衰弱和顺应力中与年龄相关的变化使疾病特异性阈值降低导致明显的病理变化。这就解释了为什么长时间卧床对年轻人来说仅是妨碍而对老年人却会产生致命的级联反应。理论上年龄相关疾病的负担可以通过针对以任意或所有相互关联的方面（老年衰弱、顺应力或者产生明显病理变化的阈值）为目标而减轻。

全球正在经历银色海啸（婴儿潮一代），其中出生率的降低和寿命延长导致大多数社会进入老龄化，包括多数发展中国家。因此，值得关注的是，如果老年科学研究成功，作为一个群体大多数慢性疾病延迟，寿命延长，最终使老龄化程度加剧[110]。尽管老年科学必定会延长寿命，但两个谬论有待考虑：①虽然老年科学旨在一次性推迟所有慢性疾病，但所有领域的生物医学研究仍以通过治疗特定疾病而延长寿命作为目标；②目前来说，认为老年人是病态和衰弱的想法是错误的。如前所述，在小鼠和其他物种的多项研究已经表明解决衰老（并非仅解决一种疾病）产生的是健康的老年个体而非病态群体。事实上，一些研究已经表明我们目前的做法会产生可怕的后果。理论上来说，治疗癌症、心血管疾病或者二者一起治疗会使患病人群的数量轻微增加。可能是因为治疗一个严重疾病会导致寿命延长但同时伴有其他共病和健康失调，包括肌肉萎缩、骨质疏松和感觉丧失；虽无生命危险但会大大降低生活质量。如果仅治愈这些疾病中的一种，将继续生活在其他限制因素下直到下一个具有威胁的疾病（如阿尔茨海默病、糖尿病、癌症）夺走生命。事实上，慢性疾病并不能治愈只能控制。相反地，同样的推理表明，最低限度地延缓衰老会产生相反的效果，患病人群数量会降低[111-112]。因此在提出老年科学的背景下，"新型老年人"对医疗或养老系统不会造成不必要的负担。

综上所述，老年科学为既存的问题提供了一个新的平台。在衰老生物学和慢性疾病之间什么才是分子和细胞基础的交叉，健康失衡使前者成为后者的主要危险因素。通过对这一联系进行理解，我们能够同时而非目前各个击破的模式来解决并延迟所有与年龄相关的疾病和身心障碍。

对未来的展望

根据本章进行的讨论，很明显衰老生物学和老年医学很可能成为未来生物医学领域的焦点。虽然在20世纪颇具影响力的科学进展已经避免了多种传染病的发生，但多种慢性和复杂疾病的检测、预防和治疗，以及老年人的并发症的进一步研究仍具有挑战性。因此，正是20世纪在生物医学中获得的成果才能使人们生活到80岁甚至更久，但随之而来的是慢性疾病和身心障碍不可避免地增加。现在是时候去消除这种情况的发生。我们对衰老生物学的认识虽还不完善，但却成了一个强大的工具。社会和卫生保健系统已经达到极限，按照目前的发展趋势将会无力承担，因此进行进一步研究已经刻不容缓。

迫切需要发现转化途径使衰老生物学和老年科学应用到快速增长的老龄化人口中。但许多障碍仍待解决。讨论这些问题之前，对已取得的最新进展进行阐述（有些已经在其他章节进行了讨论）。

对衰老理论和原理的质疑

基于新的经验数据，一些最原始的衰老理论正在被质疑。从19世纪50年代开始，衰老的自由基理论一直是一个坚定的衰老生物学研究[53]。但多数研究表明[45,54]（除了如Schriner等所述[55]），自由基清除剂的遗传操纵和大分子的损伤至少在实验环境下对小鼠的寿命没有影响。衰老生物学研究另一个重要理论是饮食限制。在多种物种中表明饮食限制能够延长寿命并增加健康跨度[43,113]。但在小鼠[114,115]、酵母[116]和灵长类动物[117,118]中的研究表明饮食限制的有效性高度依赖于遗传背景，这给应用相关模式（或干预措施）改变非基因异质性人群的努力蒙上阴影。值得注意的是，这些说明纯粹是基于寿命的测量，但在自由基和饮食限制模式中，干预措施即使没有影响寿命，似乎也改变了健康跨度。因为健康跨度比寿命更具实用价值，如果在衰老研究的背景下忽略这些研究领域则是不负责任的。

对延长寿命、提高健康跨度的干预措施

在多种机体中已经表明一些干预措施可以延长寿命，提高健康跨度。过去十几年中，在小鼠和其他物种中为了延长寿命而进行的干预措施数量激增。尽管大多数研究是基于基因操纵，但这些研究均将方向转向了药物靶点。药物干预最为引人注意的当属雷帕霉素和白藜芦醇，两者可在不同机体中延长寿命和提高健康跨度。白藜芦醇仅增加代谢应激小鼠的寿命引起了争议[44]。多数人处于代谢压力下，必须基于以下两个观点解决这些担忧：①即使白藜芦醇并未延长小鼠的寿命，却改善了健康跨度；②白藜芦醇作为第一代药物和第二代乙酰化酶活化剂（second-generation sirtuin activator，STAC）改善了正常饮食小鼠的寿命。

二线研究是基于衰老的细胞学方面（而非分子）。过去十几年中，我们已经发现，各组织器官中衰老细胞的积累比预想的程度要大[119-121]。另外，Campisi等已经证明衰老细胞分泌多种生物活性分子，主要包括炎症和基质修复因子，可能破坏周边的组织，甚至导致老年人的慢性炎症[101,122,123]。更重要的是，运用简洁的基因技术可以清除衰老细胞进而显著性改善多种系统的功能，包括脂肪组织、骨骼肌和眼睛[124]。事实上与白藜芦醇一样，干预并未延长寿命。但后期衰老细胞的清除减弱了既存的与年龄相关的疾病的发展并改善生理功能（见下节）。

年龄相关病理学：可预防或可逆

至少在一些情况下，年龄相关病理学不仅可以预防，而且是可逆的。值得注意的是，在多种组织中衰老细胞的清除可以逆转临床上观察到的病理现象[124]。另外，最近应用异时异种共生作为模型证明年轻小鼠循环系统中存在的因子可以逆转衰老小鼠的衰老表型[85,87-90]。应用共生体与外科技术相结合，可以使两个不同个体间共享一套循环系统。已在异时中引入该技术，两个动物主要区别在于年龄。应用此系统，实验室研究提供了一个直接的证据，年轻小鼠血液循环中的因子能够激活衰老肌肉中的干细胞（后来确定为notch-delta通路的一个催化剂）[85,125]。最近一些其他研究已经能够识别GDF-11[转化生长因子（transforming growth factor，TGF）家族一员]，可以作为逆转老龄小鼠中年龄相关心肌肥厚的一个因子[87]。包括大脑在内的其他组织中，GDF-11能够逆转衰老基因表现型[88-90]。

许多其他的数据表明，衰老生物学有望在老年人的慢性疾病中取得突破性进展，包括实验阶段和临床阶段。但实现这一希望之前还需要有很多进展。在基础和临床前研究领域中（见下文）不能忽略进一步研究的需求，还有其他基础生物学之外的问题有待解决。首先，潜在的干预措施在对多种人类临床试验中的并发症的有效性进行检测之前，要在老年动物模型中进行安全性和药代动力学的测试。通过基础衰老生物学确定的干预措施可能对多种器官和系统具有广泛影响并且时间较长，因此有必要对这些问题进行广泛而深入地分析。这些工作可以在已经开展Ⅰ期或Ⅱ期临床试验的特定疾病或条件下（如二甲双胍、雷帕霉素、白藜芦醇）进行。为了确定在疾病和健康失调中的可能影响，这些研究的附加项提供一个获得初步信息的自主和有效的途径。以后的研究中，需要进一步开发和验证重新设定的措施。

根据目前临床试验模式代表一个相关的问题。当前临床试验模型通常不包括与研究目的无关的疾病及老年人。而排除的这些正是针对临床试验目的的伴有多种并发症的老年人[126]。在伴有多种并发症的老年动物和老年人中需要开发新的模式来研究潜在干预措施的有效性。在各种疾病（自然发展的疾病）的老年动物模型中测试干预措施，而不是通过人为的基因操控。在临床上，需

要一个明确的观念转变来允许在目前洁净的环境下（更快、更便宜、数据分析更清晰）进行测试，我们的任务是尽力将成果应用于现实，即干预措施需要在临床上发挥有效性而不是在严格控制的条件下简单有效（参考 http://www.policymed.com/2014/02/fda-policies-and-procedures-for-proposed-trial-design-aimed-at-multiple-chronic-conditions.html#sthash.XqinSUIF.dpuf）。除了测试对临床上公认疾病和健康失调的有效性，正在研究的干预措施可能加快临床干扰的康复，如化疗或麻醉。例如饮食限制研究使 Raffaghello 和 Lee 等开始提议在化疗前禁食一小段时间可能会减少治疗产生的副作用[127,128]。在酵母到小鼠中得到有力的数据后[129]，已在 II 期临床试验中验证这些假说。

目前良好前景下，虽然将一些重点从研究成果转向临床实践很重要，但科学家们都知道，医学上的许多关键进展来自于基础研究，这些基础研究本身并不代表着可以转移。上述一些研究结果并不能应用于人体，但临床试验已在进行或即将开始。因此，如果转移、临床前和临床模式需要进一步加强，这就不能忽视衰老生物学的基础研究。药物从"起初的药物靶点"发展到美国食品药品监督管理局（Food and Drug Administration，FDA）批准上市是一个艰苦的过程。科学家们一直致力于加强生物医学转移方向的研究。但重要的是要意识到，最初的发现来自于基础研究。如果方向转移是在消耗基础研究，很快就会资源耗竭；基础生物医学研究中心的开放性和自由变换性是至关重要的。在衰老的特定领域，更多基础研究有待在分子通路[已知的如生长激素-胰岛素-IGF-1-FOXO、mTOR、去乙酰化酶和5-腺苷酸活化蛋白激酶（5-adenosine monophosphate-activated protein kinase，AMPK）及尚未发现的新通路]，及基于细胞（干细胞和衰老细胞，两者均有独特的前景）的干预措施上进行。

基于老年科学的干预措施的潜在影响十分广泛，可与生物医学和人类健康相提并论，在评估医疗保健和养老保险制度及劳动力的分配和社会其他方面具有重要意义。这里不再赘述，但同样很重要。

关键点

- 衰老是大多数导致老年人慢性疾病及健康失调的主要危险因素。
- 许多动物模型中生物学衰老的速率可以通过各种行为、基因和药物手段来操控（延伸）。
- 当衰老的速率减慢，通常伴有多数自然发生疾病和健康失调严重程度的延迟和缓解，以及改善实验室所诱导的疾病的抵抗力。
- 在分子和细胞水平上，已经确定一些因素能够控制衰老。
- 新发现的快速进展使新的通路和药物在不久的将来更加明确，从而临床上的相关进展可能作为衰老生物学的研究结果。
- 老年科学——一个新的领域，它试图缩小认知差距，并提高我们在分子和细胞基础上的对衰老的认知程度，衰老是导致疾病和身心障碍的主要危险因素。

（姜洪芳 李 岩 译）

完整的参考文献列表，请扫二维码。

主要参考文献

15. Kennedy BK, Berger SL, Brunet A, et al: Geroscience: linking aging to chronic disease. Cell 159:709–713, 2014.
16. López-Otín C, Blasco MA, Partridge L, et al: The hallmarks of aging. Cell 153:1194–1217, 2013.
33. Epel ES, Blackburn EH, Lin J, et al: Accelerated telomere shortening in response to life stress. Proc Natl Acad Sci U S A 101:17312–17315, 2004.
43. De Cabo R, Carmona-Gutierrez D, Bernier M, et al: The search for antiaging interventions: from elixirs to fasting regimens. Cell 157:1515–1526, 2014.
50. Heintz C, Mair W: You are what you host: microbiome modulation of the aging process. Cell 156:408–411, 2014.
77. Dillin A, Cohen E: Ageing and protein aggregation-mediated disorders: from invertebrates to mammals. Philos Trans R Soc Lond B Biol Sci 366:94–98, 2011.
82. Koga H, Kaushik S, Cuervo AM: Protein homeostasis and aging: the importance of exquisite quality control. Ageing Res Rev 10:205–215, 2011.
87. Loffredo FS, Steinhauser ML, Jay SM, et al: Growth differentiation factor 11 is a circulating factor that reverses age-related cardiac hypertrophy. Cell 153:828–839, 2013.
89. Villeda SA, Plambeck KE, Middeldorp J, et al: Young blood reverses age-related impairments in cognitive function and synaptic plasticity in mice. Nat Med 20:659–663, 2014.
95. Miller RA, Williams JB, Kiklevich JV, et al: Comparative cellular biogerontology: primer and prospectus. Ageing Res Rev 10:181–190, 2011.
100. Sierra F, Kohanski RA: Geroscience offers a new model for investigating the links between aging biology and susceptibility to aging-related chronic conditions. Public Policy Aging Rep 23:7–9, 2013.
108. Harrison DE, Strong R, Sharp ZD, et al: Rapamycin fed late in life extends lifespan in genetically heterogeneous mice. Nature 460:392–395, 2009.
112. Goldman DP, Cutler D, Rowe JW, et al: Substantial health and economic returns from delayed aging may warrant a new focus for medical research. Health Aff (Millwood) 32:1698–1705, 2013.
114. Liao CY, Rikke BA, Johnson TE, et al: Genetic variation in the murine lifespan response to dietary restriction: from life extension to life shortening. Aging Cell 9:92–95, 2010.
117. Colman RJ, Anderson RM, Johnson SC, et al: Caloric restriction delays disease onset and mortality in rhesus monkeys. Science 325:201–204, 2009.
118. Mattison JA, Roth GS, Beasley TM, et al: Impact of caloric restriction on health and survival in rhesus monkeys from the NIA study. Nature 489:318–321, 2012.
124. Baker DJ, Wijshake T, Tchkonia T, et al: Clearance of p16Ink4a-positive senescent cells delays ageing-associated disorders. Nature 479:232–236, 2011.
128. Lee C, Longo VD: Fasting vs dietary restriction in cellular protection and cancer treatment: from model organisms to patients. Oncogene 30:3305–3316, 2011.
130. Kirkland JL: Translating advances from the basic biology of aging into clinical application. Exp Gerontol 48:1–5, 2013.

第 8 章

衰老的遗传机制

Chao-Qiang Lai，Laurence D. Parnell，José M. Ordovás

介　绍

我们的社会正在经历前所未有的人口变化，这些变化就是医疗保健和生活条件的改善与出生率的降低，共同造成了人口老龄化和严峻的人口再分配[1]。在过去的 50 年里，60 岁以上的人与 15 岁以下的儿童的比例增长了将近一半，从 1952 年的 24% 增长到 2000 年的 33%。到了 2050 年，世界范围内有 100 个 0 到 14 岁的儿童中就会有 101 个 60 岁以上的人[2]；其中许多 60 岁以上的人伴有慢性疾病或者失能[3]。因此，要更好地了解衰老的机制，以及影响人口老龄化速度的遗传和环境因素，就必须应对这些人口改变带来的影响[4]。衰老可以认为是一种逐步、广泛的功能性损害，会导致人类适应环境改变的能力降低，增加死亡疾病风险[5]。一般会认为，对各种细胞系统的累积损伤是衰老的根本原因[5]。迄今为止，很大一部分衰老研究集中在影响成年人预期寿命和健康衰老的个人年龄相关性疾病，包括心血管疾病（心脏病、高血压）、脑血管疾病（脑卒中）、癌症、慢性呼吸系统疾病、糖尿病、精神病、口腔疾病、骨关节炎，和其他的骨关节疾病。环境因素，像饮食习惯、体能锻炼、吸烟和阳光照射都对这些疾病有直接的影响，而重要的遗传因素则另有贡献。虽然单个遗传因素在核基因组和线粒体基因组中可能是 DNA 序列的微小差异，例如单核苷酸多态性以及小插入或缺失，但对衰老过程的总体遗传贡献则是多基因和复杂的。

衰老的复杂性体现在虽然已经提出许多模型用来解释机体为什么及如何衰老，但它们只在有限的程度上解答了这个问题。被广泛接受的模型包括：①线粒体功能下降的氧化应激理论[6]；②胰岛素/胰岛素样生长因子-1 信号（insulin/IGF-1 signaling，IIS）通路假说所提示的寿命延长与 IIS 信号的减低相关[7]；③细胞突变/修复机制，主要是细胞对 DNA、蛋白质、细胞器等细胞成分的损伤反应能力[8]；④免疫系统在衰老过程中起核心作用[9]；⑤细胞衰老的端粒假说，包括端粒 DNA 的丢失和最终的染色体不稳定性[10]；⑥与常见慢性退行性疾病风险相关的遗传突变[11,12]。在本章中我们将会详细说明这 6 个假设的遗传部分，以及更全面的老龄化研究方法的必要性。

线粒体遗传学、氧化应激与衰老

线粒体在衰老中的核心作用最初由 Harman 概述[13]，他认为衰老和相关的慢性退行性疾病都可能是由于活性氧（reactive oxygen species，ROS）对细胞成分的有害影响。作为活性氧合成的主要部位，线粒体本身就是氧化性损伤的主要靶点。此外，这也是动物细胞中唯一有其自身的基因组[线粒体 DNA（mtDNA）]的细胞器，它大多是不受保护的，紧密的定位在呼吸链上，并受到 ROS 不可逆转的损伤。具体地说，mtDNA 体细胞突变会随着年龄的增长而发生，通常定位于编码电子传递链（electron transport chain，ETC）的 13 个蛋白质亚基中，或是对线粒体蛋白质合成至关重要的 24 种 RNA 成分中。毫不奇怪，这些 mtDNA 的损伤与 ETC 复合体活动中有害的功能改变有关。这些突变，无论是单个点的突变或丢失，在很多研究中都被证实和衰老、大多数慢性退行性疾病相关[15]。一份研究 mtDNA 完整性的早期报告发现，相比年轻的动物，衰老大鼠体内 mtDNA 的损伤更为严重[16]。随后又有其他报道，包括多种人体组织中发现呼吸链容量的减少与年龄相关[17]。假说提出，mtDNA 获得性突变会随时间增加，并在有丝分裂组织中分离，最终引起呼吸链功能的下降，导致年龄相关的退行性疾病和衰老[17]。此外，单倍型 mtDNA 与人类寿命有关[18,19]。总之，关于衰老的线粒体基因组-ROS 生成理论是合理的也是吸引人的[20]。

缺失是报道最多的积累在衰老组织中的 mtDNA 突变，并有证据证明其在衰老中的作用[21]。为了巩固 mtDNA 损伤在衰老中的重要性，Trifunovic 等[22]开发了一个小鼠模型用来表明哺乳动物中 mtDNA 突变和衰老表型之间的因果关系。此 mtDNA 突变小鼠模型设计成 mtDNA 聚合酶（Polg）的校对功能缺陷，导致 mtDNA 突变在线粒体生物发生过程中呈进行性随机积累。随着这些小鼠的 mtDNA 校对功能被有效地限制，点突变水平的一种表型增加了 3～5 倍[22]。然而，异常率较高的突变发生在早期胚胎阶段，在以后的生命阶段，mtDNA 突变会以一个较低的、接近正常的速度继续积累[23]。虽然这些小鼠在出生时和青春期早期显示完全正常的表型，但随后会显示出早衰的许多特征，如体重减轻、皮下脂肪减少、脱发、后凸、骨质疏松、贫血、生育能力降低、心脏病、肌肉衰减症、进行性听力下降和自发活动的减少[22]。这些结果证实，mtDNA 点突变如果表达水平足够高就会导致衰老表型，但是不能证明在正常年龄低水平的表达足以引起衰老表型。因此，注意力转向 mtDNA 突变的分布，而不是整体的突变量，作为关键因素干扰呼吸链的效率从而驱动我们所要观察的衰老表型的出现。为了证明这一假设，Müller-Höcker 检测了不同年龄个体的心脏，并报道说心肌细胞子集中的局部呼吸链缺陷是与年龄相关的[24]。随后，许多其他细胞类型的证据也证实了这一点[25-27]。总之，缘于获得性 mtDNA 突变分布不均而产生的细胞内嵌合体，可在总体 mtDNA 突变水平较低的情况下导致呼吸链缺陷和组织功能障碍。

线粒体衰老假说在概念上是简单明了的，但在现实中却要复杂得多[28]，因为一个致病 mtDNA 突变的最低阈值必须存在于细胞中才能引起呼吸链缺陷，而这个阈值在不同的实验模型中可能有所不同[29]。每个细胞有 100～10 000 个 mtDNA 拷贝，在一个细胞、组织或器官内变异和正常的 mtDNA 会共存，这种情况称为异质性。不同类型的异质性 mtDNA 突变有不同的诱发呼吸链功能障碍的阈值[17]。此外，携带异质 mtDNA 突变的受试者，往往在不同的器官中显示不同水平的突变 mtDNA，甚至在单个器官的不同细胞中显示不同水平的突变 mtDNA[17]。此外，线粒体的细胞内分布可能在 mtDNA 突变所影响的表现中起作用[30]。

尽管我们对线粒体在衰老中作用的认识取得了显著进展，但是随着对 mtDNA 突变和 ROS 生成的联系的进一步研究，现今理论很有可能被修改[31]。此外，由于线粒体在对热量限制的反应中所起的作用日益重要，现有数据相互矛盾、不易协调[32]。因此需要继续努力研究来描述线粒体在影响衰老机制中的作用，但应注意以下几个界限：①人类和模式生物在遗传、细胞和器官层面的复杂性差异；②每个物种的特定寿命，尤其是医学已允许把生存作为除死亡之外的"正常"年龄；③实验室常用到同系交配的遗传学，这与人类的远系繁殖相矛盾；④动物（高度标准化的）和人类（因人类学和文化的原因而截然不同的）所处的环境条件[33]。

染色体基因突变与衰老

与人类长寿和健康老龄化相关的遗传因素在很大程度上仍然未知。从双胞胎登记和群体大样本得到的长寿遗传性评估中，可以看到遗传对人的寿命的影响是有意义的，但是作用程度较弱，达 15%～30%[34]。然而，遗传对个体寿命的影响可能更大[35]。此外，据报道，遗传因素对衰老的其他重要方面的影响要大得多，如健康身体衰老（健康）、躯体功能、认知功能和骨衰老[34]。无论长寿还是健康的衰老表型都与染色体 4 的同一区域相

关[36,37]，这表明虽然长寿本身和健康的衰老有不同的表型，他们可能都有一些共同的遗传途径。

在各种生物途径中，许多潜在的候选基因与模式生物的长寿相关。这些基因大多具有人类同源基因，因此具有潜力用来了解人类的长寿原因[38]。

第一，最著名的衰老假说提出胰岛素/胰岛素样生长因子-1 信号通路（IIS）信号转导减弱所造成的突变能延长寿命。从线虫到人类，这个通路在进化上是保守的[39]。因此，这条通路的基因是影响人类长寿和健康衰老的候选基因。一些研究报告了 *IGF1R* 和 *PI3KCB* 的基因变异和胰岛素-胰岛素样生长因子-1（IGF-1）活性降低与长寿之间的关联[40,41]。与对照组相比，身材矮小的百岁老人中 *IGF1R* 的非同义突变过表达，这一发现支持 IIS 通路在延长人类寿命方面的作用，因此能够扩展在模式生物上的观察。

第二，大分子修复机制调节衰老的进程[6]。对 DNA、蛋白质和细胞器等细胞成分进行损伤修复的系统功能缺陷会缩短寿命。这些修复机制在不同物种之间进化上是保守的[43]。许多研究都支持缺陷修复对缩短寿命的有害影响。例如，人体早衰患者出现 RecQ 解旋酶的突变，这是一种负责 DNA 链断裂修复的关键酶[44]。这个基因的突变已经显示出与心血管疾病有关[45]。然而很少有研究表明这种修复功能的增强能够延长寿命[46]。此外，衰老过程中蛋白质/废物累积的改变会加重细胞损伤[10]。因此，对细胞废物的清除，也被称为自噬，这种功能障碍会加速衰老。下调 *Atg7* 和 *Atg12* 等自噬基因的表达，缩短了野生型和 *daf-2* 突变型秀丽隐杆线虫（*Caenorhabditis elegans*）的寿命[47]。

第三，免疫系统在衰老的过程中发挥了重要作用[9]。尽管炎症是免疫系统的重要防线，慢性炎症往往导致早衰和死亡[48]。炎症的一个关键因素是细胞因子白细胞介素-6（interleukin 6，IL-6）。*IL-6* 过表达与许多年龄相关的疾病有关，如类风湿性关节炎、骨质疏松症、阿尔茨海默病、心血管疾病，以及 2 型糖尿病[49,50]。人类研究也表明，*IL-6* 的基因变异与寿命有关[51,52]。

第四，心血管疾病是工业化国家发病率和死亡率的主要原因，因而也是健康衰老和长寿的主要障碍。人们对在编码脂质代谢上起作用的蛋白质的基因给予了很大的关注。血脂水平高度依赖于年龄、性别、营养状态和其他行为因素。因此，至少在横断面研究中，很难确定某一特定的脂蛋白表型在多大程度上与衰老有因果关系。解决这个问题的方法之一是进行长期的前瞻性研究或进行以家族为基础的研究[11]。设计良好的病例基因对照研究也是有利的，因为识别和长寿相关的特定变异可能会为研究导致异常长寿的生物途径提供一些线索。为此，在老年人群中已经检测了大量编码载脂蛋白（*APOE*、*APOB*、*APOC1*、*APOC2*、*APOC3*、*APOA1*、*APOA5*）、转运蛋白[微粒转运蛋白（MTP）、胆固醇脂转运蛋

（CETP）]、HDL 颗粒相关蛋白（PON1）、脂类代谢相关转录因子[过氧化物酶激活受体 γ（PPARG）]。与脂蛋白代谢和心血管疾病危险的许多其他方面类似，与长寿相关最值得探索的基因位点是载脂蛋白 E 基因（APOE）。自从最开始的 Davignon 等进行研究以来[53]，世界各地的研究都观察到中年组与老年组（八旬、九旬、百岁老人）相比，APOE4 等位基因出现频率较高，因此得出结论 APOE 4 等位基因的出现与寿命的缩短相关[54]。

综上所述，迄今积累的数据表明，多种基因参与了衰老及年龄相关疾病的多种机制，并在一定程度上和长寿有关。虽然迄今为止不确定，但有大量的线索能够证明长寿相关基因与年龄相关疾病是有交叉的，这些基因除了对健康衰老的影响外，还可能与长寿相关。

遗传学是一个有价值的工具，它能够扩展我们对于衰老的分子机制的理解。然而，目前发表的大多数研究都受到设计的限制（例如横断面研究、小样本规模、候选基因 SNP 覆盖范围有限、种族间的差异），因此结果会不一致[55]。最近，全基因组关联研究（genomewide association study，GWAS）提供了一个更全面及无针对性的方法来检测常见的复杂情况下的温和表型效应基因[56]。一些关注于衰老相关表型的重大发现均来自 GWAS[34,57,58]。然而，为了充分受益于遗传学的贡献，需要进行大量前瞻性研究，并充分利用广泛的基因分型和分析能力来收集足够多的表型数据。更重要的是，目前急需为衰老提供可靠的中间表型，用于基因研究和治疗干预[57]。

端粒与衰老

端粒是一段重复的 DNA 序列，包裹在特定的蛋白质复合物中，位于线性染色体的末端。端粒可区分自然的染色体末端与 DNA 双链结构断裂，因此能够促进基因组的稳定[59]。虽然传统观点认为，它是沉默的结构基因组区域，但最近的数据显示，端粒被转录为 RNA 分子，该 RNA 分子仍然与端粒染色质相关，这表明了 RNA 介导的端粒结构形成机制[60]。

端粒的长度被看作是生物年龄的一个潜在的可靠标记，端粒越短，衰老越快。因此，端粒适合于解释 Hayflick 限制的机制[61]，因为随着细胞分裂，端粒逐渐缩短。当端粒的长度达到临界时，细胞开始衰老，随后凋亡。端粒的初始长度主要由遗传因素决定[62,63]。虽然在每一个细胞分裂中，端粒缩短可能是正常的生物学现象，但是，暴露于有害环境因素中可能会影响端粒缩短速率，加速端粒缩短[64]。为了控制端粒缩短，端粒酶作为一种细胞逆转录酶，通过添加 TTAGGG 重复序列至端粒末端的这种方式，在人类干细胞、生殖细胞、癌细胞中帮助保持端粒的末端长度。此外，最近的研究显示，端粒长度调节的染色体特异性机制决定了端粒的长度，而端粒的长度是终生遗传和维持的[65]。端粒酶可能也参与了几条重要的细胞信号通路，而没有明显参与端粒维持的既

定功能[66]。然而，大部分正常的人类细胞不表达端粒酶，因此细胞每分裂一次，端粒序列就会丢失一些。当细胞亚群中的端粒变短（不受保护时），细胞会进入不可逆的生长停止状态，称作复制性衰老[67]。端粒在细胞更替和衰老中的关键作用是突出的，其中一个端粒酶基因的一次突变导致患者伴有 50%正常端粒水平变化。这些患者的短端粒与多种疾病相关，包括先天性角化不良症、再生障碍性贫血、肺纤维化和癌症[68]。除了这些罕见的遗传病表现外，据报道，一般人群中有几种常见慢性疾病与端粒较短有关，如心血管疾病[69,70]、高血压[71]、糖尿病[72]和痴呆[73]。对于癌症来说，功能异常的端粒激活癌蛋白 p53（TP53）可启动细胞衰老及凋亡从而抑制肿瘤发生。然而，缺乏 p53 的情况下，在人肿瘤细胞中，端粒功能异常是造成染色体不稳定的重要机制[75]。在大多数人肿瘤细胞中都有端粒酶的表达，因此它可能成为一个很有吸引力的治疗靶点。目前正在临床试验中的新的抗端粒酶疗法，对于某些人类癌症的治疗可能是有效的[76]。

基于目前的证据，端粒缩短往往伴随着人类衰老，而早衰综合征往往与短端粒相关。这两项观察研究是端粒长度直接影响寿命的假说的核心。如果是这样的话，端粒长度稳态的遗传机制应该会对人类寿命的变化做出重大贡献。在许多衰老相关疾病中，弄清楚端粒缩短的原因和结果不是一件容易的事情。除此之外，某一疾病中生物标志值是依赖于出生时较短的端粒长度还是仅仅反映生长过程中端粒加速损耗，或者两者都有也是不清楚的。虽然端粒损耗的重要性得到了端粒缩短与氧化应激、炎症相关的横断面证据的支持，但需要纵向研究才能准确评估端粒损耗及其与加速衰老的假定关系[77]。

表观遗传学与衰老

人们普遍认识到，胚胎环境可能会强烈的影响心血管疾病与糖尿病这两种年龄相关疾病的发病风险，如人类流行病学调查数据和动物模型试验所支持的那样。目前已经广泛证明，生命早期暴露带来的这些长期后续影响的机制与“细胞记忆”（即表观遗传系统）的机制相同。越来越多的证据表明，环境引起的表观遗传过程中的微小变异（如 DNA 甲基化和组蛋白修饰）可以决定衰老的不同方面，以及年龄相关疾病的病因和发病机制[78]。此外，表观遗传的改变，如广泛低甲基化和 CpG 岛样超甲基化，在衰老过程中逐渐积累，并有助于细胞转化，这是癌症的一个特征[79]。基因的表观遗传标记控制着基因组的表达，并在许多次细胞分裂后维持着细胞记忆。研究表观基因组对于更好地理解基因组的健康和衰老的遗传机制是非常重要的。此外，表观遗传标记能够被环境调节，提示由环境诱导的表观基因组的改变能够减慢或加速非健康衰老的进程[80]。

衰老机制的综合研究

热量限制（caloric restriction，CR）与饮食限制

（dietary restriction，DR）被认为是延长许多生物体寿命的普遍机制[81,82]。虽然没有统一的解释，但要考虑多种机制和网络。第一，CR 能够通过能量代谢延长寿命。虽然酵母在 CR 下表现出呼吸加强和发酵减少[83]，但哺乳动物的 CR 将能量消耗转移到代谢掉脂肪和糖原上，而不是葡萄糖。一种可能将寿命延长与热量限制联系到一起的分子机制涉及 PPARG 途径[84]，可能是通过脂质代谢途径。Picard 等已经证明哺乳动物 SIR2 的直系同源 Sirt1，通过抑制 PPARG 的作用促进白色脂肪细胞的脂肪动员[84]。第二，CR 能够通过减少 ROS 介导的损伤延长寿命。通过 CR，SIRT1 还能够激活过氧化物酶增殖激活受体 γ 共激活剂-1α（PPARGC1A），从而调节一系列核受体，控制线粒体功能、氧化磷酸化和细胞能量代谢[85]。上调 PPARGC1A 水平可减少 ROS 的产生，使 mtRNA 破坏减少[86]。PPARGC1A 的变异与人类 2 型糖尿病、心血管疾病、DNA 损伤、高血压相关[87,88]。第三，动物的 CR 通过 Foxo1 和 SIRT1 抑制 NF-κB 信号转导而抵抗应激和炎症[89]。CR 延长寿命最可能的机制是激素假说，这是有机体对低强度应激源的一种积极反应[90]。CR 是一种进化上保守的应激反应，它使用很久以前进化而来的应激反应生存途径来增加在不同环境中生存的可能性[82]。因此，必须认识到衰老相关机制的复杂性，以及在理解衰老过程中整合多种途径和细胞机制的必要性。衰老的网络理论已经被提出，以克服个体模型的简化性质，并允许个体贡献机制之间的相互作用[91]。概念示例的一个证明是考虑导致衰老的两种机制之间的相互作用：DNA 损伤反应和端粒维持。考虑这种相互作用的关键框架是综合模型，它预测端粒维持是 DNA 损伤反应机制的组成部分。这种综合模型预测了 DNA 损伤反应异常和端粒维持功能失调的双重表型，这两种机制之一就是衰老的原因之一。根据这一预测，87%～90%的小鼠模型和人类早衰的例子显示了这种双重表型。因此，综合模型和衰老网络理论是一致的。其他人提供的证据表明了端粒中 DNA 损伤与细胞衰老时线粒体之间的联系[92]。因此，线粒体功能的改善能够减少端粒损伤，减缓端粒变短。而端粒依赖的生长停滞则与线粒体功能障碍增加有关。此外，端粒酶这种能够再次延长端粒的酶复合物，也显示了端粒抵御氧化应激的非依赖功能。这些数据表明，在线粒体基因与端粒基因之间存在一个自我放大的循环：细胞衰老过程中的 DNA 损伤会导致衰老和年龄相关的疾病。

关键点

- ROS 产生、mtDNA 突变和衰老之间的重要联系虽然很强，但仍需要进一步的研究。
- 线粒体在热量限制反应中的作用正在被揭示。
- 许多核编码基因及其基因变异影响衰老和长寿的几种机制中的任何一种。

- 全基因组关联研究有望识别与衰老相关的基因变异，但迫切需要中间的衰老生物标志物。
- 端粒缩短伴随着人类的衰老，早衰综合征与端粒缩短有关，但仍需破译端粒长度在衰老过程中的因果作用。
- 环境影响表观遗传过程，并能够影响衰老和年龄相关疾病的进展。
- 衰老的网络理论将 mtDNA 损伤、端粒维持与衰老和年龄相关疾病的遗传方面联系到一起。

致 谢

由美国国家卫生研究院、国家老龄问题研究所（资助号 5R03AG023914），NIH/NHLBI（资助号 HL54776），NIH/NIDDK（DK075030）和美国农业研究服务部（合同号 53-K06-5-10 和 58-1950-9-001）支持。

（魏秀芳 译，齐国先 校）

完整的参考文献列表，请扫二维码。

主要参考文献

8. Promislow DE: DNA repair and the evolution of longevity: a critical analysis. J Theor Biol 170:291–300, 1994.
9. Finch CE, Crimmins EM: Inflammatory exposure and historical changes in human life-spans. Science 305:1736–1739, 2004.
10. Collado M, Blasco MA, Serrano M: Cellular senescence in cancer and aging. Cell 130:223–233, 2007.
11. Martin GM, Bergman A, Barzilai N: Genetic determinants of human health span and life span: progress and new opportunities. PLoS Genet 3:e125, 2007.
17. Trifunovic A, Larsson NG: Mitochondrial dysfunction as a cause of ageing. J Intern Med 263:167–178, 2008.
28. Fukui H, Moraes CT: The mitochondrial impairment, oxidative stress and neurodegeneration connection: reality or just an attractive hypothesis? Trends Neurosci 31:251–256, 2008.
29. Dufour E, Terzioglu M, Sterky FH, et al: Age-associated mosaic respiratory chain deficiency causes trans-neuronal degeneration. Hum Mol Genet 17:1418–1426, 2008.
31. Meissner C: Mutations of mitochondrial DNA—cause or consequence of the ageing process? Z Gerontol Geriatr 40:325–333, 2007.
32. Masoro EJ: Overview of caloric restriction and ageing. Mech Ageing Dev 126:913–922, 2005.
35. Hjelmborg JvB, Iachine I, Skytthe A, et al: Genetic influence on human lifespan and longevity. Hum Genet 119:312–321, 2006.
38. Browner WS, Kahn AJ, Ziv E, et al: The genetics of human longevity. Am J Med 117:851–860, 2004.
41. van Heemst D, Beekman M, Mooijaart SP, et al: Reduced insulin/IGF-1 signalling and human longevity. Aging Cell 4:79–85, 2005.
50. Naugler WE, Karin M: The wolf in sheep's clothing: the role of interleukin-6 in immunity, inflammation and cancer. Trends Mol Med 14:109–119, 2008.
59. Shay JW, Wright WE: Hallmarks of telomeres in ageing research. J Pathol 211:114–123, 2007.
68. Aubert G, Lansdorp PM: Telomeres and aging. Physiol Rev 88:557–579, 2008.
78. Vaiserman AM: Epigenetic engineering and its possible role in anti-aging intervention. Rejuvenation Res 11:39–42, 2008.
82. Sinclair DA: Toward a unified theory of caloric restriction and longevity regulation. Mech Ageing Dev 126:987–1002, 2005.
91. Slijepcevic P: DNA damage response, telomere maintenance and ageing in light of the integrative model. Mech Ageing Dev 129:11–16, 2008.

第 **9** 章

衰老的细胞机制

James L. Kirkland

介　　绍

在一个物种内衰老是普遍存在的，是内在发生并且不断进展的。说其普遍，是因为一个物种的所有个体如果活得足够长，都会经历真正的衰老。说其内在，是因为即使环境因素会影响其生存时间，但衰老改变依然会发生。说其不断进展是指衰老的过程具有时间依赖性。成年以后，伴随衰老普遍会出现细胞、组织、系统功能的下降，生殖能力丧失，复原能力下降，机体适应环境改变的能力以及有效应对疾病的能力均出现降低。一些年龄相关的表型或疾病，如前列腺癌等某些癌症的发展或动脉粥样硬化的发生，会在特定年龄段随着机体衰老而发生。这些年龄相关性的表型或疾病具有异质性，并不像真正的衰老改变那样普遍，它们在不同个体中出现时间会不同，出现部位也会不同。

最近对于衰老的基础生物学理解有了突破性进展。这些在细胞和分子水平上对衰老的见解已经使得大量应用药物，以及对生活方式的干预来延长寿命和健康寿命（机体免于慢性疾病、疼痛、失能及对他人的依赖）有了进展，至少在小鼠中是这样。如果这些干预方法能够被转化应用到人类身上，有可能会延迟、预防、减轻甚至逆转那些在发达或发展中国家在发病率、致死率、健康支出方面占据首位的年龄相关性疾病和失能。这些年龄相关性疾病包括动脉粥样硬化、大多数癌症、轻度认知功能障碍、痴呆、帕金森病和其他神经退行性疾病、2型糖尿病、肾功能不全、关节炎、失明、衰弱，以及肌少症。对于以上每一种疾病，衰老都是重要的危险因素。事实上，对于大多数疾病来说，相比其他危险因素，衰老是最主要的危险因素[1-4]。而且重要的是那些主要与年龄相关的疾病与衰老在组织、细胞及分子功能失调方面具有一致性。这些失调包括慢性无菌性炎症、细胞衰老、大分子损伤（DNA、蛋白质、碳水化合物和脂质）、干细胞和祖细胞功能障碍。基于以上观点，提出了老年病学假说：通过对基础衰老过程进行干预，将以年龄相关为主的慢性疾病与老年综合征作为整体治疗，而不是单一治疗，将会变得可行。这个假说正在被积极广泛的通过动物模型及人体细胞实验证实中。如果假说成立，并且如若在小鼠中能有效干预基础衰老机制的方法能够被转化用于人类，老年医学实践以及所有我们已知的药物都将可能会被转化。

研究衰老的基础生物学领域已经从描述性研究转向以假说为驱动的研究，专注于阐明机制，并且最近朝着研究干预基础衰老过程方法的方向进展。已经开始的下一阶段的目标就是将这些干预方法转化为临床应用。在实验动物上用于延迟年龄相关改变的调节及干预方法包括限制热量摄入、物种间数百个单基因突变，以及最近的几种药物。用于延长寿命及健康寿命的单基因突变涉及生长激素（growth hormone，GH）-胰岛素样生长因子-1（insulin-like growth factor-1，IGF-1）-胰岛素信号通路及与合成代谢和热量限制相关的通路、炎症系统、肾素-血管紧张素系统，以及细胞衰老相关通路。总的来说，这些基因及药理干预方法主要与炎症、细胞存活、细胞衰老、大分子加工、食物及代谢感知处理、热量限制，以及干细胞和祖细胞功能相关。本章主要探讨将来最有可能用于临床干预的这些相互关联的过程，将年龄相关性机体功能失调与慢性疾病作为一个整体来治疗。

炎　　症

人体免疫力随着年龄增加普遍降低，同时对感染、癌症及自身免疫性疾病的易感性增加，相关的死亡率也会增加。衰老生物体的免疫细胞功能会出现下降，比如老年人巨噬细胞的功能会下降，T 细胞活化能力会受损[5-8]。另外，抗炎通路的功能也会随着年龄下降，诱发慢性低级别无菌性炎症，从而造成组织损伤。随着年龄增长，抗炎与促炎通路的失衡被称为"炎性衰老（inflammaging）"[9]。

慢性低级别无菌性炎症在衰老及年龄相关性慢性疾病的多种组织均会发生[9-12]。这种年龄相关性慢性炎症起因并未阐明。候选机制包括免疫系统失调、慢性抗原刺激（如潜在病毒）、氧化应激、大分子功能失调增加（如未折叠或聚合的蛋白质、糖基化终产物、活性脂质）和衰老细胞的聚集[9,13,14]。慢性炎症至少通过两个机制导致组织功能失调。首先，浸润的免疫细胞会降解组织，因为它们能释放活性或有毒物质。再者，炎症因子会诱发相邻细胞的表型转换，这种作用独立于免疫系统。例如，白细胞介素-6（interleukin-6，IL-6）和 IL-8 能够刺激血管生成，破坏细胞-细胞通信，阻碍巨噬细胞功能，诱导固有免疫反应，促进上皮和内皮细胞的迁移和浸润[6,15-21]。另外，基础条件下组织炎症的增多可能会导致对自身免疫性疾病的易感性增加，同时当将来需要提高炎症程度时其能力又会被限制。这种对炎症动态范围及细胞水平应激反应的限制可能抑制了对感染、免疫或损伤作出适当应答的能力。

炎症介质表达增加，包括 IL-6、肿瘤坏死因子（tumor necrosis factor-α，TNF-α）和免疫细胞趋化因子表达水平增加，与痴呆、抑郁、动脉粥样硬化、癌症、糖尿病等年龄相关性疾病以及死亡率相关[22-36]。无菌性炎症可能是年龄相关性衰弱综合征最重要的生理因素，这些综合征包括对应激的脆弱性增加（如手术、感染、创伤）、肌肉萎缩（肌少症）、恶病质和脂肪组织丢失[37-39,41-49]。衰弱易诱发慢性疾病，使其独立性丧失，增加死亡，同时增加健康支出[45,47]。

细 胞 衰 老

细胞衰老是指由于潜在的致癌和代谢损害而导致的不可逆转的细胞周期阻滞，这种阻滞是为了抵抗肿瘤的形成进化而来的[13]。衰老细胞表现为形状变大，蛋白质含量增加，肿瘤抑制蛋白 p21CIP1 和 p16INH4A 升高，衰老相关 β-半乳糖苷酶升高，同时表现为生长因子、细胞因子、免疫细胞趋化因子和基质重构因子表达增加，这些统称为衰老相关分泌表型（senescence-associated secretory phenotype，SASP）或衰老信息分泌蛋白质组[50-52]。

许多诱导因素，包括原癌基因活化、DNA 损伤、端粒酶侵蚀、原癌蛋白、脂肪酸、氧化应激、有丝分裂原、细胞因子和代谢产物能够单独或互相结合来诱发细胞衰老，可能的通路包括 p16INK4A/Rb（视网膜母细胞瘤）、p53/p21CIP1 或其他[13]。这些有助于解释衰老相关生长阻滞和形态学改变基础下的基因表达及染色质重组的广泛改变。从这些方面来看，细胞衰老可以看作是细胞分化、复制或凋亡的一种命运，通过内外因素的作用，导致转录因子级联的活化、基因表达的改变、染色质重组（异染色质形成），以及功能的变化。细胞内涉及活性氧（reactive oxygen species，ROS）和白介素的自分泌循环，在几天到几周的时间内可以加强基因表达改变、不可逆的复制阻滞，以及异染色质形成的进展。

细胞衰老与年龄相关性功能失调和衰弱相关，是常见的慢性年龄相关性疾病的病理基础[4,13,56]。细胞衰老可发生在生命的任何一个阶段，甚至是囊胚和胎盘里[57,58]。事实上，细胞衰老在胚胎发育重塑过程中非常重要[59,60]。尽管衰老细胞通过凋亡来抵抗细胞死亡，但是它们在很小的时候就已经被免疫系统正常清除了[61,62]。然而，随着年龄增长，衰老细胞会在许多组织中积累[13,63,64]。反过来，衰老细胞所造成的负担与寿命相关。18 月龄长寿 Ames 侏儒鼠、Snell 侏儒鼠、生长激素受体敲除鼠相比同年龄对照组野生型鼠在脂肪组织中的衰老细胞要少，而短命鼠生长激素高表达组的脂肪组织里衰老细胞要多[65]。与自由摄食的动物相比，足够的

热量限制可以使寿命延长，这与衰老标志物 p16INK4A 在多种组织表达下降有关[66]。相反，肥胖动物或人类的脂肪和其他组织中衰老细胞会聚集，这种聚集在伴随糖尿病情况下会更明显[53,67]。这与老年病学假说一致，就是肥胖和糖尿病促进了动脉粥样硬化、血管功能障碍、肌少症、认知障碍、痴呆、早期更年期、癌症，还包括非激素依赖性癌症等年龄或衰老相关疾病的发生[53,68,69]。早老小鼠模型，像沃纳（Werner）和 Hutchinson-Guilford 早老小鼠、Klotbo 缺失小鼠、Ercc-/-和 BubR1H/H 小鼠，其中都可见衰老细胞增加[13,70-72]。对比长寿鼠和短命鼠的研究可见衰老细胞在肝和肠隐窝的聚集可用来预示平均寿命和最大寿命[73]。

SASP 涉及促炎因子、趋化因子、促血栓形成因子和导致组织损伤的细胞外基质蛋白酶的释放，同时涉及与组织结构功能失调相关的细胞外基质蛋白。衰老除了能从祖细胞-干细胞库去除细胞，还可通过 SASP 和它所引起的慢性无菌性炎症和细胞外基质紊乱，导致组织功能障碍和慢性病易感性。细胞衰老、衰老及年龄相关性病理改变之间的相互关系促进了对于清除衰老细胞是否能减轻功能失调的研究。在早老小鼠进行的基因靶向治疗可延长健康寿命[74]，这种治疗只针对在衰老细胞中表达的一种药物激活的所谓自杀基因。即使只清除这些小鼠中大约 30% 的衰老细胞就可部分逆转年龄相关性脂肪代谢障碍，减少衰弱、肌少症，以及白内障形成的进展[13,74]。

另外，在生命后期，即使衰老细胞已经浸润，对其进行移除依然可以延缓衰老相关病理的进展。目前已经发现选择性清除衰老细胞的药物，也就是 senolytic 药物[75]。这些药物在年老的小鼠中可以减少心脏和颈动脉血管功能失调，在年轻的小鼠中可以减少放射性因素所致肌肉功能失调，在早老小鼠中能够减少神经性功能失调、骨质疏松和衰弱。细胞衰老与许多慢性疾病及失能相关，这些疾病是致病、致死、健康支出的主要因素[4,13,56]。衰老细胞已经在这些疾病的病理部位被发现，并且可能会产生系统的影响，易于诱发其他疾病出现（表 9-1）。这些发现支持衰老细胞和年龄相关功能失调之间的联系。目前，靶向衰老细胞及 SASP 的药物可能会应用到临床用来延缓、预防、减轻甚至逆转人类年龄相关或衰老相关的功能障碍和疾病。

表 9-1 细胞衰老相关疾病

环境	举例	参考文献
代谢系统	• 糖尿病	53,67
	• 肥胖	
	• 代谢综合征	
	• 年龄相关的脂质代谢障碍	
心血管紊乱	• 动脉粥样硬化	4,126-129
	• 高血压	
	• 心力衰竭	
	• 外周血管疾病	
衰弱	• 肌少症	13,74

续表

环境	举例	参考文献
复原能力下降	● 放化疗后短期或常年副作用 ● 选择性手术术后延迟恢复 ● 心肌梗死等急性事件后	4,13,130-132
视力受损	● 白内障 ● 青光眼 ● 黄斑变性	74,133,134
神经退行性疾病	● 阿尔茨海默病 ● "Tau-opathies" ● 帕金森病 ● 脑化疗后，例如顺铂 ● HIV 病毒性痴呆	4,135-138
骨骼紊乱	● 骨质疏松 ● 骨关节炎 ● 骨折不愈合	71,139-141
肺疾病	● 特发性肺纤维化 ● 博来霉素肺和其他药物或环境毒素相关肺疾病 ● 慢性阻塞性肺疾病	142-146
肝病	● 原发性胆汁性肝硬化	147
肾和泌尿生殖器功能障碍	● 年龄相关性肾小球硬化症 ● 急性肾小管坏死诱因 ● 糖尿病肾病 ● 前列腺肥大	4,148-151
皮肤疾病	● 黑色素痣 ● 慢性皮肤溃疡（压疮）	152,153
癌症		4,154,155
药物	● 烷基剂或其他化疗药物 ● HIV 蛋白酶抑制剂 ● 长期生长激素治疗 ● 毒素	65,131,156,157
放射性因素	● 长期治疗性或意外放射性反应作用	132
基因紊乱	● 早衰	158
感染	● 人类免疫缺陷病毒	156
自然衰老		13,63

大分子功能失调

衰老与细胞内外的 DNA、蛋白质、碳水化合物和脂质等大分子损伤的积聚相关。多数情况下，这些损伤的大分子或是其积聚的过程与慢性炎症、细胞衰老、干细胞和祖细胞功能失调，以及年龄相关慢性疾病有关。正如之后要提到的，许多有望增强健康或延长寿命的药物会干预这些损伤大分子产生或发挥作用的过程。

DNA

长时间环境暴露和代谢副产物的刺激会使基因损伤积聚，从而需要 DNA 修复机制来对抗这些情况。因此，DNA 修复与寿命呈正相关[76]。随着基因消融了基因组的修复机制，小鼠出现早衰的表型。线粒体 DNA 损伤被认为是由 ROS 引起，随着年龄的增长，线粒体 DNA 损

伤会导致线粒体功能紊乱，导致腺苷三磷酸（adenosine triphosphate，ATP）产生不足。年龄相关性线粒体功能障碍可能在代谢、心血管系统、骨骼和其他年龄相关性疾病中起重要作用[77]。其他水平的基因调节也会随着年龄出现功能失调，比如在非编码 RNA 水平也会出现。对基因表达和细胞功能有着广泛影响的微小 RNA（microRNA，miRNA），以及促炎非编码 RNA 的功能失调可能都与年龄相关的 Dicer 蛋白降低相关，这种蛋白参与加工 miRNA 和其他类型 RNA 的[78]。

端粒

端粒是染色体末端的结构，由染色体 DNA 上重复的 TTAGGG 核苷酸序列和几种与端粒 DNA 结合的蛋白质组成，并覆盖染色体的末端。随着细胞分裂，DNA复制，染色体末端的端粒 DNA 片段——通常为 50～100个碱基对的长度——会在每次分裂时丢失。一些细胞，包括生殖细胞、干细胞、肿瘤细胞和某些免疫系统细胞，会表达端粒酶，这是一种酶复合物，它可以在细胞分裂过程中再生端粒 DNA，从而防止端粒丢失。端粒 DNA的丢失会改变端粒和蛋白质的结合，导致染色体末端展开，从而启动细胞损伤应答，导致细胞复制能力丧失，使其不能向特殊细胞类型分化，或致细胞死亡、衰老，使 ROS 聚集破坏线粒体功能，或者诱发炎症反应。随着个体年龄的增长，细胞经历了越来越多的细胞分裂，端粒丢失逐渐发生，从而可能导致组织功能障碍，出现衰老表型。

蛋白质功能失调的积聚

损伤、错误折叠、异常糖基化、氧化、交联、聚合蛋白质的积聚发生在许多衰老组织及年龄相关慢性疾病的病理部位。聚合蛋白质参与许多疾病的发病，比如扩张性心肌病、阿尔茨海默病、帕金森病、胰岛素依赖型糖尿病和肾小球硬化症[79]。随年龄增加会减缓蛋白质转换、减慢蛋白质清除，这些正常情况下会被蛋白酶体降解和自噬促进。损伤蛋白质会诱发细胞应激反应，导致祖细胞分化成特殊细胞的能力被抑制，也会导致细胞死亡、炎症及细胞衰老。

自噬

许多细胞通过溶酶体或自噬来降解损伤的细胞内成分作为对应激反应的部分应答[80,81]。自噬通过移除损伤或有缺陷的细胞成分来监控细胞质量。自噬涉及对细胞内蛋白质毒性、基因毒性、代谢性应激和免疫应激的应答。通过移除损伤或功能异常的细胞结构，消除外源性细胞损伤因子，或通过促进基本成分的周转和再循环来提供替代能量来源以抵消功能异常，自噬帮助细胞维持稳态[82-84]。自噬还通过调节不同蛋白质的相对丰

度和清除受损或过量的细胞结构来协助细胞重构和分化[85]。它还有助于免疫反应和减轻细胞损伤[86,87]。自噬对细胞功能调节的重要作用在神经退行性疾病中被破坏，会导致对细胞成分监控不佳，在糖尿病和肥胖症中被破坏会导致能量平衡改变，以及在自身免疫疾病中被破坏，干扰免疫反应而导致感染[80,81,88]。阻断肌肉中的自噬会造成氧化性蛋白质的积聚、线粒体功能失调、去神经支配和肌肉纤维力量减低[89]。

哺乳动物中已经描述的自噬途径有三个：大自噬、伴侣介导的自噬和小自噬。在大自噬中，靶向的细胞质细胞结构或大分子在双膜囊泡（自噬小体）中从细胞的其余部分中分离出来。然后，自噬小体和溶酶体结合，其所携带物质被降解或回收。伴侣介导的自噬是伴侣蛋白选择性结合异常细胞成分，促进其转运并被溶酶体降解的过程。随着年龄的增加，大自噬和伴侣介导的自噬逐渐变得功能失调[79,90,91]。基因研究提示有效的自噬和寿命及健康寿命相关[79,90]。

雷帕霉素能够延长小鼠的寿命和健康寿命[92]。其中一个机制可能就是通过增强自噬。雷帕霉素能够抑制哺乳动物雷帕霉素靶基因（mTOR）蛋白，这种蛋白是能够促进蛋白质合成、抑制自噬的一种激酶。氨基酸活性升高、IGF-1、胰岛素和其他生长信号能够增加 mTOR 的活性，而热量限制会在一定程度上抑制 mTOR 的活性。雷帕霉素抑制 mTOR 活性的净效应就是提升了蛋白质质量，同时降低了 SASP 和其他反应。雷帕霉素及其相关化合物的临床试验目前正在针对各种年龄相关性疾病进行，包括痴呆和心血管疾病，并提高老年人群对流感疫苗的反应。

碳水化合物

糖基化能够通过 Maillard 反应影响磷脂和核酸，形成所谓的晚期糖基化终产物（advanced glycation end product，AGE）。以糖化血红蛋白（血红蛋白 A_{1c}）为例，即还原糖与其蛋白反应形成一个 Maillard 产物。随着年龄的增长，对糖基化产物形成的防御就变得不那么活跃了。AGE 能通过细胞表面受体介导机制激活促炎信号级联通路，细胞表面受体涉及晚期糖基化终产物受体（receptors for advanced glycation end product，RAGE），SASP 因子也会激活这个受体[93]。随着年龄增加，AGE 会在正常脑组织和其他组织中积聚，在培养中可见神经元毒性，就像在阿尔茨海默病中的 β-淀粉样蛋白积聚一样具有相同的作用[94,95]。AGE 会参与糖尿病及其并发症的病理过程，可能对年老者易患 2 型糖尿病及糖尿病并发症起作用[96]。

脂质

异位脂质指随年龄增加脂质沉积在肌肉、肝、骨髓和胰岛 β 细胞等非脂肪组织[97]。老年人的骨髓经常被黄色脂肪充满，年龄相关性肌少症与肌肉脂肪浸润密切相

关。异位脂质沉积的发生部分源于脂肪组织有效储存脂质的能力随年龄出现下降。这反过来又与脂肪祖细胞不能分化为功能完全的脂肪细胞有关。异位沉积的脂质包括活性很高并具有细胞毒性的脂肪酸和神经酰胺，这些脂质除了脂肪细胞其他细胞不能隔离、贮存或保护自己。随着衰老而减少的自噬也有助于细胞内毒性脂质的积聚。异位脂质会诱发脂质毒性，导致代谢障碍和炎症，在营养过剩情况下尤为明显[98]。衰老还与细胞和生物体对脂质毒性的防御能力下降有关，有可能会放大老年异位脂质沉积的不良影响[99,100]。

祖细胞和干细胞功能障碍

衰老的一个普遍现象就是组织损伤后再生能力的下降。这涉及祖细胞和干细胞功能的动态改变，包括复制能力和完全分化为特殊类型细胞的能力下降，以及向衰老、凋亡和坏死倾向的改变。

成体干细胞具有多向分化潜能，就是能分化为不同类型的特殊细胞。间充质干细胞就是其中一个例子，它可以分化为脂肪细胞、骨细胞、软骨细胞、肌细胞或神经系细胞等。成体干细胞能自我更新，但不像真正的干细胞，它不能形成一个完整的胚胎或胎盘，至少不具有遗传修饰。成体干细胞贮存在大多数受保护的组织中。通常情况下，它们很少分裂，除非迅速组织转化或损伤后需要产生新的祖细胞。

这里的祖细胞指能够自我更新并能够分化为一种特殊类型的细胞。人的一生中大部分甚至可能所有器官的细胞都会发生转化，也包括大脑和心脏。但细胞转化的程度因组织不同而不同，比如肠上皮细胞每隔几天就会替换一批，皮肤需要每隔几周，红细胞是几个月，脂肪组织是几年，心肌细胞在一生中可能就替换一两次。损伤后细胞转化会加快，祖细胞会复制或分化为特殊细胞，干细胞也会被募集。在组织重构修复过程中，细胞凋亡、衰老或坏死也会加速。

干细胞或祖细胞巢不会无限制的提供细胞，随着衰老或组织修复利用增加，它们也会被耗竭。在衰老过程中，细胞会发生自主和非自主的变化，从而限制细胞复制潜力，干扰损伤或疾病的组织修复[101]。成体干细胞募集能力的降低部分源于干细胞巢或微环境下的非细胞自主的变化。年龄相关的慢性无菌性炎症会造成一个毒性或抑制性微环境，从而妨碍干细胞正常功能。各器官系统之间的联系，比如脂肪组织和骨骼之间的联系，能影响祖细胞功能，并且会随年龄增长出现调节障碍[102]。年龄相关性微环境改变已在连体实验中得到证实，在这个实验中，年老和年轻的小鼠通过外科手术连在一起，使它们共享循环系统长达几周或几个月[103]。当年老小鼠持续存在心脏或骨骼肌损伤时，来自年轻小鼠的循环因子会迅速通过调动年老小鼠自己的祖细胞来启动修复，这

比老-老小鼠相连的反应要快。相反,与年轻-年轻小鼠相连对比,来自年老小鼠的因子会破坏在交互循环中的年轻小鼠的祖细胞功能和组织修复能力。因此,炎症、细胞衰老、循环或旁分泌因子似乎是成体干细胞与年龄相关的功能障碍的重要驱动因素。衰老祖细胞可能至少会保存一些被衰老的微环境所抑制的固有功能。年轻小鼠为年老小鼠提供的循环因子,包括生长和分化因子-11(growth and differentiation factor 11,GDF-11),能够修复年老小鼠的大脑、心脏和肌肉的祖细胞潜能和功能,从而提示基于这些因子的药物将来可能会被开发用于提高老年人的再生能力[104,105]。

多功能成体干细胞经细胞内外信号及旁分泌、代谢、激素等刺激可转变为特定的细胞。即使成体干细胞能够增殖,并产生具有分化能力的定向祖细胞,这些细胞也可能产生一群扭曲的祖细胞,比如随着造血系统的衰老,这些细胞向髓系倾斜[106]。

定向祖细胞与成体干细胞不同,它通常不表达端粒酶,源于此或其他机制,它在体内体外的复制能力受限。在生命的过程中,祖细胞的累积复制史增加,端粒长度缩短。与此部分相关的是,从年老受试者的脂肪、骨髓、皮肤和其他组织分离的祖细胞相比年轻者增殖能力普遍下降。虽然从年老受试者的单个祖细胞中分离出来的细胞集落比从年轻受试者中分离出来的克隆分裂要少,但一些来自年老受试者的单个克隆的行为可以表现得像年轻个体的克隆,反之亦然[53,107]。

随着年龄增加,定向祖细胞分化为特殊细胞类型的能力会在脂肪组织等一些组织中出现下降[53]。这一点在对比从年老者和年轻者分离得到的祖细胞中也很明显。然而,关于与年龄有关的复制潜能下降的问题,也有一些来自老年个体的克隆,它们的行为就像从年轻个体分离出来的细胞[107]。分化能力的降低与通过转录因子级联来调节分化的信号降低有关。随年龄增加的炎症介质与这种分化能力降低有关,至少在脂肪组织是这样。脂肪祖细胞分化为脂肪细胞的能力下降,可能导致与年龄有关的胰岛素抵抗、糖尿病和脂质毒性,从而导致进一步的炎症。与这一年龄相关的分化能力降低相一致,未分化的祖细胞相比特殊细胞也会随年龄在不同组织增加,包括脂肪组织和小肠。

因此,随着年龄的增加,祖细胞的复制潜能和分化能力都出现了整体的细胞自主降低。这种降低可能会减少组织的修复能力和复原能力,尽管仍有大量干细胞和功能祖细胞可以修复组织,特别是如果能使衰老组织的微环境变得更有利的话。在实验动物中,实现这种干预似乎是有可能的,而将再生生物学的动力扩展到老年人将是令人兴奋的机遇。

干 预 方 法

虽然衰老一直被认为是慢性疾病和衰弱的主要危险

因素,但直到最近衰老作为一个潜在的可改变的危险因素才被广泛认可。下面列举支持这个观点的一些结论。

1. 最大寿命延长和年龄相关性疾病延迟是由多种单一基因突变导致的,表明这些突变影响的途径可能是治疗靶点[108]。

2. 活过 100 岁的人具有部分遗传的特质,经常能延迟年龄相关性疾病和失能的发生,导致发病率压缩,增加健康寿命[109]。

3. 雷帕霉素、二甲双胍、阿卡波糖、17-α 雌二醇、血管紧张素转换酶抑制剂和其他一些药物能够增加小鼠的寿命和健康寿命[92,110,111]。这些药物也可能延缓年龄相关性疾病和功能失调。例如,雷帕霉素似乎可以延缓癌症和年龄相关性认知功能下降[112]。

4. 热量限制可以增加最大寿命,也与多种慢性疾病在动物模型中的延迟发病有关[113]。

5. 年轻个体干细胞所分泌的因子可减少年老个体的功能失调[103,114]。

6. 衰老细胞积聚与慢性炎症相关,而慢性炎症又会导致许多与年龄相关的慢性疾病和衰弱的发生[115]。而且重要的是清除衰老细胞可延长小鼠健康寿命[74,75]。

因为现在存在能延长哺乳动物寿命和健康寿命的干预方法,就有依据通过靶向衰老的基础机制,研发临床干预方法来从一个群体延迟或阻止年龄相关性疾病的发生,而不是一次只治疗一种病。即使能取得像根除动脉粥样硬化性心脏病这种主要的慢性疾病这样大的进步,也只可能增加 3 年左右的预期寿命[116,117]。然而,针对基本衰老机制和导致年龄相关慢性疾病的过程的交叉点进行干预,可能可以延迟这些疾病的发生,延长健康寿命。这对发病率和健康成本的影响要远远大于治疗任何一种主要的慢性疾病,如动脉粥样硬化、癌症或痴呆。

研究延长健康寿命,特别是延长人类寿命的实验策略的有效性是不切实际的。因此,必须建立可行的并且临床相关的试验范例来验证靶向基本衰老过程的药物是否可转化为临床应用。这些措施可能包括对衰弱和复原的衡量,例如选择性外科手术、化疗、放疗、心肌梗死和免疫疗法,或其他临床相关不适治疗的康复。同时可能在共病受试者中纳入年龄相关的多种慢性疾病的结局。对早衰症状和体征的影响也可能成为一种合理的临床试验范例。另外,短期研究可能适合于那些有望能逆转老年个体年龄相关性病理的药物。

热量限制(caloric restriction,CR)能延长酵母、蠕虫、苍蝇和啮齿目动物的寿命,并且能影响大量下游代谢和转录后通路[118]。对非人灵长动物的研究并没有明确地将 CR 和寿命延长联系起来,但是 CR 能够延长健康寿命,延缓了年龄相关表型的出现[119,120]。虽然人类进行 CR 可看到代谢表型的改善,比如减轻体重和降低空腹血糖水平、提高胰岛素敏感性、降低代谢综合征发病,但是 CR 对人的生活质量也产生了不利的影响,比如易怒、嗜睡、伤口愈合变慢、脂质沉积减少，以及体温降低[121]。

除了 CR 之外，已知影响最大寿命的因素还包括数百个跨物种的单基因突变和越来越多的药物。据报道，目前至少有数个药物可以提高各种模式生物体的寿命，包括雷帕霉素、姜黄素、二甲双胍、几种对雄性小鼠有优先作用药物、阿司匹林（能提高中位寿命，但可能不是最大寿命）、17-α 雌二醇、阿卡波糖和去甲二氢愈创木酸（nordihydroguaiaretic acid，NDGA）[111]。一般来说，这些药物能减轻炎症、细胞衰老和/或与 CR、代谢功能或大分子处理相关的通路。

细胞衰老被认为与慢性无菌性炎症、年龄相关性疾病和促进肿瘤扩散相关。正如前面所提到的，在小鼠中清除衰老细胞有助于减少已经存在的疾病表型，预防年龄相关性疾病表型的出现。因此，大家有兴趣将这些结果转化应用到预防和治疗人类疾病当中[13,125]。这就需要选择性靶向干预衰老细胞，不会干扰周围正常细胞，同时维持正常组织结构。目前已经研制出了能做到这一点的 senolytic 药物[75]。另一个防止衰老细胞有害作用的治疗策略就是单个人或群体靶向干预 SASP。

虽然已有许多理论解释我们为什么会变老，但通过衰老生物学研究，衰老过程中的共同的生物学机制变得愈加明了了，这一领域在过去 10 年里发展迅速。通过理解衰老的基本机制，包括炎症、细胞衰老、损伤大分子积聚、干细胞和祖细胞功能失调，以及理解衰老异质性的基础，设计逆转或阻止年龄相关过程的临床策略可能变得可行。靶向衰老机制的治疗具有从整体上预防或治疗年龄相关性疾病的能力，而不是一次只治疗一个。我们在这里似乎越来越有可能通过靶向衰老机制对困扰老年人的疾病和失能进行干预治疗。

关键点

- 在一个物种中，衰老是普遍存在的，是内在并且进展的。
- 时序年龄是大多数慢性疾病的主要危险因素，这些慢性疾病在现代社会的发病率、死亡率和健康支出中占很大比例。
- 靶向基本衰老机制的干预方法将来可从整体上用于延缓、预防、减轻甚至逆转多种慢性疾病和年龄相关性疾病，而不是一次治疗一种病，从而增加健康寿命。
- 年龄相关性功能失调和慢性疾病与以下因素相关：①慢性低级别无菌性炎症；②细胞衰老；③大分子功能失调（DNA 和蛋白质损伤、聚合蛋白质、晚期糖基化终产物、细胞毒性脂质的积聚）；④组织功能失调或病理部位的干细胞-祖细胞功能失调。

- 靶向基本衰老过程的干预方法能延长小鼠的寿命和健康寿命。未来，这些干预方法可以转化为临床应用，有可能改变老年医学。

（魏秀芳 译，齐国先 校）

完整的参考文献列表，请扫二维码。

主要参考文献

2. Goldman DP, Cutler D, Rowe JW, et al: Substantial health and economic returns from delayed aging may warrant a new focus for medical research. Health Aff (Millwood) 32:1698–1705, 2013.
3. Kirkland JL: Translating advances from the basic biology of aging into clinical application. Exp Gerontol 48:1–5, 2013.
13. Tchkonia T, Zhu Y, van Deursen J, et al: Cellular senescence and the senescent secretory phenotype: therapeutic opportunities. J Clin Invest 123:966–972, 2013.
39. Leng SX, Xue QL, Tian J, et al: Inflammation and frailty in older women. J Am Geriatr Soc 55:864–871, 2007.
48. Rockwood K, Mitnitski A: Frailty defined by deficit accumulation and geriatric medicine defined by frailty. Clin Geriatr Med 27:17–26, 2011.
65. Stout MB, Tchkonia T, Pirtskhalava T, et al: Growth hormone action predicts age-related white adipose tissue dysfunction and senescent cell burden in mice. Aging (Albany NY) 6:575–586, 2014.
73. Jurk D, Wilson C, Passos JF, et al: Chronic inflammation induces telomere dysfunction and accelerates ageing in mice. Nat Commun 2:4172, 2014.
74. Baker DJ, Wijshake T, Tchkonia T, et al: Clearance of p16Ink4a-positive senescent cells delays ageing-associated disorders. Nature 479:232–236, 2011.
75. Zhu Y, Tchkonia T, Pirtskhalava T, et al: The Achilles' heel of senescent cells: from transcriptome to senolytic drugs. Aging Cell 14:644–658, 2015.
77. Dai DF, Chiao YA, Marcinek DJ, et al: Mitochondrial oxidative stress in aging and health span. Longev Healthspan. 3:6, 2014.
78. Mori MA, Raghavan P, Thomou T, et al: Role of microRNA processing in adipose tissue in stress defense and longevity. Cell Metab 16:336–347, 2012.
81. Sridhar S, Botbol Y, Macian F, et al: Autophagy and disease: always two sides to a problem. J Pathol 226:255–273, 2012.
92. Harrison DE, Strong R, Sharp ZD, et al: Rapamycin fed late in life extends life span in genetically heterogeneous mice. Nature 460:392–395, 2009.
101. Jones DL, Rando TA: Emerging models and paradigms for stem cell ageing. Nat Cell Biol 13:506–512, 2011.
104. Sinha M, Jang YC, Oh J, et al: Restoring systemic GDF11 levels reverses age-related dysfunction in mouse skeletal muscle. Science 344:649–652, 2014.
108. Bartke A: Single-gene mutations and healthy ageing in mammals. Philos Trans R Soc Lond B Biol Sci 366:28–34, 2011.
110. Martin-Montalvo A, Mercken EM, Mitchell SJ, et al: Metformin improves health span and life span in mice. Nat Commun 4:2192, 2013.
111. Harrison DE, Strong R, Allison DB, et al: Acarbose, 17-alpha-estradiol, and nordihydroguaiaretic acid extend mouse life span preferentially in males. Aging Cell 13:273–282, 2014.
113. Anderson RM, Weindruch R: The caloric restriction paradigm: implications for healthy human aging. Am J Hum Biol 24:101–106, 2012.
125. Kirkland JL: Tchkonia T. Clinical strategies and animal models for developing senolytic agents. Exp Gerontol 28:2014.
138. Hudson MM, Ness KK, Gurney JG, et al: Clinical ascertainment of health outcomes among adults treated for childhood cancer. JAMA 309:2371–2381, 2013.

第 10 章 | 早衰综合征：儿童早老症——洞悉正常衰老

Leslie B. Gordon

哈金森-吉福儿童早老症（Hutchinson-Gilford progeria syndrome，HGPS）是一种极其罕见的、无药可治的、部分早衰性疾病。患儿在此疾病中所呈现的临床表型会让我们在细胞和器官水平对衰老过程有更深入的了解。本章将在基因、生物学、临床表型、临床护理和治疗方面将 HGPS 和正常衰老进行对比。通过对这种世界上最罕见疾病之一的仔细观察，我们得到了对影响生活质量和寿命的两个最常见因素，即衰老和心血管疾病（cardiovascular disease，CVD）的非常重要的新见解。

HGPS：疾病概述

HGPS 最常见的情况是一种偶发的，常染色体显性遗传性疾病，既所谓的"早老"疾病。患有这种疾病的儿童多死于心脏病，平均死亡年龄为 14.6 岁（范围为 1～26 岁）[1]。有证据表明，每 800 万新生儿中就有 1 人患有此病[2]，人群中的患病率为 180 万分之一[3]。患有这种疾病的儿童会经历正常胎儿期和出生后的早期发育。但在出生后几个月到一年之内，这些儿童的生长发育和身体结构就会出现明显异常（图 10-1）[4]。各种各样的

成长障碍，广泛性的脂肪萎缩，四肢消瘦，唇周发绀，以及头皮、颈部、躯干的浅表静脉突出[5]。患儿最终身长会达到 1m 左右（3.3 英尺），体重会接近 14kg（31 磅）。骨和软骨病变包括锁骨再吸收、髋外翻、远端指骨再吸收、面部不相称（小而纤细的鼻子和颌后缩），以及身材矮小。牙齿发育非常迟缓[6]。牙齿的萌出可能会延迟几个月，乳牙会终身存留。恒牙存在，但是可能出或不出牙。皮肤看上去很薄并伴随有硬皮区，头发几乎完全脱落[7]。皮肤改变严重，表现多样，包括皮肤出现褪色区域，点状色素沉着，皮肤的缩紧导致运动受限，背侧躯干皮肤出现小的（1～2cm）软隆起。韧带和皮肤的紧张会导致关节僵硬，活动范围受限。HGPS 患儿智力发育正常。短暂性脑缺血发作（transient ischemic attack，TIA）和脑卒中最早可能在 4 岁左右发作，但大部分情况下发作会更晚一些[8]。患者多死于广泛动脉硬化的后遗症，一项全面性的回顾研究结果表明，HGPS 患者的死因主要有心血管衰竭（80%）、头部受伤或创伤（10%）、脑卒中（4%）、合并 CVD 的呼吸道感染（4%），以及外科手术中的麻醉并发症（2%）[1]。

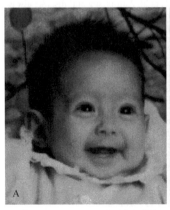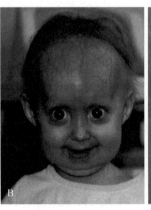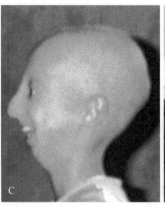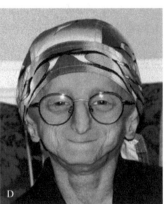

图 10-1　HGPS 患者的躯体特征。展示的是四个不同患儿的在不同年龄的样子。A. 3 个月（女）；B. 2.2 岁（女）；C. 8.5 岁（男）；D. 16 岁（男）。E. 某 4 岁 HGPS 患儿的双侧颈动脉 MRI 对照：右侧颈总动脉通畅性降低，左侧颈总动脉 100% 闭塞（箭头）。F. 某 7 岁男孩，皮肤出现褪色区域，点状色素沉着，皮肤缩紧导致运动受限，背侧皮肤领域出现小的（1～2cm）软隆起。G. 某 12 岁男孩，膝关节受限。H. 10 岁男孩，甲营养不良和远端趾骨的簇绒。典型的 X 线改变：远端趾骨的肢端骨质溶解（I）；锁骨缩短（J）；髋外翻（K）。L. 增长特征显示早期正常的体重和身长，伴随后来的快速成长失败。10 个女孩从出生到 12 个月（K 和 I）、2 岁到 8 岁（L）的平均身长（蓝色）和体重（黑色）。每个数据点的标准差小于 6%。男孩的数据和女孩相比没有显著差异（$P < 0.05$，数据未显示）。（图片由 Progeria Research Foundation（PRF）提供；数据来源于 PRF Medical and Research Database；生长发育图表改编自 Centers for Disease Control and Prevention, National Center for Health Statistics: Clinical growth charts. http://www.cdc.gov/growthcharts/clinical_charts.htm. [2016-1-6]）（彩图请扫二维码）

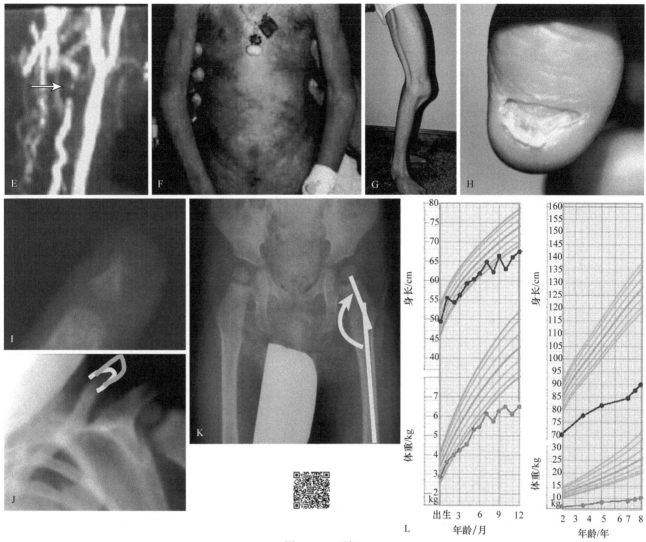

图 10-1 （续）

分子遗传学和细胞生物学

核纤层蛋白 A

　　HGPS 是一种基因遗传性疾病，被认为是核纤层蛋白异常导致的疾病，致病基因突变位于 *LMNA* 基因（染色体定位在 1q21.2）[9]。*LMNA* 基因至少编码 4 种蛋白异构体——两种主要的（核纤层蛋白 A 和 C）和两种次要的（核纤层蛋白 AΔ10 和 C2）[10,11]。它们的区别表现在结构、功能、表达形式及绑定模式上。其中只有核纤层蛋白 A 和哺乳类动物的疾病有关。核纤层蛋白家族是核纤层的主要构成蛋白，核纤层是位于内核膜之内的构造[12]。核纤层蛋白 A，和其他核纤层蛋白分子一样，含有一个 N 端的头部，一个卷曲的 α 螺旋杆区域，和一个羧基的尾部区域[13]。尾部区域包含核定位区域，对在内质网内翻译后加工的蛋白质靶向作用于细胞核非常重要。核纤层蛋白单体首先形成二聚体，二聚体头尾相互连接，最终横向联合。转录核纤层蛋白 A 的主要 RNA 包含 12 个外显子，它们被剪切、翻译生成核纤层蛋白 A

前体，即前核纤层蛋白 A。这个前体通过法尼基化，在羧基末端剪切掉最后 3 个残余氨基酸，并经过甲酯化修饰完成翻译后加工（图 10-2）。前核纤层蛋白 A 经过一系列的蛋白质水解处理其 C 端的 18 个氨基酸，其中包括法尼基集团，从而成为成熟的核纤层蛋白 A[14-16]。推测失去这个法尼基锚点会使前核纤层蛋白 A 从核膜中被释放出来，使其可以自由地插入核膜内部的多蛋白核支架复合体，从而影响细胞核的结构和功能[15]。核纤层的完整性对很多细胞功能都非常重要，包括有丝分裂、创建和维持核支架结构的完整性、DNA 复制、RNA 转录、细胞核构建、核孔装配、染色质功能、细胞周期和细胞凋亡。

LMNA 基因突变导致 HGPS

　　大多数 HGPS 都是偶发的常染色体显性遗传病，只有两例被证明是染色体嵌合性疾病[17]（参见儿童早老症研究基金会的诊断程序 www.progeriaresearch.org）。典型的 HGPS 患者携带一个位于第 1824 位核苷酸的、C 替换 T 的独立点突变，而不改变其翻译的氨基酸（Gly60Gly）。然而这个点突变可以激活一个很少被使用的内部剪切位点，

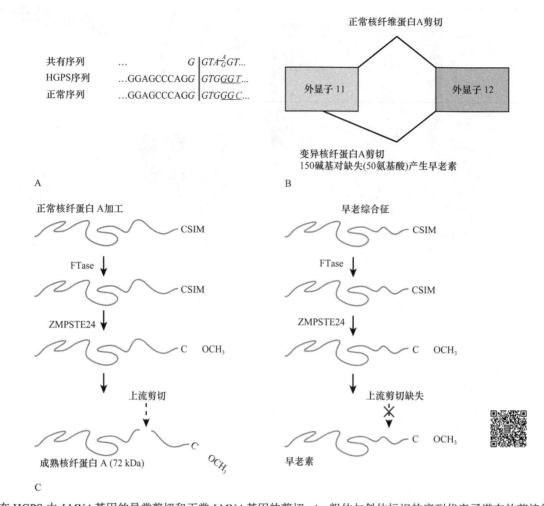

图 10-2 在 HGPS 中 *LMNA* 基因的异常剪切和正常 *LMNA* 基因的剪切。A. 粗体与斜体标识的序列代表了潜在的剪接供体序列。标识的部分 DNA 序列为理想的剪接序列（7 个碱基，第一行），它与 HGPS 患者的 *LMNA* 基因共享 6 个碱基（中间行），与正常 *LMNA* 基因共享 5 个碱基（最后一行）。甘氨酸的代码用下划线标示。点突变（C 转变为 T）用红色表示。垂直红色线代表 HGPS 和正常细胞（频率低）中使用频率不定的剪切点。B. 表示突变后的剪切导致了核纤层蛋白 A 中的 50 个氨基酸缺失，从而生成早老素。C. 翻译 *LMNA* 基因生成前核纤层蛋白 A，它需要进行翻译后加工以便插入细胞核的核纤层。前核纤层蛋白 A 在 C 端有 CSIM 氨基酸序列。这个氨基酸序列含有一个 CAAX 基序（C 代表半胱氨酸，A 是一个脂肪族的氨基酸，X 为任意一种氨基酸），CSIM 氨基酸序列为异戊二烯化的信号，在这种情况下，法尼基转移酶会添加一个法尼基集团到半胱氨酸上（FTase）。法尼基化后，末端的 3 个氨基酸（SIM）会被 ZMPSTE24 内切酶切掉，同时末端的法尼基化的半胱氨酸会经历羧甲基化。然后，ZMPSTE24 内切酶会进行第二次剪切，切断包括法尼基集团在内的末端 15 个氨基酸。在 HGPS 患者中，最后这步剪切反应会被阻止。（改编自 Capell BC: Inhibiting the farnesylation of progerin prevents the characteristic nuclear blebbing of Hutchinson-Gilford progeria syndrome. Proc Nalt Acad Sci USA 102; 12879-12884, Copyright 2005, National Academy of Sciences, USA）（彩图请扫二维码）

导致外显子 11 的 3′端 150 个碱基对的缺失[18,19]（图 10-2）。少数非典型的 HGPS 患者，在 *LMNA* 内含子 11 的剪接体辨识序列中存在导致生成早老素的致病性单碱基突变[20]。在这种情况下，突变并不优化内部剪切位点，而是通过减少内含子剪接位点的使用，从而有利于内部剪接位点。典型和非典型的 HGPS 都生成早老素。经过翻译和翻译后加工，这个异常的 mRNA 会生产一个在 C 端有 50 个氨基酸缺失的、缩短的异常蛋白，被称为"早老素"或核纤层蛋白 AΔ50。这 50 个氨基酸的缺失并不会影响早老素定位于细胞核和二聚体的形成，因为编码这些功能的必要组成部分并没有缺失[15]。然而，重要的是，它的确缺失了可以水解切除前核纤层蛋白 A 的末端 18 个

氨基酸的辨识位点（图 10-2）。与此同时也缺失了在细胞分裂时核膜解离和再聚合所必需的磷酸化位点[14,15]。

HGPS 患者所呈现的多系统的，以及出生后为主的疾病表现并不奇怪，因为核纤层蛋白 A 通常会在各种已分化的细胞中表达，而对胎儿发育过程的未分化细胞有保护功能（Gruenbaum 等[21]）。核纤层蛋白 A 的表达受发育的调节，具有细胞和组织特异性，主要表达在各种分化后的细胞，包括成纤维细胞、血管平滑肌细胞和血管内皮细胞[10,22,23]。HGPS 时，选择性剪切导致核纤层蛋白 A 表达水平降低。一般而言，未突变的染色体正常转录核纤层蛋白 A，而另一些突变的染色体，一些片段被剪切转录成为早老素而非核纤层蛋白 A（估计占 40%～

80%）[24]。然而降低核纤层蛋白 A 表达水平似乎并不明显影响细胞功能。实际上，曾有小鼠实验模型的结果显示，即使是完全缺失核纤层蛋白 A 的表达也不会出现疾病的症状[25]。因此，HGPS 是一种显性负效应疾病，导致疾病表型的原因是由于早老素的作用，而非由于核纤层蛋白 A 的减少。

治疗途径基于疾病的病理学

目前有效的临床治疗途径，运用了我们现阶段对早老素的转录和翻译后加工，以及它与普通核纤层蛋白 A 的区别的知识理解（图 10-2）。在体外和小鼠 HGPS 模型的研究中，反义寡核苷酸疗法被证实可以改善剪接缺陷[26,27]。在蛋白质水平，HGPS 疾病的关键在于持续的早老素的法尼基化，致使其永久地插入核内膜并蓄积，随着年龄的增长，逐渐增加对细胞的损伤。法尼基集团的移除失败至少对 HGPS 时观察到的表型负有部分责任，这一假说被细胞和小鼠模型上的研究强力支持。在这些研究中，利用转基因或使用某种药物阻止法尼基化，生成无法尼基化的早老素产物。实验药物包括法尼基转移酶抑制剂、他汀类药物和含氮的双膦酸盐类药物。这些药物作用于异常核纤层蛋白 A 的法尼基化，生成早老素途径中的不同位点（图 10-3）[9]。通过阻止法尼基集团和新合成的前早老蛋白分子的最初结合，早老素被认为就无法在内核膜发挥它的异常功能。在很多体外和

小鼠模型的研究中，部分或全部 HGPS 的表型可以被反转接近正常[28-30]。

在人体试验中给予受试者法尼基转移酶抑制剂，洛那法尼（lonafarnib），成功改善了疾病的某些方面，包括心血管病理学。亚组患者体重增加、血管僵硬度降低、颈-股动脉脉搏波速度（carotid-femoral pulse wave velocity，PWV_{cf}）和颈动脉回声密度降低、桡骨结构硬度增加和/或感音神经性耳聋得到改善[31]。动脉僵硬度通常随年龄的增加而增加。HGPS 队列最初表现其 PWV_{cf} 相当于 60~69 岁成人的水平，但在中期治疗结束时，PWV_{cf} 的评估处于典型的 40~49 岁水平。基于对合并糖尿病的非 HGPS 患者的研究，主动脉 PWV_{cf} 的增加小到 1m/s 就与死亡率的降低独立相关[32]。而在此研究中，HGPS 患儿的 PWV_{cf} 平均降低 4.5m/s,意味着降低 PWV_{cf} 可能对降低其心血管疾病死亡率有益。另外在治疗之前，50% 以上的受试者有头痛病史，4 人有过 TIA 或脑卒中病史，4 人有癫痫先兆病史。在治疗过程中，脑卒中发作频率降低，头痛的患病率和发作频率都减少[33]。这些数据表明缓和疗法或许也可以改变基础 CVD 和脑血管疾病的进展。最终，经过 5 年的研究随访，受试者的预期寿命得到了改善[1]。而皮肤和牙齿的问题、关节僵硬、胰岛素抵抗、脂肪代谢障碍和骨密度则未受药物治疗的影响。其他成功的临床前治疗策略还包括通过降低异戊烯半胱氨酸羧基甲基转移酶的活性[34]来减少早老

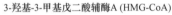

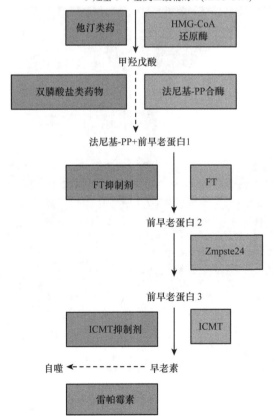

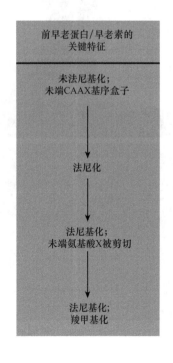

图 10-3　早老素翻译后加工通路和可能的治疗靶点。酶用绿色表示，酶抑制剂用橙色表示。实线箭头为单步骤；虚线箭头为多步骤；FT. 法尼基转移酶；ICMT. S-异戊烯半胱氨酸-O-甲基转移酶。（彩图请扫二维码）

素的甲基化，通过哺乳动物雷帕霉素靶基因（mTOR）抑制剂雷帕霉素催化早老素自噬细胞清除[35-37]，通过白藜芦醇[39]的抗氧化成分莱菔硫胺[38]激活蛋白去乙酰化酶 SIRT1，并且抑制乙酰转移酶蛋白 NAT10 的重构（图 10-3）。

衰老与 HGPS

HGPS 被描述为部分早衰综合征，因为它虽然表现出很多与普通衰老相同的特点，但并不是全部。癌症、阿尔茨海默病等很多其他衰老的结局并不表现在 HGPS 中。二者的临床特征相同，但在 HGPS 时进展迅速，包括 CVD 的发展、皮下脂肪的丢失（脂肪萎缩）和脱发。另有一些核纤层蛋白疾病也有早衰和非早衰的表型，然而 HGPS 是最好的研究对象，因为它同时具备衰老、衰老和动脉粥样硬化[9]。

HGPS 和衰老共享一系列在细胞层面上的关键要素，包括对氧化应激的抵抗降低，DNA 损伤的增加，对损伤的修复能力的减弱，异常的细胞核表现（空泡化）（图 10-4）[12]，对伸展应力的弹性反应降低，染色体端粒功能下降[41,42]；以及大量随着衰老和年龄的增加信号转导通路发生改变。这里包括 mTOR、过氧化物酶体增殖物激活受体（peroxisome proliferator-activated receptor，PPAR）、线粒体功能失调[43]和 Notch 通路，其对维持干细胞（包括间充质干细胞）、分化通路和细胞死亡的功能都非常重要[44]。或许我们在衰老进程中得到的最令人兴奋的线索，就是早老素在 HGPS 和正常细胞衰老时都表现为浓度增加[45,46]。

正常的成纤维细胞会衰老，但 HGPS 的成纤维细胞衰老速度更快，通常在 15 代[47]。氧化应激，以超氧自由基和过氧化氢的形式，被认为可诱导衰老和凋亡，并参与导致动脉粥样硬化[48]和正常衰老[49,50]的发生。抗氧化物，例如超氧化物歧化酶、过氧化氢酶和谷胱甘肽过氧化物酶有助于清除超氧自由基和过氧化氢。Yan 等研究者[51]证实了与培养的正常成纤维细胞相比，HGPS 成纤维细胞中谷胱甘肽过氧化物酶、镁超氧化物歧化酶和过氧化氢酶的含量明显减少。正常的细胞衰老也以 DNA 损伤增加和其自我修复损伤能力的衰退为标志[52]。早衰细胞双链 DNA（dsDNA）的破坏增加而 DNA 的修复能力减弱[53-55]。在正常成纤维细胞发生凋亡时，细胞核呈现异常形态（被称为空泡化或裂片化），作为细胞凋亡或衰老的先兆[12]（图 10-3）。HGPS 细胞呈现同样的细胞核异常表现，这些可以轻而易举地通过抗纤层蛋白抗体染色来检测出[12,56]。空泡化是正常细胞和 HGPS 细胞衰退时的一个结构上的信号。另一个与衰老细胞和 HGPS 细胞相关的结构方面的衰退，是对机械应力（外力）的反应[57,58]。当伸展力作用于早期代数的野生型纤维细胞的细胞核时，细胞核会遗留有僵硬化[59]。尽管早衰的成纤维细胞在早期代的时候呈现出正常的僵硬程度（此时

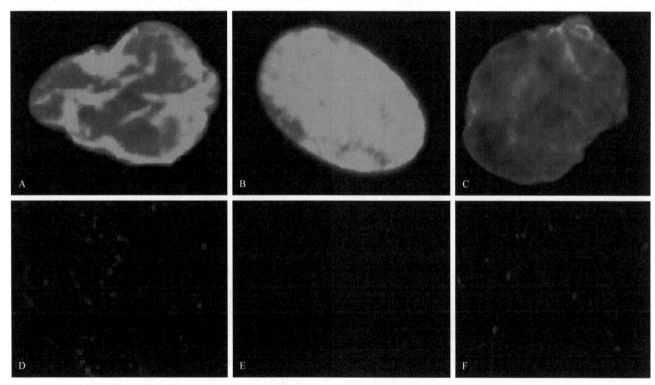

图 10-4 HGPS 细胞和正常衰老细胞核空泡化及早老素的存在。抗核纤层蛋白抗体染色的纤维细胞的细胞核：A. HGPS 的第 4 代纤维细胞；B. 正常的第 10 代纤维细胞；C. 正常的第 40 代纤维细胞。皮肤活检组织，以抗早老素抗体染色，40 倍放大展示：D. 10 岁的 HGPS 患儿；E. 正常新生儿；F. 正常的 90 岁老人。（彩图请扫二维码）

早老素水平和细胞核空泡化程度最低），但晚期传代时，与野生型成纤维细胞相比，早衰成纤维细胞的细胞核呈现急剧增加的僵硬化。另外野生型细胞会进入 S 和 G_2 细胞周期以应对机械伸展应力，而 HGPS 却不分化增殖。微阵列研究表明，与早期传代的普通细胞相比，衰老细胞与 HGPS 成纤维细胞在信号通路上有惊人的重叠之处[43]。

早衰是由于核纤层蛋白 A 的变异所导致的这一发现，之前在衰老的机制中尚未被提及，从而带来一个全新的问题：核纤层蛋白 A 的缺陷是否参与正常衰老的过程？第一个阳性证据是由 Scaffidi 和 Misteli 在 2006 年报道的[60]，他们发现来源于正常人的细胞核与早衰患者的细胞核可以表现为相似的缺陷，包括组织蛋白修饰方面的改变及增加的 DNA 损伤，而年轻细胞则很少有这样的缺陷。他们进一步证明了这种年龄相关的影响是由于细胞可以激活一隐秘剪接位点，但年轻细胞生成较低水平的早老素前体 mRNA 的缘故。早衰细胞中其水平很高，而抑制这个剪接位点的转录则可以逆转。Cao 等[61]研究同一现象，发现处于细胞间期的成纤维细胞，只有很少一部分细胞含有早老素。早老素阳性的细胞比例随着细胞代数的增加而增加，提示其与正常衰老有关联。尤其值得一提的是，McClintock 等在老年志愿捐献者的皮肤组织活检中发现了早老素，而在年轻人的皮肤组织中没有发现。这是首次人体中建立早老素和正常衰老的联系[46]（图 10-4）。近来发现的 HGPS 和核纤层蛋白 A 的关联，打开了探索研究核纤层蛋白如何在普通人群心脏病和衰老上发挥作用的大门。

当考虑对 HGPS、动脉粥样硬化及正常衰老治疗时，一个关键的要素是早老素的剂量效应。在 HGPS 时，非突变的 LMNA 基因位点正常生成全链长度的核纤层蛋白 A，仅有一少部分利用隐藏的剪接位点来生成早老素。其他（突变的）LMNA 基因生成大量早老素和少量的核纤层蛋白 A。不同的个体产生或多或少的早老素，在同一个个体中，不同的细胞类型产生不同量的早老素和正常的核纤层蛋白 A。在培养的正常成纤维细胞中，隐秘剪接位点的使用率比培养的 HGPS 细胞低 50 倍。然而，由于早老素在皮肤组织中随着年龄的增长而蓄积（图 10-4），在体外培养细胞时随着传代次数增多而增加[12]，早老素对普通人群健康的影响也随着年龄的增长而增加。对这个剂量效应假说的临床支持来自对一个具有早衰核纤层蛋白病的 45 岁男性的研究。他的 T623S 突变产生 LNMA 隐秘剪接位点的异常，但他隐秘剪接位点的使用频率比典型的 HGPS 患者低 80%[62]。他的表型类似 HGPS，但只是轻微的程度。因此我们可以假设适度地减少早老素的水平可以显著地改善疾病。另外，动脉粥样硬化遗传倾向性的一个因素，有很大的可能在于人一生中个体化蓄积的早老素的数量。

HGPS 和衰老的动脉粥样硬化的重叠之处

高血压、心绞痛、心脏扩大和充血性心力衰竭是HGPS 患者常见的终末期事件[63-66]，其病理学基础主要是一种血管性疾病，以早期、迅速发展的血管僵硬为特征。伴随动脉粥样硬化斑块的形成所导致的大小动脉的闭塞，以及若干年后瓣膜和心功能不全[5,67]。典型的心脏病表现包括后负荷增加、心绞痛及后续的劳力性呼吸困难。高血压被认为是血管疾病的一个晚期体征。Gerhard-Herman 发现在 26 名年仅 3 岁的 HGPS 患儿身上，100%出现了血管功能失调，伴有 PWV_{cf} 的显著上升和颈动脉血管壁的改变[67]。由心肌梗死或脑卒中引起的死亡，通常发生在 6～20 岁，平均寿命 14.6 岁[1]。

HGPS 是由于一种毒性蛋白导致的特殊类型的动脉粥样硬化，与导致老年 CVD 的众多因素无关，例如吸烟、缺乏运动、饮食不当等。与普通人群的 CVD 不同，HGPS 患者的颈动脉内膜和中膜的厚度是正常的。此外，脂质介导的动脉粥样硬化的慢性炎症反应中的所有要素——胆固醇、低密度脂蛋白（low-density lipoprotein，LDL）和高敏感性的 C 反应蛋白的水平也是正常的[8]。与之相反，HGPS 时的血管表现与困扰了数百万老年人的动脉粥样硬化相类似，以大、中动脉血管的僵硬（顺应性降低）为特征。HGPS 患者高密度脂蛋白（high-density lipoprotein，HDL）和脂联素（脂肪组织的一个分泌物）的水平随着年龄的增长而减少[68]，胰岛素抵抗也很常见[67]。HDL 和脂联素水平的降低已经被证实与脂质代谢障综合征及合并 2 型糖尿病的脂质营养不良相关[69]。脂联素是心血管疾病的一个独立危险因素，它可以直接调节内皮功能，与 2 型糖尿病患者的 HDL 水平呈正相关。

迄今为止，近 20 例 HGPS 患儿的尸检揭示了其从大动脉到小动脉，包括所有冠状动脉的分支上均有斑块病灶的形成[65,66,70-74]。斑块显著钙化，富含胆固醇结晶和几乎无细胞的透明纤维化。一个有典型临床表现的 22 岁 HGPS 女患的尸检血管切片提示并没有发现血管的炎症[75]。血管中膜不再包含平滑肌细胞，而弹性蛋白结构也被破坏，由细胞外基质或纤维素所替代，有显著的外膜增厚和中膜减少。推测大动脉和小动脉中最初由于平滑肌细胞的丢失开始引起血管重构，继而被基质所取代。

在正常衰老的动脉粥样硬化，凋亡往往发生在血管平滑肌细胞钙化之前[76]，甚至可能是钙化发生所必不可少的过程。因为血管钙化是斑块形成中必不可缺的要素[77]，凋亡可能是 HGPS 和动脉粥样硬化疾病发展中的关键因素[47,57,78]。

尸检研究表明，HGPS 时存在细胞外基质异常，与正常对照相比，表现为胶原的增加、弹性蛋白的分泌、真皮层胶原的无组织化、核心蛋白多糖的减少，以及聚集蛋白聚糖和锚蛋白 G 的增加[79-84]。细胞外基质分子在皮肤、骨骼及心血管系统具有结构组成和细胞信号转导的双重功能[85-91]，所有这些功能在 HGPS 时均严重受损。在病理学和临床研究中，中胚层来源的组织和它们的细胞外基质是主要受损的目标。HGPS 成纤维细胞的基因表达研究与上述结果一致[92,93]。动脉瘤，在一些 HGPS 的案例中被提及[71,74,94]，取自动脉中膜坏死中心，可以反映结缔组织的问题和同时伴有平滑肌细胞的死亡。

总之，对 HGPS 的研究揭示了一个全新的分子，即"早老素"，在血管整体的生物学和健康方面或许发挥着必不可少的作用。早老症的血管特征是总体僵硬、扭曲，中膜平滑肌细胞的丢失，以及随之而来的被细胞外基质取代。血生化的异常包括 HDL 和脂联素的进行性降低。血管平滑肌细胞的流失在早老症中是非常独特的，而整体的僵硬和扭曲、HDL 和脂联素的降低在患有动脉粥样硬化和 2 型糖尿病的正常衰老人群中也可以观察到。早老素可能与 CVD 合并的衰老有因果关联，它在 HGPS 患者的血管的各层和斑块上均有发现[22]，在非 HGPS 患者的血管系统也有类似的低水平表达[45,46]。

临床诊疗与护理

诊断和遗传学咨询

HGPS 最初信号包括成长的停滞、皮肤特征、关节僵硬、迟缓的牙齿发育、逐步的脱发和皮下脂肪的丢失，伴有正常发育的标志。它的平均诊断年龄是 2 岁（见 www.gentests.org）。早老症研究基金会（见 www.rogeriaresearch.org）是唯一一个由患者倡导建立的，专注研究儿童早老症的病因、护理和治疗的世界性组织。这个组织为早老症儿童及其家庭提供服务，例如患者的教育和早老症儿童家庭之间的交流。它通过临床护理建议[95]和 http://www.progeriaresearch.org/patient_care.html 给为这些家庭服务的内科医生和护理者提供资源。它是一个诊断程序，一个临床和研究的数据库，一个对 HGPS 基础和临床科学研究的基金。

心脑血管的保护：水化和小剂量的阿司匹林

HGPS 患儿在任何年龄都具有发生心脏病和脑卒中的高风险。下述检查应该每年进行，或被家庭内科医生建议时需要更经常进行：心脏病学的检查包括心脏听诊、身体检查、血压、心电图、血管多普勒超声、脉搏波传导速度，以及心脏超声。一旦患儿开始出现血管功能下降的体征或症状，比如高血压、TIA、脑卒中、癫痫、心绞痛、劳力性呼吸困难、心电图的改变、心脏超声的改变和/或心脏病发作，需要保证更高水平的干预。降压药、抗凝药、抗癫痫药和其他经常治疗成人出现相同病情时使用的药物，也应该用于 HGPS 患儿。

脑血管疾病的发病率在 HGPS 患儿很高，50%的

HGPS 患儿经历过静息性脑卒中[8]。因此，在 HGPS 患儿中，要高度重视脑卒中的发生。如果曾有一次脑卒中或急性神经系统症状发作，要提高对 TIA、脑卒中和血压管理的关注——保持足够的血压和脑灌注是非常必要的。若发生严重的脑卒中事件，应该在重症监护病房内进行监护，直到患儿的病情稳定，此时通常考虑药物治疗。

抗血小板药物（如阿司匹林）通常被给予患者来防止血栓形成，如果更理想的话，希望能达到预防未来脑卒中发生的目的。基于在成人研究中的结果，一般推荐给予 2～3mg/kg 日一次。这个剂量可以抑制血小板的聚集，但不会抑制前列环素的活性。

急性神经系统症状常常由过度换气、血压下降或脱水引起。由于这些原因，时刻保持患儿良好的水化状态非常重要，尤其是在旅途中。

插管

插管对于患有早老症的儿童来说很困难，因为他们只有很小的口腔孔径，同时伴有颌后缩、有限弯曲和伸展的颈椎、相对大的会厌和小声门开口。纤维鼻导管由于异常的声门角度可能难以通过，因而推荐直接可视化的插管。推荐在插管时使用面罩通气或喉罩通气。

物理治疗和作业治疗

早老症儿童尽可能地多进行物理治疗（physical therapy，PT）和作业治疗（occupational therapy，OT）（每周 2～3 次最佳）来确保在他们有生之年最大的活动能力，最佳的日常功能状态。每个方案都必须根据孩子个体化需求，以及咨询他的内科医生，明确其心功能状况来制定。PT 和 OT 的作用是维持最大的活动度、力量和功能状态。积极的 PT 和 OT 非常重要，因为所有的早老症儿童都存在进行性活动度受限（图 10-1）。骨骼异常在 2 岁时几乎都可以通过 X 线证实[4-96]。活动度可能随着关节僵硬的进展而进一步受限，主要表现在膝关节、踝关节，手指活动受限是由于肌腱异常所致；髋部异常主要由于髋外翻的不断进展所致；肩部受限则由于锁骨的再吸收所致；皮肤的绷紧也可以限制活动度。皮肤绷紧在一些儿童身上几乎看不到，但在另一些儿童身上可以非常严重，可以有胸壁活动度和胃容量的受限。

致　谢

真诚地感谢那些患有早老症的儿童以及他们的家庭，感谢你们参与到早老症的研究中。

关键点
- HGPS 是一种罕见的部分早衰综合征，患此病的儿

童多于 1 岁到 26 岁之间死于心脏病或脑卒中发作。

- HGPS 的病理学基础主要是一种血管疾病。它类似于正常衰老时的动脉硬化，合并高血压，血管变硬，伴有异常细胞外基质生成的血管重构，胆固醇水平正常却伴有斑块形成，心脏瓣膜钙化，应力所致的心肌肥大，最终导致心力衰竭。

- HGPS 是一种部分早衰综合征，与正常衰老有相同的特征，但并非全部。例如，它不存在增加患肿瘤或阿尔茨海默病的风险。

- HGPS 是一种由于 *LMNA* 的单碱基突变导致的常染色体遗传病，从而导致一个沉默突变，优化出一个内部剪接位点。

- 核纤层蛋白 A 是一种内核膜蛋白，对细胞的结构和功能都非常重要，主要存在于各种类型分化细胞中。

- HGPS 时产生的异常核纤层蛋白 A 被称为早老素，但它不只在 HGPS 产生，在普通人群中也有少量的生成。

- 早老素在非 HGPS 人群中随着年龄的增加而增加，很可能与普通人群的细胞衰老和血管疾病相关。

- 对 HGPS 患者的临床研究证实，使用一种法尼基酶抑制剂可以改善血管扩张性，并且可略微增加其预期寿命。

（陈　玲　译，齐国先　校）

完整的参考文献列表，请扫二维码。

主要参考文献

1. Gordon LB, et al: Impact of farnesylation inhibitors on survival in Hutchinson-Gilford progeria syndrome. Circulation 130:27–34, 2014.

3. Gordon LB: PRF by the numbers. http://www.progeriaresearch.org/prf-by-the-numbers.html. Accessed September 25, 2013.

5. Merideth MA, et al: Phenotype and course of Hutchinson-Gilford progeria syndrome. N Engl J Med 358:592–604, 2008.

9. Capell BC, Collins FS: Human laminopathies: nuclei gone genetically awry. Nat Rev Genet 7:940–952, 2006.

12. Goldman RD, et al: Accumulation of mutant lamin A causes progressive changes in nuclear architecture in Hutchinson-Gilford progeria syndrome. Proc Natl Acad Sci U S A 101:8963–8968, 2004.

13. Shumaker D, Kuczmarski E, Goldman R: The nucleoskeleton: lamins and actin are major players in essential nuclear functions. Curr Opin Cell Biol 15:358–366, 2003.

15. Sinensky M, et al: The processing pathway of prelamin A. J Cell Sci 107:61–67, 1994.

19. De Sandre-Giovannoli A, et al: Lamin A truncation in Hutchinson-Gilford progeria. Science 300:2055, 2003.

20. Gordon LB, Brown WT, Collins FS: Hutchinson-Gilford progeria syndrome. http://www.ncbi.nlm.nih.gov/books/NBK1121. Accessed January 6, 2016.

26. Osorio FG, et al: Splicing-directed therapy in a new mouse model of human accelerated aging. Sci Transl Med 3:106–107, 2011.

31. Gordon LB, et al: Clinical trial of a farnesyltransferase inhibitor in children with Hutchinson-Gilford progeria syndrome. Proc Natl Acad Sci U S A 109:16666–16671, 2012.

41. Cao K, et al: Progerin and telomere dysfunction collaborate to trigger cellular senescence in normal human fibroblasts. J Clin Invest 121:2833–2844, 2011.

45. Olive M, et al: Cardiovascular pathology in Hutchinson-Gilford progeria: correlation with the vascular pathology of aging. Arterioscler Thromb Vasc Biol 30:2301–2309, 2010.

46. McClintock D, et al: The mutant form of lamin A that causes Hutchinson-Gilford progeria is a biomarker of cellular aging in human skin. PLoS ONE 2:e1269, 2007.

52. Campisi J, d'Adda di Fagagna F: Cellular senescence: when bad things happen to good cells. Nat Rev Mol Cell Biol 8:729–740, 2007.

60. Scaffidi P, Misteli T: Lamin A-dependent nuclear defects in human aging. Science 312:1059–1063, 2006.

67. Gerhard-Herman M, et al: Mechanisms of premature vascular aging in children with Hutchinson-Gilford progeria syndrome. Hypertension 59:92–97, 2012.

73. Stehbens WE, et al: Smooth muscle cell depletion and collagen types in progeric arteries. Cardiovasc Pathol 10:133–136, 2001.

95. Progeria Research Foundation: The progeria handbook: a guide for families and caregivers of children. http://www.progeriaresearch.org/assets/files/PRFhandbook_0410.pdf. Accessed January 6, 2016.

第 **11** 章 | 衰老的神经生物学：自由基应激及代谢途径

Tomohiro Nakamura，*Louis R. Lapierre*，*Malene Hansen*，*Stuart A. Lipton*

环境应激源及一些遗传途径在神经生物学和衰老控制方面起着复杂而关键的作用。本章将总结关于这两个特定研究领域的最新知识。分为两个部分，一个关于自由基应激源，另一个关于代谢途径的遗传控制。

I. 衰老神经生物学中的亚硝化应激与氧化应激

Tomohiro Nakamura, Stuart A. Lipton

衰老是神经系统退行性疾病（neurodegenerative disease）的主要危险因素，包括帕金森病（Parkinson disease，PD）、阿尔茨海默病（Alzheimer's disease，AD）、肌萎缩侧索硬化（amyotrophic lateral sclerosis，ALS）、多聚谷氨酰胺（polyglutamine，polyQ）病[例如亨廷顿病（huntington's disease，HD）]、青光眼（Glaucoma）、人类免疫缺陷病毒（human immunodeficiency virus，HIV）相关神经认知障碍（HIV-associated neurocognitive disorder，HAND）、多发性硬化（multiple sclerosis）、缺血性脑损伤等，仅举几例[1-5]。虽然许多的细胞内和细胞外因子可能参与神经元的损伤及丢失，但由于一氧化氮（nitric oxide，NO）等活性氮（reactive nitrogen species，RNS）和活性氧（reactive oxygen species，ROS）的过量产生，导致亚硝化应激和氧化应激的积累，似乎是导致神经元细胞损伤和死亡的潜在因素[6,7]。一个成熟的 NO 产生模型需要神经系统中 N-甲基-D-门冬氨酸（N-methyl-D-aspartate，NMDA）型谷氨酸受体（NMDA-type glutamate receptor）的中心作用。NMDA 受体的过度激活导致 Ca^{2+} 大量内流，进而激活神经元 NO 合酶（neuronal NO synthase, nNOS）并促进 ROS 的生成（图 11-1）[8,9]。越来越多的证据表

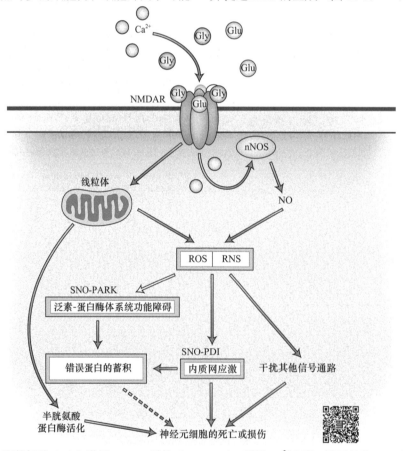

图 11-1 谷氨酸（Glu）和甘氨酸（Gly）激活 NMDA 受体（NMDAR），诱导 Ca^{2+} 内流，进而导致 ROS 和 RNS 的产生。NMDA 受体过度激活会触发 ROS 和 RNS 的产生，以及线粒体细胞色素 C 的释放，与随后的半胱天冬氨酸蛋白酶（caspase）的激活相关，最终导致细胞损伤和死亡。RNS. 活性氮；ROS. 活性氧；nNOS. 神经元一氧化氮合酶；NO. 一氧化氮；SNO-PARK. S-亚硝化-帕金蛋白；SON-PDI. S-亚硝化-蛋白质二硫键异构酶。（彩图请扫二维码）

明，NO 可以通过与靶蛋白的半胱氨酸残基反应，形成 S-亚硝基硫醇（S-nitrosothiol，SNO）而发挥介导神经保护和神经毒性的双重效应，鉴于这一过程对蛋白质功能的生物化学影响而被称为 S-亚硝化（S-nitrosylation）的过程。值得一提的是，正常的线粒体呼吸也可产生自由基，以 ROS 为主，其中一种分子，即超氧阴离子（superoxide anion，O_2^-）在亚硝化应激条件下能迅速与自由基 NO 反应，生成剧毒的过氧亚硝酸盐（peroxynitrite，$ONOO^-$）（图 11-2）[10,11]。

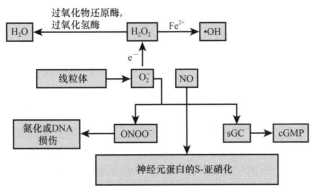

图 11-2　ROS 和 RNS 的神经毒性通路。图片表示：NO 激活可溶性鸟苷酸环化酶（sGC）生成环磷酸鸟苷（cGMP），进而激活 cGMP-依赖性蛋白激酶。NMDA 受体过度活化，导致 NO 产生过多，可能具有神经毒性，例如，帕金蛋白和蛋白二硫异构酶的 S-亚硝化，可部分触发错误折叠的蛋白质积聚，从而导致神经元细胞损伤和死亡。NO 的其他神经毒性效应由过氧亚硝酸盐（$ONOO^-$）介导。$ONOO^-$是 NO 和超氧阴离子（O_2^-）反应的产物。另一方面，S-亚硝化也可以介导神经保护作用，如通过抑制半胱天冬氨酸蛋白酶活性并防止 NMDA 受体过度活化。

多数神经退行性疾病的另一特征为错误折叠和/或聚集的蛋白累积[12-15]。这些蛋白聚合体分布在细胞质、细胞核或细胞外。重要的是，蛋白聚合体是来源于疾病相关的编码蛋白质的基因突变，或亚硝化和氧化应激状态引起的蛋白质翻译后改变所导致[16]。因此，本章的一个关键前提是假设年龄相关的亚硝化或氧化应激会导致神经退行性疾病患者大脑中的蛋白质错误折叠。在本章的第 I 部分，我们讨论了一些特定的例子，表明泛素 E3 连接酶（如帕金蛋白）或内质网（endoplasmic reticulum，ER）伴侣[如蛋白二硫键异构酶（endoplasmic reticulum，PDI）]的 S-亚硝化是神经退行性疾病（如 PD）和其他条件下错误折叠蛋白蓄积的关键因素[17-20]。

神经退行性疾病中的蛋白质错误折叠

许多神经退行性疾病的共同组织学特征是蛋白质错误折叠的蓄积，这些蛋白质对神经元的连接性和可塑性产生不利影响，并触发细胞死亡的信号通路[12,15]。例如，退化的大脑含有异常蓄积的错误折叠/聚集蛋白质，如 PD 中的 α-突触核蛋白和核突触蛋白相互作用蛋白-1（synphilin-1），以及 AD 中的 β 淀粉样蛋白（amyloid-β，Aβ）和 tau 蛋白。在 PD 中观察到的包涵体（inclusion body）称为路易体（Lewy body，LB），主要存在于胞质中。AD 患者的大脑细胞内可见含有 tau 蛋白的神经原纤维缠结，细胞外可见含有 Aβ 的斑块。其他表现为蛋白质聚集的疾病包括 HD（polyQ），ALS 和朊病毒病（prion disease）[14]。这些聚集体可能由非天然二级结构的寡聚复合物组成，即使在有清洁剂存在的情况下，仍表现出很差的溶解性。

一般来说，蛋白质聚集体不会在无应激的健康神经元中蓄积，部分原因是细胞质量控制机制的存在。例如，分子伴侣被认为是对错误折叠蛋白毒性的防御机制，因为分子伴侣可以防止多肽内部和多肽之间不适当的相互作用，并且能促进因细胞应激而错误折叠的蛋白质的复性。除了分子伴侣对蛋白质的质量控制外，泛素-蛋白酶体系统（ubiquitin-proteasome system，UPS）和自噬/溶酶体（autophagy-lysosomal）降解也均参与异常或畸变蛋白的清除[2]。当分子伴侣不能修复错误折叠的蛋白质时，可以通过添加多泛素链来标记它们，以便被蛋白酶体降解。在神经退行性改变的情况下，大脑细胞内或细胞外的蛋白质聚集体蓄积被认为是由于分子伴侣或蛋白酶体活性降低导致的。事实上，有些影响分子伴侣和 UPS 相关酶活性的突变可引起神经退行性疾病[15,22,23]。根据这个思路，可以发现与非 PD 对照组相比，PD 患者黑质的尸检标本显示蛋白酶体活性显著降低[24]。

既往研究认为包含蛋白质聚集体的病变具有致病性。几项证据表明，聚集体是通过一个复杂的多步骤过程形成的，在这个过程中错误折叠的蛋白质组装成包涵体。这些异常蛋白的可溶性寡聚体被认为是通过干扰正常的细胞活动而产生极强的毒性，较大的不溶性聚集体可能是细胞试图隔离潜在有毒物质的一种尝试[25,26]。

活性氧和活性氮的生成

NMDA 受体介导的谷氨酸信号通路诱导 Ca^{2+} 内流

众所周知，谷氨酸是大脑中主要的兴奋性神经递质。谷氨酸在成人中枢神经系统中浓度较高，并且以依赖 Ca^{2+} 的方式在几毫秒内由神经末梢释放。谷氨酸进入突触间隙后，分布在间隙内并与相邻神经元突触后膜上的相应受体结合。兴奋性神经传导对于神经突触的正常发育和可塑性形成是必要的，对于某些形式的学习和记忆也是不可或缺的。然而，谷氨酸受体的过度激活与许多神经系统疾病（从急性缺血缺氧性脑损伤到慢性神经退行性疾病）的神经元损伤相关。目前认为，突触外 NMDA 受体过度激活可介导神经元损伤，而反过来，突触活动又可能激活生存通路[27-29]。兴奋性受体的过度刺激会导致神经细胞坏死，但更温和或慢性过度刺激可导致细胞凋亡[30-32]。

NMDA 受体耦合通道对 Ca^{2+} 具有很高的通透性，如果细胞通过去极化以减轻 Mg^{2+} 对受体相关离子通道的阻滞，则可允许 Ca^{2+} 进入细胞与配体结合[33,34]。Ca^{2+} 与细胞内各种分子的后续结合会导致很多严重的后果。特别是 NMDA 受体的过度激活会导致破坏性的自由基（如 NO 和 ROS）的产生和其他酶酵解过程的发生，最终导致细胞死亡[6,11,31,32,35,36]。

Ca^{2+} 内流与活性氧和活性氮的生成

谷氨酸受体过度激活与许多神经系统疾病的神经元损伤相关。Olney 创造了"兴奋毒性"一词来形容这一现象[37,38]。这种兴奋毒性一定程度上是由 NMDA 受体的过度激活并导致 Ca^{2+} 通过受体相关离子通道过量内流引起的[6,7,39]。

神经元细胞内 Ca^{2+} 水平升高，与钙结合蛋白/钙调蛋白（Ca^{2+} calmodulin，CaM）结合，触发 nNOS 的活化，随后由 L-精氨酸生成 NO[8,40]。NO 是一种气态自由基（因此极易扩散）并在正常信号传递过程中起关键作用，但是 NO 过量也可导致神经元细胞的损伤和死亡。NO 对神经元存活的影响差异还可能是由形成不同的 NO 簇或中间体而造成的，包括 NO 自由基（NO•）、亚硝酰阳离子（NO^+）、亚硝酰阴离子（NO^-，一种高能单线态和低能三联体形式）[11]。

研究进一步指出，ROS-RNS 与神经退行性疾病，尤其是 PD 中的线粒体功能障碍之间存在潜在的联系[5,41]。抑制线粒体复合物 I 的农药和其他环境毒素会导致氧化和亚硝化应激，从而导致异常的蛋白质积累[17,18,20,42,43]。给动物使用复合物 I 抑制剂，如 1-甲基-4-苯基-1,2,3,6-四氢吡啶（1-methyl-4-phenyl-1,2,3,6-tetrahydropyridine，MTPT）、6-羟基多巴胺、鱼藤酮和百草枯可导致 ROS-RNS 过度生成，可再现散发性 PD 的许多特征，如多巴胺能神经元变性、α-突触蛋白的上调与聚合、LB 样神经元内包涵体及行动障碍[5,41]。

亚硝化应激和氧化应激增加与分子伴侣和蛋白酶体功能障碍有关，并引起错误折叠蛋白聚合体的蓄积[16,44]。但是一直到现在，我们对 NO 促成包涵体（如 AD 中淀粉样斑块或 PD 中的 LB）形成的相关分子和病理机制知之甚少。

蛋白质 S-亚硝化与神经元细胞死亡

S-亚硝化的生化特性

早期的调查研究表明，NO 通过介导细胞信号通路调节多种大脑功能，包括突触可塑性、正常发育和神经元细胞死亡等[35,45-47]。一般来说，NO 可以通过激活鸟苷酸环化酶（guanylate cyclase）形成 3',5'-环磷酸鸟苷（cGMP），或者通过调节蛋白硫醇基团的 S-亚硝化，发挥其生理和某些病理生理作用（图 11-2）[9,11,44,48-50]。S-亚硝化是指将 NO 基团共价加成于关键的半胱氨酸硫醇巯基（cysteine mercaptan thiol，RSH，或者更准确地称为硫氰酸离子，RS^-），然后生成 S-亚硝基硫醇衍生物（S-nitrosylation derivative，R-SNO）。这种修饰作用可以调节哺乳动物、植物和微生物蛋白质等的功能。一般来说，亲核残基（通常是酸和碱）组成的氨基酸的共有基序包围着关键的半胱氨酸，这增加了半胱氨酸巯基对 S-亚硝化的敏感性。本小组通过证明 NO 和相关的 RNS 通过氧化还原机制产生矛盾的作用，首次明确了 S-亚硝化的生理关联性。NO 通过 NMDA 受体（以及随后发现的其他靶点，包括半胱天冬氨酸酶）的 S-亚硝化，发挥保护神经的作用，但是也可通过形成过氧亚硝酸盐[或与之后发现的基质金属蛋白酶-9（matrix metalloproteinase-9，MMP-9）和磷酸甘油醛脱氢酶（phosphoglyceraldehyde dehydrogenase，GAPDH）等其他分子的相互作用]，对神经造成破坏[11,53-60]。表 11-1 列出了目前已知的神经元或大脑中存在的 SNO 蛋白的实例。在过去的 10 年中，越来越多的证据表明，S-亚硝化可以调节多种蛋白质的生物活性，在某些方面类似于磷酸化作用[11,17,18,20,52,59-67]。

表 11-1 已经确认的存在于神经元和大脑中的 S-亚硝化蛋白

S-亚硝化靶向物	S-亚硝化的影响	参考文献
苏氨酸激酶（Akt）	激酶活性降低 细胞死亡增加	210,211
半胱氨酸蛋白酶（casepase）	抑制活性 抑制细胞死亡	56,54,212,55
细胞周期依赖性蛋白 5（Ckd5）	活化激酶活性 增加细胞死亡	213-215
Dexras1	活化 GTP 酶 调节铁稳态	216,217
线粒体分裂蛋白 1（Drp1）	线粒体过度分裂 突触损伤	218-220
神经元特异性稀醇酶（NSF）	增强与谷氨酸受体亚基 2（GluR2）的交互作用 调节胞吐作用	221,222
磷酸甘油醛脱氢酶（GAPDH）	增加与 E3 泛素蛋白连接酶-1（Siah1）的相互作用 活化 p300 和 CREP 结合蛋白（CBP） 增加细胞死亡	60,223,224

续表

S-亚硝化靶向物	S-亚硝化的影响	参考文献
微管相关蛋白 1B（MAP1B）	增加与微管的相互作用 轴突回缩	225
基质金属蛋白酶-9（MMP-9）	活化作用 增加细胞死亡	59
谷氨酸受体（NMDAR，NR1 和 NR2A）	抑制作用 抑制细胞死亡	11,58
帕金蛋白（Parkin）	抑制 E3 泛素连接酶的活性 增加细胞死亡	17,18
蛋白质二硫键异构酶（PDI）	活性降低 错误折叠蛋白蓄积 增加细胞死亡	20,121-123
过氧化物还原酶 2（Prx2）	减少过氧化物酶的活性 增加细胞死亡	226
同源性磷酸酶-张力蛋白（PTEN）	减少磷酸酶的活性 提高细胞存活率	227,228
X 基因连锁的细胞凋亡抑制蛋白（XIAP）	减少 E3 泛素连接酶活性 增加细胞死亡	229,230

从化学角度看，NO 通常是一个很好的"离去基团"，它可以促进关键硫醇进一步氧化成相邻（邻位）半胱氨酸残基之间的二硫键，或者通过与 ROS 反应，氧化产生次磺酸（sulfenic，—SOH）、亚磺酸（sulfinic，—SO$_2$H）或磺酸（sulfonic，—SO$_3$H）蛋白衍生物，例如其在 MMP-9 酶上发生的反应[18,20,59,68]。S-亚硝化也可能产生硝酰二硫键，其中 NO 基团被邻近的半胱氨酸硫醇共享[69]。

此外 S-亚硝化可以影响半胱氨酸残基的其他翻译后氧化修饰。例如，S-亚硝化和磺化的半胱氨酸残基可能与谷胱甘肽反应，产生 S-谷胱甘肽化的蛋白质[70]。此外，S-巯基化[硫化氢（hydrogen sulfide，H$_2$S）修饰半胱氨酸残基]，通常发生在同一半胱氨酸残基上，也可能经历 S-亚硝化作用[71,72]，提示 S-亚硝化作用可能会促进 S-巯基化作用的形成[73]。S-亚硝化与其他类型硫醇的翻译后修饰之间的化学相关性有待进一步研究。蛋白质的 S-亚硝化不应该和其他与半胱氨酸巯基的反应以及与蛋白质硝化相混淆，在蛋白质硝化过程中，NO 通常也通过与酪氨酸残基反应生成硝基酪氨酸加合物来实现。

对于 nNOS 和 iNOS 缺陷小鼠进行分析发现，NO 是兴奋性毒性刺激后介导细胞损伤和死亡的重要介质。由 nNOS 和 iNOS 产生的 NO 可损害神经元的存活[74,75]。此外在 PD、AD 和 ALS 动物模型中发现，抑制 NOS 的活性能有效改善疾病的病理生理学进程。表明 NO 过量生成在一些神经退行性疾病的发病机制中扮演着关键角色[76-79]。虽然 NO 参与神经退行性改变已得到广泛认可，但是亚硝化应激和蛋白质错误折叠蓄积之间的化学关系仍未明确。然而，一些研究揭示了这种关系背后的分子事件。具体地说，我们最近提供了生理和化学证据，表明 S-亚硝化可调节帕金蛋白中的 E3 泛素连接酶活性[17-19]、PDI 中分子伴侣和异构酶的活性[20]，从而导致神经退行性疾病模型中的蛋白质错误折叠和神经毒性。

S-亚硝化与帕金蛋白

在罕见的家族性 PD 中，对帕金蛋白（一种 E3 泛素连接酶）和泛素羧基末端水解酶 L1（ubiquitin carboxyl-terminal hydrolase L1，UCH-L1）的错误编码基因进行鉴定发现，UPS 在散发性 PD 发病中的功能障碍。UPS 是哺乳动物中细胞蛋白质水解作用的重要机制。多泛素链的形成是蛋白酶体攻击和降解信号的组成成分。异肽键将多泛素链的第一位泛素的 C 端与靶蛋白中的赖氨酸残基相接。激活（E1）、链接（E2）和泛素化（E3）级联反应——三种酶催化泛素链与蛋白的结合。此外，单独的 E3 泛素连接酶对特定底物识别起关键作用[80]。

PD 是第二常见的神经退行性疾病，其特征是中脑黑质致密区的多巴胺神经元进行性缺失。在 PD 患者大脑中，多巴胺能神经元损伤多伴有包含错误折叠蛋白和泛素化蛋白的 LB 出现。这些泛素化的包涵体是许多神经退行性疾病的标志。错误折叠或异常蛋白质的细胞内蛋白水解中与年龄相关的缺陷，可能导致神经元或神经胶质细胞内聚集物的积累并最终沉积。尽管在携带突变基因编码蛋白的患者身上可以观察到此类异常蛋白的蓄积，但是实验室的研究表明，亚硝化应激和氧化应激是更常见的散发 PD 患者的蛋白质蓄积的潜在原因。如后文所述，在正常衰老过程中普遍存在的亚硝化应激和氧化应激，可通过在没有基因突变的情况下促进蛋白质错误折叠来模拟罕见疾病（如 PD）的遗传原因[17-19]。例如，S-亚硝化及帕金蛋白的进一步氧化（如巯基化）会导致帕金蛋白酶功能障碍，并导致 UPS 的功能障碍[17,18,81-85]。我们和其他研究人员发现，亚硝化应激触发帕金蛋白的 S-亚硝化（形成 S-亚硝化-帕金蛋白）作用，不仅在 PD 的啮齿动物模型中存在，而且在人类 PD 患者和相关的 α-突触核细胞病（弥漫性路易体病，diffuse LB disease，DLBD）患者的大脑中也存在。帕金蛋白有多个半胱氨酸残基能与 NO 反应形成 S-亚硝化-帕金蛋白。帕金蛋白的 S-亚硝化最初激活 E3 泛素连接酶的活性，之后酶活性降低，出现 E3 泛素连接酶-UPS 刺激的无效循环[18,19,86]。我们也发现，农药鱼藤酮可以引起 S-亚硝化-帕金蛋白的产生，并因此抑制了 E3 泛素连接酶的活性。此外，S-亚硝化导致 E3 泛素连接酶失活，与帕金蛋白的神经保护效应下降相关[17]。沿着这些线索，PD 患者大脑中 S-亚硝化-帕金蛋白含量增加，表明帕金蛋白长时间的 S-亚硝化可能是 PD 的病因[17-18]。亚硝化和氧化应激也可以通过半胱氨酸残基的翻译后修饰改变帕金蛋白的溶解度，可能同时损伤其保护功能[85,87,89]。

相反，帕金蛋白的 S-巯基化激活其酶活性及神经保护效应[72]。利用质谱分析法已明确了 5 种半胱氨酸残基为 S-巯基化位点（CYS-59、-95、-182、-212 和-377），其中 CYS-59 是 S-巯基化的主要位点。有趣的是，CYS-95 也是 S-亚硝化的靶点[72]。此外，S-巯基化的帕金蛋白在 PD 患者大脑中显著下降，这与帕金蛋白巯基化具有有利作用的观点一致。因此，尽管我们需要进一步研究揭示单一蛋白 S-亚硝化与 S-巯基化之间的关系，至少在帕金蛋白中，两种气体神经递质（NO 和 H_2S）可能通过半胱氨酸修饰影响 PD 的发病。

除了一些罕见帕金基因（parkin）突变引起的家族性 PD 之外，PINK1 基因突变也与遗传性 PD 相关。现有的证据指出，帕金蛋白与 PINK1 蛋白一起参与了线粒体自噬，损伤的线粒体通过细胞的自噬循环过程被清除[90]。在已知模型中，PINK1 蛋白被转到受损的线粒体，进而将帕金蛋白从细胞质补充至损伤的线粒体膜上。最新的证据表明 PINK1-磷酸化的丝裂霉素 2 可能是帕金蛋白在线粒体膜上的受体[91]。之后，帕金蛋白泛素化线粒体外膜蛋白，以加强异常线粒体的自噬清除。新的证据表明，SNO-帕金蛋白能促进受损线粒体的清除[92]。此报道认为，CYS-323 的 S-亚硝化能短暂活化 E3 泛素连接酶活性，并促进线粒体的降解进程。在此基础上提出了一个有趣的假设，即亚硝化应激引起帕金蛋白 CYS-323 残基的 S-亚硝化并导致 E3 泛素连接酶活性短期内增加。反过来，活化的帕金蛋白通过促进线粒体自噬和异常线粒体的清除来介导 NO 的神经保护效应。相反的，长期生成的 NO 使帕金蛋白中多余的半胱氨酸残基进行 S-亚硝化，抑制它的 E3 泛素连接酶活性和神经保护效应。明确 SNO-帕金蛋白在神经元存活上的相反效应需要被进一步探讨。

除了抑制 E3 泛素连接酶的活性外，帕金蛋白也能抑制原癌基因 p53 的转录，有助于对抗帕金森病相关的多巴胺能神经元凋亡，以此发挥其神经保护效应[93]。我们近期报道了帕金蛋白的 S-亚硝化可降低其作为 p53 的转录抑制因子的活性，导致 p53 表达上调并引起神经元细胞死亡[94]。同这观点一致的是，在死后的人类 PD 患者的大脑中，SNO-帕金蛋白和 p53 表达水平以相

关的方式增加。因此 S-亚硝化似乎同时影响 E3 泛素连接酶活性和帕金蛋白的转录抑制活性，并协同参与散发性 PD 的发病机制。

蛋白质二硫键异构酶的 S-亚硝化

这介导了 PD 和 AD 细胞模型中的蛋白质错误折叠和神经毒性。内质网通常参与蛋白质的加工和折叠，但当未成熟蛋白或错误折叠蛋白蓄积时，内质网会产生应激反应[95-98]。内质网应激刺激两个关键的细胞内反应。一个是分子伴侣的表达，分子伴侣可以通过未折叠蛋白反应（unfolded protein response，UPR）阻止蛋白质蓄积，并且与蛋白质的重新折叠、蛋白复合体的翻译后组装和蛋白质的降解有关[95-98]。这个反应被认为有助于适应环境改变和维持细胞内稳态。第二个内质网应激的反应被称为内质网相关降解（endoplasmic reticulum associated degradation，ERAD），可特异性识别末端错误折叠的蛋白质，以便在内质网膜上逆向转运至细胞质，然后被 UPS 降解。此外，尽管严重的内质网应激可以诱导细胞凋亡，但内质网通过表达应激蛋白（如葡萄糖调节蛋白和 PDI）来抵抗相对轻微的损害，从而改善错误折叠蛋白的蓄积。这些蛋白的作用类似分子伴侣，有助于分泌蛋白的成熟、转运和折叠。

蛋白质在内质网的折叠过程中，PDI 可将二硫键引入蛋白质（氧化）、破坏二硫键（还原）、并催化巯基/二硫键交换（异构），从而促进二硫键的形成、重排反应和结构稳定性[99]。PDI 包含 4 个与硫氧还原蛋白（thioredoxin，TRX）同源性的 4 个结构域（TRX；a、b、b'和 a'）。4 个 TRX 样结构域（a 和 a'）中只有两个包含特征性的氧化还原活性 CXXC 基序，并且这两个巯基二硫键中心起独立的活性位点的作用[100-103]。哺乳动物中的一些 PDI 同源物，如 ERp57（PDIA3）和 PDIp（PDIA2），也位于内质网上，且发挥相似的功能[104,105]。在模拟 PD 的情况下，神经元细胞中 PDIp 表达上调说明了 PDIp 在神经元存活中可能起一定作用[104]。

在许多神经退行性疾病和脑缺血疾病中，未成熟蛋白和变性蛋白的蓄积导致内质网功能障碍[104,106-108]，但 PDI 表达上调代表一种促进蛋白质重新折叠的适应性反应，可能起到神经元细胞保护作用[104,105,109,110]。此外，普遍认为某些类型细胞中，NO 过量生成可以激活内质网应激通路[111,112]。NO 诱导蛋白质错误折叠和内质网应激的分子机制至今仍不明确。与胞质和线粒体的高度还原环境相比，内质网通常表现出相对阳性的氧化还原电位。这个氧化还原环境可以影响蛋白质的 S-亚硝化和氧化反应的稳定性[113]。有趣的是，我们之前已经报道过，过量的 NO 能引起 PDI 蛋白中巯基活性位点的 S-亚硝化，这个反应可以抑制异构酶和分子伴侣的活性[20]。在细胞培养模型中，鱼藤酮损伤线粒体复合物 1 也可导致 PDI 的 S-亚硝化。此外我们检查散发 PD 和 AD 患者的大脑，发现几乎所有患者的 PDI 蛋白均被 S-亚硝化。在病理情况下，PDI

类 TRX 结构域中的两个半胱氨酸巯基都可能形成 S-亚硝基硫醇。不同于 PDI 催化脱硝基反应后形成常见的单个 S-亚硝基硫醇[63]，双亚硝化相对更加稳定，并防止后续 PDI 上形成二硫键。因此，我们猜测 PDI 上的这些病理性 S-亚硝化反应在神经退行性疾病中更容易被检测到。

此外，邻位的半胱氨酸巯基与 NO 反应后形成硝酰基二硫化物[69]，此类反应可能发生在 PDI 的催化位点并抑制酶活性。为了探讨 S-亚硝化 PDI（SNO-PDI）的形成对神经元细胞造成的后果，我们将培养的大脑皮层神经元暴露于神经毒性浓度的 NMDA 中，从而导致过量的 Ca^{2+} 内流，并由此导致 nNOS 产生 NO。在这样的情况下，我们发现 PDI 以 NOS 依赖的方式被 S-亚硝化。SNO-PDI 的形成导致多泛素化错误折叠蛋白[例如，核突触蛋白相互作用蛋白 1 抗体（synphilin-1）和 α-突触核蛋白（α-synuclein）]的蓄积和 UPR 的活化。此外，S-亚硝化消除了 PDI 对 LB 包涵体中蛋白质聚集的抑制作用。其他研究也表明，在 AD 中，PDI 在神经纤维缠结中蓄积，这些缠结含有过度磷酸化的 tau 蛋白沉积的积累，说明 SNO-PDI 可能有助于 tau 蛋白沉积的积累。PDI 的 S-亚硝化还阻止了其因内质网应激，错误折叠的蛋白质或蛋白酶体抑制而触发的神经元细胞死亡的减轻。进一步证据表明，SNO-PDI 可能实际上将 NO 转运到细胞外空间，NO 在胞外可能发挥更多的负面效应[63]。此外，PDI 在其活性半胱氨酸位点的 S-亚硝化作用可能促进该蛋白的 S-谷胱甘肽化[120]。因此，S-谷胱甘肽化的 PDI 在神经退行性疾病中的潜在作用有待进一步研究明确。

与发现的 SNO-PDI 参与 AD 和 PD 的发病机制相似，SNO-PDI 也可能加重 ALS、脑卒中、朊病毒病和睡眠障碍等病理情况。例如，在 ALS 的细胞模型中，PDI 的 S-亚硝化可以增加超氧化物歧化酶（superoxide dis-mutase 1，SOD1）G93A 突变体的蓄积，该突变体与 ALS 家族性相关，并可增加神经元细胞的死亡[121-123]。在脑卒中模型中，PDI 的 S-亚硝化导致泛素化蛋白积聚物的蓄积[124]。此外，在睡眠障碍模型中，PDI 的 S-亚硝化介导了下丘脑含食欲素神经元的选择性变性。总之，与其病理作用相一致，在超氧化物歧化酶基因突变小鼠和散发性 ALS 人类患者的脊髓中、在朊蛋白病动物模型的大脑中，以及在睡眠剥夺小鼠的下丘脑中，均存在大量的 SNO-PDI[121-123,125,126]。

接下来，我们考虑的是正常的大脑衰老，而不是神经退行性疾病。有报道发现，在大脑衰老过程中由分子伴侣、UPS、和自噬-溶酶体系统组成蛋白质表达的调控机制受到损伤[21,127]。此外，与正常衰老及处在亚临床疾病的人类大脑中发现的包涵体与神经退行性疾病中的包涵体相似[128]。然而，我们在正常衰老大脑中还没有检测到 SNO-帕金蛋白或 SNO-PDI[17,18,20]。因此，我们推测这些蛋白和其他蛋白质的 S-亚硝化可能进一步损伤调控机制，增强了衰老大脑对神经退行性疾病的敏感性。

II. 胰岛素代谢信号转导对衰老及神经退行性疾病的影响

Louis R. Lapierre，*Malene Hansen*

许多保守的代谢途径能以一种保守的方式影响机体衰老。由于寿命调节系统的复杂性，阐明长寿机制的有效方法是利用简单的无脊椎动物模型，特别是线虫类的秀丽隐杆线虫（*Caenorhabtidis elegans*）和果蝇的黑腹果蝇（*Drosophila melanogaster*）。尽管已经证实多种基因和生理过程与衰老相关，但是最为人所熟知的是胰岛素/胰岛素样生长因子-1（IGF-1）信号[insulin/insulin-like growth factor 1（IGF-1）signaling，IIS]通路。重要的是已有研究发现 IIS 与神经退行性疾病的关联性。在本章第 II 部分，我们讨论 IIS 影响衰老和神经退行性疾病的机制，并且简单列举了与代谢功能相关的长寿范例——饮食限制、雷帕霉素靶蛋白（target of rapamycin，TOR）和腺苷酸活化蛋白激酶（5'-adenosine monophosphate-activated protein kinase，AMPK）。

胰岛素/胰岛素样生长因子信号转导通路和机体衰老

从线虫到小鼠等多种动物模型证据表明，适度降低

IIS 通路的活性可以延长寿命。这一发现特别引人注目的是 IIS 功能严重损伤可引起损伤效应，包括在胚胎发育期间的死亡和糖尿病。此外，IIS 通路活性的改变对生殖、抗应激和代谢有重要影响[129]。最近的研究已经开始揭示 IIS 介导的寿命调节的潜在机制。

在短寿命秀丽隐杆线虫的研究中，通过对改变寿命的基因进行遗传筛选，发现了第一个长寿 IIS 突变体（age-1）。该突变体基因编码线虫的磷脂酰肌醇-3 激酶（phosphoinositide-3-kinase，PI3K）[131,132]，这个结论可以支持秀丽隐杆线虫中的其他发现，即：胰岛素/IGF-1 受体 DAF-2 突变可延长寿命，并且这个效应依赖于叉头转录因子（FOXO）的转录因子 DAF16[130,131-135]。胰岛素受体（insulin receptor，InR）或其底物（CHICO）的突变能延长果蝇的寿命[136,137]，这些研究表明降低 IIS 的活性是延长寿命的进化保护机制。这一重要概念进一步证实：如果胰岛素或 IGF-1 信号通路遭到破坏[138-141]，啮齿动物的寿命会延长，表明这种进化性的保护机制也适用于哺乳动物。这个功能的保护作用甚至可以适用于人类，因为长寿老人可以见到 IIS 通路的改变[142]。这个发现为生长激素缺陷的 Ames 侏儒鼠和生长激素受体基

敲除小鼠的长寿命提供了一个可能的解释：可能是由于生长激素上调了 IGF-1 的产生[143,144]。

图 11-3 对目前为止 IIS 通路对线虫、果蝇、小鼠寿命的干预调节进行了总结。

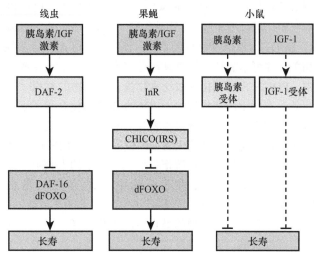

图 11-3 胰岛素/胰岛素样生长因子通路调节多种有机体的寿命。影响线虫、果蝇和小鼠寿命的 INS/IGF-1 信号通路分子学组分见上图。详细内容见正文。虚线. 合理的调控关系；IGF-1. 胰岛素样生长因子-1；InR. 胰岛素受体；CHICO（IRS）. 胰岛素受体底物；DAF-16/FOXO. DAF-16（一种寿命调控基因）/又头转录因子；dFOXO. 又头转录因子。

胰岛素/胰岛素样生长因子-1 影响机体寿命的细胞学机制

由于 IIS 可调节营养利用和生长，因此长寿 IIS 突变体可以改变代谢指标，同时延缓发育、身材矮小、降低生育能力、增加抗逆性等，这些并不让人感到意外[129,145]。这些进程中的任何一个环节都可以通过抑制 IIS 通路的活性来延长寿命表型[145]。抑制 IIS 功能的另一个重要特征是延长健康生存期和寿命。例如，在特定的年龄相关性疾病[如肿瘤[146-148]、心力衰竭[149]和 AD[150,151]（见后文)]的无脊椎动物模型中的研究表明，延长生命的 IIS 突变具有保护效应。

研究重点关注明确 IIS 在何时、何处调节寿命。为了研究寿命过程中控制减少 IIS 的时间，利用含有表达双链 RNA 的 daf-2 基因的细菌减少秀丽隐杆线虫成年期的 IIS，这个处理能有效延长寿命[152]。与其一致的是，仅在成熟果蝇脂肪组织中表达的 dFOXO 能有效延长寿命。类似的，在成熟个体中特异性过表达的 dPTEN 或者在发育前期消融产胰岛素神经元均可以延长寿命[153,155]。

经过一些详细研究后发现，IIS 调节寿命表现为神经元和脂肪组织特异性。比如，在敲除 daf-2 基因的蠕虫的神经元中，将胰岛素-IGF-1 受体 DAF-2 转移进入后其寿命缩减至与野生型相同[156,157]。这在某种程度上与 daf-2/胰岛素-IGF-1 下游信号通路效应形成对照，FOXO

的转录因子 DAF-16，在小肠（蠕虫的脂肪组织中）通过调节 daf-2/胰岛素-IGF-1 受体下游信号通路来发挥调节寿命的功能。因此，IIS 在神经组织中在外围控制信号从而调节寿命。与神经组织和脂肪组织中特定角色一致，像之前提到的，产胰岛素神经元的消融能有效延长寿命，然而脂肪组织过表达通路拮抗物 dPTEN 和 dFOXO，通过发送非自控信号至产胰岛素神经元发挥其延长寿命作用[153,154]。最后，胰岛素受体的脂肪组织特异敲除能延长小鼠的寿命[139]。外周组织的信号以及信号交叉仍然是研究的关键领域，这些研究揭示，在年龄依赖性疾病中，潜在的自控和非自控影响同胰岛素代谢通路改变引起的急慢性结果一样重要。IIS 如何调控器官衰老，包括神经退行性疾病和长寿，仍然是未来研究的重要领域。

IIS 影响衰老和导致神经退行性疾病的分子机制

很多研究采用无偏倚方法去更加深入地了解 IIS 的下游因子，其中包括研究基因表达谱来探求长寿 IIS 突变蠕虫中 FOXO 转录组。这些研究明确了与代谢、应激反应及氧化损伤的解毒所需的基因[159-164]。在这些效应机制中一些基因的协同活化效应对细胞有益，因为这些基因单独效应很微小[161]。在长寿 IIS 突变体中，许多 FOXO 调节基因能维持蛋白质内稳态并具有延长寿命效应。在秀丽隐杆线虫和果蝇蛋白质毒性模型中的相关研究发现，IIS 与毒性蛋白的蓄积有直接相关性，例如 Aβ 肽通过 polyQ 延长引起 AD，在 HD 中也存在类似情况[165-168]。这些研究开始阐明了 IIS 影响神经退行性改变的机制并且说明 IIS 能通过多种机制阻止错误折叠蛋白的蓄积从而起到保护作用[169]。主要机制包括由热休克蛋白因子-1 调节的经小热休克蛋白参与的有毒物质解集后的降解过程。其次的机制是由 DAF-16/FOXO 调节，包括蛋白质蓄积成高分子量-高质量的对细胞毒性较小的物质[165]。针对具有 IIS 突变体和活化性 FOXO 的长寿秀丽隐杆线虫的研究表明，自噬，一种胞质成分降解和回收的细胞过程，是体细胞维持平衡的中心机制。自噬异常可促进神经退行性改变[173]。另一方面，某些自噬相关蛋白的过表达可以延长寿命[174,175]。有趣的是，FOXO 在自噬活性中的作用比较保守[176]，自噬的维持是对于神经肌肉接头变性的保护机制[177]，表明 FOXO-自噬在防止神经性的衰老中起到重要作用。

其他代谢长寿通路在神经退行性改变中的作用

减少食物摄入但不造成营养不良，我们称之为饮食限制（dietary restriction，DR），已作为多个物种中延长寿命的方法，在有机体模型中得到了广泛的研究[178]。饮食限制和 IIS 通路之间的机制相似程度仍不完全明确。

在秀丽隐杆线虫中，IIS 突变体寿命延长完全依赖 FOXO 转录因子 DAF-16[179]，然而，一些饮食限制的功能独立于 DAF-16/FOXO，也有一些依赖 DAF-16/FOXO[180]。另外，一项化学趋化记忆研究表明，饮食限制和 IIS 在成人时期的不同阶段能提升记忆力，但是这个过程需要活化的 bZIP 转录因子 CREB[181]。果蝇中 dFOX 无效突变体果蝇通过饮食限制延长寿命[155,182]。哺乳动物中饮食限制在 IIS 中的作用仍不明确。因为长寿的 AME 小鼠（见前文）经过饮食限制后也可出现寿命延长的情况[183]，但是 GHRKO 小鼠经过饮食限制并没有相应的延长寿命[184]。由于饮食限制能增加胰岛素敏感性，哺乳动物中 IIS 功能的复杂性说明 IIS 与饮食限制具有集成交互作用。更重要的是，饮食限制能阻止小鼠模型中的神经退行性改变[185]，而饮食限制蠕虫模型受转录因子 HSF-1 的调节表现出蛋白质毒性减少，类似于 IIS 突变体[186]。

饮食限制调节寿命的关键是营养感受器 TOR。TOR 以 TORC1 和 TORC2 这两种不同的复合体的形式存在（见综述[187,188]）。TOR 功能障碍能延长酵母、蠕虫和果蝇的寿命[189-191]，并且使用雷帕霉素药物抑制 TOR 能延长小鼠的寿命[192]。TOR 调节寿命相关的多个进程，包括代谢、mRNA 的转运及自噬[148,187,188]。而且下调 mRNA 的转录可以延长酵母、蠕虫、果蝇和小鼠的寿命（见综述[193,194]），同时自噬也是延长寿命所需的[172]。TOR 与 IIS 通路相互影响[187]，在寿命的相关研究发现二者与寿命也可能存在相关性，因为抑制秀丽隐杆菌中的 TOR 和 IIS 不能更加延长寿命[195,196]。部分研究表明抑制 TOR 活性可以激活秀丽隐杆菌中的 DAF-16/FOXO[197,198]。这之间可能存在一个调节反馈环路，因为在蠕虫中 TOR 结合部位受体（daf-15）是 DAF-16/FOXO 的转录靶标[190]。

DR、IIS 和 TOR 通路中的新的普遍效应因子已经被发现，即转录因子 EB（TFEB）。TFEB 存在于细胞核中并且能够调节多种溶酶体和自噬基因的表达从而促进自噬过程[199,200]。在秀丽隐杆线虫中，转录因子 HLH-30L 与 TFEB 的作用类似，也是 TOR 抑制、营养限制和 IIS 突变体的中心环节，作为延长寿命所需，证实了诱导自噬的普遍存在机制[201]。在哺乳动物中，TFEB 的过表达可引起各种异常蛋白的聚集，包括突变的亨廷顿蛋白（mutant huntingtin，mHTT）和 α-突触核蛋白[202,203]，并引起神经退行性疾病的发生。因此，活化的 TFEB 能促进溶酶体功能并预防神经退行性疾病。目前，TOR 如何调节生长、代谢、寿命和神经退行性改变仍存在一定争议。

能量感受器 AMP 活化酶（AMP-activated kinase，AMPK）在延长寿命中也起到一定作用。与 TOR 类似，AMPK 在衰老、抗逆性和肿瘤生成中有作用[204-206]。AMPK 与 IIS 通路也能相互影响。因为 IIS 通道下调引起寿命延长依赖于同源 AMPKα 亚型 aak-2 及 AAK-2 的过表达，并且 AMPK 能分别延长秀丽隐杆线虫和果蝇的寿命[174,206,207]。此外，AMPK 可能具有神经保护作用，因为 AMPK 的缺失增加果蝇的神经退行性疾病的发生[208,209]，AMPK 的另一个作用是调节神经功能并影响营养感知通路的下游功能。这些通路可以使动物发现可食用的物质并作出反应。营养感知通路与神经退行性改变、衰老、寿命是如何相关仍需要进一步研究。

图 11-4 对本部分所讨论的与机体衰老有关的蛋白质代谢功能变化过程进行了总结。

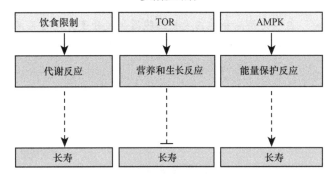

图 11-4　调节多细胞生物衰老相关代谢功能的其他过程和基因，所示例子包括饮食限制、雷帕霉素靶蛋白（TOR）、腺苷酸活化蛋白激酶（AMPK）。详细内容见正文；虚线．合理的调控关系。

致　谢

作者希望感谢 Seam Oldham 博士对本章内容更早的版本的帮助，本次工作受到了国家卫生组织（K99 AG042494 [LRL]；R01 AG038664 and R01 AG039756 [MH]；P30 NS076411，R01 NS086890，R01 ES017462，P01 HD029587，and R21 NS080799 [SAL]）、大脑和行为研究基金会（SAL），以及 Micheal J. Fox 基金会的许可和支持。

关键点

- NMDA 受体过度活化或线粒体功能障碍会导致过度亚硝化应激和氧化应激，这可能导致 UPS 或分子伴侣的功能异常。

- ROS 和 RNS 过量生成可能导致散发神经退行性疾病中异常蛋白的蓄积和神经元的损伤。

- 在某些神经病退行性疾病如 PD 和 AD 中，特定分子（如帕金蛋白和 PDI）的 S-亚硝化作用是自由基产生、异常蛋白蓄积和神经元细胞损伤的机制之一。

- 阐明这些新通路的机制可能导致开发新的治疗方法，通过靶向破坏或避免特定蛋白质（如帕金蛋白、PDI 和过氧化物酶 2）的亚硝化作用，来防止异常蛋白的错误折叠。

- 胰岛素/胰岛素样生长因子信号通路中的单基因突变，可以延长线虫、果蝇、小鼠的寿命，这意味着这些机制的进化保守性。

- 这种突变可以使动物长期保持健康和无病状态，并缓解某些与衰老相关的病变。确定组织需求、遗传相互作用及这些作用的时机仍然是包括哺乳动物在内的进一步研究的重要领域。

- 其他保守的长寿途径和基因可以通过保守的方式延长寿命，例如饮食限制、TOR 水平下调和 AMPK 活化，至少在较简单的模型生物中观察到，这些范例的共同因素是它们似乎将自噬作为重要的效应器机制。

- 自噬是清除细胞内受损细胞器和大分子并促进存活的核心机制。在神经退行性疾病中发现自噬增强因子是一个新兴的研究领域。

（哈 斯 译，申 杰 校，高学文 审）

完整的参考文献列表，请扫二维码。

主要参考文献

11. Lipton SA, Choi YB, Pan ZH, et al: A redox-based mechanism for the neuroprotective and neurodestructive effects of nitric oxide and related nitroso-compounds. Nature 364:626–632, 1993.

17. Chung KK, Thomas B, Li X, et al: S-Nitrosylation of parkin regulates ubiquitination and compromises parkin's protective function. Science 304:1328–1331, 2004.

18. Yao D, Gu Z, Nakamura T, et al: Nitrosative stress linked to sporadic Parkinson's disease: S-nitrosylation of parkin regulates its E3 ubiquitin ligase activity. Proc Natl Acad Sci U S A 101:10810–10814, 2004.

20. Uehara T, Nakamura T, Yao D, et al: S-Nitrosylated protein-disulphide isomerase links protein misfolding to neurodegeneration. Nature 441:513–517, 2006.

35. Dawson VL, Dawson TM, London ED, et al: Nitric oxide mediates glutamate neurotoxicity in primary cortical cultures. Proc Natl Acad Sci U S A 88:6368–6371, 1991.

51. Stamler JS, Toone EJ, Lipton SA, et al: S)NO signals: translocation, regulation, and a consensus motif. Neuron 18:691–696, 1997.

52. Hess DT, Matsumoto A, Kim SO, et al: Protein S-nitrosylation: purview and parameters. Nat Rev Mol Cell Biol 6:150–166, 2005.

58. Choi YB, Tenneti L, Le DA, et al: Molecular basis of NMDA receptor-coupled ion channel modulation by S-nitrosylation. Nat Neurosci 3:15–21, 2000.

59. Gu Z, Kaul M, Yan B, et al: S-Nitrosylation of matrix metalloproteinases: signaling pathway to neuronal cell death. Science 297:1186–1190, 2002.

60. Hara MR, Agrawal N, Kim SF, et al: S-Nitrosylated GAPDH initiates apoptotic cell death by nuclear translocation following Siah1 binding. Nat Cell Biol 7:665–674, 2005.

131. Friedman DB, Johnson TE: A mutation in the age-1 gene in Caenorhabditis elegans lengthens life and reduces hermaphrodite fertility. Genetics 118:75–86, 1988.

133. Kenyon C, Chang J, Gensch E, et al: A C. elegans mutant that lives twice as long as wild type. Nature 366:461–464, 1993.

134. Kimura KD, Tissenbaum HA, Liu Y, et al: DAF-2, an insulin receptor-like gene that regulates longevity and diapause in Caenorhabditis elegans. Science 277:942–946, 1997.

152. Dillin A, Crawford DK, Kenyon C: Timing requirements for insulin/IGF-1 signaling in C. elegans. Science 298:830–834, 2002.

156. Wolkow CA, Kimura KD, Lee MS, et al: Regulation of C. elegans life-span by insulin-like signaling in the nervous system. Science 290:147–150, 2000.

161. Murphy CT, McCarroll SA, Bargmann CI, et al: Genes that act downstream of DAF-16 to influence the lifespan of Caenorhabditis elegans. Nature 424:277–283, 2003.

163. Lee SS, Kennedy S, Tolonen AC, et al: DAF-16 target genes that control C. elegans life-span and metabolism. Science 300:644–647, 2003.

171. Melendez A, Talloczy Z, Seaman M, et al: Autophagy genes are essential for dauer development and life-span extension in C. elegans. Science 301:1387–1391, 2003.

192. Harrison DE, Strong R, Sharp ZD, et al: Rapamycin fed late in life extends lifespan in genetically heterogeneous mice. Nature 460:392–395, 2009.

196. Hansen M, Taubert S, Crawford D, et al: Lifespan extension by conditions that inhibit translation in Caenorhabditis elegans. Aging Cell 6:95–110, 2007.

197. Lapierre LR, Gelino S, Melendez A, et al: Autophagy and lipid metabolism coordinately modulate life span in germline-less C. elegans. Curr Biol 21:1507–1514, 2011.

200. Sardiello M, Palmieri M, di Ronza A, et al: A gene network regulating lysosomal biogenesis and function. Science 325:473–477, 2009.

213. Qu J, Nakamura T, Cao G, et al: S-Nitrosylation activates CDK5 and contributes to synaptic spine loss induced by beta-amyloid peptide. Proc Natl Acad Sci U S A 14330–14335, 2011.

218. Cho DH, Nakamura T, Fang J, et al: S-Nitrosylation of Drp1 mediates beta-amyloid-related mitochondrial fission and neuronal injury. Science 324:102–105, 2009.

229. Nakamura T, Wang L, Wong CC, et al: Transnitrosylation of XIAP regulates caspase-dependent neuronal cell death. Mol Cell 39:184–195, 2010.

第12章 衰老环境下的稳态应变和稳态应变超负荷

Bruce S. McEwen

介 绍

"应激"（stress）常常被视为加快衰老进程的因素[1]，同时也被认为是心血管疾病、抑郁等疾病的重要发病因素和导致其他疾病的一个因素[2]。"紧张"这个常用词用来表达导致焦虑、愤怒、沮丧的经历，因为这些情绪将一个人推向了成功处理危机能力之外的境地。除了时间压力和工作、家庭的日常困扰之外，还有与经济安全、健康状况不佳、人际冲突有关的应激因子。不常见的情况是危及生命的意外事件、自然灾害、暴力事件，以上情况引发经典的"或战或逃"反应。与日常困扰相比，这些应激因子更激烈而且能导致抑郁、焦虑、创伤后应激疾病和其他形式不幸事件后的长期紧张状态。

因此，最常见的应激因子是那些作用缓慢、经常处于低水平、导致我们某些特定行为的应激因子。例如："紧张"的状态可能加重焦虑或抑郁情绪、睡眠不佳、过度食用喜欢的食物、热量消耗过大、大量吸烟或饮酒过度。"紧张"的状态可能会减少日常人际交往和规律的体育活动。抗焦虑的药物和改善睡眠药物的使用并不少见，但是随着病情发展，可能会出现体重增加、代谢失调和动脉粥样硬化斑块。

大脑是辨别紧张和确定行动及生理反应对健康是否有益的器官。在急性和慢性应激时，大脑自身发生改变并且调节机体（代谢、循环、免疫、肾）系统的生理活动——这些系统参与了应激状态下的短期和长期后果。

慢性应激究竟对机体和大脑有什么影响？尤其是与衰老进程是何种关系？本章对现有的信息进行了概述，这些信息以应激激素和相关介质如何发挥保护和损伤大脑和机体的双重作用为重点，这些作用取决于应激激素释放的严密调控机制；同时本章讨论了在复杂生活里处理应激的一些方法。

应激、稳态应变、稳态应变负荷和超负荷的定义

"应激"是一个含糊的术语，急性应激反应具有保护作用，也具有潜在的毁损效应[3]。一方面，机体通过释放儿茶酚胺对任何异常和应激信息做出反应，儿茶酚胺

能加快心率、升高血压，帮助机体适应应激状态。然而心率缓慢增加和血压缓慢升高对心血管系统可产生慢性损伤，长期损伤导致动脉粥样硬化、脑卒中、心脏病等疾病。基于以上原因，Sterling 和 Eyer[4]提出了"稳态应变"（allostasis）这一术语，适用于机体处理日常信息和保持内环境稳态（"稳态应变"的字面意思是"通过变化达到稳定状态"）的活动过程。因为慢性增加的稳态应变能够导致疾病，我们推出了术语"稳态应变负荷和超负荷"（allostatic load and overload），用于过度应激或者稳态应变调节失衡（例如，在机体不需要的时候没有及时中断应激反应）导致的慢性损伤。其他导致稳态应变超负荷[5]的情形（一个涉及病理生理学结果的概念，不同于"毒性应激"的概念）如图 12-1 的总结，这些情况包括没有第一时间开启适应性反应，或者没有适应反复发生的同一应激因子刺激，然后导致接下来的稳态应变负反馈失败[25]。

应激反应的两面性——保护与损伤

保护与损伤是机体抵御日常生活应激事件（不管我们是否将其称为"应激因子"）生理作用的两个对立面。除了肾上腺素和去甲肾上腺素，还有很多其他介质参与稳态应变，他们联系在一起组成了非线性的稳态调控网络（图 12-2），这种调控网络意味着每一种介质都具有调节其他介质活性的能力，有时是双相调节途径。糖皮质激素是另一种重要的应激激素。机体的很多细胞都能产生致炎因子和抗炎因子，这些因子相互作用并轮流接受糖皮质激素和儿茶酚胺的调控。同时儿茶酚胺增加致炎因子的分泌，糖皮质激素则抑制其分泌[6,7]。副交感神经系统在稳态应变非线性调控网络系统中扮演重要的调控角色，因为它能对抗交感神经系统的活动，比如减慢心率，也能产生抗炎作用[8,9]。

非线性特征意味着当任何一种介质增加或减少时，其他介质会发生代偿性变化，这种变化取决于各个介质的变化时程和变化程度。不幸的是我们并不能同时监测稳态应变调控网络系统里的所有组分，只能依赖于其他科学研究中检测出的几种介质。但是我们在解释结果时必须考虑到非线性特征。

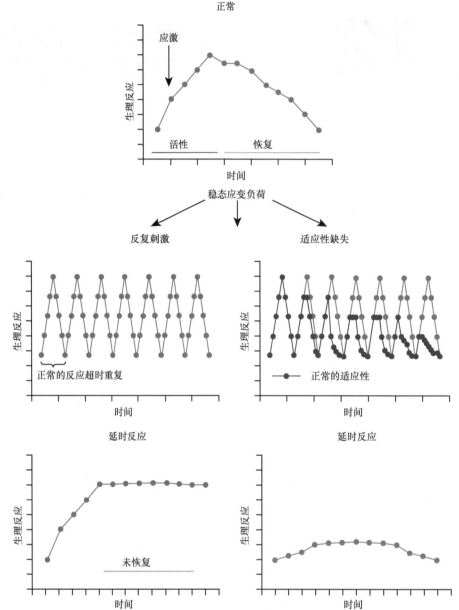

图 12-1　4 种稳态应变负荷。最上面的图表说明的是正常的稳态应变反应，由一个应激因子激发，维持一段适当的时间间隔，然后反应停止。接下来的图说明了导致稳态应变负荷的 4 种条件：左上角的图是多种应激因子的反复刺激；右上角的图是适应性的缺失；左下角的图是由于关闭延迟引起的延时反应；右下角的图是不良反应导致其他介质过度反应作为代偿（例如，糖皮质激素分泌不足导致受糖皮质激素负调节的正常细胞因子增加）。（经许可修改自 McEwen BS: Proctive and damaging effects of stress madiators. New Engl J Med 338: 171-179, 1998）

稳态应变负荷的检测

稳态应变负荷和超负荷的检测涉及用以评估"稳态应变状态"[10]的关键介质的样本和表示累积变化的标志，比如腹型肥胖。稳态应变状态涉及介质本身的反应情况，如图 12-1 所示。从另一方面看，稳态应变超负荷的焦点是那些能够表现出过度暴露于稳态应变介质下的累积效应的组织、器官和其他终点。从受试者身上通过微创和具有成本效益的方法收集个体血样，可以实现稳态应变负荷检测。这使监测介质的选择限制于循环系统介质，如糖皮质激素、脱氢表雄酮（dehydroepiandro-sterone，DHEA）、儿茶酚胺和某些细胞因子。唾液化验特别吸引眼球，但是问题随之而来：随着时间的推移，如何在一个介质水平日夜波动的动态系统系里获得具有代表性的样本。这是一个自成一体的主题，已经成为众多方法学研究的主题（见 MacArthur Research Network on Socieconomic Status and Healthy 网站：www.macses.ucsf.edu/）。框 12-1 总结了一些能用于机体不同系统稳态应变超负荷累积评价的终点指标的列表[11,12]。这些终点指标目前已经用于青壮年冠状动脉发病风险（Coronary Artery Risk Development in Young Adults，CARDIA）研究，并且表现出预测多种健康状况的能力[7,13-15]。

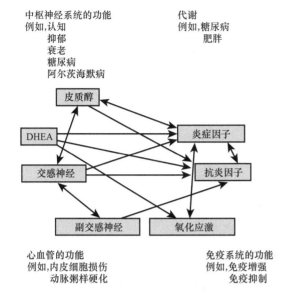

中枢神经系统的功能
例如，认知
　　抑郁
　　衰老
　　糖尿病
　　阿尔茨海默病

代谢
例如，糖尿病
　　肥胖

心血管的功能
例如，内皮细胞损伤
　　动脉粥样硬化

免疫系统的功能
例如，免疫增强
　　免疫抑制

图 12-2　参与应激反应的稳态应变介质的非线性调控网络。箭头表示每一个系统以相互作用的方式调控其他系统的活动，组成了非线性网络。另外，还有多种途径的调控（例如：通过抗炎因子、副交感神经、糖皮质激素途径抑制致炎因子的生产，但是交感神经激活可使致炎因子增多）。副交感神经和交感神经的活动相互抑制。DHEA. 脱氢表雄酮。[经 *Dialogues in clinical neuroscience* 出版商（Les Laboratoires Servier，叙雷纳，法国）许可修改自 McEwen BS: Proctive and damaging effects of stress madiators: central role of the brain. Dial in Clin Neurosci stress 8: 367-381, 2006]

框 12-1　CARDIA 研究中用于稳态应变负荷和超负荷的检测指标

尿液：12h 隔夜尿
　1. 尿去甲肾上腺素
　2. 尿肾上腺素
　3. 尿游离皮质醇
唾液：在 1 天中分析了 6 个唾液样本中的皮质醇
血液
　1. 总胆固醇和高密度脂蛋白胆固醇
　2. 糖化血红蛋白
　3. IL-6（白细胞介素-6）
　4. C 反应蛋白
　5. 纤维蛋白原
其他
　1. 腰臀比
　2. 收缩压和舒张压（坐位/静息状态下）
　3. 心率变异性

修改自 Seeman T, Epel E, Gruenewald T, et al: Socio-economic differentials in peripheral biology; Cumulative allostatic load. Ann N Y Acad Sci 1186: 223-239, 2010; Seeman T, Gruenewald T, Karlamangla A, et al: Modeling multisystem biological risk in young adults: The Coronary Artery Risk Development in Young Adults Study. Am J Hum Bio 22: 463-472, 2010

"压力负荷"——尤其是睡眠不足及其后果

紧张的最常见表现以导致稳态应变负荷的几个关键

系统（皮质醇、交感神经活性、致炎因子、副交感神经活性下降）的激活为核心。长期承受巨大压力的最常见后果就是睡眠剥夺，这是最好的证明。睡眠剥夺导致稳态应变超负荷，这种超负荷能产生有害的结果，这种结果对衰老的影响特别明显：例如老年女性睡眠不足与体内白细胞介素-6（interleukin-6，IL-6）水平的升高有关[16]。每晚睡眠时间 4h 的睡眠限制使血压升高、副交感神经活性下降、夜间皮质醇及胰岛素水平升高，并且可能由于胃泌素增加和瘦素减少从而引起食欲增加[17-19]。在一项精神运动警惕性实验中发现，将睡眠时间限制为每晚 6h 的适量睡眠时，可引起促炎因子增多[20]。此外，美国健康和营养调查（National Health and Nutrition Survey，NHANES）研究报道睡眠时间减少与体重增加和肥胖有关[21]。睡眠剥夺还会引起认知功能障碍[19]。

大脑在应对压力中的关键作用

大脑是神经-内分泌、自主神经系统、免疫系统的主调节器，同时决定有助于健康或不健康生活方式的行为，这些行为反过来影响稳态应变的生理过程[3]（图 12-3）。因此慢性应激所引起的大脑功能变化直接或间接影响着累积的稳态应变超负荷。在动物模型中，慢性应激引起的稳态应变超负荷，导致以下区域的神经元萎缩：海马，前额叶皮层，与记忆、选择性注意、执行行为有关的脑区；同时导致杏仁核，涉及害怕、焦虑、攻击性的脑区的神经细胞肥大[19]。因此，学习、记忆、做决定的能力都有可能被慢性应激损害，也可能会受到焦虑和攻击性的情绪的困扰。近来的一项研究表明几天的睡眠剥夺可以提高杏仁核对中性面部表情的反应性，这意味着焦虑情绪的增加[22]。

应用于人体大脑

研究衰老和应激对人脑结构影响的动力多数来自于其他总结的动物研究[19]。年龄相关的内嗅区和海马体积缩小与轻度认知功能障碍和阿尔茨海默病的早期病变有关。一项关于蒙特利尔居民衰老的长期研究表明在每年一次的检查中，高皮质醇水平的人群，其海马区更小，并且海马区的空间和记忆功能受损[23]。尽管还不能精确描述这些与年龄相关性变化的起因，但是我们必须考虑到应激与血糖调节、抑郁和其他情绪及焦虑症对其的影响。

尽管只有很少的证据来证明日常生活的紧张性刺激能影响大脑结构，但是长期承受日常生活紧张性刺激（比如倒计时）的个体在影像学检查中表现出神经系统活性的改变[24]，当然也会有远期影响，例如，中转时间短的长期洲际航空旅行，这是一种与海马体积缩小有关的慢性应激[25]；研究已经证明一种长达 20 年的知觉压力与更小的海马体积相关[26]。

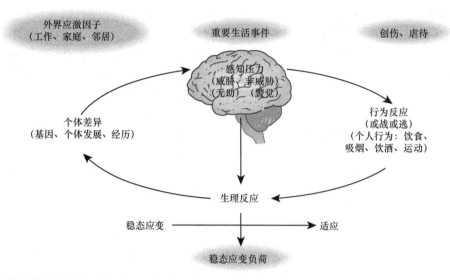

图 12-3 大脑在应激时的稳态应变负荷、生理、行动反应。（经许可修改自 McEwen BS: Proctive and damaging effects of stress mediators. New Engl J Med 338: 171-179, 1998）

应激导致有一定遗传倾向的人患抑郁[19,27]，而且导致海马、杏仁核、前额叶皮层在正电子发射断层扫描（positron emission tomography，PET）和功能磁共振成像（functional magnetic resonance imaging，fMRI）中表现出活动方式及体积的改变：海马、杏仁核、前额叶皮层体积缩小。尽管已经有研究表明在抑郁的第一阶段杏仁核体积增加，海马体积无缩小[28]。

库欣病（Cushing disease）患者有海马体积缩小、认知功能障碍、抑郁情绪等表现，这些临床症状可以通过肾上腺皮质醇增多症的皮质切除术来缓解[29]。更进一步讲，还有很多与焦虑相关的疾病如创伤后应激障碍（posttraumatic stress disorder，PTSD）和边缘型个人障碍可以表现为海马的萎缩[15]。影响海马体积和功能的另一个重要因素是血糖调节。血糖调节功能差与六七十岁患有轻度认知功能障碍（mild cognitive impairment，MCI）人群的海马体积缩小和记忆功能减退有关[30]，2 型糖尿病人群也有这样的表现[31]。

在近期一项关于衰老大脑的回顾性研究中提出了一种更为积极的理论，该理论揭示了用一个复杂和具有正能量的图片，可以启动对大脑健康有益的干预措施：

认知神经系统学揭示了人类衰老的大脑富有重组和变化能力。我们曾经的知识框架认为人类的大脑功能随着年龄逐渐衰退，而神经影像学彻底颠覆了我们这种认知，他们发现衰老的大脑具有可塑性。现在的方法是利用神经刺激来控制大脑的功能，年轻人的大脑和老年人的大脑在测试中的表现不同。新的研究提供了一些在情感、社会、激发性方面维持大脑可塑的潜在证据，与此同时也为重组提供了一些证据。因此，我们可以看到衰老的大脑在行为和生物相关联的变化中是复杂和特殊的，就像大脑本身，在我们一生中发生着巨大变化[32]。

积极的情感、自尊和社会支持

拥有积极的人生观、良好的自尊心好像能获得持久健康的结果[33]，而且在稳态负荷检测中，良好的社会支持也能产生积极影响[34]。通过贯穿于工作或休闲一天的瞬间体验的合计来评估的积极情感，被认为与较低水平的皮质醇分泌、较高水平的心率变异性（表明较高的副交感神经活性）和较低的纤维蛋白原水平有关[35]。

另一方面，研究证实在面对重复的公众演讲挑战时，缺乏自尊心导致皮质醇水平反复升高，而自尊心良好的个体却能习以为常（即第一次演讲后他们的皮质醇反应减弱了）[36]。更进一步说，在一个心算应激过程中，不管是老年人还是年轻人，自尊心缺乏和内控点低都与海马 12%～13% 的体积变小和皮质醇水平的升高有关[37]。

在保持健康的人生观方面，与积极情感和自尊心都相关的是朋友及社会交往的作用。研究发现在稳态负荷检测中，常见于自尊心缺乏人群的孤独，与早上醒来的皮质醇反应增加、精神压力测试中的纤维蛋白原和自然杀伤细胞水平升高，以及睡眠问题有关[38]。相反，和拥有 0～2 种常规社会接触相比，拥有 3 种或更多常规社会接触与较低的稳态应变负荷分数有关[34]。

不良早期生活经历的有害作用

衰老的历程始于孕期，而且早期生活经历会对生命的长度和质量产生深远影响。就一个人对新环境会做出什么样的反应而言，早期生活经历可能占很大的比重[19]，正如美国疾病预防与控制中心（Centers for Disease Control and Prevention）的儿童期不良经历研究（Adverse Childhood Experiences study）揭示的一样，该研究提示涉及躯体虐待、性虐待和忽视的不良早期生活经历会带来终生的行为负担和病理生理问题[39,40]；

而且，冰冷、没有关爱的家庭导致其孩子持久的情绪问题[41]。这些不良生活经历对大脑结构和功能及继发性抑郁和创伤性应激障碍的发病风险都有影响[42-44]。

干 预

因为环境因素和经历在衰老进程中发挥着较大作用，所以了解和掌控这些因子能够减少稳态应变负荷的累积。因为稳态应变负荷和超负荷影响生命过程及后来的生活质量，所以有很多处理方法。对于个体来说，这些方法包括生活方式、个人习惯、药物。对整个社会来说，这些方法涵盖政府和私营部门的政策。

从个体角度看，终身的习惯可能很难改变，但是转而借助于药物手段常常是必要的。安眠药、抗焦虑药、β-受体阻滞剂和抗抑郁药都是用于消除部分稳态应变超负荷相关性问题的药物。同样，减少氧化应激和/或炎症、抑制胆固醇合成和/或吸收、改善胰岛素抵抗和/或慢性疼痛的药物也有助于解决长期紧张所致的代谢和神经病学后果。这些药物都是有益的，但是每一种药都存在副作用和局限性，这主要是基于以下事实：所有稳态应变超负荷调节异常的系统恰恰是那些存在相互作用而且在正常调节时才能发挥正常功能的系统，如图 12-2 所示。因为稳态应变系统具有非线性特征，任何药物治疗的结果不是抑制对问题系统的有利作用就是在其他方面导致不可预想的副作用扰乱其他系统。以前的事例包括环氧酶-2（cyclooxygenase-2，COX-2）抑制剂[45]，后来的事例包括广泛应用于精神分裂症和双向情感障碍的非典型抗精神病药物所致的肥胖副作用[46]。

私营部门也发挥着重要作用，鼓励员工进行健康生活方式锻炼的企业可能获得医疗保险成本的降低和更忠诚的劳动力[47,48]。此外，政府政策也很重要，1998 年来自美国的 Acheson 报告认为，任何没有考虑到平民健康建议的公共政策都不应该实施[49]。因此义务教育、住房、纳税、最低工资设置、职业健康和安全解决方案、环境污染管理都有可能通过各种各样的机制影响健康状况。同时，提供高质量的食物并且确保穷人和富人都能够负担和获得，确保人们吃得好一点非常必要，同时保证人们了解自己吃的食物种类并且能买得起。另外使邻里更安全、更一致和相互支持[50]，能增加进行积极社会交往和参加体育休闲活动的机会。

对于老年人来说，能改善社会关系和增加体育活动的社区中心和社区活动也有益处[51,52]。在这种状态下，还有将一些要素联合在一起的项目，即教育、体育活动、社会支持及其他难以量化、有利于发现生活意义和目的的要素。比如，执行官志愿者队（Executive Volunteer Corps）和体验团（Experience Corps）招募老年志愿者并在临近的学校培训其成为年轻孩子的助教[53,54]。这个项目不仅

提高了孩子们的教育状况，而且使老年志愿者在改善身体和精神健康方面受益[54]。从某种程度上来说，幸福就是找到生活中的意义和目的，并且从心理上感到快乐（定义为"幸福主义"）[55]。生活的意义和目的与痴呆发生率降低有关[56]。在一项关于"幸福主义"与"享乐主义"生活方式的研究中，与单纯"享乐主义"生活方式的人相比，那些秉持"幸福主义"生活方式的人表现出更低的炎症介质水平[57]。基于更早被讨论的信息，低炎症水平和更健康的生理机能相一致，并且提示着低水平的稳态应变负荷和/或超负荷。

结 论

现在有一种新的方式来定义"应激"，它强调大脑的作用和大脑为了适应不断变化的社会和物理环境所产生的全身性生理机能调节功能。适应性应答如果过度反应或是调节异常都会增加机体和大脑的负荷，这被称为与更多病理生理表现相关的稳态应变负荷和超负荷。尤为重要的是，大脑是应激的靶器官并且稳态应变负荷和超负荷可以导致大脑结构改变，进而改变大脑如何调节系统生理机能。因此，找到改善人们所生活的社会和身体环境的方法，能够降低个体对更多直接医疗和精神干预治疗的需要，尤其是老年人。这些方式包括通过允许更多的体育活动、积极的社交活动、在有意义场所的约会和其他一些正能量的方式。

关键点

● 日常生活事件能产生"压力负荷"的感觉。紧张可以提升和维持生理系统的活性，也导致有损健康的行为和睡眠不足。

● 应激随着时间的推移而累积，这会导致身体损伤，称为"稳态负荷/超负荷"，超负荷是指病理生理变化。这种累积的损伤不仅反映了经验的影响，而且还反映了遗传构成，个人行为和生活方式习惯，以及早期的生活经历，这些都决定了终身的行为模式和生理反应。

● 激素和其他与应激及稳态超负荷有关的介质，包括植物神经、代谢和免疫系统介质，可在短期内保护机体，并且通过稳态应变过程提高机体的适应性。

● 大脑是应激、稳态应变和稳态应变超负荷的关键器官，因为它决定了什么是威胁和由此产生的压力，也决定生理和行为反应。海马、杏仁核和前额叶皮层等脑区，通过结构重塑来改变生理和行为反应，从而对急性和慢性应激做出反应。

● 人脑的影像学研究表明，在因衰老、2 型糖尿病和长时间重度抑郁而导致的轻度认知障碍患者以及缺

乏自尊心的个体中，海马体积较小。杏仁核和前额叶皮层的结构和功能变化也有报道。

- 除药物外，缓解慢性压力和预防与稳态应变超负荷相关的疾病的方法，包括改变个人习惯和生活方式，还有政府和企业的政策，这些政策可以改善老年人减轻自身慢性压力负荷的能力。

- 最后，越来越多的证据证明，除了饮食、运动、充足的睡眠和积极的社会支持外，生活的意义和目标以及"幸福感"与更健康的生理学和较低的痴呆发病率等相关。

（邹艳慧 译，赵旭冉 校，高学文 审）

完整的参考文献列表，请扫二维码。

主要参考文献

1. Geronimus AT, Hicken M, Keene D, et al: "Weathering" and age patterns of allostatic load scores among blacks and whites in the United States. Am J Public Health 96:826–833, 2006.
4. Sterling P, Eyer J: Allostasis: a new paradigm to explain arousal pathology. In Fisher S, Reason J, editors: Handbook of life stress, cognition and health, New York, 1988, Wiley & Sons, pp 629–649.
6. Sapolsky RM, Romero LM, Munck AU: How do glucocorticoids influence stress responses? Integrating permissive, suppressive, stimulatory, and preparative actions. Endocr Rev 21:55–89, 2000.
8. Thayer JF, Lane RD: A model of neurovisceral integration in emotion regulation and dysregulation. J Affect Disord 61:201–216, 2000.
11. Seeman T, Epel E, Gruenewald T, et al: Socio-economic differentials in peripheral biology: cumulative allostatic load. Ann N Y Acad Sci 1186:223–239, 2010.
16. Friedman EM, Hayney MS, Love GD, et al: Social relationships, sleep quality, and interleukin-6 in aging women. Proc Natl Acad Sci U S A 102:18757–18762, 2005.
17. Spiegel K, Leproult R, Van Cauter E: Impact of sleep debt on metabolic and endocrine function. Lancet 354:1435–1439, 1999.
23. Lupien SJ, de Leon M, de Santi S, et al: Cortisol levels during human aging predict hippocampal atrophy and memory deficits. Nat Neurosci 1:69–73, 1998.
30. Convit A, Wolf OT, Tarshish C, et al: Reduced glucose tolerance is associated with poor memory performance and hippocampal atrophy among normal elderly. Proc Natl Acad Sci U S A 100:2019–2022, 2003.
34. Seeman TE, Singer BH, Ryff CD, et al: Social relationships, gender, and allostatic load across two age cohorts. Psychosom Med 64:395–406, 2002.
38. Steptoe A, Owen N, Kunz-Ebrecht SR, et al: Loneliness and neuroendocrine, cardiovascular, and inflammatory stress responses in middle-aged men and women. Psychoneuroendocrinology 29:593–611, 2004.
39. Felitti VJ, Anda RF, Nordenberg D, et al: Relationship of childhood abuse and household dysfunction to many of the leading causes of death in adults. The Adverse Childhood Experiences (ACE) study. Am J Prev Med 14:245–258, 1998.
52. Rovio S, Kareholt I, Helkala EL, et al: Leisure-time physical activity at midlife and the risk of dementia and Alzheimer's disease. Lancet Neurol 4:705–711, 2005.
56. Boyle PA, Buchman AS, Barnes LL, et al: Effect of a purpose in life on risk of incident Alzheimer disease and mild cognitive impairment in community-dwelling older persons. Arch Gen Psychiatry 67:304–310, 2010.
57. Fredrickson BL, Grewen KM, Coffey KA, et al: A functional genomic perspective on human well-being. Proc Natl Acad Sci U S A 110:13684–13689, 2013.

第 **13** 章 | 衰老的神经内分泌学

Roberta Diaz Brinton

神经内分泌系统的衰老是一个多因素影响的过程，以跨越数年、连续阶段过渡为典型特征[1]。这些过渡是渐进性的，通常按系统级的功能变化进行分期，具有补偿适应。此外，阶段过渡通常是指与从一个阶段到另一个阶段的阶梯函数更一致的非线性过程。过渡状态由明显的稳定期隔开，在此期间神经内分泌系统经历系统的分离，并通常激活补偿适应反应。遗传、环境和经验因素导致的个体变异性增加了神经内分泌衰老复杂性，三者单独和共同影响神经内分泌衰老的速率。

神经内分泌衰老是时间和内分泌衰老过程有机结合的一个实例[2]。这些衰老过程可以通过内源性和外源性因素进行调节（见第 23 章）[3]。神经内分泌系统衰老越来越被认为是时序性衰老的基本调节因子。例如，任何年龄阶段胰岛素抵抗的发展都会对女性和男性的年龄衰老轨迹造成不利影响。本章概括介绍了神经内分泌衰老的两个广泛而相互关联的重要内容，男性和女性的生殖衰老和代谢功能障碍。这两个神经内分泌系统相关的衰老为男性和女性神经内分泌衰老的基本原理提供了具体实例，包括阶段过渡、适应性代偿反应和生物适应能力。

女性神经内分泌衰老

通常，女性神经内分泌衰老开始的标志是向生殖衰老的转变，常开始于 40 岁中期，并于 50 岁早期结束[4,5]。然而，对于一些女性，生殖衰老开始于 30 岁左右[4]。女性生殖内分泌轴由下丘脑-垂体-卵巢-子宫组成，经历了不同于其他健康系统的加速衰老[1,5]。

女性的生殖衰老是指卵母细胞的耗竭，从出生开始，经历连续的过程，终止于绝经期。女性出生时被赋予了一定数量的卵母细胞，这些卵母细胞停止在有丝分裂的 I 期。生殖衰老包括卵巢卵泡闭锁或排卵导致的卵母细胞稳定丢失，这种情况并不是恒速发生的[6]。正常女性绝经期的相对年龄范围为 42～58 岁，提示女性卵母细胞数量变化较大，以及卵母细胞的丢失速率也变化显著[1]。女性平均绝经年龄为 51.4 岁，正态分布为 40～58 岁[1]。在美国，每年大约 150 万名女性进入绝经期，预计 2020 年有超过 4500 万名女性达到 55 岁以上[7]。

围绝经期和绝经后期

围绝经期

围绝经期过渡的固有特征已被广泛报道和记载[4,5]。生殖衰老分期系统（Stages of Reproductive Aging Workshop，STRAW）标准[4]的制定是联合全国妇女健康研究（Study of Women Across the Nation，SWAN）通过国际合作共同完成的，标准建立在美国人口种族多样化的基础上[8]，明确指出围绝经期过渡的分类，同时确定了围绝经期表型的症状复杂性和种族多样性。正常的生殖衰老分成三个不同的典型阶段：围绝经期（又称为绝经过渡期）、绝经期、绝经后期，时间跨越数年[5]。根据 STRAW，生殖衰老时间跨度较大，可分为三个不同的阶段——围绝经期、更年期和绝经后期[4]。月经周期长度变化、月经周期间隔改变、血管舒缩症状（潮热）、变化较大的类固醇激素水平是绝经期过渡的特征[4]。闭经的年龄被认为是围绝经期的结束和绝经期的开始。闭经的结束意味着绝经后期的开始，后者详细分为早期和晚期。绝经后期的早期是指最后一次月经起始的 4 年内，4 年后即称为绝经后期的晚期，此时期又被称为神经内分泌时期[4,5]。

围绝经期是指由于下丘脑-垂体-卵巢-子宫性腺轴的功能变化发生一系列月经和内分泌的变化，最终导致不可逆的生殖衰老[1]。在围绝经期内，不规律排卵是下丘脑和垂体激素改变的结果[4,5]。在围绝经期的晚期，大约一半的月经周期是无排卵的[4,5]。在有排卵的月经周期内，卵泡刺激素（follicle-stimulating hormone，FSH）、黄体生成素（luteinizing hormone，LH）和 17-雌二醇水平随着 STRAW 分期的进展而升高，而黄体期时血清孕酮减少。早期的排卵和无排卵月经周期中，各个 STRAW 分期的抑制素 B 均稳定的下降，而在过渡期延长的排卵性和无排卵性月经期，抑制素 B 几乎不能被检测到。围绝经期早期抑制素 B 的下降导致 FSH 的升高，而抑制素 A 或雌二醇的水平没有显著的变化[4]。FSH 在一些分期内可能升高，但后续的分期内可能恢复到围绝经期的水平[1]。激素脉冲的分泌模式使 FSH 浓度确定变得复杂。激素水平的可变性使解释单一实验室检查结果的意义变得困难[9]，但是 FSH 的持续升高是维持绝经期和绝经后期的一个临床标志[4]。

围绝经期的后期，17β 雌二醇浓度的变化较大。雌激素水平可能如预期的持续偏低，但也可能异常升高[1,4]。高水平的 17β 雌二醇与易发生神经退行性改变和神经细胞死亡的风险增加相关[10]，但 17β 雌二醇的水平升高不会降低持续的高 FSH 和 LH 水平[11,12]。很显然，孕酮的周期性似乎能基本保持完整，而孕酮水平能在正常值、峰值，以及无法检测的低水平之间变化[13]。如果考虑到更年期过渡时类固醇激素暴露与神经系统之间的关系，血浆卵巢激素的水平则不能预测类固醇激素的脑浓度[2]。

更年期过渡的标志症状是潮热（也可以称潮红）。潮热被证明是血管舒张导致的，但血管扩张的信号是来自神经系统的[1]。更年期典型症状发生的神经调节机制尚不清楚。潮热最常见于围绝经期的后期和绝经后期的早期[4,14]。潮热的患病率在围绝经期的早期显著增加，在围绝经期的晚期达到峰值，并保持较高水平进入绝经后期的早期，在绝经后期的晚期患病率回落到低而稳定的水平[14-16]。潮热的患病率30%～80%不等，与人种有关，非洲妇女发生潮热的概率最高，持续时间最长[17]。

尽管导致潮热的机制目前尚不清楚，但是由于与散热反应的相似性，下丘脑前部参与的体温调节的调定点假说备受关注。雌激素在潮热的发病机制中的确切作用尚不清楚。越来越多的证据表明代谢紊乱与潮热的发生相关联[1,18,19]。然而在绝经后期的女性中无论有无潮热症状，雌激素水平并无实质的变化，在性腺发育不全的女性中雌激素的撤退引发潮热，这些女性接受雌激素治疗后潮热可以消失，提示雌激素撤退在潮热的发病中发挥一定作用[1]。美国一项大规模多中心的队列研究，即SWAN中，校正雌二醇及其他激素水平后发现高水平FSH是唯一一种与潮热独立相关的激素[5]。接受选择性雌激素受体调节剂（selective estrogen receptor modulator，SERM）进行抗雌激素受体（estrogen receptor，ER）活化治疗或用5α还原酶抑制剂进行抑制雌激素合成治疗的乳腺癌女性中，潮热的发病率显著增加[20]。

绝经后期

与更年期相同，绝经后期也分为早期和晚期。绝经后期的早期是指自最后一次月经周期开始的4年[7]。在更年期的早期，FSH表现为持续高水平状态，整个绝经后期的晚期继续升高[5,7]。绝经后期的早期，卵巢激素显著下降到持续的低水平状态，这与骨量丢失加速相关[5,21,22]。绝经后期的女性经历两个阶段的骨量丢失，而年老的男性只经历一个阶段[22]。女性更年期启动了绝大部分松质骨（包括海绵状骨）丢失的加速阶段，在随后的4～8年骨量丢失速率将逐渐减慢，进入缓慢丢失阶段，持续15～20年，直至严重的松质骨破坏激活反调节因素阻止骨量进一步丢失而停止[22]。加速阶段源于雌激素对骨转化直接抑制作用的削弱，该抑制作用由成骨细胞和破骨细胞上ER介导。更年期，骨吸收增加90%，而骨形成标志物增加仅45%。在骨量丢失减速阶段，松质骨的丢失速率减慢，而骨皮质的丢失速率加快[22]。老年男性，血清中生物可利用的雌激素和睾酮均减少，生物可利用雌激素的减少是骨量丢失的主要预测因素。无

论男女，性腺激素对发育的峰值骨量都很重要，但是雌激素缺乏是男女年龄相关的骨量丢失的重要决定因素[22]。松质骨的密度和强度都低，但是表面积巨大，充填于长骨的内腔。松质骨的外层包含发挥造血功能的红骨髓，分布着绝大部分营养骨的动脉和静脉。较多药物可用于抑制和治疗骨质疏松，包括雌激素吸收抑制剂、SERM、双膦酸盐化合物、降钙素，以及合成代谢治疗包括甲状旁腺激素（parathyroid hormone，PTH）（PTH1-34或PTH1-84）和其他治疗机制不明确的药物如雷尼酸锶[23,24]。纠正常见的钙和维生素D的缺乏是治疗干预的首要措施[23,24]。

治疗展望

内分泌衰老相关症状的治疗干预手段不断发展，加强了对干预治疗时机、干预药物剂量、给药途径和治疗方案的关注。绝经后期较晚阶段的女性激素治疗的不良反应，特别是结合马雌激素联合醋酸甲羟孕酮的方法，导致重新评估激素药物的使用以及区分有效与有害因素[5]。女性的激素治疗已经发展到比男性更广泛的范围，许多女性激素治疗中发生的问题已经同样出现在男性雄激素治疗的临床应用中。与女性人群相同[5]，男性激素的疗效也具有年龄敏感性、健康状况敏感性和剂量依赖性的特点，健康风险与激素使用剂量和疗程有关[25]。

多种药物和非药物干预手段可以用于治疗潮热，其中最常见的药物治疗方法是雌激素或激素治疗[5,26-28]。目前用于治疗的雌激素种类、剂量和给药途径有许多种。每种方法都旨在消除潮热症状和预防骨质疏松，对两者的治疗效果相当，且治疗效果呈剂量依赖性。北美绝经研究委员会（North American Menopause Society，NAMS）的官方观点主张在绝经期启动雌激素或激素等药物治疗以治疗绝经期症状[29]。激素治疗被证明对于某些绝经后女性，可以治疗或减少某些代谢异常，比如骨质疏松或骨折和潮热。激素治疗的效益风险比例分析表明临近绝经期时接受激素治疗的女性明显获益，在预先未治疗的女性中伴随增龄或绝经期进展激素治疗的获益减少。雌激素或激素治疗的伴随风险和不良反应较多，导致行为或替代治疗的出现。然而，没有令人信服的证据证明针灸，瑜伽，中药，如当归、月见草油、人参，卡瓦胡椒，红车轴草提取物，或维生素E能改善潮热[30-35]。大豆植物雌激素的临床实验在疗效方面得出矛盾的结果，大多数的随机双盲临床试验表明大豆植物雌激素在治疗潮热方面没有显著的获益[36]。

激素治疗和女性生殖系统肿瘤形成的高风险间的联系（见第86章）促使SERM的发现，以试图增强雌激素的治疗作用，而减少治疗的风险。近来，从自然界中提取和鉴定了越来越多的雌激素配体和新的SERM，而其他的药物也在学术界和药物企业中重新设计和合成[26-28,37]。美国食品药品监督管理局（Food and

Drug Administration, FDA）批准的女性患者激素治疗的适应证是治疗潮热和预防骨质疏松，而 SERM 被批准用于预防和治疗乳腺癌患者的骨质疏松。因此药物生产企业的研究主要集中于 FDA 批准的适应证，以及在乳腺和子宫疾病方面的抗肿瘤药物。研究最早的而且比较广泛的 SERM 他莫西芬（tamoxifen，TMX），属于三苯乙烯的衍生物，非激素类的第一代 SERM[37]。4 羟泰米芬（4-hydroxytamoxifen，OHT）是 TMX 的少量代谢产物，半衰期短，与 ER 结合能力比 TXM 大 20～30 倍，与 17β 雌二醇的亲和力相当。TMX 在乳腺中发挥 ER 拮抗剂的作用，但在骨、肝、子宫内发挥 ER 激动剂的活性[37]。

自 1971 年 TMX 开始用于治疗绝经前和绝经后女性的乳腺癌，1999 年 TMX 被推荐用于预防乳腺癌[37]。另一种治疗骨质疏松的非类固醇类 SERM 是雷洛昔芬（raloxifene，RAL），是由苯并噻吩衍生的非类固醇的第二代 SERM。与 TMX 相似，RAL 具有复杂的药物学作用，以组织特异的方式发挥 ER 激动剂和拮抗剂的双重作用。在乳腺和子宫内，RAL 作为经典的雌激素拮抗剂用于抑制乳腺和子宫内膜肿瘤的生长，而在非生殖组织，RAL 发挥部分雌激素激动剂的作用为预防骨丢失、降低血清胆固醇，与 17β 雌二醇在卵巢切除大鼠和绝经后期女性中的作用相似[37,38]。近年来，大量的新型 SERM 被学术机构和药物企业研发[37,38]。新型 SERM 在乳腺和子宫表现出较强的有效性、特异性和抗肿瘤活性，在预防和治疗绝经相关的症状如潮热和骨质疏松等方面，也具有潜在的治疗作用。SERM 和雌激素联合治疗越来越多地用于增强非生殖器官中的雌激素活性，同时抑制乳腺、子宫和卵巢等生殖器官的增殖[26-28,38,39]。

女性神经内分泌衰老中尚未解决的问题

迄今为止，尚无药物基因组策略用于识别女性是否适合激素治疗，也无法预测何种激素治疗最有效。现有的基因组策略发现 ER 多样性与老年妇女的认知功能下降的风险增加有关。然而，ERα（ESR1）和 ERβ（ESR2）基因的单一核苷酸多态性（single-nucleotide polymorphism，SNP）与许多激素敏感性疾病相关，如乳腺癌和骨质疏松。一项包含 1343 名女性（平均年龄 73.4 岁）和 1184 名男性（平均年龄 73.7 岁）的队列研究表明 ER 的基因变异也可能会影响认知功能下降。女性中，两个 ERα SNP（参考 SNP 簇识别，rs-rs8179176、rs9340799）[40,41]和两个 ERβ SNP（rs1256065、rs1256030）与恶化的认知功能减退可能有关联[40]。男性中，一个 ERα SNP（rs728524）和两个 ERβ SNP（rs1255998、rs1256030）与认知功能减退可能有关联。这些结果表明 ER 基因变异在认知衰退中扮演重要作用。女性和男性在 ER SNP 基础上的激素定制治疗目前仍是未知领域。

激素治疗的时机至关重要，目前多项有关激素定制治疗的疗效研究正在进行中。已有的证据显示治疗时机的选择是非常重要的因素[42]，这与健康细胞对激素作用的偏好有关[43,44]。健康细胞易被雌激素激活的假说预测，激素治疗如果开始于围绝经期到更年期之间，此时神经系统健康还未包含在内，将有助于减少年龄相关的神经退行性疾病，如阿尔茨海默病和帕金森病的风险[43,44]。

目前的主要问题仍然是最佳的雌激素和激素的治疗时机选择。除了时机问题，尚存在客观的、可感知的激素治疗风险的问题，这些风险在 WHI 和 WHIMS 试验的结果中进一步被证实[45-47]。很显然，并不是所有女性能够从雌激素或激素治疗措施中获得益处[1]。除了潮热外，尚未发现其他生物标志物用于鉴别女性是否适合治疗和适合何种激素治疗。为了女性健康，亟须选择性更强的激素治疗措施，以最大限度获得激素治疗益处，尽量避免不利的风险。雌激素替代物如 NeuroSERM 和 PhytoSERM，能激活大脑内的雌激素体系，而不影响乳腺和子宫内的雌激素作用，因此是非常有前景的治疗方法，能够用于维持大脑内雌激素的积极效应，预防年龄相关的神经退行性疾病[44]。

男性神经内分泌衰老

男性更年期

男性内分泌系统不同于女性，经历了时序性和内分泌衰老过程[25-48]。近年来，临床和科学研究方面对男性衰老的内分泌学都给予了更多的关注，为医学上划定男性更年期提供了充足的证据[25,48,49]。支持男性更年期有临床意义的观点认为衰老的症状与雄激素缺乏年轻男性的性功能障碍症状相似[50]。持反对观点的人认为几乎所有生理器官都会有普遍的功能减退，因此性腺合成睾酮减少只是衰老的复杂变化的表现之一[51]。因此，鉴于普遍现象和永久不育的含义，目前建议用老年男性部分雄激素缺乏或迟发性功能障碍的名称代替男性更年期。

与女性的生殖内分泌系统一样，男性生殖腺轴也由下丘脑-垂体-性腺轴（hypothalamic-pituitary-gonadal，HPG）组成，但男性生殖系统不同于女性，不会经历加速衰老，生育能力可以终生维持[50]。女性绝经意味着生育年龄的不可逆结束，性腺功能不可逆终止，绝经后女性只能维持低的性激素水平，而与女性不同，男性的生育能力能维持到较大的年龄[25,48]。男性神经内分泌衰老的特征是 LH 脉冲式分泌失调，而对 FSH 分泌的调控实质上是维持不变的[50]。睾丸残存的分泌功能使老年男性的血清睾酮水平大幅度升高，这非常有治疗意义，能够生理上恰当的活化 LH。由于老年人垂体的分泌能力被保留下来，LH 分泌模式的变化是下丘脑反馈调节机制变化的结果[50]。

在正常衰老的情况下，年龄相关的睾酮水平下降是缓慢进展的，65 岁以上男性中 10%～15% 的老年男性的睾酮总含量低于 8nmol/L[25]。60～69 岁的男性中低睾酮的患病率为 3.2%，而 70～79 岁男性中的低睾酮的比例为 5.1%[25]。大多数 80 多岁的男性，与正常睾酮水平的年轻男性相比，仍有一定水平的具有生物效应的睾酮。因此雄激素水平的显著下降并不是男性衰老的普遍特征，通常雄激素不足只占少数[40]。然而，一旦低于睾酮的界值将表现出雄激素缺乏的一系列后果，雄激素缺乏的诊断需要综合考虑患者的临床症状、发生频率和严重程度等多方面因素。年龄相关低睾酮的男性可分为原发性（年龄相关）或继发性（肥胖相关）性腺功能减退症两类。两者的血清总睾酮都低于 10.5nmol/L，LH 水平低于 9.4U/L，也可表现为补偿性性腺功能减退，血清总睾酮水平高于 10.5nmol/L，LH 水平高于 9.4U/L[25]。成年男性血浆中的睾酮水平呈现昼夜变化，清晨水平最高，夜间逐渐下降到最低点[48]。老年男性睾酮的这种昼夜变化减弱[48]。

年龄相关的睾酮水平（原发性性腺机能减退）下降与多种依赖雄激素的脏器功能下降有关，包括肌肉（质量和力量）、骨（骨矿物质密度、几何形状和质量）、生殖（低性欲）和造血系统[25]。这些脏器的功能衰退与衰弱、跌倒、骨折、行动受限、糖尿病、代谢综合征、冠状动脉疾病、心血管事件、贫血和总体死亡率有关[25]。

大部分睾酮与血浆蛋白结合，只有 1%～2% 处于游离状态，40%～50% 与白蛋白疏松结合，50%～60% 与类固醇激素结合球蛋白（steroid hormone-binding globulin，SHBG）特异性牢固结合[50,52]。未结合的睾酮通过细胞膜被动扩散进入靶细胞内，在细胞内与特异性的雄激素受体（androgen receptor，AR）结合[50]。靶组织的雄激素浓度取决于血浆中具有生物学活性的雄激素浓度、局部雄激素代谢和 AR 的情况。

睾酮和双氢睾酮（dihydrotestosterone，DHT）的雄激素效应是通过结合到 AR 发挥的。很显然，DHT 的水平随着年龄的增长而保持不变，但其前体睾酮有所下降[48]。尽管睾酮和 DHT 结合相同的受体，DHT 与受体的亲和力要远强于睾酮。在雄激素和雌激素的作用下 AR 的表达增加（尤其在前列腺中），随着年龄的增长不同组织中的 AR 减少。在前列腺中，雄激素几乎所有的作用都是通过 DHT 发挥的，睾酮通过 2 型 5α 还原酶可转化为 DHT[50]。多数组织中 DHT 介导了睾酮的大部分雄激素效应。肌肉是特殊的例外，肌肉中睾酮是活化的雄激素[50]。除了已知的细胞核内 AR 能够激活基因转录，睾酮也能够发挥快速的、非基因组的效应，部分通过与 G 蛋白配对的膜受体结合。AR 在男性附属的性器官和脑内某些部位高表达，而在骨骼肌、心脏、血管平滑肌和骨骼等表达水平较低[50]。AR 对雄激素的易感性受 AR 的异质性调节。AR 基因位于 X 染色体，其外显子 1 包括 CAG 的三核苷酸重复序列，该序列编码与功能相关的可变长度的多谷氨酰胺通道。CAG 重复序列长度超过了正常 15～31 的范围，导致 AR 反式激活功能消失。临床研究表明，AR 的多样性与许多雄激素相关易感疾病的高发病率相关，包括前列腺癌[50]。

睾酮具有生理作用的亚型源于其芳香化生成的 17β雌二醇，后者能够结合 ER[50,53,54]。男性雌激素介导的睾酮作用包括负反馈调节 LH，调节骨骼肌的稳态，调节脂代谢和心血管生理功能，调节脑发育和精子生成[50]。与女性相似，具有生物效应的雌激素水平的下降在男性增龄相关的骨量减少和骨折风险中发挥重要的作用[55,56]。与雌激素在骨形成和重建中的作用一致，ER 基因纯合子缺失或芳香烃缺乏的男性可见非融合骨骺、骨重建标志物升高和骨量降低，尽管这些男性的睾酮水平正常或升高[55]。

治疗展望

雄激素治疗方式多样，从口服片剂到经皮的凝胶和贴片、口腔颊贴剂、长效的肌内注射针剂[57]。与女性的激素治疗一样，睾酮治疗可能与男性中严重不良反应风险增加相关[58,59]。转移前列腺癌和乳腺癌是激素依赖的癌症，在睾酮治疗过程中可能受到刺激而加快生长[60]。由于睾酮潜在的增加前列腺癌发生和进展的风险，睾酮治疗的价值是有争议的，从而促进了选择性雄激素受体调节剂（SARM）的发展，SARM 在前列腺中缺乏典型的雄激素作用，但是在选择性的雄激素敏感的组织，包括脑、肌肉、骨骼中发挥激动剂效应[61]。

许多 SARM 设计方案正在研究中[61-63]。最早的方案是发明一种非 5α 还原酶底物的新型类固醇复合物，而 5α 还原酶可将睾酮转化为 DHT。如前所述，前列腺的生长主要受 DHT 的刺激，而不是睾酮，DHT 对 AR 的潜在作用要高于睾酮 10 倍，DHT 与 AR 的结合力强，解离速率慢[64]。SARM 不是 5α 还原酶的底物，因此不能形成 DHT 或 DHT 样衍生物，前列腺中的雄激素作用相对较弱。许多合成的雄激素可能成为未来治疗的备选方案，这些雄激素与 AR 的结合能力和雄激素效应有差异，包括 7α-氰基-19-去甲睾酮、7α-乙酰硫代-19-去甲睾酮、19-nor-4-雄甾烯-3β,17β-二醇-3β、19-去甲睾酮和 4-estren-3α,17β-二醇[63]。最有治疗前景的 SARM 是 7α-甲基-19-去甲睾酮，通常是指 MENT[65-68]，由人口理事会（Population Council）发明，用于性腺功能减退男性的雄激素治疗，目前处于临床试验中。MENT 在前列腺中的雄激素作用弱，而在外周雄激素敏感的组织，如骨骼，比睾酮更有治疗潜力[63]。尽管 MENT 不是 5α 还原酶的底物，但它是芳香酶的底物，与睾酮相同，能被转化而雌二醇。由于睾酮的许多细胞学作用是通过被芳香化生成雌二醇发挥的，并通过 ER 依赖的信号途径实现进一步活化，因此 SARM 的作用更强，具有雌激素和雄激素的双重效应。事实上，MENT 对神经系统的作用尚不清楚。MENT 类似睾酮的结构特点提示其能够通过血脑屏障。

另一个具有前途的 SARM 是 19-nor-4-雄甾烯-3β，17β-二醇（也被称为 estren-β）。estren-β 对 ER 和 AR 都具有强亲和力。第二种 SARM 治疗方案是合成非类固醇的 AR 配体[69]。能够结合 AR 的复合物特别受到关注，但是与 AR 结合口袋侧链具有不同的相互作用[63]。典型的例子是 BMS-564929，目前正处于临床试验中，用于改善性功能减退男性的肌肉骨骼终点事件。

男性生殖衰老中未解决的问题

有关生殖衰老的许多未解决的课题都同样适用于男性。雄激素缺乏的激素治疗仍然有争议[60]。外科睾丸切除术后或给予促性腺素释放激素（gonadotropin-releasing hormone，GnRH）激动剂或拮抗剂诱导的低水平睾酮，与快速明显的骨矿物质密度减少、脂肪含量增加、肌肉含量减少和力降低有关[55,70]。睾酮浓度的降低也会引起潮热、性能力整体减弱、多疑和幻想[70]。潮热在因前列腺癌接受雄激素去势治疗的男性中非常常见。

睾酮治疗与男性严重不良反应的风险增加相关[25,59,60]。转移前列腺癌和乳腺癌是激素依赖的癌症，在睾酮治疗过程中可能受到刺激而加快生长[57]。由于典型的前列腺癌大部分见于老年，因此男性中外科或药物去势治疗的长期效果除了对骨骼和血液系统的影响外还不清楚。尚未发现生物标志物能够充分评价男性是否适合雄激素或 SARM 治疗。

迄今为止，尚未研究出个性化的医疗策略以确定哪些男性适用激素治疗，适用何种激素治疗或治疗剂量或治疗方案。鉴于性腺机能减退对男性的不良健康影响，以及激素治疗对性腺功能低下的老年男性的潜在益处，激素治疗的精确医疗策略的发展旨在确定适合激素治疗的男性人群，以及治疗制剂、剂量和治疗方法，使患者尽可能获益，降低治疗的风险。

神经内分泌衰老和脑代谢：对神经退行性疾病的影响

通常，成人脑的重量大约是体重的 2%，但消耗 20% 氧气，因此身体的能量消耗实际是体重的 10 倍[71]。尽管在脑力和体力活动差异较大，维持不变的是高速代谢[71]。时刻进行的代谢活动主要包括糖氧化成二氧化碳和水，以 ATP 的形式产生大量的能量。大脑消耗的能量主要用于在受体接受神经递质刺激后传播动作电位和储存突触后离子流。因此脑代谢活动的绝大部分能量消耗用于突触过程[71]。

脑能量代谢的重要部分有利于维持突触传递和完整，这表明能量产生减少将首先影响突触传递和生理功能。与这种假定一致的是，大量的证据提示阿尔茨海默病（Alzheimer's disease，AD）发生于直接神经退行性改变之前，起始于海马结构突触效应的微妙变化[72]。在临床确诊 AD 前，脑代谢减低可提前数十年预示认知功能减退[73]。线粒体功能失调和神经退行性疾病间的联系，如 AD 和帕金森病，逐渐被一系列证据证实，脑代谢减低和伴随的线粒体基因表达的减少和失调将先于 AD 认知不足前出现[73-76]。低代谢和 AD 之间的联系被多层次的分析和实验模式证实，包括动物模型的基因分析、死后人脑的活检、体外细胞模型和人脑影像学。总之，每一种分析的结果都表明糖代谢、生物能、线粒体功能失调都先于 AD 的病理变化之前出现[73,76-83]。在男性和女性中大脑内糖代谢和线粒体功能的减低将在诊断前持续数十年，因此可能成为 AD 风险的标志物和治疗靶点[73,79,83,84]。

大量增加的证据显示绝经后女性的脑代谢减低可被雌激素治疗预防。作为为期 9 年的巴尔的摩衰老相关纵向研究（Baltimore Longitudinal Study of aging）的一部分，Resnick 等[75]利用正电子发射断层扫描（positron emission tomography，PET）评价一小部分接受雌激素治疗（estrogen therapy，ET）女性的局部脑血流情况，未接受雌激素治疗组女性为对照组。研究结果显示 ET 和非治疗者在完成记忆任务时，PET-局部脑血流-相对活性模式有显著的差异。ET 者在测验图形和语言记忆能力的神经心理测试和 PET 活性检查的某一方面表现较好。

在对同一个队列的健康绝经后女性人群的纵向随访研究中，Maki 和 Resnick 发现 ET 患者在海马、海马回、颞叶等部位的局部脑血流量增加，这些部位构成记忆环，对早期 AD 敏感[86]。学者们发现局部脑血流量的增加与一系列认知测试的高分有关[86]。一项独立的随访 2 年的研究，Rasgon 等[87]检测出未接受雌激素治疗的绝经后女性在随访 2 年时，后扣带回皮质的代谢显著减少，而接受 ET 的女性在后扣带回部位未表现出明显的代谢改变[74]。假设 AD 早期大脑内这些区域的代谢减低，雌激素的作用尤其重要，它能够维持局部脑代谢、保护绝经后女性的代谢减低，尤其对于后扣带回皮质[76,87]。

与能量代谢减少预期的结果一样，绝经后女性发生代谢综合征的风险增加。一项历时 9 年，949 人参与，纵向的 SWAN 调查了 7 个自然地理区域 5 个人种女性绝经过渡期的自然进程[88]。在绝经期开始前，13.7% 的女性新发代谢综合征。更年期每年代谢综合征的发生概率为 1.45%（95% 可信区间 1.35～1.56），绝经后的发病率为 1.24%（95% 可信区间 1.18～1.30）。令人惊讶的是，生物活性睾酮的增加或 SHBG 的降低增加代谢综合征的发病。这项最大规模的纵向队列研究，以正处于绝经过渡期的中年女性为研究对象，结果表明代谢综合征的患病率在更年期和绝经后早期显著增加，独立于年龄、其他已知的心血管危险因素，比如体重增加和吸烟。校正年龄、心血管疾病危险因素后，生物活性睾酮水平的增加是独立的预测因素。这些结果表明随着绝经期的发展，雌激素水平下降，导致雄激素逐渐占主要地位的激素环境，从而增加女性发生代谢综合征的风险[88]。

与睾酮和女性代谢综合征的风险正相关不同，低水平血清睾酮与健康男性的代谢综合征有关[89]。一项纳入571名30～79岁男性的队列研究发现，低水平睾酮能够预测12年后男性向心性肥胖的发生风险[50]。脂肪组织的增加能够部分解释睾酮水平的下降。此外，老年男性中生长激素水平的降低，可能在年龄相关的机体构成组分变化中发挥作用[50]。基因分析、功能成像和不同氧耗的动物模型显示男性线粒体功能降低和以胰岛素抵抗为特征的代谢紊乱的作用[90]。在具有糖耐量减低（impaired glucose tolerance，IGT）和2型糖尿病家族史的北欧男性中，线粒体功能紊乱表现为最大需氧能力减低，参与氧化磷酸化的线粒体基因的表达减少[90]。低睾酮水平的性腺功能减退男性中，代谢综合征的患病率是正常睾酮水平男性的3倍[90]。低血清睾酮水平与代谢紊乱有关，研究证实低水平睾酮和线粒体功能减弱诱导了男性胰岛素抵抗的发生[90]。

综上，上述研究表明性腺激素的减少与大脑低代谢、代谢综合征风险增加、AD特征性的大脑葡萄糖代谢减少相关。早期激素干预治疗将逆转性功能减退激素相关的低代谢状态。

致　　谢

本章的研究和准备工作感谢国家老龄问题研究所（P01-AG026572、U01-AG047222、UF1-AG046148、R01-AG033288）。

关键点

● 神经内分泌衰老是一个多因素的复杂过程，有高度的个体差异性，受众多有利和不利因素的影响。

● 女性正常的生殖衰老可跨越多年的三个不同阶段：围绝经期（又称为绝经过渡期）、更年期（通常发生在49～51岁）、绝经后期。

● 越来越多的证据表明自然绝经过渡期之前的卵巢切除术，会对随后的神经退行性疾病风险产生深远影响。

● 男性的生育能力能够维持到较大年龄，年龄相关睾酮水平的降低进展缓慢。

● 性腺激素的丧失可能与大脑中葡萄糖代谢、生物能量和线粒体功能异常相关。脑新陈代谢的下降先于阿尔茨海默病的发展，可以在诊断之前几十年就表现出来，并且可以作为阿尔茨海默病风险的生物标志物和治疗靶点。

（秦　宇　译，王衍富　校）

完整的参考文献列表，请扫二维码。

主要参考文献

1. Brinton RD, et al: Perimenopause as a neurological transition state. Nat Rev Endocrinol 11:393–405, 2015.
2. Yin F, et al: The perimenopausal aging transition in the female rat brain: decline in bioenergetic systems and synaptic plasticity. Neurobiol Aging 36:2282–2295, 2015.
3. Vitale G, Salvioli S, Franceschi C: Oxidative stress and the ageing endocrine system. Nat Rev Endocrinol 9:228–240, 2013.
4. Harlow SD, et al: STRAW 10 Collaborative Group: Executive summary of the Stages of Reproductive Aging Workshop + 10: addressing the unfinished agenda of staging reproductive aging. Menopause 19:387–395, 2012.
5. Davis SR, et al: Menopause. http://www.nature.com/articles/nrdp20154. Accessed February 9, 2015.
6. Finch CE: The menopause and aging, a comparative perspective. J Steroid Biochem Mol Biol 142:132–141, 2014.
15. Cray LA, et al: Symptom clusters during the late reproductive stage through the early postmenopause: observations from the Seattle Midlife Women's Health Study. Menopause 19:864–869, 2012.
16. Greendale GA, et al: Predicting the timeline to the final menstrual period: the study of women's health across the nation. J Clin Endocrinol Metab 98:1483–1491, 2013.
17. Freeman EW, Sammel MD, Sanders RJ: Risk of long-term hot flashes after natural menopause: evidence from the Penn Ovarian Aging Study cohort. Menopause 21:924–932, 2014.
18. Thurston RC, et al: Vasomotor symptoms and insulin resistance in the study of women's health across the nation. J Clin Endocrinol Metab 97:3487–3494, 2012.
19. Thurston RC, et al: Adipokines, adiposity, and vasomotor symptoms during the menopause transition: findings from the Study of Women's Health Across the Nation. Fertil Steril 100:793–800, 2013.
25. Spitzer M, et al: Risks and benefits of testosterone therapy in older men. Nat Rev Endocrinol 9:414–424, 2013.
26. Genazzani AR, Komm BS, Pickar JH: Emerging hormonal treatments for menopausal symptoms. Expert Opin Emerg Drugs 20:31–46, 2015.
27. Pinkerton J, Thomas S: Use of SERMs for treatment in postmenopausal women. J Steroid Biochem Mol Biol 142:142–154, 2014.
28. Komm BS, Mirkin S: An overview of current and emerging SERMs. J Steroid Biochem Mol Biol 143:207–222, 2014.
30. Taylor M: Complementary and alternative approaches to menopause. Endocrinol Metab Clin North Am 44:619–648, 2015.
31. Ohn Mar S, et al: Use of alternative medications for menopause-related symptoms in three major ethnic groups of Ipoh, Perak, Malaysia. Asia Pac J Public Health 27(Suppl):19S–25S, 2015.
32. Lindh-Astrand L, et al: Hot flushes, hormone therapy and alternative treatments: 30 years of experience from Sweden. Climacteric 18:53–62, 2015.
33. Dittfeld A, et al: [Phytoestrogens—whether can they be an alternative to hormone replacement therapy for women during menopause period?]. Wiad Lek 68:163–167, 2015.
34. Carroll DG, Lisenby KM, Carter TL: Critical appraisal of paroxetine for the treatment of vasomotor symptoms. Int J Womens Health 7:615–624, 2015.
35. Alipour S, Jafari-Adli S, Eskandari A: Benefits and harms of phytoestrogen consumption in breast cancer survivors. Asian Pac J Cancer Prev 16:3091–3096, 2015.
38. Maximov PY, Lee TM, Jordan VC: The discovery and development of selective estrogen receptor modulators (SERMs) for clinical practice. Curr Clin Pharmacol 8:135–155, 2013.
39. Ellis AJ, et al: Selective estrogen receptor modulators in clinical practice: a safety overview. Expert Opin Drug Saf 14:921–934, 2015.
49. Fukui M, et al: Andropausal symptoms in men with type 2 diabetes. Diabet Med 29:1036–1042, 2012.
53. Walsh JS, Eastell R: Osteoporosis in men. Nat Rev Endocrinol 9:637–645, 2013.
54. Matsumoto AM: Reproductive endocrinology: estrogens—not just female hormones. Nat Rev Endocrinol 9:693–694, 2013.
56. Manolagas SC, O'Brien CA, Almeida M: The role of estrogen and androgen receptors in bone health and disease. Nat Rev Endocrinol 9:699–712, 2013.
59. Vigen R, et al: Association of testosterone therapy with mortality, myocardial infarction, and stroke in men with low testosterone levels. JAMA 310:1829–1836, 2013.
60. Wierman ME: Risks of different testosterone preparations: too much, too little, just right. JAMA Intern Med 175:1197–1198, 2015.
89. Rao PM, Kelly DM, Jones TH: Testosterone and insulin resistance in the metabolic syndrome and T2DM in men. Nat Rev Endocrinol 9:479–493, 2013.

C篇 老年医学

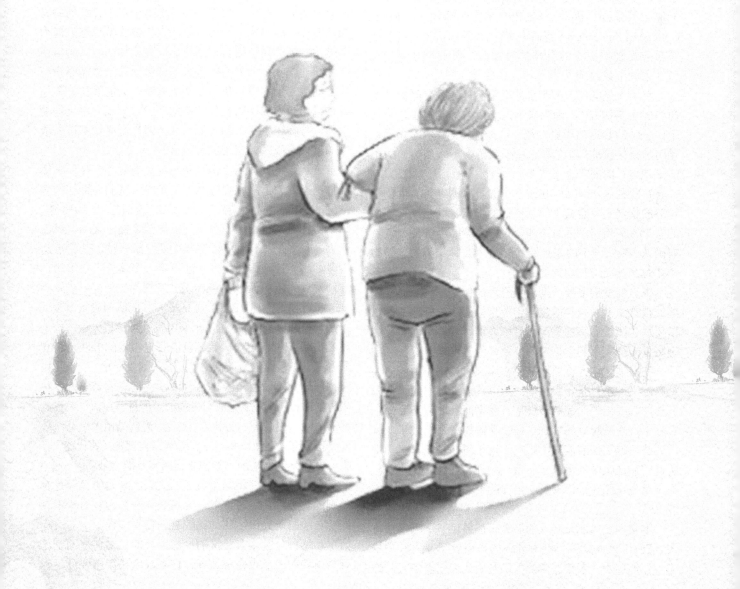

第 14 章

衰弱：总体观点

Matteo Cesari，*Olga Theou*

在任何地区和任何社会经济背景下的人口发展趋势显示，全世界的老年人绝对数量及相对数量都在增加。据估计，全球 65 岁以上年龄的人口比例从 2010 年的 7.7%将增加到 2050 年的 15.6%。这种趋势即便在 80 岁以上的亚组中也很明显，预计 2050 年 80 岁以上人口将是 2010 年的两倍还多（为 2010 年 1.6%到 2050 年 4.1%）。不仅在发达国家是这样，世界上最不发达的地区也有类似报道[1]。老年死亡率的降低得益于科学的发展和生活条件的改善[2]。同时，随着老年人群寻求照护增加，单纯扩增现有诊疗方式会威胁到医疗照护系统的稳定。特别是，考虑到人口变化带来的需求，目前照护模式还不能满足其需要。因此，（伦敦）皇家医师学院（Royal College of Physicians）提醒大家，"在急诊，全科及老年医学方面需要更多的有技术的咨询专家来应对衰老人口"也就不足为奇了[3]。

老年人失能情况所带来的沉重负担是医疗照护系统面临的主要挑战[4]。因为老年人群中的失能主要是来自于储备功能衰退的积累，是不可能逆转的[5]。因此要对预防失能的级联效应[6]和以减少或至少不增加他们的生活依赖为目的的管理方式多加关注。

在既往的 20 年间，出现了一大批检测老年人生物学年龄的仪器及鉴定其生物学标记的指标。既然越来越多的老年人需要帮助并且失能会带来高额的经济负担，目前确认"生物学上的老龄"（而不是"实际年龄的老龄"）个体是必需又迫在眉睫的[4,7]。

很显然我们需要改变老年患者的传统观念。通常采纳的根据生活多少年的生理年龄指标无法很好地选择出需要适当照护和特殊资源的目标人群。需要用能够更准确衡量一个人生物学情况的参数来代替生理年龄。

在发展老年人优质照护的临床和研究工作中，需要重新定义的不只是年龄标准。从以疾病为导向的医疗向以功能为导向的医疗的转变是有意义而且非常必要的。实际上，随着年龄的增加，传统疾病的意义消失了，因为这些情况都被衰老大大影响。这个问题是老年医学中所谓的循证医学的最基本问题，主要因为老年人的社会、临床及生物学特征没有反映出国际上的推荐和指南中的情况[5]。

本文中衰弱（frailty）的概念可能提供了一种解决方案。Fried 及其团队已经对衰弱的作用做了非常好的描述。他们声明"老年医学的基础是确认衰弱老年人，评估和治疗并预防他们失去独立生活能力和由这种风险带来的其他后果"[8]。正是从这种患者身上积累的知识，老年医学领域已经建立了自己的理论体系和特有的方法论——老年综合评估[9,10]。本章重点讲述衰弱如何定义和评估，我们如何治疗衰弱，以及为什么在医疗照护系统中要将它考虑进去。

衰　弱

为了更好地理解老年人健康状态的差异，20 年前老年医学及老年学的文献就引入了衰弱这一概念。目前公认的衰弱概念是同样生理年龄的人群中对不良结局的易损性增加。这一术语是用来说明以机体维持稳态的能力下降为特征的老年综合征或状态。生物体面对（来自内源性和外源性）外力的抵抗力降低会使其个体暴露在有害于健康的事件中，包括跌倒、入院、失能恶化、入住各种机构和死亡等的危险性增加[8,11-13]。对于一个衰弱的个体，与临床不相关的内源性或外源性刺激源都可能成为加重失能级联反应的触发因素[13]。

衰弱已经被国际协作组专家定义为是"一种以机体维持稳态能力下降和对刺激源抵抗能力减弱为特征的多维度的综合征"[11]。被广泛接受的衰弱定义是 2012 年国际协作组在美国佛罗里达州的奥兰多提出来的。目前认为，衰弱是"一种多因多果的医疗综合征，其特点是力量、耐受性减弱和生理功能下降，个体易损性增加，逐渐发展为依赖性增加和/或死亡"[6]。

在近期的综述文献中，Clegg 及其团队明确指出衰弱不是一个综合征，而是在老年人中很难维持机体稳态的一种易损状态[12]。同样，储备功能衰退积累的方法是将衰弱看成一种多维的危险状态，能够用数量衡量，而不是由医疗问题的本质决定[14]。这种方法提出衰弱老年人存在多种异常；异常越多，他们衰弱的可能性就越大，不良结局的危险性也越大。根据这个定义，衰弱是由多个系统功能衰退引起，这使机体对来自外界或内部的（如代谢、呼吸、炎症）包括基因诱导的损伤的修复能力减弱[15]。

然而，衰弱并不是全或无的关系；衰弱的等级是有差别的。当然，还有许多研究将人单纯分为衰弱和不衰弱。在一些研究中，比如比较衰弱在不同样本中的流行情况，这种分类是有意义的；然而，即使这种情况下，有些重要的信息也会被遗漏。许多临床决策需要更精确的划分，而不是简单地分为非衰弱或衰弱状态[16]。另外，衰弱是一个动态过程，其中逐渐过渡到衰弱状态也是常见的。通常，随着年龄增长，从健康逐渐走向衰亡，人类的衰弱轨迹变化总体上是基本一致的，都表现为长期储备不足情况下的加速改变。一般来说，20 岁到 90 岁衰弱指数增加 10 倍。然而，个体衰弱指数的变化一般是无规律的，说明衰弱反映的是随机的动态变化过程。对于一个个体来说，大部分变化是逐渐的，衰弱程度是否能改变，其可能性取决于之前此人的衰弱程度。因此，从不衰弱状态直接过渡到严重衰弱状态（或反过来）是不常见的[17]。在个体中，包括老年人，衰弱级别并不只是随着时间而增加；健康状态也是能够改善的，即高衰弱等级向低衰弱等级的过渡[18]。

在 Gill 及其团队进行的一项研究[19]中，随访监测了 70 岁以上的未失能的受试者衰弱状态的变化。在 754 名参加者中，超过一半（57.5%）的人在随访的 54 个月期间经历了至少一种衰弱状态的转变。同时也报道了 44.3% 的最初健康者在刚开始 18 个月的随访中转变成衰弱前期（40.1%）或衰弱期（4.2%）。在基线表现为衰弱的参加者中，大部分人（63.9%）保持衰弱状态，而 23.0% 的人转为健康状态，13.1% 的人死亡。在欧洲的健康、衰老和退休调查（Survey of Health, Aging, and Retirement in Europe，SHARE）[20]中的部分资料也显示出了同样的结果，即衰弱状态同样存在好坏的相互转换。近年来的研究已经开始寻找哪种情况与衰弱的改善或恶化有关。例如，Lee 及其团队[21]报道了容易造成衰弱状态的特征（如高龄、恶性肿瘤病史、住院、慢阻肺、脑血管疾病、骨关节病），以及不易造成衰弱的特征（如认知功能良好、无糖尿病、社会经济条件良好、无脑血管疾病史）。尽管这些特征能加速衰弱，典型的衰弱还是发展缓慢，甚至不易察觉，并且每个人情况各不相同。

尽管衰弱、共病（两种或以上疾病共同存在）及失能（日常生活活动能力下降或丧失）经常共存于老年个体，但我们都知道它们是不同的情况[22]。例如，在心血管健康研究中，Fried 及其团队报道共病、失能和两种情况并存的情况分别是 67.7%、27.2% 和 21.5%。另一方面，这个研究也发现满足衰弱标准的人没有共病或失能的情况占 26.6%。

目前，"恢复力"（个体面对应激和灾难的适应能力）的概念已经与衰弱一样用得越来越多[23]。尽管我们还没有很确切地解读恢复力，但它在不久的将来可能是很有发展的研究领域。恢复力的高低可能确有差别并且能解释同样衰弱的个体会有相反的走向（例如，分别向失能和健康发展）。尽管恢复力还只是一个简单陈述的概念，它的量化可能会对老年人风险评估提供重要的预测。与衰弱综合征一样，恢复力也是由个人的生物、临床、社会和环境因素构成的复杂网络所决定。我们也应该仔细研究和衰弱相关健康结局的变异程度。一些非常严重的

衰弱者能够在特别保护的环境中存活下来，而一些不衰弱的人会死亡。这可能与个体受到损伤的程度或者协助修复损伤所能利用的资源有关。即使在加拿大，一个具有全民医疗保健系统的高收入国家，在那些被认为是身体还好（衰弱的最低级别）的人中，被归类为社会脆弱性高的人 5 年死亡率是低脆弱者的两倍[24]。

衰弱的患病率

在近期一项系统的综述里[25]，Collard 及其团队通过 21 项队列研究（超过 61 500 位社区居住的老年人）提供了衰弱患病率的估计数据。根据所采用的衰弱定义及研究样本的特点，这些研究报道的流行病学数据从 4% 到 59.1% 不等。然而，当仅用最常用的实施模型（如 Fried 及其团队推荐的衰弱表型[26]）进行分析，经权重后衰弱的平均患病率是 9.9%（95% 可信区间是 9.6%～10.2%），衰弱前期平均患病率是 44.2%（95% 可信区间是 44.2%～44.7%）；而在唯一的一项应用衰弱指数的研究中，衰弱患病率是 22.7%。同样，应用 SHARE 研究的数据显示，根据衰弱表型方法判断，年龄超过 50 岁的欧洲人中 11% 可以被认定是衰弱，根据衰弱指数方法，21% 的人衰弱[27]。

定义衰弱所用的依据是一样的，主要根据年龄[28-30]、性别（女性多于男性）[25,28]、种族（西班牙裔及非洲裔美国人高患病率）[26,31]、移民[32]、个人社会经济特点（缺乏教育和贫穷与衰弱密切相关）[26,33,34]，以及宏观上的社会经济因素（例如，社会总产值和国家对居民的医疗保健花费）[35]。

衰弱的生物学

衰弱被描述为因内源性及外源性应激所致的衰老过程中急性加重状态[36]。它是贯穿于多个生理系统的增龄性的功能衰退不断积累所致[5]。从生物学上看，在衰老的过程中，衰弱是有根源的。衰老和衰弱内部间的平行性致使在衰老和衰弱间存在共同的病理生理基础[5]。

很容易找到证据支持这一假设，大量证据表明一些共同途径（例如，炎症、氧化损伤、免疫功能、端粒酶、自然选择）在衰老过程中非常重要，它们也是衰弱表型综合征发展和维持的主要决定因素[37-41]。另外，生物体物种间（从果蝇到人类）特异性的先天能力（如活动性[42]）特征和衰弱及增龄情况密切相关[7]也不应被忽视。

根据功能衰退积累途径的理论，衰弱是来自于不可修复或去除的微观损伤的积累（细胞和亚细胞损伤）并且能达到宏观功能衰退——临床能发现的器官和系统水平的功能衰退。随着器官水平功能衰退的积累，表现为临床明显的疾病的症状和体征随之显现[43]。再有，一个器官系统损害也可能导致另一个器官系统的损害，说明功能衰退的积累和修复是错综复杂的。一项近期研究通过常规化验数据建立的衰弱指数证明了临床上可见的功

能衰退和亚临床微观的功能衰退积累具有相关性[44]。这支持了宏观上能够检测出来的衰弱代表了亚细胞、组织和器官由于不可修复或清除的损伤带来功能衰退的积累这种观点。

衰弱的评估

尽管衰弱的理论基础已经建立并且被广泛接受，对于可操作性的评估争论依然存在。多年来为了获得衰弱的标准化评估方法已经开发出多种仪器。不幸的是，虽然（源于不同视角和目的）可利用的仪器都能够预测不良健康结局，但是它们间的一致性难以恭维[27,45,46]。Van Iersel 及其同事们做了相关分析[47]，比较四种不同的用于评估衰弱患病率的经典工具——衰弱表型、衰弱指数、常规步行速度和手握力。结果显示应用不同指标衰弱患病率是有差异的。另外，由这些量表评出的衰弱的人群中仅有部分重叠。一项应用 SHARE 数据的研究比较了 8 个衰弱量表，研究表明，在所有衰弱量表中，半数参加人员（49.3%）属于无衰弱，2.4%的人属于衰弱，48.3%参加者使用这 8 个衰弱量表分辨衰弱还是不衰弱结果不一致[27]。换句话说，每种评估工具都能抓住一种不同的风险状况，没有哪一个工具本身是全面的。这种结果的差异与衰弱的本质是一致的。与此同时，当只能选择一种可用的工具时我们要特别谨慎。应该根据评估衰弱的目的、最初定义衰弱的结果、工具的有效性、研究人群，以及评估的地点选择最合适的评估衰弱的方法。

衡量衰弱最广泛应用的工具是衰弱指数[14]和衰弱表型[26]。以这两种模型为基础，其他几种衰弱量表在过去几年也被提出来[48-53]。再有，功能化测量已经被用来预测老年人中的不良健康结局，说明它们也被用来做衰弱筛查的工具。

衰弱指数

衰弱指数最初由 Rockwood 及其团队在加拿大健康和衰老研究（Canadian Study of Health and Aging，CSHA）[14]提出并且被认可的。设计这一工具的目的是用一种数学的方法来检测增龄的功能衰退累积。它是人所经历的功能衰退（例如，体征、症状、疾病、失能）的数量和所知晓的功能衰退总数的比值（例如，某人有 20 种功能衰退，比上 40 种计数的功能衰退总和，衰弱指数评分为 20/40=0.5）。用这种方法，衰弱指数评分是连续的（范围从 0 到 1），一个人的评分越高，这个人越有可能发展为不良健康结局。

这种方法认为，要弄清系统行为方面的问题，知道出了多少问题远比了解到底哪方面出了问题更重要。衰弱指数的建立不需要特殊的资源，不是每一项衰弱指数都包含相同的项目。因此，只要项目与年龄相关，与不良结局相关，并且在合并时能够涵盖多个器官系统，那么就不应将包含在衰弱指数中的项目不经分析地列入或

排除在外[54]。鉴于衰弱指数不是建立在事先预设好的项目上，根据可利用的资料，可以将已经存在的因不同目的收集的队列数据用于回顾性研究。建立一个衰弱指数应该至少纳入 20 个项目；30 个以上更能取得稳定的评估。无论衰弱指数纳入的项目其本质及数量如何，以及样本中是否包括社区的、机构中的或者住院的老年人，它都能产生非常相似的测量属性和真实的结果。

正如之前所讨论的，衰弱指数法的优势是它可以从任何存在的生物医学数据库中发展而来，甚至可由自己报告的项目单独建立。由于它至少要纳入 20 个项目，临床医生经常质疑它的可行性。然而，在电子健康档案的时代，用临床常规收集的资料就可以建立衰弱指数，而不需要另加评估。例如，根据临床检查[55]或者护理人员完成的调查问卷而产生的标准老年综合评估可以建立一项衰弱指数[56]。再有，近来有人用常规血液化验加上测得的收缩压及舒张压建立了一项衰弱指数[44]。有趣的是，衰弱指数已经被用来作为动物模型中开发衰弱工具的模型。按照计数缺陷积累的方法来检测衰弱情况，研究已经复制出了大鼠的衰弱指数[57-59]。衰弱指数的这种延伸毫无疑问为临床前期和转化医学方面的衰弱研究提供了发展的机会。另外，它进一步证实生物基质表征工具的有效性[60]。

Rockwood 及其团队建立了一个筛查工具（主要基于医生的临床判断）用来说明患者衰弱的不同阶段，即健康状况不佳[6,61]。临床衰弱量表（clinical frailty scale）分为七级或者九级，可以根据患者在活动能力、精力、体力活动和功能等领域的状态来体现老年人全方位的临床状态。衰弱级别和其他经常应用的临床工具，例如 Karnofsky 功能状态（Karnofsky performance status）[62]或 ECOG 功能状态（eastern cooperative oncology group performance status）评分[63]相比表现如何还需要进一步研究。

衰弱表型

相对而言，Fried 及其团队设计出了衰弱表型，最初用于心血管健康研究（cardiovascular health study）[26]。它根据 5 种明确的指标进行评估——非意愿的体重减轻、疲惫、行走速度减慢、肌无力和久坐行为。每项指标都利用心血管健康研究数据库中的流行病学方法来实施。表型分为三个连续时期，健康（定义为无上述指标）、衰弱前期（1～2 项指标）和衰弱期（存在 3 个或以上指标）。

理论上，衰弱表型在未失能的老人中应用最合适。从症状和体征上看，它创建了临床前期危险性的评价体系，主要目的是找出需要老年综合评估的个体[60]。因此，它的设计最接近一种筛选工具。然而，这一特征也存在其局限性，它不能反映出某些情况的潜在病因。例如，非意愿性体重减轻指标可能是由于社会孤独感，不明疾

病或不健康的行为，不同的原因需要完全不同的干预措施。很显然，表型主要通过探索老年人身体情况来获取不良结局的总体风险。有文献指出，由于对于特殊功能或区域潜在的限制，这种方法不能充分得到衰弱状态的异质性、多维性及复杂性。例如，几组研究者已经讨论需要将衰弱表型延伸到其他健康区域，这能够完善老年人的风险评估（如认知、情绪、社会地位）[64]。尽管衰弱表型通常被认为是评价综合征最常采用的工具，这种说法可能存在争议。在没有改变 5 个指标的定义和/或风险阈值的情况下很少直接用原始表型。Fried 及其团队提出的版本中这种定性和定量的偏差是适应可利用资源、数据和/或研究人群的评估的必要条件。

身体活动能力测量

在衰弱金标准评估工具尚未确定的期间，有人提出应该将重点限制在衰弱的内部核心和老年医学的主要结局（例如，失能）上[65]。经常被看作衰弱核心特征而非其他特征的领域当然表现在身体上[66]。假设衰弱总被看作失能前的状态，身体活动能力的评估也是这一概念非常适合的指标。因此，大家一致采用身体活动能力测量[特别是步速[67]和身体功能量表（short physical performance battery，SPPB）[68,69]]来客观上评估老年人对于内外源刺激源（例如，衰弱指标）的易损性也就不足为奇了[70]。

身体活动能力测量对老年人不良结局的预测值已经建立[68,69,71,72]。另外，大多数特殊检查衰弱的仪器，认为身体活动能力是主要的风险预测决定因素[26,48]。因为身体活动能力测量易于评估、临床上易行、廉价、客观、标准化、可重复、可信性好，即使是在基层医疗机构也是如此，所以用身体参数做衰弱评估可能有利于衰弱的系统临床实施[7,65]。有趣的是，采用身体活动能力测量作为衰弱筛选工具可能间接地利用来自于临床及科研中广泛使用的身体活动能力参数[67,69,71,73,74]。

最后，我们不能低估使用客观检测的作用，如身体活动能力测量至少能解决部分问卷调查中发现的潜在的社会、文化和环境问题。例如，同样的问题可能由于不同的询问人，询问方式以及询问地点不同，被问者的理解也各不相同。对一个问题答案的概念化也受社会和地域的影响。相反，使用标准的活动能力检测将减少（尽管不能完全避免）[75]这类问题并且根据衰弱个体的身体条件使其检测结果更一致。同时，也要提一下身体活动能力主要的受限方面——许多衰弱个体不能实施身体活动能力测试。这会因为不能实施带来的地板效应而出现潜在错误的分类[76,77]。主要由于这个原因，身体活动能力测量更倾向于在非失能人群中筛选衰弱为最佳。

尽管 SPPB 和通常的步速最初没有被用于测量衰弱（那时候还没有这一概念），他们仍能恰当地反映出哪些老年人对刺激源和暴露于不良事件（包括失能）是易损

的。换句话说，衰弱定义下的理论概念[6,11-13,26]与这种身体活动能力是相关的，它本身被用于衰弱筛查工具。日常工作中这些工具将如何被并入日常护理，以及它们将如何利于临床决策还需要关注转化研究项目。

身体功能量表（SPPB）。SPPB 是 Guralnik 及其团队提出的，用于客观检测下肢功能[68]。它包括三项小测验：估测常规步速、从椅子上站立起来的能力和站立平衡。对于步速实验，令被测者站立在一条直线后，按照平时步伐从该点出发沿着走廊走 1.5 英尺或 4m。重复两次并记录时间。两次实验中比较快的一次（以秒计时）被用于计算总体评分。椅子站立实验，令被测者双手交叉于胸前，尽可能快地从椅子上站立起来然后坐下共重复 5 次。结果以完成实验的总共时间（以秒计时）记录。对于站立平衡实验，让参加实验者用三种逐渐增加难度的姿势站立，每种姿势站立 10s：双脚并排站立、半一前一后站立、完全一前一后站立。这三个小测验根据事先确定的切点分别赋予 0（完成得最差）到 4 分（完成得最好）。三次实验总分就是身体活动总分从 0（完成得最差）到 12 分（完成得最好）[68,69,72]。

常规步速。很显然，常规步速是 SPPB 量表的一部分，但是它也被作为独立参数用于预测老年人对应激源易损性增加[71]。Guralnik 及其团队[69]已经证实步速对于主要增龄结局（特别是失能和死亡）的预测值与完整的 SPPB 不相上下[69]。常规步速（短距离测量）已经被证实可以预测老年人的住院、入住机构、失能和死亡情况[69,73,74]。Studenski 及其团队[67]认为通过简单的了解老人的年龄、性别和步速就很有可能准确估计他/她的生存期限。不必惊讶，常规步速指标已经被推荐作为老年人一项新的生命体征[7,65,78]。

有趣的是，包括老年医学者在内的几个专业的专家们也对身体活动能力测量在衰弱领域的作用产生了兴趣。例如，身体活动能力测量已经成功用于心外科[79,80]、心脏内科[81]、呼吸科[82,83]和肿瘤科[84]来识别需要适当医疗照护的老年人。

衰弱的治疗

综上所述，衰弱（或者叫个体的生物学年龄）是一种动态而复杂的状态，主要由人一生中所经历的内源性和外源性应激源所决定。因此，也可以认为年龄是一个持续的变量，衰老过程的表现是在生命的全过程中经历的动态和连续的模式[5]。生命过程中所经历的任何良性的或不良的应激源都可能对健康状况产生不同影响并使其从正常衰老状态中偏离。因此，这表示通过对一个人的背景和病史仔细评估，他目前健康状况不仅可以从横向评估中得到，也可以从纵向评估中获得。这也意味着对于增龄问题的预防性干预不仅限于对老年人进行。如果可控的危险因素（如社会经济条件差、不健康的生活

方式和行为、很少去医疗保健所）在年轻人身上也存在，这种增龄带来的问题是可以有效预防的。

为了成功地以抗衰弱为目标来预防不良结局，推荐采用一种多维度的方式。在本文中有大量文献说明了对衰弱老人进行老年综合评估（comprehensive geriatric assessment，CGA）的重要性。老年综合征多维度及多学科的方法在多个临床部门及工作中记录了其良好的效果。几项研究已经说明根据CGA结果进行的个体化干预对住在社区[85]、家庭病房[86]、医院[87]和护理院[88]的老年人多种不良结局能够起到预防作用。其中一个重要的例子就是Stuck及其团队在1993年所进行的meta分析[10]。在这个研究中，作者们研究了28项随机对照试验（参加者9000多人）的结果，这些结果都是根据CGA进行的干预与正常对照相比是否有效。研究清楚表明与老年人评估相关的根据CGA的规划进行严格的长期干预对于老年人的生存及功能改善是明显有效的。一项近期的meta分析也说明了院内应用CGA是如何改善健康结局的[89]。特别是住院期间对老年人的CGA与常规治疗相比有利于患者返回家庭及减少入住各种机构的风险。并且，这些益处可以不知不觉地减少老年人群医疗费用。

几项研究已经说明多方面的干预方法同时作用于衰弱不同部分可以有益于改善老年人主观健康感觉和客观功能状态[90,91]。有趣的是，预防失能的多方面干预对于衰弱的老年人也有特殊的性价比[92]。根据衰弱的程度不同适合不同的干预措施，相应的医疗模式应该是根据患者个体需要可以灵活的改变。Fairhall及其团队[93]建议治疗衰弱干预措施原则如下：①个体化的长期支持；②急性医疗事件存在时的持续管理；③通过改善躯体的、认知的和社会功能方面的干预来增加自理和自我管理能力并降低对不良结局的易损性；④坚持干预；⑤照顾者参与。

另外，有很多证据表明，运动处方对于衰弱患者恢复健康比其他个体化干预措施更有效。这可能与运动影响多个系统及它对本身修复机制的潜在影响都有关。多元化运动干预包括有氧、力量和平衡训练是衰弱老年人最好的促进健康、治疗衰弱和预防失能的医疗策略[94-96]。然而，这一人群中运动疗法的最佳设计方案尚未确立。老年人生活方式干预和独立性（life-style interventions and independence for elderly，LIFE）试验[96]近来提供了一个关于衰弱老年人应用运动干预预防健康不良结局的成功案例。这个多中心研究纳入1635名居住在社区的由于身体活动受限不爱运动的老年人，但他们能够行走400m。参加者随机分成两组，治疗组给予中等强度体育活动方案，对照组接受健康教育计划。结果显示经过2.6年干预治疗，体育活动方案组与健康教育计划组比较明显减少了运动失能的发生。有趣的是，LIFE研究（与其pilot研究亚组分析一样）表明基线状态下共病越多及运动越少的个体从运动疗法中的获益越大[96-98]。

医疗保健系统中的衰弱

根据科学网络数据库统计，2014年发表了近1100篇关于衰弱的文章。仅有半数发表于老年病及老年学研究领域；心脏病学、外科学、神经病学和内科学是另一些有多数衰弱文章的学科领域。衰弱筛查及协议照护计划是否能对医疗教学单位有益目前尚不清楚。我们知道的是在提供对老年人有帮助的急性医疗照护的特殊老年病房预后效果良好，而他们自己的咨询团队对于患者的照护未见到明显受益[89]。

为了评估和管理老年人（例如，髋部骨折），骨外科可能是第一个与老年病科医生成功地进行亲密合作的学科。例如，AntonelliIncalzi及其团队[99]已经证实，派一名老年科医生来骨科病房协助（髋部骨折）老年患者医疗照护后，患者的手术率增加、死亡率减少及住院日缩短。近来，肿瘤科医生[100]和心外科医生[80]已经开始越来越多地将CGA看作是保证他们更多的老年患者进行标准化干预的一种方法。在几乎每个医院病房和服务场所老年患者普遍存在，以及他们疾病的复杂性和特殊性是寻求这种协作的原因。几种医疗专业目前正面临着全球老龄化对他们以前治疗的患者人群的影响，治疗老年患者已经成为他们的主要工作。

并不是所有老年患者都是衰弱的，但是很多都是，特别是那些在临床中看到的患者。身体好的老年人生病了与年轻人差不多一样改变：他们表现出典型的症状和体征，稳定的社会状态和可以预测的药物治疗效果、手术预后情况及症状恢复情况。相比之下，衰弱的患者存在多种医疗和社会问题相互影响。病情表现为行走、思考和功能方面的非特异性问题。即使是很容易辨认的症状，如平衡障碍，也会转化为预期的病因，如共济失调、关节炎或贫血。最重要的是，对于这些症状的标准治疗经常使衰弱的患者情况变得更糟。他们需要适应照护，个体化干预，标准治疗方案的调整，这些只有通过实施CGA能够达到。因此，临床照护中早期识别衰弱是重要的[101]。

在特殊临床病房中得到的好结果已经激励老年病研究者尝试将多维度及多学科方式用于初级医疗保健及作为社区居住老人预防策略的一部分[102-104]。这些新型的医疗保健服务主要目的是支持全科医师评估社区居住老人来促进其更健康的生活方式，并早期发现已存在但未诊断的疾病状态，并因此增加治疗成功的可能性。值得注意的是衰弱评估及确认其病因需要对老年人进行多学科共同评估。

开始进行更详细的衰弱评估的地方可能是在全科医学，在那里衰弱评估可以为预防性干预奠定基础（例如，免疫接种、减少跌倒、运动锻炼）。此外，因为家庭医生能够考虑到患者的社会背景及它对健康状况的影响，在此背景下的衰弱评估就能够帮助实施以患者或照护对象为中心的照护计划。然而，当讨论增龄问题的预防性战略时，不应该低估几个潜在障碍的存在。

多种因素，如共病、社交孤立和缺乏教育可能会使老年人一直暴露于不良习惯（经常是慢性的）和不良结局的状态中。但无论多大年龄，预防的价值是一样的，因为推荐的健康生活方式被证明是有益的，即使是在最老及最衰弱的人群中也是如此[88]。然而，因为高龄人群的健康情况基于个人的生活经历，那么可以促进积极且健康的抗衰老的行为实施应该从年轻时就被鼓励并且督促实施[5]。

总 结

总之，对老年人群提供医疗照护既是重要的挑战，也是机遇。在机遇和挑战前沿的就是我们如何理解和面对衰弱，这是一种与医疗照护相关的重要问题。衰弱的确定是关键的，它作为明确目标对增龄问题（特别是失能）实施预防性干预。衰弱情况及其相关文献应该连同大量支持老年人采用 CGA 的证据同时被考虑。应该告知人们失能级联效应的风险及对面临不良情况的老人提供必要的教育和治疗方案。医疗机构应该尽一切努力来扩大这一领域的工作力度，以及平衡财产、需求和资源。

另外，衰弱的预防不应该只考虑是老年人的任务。在更年轻时就应该开展增龄问题的有效预防性工作。因此，健康生活方式的促进，不健康行为的纠正，健康照护服务的发展（直接面向整个人群的行动）对于老年相关疾病的实际预防实施都非常重要。这种评估应该特别注意防止过度诊断的风险，以保证干预在伦理及性价比方面的合理性[106]。这一多方面多学科的干预方法在社区老人预防失能方面的有效性还需要更多的研究证实。

关键点

● 衰弱因个体保护能力减弱，以及生理功能下降所致，以对刺激源的易损性为特征的一种多方面的问题。

● 衰弱与不良结局风险增加有关，包括失能、入住机构和死亡。

● 衰弱的操作性支持了"正常"和"病理性"衰老的差别，间接支持测量个体的生物学年龄。

● 老年人群的需要仍然没有得到满足，衰弱的临床实施对于促进这个人群的健康照护服务是非常必要的。

（彭 扬 单海燕 译）

完整的参考文献列表，请扫二维码。

主要参考文献

3. Royal College of Physicians: Hospital workforce: fit for the future? https://www.rcplondon.ac.uk/sites/default/files/hospital-workforce-fit-for-the-future.pdf. Accessed September 24, 2015.
5. Cesari M, Vellas B, Gambassi G: The stress of aging. Exp Gerontol 48:451–456, 2013.
6. Morley JE, Vellas B, Abellan van Kan G, et al: Frailty consensus: a call to action. J Am Med Dir Assoc 14:392–397, 2013.
8. Fried LP, Walston JD, Ferrucci L: Frailty. In Halter JB, Ouslander JG, Tinetti ME, et al, editors: Hazzard's geriatric medicine and gerontology, New York, 2009, McGraw-Hill, pp 631–645.
10. Stuck AE, Siu AL, Wieland GD, et al: Comprehensive geriatric assessment: a meta-analysis of controlled trials. Lancet 342:1032–1036, 1993.
11. Rodríguez-Mañas L, Féart C, Mann G, et al: Searching for an operational definition of frailty: a Delphi method based consensus statement: the frailty operative definition-consensus conference project. J Gerontol A Biol Sci Med Sci 68:62–67, 2012.
12. Clegg A, Young J, Iliffe S, et al: Frailty in elderly people. Lancet 381:752–762, 2013.
14. Mitnitski A, Mogilner A, Rockwood K: The accumulation of deficits as a proxy measure of aging. Scientificworldjournal 1:323–336, 2001.
15. Mitnitski A, Song X, Rockwood K: Assessing biological aging: the origin of deficit accumulation. Biogerontology 14:709–717, 2013.
19. Gill TM, Gahbauer EA, Allore HG, et al: Transitions between frailty states among community-living older persons. Arch Intern Med 166:418–423, 2006.
20. Borrat-Besson C, Ryser VA, Wernli B: Transitions between frailty states—a European comparison. In Börsch-Supan A, Brandt M, Litwin H, et al, editors: Active ageing and solidarity between generations in Europe. First results from SHARE after the economic crisis, Berlin, Germany, 2013, De Gruyter, pp 175–185.
21. Lee JS, Auyeung TW, Leung J, et al: Transitions in frailty states among community-living older adults and their associated factors. J Am Med Dir Assoc 15:281–286, 2014.
22. Fried LP, Ferrucci L, Darer J, et al: Untangling the concepts of disability, frailty, and comorbidity: implications for improved targeting and care. J Gerontol A Biol Sci Med Sci 59:255–263, 2004.
25. Collard RM, Boter H, Schoevers RA, et al: Prevalence of frailty in community-dwelling older persons: a systematic review. J Am Geriatr Soc 60:1487–1492, 2012.
26. Fried LP, Tangen CM, Walston J, et al: Frailty in older adults: evidence for a phenotype. J Gerontol A Biol Sci Med Sci 56:M146–M156, 2001.
27. Theou O, Brothers TD, Mitnitski A, et al: Operationalization of frailty using eight commonly used scales and comparison of their ability to predict all-cause mortality. J Am Geriatr Soc 61:1537–1551, 2013.
44. Howlett SE, Rockwood MR, Mitnitski A, et al: Standard laboratory tests to identify older adults at increased risk of death. BMC Med 12:171, 2014.
47. van Iersel MB, Rikkert MG: Frailty criteria give heterogeneous results when applied in clinical practice. J Am Geriatr Soc 54:728–729, 2006.
61. Rockwood K, Song X, MacKnight C, et al: A global clinical measure of fitness and frailty in elderly people. CMAJ 173:489–495, 2005.
67. Studenski S, Perera S, Patel K, et al: Gait speed and survival in older adults. JAMA 305:50–58, 2011.
68. Guralnik JM, Ferrucci L, Simonsick EM, et al: Lower-extremity function in persons over the age of 70 years as a predictor of subsequent disability. N Engl J Med 332:556–561, 1995.
69. Guralnik JM, Ferrucci L, Pieper CF, et al: Lower extremity function and subsequent disability: consistency across studies, predictive models, and value of gait speed alone compared with the short physical performance battery. J Gerontol A Biol Sci Med Sci 55:M221–M231, 2000.
93. Fairhall N, Langron C, Sherrington C, et al: Treating frailty—a practical guide. BMC Med 9:83, 2011.
96. Pahor M, Guralnik JM, Ambrosius WT, et al: Effect of structured physical activity on prevention of major mobility disability in older adults: the LIFE study randomized clinical trial. JAMA 311:2387–2396, 2014.
99. Antonelli Incalzi R, Gemma A, Capparella O: Effect of structured physical activity on prevention of major mobility disability in older adults Continuous geriatric care in orthopedic wards: a valuable alternative to orthogeriatric units. Aging (Milano) 5:207–216, 1993.

第 **15** 章

衰老和损伤累积的临床意义

Kenneth Rockwood，*Arnold Mitnitski*

介　绍

衰弱的概述

　　老年科医生对衰弱的老人具有或应当具有同情心。对衰弱的老人进行复杂的护理是老年医学重要的组成部分[1-8]。本章认为，对衰弱复杂性的评估是科学理解衰弱的基础，可以进一步用来指导老年医学的实践。笔者同时认为，衰弱是储备功能衰减的过程，从亚细胞水平到组织乃至器官水平，在临床上表现日益明显。每个人都会随着年龄的增长，死亡的风险也在增加，但并不是每个人在同一年龄有相同的风险。随着年龄的增长，高风险的个体往往是衰弱的，而那些较低风险的个体是健康的。虽然和年龄相关，但是仍有不同级别的风险评估评价每个人的衰弱；这样，每个人都有可能在任何年龄段被认定为衰弱。

　　对于相同年龄的人来说，人们日益增多的储备功能衰退是产生不良后果的基础[1,2,6,8]。在本质上，人的健康易损越多，死亡风险也越大。死亡风险随着年龄不断增长，身体日益透支，恢复时间通常会延长[8]。总之，与同龄人相比，越衰弱的成人，患病的风险越高。这是与年龄相关的生理损伤相互作用的结果，其中一些达到临床阈值的被称之为疾病，而其他被认定为失能。这些功能下降、疾病和失能通常与社会易损因素相互作用，这些易损因素通常伴随衰弱，并进一步增加健康不良预后的风险。

　　毫无疑问，处于风险状态的衰弱是多因素决定的[1-7]。相比之下，如何最好地运用衰弱需要大量的讨论。如第14章所述，心血管健康研究[9]中使用的"衰弱表型"定义是很普遍的。本章也将损伤累积的衰弱观点作为重点。

复杂网络概述

　　用复杂网络来进行正式分析，将这些分析延伸到生物系统，甚至医疗应用，这种想法毫无疑问是一个重要的概念上的进步[10,11]。了解网络如何从亚细胞水平操作似乎具有变革的潜力。通常，网络可以被理解为项目的采集（称为连接或边缘），也可定义为项目的联合（称为节点或顶点）。用网络的目的，就是用各项目的联系来定义，诸如两个节点之间是否有联系或是两个节点之间的距离。事实证明，一组广泛的项目能够显示网络属性，

从生理系统中的项目如何互动，到电子邮件如何回答，到科学家如何引用他人的工作。网络属性定义网络的类型。例如，无标度网络遵循幂律关系并由许多项目（节点）标记，具有很少的连接，少数拥有非常多的连接。机场就是这样的例子，有几个去往各地的国际机场，然后有更多的区域中心，最后是一大批当地的机场，这些本地机场可能一天只有几个航班。

　　与无标度网络中发现的节点间分布的异质性相反，小型世界网络具有更均匀地分布。小型世界网络具有许多高度连接的节点，具有短距离路径。对于阿尔茨海默病的小型世界网络进行分析，发现他的特征在于连接性的广泛丧失，这反映在大脑功能区之间的连接路径延长[13,14]。网络分析相对较新，所以对于这片领域仍然有点棘手。这些挑战主要集中在我们对网络连接的理解，以及技术层面的问题，例如，围绕脑电图或脑磁图，传感器很可能会提供节点之间的虚假连接。然而，这个研究领域进展迅速，我们可以通过理解阿尔茨海默病和其他日常大脑皮层活动中断的这类疾病，进一步观察神经网络正常的功能，以及疾病如何对他们进行破坏。

　　即使认识到这些只是初步步骤，我们仍可以在衰老方面取得进展。衰老的网络理论并非创新，许多文章已经对此进行阐述。最近的一些论文纳入了复杂的网络分析。衰老网络模型引入了故障代理之间的相互依赖性[15]。该模型显示，衰老模式不依赖于网络结构的细节。这表明，衰老是一种广泛分布的系统效应，其特点不取决于哪些事情出了错，而是考虑到错误的多样性[16]。在模拟研究中，本小组发现储备功能下降对于减慢相互作用节点之间的修复速率起到作用。该模型不仅重现了在各种国家观察到的赤字累积的主要模式，而且还重现了死亡率随年龄指数增长的 Gompertz 法则[17]。

　　将这些想法转化成唾手可得的临床观察仍具有挑战性。很明显，在衰老系统中，衰老人群即是个体，又是群体。同理，在人类体内，不同的器官系统和宿主环境相互作用可以被视为复杂的网络[11-14,17-20]。即便如此，关于器官系统的复杂网络的阐述——血管系统何处结束和免疫系统在哪里开始？——结论仍有些武断。当考虑这种现象和时间的流逝一样包罗万象时，这样的任意性最好不要忽视。此外，如何确切说明人体器官与人体年龄的相互联系还并不清楚。然而，清楚的是健康特性（变量的相互依赖性）是相互关联的。现在，我们把观察局

限在数字上，这是通过网络分析系统状态而得到的信息（例如，相互关联的程度），这些信息被归纳为具体的数字，这些数字具有特征性的分布。这种观察激励我们用特定的方式理解衰老，特别是衰弱，它与人们储备下降的程度有关。我们主张，个人的健康状况可以通过一个简单的数字——衰弱指数来概括，并且该数字的属性或行为（例如，衰弱指数如何随年龄而变化）可以被认为是一个调查领域。继续我们的例子，我们已经表明衰弱指数随年龄的分布具有独特的特征[21,22]。这些特征可以使用网络模型来研究，网络模型提供了一种基于随机动力学的分析装置。比如，异质性的产生（在这里是指衰弱指数随着年龄不同而分布不同）[21,24]是由复杂系统的随机动力学引起的。这种研究异质性的方法可以很容易地使用网络方法概括，无论从阿尔茨海默病[25]的皮质网络到资本市场[26]还是到气炉压力都具有广泛的适用性[27]。

衰弱与损伤累积的相关性

衰弱指数的基本原理是人们损伤越多，则会越衰弱。当抗体不能修复时损伤则增强。损伤广泛甚至蔓延到亚细胞层面。尽管目前机制不明，但损伤等级，如衰老本身，逐步在细胞、组织或器官层面变得明显。接下来，我们会进一步讨论，这些问题会变成临床可见的健康问题[28]。

早期我们试图解释衰弱的原因，我们将其定义为一种状态，此状态是由储备和损伤的动态相互关系产生的（图 15-1）[29]。当人们感觉健康时，他们的储备高于损伤。当损伤累积时，平衡发生偏移，这是一个动态的状态，也可能发生反向的偏移。这个模型表明：拥有较多的社交资源者不容易产生衰弱。最近，我们已开始建立健康易损和保护因素模型，用来评估衰弱指数[30]不良预后的风险。

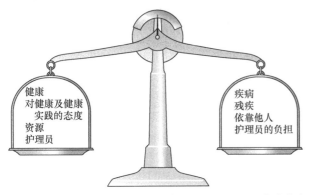

图 15-1 衰弱状态平衡模型中的变化。天平示出了多分化变量。（引自 Rockwood k, Fox RA, Stolee P, et al: Frailty in elderly people: an evolving concept. CMAJ 150: 489-495, 1994）

尽管如图 15-1 的卡通模型有众多应用，并且解决了很多复杂的想法，但不能提供一个精确的公式量化模型，如图 15-2 所示[31]。其表明衰弱状态由基本水平的 n 损伤变化至后续的 k 损伤。当随诊使用 P_{nk} 作为来建立逐步由 n 损伤变化至 k 损伤过程中的转换率。这个转换的可能性指标可由泊松定理（Poisson law）获得[22,31]。泊松定理以一个简单的参数为特征，即泊松均值，表示为 $\rho\{\Sigma B\}v\{/\Sigma B\}$。其以状态 n 决定，并且一般具有相关变量，如教育程度。

$$P_{nk} = \frac{\rho_n}{k!}\exp(-\rho_n)(1-P_{nd})$$

图 15-2 衰弱状态变化的形式模型。表示为在基线存在 n 个缺陷的人在随访时具有 k 个缺陷的概率。P_{nk} 由具有状态依赖性泊松平均值的泊松定理表示。$\rho_n = a_0 + a_1 n$；P_{nd} 是由 n 的对数可能性函数拟合的概率，$logit(P_{nd}) = b_0 + b_1 n$。注意，$a_0$ 和 b_0 是与没有赤字相关的特征风险。两个参数 a_1 和 b_1 分别描述（给定当前的赤字数量，n），预期变化的增量和死亡风险。注意该模型可以被阐述为包括特定协变量的影响，如年龄、性别或社会脆弱性。

从那个时期开始时，有 n 个损伤的人在给定的随访期内死亡的概率 P_{nd} 可以近似为 S 形逻辑函数[22]。这反映了 n 值增加，死亡概率也随之增加。由于概率小于 1，所以死亡概率接近 1。无论 n 等于多少（如 $n=1$, $n=2$），在随诊阶段，k 损伤都会以高度有序的方式增加。例如，大部分随访基线，增长即高于零位线（用公式来总结就是：$k=n+1$）。保持原样的机会很小，比基线多两个错误的事情的机会也很小，改进的机会也很小。因此，获得的 k 作为 n 的函数，遵循一定的模式改变。但是对于 n 来说，仍然有一些改进的机会（同样下降也具有稳定性）。当 n 值的变化大时，它们通常是从一个低的 n 状态（即损伤少、健康）到高 k 状态。根据经验，这个模型非常实用（图 15-3）。

另外两个点需要特别注意。从任何给定的 n 状态至任何 k 状态，P_{nk} 取决于 n 的现值和总体环境或背景环境的变化。如公式，泊松平均值与 n 成比例增加，$\rho_n = a_0 + a_1 n$，a_0 描述那些在基线水平没有问题的人们累积损伤的可能性（即基线水平 0 缺陷状态）。参数 a_1 代表非零损伤时，所期望的增量变化[22]。当然，对于死亡的风险同样适用，$logit(P_{nd}) = b_0 + b_1 n$；$b_0$ 是对于基线没有缺陷的人的死亡对数，b_1 描述非零损伤时，相关的死亡风险[22]。通过这种方式，可以看出，零状态似乎对给定人口年龄的环境提供了信息。最后，我们注意到，这是一个简化的模型，它可以调整，以评估各种协变量的影响。例如，了解教育水平高低的影响程度，我们可以评估 a_0 和 b_0 的影响。

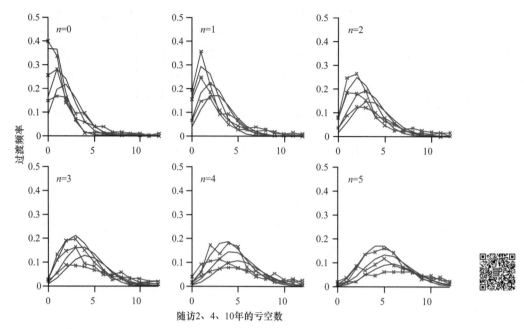

图 15-3　在 2 年时（上曲线和交叉）相对于起始 *n* 个缺陷从 *n* 到 *k* 的转变的概率，4 年（中曲线及交叉），以及 10 年（下曲线及交叉）。交叉表示观察过渡频率，线表示模型拟合（如图 15-2）。在每个子图中，*n* 代表缺陷的数量的基线水平。（引自 Mitnitski A, Song X, Rockwood K: Trajectories of changes over twelve years in the health status of Canadians from late middle age. Exp Gerontol 47: 893-899, 2012）（彩图请扫二维码）

由图 15-1 的动态平衡中的损伤概念进行到图 15-2 的特殊术语，这个变化已经发生了很多年，但每个内容均与以下要点相符：衰弱是一个众多的风险决定状态和复杂形式，是它的组成部分的互相作用，而这种相互作用不能在各个指标和动态水平中总结，并且这种相互作用随着时间的改变会进一步产生更多的交互作用。图 15-1 中，与健康相关的项目被设想成为在天平上的砝码。例如，各种健康储备，如积极健康的态度[32]或积极健康的实践，如运动[33]，适合在天平左侧，就给予正的权重。其他如疾病，特别是疾病导致失能以及依赖他人的失能，这被视为负的权重。随着越来越多的健康易损上升，一个人变得越来越衰弱，储备和损伤进入一个不稳定的平衡。在这种情况下，一种严重的疾病可以是一个重要的损伤，甚至可以颠覆储备和损伤之间的平衡。这个模型有吸引力的地方是，它容易理解，包含多个因素，是复杂的并且动态的，但它不可以量化，它不能超出这个比喻。在其最早的操作中，损伤被量化为不同的等级：失能、认知障碍和健康意识差[34,35]。

相比之下，图 15-2 和图 15-3 表示健康状况以及衰弱等级的变化，是以人们自身身体问题为根据产生的。这些变化可能是稳定的、恶化的或改善的。分布情况表明，大多数人不改变他们的健康状况（即，具有 *n* 个问题的人，在后续情况下，会有 *n*+1 个问题，或表现出轻微恶化），但也可能保持原状态，或者改进到 *n*−1 状态。对于大多数人来说，改善到 *n*−1 的机会与恶化到 *n*+2 的机会相同。然而，这些离散状态（轻微改善、不变、出

现一到两个新的问题）包括一半以上可能存在的结果。该模型利用具有代表性的四个精准变量分配所有可能的结果（更好、不变、恶化或死亡），相比于大多数多变量模型，其降维能力惊人。如方程式所示，四个参数中的任何一个都能成为调查对象。因此，继续这种方式探索的动力是很强烈的。

尽管如此，大多数读者，尤其是大多数医疗读者，死板的认为数学不是他们的强项，因此无论利用变量模型得到多么精确的预测，这仍然需要很高的理解力。天平更容易理解。现在，我们做个声明，在变量模型中，天平几乎包含了所有的变量，该模型有助于我们量化临床病例中获得的临床信息。补充重要的一点，我们之所以说"几乎所有"而不是"全部"，这是因为天平中的一些重要元素需要更加精准的模型，实现完整的说明。例如，天平阐明了所谓的医疗和社会因素之间的相互作用。在本文后面的章节中提到的社会脆弱性（见第 30 章），社会缺陷的计算方式和衰弱有许多共同之处，但在某些层面又背道而驰[36]。

一个有效的理解损伤积累动态的方法是考虑 1825 年 Benjamin Gompertz[37]的量化方法；年龄越大，老年人的死亡年龄越有可能是年龄对数的精确函数。（±一个或两个误差项）[38,39]（图 15-2）。然而，这并不是说人们随着年龄增长会突然死亡。相反，在其死亡前，他们累积损伤，并且随着年龄成指数的增长[40]。事实上，与任何年龄的死亡风险相关的是损伤计数，而不是年龄的大小[40-42]。损伤的积累开始于亚细胞水平，逐渐发展到临床的症状、体征、疾病、失能障碍以及实验室异常[28,43]。

一个最新来自于 21 个实验室的临床工作数据,以及通过测量收缩压及舒张压(FI-LAB)[44]所得到的衰弱指数,表明衰弱开始于亚细胞水平。借鉴使用小鼠开发的衰弱指数经验,我们可以得知,这种测量方法可以用来定义那些拥有更大风险的群体[45]。加拿大健康和衰老研究(Canadian Study of Health and Aging,CSHA)的第一波 1013 个临床数据指出,FI-LAB 能够显示衰弱指数的重要特征。这包括具有右长尾的偏态分布(图 15-4),随着年龄增长平均值增加,随着 FI-LAB 分数增加死亡率增加(图 15-5)[44]。

基于老年综合评估的衰弱指数的发展

我们通过现有的流行病学数据库来研究衰弱指数。多年来,我们已经与几组数据库合作建立一个衰弱指数流行病学数据库。这一方法的临床应用引来一些人的关注[46,47],尤其是一个最佳衰弱指数应包含不少于 30～40 项。(虽然实际的最低限度是 10～15 项,选择哪些项目进行计算变得

更加重要[47,48])。我们还建立了一个前瞻性的标准化老年综合评估形式的衰弱指数版本。例如,我们常用的老年综合评估(comprehensive geriatric assessment,CGA)问卷包括50 项(10 项关于社会脆弱性)(可以在以下网址下载:http://geriatricresearch.medicine. dal.ca)。

来源于 CGA 的衰弱指数,它的建立和其他评估表一样计算损伤(我们已经在 CGA 的基础上建立了其他衰弱指数[49,50])。在一些免费开放期刊出版物中,我们描述了如何得到一个衰弱指数[51]以及如何得到评分[52]。以下网址可以得到这个视频:http://geriatricresearch. medicine.dal.ca。按照惯例,1 分代表存在,0 分代表不存在,每一项得分加起来可以用在 CGA 中[52]。例如,"沟通"部分,我们会对视觉、听觉、言语几个方面进行评估,存在问题各给予 1 分。同样,我们对于行动困难或是近期跌倒给予 1 分。我们计算每一个人可能存在的并发症并每个给 1 分。此外,我们计算每个人可能具有的合并症,每个合并症得 1 分。当药物处方超过 5 种药品时,每 5 种药物则计算一个额外易损(例

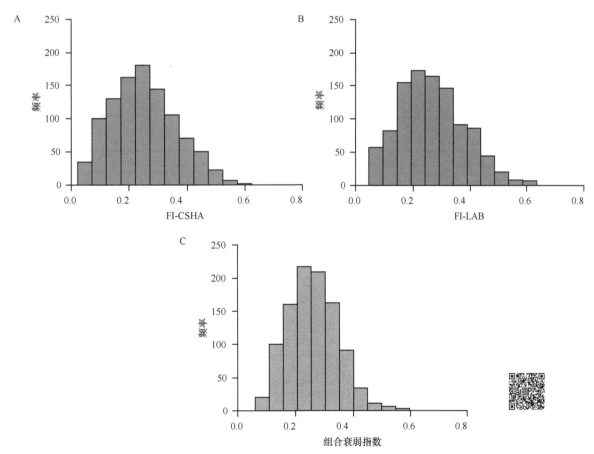

图 15-4 CSHA 衰弱指数(FI)及 LAB 衰弱指数的频率分布。A. FI-CSHA 数据的频率分布有些偏向左边,中位数为 0.24,右尾长,衰弱指数最高分是 0.72。B. 柱状图显示了在本研究中收集的 FI-LAB 数据的频率分布,中位数为 0.27,最高值为 0.63。C. 组合观察衰弱指数略偏向于左侧,中位数为 0.26,最高值为 0.59。n 值为每组 1013 名参与者。FI-CSHA. 衰弱指数-加拿大健康与衰老研究;FI-LAB. 实验室衰弱指数。(引自 Howlett SE, Rockwood MR, Mitnitski A, Rockwood K: standard laboratory tests to identify older adults at increased risk of death. BMC Med 12: 171, 2014)(彩图请扫二维码)

如，5～9 种药物，一个易损点；10～14 种药物，两个易损点）。纠正任何无症状的危险因素，都将会降低死亡率（例如，高血压或心血管疾病二级预防中的抗血小板治疗），如果不及时治疗将会对未来造成进一步的损伤。

关于衰弱指数和 CGA 的一个重点是，几乎所有的缺陷都可以在每个患者身上评价，因此数据很少缺失，缺失通常小于给定项目的 5%。这种要求可以除掉衰弱指数变量中很多以操作为基础测量的影响，从调查数据中可以看出，这些测量通常被认为超过 5% 的数据缺失[53]。如果它们包含在内，把缺失数据分配给最差状态的相关评价似乎有用。已经有几组报告使用了衰弱指数 CGA。尽管每组报告都会有局部的修改，但是最终的结果是相似的[54-59]，尤其是与分布相关，包含次最大限度。

衰弱的限度存在是衰弱指数的一个较特征性表现。在临床（包括 ICU）和流行病学大量的数据中，

少于 1% 人的衰弱指数得分高于 0.7。尽管猜测为什么这个比例存在的界限不清，但它的可重复性令人印象深刻。图 15-6 以来自中国健康和长寿的纵向调查为例，在连续进行的调查中衰弱指数的中位数和模态值大致保持不变，不超过极限值。图 15-6A 给出实际的数字；曲线下面积的减少与样本中因晚年（基线 80～99 岁）死亡而造成的失访有关[60]。我们的报告数据显示，对衰弱指数的限度女性似乎高于男性，但仍不超过 0.7。

衰弱指数作为临床状态变量

如果衰弱指数等级的变化反映了不良健康结果风险的变化，那么这些不同等级衰弱指数代表不同的健康状态的假设就是合理的。因此，我们提出了衰弱指数作为一个临床状态变量[2]。A 状态变量是一个概括整个机体状态的变量，一个经典的例子是温度，它可以作为一个单独的数字在分级尺度上被测量。这个数字具有已知的

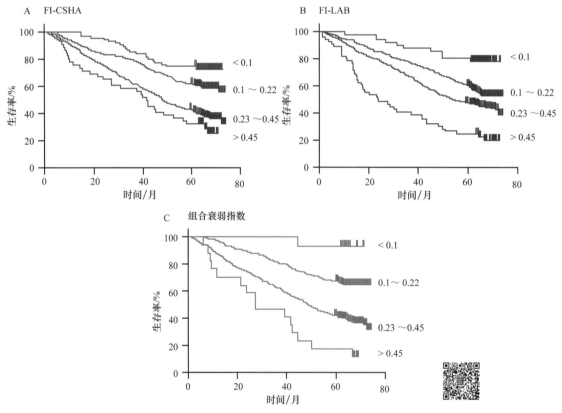

图 15-5　衰弱指数（FI）的等级：卡普兰-迈耶生存曲线。A. 在研究过程中的存活率作为 FI-CSHA 的等级函数绘制。最少缺乏组在研究过程中显示很小的死亡率，而最衰弱组显示死亡率高。当用对数秩检验分析时，组间的差异在所有四个级别的衰弱指数具有统计学差异（P＜0.05）。B. 由 FI-LAB 评分评估的疲劳等级的存活曲线。用 FI-LAB 评分用于衰弱分级时，所有四个水平的受试者的生存率存在显著性差异（P＜0.05；对数秩检验）。C. 卡普兰-迈耶生存曲线合并 FI-CSHA 和 FI-LAB 评分得到组合衰弱指数。当应用组合衰弱指数评分时，四个衰弱级别的死亡率具有显著统计学差异（P＜0.05；对数秩检验）。FI-CSHA. 衰弱指数-加拿大健康与衰老研究；FI-LAB. 实验室衰弱指数。（引自 Howlett SE, Rockwood MR, Mitnitski A, Rockwood K: standard laboratory tests to identify older adults at increased risk of death. BMC Med 12: 171, 2014）（彩图请扫二维码）

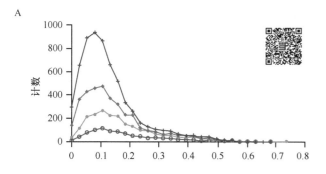

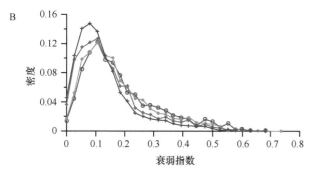

图 15-6 衰弱指数的分布按每个曲线的人数以绝对值（A）和百分比（B）显示。+. A 和 B 的基线；◆. 2 年随访；●. 4 年随访；○. 7 年随访。（经许可引自 Bennett S, Song X, Mitnitski A, et al: A limit to frailty in very old, community-dwelling people: a secondary analysis of the Chinese longitudinal health and longevity study. Age Ageing 42: 372-377, 2013）（彩图请扫二维码）

含义，即组成某个指定系统的分子动能的平均值，但是具体的分子动能是未知的。相比之下，温度更稳定并可以精确地测出。状态变量的一个重要特点是它可以用平常的语言表达。例如，温度可以有意义的表达成热、温、凉、冷、冰。这些描述可以是文字化的。在生物学环境中，定标具有精确的临床意义。这些属性使衰老分级更具有价值，对于衰老的患者可以进行安全、精准的评估。风险的分级、干预的严重程度以及衰弱的个体反应是一个活跃的探索领域。目前，答案似乎将衰老指数转化为术语。一方面衰弱指数作为临床状态变量尚未得到充分探讨，将其翻译成通俗易懂的语言就是：如何将衰弱类比为"热"与"温热"的等级之差？直到衰弱指数和 CSHA 临床衰弱量表[62]的高相关，才能将这个答案完全解决，并能快速地将健康和衰老进行合理的分级（表 15-1）。

表 15-1 临床衰弱量表

分级	简单语言描述	共同特征	通常衰弱数值
1	非常健康	精力充沛、积极、动机明确，适应性强，规律运动，在同龄者中健康状况最好	0.09（0.05）
2	健康	无运动性疾病，但健康状况略逊于 1	0.12（0.05）
3	健康但伴有需要治疗的疾病	相比第 4 类，临床症状控制良好	0.16（0.07）

续表

分级	简单语言描述	共同特征	通常衰弱数值
4	亚健康	无明显依赖，但常抱怨行动变慢或有疾病症状标准，如果认知受损，他们未达到痴呆标准	0.22（0.08）
5	轻度衰弱	工具性日常生活活动部分依赖	0.27（0.09）
6	中度衰弱	工具性日常生活活动部分依赖，日常行走受限	0.36（0.09）
7	重度衰弱	日常生活活动完全依赖别人	0.43（0.08）
8	疾病终末期	疾病终末期	

衰弱指数定义了离散的健康状态，从这一观点我们得出另一个结论就是这些状态的变化可能是有益的。如上所述，情况似乎如此（图 15-2 和图 15-3）。对于一个特定的个人，他或她的衰弱指数变化取决于两个因素。通常把健康无缺陷的人作为基线，第一个因素就是个人在基线水平上缺陷的数量和缺陷累积的数量。另一个显著的因素就是健康变化的再现。另一个值得注意的特点是：健康状态变化的变量重复性代表各种缺陷计数和衰弱等级，这种评估是非常可靠的。这些数据不但是来自不同的国家，还使用不同版本的衰弱指数，在任何两项研究中，都没有相同的衰弱指数构建模式（图 15-7）[63]。引用的例子使用来自不同变量衰弱指数的迭代变量[例如，全国人口健康调查、临床评估（哥德堡）H-70CSHA 队列研究或实验室数据（哥德堡）]，以及不同的变量数量（从全国人口健康调查的 39 到加拿大健康研究的 70 和研究哥德堡 H-70 的 100）[63]。

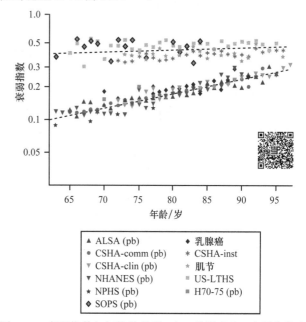

图 15-7 衰弱指数与年龄的关系。在一些调查中，衰弱指数在社区老年人中的累积率约为每年 3%，下方的线为对数标尺。相反，临床样本和养老机构的老年人中，衰弱指数比平均值高很多，并且几乎没有随年龄的累积。（彩图请扫二维码）

衰弱指数通常指生物学年龄[64-66]。如果我们认为生物学年龄包括出生时间、生理年龄、死亡时间，那么衰弱指数和死亡率之间的相关性较高，那么我们可以有效地计算生物学年龄。这里是我的解释[64]，考虑两人（A和B）有相同的生物学年龄，就说80岁吧（图15-8），一个衰弱指数得分为0.11，通过插值可以得到平均值，对应65岁的衰弱指数。第二个人衰弱指数得分为0.28，其对应的95岁的衰弱指数，这意味着这个人有95岁的生物年龄。在多变量模型中，包括生理年龄和衰弱指数，各自独立，但更多的信息通常来自衰弱指数[41,42]。此外，缺陷积累越快，死亡率越高。

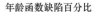
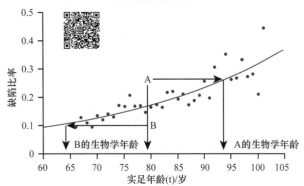

图15-8　个人生物学年龄。衰弱指数与死亡率密切相关（r^2显著>0.95），我们可以利用衰弱指数评估个人生物学年龄。例如两个男人，都是78岁。A具有的衰弱指数与93岁的衰弱指数相当，也就是说，A的生物学年龄是93岁。相反，如图所示，B的衰弱指数位于平均值63岁，B的死亡年龄风险可能是63岁。（彩图请扫二维码）

衰弱指数CGA是以临床状态变量为例，用单个数字概括个体的整体临床状态。也可以考虑其他临床候补变量，如第102章节描述的流动性和平衡性。任何临床状态变量都应该代表一个系统的运作，所以从这个立场来看，必须是高级的。对于人类来说，进化的高级功能是直立双足行走、对生拇指、分散注意力和社会互动。因此，可以从逻辑上寻找临床状态候选变量，如流动性、平衡性、功能性、分散注意力以及社交退缩行为。任何老年医学专家都能在简短的列表中识别重要的老年顽症——移动障碍（如上床障碍、双腿酸胀）、跌倒、功能下降、社交退缩以及看护者压力。每个主题在本书中都有涉及，每个主题都对潜在的现象进行了更好的量化。这种功能失调也被称为衰弱综合征，在本章中很有意义[1]。必须指出的是，严重的疾病（或局灶性相关疾病，如谵妄脑膜炎）对一个健康的人也会引起类似的症状。通过近期检查常见晚年疾病风险和疾病相关不良预后风险，我们可以较好地说明整体状态评估的意义。例如，痴呆的风险似乎与衰老程度相关[67]；疾病的表达也是如此[68]。这些相关性比传统的痴呆风险更

有力。同样，在骨质疏松和脆性骨折风险方面，所有的风险因素都很重要，但衰弱比传统的风险因素更有意义[69,70]。最近发现在冠心病患者住院和死亡风险方面也是类似的关系[71]。这些发现是理解年龄操纵晚年疾病风险的初步探索。

良好的老年医学通常能够直观的把握复杂性的本质，这在有幸去照顾衰老患者的老年医学专家身上有着很好的体现。使复杂性分析变得明确的意图是建立在这种直觉的基础之上，而不是代替它。有人认为，为老年医学专业提供科学依据，对提高有复杂需要的衰老患者的看护至关重要，而不是存在具有功利性的价值；我们这么做是由于老年医学有效[72]。

关键点

- 衰弱是老人的一个重要问题；老年医学主要是对那些年老衰弱的人进行复杂的护理。
- 衰弱是一种不良健康结果的风险增加状态。
- 衰弱指数与损伤数量有关；人有越多的问题，就越有可能衰弱。这是由衰弱指数得出的，衰弱指数是个人具有的健康损伤的数量与计数的健康损伤数量的比值（例如，一个老年健康问卷评估）。
- 衰弱指数可以被视为一种临床状态变量，一个数字，对整体临床状况进行总结。衰弱指数是慢性健康状态的一个例子。活动性和平衡性，适当的测量，似乎是另一种临床状态变量，更适用于健康的急性变化。
- 老年综合评估以及谵妄、跌倒、不能行走的评估都是老年医学固有的特点。每一项评估都对复杂系统的高风险进行分析及反应。

（高海英　李乃静　译）

完整的参考文献列表，请扫二维码。

主要参考文献

1. Clegg A, Young J, Iliffe S, et al: Frailty in elderly people. Lancet 381:752–762, 2013.
2. Rockwood K, Mitnitski A: Frailty defined by deficit accumulation and geriatric medicine defined by frailty. Clin Geriatr Med 27:17–26, 2011.
7. Cesari M, Gambassi G, van Kan GA, et al: The frailty phenotype and the frailty index: different instruments for different purposes. Age Ageing 43:10–12, 2014.
8. Mitnitski A, Song X, Rockwood K: Assessing biological aging: the origin of deficit accumulation. Biogerontology 14:709–717, 2013.
9. Fried LP, Tangen CM, Walston J, et al: Frailty in older adults: evidence for a phenotype. J Gerontol A Biol Sci Med Sci 56:M146–M156, 2001.
16. López-Otín C, Blasco MA, Partridge L, et al: The hallmarks of aging. Cell 153:1194–1217, 2013.
22. Mitnitski A, Song X, Rockwood K: Trajectories of changes over twelve years in the health status of Canadians from late middle age. Exp Gerontol 47:893–899, 2012.

30. Wang C, Song X, Mitnitski A, et al: Effect of health protective factors on health deficit accumulation and mortality risk in older adults in the Beijing Longitudinal Study of Aging. J Am Geriatr Soc 62:821–828, 2014.

38. Vaupel JW, Manton KG, Stallard E: The impact of heterogeneity in individual frailty on the dynamics of mortality. Demography 9:439–454, 1979.

41. Kulminski AM, Ukraintseva SV, Kulminskaya IV, et al: Cumulative deficits better characterize susceptibility to death in elderly people than phenotypic frailty: lessons from the cardiovascular health study. J Am Geriatr Soc 56:898–903, 2008.

44. Howlett SE, Rockwood MR, Mitnitski A, et al: Standard laboratory tests to identify older adults at increased risk of death. BMC Med 12:171, 2014.

46. Martin FC, Brighton P: Frailty: different tools for different purposes? Age Ageing 37:129–131, 2008.

67. Song X, Mitnitski A, Rockwood K: Age-related deficit accumulation and the risk of late-life dementia. Alzheimers Res Ther 6:54, 2014.

58. Dent E, Chapman I, Howell S, et al: Frailty and functional decline indices predict poor outcomes in hospitalised older people. Age Ageing 43:477–484, 2014.

60. Bennett S, Song X, Mitnitski A, et al: A limit to frailty in very old, community-dwelling people: a secondary analysis of the Chinese longitudinal health and longevity study. Age Ageing 42:372–377, 2013.

65. Goggins WB, Woo J, Sham A, et al: Frailty index as a measure of biological age in a Chinese population. J Gerontol A Biol Sci Med Sci 60:1046–1051, 2005.

69. Kennedy CC, Ioannidis G, Rockwood K, et al: A frailty index predicts 10-year fracture risk in adults age 25 years and older: results from the Canadian Multicentre Osteoporosis Study (CaMos). Osteoporos Int 25:2825–2832, 2014.

第16章

衰老对心血管系统的影响

Susan E. Howlett

年龄增长是心血管系统疾病发生的主要危险因素。为什么增龄增加心血管系统疾病风险，其原因尚存在争论。增加风险的原因可能仅仅由于有更长的时间暴露于如高血压、吸烟和血脂异常等危险因素中。换句话说，衰老本身对心血管系统影响不大。然而，有新观点认为，在衰老的心脏及血管中，细胞和亚细胞缺陷的积累可以导致心血管系统对心血管疾病的危险因素易感。尽管增加危险因素的暴露可能导致老年心血管疾病的发展，但是有大量证据表明，人类心脏和血管结构和功能会随着正常的衰老过程而发生重要变化。这些改变发生在除年龄以外没有任何其他危险因素，以及没有明显心血管疾病的临床表现的情况下。

衰老相关的血管结构改变

健康人群的血管研究表明，血管系统会随着年龄的增长而变化，这一过程被称为重塑。肉眼可以观察到中央大弹性动脉扩张，并且在动脉放射学研究中可以很好地看到这一变化。重塑引起的结构改变甚至是在成年早期也很明显，并且随年龄的增长而增加[1-3]。由于被认为是血管疾病发生发展的基础，衰老相关的动脉重塑非常重要。在血压正常老年人的动脉中发生的结构变化，在较年轻的高血压患者中也可以观察到[3]。

这些可见的改变源自这些大弹性动脉管壁结构的微观变化[1-3]。动脉壁由不同的三层结构构成。最外层也就是外膜，由胶原蛋白和弹性组织构成。中间层也就是中膜，相对较厚，由结缔组织、平滑肌细胞和弹性组织构成。动脉壁的收缩特性主要是由该层的组成成分决定。最内层也就是内膜，由结缔组织层和血管内皮细胞构成。内皮细胞是扁平上皮细胞，在调节正常血管功能上起重要作用，内皮功能异常可导致血管疾病[4]。上述不同层面的年龄相关的改变对老年人血管结构和功能有显著的影响。

最显著的年龄相关血管结构改变之一是大的弹性动脉的扩张，导致管腔增大[2,5]。另外，随年龄增长，大弹性动脉管壁增厚。在成年人颈动脉内膜中层（intima plus media，IM）厚度的研究中发现，至90岁时，颈动脉IM厚度几乎增加了3倍[2,5]。IM增厚是动脉粥样硬化的最主要危险因素，且独立于年龄[6]。衰老过程中的动脉壁增厚主要是内膜的增厚[1]。动脉中膜在衰老过程中是否增厚尚存在争议。研究发现，随着年龄的增长，培养基

中血管平滑肌细胞的数量会减少，留存的平滑肌细胞体积增大[1]。这些肥大的平滑肌细胞是否仍有完整的功能，以及这是否是衰老损害血管的一种途径尚不清楚。图16-1总结了与年龄相关的血管结构改变。

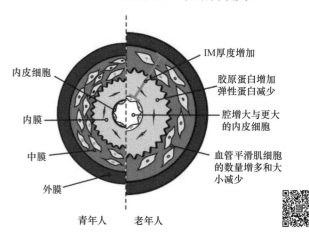

图16-1 随着年龄的增长，中央弹性动脉重塑。动脉壁的层次已被标出。衰老过程中，中央弹性动脉发生显著改变。管腔直径增大。内膜中层（IM）厚度增加，这主要是由于动脉内膜增厚的结果。动脉内膜的衰老性重塑主要是由胶原沉积的增加和弹性蛋白的减少导致。中膜的血管平滑肌细胞数量减少，剩余的细胞肥大。内皮细胞肥大也发生在衰老的动脉中。（彩图请扫二维码）

年龄相关的内膜增厚部分取决于浸润的血管平滑肌细胞的增加[3]。此外，动脉内膜中胶原含量和胶原交联也随年龄增长显著增加[3,7,8]。然而，内膜的弹性蛋白含量减少，并出现弹性蛋白断裂[7,8]。有学者提出，反复循环发生的扩张和弹性回缩，可促进衰老动脉中弹性蛋白的丢失和胶原的沉积[8]。这些胶原和弹性蛋白含量的改变被认为对衰老动脉的扩张或僵硬度有重要影响，是导致衰老的动脉硬化、弹性减退的主要原因，如后文所述（参见本章"衰老动脉的硬化"部分）。

另外，除了衰老过程中内膜结缔组织的改变外，对人体动脉的研究还表明，衰老会改变内皮细胞本身的结构。随着年龄增长，内皮细胞体积增大或称为肥大。另外，内皮细胞形状变得不规则[3]。随年龄的增长，内皮细胞通透性增加，血管平滑肌细胞可能会渗透进入内皮下的空间[1,3,8]。也有相当多的证据表明，内皮分泌的物质会随着年龄发生改变[9,3]。在下一部分将详细讨论这些改变对血管功能的影响。

衰老过程中的内皮功能

血管内皮以往仅被认为是几乎惰性的血管腔内膜，目前已被认为是一种维持和调节血流的代谢活性组织。在青年人中，作为对化学和机械刺激的反应，内皮合成并释放出多种调节物质。例如，内皮细胞释放出一氧化氮、前列环素、内皮素、白介素、内皮生长因子、黏附分子、纤溶酶原抑制剂和血管性血友病因子（von Willebrand factor）[4,10]。这些物质参与关键功能的调节，包括血管紧张度、血管生成、血栓形成和血栓溶解。越来越多的研究表明，衰老的过程可影响血管内皮的许多正常功能[2,3]。

血管内皮功能障碍一般通过内皮依赖性舒张功能的损伤程度来评估。内皮依赖性舒张是由一氧化氮介导的。一氧化氮是通过机械刺激[如血流量增加（剪切应力）]和化学刺激[如乙酰胆碱、缓激肽、三磷酸腺苷（adenosine triphosphate，ATP）]从内皮中释放出来[4]。一氧化氮由内皮释放出来后，通过增加细胞内环磷酸鸟苷（cyclic guanosine monophosphate，cGMP）的水平，引起血管平滑肌松弛。升高的 cGMP 阻止了收缩时肌动蛋白细丝和肌球蛋白的相互作用[11]。衰老动脉血管硬度增加，部分与老年人血管内皮产生一氧化氮的减少相关[9]。这导致随着年龄的增长，血管舒张功能受损。

一氧化氮随着年龄增长活性降低的机制尚不清。一氧化氮是在内皮细胞内通过内皮一氧化氮合成酶（endothelial nitric oxide synthase，eNOS 或 NOSⅢ）合成[11]。有证据表明，衰老过程中 eNOS 水平降低，这可以解释衰老的血管中一氧化氮活性的降低[2,3]。还有一些研究发现，衰老的内皮细胞中氧自由基的产生可影响一氧化氮的生成[3]。需要进一步的研究以充分理解衰老的血管系统中内皮功能障碍的机制。有充分的证据表明，内皮功能障碍是独立于年龄的引起心血管疾病的主要危险因素[2,11]。因此，年龄相关的内皮功能障碍可能是导致老年人血管疾病风险增加的重要原因。

衰老动脉的硬化

大中央弹性动脉衰老相关性重塑对心血管系统的功能影响很大。衰老动脉最特征性的功能改变之一是衰老动脉的顺应性或扩张性下降[2,12]。这种阻碍动脉随血流变形的情况称为硬化。衰老过程中动脉僵硬度增加，可损伤主动脉及主要分支在血压变化时收缩和舒张的能力。这种缺乏根据血流量变化而调节的能力，会增加老年人大动脉的脉搏波传导速率[16]。脉搏波传导速率的增加与高血压相关。但是脉搏波的传导速率可以独立于血压而单独测定。老年人脉搏波传导速率增加是未来不良

心血管事件的主要危险因素[12-14]。

对衰老心脏的主要弹性动脉观察到的动脉僵硬度增加与上述提到的血管壁结构的改变有关。此外，如衰老动脉中胶原蛋白含量的增加和胶原蛋白交联的增加，被认为会增加动脉的僵硬度[3,8,15]。其他因素如弹性蛋白含量降低，弹性蛋白破碎和弹性蛋白酶活性增加，也被认为会增加衰老动脉的僵硬度[3,15]。血管内皮对血管平滑肌张力的调节的改变，以及动脉壁和血管功能等其他方面的改变也会导致年龄相关的动脉僵硬度增加[8,15]。

动脉硬化被认为是老年人血压变化的原因[15,16]。在年轻人中，弹性中央动脉的回缩可以在收缩期和舒张期分别传递一部分每搏输出量，如图 16-2A 所示。然而，随着年龄增长，大动脉的僵硬度增加，导致收缩压增高和舒张压降低，这在老年人是特征性表现[14-16]。因此，僵硬的中央动脉可导致老年人的脉压增加[14-16]。这些改变是因为增加的僵硬度导致弹性中央动脉的弹性回缩力下降。这就意味着血流在收缩期被传送，从而引起较高的收缩压[15,16]。当血流在收缩期传送时，弹性回缩力在舒张期不会消失，舒张压随年龄的增长而下降，正如图 16-2B 所示。这种收缩压的升高，伴有或者不伴有舒张压的降低可以导致单纯收缩期高血压，这是老年人高血压最常见的形式[17]。有研究表明，单纯收缩期高血压增加心血管疾病的风险[18]。因此，衰老相关的大型弹性动脉僵硬度的改变可以解释老年人中观察到的许多血压变化，也可能与老年人心血管疾病的风险增加相关。另外，中央动脉的僵硬度增加被认为在某些年龄相关的心脏变化中起重要作用，包括增加心脏做功和减少冠状动脉的血流量，这将在下一部分讨论。

年龄相关的血管改变可能在不同的血管床之间表现不同。在较大的弹性动脉（如颈动脉）中，导致动脉僵硬度增加的结构变化要比在较小的肌性动脉（如肱动脉）中更为明显[8]。但是，衰老过程中，中央动脉僵硬度的逐渐增加可能会导致微血管的搏动增强，引起肾和大脑等重要器官的损伤[13]，也有证据表明，除了中央弹性动脉外，其他血管也有年龄相关的血管反应性的变化。例如，随着年龄的增长，小动脉对刺激 α_1-肾上腺素能受体的药物反应性降低[19]。血管对内皮素或血管紧张素受体激动剂的反应性也可能随年龄的增长而下降，尚未进行广泛研究，但也没有证据表明人类有这种变化[19]。很少有研究调查年龄对静脉血管反应性的影响，但是大多数研究报告称，关于静脉对多数药物的反应性，年龄对其影响很小[19]。针对血管反应性的年龄依赖性变化的研究是一项重要的研究领域，这种变化可能影响衰老的血管系统对靶向血管药物的反应性。表 16-1 总结了血管系统中与年龄相关的主要变化，以及这些变化的临床后果。

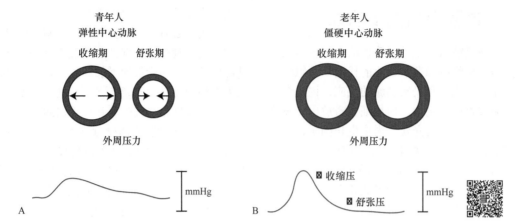

图 16-2　年龄相关的中央动脉硬化增加对外周压力起着非常重要的作用。A. 青年人，伴随着每次心脏收缩弹性中央动脉发生扩张，所以部分每搏输出量在收缩期传递到外周，其余在舒张期传递到外周。B. 老年人，硬化的中央动脉不会在每次心脏收缩时发生扩张，所以每搏输出量仅在收缩期传递。这就导致了老年人收缩压升高，舒张压降低。（引自 lzzo JL Jr: Arterial stiffness and the systolic hypertension syndrome.Curr Opin Cardiol 19: 341-352, 2004）（彩图请扫二维码）

表 16-1　年龄相关的血管改变

年龄相关的血管改变	临床结果
内膜厚度增加	促进动脉硬化发生
胶原弹性蛋白增加, 血管僵硬度增加	舒张压升高
内皮细胞功能失调	心血管疾病风险增加

衰老过程对心脏结构的影响

衰老的过程同时在宏观和微观层面对心脏结构造成明显影响。在宏观层面，衰老心脏的心外膜表面可见脂肪沉积明显增加[20]。通常会观察到心脏特定区域很常见的钙沉积，称为钙化[5]。心脏各腔室的形态结构也随年龄而改变。心房大小随年龄增长而增大。另外，随着年龄的增长，心房扩张，容积增加[21]。尽管有些研究报道，左心室的质量随年龄的增加而增加，但最近的研究表明，如果排除那些潜在的心脏病患者，女性的左心室质量并没有随着年龄的增长而发生变化，而男性的左心室质量实际上随着年龄的增长是下降的[2,5]。然而人们普遍认为，左心室壁的厚度随年龄的增加逐渐增厚，而左心室容积在收缩期和舒张期均随年龄呈下降趋势[5]。

年龄相关的心脏结构改变不仅是宏观上的表现，在单个心脏细胞（称为心肌细胞）的水平上表现也很明显。从 60 岁开始，作为正常心脏起搏点，窦房结的特殊起搏细胞明显减少[5,22]。心室的心肌细胞总数随着年龄也减少，另外，这种减少男性较女性更为明显[20]。尽管也可能涉及自噬，但这种细胞的减少更多被认为是细胞凋亡和坏死性细胞死亡的结果[23-25]。衰老心脏中心肌细胞的丢失导致剩余心肌细胞的增大（肥大），这种情况在男性较女性更为明显[20]。有趣的是，正如前面所提到的，这与男性（而非女性）年龄相关的左心室质量下降的情况相似[20]。心肌细胞肥大至少可以部

分代偿衰老心脏中收缩细胞的减少。然而，与运动导致的心肌肥大不同，衰老心脏的细胞肥大是由于心肌细胞的丢失造成的，这可能会增加剩余细胞的机械负荷[26]。有趣的是，最近的动物研究的证据显示，心肌细胞肥大可能比时序年龄更能反映生物学年龄（称为衰弱）[27]。尽管还有待于进一步研究，这些发现表明，与时序年龄相比，年龄依赖性的心脏重塑与衰弱的相关性更密切。

除了心肌细胞外，心脏还含有大量成纤维细胞，它们是产生结缔组织（如胶原蛋白和弹性蛋白）的细胞。胶原蛋白是可以使心脏细胞连接在一起的纤维蛋白，弹性蛋白是与人体组织弹性相关的结缔组织蛋白。随着年龄的增长，心肌细胞数量减少，而成纤维细胞的数量相对增加[28]。胶原蛋白的数量随年龄而增长，并且相邻纤维之间的胶原蛋白交联也增加[5,28,29]。胶原蛋白增加导致心房和心室的间质纤维化[5,28,29]。弹性蛋白结构改变会导致衰老心脏的弹性回缩力减退[30]。心肌细胞的变化，以及结缔组织中的这些结构改变，导致心脏的僵硬度增加，降低心室顺应性，从而损害左心室的被动充盈[28]。最近已提出，衰老和衰弱依赖的细胞缺失增加，以至于能够影响器官和系统水平的功能[31]。这些细胞改变对心肌功能的影响将在下文详述。

静息状态下衰老心脏的心肌功能

上面概述的心脏变化是适应不良的，导致老年人的心脏收缩功能异常，特别是舒张功能异常。在运动过程中，功能异常最明显，尽管在休息时也会表现一些变化。当个人静卧时，老年人和年轻人的心率是相似的。然而，当从卧位改变为坐位时，老年人的心率增加较年轻人少[21]。这种根据体位改变而增加心率的能力受损，可能与年龄相关的交感神经系统反应性下降相关（参见本章"衰老心脏对运动的反应"部分）。相对的，作为衡量心脏收缩

能力的一个指标，在静息状态下老年人左心室收缩功能良好[2,5,21]。其他测定心脏收缩功能的指标在静息状态下也没有随年龄变化。老年人心室的每搏输出量与年轻对照人群相比基本相当或者略有升高[21]。同样，左心室射血分数（即每搏输出量占心室舒张末期容积量的百分比）在衰老过程中没有改变[2,5,21]。因此，健康的老年人在休息状态下收缩功能相对保持良好。

与收缩功能不同，老年人静息状态下心脏舒张功能发生了明显的改变。从 20 岁到 80 岁，舒张早期左心室充盈率降低了 50%[2,21]。一些机制可能与衰老过程中左心室充盈率下降相关。有证据表明，年龄相关的左心室结构改变可能会损害舒张早期的充盈。特别是，胶原蛋白的增加和弹性蛋白的修饰，共同增加了左心室僵硬度[32]。左心室僵硬度的增加降低心室的顺应性，并损害了左心室的被动充盈[32]。另一个机制是心肌细胞水平的改变。衰老心脏的心肌细胞钙摄取和储存的过程被破坏[33]，结果上一次收缩后残余的钙可能导致心肌细胞收缩纤维持续激活，并延缓衰老心脏的心肌细胞松弛[32,33]。也有人认为，舒张功能障碍至少部分反映了对年龄相关的血管系统改变的适应。血管僵硬度增加导致机械负荷增加，随后收缩时间延长[2]。

随着年龄增长，主动脉僵硬度增加，对心脏也有其他影响。主动脉硬化增加了心脏必须承受的负荷（后负荷），这被认为促进了在衰老心脏中观察到的左心室壁厚度的增加[2,5]。总之，这些适应性改变是以牺牲舒张功能为代价，来维持收缩功能的稳定。这种年龄相关的舒张期心肌松弛减慢可能使衰老心脏倾向于罹患射血分数保留性心力衰竭（heart failure with preserved ejection fraction，HFpEF），这在老年人中很常见[32-34]。

在年轻人的心脏，左心室充盈发生较早且非常迅速，这主要归因于心室舒张。在年轻人心脏，仅有少量的充盈在舒张晚期心房收缩时发生[2,21]。相反，在衰老的心脏中，早期的左心室充盈被破坏。这种舒张期充盈压升高导致老年人心脏的左心房扩张和左心房肥大[2]。在衰老心脏中观察到的更强力的心房收缩促进舒张晚期充盈，并且可以代偿舒张早期的充盈减少[2,21]。因为心房在老年人心室充盈的过程中起着如此重要的作用，房颤等疾病导致的心房收缩丧失可导致舒张容积显著减少，并使老年人易患舒张性心力衰竭[2]。心房扩张和纤维化可以促进老年人房颤及其他心律失常的发生[2,21,22]。尽管存在舒张功能异常的证据，但在静息状态下的健康老年人，左心室舒张末压力并没有随着年龄的增长而降低。事实上，衰老与左心室舒张末期压力的小幅度升高有关，特别是老年男性[21]。因此，尽管舒张期的充盈模式随着年龄的增长而改变，但这并不会导致老年人静息状态下心脏舒张末压力的显著变化。

衰老心脏对运动的反应

尽管老年人在休息时可以很好地维持心血管方面的一些功能，但衰老对运动过程中的心血管功能具有重要影响。在没有心血管疾病证据的个体中，有氧能力随着年龄的增长而下降，部分归因于外部因素，例如体脂增加、肌肉质量下降，以及随增龄而减少的氧摄取[35,36]。但是，有充分证据表明，年龄相关的心血管系统改变与老年人运动功能降低相关。有研究表明，最大摄氧量（Vo_2max），即一个人在运动中所能使用的最大氧气量，从成年早期就开始随年龄的增长而逐渐下降[2,35,36]。下文描述的与年龄相关的最大心率、心输出量和每搏输出量的变化会损害运动时血液输送到肌肉的过程，并导致衰老时 Vo_2max 下降。

人们通过运动所获得的最大心率随年龄的增长而降低，这在运动设备的宣传海报上经常能见到[2,37]。一些机制可能与老年人运动时最大心率的降低相关。一种机制认为，衰老心肌对交感刺激的敏感性降低。正常情况下，运动时交感神经系统被激活，释放儿茶酚胺（去甲肾上腺素和肾上腺素），作用于心脏上的 β-肾上腺素能受体，引起心率加快、心肌收缩力增强。然而，随年龄的增长，心脏对 β-肾上腺素能刺激的反应性下降[21,37]。这可能与老年人循环中高水平的去甲肾上腺素相关[37]。老年人高水平的儿茶酚胺是由于去甲肾上腺素血浆清除率降低，以及儿茶酚胺从包括心脏在内的各种器官系统溢出增加并进入循环所致[2,37]。长期暴露于高水平的儿茶酚胺，被认为可以降低衰老心脏 β-肾上腺素能受体信号级联反应的敏感性，并限制运动时心率升高[21,37]。这些年龄相关的改变被认为会损坏运动时心脏对交感神经刺激的反应。

运动期间较低的最大心率，主要影响衰老的心血管系统对运动的反应性。心率和每搏输出量都是心输出量的主要影响因素。因此，运动时最大心率的降低，会影响老年人运动时的心输出量。尽管还没有对此进行广泛研究，但有证据表明，老年人运动时的心输出量低于年青对照组[2]。运动时心输出量的降低不是由于年龄相关的每搏输出量改变[2]。然而，对心脏 β-肾上腺素能受体刺激的反应性降低，可能会限制老年人运动时心肌收缩力的增加[2,37]。有人认为，老年人运动时左心室舒张末期容量的增加，可以缓解衰老时心血管功能的这些变化[2]。这增加了舒张末期左心室中的血液量，并增加了心脏的舒张力。众所周知，在舒张末期心室中血液的增加会导致心脏收缩强度的增加，这种特性被称为 Frank-Straling 机制。因此，增加对 Frank-Straling 机制的依赖，至少可以部分代偿老年人运动中心率和收缩力的下降[2]。

尽管心血管的功能降低和对心血管疾病易感性增加是衰老的必然结果，但是有证据表明，规律的运动对衰老心血管系统存在很多益处。耐力运动可以减缓年龄增长引起的 $V_{O_2}max$ 降低[35]。另外，年龄相关的心输出量下降可以通过规律的有氧运动达到部分改善[35]。然而，耐力训练并不能改变运动中年龄相关的最大心率的下降[2,35]。这可能是因为运动会增加循环中的儿茶酚胺水平，如前所述，儿茶酚胺与老年人最大心率的降低有关。规律的耐力运动还可减轻久坐不动的老年人在中央弹性动脉中观察到的动脉硬化，保护心脏免受年龄相关的纤维化和细胞凋亡的影响[38-40]。最后，有氧运动习惯可以保护衰老心脏免受心血管疾病如心肌缺血的不良影响[41]。因此，有充分证据表明，运动至少可减弱年龄对心血管系统产生的某些有害影响。年龄相关的主要心脏改变和这些改变引起的临床后果总结见表 16-2。

表 16-2　年龄相关的心脏改变

年龄相关的心脏改变	临床结果
胶原蛋白增加，弹性蛋白改变，左心室壁厚度增加	左心室被动充盈受损
左心室僵硬度增加，细胞内钙的存在时间延长	促进舒张功能障碍，使患者容易患 HFpEF
左心房纤维化和肥大	对房性心律失常的易感性增加
对 β-肾上腺素能受体刺激的敏感性下降	运动时心率增加和收缩力增强的能力受损

总　　结

与年轻人相比，老年人心肌和血管的结构和功能有显著的改变。这些变化是显而易见的，即使没有年龄以外的危险因素，也没有明显的心血管疾病的情况下也是如此。尽管如此，血管和心脏的年龄依赖性重塑可能使心血管系统更容易受到心血管系统疾病的不利影响。

关键点　衰老对心血管系统的影响

- 人体心脏和血管系统的结构和功能随正常衰老过程而改变。
- 年龄相关的中央弹性动脉僵硬度的增加可促进老年人发生收缩期高血压。
- 衰老心脏的舒张功能不全，是由左心室充盈受损，后负荷增加和细胞内钙的长期存在引起的，并可促进 HfpEF 的发生。
- 对 β-肾上腺素能受体刺激的反应性降低，限制了老年人运动时的反应性的心率增加和心肌收缩力的增强。
- 尽管衰老的心血管系统对运动的反应能力受到限制，但是规律运动可减轻衰老对心脏和血管系统的不利影响，并预防老年人心血管疾病的发展。
- 尽管衰老的心血管系统对运动的反应能力受到限制，但定期运动可减轻衰老对心脏和脉管系统的不利影响，并防止老年人患心血管疾病。

（郑　雁 译，孔 俭 审）

完整的参考文献列表，请扫二维码。

主要参考文献

1. Collins JA, Munoz JV, Patel TR, et al: The anatomy of the ageing aorta. Clin Anat 27:463–466, 2014.
2. Fleg JL, Strait J: Age-associated changes in cardiovascular structure and function: a fertile milieu for future disease. Heart Fail Rev 17:545–554, 2012.
3. Lakatta EG, Wang M, Najjar SS: Arterial ageing and subclinical arterial disease are fundamentally intertwined at macroscopic and molecular levels. Med Clin North Am 93:583–604, 2009.
5. Strait JB, Lakatta EG: Ageing-associated cardiovascular changes and their relationship to heart failure. Heart Fail Clin 8:143–164, 2012.
8. Najjar SS, Scuteri A, Lakatta EG: Arterial ageing: is it an immutable cardiovascular risk factor? Hypertension 46:454–462, 2005.
12. Sethi S, Rivera O, Oliveros R, et al: Aortic stiffness: pathophysiology, clinical implications, and approach to treatment. Integr Blood Press Control 7:29–34, 2014.
14. Lee HY, Oh BH: Ageing and arterial stiffness. Circ J 74:2257–2262, 2010.
15. Lim MA, Townsend RR: Arterial compliance in the elderly: its effect on blood pressure measurement and cardiovascular outcomes. Clin Geriatr Med 25:191–205, 2009.
16. Izzo JL, Jr: Arterial stiffness and the systolic hypertension syndrome. Curr Opin Cardiol 19:341–352, 2004.
21. Lakatta EG, Levy D: Arterial and cardiac ageing: major shareholders in cardiovascular disease enterprises: part II: the ageing heart in health: links to heart disease. Circulation 107:346–354, 2003.
27. Parks RJ, Fares E, Macdonald JK, et al: A procedure for creating a frailty index based on deficit accumulation in ageing mice. J Gerontol A Biol Sci Med Sci 67:217–227, 2012.
28. Chen W, Frangogiannis NG: The role of inflammatory and fibrogenic pathways in heart failure associated with ageing. Heart Fail Rev 15:415–422, 2010.
29. Dun W, Boyden PA: Aged atria: electrical remodeling conducive to atrial fibrillation. J Interv Card Electrophysiol 25:9–18, 2009.
31. Howlett SE, Rockwood K: New horizons in frailty: ageing and the deficit-scaling problem. Age Ageing 42:416–423, 2013.
32. Loffredo FS, Nikolova AP, Pancoast JR, et al: Heart failure with preserved ejection fraction: molecular pathways of the aging myocardium. Circ Res 115:97–107, 2014.
33. Feridooni HA, Dibb KM, Howlett SE: How cardiomyocyte excitation, calcium release and contraction become altered with age. J Mol Cell Cardiol 83:62–72, 2015.
34. Kaila K, Haykowsky MJ, Thompson RB, et al: Heart failure with preserved ejection fraction in the elderly: scope of the problem. Heart Fail Rev 17:555–562, 2012.
35. Goldspink DF: Ageing and activity: their effects on the functional reserve capacities of the heart and vascular smooth and skeletal muscles. Ergonomics 48:1334–1351, 2005.
36. Tanaka H, Seals DR: Endurance exercise performance in Masters athletes: age-associated changes and underlying physiological mechanisms. J Physiol 586:55–63, 2008.
37. Ferrara N, Komici K, Corbi G, et al: β-Adrenergic receptor responsiveness in aging heart and clinical implications. Front Physiol 4:396, 2014.

第 **17** 章

呼吸系统年龄相关性变化

Gwyneth A. Davies，*Charlotte E. Bolton*

呼吸功能检测

本章简要地介绍了常用的呼吸功能检查。此外，还介绍了常见类型的肺功能异常。呼吸参数有以下几个。

● 呼气容积（forced expiratory volume，FEV_1，单位：L）。指用力肺活量状态（最大吸气）后用力呼气第 1 秒内呼出的气体容积。用肺活量仪检测。

● 肺活量（forced vital capacity，FVC，单位：L）。指最大吸气末时开始用力呼气的总容积。缓慢肺活量（slow vital capacity，SVC）是呼气的体积，但非用力模式。年轻人二者相似，但肺气肿患者，由于弹性回缩力的丧失，FVC 降低和 SVC 可能不成比例。用肺活量仪检测。

● 呼气峰流量（peak expiratory flow rate，PEFR，单位：L/min）。用更轻便的峰流速仪测定最大呼气流量，可以要求患者在家测量。

以下的检测需要更详细的肺生理测试。

● 肺总容量（total lung capacity，TLC，单位：L）。吸气末肺可容纳的最大空气体积。通过氦气稀释或体积描记法，以及以下两个方法检测。

● 功能残气量（functional residual capacity，FRC，单位：L）。是呼出潮气量后留在肺部的空气量，提示正常呼吸期间存留在肺部的空气量。

● 残气量（residual volume，RV，单位：L）。最大呼气后存留在肺部的空气量。并非肺内的所有空气都能呼出。

● 弥散指数（transfer factor，TL_{CO}，单位：mmol/min）。这是检查肺氧合血红蛋白方法。它使用低浓度的一氧化碳来衡量单次呼吸弥散水平。

● 传递系数[transfer coefficient，Kco，单位：mmol/(min·k·Pa·L_{BTPS})]。这是 TL_{CO} 校正的肺容积。

此外，常用血气分析评估酸碱平衡和氧合。呼吸系统疾病的最重要的检测指标是氧分压（PaO_2）、二氧化碳分压（$PaCO_2$），以及 pH。低 PaO_2（低氧血症）而 $PaCO_2$ 正常提示Ⅰ型呼吸衰竭，低氧血症伴有 $PaCO_2$ 升高提示Ⅱ型呼吸衰竭。$PaCO_2$ 快速升高常导致 pH 降低，例如，慢性阻塞性肺疾病（chronic obstructive pulmonary disease，COPD）的急性发作。肾代偿见于 $PaCO_2$ 慢性升高使 pH 调至正常/接近正常水平，但这种肾代偿需要几天的时间完成。过度换气、过度呼出 CO_2，见于焦虑症，也见于呼吸节律改变，如潮式呼吸，由于 $PaCO_2$ 降低导致 pH 升高。单纯的焦虑相关过度换气不会引起低氧血症，但其他原因导致呼吸节律的改变可能会导致低氧血症。

基于肺功能检查，呼吸道疾病有两种模式：阻塞性和限制性。

阻塞模式，见于哮喘和 COPD 患者，特点是：

● FEV_1 和 PEFR 降低

● FVC 正常或降低。（如果 FVC 降低，比例低于 FEV_1）

● FEV_1/FVC 降低

限制模式的特点是：

● FEV_1 降低

● FVC 降低

● FEV_1/FVC 正常或升高

关于这两种模式的更详细的肺功能特征，以及其他可用的肺功能参数将在后文描述。

呼吸系统的衰老相关变化

肺一生都在衰老，肺和大气直接接触，因此受个人暴露环境的累积损伤。关键的暴露是吸烟，直接吸烟，也可以是被动吸烟，已经越来越被认识到[1,2]。定量的评价一个人的吸烟习惯通常根据烟龄（例如：一天 20 支或 1 包，10 年相当于 10 年烟龄）。

氧化应激是肺功能下降的重要机制，氧化剂既来源于香烟烟雾，也可来源于其他气道炎症[3,4]。氧化剂和随后释放的活性氧（reactive oxygen species，ROS）可导致蛋白酶抑制剂减少或失活，上皮通透性增加，以及核因子 κB（nuclear factor κB，NF-κB）增加，后者促使细胞因子的产生，并以循环的方式募集到更多的中性粒细胞。还有血浆渗漏、异构前列腺素升高导致气管收缩和黏液分泌增多。肺有自己的防御酶抗氧化剂，如超氧化物歧化酶（superoxide dismutase，SOD），可以降解超氧阴离子、过氧化氢和谷胱甘肽（glutathione，GSH），并使过氧化物和过氧化氢失活。两者可存在于细胞内或细胞外。此外，还有一些非氧化酶的因子有抗氧化作用，如维生素 C 和 E、β-胡萝卜素、尿酸、胆红素和类黄酮[5]。

最近，在生命早期检测峰值肺功能，以及随后在生命晚期"敲开"效应对于成年人和老年人肺的影响引起了研究的兴趣。如果肺功能储备没有达到峰值，那么"正常"下降轨迹可能导致中年或晚年肺功能受损。生命早期这些因素包括早产、哮喘、环境暴露、营养和呼吸道感染[6,7]。此外，环境污染、营养、呼吸道感染和体力活动对肺功能下降的影响已见报道[8,9]。影响呼吸功能的机制可能是多重和累积性的。有趣的是，在因纽特人社区，那里的生活方式已逐渐西化，渔猎活动减少了，坐的生活方式增多，这加速了年龄相关性肺功能下降[10]。

老年肺及呼吸系统的结构和功能的改变，还有免疫介导和肺外的改变，这些都将在这一章中详细讨论。

结构变化

老年人肺有三种主要的结构变化。①肺实质改版和随之而来的弹性回缩力的减低；②肺僵硬度增加（胸壁顺应性减低）；③呼吸肌的变化。

主要的变化是随着肺泡和肺泡管扩大，肺泡表面积减少。支气管很少有变化。小气道质的变化远多于弹性蛋白和胶原蛋白量的变化，纤维断裂、弹性丧失，导致肺泡管和肺泡腔随后扩张，称为"老年性肺气肿"。肺泡表面积可以下降高达 20%。由于表面张力减低，导致小气道在呼气时更容易塌陷[11]。对于健康老年人，这可能意义不大或没有意义，但是肺储备减少可能会导致他们在呼吸道感染或额外的呼吸并发症时出现困难。老年人会有肺血管和肺泡淀粉样蛋白沉积，但其相关性尚不明确。在大气道内，随着年龄增长，腺上皮细胞数量逐渐减少导致黏液分泌减少，从而削弱了呼吸道对感染的防御能力。

老年人胸壁顺应性降低。造成肺部僵硬度日益增加的原因是椎间盘萎缩、肋软骨骨化和肋关节面钙化，这些情况与肌肉变化结合在一起，造成胸廓活动能力的损害。除此之外，骨质疏松导致椎体塌陷，椎体后凸，前后径增加形成桶状胸也可导致 FVC 减少 10%[12]。通过合适的成像技术可发现，老年人椎体塌陷经常发生。这些结构改变导致膈肌的肌力减弱和胸壁僵硬度增加。肋骨骨折在老年人中很常见，可进一步限制呼吸运动。

膈肌是主要的呼吸肌，约占 85% 的呼吸肌活动，其他还包括肋间肌、前腹肌和辅助呼吸肌。通过前俯坐位使辅助呼吸肌参与呼吸运动，这一特征通常与患者的肺气肿性 COPD 相关。吸气导致胸部扩张是由这些肌肉收缩所致，而呼气是一个被动的现象。辅助肌肉的使用会增加 COPD 患者通气需求。呼吸肌是由 I 型（慢）、IIa 型（快速抗疲劳）和 IIx 型（快速疲劳）纤维组成。肌肉纤维的差异基于有氧能力和 ATP 的活性，具有不同的生理特性。呼吸肌肉的衰老在于 IIa 型肌纤维比例减少，从而导致力量和耐力减弱[13]。由于肋间肌肉力量降低，导致膈肌依赖性增加。全身都发

生肌球蛋白减少，这可能带来呼吸不畅。COPD 和充血性心力衰竭等并存疾病与肌肉结构和功能改变有关，营养不良也是如此[14-16]。身体机能降低和肌肉减少、激素失衡，以及维生素 D 缺乏会加剧老年肺结构的变化，身体变得对呼吸受限的适应能力降低。药物，尤其是口服糖皮质激素，可能会导致呼吸肌和外周肌力改变。急性感染会增加对呼吸系统的需求，从而暴露出呼吸储备受限的问题。

年龄相关性功能变化

FEV_1 和 FVC 均随年龄增长而下降。气道内的流量也下降。随着时间的推移，FEV_1 的下降幅度大于 FVC，故 FEV_1/FVC 比值逐年下降。因此，提出 FEV_1/FVC 比值异常是指低于正常比值的下限（通过使用了考虑年龄、身高、性别、种族的方程确定，低于健康受试者的第五个百分位数），而不是一个固定的 FEV_1/FVC 比值小于 0.7 就视为异常[17]。固定比值将过度诊断老年人气流阻塞。

由于弹性回缩减弱与胸壁弹性负荷增加相互抵消，TLC 不会随年龄增长而显著变化。RV 和 FRC 由于胸壁弹性回缩减低而增加，导致气道过早关闭和胸壁的僵硬度增加。老年人因此呼吸处于高肺容量状态，给呼吸肌增加了额外负担，并且能量消耗是年轻成人的 120%。闭合容积是在呼气期间小气道开始闭合时的肺容积。老年人由于终末气道缺乏胶原蛋白和弹性蛋白的支持和束缚，可能导致正常潮气呼吸时小气道的关闭[18]，使通气灌注（ventilation-perfusion，V/Q）不匹配，这可能是老年人静息动脉氧张力降低的原因[17]。虽然老年人动脉血氧分压往往趋于降低，但除非伴有呼吸系统疾病，否则该氧分压足够维持血红蛋白氧饱和度。由于上述结构变化和 V/Q 不匹配，导致气体传输（TLCO）降低。此外，肺毛细血管的血容量和毛细血管的密度减少。

呼吸肌的力量和耐力减低，对于健康老年人呼吸功能很少有影响或没有意义，但可能会导致对抗急性呼吸道疾病引起的呼吸困难的储备不足。呼吸肌力量的检测方法，如最大吸气压力（maximal inspiratory pressure，MIP）、最大呼气压力（maximal expiratory pressure，MEP）、经鼻吸气压力（sniff nasal inspiratory pressure，SNIP），会随着年龄增长而下降。

老年人呼吸的调节和控制有改变。老年人每分钟通气量和年轻人相似，但潮气量较小而呼吸频率较高。据报道，老年人对缺氧和高碳酸血症的反应迟钝[19-21]，Poulin 证明持续高碳酸血症期间老年人对低氧的反应能力降低[22]。老年人运动时通气量增加[20]，男性更明显[23]。随着年龄的增长，最大摄氧量（Vo_2max）下降，运动能力随之下降，并在年轻时达到峰值。这是由于心血管因素（如心输出量减少）和呼吸系统原因（包括通气灌注不匹配）的共同作用。通过保持规律的运动，最大摄氧

量随年龄增长而下降可以在一定程度上减轻[24,25]。

老年人不能够客观感知急性支气管收缩[26,27]。此外，老年人气道 β2-肾上腺素受体反应性降低，已经在健康老年受试者中证明对 β-受体激动剂的反应受损[28]。化学感受器对缺氧的敏感性改变，从而导致吸气或呼气时感知弹性负荷的能力降低、触觉和关节运动感觉受损或年龄相关的中枢系统疾病，都可能是促成因素[29,30]。这很可能掩盖恶化的呼吸系统症状，并导致延迟向医疗保健服务机构报告。

睡眠呼吸紊乱在健康的老年人中更为多见[31]，但老年人似乎不太可能寻求医疗检查或被诊断为睡眠紊乱，因为这一年龄组的疲劳、乏力和打鼾等症状普遍存在，还常伴有其他疾病或使用镇静药物，包括苯二氮卓类。脑血管疾病与睡眠呼吸紊乱相关[32]，事实上，阻塞性睡眠呼吸暂停是脑卒中患者死亡的预测因素[33]。老年人上呼吸道阻力增加，但是用来克服这一障碍的呼吸用力下降。充血性心力衰竭患者中睡眠呼吸紊乱的患病率很高[34]，据报道，阿尔茨海默病患者中睡眠呼吸紊乱的患病率更高[35]，这两种疾病均在老年人中越来越普遍。反过来，睡眠呼吸紊乱也可造成心血管病和认知损害[36,37]。

衰老对肺主动防御和免疫反应的影响

免疫系统包括两个独立而又相互作用的部分。固有免疫是一种快速的非特异性系统，是防止微生物入侵的第一道防线。适应性（或获得性）免疫，由 B 淋巴细胞和 T 淋巴细胞介导，是抗原特异性的，包括记忆细胞的分化，从而允许未来的抗原特异性应答。免疫功能受损的老年人，既包括先天免疫受损，又包括适应性免疫受损。衰老导致肺的黏膜屏障的破坏，和纤毛清除能力降低，从而导致病原微生物侵入。在衰老的肺部，与病原体接触增多，以及吸烟等环境侵害的累积暴露，使固有免疫系统受到越来越多的挑战。与肺衰老相关的人类肺部固有免疫的变化和 COPD 中观察到的变化模式相似[38]。中性粒细胞的趋化性和吞噬作用降低，超氧化物的产生减少，杀菌活性降低[39]。老年人树突状细胞抗原提呈效率较低。此外，虽然自然杀伤（natural killer，NK）细胞随年龄的增长数目增多，但其细胞毒性降低[40]。体外证据显示，巨噬细胞功能随着年龄增长而受损，产生活性氧和促炎性细胞因子的能力降低，某些模式识别受体的表达减少，如 Toll 样受体[41,42]。

健康老年受试者已经显示出一种高炎症状态，即所谓的"炎症衰老"[43]。这与循环中促炎细胞因子增加有关，如白细胞介素-6（interleukin-6，IL-6）、肿瘤坏死因子（tumor necrosis factor，TNF）、IL-1β、前列腺素 E2 和抗炎介质，包括可溶性 TNF 受体、IL-1 受体拮抗剂和急性期蛋白（C 反应蛋白、血清淀粉样蛋白 A）。这种渐进的促炎症状态影响衰老肺部细胞的表型和功能，在进行宿主防御时可能预后较差。细胞介导的适应性免疫的改变包括胸腺萎缩和 T 细胞池衰老，记忆性 T 细胞的功能改变，以及从 Th1 向 Th2 的转变[41]。原始 T 淋巴细胞的生成减少，CD3+、CD4+ 和 CD8+ T 细胞绝对数量降低。其他的变化包括 T 细胞受体减少，对抗原的增殖反应减低，这些变化与老年免疫系统中疫苗的效力降低有关。B 细胞的数量减少，记忆 B 细胞产生受损和抗体反应减少，从而降低老年人的体液免疫功能。

免疫衰老可以解释很大一部分老年人下呼吸道感染的易感性增加，中性粒细胞迁移受损可能起了作用。然而，造成这一人群肺炎风险的原因是多方面的。老年人上呼吸道细菌定植的情况并不少见[43]。这可能与胃定植相关，胃定植本身在老年人中更常见，也可能在用抗酸剂或 H2 受体阻滞剂之前就存在。吞咽困难，特别是与脑血管疾病和其他伴有认知障碍的神经系统疾病有关的吞咽困难，更容易发生误吸。同样，气管插管或鼻胃管的存在也增加了误吸的风险。营养不良和慢性疾病（如糖尿病、肾功能衰竭等）也会导致肺炎易感性增加。老年人免疫功能下降导致对疫苗接种（包括流感疫苗）的反应减低，从而增加呼吸道感染和肺炎的易感性。

总之，老年人既有肺部结构和功能的改变，又有呼吸控制的改变，还有免疫功能的变化。这种变化不仅仅是一个衰老的直接后果，也受环境暴露与并存疾病的影响。

关键点 呼吸系统年龄相关性变化

- 呼吸系统既有年龄相关变化，也有真正的衰老的改变。
- 多数有价值的信息来自于横断面研究而非纵向研究。
- 老年人的肺部结构和功能发生变化。另外，呼吸控制和免疫系统的改变都有可能导致呼吸系统的年龄相关性变化。这些改变可能是协同作用的。
- "炎症衰老"的促炎症状态影响了老年肺中细胞的表型和结构，当宿主防御功能被挑战时，导致其预后更差。
- 运动会增加呼吸系统的额外需求，可能表现为呼吸受限。尽管健康老年人呼吸系统的改变可能不明显，但急性疾病时可能会暴露呼吸储备不足。
- 老年人感知支气管收缩和其他症状的能力受限，有症状上报不足的问题。

（侯文丽 译，孔俭 审）

完整的参考文献列表，请扫二维码。

主要参考文献

1. Griffith KA, Sherrill DL, Siegel EM, et al: Predictors of loss of lung function in the elderly: the cardiovascular health study. Am J Respir Crit Care Med 163:61–68, 2001.
8. Pelkonen M, Notkola I, Lakka T, et al: Delaying decline in pulmonary function with physical activity: a 25-year follow-up. Am J Respir Crit Care Med 168:494–499, 2003.
10. Rode A, Shepherd RJ: The ageing of lung function: cross-sectional and longitudinal studies of an Inuit community. Eur Respir J 9:1653–1659, 1994.
11. Verbeken EK, Cauberghs M, Mertens I, et al: The senile lung: comparison with normal and emphysematous lungs. 1: structural aspects. Chest 101:793–799, 1992.
12. Leech JA, Dullberg C, Kellie S, et al: Relationship of lung function to severity of osteoporosis in women. Am Rev Respir Dis 141:68–71, 1990.
19. Kronenberg RS, Drage CW: Attenuation of the ventilatory and heart responses to hypoxia and hypercapnia with ageing in normal men. J Clin Invest 52:1812–1819, 1973.

21. García-Río F, Villamor A, Gómez-Mendieta A, et al: The progressive effects of ageing on chemosensitivity in healthy subjects. Respir Med 101:2192–2198, 2007.
27. Killian KJ, Watson R, Otis J, et al: Symptom perception during acute bronchoconstriction. Am J Respir Crit Care Med 162:490–496, 2000.
36. Dealberto M, Pajot N, Courbon D, et al: Breathing disorders during sleep and cognitive performance in an older community sample: the EVA study. J Am Geriatr Soc 44:1287–1294, 1996.
37. Golbin JM, Somers VK, Caples SM: Obstructive sleep apnea, cardiovascular disease, and pulmonary hypertension. Proc Am Thorac Soc 5:200–206, 2008.
38. Shaykhiev R, Crystal RG: Innate immunity and chronic obstructive pulmonary disease: a mini-review. Gerontology 59:481–489, 2013.
39. Gomez CR, Boehmer ED, Kovacs EJ: The aging innate immune system. Curr Opin Immunol 17:457–462, 2005.
42. Meyer KC: The role of immunity and inflammation in lung senescence and susceptibility to infection in the elderly. Semin Respir Crit Care Med 31:561–4374, 2010.
43. Franceschi C, Bonafe M, Valensin S, et al: Inflamm-aging. An evolutionary perspective on immunosenescence. Ann N Y Acad Sci 908:244–254, 2000.

第18章 老年人神经系统症状

James E. Galvin

神经系统疾病是导致老年人发病率、死亡率、住院治疗和医疗费用增加的常见原因[1]。年龄的增长不仅会增加神经系统疾病的发生率和严重程度，而且可能在改变疾病表现方面发挥重要作用。虽然躯体疾病的发生与认知能力下降无关，但是老年人躯体疾病及认知障碍常常并存[2]。来自行为危险因素监控系统的数据表明，在60岁及以上人群中，12.7%的人存在认知功能障碍[3]，其中35.2%的人也报告了躯体方面的疾病。认知障碍及躯体疾病共存会对个人及其照护人员造成巨大的负担。因此，老年神经系统检查是任何老年人体格检查的重要组成部分，但其可能是具有挑战性的，即使是最有经验的临床医生也是如此。普遍来看，衰老的过程可能与正常的神经系统功能缺失或者其他症状的加重有关。它可能与年轻患者中被认为是不正常症状，或一些经常在婴儿期和早期发育阶段出现的身体异常的再现有关。

老年神经系统体格检查也会受到其他系统疾病的影响（如内分泌或风湿病）。还有患者常常存在多种慢性疾病，会影响到老年神经系统检查。另有一些非神经系统疾病（如心肌梗死、尿路感染、便秘）的临床表现也会被认为是神经系统的症状（如步态艰难和意识不清）。当确定神经系统疾病的诊断时，应记录疾病的临床病史、既往病史、社会习惯、职业经历、家族史、以及系统和药物审查等，都会帮助临床医生做出初步诊断及鉴别诊断，之后通过记录精神状态和神经查体及辅助检查等进一步明确疾病诊断。因此，对于医生来说，了解中枢神经及周围神经系统的年龄相关性变化是至关重要的（框18-1）。

框18-1　正常衰老相关的神经功能变化

精神运动迟缓

视觉敏锐度下降

瞳孔缩小

向上看的能力下降

听觉敏锐度下降，尤其是对于口语听力

肌肉体积减小

轻度的运动缓慢

振动觉减退

闭目直立试验（Romberg test）中轻微摇晃

轻度前凸及颈背部活动受限

跟腱反射抑制

精 神 状 态

随着年龄的增长，认知障碍发病率急剧增多，所以

对于精神状态的评估检查是神经科检查的重要组成部分。不幸的是，它通常也是检查中比较耗时的部分，并且很难解释，特别是对于没有基线表现数据的新患者。一般来说，知识和词汇在一生中是不断扩展的，没有神经认知障碍的老年人，其学习能力并没有明显下降。与正常衰老相关的认知改变包括处理速度、认知灵活性、视空间的感知（通常伴随着视力减退）、工作记忆和持续注意力的下降[4]。其他认知功能，如获取远程学习的信息和保留编码的新信息，似乎没有随着年龄而减退，可以把它们用作疾病进展过程的敏感指标[3]。

以解决实际问题，从经验中获得的知识和词汇为特征的晶体智力趋于累积，通常不会随着年龄的增长而下降[5]。另一方面，流体智力的特征在于能够获取和使用新信息，这是通过解决抽象问题和提高性能[例如，在瑞文推理测验（Raven's progressive matrices）和韦氏成人智力量表（Wechsler adult intelligence scale）数字符号任务中的表现]来衡量的，液体智力随着年龄增长逐渐下降[6]。

对记忆和衰老的纵向研究表明，不同个体间的认知能力（即个体间差异）和同一个体不同认知领域的认知能力的差异（即个体内变异）存在相当大的变化[7]。这种变异性至少部分归因于不同的研究设计；然而，在为老年人定义神经心理学规范时，必须考虑到个体内和个体间的变异性，以确保临床样本不受轻度认知障碍个体的污染。一些研究者建议，对于认知能力应该使用年龄加权而不是年龄校正的认知规范，其他研究人员则强调了文化、经验、教育背景和运动速度等其他因素对认知表现的影响。例如，尽管与年轻人相比，老年人通常在韦氏成人智力量表的语言和表达方面表现较差，但在校正运动速度减慢和教育水平等变量后，这些差异会显著缩小。其他可能影响个人认知任务表现的条件因素包括疲劳、情绪、药物和压力。此外，在存在抑郁、痴呆和谵妄等基础疾病的情况下，很难将认知障碍归因于衰老，这些都是老年人口中常见的，而且往往未被认识[8]。

全面的精神状态检查包括对认知、功能和行为领域的评估。与患者的初次接触是评估是否存在认知、注意力、情感或语言障碍的机会。如果可能的话，询问消息提供者可能会揭示出患者不知道或否认的认知、功能和行为的变化。

对老年人认知障碍的筛查或许应该包括个人表现和消息提供者的信息这两方面。例如精神状态的简单测试包

括简易精神状态检查量表（mini-mental state，MMSE）[9]、简易智力状态评估量表（Mini-Cog）[10]和蒙特利尔认知评估（Montreal cognitive assessement）[11]。认知能力的下降与公布的标准相比较时，通常根据年龄和教育程度进行校正。其他简易的评估信息提供者的量表包括认知障碍自评量表（AD-8）[12]和老年人认知功能减退知情者问卷（informant questionnaire on cognitive decline in the elderly）[13]。这些量表通过将认知和功能任务的当前表现与先前的表现水平进行比较，来检测个体内的下降，尽管患者的表现可能不同（这取决于损伤程度）[14]。将个人表现和第三者提供的信息结合起来或许可能增加认知障碍的诊断率[15]。

颅神经功能

嗅觉和味觉

正常衰老与嗅觉阈值和阈上浓度嗅觉的减退密切相关。老年人同样在区分不同差异程度的气味的能力上有所减弱，并且鉴别气味的功能也受损[16]。衰老相关嗅觉损害可能与上呼吸道的结构和功能变化有关，包括嗅上皮、嗅球或嗅觉神经[17]。必须意识到，尽管受损嗅觉可能与衰老有关，但也可能是药物、病毒感染和头部创伤所致。除此之外，这似乎在一些神经退行性疾病早期即出现嗅觉通路的受损，如阿尔茨海默病（神经纤维缠结）[18]和帕金森病（路易体）[19]。味觉又极大程度地依赖于嗅觉，随着年龄的增长，味觉也会减退，与年轻人相比，老年人味觉的灵敏度显著降低[20,21]。虽然老年人味蕾的数量看起来并没有明显减少，但是一些研究表明，味蕾的电生理反应减弱。还有其他一些因素，如药物、吸烟、酒精、头部损伤和义齿，也可能会导致味觉及嗅觉下降。

视觉

与年龄相关的变化体现在视力、视野、深度知觉、对比敏感度、运动知觉，以及与外部空间（光流）相关的自我运动知觉。视力下降是由许多眼科疾病（如白内障、青光眼）和神经系统疾病（如黄斑变性）引起的。瞳孔通常随着年龄的增长而变小，瞳孔对光线和调节的反应也减弱，这迫使许多老年人使用眼镜阅读[4]。向上凝视时，眼球运动也会受到限制。解剖学和生理学研究表明，20岁以后感光细胞逐渐减少，导致老年人视力下降[22,23]。这在对比度和亮度较低的情况下尤为明显。调节功能也存在与年龄相关的损害，这会导致远视（老视）和由于晶状体僵硬而导致调节功能下降[24]。放松和调节的时间逐渐增加，在50岁左右达到高峰。因此，许多老年人被迫使用眼镜才能阅读。此外，白内障、青光眼、黄斑变性等眼科疾病通常随着年龄的增长而发生，并导致随增龄视力下降。

瞳孔异常也可见于正常衰老。包括较小的瞳孔（老年性瞳孔缩小），这可能是由于节前交感张力降低，对光反应缓慢，以及辐辏调节反射减弱甚至消失。

在眼外肌运动方面，年龄相关变化包括扫视速度降低、潜伏期延长、准确性降低、持续时间和反应时间延长[25]。还有向上凝视受限也与年龄相关，但向下凝视并不受限，还有缓慢追随注视能力减退、视觉跟踪受损[26]。垂直注视从中年时开始出现变化，从5~14岁的40度，下降到75~84岁的16度[27,28]。在评估老年人驾驶能力时，垂直凝视麻痹是一个重要的考虑因素（街路标志、交通信号灯）。其他年龄相关眼部运动变化还包括贝尔现象消失（在试图闭眼时，眼睛向外上方偏移）。

听觉和前庭功能

耳蜗毛细胞逐渐丧失，血管纹萎缩和基底膜的增厚，可能是衰老过程中常见的听力受损的原因。通常被称为老年性耳聋，主要影响高频率听力[29,30]。其他变化包括语音辨别能力受损、纯音阈值平均值增加（约2dB/年）、识别率得分降低[31]。前庭功能可能受到衰老影响[32]。前庭脊髓反射减少，并且检测头部位置和空间运动的能力下降。这些可能继发于毛细胞和神经纤维丢失，以及在脑干的前庭内侧、外侧和下核神经元丢失[26]。

运 动 功 能

肌肉体积随着年龄增长逐渐减少，有时被称为肌少症。这在手和脚的固有肌肉中最为明显，特别是骨间背侧肌和大鱼际肌，以及肩胛骨周围肌肉（三角肌和肩袖肌）[4]。50%以上的老年患者鱼际肌萎缩，不伴肌无力或肌束震颤[33]。关于受衰老影响的主要肌肉纤维类型的变化，不同的纵向研究结果并不一致，有报告称Ⅱb型（快抽搐型）纤维损失，Ⅰ型纤维百分比减少，Ⅰ或Ⅱ型平均纤维面积没有变化，毛细血管与纤维的比例降低，Ⅰ型纤维的百分比增加[34]。肌肉质量减少与去神经支配的电生理变化和肌纤维萎缩有关[35]。但是，持续存在的肌束颤动并不是衰老的正常迹象，如果存在，应寻找病理原因（例如，运动神经元疾病、压迫性颈脊髓病、多灶性运动神经病）。肌肉力量的下降通常伴随着肌肉体积的减少[36]，股四头肌的最大主动收缩力和强直性张力最多减少50%。手握力在50岁以后明显下降，但是手臂和肩膀的力量直到60岁以后才发生变化。腹部肌肉的减弱可能加重腰椎前凸和引起腰痛[4]。

除了肌肉的体积和力量外，运动的协调性和速度也随着年龄增长而逐渐下降[37]。在一项研究中，手和脚叩击的速度降低了20%，在高达40%的老年人中，也可以单独发现轻微的末梢震颤，轻微的运动迟缓、僵硬，以及指鼻测试和跟胫测试（heel-shin test）的轻度障碍。

在一项针对467例患者的研究中，帕金森病被定义为存在两个或两个以上的症状（僵直、动作迟缓、震颤、步态障碍），其患病率从 65~74 岁的 14.9%，逐渐增加到 85 岁及以上的 52.4%[38]。这些可能会干扰日常生活活动，比如穿衣服、吃饭和从椅子上站起来，并且可能是失能的一个重要来源。研究还发现，帕金森病的出现与死亡率增加 2 倍有关，主要是由于步态不稳造成的。

副肌强直

副肌强直（非自主性抗拒）表现为肢体快速被动运动（弯曲和伸展）时运动张力增加，通常提示故意抵抗[39]。与帕金森病的强直不一样，它不是恒定的，并且随着四肢的缓慢运动而趋于消失。副肌强直可通过以下方式检测，将患者的手臂悬在膝上 15cm 处，释放后仍保持抬高，尽管患者已经得到了放松的指示。副肌强直的患病率随着年龄增长而增加，患病率为 4%~21%[4]。通常它被看作是一种姿势反射或皮质释放信号。与其他原始释放信号类似，它在阿尔茨海默病和其他形式痴呆患者中的患病率较高，并与认知障碍的严重程度相关。副肌强直也可能是基底节的年龄相关变化的标志。

震颤

生理性震颤可能发生在任何年龄。震颤有不同的生理类型：静止性震颤（频率为 8~12Hz），姿势性震颤[当患者在肌肉因重力而等距收缩的过程中伸出手臂时（频率为 8~12Hz）]，以及等张收缩过程中的动作或自发性震颤（频率为 7~12Hz）。健康老年人生理性震颤的患病率存在争议[40]。姿势性震颤多继发于其他因素，如药物和酒精，以及甲状腺功能亢进、高肾上腺素状态或肌张力障碍等疾病状态。当没有其他继发性因素的证据时，应考虑是否为原发性震颤。据报道，在 65 岁及以上的健康老年人中，原发性震颤患病率从 1.7% 到 23% 不等。

若找不到引发震颤的病因，并且当震颤不符合原发性震颤的诊断标准时，这种情况通常被称为老年性震颤。老年性震颤非常常见，在一个基于社区的病例对照研究中，98% 的老年患者受到其影响。它通常是一个温和的无症状的震颤，通常不需要治疗。目前还不清楚它是否属于加重的生理性震颤或轻度的原发性震颤。一种有节奏的且通常是不对称的静止性震颤通常是帕金森病的征兆，在健康的老年人中很少见到[26,39]。

步态和姿势的变化

随着年龄的增长，人体倾向于发展成一种弯曲的姿势。这可能是由于肌肉力量下降、腹部肌肉减弱、关节炎和退行性关节疾病、振动和位置感减弱，和/或运动速度和协调能力受损[4]。老年人中，姿势晃动增加是常见现象，有两种不同频率。快速振荡依赖于下肢的本体感觉输入，慢速振荡至少部分依赖于前庭输入[4]。看着脚会干扰视觉补偿，从而夸大了这种正常的晃动。在老年人中，姿势矫正反射可能会减慢，且幅度降低。根据摇晃幅度来判断对于姿势的控制能力，童年时控制力较弱，在成年后达到顶峰，然后随着年龄的增长而下降。在一项研究中，近 1/3 的 60 岁以上老年患者无法通过视觉努力将他们的摇晃减到最小，因此他们有严重的跌倒风险[41]。

考虑到老年人跌倒的高风险，老年人的步态检查是神经科检查的重要组成部分。步态由平衡（保持直立的姿势）和运动（步态起始和迈步）组成；这两项均会随着年龄增加而减弱。健康老年人很难在闭眼单脚站立时保持平衡。定量研究还表明，老年人的身体摆动更大，步态速度和步幅明显缩短。因此，老年人可能在长时间内难以进行串联式步态或脚跟到脚尖的步行。

评估老年人步态时，重要的是要认识到可能继发于关节疼痛和关节炎的步态异常。步态评估的方法是让患者在狭窄的走廊中直行至少 10 码（9.144m）、转弯，同时注意步幅、手臂摆动和姿势。患者还应被要求串联行走，如果可能的话，用脚趾和脚跟行走几步。姿势稳定性的评估方式是，让患者双腿与肩同宽站立，用力拉患者的肩膀，并评估矫正反应。临床医生应注意保护患者避免绊倒，一到两步的后退被认为是正常的。虽然因素很多，但是年龄一般不会影响姿势矫正反射或导致反复跌倒。如果这种情况存在，应该仔细调查以排除潜在的疾病，如帕金森病。

感觉检查

与衰老相关的感觉检查中，最常见及明显的异常是振动觉降低，并且本体感觉减弱（程度较小）[42]。这两种感觉方式都由脊髓执行的；它们随着年龄增长而受损，可能与结缔组织增生、小动脉硬化改变、神经纤维变性，或者脊髓纤维轴突缺失有关[43,44]。感觉检查是主观的检查，重要的是考虑反应的一致性，以及感觉主诉与其他症状和体征之间的关系。外周损伤所指的感觉丧失多为双侧并且大致对称。单侧感觉丧失主要发生在初级感觉皮层及其投射区的损害。

65~85 岁的老年人中，12%~68% 有振动觉受损，并且随着年龄的增长，振动觉受损程度会更严重[4,42]。振动觉消失对上肢和下肢均有影响，通常在肢体远端开始出现。这可以通过 128Hz 音叉放在距骨或内踝的脚踝处来证明。定量测量表明，在高频范围内，振动的灵敏度随年龄的增长而降低，而在低频范围内（25~40Hz）则没有变化[43]。

本体感觉也受到较小程度的影响，在不同的研究中患病率从 2% 到 44% 不等[45]。这通常表现为对闭目直立测试的轻微影响。关于老年人触觉变化的数据很少。一些报告表明，年龄与轻触阈值的增加有关，但尚不清楚这些与年龄有关的变化是否具有临床意义[44,46]。

反射

深肌腱反射

老年人的恐惧或关节疾病等条件限制了他们检测反射的能力。60 岁及以上老年人有踝反射减退或消失的报道[4]。一项研究报道，3%的老年人存在反射不对称。电生理学研究表明，反射的传入支和传出支随年龄增长而减少，可能存在轻度不对称。踝反射通常是随年龄增长最先减弱或消失的反射，尽管也有跟腱反射消失的报道[42]。单侧反射亢进与痉挛和巴宾斯基征（Babinski sign）阳性结合，可能提示对侧椎体系病变。

浅反射（提睾反射、腹壁反射、足底反射）随着年龄的增长可能变得迟钝或消失。T6 以上的皮质脊髓病变可能导致所有浅表腹壁反射消失，而 T12 以下病变都免于受损。病变在 T10 和 T12 之间可能导致低级别的反射选择性丧失，而比弗征（Beevor sign）则为阳性（仰卧患者试图弯曲头部时，脐部向上运动）。当轻划足底侧方时，引起大脚趾伸展或背屈，其他脚趾呈扇形展开，被称为巴宾斯基征。它被认为是原始反射，2 岁之后出现此反射，是上运动神经元病变的可靠体征。在正常的衰老过程中，巴宾斯基征没有一致的变化记录，并且在引起这种反射的过程中，观察者之间经常存在某种程度的变异。

原始反射

原始反射，或称古老反射或发育发射，表现为大脑皮层对相关反射的抑制丧失，这种反射在发育的早期阶段出现，之后随着大脑的成熟而被抑制[47]。原始反射在成年阶段重新出现可能与累及额叶的萎缩性变化（例如，痴呆综合征、脱髓鞘疾病、脑血管病变）有关，有时被称为脑皮质释放征。但是另一方面，这些反射有时在其他健康老年人身上也可以看到，还有一些反射（如掌颌反射）可以在所有年龄段诱发。这些反应确切的病理生理机制并不完全清楚。在单独存在时，他们对任何神经系统疾病既不敏感也不特异。虽然一些反射可见于正常的衰老，但是他们同时出现则应该考虑是否存在潜在疾病（如神经退行性疾病和痴呆），而不应仅把它看成是正常衰老的表现。

抓握反射。抓握反射有三种不同的类型，反映了三种不同程度的大脑皮层去抑制。第一种叫做触觉抓握，可用力沿手臂尺侧滑向桡侧，同时分散患者注意力（比如让患者从 20 开始倒数）。作为触摸手掌的反应，如果患者抓住检查者的手指，拇指内收弯曲手指，则被认为是阳性。牵引抓握，被描述为当检查者试图从患者的抓握中拉出时患者的反拉。磁性抓握，是指患者跟随或伸手去抓检查者的手。抓握反射通常被认为是一种病理征，常因单侧或双侧额叶内侧或基底节结构受损而发生。但

是，触觉抓握反应可以在许多健康的老年人中看到，并且随着年龄的增长而增加。阿尔茨海默病患者也经常可以查到此反射，并且与认知障碍的严重程度相关。与手的抓握反射类似的是脚趾的弯曲和内收，脚底受到触觉刺激或压力时，脚掌会发生翻转和弯曲。这种反射常见于新生儿中；也可能重新出现在老年人中，导致步态困难及影响日常生活活动[48]。

眉心反射。这一反射其他名称包括眉间轻击征、眼轮匝肌征、眨眼反射、Myerson 征[49]。通过用手指以每秒 2 次的速度轻轻敲击两侧眉毛之间的位置，并且避免视觉的威胁反应，可以诱发该反射。正常反应包括以下方面，对最初敲打的 3～9 次出现眨眼反射，进一步敲打时停止反应。如果进一步敲击仍旧眨眼，那么该反射阳性或异常。眉心反射首次是在帕金森病患者身上发现的，并认为是该病的诊断标准。但是，该反射也可见于健康老年人或其他神经系统退行性疾病患者。50%以上正常的老年人可有此反射存在，它是否随着年龄的增长而出现增多，仍存在争议。与其他原始反射不同的是，它主要由基底节损伤引起，而不是皮质去抑制[49]。

掌颌反射。通过轻划手掌大鱼际隆起，引起同侧下颌部颏肌收缩。这是一个多突触和伤害性反射，通过正中神经和尺神经传入，通过面神经传出。引起掌颌反射的阈值在个体间差异很大。在 50 岁之前，多达 27%的人存在掌颌反射，超过 85 岁的人群中，超过 35%的人出现掌颌反射。掌颌反射的出现可能反映了额叶功能障碍[49]。

鼻口部反射或噘嘴反射。该反射可通过按压或轻轻敲击上唇中线的位置所诱发，引起噘嘴和嘴唇翘起。这是口周肌肉的伤害性反射，三叉神经为传入支，面神经为传出支。与掌颌反射不同，鼻口部反射在 40 岁或 50 岁之前一般是看不到的。但是，它的发生率随着年龄增长而增加，到 85 岁时患病率可达 73%[50]。这种反射的发生与心理测试的受损表现密切相关，并且对应于前扣带回的大型锥体神经元的丢失。

吮吸反射。这种反射可通过用食指或反射锤触摸嘴唇诱发。响应可能不完全，嘴唇在手指或物体周围闭合，或者完全闭合，从而导致嘴唇、舌头和下巴的吮吸运动。如果刺激作用于嘴唇的侧缘，那么被刺激者的头部将转向刺激物的一侧。虽然 6%的健康老年人可见此反射，但它更常见于痴呆患者。而且与认知障碍的严重程度相关[50]。长时间使用抗精神病药物后，鼻口部反射和吮吸反射似乎更为常见。

结论性评价

各类型神经系统疾病（如脑卒中、帕金森病、阿尔茨海默病）主要影响老年人。为了记录正常表现和发现

异常的迹象，应该对每个老年人进行全面的精神状态和神经系统检查。在感觉清晰的情况下，认知功能的改变与继发于神经退行性改变（阿尔茨海默病、帕金森病、皮克病）或医学疾病（脑血管疾病、维生素 B$_{12}$ 缺乏、甲状腺功能减退）的痴呆是一致的。另一方面，由于药物、感染、头部外伤或代谢紊乱，可能造成谵妄并导致感觉和意识水平的改变。相关特征包括睡眠-觉醒周期的中断、间歇性嗜睡和躁动、不安、情绪不稳定和弗兰克精神病（如幻觉、幻想、妄想）。易感因素包括高龄、痴呆、身体或精神健康受损、感觉剥夺（视力或听力减弱）和住在重症监护病房。

颅神经功能某些方面的功能下降（如视觉、听觉、前庭功能、味觉和嗅觉），通过检查可以很容易地发现。在缺乏其他症状或体征时，这可能被视为正常衰老过程的一部分。但是，一系列的异常情况通常代表了困扰神经系统的病理状态。同样的，随着年龄的增长，老年人群的行动、协调性、感觉和力量都会下降。但是，更剧烈的变化显著的改变活动性或表现为局灶性神经系统症状，应提醒临床医生注意神经病理性疾病并进行诊断测试。

总之，正常衰老的神经学表现包括认知功能的轻微下降、轻度运动功能受损和感觉知觉改变。然而，认知、行为、运动和感觉功能的过度损伤表明，神经系统疾病的发病通常困扰着老年人。除了详细的常规体格检查外，全面的精神状态和神经系统检查是确定是否需要进一步检查的神经病理学状况的基础。

致 谢

本章由国家老龄研究所（P30 AG008051、R01 AG040211）和纽约州卫生署（DOH-201101004010353）资助。

关键点

- 神经系统疾病是老年人发病率、死亡率、住院治疗和医疗费用增加的常见原因。
- 正常衰老可能与正常神经症状的丧失或其他症状的夸大有关。
- 与正常衰老相关的认知变化包括处理速度、认知灵活性和视觉空间知觉的降低；其他领域，如新的学习和语言，对年龄效应具有抵抗力，允许使用列表学习、段落回忆和分类流畅性作为认知下降的敏感标记。
- 衰老与味觉、嗅觉、视觉、听觉、本体感觉和平衡的改变有关。其他神经发现值得进一步研究。
- 随着年龄的增长，肌肉体积逐渐减少（肌少症），这往往是对称的，累及手和脚的固有肌肉。局部的肌肉力量丧失不是正常衰老的特征。
- 除了详细的常规体格检查外，全面的精神状态和神经系统检查是确定需要进一步研究的神经病理学状况的基础。

（杜 健 译，孔 俭 审）

完整的参考文献列表，请扫二维码。

主要参考文献

1. Olesen J, Gustavsson A, Svensson M, et al: CDBE2010 study group; European Brain Council. The economic cost of brain disorders in Europe. Eur J Neurol 19:155–162, 2012.
2. Tolea MI, Galvin JE: Sarcopenia and impairment in cognitive and physical performance. Clin Interv Aging 10:663–671, 2015.
5. Harada CN, Natelson Love MC, Triebel KL: Normal cognitive aging. Clin Geriatr Med 29:737–752, 2013.
7. Galvin JE, Powlishta KK, Wilkins K, et al: Predictors of preclinical Alzheimer disease and dementia: a clinicopathologic study. Arch Neurol 62:758–765, 2005.
8. Karantzoulis S, Galvin JE: Distinguishing Alzheimer's disease from other major forms of dementia. Expert Rev Neurother 11:1579–1591, 2011.
11. Nasreddine ZS, Phillips NA, Bedirian V, et al: The Montreal cognitive assessment, MoCA: a brief screening tool for mild cognitive impairment. J Am Geriatr Soc 53:695–699, 2005.
12. Galvin JE, Roe CM, Powlishta KK, et al: The AD8: a brief informant interview to detect dementia. Neurology 65:559–564, 2005.
17. Doty RL, Kamath V: The influences of age on olfaction: a review. Front Psychol 5:20, 2014.
18. Braak H, Braak E: Neuropathological staging of Alzheimer-related changes. Acta Neuropathol 82:239–259, 1991.
19. Braak H, Del Tredici K, Rub U, et al: Staging of brain pathology related to sporadic Parkinson's disease. Neurobiol Aging 24:197–211, 2003.
21. Imoscopi A, Inelmen EM, Sergi G, et al: Taste loss in the elderly: epidemiology, causes and consequences. Aging Clin Exp Res 24:570–579, 2012.
22. Klein R, Klein BE: The prevalence of age-related eye diseases and visual impairment in aging: current estimates. Invest Ophthalmol Vis Sci 54:ORSF5–ORSF13, 2013.
35. Rudolf R, Khan MM, Labeit S, et al: Degeneration of neuromuscular junction in age and dystrophy. Front Aging Neurosci 6:99, 2014.

第 **19** 章

结缔组织与衰老

Nicholas A. Kefalidies*，*Zahra Ziaie*，*Edward J. Macarak*

衰老是一个连续渐进的过程，影响全身所有系统，包括结缔组织系统。衰老与结缔组织的关系很复杂，涉及多种因素和相互之间的交互作用，人们可以探讨衰老对结缔组织的影响，反之，人们也可以提问，结缔组织的成分是如何促进衰老过程的。为回答这样的问题，重要的是要了解结缔组织的结构生物化学，了解其生物合成、修饰、细胞外组织、分子遗传学，以及影响结缔组织细胞和细胞外基质（extracellular matrix，ECM）的各种因素的知识。自从本书上一版以来，有一些新数据结果已经出现。强调了在与衰老相关的疾病中，结缔组织成分改变的机制方面所取得的进展。这些知识表明，显然在结缔组织的发育过程中可能会发生大量的事件，这些事件可能直接或间接地与衰老的过程或影响有关。这一领域一直并将继续被视为是需要深入研究的领域。

本章简要讨论 ECM 各种成分，以及它们的结构、分子构成、生物合成、修饰、转化和分子遗传学等方面内容。讨论了衰老对 ECM 和各种结缔组织特性的影响，以及结缔组织生理学对衰老相关疾病的影响。

结缔组织的特性

结缔组织的特性主要来自围绕这些组织的细胞并由其分泌的 ECM 成分的特性。一些结缔组织，如软骨或肌腱，主要是单一细胞类型（如软骨细胞、成纤维细胞）的产物，其 ECM 的合成和分泌及其他因素在很大程度上决定了组织的性质。某些结构（例如骨骼、血管和皮肤）包含许多不同的结缔组织细胞类型，例如骨骼中的成骨细胞和破骨细胞，血管中的内皮细胞、平滑肌细胞和成纤维细胞，皮肤中的成纤维细胞、上皮细胞和脂肪细胞，都有助于其结构和功能特性。其他组织和器官，如心肌和肾，可能具有依赖于结缔组织成分的特性，结缔组织成分的生物学作用独立于组织的主要生理功能，并且可能在衰老过程中影响该组织的特性。不同的细胞类型会表现出不同的产生 ECM 的表型模式，进而影响特定结缔组织的结构特性。

ECM 的主要成分有三大类分子：①结构蛋白，包括胶原蛋白（目前已知有 28 种类型）和弹性蛋白；②蛋白聚糖，包括几种分子结构各异的分子类别，如硫酸乙酰肝素和硫酸皮肤素；③结构糖蛋白，如层粘连蛋白（laminin，LM）和纤维连接蛋白（fibronectin，FN），其对结缔组织特性的贡献在过去的 35~40 年中才被认识。这些材料间的相互作用决定了结缔组织的发育和特性。

胶原蛋白

结构

胶原蛋白是一类结缔组织蛋白，其特征是存在三种称为 α 链的多肽，这些多肽包含一个以绳状超螺旋结构缠绕在一起的分子结构域。胶原蛋白富含脯氨酸和甘氨酸，对三股超螺旋的形成和稳定起着重要作用。读者可参考两篇有关胶原蛋白生物化学的评论[1,2]。

至少 28 种不同类型胶原蛋白的基因已经明确[3]。间质胶原蛋白——亚型 I、II、III和V是以大分子形式存在的，这些大分子倾向于构成可能是异质性的纤维[1]，也就是说，这些纤维中可能有一种以上的胶原蛋白亚型[4]。Ⅳ型胶原蛋白，又称为基底膜（basement membrane，BM）胶原蛋白，其不以纤维形式存在，而是以二硫键和其他交联连接的胶原分子的复杂网络形式存在，并与非胶原分子（如 LM、内切酶和蛋白聚糖）相关联，形成无定形基质[5,6]。虽然有 28 种胶原蛋白类型被识别，但迄今只有前 11 种胶原蛋白从组织中分离得到。

表 19-1 给出胶原蛋白家族汇总（引自 Canty 和 Kadler[3]）。共有 46 个基因与 28 种胶原蛋白的 α 链相对应[3]。Ⅰ型胶原蛋白是人体内最丰富的胶原蛋白和蛋白质。Ⅰ型胶原原纤维的基本单位是异源三聚体螺旋的原胶原，由两条相同的链 α1（Ⅰ）和第三条链 α2（Ⅰ）组成[1]。其他胶原蛋白类型也已赋予相似的名称；但是，有些类型是含有三个相同链的同源三聚体，而有些则包含三个遗传上不同的链。

表 19-1 胶原类型

亚型	基因	组织分布
Ⅰ	*COL1A1*、*COL1A2*	皮肤、骨、角膜、血管、肌腱
Ⅱ	*COL2A1*	软骨、椎间盘、玻璃体
Ⅲ	*COL3A1*	皮肤、血管
Ⅳ	*COL4A1*、*COL4A2*、*COL4A3* *COL4A4*、*COL4A5*、*COL4A6*	基膜
Ⅴ	*COL5A*、*COL5A2*、*COL5A3*	胎盘、皮肤、心血管系统

* Nicholas A. Kefalides 博士，2013 年 12 月 6 日去世，这份手稿是为他对结缔组织研究领域做出的杰出贡献的纪念。

续表

亚型	基因	组织分布
Ⅵ	COL6A1、COL6A2、COL6A3 COL6A4、COL6A5、COL6A6	角膜、血管、肺、睾丸、结肠、肾、肝、脾、心脏、淋巴、骨骼肌、软骨
Ⅶ	COL7A1	皮肤、角膜、消化道
Ⅷ	COL8A1、COL8A2	心血管系统、胎盘、角膜
Ⅸ	COL9A1、COL9A2、COL9A3	软骨、角膜
Ⅹ	COL10A1	角膜
Ⅺ	COL11A1、COL11A2、COL2A1	角膜
Ⅻ	COL12A1	肌腱、骨膜
ⅩⅢ	COL13A1	多种组织
ⅩⅣ	COL14A1	皮肤、骨、角膜、血管
ⅩⅤ	COL15A1	胎盘、心脏、结肠
ⅩⅥ	COL16A1	胎盘、心脏、结肠
ⅩⅦ	COL17A1	皮肤细胞间小体
ⅩⅧ	COL18A1	多种组织，主要为肝、肾
ⅩⅨ	COL19A1	横纹肌肉瘤细胞
ⅩⅩ	COL20A1	角膜上皮、胎儿皮肤、胸骨、软骨、肌腱
ⅩⅪ	COL21A1	心脏、胃、肾、骨骼肌、胎盘、血管
ⅩⅫ	COL22A1.	骨关节软骨、皮肤、组织连接部、关节骨液、骨骼肌心肌间连接
ⅩⅩⅢ	COL23A1	肺、角膜、肌腱、脑、皮肤、肾
ⅩⅩⅣ	COL24A1	骨、角膜
ⅩⅩⅤ	COL25A1	脑内淀粉样斑块
ⅩⅩⅥ	COL26A1	睾丸、卵巢
ⅩⅩⅦ	COL27A1	软骨、肌腱、胃、肺、皮肤、牙、性腺、耳蜗
ⅩⅩⅧ	COL28A1	肾、皮肤、神经、颅盖、神经鞘细胞（Schwann 细胞）

胶原 α 链具有独特的氨基酸组成，甘氨酸在序列中占据每三分之一的位置。因此，胶原结构域由重复的肽三联体 Gly-X-Y 组成。Gly 是甘氨酸，X、Y 是其他种类氨基酸。在多数胶原纤维中，Y 的位置是脯氨酸。另外，胶原纤维含有 2 个独特的氨基酸，即 4-羟脯氨酸和 3-羟赖氨酸，均来自蛋白质的翻译后修饰。4-羟脯氨酸的存在在 α 链上提供了额外的位点，能够与相邻的 α 链形成氢键，这对于稳定三螺旋结构，使其在体温下保持结构非常重要。如果羟脯氨酸的形成被抑制，在 37℃ 时，三螺旋将分解成其组分 α 链，使其结构不稳。

甘氨酸每三个位置的存在，加上广泛的氢键，为三螺旋提供了一个紧凑的保护结构，抵抗大多数蛋白酶的作用。胶原蛋白超家族的 α 链被信息编码，这些信息指定了在 ECM 中具有不同功能的纤维、微纤维和网络的自组装[6]。通过在相邻 α 链上修饰和缩合某些赖氨酸和羟基赖氨酸残基而形成共价交联，可以进一步稳定胶原

的结构[2]。交联的形成对稳定胶原纤维非常重要，并有助于提高拉伸强度，其拉伸强度相当于细钢丝。

生物合成

Ⅰ 型胶原蛋白 α 链是作为较大的前体胶原蛋白被合成的，在其 C 端和 N 端含有非胶原序列。当每个前 α 链被合成时，细胞内的脯氨酸和赖氨酸在羟化酶的作用下形成羟脯氨酸和羟赖氨酸。三螺旋在细胞内形成，并通过在前 α 链的羧基端附近形成链间二硫键而稳定。在三螺旋胶原分泌后，前胶原肽酶去除了前胶原两端的大部分非胶原部分。细胞外的赖氨酸和羟赖氨酸氧化酶将赖氨酸或羟赖氨酸的 ε 氨基氧化，形成醛衍生物，然后可以继续形成席夫（Schiff）碱加合物，即第一个交联。这些交联可以重新排列并减少，以形成各种其他交联键。据报道，在称为硬皮病的病理状态下，胶原蛋白交联的数量增加。

结缔组织成分的降解

基质金属蛋白酶（matrix metalloproteinase，MMP）在结缔组织更新中所起的作用在过去的 40 年中得到了重视，因为 MMP 介导的关节炎中的滑膜关节炎症和 ECM 更新机制的信息开始出现[8]。胶原蛋白的细胞外降解是通过组织胶原蛋白酶来完成的。这些酶在距氨基末端 3/4 的位置切割三螺旋胶原，形成 2 个三螺旋片段，在高于 32℃ 的温度下变性，形成非螺旋肽，可被组织蛋白酶降解。组织胶原酶裂解被认为是三螺旋胶原降解的限速步骤。胶原溶解过程是 Kleiner 和 Stetler-Stevenson[9] 及 Tayebjee 等[10]的讨论主题。

胶原溶解是一个重要的生理过程，它涉及很多主要负责伤口修复和组织重塑的过程，在这个过程中，随着新生结缔组织的形成，那些多余的结缔组织逐渐被清除掉。然而，在类风湿性关节炎和骨质疏松以及衰老等情况下，可能会刺激胶原酶的产生，导致骨骼或滑膜组织降解加剧。弹性蛋白酶（属于丝氨酸蛋白酶、金属蛋白酶或半胱氨酸蛋白酶家族）对弹性蛋白的降解产生弹性蛋白碎片，称为弹性因子[11]。

组织胶原酶以前胶原原酶的形式由结缔组织细胞分泌，必须激活才能发挥酶功能。这可以在体外通过胰蛋白酶对潜态酶（译者注：是指通常以无活性的酶原状态存在，而在机体需要时再转变为活性状态的酶）的作用实现。其他蛋白酶，包括溶酶体组织蛋白酶 B、纤溶酶、肥大细胞蛋白酶和血浆激肽释放酶等，也可以激活潜态的胶原酶。因此，炎性细胞可分泌导致胶原酶活化的因子，这解释了关节炎的炎性后遗症。胶原蛋白酶也可能受血浆中一些抑制物质的影响。其中，最强有力的抑制物当属 α2 巨球蛋白。另外，纤溶酶原激活的抑制剂可以间接阻止纤溶酶对前胶原的激活。成纤维细胞和其他结缔组织细胞也分泌胶原蛋白酶抑制剂，提示细胞外控制

胶原蛋白溶解的复杂系统的存在[9,10]。

弹性蛋白

弹性蛋白的分子生物学和生化特征是部分综述性文章的主题[12,13]。与间质胶原一样，甘氨酸占了弹性蛋白氨基酸含量的 1/3。但不像胶原蛋白，甘氨酸并不存在于每个固定位置。另外，弹性蛋白是一个广泛存在的疏水蛋白，含有大量的亮氨酸、异亮氨酸和缬氨酸。

弹性蛋白的分子质量约 70kDa，其前体物质是原弹性蛋白。然而，在组织中，弹性蛋白构成一个无特定形状的巨大的网状结构。这是因为原弹性蛋白是借助共价链形成的。这些链作用于致密的、由 4 个赖氨酸存在的原弹性蛋白分子以化学键连接的氨基酸结构。其中，锁链赖氨素（酸）和异锁链赖氨基素（酸）是弹性蛋白组织的特征。各位读者可以参考 Bailey[2]、Wagenseil 和 Mecham[12]等的综述中有关胶原蛋白和弹性蛋白交联的内容。

疏水性和交联的形成赋予弹性蛋白的弹性特征，具有耐溶解和无具体形态的特征。弹性蛋白的存在是皮肤弹性特征的基础。并与包括动脉、肺及各种韧带的组织结构特征密切相关。其他组织、器官也有弹性蛋白的分布如眼、肾。在大多数组织中，弹性蛋白与微原纤维有关，微原纤维含有多种糖蛋白，包括原纤维蛋白。微原纤维可以在很多组织中出现，它们的重要性在于其决定结缔组织的机构特征。在马方综合征（Marfan syndrome）存在的特征性基本病理改变就是微原纤维中的原纤维蛋白发生遗传性结构异常[13]。

有一篇很好的综述系统地归纳总结了有关弹性蛋白基因结构的知识，包括转录最初阶段未成熟 mRNA 所表现基因多态性的存在[14]。有关牛和人弹性蛋白基因的研究揭示涉及疏水特性和交联域的外显子基因编码是相互分离的。比较分析相关 cDNA、基因序列和 S1 片段表明两个物种的原始转录本都有相当多的选择性剪接。这很可能就是在不同生物种群存在多种类型原弹性蛋白的机制。有研究表明，选择性剪接的差异可能与衰老有关[14]。

蛋白聚糖

蛋白聚糖的特征是带有负电荷、多聚合链状结构。由糖胺聚糖（glycosaminoglycan，GAG）双硫结构以共价键形式结合形成"骨架"蛋白。这个双硫结构是一个由 GAG 或软骨硫胺与一个糖羧酸[常是右糖醛酸、硫酸软骨素、硫酸肝素和 L 艾杜醛酸（肝素）]构成。在软骨和角膜存在其他类型的 GAG 如硫酸角质素，它含有一个基本糖结构代替糖羧酸的位置。相关的氨基酸中氨基已糖类氨基酸都被乙酰化，并部分 N-硫酸化，而 GAG 多为 O-硫酸化而非乙酰化，如硫酸肝素和肝素。根据糖蛋白的类别及来源 GAG 与骨架蛋白的结合数量从三四个到 20 余个，每个 GAG 的分子量约为数万道尔顿。另

外，在软骨等处的蛋白聚糖存在一种以上的 GAG 与"骨架"蛋白连接。在软骨部位几个蛋白聚糖分子可以与更大的 GAG（透明质酸）组成双糖结构为糖醛酸-N-乙酰多糖胺。GAG 组成成分列于表 19-2。

表 19-2 糖胺聚糖组织分布及特征列表

GAG	组成	组织分布
透明质酸	N-乙酰葡糖胺 D-葡萄糖醛酸	血管、心脏、滑膜液、脐带、玻璃体
硫酸软骨素	N-乙酰软骨糖胺 D-葡萄糖醛酸 4-或 6-O-硫酸盐	软骨、角膜、心脏瓣膜、皮肤、肌腱等
硫酸软骨素 B	N-乙酰软骨糖胺 L-艾杜醛酸 4-或 6-O-硫酸盐	皮肤、肺、软骨
硫酸角质素	N-乙酰软骨糖胺 D-半乳糖 O-硫酸盐	角膜、软骨、髓核
硫酸肝素	N-乙酰软骨糖胺	血管、基膜、肺、脾、肾
肝素	N-硫酸化氨基酸葡萄糖胺 D-葡萄糖醛酸 L-艾杜醛酸 O-硫酸盐	肺、肥大细胞、胶质细胞膜

以上所有结构及其构成物质最终组成一个巨大带有负电荷疏水的复合物。这些复合物疏水和电荷特征决定了它们成为分布极广，占据组织内流动空间远超过其化学成分所应占据的空间。例如软骨润滑液，其中的水成分赋予这类组织复合物吸收冲击力的特征。这些组织中的水受挤压抵消作用在关节处的压力，在其分子内部形成压缩负电荷的压力。当压力解除时，这些负电荷的相互排斥力促使电极分开，伴随着水的流入恢复原来的水合状态。染色体转录的多态性决定结缔组织中蛋白聚糖的成分。有几篇很出色的综述文章重点讨论蛋白聚糖生化方面的内容[15-17]。

近年来，几种蛋白聚糖被鉴别分离出来，它们存在于细胞表面相连或与细胞间基质中的致密胶原蛋白 FN、转化生长因子-β（transforming growth factor-β，TGF-β）等成分物质相连。Groffen[15]、Schaefer 和 Iozzo[16,17]等的综述描述有关结缔组织蛋白"骨架"基因组学和它们的功能特点以及组织分布情况。表 19-3（对 Schaefer 和 Iozzo[16]发表的内容进行了修正）列出了分泌型细胞间糖蛋白特性。其中几个蛋白聚糖结构中富含亮氨酸（leucine-rich proteoglycan，SLRP），较为突出的是饰胶蛋白聚糖[17]和串珠蛋白聚糖[18]。它们是蛋白质基序的多域组合，具有相对细长和高度糖基化的结构，并与其他蛋白质共享几个蛋白质域。在 Groffen 等[15]的综述之中，重点探讨串珠蛋白聚糖作为肾小球基底膜 BM 的选择通透性的决定物质。并提出正是由于存在另外一个蛋白聚糖 Agrin 使得肾小球基底膜呈现出正常的选择通透性。

表 19-3 分泌型细胞间糖蛋白特性

命名（基因产物）	蛋白核质量/kDa	染色体定位（人）	组织分布
Decorin	36	12q21.3-q23	骨、牙、肺、间皮、底板、胶原间质、巩膜等广泛存在
Biglycan	38	Xq28	巩膜、牙、骨、软骨
Fibromodulin	42	1q32	巩膜、胶原基质
Lumican	38	12q21.3-q22	巩膜、角膜、小肠、肝、肌肉、软骨
Epiphycan	36	12q21	胎盘、韧带、骨骺软骨
Versican	265～370	5q14.2	血管、脑、皮肤、软骨
Aggrecan	220	15q26.1	软骨、脑、血管
Neurocan	136	19p12	脑、软骨
Brevican	100	1q31	脑
Perlecan	400～467	1p36.33	基膜、细胞表面、软骨、窦状隙
Agrin	200	1p32-pter 1p36.33	神经肌肉突触、肾小球基膜、结肠
Testican	44	5q31.2	精液
Asporin	39	9q21.3-q22	关节软骨、心肌网状支架、主动脉、特殊结缔组织、子宫、肝、半月板
Chondroadherin	36	17q21.33	软骨
ECM2	79.8	9q22.31	脂肪、女性器官（乳腺、子宫、卵巢）
Keratocan	37	12q21.3-q22	角膜、小肠、卵巢、肺、骨骼肌、气管
Opticin	35	1q31	视网膜、皮肤、韧带
Osteoadherin （Osteomodulin）	49	9q22.31	骨海绵状瘤、成牙质细胞、骨、牙质、骨小梁、人牙髓成纤维细胞
PRELP	45	1q32	基膜、结缔组织间质、软骨、巩膜
Nyctalopin	52	Xp11.4	肾、视网膜、脑、睾丸、肌肉
Podocan	68.98	1p32.3	肾、心、脑、胰、血管平滑肌
Osteoglycin	33.9	9q22	骨
Tsukushu	37.8	11q13.5	子宫、胎盘、结肠（转录水平的蛋白质证据）

光蛋白聚糖（lumican）是一种富含亮氨酸的蛋白聚糖被发现广泛分布于全身关节软骨[18]，其分子量的大小随年龄变化，在成年人软骨提取物中，此种蛋白聚糖的分子质量为 55～80kDa，而在青少年软骨提取物中相同物质的分子量分布范围变小，在新生儿软骨中此种蛋白聚糖分子质量为 70～80kDa。

蛋白多糖的生物合成始于核心蛋白的合成。在多数情况下含有丝氨酸的蛋白通过鸟苷二磷酸联合多糖成分，并随着链的延长不断被硫酸化。所有这些蛋白聚糖链的合成和硫酸化均发生在高尔基复合体。蛋白聚糖的降解是溶酶体糖苷酶和硫酸酯酶共同作用，它们对 GAG 链中各种结构位点的水解具有特异性。产生或合成这些酶的遗传异常已被证明是黏多糖病的主要原因，其患者可能表现出严重的组织异常和高发病率的智力迟钝。

结构糖蛋白

除胶原蛋白和弹性蛋白之外，在结缔组织中还有一些其他种类的糖蛋白，通常称作结构糖蛋白。这一组蛋白对结缔组织的结构和功能至关重要，并对其他一些组织同样重要。这些蛋白包括：FN、LM、巢蛋白、巢蛋白 1、血小板应答蛋白（thrombospondin，TSP）等。在生长发育过程中，这些蛋白在细胞附着和生长阶段及组织增生和分解过程中至关重要。

纤维连接蛋白

纤维连接蛋白（FN）是最具有特征性的结构糖蛋白之一，这种蛋白首先在血清中被分离出来，并被称为冷凝球蛋白（cold-insoluble globulin，CIG）。后来人们认识到 FN 是成纤维细胞和其他细胞重要的分泌产物，参与细胞黏附作用，FN 已替换 CIG 被广泛使用。已经发表的综述，包括 Haranuga 和 Yamada[20]、Schwarzbauer 和 DeSimone[21]讨论有关 FN 的结构和功能。

FN 是一个二硫键结合形成的二聚体，其分子质量为 450kDa，其中每个单体分子大小为 250kDa。FN 有二种基本的存在形式：组织型 FN 和血浆型 FN。血浆型 FN 相对较小，较容易溶解于机体正常 pH 条件下。光谱测定和超速离心研究结果显示上述二型 FN 呈现较为松散结构，由此富有伸展性和弹性。有限的蛋白水解消化作用提示一些特殊的位点存在于部分配体物质之中，包括胶原蛋白、纤维蛋白、细胞表面、硫化肝素多糖、XⅢa因子和肌动蛋白。

FN 通过因子 XⅢa 转酰氨基酶的作用与纤维蛋白交联，在凝血级联的最后一步起凝血作用。成纤维细胞和其他参与损伤修复的细胞通过与 FN 的细胞结合区域相互作用而黏附在凝块上。FN 包含一个独特的肽序列，精氨酸-氨基乙酰-门冬氨酰-丝氨酸（RGDS 或 RGD）结构。这一特殊结构可以与细胞表面整合蛋白区域结合，这种形式的结合在血浆中多见[21]。纯化 RGD 可以抑制 FN 与细胞的结合并可以替代 FN。整合蛋白有一个很复杂的分子结构并与细胞间质的一些蛋白质结合，由此，通过与各种细胞外环境中的不同物质成分相互影响发挥调控作用。

FN 由单基因编码控制，这一基因原始结构由重叠 cDNA 克隆的 DNA 测序确定[23]。相关研究结果指示 FN mRNA 存在三个不同的剪接肽段，分别称为特殊区域 A（extradomain A，ED-A）、ED-B 和连接片段（ⅢCS）。FN 的中间区域包含约 90 个氨基酸的同源重复片段，称为Ⅲ型同源体[24,25]。应用单克隆抗体免检测技术显示 ED-A 外显子在动脉中层的 FN mRNA 标记只在整合过程中缺失。含有 ED-A 的 FN 表达是多种形态细胞在损伤修复或器官纤维化过程中结缔组织过量产生的特征性表现。在这些异常状态下，ED-A FN 合成先于胶原蛋白合成，是 TGF-β诱导的纤维因细胞分裂成肌原纤维母细胞的必备过程。肌原纤维细胞的 ED-A FN 同分异构体的分化和表达是增龄过程中纤维化样病理改变的早期阶段[26]。基因方面研究显示 ED-A 不是正常生长过程所需要的，但成年小鼠出现缺乏 ED-A 基因会产生明显异常的现象[27]。增高的 ED-A 可见于硬皮症患者的皮肤[28]。ED-A 也可见于胚胎发育阶段，在此阶段它参与细胞迁移。另外，最新证据显示 ED-A 存在于瘢痕结节[29]。

可能存在血浆 FN 和组织细胞 FN 的区别。这种选择性剪接现象同样包含在胶原蛋白、弹性蛋白的合成过程和衰老过程。

层粘连蛋白

LM 是构成 BM 的主要结构性糖蛋白。参与构成 BM 的主要成分有Ⅳ胶原蛋白、硫化肝素、糖蛋白、巢蛋白 1 和巢蛋白。LM 在细胞附着和神经生长过程中扮演重要角色[30-32]。LM 难以从组织或基膜中分离出来，主要是因为它的溶解性欠佳。目前大部分知识是来源于肿瘤细胞株方面的有关研究。

LM 是一种复杂的大分子，三种蛋白质链通过二硫键相互连接构成。其中最长的蛋白质链是 α1，它的分子质量约 440kDa，β1 和 γ1 链的分子质量分别是 200kDa 和 250kDa。几种 LM 的同分异构体近年来被发现[32]，有必要对这一组总共 15 种同分异构体 LM 进行系统命名[33]。第一个被发现的新链（α2）已经被发现存在于正常组织之中而非肿瘤组织中[34,35]。表 19-4 列出了各种 LM 亚型及其组织分布。LM 呈现"十字架"形构造，由一个长臂和三个短臂组成，在每个臂的末端存在一个球状结构。在 LM 的几个新发现的同分异构体中，α1 链的分子链较小，其氨基酸端缺少一部分。

表 19-4 基板糖蛋白（LM）同分异构体*

LM	链构成	新法命名	组织分布
1	α1β1γ1	LM-111	除横纹肌外全部基膜组织
2	α2β1γ1	LM-211	括约肌、末梢神经、胎盘
3	α1β2γ1	LM-121	神经突触、肾小球、血管壁、动脉血
4	α2β2γ1	LM-221	肌腱连接处、滋养层
5 或 5A	α3β3γ2	LM-332 或 LM-3A32	皮肤与表皮连接处表皮与基膜连接处
5B	α3Bβ3γ2	LM-3B32	皮肤与表皮连接处表皮与基膜连接处
6 或 6A	α3β1γ1	LM-311 或 LM-3A11	皮肤与表皮连接处表皮与基膜连接处
7 或 7A	α3Aβ2γ1	LM-321 或 LM-3A21	羊膜、胎儿皮肤
8	α4β1γ1	LM-411	肺、心、血管、平滑肌、内皮、胎盘
9	α4β2γ1	LM-421	肺、心、血管、胎盘
10	α5β1γ1	LM-511	肺、心、血管、胎盘、肾
11	α5β2γ1	LM-521	黄体、乳腺、肾小球基底膜、神经肌肉系统、胎盘基膜和末梢血管、肺、突触、滋养层
12	α2β1γ3	LM-213	基膜、肾、睾丸
14	α4β2γ3	LM-423	中枢神经、视网膜基质、恶性纤维瘤
†	α5β2γ2	LM-522	横纹肌、肾、前列腺、肺
15	α5β2γ3	LM-523	中枢神经、视网膜基质

* 基于新命名法[33]，新 LM 不能仅给两个数字代码，而用他们构成的链编码

† 无 LM 被命名为 13

LM 可以影响细胞的分化、增殖、迁移、形态、黏附和凝集。它在 BM 的结构组织中起主要作用，与其他类型的胶原相比，它与Ⅳ型胶原优先结合[36]。LM 含有一个类似于 FN 的区域，这一区域较易与多种蛋白成分，如细胞表面所含有 RGD 的 α1 链和含有 Y1GSR 的 β1 链结合。后二者附着于细胞表面不同的整联蛋白，参与细胞相互黏附和迁移活动。

巢蛋白 1/巢蛋白

巢蛋白 1/巢蛋白是硫酸化糖蛋白，是 MB 的固有成分之一。巢蛋白 1[译者注：entactin 也称为巢蛋白 1（nidogen-1，NID-1），是一种在人类中由 NID1 基因编码的蛋白质]最初是在培养的小鼠内胚层细胞合成的 ECM 中鉴定出来的[37]。随后，从恩格尔布雷斯-肖姆-霍尔姆（Engelbreth-Holm-Swarm，EHS）肉瘤中分离出一种降解形式[称为巢蛋白（nidogen）]，并被错误地认为是一种新的 BM 成分，尽管这两个术语在现代文献中可互换使用[38]。巢蛋白 1 和巢蛋白 2 在肌原性分化中存在差异表达[39]。

巢蛋白与 LM 形成紧密的化学计量（1:1）复合物。旋转阴影电子显微镜显示其与 LM 的 γ1 链相连接。巢蛋白通过 RGD 序列促进细胞黏附，Ca^{2+} 与它的这种特性有关[40]。早期研究已发现其与 LN 在 BM 组装和上皮形态发生中的作用。已有研究表明，巢蛋白 1 调节 LM-1 依赖的乳腺特异性基因表达。

血小板应答蛋白

TSP 是一种广泛存在于有核动物细胞间质的黏附蛋白家族。共有 5 个不同基因产物 TSP-1～4 和软骨寡聚基质蛋白（cartilage oligomeric matrix protein，COMP）被鉴别确定。TSP-1 和 TSP-2 具有类似的初级结构，其分子量 450kDa，是由三个二硫键连接的肽链构成。这种物质是血小板被激活后分泌的主要肽类物质。另外也可以被多种有生长活性的细胞分泌。TSP 有 12 个结合位点可以与 Ca^{2+} 结合，并由此决定其结构稳定性。它可与细胞表面肝素和硫化肝素糖蛋白结合调节一些细胞的功能如血小板聚集、细胞系列增殖、细胞黏附和迁移[41,42]。遗传学研究表明，5 种 TSP 中有 3 种与心血管疾病有关[41]。TSP-1 和 TSP-2 最主要的已知作用是抗血管增生和调节细胞间基质的[42]。

整联蛋白和细胞附着蛋白

如前所述，细胞表面含有 1 组蛋白质成分，称为整联蛋白，它介导细胞与基质的相互作用。整联蛋白作为 ECM 成分的受体，也与细胞骨架的成分相互作用[43]。这为 ECM 成分介导细胞内过程提供了一种机制，包括控制细胞形状和代谢活性。整联蛋白以包含 α 和 β 亚单位的成对分子存在。它们似乎对 ECM 蛋白具有显著的特异性，很明显是由不同的 α 和 β 亚基组合而成。

除整联蛋白外，细胞表面上还存在细胞附着蛋白（cell attachment protein，CAM）。这类物质赋予特定的细胞识别特性。有关整联蛋白和 CAM 的讨论，可以参考 Albelda 和 Buck[43]、Danen 和 Yamada[44]、Takagi[45] 和 Lock[46] 等的文章。

衰老与结缔组织的性质

这一长久以来的讨论内容现在变得比较清晰。结缔组织参与生长发育、脏器结构、代谢和机体生化合成等多种生理过程并发挥重要作用。任何一个组织中，如果 ECM 组成成分发生变化或影响 ECM 代谢的各种因素改变，均可以通过影响多种复杂的基质改变相关组织的功能和特征。衰老过程中很可能产生很多相关影响因素。在衰老过程中，ECM 的表现形式或组成成分可以发生变化。另外很有可能的是，ECM 的很多构成成分参与一些酶促反应，并在非酶调节及生物半衰期等方面发挥相关作用。这些作用包括机体维持正常功能、修复、感染应激、非酶糖基化作用等方方面面。

在某种情况下，区分遗传所致程序化的上述过程抑或环境因素所致衰老影响上述过程似乎很重要，但实际上很难区分两方面的相互影响。

本节将试图就有关衰老与结缔组织之间的可能存在的相互影响因素和条件加以讨论。这些内容包括细胞衰老、炎症、生长影响因素、皮肤光老化、糖尿病、糖基化反应、骨质疏松（osteoporosis，OP）、骨关节炎（osteoar-thritis，OA）、动脉粥样硬化、沃纳综合征（Werner's syndrome，WS）、阿尔茨海默病（Alzheimer's disease，AD）等的病因。

细胞衰老

很多研究证实得出的结果提示二倍体细胞的生存期是有限的，而来自较老动物的细胞比来自较年轻动物的细胞的寿命更短。因此，衰老的过程可以归因于细胞衰老。一系列观察结果显示在细胞衰老过程中结缔组织之中的蛋白质成分可能发挥一定作用。在鼠类皮肤成纤维细胞中的深入研究得出的结论：细胞有丝分裂的周期是由核染色体的可塑性、细胞质细丝结构和 ECM 结构的变化所决定的[47]。这些结果提示胶原蛋白可以影响体内外培养条件下细胞功能。虽然衰老的成纤维细胞可能不分裂，他们的生物合成活性研究结果表明其 FN 的合成和 FN mRNA 含量均增加。然而，衰老细胞和类早衰细胞显示较"年轻"成纤维细胞对 FN 趋化作用的减少并且在细胞之间形成较厚重的 FN 网络[48]。这些结果在某种程度上提示，随着年龄增加，细胞对有丝分裂原反应能力减低，这可能是年龄与伤口复合过程的增龄性变化的原因或机制[49]。这同样提示由于存在软骨细胞衰老增加了关节软骨分解过程，其具体环节涉及关节表面纤维物质和胶原蛋白连接[50]。上述结果提示细胞衰老和功能变化决定了结缔组织的代谢及其细胞间相互作用。

炎症及生长因子

有关结缔组织生物研究的热点之一是有关炎症和生长因子等对结缔组织生物特性的影响。较为容易理解的是炎性细胞聚集是机体损伤和炎症过程的反应。这些炎性细胞分泌淋巴因子如白介素系列和其他因子影响结缔组织细胞的代谢。一系列生长调节因子如表皮生长因子（epidermal growth factor，EGF）、血小板源生长因子（platelet-derived growth factor，PDGF）、成纤维细胞生长因子（fibroblast growth factor，FGF）、转化生长因子（transforming growth factor，TGF）拥有对结缔组织细胞代谢的广泛影响。如先前曾提到的衰老的细胞对上述各种因子的反应明显区别于年轻的细胞。另外，其中一些因子的刺激可能加速细胞走向衰老。使这一局面更加复杂的是很多研究结果提示一些细胞可以合成其中的一些炎性因子如白介素-1（interleukin-1，IL-1）、PDGF、FGF和 TGF 通过自分泌和旁分泌作用影响结缔组织细胞的成分和功能。

在 Furuyama 等的研究报告中[51]，种植于胶原蛋白之上 II 型肺泡上皮细胞在培养基中添加 TGF-β1 可以形成一薄层 BM。免疫组化的研究显示产物中含有 IV 型胶原蛋白、LM、基膜蛋白聚糖、巢蛋白 1/巢蛋白。Neubauer等研究结果显示[52]TGF-β1 可以在鼠肝窦状细胞产生类似的基膜蛋白合成促进作用。各种生长因子和细胞因子在个体有滑膜炎的损伤性关节病中所发挥的作用已在 Gravallese 等的研究[53]中所详述。近来 Takehara[54]的研究结果提示多种细胞因子和生长因子作用下皮肤成纤维细胞、ECM 蛋白质合成产物的明显增加。上述各种细胞生长因子在衰老过程中的作用目前暂不明确，但可以预测必然包含在衰老过程中。

皮肤衰老的机制

皮肤衰老是一个复杂生物学过程，主要包括两部分：首先是先天或固有退化过程，第二是外部因素所致衰老，主要是因为暴露在环境之中，又称为光老化。这两个过程在裸露的皮肤存在叠加效应，它们在皮肤的构成成分[55,56]和生物学性质方面均产生深刻的影响或作用。光老化的表现不同于固有衰老过程，二者影响皮肤衰老的作用机制各异。

已有多种学说涉及解释皮肤衰老现象，其中一部分可以解释固有的皮肤衰老。曾经假设，二倍体细胞如真皮成纤维细胞在培养条件具有固有的生存期，并由此推断在组织层面发生的衰老和退化会发生在真皮[54]，另有人观察指出自由基可能损伤真皮的胶原蛋白[57]。第三种学说认为蛋白质的非酶糖化如发生在胶原蛋白可以增加胶原蛋白间的相互连接。这被认为是联系组织在衰老过程中失去功能的主要原因[58]。最后真皮衰老涉及结缔组织中 ECM 多种基因表达的结果。在老年人皮肤中胶原蛋白的生物合成速率明显降低[59]。与之相对应的是在固有的真皮结缔组织衰老过程中生物合成和分解失衡是主要问题，在分解过程存在条件下修复能力下降是主要原因。

在衰老的真皮还存在胶原蛋白结构和弹性蛋白网络的改变，纤维之间的空间由于基质物质减少而受到压缩。胶原纤维束呈现解离状态和弹性蛋白解离状态，扫描电镜的研究发现大鼠皮肤的三维结构在其第 2 周到 4 周期间呈现出胶原蛋白和弹性蛋白动力型排列。具体表现为胶原纤维束排列的固有结构在弹性蛋白的外力作用下发生一定程度的改变。在成年期，这种弹性蛋白引起的扭曲伴有一种不完全的弹力网络重组并借此束缚胶原纤维束。

真皮结缔组织发生的光损伤作用在病理切片呈现出的表现被称为光老化。典型的光老化是在真皮的上中层出现大量堆集的弹力变形样物质。这种现象被称为日光弹力组织变形。主要涉及弹性蛋白的改变[60]。日光弹力组织物主要包括弹性蛋白、原纤维蛋白、多能蛋白聚糖（一种大的糖蛋白）和透明质酸。虽然弹力变性组织含有正常的弹性蛋白，日光弹力变性组织的超分子结构及其功能呈现明显异常。弹性蛋白基因表达在受日光损伤的真皮出现显著的被激活状态。另外，在弹力变性组织聚集的位置，胶原网络在周围也呈现退化状态。类似研究提示 MMP 可以作为光老化过程中胶原损伤的中介物质[59]。

导致光老化的主要成分经紫外光谱研究认为是UV-B 部分，虽然呈现 UV-A 部分和红外射线也会产生损伤。在 UV-A 照射的无毛小鼠中，除存在弹性蛋白变性之外还呈现胶原III型和 I 型比例的改变。在紫外线照射的培养成纤维细胞 MMP 表达增加[59]。在光老化的皮肤中细胞基质成分含量增加（包括透明质酸、硫化肝素和主要的硫酸皮肤素）。在老年人的皮肤中，肥大细胞数量众多并呈脱粒状态。这类细胞通常产生各种炎症介质，所以光老化细胞呈持续的红色。在固有的衰老过程中，皮肤细胞呈逐渐稀少的局面，皮肤微循环状态也同样受到影响变得稀疏，水平线丛血管几乎消失。虽然在老年人群中晚期光老化可伴有组织萎缩，但持续的光老化病理过程的特征是弹性成分更多而非更少。

光老化作用可以被广谱遮光剂或防晒霜完全预防。在人类中严重的光老化被认为是不可逆的。但在裸鼠的研究发现终止放射线照射后修复过程的出现，表现为胶原蛋白重新分布达正常水平。在人类中同样可以发现在避免暴露于阳光几年以后，皮肤活检的光损伤改变得到修复。

糖尿病

目前在临床上有两种类型的糖尿病：1 型糖尿病属胰岛素依赖型，是由 β 细胞破坏所致；2 型糖尿病，被称为非胰岛素依赖型糖尿病。糖尿病常常加速衰老，主要是由于心血管系统合并症以及外伤愈合能力受损在糖尿病人群中经常出现。很多研究证实糖尿病可致血管壁基膜增厚[5]。有关增厚的生物学基础至今尚不清楚，但可能涉及异常改变包括细胞黏附、基膜对非酶糖化蛋白质物质的反应以及基膜成分非正常分解。糖尿病个体成纤维细胞在培养过程中呈现早衰的表现[61]。

Sibbitt 等[62]致力于醛糖还原酶抑制作用的研究，健康人的成纤维细胞，其细胞倍增时间加倍直至出现细胞衰老。饱和密度氚标记的胸腺嘧啶核苷的错配以及对 PDGF 的反应状况均随着培养基中葡萄糖浓度增加而受到抑制。他们的研究还发现醛糖还原酶抑制剂：索比尼尔、托瑞司他可以全部抑制上述作用。肌醇具有类似的作用。然而，至今未有数据显示醛糖还原酶抑制剂可以逆转糖尿病个体成纤维细胞的衰老过程。因此，目前尚不清楚降糖治疗是否可以预防衰老在成纤维细胞的发生和发展，也不知道降糖是否可以调节糖尿病与衰老的各方面相互影响。

一个较少涉及的领域是 DM-1 和 DM-2 糖尿病合并症骨质丢失。这一合并症在逐渐引起关注。因为 1 型糖尿病治疗方法的提升大幅增加此类患者的生存期。由此，这类患者开始面临其他的与衰老有关的合并症如骨质疏松[63]。1 型糖尿病和 2 型糖尿病均是心血管病高危人群。血糖控制欠佳可增加非酶糖基化蛋白形成。进而导致氧化应激物质的增加造成细胞内和细胞间交联加速血管损伤和动脉粥样硬化[64,65]。

非酶糖基化和胶原交联

在酶的作用下糖类可以整合到蛋白质，酶促反应形成的糖化蛋白均存在于蛋白质分子的特定位点。另一方面，非酶糖基化蛋白形成可以发生在蛋白质分子的任何一处。此种反应体外可导致食物变质变韧[65]。任一种蛋白质与糖混合时间越长，非酶糖基化蛋白形成的机会越多。未得到较好控制的糖尿病患者中，可以发现循环中糖化血红蛋白和糖化白蛋白的存在。由于红细胞生存周期为 120 天，血红蛋白 $A1_C$ 作为一个指标可以评价 120 天的血糖控制情况。一些蛋白质半衰期（生存期）非常长，同样可以呈现非酶糖基化。Paul 和 Bailey[66]证明胶原蛋白的糖基化构成糖尿病合并症和衰老过程的核心问题。

葡萄糖和蛋白质之间的非酶糖基化反应最初被称为 Maillard 反应或褐变反应。在葡萄糖和蛋白质上氨基酸基团间初始反应形成席夫碱（Schiff base），这是一种不稳定结构并可自发性转化成阿马道里重排（Amadori rearrangement），在这个重排中加合物上生成一个新的酮基。这些物质可以相互凝结并与肽类物质通过共价键结合到一起[64]。初期，糖基化产物仅影响细胞角质蛋白与细胞间质内物质的相互作用。但最大损伤性作用是为糖化作用下细胞间的交联形成。这种交联产物使重要组织的变型性和组织通透性受损。弹性蛋白同样受到此类糖基化影响[66]。Verzijl 等[67]研究发现在衰老过程中非酶糖基化导致糖基化终末物质堆积在关节软骨蛋白聚糖之中。

关节炎

骨关节炎

风湿性疾病，特别是 OA 在老年人群中很常见。导致 OA 和 OP 的原因包括遗传易感性、内分泌和代谢状态、机械或外伤性因素等[68]。随着衰老，骨质丢失在 OA 中较 OP 中的骨丢失略轻。衰老状态骨质丢失程度决定于骨质周转状态[69]。可通过测量骨吸收和骨形成参数来评估。在 OA 初始阶段，存在细胞增殖和基质蛋白合成增加，蛋白激酶、生长因子和细胞因子的合成是由关节软骨细胞完成。其他类型的关节细胞和组织包括滑膜、软骨下层骨质均参与相关病理改变[70]。

在炎性关节炎，多种降解酶包括组织胶原酶和金属蛋白酶存在于风湿病关节部位，并导致骨和软骨组织的破损，正是因为炎性因子激活上述的这些酶[71]。Lannone 和 Lapadula 等[72]研究发现 IL-1 是由滑膜细胞产生，IL-1、TNF-α 和其他细胞因子对溶骨细胞有促进其有丝分裂的作用，并能够刺激产生胶原酶、蛋白聚糖肌酶、纤溶酶原激活物和前列腺素类物质。目前认为 IL-1 在风湿性关节炎的病理过程中扮演重要角色。

骨质疏松

OP 是一种骨骼系统疾病，重点包括骨疏松和骨质丢失、增加骨折风险，这种风险随着衰老而逐渐增加。孪生和家族遗传结果显示，遗传因素对 OP 发生至关重要，通过影响骨矿物质密度对 OP 的发生和发展起重要作用，遗传因素占 60%~80%[73]。80 岁以上老年女性皆受到此病影响。在 50 岁时段，女性发生骨质疏松的危险性达 50%，男性患 OP 的危险性为 20%。很多研究结果显示遗传因素可以解释人群中 70%骨质密度的变化[74]。美国国家骨质疏松组织建议对 65 岁以上妇女或有危险因素的已停经妇女全部进行骨密度检查。

Viguet-Carrin 等[75]证明决定骨密度的各种成分相互影响，特别是矿物质和胶原蛋白的变化。各种成熟度的胶原蛋白可存在于骨骼中，包括酶促或非酶促的反应产物。非酶促胶原类似物与衰老有关并可能损害骨的机械特性。在人类构质骨尸检结果研究发现[76]，还原性和非还原性胶原蛋白之间的交联均与年龄和 OP 有关。在研究对象中脊柱骨骼胶原蛋白萃取率随着年龄而增加。OP 的骨胶原蛋白显示萃取率增加，以及二价共价键连接的可还原纤维蛋白比同性别及年龄的对照人群明显减少，未发现三键的吡啶交联存在变化。这些改变可以导致骨小梁强度减低并导致 OP 个体的骨折发生，而胶原蛋白的密度并未较同年龄、同性别对照人群低。

Croucher 等[77]定量分析了 35 个原发性 OP 患者的骨质网状结构，他们的结果显示在某一特定网状骨质的原发 OP 的结构变化类似于发生在正常人的骨质增龄性丢失。这些结果强力提示破骨细胞分泌的溶解酶活性增加作用致基膜降解造成 OP。

动脉衰老

在年轻的健康个体中，弹性动脉（主要是主动脉）的弹性功能可与心脏产生最佳的相互作用，并使外周阻力血管获得最佳的稳定血流。随着年龄增加，动脉壁结构和组成成分发生变化使管壁僵硬度增加，导致脉压增加，高血压和更高的心血管病发生率。另外，主动脉僵硬度增高使血液呈波动式流向各个脏器如脑和肾，这种脉冲式能易使血液具有破坏性，可损伤微小血管。这是微血栓和微出血的重要原因，常导致细胞受损、认知功能下降和肾衰[78]。

动脉中层决定动脉僵硬度和弹性，弹性蛋白、血管平滑肌细胞和基质物质构成动脉中层。弹性蛋白占动脉壁弹力组织的 90%。年龄相关的血管壁僵硬度增加，包括动脉粥样硬化首先发生在动脉中层。随着年龄的增长，主动脉的弹性蛋白含量相对稳定；然而，由于胶原蛋白含量随着年龄的增长而增加，弹性蛋白的绝对数量实际上减少了。这些变化可能影响主动脉的力学性能[79]，表现为胶原蛋白与弹性蛋白之比上升。

另外，随年龄改变弹性蛋白发生破裂和变薄，造成动脉壁扩张和压力负荷转向胶原蛋白，胶原蛋白的僵硬度是弹性蛋白的 100～1000 倍，这种弹性蛋白破裂产生的机制可能是机械原因所致，也可能是 MMP 作用的结果[79]。MMP 主导动脉粥样硬化各个阶段管壁细胞功能，包括适应性重塑、正常衰老及非动脉粥样硬化性血管病[80]。在动脉壁中，堆积的糖基化终末产物形成胶原蛋白之间的交联，增加管壁的僵硬度，更多的问题包括残留的弹性蛋白变得更加僵硬，更易于钙化，由于存在的糖基化终末产物形成交联使胶原蛋白更趋硬化[79]。上述过程在合并高血压、糖尿病、高尿酸血症等情况下会更加严重。所用的研究结果均表明动脉僵硬度增加可发生在各年龄段的糖尿病，包括 1 型和 2 型。动脉僵硬度增加在 2 型糖尿病合并代谢综合征相关疾病如高血压、血脂紊乱、高血糖状态下可加剧胰岛素抵抗、氧化应激、内皮功能受损，以及形成炎症因子和糖基化终末产物[81]。

虽然存在充分的证据证明动脉粥样硬化与胶原蛋白和弹性蛋白的退行性改变及重塑关系密切，但其间很多细节仍不甚明确。

沃纳综合征

WS 是一种罕见常染色体隐性遗传的早衰性疾病。表现为与年龄相关的表型，如动脉粥样硬化、白内障、骨质疏松、软组织钙化、早衰白发和脱发，以及某些类型癌症的高发病率[82]。基因产物 WRN 是 DNA 解旋酶 RecQ 家族的一员，在 WS 中存在缺陷[83]。在患者生命的早期阶段，4 个主要身体组织和/或系统（神经、免疫、结缔组织和内分泌系统）即可出现与正常衰老相似的临床和生物学表现。WS 可以引起心血管系统的异常，表现为限制性心肌病[84,85]。Ostler 和同事[86]研究显示，WS 的成纤维细胞表现为突变表型、复制寿命缩短细胞衰老加速等现象。他们还证明了来源于 WS 患者的 T 细胞具有突变表型。据报道，两名 WS 患者的成纤维细胞中胶原蛋白合成增加。这伴随着原胶原 mRNA 水平比正常对照组几乎翻了一倍。同样，Hatamochi 及其同事[87]的研究表明，WS 成纤维细胞条件的培养基可以诱导正常的成纤维细胞增殖，但无法改变这些成纤维细胞的胶原蛋白和非胶原蛋白合成的相对速率。

阿尔茨海默病

AD 是一种老年病，尸检的典型病理生理学变化包括神经原纤维相互缠结、神经炎斑块、神经元丢失和淀粉样脑血管病变。染色体 1、12 和 21 的突变可导致家族性 AD。易感基因本身不会引起疾病，但与其他基因结合，可调节发病年龄，并增加 AD 发生的可能性[87]。在鉴定 tau 蛋白中的突变及分析 tau 与 AD 的第二个标志性病变（含 Aβ 肽的淀粉样斑块）之间的串扰方面取得了重大进展[88]。

家族性 AD 的研究表明，脑小动脉中膜平滑肌肌动蛋白减少或丢失。脑内小动脉和许多毛细血管内都有淀粉样蛋白沉积。III 型胶原和IV胶原均有明显表达，血管 BM 内可以发现淀粉样纤维和胶原纤维[89]。

临床和实验研究表明，随着年龄的增长，脑灌注逐渐减少，在 AD 患者中，脑血量的下降幅度更大[90]。Carare 和同事的研究[91]表明，毛细血管和小动脉 BM 似乎充当了大脑的淋巴管，以引流液体和溶质。在脑淀粉样血管病中，淀粉样蛋白 β 在 BM 引流途径中沉积，可能阻碍 AD 患者脑内淀粉样蛋白 β 和组织液的清除。

BM 组分如 LM、巢蛋白和IV型胶原在淀粉样斑块中的定位，提示这些组分可能在 AD 的发病机制中起作用[91]。Kiuchi 等[92,93]研究结果表明，巢蛋白、IV型胶原和 LM 对 Aβ 42 原纤维的作用最为显著，导致 Aβ 42 原纤维的分解。圆二色谱研究显示，高浓度的 BM 成分会诱导 Aβ 42 的 β 折叠结构转变为随机结构。

这些提示血管 BM 可能作为老年斑的病灶，在 AD 的淀粉样和神经炎的发生发展中起作用。

总　结

本章回顾了生物化学和分子生物学的一些方面，以及结缔组织在衰老过程中的作用。结缔组织的结构，代谢和分子生物学的控制具有内在的复杂性，衰老可能会导致这些发生变化，反之亦然。在这些现象中，胶原交联和糖基化可能是衰老过程的核心。晚期糖基化终产物及其受体可诱发炎症，具有破坏性；然而，对组织也有保护作用。许多相互作用的结缔组织蛋白的选择性基因剪接导致细胞与其周围结缔组织之间相互作用和相互影响的改变。太阳辐射，以及细胞因子、生长因子和激素的相互作用对结缔组织和肌肉表型的控制[94]、降解酶的产生和作用有影响，并影响细胞复制的因子、结缔组织疾病和控制衰老的细胞内因子，也参与了衰老过程。衰老的原因和影响是当代研究的一个活跃领域，其中结缔组织的参与是一个重要因素。

关键点　结缔组织与衰老

- 结缔组织大分子结构完整性和产生的变化与衰老过程有关。
- 衰老过程中组织功能的丧失与胶原蛋白和弹性蛋白的交联增加，以及随后其周转率的降低有关。
- 结缔组织大分子 mRNA 的选择性剪接参与了衰老过程。
- 细胞衰老与结缔组织代谢调节的变化之间存在相关性。
- 胶原蛋白和弹性蛋白的糖基化会随着年龄的增长而加速，并可能与糖尿病的改变有关。
- 在与年龄有关的骨质疏松中，二价可还原胶原的交联键减少，可能导致骨强度降低，并可以解释骨折的增加。
- 在衰老和痴呆型阿尔茨海默病中，Ⅳ型胶原蛋白、层粘连蛋白、硫酸乙酰肝素蛋白聚糖和淀粉样蛋白斑块在脑血管中存在共定位。

（孔　俭　译，李　特　审）

完整的参考文献列表，请扫二维码。

主要参考文献

1. Brodsky B, Persikov AV: Molecular structure of the collagen triple helix. Adv Protein Chem 70:301–339, 2005.
2. Bailey AJ, Paul RG, Knott L: Mechanisms of maturation and aging of collagen. Mech Ageing Dev 106:1–56, 1998.
5. Kefalides NA, Borel JP: Basement membranes: cell and molecular biology, San Diego, 2005, Academic Press.
10. Tayebjee MH, Lip GY, MacFadyen RJ: Metalloproteinases in coronary artery disease: clinical and therapeutic implications and pathological significance. Curr Med Chem 12:917–925, 2005.
18. Iozzo RV, Shaefer L: Proteoglycans in health and disease: novel regulatory signaling mechanisms evoked by the small leucine-rich proteoglycans. FEBS J 277:3864–3875, 2010.
21. Schwarzbauer JE, DeSimone DW: Fibronectins, their fibrillogenesis, and in vivo functions. Cold Spring Harb Perspect Biol 3:a005041, 2011.
26. Hinz B, Phan SH, Thannickal VJ, et al: Recent developments in myofibroblast biology: paradigms for connective tissue remodeling. Am J Pathol 180:1340–1355, 2012.
27. Muro AF, Chauhan AK, Gajovic S, et al: Regulated splicing of the fibronectin EDA exon is essential for proper skin wound healing and normal lifespan. J Cell Biol 162:149–160, 2003.
28. Bhattacharyya S, Tamaki Z, Wang W, et al: Fibronection EDA promotes chronic cutaneous fibrosis through Toll-like receptor signaling. Sci Transl Med 6:232ra50, 2014.
29. Andrews JP, Marttala J, Macarak E, et al: Keloid pathogenesis: potential role of cellular fibronectin with the EDA domain. J Invest Dermatol 135:1921–1924, 2015.
30. Domogatskaya A, Rodin S, Tryggvason K: Functional diversity of laminins. Annu Rev Cell Dev Biol 28:523–553, 2012.
42. Bornstein P, Agah A, Kyriakides TR: The role of thrombospondins 1 and 2 in the regulation of cell-matrix interactions, collagen fibril formation, and the response to injury. Int J Biochem Cell Biol 36:1115–1125, 2004.
59. Uitto J, Bernstein EF: Molecular mechanisms of cutaneous aging: connective tissue alteration in the dermis. J Investig Dermatol Symp Proc 3:41–44, 1998.
66. Paul RG, Bailey AJ: Glycation of collagen: the basis of its central role in the late complications of ageing and diabetes. Int J Biochem Cell Biol 28:1297–1310, 1996.
78. O'Rourke MF: Arterial aging: pathophysiological principles. Vasc Med 12:329–341, 2007.
79. Tsamis A, Krawiec JT, Vorp DA: Elastin and collagen fibre microstructure of the human aorta in ageing and disease: a review. J R Soc Interface 10:20121004, 2013.
80. Greenwald SE: Ageing of the conduit arteries. J Pathol 211:157–172, 2007.
83. Ozgenc A, Loeb LA: Current advances in unraveling the function of the Werner syndrome protein. Mutat Res 577:237–251, 2005.
88. Cummings JL, Vinters HV, Cole GM, et al: Alzheimer's disease: etiologies, pathophysiology, cognitive reserve, and treatment opportunities. Neurology 51:S2–S17, 1998.
94. Tarantino U, Baldi J, Celi M, et al: Osteoporosis and sarcopenia: the connections. Aging Clin Exp Res 25(Suppl 1):S93–S95, 2013.

第 **20** 章 | 骨与关节的衰老

Celia L. Gregson

肌肉骨骼系统有三个主要功能：①它是肢体运动的一种有效手段；②它作为一个内骨骼，提供全面的机械支持和保护软组织；③它可作为矿物钙稳态的储存库。老年人群中，前两项功能经常受到侵害；肌肉骨骼问题是老年人疼痛和身体失能的主要原因，成为全球疾病显著的负担[1]。而且骨折的发生率随着年龄增长急剧上升（图 20-1）。几个因素造成肌肉骨骼功能年龄有关的下降。

1. 肌肉骨骼系统（即关节软骨、骨骼和软组织）的部件衰老效应导致骨质疏松（osteoporosis，OP）和骨关节炎（osteoarthritis，OA）发病率越来越高，关节运动的范围减小，以及始动僵硬和困难。

2. 常见的开始于青年期或中年肌肉骨骼疾病的患病率随着年龄增长升高。引起越来越多的疼痛和失能，但不缩短寿命（如血清阴性脊柱关节病、肌肉骨骼创伤）。

3. 某些发生于中老年人的肌肉骨骼疾病，如风湿性多肌痛，骨佩吉特病（Paget disease）和晶体相关关节病的发病率很高。

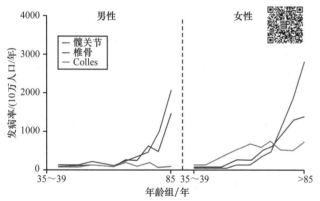

图 20-1　在美国明尼苏达州罗切斯特，男性及女性在髋关节、脊柱和前臂远端（Colles，柯莱斯骨折）骨折年龄相关发病率。（经许可改编自 Cooper C, Melton LJ Ⅲ: Epidemiology of osteoporosis.Trends Endocrinol Metab 3: 334-229, 1992）（彩图请扫二维码）

一些相关的假说已经对老年人骨骼、肌肉和关节问题的高患病率提出解释[3-6]。

1. 长寿导致肌肉骨骼系统机械损伤积累，肥胖水平上升可能加剧其损伤。

2. 在生命的繁殖后期阶段，年龄相关的组织损伤的修复缺乏遗传投资。

3. 因缺乏进化压力，人类的肌肉骨骼系统还没有完全适应直立的姿势和抓握力，其结果是我们的许多

骨关节没有被恰当地塑造和"充分设计"，以便能够应付压力。

4. 现代久坐的生活方式意味着我们比祖先暴露于更少的机械应力之下，由于肌肉骨骼的强度是由其所面对的机械拉力控制，这可能会导致一个较弱的肌肉骨骼系统，不能很好地适应于突发性重大应激事件。

肌肉骨骼组织的衰老涉及几种不同的机制，包括[7-10]：

● 降低分化细胞如成骨细胞、软骨细胞合成能力，随之而来的是保持基质的完整性能力丧失

● 退化分子，如蛋白聚糖片段，在肌肉骨骼组织基质的累积

● 间充质干细胞数量的下降

● 结构蛋白如胶原蛋白和弹性蛋白的翻译后修饰改变

● 异常表观遗传修饰改变细胞调控

● 炎症介质诱导促炎性细胞因子的积累

● 活性氧和线粒体功能障碍产生数量增加，导致氧化应激，导致应力诱导的衰老。

● 营养激素和生长因子如胰岛素样生长因子-1（insulin-like growth factor 1，IGF-1）的水平降低，或者细胞对这些因子的反应发生改变

● 组织承重模式的改变，或组织对承重的反应改变

● 伤口愈合和组织修复能力下降，这可能是上述所有或部分机制作用的结果

维持肌肉骨骼完整性的主要关键组织是关节软骨、骨骼和软组织。现在对这些年龄相关结构变化进行更详细的描述。

关 节 软 骨

图 20-2 总结了一个哺乳动物的滑膜关节的结构。它的许多功能源于关节软骨的特性，其对软骨下骨起靠垫的作用和提供自由运动必要的低摩擦表面。关节软骨中含有很少的细胞，是无神经和血管的，在健康状态下尽管整个生命中都在面对生物力学应力也能保持完整性。现在我们已知一定量的机械负载是维持软骨平衡必要的，因为固定不动后关节损伤会发展[11]。软骨的主要细胞是软骨细胞；细胞外基质主要由Ⅱ型胶原蛋白和聚糖（总蛋白多糖）组成。胶原分子由三种多肽链的三股螺旋组成，螺旋交联形成胶原纤维，后者结合透明质酸和聚

集蛋白聚糖，并形成胶原纤维的网络[12,13]。聚集蛋白聚糖有许多糖胺聚糖（glycosaminoglycan，GAG）侧链，这有助于在基质中保留水分子[13]。超过关节软骨重量的 2/3 是水，并且这种高的含水量对维持组织的黏弹性能是至关重要的[12]。胶原纤维网络赋予对关节软骨拉伸强度，而聚集蛋白聚糖在压力下产生刚度[12,13]。

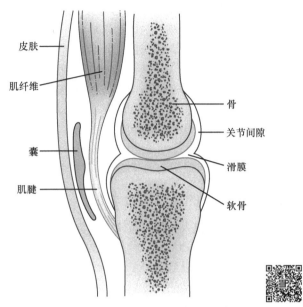

图 20-2 滑膜关节。主要组织的组织学表现突出。（承蒙 Dr. J.H. Klippel 和 Dr. P.A. Dieppe 提供图片）（彩图请扫二维码）

随着年龄增长，关节软骨变薄，其颜色从闪闪发光的白色变成暗黄色。此外，组织的机械特性变坏。拉伸刚度、耐疲劳性和强度降低，但抗压性没有显著变化。这些变化在一定程度上是由水分含量减少引起的。软骨细胞的形态和功能以及聚集蛋白聚糖和 II 型胶原蛋白的

性质，都随着年龄的变化而变化。OA 是为某些在滑膜关节产生的特征性病理改变和关节功能受累而命名的。OA 被认为出现在作用于关节或关节内的机械力和关节软骨及其他关节组织承受这些力之间不平衡时。损害可由作用于正常关节组织异常的机械力或正常的机械力作用于已损坏或异常组织引起[14]。虽然 OA 不是衰老的必然结果，但是衰老增加了 OA 发病风险，因为它与一系列能影响所有关节组织的改变相关（图 20-3）。

软骨细胞的主要功能是维持软骨动态平衡。然而，随着年龄的增长，软骨细胞发展成一个衰老表型，蛋白多糖合成活性受损，产生的蛋白多糖变得小和不规则。软骨细胞对合成代谢和分解代谢变化的刺激[例如，IGF-1、成骨蛋白-1、转化生长因子-β（transforming growth factor-β，TGF-β）、白介素（interleukin，IL）]的响应提示平衡向分解代谢偏移，这增加了 OA 易感性[7]。在 OA，过量的分解代谢活性破坏了软骨动态平衡，导致软骨基质分解，这主要是由炎性细胞因子、分解介质[例如，基质金属蛋白酶（matrix metalloproteinase，MMP）]和去整合素金属蛋白酶与血小板模体片断（a disintegrin and metalloproteinase with thrombospondin motif，ADAMTS）策划的。端粒缩短和随之而来的端粒功能障碍，引起复制性衰老，可能会导致软骨细胞衰老。然而，缓慢的软骨周转率降低易感性。相反，由于氧化应激、致癌基因活化、线粒体功能障碍和炎症造成端粒酶损伤，进而产生由压力诱发的衰老，似乎在膝关节的衰老过程中发挥更大的作用。衰老软骨细胞产生 IL 和 MMP，介导软骨基质的损害。自噬是细胞回收的稳态机制，去除损坏和/或冗余细胞器和蛋白质，使衰老的软骨得以恢复。雷帕霉素的作用靶点，哺乳动物雷帕霉素靶蛋白

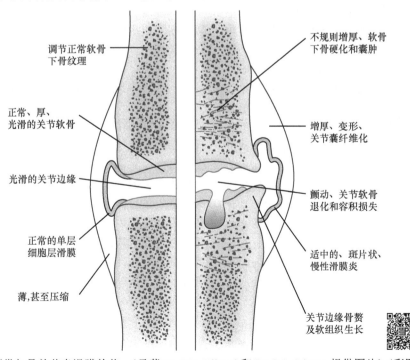

图 20-3 正常与骨关节炎滑膜关节。（承蒙 Dr. J.H. Klippel 和 Dr. P.A. Dieppe 提供图片）（彩图请扫二维码）

（mammalian target of rapamycin，mTOR），当其过量活化时抑制自噬，因此被认为与衰老相关。有趣的是，衰老细胞因蛋白质积累而扩大，可以应用雷帕霉素即 mTOR 抑制剂来解救[15]。凋亡增加时软骨细胞数量减少，而当凋亡是为了除去潜在的致癌和受损细胞时，凋亡的过程就是正常的生理过程。高迁移率族蛋白（high-mobility group box protein，HMGB2），其水平随着年龄下降，已经成为软骨细胞生存的重要调节器[16]。

软骨蛋白多糖的消耗是 OA 关节软骨损失的最早标志之一。蛋白聚糖包含一个核心蛋白和两个主要 GAG 侧链：硫酸软骨素（chondroitin sulfate，CS）和硫酸角质素（keratin sulfate，KS）。CS 是人关节软骨主要的 GAG 侧链。它是由含有两种糖分子（N-乙酰半乳糖胺和葡萄糖醛酸）的一个基本的二糖重复链的寡糖链组成。这些糖分子携带一个硫酸基，它可能在糖环的第六（C6）或第四（C4）的碳原子上。衰老的关节软骨和 OA 中硫酸化 C6/C4 的比值会发生变化，可能使软骨更容易受到细胞因子介导的损伤[17,18]。主要的蛋白多糖、蛋白聚糖与透明质酸结合形成大量、亲水性的聚集体，可扩大组织的胶原蛋白框架，提供关节的抗压和抗拉强度。随着年龄的增长，蛋白聚糖减少，合成的蛋白多糖较小，KS 含量增加和 CS 含量减少，以及蛋白聚糖酶合成增加，导致蛋白聚糖降解。

胶原也随着年龄发生改变，其纤维直径和交联均增加。纤维的交联可以是酶促或非酶促过程，酶促过程涉及赖氨酰羟化酶。在年轻人成长的骨骼中，胶原蛋白的周转率很高，酶促二价和三价交联使胶原蛋白变得稳定，而端肽赖氨酸几乎完全羟基化。随着年龄增长赖氨酰羟化酶活性减弱，引起端肽赖氨酸的羟基化不完全。然而，在增龄过程中，由于葡萄糖和赖氨酸之间的非酶反应，使胶原蛋白交联进一步增加，形成葡萄糖赖氨酸及其相关分子。随后氧化和非氧化反应产生稳定最终产物，被称为糖基化终末产物（advanced glycation end product，AGE），其中的一些 AGE 可以作为胶原交联生产纤维，但这种纤维太硬无法达到最佳的功能[19,20]，使软骨更容易发生机械性故障。在软骨细胞，AGE 可以抑制 II 型胶原蛋白的产生，模拟 MMP 和 ADAMTS 表达，并通过产生肿瘤坏死因子-α（tumor necrosis factor-α，TNF-α）、前列腺素 E2 和一氧化氮增加炎症[21,22]。高血糖和氧化应激增加 AGE 生成，而且膳食中 AGE 的摄取也可能是其升高的重要因素[23,24]。在一些韧带中表达可扩展性和弹性反冲的弹性蛋白，也是通过交联来达到稳定的，AGE 生产也同样促进与年龄有关的硬化[25]。衰老软骨细胞中活性氧（reactive oxygen species，ROS）的积累，部分原因是线粒体功能障碍，这使得氧化应激增加并产生一系列后果，包括 DNA 损伤、端粒缩短、合成代谢活性的丧失、炎性细胞因子和蛋白酶生成增加、软骨细胞衰老和细胞凋亡[8]。

与影响关节软骨一样，衰老也影响关节的其他组织。关节软骨的基底层（钙化软骨）下方存在软骨下骨；越来越多的证据提示，软骨和骨的代谢在关节内密切耦合，而这是在 OA 的发病过程中很重要的[26]。当然，在 OA 进展过程中可以看到不同的骨骼改变——软骨下骨周转率增加，底层骨小梁矿化过低，软骨下硬化，骨赘和骨髓损伤的形成。而骨赘和骨髓损伤的形成可以预测 OA 的疼痛[27]。绝经后妇女年龄相关的雌激素减少，与骨更新和软骨退化的增加相关[28]。相应的，激素替代治疗已经与 OA 的患病率降低相关[29]。有研究将增加的骨周转与 OA 病情进展速率增加联系在一起，发现破骨细胞活性在 OA 的发病过程中增加[30]。因此，有研究人员对应用抗重吸收的药物治疗骨和软骨病产生很大兴趣，尽管这种方法的疗效尚未在人类中证实[31]。年龄相关的关节周围的软组织结构进一步的变化可能影响关节健康，将在后面讨论。

衰老和骨关节炎的表观遗传学

越来越多的研究人员将兴趣转向衰老和 OA 病因的表观遗传调控。因为 OA 是一种家族性特征很明显的疾病，而表观遗传学可以解释 OA 一些所谓的缺失遗传，表观遗传机制涉及基础的 DNA 序列没有改变的基因表达和稳定遗传因素。它们包括 DNA 甲基化、组蛋白修饰和非编码微小 RNA（miRNA）。通常，甲基化水平随着年龄增长而降低。OA 影响的软骨中一些 MMP 的启动子存在低甲基化[32]。此外，组蛋白甲基化能调节活化 T 细胞的核因子（nuclear factor of activated T cell，NFAT）；关节软骨细胞的转录因子以一种年龄相关的机制，当软骨细胞表现一个 OA 样表型[33]时控制软骨细胞体内平衡。目前已经确定一系列的 miRNA 在软骨和 OA 发展所扮演的角色。研究老龄化和 OA 的表观遗传机制，可以为研究疾病机制、揭秘衰老、发展未来的治疗方法提供新的视角。

骨　骼

承重骨的结构包含皮质骨外壳，以此来最大限度的提高强度。此外，某些部位，如脊椎和干骺端，包含一个内部骨小梁网作为一个内支架（图 20-4）。微观上，骨架由互连的 I 型胶原蛋白的肌原纤维构成，这些肌原纤维提供了拉伸强度。羟基磷灰石晶体是由钙与磷沉积在胶原纤维孔内形成的，使骨骼具有一定的刚度。成人骨不断自我更新。这一过程被称为骨重建，发生在整个骨架的离散点，称为骨重建单位。骨重建是骨形成和骨吸收的协调活动（骨形成由成骨细胞完成，骨吸收则由破骨细胞完成），在一个持续不断的周期中修复微损伤，调整骨密度和形状以适应它所承受的力量（图 20-5）。破骨细胞从造血前体细胞分化而来，与巨噬细胞同源，而成骨细胞能产生骨样组织并促进矿化，其起源于间充质前体，也产生成纤维细胞、基质细胞和脂肪细胞。骨骼细胞作为数量最多、生命较长的骨细胞，驻留在骨小管内。越来越多的人将它们作为骨稳态的重要调节剂；例如，骨骼细胞是骨中的关键机械感觉细胞。成骨细胞和骨骼细胞都能产生核因子 κB 配体的膜结合受体激动剂（receptor activator of nuclear factor-kappa B ligand，RANKL），RANKL 能结合破骨细胞的 PANK 受体并刺激破骨细胞的分化，从而避免细胞死亡[34]。这个过程是由成骨细胞调节的，成骨细胞能产生骨保护素，后者是一种诱饵受体[35]。多种因素影响 RANK-RANKL-OPG 系统，包括甲状旁腺激素（parathyroid hormone，PTH）、维生素 D、细胞因子、IL、前列腺素、噻唑烷、雌激素、机械力和 TGF-β。RANKL 单克隆抗体现在用于治疗骨质疏松、减少破骨细胞造成的骨吸收。

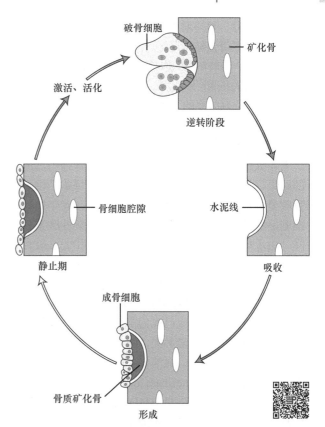

图 20-5　骨重建序列。首先破骨细胞骨吸收，随后水泥线被建设（反转相位）。然后成骨细胞用骨质填满吸收腔，随后矿化，骨表面最终被衬细胞和薄层类骨质覆盖。（彩图请扫二维码）

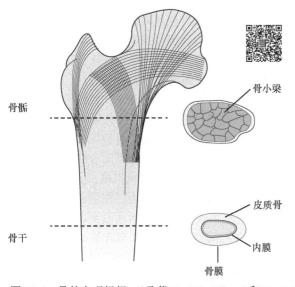

图 20-4　骨的宏观组织。（承蒙 Dr. J.H. Klippel 和 Dr. P.A. Dieppe 提供图片）（彩图请扫二维码）

骨架的结构变化

到了中年，骨骼中钙总量（即骨量）开始下降，更年期女性在最初的几年里骨量降低是个加速过程[36]。这与骨骼结构变化相关，骨骼变弱，更容易发生骨折。这些改变会影响骨小梁，个体的骨小梁变薄、穿孔最终消失，导致小梁网破坏（图 20-6）。由于的内髓腔减薄扩

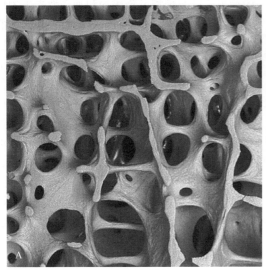
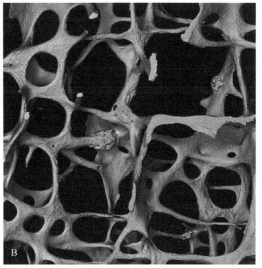

图 20-6　骨质疏松的骨小梁结构变化。A. 31 岁男性；B. 89 岁女性的腰椎扫描显微照片（放大×20），注意骨变薄和去除小梁板引起的骨组织损失。（承蒙 Professor A. Boyde D, epartment of Anatomy and Developmental Biology, University College, London 提供图片）

张，哈弗管尺寸、数量增加并集群，骨皮质在衰老过程中变得更弱。除了骨骼结构退化，骨材料的强度也随着年龄增长显著下降。随着年龄的增长，微骨折在骨组织内积聚，代表疲劳损伤的积累[37]。此外，可能会发生不利的生物化学变化，例如交联效率的下降，需要稳定胶原蛋白[38]。

骨骼代谢的变化

老年人群的骨损失在很大程度上是破骨细胞过度活跃的结果，这导致重建位点总数量膨胀和每单个位点骨再吸收量增加，从而导致骨重建的不平衡。老年妇女破骨细胞活性的上升，部分反映了绝经后卵巢性激素生产下降，由于雌激素通过限制 RANKL 生产和促进破骨细胞凋亡对抑制骨吸收产生重要影响，同时在对抗成骨细胞凋亡方面发挥作用[39]。年龄相关的骨密度下降被认为是由于女性雌激素水平和男性睾丸激素水平下降引起的。然而，最近雌激素也已成为男性占主导地位的性类固醇激素，调节男性骨量丢失，并且结合睾酮，在生命的早期获得峰值骨量[40]。血清雌二醇和生物可利用雌二醇的水平和骨密度（bone mass density，BMD）之间有很强的正相关性，而睾酮和 BMD 之间的相关性一直较弱或缺乏。孕激素、雄激素和抑制素水平在绝经期前后也下降，尽管它们对骨骼的确切作用仍有待确定[41]。衰老也改变骨髓内的 MSC 数量，减缓增殖，降低成骨细胞分化，并导致年龄相关骨形成损害。氧化应激、端粒缩短、局部炎症和 DNA 损伤都认为可造成这种成骨细胞的衰老[42]。此外，衰老导致循环中生长激素（growth hormone，GH）和 IGF-1 逐渐下降，并且随后骨密度下降，瘦体重和皮肤的厚度逐渐下降，即所谓的生长暂停（somatopause）[43]。这些营养因子减少鼓励分子局部表达（例如，TNF-α、IL）、增加破骨细胞活性、降低成骨细胞活性和降级骨髓 MSC 的分化潜能[44]。

老年人口维生素 D 缺乏的后果是破骨细胞活性上升，这在中老年人群中是普遍存在的[45]。饮食中维生素 D 不足加上减少日光照射和皮肤衰老合成维生素 D 的能力降低，导致轻度继发性甲状旁腺功能亢进[46-48]。维生素 D 不足对骨代谢的影响被与年龄相关的胃肠道钙吸收率下降和肾 1α-羟基化维生素 D 的效率下降来加剧。低水平的维生素 D 使骨髓间充质干细胞更多地向脂肪分化，以减少成骨细胞分化的代价[49]。除了软骨病的亚临床证据，许多患者中存在的相同的骨质疏松（例如存在股骨颈骨折）。固定不动可造成骨质流失，而体力活动可以帮助减轻与年龄相关的骨质流失率。身体活动的减少往往伴随着老龄化，从而降低对骨骼机械刺激的质量和数量。降低的机械负荷被骨骼细胞感知，这增加了硬化蛋白的表达，这是一种经典 Wnt 信号的抑制剂和成骨细胞的骨形成的有效抑制剂。硬化蛋白水平随着年龄的增长和固定不动而上升[41,50]。然而，硬化蛋白能使年龄相关成骨细胞的骨形成降低到何种程度尚待确定。有趣的是，硬化蛋白抗体当前处于Ⅲ期临床试验阶段，未来可通过促进合成代谢治疗骨质疏松[51]。

软 组 织

年龄相关的变化发生在其他与骨关节相关的组织，主要是由于降低了合成和胶原蛋白的翻译后修饰，从而降低膜弹性。例如，肌腱和韧带骨复合物的拉伸强度随着年龄衰老下降，并且关节囊的完整性可能会丢失。这可能会导致疾病，如肩关节肩袖损伤，这是肩关节和肩峰下滑囊之间的联系所在。此外，老年人结缔组织对钙晶体形成的抵抗逐渐丧失，导致晶体有关的关节病发病率增加。软组织功能损害可能影响关节生物力学，这可能是一个 OA 的发展重要的始动因素。例如，年龄相关的变化已在半月板细胞外基质的代谢和结构中描述[49]，这种分级代谢的活性可能预测膝 OA 的发展[52]。

背部和颈部疼痛和僵硬是老年人群中常见的主诉，这可能反映了椎间盘的年龄相关的变化。椎间盘包括一个外纤维状环称为纤维环，以及内部胶状（半流体）结构称为结构髓核。随着人逐渐变老，髓核的直径和此区域内的静水压减小，导致纤维环内压缩应力增加[53]。因此，随着年龄增长，椎间盘变得更加压缩，导致椎间隙减小，因此个人整体高度下降。椎间盘细胞外基质含有胶原纤维网络（Ⅰ型和Ⅱ型），可以抵抗张力强度，聚集蛋白聚糖，帮助椎间盘抵抗压力。在生命的稍后阶段这些大分子的浓度和分布变化可显著改变盘的力学性能。在许多方面，椎间盘细胞外基质代谢的年龄相关性改变与关节软骨相似；例如，随着年龄的增长Ⅱ型胶原蛋白降解增加，合成降低，GAG 和胶原蛋白的含量降低[54]。

肌少症是骨骼肌肉随年龄增长的缓慢和呈进展性的损失，从而减少肌肉力量和功能。肌肉力量和功能下降的后果，以及骨折风险增加和独立性丧失的后果可能是毁灭性的。肌少症涉及肌纤维的数量和大小的减少（萎缩），而且Ⅱ型胶原蛋白特别脆弱。肌少症有复杂的病因，很多人正在此领域进行研究。合成代谢因子水平下降被认为是重要的：比如女性雌激素和维生素 D 的水平，男性睾酮和物理性能，还有逐渐消失的 GH 和 IGF-1 水平。中枢和外周神经支配的运动单位减少，以及改变蛋白质合成的营养变化也可导致肌少症。分解代谢水平升高，炎性细胞因子和脂肪因子的水平升高也与肌少症有关，还有 IL-6，特别是对老年女性；TNF-α，特别影响男性的肌肉质量[55-57]。有趣的是，激活途径和肌抑素抑制剂即将被研制成功；这种肌运动途径提供了通过合成代谢疗法治疗肌少症的可能性[58]。

骨与关节衰老的影响

肌肉骨骼问题造成了老年人巨大的疼痛和身体失能

负担。最重要的功能障碍包括显著损失的肌肉力量，脊柱和外周关节的运动范围减小，以及由于平衡受损造成的关节本体感觉缺失。此外，脊柱骨质疏松导致渐进性后凸畸形和身体高度的丢失，其中有些患者可能是相对无症状，但是对于其他人来说脊柱骨质疏松是造成疼痛和功能下降的主要原因。主要症状包括疼痛和僵硬。虽然疼痛阈值可能会增加，但仍有非常高的肌肉骨骼疼痛发生率，例如，55 岁以上人群中约 25%抱怨目前膝关节疼痛。70 岁以上人群始动困难及僵硬几乎普遍存在。

骨与软组织的变化使整个系统更易受到损伤。关节周围疼痛综合征和脊柱疾病相关的轻微外伤是常见的，但目前最重要的后果是骨折的高发率。这些部分地反映了年龄相关的骨质疏松骨脆性的增加，以及部分年龄相关的跌倒增加。骨质疏松患者所有骨骼部位而不只是扁平骨发生骨折风险增加，虽然椎骨、桡骨远端和髋关节骨折是迄今为止最常见的（图 20-1）。高龄患者髋部骨折的相对增加可能与其摔倒方式相关，因为老年人较慢的运动功能，不太可能摔到伸开的手臂。

涉及肌肉骨骼变化的失能的程度在以社区为基础的流行病学研究中被很好地描述。伸展与运动问题特别常见，后者广泛促进老年人的隔离。重要的是，那些髋部骨折患者大部分将无法恢复骨折前的功能水平。还有一个明显的超额死亡率，8%在第一个月内死亡，约 30%髋部骨折 1 年内死亡[59,60]。

未　　来

人口老龄化，肌肉骨骼疾病造成的负担还会上升，对我们预测的骨折发生率产生严重影响。脆性骨折无论是在直接医疗费用方面，还是在治疗后遗症的成本方面都是昂贵的。此外，肥胖的全球患病率上升速度惊人。重复过多骨骼负荷的生活累积的后果可能体现在未来几年老年人更高的发病率里。骨质疏松目前的治疗主要集中在抑制骨吸收，但在未来，我们可能会看到更多使用合成代谢的疗法，刺激成骨细胞的骨形成。虽然当前骨关节炎治疗的焦点是症状控制，我们将有希望看到改变关节结构，潜在地靶定软骨和软骨下骨的药物出现。

关键点

- 肌肉骨骼问题通过疼痛和功能障碍组合造成老年人巨大负担。
- 这些问题导致部分中老年人常见的肌肉骨骼病变的发病率增加，如类风湿性关节炎和风湿性多肌痛。
- 老年人肌肉骨骼疾病的高负担也反映了衰老过程对肌肉骨骼系统的影响，例如对关节软骨、肌肉和骨的影响。
- 近年来在了解这些年龄相关细胞和分子机制方面已有相当大的进展。

（田玉双　译，韩　辉　校）

完整的参考文献列表，请扫二维码。

主要参考文献

3. Hutton CW: Generalised osteoarthritis: an evolutionary problem? Lancet 1:1463–1465, 1987.
7. Lotz M, Loeser RF: Effects of aging on articular cartilage homeostasis. Bone 51:241–248, 2012.
9. Barter MJ, Bui C, Young DA: Epigenetic mechanisms in cartilage and osteoarthritis: DNA methylation, histone modifications and microRNAs. Osteoarthritis Cartilage 20:339–349, 2012.
16. Taniguchi N, et al: Aging-related loss of the chromatin protein HMGB2 in articular cartilage is linked to reduced cellularity and osteoarthritis. Proc Natl Acad Sci U S A 106:1181–1186, 2009.
19. Avery NC, Bailey AJ: Enzymic and non-enzymic cross-linking mechanisms in relation to turnover of collagen: relevance to aging and exercise. Scand J Med Sci Sports 15:231–240, 2005.
21. Nah S-S, et al: Effects of advanced glycation end products on the expression of COX-2, PGE2 and NO in human osteoarthritic chondrocytes. Rheumatology 47:425–431, 2008.
23. Peppa M, Uribarri J, Vlassara H: Aging and glycoxidant stress. Hormones (Athens) 7:123–132, 2008.
26. Karsdal MA, et al: The coupling of bone and cartilage turnover in osteoarthritis: opportunities for bone antiresorptives and anabolics as potential treatments? Ann Rheum Dis 73:336–348, 2014.
29. Szoeke CE, et al: Factors affecting the prevalence of osteoarthritis in healthy middle-aged women: data from the longitudinal Melbourne Women's Midlife Health Project. Bone 39:1149–1155, 2006.
31. Davis AJ, et al: Are bisphosphonates effective in the treatment of osteoarthritis pain? A meta-analysis and systematic review. PLoS One 8:e72714, 2013.
34. Nakashima T, et al: Evidence for osteocyte regulation of bone homeostasis through RANKL expression. Nat Med 17:1231–1234, 2011.
43. Sattler FR: Growth hormone in the aging male. Best Pract Res Clin Endocrinol Metab 27:541–555, 2013.
44. Troen BR: The regulation of cathepsin K gene expression. Ann N Y Acad Sci 1068:165–172, 2006.
45. Lips P: Vitamin D status and nutrition in Europe and Asia. J Steroid Biochem Mol Biol 103:620–625, 2007.
50. Gaudio A, et al: Increased sclerostin serum levels associated with bone formation and resorption markers in patients with immobilization-induced bone loss. J Clin Endocrinol Metab 95:2248–2253, 2010.
55. Payette H, et al: Insulin-like growth factor-1 and interleukin 6 predict sarcopenia in very old community-living men and women: the Framingham Heart Study. J Am Geriatr Soc 51:1237–1243, 2003.
58. Girgis C, Mokbel N, DiGirolamo D: Therapies for musculoskeletal disease: can we treat two birds with one stone? Curr Osteoporos Rep 12:142–153, 2014.
59. Roche JJW, et al: Effect of comorbidities and postoperative complications on mortality after hip fracture in elderly people: prospective observational cohort study. BMJ 331:1374, 2005.
60. Royal College of Physicians, Falls and Fragility Fracture Audit Programme (FFFAP): National Hip Fracture Database (NHFD) extended report. http://www.nhfd.co.uk/20/hipfractureR.nsf/vwcontent/2014reportPDFs/$file/NHFD2014ExtendedReport.pdf?Open Element. Accessed November 16, 2015.
61. Cooper C, Melton LJ, III: Epidemiology of osteoporosis. Trends Endocrinol Metab 3:224–229, 1992.

第21章 | 衰老与胃肠道系统

Richard Feldstein，*David J. Beyda*，*Seymour Katz*

到 2030 年，地球上将有 20% 以上的人口超过 65 岁[1]，而 85 岁以上人口比例增加最快[2]。在老年人口中消化功能疾病引发的胃肠疾病逐渐增长。到 2050 年 65 岁以上人口预计达到 8300 万，几乎是 2012 年 4300 万人口的二倍。婴儿潮一代是老年人口增加的主要原因，到 2011 年他们近 65 岁，到 2050 年，他们中存活的会超过 85 岁，是需要健康护理服务的主要群体[3]。在老年人中胃肠道疾病是主要面对的问题。在老年人群中住院第二大因素即胃肠（gastrointestinal，GI）疾病[4]，比青年人多 4 倍以上[1]。因消化系统疾病门诊就诊老年人是青年人 6 倍以上[4]。

衰老的正常生理

除了有些明显的例外，老年人消化系统功能正常。区分预期的年龄相关肠道改变和病理条件产生的症状，临床医师必须了解衰老的正常生理，必须了解胃肠道和长期暴露于肠道的环境因素（如药物、烟草、酒精）和慢性非胃肠道疾病[如充血性心力衰竭、糖尿病、慢性阻塞性肺疾病（chronic obstructive pwlmonary disease，COPD）、痴呆、抑郁][5]之间的关系。有了上述知识，我们将会了解，基本健康的老人出现新的胃肠道不适主要是因为疾病而不是衰老，因此需要适当的观察和治疗。

衰老与食欲或餐前饥饿反应无关，但是饭后饥饿和吃的欲望减少了[6,7]，一个解释可能是空腹时十二指肠油脂刺激胆囊收缩素（cholecystokinin，CCK）聚集，这是一种生理饱胀感因素；瘦素，这是一种激素，功能主要是作为一种肥胖信号，诱发长期饱胀感；GLP-2，是一种肠促胰岛素，在机体吸收营养时由小肠末端 L 细胞释放，这些因素在老年人体内水平比年轻人高[8-13]，胃产生的生长激素释放肽，刺激能量摄取，在老年人中的水平降低约 1/3 [13]。然而老年人厌食不单单是年龄的因素。这个症状出现后应评估厌食是否源于躯体疾病或心理因素，还是药物的副作用[6]。

40% 以上健康老年人主诉嘴干，尽管唾液流量可能随年龄增长而减退、唾液碳酸氢盐含量下降（包含反流胃酸中和），但唾液刺激反应在健康人和无牙的老年患者之间无变化[14-18]。咀嚼功能减退可能因为咀嚼肌体积减小[19,20]，更可能是神经系统疾病潜伏期的表现，而不是正常的衰老过程[18]。很多老年人在一定程度上牙齿脱落，现在更好的牙齿护理可以让他们比以前拥有更完整的牙齿[6,21,22]。

味觉和嗅觉随着年龄而减退[10,20]。老了辨识甜、酸、咸、苦的能力也减退了[6,12,23,24]，咸、苦的味觉阈值随年龄而增高，而甜感觉很稳定[6,25]。50 多岁时嗅觉明显下降，经常导致 90 岁后嗅觉丧失，当嗅觉阈值升高 50% 的时候就会导致嗅觉辨认很差[6,12,26]。越来越多的临床研究发现衰老过程中的慢性疾病（如阿尔茨海默病、帕金森病）可导致这种感觉减退，近期的很多研究都把关注落在嗅觉减退是某些疾病的早期表现这一点上。

尽管早期数据与此相反，在其他方面健康的人群中食管的生理功能随着年龄增长相对保存完好，只除了非常老的患者[27,28]。在 20 世纪 60 年代早期研究中提出过"老年性食管"这个概念，基于 X 线照相和压力测试数据[29,30]，但是这个名词被取消了[31]。最近一项研究在排除了糖尿病和神经系统疾病的老年人后发现老年男性并没有肠动力障碍[32]。研究者发现微小改变可能发生在 80 多岁的人中，包括食管上括约肌压力减少及松弛时间延长，食管收缩幅度减弱[33,34]。而且一项研究证实，年龄相关的变化增加食管僵硬度，减弱食管初级和次级蠕动，与食道功能退化有关，这些改变从 40 岁开始[30]。另外，在一项研究中应用食管测压法和核素法检查胃食管反流病（gastroesophageal reflux diease，GERD），受试者为一些健康的志愿者，年龄 20~80 岁。研究发现不同年龄段志愿者反流次数都相近，但老年志愿者反流持续时间长。老年人清除反流物质的能力受损，这与食管蠕动减慢的高发生率有关[35]。另一个相似的研究发现，年龄与上下食管括约肌压力和长度、蠕动波幅度和速度成反比，提示正常食管动力随年龄而减退[36]。有人发现食管裂孔疝随年龄增加发病率升高，60% 发生在 60 岁以上老年人中[37]。上述这些发现综合在一起可以解释老年人中反流症状的高发生率原因。

大多数关于胃组织学的研究发现，60 岁以上患者萎缩性胃炎患病率增加[38,39]。因此有人推测衰老导致胃酸分泌全面下降[27,40,41]。然而近期实验证明，胃的萎缩和胃酸分泌过少并不是衰老的正常过程。然而幽门螺旋杆菌（*Helicobacter pylori*）感染在老年人中普遍存在。除了年龄增加本身，幽门螺旋杆菌感染更可能是影响胃组织和胃酸的分泌改变的原因[38,42-47]。关于是年龄本身还是其他因素（如幽门螺旋杆菌高发生率、减少吸烟）导致胃蛋白酶分泌的改变文献仍然矛盾[7,44,46]。考虑到目前的趋势，许多老年人因治愈幽门螺旋杆菌感染而仍保持胃酸分泌功能。而反过来就增加了反流症状，因为随着年龄增加，胃蠕动功能失调[48]。目前对胃运动性、排空能力、胃十二指肠反流及它们与胃功能、胃酸产生之间的联系尚无多少研究数据。内因子分泌功能在老年人群中仍然保留存在，在萎缩性胃炎状态下比胃酸或胃蛋白酶分泌的存留时间长[49,50]。胃部前列腺素合成、碳酸氢盐、非壁细胞流体分泌都减少，这些使老年人更容易发生非甾体抗炎药（nonsteroidal anti-inflammatory drug, NSAID）诱发的黏膜损伤[6,7,12]。最后大多数研究（并不是所有研究）发现老年人胃排空固体的能力未受损，但液体排空时间延长[51-56]。

小肠组织学[57-59]和肠转送时间[12,55,60-62]在老年人中并没有变化，但在啮齿动物模型中针对细胞损伤的上皮细胞增生时间延长[63]。老年人内脏血流减少[7]，小肠对大多数食物吸收能力未受损，但有些例外，特别是由于疾病的影响，例如慢性胃炎、细菌过度生长，还有药物对微量元素吸收的影响[64]。然而，小肠内细菌过度生长可能需要药物治疗（缓慢的肠道运输），可能导致糖尿病及肠动力障碍，最终形成营养不良和肠道免疫功能改变[64]。随着年龄增长十二指肠刷状缘上有关糖转运的酶活性没有变化[65]，校正肾损伤后五醛糖吸收实验正常，可能在80多岁后出现改变[66,67]。空肠乳糖酶活性随年龄增加而减退，而双糖相对稳定，只在70岁左右开始下降[68]。蛋白质的消化和同化[27,69]以及脂肪的吸收随衰老保存正常水平，只是后者的储备能力受限[70-73]，脂溶性维生素A的吸收在老年人群增加[12,49,74]，而维生素D吸收受损[49,75-77]。维生素D受体浓度和信号反应减少[6,21,75]，水溶性B_1（硫胺）[78]、B_{12}（氰钴胺）[70,72,79]和维生素C（抗坏血酸）[80]的吸收正常。而老年人叶酸吸收的数据各不相同[81,82]，在不缺乏叶酸的老年人中，铁也吸收正常[83,84]。锌[49,85]、钙[49,86-88]则随年龄而吸收减少。

在结肠中的几个组织学改变已经得到证实，包括增加胶原堆积[7]、固有肌层萎缩、纤维和弹性蛋白数量增加[27-89]。增殖细胞数量增加，特别是在隐窝的表层部位[63,90]。一些研究表明结肠的转运时间随着年龄增长有不同程度的增加[73,91,92]，可能是因为在结肠肌层神经节异常增多有关[93]，导致肠基层功能障碍，其他研究并未发现其他不同[94,95]。合并便秘的老年患者，肠转运时间延长与年龄相关的因素（如疾病、制动、药物）有关，而不是衰老本身[96]。现在认为健康老年患者结肠动力和结肠对进食的反应并未受到很大影响，但是盆底功能障碍和直肠感觉受损及严重腹胀都会导致结肠功能受损并改变排便习惯。

肛肠的生理变化已经得到充分的研究，衰老与直肠括约肌静息压力下降相关，男性和女性都受影响，女性

可降低直肠括约肌最大压力[97-100]。形成这种改变的部分原因是年龄相关性肌肉体积和收缩性改变，还有一部分原因是老年女性会阴下垂[100-102]及会阴部神经损伤[100-102]。老年女性闭合压力（最大静息肛门压力与直肠压力之差）也有下降[102]。最大挤压压力随着年龄下降[10]，特别是绝经期妇女，直肠壁弹性也同样减退[103,104]。年龄相关的直肠压力阈值（产生直肠填充感）增加，这已得到证实[100]。直肠顺应性下降、感觉下降和会阴松弛共同作用会使老年女性易于便失禁[99]。对老年女性进行排便动态研究发现有明显的直肠排泄障碍，与年轻女性相比肛门直肠角度开放不充分和会阴下垂程度增加有关[96,106]。对肛门直肠结构进行的组织学[107]和内镜研究[108]揭示直肠括约肌随年龄增加出现纤维脂肪变性并相对增厚。

胰腺伴随年龄增加发生微小的组织学变化[27,109,110]。表现主要为胰腺管内径稳定增加，其他分支显示扩张、硬化而没有明显的年龄相关性疾病或功能变化[109,111]。实际上70岁以上老人69%没有胰腺疾病而有一个达到年轻人标准的扩张的胰腺管[112]。管扩张超过3mm就认为是病理性的[113]。超声检查胰腺显示高回声超声检查时的一般表现[113,114]。增龄减弱胰腺外分泌流速，减少碳酸氢盐及酶的分泌，而且胰腺外分泌速率随着重复刺激明显下降[11,109,110,115,116]，然而，如果不把疾病和药物影响计算在内的话，其他研究显示随着年龄增加胰腺分泌没有明显减少[116]。尽管各个器官随年龄增长保持的功能不同，现在尚未明确胰腺功能不足是否只是衰老造成的结果。

关于肝的解剖学研究揭示年龄相关肝重量减轻。包括相对于机体体重绝对减轻或相对减轻[118-119]。肝细胞数量和体积也有减少。肝血窦内皮细胞增厚、坏死，脂肪细胞充满，未激活的星形细胞增加。脂褐素沉积、胆管增殖、纤维化、非特异性反应性肝炎，这些组织学变化在老年人群更普遍[119-121]。在老年人群中主要功能性改变是肝血流减少[116,121]，某些药物清除率改变，损伤后肝细胞再生延迟[121-124]。药物清除率改变是由于与年龄相关的反应下降如Ⅰ期反应减弱（氧化及水解的减少）、首过效应肝代谢下降及血清白蛋白结合能力下降。Ⅱ期反应（醛糖酸化反应、硫酸盐化反应）并未受增龄影响[118,119,122,123]，传统肝血化验结果也没有年龄特异性改变[124]。

尽管胆道造影术研究发现胆囊清空能力随年龄增加稳定不变，但其他研究表现为老年人群CCK反应性胆囊收缩能力减弱[125-127]。胆汁内磷脂和胆固醇成分增加，使胆石形成指标升高[128,129]，导致老年人胆石发病率升高。而且胆汁盐合成和胆汁盐色素解离能力减弱，细菌增加都被认为是导致胆石疾病发生概率增高的因素[130]。老年人更容易发生胆总管结石[27]，经历过急诊胆囊切除术的老年患者，胆管结石发病率接近50%[131]。即使没有胆管结石或其他病理情况，老年患者胆管直径也比年轻患者要大一些[132]。

成人胃肠疾病异常表现

尽管一些功能失调只出现在老年人群中，大多数使老年人痛苦的疾病同样也影响年轻的成年人，然而这些疾病通常有典型的表现，可被临床医师识别。在急性腹痛的老年人中 2/3 以上患者第一诊断不正确[133]，80～89 岁老人的死亡率是年轻人的 70 倍[134]。

急性腹痛随年龄而减弱[50,135]，解释这一现象的理论包括：内源性的阿片类激素分泌增多、神经传导减弱、精神低落（抑郁）[136]。老年人疼痛定位不典型。而且，年龄相关性免疫功能下降，以及疼痛延迟，可以导致发热、白细胞升高和疼痛严重程度的不典型，但有时则没有上述症状[137]。例如一项关于急性阑尾炎的研究：60 岁以上人群 21%以上疼痛分布不典型，而在 50 岁以上人群只有 3%[138]。在老年人群中阑尾切除术的发病率和死亡率明显上升达 70%，而普通人群只为 1%[139,140]。

引起急性腹痛原因很多。在一项大型调查中发现最常见急性腹痛原因是急性胆囊炎而不是非特异性腹痛或急性阑尾炎[134,135]。在这一系列研究中，发现 70 岁以上人群 10%疼痛是血管性因素，如肠系膜缺血、血栓或梗死。另外，回顾性研究发现急性胆囊炎老年患者中 60%没有典型的后背或侧面疼痛，5%根本没有疼痛。而且，40%患者否认恶心，50%以上患者没有发热，41%患者白细胞计数正常。总的来说，13%的老年人没有发热、白细胞增多或肝功异常[135]。一项多中心研究发现，70 岁以上急诊患者中 25%以上疼痛原因是肿瘤（在欧洲、北美多是结肠直肠癌，在热带多是肝癌）[134]。而 50 岁以下因为恶性肿瘤导致急性腹痛的发生率低于 1%[141]。

急性阑尾炎很少有明确的腹部体征[142,143,145]，因此更容易发生坏疽和穿孔[143]。普通人群穿孔发生率 20%～30%，而老年人群穿孔发生率在 50%～70%。老年人急性阑尾炎的全因死亡率达到 50%[144]。其他腹内感染状态如憩室炎，可以有不特异的症状，包括厌食症、精神状态改变，低热或无发热，相对较少的腹肌紧张，晚期出现并发症（如肝脓肿）。在很多病例中生化指标异常比如白细胞增多都可能不会出现[144]。而且，内脏穿孔可能缺乏典型的剧烈表现。对这种温和表现可能的解释是感官知觉改变、应用治疗精神疾病的药物、胃酸减少而至缺乏化学性腹膜炎的表现[50]。穿孔的部位也因年龄而异。结直肠穿孔比消化性溃疡和阑尾炎穿孔更常见。后二者是年轻患者腹膜炎最常见原因[134]。

对于老年人是否有更高胃食管反流病（GERD）发生率，几项研究结果不同[145-148]。几个研究证明老年人 GERD 并发症发生率更多[145,146,149,150]。老年人跟异常胃酸接触时间更多，酸腐蚀性疾病也更严重[150]。在 65 岁以上老年人食管炎比年轻人更严重[149-151]。食管敏感性随年龄增加而下降[152]，严重的食管炎表现相对少的临床症状。实际上，在一项研究中显示，75%以上

患者最初没有经历胃酸反流[145]，GERD 的临床表现更像是晚期并发症，例如出血性食管炎引起的失血[151]，消化道狭窄引起的吞咽困难，或者巴雷特食管腺癌。在 80 岁以上老年人食管炎导致胃肠道出血的发生率更高[150]。GERD 诱发的胸痛类似心绞痛或与心脏病伴发，因此老年人如果心绞痛持续存在、症状典型，必须排除反流性疾病[28]。老年人反复肺炎或慢性阻塞性肺疾病患者恶化时应考虑是否存在 GERD 误吸[28]。不管症状的严重与否，老年人一旦发现 GERD 即应尽早行内镜检查[145,146]。老年人的药物治疗及手术治疗原则同年轻人一样[146]。质子泵抑制剂（proton pump inhibitor，PPI）被认为是治疗老年 GERD 和腐蚀性食管炎的一线药物[146,153]，而且老年人比起年轻人会需要更大程度的抑制胃酸来治疗食管炎[148]。随着新型 PPI（如泮托拉唑）的问世，研究显示长期用药有良好的耐受性，因为与细胞色素酶 P450 结合力低[154]，与其他药物之间相互影响小。这对应用氯吡格雷的患者是很重要的，因为氯吡格雷是一种前体药，它在体内通过细胞色素酶 P450 代谢成活跃形式以预防血管事件，而除了泮托拉唑以外的大多数其他 PPI 也通过细胞色素酶 P450 代谢。最初大家很关注药物相互作用可能降低功效，然而最新治疗 GERD 指南已经减少这方面的联系。

老年人中胃十二指肠溃疡发生率、住院率、死亡率成倍增加[155-157]。在美国 65 岁以上溃疡致死率高达 90%[157]，这是因为损伤因素的增加（如幽门螺旋杆菌、非甾体类抗炎药，二因素没有协同作用）[158,159]和防御机制的损伤（如降低了黏膜前列腺素水平）[12,160]。实际上 53%～73%老年胃溃疡患者幽门螺旋杆菌阳性，而感染清除率很低[161]。老年患者烧灼样上腹部疼痛、跟食物摄入时间相关的特性、典型的放射痛[50]等临床症状缺少或不典型，有近 1/3 伴有消化性溃疡的住院老年人没有疼痛[162]，所以老年人更多发生并发症如出血、穿孔。患有巨大良性溃疡的老年人会有类似恶性肿瘤的表现如体重下降、厌食、低蛋白血症、贫血。尽管老年人上消化道出血发病率和死亡率升高，内镜检查和临床诊断标准可以成功管理门诊患者[159,163-165]。

老年人乳糜泻的表现与年轻人明显不同。比年轻人表现更轻微[50,160]，新诊断腹部疾病的老年人只有 1/4 表现为腹泻、体重减轻[167]。模糊症状包括消化不良或孤立的叶酸或铁缺乏，可能是患者唯一的表现[166,168,169]。在一项研究中，65 岁以上老年人诊断延误平均为 17 年[170]。依据症状表现诊断肠易激综合征是最常见的错误诊断[169]。因低凝血酶原引起的严重骨量减少、骨软化[166]和出血在老年人中比年轻人更普遍[50]。在老年人中最初表现为内脏穿孔并不奇怪，因为是由 T 细胞诱导肠道病变多是多病灶、溃疡性病变[169]。乳糜泻老年人中小肠淋巴瘤特别常见[170,171]，特别是 50～80 岁确诊的人群。因此老年人伴有持续的症状包括体重减轻、疼痛和出血，除了严格

无麦麸饮食外尚需仔细评估以排除胃肠道恶性病变[172]。

老年人便秘感觉是便秘而不是排便频率减慢[173-175]，而且可能以与众不同的方式表现出来。许多患有便秘的老年人已经达到了诊断功能性排便障碍的标准，如直肠出口延迟。过度用力排便在一些潜在脑血管疾病患者或压力感受损伤患者中会引起晕厥或一过性脑缺血发作。当便秘不能缓解则进展为粪便嵌塞，即使有相对正常的肛门括约肌压力，也可能会有溢出性矛盾性腹泻。如果临床医生没有识别并制定标准止泻治疗，潜在的堵塞会加重，可能导致其他严重的并发症如粪溃疡、肠扭转和出血[174-175]。

新发现的老年克罗恩病（Crohn disease）患者其中1/3 可能是新发病者[176]。10%~30%炎症性肠病（irritable bowel disease，IBD）患者可能是 60 岁以上老年人，男女发病率相同。老年人 IBD 发病率随年龄上升而下降，60~70 岁发病率为 65%，而在 80 岁以上人群发病率为10%[176]。根据老年患者的最初表现作出错误诊断，平均延误 6 年以上[176,177]。克罗恩病在老年人群中更多局限在结肠[178]，老年人结肠炎多位于左侧，而在年轻人中则多发生在近端结肠[179-180]。老年人克罗恩病严重程度稍弱，瘘或狭窄的发生率略低[178]。老年患者少有近亲都受克罗恩病影响的情况，表现腹痛、体重减轻或贫血的情况也少见[177]。克罗恩病在老年人中发展迅速，首发症状更严重，症状发生到第一次手术切除间隔时间很短[177]。老年人克罗恩病很少复发[50]，术后复发率低于或等于年轻人[178]。但在老年人中一旦出现术后复发，进展速度比年轻人快得多[177]。很少年轻人死于克罗恩病，老年人死亡也是因为不相干的原因[178]。老年人更容易发生类固醇诱发的骨质疏松[172]，双膦酸盐可以预防或有效治疗骨量丢失，强烈建议应用于这类疾病[178]。老年人和年轻人的肠道外表现类似。

溃疡性结肠炎表现在年轻人和老年人中普遍一致，包括肠外表现[180]。在老年人直肠乙状结肠炎更常见，发病一段时间后近端扩张的发病率稍低；而全结肠炎及手术治疗不常见。老年溃疡性结肠炎结肠切除率要低于年轻人[176]。

老年患者中治疗 IBD 遵循同年轻人相同的阶梯治疗方案。但是要对健康老人和衰弱老人做出明确区别。研究显示健康老人能耐受和年轻人相似的治疗方法，附加风险或合并症极小[180]。制定治疗方案时必须考虑并发症、药物之间的相互联系以及潜在恶性可能。在治疗老年 IBD 患者时，应谨慎采用阶梯式进展或"缓慢进展"治疗方法。

胆石症在老年人群中最常见表现是急性胆囊炎和胆管炎[50]。实际上 55 岁以上老年人急性腹痛患者中需外科介入的大多数是胆道疾病[135]。老年人胆囊炎没有特殊症状，包括精神模糊，身体功能异常[135,184,184]。疼痛可能很轻或缺如[135]，即使是胆囊积脓也一样，因而延误住

院时间[185]。典型的胆管炎症状也可能缺如。因此血培养成为排除菌血症、证明胆道感染的唯一的证据，而胆管炎可导致老年人更多的死亡率[186-187]。老年患者急诊行胆囊切除术比年轻人死亡率高，而择期手术相对预后较好，只是手术时间长，术后住院时间长[188]。反复胆绞痛的老年患者不应只是因为年龄而拒绝手术治疗[131,189]。微创手术如内窥镜胰胆道造影术、腹腔镜胆囊切除术应尽可能地应用[131]。

老年人肝病的临床过程与年轻人很相似，尽管并发症的耐受性不那么好[50,190]。慢性丙型肝炎（hepatitis C virus，HCV）与酒精性肝病是老年人慢性肝实质性疾病最常见病因[124,191]。美国疾病预防和控制中心（Centers for Disease Control and Prevention）建议筛查 HCV 病毒，筛查范围为出生在 1945~1965 年所有公民，当中大多数人大于 65 岁。这其中包含了美国 HCV 患者的 75%[192]。老年病毒性肝炎患者通常病史较长并有胆汁淤积，对于这些患者是否更易患严重或爆发型肝炎，目前研究数据模棱两可[119]。尽管由甲型急性肝炎所致爆发型肝衰竭死亡率随年龄增加[191]，而急性乙型肝炎老年患者表现为温和的亚临床病程，发生爆发型肝炎的危险并没有随年龄增加[193]。但是 65 岁以上人群患此病后发生慢性长期感染的风险高[191]。高龄老年人感染 HCV 死亡率高[193]，这与快速纤维化有关，原因尚不清楚，但有人推测与随年龄升高的免疫功能减退有关[191]。无论什么原因导致爆发性肝衰竭，增龄都是负性预后变量[124]。一些特定病情如酒精性肝病、血色素沉着、原发性胆汁性肝硬化，以及肝细胞癌，一旦他们第一次出现在老年患者身上时，通常都是病情较重阶段[119]。

非酒精性脂肪肝（nonalcoholic fatty liver disease，NAFLD）是在世界上和美国都最常见的肝病[194,195]，且老年人群患病率越来越高[195]，然而最近研究显示，与成人 NAFLD 不同，老年人 NAFLD 患者缺乏与代谢综合征的相关性[195]，而且 NAFLD 的自然病程进展与肝并发症相关，当患者为 60~80 岁需特别注意[196]，可能发展成进展性纤维化、肝硬化，以及老年患者的死亡。NAFLD 患者患肝细胞性肝癌的风险增加，但仅限于进展性纤维化和肝硬化的患者[197]。老年患者诊断隐匿性肝硬化可能直接与其成人期脂肪肝不断上升有关。

老年人独特的肠胃问题

一些胃肠道症状和疾病首发或只在老年人群中发生。食管咽骨下后（Zenker）憩室可能就是因为食管上括约肌顺应性下降而产生[198,199]。最常见表现是吞咽困难，严重并发症包括误吸、营养不良。神经功能障碍，特别是脑血管病变（如小基底节梗死）[12]和帕金森病，占导致老年人口咽部吞咽困难的 80%[200]。有人推测老年人与年轻人相比吞咽功能下降可能一部分与食管上括

约肌顺应性下降有关。主动脉性吞咽困难综合征由巨大胸腺瘤或严重主动脉硬化致食管受压引起[34]。尽管老年人颈椎骨刺常见，但很少引起吞咽困难[34]。

胃功能障碍只限于老年人，包括非萎缩性胃炎合并或不合并恶性贫血。正如前文提到的，是幽门螺旋杆菌长期感染而不只是增龄本身导致这种情况发生。Dieulafory病变是因为胃黏膜下动脉破裂，可以导致上消化道出血，可在任何年龄段发生，但在老年人发生特别频繁[202,203]。

老年人小肠憩室病的患病率大大增加[204]，可能局限于单一的较大的十二指肠憩室，也可能弥漫整个空肠的许多憩室。虽然大多数情况下是完全无症状，有些导致穿孔、出血，或细菌过度生长致吸收不良[50,203,204]。另外随年龄增长小肠绒毛出现中度萎缩。这就明显的导致继于维生素 D 受体减少的钙吸收效率降低[35,205]。

慢性肠系膜缺血，表现为肠绞痛，是老年人动脉粥样硬化一种非常罕见的肠系膜血管疾病[207,208]。事实上，肠系膜动脉硬化在 17.5%大于 70 岁的老年患者中存在[209]。结肠缺血在任何年龄段均可发生，但研究表明 49 岁以上人群发病率升高，女性尤其是 69 岁以后发病占明显优势。主动脉肠瘘，是导致危及生命的胃肠道出血的不常见原因，发生在腹主动脉瘤（abdominal aortic aneurysm，AAA）老年患者治疗前所处的位置，或者更少见的，发生于未经处理的 AAA。它也可以发生在接受动脉搭桥手术患者（0.5%）或病变切除患者或安置支架患者[210]。

NSAID 诱发肠病，表现为溃疡，导致急性或隐匿的出血，回肠狭窄，蛋白质丢失或缺铁，已经越来越被我们所了解[172]。

年龄是一个强大的结肠息肉和癌症的危险因素。指南建议在 50 岁对平均风险患者进行结直肠癌筛查评估，对于特定高危患者在 40 岁即进行结直肠癌筛查，而且对此筛查不设年龄上限。一些专家建议筛查的年龄截止在 80 岁[211]或有小管状腺瘤的患者延长到 85 岁[212]。近期的研究发现在 83 岁以上没有其他病并存的老年人及 80 岁有其他病并存的老年人不设年龄限制，结肠癌的筛查是划算的。然而，有些研究不支持这个观点，特别是一项回顾性队列研究支持 75 岁作为年龄截点，在美国德克萨斯州，75 岁以下有 24.9%的人群行结肠镜检查是不恰当的。由于设置这些年龄截点多少有些武断，结直肠癌筛查和监测在老年人群必须是个性化的，应基于患者共存疾病和预期寿命[215,216]。预期寿命至少 5 年的高达 90 岁的健康老年患者的大息肉，主张选择结肠镜息肉切除术而不是外科手术[211]。

其他几个结肠疾病被认为更常发生在老年患者。这些包括结肠憩室病，尸检发现 70 岁以上的人超过 50%存在结肠憩室[217]，最近的一项研究估计超过 65 岁的老年患者其患病率为 65%[218]。其他常见的疾病包括与乙状结肠憩室病相关的节段性结肠炎[219,220]、乙状结肠肠

扭结[221]、盲肠血管扩张、粪便嵌顿引起粪性溃疡、便失禁[173,222-224]（导致老年人住院的第二大主要原因）。还有艰难梭菌（Clostridium difficile）感染[100,224]，这是老年人常见的腹泻原因[220,225]，也是养老院院内感染性腹泻最常见的原因[226]。最近的研究发现长期住在护理机构的老年人中发病率已经超过 57%，主要传播途径是院内感染，通过物体表面的污染物或通过护理人员和受感染患者的手传播。

大多数伴有黄疸的老年患者有胆道梗阻的原因，而非肝细胞的疾病，恶性肿瘤是比总胆管结石更常见的阻塞原因。老年人恶性阻塞性黄疸很少存活超过 4 个月。胆道减压选用内镜而不是外科手术更适当[131]。在这种情况下，我们主张内镜胆道支架作为黄疸的姑息治疗，以恢复患者的健康感觉，避免早期肝衰竭和脑病，改善患者的营养和免疫状况[131,228]。然而，随着手术技术的改进和术后死亡率的下降，在过去的 10 年中很多患者接受了手术，在 70 多岁老年患者中手术选择增多[228]。在老年人发生急性肝炎时[119,191]，1/3 的病例通常是由药物诱导，而不是病毒造成的，这与年轻患者相同。化脓性肝脓肿主要影响老年患者，在发热或出现不明原因菌血症时应考虑化脓性肝脓肿作为鉴别诊断 [193]。

总　　结

老年人一般能维持正常的胃肠道生理功能，大多数相对健康的老年患者新出现的胃肠道症状是由于疾病，而不是单独由衰老造成。这些患者需要关注并给予迅速评估和治疗，因为老年人对疾病的耐受性要低于年轻人。

关键点　评估和治疗胃肠道疾病

- 老年人正常胃肠道生理的变化很少，所以临床医生必须寻找并积极治疗胃肠道疾病（如吞咽困难、吸收不良、肝酶水平不正常），而不是把这些症状和体征归因为衰老过程。

- 老年患者适应疾病的储备能力减少，应该在病程早期评估和治疗来防止不可逆转的恶化。

- 治疗的目标必须是现实的和个性化的，强调使患者回到功能性的生活方式。

- 共病状态及伴随药物对老年人胃肠道疾病的表现及预后有一个明确的影响。

- 为了改善依从性，临床医生必须避免昂贵的处方药物或一整天频繁用药，因为老年患者可能收入固定，易受多重用药影响，或记忆受损。

- 临床医生应避免给予容易引起副作用的处方（如异烟肼、糖皮质激素、阿片类药物、矿物油、非甾体抗炎药、抗胆碱能类），以及应避免因躯体症状给予过度镇静剂和抗抑郁药处方。

- 虽然新发肠易激综合征可能发生在老年人中，90% 的病例首次出现在 50 岁之前。因此做这个诊断之前应该先彻底的评估，以排除其他疾病，包括恶性肿瘤或缺血。

- 内窥镜检查和腹部手术可以安全地在老年人中执行。发病率和死亡率与伴随相关疾病的程度和紧急或择期性有关。不必要的手术延迟通常是致命的。

- 年龄不是积极的治疗措施的绝对禁忌，如化疗或器官移植，对这些治疗的耐受性与整体健康状况有关。

（宋 涛 译，韩 辉 校）

完整的参考文献列表，请扫二维码。

主要参考文献

3. Ortman JM, Velkoff V, Hogan H: An aging nation: the older population in the United States. Current Population Reports. http://www.census.gov/prod/2014pubs/p25-1140.pdf. Accessed October 25, 2015.

7. Blechman MB, Gelb AM: Aging and gastrointestinal physiology. Clin Geriatr Med 15:429–438, 1999.

9. Ahmed T, Haboubi N: Assessment and management of nutrition in older people and its importance to health. Clin Interv Aging 5:207–216, 2010.

13. Deniz A, Nerys MA: Anorexia of aging and gut hormones. Aging Dis 4:264–275, 2013.

23. Boyce JM, Shone GR: Effects of ageing on smell and taste. Postgrad Med J 82:239–241, 2006.

35. Gregersen H, Pedersen J, Drewes AM: Deterioration of muscle function in the human esophagus with age. Dig Dis Sci 53:3065–3070, 2008.

55. Madsen JL, Graff J: Effects of ageing on gastrointestinal motor function. Age Ageing 33:154–159, 2004.

97. Orozco-Gallegos JF, Orenstein-Foxx AE, Sterler SM, et al: Chronic constipation in the elderly. Am J Gastroenterol 107:18–26, 2012.

99. Fox JC, Fletcher JG, Zinsmeister AR, et al: Effect of aging on anorectal and pelvic floor functions in females. Dis Colon Rectum 49:1726–1735, 2006.

117. Bhavesh BS, Farah KF, Goldwasser B, et al: Pancreatic diseases in the elderly. http://www.practicalgastro.com/pdf/October08/Oct08_ShahArticle.pdf. Accessed October 25, 2015.

130. Shah BB, Agrawal RM, Goldwasser B, et al: Biliary diseases in the elderly. http://www.practicalgastro.com/pdf/September08/ShahArticle.pdf. Accessed October 25, 2015.

140. Bhullar JS, Chaudhary S, Cozacov Y, et al: Appendicitis in the elderly: diagnosis and management still a challenge. Am Surg 80:295–297, 2014.

150. Achem SR, DeVault KR: Gastroesophageal reflux disease and the elderly. Gastroenterol Clin North Am 43:147–160, 2014.

155. Zullo A, Hassan C, Campo SM: Bleeding peptic ulcer in the elderly: risk factors and prevention strategies. Drugs Aging 24:815–828, 2007.

161. Pilotto A: Aging and upper gastrointestinal disorders. Best Pract Res Clin Gastroenterol 18(Suppl):73–81, 2004.

169. Rashtak S, Murray JA: Celiac disease in the elderly. Gastroenterol Clin North Am 38:433–446, 2009.

223. Crane SJ, Talley NJ: Chronic gastrointestinal symptoms in the elderly. Clin Geriatr Med 23:721–734, 2007.

191. Junaidi O, Di Bisceglie AM: Aging liver and hepatitis. Clin Geriatr Med 23:889–903, 2007.

208. Sreenarasimhaiah J: Chronic mesenteric ischemia. Curr Treat Options Gastroenterol 10:3–9, 2007.

216. Lin OS, Kozarek RA, Schembre DB, et al: Screening colonoscopy in very elderly patients: prevalence of neoplasia and estimated impact on life expectancy. JAMA 295:2357–2365, 2006.

218. Comparato G, Pilotto A, Franzè A, et al: Diverticular disease in the elderly. Dig Dis 25:151–159, 2007.

206. Salles N: Basic mechanisms of the aging gastrointestinal tract. Dig Dis 25:112, 2007.

213. van Hees F, Habbema JD, Meester RG, et al: Should colorectal cancer screening be considered in elderly persons without previous screening? A cost-effectiveness analysis. Ann Intern Med 160:750–759, 2014.

214. Sheffield K, Han Y, Kuo Y, et al: Potentially inappropriate screening colonoscopy in Medicare patients. JAMA Intern Med 173:542–550, 2013.

227. Surawicz CM, Brandt LJ, Binion DG: Guidelines for diagnosis, treatment, and prevention of Clostridium difficile infections. Am J Gastroenterol 108:478–498, 2013.

197. Chalasani N, Younossi Z, Lavine JE: The diagnosis and management of non-alcoholic fatty liver disease: practice guideline by the American Association for the Study of Liver Diseases, American College of Gastroenterology, and the American Gastroenterological Association. Am J Gastroenterol 107:811–826, 2012.

第 22 章

泌尿系统的衰老

Philip P. Smith，*George A. Kuchel*

介 绍

传统的观念认为：上尿路和下尿路（urinary tract）是同一系统的两个部分，行使各自不同的功能。在本章，将着重叙述衰老对上尿路和下尿路的影响。但是，本章不会讨论某些潜在相关的问题。比如，肾收集水和电解质功能的年龄相关性改变将在第 82 章中讨论。普遍影响衰老肾、前列腺和妇科结构的疾病分别在第 81、83、85 章讨论。考虑到衰老及老年综合征（第 15 章）所固有的多系统复杂性[1]，我们的讨论将会跨越传统的以器官为基础的界限。因此，我们将讨论因肾功能年龄相关性下降而受影响的关键指标：认知功能和流动性。反过来，越来越多的证据说明，氧化应激、炎症和营养状况能影响衰老和疾病相关的很多不同器官的过程。而这些系统性因子调整泌尿系统衰老的能力也会被考虑。最后，重点要讨论的问题是导致上尿路和下尿路功能障碍以及尿失禁的问题，还有老年综合征方面的主要内容，将在第 106 章讨论。

上尿路：肾和输尿管

综述

肾功能下降代表着人类记录最多、改变最明显的生理性改变。尽管研究方面取得了很大的进步。但是仍存在重要问题以待解决。例如，我们难于解释为什么看起来很正常的患者在肾衰老过程中会产生这么多的不同，也很难确定哪些改变是潜在可逆转的。不管怎样，目前和未来的这一领域的研究有助于提高老年人的生活质量[2-5]。

肾小球滤过率

肾小球滤过率（glomerular filtration rate，GFR）的年龄相关性下降已被人所熟知。与传统的观念不同，GFR并不是一定随年龄的增长而发生下降。在一项有关衰老的研究中[巴尔的摩老龄纵向研究（Among Baltimore Longitudinal Study）]，我们发现研究对象在 35 岁后平均 GFR 每 10 年下降 8ml/(min·1.73m²)[6]。可是，GFR 的下降不是普遍存在的，大约 1/3 的患者随着年龄增长，GFR 不发生明显的改变[6]。这种健康老年人个体间的高度变异性使我们怀抱希望，当没有一个明显的疾病过程时，年龄相关性 GFR 下降也许可以避免和预防。同时，

临床医生在处方肾排泄的药物时，需要某种工具来精确的估计 GFR 数值。

GFR 发生随着年龄增加而下降时，通常不伴有血清肌酐水平的升高[6]。因为伴随着 GFR 的变化，肌肉体积也随着年龄升高而下降，导致整体肌酐产生也在下降，因此通过血清肌酐水平通常会过度估计 GFR，特别在女性和低体重的人群中，血清肌酐对于肾功能损伤最不敏感[7]。虽然有许多根据规范的数据计算 GFR 的公式[8,9]，但是他们预测肾功的准确性很差[10,11]。衰弱和病情严重的患者在应用多种处方药物时，通常最需要准确地计算 GFR。但是，这种估计的稳定性很值得怀疑。因此，很多人推荐定时在短时间内留取尿液标本计算肌酐清除率[10,12]。与低肌酐水平预测能力差相反的是，血清肌酐水平高于 132mmol/L（1.5mg/dl）反映出 GFR 水平降低，明显低于正常衰老患者应有的水平，代表可能存在潜在疾病。最后要说的是，肌酐清除率也存在限制并可能低估 GFR [13]。胱抑素 C 与肌肉的容积无关，能用于评估肾功能，老年人肌酐水平处于正常范围时，胱抑素 C 能评估 GFR 下降[14]。尽管在 2001 年美国食品药品监督管理局（Food and Drug Administration，FDA）已经批准应用胱抑素 C 的测量系统，虽然胱抑素 C 具有用于监测衰弱的老年人的潜在应用，但它在临床应用中的具体作用尚需定位。

肾血流

总体来说，衰老伴随着进行性的肾血流的减少[15,16]。根据记载平均每 10 年肾血流的减少下降 10%。年轻人群肾血流的速度为 600ml/min，到 80 岁时降至 300ml/min[15,16]。肾皮质的血流量减少，但是髓质的血流量不变。通过对健康老年患者进行肾扫描，可以发现肾皮质片状缺损。出、入肾的血流供应的血管张力之间的平衡情况能够决定局部的肾血流和 GFR。通常，肾血管的收缩随着年龄增加而增加，能发生扩张的血管床的容积减少。对扩血管药物（一氧化氮、前列环素等）的反应能力下降，对缩血管药物（血管紧张素 II 等）的反应能力增强[5]。老年人的基础肾素和血管紧张素 II 水平显著降低，各种不同刺激物激活肾素-血管紧张素-醛固酮系统（reninangiotensinaldosterone system，RAAS）的能力减弱。

肾小管的功能

肾小管分泌和重吸收特殊溶质的能力在维持正常水

电解质平衡中发挥重要作用。衰老和特殊疾病对肾小管处理特殊溶质功能的影响将在其他章节（第 82 章）中讨论，不过，有一些重要的原则性问题还是值得记录的[2,5,17]。

1. 整体肾小管功能随着年龄的下降呈下降趋势。

2. 处理水、钠、钾等电解质的能力发生随年龄逐渐衰退。

3. 这种生理性下降一般不影响老年人基础条件下维持正常的体液和电解质平衡的能力。

4. 老年人在遇到特殊挑战时，维持正常的体内水电解质平衡能力较差。

例如，保存和排泻钠离子的能力受损时，髓袢升支盐重吸收减少时，血清醛固酮分泌减少，对于醛固酮和血管紧张素 II[2,5]都存在相对抵抗。因此，老年人限盐[2,5]饮食导致需要较长时间来减少钠的排泄。相反，老年人需要长时间来分泌钠负荷[2,5]。同样的，当体内水的含量出现改变时，肾小管纠正这种改变的能力也跟上面描述的相似。

结构改变

衰老的肾的外观是颗粒状的，肾实质体积轻度的下降[2,5]。最显著的改变是肾皮质肾单位大小和数目均发生减少，但是肾髓质相对正常[2,5]。肾实质发生萎缩，导致了肾小管间的间质空间增大和间质连接组织的增加。衰老肾可见肾小球数量下降，同时肾的重量也发生改变，肾小球硬化的百分比增加。硬化与肾小球丛的分叶形态丢失、系膜细胞增加、上皮细胞减少相关，导致了有效滤过面积减少。作为反应，残余的非硬化颗粒通过扩张和增加滤过的功能而达到代偿的目的。

甚至没有高血压和其他相关疾病的存在，在老年人中也能观察到肾血管的改变[2,5]。大的肾血管能表现出硬化，而小血管通常无上述的表现。不管怎样，肾小球-小动脉单元在老年人中会有特有的改变[2,5,18]。肾皮质的改变更加显著：肾小球丛出现玻璃样变和结构崩塌的体积增大，入球小动脉管腔闭塞和肾血流减少。肾髓质的改变不显著：近髓质部位表现为解剖学上的连续性和在入球和出球的小动脉之间出现功能性分流。

机械力学方面的考虑

超滤学说提出：肾小球丢失，导致通过残余的肾小球的血管床的血流增加和相对高的囊内压力[2,5]。如此与衰老有关的囊内压（或剪切压）的增加也导致了局部上皮细胞破坏和肾小球损伤，导致进展性肾小球硬化[2,5,19]。细胞因子和其他血管活性体液因子参与了这个类型的压力介导的肾损害[2,5,20]。同样支持超滤理论的证据还有通过限制蛋白饮食和抗高血压药物[21][血管紧张素转换酶抑制剂（angiotensin-converting-enzyme inhibitor（ACEI）、血管紧张素 II 阻滞剂]能够减少单一肾单位的 GFR，还能减少肾小球血管床的压力和肾小球的损伤，并预防肾功能的衰退。

其他因素与机制也能导致肾功能的年龄相关性下降。

例如，生来就肾容积减少的人，对于所有种类的肾损伤都属易感，包括与衰老有关的情况。事实上，越来越多的研究将肾衰老与毒素堆积导致正常代谢受损相联系：如活性氧（reactive oxygen species，ROS）、高级糖基化终产物（advanced glycosylation end product，AGE）和高级脂质化终产物（advanced lipoxidation end product，ALE）等毒物的堆积[2,3,5,22,23]。毒素相关的理论有许多有趣的地方。

1. 这些毒素随着年龄发生累积，诱导了结构和功能发生改变。

2. 毒素理论为在单一器官水平上了解衰老和传统老年学研究长寿做出了贡献（详见第 5 章）。

3. 营养状况和潜在的药理学的干预，可以减少患者对毒素的暴露，起到预防和延后肾衰老的作用。

4. 对毒素理论的研究使病理生理学的框架得以发展，而在这个框架中，不同的危险因素（如潜在的基因倾向、肾祖细胞的行为[24]、性腺激素水平[25]、饮食[22]、吸烟[26]、亚临床病程）都影响了肾的衰老过程[2,5,23]。

以系统为基础的展望

肾衰老不应与其他系统的衰老分离。不但慢性肾病的老人易于发生肾衰老，而且这样的患者都很衰弱且易于发生失能。患有进展性慢性肾病（chronic kidney disease，CKD）的患者具有极高的风险发生下列的疾病：心血管病[27]、认知功能下降[25-30]、肌少症[31-33]和身体健康状况不良[27,34]。轻度肾功下降与衰老造成的肾改变很一致，可能导致健康的老年人出现生理功能和躯体构成发生改变。如前所述，以肌酐为基础评估 GFR，因为依靠骨骼肌的容积，所以常过高估计老年人的 GFR。使用胱抑素 C 评估 GFR 与患者的较差的健康状况有关。而当肌酐小于 $60ml/(min \cdot 1.73m^2)$ 时[2,35]，使用肌酐进行评估 GFR 才能出现 GFR 与健康状况相关的结果。最后，我们需要发明一种方法，能对肾衰老进行系统的评估，能够考虑到关键的功能性问题，从而使我们有机会对衰老进行干预，使老年人在晚年能保留身体功能并保持独立。

下尿路：膀胱和出口

综述

肾功能与外界隔离，但是下尿路（lower urinary tract，LUT）的功能与此不同。它的作用在于贮存尿液，定时按意志排尿并排出代谢产物。尿道的垂直结构使尿不容易发生反流。液体紧张性尿道括约肌和膀胱的室样结构能够起到预防反流的作用，预防感染性物质逆行进入肾并由此入血。假于排泄压力，膀胱成了临时贮存尿液大约几小时的器官。然后通过有效排空机制，在有意识地控制下，快速排出尿液，在膀胱排尿结束后，膀胱恢复成储存状态。在正常情况下，这一过程由自由意志控制，并对膀胱容量和尿流的感知做出反应。

这一系统正常功能要求包括对正常生理性膀胱充盈进行感觉传导，然后经过中枢传导和潜意识的处理，接着有意识的识别和处理排尿信号，逼尿肌收缩使膀胱压力增加，并和括约肌松弛共同协作，最后是膀胱发挥正常的生物力学功能排出尿液，同时完整的尿道和膀胱避免尿液反流。个人能够体验这些过程。衰老导致生物力学和功能上的改变，这种改变也涉及下尿路和神经系统，可能会改变个人尿存储和排泄能力。外周及中枢信号旁路的双向汇合点，包括内脏和皮肤[36]，使得泌尿系统症状与非泌尿系统症状得以区分开来。对泌尿系统症状和功能障碍[37-41]的流动性和认知之间存在相关性，指向泌尿系统有效性能整体过程的中心。从更广阔的视角特别是衰老相关的角度来看，排尿控制和感知过程的复杂性使我们发现，泌尿系统功能性障碍和症状代表着作为整体平衡的系统到了功能衰竭的边缘。主观的症状和客观的功能障碍应被视为统一的综合征，包括多种多样的非泌尿系统症状比如水平衡和水流动，还有感觉和决策过程，而不仅仅是患者反映的单独的下尿路异常状态[36]。

除了目前术语名义上的意义，下尿路的机械能力、下尿路的生理、泌尿系统状态的感觉（包括憋尿和排尿的意识控制）这几个部分并不是互相依赖，在生命过程中也不会绑定在一起。临床上可以检测的下尿路功能（比如流速、尿流动力学、残余尿容量）是大脑控制终末器官结构的结果，由认知过程（包括知觉）控制。而症状和客观功能之间较差的相关性早已被发现[43]。对北美洲大陆老年患者尿流动力学进行的一项研究发现，研究对象中63%无症状，52%既无症状也没有潜在严重疾病或应用药物[44]。但是，只有18%的受试者没有任何尿流动力学异常[44]。而且53%受试者出现膀胱在充盈时的非排泄性收缩[即所谓的逼尿肌过度活动（detrusor overactivity，DO）]且与其已确诊的疾病无关。在衰老过程中残余尿量的变异性也增加，导致有些患者出现无症状的残余尿量升高[46,47]。排尿困难的感觉[膀胱功能不良（underactive bladder，UAB）]可能与膀胱感觉异常更相关，与排尿时逼尿肌收缩功能差关系不大[48]。

患者感知到的症状在临床上很重要，特别是当症状引起患者困扰时。然而，因为老年患者症状和功能障碍的复杂性综合征产生的结果，以及症状、功能障碍和原因之间无法确定的关系，使得临床医师在探寻老年人泌尿系统症状和客观功能障碍的生理学意义时必须谨慎。根据年轻患者研究得来的相对简化的护理可能代表了广泛意义上的病理生理学模型，因此可能并不总是适用于老年人。

机械力学方面的考虑

逼尿肌和膀胱壁的非肌性成分互相作用，使膀胱在储存尿液和排尿产生向外流的力量时能按顺应性扩张（在低压下储存尿液）。排尿期间膀胱壁力量的表达可以测量逼尿压力或尿流速度，这些都取决于尿道的分散性，而它本身就是尿道肌性结构和非肌性成分相互作用的结果。而且这些膀胱壁的力量与根据尿量和尿流产生的传入神经活性敏感度相关，然后还与下尿路传入大脑的感觉信息和感受过程相关。最后，尿道和逼尿平滑肌由自主神经控制，除了接受自主神经的重要输入信息介导尿的存储和排泄，还能潜在调整上述敏感性。尽管所有这些因素都受年龄影响，但泌尿系统由大脑统一控制，具有复杂性和离心性，这就意味着个人参数改变对功能的影响无法准确地预测。虽然下尿路症状和功能障碍的患病率随衰老增加，很多老年患者并没有下尿路的问题，除非患者本身还存在许多年龄相关性生理学改变包括下尿路及相关结构。

许多有关老年下尿路功能障碍的研究是通过动物试验获得的。解读这样的文章时需谨慎，有两个原因。首先，必须至少设立三组做对比（年轻组、成年组、老年组）。否则成年的生物学效应不能与老年组中生物学效应进行区分。而且只有在高龄老年的实验动物占整个实验组1/4时才可以，否则在老年动物观察到的效应将更代表强壮老年人而不是衰弱的晚年。其次，动物模型系统缺乏了人类的感觉覆盖和与高水平脑皮质功能的联系。而且有研究证实了与感知功能有关的认知的过程，在贮存尿和排尿过程中起到了重要作用。所以机械方面的改变对功能的影响不应该被过分解读。而且动物模型对复杂的症状如膀胱过度活跃或功能低下无法提供直接信息，而这部分的症状只能通过感知来获得。

细胞和结构因素促使逼尿肌力量在衰老过程中发生改变，导致逼尿肌对神经药物学刺激的反应性发生改变。结构上的衰老表现为：逼尿肌的肌肉与胶原蛋白比例降低[51]，膀胱和尿路的神经元密度的降低[52-54]，但是感觉神经元相对得以保留[55]。对大鼠模型膀胱颈进行的研究显示，与成年鼠[56,57]对比，老年鼠膀胱颈的神经密度和结构蛋白[58]没有发生改变。老年女性膀胱颈和尿道的平滑肌和横纹肌的厚度和纤维密度要低于年轻女性[59-62]。横纹肌的改变是周向均匀的，而平滑肌的减少在尿路的背阴道面处最为明显。

逼尿肌收缩通常由M3型毒蕈碱受体活化引起。骨盆传出神经释放乙酰胆碱，M2型受体也存在，但是其具体的机制不明[36]。M3型受体的数量随着衰老而减少[63]，M3型受体刺激所产生的活性也减小，但是对临床很重要的收缩敏感性下降的机制尚不明确[64]。与M3型反应性下降相反，其他因素起到的作用变得更重要，包括嘌呤能传输[65-68]、非神经源性乙酰胆碱释放[67]，以及去甲肾上腺素引起的收缩反应增强[60]。老年鼠由激动剂激活的细胞内钙移动减少，提示对收缩很重要的可释放性钙存储数量下降[69]。Rho激酶介导的对氨甲酰胆碱的反应与年龄相关，而肌球蛋白轻链激酶介导的收缩则与年龄无关[70]。细胞膜穴样内陷，即在逼尿肌收缩过程中起重要作用的特殊细胞膜区域，据报道在大鼠模型中减少50%[70]。

自主排尿的协调性和反应性下降导致对可利用资源

的利用效率低下[72]。功能性神经影像学的研究进展使我们对下尿路控制和衰老、疾病造成的影响有了进一步的理解[73,74]。大脑与膀胱感觉功能和动作协调相关的区域活性减弱，而这也与衰老有关[75]。这些区域中的一部分在选择性地集中注意力于感觉输入、为知觉意识和排尿行为做准备等过程中起关键作用（注意偏置）[76-79]。额叶皮质区域监测着在膀胱充盈时不断增加的下尿路传入的流出信号，等待当传入信号达到阈值需要行动的时候[80]。随着衰老认知功能下降和年龄相关性大脑退行性疾病如脑白质高密度，可能会影响潜意识的记录和下尿路感觉信息的传输，妨碍正常的稳态控制。感觉记录受损可能导致运动区域（膀胱-括约肌和躯体运动中心）准备差，反应缓慢，并因此产生症状和附属功能障碍。综上考虑，老年尿失禁可能由于当面对非预期的膀胱收缩时，老年患者感知、处理、做出排尿决定、然后执行决定的能力减弱，对于首先应处理的紧急感觉没有处理而造成。

功能方面的考虑

对衰老的功能变化研究得出的结果也必须谨慎对待。在动物模型中膀胱的生理功能与人类明显不同。例如，啮齿类排尿与人类经脑桥组织、逼尿肌和括约肌协助进行的排尿特性完全不同，但对括约肌失禁的复杂排尿研究应用了啮齿类模型。而且从有症状的患者身上获取人类的研究数据非常容易，因为侵入性尿流动力学实验需要进行组织活检。衰老，通常是机体对于生理功能发生衰老的适应性结果，因此意味着应用生物学适应能力去控制可测量的功能。因此不能用年轻患者临床检验的正常数值去衡量老年患者的正常功能，特别是充分适应晚年生活的患者。但是我们也知道，老年患者的临床数据在研究经常缺失。那么关于病理性功能的准确陈述又是怎样做出的呢？建议在理解有关下尿路功能和衰老的科研文章时务必谨慎。

泌尿系统症状大多是感觉，下尿路功能发生障碍时，患者或照顾患者的人能感知尿路症状。症状大致可分为刺激性症状（膀胱过度活动症、尿频、尿急、夜尿）、梗阻性症状（膀胱功能低下、尿等待、尿流异常、排空不完全）和尿失禁。在女性和男性，所有这些症状的患病率都随年龄增长而升高，在40～49岁和80岁后，症状从轻到重明显倍增[44]。包括尿失禁在内的膀胱过度活动症的症状，与男性相比，女性的发病年龄更早，发病更普遍。65岁以上的患者中，女性19%、男性8%～10%有不同程度的尿失禁。NOBLE 的研究报告数据：5204个随机选择的参与者中，35 岁以下的人群中，5%～10%体验过膀胱过度活动症状，而 75 岁以上的人群中，膀胱过度活动患病率增加到30%～35%。且没有性别差异[81]。有很多尿失禁的老年人，由于未到医院的检查室就诊，统计时被漏掉。实际上，有此症状的老年人应该更多。老年人尿失禁给负责照顾他们的人带来了明显的负担[82,83]，增加了他们进入护理中心的风险[84]。

从尿流动力学来说，衰老与膀胱的感觉和运动功能改变有关。虽然膀胱容量不变，老年无症状的妇女表现出对膀胱容量的敏感性减低[85,86]。膀胱容积灵敏度缺失，可以导致机体的预警时间即第一次小便的冲动和紧迫性渗漏之间的时间变短，且对膀胱排空发生破坏性作用。由此产生的膀胱容积下降，可能加重尿频、尿急或尿失禁；保存下来的膀胱体积下降，最初想要排尿到发生尿漏的时间段变窄[37]。衰老对逼尿肌收缩强度的影响仍然存在争议，引起这种争议的原因是难于评价逼尿肌收缩强度。应用任何措施测试逼尿肌强度，都必须考虑下述指标：收缩力作为压力的表达（一种静止的评估）和流量（一种功函数），以及考虑肌肉收缩的热力学改变。现有的文献是复杂的，因为普遍缺乏对压力和流量进行的评估和对群体的选择[87,88]，而且没有报道评估衰老对膀胱逼尿肌肌肉能量的影响，应用常规停止实验评估等容逼尿肌收缩一直没有定论，可能由于膀胱出口功能的方法学搅动的不同影响[89,90]。尿流动力学计算比如沃茨因子（Watts factor）和膀胱收缩指数进行一系列的假设（包括热流动力学），限制了其对于衰老的研究。

在动物的衰老模型中，排尿压力阈值增加但最大压力不变[91,92]，通常排尿不频繁，但排尿的容量大[91,92]，表明与运动功能相比，衰老影响感觉功能更多。有报道表明：与未成熟小鼠相比，老年鼠传入活性增强、管腔内相关神经递质 ATP 和乙酰胆碱释放增加[93]，提示在其他研究中观察到的敏感性下降可能是由于中枢对传入活动的敏感性下降。逼尿肌缩短速率下降，可能是逼尿肌活性减低的早期标志[94]，在体外实验中，逼尿肌缩短速率不随衰老下降[58]。相反，另一项研究报道，逼尿肌做功总量不随年龄改变，衰老与收缩始动失败和收缩速率变慢有关[95]。与逼尿肌过度活动相关的最大逼尿肌压力随着年龄增长会下降[85]，这意味着膀胱绝对容积变大但功能下降，排尿效率降低。通过"停止"实验发现老年人膀胱收缩力增强、与逼尿肌不存在过度活跃的患者相比，逼尿肌过度活跃的患者膀胱容量下降[90]，上述发现说明老年人最大收缩能力尚存，功能上的缺陷（如逼尿肌无力）是由于逼尿肌不能保持收缩状态。

尿道功能也受衰老影响。女性尿道内功能受影响更具代表性，而男性则更多是由于受前列腺的影响。尿流动力学评估表明：老年妇女尿道开关时逼尿肌压力下降[56,96]，随着最大闭合压力和短期功能长度而改变[97]。这些研究结果都表明尿道固有括约肌作用缺乏。除了可能直接影响尿失禁，尿道阻力损失可减少尿液流动时尿道传入活动，与年龄因素共同导致尿道的敏感性降低[98]。在排尿过程中减弱尿道-逼尿肌反射的增强[99,100]，可以导致排尿功能障碍的有关症状。有症状但未出现梗阻、未手术的大于 40 岁的男性和女性患者，其最大逼尿肌压力和最大流量的逼尿肌压力与年龄无关，尽管未调整的尿流速度随着年龄降低[101]。与年轻患者相反，逼尿肌过度活动患者在膀胱充盈时通常伴有括约肌松弛和随之而来的泄漏,老年患者合并逼尿肌过度活动更可能导致膀胱排空但是括约肌功能稳定[102]。这提示逼尿肌过度活动还存在不同机制,而且在老年患者中,逼尿肌过度活动更具灾难性。

其他方面的考虑

衰老本身造成的下尿路症状和功能改变很难与其他疾病造成的普通共存症状进行区分,如更年期、盆腔器官脱垂、良性前列腺增生(benign prostatic hyperplasia,BPH),以及更典型的疾病模型合并症(如肥胖、心血管病变、痴呆,糖尿病和其他神经系统疾病等)。

前列腺肥大(BPH)对男性下尿路功能的影响将在其他章节(第86章)讨论。在女性中,盆腔器官脱垂可能与下尿路功能障碍存在直接或间接的关系[103]。约有40%的有下尿路功能障碍症状的妇女伴有阴道脱垂,反之亦然。下尿路症状与阴道脱垂的严重程度有很好的相关性[104],阴道口水平以上的前部和后部阴道脱垂可能与刺激症状和尿失禁症状有关,超过阴道口的前部和顶端的阴道脱垂可能导致膀胱出口梗阻。显然,括约肌无力可能被明显的前壁脱垂所掩盖,我们等待可靠的方法来评估这些患者的括约肌能力。

更年期和衰老造成的雌激素缺乏对于下尿路功能的影响还没有得到很好的描述。在成熟的啮齿类动物中,卵巢切除术导致逼尿平滑肌功能下降,轴突退变;电子显微镜研究发现膜致密带胞膜窝数量减少,这表明受损的收缩特性是由于失去雌激素的结果[105,106]。在一项对绝经前和绝经后女性症状的研究中,发现更年期可能通过损害逼尿肌功能或减少出口阻力影响下尿路功能[173]。阴道内雌激素和盆底康复治疗对症状,以及尿动力学参数的改善提示激素状态更容易影响动力学,而不是固定的组织为基础的关系[108]。目前,对于雌激素替代治疗对膀胱过度反应和尿失禁症状的临床影响,数据是矛盾的和不完全的。

以系统为基础的展望

衰老与下尿路症状的患病率增加有关,同时还有功能的明显改变。储尿和排尿功能的决定因素包括肾排出量、下尿路的生物力学和感觉运动功能,以及和中枢处理控尿与其他多个生理需求的整合,包括流动性。如果把老年人衰老的器官称为终末器官,这些终末器官的功能会随着年龄增长而下降,即年龄相关性变化。为了适应这些变化,老年人本就存在认知功能下降的大脑需要进行更多的调整。这里所说的正常功能,不仅包括器官基础功能,还需要在面对特定挑战时能够维持系统(包括感觉系统)的功能稳态。这可能与以往的常识不同。对感觉过程关键处的控制,以及针对症状产生的不同感觉的区分能力将随着认知功能下降而降低。储存尿液及适当排尿的能力下降可能有许多原因,外部因素及自身下尿路的因素都有。这些变化因为年龄相关的生理变化和各种并发症的存在而变得更加复杂。

关键点

● 虽然肾小球滤过率随着年龄下降是常见的,但它不是不可避免的。

● 虽然老年人在正常的基础条件下能够保持肾功能,但对应激物作出反应的能力是普遍降低的,引起常见的问题,如水和电解质紊乱。

● 肾衰老的方面反映暴露在生命过程中的毒素。适应结构的改变可以加速其他衰老的影响,如毛细血管血流量增加、微血管内压力较高,导致肾小球的损失。

● 泌尿系统症状和功能紊乱通常超越泌尿系统本身,因为他们代表一个综合平衡系统故障阈值。

(关国英 译,韩 辉 校)

完整的参考文献列表,请扫二维码。

主要参考文献

1. Inouye SK, Studenski S, Tinetti ME, et al: Geriatric syndromes: clinical, research, and policy implications of a core geriatric concept. J Am Geriatr Soc 55:780–791, 2007.

2. Zhou XJ, Rakheja D, Yu X, et al: The aging kidney. Kidney Int 74:710–720, 2008.

20. Schmitt R, Cantley LG: The impact of aging on kidney repair. Am J Physiol Renal Physiol 294:F1265–F1272, 2008.

22. Vlassara H, Uribarri J, Cai W, et al: Advanced glycation end product homeostasis: exogenous oxidants and innate defenses. Ann N Y Acad Sci 1126:46–52, 2008.

27. Lin CY, Lin LY, Kuo HK, et al: Chronic kidney disease, atherosclerosis, and cognitive and physical function in the geriatric group of the National Health and Nutrition Survey 1999-2002. Atherosclerosis 202:312–319, 2009.

29. Kurella TM, Wadley V, Yaffe K, et al: Kidney function and cognitive impairment in US adults: the Reasons for Geographic and Racial Differences in Stroke (REGARDS) Study. Am J Kidney Dis 52:227–234, 2008.

39. Ouslander JG, Palmer MH, Rovner BW, et al: Urinary incontinence in nursing homes: incidence, remission, and associated factors. J Am Geriatr Soc 41:1083–1089, 1993.

41. Wakefield DB, Moscufo N, Guttmann CR, et al: White matter hyperintensities predict functional decline in voiding, mobility, and cognition in older adults. J Am Geriatr Soc 58:275–281, 2010.

44. Araki I, Zakoji H, Komuro M, et al: Lower urinary tract symptoms in men and women without underlying disease causing micturition disorder: a cross-sectional study assessing the natural history of bladder function. J Urol 170:1901–1904, 2003.

52. Gilpin SA, Gilpin CJ, Dixon JS, et al: The effect of age on the autonomic innervation of the urinary bladder. Br J Urol 58:378–381, 1986.

53. Elbadawi A, Yalla SV, Resnick NM: Structural basis of geriatric voiding dysfunction. II. Aging detrusor: normal versus impaired contractility. J Urol 150:1657–1667, 1993.

72. Hotta H, Uchida S: Aging of the autonomic nervous system and possible improvements in autonomic activity using somatic afferent stimulation. Geriatr Gerontol Int 10(Suppl 1):S127–S136, 2010.

73. Griffiths D, Tadic SD: Bladder control, urgency, and urge incontinence: evidence from functional brain imaging. Neurourol Urodyn 27:466–474, 2008.

85. Pfisterer MH, Griffiths DJ, Rosenberg L, et al: Parameters of bladder function in pre-, peri-, and postmenopausal continent women without detrusor overactivity. Neurourol Urodyn 26:356–361, 2007.

86. Pfisterer MH, Griffiths DJ, Schaefer W, et al: The effect of age on lower urinary tract function: a study in women. J Am Geriatr Soc 54:405–412, 2006.

101. Madersbacher S, Pycha A, Schatzl G, et al: The aging lower urinary tract: a comparative urodynamic study of men and women. Urology 51:206–212, 1998.

第**23**章

内分泌系统的衰老

John E. Morley，*Alexis McKee*

历 史 综 述

激素（hormone）在衰老中发挥作用，这一认识源于19世纪[1]，根据对猴子的研究，Hanley 提出将黏液腺瘤水肿和高龄联系在一起，并加上"失能"这一点。Brown-Sequard 通过实验发现，应用睾丸提取物能使啮齿类动物更有力量，而且通过对自己进行试验，他发现这些提取物能使他"获得相似于年轻人的力量"。在20 世纪初，"激素下降是导致衰老的主要原因"这一理念已被广泛接受，正如曾在他的著作《老年延迟》（*Old Age Deferred*，1910）中创造"老年医学"这一名词的 Lorand 所记录的那样：

"在实验中我们可以通过摘除内分泌腺使年幼动物表现出典型老年期症状……记忆力表现出相同典型的缺陷，很久之前发生的事比近期事件更易被记起。通常还表现为强烈的疲倦感，话语延迟，并对这两种情况的出现无动于衷。"

Arnold Lorand

在 20 世纪早期，"年轻的来源是激素"这一概念因动物腺体移植而被宣扬，主要是以欧洲 Serge Voronoff 为首的猴腺体移植和美国的羊腺体移植。在第二次世界大战期间，孕烯醇酮，也就是肾上腺皮质激素的前体，被证实可以增加空间视觉的功能。在 1957 年，人们发现随年龄增长去氢表雄酮（dehydroepiandrosterone，DHEA）分泌下降[2]。Wilson 在 1966 年的著作中记载了雌激素的抗衰老作用，并将该著作命名为 *Feminine Forever*[3]。在1964 年，Wesson 撰写了一篇文章，名为"睾丸素对已过中年男性的意义"[4]，预示了男性更年期开始被人们认识的时代的来临[5]。然后，在 1990 年，Rudman 和他的团队[6]发表了一篇关于生长激素及 60 岁以上老年人之间关系的文章，影响深远。

本历史综述想要解释的是，在 20 世纪早期，曾经对于"是否存在激素引发的年轻"这一学术问题发生过激烈的争论，应运而生的是一批诱骗老年人的据说能抗衰老的江湖医术。而一个平衡的观点则提示，尽管这些说法有些可能是对的，但许多说法也是明显错误的，比如生长激素的传说，把激素应用到老年人身上反而会产生一系列的副作用[7]。

本章将尝试阐明激素是怎样随着衰老而发生变化，以及医生应该怎样解释这些变化。表 23-1 展示了激素在衰老过程中的变化。大多数激素水平随着衰老而下降，在 30 岁时开始且下降速率稍低于每年 1%，而且大多数激素的生理节律在衰老过程中也有所下降。如果激素在衰老过程中水平升高，大多数情况可能是其受体功能衰竭或受体后机制出现问题。总的来说，这些改变导致衰老过程中激素缺乏程度进一步加深（图 23-1）。另外，老年人更易于出现自身免疫性激素缺乏性疾病，框 23-1 概述了衰老所造成的内分泌的紊乱。

表 23-1　与衰老相关的激素改变

下降	上升	不变
生长激素	促肾上腺皮质激素	黄体生成素（男性）
胰岛素生长因子-1	皮质醇	甲状腺素
孕烯醇酮	胰岛素	肾上腺素
去氢表雄酮硫酸盐	淀粉素	催乳素
醛固酮	卵泡刺激素	
雌激素（女性）	黄体生成素（女性）	
睾酮	甲状旁腺激素	
三碘甲状腺原氨酸（T₃）	去甲肾上腺素	
精氨酸加压素（夜间上升）	精氨酸加压素（日间）	
维生素 D	促甲状腺素	
	逆三碘甲状腺素	

框 23-1　衰老对内分泌紊乱的影响

- 年龄相关的激素生化指标下降使诊断困难
- 疾病使激素产生水平下降
- 机能储备的下降使内分泌激素更加缺乏
- 血浆清除率下降导致激素替代治疗剂量较低
- 抑制性 T 淋巴细胞下降和自身抗体升高导致自身免疫性内分泌疾病增多和多腺体衰竭
- 肿瘤可以产生异位激素，如 AVP 和 ACTH
- 受体及受体后反应下降导致不典型症状且常与衰老的改变相混淆
- 过多用药导致以下结果：
  - 生化指标检测结果不正常
  - 激素替代治疗吸收下降（如服用铁、钙）
  - 改变循环中的激素水平（如苯妥英、甲状腺素）
  - 药物与激素间的相互作用
  - 代谢异常（如维生素 A、高钙血症）
- 认知功能障碍导致对激素替代治疗的依从性差

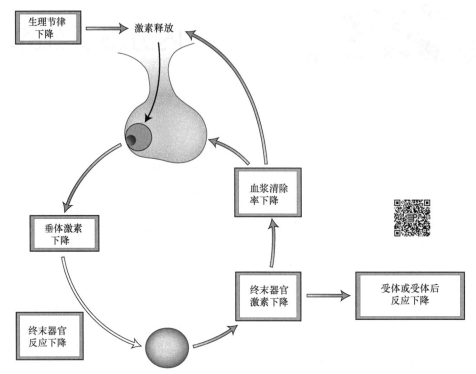

图 23-1　随衰老发生的激素改变。（彩图请扫二维码）

激 素 改 变

甲状腺

随着衰老，甲状腺腺体出现结节及肿瘤的概率增加。甲状腺乳头状癌在老年人中最常见。在衰老过程中 *BRAG* 基因突变出现的概率增加，而预后欠佳[8]。老年人快速生长的甲状腺结节通常是退行性变的肿瘤或淋巴瘤。滤泡状甲状腺癌的侵袭性较低，但可以转移到较远的部位。髓样甲状腺癌在老年人中通常呈零星分布。

与甲状腺素产生下降相平衡的是清除率也下降，这使循环系统中甲状腺素的水平没有改变。年龄越高，三碘甲状腺原氨酸（triiodothyronine，T_3）越低，而逆三碘甲状腺素则会增加。因为甲状腺素的清除速率下降，大多数老年人需要一个较低剂量的左甲状腺素替代治疗（约 75μg/天）。当老年人服用高于此剂量的甲状腺素时，医生应该检查这些老年人是否在服用钙或铁补充物，因为这些影响甲状腺素的吸收。过度应用甲状腺素替代治疗会导致骨质疏松和髋部骨折。总的来说，治疗亚临床甲减的试验并未显示临床获益[9]。

在啮齿类动物，低水平的甲状腺素与寿命更长相关。同样的，百岁老人及其直系亲属的 T_3 水平也有降低[10]。现有证据显示促甲状腺素（thyroid-stimulating hormone，TSH）轻度升高与寿命延长相关[11,12]。这可能与 TSH 受体功能下降相关。

2%～4% 的老年人会发生甲状腺功能减退，且男性比女性常见[13]。60 岁以上老年人 3%～16% 发生亚临床甲减（TSH 水平升高而甲状腺素水平正常）。一个造成 TSH 水平升高的普遍因素是甲状腺炎。可以通过检查抗甲状腺过氧化物酶（微粒体）抗体来确诊自身免疫性甲状腺功能减退。甲状腺功能减退的典型症状，比如疲劳、声音嘶哑、皮肤干燥、肌肉痉挛、双眼浮肿、畏寒、认知功能障碍及便秘等，在老年人都很常见，这使临床诊断变得非常困难。腱反射延长是一项典型的证据但是需要专业人员来发现。因此，当 60 岁以上老年人具有上述一项及以上非特异性主诉时，对其进行甲状腺功能减退的生化检查很重要。

老年人甲状腺功能亢进的患病率要明显低于其患甲状腺功能减退（≤0.7%）[14]。老年人患甲状腺功能亢进表现出来的症状要比年轻患者少得多，可能只出现心悸，且出现于 50% 左右的患者。颤抖和紧张出现率为 30%～40%，不耐热仅见于 10% 的患者。食欲增加很罕见。心房颤动和抑郁是相对普遍的症状。这种症状缺乏的表现提示老年人在受体或受体后水平有一定程度的甲状腺激素抵抗。在老年人，使用放射性碘因副作用最小而成为治疗甲亢的最好选择。还有证据证明老年人行甲状腺切除手术也很安全。

亚临床甲亢（TSH 水平较低而甲状腺素水平正常）在 65 岁及以上的老年人发病率是大概 8%。其相关症状有房颤、冠心病及骨折。但是，这些症状不易与亚临床甲亢联系在一起，而且亚临床甲亢极少进展到临床疾病阶段[15]。这种自相矛盾的表现可能是由于老年人 TSH 水平生理上就受到抑制，尤其是当机体出现生理性或病理性紊乱时。另外，急性甲状腺炎也可以造成 TSH 受抑。高剂量的 β-受体阻滞剂增加循环中甲状腺素水平，也会导致 TSH 水平下降。总的来说，现在治疗亚临床甲亢的证据是自相矛盾的。

生长激素

生长激素（growth hormone，GH）由垂体内的生长激素细胞释放，受生长激素释放激素（growth hormone-releasing hormone，GHRH）的正调节和生长激素抑制素的负调节。在衰老的过程中，每次脉冲式分泌产生的 GH 数量下降[16]。这种现象有一部分原因是女性绝经期雌二醇下降、男性睾酮下降。GH 的释放也同样受生长激素释放肽控制，后者也是一种激素，从胃底部产生。GH 产生下降导致来源于肝的胰岛素样生长因子-1（insulin-like growth factor 1，IGF-1）水平下降（图 23-2）。

在动物研究中，埃姆斯侏儒鼠比对照组寿命更长，提示 GH 导致生存期缩短。将 GHRH 拮抗剂用于一种阿尔茨海默病的老年鼠模型（SAMP8），结果实验体生存期延长、记忆力增强、端粒酶活性增强、氧化损伤下降[17]。同样的，在巴黎的一项前瞻性研究中，GH 水平在正常范围上限的受试者患心血管的风险及总死亡率升高[18]。

在一项老年人应用 GH 的研究中，GH 增加了受试者的体重、氮储存及肌肉重量[7]。但它不增加肌肉强度，因为 GH 增加蛋白质合成但不促进卫星细胞形成。在老年人，GH 导致关节痛、腕管综合征、软组织水肿及胰岛素抵抗[19]。IGF-1 水平升高与老年人乳腺、前列腺及结肠肿瘤相关。当通过转基因技术应用 IGF-1 这种 GH 调控下的激素时，可使衰老的肌肉变得肥厚及再生[20]。但是 IGF-2（机械生长因子）是一种不受 GH 调控、在肌肉中产生的激素，能增加卫星细胞的增生。这可能解释了单独应用 GH 不能增加力量的原因。现在有人发现一种 IGF-1 受体异常现象与长寿相关。

生长激素释放肽能增加食物摄入，改善记忆力并升高 GH 水平[21]。关于生长激素释放肽激动剂应用于老年人的研究提示，这种激动剂可能产生轻度的功能性改善[22]。

去氢表雄酮

DHEA 及其硫酸盐在衰老的过程中明显减少。这一现象引起人们做了大量流行病学研究，研究发现，DHEA 及其硫酸盐水平下降与较高程度生理性失能之间存在正性相关[23]。然而，高质量的干预研究如 DHEAge 研究发现，DHEA 只对老年女性性欲有轻微提高作用而对肌肉的力量或体积没有作用[24]。同样的，孕烯醇酮（DHEA 前体）和 DHEA 除了能够有效提高小鼠的记忆以外，在人类还未见任何作用[7]。而且，市面上的许多 DHEA 产

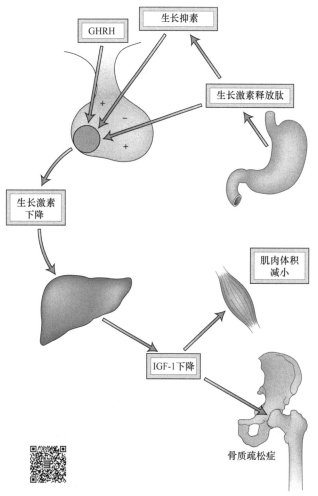

图 23-2　衰老过程中生长激素的改变。GHRH. 生长激素释放激素；IGF-1. 胰岛素样生长因子-1。（彩图请扫二维码）

品内并不含有 DHEA。总的来说，老年人 DHEA 替代治疗无效、无获益。

雌激素

女性绝经发生在 52 岁左右。绝经期延后的女性可能寿命更长。在绝经期给予雌激素可以减少髋关节骨折的发生率并改善生活质量，而改善生活质量主要是通过减少潮热、盗汗，减轻阴道干燥和改善性功能来实现的。来自 KEEPS Kronas 研究的初步证据提示，以少于女性健康倡议（Women's Health Initiative，WHI）试验[25]中的剂量，连续给予雌激素 48 个月，即可产生上述疗效且不增加心血管事件、静脉血栓及乳腺癌或子宫内膜癌风险。

WHI 实验纳入 50～79 岁的妇女参与实验，子宫切除的女性单独应用安慰剂或普瑞马林（马雌激素），或同时应用普瑞马林加孕酮。此实验因副反应早期终止（平均随访 5.2 年）。总的来说，在联合治疗中冠心病、脑卒中、肺栓塞、静脉血栓、乳腺癌、胆囊疾病、尿失禁及痴呆的患病风险提高。研究中提到髋关节骨折、总骨折率、糖尿病及结直肠癌风险降低。在单独应用雌激素组，冠心病的风险不增加，栓塞和痴呆的风险尽管增加但增

高不明显。在二个治疗组中总死亡率不增加（表 23-2）。总的来说，与联合治疗组相比，单用雌激素组在统计学上显示少量负效应。

表 23-2　合用雌激素（E）和孕酮（P）及单用雌激素对实验结果的影响*

结果	阳性影响		没有影响		阴性影响	
	E+P	E 单独	E+P	E 单独	E+P	E 单独
总死亡率	—	—	0.98	1.04	—	—
冠心病	—	—	—	0.95	1.24	—
脑卒中	—	—	—	—	1.31	1.37
肺栓塞	—	—	—	1.37	2.13	—
静脉血栓	—	—	—	1.32	2.06	—
乳腺癌	—	—	—	0.80	1.24	—
结直肠癌	0.56	—	—	1.08	—	—
子宫内膜癌	—	—	0.81	—	—	—
髋关节骨折	0.67	0.65	—	—	—	—
总骨折率	0.76	0.71	—	—	—	—
糖尿病	0.79	—	—	1.01	—	—
胆囊疾病	—	—	—	—	1.59	1.67
压力性尿失禁	—	—	—	—	1.87	2.15
痴呆	—	—	—	1.49	2.05	—

*数字代表让步比

现有证据支持对过早绝经或绝经期症状严重的女性给予激素治疗。治疗最好不持续超过 5 年，不超过 52 岁。现在没有证据支持 60 岁以上女性应用激素治疗。

睾酮

在老年男性中，总睾酮以每年 1% 的速率下降。导致这种下降的原因一半是由于随年龄增长身体增多的脂肪。性激素结合球蛋白（sex hormone-binding globulin, SHBG）随年龄增长而增加，所以游离的和有生物利用度的（游离及与白蛋白结合的）睾酮大幅下降。睾酮水平的下降还可归结于睾丸间质细胞功能的下降，比如对人绒毛膜促性腺激素（human chorionic gonadotropin, hCG）反应下降；以及归结于下丘脑-垂体功能下降（图 23-3）。衰老与促性腺激素释放激素（gonadotropin- releasing hormone，GnRH）释放的昼夜节律下降相关。另外，随着衰老，每次脉冲式分泌量和脉冲次数均下降，这也导致黄体生成素（luteinizing hormone，LH）脉冲释放幅度下降。另外，似乎还存在雄激素受体功能障碍，伴随细胞内 β-连环蛋白活性下降[26]。

流行病学研究显示雄激素与肌肉体积及力量、衰弱、红细胞比容、骨密度、髋关节骨折、性功能、认知等明确相关[7,27,28]。睾酮生物利用度低的轻度认知功能损害的患者可能快速转变成阿尔茨海默病[29]。还有证据显示睾酮能改善下尿路综合征（lower urinary tract syndrome，LUTS）[30]。

睾酮与死亡率之间的关系尚未明确。尽管大多数研究显示低水平睾酮与死亡率相关，但有一些研究没能证实这种联系[31]。有些疾病与低水平睾酮相关。这些研究中并未显示非常健康及非常衰弱患者其睾酮与死亡率之间的关系。这可能提示，其他研究中死亡率增加是由于研究队列中病弱的对象睾酮水平较低所致。

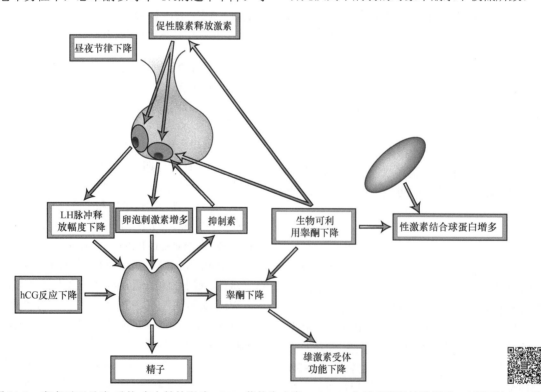

图 23-3　衰老对下丘脑-垂体-睾丸轴的影响。LH. 黄体生成素；　hCG. 人绒毛膜促性腺激素。（彩图请扫二维码）

对照研究提示睾酮替代治疗能增加红细胞比容、肌肉体积及力量,改善生活质量及记忆力并增强骨密度[7,32]。有一些研究提示睾酮可以增加衰弱老年人及终末期心衰患者的力量和功能[33,34],当需要增强力量时睾酮剂量需要提高,比增加肌肉体积时应用的剂量要大。

睾酮的副作用尚未明确。尽管两个大型流行病学研究已经提示,接受睾酮治疗的患者心梗风险增加,但这两个研究都有一些缺陷[35,36]。一项根据对照研究进行的 meta 分析发现没有心肌梗死风险的增加[37]。因为睾酮能增加红细胞比容,可能有些随访不充分的患者其红细胞比容可高于 55%,导致形成栓塞的倾向增加。另外,我们应该认识到的是,睾酮导致水潴留,而在衰弱的老年患者就会导致水肿,而这可能被错误的归结为睾酮导致心衰。

相似的争议还存在于睾酮在前列腺癌中起到的作用。总的来说,没有证据提示睾酮会导致前列腺癌,但是当前列腺癌存在时睾酮却可以加速其发展。现在已被接受的是可以对接受手术后或放疗后的、前列腺特异性抗原(prostate-specific antigen,PSA)水平较低的前列腺癌患者应用睾酮[38]。

睾酮似乎在应用的前 3 个月会使睡眠呼吸暂停的患者症状加重,而到了 6 个月的时候就不再是这样了[39]。

诊断男性性腺功能低下需要根据症状,主要是性欲下降及软勃起等。可以应用一些问卷比如衰老男性调查(Aging Male Survey)或圣路易斯大学 ADAM 问卷等[40,41]。如果患者有上述症状,诊断上还需排除抑郁。还需要检测睾酮及睾酮生物利用度,如果任意一项数值较低,就可尝试应用 3 个月的睾酮。如果症状没有改善,治疗应该停止(图 23-4)。

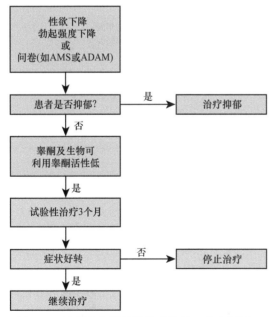

图 23-4 诊断老年男性性腺功能低下症流程图。

睾酮用药可应用很多途径,包括口部皮肤透皮贴、凝胶、颊部透皮贴、经鼻吸收、药丸以及注射剂型。总的来说,睾酮的注射剂型最便宜且最易于应用。

现在可选用几种选择性雄激素受体调节剂(selective androgen receptor modulator,SARM)来治疗衰弱和/或失能。苯丙酸诺龙,一种肌内注射的 SARM,看起来似乎对改善功能作用不大。同样的,enobosarm 是一种正处于研究阶段的口服药物,且已经显示出对肌肉体积及力量的改善作用[42]。

女性从 30 岁起睾酮水平快速下降,到绝经期后下降速率更快[43]。给予绝经期后女性以睾酮可提高性欲,改善大体外观,减轻乳腺疼痛及头痛,提高骨密度及肌肉体积。现阶段尚未推荐为达到上述目的对女性应用睾酮。

下丘脑-垂体-肾上腺轴

来自于下丘脑的促肾上腺皮质激素释放激素(corticotropin releasing hormone,CRH)引起垂体释放促肾上腺皮质激素(adrenocorticotropic hormone,ACTH),后者可以调节皮质醇的释放,以及较小幅度的调节肾上腺皮质释放醛固酮。总的来说,在衰老过程中下丘脑-垂体-肾上腺轴活动过度,其所释放的 24h 激素总量、血浆游离激素及唾液皮质醇均增多[44]。这与晨起皮质醇作用增强和皮质醇分泌片段增多相关。血浆皮质醇清除速率下降,CRH 对此无变化,但地塞米松无法像在年轻人身上一样起到相同程度的抑制皮质醇反应的作用。当应用外源性 ACTH 时肾上腺的皮质醇生成下降。有人假设循环内皮质醇水平升高是由于脂肪组织内皮质酮向皮质醇转化增加。

在衰老过程中增加的皮质醇可能带来许多有害的影响,比如加速神经元的损害,导致认知下降,以及增加骨质减少的危害和随之而来的髋关节骨折。过多的皮质醇还将造成肌肉的失用,导致肌少症、衰弱及失能。加速的内脏性肥胖、胰岛素抵抗,以及此后的动脉硬化,还有因免疫功能下降造成的感染风险增加也都来源于水平升高的皮质醇[45,46]。

醛固酮产生于肾上腺球状带。在衰老过程中,ACTH 促进的醛固酮产生稍有下降[47]。醛固酮的主要控制由肾素-血管紧张素-醛固酮系统进行。在衰老过程中响应血管紧张素 II 的肾素和醛固酮生成也下降[48]。

大约 10% 的老年人发生醛固酮增多症。在大多数病例中这是由于双侧肾上腺增生。少数病例是由于获得性 KLNJ5 功能突变导致的多发微腺瘤[49]。患有低钾血症和高血压的老年人应该疑诊低肾素血症的醛固酮增多症,并用螺内酯治疗。

最后,对于处在应激或抑郁状态下的老年人,我们应意识到其下丘脑促肾上腺皮质激素-释放激素增高可以导致厌食及体重减轻。

肾上腺髓质激素

随着年龄增长交感紧张度(去甲肾上腺素)增加[50]。

另外，老年人肾上腺髓质释放肾上腺素减少（相对于年轻点的人来说）[51]。但是血浆激素水平只轻微降低，因为血浆清除活性也随衰老降低。最后，在衰老过程中，交感受体活性也因为受体不敏感而下降[52]。随年龄增大出现的体位性低血压增多主要是由于儿茶酚胺受体或受体后缺陷造成。

精氨酸加压素

1949 年，Findley 提出在衰老过程中垂体神经部-肾轴发生改变[53]。Miller 和他的同事在研究中也证明了这一点[54,55]，他们报道有行动能力的老年人在 2 年中有 115 人/次出现低钠血症，而社区疗养所一年中患者也有 53% 出现低钠血症。这些研究提示大多数患者症状类似于抗利尿激素分泌异常综合征（syndrome of inappropriate antidiuretic hormone secretion，SIADH）。

老年人低钠血症增加住院及门诊患者死亡率[56]。无症状性低钠血症与步态不稳、跌倒增加及髋关节骨折增加相关，很多情况下还与注意力缺陷和轻微精神错乱有关，还可能导致功能下降。

老年患者日间循环中精氨酸加压素（arginine vasopressin，AVP）水平增高[57]。但是，这种升高可以被夜间 AVP 水平上升钝化所抵消。这种钝化导致老年人夜尿增多。在衰老过程中，肾对 AVP 反应变慢，尽管 AVP 日间循环水平升高也无法改变。动物实验提示衰老过程中 AVP V2 受体下降。V2 受体控制水通道蛋白2 的往复运动，使细胞内的水通道通过细胞顶膜形成通道，保证水从肾集合管的重吸收。现有证据显示水通道蛋白2 在衰老过程中活性下降。

图 23-5 总结了衰老过程中 AVP 的变化及其影响。

褪黑激素

褪黑激素是在松果体内应用色氨酸制造出来的，受视交叉上核调节。在整个生命过程中褪黑激素水平逐渐下降。褪黑激素夜间水平低可能与老年人睡眠-觉醒节律紊乱有关[58]，而且阿尔茨海默病患者中这一现象尤其明显。褪黑激素和 remelteon（一种褪黑激素 1 和 2 受体激动剂）都可以轻度改善睡眠。越来越多的证据证明褪黑激素和 remelteon 可能对精神错乱和日落综合征有效[59,60]。

褪黑激素也对免疫系统有一点影响。它可以刺激一些免疫细胞，特别是自然杀伤细胞和 CD4 辅助性淋巴细胞[61]。它还是一种抗氧化剂。还能增加 GH 和 IGF-1 的激素水平[62]。褪黑激素还对 DNA 甲基化和组织蛋白形成有一定作用，提示其在表观遗传学调节方面起作用。低水平的褪黑激素与前列腺癌风险增加相关[63]。

结 论

在衰老过程中大量激素发生改变。大多数从 30 岁左右开始逐渐下降。激素在衰老中起到的作用，到底是加速衰老还是可能起到保护的作用尚未明确。在未来的研究中，将应用生理替代治疗持续较长时间后的效果来判定，所谓的青春激素喷泉到底是神话还是有科学依据的论点。

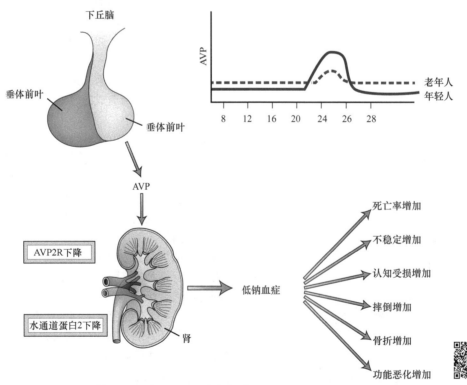

图 23-5 精氨酸加压素（AVP）在衰老过程中的改变及影响。（彩图请扫二维码）

关键点

- 2%～4%老年人发生甲状腺功能减退。
- 老年人甲状腺素清除率减低，意味着当他们进行 L-甲状腺素替代治疗时，用药量需要比年轻人稍低一些。
- 研究结果并不推荐老年人应用 GH 替代治疗。
- 男性睾酮水平每年以 1%速率下降。
- 尽管老年人睾酮替代治疗尚有争议，但它确实能增加衰弱老年人的力量。
- 低肾素血症的醛固酮增多症在老年高血压患者并不少见。
- 老年人的抗利尿激素不适当分泌综合征很普遍。
- 睾酮、GH、DEHA 及 IGF-1 都在肌少症的病理生理中发挥作用。

（崔　喆　译，韩　辉　校）

完整的参考文献列表，请扫二维码。

主要参考文献

7. Morley JE: Scientific overview of hormone treatment used for rejuvenation. Fertil Steril 99:1807–1813, 2013.

9. Bensenor IM, Olmos RD, Lotufo PA: Hypothyroidism in the elderly: diagnosis and management. Clin Interv Aging 7:97–111, 2012.

10. Tabatabaie V, Surks MI: The aging thyroid. Curr Opin Endocrinol Diabetes Obes 20:455–459, 2013.

13. Gesing A, Lewinski A, Karbownik-Lewinska M: The thyroid gland and the process of aging; what is new? Thyroid Res 5:16–20, 2012.

19. Nass R: Growth hormone axis and aging. Endocrinol Metab Clin North Am 42:187–199, 2013.

22. Morley JE, von Haehling S, Anker SD: Are we closer to having drugs to treat muscle wasting disease? J Cachexia Sarcopenia Muscle 5:83–87, 2014.

32. Matsumoto AM: Testosterone administration in older men. Endocrinol Metab Clin North Am 42:271–286, 2013.

33. Morley JE: Sarcopenia in the elderly. Fam Pract 29(Suppl 1):i44–i48, 2012.

37. Corona G, Maseroli E, Rastrelli G, et al: Cardiovascular risk associated with testosterone-boosting medications: A systematic review and meta-analysis. Expert Opin Drug Saf 13:1327–1351, 2014.

38. Balbontin FG, Moreno SA, Bley E, et al: Long-acting testosterone injections for treatment of testosterone deficiency after brachytherapy for prostate cancer. BJU Int 114:125–130, 2014.

39. Wittert G: The relationship between sleep disorders and testosterone. Curr Opin Endocrinol Diabetes Obes 21:239–243, 2014.

40. Morley JE, Perry HM 3rd, Kevorkian RT, et al: Comparison of screening questionnaires for the diagnosis of hypyodonadism. Maturitas 53:424–429, 2006.

44. Veldhuis JD, Sharma A, Roelfsema F: Age-dependent and gender-dependent regulation of hypothalamic-adrenocorticotropic-adrenal axis. Endocrinol Metab Clin North Am 42:201–225, 2013.

55. Miller M, Morley JE, Rubenstein LZ: Hyponatremia in a nursing home population. J Am Geriatr Soc 43:1410–1413, 1995.

56. Cowen LE, Hodak SP, Verbalis JG: Age-associated abnormalities of water homeostasis. Endocrinol Metab Clin North Am 42:349–370, 2013.

57. Moon DG, Jin MH, Lee JG, et al: Antidiuretic hormone in elderly male patients with severe nocturia: a circadian study. BJU Int 94:571–575, 2004.

59. Tsuda A, Nishimura K, Naganawa E, et al: Ramelteon for the treatment of delirium in elderly patients: a consecutive case series study. Int J Psychiatry Med 47:97–104, 2014.

60. Lammers M, Ahmed AI: Melatonin for sundown syndrome and delirium in dementia: is it effective? J Am Geriatr Soc 61:1045–1046, 2013.

62. Jenwitheesuk A, Nopparat C, Mukda S, et al: Melatonin regulates aging and neurodegeneration through energy metabolism, epigenetics, autophagy and circadian rhythm pathways. Int J Mol Sci 15:16848–16884, 2014.

Michael A. McDevitt

介　绍

正常血细胞（blood cell）的发育和功能与年龄相关的改变尚不清楚但可以估算。1961 年，Hayflick 和 Moorhead 通过描述实验并发表一个概念，即正常体细胞的分化有限[1]。在这些有限细胞分化完成后，不可逆转的将进入静息细胞周期或衰老。然而，有丝分裂后的细胞并不会直接死亡。它们将会存活数年且细胞功能正常，但它们的生物化学变化最终会影响其自身和周围的细胞。长期以来细胞衰老被作为研究衰老过程的模型，特别是年龄相关的血细胞变化非常重要。广泛的观察发现随着年龄的增加 DNA 损伤逐渐积累，这也许与活性氧（reactive oxygen species，ROS）产物的增加及随年龄增加 DNA 损伤修复能力下降相关。基因突变或中断表达使 DNA 的损伤增加进而导致机体的过早衰老。相反，对其进行适当的干预如加强对氧化应激的抵抗和减轻DNA 损伤可达到长寿的效果。

本章将阐述对衰老血细胞特点的新发现，希望这些发现能为衰老相关的潜在机制的研究提供新的视野，特别是那些可以通过干预对其产生影响的机制。同时将对最近发现的衰老在遗传和表观遗传上发生的变化（已得到了血液学上的证实）的潜在意义进行探索。最后，将对血细胞的免疫衰老进行重点讨论。血液、骨髓和淋巴组织是人类实验中最易取得的组织，该领域的进展将继续为我们对正常衰老和衰老病理生理性的认识打开新的视野。年龄相关的血细胞减少、骨髓发育不良和骨髓增生性疾病、慢性淋巴细胞白血病和其他克隆性淋巴细胞疾病被当做研究组织衰老、细胞分子改变和其生理影响之间的交叉作用模型越来越受到重视。

血细胞形成场所：骨髓和基质

健康人正常情况下每天每小时产生数十亿红细胞和白细胞。当出现感染、出血或其他应激时，复杂的生理机制出现应答反应使其生成增加。全部的造血过程起源于数量有限的造血干细胞（hematopoietic stem cell，HSC），它是产生祖细胞的源泉，是产生成熟血细胞的原料，而且能维持干细胞池[2]。造血场所随着哺乳动物的发育而发生变化[3]。在人类胚胎起始的 6～8 周，造血场所在卵黄囊，下一阶段在胎肝。随着器官的进一步发育，骨髓成了主要的造血场所，一些病理性疾病如骨髓增殖性肿瘤（myeloproliferative neoplasms，MPN）和地中海贫血除外，这些疾病主要表现为髓外造血，脾、肝和其他骨髓外任何器官均可出现。通过对小鼠的研究，追踪发育过程中从多种组织中迁移的 HSC，确定了 HSC 的最初起源位置在胚体的主动脉性腺中肾区（aorta-gonad-mesonephros，AGM）[4]。

骨髓是一个复杂的特异性的微环境。出生时骨髓里充满造血活性组织，但随着衰老，有活性的造血组织被无活性的脂肪组织替代。每年约有 1%的骨髓发生转化，这是通过对不同年龄段个体进行临床骨髓细胞活检得出的一个粗略的估算[5]。骨髓是多种细胞成分的混合，至少包括成纤维细胞、巨噬细胞、肥大细胞、网状细胞、内皮细胞、类骨质细胞和脂肪细胞。传统组织学和免疫组织学分析发现在骨髓中细胞的发育通常是有序的排列，包括早期的粒细胞出现在骨小梁边缘、红细胞岛，巨核细胞和偶然出现的淋巴结位于小梁间隙。特异性细胞龛位的联系的例子包括，巨核细胞定位在引流静脉附近以便血小板释放到血流中[6]，中心和周围的巨噬细胞并置组成红细胞簇[7,8]。年龄相关的组织学发现包括骨髓坏死和纤维化、骨质流失、骨髓储存铁增加、脂肪组织扩张和良性集合淋巴结聚集[9]。尽管对个体细胞因子、细胞组成成分和支持性基质的功能进行分析可得出随着衰老它们的含量降低，但导致此改变的潜在机制仍是难以捉摸的。

当前科技的进步帮助人们对骨髓的一种特殊组成成分进行定义，即"生态龛"。这一具有三维功能的造血单元与骨、血管和分化的造血细胞有特殊的解剖学联系。HSC 生态龛的功能就像解剖学定义的环境调节，监管HSC 的数量和命运[10-13]。生态龛的解剖联系包括血管内皮、血管周细胞、交感神经系统组成成分和破骨细胞。骨髓微环境和生态龛的一些空间上及功能上的分区已被提出[14,15]。骨内 HSC 生态龛包括的成骨细胞是支持细胞的主要类型。血管生态龛 HSC 与骨髓和脾的血窦内皮细胞相关[16,17]。这些生态龛作为局部细胞因子产生的场所。在 HSC 功能上涉及的因子包括生成时就具有的三角形或锯齿状的 Notch 配体，参与反分化和 HSC 的扩增[18,19]。Wnt 信号转导出现在 HSC 产生和扩增时，用来维持 HSC处于静止状态[20,21]。骨形态生成蛋白（bone morphogenic protein，BMP）和转化生长因子-β（transforming growth factor-β，TGF-β）调节 HSC 的活性[22]，BMP 调节骨内生态龛的大小[23]。其他许多可溶解因素目前还在研究中[24,25]。

许多生态龛的组成成分和之间的相互作用已被证实，但它在年龄相关的骨髓功能中所起的潜在作用尚未得到研究。基于生态龛在维持正常造血处于稳态中发挥了重要作用，研究者对生态龛在疾病病理过程中可能起的作用进行了研究。人类骨髓增殖性肿瘤原发性骨髓纤维化（human myeloproliferative neoplasm primary myelo brosis，PMF）长期以来被当做产生所谓游离干细胞的异常骨髓纤维化疾病[26]，也被认为是干细胞生态龛调节功能下降和基质异常性克隆性疾病[27]。骨髓纤维化是骨髓增殖性肿瘤（myeloproliferative neoplasm，MPN）类疾病的一种，还包括原发性血小板增多症（essential thrombocytosis，ET）和真性红细胞增多症（polycythemia vera，PV）。这些和其他髓系和淋巴系统恶性肿瘤疾病在老年人群中的诊出率增加。骨髓增生性疾病也会出现生态龛的破坏，这是在敲除小鼠血液微环境中的视黄醇 γ 受体模型中观察到的[28]。Lyer 团队[29]发现在老的时候生态龛中 HSC 池会显著扩大，生态龛中包含 SH2 功能域含肌醇 5′-磷酸酶 1（Src homology 2-domain-containing inositol 5′-phosphatase 1，SHIP1）减少的间充质干细胞，这为老年人 MPN 疾病的研究提供了潜在帮助。

骨髓微环境和生态龛的异常与老年人其他造血系统恶性肿瘤关系日益密切[30]。例如骨髓增生异常综合征（myelodysplastic syndrome，MDS）是一组克隆性造血系统恶性肿瘤，其特点是无效造血、进行性骨髓衰竭、细胞遗传学和分子生物学异常，具有进展为急性髓系白血病的风险。在用逆转录病毒诱导的急性髓系白血病（acute myeloid leukemia，AML）模型中，Lane 团队[31]发现了白血病干细胞（leukemia stem cell，LSC）生态龛，它与正常生态龛相比具有显著不同，也不受正常 HSC 信号转导途径 Wnt 的约束。供体细胞白血病（donor cell leukemia，DCL）是骨髓移植的罕见并发症，与炎症所致生态龛的破坏相关。炎症由原发性恶性肿瘤、放化疗或移植相关的免疫调节治疗所引发，所有这些导致了外源性白血病对供体 HSC 产生影响[32]。

对与造血相关的生态龛和细胞基质的发现进行总结，也展示了正常生理过程和衰老研究的新领域。此外，作为原位造血器官，骨髓还被认为是非造血细胞的潜在源泉，可以使其治愈或再生。潜在的骨髓源性组织包括骨髓间充质干细胞[33-35]和纤维细胞[36]。间充质干细胞（mesenchymal stem cell，MSC）是一类多能干细胞。尽管最初是在骨髓中发现并确认，并且将其描述为骨髓基质细胞，但已有研究证实它也存在于其他解剖部位。MSC 可以从骨髓、脂肪组织、脐带和其他组织中分离出来，但 MSC 最丰富的组织是脂肪组织[35]。因为它能黏附于塑料，它很可能能在体外扩增。MSC 具有特殊的形态学而且表达特殊的细胞表面分子位点。在适合的条件下 MSC 可以增殖分化成其他细胞类型，是否可以作为治疗系统性炎症反应、自身免疫性疾病或创伤后损伤组织的可替换组织来源，还有待进一步评估。在许多组织如心脏[37]、角膜[38]和肝[39]将被当作骨髓再生组织移植的潜在靶器官。

造血干细胞

造血干细胞模型开始于全能干细胞，它有自我更新的能力来防止 HSC 区域耗竭。其不对称的增殖分化每天可产生大量的有系别限制的造血细胞，而且有使宿主在受致命性辐射的时候重建造血作用的能力[2]。尽管对从 HSC 的自我更新到限制细胞分化的早期发育阶段的体内、体外对照研究了解很少，但这代表着一种用来理解哺乳动物细胞发育和分化的基本机制的很好的通用模型系统。移植的 HSC 重新恢复造血作用的能力为骨髓移植提供了临床基础。对干细胞移植（stem cell transplantation，SCT）最早的描述是基于对将大鼠的骨髓移植到受致死量照射的小鼠体内，通过重建供者的造血系统来拯救受者的研究[40]。值得注意的是，可通过静脉注射 HSC，因为 HSC 有归巢能力，可以重新回到骨髓中与生态龛发生相互作用。HSC 的生物学和生理学是非常复杂的，也是许多综述论述的主题，包括对 HSC 的特点、发育起源、种类和细胞源泉、调节已定的细胞命运和骨髓移植的临床应用的描述[2,3,41]。对衰老的造血干细胞详细研究为衰老过程的研究提供了独特见解。

端粒和端粒酶，作为造成年龄相关的骨髓衰竭、造血干细胞功能障碍的潜在组成成分，已经被特殊的研究。端粒缩短与退行性疾病相关，包括特发性肺纤维化、隐源性肝硬化和骨髓衰竭[42]。核心复合物的自然突变是在一种罕见的骨髓衰竭综合征——先天性角化不良（dyskeratosis congenita，DC）中被第一次发现的[43]。这些基因的杂合突变是在 DC、骨髓衰竭和特发性肺纤维化患者中发现并描述的[42]。端粒酶 RNA（TERC）或端粒酶逆转录酶组分（TERT）的突变与端粒酶功能障碍相关，这在散发性和家族性 MDS 和 AML 中得到了证实[44]。这些疾病的 TERT 和 TERC 突变表现出不同的光谱，这至少在一定程度上可以解释观察到的这些疾病（包括骨髓衰竭）不同的临床表现。环境的破坏和基因的改变加速了端粒的缩短和细胞更新，这可能夸大了端粒酶单倍剂量不足的影响，导致初次发病年龄及组织特异性器官的病理学改变。

端粒功能障碍的小鼠模型与肺泡干细胞衰竭相关[45]。2008 年 Warren 和 Rossi 等论述的随着衰老端粒缩短能使 HSC 池进一步消耗的这一结论，缺乏直接证据[46]。小鼠连续的骨髓移植试验说明，尽管 HSC 的潜在复制是有限的，但很少的证据证明复制性衰老导致正常寿命范围内的人或小鼠的干细胞池消耗。事实上，大量的证据表明

HSC 的数量实际上在老龄小鼠体内增加[47]。造血干细胞池的扩增是细胞的自主能力，就像对青年受者进行骨髓移植时，老年供者的 HSC 容量要高于青年对照组[48]。尽管随着年龄的增加 HSC 的数量增加，但其功能有缺陷，包括归巢现象改变、动员性质改变[49,50]和竞争性细胞再生能力下降[47]。引人注目的是，随着增龄，出现了从淋巴细胞系向髓系的增殖转移倾向[41]。在老龄小鼠中淋巴系祖细胞减少而髓系祖细胞增加。这些关于 HSC 的发现也许可以解释年龄相关的免疫细胞衰老特征和增龄引起的髓系恶性血液病发病率显著增加的现象。

反复发现淋巴细胞与骨髓血细胞比例随年龄发生变化，这一现象成为分子生物学研究的一个重点。对不同种系的近亲小鼠进行长期移植单一 HSC 的实验，将实验结果和 HSC 行为的遗传学差异进行分析，说明许多 HSC 的行为是混合的，其本质是通过基因或表观遗传机制控制的[41,51]。一个通过表观遗传学机制混合异质性 HSC 的例子是在髓系偏多的 HSC 中发现的。这些 HSC 能产生显著水平的髓系祖细胞，但淋巴细胞很少见。淋巴细胞子代的消失使其对白细胞介素-7（interleukin-7，IL-7）的应答反应造成损伤[52]。从青年和老年小鼠体内取出高纯度的 HSC，Charnbers 团队证实随年龄增加出现功能缺陷和干细胞数目增加[53]。基因表达分析发现 14 000 多个基因中约有1500 个是由增龄诱导产生的，约有1600个是受增龄抑制的。基因与应激反应、炎症和蛋白凝集反应支配表观遗传的表达上调，而且基因参与染色体重塑及基因完整性保存的表达下调。许多染色体区域表现出失去了对翻译阶段的调节能力，而翻译活性却随增龄而增加，同时还观察到基因的不适当表达通常由表观遗传来调节。

近期 Sun 团队扩展了对上述实验的观察研究。他们对高纯度 HSC 细胞进行了研究，并将青年小鼠和老年小鼠的 HSC 从基因组特性到转录、组蛋白修饰和 DNA 甲基化的整体改变进行了分析[54]。他们团队还报道了年龄相关的组蛋白标志物沉积的改变与 RNA 的表达、编码和非编码的改变有非常密切的联系。对转导通路的分析揭示了大部分与年龄相关的基因表达的改变最终使 TGF-β 转导信号减少，然而编码核糖体蛋白的基因表达上调。Sun 团队[54]的研究更支持了解除约束的表观遗传状态是驱动干细胞功能随年龄发生改变背后的力量之一这一观点。进一步的研究需要将老龄HSC的特点如DNA甲基化、组蛋白的修饰与衰老 HSC 自我更新增加及向髓系祖细胞分化相关基因表达的改变等联系起来。

表观遗传的改变是药理学作用靶点。表观遗传染色质修饰药物联合细胞因子已应用于对正常 HSC 的培养，目的是保护骨髓的增殖活性[55]。观察并比较了加入表观遗传染色质修饰药物及细胞因子培养的 HSC 与单用细胞因子培养的 HSC 的自我更新能力，前者可产生与 HSC 的自我更新相关的几种基因及其产物，而单用细胞因子

组 HSC 则失去了骨髓增殖活性。先前的研究试图扩增HSC，结果却导致 HSC 的分化和干细胞的耗竭，最好的结果也只是使细胞不对称分区和HSC 维持其原有数量。这些观察研究发现染色质修饰药物也许能使 HSC 对称分化，而且能在保护干细胞功能的基础上，加强移植后保护干细胞功能的治疗效果。对经信息性克隆标记和存在中性粒细胞反应的患者进行分子生物学分析，发现MDS 和 MAL 患者恢复正常非克隆性造血也许与治疗中应用的表观遗传药物 5-杂氮-2′-脱氧胞苷（地西他滨，DAC）显著先相关[56]。

年龄相关性 HSC 生物学改变和恶性造血障碍的细节研究为造血系统衰老的研究提供了新的视角，最近关于青年和老年供者的干细胞移植临床预后的比较研究也支持了造血系统衰老。Kroger 团队[57]已经对年轻的人类白细胞抗原（human leukocyte antigen，HLA）相匹配的无血缘关系的供体（matched unrelated donor，MUD）是否比 HLA 相同合胞[HLA 相匹配的同卵双生的供体（matched related donor，MRD）]更适合作为接受异基因造血干细胞移植的老年 MDS 患者的供体进行了研究。研究发现接受年轻 MUD 移植者与接受 MRD 和老年人MUD 移植者相比其 5 年生存率显著提高。一项多元分析表明接受年轻 MUD 与接受 MRD 移植者相比，前者保留了提高生存率的重要因子。这些尚不是确切的结果，但却阐述了一个对 HSC 年龄相关功能的理解的临床问题[57]。

用于干细胞治疗和再生药物的备选 HSC 有胚胎干细胞（embryonic stem cell，ESC）和诱导多能干细胞（induced pluripotent stem cell，iPSC）技术[58,59]。利用这些策略仍未能产生具有全部功能的细胞。最近有人应用转录因子（transcription factor，TF）过表达的方法来使PSC 和多种体细胞重新编程[60]。只有 4 个 TF 具有细胞多能性的诱导[61]，为使细胞命运改变的方法提供了理论基础，而且阐述了使用终末分化细胞产生具有多向分化潜能细胞的可行性。

祖细胞分类

系别限制的祖细胞是由 HSC 分化而来，可以从数量上增加也可以分化成不同系别的效应细胞。最后，超过10 个不同的成熟细胞类型由 HSC 通过这些祖细胞分化而成。因为旁路的存在，出现了早期或晚期的祖细胞，在潜在分裂增殖的细胞数目上有所不同。早期模型提出了从原始 HSC 到晚期 HSC 的系别发展，即从其简单双分支为共同髓系祖细胞（common myeloid progenitor，CMP）和共同淋巴系祖细胞（common lymphoid progenitor，CLP）到刺激额外下游转导通路产生的全部系别的血细胞[62]。这些假说与转录调节机制相关，具有正负反馈调节环路[3,63-67]。另外单细胞分离和分子机制研究的不断进步使我们在增加知识的同时也是对已有模型的挑

战[68]。Paul 团队发现髓系祖细胞很早开始就会向不同系别的血细胞进行分化[69]。与先前认识相反的是[67]，很少有祖细胞会表达多功能转录因子来调节不同细胞的"命运"。Perie 团队[70]和 Notta 团队[71]的研究都发现成年人体内的大多数髓系祖细胞通常固守单一系别。有趣的是，大多数髓系祖细胞是由系别限制细胞的短暂克隆所产生，其祖细胞池是常见髓系祖细胞的上游系别[72]。这些和其他研究发现为今后认识并理解正常造血和白血病提供了重要理论知识[68]。

体外培养系统的发展，为祖细胞辨认和研究提供了很大便利，包括确定了对预防细胞凋亡有作用的生长因子和即使不在全部也在许多造血谱系中存在的一个重要的默认调节通路。转录因子代表了决定细胞表型和分化的固有因素。对转录因子敲除和转基因小鼠的研究阐述了其对造血的调节作用[3,63]。一系列观察研究展示了转录调节如何改变可能会与年龄相关血细胞发育的改变相关。Quere 团队观察发现删除年轻小鼠 HSC 中转录中间调节因子 1γ（transcription intermediary factor 1γ，Tif1γ）会使衰老表型加速发展[73]。支持这一观点的还有他们发现在野生型小鼠的衰老阶段 HSC 中的 Tif1γ 表达下调，而且 Tif1γ 还能控制 TGF-β 信号转导通路。他们得出的研究数据表明转录调节因子（Tif1γ）和下游信号（TGF-β）与调节 HSC 分化的淋巴系和髓系平衡相关，并应用到了 HSC 衰老方面的研究。在衰老阶段分析转录因子敲除或下调后产生的影响，对确定潜在表型、找到其他转录因子来说是一个重要环节[74,75]。

根据转录调节机制在造血调节方面的重要性，以及衰老是躯体 DNA 突变累积的结果假说[76]，提出了关键调节转录因子突变累积是年龄相关性造血不足的原因，这一假说又被称为转录的不稳定性。先前的实验研究并不支持这一基因假说[77]，但对线虫类的秀丽隐杆线虫进行的分析已确定了 GATA 中的 3 个转录因子：ELT-3、ELT-5 和 ELT-6 的改变与普遍蠕虫衰老之间的联系[78]。

最近先后进行了两项基于外显子的研究，已经确定了在人类造血系统，年龄相关性体细胞突变克隆性扩增与未来发生造血系统恶性肿瘤和其他疾病的风险增加显著相关。Jaiswal 团队[79]和 Genovese 团队[80]分别从 17 182 例和 12 380 例无明显临床造血系统疾病的参与者血液样本中得出了全外显子序列。从而发现并确定了躯体获得性突变。两组均发现了最易发生突变的三个核染色质相关基因——DNA 甲基转移酶 3A（DNMT3A）、TET 甲基胞嘧啶加双氧酶 2（TET2，在 DNA 脱甲基中发挥作用）和维持核染色质处于抑制状态的多梳家族基因 ASXL1。基因突变风险随年龄增长而显著增加；研究发现任何基因突变，在年龄 50 岁之前基因突变率占 1%，但年龄超过 65 岁者占 10%。存在基因突变者继发造血系统恶性肿瘤的风险比正常者高 10 倍。躯体变异也会使非肿瘤性不良事件和死亡的风险增加，例如 Jaiswal 团队研究发

现未知机制可以使发生冠心病和脑卒中的风险增加[79]。

进一步的研究指出在健康人中检测到的基因突变细胞是真正的癌变前细胞，它通过进一步的突变可以发展成癌症。但在既定个体中检测基因突变存在的能力仍是有限的。不管基因突变状态如何，转化为造血系统恶性肿瘤者很罕见（即使在突变携带者每年也只有 1%能进展为恶性肿瘤性疾病）。这些结果与存在克隆性造血的正常老年人再次出现躯体 TET2 基因突变[81]一致，以及 Laurie 团队[82]和 Jacobs 团队[83]在老年人中检测获得性克隆镶嵌型基因突变的观察结果一致。Wahlestedt 团队[84]经过一系列的功能试验对 HSC 的衰老是由获得性基因突变所致的这一假说进行了验证。他们的数据表明 iPSC 和内源性囊胚分化的 HSC 具有相似的功能性质，尽管前者的分化顺序和增殖年龄范围较大；同时它也证实，一个潜在但可逆的表观遗传组成而不是固定的基因突变是 HSC 衰老的标志。

总之，转录阶段的突变和其他旁路，以及核染色质表观遗传的改变代表了血细胞产生、功能的年龄相关性变化发生的潜在机制。微小 RNA（miRNA，调节基因表达的小的非编码序列，比如后面提到的 FOXO3）是决定造血细胞命运的关键转录后调节因子[85]。一些 miRNA 已应用于年龄相关血细胞改变的研究如 miRNA-212/132 簇[86]。这些 miRNA 富含于 HSC 中，而且随着衰老其表达上调。这一 miRNA 簇（Mirc19）中的 miRNA 无论是过表达还是表达下调都会导致与年龄不匹配的造血。miRNA-132 通过靶向作用于转录因子 FOXO3（已知的与衰老相关的基因）对衰老的 HSC 发挥作用。一些大规模多中心的分析如 Sun 团队[54]的研究，也许是找到血细胞产生及其功能随年龄发生变化的关键旁路和分子标靶。

循环血细胞

循环血细胞由 HSC 和下游的祖细胞分化而来，代表着梅特卡夫（Metcalf's）原始造血分类中的第三类造血细胞[87]。循环血细胞的细胞组成包括粒细胞、单核细胞、嗜酸性粒细胞、嗜碱性粒细胞、红细胞和淋巴细胞。作为重要的生理影响因子，随着年龄的改变细胞将在数量和/或功能上发生改变进而导致一些老年人的身体衰弱。

粒细胞

粒细胞包括中性粒细胞、嗜酸性粒细胞和嗜碱性粒细胞，是机体对细菌、真菌和原核生物感染后产生的固有免疫应答的组成成分。炎症发生时最先出现的是多型核噬中性粒细胞（polymorphonuclear neutrophil，PMN）。它们的寿命很短，通过细胞凋亡而死亡。但是它的寿命和功能活性可以在体外通过增加促炎细胞因子如粒细胞-巨噬细胞集落刺激因子（granulocyte-macrophage colony-stimulating factor，GM-CSF）而延长。已被证实随着衰老 PMN 的功能和逃离细胞凋亡的能力逐渐消失。随着

衰老，人中性粒细胞的其他受体功能也有变化，如超氧化阴离子的产生和细胞的趋化作用。将观察到的中性粒细胞受体介导的信号转导[88-90]的所有分子缺陷放在一起，将发现随衰老出现固有免疫的获得性缺陷，这至少在一定程度上能解释老年人群中败血症相关死亡的高发病率，也许对机体衰弱也有影响。临床试验研究是否药理学剂量的造血生长因子[包括粒细胞集落刺激因子（granulocyte colony-stimulating factor，G-CSF）和 GM-CSF]能够改善老年癌症患者的预后，这已取得了一些成效，但在资金、疾病和治疗所致特殊并发症等方面仍存在一些显著的问题[91,92]。

最近的研究表明，环境和微生物可以影响中性粒细胞的功能，同时也为我们提供了寻找血细胞衰老潜在机制的参数。尽管中性粒细胞通常被认为是相对均一的群体，但目前已有证据表明其具有异质性。衰老的中性粒细胞 CXCR-4 表达上调，CXCR-4 是中性粒细胞的一个受体，能使其在骨髓中被清除，进而通过 IL-17/G-CSF 轴反馈性抑制中性粒细胞的生成，从而起到对造血干细胞池有规律的调节作用[93]。中性粒细胞的衰老是微生物通过 Toll 样受体和髓系分化因子 88 介导的信号转导通路实现的。小鼠模型中微生物的清除也显著减少了循环中衰老中性粒细胞的数量，同时明显减少炎症的发病和炎症相关性器官的损伤。另一个先天性免疫机制被认为是老年人的中性粒细胞受损[94]，像其他参与炎症反应的组分之间的相互作用，应用于年龄相关的疾病[95]。以下将对中性粒细胞衰老在癌症监控方面的潜在作用进行讨论。

嗜酸性粒细胞、嗜碱性粒细胞和肥大细胞。嗜酸性粒细胞的功能包括宿主防御、过敏反应和其他炎性应答反应、组织损伤和纤维化。Mathur 团队[96]证明了嗜酸性粒细胞的功能会发生年龄相关性改变。嗜碱性粒细胞是人类粒细胞中最少见的，它参与速发型超敏反应、哮喘、荨麻疹、过敏性鼻炎的发生。嗜碱性粒细胞和肥大细胞通过其受体与免疫球蛋白 E（immunoglobulin E，IgE）的高亲和力参与速发型过敏反应。异常外周血嗜酸性粒细胞和骨髓分化的肥大细胞在炎症反应如哮喘的病理生理过程中发挥作用[97]。先天性特异性改变可能会影响老年患者哮喘的严重程度，包括气道中性粒细胞、嗜酸性粒细胞和肥大细胞的数量和功能的改变，以及黏液纤毛清除功能受损。年龄相关的抗原呈递和与特异性抗体反应能力的降低使增加了呼吸道感染的风险。Nguyen 等[98]已经证明年龄介导的肥大细胞脱颗粒的程序重排，Sparrow 等已证明老年男性体内的炎性气道反应机制包括嗜碱性粒细胞，而嗜碱性粒细胞也许参与了老年患者哮喘的炎性应答反应[99]。

肥大细胞和嗜碱性粒细胞对病原体和毒素有先天性免疫功能[100]。肥大细胞具有释放多种细胞分子的功能，这些分子可以参与多种生理和病理过程，包括免疫调节

和抗菌作用[101-103]。肥大细胞由祖细胞通过发育转录程序分化而来，包括 Pu.1 和肥大细胞的调节者 Mitf 和 c-fos[104,105]。

单核细胞和巨噬细胞

单核细胞和巨噬细胞与中性粒细胞的发育密切相关，由祖细胞通过复杂的分子机制生成[106,107]。单核细胞起源于骨髓，与中性粒细胞一样由 CMP 分化而来，随后被释放到外周血，循环数天后进入到组织，来补充组织中巨噬细胞的数量。循环单核细胞在全身产生各种各样的组织固有巨噬细胞和专用特殊细胞如破骨细胞和树突状细胞（dendritic cell，DC）[108,109]。人类非病理状态下循环中的单核细胞约占外周血白细胞的 5%～10%。单核细胞、巨噬细胞、树突状细胞和破骨细胞的多种功能在于清除衰老细胞来维持组织的稳态，炎症过后进行组织重建和修复、抗原提呈，以及其他免疫功能，而现在我们对炎症细胞因子的产生还有待加深[110,111]。一些肿瘤也会引起单核细胞聚集用来作为其免疫逃逸机制的一部分[112,113]。与前面叙述的中性粒细胞信号转导通路的年龄相关性免疫应答反应的改变相似，单核-巨噬细胞信号转导，包括通过 Toll 样受体的信号转导已被报道有所改变[114]。

除了作为调节细胞因子产生的主要来源外，单核细胞和巨噬细胞的代谢尤为活跃。研究发现脂质代谢的不同与年龄相关疾病的发生和寿命相关。炎症反应常常作为联系代谢失调与衰老的纽带。饱和脂肪酸（fatty acid，FA）在许多细胞（包括单核细胞）中能启动促炎性反应信号。

Pararasa 团队[115]对个体 FA 与炎症表型的相关性随年龄发生的变化进行了研究。研究发现血浆饱和脂肪酸、多不饱和脂肪酸和单不饱和脂肪酸随年龄增长而增加。循环中肿瘤坏死因子-α（tumor necrosis factor-α，TNF-α）和 IL-6 随年龄增加而增加，而 IL-10 和 TGF-β1 随年龄增加而减少。还对血浆中氧化型谷胱甘肽和神经酰胺依赖过氧化物酶体增殖物激活受体 γ（peroxisome proliferator-activated receptor γ，PPARγ）通路进行了研究。这些数据指出了单核细胞和巨噬细胞是如何在促炎性反应和代谢重整中起主要作用。

巨噬细胞通过信号转导通路对衰老红细胞进行清除的正常生理过程中也很重要，这一通路主要包括 CD47-信号调节蛋白 α（signal regulatory protein α，SIRPα）[116]，它也参与了组织衰老过程。例如，有效地对凋亡细胞进行吞噬对维持组织稳态至关重要。当吞噬细胞识别到凋亡细胞表面的"吃我"信号时，吞噬细胞被诱导进行细胞骨架重排执行随后的吞噬功能[117]。CD47 和其他细胞分子相互作用形成的"别吃我"或"吃我"信号也许是一种肿瘤逃逸机制，目前正在作为一种靶向治疗策略在临床试验中进行验证[118,119]。

红细胞

红细胞转运血红蛋白，血红蛋白是一种主要的携氧色素，帮助组织间进行气体交换。性别、随年龄变化的激素水平、低氧以及其他因素影响着哺乳动物红细胞的数量。与年龄相关的红细胞数量的改变在老年人中并不是一个罕见的发现。贫血是在所有年龄段人群中最常见的临床诊断[120]。研究发现的贫血潜在机制包括炎性因子的过表达如 IL-6[121]，它通过多种机制包括拮抗作用和损害促红细胞生成素来对造血作用起负面影响[122]。以小鼠为模型的实验也支持炎性细胞因子是造血抑制剂这一观点[123,124]。

Artz 团队对老年人不明原因的贫血（unexplained anemia in the elderly，UAE）与炎症所致贫血有共同的特点这一假说进行了验证，已通过对巴尔的摩关于衰老的纵向研究对照组参与者或芝加哥大学贫血转诊诊所中 UAE 患者的血清或血浆样本的分析得到了验证[125]。这一分析说明一小部分症状典型但贫血原因未知的老年患者，具有炎症相关性贫血的特征。在 Leiden Plus 85 研究中炎症所致贫血、肾病所致贫血和不明原因的贫血患者与无贫血的参与者相比铁调节蛋白显著增加，支持了炎性机制[126]。铁调节蛋白是铁处于稳态的重要调节者，已有研究发现它与炎症性贫血相关[127]。为 UAE 确定病因、寻找诊断的检查方法和有效的治疗策略仍是迫切的医疗需要[120]。

淋巴组织的形成

就像骨髓组织生成一样，淋巴组织的形成需要内在和外在的控制因素，而且需要与特殊环境和基因调控系统的相互作用[128-131]。理解这些发展阶段是理解正常、异常免疫和淋巴组织生成的关键。周围免疫系统的形成起源于骨髓干细胞。淋巴系祖细胞（包括 B 和 T 细胞）从骨髓向周围特殊位点迁移，包括胸腺、脾、派尔集合淋巴结（Peyer patch）、瓦尔氏扁桃体环（Waldeyer ring）和淋巴结，然后进一步发展成熟，分化和自体、异体的识别"训练"。当识别到危险信号或外源性物质侵入时，固有免疫细胞发生应答，转化成自然杀伤细胞（natural killer cell，NK 细胞），然后释放细胞因子和趋化因子来吸引其他免疫细胞，共同抵御侵入物或感染，从而使宿主内环境发生改变（炎症）。这种固有免疫应答常常伴随着效应 B 和 T 淋巴细胞的适应性免疫应答（特异性抗原）。随后有效清除侵染病原体，宿主免疫应答恢复到静息状态，以防过度免疫应答反应对机体造成损伤。刚刚提到的 T 细胞的特殊亚型又称为调节性 T 细胞（regulatory T cell，Treg），它也参与了免疫过程，下面将对其进行讨论[132]。

衰老与血细胞

T 细胞

T 细胞在胸腺发育成特异性 T 细胞，参与 CD8$^+$细胞毒性 T 细胞介导的适应性细胞免疫，T 细胞的提呈功能在 B 细胞介导的体液免疫中也发挥重要作用。已证实 T 细胞很容易受外界环境影响发生年龄相关性改变。很多因素都与随年龄增长的 T 细胞功能下降和增龄诱导的胸腺萎缩有关，而初始 T 细胞的生成减少，是最主要的因素[133]。随年龄的改变骨髓基质组成成分发生改变和营养造血干细胞的物质减少导致了随年龄增长 T 细胞的生成减少。细胞因子的表达随着衰老发生改变，例如辅助性 T 细胞（helper Tcell，Th 细胞；Th1 vs. Th2 细胞因子表达平衡）的改变。T 细胞存活必要的细胞因子，IL-7 的分泌在老年人骨髓中减少[134]。

来源于骨髓的、最早分类的 T 细胞，其精确本质和特性仍存在着争议。产生 T 细胞的早期 T 系祖细胞（early T-lineage progenitor，ETP）在骨髓中产生的。随后进入胸腺然后开始分化，在发育过程中随着表面标志物的变化，T 细胞受体发生重新排列，做出阳性或阴性的细胞选择。T 细胞成熟和发育的所有过程都需要胸腺基质中的细胞因子、激素、上皮细胞、巨噬细胞、树突状细胞和成纤维细胞来进行调节。现在我们对胸腺上皮细胞和造血细胞间相互作用的了解越来越多，包括 T 细胞发育所必需的 Notch 信号通路中受体和配体[135]。随着机体的衰老，胸腺出现萎缩，T 细胞的产生显著减少[136,137]。到 70 岁时，胸腺内皮细胞间隙缩小，收缩到小于总组织的 10%。监测新产生的最近胸腺迁出细胞（recent thymic emigrant，RTE）的新技术，为评估随机体衰老出现的胸腺激素衰减提供了有力的分子学工具[138]。细胞表面分子为 CD4$^+$-CD8$^+$的最近胸腺迁出细胞的数量随年龄的增长而减少，RTE 的成熟和激活在衰老的小鼠体内不是最理想的。这些和其他观察结果[139]为使有功能的胸腺上皮间隙再生进而潜在的逆转一些年龄相关性 T 细胞缺陷这一治疗方法提供了疗效保证。这一领域仍是研究的热点[140-143]。

随着衰老，外周血初始 T 细胞数量减少，同时记忆 T 细胞数量增加。受损的 T 细胞导致体液免疫发生多种变化，包括 IL-2 的生成、生发中心缺陷、活化功能降低、分化能力降低和细胞因子生成[144-146]。据检测，小鼠模型或人类在对流感进行应答反应时，受损的 CD8$^+$毒性效应 T 细胞的功能也消失[147]。这些和其他研究[148-150]提供了一些作用机制，也许可以解释疾病相关的免疫系统衰老与机体衰老之间的关系。目前更多的对于对免疫系统调节的研究都集中在 Treg 上，CD4$^+$/CD25$^+$/Foxp3$^+$调节性 T 细胞在控制宿主免疫应答、预防过度免疫反应和损伤中起关键性作用[132,151,152]。现在在机体患病和衰老过程中对上述这些细胞进行定量和功能评估的相关研究正在进行[153-155]。

B 细胞

B 淋巴细胞发育起源于胎肝和骨髓，在特定阶段以细胞内免疫球蛋白基因重新排列的状态为特征，表示结合了特异性细胞表面抗原[129]。在成人阶段 B 淋巴细胞的产生开始平稳下降，在老年人中严重受损[156-158]。但可能在淋巴细胞亚群和稳态水平等方面存在差异[159]。

在老龄小鼠和老年人中除了 B 细胞的产生减少，研究还表明所有 B 细胞的祖细胞包括弹力素样肽（elastin-like-peptide，ELP）、胶原蛋白肽（collagen-like peptide，CLP）、前祖 B 细胞和祖 B 细胞在老年人骨髓中均减少[160]。在非常老的小鼠中 B 细胞产生减少是不受限制的[161]。对年轻和衰老的造血干细胞[41]进行基因分析显示，造血系统年龄相关的缺陷在淋巴系和髓系的表现不同。淋巴特异性基因组在衰老的造血干细胞中的表达显著减少，而直接作用于髓系的基因表达上调。在 B 细胞发育和衰老的阶段中研究人员发现许多生物化学的和分化方面的缺陷[156,160,162]。细胞培养和小鼠移植研究为额外的基质能诱导 B 细胞年龄相关的衰老提供了证据[163,164]。

浆细胞增殖性疾病，包括意义未明的单克隆丙种球蛋白病（monoclonal gammopathy of undetermined significance，MGUS）和多发性骨髓瘤（multiple myeloma，MM），其特点是转化的单克隆 B 细胞在骨髓中聚集并产生一种单克隆免疫球蛋白。它主要影响老年人，诊断此病的平均年龄约为 70 岁[165]。这两种疾病发生感染的风险都将增加，因为疾病本身的免疫抑制作用和 MM 疾病的治疗策略。接种疫苗以抵御将会出现的感染目前并不推荐[166]。正常衰老会使机体对 MGUS 和 MM 的免疫应答反应削弱，从质量和数量上阻碍体液免疫对感染和疫苗接种免疫应答反应的影响。如最近描述的意义不明的克隆性造血（clonal hematopoiesis of indeterminate potential，CHIP）与 MDS 相关，而单克隆 B 淋巴细胞增多症（monoclonal B cell lymphocytosis，MBL）和慢性淋巴细胞白血病（chronic lymphocytic leukemia，CLL）相关[167-170]，但 MGUS 与 MM 之间的关系尚未阐述清楚。MGUS 和 MM 疾病进展的变化概率、遗传和表观遗传基础已在密切的研究中[171,172]。

免疫衰老和癌症

Hanahan 和 Weinberg 从人类肿瘤发展过程中总结了 6 种生物功能，作为复杂性肿瘤性疾病规范化的守则[173]。这主要包括维持增殖信号、逃避生长抑制因子、抵抗细胞死亡、无限复制、诱导血管生成和活跃浸润转移。人们对突变的细胞能发展为肿瘤的认识逐渐增加，但还要学习它如何在存在慢性炎症的微环境中生存、如何从免疫识别中逃逸以及如何抑制免疫反应。肿瘤的这三大免疫标志目前也被认为是制造癌变模型和疾病靶向治疗的关键[174-177]。

在众多活化治疗性抗肿瘤免疫的新型治疗中，阻断免疫检测点也是其中一项。目前清楚的是肿瘤有共同的自然调节免疫通路，这也是免疫抵抗的重要机制，特别是对特异性抗肿瘤抗原的 T 细胞的抵抗[177]。因为许多免疫节点都是由配体-受体相互作用启动的，它可以被抗体阻断或以配体或受体的重组形式对其进行调节。细胞毒性 T 淋巴细胞相关抗原 4（cytotoxic T-lymphocyte-associated antigen 4，CTLA-4）抗体是这类免疫治疗药物中第一个获得美国食品药品监督管理局（Food and Drug Administration，FDA）批准的药物[175]。靶向作用于其他免疫节点的蛋白如程序性细胞死亡蛋白 1（programmed cell death protein 1，PD1）和程序性细胞死亡配体 1（programmed cell death ligand 1，PD-L1）也是未来临床用药的希望[175,176]。

这些抗肿瘤治疗可能绕过对机体细胞的毒性，通常传统的化疗只有温和的疗效，但需要在机体有完整的免疫系统的情况下起作用。用降低免疫监视功能的方法来对抗肿瘤其潜在作用会导致老年患者患肿瘤性疾病的风险增加，同时影响了对免疫检查点的应答反应，其他免疫治疗策略如接种肿瘤疫苗仍有待进一步确定。

关键点　衰老与血液

- 对造血干细胞衰老的密切研究为年龄相关的遗传、表观遗传、生物化学和细胞的改变提供了新的视野。这主要包括基因调控网络的确定，它能直接决定正常和产生衰老血细胞组织中造血和基质细胞的命运。利用这一信息能更有效地指导细胞治疗。

- 对信号转导和其他衰老，特别是炎症相关细胞功能障碍机制的不断研究很可能为造血方面的衰弱提供新的治疗方法。

- 在其他组织和模型中与细胞衰老过程相关的旁路和细胞分子通常在衰老造血细胞中是可再生的，但仍需进一步的研究，如 TGF-β、WNT、Notch、FoxO3 和 p16。

- 骨髓和相关的造血组织被认为是细胞再生治疗的源泉。更好的认识干细胞生物学、谱系可塑性和间质-造血细胞之间的关系对这一领域的发展至关重要。

- 本章汇集了对年龄相关的克隆性疾病，如不明原因的克隆性血细胞减少症、MGUS、MDS、MPN、CLL 和相关的血液科恶性肿瘤的遗传和表观遗传的研究，包括表观遗传调节者的获得性突变特点的新认识。

- 随着对固有性、获得性免疫和免疫衰老机制认识的深入为理解以下内容提供了潜在基础：
  - 更好的认识和预防年龄相关的感染易感性的增加；
  - 更有效的让老年人接种的疫苗；
  - 对免疫逃逸作为癌症发展的基本途径的认识增加；
  - 更有效的应用新的检查点抑制剂和免疫刺激因子以获得对肿瘤治疗的较好反应。

（董　杰　译，韩　辉　校）

完整的参考文献列表，请扫二维码。

主要参考文献

2. Eaves CJ: Hematopoietic stem cells: concepts, definitions, and the new reality. Blood 3;125:2605–2613, 2015.

3. Orkin SH, Zon LI: Hematopoiesis: an evolving paradigm for stem cell biology. Cell 132:631–644, 2008.

12. Boulais PE, Frenette PS: Making sense of hematopoietic stem cell niches. Blood 125:2621–2629, 2015.

13. Reagan MR, Rosen CJ: Navigating the bone marrow niche: translational insights and cancer-driven dysfunction. Nat Rev Rheumatol 2015.

30. Balderman SR, Calvi LM: Biology of BM failure syndromes: role of microenvironment and niches. Hematology Am Soc Hematol Educ Program 2014:71–76, 2014.

41. Rossi DJ, Jamieson CH, Weissman IL: Stem cells and the pathways to aging and cancer. Cell 132:681–696, 2008.

42. Armanios M: Telomeres and age-related disease: how telomere biology informs clinical paradigms. J Clin Invest 123:996–1002, 2013.

44. Townsley DM, Dumitriu B, Young NS: Bone marrow failure and the telomeropathies. Blood 124:2775–2783, 2014.

54. Sun D, Luo M, Jeong M, et al: Epigenomic profiling of young and aged HSCs reveals concerted changes during aging that reinforce self-renewal. Cell Stem Cell 14:673–688, 2014.

62. Akashi K, Traver D, Miyamoto T, et al: A clonogenic common myeloid progenitor that gives rise to all myeloid lineages. Nature 404:193–197, 2000.

69. Paul F, Arkin Y, Giladi A, et al: Transcriptional heterogeneity and lineage commitment in myeloid progenitors. Cell 163:1663–1677, 2015.

72. Busch K, Klapproth K, Barile M, et al: Fundamental properties of unperturbed haematopoiesis from stem cells in vivo. Nature 518: 542–546, 2015.

79. Jaiswal S, Fontanillas P, Flannick J, et al: Age-related clonal hematopoiesis associated with adverse outcomes. N Engl J Med 371:2488–2498, 2014.

80. Genovese G, Kähler AK, Handsaker RE, et al: Clonal hematopoiesis and blood-cancer risk inferred from blood DNA sequence. N Engl J Med 371:2477–2487, 2014.

81. Busque L, Patel JP, Figueroa ME, et al: Recurrent somatic TET2 mutations in normal elderly individuals with clonal hematopoiesis. Nat Genet 44:1179–1181, 2012.

93. Zhang D, Chen G, Manwani D, et al: Neutrophil ageing is regulated by the microbiome. Nature 525:528–532, 2015.

127. Weiss G: Anemia of chronic disorders: new diagnostic tools and new treatment strategies. Semin Hematol 52:313–320, 2015.

130. Singh H, Khan AA, Dinner AR: Gene regulatory networks in the immune system. Trends Immunol 35:211–218, 2014.

143. Al-Chami E, Tormo A, Pasquin S, et al: Interleukin-21 administration to aged mice rejuvenates their peripheral T-cell pool by triggering de novo thymopoiesis. Aging Cell 2016.

167. Steensma DP, Bejar R, Jaiswal S, et al: Clonal hematopoiesis of indeterminate potential and its distinction from myelodysplastic syndromes. Blood 126:9–16, 2015.

174. Hanahan D, Weinberg RA: Hallmarks of cancer: the next generation. Cell 144:646–674, 2011.

175. Sharma P, Allison JP: The future of immune checkpoint therapy. Science 348:56–61, 2015.

176. Pardoll D: Cancer and the immune system: basic concepts and targets for intervention. Semin Oncol 42:523–538, 2015.

第 **25** 章

衰老与皮肤

Desmond J. Tobin，Emma C. Veysey，Andrew Y. Finlay

介　绍

在过去的 25 年,我们对皮肤功能的认识获得了巨大进步,皮肤生物学也出现了一些新的分支学科,尤其是皮肤神经内分泌学。从重量(约占体重的 12%)和面积看,皮肤是人体最大的器官,并且是人体外围的感受器,很多学者将其描述为"外在的大脑"[1]。尽管我们认为单纯针对皮肤功能的最好讨论能在多个作者署名的综述"皮肤的真正功能是什么?"中找到,该观点到现在已经 10 余年[2]。但是单独从解剖和生理学角度来看,皮肤是一个真正的生物学小宇宙,因为它参与了机体所有重要支持系统的组成,包括血液、肌肉、神经、免疫活性、生物化学反应、紫外线辐射传感和内分泌功能。这些功能不仅参与皮肤极其附属器的稳态调节,而且参与所有哺乳动物的机体稳态调节。尽管这一观点一开始受到一些人的非议,特别是在内分泌学界,但目前不证自明的是皮肤已经在有害外界和内环境生化活化反应之间占据战略性地位。因此认为皮肤对维持内环境稳定至关重要。在紫外线辐射(ultraviolet radiation, UVR)渗透的地球,尽管在物种选择压力带来的关键进化的驱动下,皮肤已进化至极其精致的调节适应能力,但皮肤疾病仍是非致命性疾病负担的四大病因之一,随着机体的衰老,其负担亦随之增加[3,4]。

皮肤的真正功能可能不易描述,但是我们更应该这样问:"是不是存在与皮肤无关的任何事情?"对皮肤压力传感(多数时候借助渗出液通过下丘脑-垂体-肾上腺、甲状腺轴来实现)的研究,为我们从皮肤生理学角度研究衰老对这些轴产生哪些影响提供了机会。好的保养和对皮肤及其表层附属器的紫外线防护对慢性(或内源性)衰老的恢复作用确实存在。在这一章中,我们将不仅仅要检查这一类衰老所致的皮肤结构改变,还要探讨所谓"内源性衰老"的促成因素(例如 UVR、创伤、化学品),以及现有所有类型的衰老对皮肤完整性的挑战。

我们已经通过观察皮肤的变化确定了揭示青春丧失的两个真相:即所谓的皱纹和皮肤主要附属器的改变,如毛囊,尤其是白发、灰发、头发稀少和秃顶。我们似乎越来越不热衷于运动,普遍认为这是一种衰老的类型。我们一直希望身体的最佳机能可持续到 70 岁或更久。这并不是不可能的,因为在未来 10 年,西方人的预期寿命

是 100 岁[5],2025 年以后可达 120 岁。这种人类历史上没有先例的人口统计学改变对女性的皮肤衰老具有更深远的意义,因为她们生命的一半将在绝经期中度过,绝经期雌激素水平下降对皮肤功能和完整性的影响是有害的。人们对健康衰老和功能性衰老的渴望导致皮肤和头发护理市场迅速扩增,该市场带来了不断增加的复杂化妆品和药妆品、药物及手术,不仅为满足虚荣心提供了选择余地,而且导致干燥、瘙痒不断增加[6]、易受感染[7]、免疫失调[8]、血管并发症和皮肤恶性肿瘤风险增加。

鉴于在人体中的战略性界面作用,皮肤不可避免地受到多种衰老因素的影响,不仅有受遗传和激素影响的慢性(内源性)衰老,还有由环境因素,尤其是吸烟、化学因素和创伤引起的外源性衰老。紫外线辐射诱导的衰老是如此强大,以至于被单独分离出来,定义为"光老化"。当我们把老年人日光暴露的手、脸和日光保护的臀部皮肤做比较时,纯粹属于光老化的影响作用就会被看到,而且白人更显著。所有类型衰老都有其明确的形态学和组织学特异性,仅仅在生物学、生化学、分子机制方面有一些重叠[9]。一项针对看起来比实际年龄年轻或年长的女性的综合面部图像分析研究报道了非常有趣的结果:皮下组织的结构性改变与这种感知影响有一定关系。更值得一提的是当分析这些外观特征(如感知年龄、色素老年斑、皮肤皱纹、光损伤)的遗传性时,上述特征或多或少受到基因和环境因素的影响[10]

最后,我们将在本章重点对皮肤衰老的一些旧数据进行重新评估,包括皮肤与太阳的"阴-阳"关系,也将呈现在不断延长寿命的过程中,细胞学、分子生物学和其他发现如何建立可能有助于维持这一进化和对器官最佳功能的高选择性的方法[11]。

内源性衰老

内源性衰老是一个极其缓慢的进程,在不同的人群有所不同,同一种族的不同个体间和同一个体的不同皮肤部位都不同。从本质上讲,这种类型的衰老仅仅在老年时明显,并且以无斑点、光滑、苍白、干燥、皮肤弹性降低、细小的皱纹和有些夸张的表情纹(反应皮下组织的变化)[12,13]为特征。内源性衰老过程分为两类:一类发生在组织本身,包括真皮肥大细胞、成纤维细胞和

胶原蛋白生成减少,真皮-表皮结合处变平,以及网纹缺失,另一类是由其他器官的衰老影响所致(例如年龄相关的激素变化)。表皮变平可能是皮肤内源性衰老最明显的特征。这可能是由于交错结合的富含毛细血管的真皮乳头的损失,以及血管化真皮对无血管表皮的营养支持减少的结果。人们认为以上因素综合作用有助于增加高龄人群内源性衰老皮肤的脆弱性。本质上衰老的表皮也受端粒渐进性缩短的控制,端粒和其他细胞成分的低度氧化损伤也加剧了这种情况[14]。一项针对正常人表皮的研究表明,与衰老相关的渐进性端粒缩短的特征是丢失率具有组织特异性[15]。

外源性衰老

鉴于内源性衰老的调节在很大程度上不受我们的影响(例如,缺乏激素补充,尽管与健康相关),因此人们正在重点考虑预防和治疗与皮肤结构和外观相关的外源性衰老。外源性衰老最主要的来源是日积月累的日晒(非保护部位),也被称之为光老化,多数时候局限于面部、颈部、双手,而少见于小臂和腿部。据估计,超过80%的面部衰老都归因于长期紫外线暴露,而急性紫外线暴露将引起皮肤出现晒伤、晒黑、炎症、免疫抑制及真皮结缔组织的损害[16,17]。需要注意的是,环境因素对所谓的外源性衰老的影响不能与皮肤对时序衰老的反应完全分开,因为外源因素对皮肤生理调节有着显著的影响(例如,促氧化剂和抗氧化剂通过神经内分泌和免疫生物反应调节剂影响细胞的更新)。外源性皮肤衰老的特征是包括粗大的皱纹、质地粗糙、带有色斑的面色萎黄、皮肤弹性丧失。上述变化在很大程度上归因于紫外线介导的光老化。

光老化

光老化由太阳辐射引起。在地球表面,太阳光多半由红外线组成,包括44%的可见光和仅有3%的紫外线(当万里无云或太阳当头照时)。地球的大气层阻止了大量紫外线(100～400nm)。到达地球表面的紫外线(即可能进入我们皮肤和眼睛的部分)包括95%的长波紫外线(ultraviolet A,UVA,315～400nm)和5%的中波紫外线(ultraviolet B,UVB,280～315nm)。具有杀菌作用的短波紫外线(ultraviolet C,UVC,100～280nm)照射对皮肤伤害极大,但是幸运的是都被臭氧层和大气层吸收了。此外,到达皮肤的中长波紫外线比例受纬度(即太阳的高度)、季节、当日时间等因素的影响。与一年或一天中的其他任何时间相比,中波紫外线在夏季的午时更容易出现。大量实验研究使用日光模拟射线(UVA/UVB比例<18或更低)替代自然界夏季午时的紫外线,尽管真实世界的UVA/UVB比例是25[18]。

虽然目前研究者认为UVA可穿透损伤真皮的结缔组织,亦增加皮肤癌的风险。但是UVB仅能穿透到表皮层,在表皮层能导致晒斑、晒黑和光致癌[19]。UVB是直接损害DNA的主要原因,并导致炎症和免疫抑制[20]。目前认为UVA在皮肤光老化中发挥更大的作用,因为其在太阳光中的含量更丰富,而且能穿透表皮和真皮的平均深度更深[20]。对于皮肤苍白的白种人来说,其暴露部位皮肤的外源性衰老信号从15岁开始出现[21],而非暴露部位的衰老信号直到30岁才出现[22]。令人担忧的是西方文化潮流仍然优先追捧一身古铜色肤色,这与皮肤癌和皮肤早衰发生率不断增加有关。此外防晒用品的使用不断增加(例如所谓的带有防晒系数等级的局部防晒霜)也带来了一系列问题。例如规定的防晒水平要求人们局部使用防晒霜的数量不切实际(如不能耐受的化妆程度),同时使用者被误导认为单独使用不防水的防晒霜允许他们增加光照的时间,包括在游泳时。最近已经阐明防晒霜即使使用正确,也会造成亚红斑暴露[23],所以我们仍然需要学习更多知识来认识改善长期光老化后果的UVA/UVB保护合理比值。

除了UVA和UVB暴露的不利影响(诱发黑色素瘤和非黑色素瘤皮肤癌、形成白内障、可能导致潜在病毒感染再次激活和皮肤衰老的系统性免疫抑制)之外,值得一提的是UVB照射暴露也有积极作用。这些积极作用包括抑制自身免疫反应、通过促进内啡肽产生改善情绪、促进维生素D(vitamin D,VitD)合成帮助维持钙离子稳态。人们对VitD缺乏症发病率增加也许与UVB暴露不足有关的关注在增加。

光老化的临床表现以较深的皱纹、较明显的皮肤松弛、较大粗糙程度和面色呈灰黄或黄色、不断加重的衰弱、紫癜形成、色素改变、毛细血管扩张、伤口愈合能力受损、良性和恶性生长为特征。光照的累积程度与皮肤的相关改变成正相关。紫外线照射诱导光老化加重的机制将在后文讨论。

介导外源性衰老的另一重要因素是吸烟。

吸烟

对日照、年龄、性别、皮肤色素沉着进行防控以后,吸烟是面部皱纹过早形成的独立危险因素[14,24]。研究发现,男性吸烟者产生中重度皱纹的相对风险是2.3,女性是3.1[15,25]。而且吸烟史长和日吸烟量多的人,面部皱纹形成的速度更快。面部皱纹的形成与吸烟量多少成正比[24]。当吸烟和过度光暴露同时存在时,对皱纹形成会产生叠加影响。与正常同龄对照组人群相比,皱纹形成的风险增加了11.4倍[26]。吸烟产生衰老作用的机制尚不明确,可能在一定程度上取决于香烟烟雾对皮肤的干燥、刺激作用,或者可能与基质金属蛋白酶-1(matrix metalloproteinase-1,MMP-1)的系统性诱导作用有关[27],或者对皮肤微血管系统的负面作用有关。吸烟可以引起皮肤微血管狭窄,狭窄严重程度取决于是否大量和长时间吸烟[28]。

皮肤类型

色素沉着能保护皮肤对抗光老化的累积效应。当我们根据 Fitzpatrick 分类法将人群分为 I 至 VI 类（变化范围从经常灼伤晒红、从不晒黑、经常晒黑到从不灼伤）并进行比较时会发现：VI 类皮肤（黑色）人群暴露和非暴露部位皮肤的色素沉着情况没有差异[29]。更进一步说，白种人皮肤癌发生率明显高于亚裔美国人的研究表明：色素沉着可以提供高达 500 倍的紫外线保护作用[30]。I 类、II 类皮肤（红头发、雀斑、易晒伤）和 III 类、IV 类皮肤（肤色深、易晒黑）人群的光损害发生率有差异。前者呈萎缩性皮肤改变趋势，但是较少形成皱纹、局灶性色素丢失（点状色素减退）或者发育不良改变，如日光性角化病和表皮恶性肿瘤。相比之下，III 类/IV 类皮肤人群进展为肥大性反应，如形成较深的皱纹、皮肤粗糙、皮革状外表和雀斑[20]。基底细胞癌和鳞状细胞癌几乎都发生在浅肤色人群的日晒部位皮肤。一个大型、可靠的统计学研究对增龄衰老和光老化条件下的皮肤厚度进行了研究，结果显示尽管身体的不同部位皮肤厚度有薄厚变化，但与衰老并没有直接关系[30,31]。

某些身体部位的上皮厚度随着年龄增加逐渐变薄，如上臂的内侧[32,33]和背侧[34]，但在臀部、前臂的背侧、肩部却保持不变[35]。这种变化显然不能完全用环境暴露和日晒来解释[30]。在不同的研究中，研究方法、对象、部位的差异都有可能产生这些大相径庭的结果。虽然多数部位的上皮并未随着年龄增加而变薄，但角化细胞的形状和大小却随年龄增长发生改变，尤其是与角质层细胞尺寸越来越大相比，这些细胞缩短、更加扁平，可能是随着年龄的增长表皮细胞数量逐渐减少的结果[13]。与白种人相比，亚洲人皮肤形成皱纹的速度慢，严重程度轻[22]。

表 皮

表皮组织由最外层的死细胞层即角质层和内部的活性细胞层组成，活性细胞层主要由角化细胞（90%～95%），以及小细胞群朗格汉斯细胞（Langerhans cell）（2%，或每 53 个角化细胞含 1 个）、黑素细胞（3%，或每 36 个存活角化细胞含 1 个，所谓的上皮黑色素单元），以及梅克尔细胞（0.5%）组成[1]。

角质层是人体与外界环境的主要屏障，同时在肌肤的水合作用方面起主要作用。角质层的结构常被比作"砂浆模型"，由富含蛋白质的角化细胞所组成，这些角化细胞镶嵌于一系列卵磷脂、胆固醇和脂肪酸中[30]。这些脂质在角化层的细胞间隙形成多层薄片，对角质层的力学性能和黏合力性能至关重要，而力学和黏合力性能使角质层能够发挥有效的保水屏障作用[36]。目前普遍认为角

质层的厚度不会因为年龄而改变[37]，而且其屏障作用不会发生显著的改变。然而皮肤衰老的一些特征预示着皮肤屏障作用异常，如皮肤极度干燥（干燥病）和刺激性皮炎的易感性增强，刺激性皮炎的发生与年龄有关。此外，有证据证明衰老皮肤的化学物质渗透能力发生改变[38]、经皮通水量减少[30]。皮肤的基本屏障功能看起来相对不容易受年龄的影响[37]。可能违反我们直觉的是皮肤表面的可恢复物质（如皮脂、汗液、天然保湿因子的组成部分、皮屑）不受年龄或种族、性别的影响[39]。

如果进行连续的胶带剥离试验，那么结果显示与年轻肌肤（20～30 岁）相比，衰老皮肤（>80 岁）的屏障作用更容易被破坏[37]。另外，同类研究表明胶带剥离试验之后，老年人群的屏障恢复功能遭到了极大破坏。产生这种异常变化的原因尚不清楚；但是角质层的脂质看起来整体性地减少，这影响了"灰浆"也就是角质细胞之间的结合力。近来更多的研究结果已经证明中等衰老个体（50～80 岁）的角质层异常酸化导致脂质代谢延时、渗透屏障复原能力延迟和角质层完整性异常[40]。角质层的 pH 升高不仅阻碍脂质的生成，而且加快角质细胞间连接和角化粒的降解速率[41]。异常酸化与细胞膜钠/氢（Na^+/H^+）转运蛋白的减少有关[40]。此外，随着年龄增长，角质层的更新时间延长[42]。

最近，一项关于成年女性皮肤的研究发现，位于前额、后颊、前臂掌侧的皮肤 pH 随着年龄增长仅轻微增加[43]。这一信息对医疗和美容护肤产品的发展至关重要。

人们发现衰老皮肤的最一致变化是年轻时高度皱褶部位的真皮表皮连接处扁平化（图 25-1A，B）[44]。扁平化使表皮更薄，这主要是因为表皮突的回缩[30]。随着各皮肤层之间的交错结合的减少，皮肤对剪切力的耐受性下降[13,22]。同时真皮和表皮之间的物质交换面积缩小，随之而来的是营养成分和氧气供应的减少[8]。这会促使真皮中乳头状的弹力组织变性，即弹性蛋白网络发生改变，包括弹性蛋白原和原纤蛋白-1[45]。即使是在最低程度的光老化个体，也能观察到真皮表皮交界处的微纤维蛋白减少，因此这被认为是光老化的早期标志[46-48]。目前普遍认为表皮细胞的更新数量在 30 岁与 70 岁之间不到 50%[49,50]。这与年老时伤口愈合能力退化的结果一致[51]。

角化细胞

随着年龄的增长，基底层角化细胞的萎缩不断增加[33]。我们已经发现日晒损伤皮肤的外膜蛋白表达量增加，外膜蛋白是由角质层中的不可逆分化角化细胞正常表达的一种分化标志物[52]。这一点与紫外线照射损伤角质层细胞分化的结果一致。此外，表皮基底细胞中的某些 β1 整合素的表达下调[52]，这些整合素代表着角化细胞的分化能力和与细胞外基质的黏附力，这种下调表明在光损伤的衰老皮肤中，角化细胞的增殖和黏附能力异常。

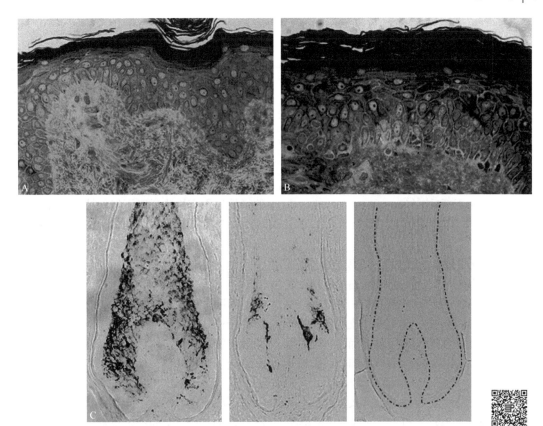

图 25-1　人类皮肤和毛囊的增龄性改变。A. 男性前臂皮肤甲苯胺蓝染色的垂直部分（32 岁男性；1200 倍）。B. 男性前臂皮肤甲苯胺蓝染色的垂直部分（67 岁男性；1200 倍）。C. 较低生长期头皮毛囊的非垂直部分（1000 倍）：23 岁男性（黑发，左图）；66 岁女性（白发，中图）；55 岁女性（白发，右图）。（彩图请扫二维码）

黑素细胞

随着年龄的增长,位于人体表皮基底层的功能性黑素细胞(酪氨酸酶阳性和酪氨酸酶活性)的数量以每年 8%～20%的速度减少[53]。令人迷惑不解的是在光损伤皮肤中,虽然黑素细胞有比正常细胞变小的趋势,而且常表现出与朗格汉斯细胞联系紧密的明显核异质性、胞质内大空泡,但是黑素细胞数量却增多[54]。这种衰老皮肤中存在黑素细胞数量和/或功能的改变也被老年人群中的黑素细胞痣减少所印证[55]。随着黑素细胞的减少,皮肤出现与之相关的黑色素减少,这意味着对抗紫外线照射有害作用的保护机制减弱。随之而来的是老年人皮肤癌易感性增加,所以该人群的防晒保护仍然很重要,虽然事实上大部分个体的有害日光暴露发生于其人生的前 20 年[56]。

白发毛囊里的色素细胞功能也会出现巨大改变,该功能与毛发生长周期的周转能力直接相关（见后文）[57]。多数种族人群衰老皮肤的最显著变化是称之为老年斑或晒斑损害的剧增。对于亚洲人群来说,色素的改变比皱纹更能提示皮肤的衰老。老年斑的直径可达 1cm,其表皮的基底层发生组织学改变,尤其是表皮网脊的延伸率（与衰老皮肤的上皮细胞扁平化普遍改变相比）。虽然看起来这些色素沉着归因于黑素细胞的增加,但一直未在报道中得到证实。Kadono 等发现,每单位长度表皮真皮交界处的酪氨酸酶阳性黑素细胞似乎都增加了,这些

细胞内的日光性着色斑是自然皮肤的二倍[58]。其他研究发现黑素细胞体积增大、伸长和树突样改变,但其数量并未增加。内皮素-1 和干细胞因子可能是日光性雀斑病变中色素沉着过度的关键调节因子,日光性雀斑病变含有表皮-真皮黑色素轴的改变,包括老年斑和衰老皮肤的真皮黑色素紊乱和黑素细胞 XIIIa 因子阳性[59]。

真　皮

真皮主要由结缔组织构成,包含血管、神经和汗腺、皮脂腺等附属器。其主要功能是为表皮提供一个坚韧、富有弹性的支撑,并且与皮下组织、真皮下的脂肪层相连接。真皮的结缔组织由胶原蛋白和弹性蛋白组成。胶原蛋白在皮肤中所占的比重最大,赋予肌肤抗张力作用,而弹性蛋白主要维持肌肤的回缩力和顺应性[60]。就针对衰老的人类皮肤表皮而言,对表皮厚度的增龄性改变的分析性研究存在诸多争议:有人认为随着年龄的增加,表皮变薄,而有些人则认为没有变化[30]。已经有研究表明,年轻时光损伤的最初表现是归因于光敏性弹性蛋白变性的皮肤增厚;对比之下,老年人群的真皮的增龄性改变则表现为更严重的损伤（出现皮肤明显变薄）[61]。虽然已经有广泛的证据,但是确认衰老对皮肤厚度的影响仍然极其困难,在很大程度上是因为不同研究的个体间和介体部位有差异,方法学也不同[30]。这是一个令人

相当不满意的情况，考虑到目前普遍认为真皮的改变是皱纹的成因，皱纹被看作是皮肤衰老的关键变化。尽管还没有完全明确皱纹形成的机制[44]，但是存在整体性的细胞外基质萎缩，伴有细胞数量减少，尤其是与皮肤合成能力降低相关的成纤维细胞减少[62,63]。据报道，光老化皮肤可能有慢性炎症的组织学特点（没有临床和分子异常的有力证据），提示在弹性组织解离的区域，其紫外线介导的炎症渗出并不需要固有免疫细胞的活化[64]。另外，与非曝光部位的皮肤相比，日晒部位皮肤的胶原蛋白和弹性蛋白的异常更严重[65,66]。

胶原蛋白

胶原蛋白是人体含量最丰富的蛋白，是真皮的主要结构成分，赋予皮肤力量和外部支持。胶原蛋白的改变在衰老过程中起着不可或缺的作用[56]。在青少年的真皮中，胶原蛋白束呈有序排列；这样的排列方式赋予皮肤良好的伸展能力，并在互相交织的弹性蛋白作用下回到静止状态[44]。但随着年龄增长，胶原纤维束的密度逐渐增加[67]，丢失可伸展的结构，变得破碎、无序、不易溶解[65,68]。

紫外线照射和内源性衰老过程主要通过活性氧（reactive oxygen species，ROS）的生成导致胶原降解酶MMP 的上调来实现[69]，另外，胶原蛋白的合成减少[70]；因此，降解与合成之间的平衡发生变化[8,13]。皮肤的不同胶原蛋白功能各不相同，而且都不同程度地受衰老过程的影响。在年轻皮肤中，真皮胶原蛋白的80%由Ⅰ型胶原蛋白组成，Ⅲ型胶原蛋白占15%；但是随着年龄的增长，Ⅰ型胶原蛋白减少，伴有因此产生的Ⅲ型与Ⅰ型胶原蛋白比值增加[68,71]。Ⅳ型和Ⅶ型胶原蛋白的水平也发生了变化。Ⅳ型胶原蛋白在真皮表皮连接处发挥着不可或缺的作用，为其他分子提供结构框架，在维持力学稳定方面起重要作用[59]。Ⅶ型胶原蛋白对基底膜与乳头状真皮的连接具有至关重要的作用[59]。在皱纹底层的Ⅳ型和Ⅶ型胶原蛋白处于明显的低水平状态，人们推测这些胶原蛋白的流失与皱纹产生有关[72]。MMP 能单独或协同降解胶原和弹性支架的元件。在正常的皮肤中，这些酶的表达处于低水平，但生活方式的改变如吸烟使一些酶表达增加（例如 MMP-1）。紫外线辐射亦能上调 MMP。MMP-9是作用于弹性蛋白和原纤维蛋白的最有效的裂解酶。

弹性蛋白

人类皮肤独特地富含弹性蛋白，与胶原束伴行分布在皮肤组织中，尤其是网状皮肤。弹性蛋白网格的密度程度也有重要的区域差异。作为对紫外线辐射的反应，弹性蛋白表现出许多年龄相关性改变和弹性蛋白的重构，上述变化很大程度上受到 MMP 活化的调控。包括弹性蛋白的缓慢退化[73,74]，位随内源性衰老的现存弹性蛋白的损伤积累[73]，光照区域的异常弹性蛋白的合成明显增加[75]，光损伤皮肤的真皮上部出现的弹性蛋白异常

定位[30]。

从组织学角度看，光损伤皮肤最显著的一个特点是弹性组织变性物质。经苏木精和伊红染色，真皮表层到中层区域内出现了被称为"日光弹性蛋白变性"的异常非晶蓝染色区域。这意味着在真皮层出现了杂乱一团的退化弹性蛋白（伴有由无序弹性蛋白原和纤维构成的无定型物质），包括真皮表皮交界处关键解剖学特征毗邻的区域[20]。即使在非曝光区域，70 岁以后大部分弹性蛋白纤维出现异常，并且出现钙化物的增加[66,76]。这种异常的弹性组织变性物质既不能保持皮肤弹性也不能提供顺应力。尽管年轻人皮肤的机械凹陷数分钟就可恢复，但是老年人的恢复时间却能够长达 24h。

糖胺聚糖、含水量和真皮脂肪组织

糖胺聚糖（glycosaminoglycan，GAG）、胶原蛋白和弹性蛋白是皮肤的主要组成部分，GAG 包括透明质酸、硫酸皮肤素、硫酸软骨素[56]。这些分子的主要作用是与水结合，他们的存在使皮肤保持饱满、柔软和水润的状态[56]。光老化皮肤的 GAG 水平升高[77,78]；但是这些GAG 分子不能发挥水合作用，因为它们沉积于弹性蛋白变性的组织上，而不是像青少年和光保护肌肤一样广泛分布于真皮[78]。年轻皮肤的水合作用强是因为大部分水都与蛋白质结合[79]。未与蛋白质结合的水分子相互作用、结合，构成大家熟知的四面体水或重力水[79]。在内源性衰老的皮肤中，水的结构和结合力并没有发生显著改变[77]。光老化皮肤中，水的总体含量增加[77]。但是因为光老化皮肤中蛋白质的疏水作用[80]和折叠作用强于[77,79]光保护皮肤，GAG 沉积于弹性组织变性物质，水与水结合而不是与蛋白质结合，因此以四面体方式存在的水更多[77]。此外，四面体水分子并不能提供与黏附形式水相同水平的水化作用和膨胀作用，这导致光损伤皮肤的外表干燥[30]。

皮下脂肪体积的总体减少也与衰老有关，尽管体脂总量（尤其是大腿、腰部、腹部）在 70 岁以前是持续增加的，尤其是在西方国家生活的那些人。同时也存在脂肪区域性分布的改变：可以观察到面部、手部、足部的皮下脂肪减少最多[55,80]。

神经和感觉

据报道，皮肤的衰弱很少受衰老的影响，尽管终末器官例如触觉小体几乎不发生改变，但可能出现肥大和异常。有些研究发现随着年龄增长，感官知觉下降，痛觉阈值增加[81]。目前已经证实[82]小拇指的触觉小体出现减少：由年轻时的超过 30 个/mm^2 减少到 70 岁时接近 12 个/mm^2。与有头发的头皮相比，在无发的头皮能观察到神经支的部分缺失，但是这些改变主要由毛囊小型化导致，而不是逐年的皮肤衰老[82]。

真皮血管系统

尽管目前不是所有的研究都达成了一致，但是年龄增长看起来可能与皮肤灌注减少相关，尤其是光暴露区域[30]。有一项研究已经表明：同一横断面上的衰老皮肤与年轻皮肤相比，静脉血流减少 35%[83]。这种血管分布的减少在真皮乳头层（真皮的上层）特别明显，真皮乳头层存在垂直毛细血管祥的损耗，这些毛细血管祥源自目前缺失的表皮突。血管分布的减少导致皮肤苍白，营养交换减少，以及体温调节功能紊乱[56]。一些证据表明老年人应对冷热变化的血管收缩或舒张反应延迟，进一步削弱体温调节反应[30]。另外，轻度光损伤皮肤的真皮脉管系统表现为小静脉壁增厚。然而，在重度光损伤的皮肤中，血管壁却变薄、扩张，临床表现为毛细血管扩张症[20]。有些研究通过比较无发和有发头皮的脉管系统发现，前者真皮乳头层的浅表毛细血管祥丛显著减少。然而无发头皮的毛囊小型化可能是毛细血管祥减少的部分原因（见后文），这可能是因为秃头能提前发生，即便是在年轻的时候。

皮肤附属器

汗腺

外分泌汗腺

随着年龄的增长，皮肤的外分泌汗腺数量减少[84]，腺体输出减少[85]，这些变化虽然没有呈现出神经支的有效减少，但是影响整体的体温调节。老年人肾上腺素效应减少的程度在男女身上大致相似；但是男性体内乙酰胆碱的减少程度较女性更加明显。这表明胆碱能发汗受激素的间接影响[85]。以上观点的进一步证据已经由观察性研究提供，即成年男性胆碱能发汗量远多于成年女性和青少年，并且有可能依赖于雄激素[86]。

顶浆分泌的汗腺

老年时，顶浆分泌的汗腺活性减低，可能是与睾酮水平下降有关，导致信息素分泌减少，以及出现体臭[87]。

指甲

指甲的生长速度在 25 岁之前呈增加趋势，25 岁之后开始减慢[44]。男性指甲的生长速度在 70 岁之前一直快于女性，但是 70 岁之后情况似乎相反[88]。老年人的指甲更脆，并出现串珠样的沟条变性。指甲脆性增加可能是亲脂性植物固醇和游离脂肪酸减少导致的[89]。

毛囊皮脂腺单位

毛囊皮脂腺单位包括毛囊及其相关皮脂腺，都有可能表现出最明显的衰老相关变化。这些变化在青春期就可以被放大显示出来。例如在青春期，男性下巴的毛囊

存在明显的转变，即由低皮脂分泌和产生几乎不可见的头发纤维的毫毛毛囊单位转变成高水平分泌含色素性皮脂的、粗糙的终端发囊。但令人不解的是在年龄相关的男性秃发（常常是秃顶）中却出现小型化毛囊。毛囊的这些解剖改变（例如扩大化和小型化），导致毛囊间的真皮发生显著重构，最突出的表现就是秃顶皮下脂肪层的减少，这就增加了该区域内切口、擦伤的可能性[90]。虽然衰老不会增加单位面积头皮内的毛囊皮脂腺单位的数量（可能直到生命晚期），但皮脂腺本身可能发生增生和肥大[91]，包括光老化皮肤的变化，也可能表现为巨大的黑头。除了这种面积的增加，皮脂的分泌量减少了50%[92]，表明全浆分泌皮脂腺细胞的分泌量减少，这导致衰老皮肤发生干燥病。虽然还不能精确解释增生的原因，但是有些研究认为这归因于睾酮水平的下降[93]。绝经后女性的皮脂分泌量显著减少表明这些腺体具有雌激素敏感性。此外，衰老皮肤的皮脂腺成分发生了改变，游离胆固醇含量减少，鲨烯醇含量增加[94]。

毛发

毛囊是一种非常复杂的多细胞组织系统（名副其实的微小器官），容易受到类似于控制器官和组织功能寿命过程的影响。但是从某种程度上说，毛囊在哺乳动物组织中并不寻常，因为它是一个具有多种细胞类型（如上皮细胞、间充质、神经外胚层）的名副其实的组织学混合体，其功能伴随生命的各个阶段（如干细胞、短暂性增值性细胞、终末分化细胞）。值得注意的是，这些交互作用的细胞系统（如黑素细胞）并不是整个毛囊存活的必要条件。也许令人惊讶的是灰色或白色毛囊比有色素毛囊生长更旺盛。强大的进化选择使得毛囊大部分处于牢固的状态，以对抗显著的衰老相关性功能减退，即使在长达 120 岁或更长时间的生命之后，尽管如果仅仅基于头发美学的理由，有些人会反对这一观点[90]。衰老的总体过程（如氧化损伤，端粒缩短，与线粒体、细胞核DNA 损伤和修复障碍有关的年龄相关性缺陷、年龄相关性细胞能量供应减少）都将影响部分毛囊细胞亚群是否进展为细胞衰老。

胸毛、腋毛、阴毛的密度都随着年龄增长而降低；但是，男性的眉毛、围绕外耳区域的毛发、鼻毛随着年龄增长而增加，这可能反映了男性在 70 岁时仍保持高水平的睾酮[44]。老年女性也出现了下巴和两腮毫毛变成终端毛的改变，人们认为这恰恰反映了雌激素水平降低背景下睾酮暴露的结果。

除了内源性衰老，衰老对毛发生长特征的另一个主要影响是雄激素性秃发的情况。因为雄激素性秃发（或是常见的男性秃顶）很早就会发生，甚至是十几岁的时候，所以它与年龄相关性头发稀疏即最近被描述为"衰老秃发"是不同的概念[95]。更进一步的基因芯片研究已经证实了雄激素性秃发和衰老秃发的各自基因表达谱有

显著差异。前者是双氢睾酮对雄激素敏感性毛囊作用的结果[96]，而后者可能更真实地反映衰老对毛囊的影响。相比之下，女性秃发可能是真正的雄激素性，因为仅仅有一小部分女性头发稀疏。因此多数女性年龄相关性秃发可能有其他原因[97]，无论是何种原因，在男性 50 岁之前和女性 60 岁之前，年龄相关性秃发至少分别影响了 50%男性和 50%的女性[98]。受影响区域的毛发变细、颜色变浅，直到接近于毫毛[98]。

儿童期前 10 年，毛发趋向于暗色，金发的孩子头发变成暗色也是可见的，甚至在青春期之前。同样异色症现象在青春期后更易见到；头皮和胡须颜色的异质性并不罕见[90]。从青少年到成人，随着年龄增长，好的毛发表现出明显的改变，不仅表现在颜色上，而且毛发纤维自身也变得更加粗糙。衰老（尤其是老年人）头皮的小型化毛发与终端毛发相比，有少髓趋势。相比之下，产生正常直径头发纤维（在头发变灰、变白的过程中）的毛囊黑素细胞缺乏可能导致毛发纤维结构产生相应改变。鉴于黑素细胞的黑素颗粒传递能力与毛干形成、皮质层前角质细胞的黑色素接受能力存在密切联系，上述结果可能不会让人惊讶[99]。

简而言之，有证据显示与相邻的有色头发相比，灰白色头发的纤维表现出不同的力学性能。无色头发不仅比有色头发更粗糙，而且更易呈卷状，有人已经报道白色头发纤维的平均直径明显比有色头发宽[99]。白发通常比较粗大，因为含有更多的中央髓质成分，而且比有色头发生长更快。有趣的是这些研究者也描述了年龄相关的头发生长速率的降低，但是指出这种降低广泛地局限于有色头发。因此，与直观感觉相反的言外之意是衰老性白发明显增多对于衰老性改变来说似乎仅仅是个备份。毛发的张力在 20 岁之前是逐渐增加，随后随着衰老逐渐减低。但是，绝经期女性的无色毛发与年轻女性的毛发生长速率一样。这些现象背后的生理学机制需要我们进一步研究，尤其在观察所涉及的雄激素或其他激素因子的潜在作用和局部变化时。

头发颜色和稀疏的改变是年龄的明显标记，并且是以保持年轻外貌为目的的各种操作的目标。一个经常被引用的规则是到了 50 岁，几乎 50%的人 50%的头发是灰白的，无关头发的颜色和性别[100]。然而一项对这一概念的重新评估表明其有夸大的成分，更可能是 6%～23%的人群，主要取决于民族、地理起源和天生自然的发色[101]。头发花白似乎是毛球黑素细胞非特异性和特异性减少的结果，外根鞘、皮脂腺基底层黑素细胞的少量耗竭也是原因之一[102,103]。目前对这种稳定性减少的机制还不清楚，但似乎与黑素细胞干细胞和毛球黑素细胞的稳定性和生存期有关，尤其是在它们对不断增加的脆弱性氧化剂所对应的敏感度和抗氧化保护的背景和状态下（图 25-1C）[104,105]。

免疫功能

除了生长的毛囊是短时性免疫豁免的一部分，皮肤也是一个强大的免疫组织。其免疫作用如此强大以至于有些人甚至曾经提升至近似于第二大淋巴器官的地位。事实上现代免疫学的许多原则都是由小鼠移植皮肤的宿主反应推导得出的。老年人皮肤的朗格汉斯细胞分布密度大量减少，即使是受到光保护的区域[106,107]。除了数量减少，朗格汉斯细胞应细胞因子（例如肿瘤坏死因子-α）的要求从表皮迁移的能力也减弱[108]。T 细胞也出现了相似的表现：数量减少，并且对特异性抗原的应答能力减弱[42,109]。衰老的皮肤产生某些细胞因子（如白细胞介素-2）的能力似乎也降低[110]，但是也有一些细胞因子（如白细胞介素-4）的分泌量增加[110]。这些变化导致迟发型过敏反应的反应强度降低[8]，光致癌和慢性皮肤感染的易感性增加[49]。

女性

绝经后女性的雌激素水平降低与皮肤皱纹的产生、干燥、萎缩、松弛、伤口愈合不良以及外阴萎缩有关[111]。多项研究证明与生理年龄相比，胶原蛋白的流失量与绝经年龄的相关性更紧密，因此反映了激素的作用[112,113]。对于胶原蛋白基线水平较高的女性来说，雌激素治疗（hormone replacement therapy，HRT）可用于预防胶原蛋白的流失；而对于胶原蛋白基线水平较低的女性来说，则用于促进胶原蛋白的合成[114,115]。已有研究结果支持雌激素匮乏与真皮弹性组织退行性变化之间存在关系的观点[116]。然而，HRT 是否对皮肤弹性产生有益影响还有待商榷[117]。一些研究证据证实 HRT 可以改善皮肤干燥[118]，促进伤口愈合[119]，增加皮肤表面的油脂[120,121]。雌激素在皮肤衰老中的作用已被证实[122]。

衰老的机制

之前引用的文献报道从细胞和分子生物学机制角度，提出了一些机体衰老的模式，但是像几个衰老理论一样，我们还不完全清楚上述理论能否充分解释衰老的主要原因。例如，衰竭的黑素细胞可能表现出预期的自由基相关性异常，尽管这些可能不是来源于退行性改变。无论如何，目前认为 ROS 和/或自由基的产物通过紫外线照射、吸烟、环境污染和正常内生代谢过程对皮肤的衰老进程产生影响。ROS 诱导那些导致胶原蛋白退化和弹性蛋白沉积的基因表达通路[123]。ROS 不但直接破坏间质胶原蛋白，而且激活组织抑制剂 MMP，诱导基质降解 MMP 的合成和活化[123]。激素在以上过程中也起到一定的作用。绝经后的激素改变是皮肤结构和功能快速变差的原因，这种恶化至少能通过 HRT 和局部雌激素治疗得到部分改善[113,124]。

由于反复的原发性氧化应激，线粒体 DNA（mitochondrial DNA，mtDNA）发生定期受损，尤其是特定片段的缺失，即大家所熟知的"常见缺失"。与非曝光皮肤相比，光损伤皮肤发生共同缺失的概率高出 10 倍之多。这导致线粒体功能减退和 ROS 的进一步堆积，还对细胞释放能量的能力产生额外损伤。光损伤皮肤的

mtDNA 受损程度与本人的生理年龄无关,但与光损伤的严重程度有关[20]。值得注意的是与有色部分相比,在灰色头发的毛囊里观察到这种共同缺失的频率更高[125]。

UVR 能加快端粒缩短速度,这种状况通常出现在每个细胞的分裂过程中。端粒缩短加速导致 DNA 损伤反应蛋白被激活,如肿瘤抑制蛋白 p53,进而诱导由细胞类型决定的增殖性细胞衰老或细胞凋亡过程[14,126]。

治疗和预防

避免日光照射和足量使用防晒霜是避免年龄相关性皮肤改变的核心。除此之外,还有很多产品的有效性已经证实或仍待证实。外用维甲酸(retinoid)能够显著改善皮肤表面粗糙、细小而粗糙的皱纹、斑状色素沉着和面色灰黄[127]。组织学结构的改变包括表皮黑色素减少和重新分布、乳头状真皮层胶原蛋白沉积增加,以及乳头状真皮层毛细血管增多。维甲酸治疗不但能改善光损害,而且能够逆转内源性衰老有关的组织结构改变[128,129]。目前认为这些作用由细胞核内的维生素酸受体介导。维甲酸不但能够美化衰老的皮肤外表,还有助于预防皮肤癌[20]。

目前有很多正处于调查研究阶段的新治疗方法,包括色素沉着异常(例如日光性着色斑)的治疗。上述方法包括用于帮助修复 DNA 的酶移植,诸如多酚的抗氧化剂、黄酮类、α-羟基酸、黑色素合成和转移抑制剂。重组丢失的细胞外基质成分是一项令人振奋的潜力性途径和抗衰老策略,以强化皮肤功能和结构为目的[130]。饮食中的脂质似乎对皮肤衰老存在影响[131]。有证据表明低脂饮食能为日光性角化病的进展提供一定的保护作用[132];而饮食中的某些脂类似乎又能对抗紫外线诱导的皮肤损害[20]。未来的治疗手段包括诱导和加强皮肤色素沉着,因此,保护皮肤免受紫外线损害及其各种方法正在不断发展进步[20]。非药物治疗方法包括激光疗法、可注射型填充物、肉毒杆菌素和外科手术。

结 论

皮肤受到内源性和外源性衰老的综合作用,而且鉴于皮肤作为界面器官的战略作用,特别容易受到外界环境刺激——主要是紫外线照射的损害。虽然目前用于保护皮肤免受这种损害的保护性方法很多,但是其功效随着时间延长不断减弱,导致与年龄增长相关的临床表现和皮肤癌的发生。防晒是预防的关键,新的治疗方法也在不断涌现。

关键点 衰老与皮肤

- 皮肤的衰老受外源性和内源性因素的综合作用。
- 紫外线照射是多数显而易见的衰老体征的原因,被称为光老化。
- 光老化常见于日光暴露部位,如面部和前臂。
- 光老化导致真皮层的胶原蛋白退化和异常弹性蛋白

- 沉积的增加。
- 内源性衰老与细小皱纹的形成、干燥病(皮肤干燥)和皮肤松弛有关。外源性衰老与形成粗大的皱纹、斑驳的色素沉着、干燥病、皮肤松弛、粗糙和恶性肿瘤的发生发展有关。
- 皮肤衰老的机制包括活性氧的作用,mtDNA 突变和端粒缩短。
- 激素水平的变化对皮肤衰老有重大影响,尤其是女性。
- 防晒是预防皮肤衰老的关键,新的治疗方法也在不断涌现。

(邹艳慧 译,高学文 审校)

完整的参考文献列表,请扫二维码。

主要参考文献

1. Tobin DJ: Biochemistry of human skin—our brain on the outside. Chem Soc Rev 35:52–67, 2006.
10. Gunn DA, Rexbye H, Griffiths CE, et al: Why some women look young for their age. PLoS ONE 1(4):e8021, 2009.
15. Nakamura KI, Izumiyama-Shimomura N, Sawabe M, et al: Comparative analysis of telomere lengths and erosion with age in human epidermis and lingual epithelium. J Invest Dermatol 119:1014–1019, 2002.
20. Yaar M, Gilchrest BA: Photoageing: mechanism, prevention and therapy. Br J Dermatol 157:874–887, 2007.
22. Grove GL: Physiologic changes in older skin. Clin Geriatr Med 5:115–125, 1989.
30. Waller JM, Maibach HI: Age and skin structure and function, a quantitative approach (I): blood flow, pH, thickness, and ultrasound echogenicity. Skin Res Technol 11:221–235, 2005.
36. Escoffier C, de Rigal J, Rochefort A, et al: Age-related mechanical properties of human skin: an in vivo study. J Invest Dermatol 93:353–357, 1989.
44. Graham-Brown RAC: Old age. In Burns T, Breathnach S, Cox N, et al, editors: Rook's textbook of dermatology, vol 6, Oxford, England, 2004, Blackwell Science.
46. Watson RE, Griffiths CE, Craven NM, et al: Fibrillin-rich microfibrils are reduced in photoaged skin. Distribution at the dermal-epidermal junction. J Invest Dermatol 112:782–787, 1999.
49. Cerimele D, Celleno L, Serri F: Physiological changes in ageing skin. Br J Dermatol 122(Suppl 35):13–20, 1990.
57. Tobin DJ: Gerontobiology of the hair follicle. In Trueb RM, Tobin DJ, editors: Aging hair, Berlin-Heidelberg, 2010, Springer-Verlag, pp 1–8.
60. Farage MA, Miller KW, Elsner P, et al: Structural characteristics of the aging skin: a review. Cutan Ocul Toxicol 26:343–357, 2007.
65. Uitto J: Connective tissue biochemistry of the aging dermis. Age-related alterations in collagen and elastin. Dermatol Clin 4:433–446, 1986.
80. Farage MA, Miller KW, Maibach HI: Degenerative changes in aging skin. In Farage MA, Miller KW, Maibach HI, editors: Textbook of aging skin, Berlin-Heidelberg, 2010, Springer-Verlag, pp 25–35.
95. Karnik P, Shah S, Dvorkin-Wininger Y, et al: Microarray analysis of androgenetic and senescent alopecia: comparison of gene expression shows two distinct profiles. J Dermatol Sci 72:183–186, 2013.
99. Trueb RM, Tobin DJ, editors: Aging hair, Berlin-Heidelberg, 2010, Springer-Verlag.
103. Tobin DJ, Paus R: Graying: gerontobiology of the hair follicle pigmentary unit. Exp Gerontol 36:29–54, 2001.
111. Hall G, Phillips TJ: Estrogen and skin: the effects of estrogen, menopause, and hormone replacement therapy on the skin. J Am Acad Dermatol 53:555–568, 2005.
122. Thornton MJ: Estrogens and aging skin. Dermatoendocrinol 5:264–270, 2013.
127. Gilchrest BA: A review of skin ageing and its medical therapy. Br J Dermatol 135:867–875, 1996.

第 **26** 章

衰老的药理学

Patricia W. Slattum，*Kelechi C. Ogbonna*，*Emily P. Peron*

世界范围内，老年人每天要消耗数百万剂药物。这种大量的药物使用可以使部分老年人获益，预防及治疗疾病、保护功能状态、延长生命、改善或维持良好的生活质量。然而这种程度的药物暴露也可能通过药物不良反应伤害老年人，并且与类似药物间相互作用的其他问题相关。老年人对药物（有益或有害）的反应在一定程度上取决于年龄相关的生理变化，这种变化影响机体对所用药物的代谢过程（药代动力学）及药物对身体的作用（药效学）。了解老年患者的药物使用模式非常有用，不仅有利于获得理想的治疗效果，而且能够预防药物相关的问题。因此，本章首先研究了世界范围内老年人群药物使用的流行病学；紧接着介绍了年龄相关的药代动力学及药效学改变；最后的内容是药物间相互作用。

药物使用的流行病学

总体来说，老年人使用药物（处方药和非处方药）的数量要多于年轻人[1-3]。在美国，老年人占人口总数的13%，却占全部处方药的34%[4]。老年人使用药物的种类、数量取决于他们的生活状况和获得药物的机会。

生活状态

社区居住的老年人

美国57~85岁的人中，报告有81%的人至少服用一种处方药[5]，尽管近些年药物使用者患病率并没有随时间的推移而改变，但是复方制剂（多种药物的使用）的普及率已经增加[6]。社区老人的平均使用药物数量为2~9种[7]。在美国，老年人的用药差异性与种族有关，非裔和西班牙裔美国老年人的药物使用量少于老年白种人和美洲原住民[1]。总体来看，老年女性比男性使用更多的药物[8-10]。

在不同的国家，复方制剂的使用率有所不同。在一项针对55岁及以上成年人的国际调查研究数据表明：在美国，53%的成年人报告使用4种或更多的处方药[11]。在其他8个国家（澳大利亚、加拿大、德国、荷兰、新西兰、挪威、瑞典、英国），约有40%的老年人报告了相同的用药行为，药物使用率最低的是法国和瑞士，只有29%。

此外，在美国，膳食补充剂的使用量一直呈上升趋势，据估计老年人使用膳食补充剂的比例从1998年的14%[10]

上升到2006年的49%[5]。尽管女性的膳食补充剂使用情况似乎比男性更常见，但是总体来看，男性与女性的非处方药使用情况相似，57~85岁的美国人中，42%男性与女性使用非处方药[5]。在所有处方和非处方药物中，研究对象最常使用的是心血管药物。

住院的老年人

住院老人的药物使用趋势要稍高于社区老人。但是在这种情况下，关于住院老人使用的药物类型的信息很少。据报道，住院老人处方药物使用率情况：意大利[12]和爱尔兰[13]的每个老年患者平均用药量是5种，美国[14]和奥地利[15]是7.5种。一项使用匹兹堡大学医学中心（美国宾夕法尼亚州的三级医学学术中心）药物记录数据的研究对老年住院患者处方的前50种口服药物进行了确认[16]。最常用的口服处方药是华法林、钾、泮托拉唑。

长期照护机构中的老年人

长期照护机构（long-term care facility，LTCF）中的老年人使用药物的水平通常高于社区老年人。在全世界的LTCF中，居住者使用大量药物的比例存在显著的差别。在美国和冰岛，LTCF中33%的居住者服用7~10种药物，而在丹麦、意大利、日本、瑞典，使用这种水平药物的人数比例只有5%[17]。一项针对美国LTCF的调查研究数据显示，40%的居住者（≥85岁的居民有45%）使用9种或更多的药物治疗[18]。该研究中，接受多种药物治疗的患者最常用的是胃肠道制剂、中枢神经系统药物和止痛剂。

尽管对于有些患者，可能需要使用多种药物，但是令人担忧的是潜在的处方不当和药物相关的问题。在LTCF的情况下，过度使用某些中枢活性药物（即抗精神病药）可能是一个特殊的问题[19]。1987年，美国颁布了联邦立法，将上述药物的处方适应证做了明确的规定，并且强制执行严密的监管[综合预算调整法案（Ominibus Budget Reconciliation Act，OBRA，1987）][20]。2005年，美国食品和药品监督管理局（Food and Drug Administration，FDA）在第二代抗精神病药物的标签上增加了黑框警告标志，内容是在痴呆老年患者中使用抗精神病药物有关的死亡风险增加。到2008年，这种黑框警告标签被扩展应用于所有的抗精神病药物（第一代和第二代）。从那以后，LTCF 的抗精神病药物处方量开始减少[21,22]，但是需要继续努力以减少抗精神病药物的使用，尤其是那些存在高伤害风险的人群，如痴呆的老年患者。

药物获得途径

在澳大利亚、瑞典、加拿大、法国、德国、日本、新西兰和英国，全民公共健康保险计划为老年人提供了一定的药物福利保障，这些药物福利在分担的费用、覆盖的最高限额、涵盖的特定药品方面都有所不同[23]。2006 年，美国针对老年人的健康保险计划（即联邦医疗照顾保险，Medicare 保险）将门诊药物纳入 D 项报销范畴。虽然美国的医疗保险计划具有自付费用较高，以及存在固定小范围药物的保障漏洞（俗称"甜甜圈"漏洞），但是仍然可以保护美国老年人免受灾难性的门诊药品自付费用的影响。反过来说，这样的保险政策也改善了药物依从性，减少了老年人放弃生活必需品而购买药物的需求[24-26]。值得注意的是，在许多发展中国家，药物是最大的家庭健康支出，而且，发展中国家的药物供给可能不足或者太昂贵，超出了老年人的购买能力[27,28]。

药代动力学改变

表 26-1 概述了与年龄相关的药代动力学变化[29,30]。本章详细介绍了药物吸收、分布、代谢和排泄方面的变化。衰弱是以体重减轻、疲劳、虚弱无力、行走速度减慢和低体力活动为特征的综合征，与增龄和药物不良反应的风险相关，对于老年人来说，衰弱可能比时序年龄更重要，因为它是老年人药代动力学改变的危险因素[31]。

表 26-1 年龄相关药代动力学改变

药代动力学不同阶段	药代动力学参数
胃肠道吸收	多数药物的被动扩散和生物利用度无改变
	一些药物的主动转运和生物利用度降低
	一些药物的首过效应减轻，生物利用度升高
分布	水溶性药物的分布容积减少，血药浓度升高
	脂溶性药物的分布容积增大，半衰期（$t_{1/2}$）延长
	血浆蛋白结合率较高的药物，游离部分增加或降低
肝代谢	一些经氧化途径的代谢药物，其清除率下降，半衰期延长
	主要由肝清除的药物，其清除率下降，半衰期延长
肾代谢	主要由肾清除的药物，其清除率下降，半衰期延长

药物吸收

随着年龄的增长，胃肠道（gastrointestinal，GI）的生理功能发生巨大改变，这些改变可能会影响口服药物的吸收[29,32]。胃内 pH 升高，一方面因为萎缩性胃炎的进展，另一方面因为使用抑酸药物治疗年龄相关性胃肠道疾病，如消化道溃疡、胃食管反流。胃排空在一定程度上发生延迟，还能观察到胃肠血流减少（从 20 岁至 70 岁，胃肠血流减少了 30%~40%）、肠动力降低、具有吸收功能的细胞减少。

大多数口服给药的药物经被动扩散的过程进行吸收，被动扩散的吸收方式受年龄因素影响最小。一些经主动转运被胃肠道吸收的药物，其生物利用度随着年龄的增长可能会降低（例如，在低氯氢化物环境中的钙）。更重要的是，随着年龄增长，肝对药物的首关提取量减少，从而导致口服药物的生物利用度提高，如普萘洛尔和拉贝洛尔，同时一些前体药物口服后的生物利用度降低，如依那普利、可待因[29,32]。在老年女性人群中，细胞色素 P450（cytochrome P450，CYP450）、同工酶 3A4（isoenzyme 3A4）和/或 P-糖蛋白底物（如咪达唑仑、维拉帕米）的生物利用度可能会增加，但是尚未提出剂量调整的建议[33]。衰老对于调释性药物的影响尚不清楚，尽管有些患者胃肠动力和 pH 的变化可能会影响某些药物的吸收。衰老对其他给药方式（如直肠、肌肉、皮肤）对药物吸收的影响知之甚少。

药物分布

衰老所致的很多生理机能改变可能影响药物的分布。从 20 岁到 70 岁，脂肪在体重中所占比例：男性从 18% 上升至 36%，女性从 33% 上升至 45%；而男性和女性的瘦体重分别下降了 19% 和 12%；从 20 岁到 80 岁，血浆容量减少了 8%。从 20 岁到 80 岁，人体的体液总量减少 17%，从 20 岁到 65 岁，细胞外液体积减少 40%。此外，心输出量从 30 岁开始每年下降约 1%；25 岁以后，脑和心血管的血流速率每年分别下降 0.35%~0.5% 和 0.5%。另外，衰弱及合并症可能导致与药物结合的两种主要血浆蛋白的血清浓度发生改变（与酸性药物结合的白蛋白减少，而与碱性药物结合的 α_1-酸性糖蛋白保持在原有水平或升高）[34]。

以上因素导致水溶性（亲水性）药物的分布容积通常会减少、脂溶性（亲脂性）药物的分布容积增加。更进一步讲，药物分布容积的变化直接影响药物的负荷剂量。与较年轻的患者相比，许多药物的负荷剂量在老年人群中是降低的；并且在老年白种人和亚裔女性中最低（因此应常规使用基于体重的治疗方案）[33]。血清白蛋白浓度降低可导致酸性药物（例如，萘普生、苯妥英钠、甲苯磺丁脲和华法林）的血浆蛋白结合度下降，因此酸性药物的游离部分增加。炎性疾病、烧伤或癌症所致的 α_1-酸性糖蛋白增多，能够使碱性药物（例如，利多卡因、β-受体阻滞剂、奎尼丁、三环类抗抑郁药）的血浆蛋白结合度增加，因此游离部分的碱性药物降低。如果排泄途径不受影响，那么这种潜在的变化就不太可能有临床意义。但是,血浆蛋白结合的变化能够改变游离(未结合)药物浓度和总药物(未结合+结合)浓度,这导致药物浓度解释起来更困难。在这种情况下,监测游离药物浓度要优于常用的血浆总药物浓度。

老年人血脑屏障的渗透能力也可能发生了改变,从而影响中枢神经系统(central nervous system,CNS)的药物分布。脑血管的P糖蛋白(P-glycolprotein)在药物的跨血脑屏障转运中起到部分作用。使用碳-11(一种正电子发射体)标记的维拉帕米和正电子发射断层扫描的研究表明,衰老导致血脑屏障中P糖蛋白的活性减弱。因此,老年人的大脑可能被暴露于更高的药物浓度下[35]。

药物代谢

尽管药物代谢在很多器官发生,但是大多数可用数据都涉及衰老对肝的影响。药物代谢过程的变化及导致药物清除率改变的变化,是老年人对药物反应产生变化的主要来源[36,37]。药物的肝代谢取决于灌注、肝大小、药物代谢酶的活性、转运体活性和蛋白质结合能力,所有这些都可能因衰老而改变。药物通过两种类型的反应进行代谢——I相反应(氧化反应)和II相反应(结合或合成反应:乙酰基或糖与药物结合,增加药物的极性、水溶性,从而通过肾排泄)。总体来看,随着年龄增长,经I相反应代谢的药物清除率降低,而经II相反应代谢的药物其药物清除率却得到了保持[36]。对于具有高内在清除率(肝提取率高)的药物来说,药物清除率取决于肝血流,称为血流限制代谢(flow-limited metabolism)。对于低内在清除率(肝提取率低)的药物来说,药物清除率取决于肝酶活性,称为容量限制代谢(capacity-limited metabolism)。

年龄相关的肝血流减少可以降低高肝提取率药物的清除率,如阿米替林、利多卡因、吗啡、地尔硫卓和普萘洛尔[29,36]。在老年人中,肝血流可能下降20%~50%,导致普萘洛尔等药物的清除率下降40%或更多[31]。理解衰老对经容量限制代谢途径代谢的药物,其影响更加复杂。这些药物的总清除率取决于血液中非结合的部分和肝内在清除率。很多研究(但并非所有研究)都报告了老年人的肝体积减小和酶含量降低的情况[36]。随着年龄增长,经容量限制代谢途径代谢的药物,其肝总清除率可能会增加(如布洛芬、萘普生),可能会减少(如劳拉西泮、华法林),也可能不变(如替马西泮、丙戊酸)[36]。与肝总清除率(结合+未结合)相比,肝对非结合药物的清除能力对于理解衰老对肝清除率的影响可能具有更重要的意义[36]。许多混杂因素,如种族、性别、衰弱、吸烟、饮食、药物间相互作用,可以显著的增强或抑制老年人的肝药物代谢[37]。例如,衰弱老人的II相代谢过程可能减弱。尽管对衰弱的定义还存在诸多挑战,但是衰弱的特征是瘦体重减少、肌肉损失、营养不良、功能

状态下降和耐力降低[36]。衰弱与炎症有关,而炎症可能会导致药物的代谢和转运下调[38]。药物转运体和药物代谢酶之间的相互作用,也可能在衰老对药物肝清除率的影响中有一定作用,但是这些关系很大程度上还有待探索[29]。

药物排泄

肾排泄是清除多种药物及其代谢产物的首要途径。衰老与肾实质重量明显减轻、肾单位数量和大小显著减少有关。此外,20岁以后,肾小球滤过率(glomerular filtration rate,GFR)、肾小管分泌、肾血流量分别以每年近0.5%、0.7%、1%的速率减少。在任何年龄段,女性的这三个参数均低于男性[33]。但是,老年人属于异质性人群,根据肌酐清除率(creatinine clearance,CrCl,GFR的替代指标),高达1/3的健康老年人的肾功能没有下降。此外,肾小管的分泌和肾小球滤过可能不会同时下降[39]。衰老所致的肾功能改变可能与高血压或心脏病的关系更为密切,而不是与衰老本身相关[29]。作为血清肌酐(serum creatinine,SCr)的替代指标,CrCl可采用多种方程进行估算,是筛查肾功能受损的有用指标,由于随着年龄的增长,肌肉质量降低,因此正常的SCr水平并不等同于老年人正常的肾功能,SCr用于监测老年人群的肾功能并不理想[40]。老年人最常用的剂量调整的CrCl评估方程式是Cockcroft-Gault方程[41]:

$$CrCl = (男性)(140–年龄)×体重(kg)$$
$$/[72×血肌酐(mg/dl)]$$

公式中,年龄以岁为单位,实际体重以千克(kg)为单位,SCr以毫克每分升(mg/dl)为单位,女性在以上结果基础上乘以0.85。

近来更为常用的肾小球滤过率评估公式是基于血肌酐的肾病饮食改良研究(modification of diet in renal disease study,MDRD)[42]简化公式和慢性肾病流行病学合作研究(chronic kidney disease epidemiology collaboration,CKD-EPI)[43]公式。对于这些公式用于评估老年人GFR的准确性是否可行,倡导与质疑并存[44-46]。经肾代谢排除的药物剂量指南,仍以CrCl的评估值为基础,而CrCl值由Cockcroft-Gault公式(或类似公式)计算而来,目前的主要争议是能否继续使用Cockcroft-Gault公式评估老年人的肾代谢药物剂量。衰弱与肾损伤有关,而且使用的Cockcroft-Gault公式(或类似公式)计算的肾代谢药物剂量对老年人来说并不可靠。为了达到确定药物剂量的目的,我们需要进一步研究确定评估老年衰弱人群CrCl的改良方法[31]。

很多药物主要通过肾排泄和/或具有通过肾排泄的活性代谢产物。已经有证据表明,主要通过肾清除的药物,其总体清除率随增龄下降。对于治疗指数较窄的药物(如地高辛、氨基苷类抗生素、化疗药),临床不良后果的风险可能增加。已制定了针对老年人如何调整主要

经肾清除的口服药物的共识性指南[47]。对于 CrCl 小于 30ml/min 的老年人，应避免服用以下药物：氯丙嗪、秋水仙碱、磺胺甲基异恶唑、格列本脲、哌替啶、硝基呋喃妥英、丙磺舒、安体舒通和氨苯蝶啶。建议肾功能减退的老年人调整剂量的口服药物包括：阿昔洛韦、金刚烷胺、环丙沙星、加巴喷丁、美金刚、二甲双胍、雷尼替丁、金刚烷乙胺、伐昔洛韦。一旦使用包装说明书或其他药物剂量参考资料中提供的信息估算了 CrCl，即可轻松完成肾功能损害患者的药物剂量调整。

药效学改变

与衰老和药代动力学变化的关系相比，研究衰老对药效学（药物反应）影响的数据较少。大多数针对年龄相关药效学差异的研究，都集中在作用于中枢神经系统和心血管系统的药物上。从理论上讲，药效学的改变可能由以下两种基本机制导致：①药物敏感性的变化，归因于受体数目、亲和力的改变，或受体后反应的改变；②生理和稳态机制的年龄相关损害[48,49]。本部分详述了由以上两种机制介导的老年人对药物反应的改变。

药物敏感性的改变

表 26-2 列举了有合理证据证明老年人敏感性发生改变的药物。有证据表明，老年人群对 β-受体阻滞剂和 β-受体激动剂的反应较弱[50,51]。同样有充分的证据证实，老年人对苯二氮卓类药物的作用更敏感。通过精神运动测试，已经确定了老年人对地西泮、氟西泮、洛普唑仑、咪达唑仑、硝西泮和三唑仑的敏感性[48,49]。研究还证实老年人对阿片类药物、甲氧氯普安、多巴胺受体激动剂、左旋多巴和抗精神病药的敏感性增强[48,49]。钙通道阻滞剂（增加低血压和心动过缓效应）、β-受体阻滞剂（降低血压的效应）、利尿剂（降低疗效）和华法林（增加出血风险）的年龄相关的药效学改变已有报道，但是血管紧张素转换酶抑制剂及血管紧张素受体阻滞剂没有这方面的报道[48,49]。

表 26-2　年龄增长导致敏感性改变的药物

β-受体激动剂（降低）	H₁ 受体拮抗剂（升高）
β-受体阻滞剂（降低）	甲氧氯普安（升高）
苯二氮卓类药物（升高）	神经松弛剂（升高）
钙通道阻滞剂（升高或降低）	阿片类药物（升高）
拟多巴胺药（升高）	华法林（升高）
呋塞米（降低）	疫苗（降低）

生理和稳态机制的改变

老年人的生理和稳态机制改变，可能影响药物的反应，改变基线表现和补偿药物作用的能力。可能随着年龄的增长而改变的稳态机制包括：姿势或步态的稳定性、体位性血压变化、体温调节、认知功能储备，以及肠道和膀胱功能[52-54]。稳态机制效率的降低使老年人面临着症状性的体位性低血压和跌倒（使用抗高血压药物、抗精神病药物和三环类抗抑郁药）、尿潴留和和便秘（使用具有抗胆碱能特性的药物）、跌倒和谵妄（使用几乎所有的镇静药物）、突发的低体温症或中暑（使用神经松弛类药物）的患病风险增加[52,53]。药物是导致老年综合征（如跌倒、谵妄、功能下降和便秘）的常见原因[55]。

药物间相互作用

药物-药物相互作用可以定义为一种药物在联合给药时对另外一种药物产生的影响或结果[56]。药物间相互作用的两种主要类型包括药代动力学的相互作用，即药物的吸收、分布、代谢和排泄受到影响，以及药效学的相互作用，即药理学的效果被改变。药物也可能与食物、营养状态、中草药制品、酒精和原有疾病之间存在相互作用[57-60]。

药代动力学相互作用

同时摄入柚子汁可能会增加药物的生物利用度，因为柚子汁对肠壁和肝中的 CYP450 同工酶 3A4 介导的首过代谢具有抑制作用。生物利用度增加可能导致药效增加[61]。研究证明苯妥英钠经肠内途径给药时，其生物利用度增加[62]。多价阳离子（如抗酸药、硫糖铝、铁剂、钙离子补充剂）使四环素、喹诺酮类抗生素的生物利用度降低[63]。

与药物分布有关的药物间相互作用主要与血浆蛋白结合的改变有关。尽管许多药物可能会取代血浆蛋白结合位点上的其他药物，尤其是类似水杨酸盐、丙戊酸和苯妥英钠之类的酸，但是这种药物相互作用在临床上很少具有重要意义。

在临床上最可能有意义的药物间相互作用，是涉及抑制或诱导某些窄治疗窗药物的代谢的相互作用[64]。表 26-3 列举了部分 CYP450 同工酶的诱导剂和抑制剂。使用西咪替丁、大环内酯类抗生素（红霉素、克拉霉素）、奎尼丁、环丙沙星等药物后，年轻人和老年人的肝酶抑制的程度似乎没有差异[63,65]。然而，对于肝酶诱导剂在年轻人和老年人中的作用存在争议：一些研究表明对肝酶诱导剂在不同年龄组人群的效用没有差异，而另外一些研究却表明老年人对肝酶诱导剂的反应不佳[36,66-68]。这些作用可能是底物和/或诱导物特异性的。

一种药物的肾清除率被另一种药物抑制，也能够产生临床上的显著效果[69]。这些药物间的相互作用中，许多涉及竞争性抑制阴离子或阳离子药物的肾小管分泌。阳离子药物包括：胺碘酮、西咪替丁、地高辛、普鲁卡因胺、奎尼丁、雷尼替丁、甲氧苄啶、维拉帕米。阴离子药物包括：头孢菌素、吲哚美辛、甲氨蝶呤、青霉素、丙磺舒、水杨酸盐类和噻嗪类。

处方药与中草药、非处方药（over-the-counter，OTC）的相互作用经常被忽略。在一系列研究中，52%的中-高风险药物间相互作用发生在处方药与中草药和非处方药之间[70]。常见的重金属污染和掺杂处方药[例如，非甾体抗炎药、激素、磷酸二酯酶-5 抑制剂（如西地那非）]导致与中草药的潜在相互作用增加[71]。表 26-4 列举了最常见的中草药相互作用[71,72]。

表 26-3　细胞色素 P450 同工酶的诱导剂和抑制剂

同工酶	诱导剂	抑制剂
CYP1A2	炭烤牛肉、十字花科蔬菜、奥美拉唑、吸烟	西咪替丁、环丙沙星、氟伏沙明
CYP2C	利福平	胺碘酮、氟康唑、氟伐他汀
CYP2D6	未发现	氟西汀、帕罗西汀、奎尼丁、利托那韦
CYP3A4	卡马西平、苯妥英钠、利福平、圣约翰草	红霉素、酮康唑、奈法唑酮

表 26-4　常见中草药-药物相互作用表

作用的药物	中草药（动植物的俗名）	中草药对药物的影响
华法林	圣约翰草、人参	国际标准化比值（INR）降低
	大蒜、丹参、白果、南非钩麻、当归、木瓜、氨基葡萄糖	INR 延长
	大蒜、党参、白果、姜、小白菊	出血时间延长
肠溶阿匹林胶囊，非甾体抗炎药，氯吡格雷，噻氯匹啶	白果	出血时间延长
阿米替林	圣约翰草	药物浓度降低
华法林		
茶碱		
辛伐他汀		
阿普唑仑		
维拉帕米		
地高辛		
铁剂		
酒精	党参	
苯妥英钠	猫爪草	
苯妥英钠	白果	
2-丙戊酸钠		
铁剂	小白菊、甘菊/春黄菊属植物	
二甲双胍	瓜尔豆胶	
格列本脲		
地高辛		
锂剂	车前草	
肠溶阿司匹林胶囊	罗望子/酸豆	药物浓度升高
硝苯地平	白果	
舍曲林	圣约翰草	5-羟色胺综合征（轻微的）
帕罗西汀		
曲唑酮		
奈法唑酮		
氯磺丙脲	大蒜	血糖降低
降糖药	苦豆/又名葫芦巴	

续表

作用的药物	中草药（动植物的俗名）	中草药对药物的影响
单胺氧化酶抑制剂	党参	躁狂样症状，头痛，震颤
噻嗪类	白果、蒲公英、熊果	降低药物疗效
甲状腺素	辣根、巨藻	
苯妥英钠	猫爪草	
华法林	白果	增加药物疗效
阿司匹林胶囊		
非甾体抗炎药		
双嘧达莫		
氯吡格雷/噻氯匹定		
苯二氮卓类药物	卡瓦药	
巴比妥类药物		
阿片类		
酒精		
巴比妥类药物	缬草属（valeriana）植物	
其他中枢神经系统抑制剂		
地高辛	Hawthorne（霍桑）	
噻嗪类	棉酚	
左旋多巴	白果	延长帕金森病静止期
合成类固醇	松果菊	肝毒性风险增加
胺碘酮		
甲氨蝶呤		
酮康唑		
咖啡因	麻黄	高血压、失眠、心动过速、神经衰弱、震颤、头痛、癫痫、增加心肌梗死、脑卒中风险
兴奋剂		
减充血剂		
三环类抗抑郁药	育亨宾	高血压
肝素	苦豆（又名葫芦巴）	增加出血风险
氯吡格雷/噻氯匹定		
华法林		

药效学相互作用

有些药物可能改变另一种药物的反应并产生副作用。一个很好的例子是同时服用一种以上抗胆碱能药物产生的协同效应，这可能导致谵妄、尿潴留、便秘及其他问题[56]。其他例子包括：β-受体阻滞剂与维拉帕米或地尔硫卓同时服用表现出累加性的心动过缓，同时服用几种降压药物导致低血压，同时服用几种中枢神经系统抑制药物（如苯二氮卓类药物、镇静催眠药、三环类抗抑郁药、神经松弛剂）出现的镇静和/或跌倒作用。

药物-疾病相互作用

当药物能够影响疾病或被疾病所影响时，也可以从更广泛的意义上考虑药物间的相互作用。由于机体稳态机制的改变、生理性储备减少，以及多种共病，老年人群药物-疾病相互作用导致不良反应的风险增加。避免不合理用药、确认药物相关不良事件和药物间相互作用，再加上患者的参与，可能对患者的预后产生有利影响[73]。来自加拿大和美国的专家小组已经制定了识别潜在临床重要药物-疾病状态相互作用的指南（表26-5）[74,75]。然而，因为语言环境和背景的差异，如果没有修改和重新验证，这份明确的质量指标（例如美国老年医学会老年人潜在不适当用药共识，即 Beers 标准）将很难在不同国家间甚至地区间传播[73]。一些标准可能更适用于不同个体特异性的患者，比如老年人处方筛查工具（screening tool of older person's prescriptions，STOPP）[76]。但是当遇到老年患者时，没有任何一种工具能够给出详尽的方案。

表26-5 老年人应该避免的药物疾病间相互作用

疾病或状态	药物或药物种类
心力衰竭	非甾体抗炎药和环氧酶-2抑制剂,非二氢吡啶类钙通道阻滞剂(收缩性心力衰竭时避免使用),吡格列酮,罗格列酮,西洛他唑,决奈达隆
晕厥	乙酰胆碱酯酶抑制剂,周围性α-受体阻滞剂(如阿米替林、氯丙米嗪、多沙唑嗪、丙咪嗪、三甲咪唑嗪),氯丙嗪,甲硫咪嗪,奥氮平
慢性惊厥或癫痫	安非他酮,氯丙嗪,氯氮平,马普替林,奥氮平,甲硫咪嗪,氯枫噻吨,曲马多
谵妄	抗胆碱能药,苯二氮卓类,氯丙嗪,糖皮质激素,H_2受体拮抗剂,哌替啶,镇静催眠药,抗精神病药
痴呆或认知功能障碍	抗胆碱能药,苯二氮卓类,H_2受体拮抗剂,非苯二氮卓类催眠药(右佐匹克隆、扎来普隆、吡唑坦),抗精神病药
跌倒、骨折史	抗惊厥药,抗精神病药,苯二氮卓类,非苯二氮卓类催眠药(右佐匹克隆、扎来普隆、吡唑坦),三环类,选择性血清素再吸收抑制剂,阿片类
失眠	口服解充血药(如假麻黄碱和去甲肾上腺素),兴奋剂(如苯丙胺、哌醋甲酯、阿莫达非尼和莫达非尼),可可碱(如茶碱和咖啡因)
帕金森病	所有抗精神病药(阿立哌唑、喹硫平、氯氮平除外),止呕药(胃复安、奋乃静、异丙嗪)
胃溃疡或十二指肠溃疡史	阿司匹林(>325mg/天),非选择性环氧酶-2非甾体抗炎药
慢性肾病Ⅳ和Ⅴ期	非甾体抗炎药
女性压力性尿失禁	雌激素(口服或经皮吸收),外周α-受体阻滞剂(多沙唑嗪、哌唑嗪、特拉唑嗪)
下尿路症状,良性前列腺增生	强抗胆碱能药,除外用于治疗尿失禁的抗毒蕈碱药

总 结

老年人群消耗了大量的药物。导致药物用量增加的因素包括:多种疾病共存、女性、照护水平的提高、年龄增长。可能影响老年人用药的其他因素包括处方提供者的行为、文化背景、社会心理学问题(即独居、焦虑、抑郁)和制药公司直接面向消费者的药品广告。

老年人群最常用的药物包括:心血管药物、胃肠道药物、中枢神经系统药物和镇痛药。多项研究表明衰老进程改变了药物的分布和反应过程,很多常见药物在老年人群的Ⅰ相肝代谢反应减弱,这导致药物清除率下降、终末半衰期延长。对于经肾清除和代谢的药物来说,年龄相关性肾功能减弱导致药物清除率下降,终末半衰期延长。药效学研究表明老年人对苯二氮卓类药物、阿片类药物、多巴胺受体拮抗剂和华法林的敏感性增加。药物相互作用及药物-疾病相互作用也可能影响老年人用药。

老年人选择合适的药物治疗方案和剂量,必须充分考虑以下因素:共病、多种用药、社会因素、功能和认知水平改变和与衰老相关的生理学改变,才能在达到药物剂量最小化和避免药物相关问题的同时,使老年人获得最佳药效的目的。

关键点 衰老的药理学

- 老年人群是药物的积极消费者。
- 药代动力学中与年龄相关的变化最明显的是某些药物的肝代谢和肾清除的下降。
- 药效学中与年龄相关的变化尚未被广泛研究,但是老年人似乎对苯二氮卓类药物、阿片类药物、多巴胺受体拮抗剂和华法林的作用更为敏感。
- 药物-药物相互作用及药物-疾病相互作用在老年人群较常见,而且可能对老年人健康相关的生活质量产生不利影响。

(邹艳慧 译,高学文 审校)

完整的参考文献列表,请扫二维码。

主要参考文献

5. Qato DM, Alexander GC, Conti RM, et al: Use of prescription and over-the-counter medications and dietary supplements among older adults in the United States. JAMA 300:2867–2878, 2008.
29. Shi S, Klotz U: Age-related changes in pharmacokinetics. Curr Drug Metab 12:601–610, 2011.
30. Corsonello A, Pedone C, Incalzi RA: Age-related pharmacokinetic and pharmacodynamic changes and related risk of adverse drug reactions. Curr Med Chem 17:571–584, 2010.
31. Hubbard R, O'Mahoney M, Woodhouse K: Medication prescribing in frail older people. Eur J Clin Pharmacol 69:319–326, 2013.
36. McLachlan AJ, Pont LG: Drug metabolism in older people-A key consideration in achieving optimal outcomes with medicines. J Gerontol A Biol Sci Med Sci 67A:175–180, 2012.
47. Hanlon JT, Aspinall SL, Semla TP, et al: Consensus guidelines for oral dosing of primarily renally cleared medications in older adults.

J Am Geriatr Soc 57:335–340, 2009.

48. Bowie MW, Slattum PW: Pharmacodynamics in older adults: a review. Am J Geriatr Pharmacother 5:263–303, 2007.

49. Trifior G, Spina E: Age-related changes in pharmacodynamics: focus on drugs acting on central nervous and cardiovascular systems. Curr Drug Metab 12:611–620, 2011.

57. Mallet L, Spinewine A, Huang A: The challenge of managing drug interactions in elderly people. Lancet 370:185–191, 2007.

59. Mason P: Important drug-nutrient interactions. Proc Nutr Soc 69:551–557, 2010.

75. American Geriatrics Society 2012 Beers Criteria Update Expert Panel: American Geriatrics Society updated Beers Criteria for potentially inappropriate medication use in older adults. J Am Geriatr Soc 60:616–631, 2012.

76. Gallagher P, Ryan C, Byrne S, et al: STOPP (Screening Tool of Older Person's Prescriptions) and START (Screening Tool to Alert doctors to Right Treatment). Consensus validation. Int J Clin Pharmacol Ther 46:72–83, 2008.

第27章 抗衰老药物

Ligia J. Dominguez，*John E. Morley*，*Mario Barbagallo*

不断尝试抗衰老可以追溯到亚当和夏娃被从伊甸园驱逐出来的时候。从那时起，圣人和江湖术士发布了无数关于大众应该怎么做才能延长寿命的公告。多数情况下，想受益的人需要支付高价给制作长寿药的人。这一点导致人们产生一种观点：抗衰老药物是个骗局。

从另一方面讲，我们已经在 20 世纪里看到了长寿研究的显著进展。在美国，20 世纪初 50% 的人口在 50 岁的时候死亡，但是在 21 世纪开端 50% 女性活到超过 80 岁。这一激动人心的变化是由 20 世纪后半叶实行的公共卫生措施（比如不断改善的环境卫生、改进和有效的食物供给、抗生素的引进、接种疫苗、孕妇和生产过程中护理水平的提高、手术技术的进步、各种新药在较小范围内的应用）带来的，还有工作环境的改善和过度体力劳动的减少。

长寿的秘诀是遵循健康的生活方式和避免过度劳累。在 13 世纪，英国的修士 Roger Bacon 写了一本关于长寿的畅销书[1]，他的长寿的秘诀如下：

- 控制饮食
- 适当休息
- 运动
- 节制的生活方式
- 良好的保健
- 吸入年轻处女的气息。

哈佛大学的精神病学家 George Valiant，对市中心人群和哈佛大学的毕业生从 50 多岁起进行了研究[2]，结果表明：那些遵循以下原则的个体实现了成功衰老：

- 进行适当运动
- 不吸烟
- 很好地处理危机
- 没有酗酒
- 拥有稳定的婚姻
- 不肥胖（尽管这一点只适用于市中心的人群）

Norfolk-EPIC 研究发现：从社会心理学角度讲，遵循四种简单生活方式的人，要比不遵循的人年轻 14 岁[3]。产生这种改进结果的四种神奇要素是：

- 不吸烟
- 进行适当运动
- 每天吃 5 份水果和蔬菜
- 每周喝 1～14 玻璃杯酒

在改变 Norfolk-EPIC 研究所描述的生活方式因素时，依从性得分越高的人，生命质量越高[4]。

因为长寿人口的来源地趋向于鱼类为优势饮食的地区，如日本、澳门、香港，所以，对于希望长寿的人来说，最合理的建议是在饮食中摄入富含二十碳五烯酸（eicosahexanoic acid，EPA）和二十二碳六烯酸（docosahexaenoic acid，DHA）的高脂肪鱼类[5]。

抗衰老药物的简明历史

在古埃及，人们用橄榄叶美容、延长生命[6]。这与 21 世纪人们认识到地中海饮食与更长的寿命和更健康的生活有关类似。已经发展成为特定饮食、生活实践的印度阿育吠陀药物和中草药能够延长生命。

对不老泉的探寻第一次出名是因为波多黎各（Puerto Rico）的统治者 Ponce De Leon，去传说中有不老泉的比米尼群岛（Bimini）探寻不老泉。结果他发现了美国佛罗里达州，一个位于美国的退休人员日间天堂。1933 年，在一本名为 *Lost Horizon* 的虚拟故事书里，James Hilton 创造了一个没有老年人的天堂，取名"香格里拉"（Shangri-La），对公众来说这是一个如此吸引人的概念，以至于很多探险队着手尝试和寻找位于喜马拉雅山脉的这一天堂。诺贝尔奖（生理学或医学奖）获得者 Elie Metchnikoff 误认为保加利亚人活得非常长是因为酸奶，这造就了一批以吃酸奶为抗衰老基础的狂热信徒。

1982 年，Durk Person 和 Sandy Shaw 在其撰写的图书 *Life Extension* 中阐明了现代看似科学的抗衰老药物途径[7]。在长达 858 页的图书中，他们详细地解释了延长寿命的动物实验的细节，声称他们的书"适用于想更年轻的任何人，无论什么年龄——立即开始"。这本书将动物科学喂养的多个片段推到了人们面前，暗示这些发现应该用于希望获得长寿的人。

美国抗衰老医学科学院（American Academy of Anti-Aging Medicine，A4M）由 Ronald Klatz 博士和 Roert Glodman 博士于 1992 年共同创办。学院致力于研究超前检测、预防和治疗衰老性疾病的技术，促进延缓和优化人类衰老过程的方法。该组织为内科医生使用抗衰老药物提供了大量的依据。目前该组织拥有来自 120 多个国家的 26 000 多名成员（www.worldhealth.net），以该组织为前身产生了世界抗衰老医学会（International fournal of Anti-aging Medicine）。

由 Saul Kent 于 1980 年创建的延寿基金会（Life Extension Foundation）位于佛罗里达州，出版月刊杂志 *Life Extension*，杂志的读者接近 350 000 人。该基金会还通过邮购的方式出售膳食补充品。目前 Andrew Weil 和 Deepak Chopra 两位内科医生是推广抗衰老理念的主力，他们在自己的图书中推崇这一理念。

毕业于剑桥大学的科学家 Aubrey De Grey 研制了一套名为"抗衰老战略工程"（Strategies for engineered negligible senescence，SENS）的理论。他特别成功地向大众群体推广了他的理论，他认为衰老的损害有 7 种类型，并且都有准备好的治疗方案。这 7 种类型包括：

- 癌症突变
- 线粒体突变
- 细胞内垃圾
- 细胞外垃圾
- 细胞消亡/缺失
- 细胞衰老
- 细胞外交联

De Grey 的 SENS 构想遭到老年医学专家的广泛批判："在目前尚处于无知的阶段，包含 SENS 日程的每一个特殊构想都是非常乐观的"，"而且要证明这些构想有用需要付出大量艰辛的工作"[8]。他的构想是创造看似科学的抗衰老方法的一个经典案例。

2002 年，现代抗衰老药物受到最大程度的批判，这些批判来自 Olshansky 及其同事[9]。他们在文章中说：

"……还没有证据证明目前市面上所涉及的干预措施能够延缓、阻止、逆转人类衰老……发表这些言论的企业家、医生和其他医疗保健从业者正在利用消费者，他们分不清楚影响衰老进程和衰老相关疾病的干预措施是炒作还是事实。"

热量限制

1934 年，康奈尔大学的 Mary Crowell 和 Clive McKay 公布了一个系列实验，这些实验表明饮食限制的实验鼠能够延长寿命[10]。随之而来的是一些研究表明热量限制（caloric restriction，CR）能够延长寿命。近来的研究表明 CR 必须从年轻动物开始，岁数稍大的动物不能够延长寿命[11]。

对猴子的研究表明，饮食限制能够改善这些动物的体内代谢状况（如葡萄糖、胆固醇）[12]，而且可能减少大脑中类似阿尔茨海默病样淀粉样蛋白（Alzheimer-like amyloid）的改变[13]。然而，这些动物也出现了骨质流失和髋部骨折倾向增加。以非人灵长类动物为研究对象的两项研究则报告了截然相反的结果。威斯康星大学麦迪逊分校（University of Wisconsin-Madison，UWM）的研究表明 CR 能延长寿命[14]，但是美国国家卫生研究院衰老研究所（National Institute on Aging，NIA）的一项研

究结果则不是这样[15]。出现上述不同研究结果的原因之一可能是饮食成分的差异，与接受 CR 的组相比，UWM 研究中对照组的非限制饮食的高糖浓度可能导致寿命缩短[14]。相反，在 NIA 研究中，对照组相对健康地非限制饮食导致其寿命更长；而 CR 组并没有在延长寿命方面获得额外的益处[15]。

目前关于 CR 能够延长寿命的理论很多。兴奋效应理论认为，CR 状态表现为应激水平较低，这使动物能够发展增强的防御能力，从而减缓衰老过程。兴奋效应理论还认为，CR 减少氧化损伤、增加胰岛素敏感性，并降低组织糖基化。CR 减少了生长激素、胰岛素和胰岛素样生长因子-1（insulin-like growth factor-1，IGF-1）等生长因子的释放，这些生长因子被认为与衰老加速和各种生物的死亡率增加有关[16]。CR 的酵母和哺乳动物，其沉默信息调节子（silent information regulator，*Sir*）基因的表达上调。但是 *Sir* 基因在延长寿命中的作用却存在争议。例如：存在于葡萄和红酒中的多酚白藜芦醇被证明可以通过与长寿蛋白（sirtuins）的相互作用模拟 CR 效应，从而能够延长果蝇、线虫及高脂饮食喂养小鼠的寿命[17]。但是新近的研究表明，补充白藜芦醇的线虫和果蝇，其寿命延长的程度可能比先前报道的要短[18]。

热量限制学会（Calorie restriction society）由 Ray、Lisa Walford 和 Brain Delaney 于 1984 年创立。这个学会的成员们在不同程度上实践 CR。对学会成员们的研究结果表明，他们拥有更低的血压、血糖和胆固醇水平[19]。美国国家卫生研究院（National Institutes of Health）资助了很多短期研究，来确定 CR 在中年人群的效用。对 60 岁以上人群进行的多项研究表明，减重与入住社会照护机构增加、死亡率增加和髋部骨折风险增加有关，这削弱了老年人对 CR 的热情[20]。对于年轻人来说，长期 CR 可能会降低生育能力和性欲、导致伤口愈合问题、闭经、骨质疏松和抗感染能力下降，对瘦弱体质人群有害[16]。

到目前为止，向公众发布的用于延长寿命的 CR 饮食方案很多。最佳营养的 CR 饮食（calorie restriction with optimal nutrition，CRONdiet）由 Roy Walford 和 Brian Delaney 创立。CRONdiet 以在生物圈进行的研究为基础。总体上讲，CRONdiet 建议在个体基础代谢率确定的情况下，实行 20% 的 CR。冲绳饮食（Okinawa diet）是一种低热量、高营养的饮食方案，以居住于日本冲绳的居民的饮食方案为原型。之所以流行是因为曾经生活在冲绳 Ojime 村的居民很多都成了百岁老人。与普通的日本饮食方案相比，冲绳饮食实行了 CR。它主要由蔬菜（尤其是甜马铃薯）、每天半份鱼、豆科植物和黄豆组成。肉类、蛋类、乳制品较少。Henry Mallk 创立的新长寿饮食（new longevity diet）代表着其他各类流行的长寿饮食。但是人们必须认识到，没有任何一种饮食方案已经被证明能够延长寿命。更值得注意的是，CR 的主要倡导者 Roy Walford 在 79 岁时死于肌萎缩侧索硬化

（amyotrophic lateral sclerosis，ALS）。动物实验的结果已经表明 CR 对 ALS 的动物是有害的。

运动

适量的运动是长寿的基石。骨骼肌中磷酸烯醇丙酮酸羧激酶（phosphoenolpyruvate carboxykinase，PEPCK-C）过量的小鼠，比对照组更活跃，而且能够以 20m/min 的速度跑 5km，而对照组的小鼠只能跑 0.2km[21]。这些小鼠的寿命长于对照组，且雌性小鼠一直到 35 月龄依然保持生殖活动。

对人的观察性研究有力地证明，坚持从事体育锻炼的人寿命更长。一项针对 70～80 岁老年人的研究证明：总热量消耗较高的人，其寿命要长于总热量消耗较少的人[22]。爬楼梯是提高热量消耗的主要因素。更有趣的是，长寿的冲绳人通常是日常运动量高于平均水平，而进食量则低于平均水平[23]。

Fries 发现，与久坐不动的老年人相比，老年跑步者失能的时间要推迟 13 年[24]。LIFE 初步研究表明：有序的体育锻炼计划能显著改善功能表现[25]。步行速度与失能程度降低有关。体育活动与焦虑的减少有关。与同龄人相比，规律体育锻炼的 50 岁人群，其年老时患阿尔茨海默病的可能性小[26]。规律的体育锻炼可降低痴呆患者的恶化率[27]。CR 和运动似乎激活了不同的分子通路，但是两者都诱发自噬（autophagy，源于希腊语 auto "自我" 和 phagein "吞噬"）[28]，自噬是一种分解代谢过程，降解有缺陷的细胞成分以进行回收。

青春的荷尔蒙之泉

20 世纪 50 年代 Wilson 的出版物 Feminine Forever 出版，该书兜售雌性激素永葆青春的作用，从那以后，人们对激素的抗衰老作用的兴趣与日俱增[5]。确切地说，在 19 世纪末，Brown Sequard 就已经认为睾丸的提取物有明显的抗衰老作用。但是它的提取物不可能含有睾酮，只是表现出强大的安慰剂作用而已。这导致欧洲和美国的很多富人为了变年轻而接受猴子睾丸移植物（声称其能让他们变年轻）。美国的 Brinkley 是 "山羊腺体" 系列提取物的先驱，这一物质事实上同样不起作用但是却让他成为富翁。随后，每一种激素都曾因产生抗衰老作用而被兜售。一般来说，普通民众对这些激素表达的热情越高，它们就越不可能有效。

25(OH)维生素 D 的水平随着年龄增长降低[29]。低水平的维生素 D 与死亡率增加有关[30]。在 25(OH)维生素 D 的水平低于 30ng/ml 的人群中，已经证明替代治疗能增强功能，减少跌倒和髋部骨折的风险[31]。一项荟萃分析表明，每天补充超过 625IU 的维生素 D 可降低死亡率[32]。目前人们普遍认为老年人应该定期晒太阳（15～30min/天），不能晒太阳的老年人则应该每日补充 800～1000IU 的维生素 D。所有 70 岁以上的老年人至少每年检测一次体内 25(OH)维生素 D 水平（最好在冬季检测），因为他们可能需要更高剂量的维生素 D 才能保证其在体内的浓度大于 30ng/ml。

对低睾酮水平男性的研究表明，男性低睾酮水平是否与死亡率增加有关（表 27-1），研究结果尚存在矛盾[33-37]。总体来说，睾酮应该被视为提高生活质量的药物，而不是延长寿命的药物。睾酮的主要作用是改善性欲和性功能[38]。睾酮也能够增加性腺功能不良者的肌肉和骨骼质量及肌肉强度[39]。尚无研究评估睾酮对髋部骨折的影响。睾酮还能够加强视觉空间的认知能力[40]。有些研究已经表明睾酮可能有心脏保护作用[41]。尽管睾酮有多重潜在的积极作用，但是国际老年男性研究学会（International Society for the study of the Aging Male）建议在老年男性中使用睾酮时，只适用于有临床症状和生化指标提示性腺功能减退的男性[42]。老年男性雄激素缺乏调查表或圣路易斯大学老年男性雄激素缺乏症（androgen deficiency in the aging male，ADAM）调查问卷（表 27-2）能用来筛查症状[43,44]。

从 20 岁到 45 岁期间，女性体内的睾酮水平迅速降低[45]。产生这种变化的原因还不清楚。近期的研究表明，女性睾酮的替代可以在一定程度上改善性欲[46]。

表 27-1　低睾酮水平是否预示死亡？

作者，年代	人群	是否预示死亡
Morley et al，1996[33]	新墨西哥州，健康男性 14 年随访	否
Shores et al，2006[34]	老兵人群，8 年随访	是
Arajo et al，2007[35]	马萨诸塞州，老年男性研究	否
Khaw et al，2007[37]	欧洲	是
Laughlin et al，2008[36]	伯纳多牧场，11.8 年随访	是

表 27-2　老年男性雄激素缺乏（ADAM）调查问卷

问题	回答（选择一个）*	
1.是否有性欲减退？	是	否
2.是否有体能下降？	是	否
3.是否有体力或者耐力下降？	是	否
4.是否有身高降低？	是	否
5.是否有生活乐趣降低？	是	否
6.是否有忧伤或脾气不好？	是	否
7.是否有勃起不坚？	是	否
8.是否注意到体育活动能力近期有下降？	是	否
9.餐后是否爱打瞌睡？	是	否
10.最近的工作表现是否不佳？	是	否

*请积极回答 1～7 问或者其他 3 问（是、否二选一）

女性健康倡议（Women's Health Initiative，WHI）模糊了更年期后雌激素替代在女性中的作用[47,48]。显然，雌激素替代治疗增加了 60 岁及以上女性的心血管疾病和死亡率。这与 HERS 研究的结果类似[49]。至今不明的是雌激素在绝经期是否起作用。在更年期提前的女性，雌激素替代治疗直到 52 岁似乎是合理的。低剂量雌激素替代可能会让 45～55 岁的更年期女性从中获益，包括缓解症状及减少骨质流失。目前，雌激素替代对心血管疾病的影响还不确定，但是有权威专家相信，雌激素替代在这段时间（关键期假说）可能起到心脏保护作用。在绝经期正常的女性中，雌激素使用时间不能多于 5 年。对于孕酮的使用存在类似的警告，并且当需要使用时，应该考虑应用具有醛固酮拮抗性质的孕激素。

Dan Rudman 和他的同事们[50]利用其在 *New England Journal of Medicine* 杂志上的出版物创造了一个生长激素替代物充当"青春之泉"的热潮。但是他们引证生长激素对老年人的负面影响的文章随后发表于 *Clinical Endocrinology* 杂志，而这却被抗衰老学的专家们忽略了[51]。但是 2007 年发表的的一篇荟萃分析不能从老年人身上找到生长激素的积极作用[52]。生长素释放肽（胃饥饿素）激动剂在老年人群的作用同样让人失望。生长激素释放肽（胃饥饿素）是胃底部释放出来的一种肽类激素，具有增加食欲、促进生长激素分泌和增强记忆的作用[53]。用谷歌搜索"生长激素和衰老"能够出现 1 360 000 条引文结果。这些结果包括大量的生长激素销售商和开具处方药的内科医生的赞助商链接。这些广告包括诸如"使用生长激素打破衰老结局""衰老能够被逆转""生长激素释放者：有效对抗衰老进程"之类的说明。随着年龄增长，脱氢表雄酮（dehydroepiandrosterone，DHEA）及其硫酸盐的水平迅速降低[54]。这一现象导致很多人断言 DHEA 能够使老年人变年轻。但是明确 DHEA 对衰老影响的大型对照试验研究却失败了[55]。谷歌搜索"DHEA 和衰老"得到 75.8 万条引文。其中一个网站引用的一句话是："DHEA 以惊人的方式脱颖而出，是一个多才多艺的明星……"

在互联网上，孕烯醇酮（pregnenolone）被称为"使人愉悦的激素"或"激素之亲"。我们针对小鼠的研究结果表明孕烯醇酮是强有力的记忆增强子[56]。然而证明其对人类具有类似作用的研究中，绝大多数都是阴性结果；到目前为止没有证据证明人体的孕烯醇酮是记忆增强子或抗衰老激素[57]。

褪黑素（melatonin）是一种由松果体分泌的随年龄增长下降的激素。它具有抗氧化性能，并被视为抗衰老激素和安眠药而招揽顾客。总体来说，褪黑素似乎作用很小。

Marcus Tullius Cicero（106—43 BC）说过"必须抵制衰老，修复老年缺陷"。除了维生素 D，几乎没有证据表明激素替代治疗可以逆转衰老过程。尽管如此，没有良知的江湖骗子仍然会不合理地继续开药方和出售激素替代物，希望永葆青春的老年人也将继续如饥似渴地吞食它们。

抗氧化剂与衰老

已经有多项动物实验研究表明氧化应激在衰老过程中的作用[58]。氧化损伤参与年龄相关性疾病的发病机制也已经得到证明，例如动脉粥样硬化和阿尔茨海默病。人们都认为食用富含抗氧化剂的蔬菜和水果似乎能阻止此类疾病的发生。但是并没有证据证明长期使用维生素补充剂人群的寿命比不服用补充剂的人长。针对维生素 E 与人类心血管疾病关系进行的多项研究表明补充剂既没有作用，也没有害处[59]。同样，维生素 E 对癌症的作用也各有不同。维生素 E 对阿尔茨海默病只有很小的作用。

A-生育酚、β-胡萝卜素试验[alpha tocopherol beta carotene（ATBC）trial]证明 β-胡萝卜素（carotene）导致肺部、前列腺和胃部肿瘤的风险增加[60]。CARTE 研究证明 β-胡萝卜素导致有石棉暴露史的人肺癌死亡率升高[61]。大量研究发现 β-胡萝卜素对心血管疾病没有积极作用[62]。同样，研究证明维生素 C 也只有很小的益处。

α-硫辛酸（α-lipoic acid）是一种强抗氧化剂。人们已经证明其有益于糖尿病神经病变的治疗[63]。它能够扭转 SAMP8 小鼠（阿尔茨海默病的部分模型）的记忆紊乱[64]。但是，我们尚未发表的研究结果已经表明 α-硫辛酸增加死亡率。

总体来看，关于人类的研究结果并不支持维生素补充剂作为抗氧化剂使用。只有一种情况可能是例外：使用大剂量维生素复合制剂治疗年龄相关的黄斑变性。以可获得的数据为基础，人们认为大剂量的补充剂不可能产生良性作用。

光 老 化

皮肤衰老的发生是因为环境的损伤，环境的损伤与按时间顺序的衰老相互作用[65]。光老化是紫外线暴露的结果。随着人口的老龄化，药物、化妆品和试图逆转衰老过程的皮肤科手术的数量激增（表 27-3）。这些药物用于去除或阻止皱纹、皮肤粗糙、毛细血管扩张、日光性角化病、雀斑、良性肿瘤。2002 年，超过 130 亿美元用于 500 万次美容手术和 100 多万次整容手术。其中最常见的是皱纹切除术（"整形美容"）、眼袋整形术、腹壁整形术（整腹术）和脂肪切除术或抽脂术。这些手术费用高，而且迎合了我们新老龄化人群的虚荣心。

表 27-3 抗衰老美容产品

产品	作用	副作用
防晒系数大于 15 的防晒霜	减少日光性角化病和鳞状细胞癌	1/5 的人发生过敏反应
α-和 β-羟基酸	减轻粗糙和色素沉着的去角质剂	对皮肤有刺激作用
维 A 酸（维甲酸和他扎罗汀）	减轻色素沉着，皱纹和粗糙	对皮肤有刺激作用
氟尿嘧啶乳膏	日光性角化病	对皮肤有刺激作用
激光治疗	除皱，减少色素沉着和毛细血管扩张	瘢痕，色素减退，擦伤
擦皮术	除皱，日光性角化病	瘢痕，疼痛，感染
皮肤填充剂（胶原和玻尿酸）	除皱	疼痛，过敏反应
肉毒杆菌毒素制剂	除皱	擦伤，上睑下垂，头痛

其 他 原 因

当今的科幻小说也许能很好地阐述明日的抗衰老技术。自动化假肢和外骨骼技术的飞速进步将进一步提高老年人的晚年生活能力。

抗衰老药物引发了一系列伦理问题，例如：

● 在一个资源有限的社会，延长老年人的寿命合乎情理吗？

● 没有改善生活质量的延长寿命合适吗？

● 如果寿命延长的与认知障碍的发生相关联呢？

● 寿命延长多久合适，5 年？10 年？20 年？50 年还是 100 年？

这其中的任何一个问题都不是能简简单单回答清楚的，正确的答案既取决于社会学和哲学领域，也依赖于宗教信仰和财政现实。

药学知识年复一年的更新进步带来了人类寿命的延长和生活质量的改善。人们必须认识到并不是所有主流药学的进步都会产生积极的作用，但是总体看目前医学方面最大的进步是抗衰老药物。相比之下老年人仍在继续将大量钱财用于购买已经证明毫无意义的抗衰老药物。老年医学专家们将继续成为如何成功衰老的宣教先驱者。

结 论

动物模型和细胞水平的抗衰老研究每天都在取得令人惊讶的进展。就像饥渴难耐的希腊神话人物坦塔罗斯（Tantalus）一样，老年医学专家们在更合理的对照试验实施之前就已经迫不及待地尝试将这些发现应用于人类。正如历史证明的那样，这样的先行性非常危险。在动物身上高度有效的治疗措施可能对人有很高的毒性。老年医学专家们在教育老年人群识别抗衰老药物的积极作用和负面影响方面扮演着重要角色。

有可能改变抗衰老领域的两个研究区域是干细胞和计算机。对啮齿动物体内携带肌肉胰岛素样生长因子-1（muscle IGF-1）的干细胞的研究表明，它们能够逆转老年动物的肌肉损失[66]。干细胞使不同组织恢复活力的潜能是巨大的，但是其在人类的应用尚处于初级阶段。同时，我们也开始关注电脑增益技术用于逆转年龄相关的损伤，如人工耳蜗和视网膜电子芯片。基于计算机技术的先进优势，Kurzweil 建议，海马区植入电子芯片可用于阿尔茨海默病的治疗。

关键点　抗衰老药物

● 已经证实的延缓衰老最好的方式是多吃水果和蔬菜、运动、戒烟、每日饮 1～2 杯酒、食用鱼类。

● 对于 25（OH）维生素 D 水平较低的人群来说，维生素 D 补充剂降低髋部骨折风险，加强肌肉力量，改善功能，降低死亡率。

● 江湖医生将未经检验的药物和危险治疗向无知的公众兜售。

● 在动物实验中延长寿命的方法，没有经过适当的临床试验验证就直接应用于人体，是频繁发生的。

● 没有证据证明激素和大剂量维生素能延长寿命。

● 多种不同质量的产品能减慢光老化进程和去除皮肤斑点。

（邹艳慧　译，高学文　审校）

完整的参考文献列表，请扫二维码。

主要参考文献

5. Morley JE, Colberg ST: The science of staying young, New York, 2007, McGraw-Hill.

6. Morley JE: A brief history of geriatrics. J Gerontol A Biol Sci Med Sci 59:1132–1152, 2004.

15. Mattison JA, Roth GS, Beasley TM, et al: Impact of calorie restriction on health and survival in rhesus monkeys from the NIA study. Nature 489:318–321, 2012.

17. Bauer JA, Sinclair OA: Therapeutic potential of resveratrol: the in vivo evidence. Nat Rev Drug Discov 5:493–506, 2006.

23. Willcox BJ, Willcox DC: Calorie restriction, calorie restriction mimetics, and healthy aging in Okinawa: controversies and clinical implications. Curr Opin Clin Nutr Metab Care 17:51–58, 2014.

31. Morley JE: Should all long-term care residents receive vitamin D? J Am Med Dir Assoc 8:69–70, 2007.

65. Stern RS: Clinical practice. Treatment of photoaging. N Engl J Med 350:1526–1534, 2004.

66. Musaro A, Giacinti C, Borsellino G, et al: Stem cell–mediated muscle regeneration is enhanced by local isoform of insulin-like growth factor 1. Proc Natl Acad Sci U S A 101:1206–1210, 2004.

D 篇　心理和社会老年学

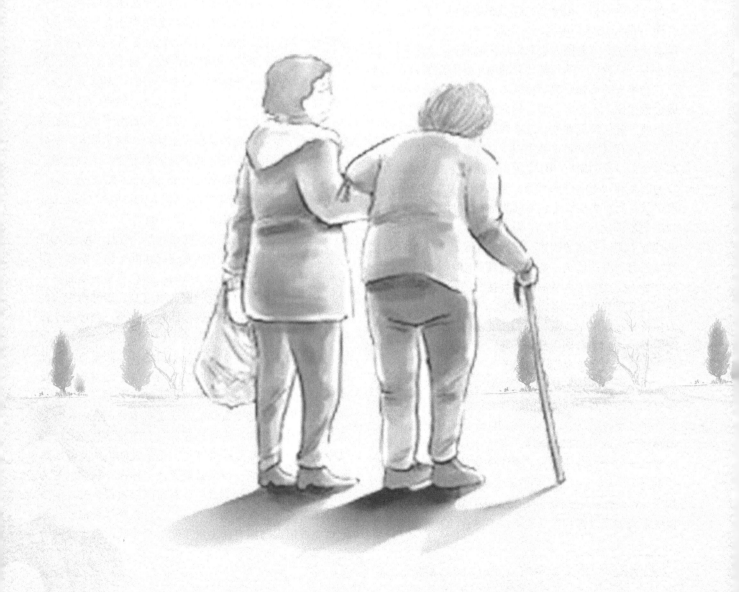

第**28**章 | # 正常认知性衰老*

Jane Martin，Clara Li

本章对正常老年人认知功能的主要特征进行概述。首先介绍了智商和评估发病前智力能力差异的重要性，并介绍了增龄相关认知储备的概念。进一步讨论了注意力、处理速度、记忆力、语言能力、执行功能等方面的认知功能。最后讲述了关于生活方式相关的认知功能。本文中的"正常"是指老年个体没有明显的精神疾病，而且生理上健康符合该年龄组的典型特点。

智力与衰老

美国人口普查局[1]预测，2010~2050 年，美国老年人口将快速增长，截至 2050 年 65 岁及以上的美国人数估计为 8850 万人。根据阿尔茨海默病协会[2]预测，2014 年估计有 520 万美国人患有阿尔茨海默病，其中包括 20 万左右 65 岁以下的年龄较轻的阿尔茨海默病患者。因此，老年人的认知研究是重要的研究领域。与疾病的发展过程相比，人们有必要了解何为正常或典型的衰老，还需要了解何种因素能够改善增龄相关的认知水平。

认知衰老的文献主要集中于对标准智力和神经心理测试结果进行的研究。IQ 是用于测量假定的一般能力即智力的多种成套测试的得分。通常，一般智力或智力因素，是对所有类型智力任务的整体能力的衡量。一般智力进一步细化为流体智力和晶体智力[3]。流体智力是大多数智力测试的主要因素，它衡量的是一个人在没有接受过任何训练的情况下解决新问题的能力。另一方面，晶体智力是指一个人从周围世界接受的知识和信息的数量。现有研究发现，老年人的流体智力下降，而晶体智力保持良好。通常，流体智力从儿童时期到青年时期逐渐增长，达到平台期后最终下降，而晶体智力从儿童时期一直增长到成年晚期[3]。

由于大量的认知功能是通过智力测试来评价的，IQ 得分代表的是对不同情况的综合处理能力，IQ 的评价意义经常被质疑[4]。被广泛认可的 IQ 评分的作用是能很好地预测教育成果和职业结局。有关 IQ 评分价值的争议主要在于综合得分不能反映出仅测量单个因素得分获得的重要信息。因此，最常用的测试方法，如韦氏成人智力量表（Wechsler adult intelligence scale，WAIS-Ⅳ）[5]，涵盖更多对独立因素和领域的测试。尽管 IQ 评分有其局限性，但仍有助于提供总体认知功能的基础水平，并通过后者评价增龄后认知测试的情况。

发病前智力

Lezak 和他的团队指出一个发病前智力的评估不应建立在单一的评分基础上，而应该综合考虑尽可能多的个体因素[4]。因此，有效评估发病前智力的方法能够抵消神经系统变化和人口统计学特征，例如教育和职业成就，是评价当前的任务完成能力。这种方法是在稳定测试的正式测试阶段获得的得分，即检测应对脑损伤影响的连续能力[6]。涉及超量学习的认知功能在增龄过程中变化很小，而认知功能中涉及信息处理速度、处理非相似信息、解决复杂问题、信息延迟回忆等能力随着年龄的增长却显著下降[7]。WAIS-Ⅳ[5]中，对词汇、信息的测试能较好地剔除年龄影响，是有价值的稳定测试方法，易于评价发病前的总体认知功能水平。然而，仍可能存在一定的局限性。例如，信息测试反映出一个人总的信息储备量，但因该测试受教育水平的影响非常大，评分可能会具有误导性。文字阅读测试的得分，比如起源于英国的国家成人阅读测试（National Adult Reading Test，NART）[8]，以及随后出现的美国成人阅读测试（American National Adult Reading Test，AMNART）[9]，都与 IQ 密切联系，能够抵消脑损伤造成的影响[6]。然而，AMNART 并不适用于失语或有视力或发音问题的个体。实践利用多种信息资源评价发病前个体的认知功能是必要的。

发病前总体智力功能的评估很重要，能够将现有的表现与某些标准测量方法进行比较。然而，通过将个体的表现与普通人群比较得到的平均分可能产生误导，这种评分只适用于个体与人群在人口统计学测量方面匹配的情况，比如 IQ 和教育匹配的情况。平均得分可能反映着一个人的正常能力水平，也可能代表另一个人能力显著的减低。因此更有效的方法是将个体现有的执行功能与个人的标准情况进行比较。只有通过这种方式才能减少误差，使诊断更准确清楚。由于发病前的神经心理测试数据很难获取，很有必要评估个体在发病前的智力功能，通过将现有的测试评分对比能够发现认知功能方面发生的变化。评价某种不足，包括将个体目前的认知测试完成情况与原有能力水平间进行比较，并评价两者的差异[4]。

* 本章的内容包含了前一版本的贡献，我们感谢以前的作者所做的工作。

认知储备

认知储备的概念[10-12]是指当疾病状态干扰大脑网络正常功能时，不同个体代偿能力方面的差异。因此随着年龄的增长，个体在代偿认知变化的能力方面有差异。认知储备模型不断发展，是为了解决脑损伤程度与实际能力受干扰程度之间经常无直接联系的情况。换言之，即使大脑的病理损伤程度相似，临床能力也可能不同。储备代表在执行任务或任务难度增加时个体自然存在的处理问题功能的差异。这种差异可能来源于天生的智力能力差异，如 IQ，或者受到教育经历、职业或休闲活动的影响[11,12]。Stern 等[11,12]指出高级神经储备意味着大脑网络在面对增加的需求时能更有效或灵活的工作，不易受到干扰。此模型表明大脑能够积极地应对和代偿以脑疾病为代表的挑战，从而推测天生高认知能力的成年人能更好地代偿增龄和痴呆造成的影响[10,12]。然而，认知储备的认知或神经机制仍然是未知的。认知储备领域的研究最近集中在使用功能性磁共振成像（functional magnetic resonance imaging，fMRI）识别可能介导认知储备的神经网络[12]。Stern 和同事们提出了两种认知储备发生的神经作用机制：神经储备和神经补偿。神经储备所提及的储备可能与个体在预先存在的认知网络的效用中的差异相关。神经补偿是指与其他人相比，某些个体可能会更好地使用补偿资源[12]。最新的神经影像学研究认为，认知正常的老年人具有较高的认知储备，并拥有在任务需求增加时更有效运作的神经网络[12,13]。

认知储备模型显示认知损害在认知储备耗尽之后变得明显。认知储备较少的个体更容易表现出临床损害，由于他们在正常衰老和疾病相关的变化中用于维持认知水平的资源较少，而那些原始储备较多的个体，由于认知资源供给充足，在较长的时间内没有明显的临床损害表现[14]。认知储备的原始水平取决于多种因素，如原始的智力水平、认知功能的差异、脑发育成熟情况。已有研究发现早期教育、高智力水平及脑力活动与增龄后认知功能下降速率减慢有关[12,14-17]。Fritsch 等[14]证明 IQ 和教育直接影响整体的认知功能、情境记忆和信息处理速度，但是其他中年因素，比如职业需求，并不能显著预测晚年的认知情况。有关儿童时期智力和晚期认知减退之间的关系研究发现，儿童时期心智较低的个体认知减退较明显，提示发病前高水平认知功能能够延缓晚年的认知减退[15]。Kliegel 等[16]发现早期的教育和终生的智力活动似乎对老年的认知功能很重要，较好的早期教育和大量的持续的脑力活动可有效的缓冲认知损害。认知储备研究表明童年时积极、充实的生活方式，强化的心智和教育追求会对老年时期的认知功能产生积极的影响。因此那些基础认知水平较好的个体和有充实生活方式包括人际关系和创造性活动的个体，在增龄过程中认知功能减退情况较少。在人的一生中，认知储备不是一

个固定的实体，而是根据环境暴露和行为不断变化，这表明生活方式的改变，即使发生在生命的后期，也能够提供认知储备，以预防年龄或疾病相关的病理改变[12]。

注意力和处理速度

注意力是指一个人集中和关注某种特定的事物，并持续一定时间的能力。注意力是个复杂的过程，允许个体从周围环境过滤刺激条件，把握和处理信息，适当的做出反应[6]。经典的注意力模型将注意力分为不同的过程，比如警觉或觉醒、选择性注意、分散性注意、持续性注意。在特定的时间，大脑只能处理有限的信息。注意力使一个人更有效的发挥作用，通过选择特定的信息处理，过滤无用的信息。

很难评价纯粹的注意力，因为许多注意力测试都是与执行功能、语言和视觉能力、运动速度、信息处理速度和记忆力测试重叠。传统的评价注意力的方法包括定时任务和工作记忆测试。韦氏测试：数字广度测试[5]是用于评价对口述数字瞬时记忆的注意力的常用方法。数字广度测试的检查者读出逐渐增加长度的字符串，要求被测试者顺背或倒背出数字。顺背和倒背数字要求听觉注意力的集中，依赖短期记忆储备。另一个普遍使用的评价注意力的方法是注意力连续执行测试（continuous performance test of attention，CTPA）[18]。CTPA 测试任务由计算机发出，被测试者看或听一连串字母，每次目标字母出现的时候用手指轻拍该字母。

注意过程像其他的认知功能一样，在人的一生中不断变化，但是注意力伴随年龄的增长非常容易受到损害。年龄对注意力的影响与任务的复杂性有关。对简单任务的注意力，比如数字广度，可以一直较好的保持到 80 岁阶段。另一方面，面对需要分散注意的任务，老年人的反应减慢，犯错误的机会增加。在正常衰老的过程中，持续性注意和选择性注意会显著减弱，然而分散性注意增加[19]。

对于衰老和认知而言，注意力是健康的记忆功能的必备前提条件。便于将来从记忆中检索，注意力在编码过程中是必需的，随着年龄的增加，编码和恢复信息的复杂过程需要更多的注意力资源。处理加工信息时需要完整注意力，处理速度是指一个人加工信息的速率。认知处理速度是指一个人能够完成现有任务所需的心理操作的快慢[20]。普遍认为，年龄相关的处理速度减慢导致在其他认知领域的能力下降，包括记忆和执行功能[21]。一般很难去评价纯粹的处理速度，因为许多任务也反映了视觉和自动的成分。定时任务能够测量处理速度，帮助检查者获得对注意缺陷的更充分的认识[22]。处理速度减慢表现为做出反应的时间慢，比平均完成时间延长[6]。一个常被用于评价处理速度的测试是连线测试 A[6]。连线测试 A 是个时序试验，要求被检查者用

一条线按照数字先后的顺序将所有数字连接起来。限时视觉扫描任务要求被检查者识别出目标字母、数字或符号，也可用于评价处理速度。

处理速度理论提出增龄过程中伴随的记忆力和其他认知功能的减退部分源于处理速度的减慢。老年人的反应时间大约是年轻人的 1/1.5[23]。目前推测减慢的处理速度将通过两种途径影响认知，限时机制和同步机制[24]。当相应的认知过程进展过慢，不能在预期时间内完成时，限时机制启动。当处理减慢使接受进一步加工处理的信息数量减少时，同步机制发生。换言之，尽管需要某些信息，但由于未被编码，信息也无法获取。然而，正常衰老相关的处理速度减慢并不影响个体完成全部的任务。处理速度与流体智力任务间的联系强于晶体智力任务。随着年龄的增长，老年人处理信息的速度变慢，这是流体智力（如记忆、空间能力）下降的原因，但不是晶体智力（如语言能力）下降的原因[25]。整个生命过程中认知表现的纵向数据表明，处理速度的下降从年轻时即开始，与记忆功能相比进展更快，而记忆功能通常在老年时才下降[26]。

记忆力

记忆力通常是指回忆过去的事情和学习信息的能力。然而，除了回忆起过去的信息外，记忆力还包括记忆未来事件的能力（记得某个约会），自传信息和追踪即时信息（如谈话或阅读散文）。记忆是复杂的过程，包括个体编码、储存、提取信息。记忆也可根据时间的长短分类并被保存，这就是短期记忆和长期记忆的区别。此外，记忆可根据资料的类型进行储存，比如视觉或语言或自传信息。与认知功能的其他领域相似，各种记忆力随着增龄会变化。

工作记忆（短期记忆）

工作记忆或短期记忆是有限容量的储存，在短时间（数秒到 1～2min）内记忆信息，并对内容进行心理操作[6]。瞬时记忆，短期记忆的第一个阶段，暂时的获取信息，可能被认为是瞬时注意力持续的时间。公认的有限容量存储大约 7 位信息[27]，要求将信息从短期记忆转移到长期储存以便日后回忆。Baddeley 和 Hitch 提出一个记忆模型，将短期或工作记忆分成两个系统：一个语言学系统用来处理加工语言信息，另一个是视觉空间系统，处理视觉信息[28-30]。这个模型证实短期记忆是受有限容量记忆力系统控制的，由中枢系统执行。中枢执行功能负责分配信息储存于视觉空间模板（负责记忆视觉和空间的信息）或语音环（负责记忆语言资料）。总之，在有限的短期记忆储存中有更专业的储存系统，能够识别语言和视觉信息并分别储存。在工作记忆中通过复述（如重复），信息的拷贝将被长期储存。除了特殊记忆类型外，普遍认为短期记忆是临时的信息控制，这些信息将进一步被加工或者编码成长期记忆。

工作记忆经典的评估方法是要求被检查者回忆或重复后面的单词、字母或数字，并经常改变长度和顺序。利用这种方法，短期记忆受年龄的影响很微小[4]。然而，当任务变复杂，需要心理处理时，随着增龄短期记忆较易受到损害。例如韦氏测试、数字广度测试中，检查者读出一系列逐渐延长的数字串，被检查者需要立刻顺背或倒背出数字。当任务需要更多的注意力，被检查者需要倒背出数字时，与年轻人相比，老年人处理资料的能力不成比例的减低[4]。

增龄对短期或工作记忆的影响程度与特定任务的复杂程度和分散注意力任务的出现有关。老年人很难从最近的过去记忆中去除无关的信息[31]。抑制控制变化所致的处理困难，导致选择有关信息难度的增加，忽视分散注意力信息的转化难度增加[32]。尽管在学习新信息的过程中工作记忆的容量非常重要，注意力和处理速度与一个人的学习能力紧密相关。因为注意力和处理速度难以分开，日常生活中当他们集中在某项任务时，老年人在认知方面表现会更好。简单的记忆策略，如写下信息或大声复述信息，有助于补偿增龄所致的记忆改变。心理技巧可以帮助老年人将短期记忆转化为长期记忆。认识到短期记忆减弱是正常衰老的一部分非常重要，一般来说，这些年龄相关的变化不会像痴呆影响日常能力的那种破坏性方式来影响日常功能。

长期记忆

长期记忆是指采集新的信息，并允许在稍后的时间立即存取，包括信息的编码、储存、提取过程。典型的长期记忆是指记忆过去的信息，但也包括记忆未来的时间，或前瞻记忆。前瞻记忆的例子比如记住与医生的预约就诊或记住服药，前瞻记忆要求在行为发生前一直保持必须做的事情的记忆。尽管关于记忆阶段或处理水平有许多理论，有关两个长期记忆系统（显性和隐性）的双重系统概念为临床应用提供了有用的模型，便于理解运作和缺陷的模式[4,6,30,33]。外显记忆是指有意回忆以前的经历，被检查者有意识地试图回忆信息和事件。评价外显记忆时，提供部分语言或视觉信息（单词或图画），间隔一段时间后要求被检查者通过简单记忆或识别任务回忆起这些信息材料。内隐记忆与外在的可察觉的信息相关，是在毫无意识的情况下记忆这个信息的。举个例子，骑自行车的本领并不依赖于活动中包含的对特定技能的自觉意识。

外显记忆。又指陈述性记忆，可分为情景记忆和语义记忆。情景记忆是记忆每天的经历的能力[34]。具体地说，情景记忆是有意识的回忆人和事件，以及事件发生的具体时间和地点。情景材料包括自传式的信息，比如孩子的生日、大学毕业的日期，以及个人的信息，比如前一天的午餐或最近的高尔夫比赛。这些记忆是私人特有的独一无二的经历，包括事件发生的时间和地点的细节。绝大多数的记忆测试能够评估情景记忆，如自由回忆、线索回忆和识别试验，这些方法受个人采集已暴露信息的能力的影响[6]。与年轻人比较，老年人在识别任务方面比回忆任务完成得更出色。识别需要的认知功能较少，一个目标或线索提供给被测试者作为提示协助回忆，而回忆任务要求被测试者回忆起他们之前被呈现的材料，没有任何提示。总之，当测试采用显性记忆，尤其情景记忆时，与年轻人比较，老年人大部分情况处于劣势[35,36]。

语义记忆是指一个人对周围世界的知识的记忆，包括对词语（单词）、事实、概念的记忆，与情景记忆相反，语义记忆不依赖上下文。知识是被记忆的任何时间和地点学习的东西，比如词语定义、第二次世界大战发生的时间。评价语义记忆的测试方法包括单词表和词语辨认测试（如 AMNART）[9]、类别流利度任务（如动物命名测试）[37]、用词或对象命名测试（如波士顿命名测试）[38]。当多数老年人抱怨记忆障碍时，通常指记忆词语和物品或人名的困难[39]。

要求回忆语义上没有关联材料的测试，如雷伊听觉言语学习测试（Rey auditory-verbal learning test，RAVLT）[40]单词列表，与故事回忆测试，如韦氏逻辑记忆测试（WMS-Ⅳ 逻辑记忆）[41]，或语义相关单词测试，如加利福尼亚言语学习测试（California verbal learning test，CVLT-Ⅱ）[42]相比显得更困难，因为前者要求更多的编码和提取信息的技巧。当信息出现在文章上下文或列表中的词语属于同一类，并在语义上相关时，有意义的组织材料能够帮助回忆过程。前述提及的记忆方法包括延迟记忆和识别试验，可以辨别某种缺陷是否与信息的存储有关，而不是信息的提取[4]。

内隐记忆（程序记忆）。经常指非陈述性记忆，不需要有意识的或显性的收集过去的事件或信息，被检查者在不知不觉中记住发生的事情。内隐记忆通常被认为是程序记忆，但也包括启动过程。启动是一种暗示性的回忆，因为一个人在没有意识的情况下接触了事物，而这种先前的接触有助于未来的反应。例如，被测试者在被展示单词"green"后，当被要求完成单词填空 g_e__ 时，更可能反应出"green"，即使 great 是个相对更常见的单词[43]。同样的，前期简短的词语展示会增加稍后进行正确识别单词的可能性[44]。广告就是建立在启动概念的基础上，接触某种产品后可能驱使消费者在未来购物时选择该产品。

程序记忆与技能学习有关，包括运动或认知的技巧学习，以及感知或如何学习[4]。骑自行车、驾驶汽车、打网球是程序记忆的例子。通常认为老年人内隐记忆过程不会减弱，简单任务上，老年人和年轻人之间几乎没有差异或仅有微小的差异，而当隐性学习任务相对复杂时，表现出明显的年龄相关缺陷[35]。一个例子能较好地说明内隐记忆如何在衰老过程中保存下来 患失忆症的老人尽管缺乏学习信息的能力，但是仍然记得如何行走、穿衣、做其他技巧依赖的活动[45]。大多数关于内隐记忆的研究都集中在这一发现上，即使不需要对先前经验进行有意识的记忆，信息的重复也有助于提高表现[44]。从对内隐记忆的研究中得出的总体结论是，与涉及主动回忆或识别信息的外显记忆任务相比，内隐记忆与年龄相关的变化相对较少。

与年龄相关的总体记忆变化

提取信息是日常记忆功能中的重要部分。伴随正常衰老，记忆缺失主要与长期情景记忆的储存有关。对注意力要求少的信息，比如隐性信息任务，很少出现年龄相关的变化。老年人在进行识别任务中的经历表明，他们的记忆储存和检索效率可能远低于年轻人。从处理速度的角度来看，正常的衰老伴随着总体认知过程的减慢，而且人们普遍认为，老年人处理信息的速度明显比年轻人慢。Salthouse[24]发现在对处理速度进行统计控制后，年龄与记忆力的关系非常微弱。正常衰老时，记忆功能是通过处理速度介导的。注意力资源减少的观点[23,46]认为在指定的任务中需给予一定数量的认知资源，复杂任务与简单任务比较，需要更多的注意力容量。由于注意力资源的数量随着衰老而减少，老年人与年轻人相比，编码或提取信息的过程利用了大部分可获取的资源。总之，研究表明在注意力能力方面总体认知的减慢和变化是增龄相关的记忆功能的改变的原因。

口语表达能力

大部分的口语表达能力在正常衰老过程中保持完整[47]。因此随着正常衰老的发展，单词和语言推理的评分保持相对稳定，甚至可能有小幅的提高。从衰老角度经常讨论的两种主要的言语能力是言语流畅性（语义和语音），和用词命名。言语流畅性是根据词语的含义和发音提取词语的能力。用词命名是指根据名字识别物品的能力。

两个常用的评价语言流利性的测试是语言联想测试（controlled oral word association test，COWAT）[48]和举词流畅性测试[37]。COWAT 可能是最普遍采用的测试语言流畅性的方法。COMAT 需要被检查者以最快速度联想尽可能多的以指定字母开头的单词。语义流畅性任务是限时测试，需要被测试者在规定时间内说出举例相同的指定类别的事物（如动物命名测试）。

波士顿命名测试（Boston naming test，BNT）[35]是常用的测量用词命名能力的方法，受试者需要命名出所提供图片中物品的名称。用词命名通过多个不同过程完成，受试者必须正确观察图片中的物品，辨明图片的语义观点，提取和表达物品的准确名称[49]。用词命名能力与话到嘴边又忘记的 TOT（tip-of-the-tongue）现象有关。当受试者知道人或物品的名称，并能提取物品的语义信息，但不能表述出物品的名称，这就是出现了 TOT 现象[50]。尽管受试者不能说出目的单词，但他或她会经常努力用其他的词语描述名词[51]。整个成年期内，恰当的名词构成了绝大多数 TOT 经历。然而，老年人中 TOT 现象的增加是由于他们难于提取恰当的名词[50]。简单词语的 TOT 发生频率没有明显的年龄差异[51]。因此找词困难和 TOT 事件是老年人最常见的认知障碍。

大多数的横断面研究发现老年人波士顿命名测试得分低于年轻人。值得注意的是，尽管随着增龄有关找词困难的主观抱怨增加，但用词命名任务只有在 70 岁以上的老人中完成较差[50]。Zec 等[52]利用波士顿命名测试测量用词命名的能力，结果发现用词命名的能力在 50 多岁时改善，60 多岁时维持不变，70~80 岁时下降，值得注意的是这些年龄相关的变化幅度相对较小。在 50 岁年龄组大约只有 1 个单词的提高，而在 70 岁年龄组中则下降 1.3 个词。有证据表明随着衰老用词命名的能力加速减退[50]。

正常衰老与口语流畅性减退有关。很重要的是正常的年龄相关的语言流畅性减退是部分由减少的心理活动速度介导的，而不是真正的语言能力缺陷。老年人减慢的书写和阅读速度能够预测较差的语言流畅性测试结果[53]。Rodriguez-Aranda 和 Marnussent[54]通过 COWAT 发现 60 岁以上人群中语言流畅性出现减退。说出指定字母开头的单词的能力在 30 岁前不断地改善，一直保持到 40 岁。随后，语音命名能力开始下降，持续恶化直到 60 岁晚期。语音流畅性能力持续快速下降到 80 岁晚期。性别和教育可能影响一个人的语音口语流畅性，贯穿人的一生。女性在语音口语流畅性任务方面可能比男性表现得稍微好一些。接受较高水平教育（高中以上）的受试者通过 COWAT 测量的结果要优于那些接受低水平教育的个体（12 年或以下）[55]。

执行功能

执行功能描述了一系列与应对新情况能力相关的广泛能力[19]。执行功能包括心理适应性、反应抑制、计划、组织、抽象能力和决策[56,57]。执行功能通常包括四个不同的方面：决定、计划、有目的的行动和有效的完成[4]。决定是一个复杂的过程，是一种有计划行动的能力。计划是达到目标的过程和步骤。有目的行动是指创造性的活动用于执行计划。有效的完成是工作时自我修正和监督行为的能力。执行功能的所有构成成分是解决问题和适当的社会行为所必需的。

执行功能又称为前额叶皮质功能，因为这些功能主要定位于前额叶皮质[58]。额叶衰老假说是指正常衰老会导致额叶退化的理论[59]。退化是由于前额皮质容积的缩小，与认知缺陷有关。前额叶退化在许多年龄相关的认知过程，如记忆、注意力、执行功能等的变化中发挥重要的作用[60]。

像许多的认知过程一样，很难评价纯粹的执行功能，因为评价方法大多依赖于其他的认知过程，如工作记忆、处理速度、注意力和视觉空间能力。威斯康星卡片分类测验（Wisconsin card sorting task，WCST）[61]是一种受欢迎的测试，用于评估执行功能。WCST 方法要求受试者根据不同特征类别对一组卡片进行分类，通过有限的信息资源反馈推断出正确的排列顺序。根据指定特征（如染色或形状）进行分类（如一系列正确的反应）后，分类的策略发生变化，受试者必须改变相应的策略。一旦测试结束，检查者将获得许多与执行功能有关的评价指标，比如分类能力和固着误差。分类能力是通过把一定数量的卡片按照某种规则如颜色等正确排列来考核的。固着误差是指当被提供反馈告知策略是不正确或不再正确时，受试者连续的给予错误的答案，提示受试者缺乏认知的灵活性。

WCST 中老年人与年轻人比较，完成的分类明显减少[58]。75 岁以上的老年人在这个测试中表现最差。这个年龄组的个体，相对年轻人而言，完成的分类更少，固着误差更多。然而，神经心理学评估方法如 WCST，表明执行功能的变化在 53~64 岁的老年人中多见，而 53~64 岁的老年人在现实世界的执行任务中未表现出执行功能不足[62]。因此尽管中年人在设定好的神经心理学测试中可能表现出减低的执行功能，但现实中的执行功能保持不变。

其他用于评价执行功能的方法包括连线测试、PART B[6]、WAIS-IV测试[5]、矩阵推理和相似度。连线测试、PART B 是限时的视觉空间排序任务，需要受试者按照数字和字母表的顺序在数字和字母间画一条连接线。矩阵推理是不限时的任务，测试受试者的非语言分析思考能力。矩阵推理要求受试者从众多的选择中识别出抽象图形缺失的部分。WAIS-IV测试评估一个人的语言抽象推理技巧，要求受试者描述两个不同的物品或概念在某些方面存在相似点。

正常的衰老与执行功能的减低相关[63]。当推理和解决问题涉及一些新的或复杂的信息时，或者需要具备从无关信息中辨别有用信息的能力时，老年人完成得相对困难，因为他们趋于用更具体的方式思考，形成新的抽象图像和概念的心理灵活性减低[4]。执行功能是大脑加工的监督者，是有计划的目标行为所必需的。执行功能缺陷表现为计划组织困难，实施策略困难，不恰当的社会行为和错误的判断力。

与认知功能相关的生活方式因素

娱乐活动

心理训练假说认为保持心理的积极性有助于维持个

体的认知功能和防止认知减退。许多活动，如打桥牌、填字游戏、学习一门外语、学习演奏一种乐器，被证实可以预防认知减退[64,65]。由于老年人对计算机培训游戏和视频游戏的兴趣增加，使其成为改善老年人认知和增加神经可塑性的有效方法[66]。关于心理训练假说的研究形式多种多样，目前有关娱乐活动在预防认知减退方面的作用还没有一个明确的结论。

有报道称参与娱乐活动，尤其是那些需要认知的娱乐活动，能够保持或提高认知功能[67]。然而，也有报道称具有高智商的个体参与越多的需要认知的活动，将更难分辨心理活动在预防认知减退方面的确切作用。这类研究提示并非活动本身承担维持认知功能的作用，而是特定的生活方式和生活环境[67]。

尽管娱乐活动的保护性作用并没有令人信服的证据，许多的专业研究显示娱乐活动减少老人痴呆的风险[65-70]。阅读、棋类游戏、学习一种乐器、探访朋友或亲属、外出（如到电影院或饭店）、散步和跳舞与痴呆的风险减少有关[68,69]。这些娱乐活动可以预防记忆减退，即使在控制年龄、性别、教育、种族、基线认知水平和疾病等因素后。每周参加一项活动 1 天，痴呆的风险减少 7%[68]。参加多种娱乐活动（如一个，月 6 种或以上的活动），发生痴呆的风险减少 38%[69]。

有人推测娱乐活动减少认知减退的风险是通过增加认知储备。减少娱乐活动结果导致认知功能下降[71]。假定成人大脑的某些部分能够产生新的神经元（如可塑性），参与娱乐活动可能提供大脑结构上的改变以预防认知减退。刺激，如参与社会的、智力或体力活动，可能促进突触密度的增加[66]。增强的神经元活动有可能阻断疾病如痴呆的发展进程[65,69]。然而，研究表明认知储备的变化更可能发生在生命的早期，主要是早期的教育经历和智力活动增加认知储备的效果更显著[14]。尽管有不同的研究结论，以下几点应注意[64]：

"人们应该不断的参加心理刺激活动，因为即使没有证据显示这些活动在延缓年龄相关的认知功能减退速度方面有积极的作用，也没有证据显示其有任何危害，这些活动经常是愉快的，因此有利于提高生活质量，参加认知需要的活动证实存在的意义，如果你坚持去做，你就不会失去它。"

T. A. Salthouse

体力活动

1995 年，美国疾病控制和预防中心（Centers for Disease Control and Prevention，CDC）和美国运动医学学院（American College of Sports Medicine，ACSM）发布了关于体育锻炼和公共卫生的国家指南，该指南推荐每天应进行 30min 以上的中度体力活动[70]。参加体力活动可能强化认知和预防晚年认知减退，因为体力活动增加大脑的血流供应和氧合作用，能够减慢生理衰老[14,72]。体力活动减少心血管和脑血管的危险因素，减少血管性痴呆和阿尔茨海默病的风险[73]。也有证据提示体力活动可能通过保护神经元和增加突触，直接影响大脑功能[74]。

中等强度和激烈的体力活动与认知减退的风险降低有关。中等强度的活动包括打高尔夫球每周 1 次、网球每周 2 次、步行 1.6 英里/天（约 2.57km/天）。研究发现长期的规律体力活动，如步行，与女性认知减退发生较少相关[75]。每周以 21～30min/英里（约 34～48min/km）的速度步行至少 1.5h，获益相当于年轻 3 岁，与认知减退的风险显著减少 20% 相关。另外，有氧运动已被发现对非痴呆成人的情景记忆、注意力、处理速度和执行功能有广泛的好处[76]。短期有氧训练（例如 4～6 个月）增加了整个大脑和海绵体的体积，以及前额叶皮层中局部灰白质的体积[72]。因此，许多研究表明，运动可以增强健康老年人的脑结构和功能。

社会活动

社会支持也被研究发现是认知减退的保护因素。社会支持是压力的缓冲剂，可能导致大脑皮质醇生成减少。低水平的皮质醇将使情景记忆的测试完成得更好[77]。与他人的交往也可能通过提供增加的心理刺激预防认知减退[78]和预防抑郁，抑郁会对认知产生负面影响[79]。抑郁和心情障碍与增龄时加速的认知减退有关[80]。处理速度、注意力和记忆可能都受抑郁的影响。此外，缺少社会交往也会影响老年人的健康。研究表明独自一人生活或缺少亲密友人的老人发生痴呆的风险增加，人际关系网差的人发生痴呆的风险达 60% 以上[81]。在基线时社会支持有限的 70 岁老年人在随访评估过程中表现出更明显的认知减退[79]。另一方面，情感支持多的受试者认知测试表现更好[79]。Rowe 和 Kahn[82]提出健康老龄化的模型，由三个主要部分组成：避免疾病相关的失能、保持体力和良好的认知功能、积极享受生活。积极享受生活包括保持良好人际关系，情感支持可能预防认知减退和导致功能减退的速度下降。

健 康 因 素

多种身体状况与认知减退有关。高血压是老年人中最普遍的血管危险因素[82]。长期高血压导致脑结构缺陷，包括前额叶内白质和灰质的减少、海马的萎缩和白质密度的增加[84]。研究显示高血压未有效控制除了导致脑卒中的风险，还导致独立于正常衰老之外的认知减退[83,85,86]。患有高血压的老人在执行功能、处理速度、情景记忆和工作记忆等方面有轻微但特异性的认知缺陷[85]。

糖尿病也与认知减退有关[87,88]。脂质和其他的代谢标志物在糖尿病和认知功能的联系中发挥作用[89]。糖尿病还可能通过诸如高血压、心脏病、抑郁症和体力活动减少等混杂因素影响认知[89]。糖尿病和高血压通常与脑的缺血性损伤相关，并且有证据表明这些疾病与阿尔茨海默病的病理改变和脑萎缩有关[86]。1 型糖尿病患者的信息处理速度减慢，心理适应性减低[88]。2 型糖尿病也与认知减退相关，长期的 2 型糖尿病导致更明显的认知减退[90]。2 型糖尿病的老年女性与那些没有糖尿病的女性相比，认知减退的风险增加 30%，如果糖尿病病史达 15 年以上，则风险增加 50%。

饮食习惯和维生素缺乏也与老年人认知减退相关。正常衰老相关的认知减退都应检测有无维生素 B_{12} 缺乏。研究表明注射维生素 B_{12} 能提高认知减退患者的执行功能和语言功能，但是几乎很少能逆转痴呆[91]。维生素 B 水平降低可能通过多种机制导致认知减弱，包括多种中枢神经系统功能、DNA 相关的反应、同型半胱氨酸生成过多等。同型半胱氨酸可能损害神经元和血管[92]。低水平的维生素 B_{12} 和叶酸导致自由回忆、注意力、处理速度和口语流畅性等任务完成效果下降[93]。总之，研究发现维生素缺乏的影响在需要更强执行功能的复杂认知任务时表现更突出。

结 论

认知减退是衰老的一种自然表现。然而，认知减退的程度因人而异，也因认知领域而不同。认知储备观点坚持认知衰老的个体差异与个体在生命早期建立的认知储备有关（如教育和智力经历）[10]。认知储备晚年可能增加，在早期更易于控制和改变。尽管认知减退不可避免，所有能力不能发生相同的变化。很明显老年人处理、储存和编码信息的效率要低于年轻人。与流体智力相关的认知功能，如解决新的或复杂问题的能力，有随增龄减退的趋势，而与晶体智力相关的认知功能，如学校获得的知识，单词表和阅读能力，终生保持稳定。处理速度和注意力容量介导了认知功能的多个领域尤其易受增龄的损害，特别是更具挑战的任务。记忆问题，准确地说，经常是指差的注意力和/或信息处理速度减慢。

尽管研究发现注意力、加工速度、情境记忆和执行功能等领域存在认知减退，但也发现老年人具有认知可塑性，通过认知训练和其他的心理活动可能受益[66,70,72,94]。正常衰高龄老年人的认知训练效果有所不同，尽管在特定任务中表现改善，但长期日常功能的普遍能力仍缺乏[95]。保持积极、健康的生活方式（社会、生理和智力）能改善生活质量和有助于健康的老龄化。现有的一个问题是假定健康老龄化意味着在智力和总的认知功能方面与先前的功能水平相比没有显著的变化。认知改变是衰老的正常部分，不是抑郁和痴呆前兆的原因。老年人重

要的是树立正常老龄化的客观认识，关键在于降低认知衰退的风险因素，并保持心理、社会和生理上的积极性。

关键点 正常认知性衰老

- 个体代偿增龄相关的认知变化的能力具有明显差异。
- 积极、充实的生活方式，突出的早期智力活动和教育追求，对晚年的认知功能产生积极的影响。
- 参与体育活动，特别是有氧运动，与认知下降的风险减低相关。
- 正常衰老过程中，持续性注意力、选择性注意力和处理速度通常会下降，而分散性注意力增多。
- 老年人反应时间大约是年轻人的 1/1.5。
- 大多数语言能力在正常衰老时保持不变。
- 正常衰老通常与执行功能减低相关。
- 与正常衰老相关的记忆缺陷主要与情景记忆有关。
- 内隐（程序）记忆任务很少导致年龄相关的机能的变化。

（秦 宇 译，王衍富 校）

完整的参考文献列表，请扫二维码。

主要参考文献

4. Lezak MD, Howieson DB, Bigler ED, et al: Neuropsychological assessment, ed 5, New York, 2012, Oxford University Press.
6. Strauss E, Sherman EMS, Spreen O: A compendium of neuropsychological tests: administration, norms, and commentary, New York, 2006, Oxford University Press.
10. Stern Y: The concept of cognitive reserve: a catalyst for research. J Clin Exp Neuropsychol 25:589–593, 2003.
12. Stern Y: Cognitive reserve in ageing and Alzheimer's disease. Lancet Neurol 11:1006–1012, 2012.
43. Balota DA, Dolan PO, Duchek JM: Memory changes in healthy older adults. In Tulving E, Craik FIM, editors: The Oxford handbook of memory, New York, 2000, Oxford University Press, pp 395–409.
47. Hannay HJ, Howieson DB, Loring DW, et al: Neuropathology for neuropsychologist. In Lezak MD, Howieson DB, Loring DW, editors: Neuropsychological assessment, ed 4, New York, 2004, Oxford University Press, pp 286–336.
59. Lu PH, Lee GJ, Raven EP, et al: Age-related slowing in cognitive processing speed is associated with myelin integrity in a very healthy elderly sample. J Clin Exp Neuropsychol 33:1059–1068, 2011.
64. Salthouse TA: Mental exercise and mental aging: evaluating the validity of the "use it or lose it" hypothesis. Perspect Psychol Sci 1:68–87, 2006.
68. Verghese J, Lipton RB, Katz MJ, et al: Leisure activities and the risk of dementia in the elderly. N Engl J Med 348:2508–2516, 2003.
76. Smith PJ, Blumenthal JA, Hoffman BM, et al: Aerobic exercise and neurocognitive performance: a meta-analytic review of randomized controlled trials. Psychosom Med 72:239–252, 2010.
89. Kumari M, Marmot M: Diabetes and cognitive function in a middle-aged cohort: Findings from the Whitehall II study. Neurology 65:1597–1603, 2005.
93. Bäckman L, Wahlin A, Small BJ, et al: Cognitive functioning in aging and dementia: the Kungsholmen project. Aging Neuropsychol Cognition 11:212–244, 2004.
94. Ball K, Berch DB, Helmers KF, et al: Effects of cognitive training interventions with older adults: a randomized control trial. JAMA 288:2271–2281, 2002.

第 **29** 章

社会老年学

Paul Higgs，*James Nazroo*

介　绍

顾名思义，社会老年学是关注于老龄化和老年社会方面的研究。这其中包含了大量的主题、学科和方法，需要对老龄化的临床和经济方面有很好地理解。本章将从以下几方面进行论述：老龄化的个人情况（如年龄特征、社交网络和支持情况、生活事件、应对状况和恢复能力等）；为老年人提供健康和社会保障服务的社会机构；老年社会的年龄构成，以及由此产生的与年龄相关的不平等；导致老年人社会和健康不平等的因素，如社会阶层、性别、族裔和种族，以及人口老龄化的广泛社会影响。然而，这些研究的核心是了解促进或破坏老年人生活福祉和生活质量的因素。

在本书前一版的本章节中，作者 Hepburn 对老年人的生活质量及其临床意义的研究进行了很好地总结，集中讨论了影响社会功能的因素——社会地位、社会关系、职业、活动、个人资源和生活事件[1]。在这里，我们从更广泛的角度来看待老龄化的社会背景，描述了社会老年学中寻求理论化和理解老龄化经验的方法的发展。我们通过反映老龄化经历变化的方式阐述了这些观点是如何形成的，并展示了这些变化的驱动因素是如何与老年人的社会不平等相互联系。我们首先描述社会老年学的趋势，即通过对调整、脱离、依赖和贫困等方面的阐述，通过对预期寿命增长的关注，以及随着人口年龄增长而带来的潜在困难，来对晚年生活的死亡情况提出问题。对于大多数人来说晚年生活更有可能是一种潜在的积极体验，我们认为这种方式并不是看待老年人最有效的方式。我们正在看到老龄化经历的急剧变化，这些变化需要从老年人的健康和财富的变化以及群体的文化背景来进行理解，比如婴儿潮一代群体，现在正步入退休。这些"新"老年人挑战了很多关于老年人的思考和它与老年学的关系，以及对晚年生活的重新排序，即可以被称为第三年龄段和第四年龄段的想法。最后我们通过探索衰老经历的异质性以及他们与阶级、性别、族裔、种族的关系，回到不平等的主题上。

老年人的"问题"

正如 Cole、Achenbaum 和 Katz 所观察到的，目前学术界对老龄化问题的关注往往集中在老年问题上[2-4]。将老年人视为社会问题在社会和健康的研究中有着悠久的历史，这种对衰老问题的关注是老年学发展的特征，包括社会老年学。Katz[4]引用了在 1946 年新创刊的 *Journal of Gerontology* 杂志第一期的第一篇文章指出："老年学反映了对一种新问题的认识，它将越来越引起科学家、学者，以及职业工作者的兴趣和投入。[5]" 1944 年，美国社会科学研究理事会成立了老年社会调整委员会，1946 年，纳菲尔德基金会（英格兰）成立了老龄化问题研究小组，从中可以看出这对特定社会晚年生活方式的发展有何影响。在战后的一段时期，Sauvy 认为英国的经济困境主要是人口老龄化造成的。此外他还声称："因西方文明缺乏替代的人力储备，其面临崩溃的风险是不容置疑的。"也许我们应该把这种器质性疾病，即细胞缺乏活力的现象看作身体衰老的一种症状，从而将社会生物学与动物生物学相比较[6]。

这种预感一直是推动社会政策早期发展的一个强烈主题。英国在 1908 年实行的养老金制度不仅旨在消除极端贫困的老年人，也是为了减少针对老年人的支出[7]。到 20 世纪 20 年代中期，经济动荡的影响使辩论的主题转向了退休以缓解失业的能力上。在这种模式下，不积极参与劳动是退休的主要动机，最终导致退休年龄降到 65 岁。

随着 20 世纪 30 年代的经济萧条为变革提供了动力，让年长的工人脱离劳动力大军，在美国也有类似的担忧。然而，有几个因素使问题复杂化，其中包括美国大多数的老年人仍在工作。此外，立法者不得不调整联邦政府的结构，许多人都有资格领取内战退休金的混乱局面，以及各公司和职业经营的各种养老金计划[8,9]。在这一背景下，20 世纪 30 年代以 Francis E. Townsend 博士命名的"Townsendite 运动"主张由税收资助的国家养老金，而不是基于缴费原则的养老金。此外，在倡导建立大量国家资助的消费者的再生潜力时，该运动以"青年工作，老年休闲"[9]为口号重新定义了退休的概念。然而，1935 年建立的新政及其社会保障养老金在概念上要保守得多。它是一个扶贫项目，也是一种处理失业问题的方式，即利用退休释放工作机会来为失业年轻人提供工作岗位。

在 20 世纪下半叶的大部分时间里，怎样看待老年人问题，不同的国家侧重点不同，但仍是亟待解决的问题。在英国，包括 Rowntree[10,11] 的贫困研究在内的项目在 Townsend 的工作中得以延续[12]，并一直是社会老年学家进入 21 世纪的一个持续主题[13]。相反，在二战后的美国，退休生活的成功销售推动了成功老龄化和生产性老龄化的研究倡议和项目，这些研究涉及对退休生活环境的适应性调查。无论国家之间差异如何，用收集数据来回答老龄化有关问题的工作一直持续到今天，尽管最近的研究是在人口老龄化及其经济背景下进行的。矛盾的是，这意味着现在的研究针对的是"健康和自给自足的人口正在快速增长所带来的问题，这些人的集体依赖正在给西方国家的经济造成压力"。我们将很快回到这个主题，但首先应描述支撑社会老年学的早期理论观点。

理论方法：功能主义与结构功能主义的关系

社会老年学之所以关注与晚年生活相关的问题，主要原因在于退休的出现，在 20 世纪 40 年代的美国[9]和 60 年代的英国[14]，退休是人生过程的一个独特部分。这使得社会学家们在功能主义传统下工作，比如 Parsons 和 Burgess[15,16]（一种关注社会要素如何以互补方式运作的方法）担心退休人员的"无角色"，而这些人员的缺失将是劳动力的永久退出而不是缺乏。显然，这主要是指男性，他们的社会角色和就业在很大程度上被视为可以互换，而妇女则承担着一贯的家庭角色。Beeson[17] 对这一观点提出了批评，并提出了相应的假设，他指出，妇女退休相对来说没有什么问题的观点，没有任何实证依据，并忽视了职业女性的存在。

一些人通过脱离接触理论来接近这种无角色的状态[18]，关注老年人在工作及婚后生活的社会和心理调整。这一理论从更广泛的退休过程出发，假设工业社会中老年人脱离了他们的本职工作岗位，从而使年轻一代有机会发展和承担他们在社会中的必要角色。因此，当退休的几代人对他们子女的生活变得不那么重要时，脱离接触不仅与工作角色有关，而且还与家庭有关。脱离接触理论侧重于一种心理学方法[19]，它认为自身受到了 Erikson 的著作和生活回顾观点的影响。20 世纪 60 年代，美国进行了大量研究为这一理论提供了依据。堪萨斯城的一项纵向研究表明，老年人确实脱离了社会，尽管观察到女性是在守寡时就开始了这一过程，而男性则在退休时[20]。这种方法在很长一段时间内，是社会老年学领域中的主要方法之一，它认为老年在现代社会中，是一个不可避免的自然过程。老年人是否愿意脱离接触，或是由于社会原因而被迫这样做，并没有被提及。对心理调整的重视也避免了对构成老年非常真实的社会过程的关注。

尽管脱离理论以个体老年人的观点为中心，但由

英国主导的结构化依赖方法提出的分析强调了社会政策的重要性[21]。对于这类学派的笔者和那些自称采用政治经济学方法应对老龄化的人来说，老年问题不是个人社会和心理上的调整问题，而是由退休情况构成的依赖性问题，这也是由政府的社会政策决定的[22-24]。Townsend 指出，退休不仅标志着退出正式的劳动力市场，而且也是一种从赚钱来维持生计向依赖替代收入的转换[21]，这个收入往往是国家出资的，这一事实表明了社会政策在构建许多老年人退休后所经历的依赖性方面所起的作用。例如，在英国，退休人员的养老金水平相对较低，这表明老年人在决定国家福利时的优先程度较低。正如 Walker[22] 和其他人所指出的那样，社会阶级对晚年生活的持续影响也体现在为大多数劳动阶层退休人员提供养老金的国家退休金水平，与享有的资金更充足的中产阶级职业养老金支付的金额之间的相对不平衡。因此，那些依靠国家退休养老金的人被视为从公共资金中提取资源的人口中的一个剩余类别，这个问题导致人们对研究晚年生活的贫困问题产生了相当大的兴趣。

还有人认为，结构性依赖并不仅仅局限于经济领域，而是更普遍贯穿于社会进程中。Townsend 认为，年龄与贫困和依赖的关系，不仅代表了老年人的地位，而且也证明了老年人的劣势地位和被排除在各种社会参与之外是合理的[25]。年龄歧视也从年轻人的文化价值中浮现出来，它不仅用消极的词语来定义老龄化，而且还为歧视老年人扫清了道路。这可以体现在视图限制老年人医疗或保健资源的政策、歧视性的就业做法，以及在身体衰弱和精神错乱的老年人的治疗中[25]。对于像 Townsend 和 Walker 关注福利和社会不平等的作家来说，晚年生活脱离状态不仅是一种社会构建，而且还应该受到旨在恢复老年人完全公民权运动的挑战[26]。

增加预期寿命和降低发病率：一个黄金时期

正如本书其他部分所述，有许多人认为人类的寿命是可延长的，死亡仅发生在出现大量细胞和组织损伤，以及体细胞不再进行修复的情况下[27]。更具有争议的是，诸如 de Grey 等笔者认为，一旦了解了基本的生物过程，就可以延长寿命[28]。尽管这些观点受到了严厉的批评，但现在大家普遍意识到人预期寿命正在迅速增加或在加速增长。例如，Rau 和同事[29]的研究表明，对于 80～89 岁的男性来说，在 20 世纪 50 年代至 60 年代的死亡率下降了 0.81%，而在 80 年代至 90 年代死亡率下降了 1.88%。而同年龄组的女性的这一比例分别为 0.91% 和 2.45%。老年人的死亡率下降速度最快。鉴于对年龄问题的关注，有人担心寿命延长可能会导致发病率和/或失能率上升，这一点并不奇怪，工业社会经历了流行病学的转变，把

疾病的负担转移到了晚年的慢性疾病上，这是成功的失败[30]。然而，这一结论受到质疑，一些证据表明，延长预期寿命并不是以增加发病率为代价的[31]。Fries 等研究人员提出了一种围绕发病率压缩的理论，认为即使在预期寿命增加的情况下，健康状况不佳的寿命所占的比例也集中在死亡前更短的时期[32,33]。

虽然这种观点对衰老和慢性疾病之间关联的许多假设提出了质疑，但对于年龄本身并不是增加失能和慢性病因素的说法，已有相当多的支持[34]。尽管基于主观健康指标的分析表明，晚年的疾病负担越来越重[35]。但更多的客观失能指标表明，人们对健康预期寿命持更积极的看法[36,37]。对美国失能率的分析表明，失能率不仅在下降，而且还在加速下降，这与死亡率以加速下降的方式非常相似。例如，在 1982～1984 年，失能率以每年0.6%的速度下降，而这一数字在 1999～2004/2005 年几乎增加到这个水平的四倍（2.2%），而对于年龄最大的人来说，失能率下降最快[38]。

然而，除此之外，还必须加上肥胖流行病的出现，这可能会扭转死亡率和失能的下降，并可能导致慢性疾病的新模式。Olshansky 及其同事认为，美国目前的肥胖趋势可能导致未来人群预期寿命的下降[39]。基于目前与肥胖相关的死亡率，他们预测预期寿命将会每年减少 1/3～3/4，因此，趋势是复杂的。在加拿大，一项对婴儿潮时期出生的人健康生活方式的研究发现了一些自相矛盾的变化。在 20 世纪最后 25 年里，吸烟率下降、酗酒率上升、运动水平降低，伴随而来的是肥胖和糖尿病的发生率急剧上升[40]。Manton 使用动态平衡的概念来阐述晚年的死亡率受自然衰老的速度和人群中特定疾病危险因素分布的影响[41]。针对风险因素的干预措施将改善死亡率，并降低相关失能的严重程度。Schoeni 及其同事已经注意到，吸烟行为的改变、教育程度的提高，以及贫困人口的减少是如何影响美国失能水平的下降的[36]。然而，这引发了一个问题，即成功的退休后晚年生活是否属于自律个人的范畴，而不是普通人的期望。同样，这也引发了关于健康、退休的老年人的角色和贡献的问题。

机遇时代：成功老龄化和第三年龄段

对老年人地位的隐含关切也成为人们所熟知的生产性老龄化方法的一个主题[42]。这个观点在 Rowe 和 Kahn 关于成功老龄化的概念中有先例[43,44]，即试图将这种以健康和社会参与为特征的积极状态与所谓的"通常衰老"区分开来。与成功老龄化相比，生产性老龄化采用更广泛的方法使越来越多的人在退休和工作性质发生变化的情况下，过得更长寿、更健康，继而做出更大的社会经济贡献，而不是简单度过空闲的退休时光。再次强调，重点是社会参与，生产性老龄化超越了经济生产力的传统意义，包括志愿服务和公民参与[45,46]。因此，老年人用这种方式去证明他们不仅仅是资源的消费者，而且也为他们所生活的社会做出了宝贵的贡献。人们认为，从事生产性老龄化对个人与社会的好处是相当可观的，因为不仅是个人参与到社会中，而且还利用了其他方面被浪费的能力。

许多对生产性老龄化的批评都集中在这样一种可能性上：这种值得赞誉的意图可以很容易地解释为在常规的经济条件下生产效率的简单调用[47]。Estes 和 Mahakian 进一步评价了将成功的与富有成效的衰老方法与市场原则的延伸和老龄化过程本身联系在一起，认为这有利于他们所谓的"生物医学为导向的医疗工业综合体"，而忽视社会经济运行的弊端和社会政策[48]。结果，虽然生产性老龄化方法的倡导者已经把关于老龄化的争论从一个简单的年龄和依赖性的等式中转移出来，但仍然倾向于确定晚年生活的各个方面与理想社会和经济价值的规范性假设吻合。因此，老年人的问题不仅发生在被认为的角色缺失和社会排斥方面，而且还集中在老年人应该承担的责任上。

这也反映在关于老年人享受相对健康富裕的第三年龄段的潜能的讨论中。第三年龄段的观念与 Laslett 的工作最为相关，他认为晚年生活不能再以一种悲观的方式去看待[49]。不仅大多数人的生活用于退休的部分在增加，固定退休年龄的想法一直到许多人的挑战，这些人选择在国家退休养老金资格规定的年龄以外的年龄退休，致使应享权利的年龄发生变化。Laslett 认为，对于很多人来说，退休提供了进行自我充实活动的可能性，然而，这在早年生活中是不可能的，因为需要谋生，或者抚养子女或兼而有之。

人生进入不再工作、不再抚养孩子，到活动受限和死亡之前的这个阶段，被称为"第三年龄段"。在这个阶段，已经经历了第一个青年时期，当他们为成熟的活动做好准备时，也就进入第二个成年阶段，当他们的生活被赋予这些活动时，就到了第三年龄段。在相当宽的范围内，在衰落的第四年龄段到来之前，可以按照自己的喜好生活[49]。

在讨论一个由相对良好的健康支撑的长期积极的第三年龄段，和一个短暂的但最终是终末期的第四年龄段时，Laslett 向人们展示了退休内涵，而不是简单地将退休和老年混为一谈。然而，在第三年龄段的这个焦点上，Laslett 谨慎地提出晚年生活不应该自我放纵。为此，他强调了懒散的危险以及接受第三年龄段责任的重要性。特别是，对于成功的第三年龄段来说，教育是一个至关重要的因素，并为此成为"第三年龄段的大学"的支持者。他还认为第三年龄段的人的职责远不止是合理利用时间，而是明确要求老年人充当社会文化的受托人[49]。正如 Laslett 看到的那样，这种挑战使得处于第三年龄段的老年人接受他们的责任，而不是简单的享受悠闲的退休生活。

然而，第三年龄段的道德解读变得越来越难以维持[50,51]，因为第三年龄段与婴儿潮一代的合并已被广泛接受，尤其在美国。对于婴儿潮的一代而言，退休生活真正有可能转变为一种生活方式和消费方式，而不是教育和责任。中年和老年的区别变得模糊[52]是由于生活消费主义对相当数量的老年人群的影响越来越大，而不仅仅是与这些发展相关的较年轻的年龄群体。在这里，第三年龄段可以被看作是一个可以避免衰老的空间，这样，一个定义不明确的中年人就可以在生活过程中不断向前延伸[53]。例如，服装中明显的年龄划分变得模糊，以及休闲服装更大的可接受性，意味着牛仔裤和 T 恤衫可以被不同年龄的人穿着，而不需要社会认可[54]。衰老的迹象被看作是一种掩盖下的面具[52]，这与生活过程的个性化或者非标准化有关，线性生命过程的概念具有明确的阶段性，已经变得不适合了[55,56]。

Gilleard 和 Higgs 认为，为了更好地把握当代老龄化的经验，有必要了解连续不断的退休人群这种日益增长的文化参与对生活方式和消费主义的影响[57]。这种做法表明，我们正在见证几代人的老龄化，他们的成年生活是通过一种以年轻人为导向的消费文化组织起来的。战后婴儿潮一代在不断扩大的消费者选择和经济繁荣的环境中成长，他们与年龄比他们大的人之间产生了代沟。这种区别表现在生活态度、音乐和服装上，尤其在生活方式上最为显著，家庭、关系和性的本质都发生了累积变化。然而，这种代沟还依然存在，因为 20 世纪 60 年代的青少年成了 21 世纪的退休人员[51,58]。正是这种世代定位的态度和行为，可能是当代老龄化许多特征背后的原因。

从休闲时机的角度来确定退休，而不仅仅是一个没有用的角色或回顾人生的时刻，可以在那些不等到国家退休养老金年龄（或强制裁员）退休的老年工人中看到。退休作为一种选择被消费文化赋予了价值，而那些面临裁员或是传统退休模式的人却被视为不那么主动，更不能应对未来生活中的新环境。当代退休和晚年生活更多是由这些当代文化压力所造成的，而不是由对老年人社会价值的关注造成的；这一点可以从政府和社会评论员的关切中看出，他们试图反映和调整这种晚年生活的形象，以适应其更紧迫的目标，即放松管制和社会政策商品化。Laslett 在关于第三年龄段的著作中和那些提倡生产性老龄化的人的著作里最能反映出的是对休闲退休的重视，而不是对公民参与的重视。这些所谓的贪婪者是否会不计回报的拿走这些资源，这是一个激励研究计划的问题。此外，不能假设目前退休人员的机会无限期的持续下去[59]，因为与婴儿潮一代相关的独特因素可能消失，许多福利制度的主张可能成为改革的重点。

出于对第三年龄段概念的兴趣，人们对所谓的第四年龄段又有了新的兴趣。这最初是由 Laslett[49] 设想的，用来描述当躯体性依赖和慢性或终末期疾病使个人无法参与第三年龄段的情况。Laslett 吸取疾病压缩理论的想法，认为生命的这个阶段是相对较短的，并导致了生命终结。

最近，Gilleard 和 Higgs[60] 用第四年龄段来描述被他们称为"深度老年社会的想象"，相较于第三年龄段，衰老是在没有任何媒介的情况下发生。在当代卫生和保健领域，他们描述了老年人在身体功能和认知功能方面的风险越来越受到关注，识别衰弱或痴呆可能意味老年人发现他们的第一人称叙述被其他第三人称叙述所取代，无论他们是家人、专业人士或看护者。这一过程在提供长期机构照护方面最为明显，因为在这个方面，居民的身体和精神依赖程度最高。与 Laslett 关于第四年龄段的构想不同，Gilleard 和 Higgs[60] 的想法并不是暂时的终结，更像是对许多老年人的最大恐惧的浓缩。这不仅是对第三年龄段的彻底颠覆，而且也是一种社会和文化现象，可以称为不成功的老龄化。这种社会现象的影响不仅关乎个人在医院和养老院中的经历，还关乎社会其他人如何应对老年问题。对第四年龄段的恐惧为社会和退休人员对痴呆和高度身体依赖等话题的接触设定了界限。它还为社会排斥提供了理由，社会排斥，既可能具有文化层面，也可能具有经济层面。第三时代和第四时代的界限的一个关键因素是衰弱的存在或诊断。这个词在医疗保健和社会政策方面已经变得很重要，因为它在老年人中的存在不仅意味着干预，而且还意味着更高水平的依赖性。衰弱不仅代表了老年人容易受到伤害的处境，而且也可能是"决定权"逐渐从他们手中被夺走的先兆，这是一种没有媒介的衰老形式[60]。

晚年生活中的不平等：连续性和影响

根据前一节建议的方针改变晚年生活，取决于老年人是否有足够的资源参加现在向他们开放的各种文化活动。在过去几十年，欧盟和北美大多数退休人员的收入和生活水平都有了很大的提高。例如，在 1979 年的英国，47% 的养老金领取者处于收入分配的后 1/5，但到了 2005～2006 年，这个比例已经略低于 25%[61]。因此，尽管年龄与贫困的联系是历史事实，但是这种关系并不确定，正如分配收入最低的 20% 人群中有 25% 的人所表明的那样，情况已不是如此。正如那些站在结构性依赖立场的作者在另一种背景下争论的那样，收入贫困不是由退休本身驱动的。由于在 20 世纪后期工作的人群平均比其已经退休的前辈富裕，他们把在工作期间累积的福利收入用于退休，使他们能够继续追求他们早年在生活中享受的生活方式。然而，这种富裕的生活不一定在这些群体中平等的分享，老年人的生活各不相同，有些人不是像其他人那样富裕。当然，贫困水平也受国家政策的影响，例如在英格兰，2002～2003 年，31% 的超过国家养老金年龄的人处于收入贫困的状态（定义为所有年龄的家庭收入中位数的 60%或更少），但由于税收福利制度的变化，仅仅在 2004～2005 年这一较短的时间内，这一数值已经大幅下降到了 25%[62]。然而，与退休后人口平均贫穷水平变化最相关的，是进入退休年龄的这个年龄组的人退休前情况正发生变化。

然而，这些变化并没有导致老年人之间（而不是老年人和年轻人之间）不平等程度的降低。例如，对英格兰 50 岁及以上的人群收入分析显示，收入分配已经严重失衡。超过 2/3 的家庭收入低于平均水平。单身女性与其他人相比更有可能成为低收入人群，那些离婚、分居和丧偶的女性面临收入贫困的风险最高。毫不奇怪，另一个决定收入贫困的关键因素是教育水平，较高的教育水平与收入贫困呈负相关[62]。财富或许更准确地反映老年人的经济状况，反映出他们在生命过程中积累的优势和支持退休后消费的资源。有关财富分配的数据也显示出了类似的不平等。在英格兰，在 50 岁及以上的人口财富分配中，前 10%的平均净财富总额（不包括养老金财富）约 1 200 000 英镑[62]，而平均数约为 300 000 英镑，中位数约为 205 000 英镑。如果不包括住房财富（并不是所有的房产财富都能用于支持非住房消费），那么在财富分配前 10%的平均数为 500 000 英镑，而平均数为 110 000 英镑、中位数仅为 22 500 英镑，约 20%的人没有财富[62]。50 岁及以上的人口中最富有的 10%人口中持有总财富的 40%，非住房财富的 63%[62]。

回到退休前环境的重要性这个问题上，很显然，老年人之间的这种不平等反映了生活早期发生的不平等。然而，有一种明显的可能性，即退休过程加剧了这种情况。在英格兰，只有不到一半的男性和 1/3 的女性在国家退休年龄的前 5 年从事有偿工作，其中很大一部分从事兼职工作（男性占 1/5，女性占 2/3）[63]。然而，这种提前"退休"与财富并不是无关的，那些处于财富分配底层的人最有可能不工作，其次是那些处于财富分配顶层的人[63]。退休的途径也因职业等级和财富的不同而异，最高等级和最富有的人更有可能自愿退休，而最低等级和财富贫乏的人更有可能因为健康状况不佳或裁员而离开工作岗位[64,65]。

这种不平等不仅局限于金融领域，并延伸到文化活动、社会和公民参与以及健康方面。例如，在英国 50 岁及以上人群中，拥有管理和专业职业阶级背景的人中，只有不到 25%的人不是某个组织的成员，相比之下，具有中产阶级背景的人接近 40%，而具有常规或手工阶级背景的人几乎占 50%[66]。同样，在管理和专业类群体中，将近 75%的人参观过博物馆和美术馆，而中级类群体中，这一比例接近 60%，日常和手工类群体中，这一比例略高于 1/3[66]。

就健康而言，尽管预期寿命显著增加，但社会经济的不平等依然存在。就死亡风险而言，在近 5 年随访期内，以英国 50 岁及以上的老年人样本为调查对象，最贫穷的 1/5 人口中，男性人群的死亡率为 18%，而在最富有的 1/5 人口中，男性人群的死亡率仅为 5%。对于女性，同样的数据分别为 15.6%和 3.3%[67]。在发病率方面也存在类似的差异，自我评估健康程度、疾病症状、疾病诊断、身体和认知功能的局限性、危害健康的行为、疾病的生物指标都显示出了职业、收入、财富和教育方面的不平等[68-71]。更令人信服的是，研究健康老年人发病和/或死亡的纵向证据表明，随着社会经济地位下降时，风险明显增加[72]。

发达国家普遍采取个人责任措施以实现舒适的退休后的收入，这可能会加剧这种经济地位、文化活动、社会参与和健康方面的不平等。那些采用结构性依赖方法的人认为，这种日益个性化的社会政策将会延续阶级、性别、族裔、种族的不平等。以阶级不平等为线索，政治经济链将老年人的地位与老年人在资本主义经济中的作用联系起来，成为新马克思主义的主题[22,23]。此外，还探讨了与养老金有关的性别、族裔和种族的不平等以及由此产生的退休后经济不平等问题[73-76]。在最近的研究中表明，老年人在全球化经济中的命运好坏参半一直是理论研究的重点[77]。所有这些研究都表明，有必要考虑老年人的生活是如何形成社会结构的，以及这种情况的性质如何随着时间和跨代的变化而变化（也许在不同阶级、性别和种族之间存在差异）。

结论性评价

社会老年学对老年研究的关注意味着它必须接受过去 70 年来发生的老龄化和老年本质的变化。最重要的是，这意味着需要理解退休变化的本质。对发达国家的绝大多数人来说，退休是一个预期的人生阶段，而不再是以劳动场所为标志的生活阶段。退休的意义，以及年龄、健康和退休的相互作用方式已经发生了深刻的变化。许多老年人的痛苦和失能不再定义退休后的整个时期，即使它们构成了老年时代的一部分，例如在第四年龄段，由于诊断条件所暴露的脆弱性预示着不那么乐观的前景[78]。

同样，重要的是要认识到，退休后的生活和老龄化的许多积极变化是以不平等的方式分配的，这种方式可以反映先前存在的资源不平衡现象。因此，老年人的情况必须被视为反映了各种不同的经历和持续存在不平等的现象[79]，例如，那些生活在以生活方式为导向的第三年龄段的人的经历与那些受到象征第四年龄段的衰退和失能影响的人的经历形成对比。这些不同的晚年生活经历表明，社会老年学将这两套经历归纳为一个通用的老年概念是错误的。第三年龄段和第四年龄段的独特性意味着，经历他们的个人往往彼此有不同的需求、资源和能力。将它们归入一个标签之下，就有可能无法解决其中任何一种情况，这意味着一个群体的自主权会减少，而另一个群体的代理权会过多。

社会老年学的任务是研究老年人如何生活以及如何改善他们的生活。与过去一样，将来看待老年问题的方式也会不同，但这种发展是由于老龄化和老年正在不断变化决定的，并将带来新的挑战。正是在这一背景下，老年人的某些部分的脆弱性可以得到解决，并朝着改善他们生活的方向发展，使他们的生活更加稳固地处于由许多第三年龄段的人所建立的对晚年生活得更积极的概念化中。

老年人口中健康和疾病的总体平衡，以及许多老年人可获得的不平等资源，意味着社会老年学需要接受晚年生活的异质性，作为研究和理论化的必要起点。

关键点

- 社会老年学是研究老年人社会环境的一门学科。有许多不同的方法来理解老年人的社会经历。一些方法对社会中老年人的状况提出了问题，并提出了侧重于个人调整、脱离接触和/或贫困的描述。

- 其他方法则看到了老年人新的可能性，因为预期寿命的延长往往伴随着良好的健康状况，尤其是在相对较年轻的年龄。这些阶段已经被定义为第三年龄段，并且可以与生产性老龄化的观念联系起来。

- 老龄问题的一个重要方面是研究老年人与年轻人或老年人之间的不平等。这些不平等受到个人早期生活的影响，并可能导致衰弱造成的脆弱性。

- 老年人群中健康和疾病的总体平衡，以及许多老年人可获得的资源的不平等，意味着社会老年学需要接受晚年生活的异质性，作为研究和理论化的必要起点。

（袁 良 译，王晓丽 校）

完整的参考文献列表，请扫二维码。

主要参考文献

2. Cole T: The journey of life: a cultural history of aging in America, Cambridge, England, 2002, Cambridge University Press.
12. Townsend P: The last refuge: a survey of residential institutions and homes for the aged in England and Wales, London, 1963, Routledge and Kegan Paul.
18. Cummin E, Henry W: Growing old: the process of disengagement, New York, 1961, Basic Books.
21. Townsend P: The structured dependency of the elderly. Ageing Soc 1:5–28, 1981.
22. Walker A: Towards a political economy of old age. Ageing Soc 1:73–94, 1981.
32. Fries JF: Aging, natural death and the compression of morbidity. N Engl J Med 303:130–135, 1980.
44. Rowe JW, Kahn RC: Successful aging, New York, 1998, Pantheon.
45. Burr JA, Caro FG, Moorhead J: Productive aging and civic participation. J Aging Studies 16:87–105, 2002.
47. Holstein M: Women and productive aging: troubling implications. In Minkler M, Estes C, editors: Critical gerontology, Amityville, NY, 1999, Baywood.
52. Featherstone M, Hepworth M: The mask of ageing and the postmodern life course. In Featherstone M, Hepworth M, Turner BS, editors: The body: social processes and cultural theory, London, 1991, Sage.
56. Martin K: The world we forgot: an historical review of the life course. In Marshall VW, editor: Later life: the social psychology of aging, Beverly Hills, CA, 1986, Sage, pp 271–303.
57. Gilleard C, Higgs P: Cultures of ageing: self, citizen and the body, London, 2001, Routledge.
58. Gilleard C, Higgs P: Contexts of ageing: class, cohort and community, Cambridge, England, 2005, Polity.
59. Butler R: The study of productive aging. J Gerontol B Psychol Sci Soc Sci 57:S323, 2002.
60. Gilleard C, Higgs P: Theorizing the fourth age: aging without agency. Aging Ment Health 14:121–128, 2010.
72. McMunn A, Nazroo J, Breeze E: Inequalities in health at older ages: a longitudinal investigation of onset of illness and survival effects in England. Age Ageing 38:181–187, 2009.
76. Nazroo J: Ethnicity and old age. In Vincent J, Phillipson C, Downs M, editors: The future of old age, London, 2006, Sage, pp 62–72.
77. Estes C, Biggs S, Phillipson C: Social theory, social policy and ageing, Buckingham, England, 2003, Open University Press.
78. Pickard S: Frail bodies: geriatric medicine and the constitution of the fourth age. Sociol Health Illn 36:549–563, 2014.
79. Marshall A, Nazroo J, Tampubolon G, et al: Cohort differences in the levels and trajectories of frailty among older people in England. J Epidemiol Community Health 69:316–321, 2015.

第**30**章 | 老年人社会脆弱性

Melissa K. Andrew

在高度发达的社会环境下，许多社会因素影响着我们每一个人的日常生活。特别是对老年人更为明显，随着身体健康水平的下滑，生活能力也随之降低，他们对社会的依赖性日趋上升。同时又因体能的下降限制了他们参与社会活动的机会。

本章将通过讨论社会脆弱性的概念，阐述社会因素是如何影响老年人健康的。对于健康状况的研究与老年医学有许多相近之处，都着重于身体功能、活动功能、认知功能、心理健康、健康自我评估、衰弱、机构养老和死亡的研究，特别强调社会脆弱性和衰弱之间关系的研究。社会老年学和用于老年人社会评估使用的标准化工具和衡量尺度的详细讨论超出了本章的范围，有兴趣的读者可以参考本书的第 29 章和第 36 章两章[1,2]。

背景和定义

许多社会因素影响健康，包括社会经济地位、社会支持、社交网络、社会参与、社会资本和社会凝聚力[3-10]。因此，研究社会环境是深入理解健康与疾病的关键。因为众多学科（包括流行病学、社会学、地理学、政治学、国际发展等）都做这方面的研究，也就有了不同的术语和方法。在某些情况下，相同的术语用来表达不同的想法，而其他不同的术语也有其潜在的共性。从个体和群体，社会环境的某些因素在什么程度上是相关的，如何衡量这些因素，也一直存在争议[3,11,12]。在下一节中，将会定义和讨论各种术语和概念，并将阐述每个术语和每组概念之间的关系（图 30-1）。

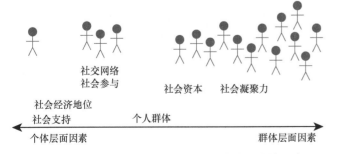

图 30-1 从个体到群体，社会因素对健康的持续性影响。

社会经济地位

社会经济地位（socioeconomic status，SES）是一个广泛的概念，包括受教育程度、职业、收入、财富和贫困等因素。关于 SES 与健康之间的关系，有三个常用理论[13]。首先是物质主义理论，它认为收入和财富的多少决定贫困程度，而贫困程度又反过来影响健康状况，因为贫困的人难以支付医疗保健和生活必需品。另一个观点是，受教育程度与生活方式和与健康行为有关，如饮食习惯、物质使用、吸烟状况等。第三种理论认为社会地位（通常以职业来衡量）以及独立能力是影响健康的关键因素，特别是社会地位低又不能独立的人压力更大，对健康的影响也更大[13]。同时用这些因素去衡量老年人的 SES 可能会有些困难。因为老年人可能已退休，有些妇女可能从来没有在外面工作过，这就使职业评估存在问题。收入与就业状况有关，并且失能人群和健康状况不佳的人能够获得政府补贴和福利，补贴和福利每一个人是不同的，这些对于评估都有影响[13]。老年人获得教育的机会是受到限制的，这就出现了"平板效应"，以至于很难把受教育程度低的人与大多数人区分开来。此外，当使用代理应答时可能会丢失一些信息，这取决于代理人对于研究对象的社会经济地位和财产状况的了解程度。SES 是个人的财产；然而，所有这些衡量标准都可以用来描述人们生活的社会环境。例如，平均收入、就业率或受教育程度可以用来研究和衡量生活在相关区域（如住宅区或街区）的人群，并且可以用来研究环境对于健康的影响[14-20]。

社会支持

社会支持是指通过社会关系如家人、朋友和其他关心的人来获得的帮助和资源。社会支持的类型包括情感支持（包括亲密好友的）、物质支持（给予日常生活所需的劳力或财力的帮助）、评估支持（帮助决策）和资讯支持（提供有益的信息或建议）[21]。研究发现社会支持有着不同的衡量方式，有些倾向于更"客观"（来源于各领域所得到的有效服务和真实帮助的报道），另一些倾向于更主观（来源于他们对所得到的充足资源和丰富支持的个体感知）。重要的是，社会支持也可以被看作是一种双向交易，老年人在某些方面获得支持，同时在其他方面提供支持。例如，在夫妻关系中，每个配偶优点和缺点可以互补，两代人之间，老年人可能在获取工具性支持的同时帮助成年子女照顾孙辈，以及给予他们金钱上的支持[22]。

社交网络和社会参与

社交网络是将社会关系中的个体和群体联系起来的纽带。它的特征是可以定量的，包括社交网络的大小、联系密度、关系质量和人员组成。社交网络和社会支持通常被视为个人层面的资源，并在个人层面进行衡量[5,21,23]。通过社交网络，人们可以获得社会支持、物质资源和各种其他形式资源（如文化、经济和社会）[24]。

社会参与是指个人参与社会、职业或团体活动，包括正式组织的活动，如宗教会议、服务团体和各种俱乐部。更多的是非正式的活动，如棋牌活动、娱乐活动、室外郊游，以及听音乐会或参观画廊文化也被认为是社会参与，志愿服务通常被单独考虑[3]，但也可以被视为是社会参与的一项重要举措。

社会资本

社会资本是一个广义的概念，文献中这个概念在被使用时意义并不一致，并且对其性质和定义仍有争论。例如，Bourdieu 把社会资本的定义为"实际或潜在资源的总和，这些资源与养老机构关系网络或多或少地联系在一起"[24]。他的定义与社会资本是一种可以在个体层面上访问和测量的资源的观点相一致，即"样本所拥有的社会资本的数量取决于他/她调动的有效网络的规模以及与他/她相联系的资本的数量"[24]。同时，这一定义也符合社会资本是网络关系中的一种属性，如果没有个人之间的联系，就不会有社会资本[25]。Coleman 也提出了类似的观点，他说："社会资本的结构不像其他形式的资本，它的本质是参与者与参与者之间的关系。它既不存在于参与者本身，也不存在于实物生产工具中。"社会资本是一种参与者所能获得的特定资源[25]。

Putnam 将社会资本定义为"我们生活中的一种属性，它使我们更有效率—— 更好地参与、信任、互惠"，他认为个人和群体方面的"个人利益"和"公共利益"是同时产生的。为了获得社会资本的个人利益，一个人需要融入社交网络并与其他成员有直接联系。但是，群体的每个人都可以获得社会资本的"公共利益，不管他们的人际关系怎样"。社会资本的公益概念被其他人分享，包括 Kawachi 和他的同事们，他们认为社会资本是一个生态层面的特征，只有在群体层面才能被正确地衡量，他们还提出社会资本在社会关系中存在；换句话说，它是一个生态特征，"它应该被认为是个人所属的群体（邻里、社区、社会）的一个特征"[5,15,23,28]。

社会资本的衡量和它的定义一样多样化，包括结构因素（例如：社会网络，社会关系，社会团体参与）和认知因素（例如：相互信任，参与投票，订阅报纸，责任与义务、互惠和合作和对社区安全的看法）[3,12,25]。

社会凝聚力

社会凝聚力的概念意味着定义和衡量群体性。其定义多样化，但通常与社区和社会之间的合作及联系相关。例如，Stansfeld 对社会凝聚力的定义是"不同阶层人之间的相互信任和尊重"[29]。Kawachi 和 Berkman 认为，社会凝聚力依赖于社会的两个关键特征：没有社会冲突和社会纽带的存在[5]。

社会孤立

社会孤立是与社会环境和健康相关的文献中遇到的另一个术语。它与孤独、减少社会和宗教活动，以及减少社会支持的途径有关。它也可能结合老年人的环境特征，例如交通不便利。与许多其他社会因素一样，社会孤立可能是主观的（老年人认为自己孤独），或者是客观的（基于他人的看法和评估）。

社会脆弱性

社会脆弱性的概念阐明了我们对社会环境感兴趣的原因，不仅仅是为了描述社会环境，而且要尝试着衡量一个人当他或她所处环境、社会、健康或体能状态受到干扰的状态下所表现出来的相对脆弱性（坚韧性或顽强性）。老年人的社会环境是复杂的，多种因素可能正以潜在的不可预见的方式相互影响。对社会脆弱性的全球衡量可以说明这种复杂性，同时提供有价值的评估和预测。社会脆弱性的衡量标准应该足够广泛，可对个人在人群和社会环境中容易遇到和实际遭受的社会缺陷（或问题）有一个详细的描述，可对有意义的变化做出反应并预测重要的健康结果。这些因素从个体到群体贯穿始终。社会生态学的框架（图 30-2）是衡量社会脆弱性的一个有用的工具，它可以将个体放大到受社会影响的范围内。衡量从个人到家庭和朋友、同事、机构、住宅小区、大社区以及社会各个层面的社会因素如何影响整体社会脆弱性[30]。

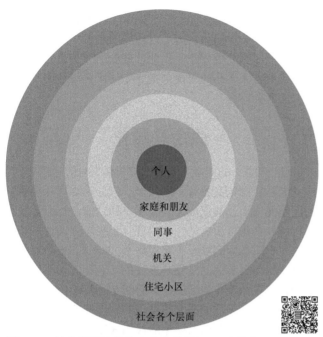

图 30-2　社会脆弱性的社会生态学框架。（改编自 Andrew M, Keefe J: Social vulnerability among older adults: a social ecology perspective from the National Population Health Survey of Canada. BMC Geriatr 14: 90, 2014）（彩图请扫二维码）

我们如何研究社会因素对健康的影响？

关于社会因素是如何影响人类健康的，需要对分析设计方法进行仔细的思考，这些与分析设计方法有关的具体问题展示在表 30-1。可能的方法包括传统的"一次一事"分析，在这种分析中，单一社会因素（比如社交网络）和兴趣结果相关，在理想情况下以多变量模型调整可能存在的混杂因素。这种方法有一定的好处，其中最主要的是容易执行和解释。例如，它可以对重要的发现进行清晰的阐述，如"一个广泛的社交网络似乎可以预防痴呆"[31]。这种方法可以用于考虑单一变量，也可以用于考虑同一主题不同方面的多个变量（例如和社交网络的大小和质量相关的若干变量），或者是用于考虑先前已被验证过的用于社会因素测量的工具（如 Berkman 社交网络指数和 Lubben 的社交网络量表）[32]。这些量表标准化的心理特性增加了在研究中使用它们的可靠性和有效性，但是使用它们也有缺点，包括相对死板僵硬，以及需要较长的管理时间。由于在重建过程中遇到了共同挑战，现有数据集使用它们的机会是有限的或是不可能的。此外，一次考虑单个变量可能会导致老年人复杂的社会情况过于简单化。例如，两个独居老年妇女可能在"独居"研究中被列为弱势群体。如果一个妇女能很好地融入社区，有强大的社交网络和家庭关系，另一个女人是确实孤立的，没有人能依靠和求助，我们明白他们的社会脆弱性截然不同。即使试图调整统计模型中的其他变量，也会对真正的脆弱性进行错误分类[30,33]。

表 30-1　研究社会对健康影响的分析方法

分析方法	例子	优点	缺点
"一次一事"			
单独变量独立考虑	社交网络的大小	容易执行和解释	导致对关联的理解过于简单化
与同一主题相关的变量组合	描述社交网络的几个变量	允许同时调查多个变量，相互调整相关混杂因素	• 注意正确性的考虑 • 在技术挑战（例如共线性）方面，模型可能会变得过于复杂
使用经过验证的测量工具	Lubben 的社交网络量表	使用标准化和经过验证的工具——增强可靠性和有效性	• 较长的管理时间 • 死板僵硬 • 如果难以重建，在数据集中的使用会受到限制
"一次多事"			
指数方法——缺陷积累	社会脆弱性指数，衰弱指数	• 同时考虑社会环境的多个方面 • 不依赖于使用单个变量，这可能会给一些老年人测量带来挑战 • 相关因素不能任意分开 • 允许在实际情况下逐渐改变 • 对大多数数据库和临床情况的潜在适用性	• 代表与复杂社会环境有关的风险，而不是孤立的单一识别因素 • 基于新技术的复杂建模
社会背景的选择			
水平分析	多元回归建模	容易执行和解释	• 可能对社会没有完整的理解 • 模型技术问题；观察不是真正独立的
垂直分析	多级建模，分级线性建模	• 更详细地理解语境效应 • 保持独立的观察 • 避免由于数据整合而造成意义的丧失	• 复杂的模型 • 并非所有的数据集都适合这些模型，具有共同特征的群体需要充足的人数

缺陷积累为研究社会对健康的影响提供了另一种潜在的方法，类似于衰弱指数（见第 15 章）[34]。社会脆弱性指数，是一个可以操作的问题指数（与许多社会因素有关），提供了一种方法来思考一个人的社会环境，以及他们的健康和功能状态的潜在脆弱性。该指数有许多好处，包括：①包括许多不同类别的社会因素，例如 SES、社会支持、社会参与、社会资本；②在对于老年人社会和社会经济特征的研究中，使用单一变量时遇到的常见困难，可通过考虑不同因素得到缓解；③相关因素不能任意分成不同的类别进行单独分析；④与只考虑了一个或几个二元或有序社会变量相比，代表社会脆弱性等级得到了提高。最后一点尤为重要，因为对两组老年人使用社会脆弱性指数的研究中发现，没有人能完全摆脱社会脆弱性（即没有人的社会脆弱性指数为零）[33]。使用缺陷积累的方法处理社会脆弱性带来了五大好处，即扩大规模效应。正如读者在本书其他地方（第 5、14、15 和 16 章）读到的那样，在细胞、组织、动物和人中都可以看到缺陷积累。考虑到社会环境的大局，我们可以在社会层面衡量这种脆弱性[35]。

除了考虑社会因素是如何衡量的之外，还可以通过不同的方法将社会背景纳入分析。传统的队列方法可能会添加一个总结变量，作为个人在多变量模型中的变量来描述个人的社会（例如，平均社区收入和受教育程度）[18,19]，此方法是简单有用的。但有些人可能认为它不能完全理解情境变量的重要性，并且它提出了观察独立性方面的统计问题——如果个体共享他们所属群体的重要特征，个体就不再真正独立。多层次（垂直）建模（例如，分层线性建模）是另一种选择；在这里，个体嵌套在群体影响力的范围内，具有群体的属性，而不是个体的属性[36]。这种方法提供了一种优势，可以更详细地了解情境效应，保持观察的独立性，使数据汇总时信息不会丢失[36]。

社区因素和社区特征等情境或群体层面变量与社会因素影响健康的研究相关，因为许多社会因素是个人生活的群体或社区的属性，并且社会因素在群体水平上也许会得到最好的衡量。正如我们所见，社会资本是个人的财产还是群体的财产，仍存在积极的争论[3,11]。大多数关于社会资本的理论都是一致的，认为社会资本是个人和社会之间关系的一个属性，而不是驻留在个人本身。理论家们争论的核心问题是：社会资本是否是一种能被个人利用的资源，在实际研究中，它是否能够在个体层面上得到合理的衡量。

在社会因素是如何影响健康的研究设计和研究实施中，这一争论具有明确的意义；有效的结果需要建立在坚实的理论基础上。在这方面，第二个理论可能是更有帮助的：答案可能取决于问题是否适用于社会资本存在的位置（是个人财产还是群体财产？），或者社会资本是如何测量和获得的。实际上，问题的测量和数据的可用性会强烈影响分析设计。因此，理论上应该通过理论考虑与实用主义之间的平衡来指导如何研究与老年人健康相关的社会问题。

成功老龄化

这一概念一直是学术界和大众媒体探讨的话题[37-39]。成功老龄化的定义各有不同，但一般分为心理社会和生物医学两方面，其促成因素包括身体功能、社会参与、幸福感和获得资源的途径。心理社会概念强调补偿和满足，生物医学则侧重于没有疾病和失能[40]。成功老龄化的概念认为老龄化的过程是多变的，老年人如何适应与老龄化有关的晚年生活变化，将影响他们的健康。理想情况下，这一领域的研究将发现一些潜在的、可修改的有用因素，从而帮助某些年龄段的人比别人更健康。

成功老龄化的概念有一个潜在的缺点：如果成功老龄化被作为一种价值判断的话，将会谴责那些所谓不健康老龄化的老年人并进一步将其边缘化，他们没有那么幸运，他们的健康和功能状态不允许他们在 102 岁做有氧运动或在 99 岁做志愿服务"老人"[37]。由于罕见的成功老龄化和我们的社会常见的年龄歧视的暗流，也影响了老年人在大众媒体中的形象，正面和负面的刻板形象都会使脆弱的老年人遭遇持续边缘化的风险，不管他们不成功的老龄化是被暗示还是被强调[37]。

另一种成功老龄化的概念是指克服了预期衰退轨迹，并达到了一定的衰弱程度。对衰弱指数的研究表明：衰退的轨迹是早就确定的，而且是可以利用数学模型很好地预测的[41,42]。然而，有一些老年人能过渡到更低层次的衰弱——他们能够从他们自己预测的轨迹中"跳过轨道"，以获得比基线衰弱程度更低的预期结果。在对于成功老龄化的预测和相关因素的研究中，这可能是一个有用的亚研究群。

与健康的关系

各种社会因素与老年人的健康状况有着紧密的关系。感兴趣的读者可以参考 Marmot、Wilkinson、Putnam 以及他们同事的研究报告，他们对社会环境以及其他的社会属性与健康的关系进行了广泛的讨论，他们提出了强有力的、全面的证据，说明社会凝聚力减弱和社会资本减少会导致健康状况不佳[27]，也阐述了健康状况不佳与收入不平等[43]及社会地位不平等[8]之间的关系。与其他老年医学领域一样，专门针对老年人的研究数量有限。这里进一步说明，在一般人口研究中与健康结果相关的因素，同样对老年医学也非常重要。

生存

大量研究发现社会因素和生存之间存在关系。美国北卡罗来纳州 Durham 县 331 名 65 岁及以上的居民的队列研究发现：感知社会支持和社会互动与当地较低的 30 个月死亡率相关[44]。对 Alameda 县中 1965 人的实验研究发现，那些有更丰富社交网络，常与朋友、家人联系，与教堂或其社交团体（用作社交网络指数）保持紧密联系的人，包括老年人，在长达 9 年的随访中有着较低的死亡率[45]。来自同一研究中 17 年的随访数据表明：所有年龄段，有持续的社交习惯的人更长寿，包括那些 70 岁以上的老年人[7]。在佐治亚州 Evans 县一个队列研究发现：有着较少社会关系的老年人，生存率也降低了[4]。另一项研究发现，增加社交参与可以使社区的 5 年生存率增加 2/3[46]。Whitehall 对英国男性公务员的一项研究发现，在各个职业等级中，生存率存在显著的梯度；中年人中，排名最底层的职业上班族的死亡率是排名最高的管理人员的 4 倍。这种梯度在退休后仍然存在，尽管在年龄最大的年龄段中（70~89 岁），其死亡率也有 2 倍[8,9]。

加拿大健康和衰老研究（CSHA）和国家人口健康研究这两个独立的纵向研究对加拿大老年人 5~ 8 年的随访发现，高社会脆弱性（使用社会脆弱性指数来衡量）增加了死亡的风险[33]。即使在那些没有健康问题的老年人中，低社会脆弱性和高社会脆弱性的人之间，绝对死亡率差异为 20%[47]。根据社会脆弱性的社会生态学观点：在欧洲健康、衰老和退休调查（SHARE）的跨国比较中，社会背景是重要的，发现高的社会脆弱性能够预测某些国家的死亡率，这些国家具有大陆和地中海社会福利模式，但不适用于北欧国家[48]。美国使用多层次模型进行的生态（集体）分析也将有高资产和具有志愿协会成员资格定义为高社会资本，并将其与州[20]和社区[16]的死亡率降低联系起来。在中国的研究中，社会脆弱性指数通常包括的因素有：已婚；良好的配偶关系，良好的财政状况，受过高等教育，能看电视或听广播，可以阅读报纸、书籍或杂志；可以玩纸牌、象棋或麻将，这些都被列入保护指数。在多变量模型中，它们减轻了由衰弱指数赋予的一些风险。

认知功能减退和痴呆

在一项对康涅狄格州纽黑文市的 2812 名老年人的研究发现：脱离社会与 3 年、6 年和 12 年的认知功能下降有关，认知功能下降的定义是在 10 项简易精神状态问卷中向低级别的表现过渡[50]。Macarthur 在 7.5 年里对于健康老龄化的研究发现：更好的社会情感支持能够获得更好的认知功能，认知功能是通过对语言能力、抽象能力、空间能力和回忆能力的测定来评估的[51]。在 2468 名年龄在 70 岁及以上的 CSHA 研究参与者中：高社会脆弱性导致了 5 年内有临床意义的认知功能下降的发生率增加了 35%（改良简易精神状态检查[3MS]下降了 2.5 分）[53]。对瑞典 Kungsholmen 的 1203 位老年人的研究发现：通过 3 年的随访，社交网络（包括婚姻状况、生活方式、与朋友和亲属联系）受限使人们患痴呆的风险增加了 60%，尽管随着社会交往的增加痴呆的发病率正逐步地减少[31]。

通过系统回顾发现，身心休闲活动中强有力的社交网络和社会参与和痴呆的发病率降低有关[54]。经过超过 15 年的随访，一项对美国 9704 位老年妇女的研究发现：丰富的社交网络（符合在 Lubben 社交网络量表的前 2 条）与维持最佳认知功能（即，没有经历与年龄有关的认知下降）有关[55]。孤独与老年人低水平的认知基础有关，孤独可导致认知功能快速下降、可使诊断阿尔茨海默病的风险增加一倍等[56]。有趣的是，当对两者分别进行研究时，感到孤独比独处更容易导致痴呆[57]。对西班牙老年人 4 年的研究发现：社会互动和社会参与降低了方向和记忆力下降的可能性[58]，并且更好的社会资源（社交和参与）同样与老年人认知功能下降的减少有关[59]。

已经有研究表明 SES 水平与晚年认知和认知下降有关。一项对 2574 名年龄为 70～79 岁老年人的健康、衰老、身体结构的研究发现：SES 低（以教育、收入和资产来衡量）与认知功能下降有关（在 3MS 中，4 年下降 25%），这些认知障碍需排除疾病并发症[60]。在一项针对复杂记忆任务和事件相关脑电图（EEG）电位的研究发现，在执行复杂记忆任务时拥有高 SES 的老年妇女（65 岁以上）和年轻女性表现相似，而且高 SES 老年女性利用了神经代偿机制，这是较低 SES 人群和年轻人群所没有的[61]。对 6158 名 65 岁及以上的芝加哥老年人健康和衰老的研究表明：年少时的 SES（个人的家庭和出生城市）与晚年的生活认知功能有关，但与随后的衰退率无关[62]。英国老龄化纵向研究（ELSA）的一份报告发现：社区的 SES 与独立于个体 SES 的认知功能有关[18]。高龄资产老人的资产和健康动态（AHEAD）研究表明，利用分层线性模型，美国 70 岁及以上的老年人的社区受教育程度与认知功能有关。除了个体因素之外的独立因素，包括社区人群受教育程度和收入，这些使学者们得出结论：促进大众教育可以帮助老年人维持认知功能[63]。

功能下降和依赖

在超过 9 年的随访中发现，老年人社交水平的减少增加了失能程度[通过日常生活活动（ADL），自理能力和上、下肢的功能是否受限来衡量][6]。对在佛罗里达州的三个退休社区的 1000 名居民社交活动的研究发现：在超过 8 年的随访中，社交丰富的老年人（72 岁以上）自我认为的失能的发生时间延后出现[64]。对英国的健康调查横断面研究发现：通过群体参与、社会支持和信任互惠等方式进行的社会参与与社区居民功能障碍减少相关。照顾机构居民的群体参与功能障碍之间的关系也具有统计学意义[65]。各国的社会条件也影响社会环境与失能之间的关系。在SHARE 研究中，社会脆弱性与功能的关系因社会福利模式不同而不同；在具有大陆和地中海社会福利模式的国家，社会脆弱性可以预测失能的发生，但在北欧国家却不能[48]。

活动功能

各种社会因素与跌倒以及随后产生的损伤相关。例如，澳大利亚的一个基于人群的研究发现：较低 SES 的老年人、独自生活的人，家里需要维修的人更有可能跌倒[66]。另一项研究发现：目前已婚，在同一个地方生活了 5 年以上，有私人医疗保险，参与社会活动，是髋部骨折的保护性因素[67]。老年人中的这些相关因素与一般人群是一致的[68]，其中，较低的 SES 与各种意外伤害、死亡相关。在 ELSA 中，社区级剥夺与事件自报时的行动困难和步行速度受损有关，而与个人 SES 和健康状况无关[19]。

机构养老

由于该领域的大部分研究是使用社区抽样调查完成的，因此缺乏一些对养老机构的研究。然而，严重缺乏社会支持与居家养老的概率有较高相关，是居家养老的风险因素[69,70]。社会因素和社会脆弱性如何影响养老机构内老年人的健康，仍需进一步研究。对英格兰健康调查的横断面分析发现：养老机构内老年人的社会资本与健康有联系，但这种联系通常比社区居住老年人弱，这表明社会资本的重要性可能会根据生活环境的不同而有所不同。

心理健康

在一项针对英国成年人的研究发现：低感知社区社会资本和高度的社会脱节与心理和身体疾病的发病率相关[71]。研究还发现，尽管社会关系对每个人的保护作用并不一致，但心理健康与社会关系的强度和性质有关[72]。例如，一项针对 1714 名古巴老年人的研究发现：社交网络（特别是以儿童和大家庭为中心的）与女性抑郁症状的减轻有关，而结婚和非独居可减少男性抑郁症的发生[73]。社区居住的老年人、社会支持、群体参与、相互信任和互惠都与更好的心理健康状态相关，这是通过一般的健康问卷来验证的，该问卷已被证实能检测轻度精神病的发病率。社会支持也与居住在养老院老年人精神病发病率的降低有关[65]。在英国，75 岁及以上的老年人中，社区的低 SES 和高人口密度与抑郁和焦虑有关，但在本研究中，社区 SES 的影响是由个人 SES 和健康因素来解释[74]。

健康自我评估

SES（充足的收入和教育）与老年人更好的健康自我评估密切相关[75]。在说瑞士语和芬兰语的双语地区，个体层面的社会资本（包括宗教参与、信任和能提供帮助的朋友）与成年人更好的健康自我评估相关[76]。美国两大（N=167259 和 21456）个人层面对健康影响的多层次分析发现：社区层面的高度社会信任和加入志愿者协会也能使成年人有较好的健康自我评估状况[15,17]。对英格兰 1677 名社区居住的老年人进行健康调查发现：更高水平的社会支持、组织参与、相互信任和互惠能形成一个更好的健康自我评估状态[65]。在对美国 70 岁及以上的老年人 AHEAD 的研究中发现：社区层面的 SES 低（包括贫困、失业、受教育程度低、依赖公共援助）与差的健康自我评估相关，与个体层面的健康水平和 SES 因素无关。社区层面的属性不是心血管疾病及功能状态的独立危险因素，但和健康自我评估之间存在相关性[77]。

衰弱

加拿大对老年人的一项研究发现：社会地位（教育和收入）与衰弱的程度呈梯度关系（而不是临界值）[78]。另外两个对加拿大老年人的研究表明：社会脆弱性与衰弱呈中度相关，但两者是不同的。衰弱和社会脆弱性都是造成死亡的独立危险因素[33]。在 70 岁及以上的中国人口中发现了几个决定衰弱的社会因素：包括低 SES（职业类别和收入不足），与亲属和邻居几乎没有联系，社区和宗教活动参与程度少，社会支持低[79]。对墨西哥美国老年人的前瞻性队列研究发现：社会支持程度低是心肌梗死后衰弱发展的独立预测因子，并且能够导致未来衰弱程度的增加[81]。社会支持和适应能力的提高将会使那些无家可归的中老年人的衰弱程度降低[82]。在国际层面上，欧洲的平均衰弱程度与国家经济指标相关，例如国内生产总值（GDP）[83]。

社会因素影响健康的机制

已经提出了很多机制来解释社会因素如何影响健康。一般来说，这些机制可分为四类：生物和生理类，行为类，物质类和心理类。神经生理学和神经解剖学的研究也有助于了解社会因素与健康之间的关系。

生理因素

长期持续的应激反应通过复杂的内分泌调节系统对健康产生强大的影响，使组织和器官功能下降。各种动物研究已经发现了应激反应对下丘脑-垂体-肾上腺轴的影响。社会孤立大鼠的高糖皮质激素水平加速衰老的过程，包括海马细胞丧失和认知障碍[21]。社会支持也与人类和动物的免疫功能有关，社会隔离和孤独损害免疫能力，即使在健康的医学生中也是如此[21]。

行为因素

社会经济的不平等（包括就业、受教育机会）和社交网络、社区的规范和准则可能影响健康相关行为，如饮食、吸烟、药物使用和锻炼。这可能部分解释了社会对健康的影响。然而，许多对这些行为的研究发现：社会环境对健康产生了额外的独立影响[15,21,44,45]。

物质因素

SES 和社会支持明显影响获得商品和服务的机会。获得途径有三种方式：通过财务资源（你有什么）、社会地位（你是谁）和社会接触（你知道谁）。那些有经济能力和高社会地位的人可以选择健康的生活方式（如均衡的饮食，锻炼的机会，避免吸烟和药物滥用），并获得卫生保健服务。如果没有这样的资源，这些服务可能是很难获得。还有一些强有力的系统性和社会因素使边缘化个人和群体继续受到社会排斥，那些拥有强大社会支持资源的人可以在他们需要的时候得到财务和工具支持。

心理因素

自我效能和适应能力对健康有重要影响，这可能是社会因素影响健康的潜在心理机制[21]。缺乏自我效能（一个人对自己的能力信心不足）与害怕跌倒有关，与老年人的重要身体功能和自理能力有关[84]。研究发现低自我效能将会造成老年人身体功能下降[6]。社会支持和参与可能使一个人的自我效能和自信心增加。

神经生理学和神经解剖学

对神经系统疾病患者的研究可以加深我们对大脑和神经系统功能的了解。前几个段落讨论了社会环境影响健康的潜在机制，在这里我们反过来考虑；通过研究患有神经系统疾病（包括痴呆）的人，我们可以更多地了解大脑如何影响社会因素，如社会参与、参与社交网络、对他人的信任等。例如，有些患痴呆的人变得孤僻、冷漠、怀疑和缺乏信任，或者有影响其社会功能的其他人格变化。研究病灶的部位和功能（通过影像学和传统的神经病理学方法）有助于阐明社会功能和社会环境与健康之间的联系。这一领域尚处于初期阶段，举一个例子，在额颞叶痴呆（通常表现为人格改变和社会功能问题）已被证明与右侧眶额皮层体积呈正相关，与左眶皮层容积呈负相关[85]。除了额叶在社会行为中的作用，

其他大脑结构也参与对社会行为的影响，特别是在面对复杂的内部调节时。例如，海马由于具有灵活的认知使其拥有重要的社会影响力。鉴于海马在记忆中的作用，使其与痴呆中的社会行为研究有关[85]。动物实验也有助于这一领域的研究，动物的研究表明，四个不同品种的鬣狗被放置在日益复杂的社会环境中，鬣狗的额叶皮质的体积（由内部测量他们的头骨）与社会关系的复杂性成正比，具有最复杂社会关系的鬣狗额叶皮质体积最大[86]。

衰弱、排斥和"代理人的沉默"

由于很多原因，使对衰弱和认知功能受损老年人的研究面临着严峻的挑战，这些原因包括被研究排除在外、依赖代理信息、对社会状况和 SES 的不准确评估，以及对知情同意权的争议。如果抽样调查不包括养老院（这种情况很常见），或者无法自己回答的人不纳入调查，那么大部分衰弱的老年人就会被排除在基础人口研究之外。即使通过使用代理人努力地去包含这些群体，但主观报告和个人既往细节可能缺失或不可靠[11,65]。

这种所谓的"代理人的沉默"使对衰弱老年人的研究面临着巨大的挑战，因为那些衰弱老年人的信息往往是最难收集的，特别是那些生活在养老院，家里无法填写既往生活细节的老年人。社会支持和社会互动对衰弱老年人的健康影响更为明显，因为他们更需要家人和朋友的关心和鼓励，社交可以改善他们自理能力和身体功能。因此，在那些他们被排除在外的研究中，社会因素对健康的影响力可能会被低估。

政策的影响和干预的潜力

虽然很少有干预研究涉及减少社会脆弱性和健康研究结果，但是一些研究确实在这方面做出了贡献。例如，有证据表明，参与一些志愿者团体有助于缓解功能衰退带来的负面心理影响[87]。在由志愿者提供社会支持的干预试验中，其结果喜忧参半，可能是因为接受度有限[88]。有大量的文献和有组织的同行支持小组的临床经验，例如，那些通过各种特定疾病组织提供的小组。然而讨论这些已经超出了本章的范围。

社会干预可以通过设计老年住房来改善老年人的健康。越来越多的证据表明，社会参与和与邻居的互动能够改善健康，这些通常是通过对住房的开发和设计、建造和翻新设施而形成的。Cannuscio 和他的同事认为这种老年住房重新设计是一种有前途的社会资本投入，可以延缓老龄化人口的发展[28]。长期照护设施应该设计得有利于居民之间的互动和社区内的互动。居民的房间有长长的走廊，那些行动障碍的人无法进入，这时可以将共同区域建成房间[29]。从独立居住到全面照护，这种照护

环境的改变能够加强社区凝聚力和减少住宅流动性，住宅流动性会对社会关系的形成造成负面影响[14,28]。大规模的社区规划也可以帮助解决老年人所面临的流动性和社区互动问题。人行横道足够宽、能够承载轮椅的重量、允许安全穿行的交通信号灯周期足够长，以及便利的公共交通和当地居民区服务的可用性，这些是对各个年龄段人们的健康都有益的策略。国家和国际正在采取策略解决这些问题，这些问题是世界卫生组织的关爱老人世界项目的核心[89]。

理解社会脆弱性使人们懂得如何应对灾难。衰弱和缺乏社交的老年人在灾难中受到伤害的概率很大，因此，很多人对于了解风险程度有很大的兴趣。即使如此，但还是很少有这方面的研究是专门针对老年人的。

结　论

虽然需要进一步的研究来阐明社会环境和老年人健康之间的关系，但社会因素的影响越来越明显。本章已经阐述了各种社会因素与健康的关系，以及他们与总体社会脆弱性概念的关系。也已经讨论了老年医学中重要健康结果之间的具体关联，包括衰弱。

社会脆弱性的缺陷积累方法有许多优点，包括理解社会对健康的连续性影响以及与衰弱作用有关的理论基础，同时考虑不同领域的社会因素,在社会生态学框架内进行合理定位，以及临床应用的巨大潜力。例如，社会脆弱性的社会生态学框架为结构化方法提供了有用的基础，以应对急诊医院的社会入学挑战[91]。从老年医学照护的临床服务角度来看，社会脆弱性不仅在于个人有哪些缺陷，而且在于这些缺陷如何干扰其社会环境、个人健康或功能状态，从而使其容易产生不良后果。因此，综合衡量社会脆弱性是一个有用的和潜在的临床相关起点，有助于概念化在临床照护过程中遇到的老年人社会环境问题。这需要对这些衡量社会环境的方法进行临床操作和测试。

关键点
● 社会因素对老年人的健康至关重要，特别是在衰弱的身体条件下。
● 社会环境复杂；对社会脆弱性的缺陷累积的方法，通过同时考虑多个社会因素，并将社会脆弱性表达为梯度，来包含这种复杂性。
● 社会生态框架有助于评估从个人到家庭和朋友、同龄人、机构、邻里、社区和整个社会的各个层面的

社会因素的贡献。
● 了解老年人的社会状况对于预测健康结果，以及规划照护和社区支持等实际目标都很重要。

（邹小方　译，王晓丽　校）

完整的参考文献列表，请扫二维码。

主要参考文献

3. Baum FE, Ziersch AM: Social capital. J Epidemiol Community Health 57:320–323, 2003.
5. Kawachi I, Berkman LF: Social cohesion, social capital, and health. In Berkman LF, Kawachi I, editors: Social Epidemiology, Oxford, England, 2000, Oxford University Press, pp 174–190.
9. Marmot MG, Shipley MJ: Do socioeconomic differences in mortality persist after retirement? 25-year follow-up of civil servants from the first Whitehall study. BMJ 313:1177–1180, 1996.
13. Grundy E, Holt G: The socioeconomic status of older adults: how should we measure it in studies of health inequalities? J Epidemiol Community Health 55:895–904, 2001.
18. Lang IA, Llewellyn DJ, Langa KM, et al: Neighborhood deprivation, individual socioeconomic status, and cognitive function in older people: analyses from the English Longitudinal Study of Ageing. J Am Geriatr Soc 56:191–198, 2008.
27. Putnam RD: Bowling alone: The collapse and revival of American community, New York, 2000, Simon & Schuster.
30. Andrew M, Keefe J: Social vulnerability among older adults: a social ecology perspective from the National Population Health Survey of Canada. BMC Geriatr 14:90, 2014.
31. Fratiglioni L, Wang HX, Ericsson K, et al: Influence of social network on occurrence of dementia: a community-based longitudinal study. Lancet 355:1315–1319, 2000.
38. Cosco TD, Prina AM, Perales J, et al: Operational definitions of successful aging: a systematic review. Int Psychogeriatr 26:373–381, 2014.
42. Mitnitski A, Song X, Rockwood K: Improvement and decline in health status from late middle age: modeling age-related changes in deficit accumulation. Exp Gerontol 42:1109–1115, 2007.
47. Andrew M, Mitnitski A, Kirkland SA, et al: The impact of social vulnerability on the survival of the fittest older adults. Age Ageing 41:161–165, 2012.
48. Wallace L, Theou O, Pena F, et al: Social vulnerability as a predictor of mortality and disability: Cross-country differences in the Survey of Health, Aging, and Retirement in Europe (SHARE). Aging Clin Exp Res 27:365–372, 2015.
49. Wang C, Song X, Mitnitski A, et al: Effect of health protective factors on health deficit accumulation and mortality risk in older adults in the Beijing Longitudinal Study of Aging. J Am Geriatr Soc 62:821–828, 2014.
50. Bassuk SS, Glass TA, Berkman LF: Social disengagement and incident cognitive decline in community-dwelling elderly persons. Ann Intern Med 131:165–173, 1999.
54. Fratiglioni L, Paillard-Borg S, Winblad B: An active and socially integrated lifestyle in late life might protect against dementia. Lancet Neurol 3:343–353, 2004.
78. St John PD, Montgomery PR, Tyas SL: Social position and frailty. Can J Aging 32:250–259, 2013.
79. Woo J, Goggins W, Sham A, et al: Social determinants of frailty. Gerontology 51:402–408, 2005.
82. Salem BE, Nyamathi AM, Brecht ML, et al: Correlates of frailty among homeless adults. West J Nurs Res 35:1128–1152, 2013.
83. Theou O, Brothers TD, Rockwood MR, et al: Exploring the relationship between national economic indicators and relative fitness and frailty in middle-aged and older Europeans. Age Ageing 42:614–619, 2013.
89. World Health Organization: Age-friendly world. http://agefriendly world.org/en. Accessed February 3, 2015.

第31章

衰老人格与自我：多样性和健康问题

Julie Blaskewicz Boron，*K. Warner Schaie*，*Sherry L. Willis*

人格可以被定义为一种思想、感情和行为的模式，这种模式塑造了一个人与世界的联系，将一个人与另一个人区别开来，并随着时间和环境的变化而显现出来[1-3]。人格受到生物、认知和环境因素的影响，包括文化和群体的影响。人格研究的理论方法与研究者们试图描述和解释结构宽度一样，是变化的。然而每一种方法从不同程度强调了稳定性和个体随着时间和环境的变化而发生改变。

人格的影响贯穿一个人的一生，涉及每一个领域，包括个人的、职业的、精神上的、生理的。当然，人格特征直接或间接地影响健康状态、健康行为及行为与卫生保健之间的相互作用。没有单个章节能充分浓缩这么丰富的经验和理论研究，本章将简要概述阶段模型、特质理论和人格的社会认知方法，我们关注的是具有正常认知状态的老年人的人格发展，而不是痴呆继发的人格改变。

本章每一部分都包含 4 个方面。首先，从 3 个主要的研究方法（阶段、特征、社会认知）角度，分别介绍关于成人人格的稳定性和成熟性及环境变化的最新研究，主要集中于纵向数据的研究结果。其次，对成人人格进行跨文化的比较，其中包括对最新的有关人格和衰老文献的独特解读[4,5]。再次，探讨人格健康的相关影响因素，主要集中于发病率和死亡率、幸福感、自我满足感、积极和消极影响、焦虑和抑郁。最后，讨论人格测量，并举例说明现有的评价手段。

人格阶段和自我发展

弗洛伊德（Freudian）理论

人格发展的精神分析方法建立在西格蒙德弗洛伊德理论的基础上。该理论包括 4 个部分：认识水平、人格结构、防御机制和性心理发展阶段[6,7]。弗洛伊德理论假定成人人格由三方面组成：①本我，遵循快乐原则，通常是无意识的；②自我，遵循意识境界的现实原则；③超自我，遵循所有意识层次的道德原则。3 种人格之间相互作用产生焦虑，焦虑必须通过不同的防御机制削弱。这些机制使个人行为焦虑的真正原因变得含糊不清。

尽管弗洛伊德特定的理论是人类对灵魂认识的逐渐深入的萌芽，目前在人格科学研究方面该理论得到的关

注较少[6]。弗洛伊德理论常提出非特异的假设，经不起科学的论证，无法达到预期的效果，而只是未知防御机制的结果。此外，如果假定性心理发育阶段相关的人格发展在青春期基本停止，那么弗洛伊德理论在老年学和老年医学领域的应用就会受限。

后弗洛伊德理论学家

相反的，一些后弗洛伊德理论学家将人格发展的概念定义为对现有人际或家庭问题持续关注的过程，是个人苦恼和应对模式的来源。Carl Jung 提出随着增龄，个体在男性特征（男性化）和女性特征（女性化）表现之间会达到平衡[8,9]。在不同文化差异中，增龄伴随的性别角色平衡的研究结果逐渐增多，支持了荣格的假说[2]。

Erik Erikson 的社会心理发展阶段学说是最著名的成人人格阶段理论。Erikson 的人格发展的 8 个阶段的排序是根据表观遗传学的理论进行的，意味着人格是以有序的方式，适当的速度在这些阶段间发展[3,10]。8 个阶段中的两个阶段描述了成年时期人格的变化。尽管身份危机发生在青春期，但决定"你是谁"是一个持续的过程，在整个成年期都有所反映，甚至在老年也是如此[11]。繁殖与停滞的中年阶段，个体寻找向下一代展示才能和经历的方式，超越了自我关注的识别和亲密的人际关系[5]。成功解决这一阶段将促进信任感的发展，关注下一代并保证社会不断发展。这个阶段若解决失败将导致自我消亡。

自我完善与绝望是 Erikson 自我发展的最终阶段，开始于 65 岁，直到死亡。这一阶段，个体从内心越来越关注并意识到死亡的接近。成功解决这一阶段将使个体在死亡之前回首人生，寻找生活意义，促进智慧发展。反之，如果回顾生命的过程总是关注那些负面的结果，无意义感和绝望便会接踵而来。

研究 Erikson 理论的困难在于，其主张所有阶段应按顺序面对，而且缺少如何解决发展危机后个体从一个阶段发展到下一阶段的内容。然而，文化和队列环境对成年人格的影响被最小化。一项持续 22 年的研究发现显著的年龄变化支持 Erikson 理论[12]。中年人表现出的情感和认知功能，与成功解决更多的发展危机的能力相一致。此外，Ackerman 等[13]发现，与年轻人相比，中年时期的传承关系更紧密。一些理论学家推测自我完善与绝望阶段将开启回顾生命的过程[14]。

生命回顾

生命回顾概念的建立是成人人格阶段理论缺乏实证研究的例外[14,15]。生命回顾是指发生于晚年的系统认知情感的过程，个体回忆思考他或她的人生经历，将不同事件整合为普遍的主题。生命回顾的重点在于回忆主要积极的人生经历，这就是怀旧。怀旧是通过促进持续的身份形成和自我延续、对生活的掌控感、生活的意义和连贯性、对生活的接受和和解，与成功的衰老联系在一起[16,17]。尽管这种成人人格发展的方法可以被概念化为一个认知过程，在这个过程中，身份从一个人的生活故事中浮现出来，但我们选择将它包含在阶段模型中，因为它最常被描述为发生在一个人的生命接近结束的时候。然而，应该承认的是，个人可能经历一个周期的生命回顾过程，这一过程贯穿成人一生，包括青年[18]和中年[19,20]。

阶段理论

阶段理论和多样性

很少有关于人格阶段理论的研究关注于不同的文化或种族和民族群体。大多数的阶段模型，如弗洛伊德的原始理论，建立在高度选择性的样本基础上。只有少数的有关生命回顾的调查研究能成功招募代表大众普遍兴趣的参与者[21-23]。跨文明的证据表明，生命回顾能够增强中国台湾老年人的自尊和自我满足感[24]，改善群居中国老年人的抑郁症状[25]，以及荷兰老年人的抑郁和焦虑症状[26]。人们亟待更全面地反映人群多样性的数据去证实生命回顾的普遍性和基本假设的推广价值。

阶段理论和健康

关于人格阶段研究和健康间联系的调查研究有限。一项关于生育力的研究发现，在生活中有更旺盛生殖欲的人日常生活损害会减少，10 年后的死亡风险也会降低[27]。然而，大多数研究都集中在生命回顾过程中。许多干预研究证实生命回顾与非特异性干预措施相比，对健康、自我满足感、幸福感和抑郁具有积极的影响。

一项有关老年人怀旧和幸福的最新 meta 分析显示，尽管怀旧与老年人的自我满足感和幸福感中等强度相关（效应值 0.54），但是生命回顾与自我满足感和幸福感的联系更密切[17]。所有积极和消极的重要生活事件，作为生命回顾中有代表性的因素，对老年人的幸福感的影响更显著。另一项由 Bohlmeijer 等进行的 meta 分析研究了生命回顾对晚年抑郁的影响[28]。结果揭示生命回顾和怀旧可能对老年人抑郁症状有一定的疗效。附加研究证实了生命回顾干预在减少老年人抑郁症状和提高自我满足感方面发挥着有益作用[29-33]。最近的一项研究关注了心理资源的影响，揭示了生活中的掌控感和意义感调节了消极回忆与心理上痛苦症状的关系，这与抑郁和

焦虑的关系一致[34]。最后，生命回顾计划的参与者与对照组比较，表现出更多的心理获益，包括增加的自主性、环境控制力、个人成长、与他人积极的人际关系、生活目标、自我接纳[35]。

测量的问题

困扰成人人格阶段理论实证研究的方法学问题在于，对心理测试可靠和有效的测量方法存在的可变性及局限性缺乏详细的说明。这些阶段理论的假定前提是人格的稳定性。然而，衡量人们如何通过提出的阶段发展，包括进化的顺序，以及非规范性生活事件是否可以导致人格的变化，都不是通过当前的测量方法来获取的，也未考虑年龄变化与队列差异[36]。最新的人格发展阶段方法包含接近生命尽头的生命回顾。Bohlmeijer 等注意到生命回顾作为干预治疗手段缺乏标准化的共识[17]。

在这项研究中，很多方法学都存在一个局限性，那就是从横断面研究中得出与年龄相关的人格变化的因果推断问题。由于增龄的影响或者队列差异，这些研究都能够观察到年龄相关的差异。然而，没有队列连续的数据，就不可能梳理这些影响。因此，尽管成人人格阶段理论具有直观的吸引力，但是其构成和方法学的含糊描述限制了其应用价值。

人格特质

与成人人格发展阶段方法不同，关于特质方法的实证研究在最近几年得到迅速的发展。人格的五大因素模型为描述人类数以百计的特质或个体差异提供了广阔的框架[37]。人格描述的多因素分析显示，5 个核心部分在大多数的生命阶段都有展示[38,39]。最常见的 5 种人格特征描述见于框 31-1。

早期研究显示人格成熟的变化发生在青年时期，直到大约 30 岁，此后人格具有内在稳定的特质[40-44]。然而，关于成年时的人格稳定性缺乏一致意见。成年时期人格是否保持稳定或变化的争辩取决于确定变化的不同标准。Roberts 和 Mroczek 描述了变化的不同形式，包括平均水平变化、秩序一致性、结构一致性和个体差异的变化[45]。稳定性研究最常集中于秩序一致性，而强调变化的研究聚焦于个体差异的变化。与横断面研究的结果一致[41]，纵向评估和 meta 分析[46]显示，直到70 岁老年人在神经质、外向性和体验开放性方面发生较小的年龄相关的减退，在随和与谨慎方面表现出年龄相关的增强（神经质的减退持续到 80 岁）。然而，这项研究经常被引用证明成人人格的稳定性。尽管表现出平均水平的变化，个体在人格领域继续保持他们的等级秩序[47]。其他研究团队的研究结果也证实了类似的稳定性[48-52]。

框 31-1 五大人格特质

1. 情感稳定性与神经质——焦虑、抑郁、情感稳定性、自我意识、敌对和冲动，与放松、平衡和坚定。
2. 外向性或精力充沛——群集度、独断、活动水平和积极的情感，与沉默、消极和保守。
3. 文化/智力或经历的开放性——想象力、好奇心和创造力，与浅薄、无感觉和愚蠢。
4. 随和或愉快——友善、信任和温情等特征被认为是愉快的或对他人有吸引力的，与敌意、自私和猜疑。
5. 谨慎或可靠——包含组织、责任感、野心、毅力和努力工作，与粗心、疏忽和不可靠性。

改编自 Goldberg LR: The structure of phenotypic personality traits. AM Psychol 48: 26-34, 1993

对个体变化速度差异性的研究证实了即使在成年时期人格也可能发生改变[53-57]。这些研究共同说明某些个体在人格特质上与其他个体比较，或多或少发生了变化。最近的研究试图探讨决定个体变化速度不同的因素。在一项为期 12 年的从中年到老年的纵向研究中，Mroczek 和 Spiro 发现队列中结婚和离婚的发生率、配偶的死亡和抱怨与人格的不同变化速度相关[55]。生活环境或其他环境资源的个体差异也被认为与个性的差异变化率有关，会影响总体健康状况[58]。社会支持、需求未满足、健康和精神需求代表了不同的生活环境，是老年女性变化速度差别的显著预测因素[59]。因此某些生活经历会影响人格。回顾人格稳定性或变化的研究时，综合考虑变化的不同含义和决定变化的因素是很重要的。

特质理论和多样性

横断面研究经常将生活在美国的非西班牙裔白人和生活在其他国家的人进行比较[60-62]。这些研究企图通过比较不同近代史文化中的成年人，评价环境对不同年龄人群的影响。采用 NEO 人格量表-R，McCrae 等研究了跨越 5 个不同国家文化的成年人人格特质的相似点，即德国、意大利、波兰、克罗地亚、韩国[61]。假定环境因素在成人人格发育中扮演重要的角色，将得出年龄变化的不同模式。相反，内在成熟的观点认为即使文化差异很大，也能表现出相似的年龄变化趋势。结果表明跨越文化差异，中年人在适应性和责任感上评分较高，而在神经质、外向性和开放性上比 18~21 岁的年轻人得分低。和谐对开放而言最强，对神经质而言最弱，只有两种文化（德国和韩国）复制了美国人的模式。

在美国成年人和中国成年人之间，采用加利福尼亚心理量表（California psychotogical inventory，CPI），与五大因素模型比较，发现了非常相似的年龄相关模式[60,62]。在 Yang[62] 的研究中，中国人的抽样样本要比美国人的年龄平均年轻 25 岁，而在美国人中年龄影响更小。同样地，Labouvie-Vief 等发现源自 CPI 的所有 4 个人格因素的高

度一致性：外向性、控制/标准定向力、灵活性、男性化或女性化[60]。不同文化的老年人群在外向性和灵活性上得分低，而在控制/标准定向力上得分高。中国人中的年龄差异表现得比美国人更多。最小的青年人组与最大的老年人组比较，文化差异更小。

总之，前述横断面研究的结果与我们之前的假设是一致的，人格存在普遍的内在成熟的变化[60-62]。然而，Yung 等报道，18~65 岁的人群中，年龄不能解释 CPI 量表超过 20% 的评分变异[62]。性别不影响这些横断面研究的结果。作者对环境因素的影响的阐述也不同。在 Yung 和 McCrae 的研究中[60-62]，作者坚持研究结果对历史队列研究的支持较少，是成人人格特质的横向年龄差异的主要决定因素。尽管意识到不同文化下人格特质的高度相似性，但是 Labouvie-Vief 也发现文化氛围和文化变化确实影响年龄和人格之间的关系[60]。

特质理论和健康

关于成人人格和健康的关系有大量的文献资料。神经质是最常研究的健康相关特质之一。神经质与对应激的反应性增加相关[63]，而高水平的个人管理或控制力是预防应激对健康影响的保护因素[64,65]。在最近的文献综述中，Hill 和 Roberts 记录了与人格特质相关的若干衰老的生理标志物。低水平的白细胞介素-6 影响炎症，C 反应蛋白对急性损伤有影响，并与增强的自觉性和降低的情绪稳定性有关[66]。Siegman 等从明尼苏达人格测验（Minnesota multiphasic personality inuentory，2-MMPI）中发现某些主导因素，是老年人（平均年龄 61 岁）致死性冠心病和非致死性心肌梗死发病的独立危险因素[67]。Niaura 等提出老年人中强烈的敌对情绪与肥胖的类型、向心性肥胖和胰岛素抵抗有关，这些将影响血压和脂代谢[68]。一项日本老年人的研究发现，外向性、觉悟性和开放性与 5 年死亡率呈负相关[69]。最后，许多研究证明了人格和死亡率之间的联系，高水平的神经质和低水平的责任感是死亡的危险因素[70-73]。

测量的问题

测量五大人格特质的手段丰富多样[74-76]。因素分析发现不管采用何种测量方法，结果显示人格 5 个方面起源的高度一致性[37]。然而，尚存在着多种方法学问题。人格研究中一个评估稳定性的新难题是人格研究的稳定性类型。队列和时间对纵向研究中特质一致性测量的影响至今未完全揭示[51]。性别角色差异研究表明年龄不像生活体验那样是个好的预测因素，而生活体验能够穿越时间，预测不同队列的男性和女性的人格特质[77-79]。因此，出生较早的人群能够在人生的早期形成始终如一的人格特质，这是许多社会/历史和寿命相关影响的结果。

对生理和环境变量对人格稳定性和变化的影响进行更深入的思考是至关重要的。尽管在单卵和双卵双胞胎

中观察遗传因素对人格发展的影响已经超过 10 年, 但没有一项研究说明遗传学能够在不同年龄段维持人格。关于环境因素的影响, 随着时间和年龄的增加个体可能面对更少的新体验[52]。因此, 人格因素的稳定性可能与个体生活的环境新鲜性逐渐减少有关, 而与遗传因素无关。最后, 早期特质相关的研究已经被初步阐明, 并受益于理论驱动方法。

人格的社会认知方法

研究成人人格和自我的社会认知方法着重于一个人对自我觉察的潜在稳定性和改变的过程, 并强调人格中必要的、适应性的调整作用。个人的自我意识通过内在因素和环境因素相互作用得以发展, 影响成熟的变化和人群的差异。尽管自我发展的内涵可能变化, 但由于将变化整合入自我概念中, 这个模型提出的机制是稳定的。因此自我发展作为一个动态的概念反映了一个人的身份、可能的自我感知、控制感和剩余寿命的感知。

身份与个人控制

Whitbourne 和 Connolly 描述了研究核心身份发展的一种全生命周期的方法。身份 (identity) 定义为个体不断发展的自我意识, 通过一种组织模式, 内在和外在的生活经历相互诠释[80]。身份包括生理功能、认知、社会关系和环境体验[81,82]。身份过程理论认为, 随着年龄的变化, 身份的变化是通过同化、适应和平衡而发生的[70]。健康老龄化包括整合关于自我的信息并实现同化和适应之间的平衡。与年龄、身份控制或个人掌控一样, 人们认为自己可以干预和影响生活结果的程度, 这也要求衰老个体将他们的信念与增龄相关的身体功能、认知、社会关系和环境经验的改变相适应。

Whitbourne 和 Connolly 在 40～95 岁老年人中调查了关于身份和生理功能变化关系的自我评价情况[83]。与其他年龄组相比, 在认知功能方面更专注于感知能力变化的老年人更可能运用个性同化 (即重新诠释与自我相符的经历)。在认知训练的临床试验中发现, 老年人在认知功能方面的个人控制增强, 这是归纳推理或处理速度方面的认知训练的作用[84]。因此, 身份的这个方面可能因经历而变化且可能会受到干预的积极影响。Sneed 和 Whitbourne 的另一项研究强调了同化对适应的重要性, Sneed 和 Whitbourne 在后续的研究中发现身份同化和身份平衡与增强的自尊相关, 而适应性会引起自尊的减少[85]。最后, 在一项身份和自我意识的研究中, 身份适应与自我反思和公众的自我意识有关[86]。

研究者对从寿命角度认识自我充满兴趣, 经常运用由 "可能自我们" 模型提供的理论框架[87]。"可能自我们" 的构成理论假定个体有不同方面的自我指导行动, 包括代表个体能变成的、希望变成的和害怕变成的自我。"可能自我们" 作为心理资源可能激发个体的和直接的未来行为。

Ryff 的研究提供了 "可能自我们" 定义的经验证据[88]。青年人、中年人和老年人被要求对他们的过去、现在和未来, 以及与自我接纳相关的理想自我、与他人的积极人际关系、人身自由、环境控制、人生目标和个人成长等做出评价判断。老年人与青年人比较, 更有可能下调理想自我, 更积极地看待自己的过去[88]。在老年期, 希望和恐惧的 "可能自我们" 可保持稳定达 5 年之久[89]。目标定位随年龄的增长而转变, 尤其老年人关注维持和预防损失, 这个定位与幸福感相关[90]。"可能自我们" 的目标定位的转换有助于 "可能自我们" 的知觉控制和稳定性。此外, 目标定位的转换反映了随着年龄的增长, 从专注于旨在改变环境的初级控制, 转变到尝试管理情绪或内部过程而不是外部过程的二级控制[91]。最新研究表明, 尽管两种控制能力都随着衰老增加了, 但是二级控制增加的幅度更大, 初级控制更能预测生活满意度[92]。然而, 在老年人中, 知觉的二级控制影响了知觉的初级控制, 从而间接影响了生活满意度水平。发展中的知觉控制与成年时期的主观幸福感有关[93]。

社会情绪选择理论

Carstensen 的社会情绪选择理论 (socioemotional selectivity theory, SST) 聚焦于成人为了调整知识型和情感目标而在社交世界做出的代理选择[94-96]。社会交流有目的、选择性的减少开始于成年的早期, 伴随一个人成长, 在选定的关系中情感亲密度保持稳定或增加[94-96]。当认为时间是无限的时候, 获取知识优先选择。当时间被认为是有限时, 情感目标假设为首位。老年人选择社会关系, 在社会关系中他们希望投资自己的社会资源, 并盼望互惠和积极的情感, 从而使社交网络实现最优化。据报道, 长期生活在老年社交网络中的人们会表现出更多的积极情绪和更少的消极情绪, 这些反过来又对日常的情感经历产生积极影响[97]。所以老年人社交网络选择性减少, 因为个体减少了与熟人的接触, 但试图保持与亲属和朋友的联系, 以显著增加对个人人生目标的情感依恋作用[94-96]。

对生命剩余时间的感知 (未来时间观念) 被假定为动机的基础, 年龄与时间意识相关[98]。感知结局在个性过程中发挥重要的作用, 这样的结局促进更强的自我接纳和减少对抽象理想的奋斗[88,99]。由于察觉到剩余生存时间的变化, 老年人表现出能更加面对当前现实, 而不是担心过去, 但与青年人相比, 对未来的关心减少[100]。与消极情绪相比, 这也与对积极情绪的关注增加有关。年龄不是自我察觉和社会目标间转化的偶然因素, 它与慢性衰老的剩余生存时间负相关。实验研究展现出基于年龄的观点转变的可塑性。当采用年轻人的观点时, 年轻人和老年人都显示出消极的反应, 而在采纳老年人观点时, 可以观察到两个年龄组的积极反应[101]。

社会认知理论和多样性

目前有关成人人格发展的社会认知方法研究中，文化或种族/人种多样性的实证调查很少。大部分社会情感选择性理论的横断面研究调查跨越不同文化的年龄差异的相似性，而不是文化差异。美国和中国老年人中积极影响的经历增加、负面影响的经历减少；然而，据报道美国老年人具有总体上更高的生活满足感，而可感知的家庭生活满意感对中国人的自我满足感更有影响力[102]。

Waid 和 Frazier 比较了老年西班牙语母语者和非西班牙、英语母语的白人[103]，希望的和恐惧的"可能自我们"中的文化差异表现出来，从本质上反映出个人主义（英语母语者）和集体主义（西班牙语母语者）间的传统差异。普遍的恐惧自我们包括对英语母语者的生理关系，对西班牙语母语者的关爱减少。通常为自我引用希望，包括西班牙语母语者面向家庭的领域和英语母语者的能力/教育领域的进步。因此"可能自我们"和控制者间的文化差异围绕着个人主义和集体主义文化产生差异。在中国台湾的样本中，关注于身体自我的"可能自我们"和参与体育活动密切有关[104]。

Gross 等认为年龄差异的一致性，表现在情感经历的主观叙述和不同文化的控制方面：挪威人、华裔美国人、非洲裔美国人、欧洲裔美国人和天主教修女[105]。所有组的老年人表现出较少的消极情感体验和更好的情感控制。同样地，Fung 等发现在美国和中国[106]的成年人中[107]，社会情感选择性是由于察觉生命有限的观点。在美国 2011 年"9·11"恐怖袭击和中国香港 SARS 暴发流行之后开展了一项察觉剩余生存时间的重要性的研究。通过调查这些事件前后的社会目标，Fung 和 Carstensen 发现，不管年龄大小，人们关注情感目标的动机增加了[108]。

社会认知理论和健康

一般而言，有关个性和自我的实证研究揭示了与生理健康结局的关系，而有关社会情感选择性理论的研究关注于情感结果。随着年龄增长，人们越来越多地从健康和生理功能方面定义自己[21]。一项对 60～96 岁老年人的研究显示，休闲娱乐对年轻老年人是重要的部分，而健康对高龄老年人是最重要的自我领域[109]。看起来成年人能有意识地管理他们的期望和社会比较过程，因此，尽管生理限制增加了，他们对自己的健康状态满意度没有减少。Zhang 和他的同事发现，如果提供给老年人包含情绪的而不是非情绪的信息，他们更有可能从事积极的健康行为改变[110]。假定老年人慢性疾病管理得以增强，制定健康相关目标以吸引情感目标是对晚年生活质量产生积极影响的重要途径。

"可能自我们"和感知控制的内容与主观幸福感、健康和健康行为有关。Hooker 和 Kaus 发现拥有健康领域的"可能自我们"与已报道的健康行为之间的联系更强，超过与健康价值的总测量间的联系[111]。此外，关注于健康和报道更多与健康相关的恐惧，使可能自我们的抑郁症状减少，表明老年时期健康优先的益处[112]。感知控制的稳定性为健康提供了保护作用。感知控制脆弱的老年人健康欠佳，功能状态差，拜访医生和需要住院的次数增加[113,114]。自我超越能力较高的个体不可能将自己评定为健康状况不佳或健康欠佳，而那些赞成更多可感知限制因素的个体很可能将其健康状况评估为差[115]。具有较高自我效能的个体，相信自己有能力控制自我和所处环境，能够以有利健康的方式解读和管理压力[116]。

从社会情感选择理论角度而言，与社交网络的消极交流对日常的情绪有负面的影响，如果经常遭遇这样的情况，将增加抑郁的发生概率，而积极的交流能中和缓解消极交流带来的不利影响[117]。

测量的问题

"可能自我们"和社会情感选择的研究结果的比较受到采用测量方法差异的限制。"可能自我们"的构成通过问卷调查测量[99]。相反，社会情感选择性理论建立在自我叙述，对婚姻关系的观察和在相似性判断基础上的潜在社会伙伴的卡片分类的基础上，其结果分类遵循多维标度分析[98]。

社会认知方法的优点是对人格发展的可解释过程的假设。识别特定的、可检验的过程，如个性同化、个性适应、"可能自我们"或社会情感选择将促进利用实证假设验证方法的理论的发展。

对晚年人格和自我方面感兴趣的社会认知研究者调查了强调老年人生长和发展的领域，有助于个体感受"可能自我们"、协作的需要和生命回顾的内容。

总结和未来方向

本章节复习了关于跨越成人寿命人格发展的心理学文献，探讨了成人人格研究的阶段、特质和社会认知方法。每一小节均回顾了已有的关于多样性和健康终点的文献。其中涵盖了特定评价方法的测量部分，总结出每一种方法的方法学方面的优势和劣势。

本章节介绍了许多对于人格概念化的重要问题。人格发展中的稳定性成熟变化和队列差异取决于所用的理论和测量方法。例如，特质方法中（如五大特质）的相对稳定性可能是多重人格特征集中的结果。在单一层面和集合层面对稳定性的研究必须调查人格是否依赖于遗传或生理因素。相反，更精确的特质（如平面）的测量受认知和环境（如队列）的影响更大。因此预测特定的个体特质不如五大人格集合体随时间的稳定性好。如特质理论章节所述，稳定性（如个体间的、平均水平、按顺序的）概念的准确把握很关键，有助于不同研究方法学得出结论的一致性。

为梳理环境和生理对稳定性和变化的影响，成人人格的横断面研究非常有价值。具有不同环境体验的相同年龄成年人的比较证实了人格环境影响的广度。然而，需要更多的研究阐明不同文化下高龄老年人的人格发展。此外，通过调查不同文化下健康对人格的影响为健康服务供应和预防干预措施的发展提供了非常宝贵的信息。

最后，将积累的有关人格的信息财富应用于提高生活质量的服务供应上非常有意义。驱使特定行为或选择（如医疗）的人格过程的识别是必要的。有利的证据证实人格特征能够影响健康状态和健康行为。例如，生命回顾的干预能成功地提升生活质量。采用社会认知方法研究成人人格发展、个性同化、个性适应和社会情感选择发现，将实现临终生命维持或姑息治疗的干预措施，促进保健计划的发展。

此外，应用干预研究不仅能增强服务供应，还能推动老年人自我认识的发展。例如，姑息治疗或临终关怀用于提供满足个人、生理或精神需要的服务，使社会情感选择理论包含现在时间定向和剩余存活时间。与生命回顾的联合能促进理论研究的发展，推动抑郁治疗方法的进步。迫切需要对痛失个体或职业关照的人群及对终末期或慢性疾病老年人的干预措施出现。现在正是应用我们已有的有关跨越整个年龄跨度的成人人格知识的时候，从而从积累的知识中获益并推动人格理论的发展。

关键点　衰老人格和自我

- 人格可以被定义为一种思想、感情和行为的模式，这种模式塑造了一个人与世界的联系，将一个人与另一个人区别开来，并随着时间和环境的变化而显现出来。人格受到生物、认知和环境决定因素的影响。
- 阶段理论包括弗洛伊德、Jung、Erikson。人格发展的精神分析方法包括4个部分：认识水平、人格结构、防御机制和性心理发展阶段。Erikson的人格发展8个阶段理论建立在成长中的人格按照有序的方式发展的观点基础上。只有少数调查人格阶段理论的研究聚焦于不同文化、种族/人种，或健康。
- 特质方法是现在标准的人格评估方法，有多种方式。五大人格特质包括：神经质、外倾性、经验开放性、宜人性和认真性。总之，横断面研究的结果与人格存在普遍内在成熟的变化的假定是一致的。尤其神经质与许多健康事件，包括应激、慢性疾病状态和死亡相关。
- 社会认知方法关注于个体的自我意识，通过内在的

和环境因素间的相互作用而发展。社会认知理论将生理健康和情感事件有机结合。
- 社会情绪选择理论聚焦于成人为了调整知识型情感目标而在社交世界做出的代理选择。在社会情感选择理论中，个体改变他们与环境的相互作用，以便优化的情感体验在未来的生活中优先排序。在成人人格发展的社会认知方法研究中，围绕不同文化或种族/人种的实证研究很少，现有的证据显示跨越不同文化同样具有相似的年龄差异。

（秦　宇　译，王衍富　校）

完整的参考文献列表，请扫二维码。

主要参考文献

1. Allport GW: Personality, New York, 1937, Holt, Rinehart, and Winston.
7. Freud S: Three essays on the theory of sexuality. In Freud S, editor: The standard edition, vol VII, London, 1953, Hogarth.
8. Jung CG: Analytical psychology: its theory and practice, New York, 1968, Vintage Books.
10. Erikson E: Childhood and society, ed 2, New York, 1963, Norton.
17. Bohlmeijer E, Roemer M, Cuijpers P, et al: The effects of reminiscence on psychological well-being in older adults: a meta-analysis. Aging Ment Health 11:291–300, 2007.
25. Chan M, Ng S, Tien A, et al: A randomised controlled study to explore the effect of life story review on depression in older Chinese in Singapore. Health Soc Care Community 21:545–553, 2013.
27. Gruenewald T, Liao D, Seeman T: Contributing to others, contributing to oneself: perceptions of generativity and health in later life. J Gerontol B Psychol Sci Soc Sci 67B:660–665, 2012.
32. Chippendale T, Bear-Lehman J: Effect of life review writing on depressive symptoms in older adults: A randomized controlled trial. Am J Occup Ther 66:438–446, 2012.
34. Korte J, Cappeliez P, Bohlmeijer E, et al: Meaning in life and mastery mediate the relationship of negative reminiscence with psychological distress among older adults with mild to moderate depressive symptoms. Eur J Ageing 9:343–351, 2012.
42. Costa PT, McCrae RR: Longitudinal stability of adult personality. In Hogan R, Johnson J, Briggs S, editors: Handbook of Personality Psychology, San Diego, CA, 1997, Academic Press.
46. Debast I, van Alphen S, Rosowsky E, et al: Personality traits and personality disorders in late middle and old age: do they remain stable? A literature review. Clin Gerontol 37:253–271, 2014.
57. Specht J, Egloff B, Schmukle S: Stability and change of personality across the life course: The impact of age and major life events on mean-level and rank-order stability of the Big Five. J Pers Soc Psychol 101:862–882, 2011.
58. Kandler C, Kornadt A, Hagemeyer B, et al: Patterns and sources of personality development in old age. J Pers Soc Psychol 109:1751–1791, 2015.
66. Hill PL, Roberts BW: Personality and health: reviewing recent research and setting a directive for the future. In Schaie KW, Willis SL, editors: Handbook of the psychology of aging, ed 8, San Diego, CA, 2016, Academic Press, pp 206–219.
69. Iwasa H, Masui Y, Gondo Y, et al: Personality and all-cause mortality among older adults dwelling in a Japanese community: a five-year population-based prospective cohort study. Am J Geriatr Psychiatry 16:399–405, 2008.
77. Schmitt DP, Realo A, Voracek M, et al: Why can't a man be more like a woman? Sex differences in big five personality traits across 55 cultures. J Pers Soc Psychol 94:168–182, 2008.

84. Wolinsky F, Vander Weg M, Tennstedt S, et al: Does cognitive training improve internal locus of control among older adults? J Gerontol B Psychol Sci Soc Sci 65:591–598, 2010.

92. de Quadros-Wander S, McGillivray J, Broadbent J: The influence of perceived control on subjective wellbeing in later life. Soc Indic Res 115:999–1010, 2014.

97. English T, Carstensen L: Selective narrowing of social networks across adulthood is associated with improved emotional experience in daily life. Int J Behav Dev 38:195–202, 2014.

101. Lynchard N, Radvansky G: Age-related perspectives and emotion processing. Psychol Aging 27:934–939, 2012.

102. Pethtel O, Chen Y: Cross-cultural aging in cognitive and affective components of subjective well-being. Psychol Aging 25:725–729, 2010.

104. Hsu Y, Lu F, Lin L: Physical self-concept, possible selves, and well-being among older adults in Taiwan. Educ Gerontol 40:666–675, 2014.

110. Zhang X, Fung H, Ching B: Age differences in goals: Implications for health promotion. Aging Ment Health 13:336–348, 2009.

112. Bolkan C, Hooker K, Coehlo D: Possible selves and depressive symptoms in later life. Res Aging 37:41–62, 2015.

115. Ward M: Sense of control and self-reported health in a population-based sample of older Americans: Assessment of potential confounding by affect, personality, and social support. Int J Behav Med 20:140–147, 2013.

第 **32** 章

生产性老龄化

Jan E. Mutchler，*Sae Hwang Han*，*Jeffrey A. Burr*

介　绍

人们越来越认识到，晚年生活的特点是生产力水平高，而不是多年的休闲和无所事事。生产性老龄化的概念包括有社会价值的有偿活动和无偿活动，这些活动是由成年人在生命历程的后期进行的。人们普遍认为，晚年从事有偿工作、志愿服务、非正式帮助、护理和承担隔代教养的角色等活动是生产性老龄化的标志。来自健康和退休研究（health and retirement study，HRS）的评估表明，超过一半的 65 岁及以上的美国成年人至少从事一项生产性活动，其中参与志愿服务和非正式帮助尤为常见。

生产性老龄化对社会及对参与者都有很大的影响。老年人的生产性活动被广泛承认，对整个社会，特别是对直接受益于这些参与的社会群体、社区和网络做出了重大贡献。老年人在无偿的生产活动中贡献了数百万个小时，其中许多有价值的服务如果不是老年人提供的，就需要支付费用。例如，Johnson 和 Schaner [1]对这些活动进行了美元估值，并估计在 2002 年，55 岁及以上的美国人仅通过志愿服务和护理就产生了 1620 亿美元的无偿活动。

同样，参与生产活动通常直接有益于参与生产活动的老年人。一些研究发现参与生产活动与避免疾病甚至延长寿命息息相关[2,3]。在这方面，"生产性老龄化"（参与具有内在价值并有助于其他人健康的活动）和"成功老龄化"（即老时健康、高效、积极参与）之间有明显的路径[4]。

本章的重点是对晚年生活中的生产活动的参与因素，这里称为生产性老龄化的前因，以及生产性老龄化的后果。在考虑前几个因素时，我们回顾了促进或抑制参与的个人层面因素，以及影响老年人参与机会的社会和文化因素。此外，在回顾生产活动的后果时，我们简要总结了社会层面的结果，我们特别关注参与生产活动有助于健康和幸福的科学文献。本书以前版本有 Robert N. Butler MD（被广泛认为是该概念的创始人）撰写的关于生产性衰老的章节。Butler 追溯到生产老龄化概念的产生，因为他认识到，老年人可以为今后的生活做出很大的贡献，然而，他们在以老龄歧视和偏见的形式参与方面却遇到了社会障碍。事实上，早在这个概念发展

的早期过程中，Butler[5]就提出将老龄歧视作为一种疾病来治疗，并以有生产力的老龄化作为一种补救办法。Butler 的见解及他为老年人所做的宣传，为重新设想晚年的生活和促进活动建立了一个框架，以此作为维护健康和福祉的手段。下面的讨论强调了这些见解的持久效用。

美国生产性老龄化的描述

关于生产性老龄化的研究文献强调了老年人常常进行的 5 种形式的生产活动：有偿工作、志愿服务、护理、非正式帮助和隔代教养。在本节中，我们描述这些活动，并提供最新的证据，说明参与这些活动与年龄和性别之间的关系。这里用来描述中老年人生产活动的数据取自 2010 年版的 HRS。HRS 包含美国 51 岁及以上成人的全国代表性样本。HRS 是少数几个包含关于所有 5 种生产活动形式的国家级信息的数据文件之一。描述这些特定活动中的一些其他信息来源是可用的，并且从 HRS 产生的统计数据可能不匹配从这些其他信息来源产生的统计数据，主要是由于研究设计的差异。读者在比较我们的数字和从其他来源生成的数字时应该记住这一点。

有偿工作

一些观察家认为，无论过去还是现在，老年人参加有偿劳动的能力是衡量生产力的标准指标。经济业绩的典型指标，如国内生产总值，忽略了老年人自愿活动和非正式贡献的估计货币价值。尽管劳动力参与的特殊年龄曲线，在中年晚期达到顶峰，此后又开始下降，相当多的老年工人仍然留在劳动力队伍中，一直持续到生命过程的后期[7]。我们估计，2010 年，约有 1800 万名年龄在 51～64 岁的成年人和 750 万 65 岁及以上的成年人从事有偿工作（表 32-1）。此外，预计在未来几年中，老年人将在劳动力中占更大的比例。据估计，在 2022 年，55 岁及以上的工人在劳动力中所占的比例将从 2012 年的 12%上升到 26%。从小时数据（表 32-1）可以看出，老年男性和女性在劳动力参与方面存在相当大的差异，男性在晚年进入劳动力市场的可能性大于女性。然而，最近的数据表明，男子参与率下降和妇女参与率上升，导致了性别差异有所缩小的趋势。

老年员工与他们的年轻同行相比，他们所从事的工作类型和所做的工作没有太大的差别，因为他们可以在大多数行业和职业中找到工作，这些行业和职业被广泛分类。然而，年长员工比年轻员工更有可能从事个体经营或兼职[9]工作。对于一些老年人来说，这些形式的就业可以作为分阶段退休战略的一部分，为同一雇主工作更少的工作时间，或在不同的雇主从事过渡工作，每一份工作都是从临时工作到完全退休的踏板。

志愿服务

志愿服务包括通过组织进行的无偿工作，旨在使他人受益。志愿服务与其他形式的生产性活动，比如非正式帮助或护理，可以区别开来，不仅是通过开展活动的正式组织结构，而且也针对那些得到帮助的人。通常情况下，志愿者与被帮助的人或群体没有合同关系，家庭关系或友谊关系[10]。从历史上看，志愿者工作被认为是老年人生产活动的一种重要形式，因为志愿者是退休老年人中少有的正式角色之一[11]。

与有偿工作类似，志愿服务显示了一种独特的生活方式模式，其中志愿服务的比例在中年时达到高峰，并在晚年的生活中有所减少[12]。2010 年，65 岁以上的 HRS 中约 36%的受访者报告参与正式志愿者活动，与中年成年人相比，这项活动的参与水平略低（42%）（表 32-1）。然而，与中年志愿者相比，老年志愿者在每个志愿对象身上投入的工作时间更长[12]。如表 32-1 所示，志愿者的性别差异是最小的。

非正式帮助

虽然志愿服务被定义为通过正式组织提供的无酬工作，但观察员一致认为，只关注在这些背景下提供的帮助，排除了老年人提供的重要非正式帮助[13]。因此，许多学者认为，非正式帮助行为是一种志愿服务的替代形式，这种服务是在公众的视野之外，并且是为了支持邻居、朋友和其他家庭以外的人[13,14]。与其他形式的生产活动相比，非正式的帮助相对来说还没有得到充分的研究。HRS 的证据表明，大部分中年人和老年人参与了非正式帮助（分别为 66%和 49%），在参与人数上，非正式帮助超过了正式的志愿服务（表 32-1）[15]。

隔代教养

"隔代教养"一词包括广泛的照料活动。其中包括偶尔照看孙辈，在多代家庭中承担补充或共同抚养的责任，以及承担养育一个或多个孙辈的主要责任[16]。最近报告表明，越来越多的老年人可能参与共同养育子女的过程：2011 年，约 700 万祖父母与他们的孙辈共同居住，这比 2000 年增加了 22%[17]。超过 270 万祖父母也被发现是孙辈的主要照顾者。此外，相当一部分年长的成年人偶尔也会加入到祖父母的行列中。如表 32-1 所示，大约 700 万名 51 岁及以上的祖父母提供了不只是偶尔照料孙辈的服务（如每年至少 50h）。尽管研究文献明确指出，祖母比祖父更有可能成为孙辈的替代父母。来自 HRS 的数据（表 32-1）表明 65 岁及以上的男性可能参与某些形式的隔代教养的比例高于女性。

表 32-1　按年龄和性别分组的生产活动参与率（从 2010 年健康和退休研究估算*）

	有偿工作[†]		志愿服务[†]		非正式帮助[†]		隔代教养[†]		护理[†]	
	人口百分比/%	数量[‡]	人口百分比/%	数量[‡]	人口百分比/%	数量[‡]	人口百分比/%	数量[‡]	人口百分比/%	数量[‡]
总计										
51~64	62.8	17 734	41.6	11 751	66.0	18 643	13.7	3 874	21.0	5 933
65+	19.8	7 488	35.7	13 517	49.0	18 562	9.3	3 528	15.2	5 743
男性										
51~64	66.5	8 281	39.74	4 949	71.67	8 926	10.4	1 292	17.9	2 219
65+	25.1	4 119	34.64	5 693	55.86	9 180	10.3	1 689	14.0	2 365
女性										
51~64	59.9	9 453	43.12	6 801	61.60	9 717	16.4	2 582	23.6	3 713
65+	15.7	3 369	36.45	7 824	43.71	9 382	8.6	1 839	16.1	3 379

注：基于 2010 年健康和退休研究的数据

* 健康和退休研究（HRS）是一个问卷调查，基于国家概率样本的 51 岁以上的成年人。有关详细信息，请参阅 http://hrsonline.isr.umlch.edu/

† 将来自 HRS 的以下问卷项目用于评估老年人的生产活动参与情况。有偿工作：目前你在做什么有偿工作吗？志愿服务：在过去的一年中你花多长时间来为宗教、其他慈善组织做志愿者？非正式帮助：在过去的一年中你花多长时间无偿帮助没有和你在一起生活的朋友，邻居或亲属

？ 隔代教养：在过去两年里，你是否花了 100h 或更多的时间照顾孙辈？护理：你多久护理一次患者或失能成年人？（如果受访者每月至少提供一次护理，则被视为护理人员）

‡ 如果以千计算，应答者权重用于产生代表美国人口的估计值

护理

护理是另一种形式的家庭内部生产活动,由于日益增长的对无偿护理工作的需求,它越来越受到关注。成年人中相当大一部分为父母、配偶、兄弟姐妹或伤残的成年子女提供照顾。约21%的中年受访者和15%的老年受访者表示,他们每月至少为另一名成年人提供一次照顾(表32-1)。与男子相比,妇女更有可能参与照料。与其他形式的生产活动一样,在护理方面,性别比较对所采用的测量方法非常敏感,不同的研究报告显示了不同水平的性别差异。

最近的一项研究表明,老年护理者与年轻护理者的区别在于他们参与护理的程度:65岁及以上的护理人员平均每周提供31h的护理工作,而年轻护理者则提供17h护理工作。与49岁及以下的护理者(3.7年)相比,年龄较大(65岁及以上)和中年(50~64岁)的护理者护理的时间更长(分别为7.2年和4.9年)。护理者与被护理者的关系也是按年龄分级的。65岁以上的护理者比年轻的护理者更有可能照顾配偶或兄弟姐妹,而年轻的护理者比年长的护理者更可能照顾老一辈的家庭成员,如他们的父母或他们配偶的父母[18]。

老年人从事生产活动的前提

参与生产活动是由老年人的个人特点和社会特点所决定的,而这些特点决定了人们对机会和义务的认识。以有薪工作为例,我们注意到,退休年龄是由影响能力和工作偏好的个人因素,以及造成障碍和抑制因素的社会因素组合而成的,包括私人和公共养老金条款。个人特点和资源可能减少继续工作的可行性或能力。例如,老年人面临更大的失能风险,可能使得持续的有偿就业更具挑战性。老年人认知功能下降的风险也更大,这反过来又降低了在晚年继续工作的可行性。此外,老年员工在几十年前积累的培训和技能可能降低了他们在劳动力市场上的价值,降低了他们的就业能力。许多老年人喜欢兼职工作,然而,在符合他们经验的职业中从事兼职工作并获得公平报酬的机会往往有限[9]。

职场中的年龄歧视对老年人找到适当工作产生了消极影响,甚至可能使一些人根本不愿意找工作[19]。如Butler[6]所述,许多雇主未能利用老年人的成熟度和以前的工作经验,因为他们误认为老年工人缺乏灵活性,缺乏学习新技能的能力。在美国,按年龄分级的社会保障福利影响了老年人对工作的决定。在近代历史上,62岁(相对于社会保障福利方面被指定为提前退休)和65岁(可以领取全额退休福利的年龄,1938年前出生的)的劳动力参与率大幅下降,证明了在某些种程度上一些政策鼓励无偿性工作行为。为了保障社会保障制度的偿付能力,美国国会实施了一系列措施提高获得全面社会保

障福利的年龄。有资格的年龄取决于出生年份,例如,1960年或以后出生的人,在67岁之前没有资格领取全额抚恤金[20]。

根据最近的一次Gallup民意调查,美国的退休年龄从2002年的59岁上升到2014年的62岁,这与长期趋势相反。随着婴儿潮期间出生的人群达到退休年龄[21],老年劳动力参与率的增长可能还会继续。预期由于人口结构的变化,年轻工人短缺,老年人的失能率下降,公共和私营部门的退休金水平在生活费用方面日益不足,以及雇主对创造灵活工作方面的兴趣增强,可能有助于老年人今后更多地从事有偿工作。事实上,AARP收集的证据表明,美国大多数未退休的婴儿潮一代都期望在退休后至少从事兼职工作[22]。

如上一节所述,其他形式的生产活动也是按年龄分级的。老年人的志愿服务比例,非正式帮助亲属、朋友和邻居,照顾生病或失能人士,照顾孙辈的比例低于中老年人(表32-1)。虽然其中一些活动的差异不大。一些研究证据表明,放弃有偿工作的责任,完成建立年轻家庭的义务,使老年人为社区和整个社会做出贡献提出了机会。影响人们参与非有偿生产活动的可能性因素包括人力资本(教育、工作经验),以及健康和工作能力[23]。那些拥有更多教育、更高收入和更高财富的人更有可能参与正式的志愿服务。健康状况不佳可能成为从事无酬活动的障碍,就像从事有酬工作一样。例如,有严重身体失能或认知障碍的老年人不太可能从事无偿的生产性活动[24]。然而,健康和失能的影响在一些无偿的工作中并不明显,特别是在工作要求不高和时间灵活的情况下。

另一个决定老年人参与无偿生产活动的重要因素是社会网络的规模和组成。成年人往往通过参与社会网络而参与无偿的生产活动;相反,参与这些活动有助于加强和扩大老年人的社会支持。参与生产活动是建立社会资本的基础,社会资本的定义是通过社会关系发展的潜在支持储备。例如,在正式志愿服务工作中,志愿服务的两个关键预测因素包括结婚(特别是配偶中有一方是志愿者)和只是由朋友、家庭成员或其他熟人邀请参与。非正式帮助通常包括贡献时间帮助不与老年人一起生活的家庭成员(包括成年子女、兄弟姐妹、朋友或邻居)。而成年人几乎总是被他们对父母、配偶或其他亲属的亲密依恋所吸引。因此,融入社交网络有助于老年人认识到他们也有机会进行富有成效的参与;此外,他们的参与可以加强现有的关系,并从此产生新的关系。

除了老年人的特点之外,其他因素也决定了他们参与生产活动的程度。更广泛的环境特征,包括社会和政治因素,影响到一系列活动的选择。因此,晚年从事生产性活动的可能性并不仅仅是个人的内在动机和偏好。制度和社会影响决定了老年人的预期作用;反过来,体制特征可能成为参与的机会或挑战。

生产性老龄化的国际比较揭示了环境特征及其对老

年人行为的影响。最近对 11 个欧洲国家的生产活动（包括志愿服务、非正式帮助和护理）分析发现，参与率存在相当大的差异。例如，西班牙志愿服务的比例低至 3%，而在荷兰的志愿服务的比例高达 20%。西班牙的非正式帮助也很低（约 5%），但在瑞典接近 40%。西班牙和意大利的护理比例相对较低（约 3%），而比利时、瑞士和瑞典则为 8%～9%。在这些国家，参与性和个人特征（年龄、性别、教育和健康）之间的关联与美国记录的类似。社会塑造参与生产活动的能力的特点，以及提供照料活动程度的机会结构的差异，这是造成各国之间差异的原因。政府社会支出与志愿服务，非正式帮助和护理的可能性之间的积极关联是显而易见的，这表明"我个人的私人主动性似乎需要公众支持"。根据这些调查结果，报告得出结论，"文化上盲目的'一刀切'来促进社会参与和生产性老龄化的策略……不太可能成功"[25]。

晚年从事生产性活动的前提的科学研究突出了个人因素和社会因素的重要性，这些因素可能促进或阻碍参与。在个人层面上，参与的偏好（例如，更喜欢兼职）和参与能力（例如，失能的存在和水平）发挥作用。在社会层面，有意义的参与机会和障碍不仅影响有偿工作的程度，而且影响着参与护理和隔代教养等无报酬活动的程度。社交网络作为一种机制的重要性，老年人通过这种机制了解到参与的机会并参与其中。提高生产性老龄化水平的策略包括创造与老年人的偏好和能力相一致的工作机会，使老年人作为重要的社会资源。

老年人从事生产活动的重要性

在老年生活中保持生产力是成功老龄化概念框架的一个组成部分[26]。对生产性老龄化和福祉的关注直接体现在从衰老的医学模式的分段转变中，其中伴随的重点是身体的退化、衰弱和死亡，对于老年生活的看法，其特征是积极参与，对积极和消极结果产生广泛的影响，这是一个广义的定义。有偿工作至少在两个方面对老年人有影响。如果老年人希望工作并能找到有意义的工作，那么在精神上和社会上会获益更多。如果老年人发现他们的退休储蓄和养老金不足以满足他们所期望的生活方式，他们往往选择超过规定的退休年龄而继续工作，使他们在经济上受益。然而，当一个人在工作时宁愿退休，或当一个人的健康状况难以工作时，那么他可能对整体幸福感产生负面影响。我们把剩余部分的讨论集中在无酬形式的生产活动上，这在本质上反映了不同类型的帮助行为（志愿服务、非正式帮助、隔代教养、护理），如活动发生的地点，帮助者和被帮助者的关系，此活动该终止在哪里，都是不同的。

一些学术学科有助于我们理解为正式组织提供志愿服务和为家庭成员提供全面福利服务的影响。在美国的横断面研究和纵向研究中，志愿者与抑郁症水平较低、

生活满意度较高、自我评价健康水平较高有关。关于志愿服务对福祉影响的跨国工作在欧洲、亚洲和加拿大通常表现出类似的结果。将志愿服务和健康联系起来的跨文化模式的相对一致性表明这些结果的普遍性。志愿者与非志愿者相比，志愿者报告身体机能缺陷和失能的可能性更小。志愿者也不太可能肥胖（除了针对宗教机构的志愿服务[27]），他们具有较低的患高血压风险，并且具有较低的炎症风险[2]（通过 C 反应蛋白水平测量）[28]。目前研究的一些评论表明，志愿服务也与降低死亡风险有关[29,30]。

相反，一些护理角色与老年人的健康下降和死亡率的风险增加相关，这在很大程度上是由于老年人对所爱之人的照顾所付出的情绪、身体、心理和社会负担造成的[31]，照顾痴呆患者的负担和随之而来的对健康的损害尤其显著。然而，许多护理者并没有由于这种形式的生产活动的需求而承受过重的负担，并且可能由于能够提供护理而感到满意。一小部分护理者承受了足以损害其健康的负担，最新的研究表明，一些护理者的死亡风险低于非护理者[32]。这个发现可能是由于选择过程，即更健康者被吸引到护理中，但关于相互因果关系和选择性偏差问题的研究正在进行中。

相比之下，对剩余的两种生产活动，即祖父母和非正式帮助，对健康的潜在影响，我们的研究证据要少得多。现有的证据表明，当对祖父母的照顾活动要求较低且不涉及全职照顾时，祖父母的养育与幸福有着积极地联系。当老年人不与孙辈住在同一个家庭，有足够的经济资源，并与孙辈的父母有良好的关系时，隔代教养是一种积极的经历，促进祖父母的福祉。当祖父母关系与其他压力因素（贫困，拥挤的家庭，与父母、单身祖父母的冲突）结合时，健康状况可能会恶化（对于关于健康和祖父母关系的文献，见 Grinstead 等[33]）。

关于非正式帮助对福祉的影响，在少量公布的研究中尚无定论。一般来说，当考虑对健康衰退的其他解释时，非正式帮助在幸福模型中的作用在统计学上并不重要[34,35]。然而，最近的一些研究表明，非正式的帮助与更好的心理健康有关，需要进一步的研究来更好地理解这种形式的生产活动与发病率和死亡率及其他形式的福利（社会融合和社会资本、财政健康）之间的关系，在某种程度上这是老年生活中一种非常普遍的生产活动模式。

虽然生产性参与和健康福利之间的联系在科学文献中确立了，但生产性参与和健康之间的因果关系却是不确定的。我们的研究强调有成效的生产性参与能带来积极的健康结果，但一些研究也表明，健康也预示着参与有偿工作、志愿服务、非正式帮助、隔代教养和护理的能力[36]。毫无疑问，这两种因果过程都是显而易见的。尽管大多数关于生产性老龄化和健康的研究是基于观察性数据，但最近两项利用随机对照试验（randomized controlled trial，RCT）设计的志愿活动和幸福感的研究提供了证据，表明志愿活动是老年人[37]和青年人[38]中更好的健康状况的预测指标。因此，基于实验设计的研究结果与基于调查的广泛研究结果是一致的。使用 RCT 设计来评估其他形式生产性活动对健康影响的前景可能是有限的。因为参与护理、隔代教养和其他形式的帮助常常基于对亲近家庭成员的义务的感知，所以使用 RCT 设计测试这些健康后果是不可能成功的。

老年学家和其他观察员认识到，参与定义为"生产性"的活动可能不会为参与者带来明确的好处。一些学者认为，宣传这样的观念：即为了"成功地"衰老，有必要进行生产性接触，这对那些无法从事生产性接触的人，或对那些根本不希望进行这种接触的人产生了消极的后果[39,40]。老年人达到"第三阶段年龄"可能没有有偿劳动队伍中工作所需的身体条件。一些老年人缺乏继续工作、志愿服务或作为有效的护理者所必需的职业技能或身心能力。向他人提供长期照料或非正式帮助可能不是基于选择或自由意愿，而是被视为强制性的，会产生个人内部和人际冲突。对于那些不与孙辈同住的人来说，隔代教养可以被视为一种积极的经历，但那些不得不在家中抚养他们的孙辈而又不能将这些责任抛在身后的人，则不一定能从中受益。在老年的生活中被贴上"无生产力"标签的潜在后果包括社会排斥、地位降低、侮辱自尊和经济压力。

尽管目前有关生产活动的个人健康影响的证据有限，而且对生产性老龄化概念的批评更为普遍，但我们对科学证据的解释表明，生产性老龄化的好处是明确和巨大的，对于那些他们得到老年人帮助和支持的人，以及依赖他们的贡献的宏观经济和社会制度来说，都是如此。生产性活动的好处往往是不可计量的，可能也是无法测量的，但对无偿活动的经济价值进行估计的分析人员能够了解老年人的贡献程度。例如，老年志愿者提供的服务的经济价值估计为 640 亿美元[41]，祖父母提供的护理的价值估计相当于 390 亿美元[42]。同样，老年人在家庭护理者中提供的护理服务中占很大一部分（占所提供的所有护理的 80%），2009 年这些护理者的价值为 4500 亿美元[18]。

总　　结

老年人的生产性贡献是相当大的。也许有令人惊讶的数量的老年人参加了有薪工作，研究人员推测，这样的比例将继续上升。即使在那些不为工资而工作的人中，许多人为重要的无偿活动贡献了时间和精力，这些活动使他们的朋友圈及他们所居住的社区受益。正式的志愿服务、帮助邻居和朋友、照顾失能的人和衰弱的亲人，以及帮助照顾孙辈是老年生活中常见的活动，会产生巨大的好处。通过更完整地记录老年人通过生产活动所做的贡献，就有可能误解老年人可利用的机会。理想情况下，这一努力不会侮辱那些不能或不感兴趣参与传统上被定义为生产性活动的老年人。

大量证据表明，至少在某些情况下，参与生产活动对于老年参与者是有益的。参与无偿的帮助活动（志愿服务、非正式帮助、隔代教养、护理）和有偿工作，与幸福的各种指标，包括社会融合和社会资本，身心健康和长寿等都有着积极的关系。然而，过多的生产活动和参与被认为是负担沉重的生产活动，表现出与几种形式的幸福形式存在着消极的关系。

需要对生产性老龄化与健康之间的关系进行更多的研究。了解多大程度的参与能够产生最大的利益，以及多大程度的参与会给参与者带来负担，是一个具有挑战性但有价值的目标。哪些群体在健康结果方面受益最大？哪些活动产生的益处最大，在什么"剂量"下？生产活动产生健康的机制是什么？这种机制可包括应激的减轻，改善皮肤生物系统（免疫系统、代谢系统），以及改善健康行为，例如，遵守医疗保健提供者的建议、减少吸烟、改善营养和适度饮酒。国家卫生机构和其他供资机构继续支持全球各地的研究，将有助我们更好地了解生产性老龄化及其对不同文化、不同政治环境和不同类型经济体福祉的影响。

生产性老龄化概念的创始人 Robert Butler[43]认为，老年生活中的生产性活动是消除社会中年龄歧视的关键。事实上，以前的年龄和老龄化模型正逐渐被关注活力、生产力和目标的新形象所取代。同时，尽管有高的生产性老龄化水平和许多生产性的老年人模型，如 Butler 博士，年龄歧视仍然存在，并随着老年人的年龄增长而创造和加强了他们所遇到的障碍。为了实现 Butler 博士的愿景，需要继续努力记录生产性老龄化对个人、组织和社会造成的结果。

关键点

- 生产性老龄化的概念涉及有偿和无偿的活动，这些活动具有社会价值，由成年人在老年阶段的生活中进行。人们普遍认为，老年阶段从事有偿工作、志愿服务、非正式帮助、照护和承担祖父母照料者的角色等活动，是生产性老龄化的标志。

- 老年人的生产性参与被广泛认为可以对整个社会，特别是直接受益于这些贡献的社会群体、社区和网络，作出了重大贡献。同样，参与生产性活动往往直接使参与其中的老年人受益。

- 关于老年人从事生产活动的前因后果的科学研究，突出了个人层面因素和社会层面因素的重要性。个人因素，如人力资本、健康和失能，以及个人社交网络的特点，可以影响其参与不同形式的生产活动的可能性。在社会层面，有意义的参与生产活动的机会和障碍不仅影响有偿工作的参与程度，而且影响着无偿活动的参与水平。

- 迄今为止的研究表明，参与生产活动和健康福利之间存在着联系。有大量证据表明，至少在某些情况下，从事生产活动与多种幸福指标呈正相关。然而，老年学家也认识到，参与定义为"生产性"的活动，可能不会为参与者带来明确的获益。

（栾宁 译，王晓丽 校）

完整的参考文献列表，请扫二维码。

主要参考文献

1. Johnson RW, Schaner SG: Value of unpaid activities by older Americans tops $160 billion per year, Washington, DC, 2005, Urban Institute.
2. Burr JA, Tavares J, Mutchler JE: Volunteering and hypertension risk in later life. J Aging Health 23:24–51, 2011.
3. Glass TA, de Leon CM, Marottoli RA, et al: Population based study of social and productive activities as predictors of survival among elderly Americans. BMJ 319:478–483, 1999.
4. Johnson KJ, Mutchler JE: The emergence of a positive gerontology: from disengagement to social involvement. Gerontologist 54:93–100, 2014.
6. Butler RN: Productive aging. In Fillit HM, Rockwood K, Woodhouse K, editors: Brocklehurst's textbook of geriatrics and clinical gerontology, ed 7, Philadelphia, 2010, Elsevier, pp 193–197.
9. Rix SE: Employment and aging. In Binstock RH, George LK, editors: Handbook of aging and the social sciences, ed 7, Amsterdam, 2011, Academic Press, pp 193–206.
11. O'Neill G, Morrow-Howell N, Wilson SF: Volunteering in later life: from disengagement to civic engagement. In Settersten RA, Angel JL, editors: Handbook of sociology of aging, New York, 2011, Springer, pp 333–350.
12. Cutler SJ, Hendricks J, O'Neill G: Civic engagement and aging. In Binstock RH, George LK, editors: Handbook of aging and the social sciences, ed 7, Amsterdam, 2011, Academic Press.
14. Burr JA, Mutchler JE, Caro FG: Productive activity clusters among middle-aged and older adults: intersecting forms and time commitments. J Gerontol B Psychol Sci Soc Sci 62:S267–S275, 2007.
15. Zedlewski SR, Schaner SG: Older adults engaged as volunteers perspectives on productive aging, Washington, DC, 2006, Urban Institute.
18. National Alliance for Caregiving, AARP: Caregiving in the U.S. 2009. http://www.caregiving.org/data/Caregiving_in_the_US_2009_full_report.pdf. Accessed January 16, 2016.
23. Mutchler JE, Burr JA, Caro FG: From paid worker to volunteer: leaving the paid workforce and volunteering in later life. Soc Forces 81:1267–1293, 2003.
28. Kim S, Ferraro KF: Do productive activities reduce inflammation in later life? Multiple roles, frequency of activities, and C-reactive protein. Gerontologist 54:830–839, 2014.
29. Anderson ND, Damianakis T, Kröger E, et al: The benefits associated with volunteering among seniors: a critical review and recommendations for future research. Psychol Bull 140:1505–1533, 2014.
30. Jenkinson C, Dickens A, Jones K, et al: Is volunteering a public health intervention? A systematic review and meta-analysis of the health and survival of volunteers. BMC Public Health 13:1–10, 2013.
35. Kahana E, Bhatta T, Lovegreen LD, et al: Altruism, helping, and volunteering: pathways to well-being in late life. J Aging Health 25:159–187, 2013.
37. Fried LP, Carlson MC, McGill S, et al: Experience Corps: a dual trial to promote the health of older adults and children's academic success. Contemp Clin Trials 36:1–13, 2013.
39. Estes CL, Mahakian JL, Weitz TA: A political economic critique of "productive aging.". In Estes CL, editor: Social policy and aging: a critical perspective, Thousand Oaks, CA, 2001, SAGE Publications.
41. Martin J: (2011). Senior volunteers: serving their communities and their country. http://blog.aarp.org/2011/09/20/senior-volunteers-serving-their-communities-and-their-country/. Accessed November 1, 2014.
43. Achenbaum WA: Robert N. Butler, MD: visionary of health aging, New York, 2013, Columbia University Press.

第2部分 老年医学

A篇　老年患者的评估

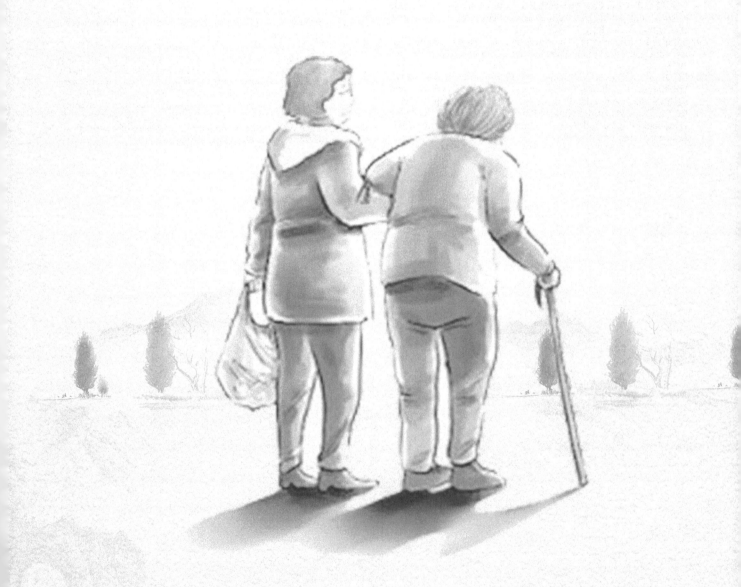

第 **33** 章　疾病在老年人中的表现

Maristela B. Garcia，*Sonja Rosen*，*Brandon Koretz*，*David B. Reuben*

虽然随着年龄的增长，疾病更加普遍，但是要想对老年人的疾病做出准确的诊断具有很大的挑战性。这一人群可能缺乏典型的症状，精神状态改变、体重下降、乏力、跌倒、头晕等不典型的症状可能是早期或唯一的临床表现。例如，普通的感染（肺炎、泌尿道感染等）可以表现为精神状态的改变，如嗜睡或意识模糊，而很少或没有与感染源有关的症状。同样的，老年心肌梗死患者可能没有胸痛的主诉。

一些假说或许可以解释这些不典型的表现。共病可以改变疾病的表现形式，而且年龄相关的生理功能变化会影响对刺激的感受能力。例如，由于免疫功能随年龄发生变化，老年感染患者可能没有发热反应[1]。而且，由于认知功能下降，许多患者不能提供确切的病史。因此，这些不典型的表现比典型的表现更常见。具有不典型临床表现的老年住院患者往往预后不良[2]，或许是由于延误了诊断和恰当的治疗。而且由于症状不典型造成了过度的诊断性化验和治疗[3,4]。

由于老年患者通常具有非特异的和/或不典型的症状，我们从两部分来阐述老年疾病的这一特点。首先，这一章我们会介绍疾病的 6 种非特异性的表现——精神状态改变、体重下降、疲劳、头晕、跌倒和发热。其次，我们归纳了一些常见病，从器官系统的角度探讨这些疾病在年轻人和老年人中表现的差异。

疾病在老年人中的非特异性临床表现

如表 33-1 所示，这 6 种非特异性的临床表现是由多种疾病引起的。我们归纳了一些可以引起这些临床表现的常见疾病，并且给出了寻找病因的方法。这些表现经常单独出现，也可以伴随发生。例如，体重下降和乏力是衰弱综合征的两个诊断指标（详见后文），同时也是表 33-1 中所列疾病的非特异性表现，也可能是一些疾病的结局，如心衰、慢性阻塞性肺疾病（chronic obstructive pulmonary disease，COPD）。

表 33-1　多种疾病的非特异性表现

疾病种类	代表性疾病	精神状态改变	体重下降	疲劳	头晕	跌倒	发热
感染	尿脓毒症	×		×	×	×	×
	肺炎	×		×	×	×	×
	亚急性心内膜炎	×		×	×	×	×
	蜂窝织炎	×		×		×	×
	脑膜脑炎	×				×	×
代谢紊乱	缺氧	×	×	×			
	脱水	×		×	×	×	
	低钠血症	×		×	×	×	
	低血糖	×			×	×	
心肺系统疾病	心衰		×	×			
	COPD		×	×			
癌症			×	×			×
精神疾病		×	×	×	×		
脑血管疾病		×			×	×	
风湿性疾病	假性痛风（CPPD）	×	×	×			×
	类风湿性关节炎	×		×			×
	颞动脉炎	×		×			×
	成人斯蒂尔病			×			×
内分泌系统疾病	甲状腺功能亢进	×	×	×			×
	甲状腺功能减退	×		×			

注：CPPD. calcium pyrophosphate deposition disease，焦磷酸钙沉积症

精神状态改变

很多情况下，精神状态改变（altered mental status, AMS）可能是预示病情严重的唯一指标[5]。可以表现为定向障碍、寡言少语或胡言乱语、嗜睡、躁动或两者混合。当精神状态改变快速发生，伴随疾病造成意识混乱（尤其是注意力下降）时，称为谵妄。谵妄可以伴有睡眠障碍和幻觉，是疾病在老年患者中的一种常见表现，也是与老年人入院相关最常见的并发症[6]。谵妄可能会持续数月，与预后不良有关[7]。

老年患者 AMS 的鉴别诊断非常广泛，涉及多个系统。前述的一些临床症状（如排尿频率、尿的颜色和混浊程度发生改变、咳嗽、皮肤裂伤或疼痛）、低烧或白细胞增多提示可能是感染所致。然而由于免疫功能随年龄发生变化，老年人在发生感染时不一定出现发热或白细胞增多。引起谵妄最常见的感染性因素包括呼吸道感染、尿路感染和皮肤感染。另外一个原因是药物等医源性因素。

据估计，在老年人发生的谵妄中，高达39%是由药物引起的。这与药物在老年人体内的药效动力学和药代动力学发生改变有关，也与老年人往往同时患有多种疾病、服用多种药物有关[8]。那些治疗剂量狭窄和/或能穿透血脑屏障的药物是最常见的罪魁祸首，包括抗胆碱能药物和苯二氮卓类药物。将研究药物与65岁以上人群发生谵妄的相关性的前瞻性研究进行系统的综述表明，使用阿片类、苯二氮卓类和H1抗组胺药如苯海拉明等药物的人发生谵妄的风险更高。皮质类固醇、三环类抗抑郁药和地高辛与谵妄的相关性较小[8,9]。值得一提的是，虽然使用阿片类药物增加了谵妄发生的风险，但未经治疗的疼痛本身也可以引起谵妄。另一个常常被忽略的可以引起药物相关谵妄的因素是5-羟色胺综合征，是5-羟色胺过多所致的一种严重的副作用。包括谵妄在内的一系列与5-羟色胺综合征有关的症状和体征的出现往往是由于近期增加了5-羟色胺药物的摄入或者是增加了具有5-羟色胺活性的药物的剂量。这些药物可以阻断5-羟色胺再摄取[如选择性 5-羟色胺再摄取抑制药（selective serotonin reuptake inhibitor, SSRI）：曲马多、曲唑酮、扑尔敏、美沙芬]、增加5-羟色胺的释放（如可待因、左旋多巴、单胺氧化酶抑制剂）或抑制5-羟色胺代谢（如利奈唑胺）[10]。酒精中毒或戒断也可引起谵妄。代谢紊乱包括电解质失衡也可导致谵妄，尤其是钠离子紊乱、脱水、低血糖及缺氧。可以引起精神状态改变的心血管因素包括心力衰竭和心肌梗死[11]。中枢神经系统感染（脑膜炎、脑炎）[12]、脑卒中、癫痫发作和硬膜下血肿也是引起谵妄的不常见原因。其他导致老年人精神状态改变的五花八门的因素还包括尿潴留和粪便嵌塞[13]。

在没有谵妄的情况下也可能出现急性精神状态异常。一些精神疾病因素，如伴精神错乱的痴呆、精神病性抑郁症和双相精神异常，都可以引起精神状态改变。精神错乱可伴有妄想和幻觉，是与阿尔茨海默病有关的最常见的非认知的症状[14]。导致老年人精神错乱的第二个常见的原因是抑郁症[15]。虽然以激越为特征的躁狂症在老年人中比较少见，但这类患者通常都有这种趋势。

当患者精神状态严重异常，不能提供可靠的病史时，临床医生应从患者的家人、朋友、护工及入住机构的护理人员那里获得与现有疾病有关的信息。了解患者的用药情况是很重要的，要注意近期用药变化及具有抗胆碱能活性的非处方药（如含有苯海拉明的药物）。在大多数情况下，感染和其他常见的病因可通过一系列简单的实验室检查确定，包括全血细胞计数和分类、全面的代谢生化检验、尿分析、X线胸片、心电图，以及根据患者的病情进行心肌酶谱检测等。

当怀疑有感染而未找到明确的感染源时，有必要进行腰椎穿刺检查[16]，虽然最近一项对232例发热伴精神状态改变的住院患者进行的回顾性分析表明，对于非手术的患者，疑似有院内获得性脑膜炎时，腰椎穿刺的意义不大[17]。虽然精神状态改变在脑膜炎中不常见，但它可能是其他中枢神经系统感染，特别是病毒性脑膜脑炎的征象。而且，老年人对于这些感染可能并不会发生诸如发热或白细胞增多等典型的免疫反应。当临床上怀疑有脑卒中或硬膜下血肿时，头部影像学检查对排除诊断有价值，在 AMS 的评估不明确时也有价值。近来的研究表明，对心脏外科术后和全髋关节成形术后无局灶性神经损伤的老年 AMS 患者的评估中，常规使用头部影像学检查的作用不大[3,4]。脑电图有助于诊断隐匿性癫痫，有时可以用来鉴别谵妄与精神错乱。

体重下降

营养不良指的是在一年内非故意的体重下降超过5%[18]。非故意的体重下降见于 15%的社区居住的老年人，20%～65%的住院患者，以及 5%～85%的住在福利机构的老年人[19]。非特意的体重下降常是患多种疾病或未确诊疾病严重性的一个标志，它主要有三方面的原因：社会的、心理的和医学的[19]。

社会性原因包括贫困、功能受损、脱离社会、缺乏营养知识和被虐待。大多数调查显示，贫困是造成体重下降的最重要的社会原因[20]。日常生活活动（activities of daily living, ADL）不足或需依靠辅助工具，例如，需在协助下完成吃饭、购物或准备食物，也是造成体重下降的重要原因。

心理因素包括精神问题，如抑郁、偏执和丧亲之痛。抑郁已被证实是门诊患者体重下降的主要原因[21]。患有抑郁的老年人90%有体重下降，而在年轻患者中这一比例是60%[22]。抑郁也是住在福利机构的患者体重下降的一个重要原因。

医学方面的原因包括：痴呆、心肺疾病、恶性肿瘤、药物、酗酒、传染病、牙齿状况不佳、内分泌系统异常，尤其是甲状腺功能亢进和糖尿病、吸收障碍及吞咽困难等。

确定病因的第一步是评估患者的饮食摄入量是否足够[23]。如果存在营养摄入不足，应调查患者的医学和社会心理情况。医学因素包括恶心、便秘、口腔疾病和/或健康问题造成的生活不能自理。有时体重下降也与药物的副作用有关。例如，阿片类药物和抗胆碱能药物会引起便秘，从而造成腹胀，食欲不振。也应调查包括贫穷、痴呆、抑郁和脱离社会等社会心理因素。老年评估工具如Mini-Cog[24]、简易精神状态检查（mini-mental state examination，MMSE）[25]、用于筛查意识受损的蒙特利尔认知评估（Montreal cognitive assessment，MoCA）[26]和用于筛查抑郁的患者健康调查问卷-9（patient health questionnaire-9，PHQ-9）[27]有助于阐释病因。

另外，如果患者有足够的饮食摄入，必须仔细地询问病史和查体，以发现潜在的疾病，特别要注意那些提示恶性肿瘤（如咳嗽、便秘及消化道出血）或心脏病、肺疾病、炎性肠病或风湿疾病的症状。查体应该检查淋巴结、有无可触及的包块、乳房或甲状腺的异常。初始的实验室检验应包含全血细胞计数与分类、全面的代谢生化检验、前白蛋白、白蛋白、促甲状腺激素（thyroid-stimulating hormone，TSH）、乳酸脱氢酶、尿液分析、红细胞沉降率的检测及胸部 X 线片检查等[28]。由于前白蛋白比白蛋白的半衰期短，它可以更好地体现住院患者营养状态的急性改变。鉴于患者的临床表现及初步的实验室检查结果，需进行进一步的检查以确定体重下降的原因。然而，当查找潜在的原因时，必须明白老年人的体重下降不一定是由疾病造成的，可能是衰老的结果，以及所谓的老年人心理性厌食导致的衰弱[29]和增龄性肌少症[30]造成的。然而，这常常需要进行鉴别诊断。

疲劳

疲劳可以定义为疲倦或体力下降，然而极度的日间疲劳并不是衰老的正常表现[31]。由于身体对自身机能储备的保护，疲劳可能与周身衰弱有关[32]。疲劳可以是急性或慢性的，后者是生理和/或心理因素作用的结果。导致疲劳的生理性因素包括血液系统疾病和肿瘤来源的因素（如贫血、癌症和癌症相关治疗）、心脏病（如充血性心力衰竭）、肾病或肝病、内分泌疾病（甲状腺疾病、糖尿病），以及肺疾病（睡眠相关呼吸异常、严重阻塞性或限制性肺疾病）。

疲劳是肿瘤治疗最常见的一个副作用，接受放疗和化疗的癌症患者 70% 会出现疲劳，在治疗结束后这种症状也可能持续数年[33]。疲劳也是充血性心力衰竭（congestive heart failure，CHF）最常见的症状，10%～20%新确诊的 CHF 患者最开始的主诉就是疲劳[34]。阻塞性睡眠呼吸暂停（obstructive sleep apnea，OSA）常见

于 60 岁以上的患者，据报道这一人群中的患病率为37.5%～62%；白天嗜睡是一个突出的症状[35]。其他睡眠障碍，如失眠或伴随痴呆出现的睡眠-觉醒周期紊乱，也会导致日间疲劳。一些慢性感染，如亚急性心内膜炎，也可能会以疲劳为主诉。药物也是引起老年人疲劳的一个常见原因（表33-2），尤其是抗组胺药、抗胆碱能药、镇静剂或安眠药及抗高血压药物（尤其是大剂量使用β-受体阻滞剂时）。最后，精神疾病，最常见的是抑郁症，也可导致极度疲劳。

表33-2 可引起疲劳的常用药物

药物种类	代表药物
苯二氮卓类	安定、羟基安定
第一代抗组胺药	苯海拉明，安他乐
中枢性 α-肾上腺素能激动剂	可乐定
β-肾上腺素拮抗剂和其他抗高血压药	普萘洛尔
抗癫痫药	卡马西平、丙戊酸
肌松剂	巴氯芬
阿片类	吗啡、氢可酮
利尿剂	呋塞米

疲劳的评估应从病史入手，重点要注意那些与恶性疾病有关（如体重下降）或可以揭示病因的身体其他系统疾病的症状（例如，气短提示贫血、CHF、心肌缺血或肺疾病；刚经历过丧亲之痛提示可能存在抑郁）。可以使用老年人评估工具如 PHQ-9[26]或老年抑郁量表（geriatric depression scale，GDS）来筛查抑郁[36]。Mini-Cog[24]、MOCA[26]或 MMSE[25]可以用于筛查意识受损。同样，查体应围绕那些危险信号展开（例如，体重下降提示恶性疾病，水肿提示 CHF）。

疲劳是许多老年人常用药的一种常见的副作用。一份仔细的用药回顾，包括 OTC 药物及出现疲劳的时间与添加已知可引起疲劳的药物或增加其剂量的相关性，对确定导致这种症状的病因是简单有效的。可引起疲劳的药剂众多。药物通过多种机制导致疲劳，大部分是通过减少兴奋性 CNS 活性物质或增加抑制性 CNS 活性物质引起中枢抑制[37]。老年人使用一些药物时（如抗惊厥药物、抗精神病药、抗生素、化疗药及用于治疗风湿性关节炎的药物）可出现血液学毒性而导致系统性贫血。其他药物通过未知的机制造成疲劳。

在疲劳评估中，在全面的病史采集和查体后，需进行实验室检验和诊断性的试验来确定可能的病因。基本的实验室检验（如全血细胞计数、全面的代谢生化检验、TSH、尿液分析）可能是有用的。基于病史及查体的结果，可能需要进行其他的确诊性检查。例如，当怀疑某人有 CHF 时，需检查心电图、超声心动图及脑利钠肽水平，当怀疑有阻塞性睡眠呼吸暂停时需进行夜间睡眠

监测。

头晕

在社区的老年人中普遍存在着头晕，初级医疗机构的老年患者中 7%的现病史中有头晕[38]。虽然常见，但头晕并不是衰老的正常现象，而是一个棘手的难以诊断和治疗的临床问题。大多数老年人的头晕都是良性疾病造成的，头晕也可能提示有潜在的严重疾病。一项在 60 岁以上头晕患者中进行的研究发现，28%的人有心血管疾病，14%的人有中枢神经障碍。值得注意的是，22%的人没有明确的病因[39]。心理异常很少是引起头晕的主要原因，但对老年人的头晕可能有促进或调节作用[40]。而且，头晕的患者会发展为对下落、跌倒有恐惧[41]，进而继发性的丧失日常活动能力[42]。

为了确定头晕的病因，首要的是要确定现存症状的性质。头晕可被分成四类——眩晕、晕厥前期、平衡失调及非特异性头晕[43]。

1. 眩晕是周围景物在移动的感觉，可以是短暂的或持续的。引起眩晕的原因包括良性发作性位置性眩晕、急性迷路炎、梅尼埃病、脊椎基底动脉供血不足、脑干脑卒中、肿瘤和颈性眩晕。

2. 晕厥前期是指头重脚轻或将要昏倒的感觉。通常由直立性低血压、迷走神经兴奋及心输出量减少（如严重的心脏瓣膜疾病或心律不齐）导致。

3. 平衡失调是身体不稳或失去失衡的感觉，患者感觉要跌倒，通常为持续性，多在站立时初发。原因常为前庭受损（如听神经瘤）、本体感受障碍（如脊髓狭窄）或躯体感觉下降（如周围神经病变）、小脑或运动神经受损（如皮下层或小脑梗死、肿瘤），或多个感觉神经受损，如帕金森病。

4. 一些非特异头晕不符合上述分类。患者常难以描述清楚，可能是轻微的头重脚轻的感觉。常因感染（如尿道感染）、焦虑和过度通气导致。

应基于病史和查体进行鉴别诊断，着重于患者症状的特征。模拟诱发头晕的检查可用于进一步诊断头晕的分类[44]。例如，通过 Barany 或 Dix-Hallpike 检查诱导出眼震，可诊断为眩晕。进一步的前庭检查包括听力检查、头 MRI 和/或转诊至耳鼻喉科医生。晕厥前期的患者需要进行实验室检查，包括全血细胞计数、全面的代谢性检查、尿分析及甲状腺功能检查、心电图及进一步的心脏功能检查（如心脏监护、心脏超声）或神经学检查（如颈动脉超声、头 MRI），具体检查项目的选择取决于病史及临床症状。此外，平衡失调需要进行神经功能方面的检查和评估。

跌倒

超过 1/3 的 65 岁以上的社区居住的老年人每年都会发生跌倒，其中 50%以上的人反复发生跌倒[45]。跌倒占老年人意外死亡的 2/3，为老年人的第五大致死原因[46]。而且，20%～30%发生跌倒的老年人会出现中至重度的损伤，如裂伤、髋部骨折或头部外伤[47,48]。跌倒的发生与身体机能和灵活性的下降密不可分。所有超过 65 岁的老年人都应筛查过去的一年里有没有跌倒的病史，因去年发生跌倒的老年人再发的风险很高[49]。

虽然大多数跌倒是多因素造成的，但了解哪些因素可以引起跌倒或跌倒的独立危险因素是有用的。这些因素包括下列生理因素：心脏病（如直立性低血压、心律失常、瓣膜疾病和缺血）；神经系统疾病（如脑卒中、帕金森病、反复跌倒者出现的硬膜下血肿、周围神经病、认知障碍）；肌肉骨骼疾病（如骨关节炎、腿部不对称、肌肉无力）；感官障碍（如视、听觉障碍）；医源性因素（如药物、住在福利机构的患者活动受限），以及原发性步态和平衡障碍。此外还有一些非生理性因素可以导致跌倒，包括拐杖使用不当、环境因素（如松软的地毯）、同时进行多种活动、鞋子不合适和做一些危险动作等[50]。

如果患者上一年度有跌倒的病史，应分析其跌倒的原因。首先应询问跌倒发生时的情况（如身体失去平衡、因视力问题被绊倒或是晕厥先兆）。还要分析总结可能造成跌倒的处方和非处方药的服用情况（如镇静剂、抗胆碱能类、非镇静类安眠药）。查体应包括直立时的生命体征、视觉灵敏度及步态和平衡的测试。医师可以在患者进入及离开诊室时观察他的步态。简单的平衡测试包括观察患者双脚并排站立、半前后站立或完全一前一后站立 10s 的情况，并观察患者 360°转圈时的稳定性[51]。神经系统查体应注意是否有局部或周身无力、认知受损、帕金森症状（如僵硬、震颤）和/或本体感觉不良。对于有认知损害或局部无力的患者，可能需要进行包括头部影像学在内的进一步检查以判定有没有血管性疾病。此外，有局部无力的患者应进行肌肉骨骼影像学检查（如判断有无骨关节炎、脊髓狭窄、肿物的检查）及肌电图检查以评估有无周围神经病变。心血管检查应包括瓣膜疾病、心律失常及颈动脉的检查。应做心电图，若患者有晕厥先兆或眩晕（详见前述"头晕"）应进一步行心脏相关检查。肌肉骨骼检查应注意有无肌肉无力或萎缩、关节异常、足部畸形及腿部不对称。

发热

发热是许多感染性疾病（最常见的有尿路感染、肺炎、皮肤感染、腹腔感染，少见的有心内膜炎及骨髓炎）、恶性疾病（如淋巴瘤、肾细胞癌、肝细胞癌）和风湿性疾病（如焦磷酸钙沉积症、风湿性关节炎、颞动脉炎、成人斯蒂尔病）的典型征象。药物反应、血肿及甲状腺危象等不常见的原因也可以引起发热。

发热提示可能有危及生命的潜在疾病[52]。然而，如前所述，老年感染患者可能没有发热反应。部分原因是测量错误造成的[53]，但老年患者的平均基础体温低于年轻人[54]。针对这一现象，有人建议使用变化的基础体温，可能比使用绝对体温更能敏感地发现感染的存在[53]。当老年人的口腔温度超过 99℉时就应认为是体温升高[1]。一项研究对就诊于急诊的 470 名体温达到 100℉及以上的老年患者进行了调查，以揭示发热的重要性[55]。作者认为这些患者中的 3/4 病情严重。

关于发热应做的工作应从是否有感染、恶性疾病及风湿性疾病的病史开始。查体应着重检查心脏（如杂音提示可能为心内膜炎）及肺部（如干、湿啰音提示为肺炎）、淋巴结、皮肤、关节异常及胃肠（如疼痛、器官肿大或包块）。实验室检查应着手于全血细胞分类及计数、尿分析、尿培养、胸部 X 线和 ESR 或 C 反应蛋白（C-reactive protein，CRP）。当怀疑为骨关节炎、心内膜炎、颞动脉炎/风湿性多肌痛或淋巴瘤时应进行后两项检查。当怀疑有隐匿性疾病，如腹腔脓肿或肿瘤时应进行进一步的影像学检查。

常见疾病在老年人中的不典型表现

如表 33-3 所示，常见疾病可能在老年人中有不典型的表现。这里我们归纳了一些常见疾病，探讨这些疾病在老年患者和年轻患者中的不同表现。

胃肠道疾病

胃食管反流病

胃食管反流病（gastroesophageal reflux disease，GERD）在老年人中常见，但常见于年轻人的胸骨后烧灼感这一典型症状在老年人中并不多见。一项包含 195 名进行上消化道内镜检查以评估腹部症状和贫血的老年患者（平均年龄 74 岁）的研究发现，在诊断为食管炎的 18%的患者当中，主要的症状为反流、吞咽困难、呼吸

系统症状（如慢性咳嗽、喘息、声嘶和呕吐）[56]。对美国的 5 项前瞻性的随机双盲多中心实验的大量数据进行回顾性分析发现，内镜下有严重食管糜烂的 70 岁以上患者的强烈胃灼热感比具有相同病情的年轻患者少见[57]。因此在有严重食管糜烂的老年患者中，胃灼热的程度与食管疾病的严重程度不相关。

消化性溃疡

在经内镜诊断溃疡的患者中，老年人较少表现为腹痛[58,59]。一项研究发现，在 80 岁以上患有消化性溃疡病（peptic ulcer disease，PUD）相关性消化道出血的患者中，65%的人没有疼痛症状[60]。老年 PUD 患者更易发生出血，病程较短，更易出现一些非典型的症状（如恶心、呕吐、厌食、进食或进水后腹痛不缓解）[61]。并发症可能也不典型。只有约 20%的伴有溃疡穿孔的老年患者在查体时有肌紧张[62]。

阑尾炎

阑尾炎在年轻患者中更常见，但其在老年患者中的死亡率显著升高[63]。患急性阑尾炎的老年患者只有 1/3 有典型的由脐周转移至右下腹的疼痛[62]。虽然与年轻患者相比，典型症状少见，大多数老年人会在病程中出现右下腹压痛。大多数老年患者都有右下腹痛、食欲下降及白细胞升高，但不足 50%的患者出现发热。总之，不到 1/3 的老年患者具有以下 4 种典型症状——发热、食欲下降、右下腹痛、白细胞升高[64]。高达 54%的老年人急性阑尾炎在入院时被误诊[64]，知晓其会有与典型症状不同的表现，同时借助更好的影像学技术，可以提高诊断的准确性。

胆囊炎

年轻患者胆囊炎的典型症状为右上腹痛、发热、恶心和呕吐。在一项交叉对照的回顾性研究中，就诊于急诊的 168 位 65 岁以上的胆囊炎患者中，84%的患者无上腹或右上腹疼痛，5%的患者无任何疼痛。50%以上的患

表 33-3 一些常见疾病在老年人中的不典型表现

疾病名称	年轻人中的典型症状	老年人中的不典型症状
GERD	平卧位餐后烧灼感	反流，吞咽困难，慢性咳嗽，声音嘶哑
PUD	上腹部疼痛	出血、恶心呕吐、食欲下降、腹痛进食或进水不减轻
阑尾炎	右下腹腹膜征、恶心呕吐、白细胞升高	肌紧张、弥漫性腹痛、肠鸣音减弱、恶心呕吐、白细胞升高
胆囊炎	右上腹痛、墨菲征、发热、恶心呕吐、白细胞升高	弥漫性腹痛、发热、恶心呕吐
心肌梗死	胸骨后胸痛，向左臂或下颌放射	胸痛、呼吸困难、眩晕、精神状态改变、心衰、衰弱
肺炎	发热、咳嗽、寒战、肋膜炎性胸痛	呼吸困难、精神状态改变、进食减少、发热、咳嗽、胸痛
痛风	男性多见、单个关节	慢性过程、多关节
风湿性关节炎	慢性过程	急性发作、发热、体重下降、乏力
尿路感染	排尿困难、发热	精神状态改变、头晕、恶心

者无发热，出现恶心的为 57%，出现呕吐的为 38%，36% 的人有侧腹或背部放射痛[65]。30%~40%的患者白细胞计数正常，肝功能无异常[66]。

心血管疾病

心肌梗死

老年急性心肌梗死患者可能表现为精神状态改变、神经症状、衰弱及心衰加重，然而胸痛依然是最常见的主诉[67]。一项在法国进行的多中心回顾研究中，255 名 75 岁以上因 ST 段抬高型心肌梗死入急诊的患者中，41% 的患者有胸痛，16%的患者有衰弱和/或摔倒，16%的患者有呼吸困难，10%的患者有消化道症状，7%的患者表现为身体状态下降，6%的患者有谵妄，其余的患者还有其他非特异的症状[68]。那些不典型的症状更易出现在一些弱势老人中（如住在养老院、痴呆、生活不能自理或有交流障碍的老年人）[68]。

肺疾病

肺炎

在老年人的死亡原因中，肺炎位居第五位。与发热、咳嗽、发冷、胸膜疼痛等典型的肺炎表现不同，老年人肺炎表现多不典型[69]。不典型的症状包括饮食减少、跌倒、意识不清或原有慢性疾病突然加重（如原有脑卒中出现偏瘫）。常见呼吸急促，75%或更多的老年肺炎患者的呼吸频率可以超过 20 次/分[70,71]，可能是肺炎最早出现的征象，可出现于肺炎确诊的 24~48h 前[72]。据报道发热见于 27%~80%的老年肺炎患者[71,73,74,75]。咳嗽见于 54%~82% 的因社区获得性肺炎而入院的老年患者[76,77]。发冷或寒战见于大约 25%的患者，与发生跌倒的比例相似[65]。出现胸痛的比例是 1/3[69]。虽然许多老年患者依然表现出肺炎的症状，谵妄是最可能出现的与衰老年龄增长有关的非典型症状[78]。

风湿性疾病

痛风

痛风在老年人中进展缓慢，常累及多个关节[79]。在年轻人中，痛风多见于男性，而在老年人中则没有这一倾向[80]。痛风与长期使用利尿剂具有很强的相关性，部分的原因是由于容积体积缩小抑制了肾对尿酸的排泄[81,82]。同样的原因，老年人也更容易出现痛风石的沉积。

类风湿性关节炎

与年轻人相比，老年类风湿性关节炎（rheumatoid arthritis，RA）患者有更多的全身症状（如发热、体重下降、乏力），肩关节容易受累，更易出现关节炎急性发作和类风湿因子（rheumatoid factor，RF）阴性[83-86]。

然而，对于得出这些结论的研究，有人质疑其方法学的严谨性[87]。及时确诊老年发作的 RA 是有难度的，因为其他具有关节疼痛的疾病与 RA 在老年人中的表现是相同的，如风湿性多肌痛（polymyalgia rheumatica，PMR）、假性痛风、痛风和骨关节炎[88]。放射性检查可能仅出现一些不典型的表现，如关节肿胀和骨质减少，因此并不总是一种有效的诊断工具，尤其是在疾病早期[88]。然而，因为健康老年人较易产生自身抗体，影响了检测 RF 在诊断 RA 中的作用。由于抗环瓜氨酸肽抗体（anti-cyclic citrullinated peptide antibody，anti-CCP antibody）对 RA 具有更好的特异性，因此更有助于 RA 的诊断[89,90]。

系统性红斑狼疮

常见于育龄期妇女的系统性红斑狼疮（systemic lupus erythematosus，SLE）在老年人中的发病率逐渐升高，据估计在 50 岁以上人群中的发病率为 4%~18%。迟发型 SLE 的女性倾向较低[91,92]。迟发型 SLE 的临床表现随年龄进展而不同，老年人病程隐匿，主要器官很少受累，病情较轻[92]。对文献进行分析汇总后表明，浆膜炎、肺部受累和 RF 阳性常见于迟发型 SLE，而典型的面颊疹、光敏感、淋巴结病、关节炎、肾炎和神经精神的表现不常见[93]。由于其通常表现隐匿，而且患者往往同时患其他多种可以解释目前症状的疾病，迟发型 SLE 的诊断常常被延误，只有在进行详细的检查后才能确诊[92]。需要记住的重要一点是，患有这种疾病的老年患者可能正在进行其他慢性病的治疗，对患者的用药史进行全面的回顾是很有价值的，有可能发现药物诱发的狼疮（如普鲁卡因胺、肼苯哒嗪、地尔硫卓和异烟肼）[91]。

泌尿生殖疾病

尿路感染和尿脓毒症

菌尿的发生率随年龄的增长而升高。由于缺乏症状，它与升高的死亡率的相关性一直具有争议[94]。然而，很明确，尿路是住院的老年菌血症患者最常见的感染源[71]。排尿困难、尿急和耻骨联合上疼痛等下尿路感染的典型症状在老年菌尿患者中常常缺如[95]。同样的，也可能缺乏腰痛、发热、发冷等上尿路感染的典型症状。老年人尿路感染的表现多样。一些关于尿路感染导致菌血症的老年人的研究表明，30%的患者有意识不清，29%的患者咳嗽，27%的患者有呼吸困难[95,96]。另有研究表明，老年人对尿路感染的发热反应并未受损，意识不清仍然是常见的临床表现[97]。

神经肌肉异常

重症肌无力

在过去的 20 年里，重症肌无力（myasthenia gravis，

MG）在 65 岁以上老年人中的发病率显著升高[98,99]。与早发型不同，迟发型重症肌无力（late-onset myasthenia gravis，LOMG）以男性多见[100,101]。LOMG 的免疫学特征包括低滴度的乙酰胆碱受体抗体（acetylcholine receptor antibodies，AchRAbs）[102]，常见横纹肌抗体[103]。虽然 LOMG 的特征性临床表现与早发型 MG 没有明显不同，然而文献报道在世界上的某些地方，比如在日本 LOMG 患者眼部症状多见[104]，而一项美国的研究表明，50 岁及以上的患者发作时更多地表现为延髓的症状[105]。很难迅速地对老年 MG 患者做出诊断。发病初期的症状可能使我们考虑一些更常见的疾病，如脑干脑卒中。在共病的情况下，老年患者无力的表现，可能最初引导我们考虑其他疾病。

结　论

疾病在老年人中具有不同的表现，许多研究支持这一观点。目前尚不明确的是，将这些表现称为不典型表现是否合适。实际上，在老年人中，当不典型的表现比在年轻人中常见的典型表现更多见时，应该称这些表现为典型表现。医疗从业者应时刻谨记，患者的年龄不同，疾病的临床表现不同，不能将 25 岁年轻患者的临床表现作为各年龄段的参考标准。内科医师还应该了解疾病常见的非特异表现，它们的鉴别诊断和恰当的检查手段有助于做出正确的诊断。

关键点　疾病的表现

- 一些非特异的症状可能是疾病在老年人中最早出现或唯一出现的症状。
- 老年疾病常见的 6 个非特异表现为：精神状态改变、体重下降、疲劳、跌倒、头晕和发热。
- 医疗从业者要谨记许多常见病在年轻人与老年人中表现不同。
- 意识受损使患者不能提供准确的病史，如果可能的话，应从患者周围的人那里获取间接信息。

（张　萌　彭　扬　译）

完整的参考文献列表，请扫二维码。

主要参考文献

2. Jarrett PG, Rockwood K, Carver D, et al: Illness presentation in elderly patients. Arch Intern Med 155:1060–1064, 1995.
5. Inouye SK, Westendorp RG, Saczynski JS: Delirium in elderly people. Lancet 383:911–922, 2014.
23. Alibhai SM, Greenwood C, Payette H: An approach to the management of unintentional weight loss in elderly people. Can Med Assoc J 172:773–780, 2005.
26. Nasreddine ZS, Phillips NA, Bédirian V, et al: The Montreal Cognitive Assessment, MoCA: a brief screening tool for mild cognitive impairment. J Am Geriatr Soc 53:695–699, 2005.
30. Fried LP, Tangen CM, Walston J, et al: Frailty in older adults: evidence for a phenotype. J Gerontol A Biol Sci Med Sci 56:M146–M156, 2001.
35. Norman D, Loredo JS: Obstructive sleep apnea in older adults. Clin Geriatr Med 24:151–165, 2008.
43. Eaton DA, Roland PS: Dizziness in the older adult, part 2. Treatments for causes of the four most common symptoms. Geriatrics 58:46–52, 2003.
44. Eaton DA, Roland PS: Dizziness in the older adult, part 1. Evaluation and general treatment strategies. Geriatrics 58:28–30, 33–36, 2003.
45. Tinetti ME: Clinical practice: preventing falls in elderly persons. N Engl J Med 348:42–49, 2003.
49. Ganz DA, Bao Y, Shekelle PG, et al: Will my patient fall? JAMA 297:77–86, 2007.
66. Martinez JP, Mattu A: Abdominal pain in the elderly. Emerg Med Clin North Am 24:371–388, 2006.
68. Grosmaitre P, Le Vavasseur O, Yachouh E, et al: Significance of atypical symptoms for the diagnosis and management of myocardial infarction in elderly patients admitted to emergency departments. Arch Cardiovasc Dis 106:586–592, 2013.
78. Johnson JC, Jayadevappa R, Baccash PD, et al: Nonspecific presentation of pneumonia in hospitalized older people: age effect or dementia? J Am Geriatr Soc 48:1316–1320, 2000.
81. Michet CJJ, Evans JM, Fleming KC, et al: Common rheumatologic diseases in elderly patients. Mayo Clin Proc 70:1205–1214, 1995.
90. Soubrier M, Mathieu S, Payet S, et al: Elderly-onset rheumatoid arthritis. Joint Bone Spine 77:290–296, 2010.
93. Boddaert J, Huong DL, Amoura Z, et al: Late-onset systemic lupus erythematosus: a personal series of 47 patients and pooled analysis of 714 cases in the literature. Medicine (Baltimore) 83:348–359, 2004.

第**34**章 | 多维老年评估

Laurence Rubenstein，*Lisa V. Rubenstein*

老年评估是一个多维的、跨学科的诊断流程，用来确定一个衰弱老年人在医学上、社会心理上和功能上的能力及问题，它的目标是建立一个整体的治疗规划并长期随访。它不同于标准医学评估，主要表现在专注于衰弱老年人及其复杂的问题，强调功能状态和生活质量，会频繁应用跨学科团队和定量评估量表。

老年评估流程的强度可以在很大范围内变动，从初级保健的护理人员或社区健康志愿者着重于对老人的功能性问题和障碍的基本评估（筛选评估），到老年医学专家或者多学科团队对这些问题更加透彻的评估[老年综合评估（comprehensive geriatric assessment，CGA）]，后者常与治疗方案的启动相结合。这一章节既讨论单独一个执业者在办公室环境就可以做到的基本老年评估，也讨论一个专业评估环境的综合性老年评估。

老年评估的终极目标是改善老年人的生活质量，读者可以参考图 34-1[1]。如图所示，生活质量包括健康状况及社会经济和环境因素。健康状况可以用评价疾病来量化，如体征、症状和实验室测试，也可以通过功能状态来评价。功能状态是指一个人在日常生活中参与躯体、精神及社会活动的能力。完整功能的能力受个人生理健康状况的影响很大，也经常被用来作为衡量一个患者多种疾病的严重程度的标准。一个综合老年评估应该可以在这些领域提供全方位的评估和规划护理方案。

老年评估的简史

老年评估的基本概念通过传统医学和体检的结合，已经发展了 80 余年。社区服务者评估、功能评价及处理方法来源于康复医学，心理测量学的评估则起源于社会科学。通过整合多学科的观点，老年医学专家创造了一个实用的体系来全面地评估患者。

第一份公开出版的老年评估程序报告来自于英国老年医学专家 Marjory Warren，他在 20 世纪 30 年代晚期负责伦敦一家大型养老院期间，首先提出了专门的老年评估单元的概念。这家医院主要收治的是患有慢性病、长期卧床的患者，以及大量被忽视的、没有得到适当的医学诊断或康复治疗、被认为需要终身护理的患者。良好的护理照顾能让患者活下来，而缺乏诊断评估和康复治疗会让患者的失能持续存在。通过评估、活动和康复治疗，Marjory Warren 成功地让大量长期卧床的患者得以离开病床，并能够经常出院回家。基于自己的临床经验，Marjory Warren 倡议每个老年患者在被认定需要长期照护或者在养老院之前，都应先接受综合评估及康复治疗方面的尝试[2]。

自从 Marjory Warren 进行这项工作以来，老年评估不断地发展。随着老年护理体系在世界范围内的建立，老年评估程序被赋予了核心地位，经常被作为进入保健体系的核心内容[3]。为了应对不同的地域和人口的需求，老年评估在力度、结构和功能上也有所不同。它可以应对不同的设施条件，包括紧急入院及会诊、慢性康复治疗、门诊和基于办公室的程序，家庭随访程序等。尽管有差异，但它们有很多共同特征。实质上所有的项目都提供了多维的评估方法，使用特定的仪器来量化功能性、心理性和社会性的参数。多学科的团队融合各自的专业知识向同一目标努力。另外，大多数项目试图把评估和某项干预相结合，如康复、咨询和处置相结合。

今天，老年评估仍在不断发展以应对不断增加的压力，包括成本控制的压力，避免长期住院及患者对医疗护理更高的要求。老年评估有助于提升护理质量，规划高性价比的护理。这意味着对非养老机构的项目及更短的住院时间给予更多的关注。老年评估团队被很好地定位于在资源有限的前提下给老年人提供更有效率的照顾。老年医学专家一直以来都强调技术的审慎应用、系统化的预防性医疗行为、更少的养护机构收治和住院治疗。

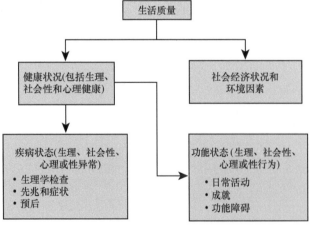

图 34-1 生活质量的概念组成——健康与功能状态的关系。（改编自 Rubenstein LV, Calkins DR, Greenfield S, et al. Health status assessment for elderly patients. Report of the Society of General Internal Medicine Task Force on Health Assessment. J Am Geriatr Soc. 37: 562-569, 1989）

老年评估的组织结构和流程

老年评估的初始环节是识别健康状况的恶化或者恶化风险因素的存在。这些恶化包括病情恶化和身体功能状况恶化。如果只是病情恶化，而未影响身体功能，那么患者应该能够在平常的初级护理中心被照护。另外，当身体功能状况问题比较轻微，没有快速恶化时，初级保健的执业人员就可以完成评估。然而，因为家人和患者发现身体功能性问题较早，而同时内科医生和家庭医生常常不熟悉一个概念，即把身体功能的损害作为一个独立的问题进行"治疗"，因此在条件允许时，患者常常自行去老年医疗相关机构来处理这样的功能性问题。但是新发重病或者病情恶化快速的患者最好是接受综合性的多学科老年评估。图 34-2 概述了对伴有健康状况恶化

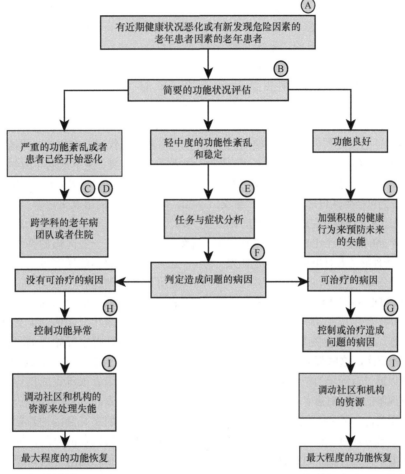

图 34-2　评估并处理门诊老年患者健康状况恶化的流程。A. 有近期健康状况恶化或者新发现危险因素的老年患者需要老年评估，需要评估的患者包括如下几类：①在常规体检中发现了新的功能障碍或者发现可能造成恶化的危险因素的衰弱老人；②有新的或恶化的医学上的主诉，或者实验室检查发现问题的老年人（例如，"我上周摔倒了"或者 X 线检查发现了新的脊椎压缩性骨折）；③有新的或恶化的功能障碍主诉的老年人（"因为健康原因我不能去做礼拜了"）。B. 简要的功能状况评估应该包括：①日常生活活动（ADL）[3-15,24]；②工具性日常生活活动（IADL）[23,27]；③精神状态［如 Folstein 简易精神状态检查（Folstein mini-mental state examination）］[19]；④情感状态［如 Yesavage 老年抑郁量表（Yesavage geriatric depression scale）］[21-23]。C. 老年患者出现新的严重的进行性功能障碍，需要全面的老年评估和/或入院治疗。D. 对患者进行有针对性的诊室评估适用于以下情况：①患者的功能障碍或医学问题轻微，有完成多项任务的可行性；②患者的功能障碍足够稳定可以允许评估数周或数月。E. 通过让患者完成任务或对其症状分析，选择患者的主要症状、功能障碍或主诉（最困扰他/她的、解决其他健康问题所必须先解决的功能障碍、最可治疗的），然后判断完成任务所必需的精确策略或症状的精确内容（例如，是因为弯腰障碍不能穿鞋而导致的着装困难，或者是尽管有足够的体力，但还不能完成指定的任务，从而不能完成家务）。F. 为了确定病因，要进行如下内容：①进行一个有针对性的病史询问，如何发现功能障碍，老年人已知的可以导致常见的隐匿性疾病等问题做引导（见正文）；②进行一个有针对性的身体检查，通常包括体位性血压改变，视力，听力，观察步态（至少站立，行走 25 步，转弯，坐下），确定所有特殊的躯体功能障碍，如髋屈肌无力，手活动不良来解释所观察到的功能障碍。G. 管理或治疗病因。首先以合适的医学治疗手段和诊断开始，视情况到社区和公共健康卫生机构（例如，为盲人寻求低视力资源，为酗酒者寻求匿名戒酒协会）。明确多学科队伍的主要成员，并根据需要提供服务（例如，社工对应社会隔绝，物理治疗师对应步态失衡，心理学家对应抑郁）。H. 当功能障碍已经无法恢复，通过利用可获得的装置，让行为或身体适应，使功能最大化。例如，需要重新安排最大的活动表，提供适应装置或安排居家支持服务。I. 经常加强积极健康行为。

的门诊老年患者的评估流程,以及判断其是否需要进一步的老年多维健康评估。通过这个流程,一位老年患者无论出现任何健康恶化的状况,如明显的血糖增高,脊柱受损,或新发生的造成无法从事某种日常活动的问题,都应该可以通过初步的评估来确定功能障碍的程度。很多专家认为,衰弱的老年人,一般指超过75岁,或者超过65岁的慢性病患者,即使尚未出现急性健康问题,也应该每年进行功能性障碍或者风险因素的筛查[1,4-7]。当筛查中发现新的问题或者高风险状况时,这样的患者就应当进行全面的老年评估。

一个典型的老年评估始于功能状况的"系统回顾",包含主要的功能问题。这一系统回顾的主要元素包含在两种常用的功能状况测量中——日常生活活动(activities of daily living,ADL)和工具性日常生活活动(instrumental activities of daily living,IADL)。目前已经研究出了一些可靠且有效的评估量表[8-12],被广泛使用的主要来自于Katz等[13],Lawton和Brody[14]及Wade和Colin[15]。临床医生用这些量表来评估患者独立生活的能力是否存在问题。日常生活的基本行为包括生活自理,如进食、穿衣、洗澡、移动及如厕。如果患者无法独立完成这些行为,则一般会需要护理者12h或者24h照料。IADL包括较繁重的家务劳动、完成某件差事、管理财务及打电话——这是如果一个人想要独自在家里或者公寓内生活所必需的行为。

为了诠释ADL和IADL的损害结果,医生常常会加入关于患者生活环境和社会环境的额外信息,如护理者的工作量和护理类型,患者社会关系的程度,以及患者参与的社会活动的层次,这些都会影响临床上对患者的处理。这些信息可以通过有经验的护士或者社区工作者获得。移动性和跌倒风险的筛查对患者功能的量化和功能障碍的评估是非常有用的,一些观察量表可以利用[16,17]。在考虑疾病程度和规划护理方案时,针对营养状况和营养不良风险的评估也很重要[18]。同样的,进行视觉和听觉筛查评估经常可以发现需要处理或改善的重要不足。

在面对老人的功能障碍时,另外的两个重要信息一定要收集。即精神状态(认知的)损害筛查和抑郁筛查。

在众多针对认知功能的筛查测试中,Folstein 简易精神状态检查(Folstein mini-mental state examination,FMMSE)和 Kokmen 简易精神功能测试(Kokmen short test of mental function)被认为是最有效的,因为它可以高效率测试认知功能的主要方面,并且已应用多年[19,20]。在针对抑郁的多种筛查测试中,Yesavage 老年抑郁量表(Yesavage geriatric depression scale)[21]和 PHQ-9 量表(depression screen of the patient health questionnaire-9)[22]被广泛采用,在精确度没有明显减少的前提下,更简短的筛查版本也同样可用[23]。

老年评估的主要量表和常用的健康状况筛查表都列在了表 34-1 中[7-36]。工具辅助的列表很短,但已通过仔细的测试来证明其可靠性和有效性,参与评估的工作人员可以很容易操作。客观检查(如体格检查)和自我汇报(患者或者代理人来完成)都是有效的。其内容如观察患者行走、转身、坐下是老年医学体检的常规部分。另外还有很多其他评估测量方法,在特定情况下发挥作用。例如,有一些特殊的量表来评价一些特定疾病的患者,如关节炎[30]、痴呆[31]和帕金森病[32]患者的疾病的阶段和功能障碍程度。也有一些简短的整体评估方法,试图通过单一量表来量化评估的所有维度[33-36]。这样的评估方法可以被用于社区调查和一些研究,但用于大多数临床上的评估还不够详细。更全面的可用的评估工具可以通过参考已发表的健康状况评估的论文来获得[7-12,37]。

当要决定在哪里开始评估时,有一些因素必须要考虑进去,在表 34-2 中对它们进行了概述。身体上和精神上的缺陷会让患者很难完成推荐的检查,或是去多个地点完成多项检查。功能受损的老人必须依赖家庭和朋友,家庭成员或者朋友又会因为长期不断地需要时间和精力护理老人而承担失业的风险,同时他们自己可能也是老年人。每一次独立的医疗约诊或干预都会占用这些护理者大量时间。在病情发展期患者也许会在评估过程中因疲劳而需要床来休息。最后,要想在有限的条件下完成评估,必须确保具备足够的诊疗时间和专业知识。

表 34-1 老年评估的测量维度

维度	基本内容	举例
基本 ADL[24]	自我照顾的能力和限制,基本活动能力和失能	Katz(ADL)[13];Lawton 个人自我维护量表(Lawton personal self-maintenance scale)[14];Bartel index[15]
IADL[24]	在购物、做饭、家务劳动和财务活动中的能力和受限情况	Lawton(IADL)[14];美国老年人的资源与服务,IADL 章节[28]
社会活动和支持[25]	在社交关系和团体活动中的能力和受限情况	Lubben 社交关系量表(Lubben social network scale)[29];美国老年人的资源与服务,社交资源章节[28]
精神健康,情感[27]	一个人感觉到焦虑、压抑和快乐的程度	Yesavage 老年抑郁量表(Yesavage geriatric depression scale)[21,23];PHQ-9[22]
精神健康,认知[27]	一个人警觉、定向及可以集中精力完成复杂精神性任务的程度	Folstein 简易精神状态检查(Folstein mini-mental state)[19];Kokmen 简易精神功能测试(Kokmen short test of mental function)[20]
移动能力、步法和平衡[9,11]	步法、平衡及跌倒风险的定量	Tinetti 执行定向移动能力评估(Tinetti performance-oriented mobility assessment)[16];起立和行走测试[17]
营养摄取[18]	当前的营养状态及营养不良的风险	营养筛查初始清单(nutrition screening initiative checklist)[18];简易营养评估(mini-nutritional assessment)[26]

注:ADL. 日常生活活动;IADL. 工具性日常生活活动

表 34-2　确定老年评估的程度和地点

参数	诊室	门诊患者/家庭护理组	住院患者病房/组
失能的程度	低	中等的	高
认知功能障碍	轻微	轻微到严重	中度到严重
家庭支持	好	很好到一般	好到差
疾病严重程度	轻微	轻微到中度	中度到严重
复杂性	低	中等的	高
交通便捷程度	好	好	好到差

大部分老年评估不要求全领域的技术，也不需要急救中心或住院患者那样的强化的监护。然而，如果门诊环境无法提供足够的资源来足够快地完成评估，住院就变得不可避免。一个在急救医院病房之外的、专门的老年医学地点，例如，日间医院或者亚急性入院老年医学评估单元，提供一个跨学科团队将会比较容易，这一团队有时间和专业知识来高效地给予患者所需的服务，适度的监控，以及为无法长时间坐着或者站立的患者所提供的床铺。住院和日间医院评估程序对于那些特别衰弱或者病情紧急的患者来说，在治疗力度、反应速度和护理能力方面是有优势的。门诊和在家中评估程序一般要便宜些，也避免了住院的必要性。

诊室的老年评估

在诊室实施老年评估，合理化的流程是必要的。第一步很重要，即在最初的评估中确定需要优先处理的问题。最好是首先解决最困扰患者的问题，或为了处理其他问题必须先行解决的问题（酗酒症或者抑郁症通常在列）。

老年评估的第二步是通过完成一个任务或症状分析来明确功能障碍的确切性质。在非专科的诊室里，功能障碍比较轻微或已经比较清晰，一般只需要进行详细的病史询问就能明确。如果功能障碍严重，就需要那么多学科和跨学科团队来仔细评估。例如，一个患者自己着装困难。完成着装需要多个步骤，其中任何一个步骤发生障碍都可能导致着装困难（如买衣服，选择合适的衣服来穿，记得完成这件事，扣上扣子，伸展身体来穿 T 恤衫，弯腰穿鞋）。通过确定准确的问题点，进行有针对性的下一步评估来解决问题。

一旦通过病史明确了功能障碍的性质，需要一个系统的体格检查和辅助实验室检查来明确病因。例如，着装困难可能是由精神状态损伤、手指活动困难或者肩部、背部或髋的问题引起。物理治疗师或作业治疗师的评估对恰当地指出问题是必要的，也需要社工的评估来确定依赖的程度或由依赖导致家庭能力不足的程度。放射学检查和其他实验室检查也是必要的。

每一种造成着装困难的问题都需要不同的处理方法。通过对造成功能障碍的原因的分析，可以采取最优的处理策略。通常一种功能障碍会导致另一种功能障碍。例如，行走困难会导致抑郁，可以降低社会活动能力，

甚至卧床（即使病因已经被治愈），在此基础上骨骼肌柔韧性降低和功能失调会造成进一步的日常活动能力的损害。

几乎任何急症或者慢性病都会降低身体功能。在老年人身上，常见但容易被忽视的造成机能障碍的原因包括认知功能受损、特殊感觉受损（视觉、听觉、平衡能力）、步态不稳和移动能力的下降、不良的健康习惯（酗酒、吸烟、缺乏运动）、营养不良、多重用药、失禁、社会心理压力和抑郁。为了确定功能障碍的诱因，内科医师必须要注意患者慢性病的恶化，新发的急症或者是常见隐匿性疾病的早期出现。医师可以通过发现功能障碍的病史询问，鉴别诊断和体格检查来判断功能障碍的原因。体检除了常见的心、肺、四肢和神经系统功能，还包括体位性血压改变，视觉听力筛查，以及对患者步态的仔细观察。认知评估筛查已经被推荐作为早期功能状态筛查的一部分，它可能决定在体格检查中哪些部分需要特别的关注，是评估痴呆或者急性精神错乱的重要内容。最后，基础的实验室测试包括一个血常规、血生化，以及根据病史和体检的发现需要做的特殊检查。

一旦明白了失能和它的原因，针对这一问题的治疗策略和处理办法一般就很清楚了。如果能够发现可逆的原因，简单的处理就能消除或者改善这样的功能障碍。如果功能障碍问题比较复杂，内科医生可能就需要各种以社区或者医院为基础的各种资源的支持。在大多数情况下，应该发展长期随访策略和正式的病例管理，来确保服务和需求适度的匹配并持续下去。

老年综合评估

如果已经选择了转诊到一个专业的老年病机构，评估的流程可能和上述的类似，除了更强的资源，多学科团队成员在处理老年患者及其问题方面所接受的专门训练将促进他们更快、更广泛也更详细地进行预计的评估和计划。在通常的老年评估过程中，相关的关键学科，最低限度上，应包括内科医师、社会工作者、护士及物理治疗师和作业治疗师。理想的状态下，还应该包括其他学科人员，如营养师、药剂师、伦理学专家、心理学专家及家庭护理专家等。在多学科团队中，专业的老年医学专家是极为重要的。

在多学科团队大多数成员完成各自的评估后，进行多学科的小组讨论会是非常重要的。大多数成功的老年评估都有这样一个小组讨论会。把所有学科的观点集中到一起，然后小组讨论会得出新的观点，设定优先考虑的问题，向所有的患者治疗相关人员告知完整的评估结果，避免重复和不协调。一个全面高效的队伍的发展需要有担当、技巧和时间，因为多学科团队的发展要经历所谓的形成期、调整期和规范期，才能达到全面的成熟工作的阶段[38]。在某个阶段，患者（和护理者，如果适当的话）的参与对保持选择的原则是非常重要的[38,39]。

老年评估程序的有效性

大量的并且还在增多的文献都支持在很多情况下实行老年评估程序（geriatric assessment program，GAP）的有效性。早期的描述性研究显示了老年评估程序的诸多好处。例如，提高了诊断精确度，减少了送患者去养老院，改善了整体功能状态，给出更适合的药物处方。由于是描述性研究，缺少平行对照的患者，因此并不能区分究竟是 GAP 的效果还是单纯的随着时间进程而得到的改善，也没有关注长期的或者许多短期的受益结果。尽管如此，很多早期研究得到的结果颇有希望[40-44]。

老年评估揭示重要问题的数量表明，诊断精确度的提高是老年评估的作用中被最广泛描述的。可以发现每个患者新诊断的频数的范围从只有一个，到超过 4 个。GAP 中导致诊断提高的因素包括评估本身的有效性（针对老年问题的整体化探索并发现的能力），评估患者时付出额外的时间和照顾（独立于评估形式上的要素），以及可能对转诊专科的部分诊断不关注。

与评估前相比，患者从健康护理机构评估后出院，生活状况会有所改善这已经在一些早先的研究中被证实。最初是由 Williams 及其同事对纽约的门诊患者进行评估的描述性研究得出的结果[45]。安置在城区养老院的患者，评估程序发现只有 38% 的患者真正需要熟练的技术护理，另外 23% 的患者可以回家，余下 39% 的患者适合于寄宿护理或者在养老机构。很多后续研究结果也得出了类似的改善了生活状况的结果[46-59]。一些研究检查了患者老年评估前后的精神和躯体的功能状态，结合治疗和康复，结果提示整体功能状态指标有所改善[46-50,52,56]。

在 20 世纪 80 年代初期出现了对照研究，这些研究证实了早期的一些研究结果，并且得到了一些附加的有益结果。例如，生存率的提高，降低医院和养老院的使用，以及在某些情况下可以减少开支[46-67]。这些研究在结果上并不十分一致。有些研究显示了 GAP 在功能、生存率、生活状况及开支等方面一系列的显著益处，而另一些研究结果显示即使有益处，也微乎其微。当然，这些被研究的老年评估程序，在提供的护理流程和接受的患者人群方面彼此都是不同的。至今 GAP 的对照研究仍在继续，随着更多的结果积累，我们可以明白哪些方面GAP 是有效的，而哪些方面无效。

对很多 GAP 来说，一个被证实的突出效果就是其对生存率的改善。在一些不同的 GAP 基本模型的对照研究中，通过不同途径和不同的随访期均证实了生存率得到明显改善。Sepulveda 老年疾病评估的患者，第一年的死亡率降低了 50%，第二年受试组的存活率曲线仍然明显优于对照组[46,60,61]。在苏格兰老年康复咨询的研究中，1 年生存率提升了 21%[56]。加拿大的两个咨询试验研究结

果证实，患者的生存时间延长了 6 个月[52,53]。丹麦的两个依托社区的居家老年评估的研究及随访证实了患者死亡率的降低[47,58]。同时威尔士的两个居家 GPAP 的研究结果显示，对于在家接受评估并且后续随访两年的患者，老年评估也对其生存率改善有益[49,50]。另外，一些其他的老年评估研究却没有发现令人满意的显著的生存率改善[51,55,56]。

多项研究在初始评估后纵向地随访了患者状况，因此可以得出评估和治疗的长期效用和成本。一些研究发现，用于养老院的整体花费减少[46,56,62]。在一些研究中调查了医院利用情况。对于在医院进行的 GAP，住院时间的长短受评估本身的长短影响明显。因为一些程序会延长最初的住院时间[44,63,64]，反之有一些程序会减少最初的住院时间[58,65]。然而，随访观察患者至少一年的研究通常都会得到对紧急医护的需求减少的结论，即使这些程序最初可能会延长住院时间[46,47,54]。

随着应用养老院和其他机构的服务减少，基于社区的服务或居家照护的代理预期将补偿性的增多。这些研究已经发现这种增加[47,49,52,66]，但另一些研究则没有[46,54,59]。虽然正规的社区养老服务的利用增加并不显著，但这通常也是一个令人满意的目标。另一些研究没有发现对居家护理和社区养老服务的利用增加，这一事实或许反映了社区服务或者转诊网络的不可及，而不是这样的服务不被需要。

由于在方法学上很难收集方案的应用和费用方面的数据，以及统计学在比较高度偏态分布数据的限制，GAP 对费用和应用参数上的影响很少被全面调查。Sepulveda 研究发现，第一年用于直接健康护理的总费用降低，主要是由于在养老院或反复入院治疗的日期减少（尽管最开始时在老年病科室的停留有明显的延长）[46]。这样的费用节省在接下来随访调查的三年中一直持续[60]。Hendriksen 等[47]的项目降低了医疗护理的开支，显然是通过成功地早期发现问题，以及转诊做预防性的干预。Williams 及其同事所做的门诊患者的 GAP[54]发现，医疗护理上开支的降低主要是由减少住院引起的。尽管对衰弱患者的生存期延长会导致服务需求和费用增加的担心是合理的，或者可能更多的关注在于，担忧生命延长期的生活质量——这种顾虑目前还缺乏事实依据。确实，Sepulveda 研究证实，GAP 不仅能提高生存率，还能延长高质量的生存，而且同时降低了机构服务的使用和费用[46-60]。

一项 1993 年发表的荟萃分析试图解释不同研究结果之间的差异，并且试图确定是否特定的评定程序元素与特定的获益有关[68,69]。这个荟萃分析纳入了 28 个已发表的对照研究的数据，包含了接近 10 000 名患者的相关资料，也包括大量的从这些研究中系统提取的未发表的数据。荟萃分析确定了 5 种 GAP 项目类型：医院病房（6个研究）、医院咨询团队（8 个研究）、居家评估服务（7个研究）、门诊患者评估服务（4 个研究）及医院-家庭评估服务（3 个研究）。最后一种是指对新近出院的患者

进行的居家评估服务。荟萃分析证实了各个项目被报道的主要有益结果。统计学和临床上的有益结果主要包括降低死亡率（12 个月内医院病房项目中降低 22%，总体项目降低 14%）；提高了在家生活的可能性（12 个月内医院病房项目中提高了 47%，总体项目提高了 26%）；降低了（再）住院的风险（到研究结束时，总体项目降低 12%）；极大地改善了认知功能（到研究结束时，总体项目改善 47%），以及在病房更好地提高身体机能的机会（医院病房项目中提升 72%）。

很明显，不是所有研究结果都显示出等效，这个荟萃分析可以显示一些在评估程序和患者层面上的变量，这些变量趋向区分出那些明显有效的研究和那些效果不明显的研究。当调查评估程序时，医院病房评估和家庭访问形式的评估可以得到最明显的获益，相反，基于诊室的评估程序却没有明显的效果。提供直接的临床护理和/或长期随访过程的项目，一般可以比单纯的咨询或者缺乏后续随访的项目得到更有效的结果。另一个与更大获益相关的因素是目标患者，至少在以医院为基础的项目中是这样的。选择病情恶化风险高、但仍有康复可能性的患者的研究项目，结果要好于那些没有选择患者的项目。

这个荟萃分析证明了目标人群的标准在得出有益结果上的重要性。特别是，使用明确标准选择患者作为相关变量，在一些项目中常发现可以增加获益。例如，在基于医院的 GAP 研究中，躯体机能和在 12 个月时居家生活的可能性方面的阳性结果，与排除了相对"过于健康"的患者有关。在一些机构的研究中，排除了相对预后较差的患者，在躯体功能方面可以看到类似的结果。筛选目标患者对有效性强度的影响的原因无疑在于其可以集中选择和干预那些可以受益的患者，而没有因为存在过重或过轻的患者而稀释效果，以显示出一个有效的改善。

在 1993 年荟萃分析之后进行的研究大部分都得到了肯定的结果。2005 年发表的荟萃分析证实针对老年住院患者的 GAP 可能会降低死亡率，增加一年内居家生活的机会，并且改善生理及认知功能[70]。2011 年发表的一个包含了 22 个关于在院 GAP 的随机对照试验的荟萃分析证实，在院 CGA 的患者更容易存活，在随访中更多地生活在自己家，而不是在住院护理机构[71]。然而，随着老年医学原则在常规护理中越来越普及，特别是在进行对照研究的场所，GAP 组和对照组之间的差距在减少[72-76]。例如，2002 年进行的一个针对住院患者和门诊患者的 GAP 的研究，未显示出明显获益[77]。而另一些研究继续显示出住院患者评估程序的效果[78,79]。而门诊患者的 GAP 的效果却很有限，2004 年的一个荟萃分析没有显示出其对于死亡率的有益影响[80]。尽管已经证明住院评估有效，但由于费用的原因，住院评估单元的增长缓慢；虽然在对照试验中门诊评估作用不明显，而门诊患者评估还是逐渐在增加。然而另外一些门诊评估的研究显示出，在一些新的领域里（以往研究未发现的领域）获益显著，如功能状态、心理学参数及自我感觉参数。这意味着被评价过的门诊护理模式可能有意义[72-76,79]。

一个 2002 年发表的关于预防性的家庭访问的荟萃分析揭示，如果家访基于多维老年评估，通过多次随访，并且受访老年人具有相对好的功能基线水平，家庭访问项目可以持续有效[81]。在一个随访的项目中看到，预防一次入院的需要随访的次数（number need to visit，NNV）大约是 40 次的随访。2008 年发表的一个扩展的，关于预防性的家庭随访的荟萃分析很大程度上确认了之前研究中关于老年多维评估的重要性和其更高效能的部分，但与多次随访无关[82]。它还证实了一个项目成功的关键要素是要有一个系统的方法来培训初级护理的专业人员。这一结果具有重要的政策含义。在那些已经建立了预防性家庭随访项目的国家，应该在这个荟萃分析确定的标准的基础上重新考虑其程序和组织。另外，有一些慢性病管理项目来专门解决老年人的护理需求[83]，将以居家为基础的预防性护理项目的关键概念植入到这些项目中来实施，应该具有可行性、低成本、高效益的效果，以便其可持续发展。作为护理老年人的重要组成部分，辨识并处理老年人的高风险是老年人减少失能负担和改善生活质量的关键。

一个持久的挑战是如何获得足够的资金来支持将老年评估服务加入现有的医疗护理中。尽管有很多研究证实 GAP 可以获益，在对照试验中被证明可以降低费用，卫生保健财政却不太情愿为老年评估项目提供资金支持。也许是出于对项目扩展太快的担心，担心额外诊断的费用和治疗服务增长过快，脱离控制。很多从业者已经找到方法将老年评估的流程分类拆分成单项服务，并且得到足够的支持去建立整个流程。在持续财政紧张的现阶段，从事老年医学的工作者必须时刻保持创造力来达成最优化患者护理的目标。

结　论

已发表的多维老年评估的相关研究已经在很多方面都证明了其功效。尽管老年评估并没有一个最佳的蓝图。但在所有的情况下，普遍有跨学科队伍的参与，将功能状态和生命质量最优化作为主要的临床目标。尽管最大的受益是在针对衰弱的老年人亚组的项目中被确认的，但应该坚持定期对所有老年人进行 GAP 评估筛选，针对衰弱的和高风险的老年患者的综合评估。有兴趣发展这些服务的临床医生，留意回顾这些项目带来的经验，可以得到适用于本地老年评估的原则。未来还需要进一步的研究去确立最有效和高效的方法来实施老年评估，从而制定能够匹配需求的发展策略。

关键点　衰老的流行病学

● 老年评估是一个系统的多维评估，目的是提高诊断

　　精确度和为衰弱老年人提供护理计划。

● 对照研究已经证明老年评估的多项益处，包括改善
　功能状态和生存，减少入住医院和养老院。

（陈　玲　译，齐国先　校）

完整的参考文献列表，请扫二维码。

主要参考文献

1. Rubenstein LV, Calkins DR, Greenfield S, et al: Health status assessment for elderly patients: reports of the society of general internal medicine task force on health assessment. J Am Geriatr Soc 37:562–569, 1989.
2. Matthews DA: Dr. Marjory Warren and the origin of British geriatrics. J Am Geriatr Soc 32:253–258, 1984.
5. Rubenstein LZ, Josephson KR, Nichol-Seamons M, et al: Comprehensive health screening of well elderly adults. J Gerontol 41:343–352, 1986.
9. Rubenstein LZ, Wieland D, Bernabei R: Geriatric assessment technology: the state of the art, Milan, Italy, 1995, Kurtis.
10. Kane RL, Kane RA: Assessing older persons, New York, 2000, Oxford University Press.
11. Osterweil D, Brummel-Smith K, Beck JC: Comprehensive geriatric assessment, New York, 2000, McGraw-Hill.
42. Brocklehurst JC, Carty MH, Leeming JT, et al: Medical screening of old people accepted for residential care. Lancet 2:141–143, 1978.
46. Rubenstein LZ, Josephson KR, Wieland GD, et al: Effectiveness of a geriatric evaluation unit: a randomized clinical trial. N Engl J Med 311:1664–1670, 1984.
47. Hendriksen C, Lund E, Stromgard E: Consequences of assessment and intervention among elderly people: three-year randomized controlled trial. BMJ 289:1522–1524, 1984.
68. Stuck AE, Siu AL, Wieland GD, et al: Comprehensive geriatric assessment: a meta-analysis of controlled trials. Lancet 342:1032–1036, 1993.
71. Ellis G, Whitehead MA, Robinson D, et al: Comprehensive geriatric assessment for older adults admitted to hospital: meta-analysis of randomized controlled trials. BMJ 343:d6553, 2011.
82. Huss A, Stuck AE, Rubenstein LZ, et al: Multidimensional preventive home visit program for community-dwelling older adults: a systematic review and meta-analysis of randomized controlled trials. J Gerontol A Biol Sci Med Sci 63:298–307, 2008.

第35章

实验诊断学和老年医学：对于老年人不仅仅是参考区间

Alexander Lapin，*Elisabeth Mueller*

介　绍

卫生保健和生活方式的根本改善，带来了更长的预期寿命，并出现了以前未发现的人口统计学上的现象，老年人在总人口中所占比例持续稳定增长，尤其是在一些工业化国家，出现了人口倒金字塔现象。同时，老年医学的主题已经普及，无论是在专业人士中，还是在公众中。但是，在实验室医学上并不是如此。除了偶尔调整特点测试的参考区间外，一直没有根本性的针对目前人口统计学趋势结果的讨论。本章就是针对这些问题提出的一些观点。

客观性是体外诊断的基本原则

自古以来，体外诊断遵循这样的原则：从患者身上获取生物标本（血或尿），分析其物理或化学性质。根据结果解释临床信息，表明患者的健康状况。

如果分析达到较好的标准化，那么结果就可以进行定量，用确切的数值，而不是像病理学和放射线的诊断中用语言描述。因此，实验室的分析结果不是来自于操作者个体经验的结果，而是一个客观的测量，常常与推理的假设标准有关。由于实验室测定的大多数结果被认为是数据，通常情况下，这些数据是可重复的、可比较的，因此，实验分析为现代、依赖证据的医学提供了有效的手段。

为了使这些数据的临床解释尽可能的客观，每个检测结果会有一个参考区间，通常和检测结果列在同一行，参考区间是检测结果的标准统计学分析，是来自于正常人群的统计学样本，正常就是通常意义上健康的同义词[1]。

然而，由于参考区间是在高斯正态分布的第 95 个分位数基础上计算的统计学的结果,而从正常人获得的 5% 的结果将被排除在参考区间外,这是没有任何病理相关性的。这就意味着同一个健康人，随着同样实验检测项目次数的增多，一次随机结果超出参考值区间的可能性就会增高。

具有讽刺意义的是，所测实验室检测次数越多，被发现异常的可能性就越大[1]。这些体现了由统计所得到的参考值概念的局限性[2]，每个人都是一个不可重复的个体，而不是一个群体中的没有任何特质的组成部分。

老年人的个体化

> 你不能两次踏入同一条河流。——Heraclitus

从社会学角度来看，老年人健康与否不应由其工作表现判定，亦不能因其将医生的通知单拿给他的老板这一事实判定。相比之下，在老年人中，健康与否的区别更多的是基于一种非常主观的感觉，这种感觉反映了一个人的生活质量。

然而，在老年实验医学中还有另一方面需要考虑，即人体衰老过程中生理机能的持续下降。例如，肾及肺功能随着年龄增长减退、骨质疏松症的加重、各种内分泌机能的下降、老年人免疫功能衰退也是这方面的典型例子[3-6]。

与儿科作类比，试图建立年龄相关参考区间被证明是不成功的。这些办法不能从患者临床及生物学观点上反映衰老过程的个体性及多样性，所以这些努力并不成功（图 35-1）。

儿科学及成人医学中，大多数人群是健康的，患者通常由单一病因致病（很少超过 1 个），治疗的主要目的是尽可能有效地发现并治疗疾病，以保障个体的未来生活，成人医疗是使之尽快回归生产（工作）生活。

在老年医学中是不同的。由于老年人已到达生命的最后阶段，病史会比生命前期阶段更加复杂。

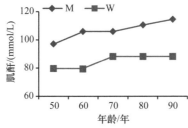
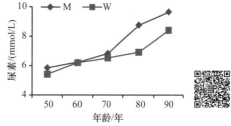

图 35-1　A. 不同的实验参数与年龄的相关性。白蛋白是相关性最好的显示（r＜0.5）；B. 不同的实验参数与年龄的相关性。白蛋白是相关性最好的显示（r＜0.5）。（彩图请扫二维码）

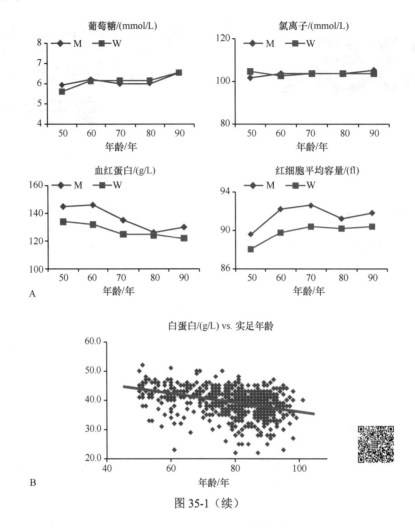

图 35-1（续）

既往的病史、紧急发病情况，以及周期性好转和发病，都对老年人健康状况有影响。各种疾病和生活中偶然发生的外伤，或多或少会留下相关的后遗症，这些后遗症会在老年时期影响每位老年人临床状态的特殊性。另外，随着年龄的增加，遗传性疾病或继发疾病的可能性逐渐增加。为描述这些，老年病医生用了共病这个术语，这是一个很重要的术语，因为其以患者同时患几种疾病和/或多种病理过程同时发生，且症状少、不典型为特征。

许多不同的复杂的疾病过程都可看作老年阶段的典型生理过程。它们都可具有个体特征，也可由生命不同时间的生理随机事件引起。在这种情况下，明确的定义生物年龄这一概念变得愈发困难[7]。最终不得不认同，在生命的最终阶段，一种或多种疾病暴发导致的结果便是死亡（图 35-2）。

总之，在谈到老年的正常人时，必须说明老年时期非常健康的个体在生物学上是罕见的而并非是很常见的情况[8]。

从筛查到检测

有观点认为，老年医学参考区间可由大规模研究获取，而这一观点即便是在理论上也是不对的。根据

Harris[9]的报道，参考区间的宽度由 3 种变量决定。可通过适当的变异系数 C_V 来描述：

C_{VA}——分析变量——由于分析方法的不精确性产生
C_{VB}——生物学变量——涉及个体内的变量
C_{VC}——个体间差异——由于几个个体间的差别产生
总变量（C_{VTOT}）是这 3 个变量的几何求和

$$C_{VTOT} = SQRT[(C_{VA})^2 + (C_{VB})^2 + (C_{VC})^2]$$

由于分析方法的高技术标准，实际上分析变量几乎是可以忽略的，因此总参考区间 C_{VTOT} 决定于其他两个

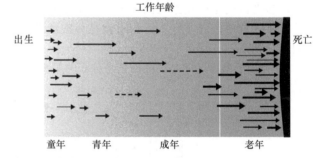

图 35-2　生命进程（横坐标），随机发生的疾病和肿瘤（→）和造成的后果（——）。在生命的终末期，这些都会对最后的临床状态产生影响。（引自 Lapin A, Bohmar F. Laboratory diagnosis and geriatrics: more than just reference intervals for elderly…Wien Med Wochenschr 155: 30-35, 2005）

变量：生物学变量（C_{VB}）和个体间差异（C_{VC}），由此可以考虑到两种特殊的情况（图35-3）。

1. 第一种情况，参数的参考区间几乎由生物学变量（C_{VB}）决定，也就是在所有健康个体中几乎是相同的，$C_{VC} \to 0$（如葡萄糖）。

当某特殊个体患病时，相应的值发生变动并超出参考区间的可能性会增加。在这种情况下，异常会较早地被发现，反复测量会增加结果超出参考区间的可能性（图35-3）。

2. 相反，在另一种情况下，参数的生物学变量变小 $C_{VB} \to 0$，但变量的平均数（或中位数）会由于个体间不同而产生差异（如尿酸）。

在这种情况下，参考区间产生主要由个体间差异（C_{VC}）的平均数（中位数）的分布产生。严格说，这种测试不太适用于诊断，尤其不适用于疾病的早期发现。发生在一个个体身上的小的病理改变，将仅会产生超出该个体生物学变量区间的变化，但不会超出由整个人群所获得的参考区间（C_{VTOT}）。显然，即使反复测量，也可能无法发现这种病理改变。为增加这种检测的诊断意义，有必要对参考数据进行分层。也就是分别确定不同亚群的参考区间，依次根据更多特定标准测定，如性别、年龄及其他人口统计学参数。

但对于老年人这是不够的。除非在老年人分层考虑其他标准，如体格、营养状况、活动性、认知功能，主要是疾病。否则该方法也不够。通过将分层推向极致，找出统计学相关的可参考的、具有相同特点人群越来越困难。这是在老年人中确立根据年龄的参考区间面临的一个主要问题[10,11]。

另外，对于同一个患者，当实际检测结果与之前的检测结果进行比较时，就可以实现最终的分层。这时，生物学变量参数变小，个体间差异参数变大，不适用于筛查（如检测新发疾病）。但适用于对具体患者临床指标动态变化的监测。然而实现这种长期监测的基本条件是评估实验室测试长期的稳定性及质量，可实际上，这有时会受到质疑，尤其在老年医学上。

老年医学监测

今天实验医学的一个趋势是实验室联合，这是要提高实验室检测的经济效益而造成的。这通常意味着医学实验室是集中在大型半工业化诊断机构[12]，是外包工作的中心。实验室从临床机构分离之后，使得临床医生与实验室专家之间的交流缺乏对人的因素的考虑[13,14]。结果，理论上讲，就会影响实验室测试结果的诊断意义，产生不希望看到的结果。其中就涉及预分析。

分析影响因素包括：体位影响（尤其是水肿患者），行动不便和/或营养状况影响及季节影响[15]。由于老年人存在多器官功能减退（如肝、肾、肺、免疫系统），轻微的病理改变会由较小的改变替代。结果，反映出来是更明显的实验结果变异性。另外，一些患者静脉状态不佳，使穿刺及血液收集存在困难，易导致溶血及样本量不足，影响检测结果。

事实是，由于老年医师提供的样本数量，远低于如急诊病房来源的样本量，老年患者的标本被忽略和草率处理，且不会被优先处理，不引起重视。正如大家所了解的，在护理院，被实验室联络员落下的标本，不得不等到第二天或下一次检测。增加的周转导致停留时间总是很不利的，可能因为分析物的稳定性（酶的活性或其他化学分析的成分[15]）问题或不利于将真实的诊断信息提供给主治医生。

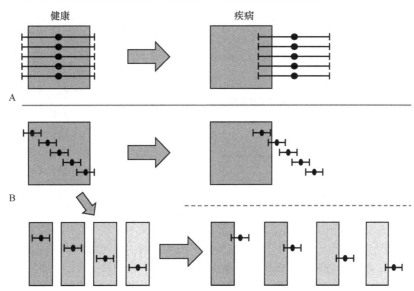

图 35-3 疾病对两类实验室研究的影响。A. 参考区间的宽度由生物因素决定（如个体内变量 C_{VB}）。对于一种疾病，所有的值均会从参考区间超出。B. 参考区间由个体差异决定（C_{VC}），而个体内差异为阴性（$C_{VB} \to 0$）。只有当个体因素被考虑在参考区间时，疾病会使所测的值超出参考区间。为了提高测试的诊断意义，进行分层（如重新定义亚参考区间）。（改编自 Harris EK. Effect of intra-and interindividual variation on the appropriate use of normal ranges. Clin Chem 20:1535-1542, 1974）

实验室医学联合出现了另外一个趋势，即时检验（point of care testing，POCT），利用基于干化学原理的现代检测装置，可以在现场进行分析，结果比以前使用远程实验室更快、更有效[16]。由于检测项目范围增大，对于老年人，POCT 更有意义。

尽管 POCT 的应用已广为接受，但它存在一些不足，如校准、记录，尤其是未受培训人员的不可控行为，这些在实验医学会议中都成了讨论的主题。然而，当不同来源的实验室数据（如诊断机构和不同的 POCT 设备）用来分析同一患者时，可能出现严重问题[17]。这种情况在老年人中非常常见，因为他们通常由几位医疗服务提供者提供治疗——在医生的私人诊所，在护理院治疗，作为急症患者在医院接受治疗。

老年人实验室结果的临床意义

最后的问题是老年患者实验检验结果的临床意义分析。这与成人医学不同，不仅在于生理学参数，还有人口统计学的改变、预期寿命及临床结局（表 35-1）。

表 35-1　临床参数在老年人中临床意义可能的改变

参数	在成人中的通常意义	老年人中可能改变的临床意义
尿素氮	肾功能不全	急性分解代谢（常常是可逆的）
白蛋白	肾功能或肝功能不全	生理性衰老、营养不良、衰弱
胆固醇	动脉硬化危险因素（高胆固醇）	营养不良，预示濒临死亡的指标（低胆固醇）
r-GT	酒精中毒、胆汁淤积、肝炎	肝淤血（如心衰时）
淀粉酶	胰腺炎	腮腺炎（常在夏季），大分子淀粉酶
LDH	实质的损伤，溶血	放血的问题
总蛋白	慢性感染	干燥、骨髓瘤
CRP	炎症、急性期	感染、坏疽（有时是唯一的确凿的指标）
红细胞沉降率	慢性炎症	隐匿性肿瘤
PTT	肝素、血友病	狼疮抑制剂
血红蛋白	出血	老年性贫血、骨髓增生异常综合征
MCV（正常）	酒精中毒	维生素 B_{12} 或叶酸缺乏

注：改编自 Campion EW, deLabry LO, Glynn RJ. The effect of age on serum albumin in healthy males: report from the normative aging study. J Geromtol 433: M18-M20, 1988; Goichot B, Schlienger JL, Grumenberger F, et al. Low cholesterol concentrations in free -living elderly subjects: relations with dietary intake and nutritional status. Am J Clin Nutr 62: 547-53, 1995; Rudman D, Mattson DE, Nagraj HS, et al. Prognostic significance of serum cholesterol in nursing home men. JPEN J Parenter Enteral Nutr 12: 155-158, 1998

一个很好的例子就是，在生命过程的不同阶段，胆固醇的诊断意义会发生改变（图 35-4）。通常，血清中胆固醇水平与心血管危险相关，而心血管风险随着年龄的增长而增加。然而，从 60 岁开始，胆固醇不再增加，开始下降，这个结果可以用队列的连续人口变化解释。作为个体，在较年轻时出现的较高水平的胆固醇，使他们在

老年时期成为受害者，最终因死亡而被陆续排除在高龄群体之外[18]。同时，胆固醇也是营养状况的指标，它的下降与营养不良有关[19]。最后，在年龄相关性的终末期，胆固醇水平的骤降预示着预期寿命缩短[20]。

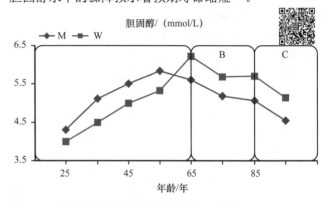

图 35-4　年龄相关的胆固醇水平变化。（引自 Lapin A, Bohmer F. Laboratory diagnosis and geriatrics: more than just reference intervals for elderly...Wien Med Wochenschr 155: 30-35, 2005）（图片请扫二维码）

老年医学中，对症、支持及和姑息治疗比在成人医学中更重要，老年人的治疗，有时不得不进行一些妥协。例如，给糖尿病患者使用糖皮质激素。在这种情况下，优化个体治疗方案，不仅是监测临床状态，更重要的是评估不同器官和系统的残存功能。例如，通过血清肌酐监测肾功能，但起决定性作用的是测定肌酐清除率，了解残存肾功能的百分比。换句话说，参数对老年人来讲是十分重要的，它使我们能评估残存功能和/或提供预后信息。利钠肽（brain natriuretic peptide，BNP）就是一个较好的参数的例子，其在血液中的含量可反映充血性心力衰竭有关的心功能不全程度的定量信息。

老年医学另一个重要特征是共病。在这方面，Fairweather 和 Campbell[21]认为在老年患者漏诊或者误诊的情况是年轻患者的两倍。同样，一项尸解研究表明，在死亡直接原因上，临床诊断正确率不超过 50%[22]。

从这个角度讲，能够将多种病理和多种病因区分开是有意义的。因为病理多样性可以看作多器官功能减退的复合体，病因多样性是更复杂的情况。病因多样性以几个动态的病理过程、互相交织在一起为特征。

一些病理状况如感染、心血管疾病、急性腹痛、甲状腺功能亢进和抑郁在老年人身上的表现通常不典型、不特异及相应体征不易发现，检验结果不典型[23]。但是，更困难的是对导致目前状态的多种病因的分析、判断。通常由于倾向于用一元论解释疾病，对于临床医生来讲判断治疗中哪一个因素是真正重要的，哪一项能够使患者受益是很难的。同时，对多种病因及患者认知功能和身体状况进展性下降的低估也进一步影响诊断信息减少的问题[21]。然而，在考虑到患者的预后时，必要的诊断和治疗干预与保护患者适当的尊严上所产生的矛盾就会不断增加，就这方面的问题而言，实验室检查也面对伦理的限制。

结　论

随着工业化国家老龄人口的逐渐增加，老年医学的作用会稳步增长。这一趋势对更好的、更高效的实验室诊断技术必然产生相应的需求。必须对老年医学进行区分，老年医学涉及的是各种各样的个体，而不是经典医学中常见的样本、集体或群体。

不仅要通过大量的个体研究获取统计学上的证据，而且也要将患者作为个体进行考虑，考虑到每个患者临床表现的个体性、状态、倾向性、生理储备和预后，需要一种彻底、深度的认识。

单从实验室检测的结果区分生理性和病理性，分析患者健康状况是不够的。但是在预测患者残余寿命时将患者临床个体化表现作为一个相对危险因素是非常必要的[24]。

从实际的观点来看，更多关注老年人实验室检测的诊断意义的局限性是很必要的。对于从事老年医学专业的医生来讲，这样的继续教育项目尤其必要。老年医学的研究应集中在满足老年患者临床危险评估的新的诊断参数的研究上。

关键点

- 老年医学中的常态。完全健康的个体在生物学上是罕见的个例，而不是正常情况。在老年医学中，设定普遍适用的参考值范围*是很困难的。

- 共病。在接近生命终点时，先前疾病的后遗症总和，以及易感疾病出现的可能性均增加。一个人的个体特征随着他或她一生的行程而增加。

- 为了保持最好的生活质量，需要监测个体的临床状态，而不是为了治愈而筛查潜在的疾病。

- 老年医学中的实验室医学应进行长期质量评估，专业后勤，并特别考虑分析前的要求。

- 提供有关尚存的生理储备信息的实验室参数特别有价值。一些实验室检测结果的临床解释可能会根据患者的预期寿命而改变。

- 在老年医学，检验医学应在长期质量评估和专业逻

- 辑的基础上进行，并且在分析前需要进行仔细考虑。

- 提供有关尚存的生理储备信息的实验室参数特别有价值。一些实验室检测结果的临床解释可能会根据患者的预期寿命而改变。

- 在老年医学，检验医学应在长期质量评估和专业逻辑的基础上进行，并且在分析前需要进行仔细考虑。

*其他用于相同目的的术语是参考范围和正常值。

（李　杰　译，孔　俭　审）

完整的参考文献列表，请扫二维码。

主要参考文献

2. Solberg HE: International Federation of Clinical Chemistry (IFCC), Scientific Committee, Clinical Section, Expert Panel on Theory of Reference Values, International Committee for Standardization in Haematology (ICSH), Standing Committee on Reference Values: Approved recommendation on the theory of reference values. Part 1. The concept of reference values. J Clin Chem Clin Biochem 25:337–342, 1987.

3. Rowe JW, Andres R, Tobin JD, et al: The effect of age on creatinine clearance in men: a cross-sectional and longitudinal study. J Gerontol 31:155–163, 1976.

7. Martin H, Huth M, Kratzsch J, et al: Age dependence of laboratory parameters in a health study—attempt at calculating a laboratory index for assessing biological aging. Z Gerontol Geriatr 35:2–12, 2002.

9. Harris EK: Effects of intra- and interindividual variation on the appropriate use of normal ranges. Clin Chem 20:1535–1542, 1974.

11. Kallner A, Gustavsson E, Hendig E: Can age- and sex-related reference intervals be derived for non-healthy and non-diseased individuals from results of measurements in primary health care? Clin Chem Lab Med 38:633–654, 2000.

15. Young DS: Conveying the importance of the preanalytical phase. Clin Chem Lab Med 41(7):884–887, 2003.

18. Bush TL, Linkenns R, Maggi S, et al: Blood pressure changes with aging: evidence for a cohort effect. Aging (Milano) 1:39–45, 1989.

20. Brescianini S, Maggi S, Frachi G, et al: Low total cholesterol and increased risk of dying: are low levels clinical warning signs in the elderly? Results from the Italian longitudinal study on ageing. J Am Geriatr Soc 51:991–996, 2003.

21. Fairweather DS, Campbell AJ: Diagnostic accuracy. The effects of multiple aetiology and the degradation of information in old age. J R Coll Physicians Lond 25:105–110, 1991.

22. Attems J, Arbes S, Böhm G, et al: The clinical diagnostic accuracy rate regarding the immediate cause of death in a hospitalized geriatric population; an autopsy study of 1594 patients. Wien Med Wochenschr 154:159–162, 2004.

23. Kim R, Emmett MD: Nonspecific and atypical presentation of disease in the older patient. Geriatrics 53:50–60, 1998.

Sadhna Diwan，*Megan Rose Perdue*

第36章 老年患者的社会评估

社会评估是对老年患者进行的全面的多维的整体评估。许多关于综合性老年（older adult）病评估有效性的研究中通常在评估小组中有一名社会工作者，其任务主要是确定和解决社会和社区的生活需求[1]。社会评估（social assessment）是一个广泛的结构，包括老年人日常生活的许多方面。它包括功能性能力的评估，如完成基本的日常生活活动（activities of daily living，ADL）和工具性日常生活活动（instrumental activities of daily living，IADL）的能力，社会功能（老年人的社交网络和支持系统），对支持服务的需要，对认知功能的筛查和心理健康评估（如情绪、生活质量、生活满意度）。无论一个老年人生活在社区中还是在照护机构中，由社交网络提供的支持活动都是确保足够的照顾和维持幸福感的关键。社会功能涉及个人的关系和活动的许多方面，社会评估是提供老年患者健康相关的资源和风险及与健康相关阅历的快照。

本章的目标如下：①提供老年综合评估中相关社会评估和医师所提供照顾的整体概述；②描述与卫生和健康有关的社会功能的不同方面，以及介绍与社会评估相关的主要的筛选工具；③阐述慢性疾病和痴呆对患者相关社会功能关于照顾者负担的影响；④探讨社会评估中文化因素的影响。

社会评估与老年综合评估的关系

研究人员对社会问题及这些问题对老年人身心健康的影响给予了大量的关注。在回顾那些衰弱的老年人与同龄人相比风险增加时，应该讨论如何将这些风险的来源进行概念化。一个普通的构想，在本书中很典型，就是区分内在风险和外在风险。内在风险反映在疾病健康和那些已知的、不确定的或可改变的变量（如锻炼、表观遗传学、基因组学、微生物学和吸烟）和外在风险上。在这个概念中，社会的脆弱性成为一个外在的风险。很明显，保护和减轻等因素在很大程度上也可以被看作内在的或外在的危险因素。

外在的社会因素已经以不同的方式进行研究。其中一条路线是从社会问题着手，在本书的第 30 章阐述，主要着眼于社会的脆弱性，侧重于一些概念如健康的社会决定因素[2]，通常指的是宏观社会问题如贫困、教育、邻里关系状态与构建对人的健康状况形成影

响的环境[3]。另外一条研究路线，就是本章将要讨论的，将侧重于微观社交问题或社会功能对健康的影响及正式和非正式的社交网络的作用，社会支持，社会隔离，孤独，以及照顾者的负担对个人的健康和社会功能的影响。

社会功能对健康和幸福的影响

由数个国家（丹麦、荷兰、日本、英国和美国）老年人群参加的，关于社会功能对老年人健康和幸福的影响的大样本研究发现，社会隔离和孤独感与死亡率增加有关[4]。多个研究发现高水平的社会支持与糖尿病患者更好的饮食、运动行为和自我管理相关[5]。而且，社会关系如婚姻状态和友谊社交影响健康行为的实践，如吸烟、饮酒、体力活动及牙科治疗等，而离婚或社会关系较差则与健康行为水平较低相关[6]。Barth 和他的同事[7]在有效性研究的荟萃分析中指出，很多证据提示社会感知度低与较差的冠心病预后存在正相关性。他们建议心脏事件后增加患者生存的一个重要措施可能是全面地监护低社会支持的患者，以提供药物治疗的依从性和坚持健康行为活动。

最后，大多数老年患者得到了一定程度的来自家人和朋友的关心和支持，而对于许多人而言，这是他们支持的唯一来源[8]。许多老年人的照顾者都是比他们自己岁数还大的老年人（通常是配偶或成年子女）。照顾老年人存在日常生活基本活动的局限性，慢性疾病或痴呆，是照顾者身体上和情感上的挑战，已被证实有严重的身心健康不利后果，如使老年照顾者的健康状况下降和死亡率增加[8]。照顾者负担的经历会导致对无法为老年患者提供足够的照顾，可能导致用药错误、对老年人虐待或忽视及家庭冲突[8,9]。照顾者的应变或负担也与老年患者的制度化的可能性增加相关[10]。因此，对老年人进行的包括 ADL 和 IADL 的功能评估，社会功能包括满足和未满足的服务的需要，以及照顾者（们）的状态都是社会评估的重要组成部分。

执行日常生活活动能力的功能

自从 1963 年[11]具有里程碑意义的卡茨（Katz）日常生活活动指数的出现以来，人们陆续制造出许多指数来评估一个人执行日常生活中所涉及的基本任务和帮助性

活动的能力。活动分为基本的 ADL，包括个人护理（如穿衣、洗澡、吃饭、梳洗、如厕、在床或椅子上坐起、尿和排便的控制）和活动性，后者包括走路和爬楼梯。另外，IADL 包括生活在社区中必要的活动及交流（如做饭、清洁、购物、理财、使用交通工具、打电话、用药）。根据专业人士的观察或老年人的自我报告，来对完成这些活动的能力进行评估。老年人完成这些活动的表现通常是根据独立情况进行完成，是能够独立完成，还是需要援助（从另一个人或另一个机械装置获得帮助），或完全依赖于另一个人的帮助完成各种活动。随着完成 ADL 和 IADL 难度的增加，老年人需要接受的护理程度也在进展：从独立到辅助生活到家庭护理的照顾。详见第 36 章。

完成 ADL 和 IADL 任务的限制，是获得所有公立资助的家庭服务和社区服务资格的先决条件。很多因素影响 ADL 和 IADL 任务的完成情况。这包括一个人的身体状况（衰弱）、情绪状态（抑郁、焦虑、坠落恐惧）、社会问题（社会支持利用度）和外部环境（住宅类型、邻域条件、气候），所有这些都可以影响任务的表现并导致个人生活条件改变[12]，一个完整的功能性能力的社会工作评估，以及影响 ADL 和 IADL 任务表现的其他因素，可以有助于制定护理计划，包括如果需要可以为老年人和他们的照顾者提供适当服务。

社会功能和评估工具的各个方面

社会功能是一个多维的术语，广泛用于描述社会情境，个人就生活在这个情境里。它包括诸如人际关系、社会调整和灵性等概念，这在文献中被运用[13,14]。社会功能的评估可能由于个人的偏见和价值观而变得复杂化（如年龄歧视、陈规陋习及文化等），可以影响评估者和老年人的评估[15]。这些问题也可能会影响一个评估执行者的看法，使其对需要多少社会支持或多大的社交网络来保护一个老年人避免从社会隔离的想法发生改变。同样，一个人对社会支持水平的满意度可能会受一个人的生活经验、个人价值观、团队成员关系和自我概念的影响。即便如此，医生只需要确定哪些老年人存在社会隔离的风险。在下面的章节中，我们提出了在提供老年护理时需要考虑的社会功能的最相关的方面，其中包括以下概念：社交网络、社会支持、社会角色与社会整合。

社交网络

社交网络是社会功能的一个方面，描述了一个人的社会关系网[16-18]。它是一个客观的概念，定量描述了一个人的综合的社会关系，而不是专注于更主观的考虑，如一个人对这些关系质量的感觉。一个人的社交网络包括以下内容：大小（人的数量被认为是网络的一部分）；

密度（成员的连通性）；边界性（传统的边界定义，用来定义组成员，如家庭、邻居和教会）；同质性（成员的相似性）；接触频率（成员交往规律）；多样性（成员之间有单个或多个交往）；时间（成员相互认识多久）；互易性（在何种程度上交易的成员是相互的）[16,17]。

一个人的社交网络可以进一步理解为社会关系，存在连续性，通常被称为主要的和次要的社会关系。主要的关系包括与个人有最频繁相互作用的人，如家庭成员、配偶或伴侣和好朋友，而次要的关系是指与个人互动较少的人，如邮递员、食品杂货店的店员和一个以信仰为基础的团体成员[17]。在社交网络中，一个人的人际关系也可按正式程度划分[18]。非正式的社交网络是自然形成的社会关系，如朋友、孩子、配偶或伴侣。半正式的社交网络是由加入一个已经存在的社会结构而形成的社会关系组成，如邻里、教会、俱乐部或老年活动中心。最后，正式的社交网络是指与专业的服务人员形成的社会关系，如档案管理人员、社会工作者、医生和护士，通常处于一个正式的组织，如医疗诊所、医院或社会福利机构。

虽然社交网络的概念有许多方面，医生没有必要在评估过程中获得患者社会关系的详细信息。相反，一个医生可以将他或她的社交网络知识压缩到几个问题中，用来确定患者是否有社会隔离的风险。医生要做到这一点的方法之一是询问患者社会交往的人数和频率（每天、每周、每月），也可以询问他们这些接触的性质（见面、通过电话、通过邮件）[15]。还有一个更加结构化的方法来完成这个过程，医生运用一个简易的以证据为基础的筛选工具，如伯克曼赛姆社交网络指标（Berkman-Syme social network index）[19]、社交网络列表（social network list）[20]，或者 Lubben 社交网络测量-6 评分（Lubben social network scale-6，LSNS-6）[21]。LSNS-6，详见框 36-1，它被推荐用于在医疗护理环境内帮助医师确定谁可能在社会隔离方面有风险，并可被社会工作者用于更彻底的社交评估[17,21]。LSNS-6 包含 6 个问题，询问患者其社交网络的大小及他们从确定的网络那里获得的物资和感情上的支持。6 个问题均有可能得 0～5 分；0 分表示缺乏社交网络，5 表示具有足够的社交网络，以最低的总得分为 0 和最高得分 30。任何 LSNS-6 评分分数等于或低于 12 的老年人都需要社会工作者进行更深入的社会评估[21]。

框 36-1　Lubben 社交网络测量-6（LSNS-6）

运用下面的反应情况对每个问题进行评分
（0=没有；1=1；2=2；3=3 或 4；4=5～8，5=9 及以上）
家庭：考虑与你相关的人（出生、结婚、收养）。
1. 一个月中至少有几个亲人你能见到或者听到他们？
2. 有几个亲人能让你觉得放松，可以跟他谈论你的隐私？
3. 有几个亲人能让你觉得亲近，在需要的时候可以向他们求助？
朋友关系：考虑你所有的朋友，包括在你社区里的。

4. 一个月中至少有几个朋友你能见到或者听到他们？

5. 有几个朋友能让你觉得放松，可以跟他谈论你的隐私？

6. 有几个朋友能让你觉得亲近，在需要的时候可以向他们求助？

LSNS-6 的总分为这六项的加权之和，总分为 0～30

改编自 Lubben J, Blozik E, Gillmann G, et al. Performance of an abbreviated version of the Lubben social network scale among three European community-dwelling older adult populations. Gerontologist 45: 503-513, 2006

社会支持

虽然了解一个人的社交网络可能有助于老年护理团队确定老年人社会隔离的风险，但这些基本的理解不足以让护理团队了解他们的患者在其社交网络中得到了成员怎样的支持。为此，社会支持的评估比社交网络的评估更重要。因为社会支持与老年人有能力独立在社区里生活密切相关[22-24]。即使有一个庞大的社交网络，没有足够的社会支持，适应能力显著下降的老年人，将无法独自在护理机构外持续安全地生活[22-24]。此外，有研究表明，如果没有一个强有力的社会支持系统，老年人遵循医疗建议的可能性变小[17]，获得不良预后的风险明显增加，如增加疾病的并发症[25]、认知功能下降[26]、抑郁[27,28]、健康自评下降[29]和死亡率[16]。社会关系的护航模式也可以帮助老年护理团队在患者的生活中了解社会支持的概念。根据这个模式，老年人在他们的生活过程中与他们的社会支持相伴随，在很大程度上有助于他们的健康。这一理论认为，社会支持的质量比数量更重要。支持的时间越长，他们对老年人的意义越大，老年患者对社会支持的满意度也就越大，因此，患者会更健康[30]。

为了老年评估的目的，社会支持被区分为来自一个老年人的社交网络有形和无形的援助，以及老年人对得到的帮助的满意度[15,17,22,31]。社会支持可以按以下形式给予：①情感支持（家庭成员、配偶或亲密的朋友提供的爱和关怀）；②工具性支持（在 ADL 和 IADL 中的物质帮助）；③评估或信息支持（提供信息或建议，以帮助老年人决定与他们相关的事情）[16,17,31]。每一种类型的社会支持，正如之前提过的，是通过非正式的、半正式的，或正式的网络来获得，它是主观的，这意味着老年人对帮助的感知和实际得到的帮助一样重要。事实上，有证据表明，一个人对其收到的社会支持的满意度，比实际得到的帮助与老年人心理健康具有更密切的相关性[22,31]。

与社交网络的概念相似，医生不需要掌握所有社会支持的概念。相反，一个医生可以浓缩这方面的知识，只要确定哪个患者由于社会支持不足会导致不良的预后风险增加或者提前进入护理机构。一种方法向患者确认其在 ADL 和 IADL 中所需要帮助的类型，找出谁能为这些事情提供适当的援助，并确定如果这个人不能帮助，接下来可能会从谁那里得到帮助[15]。如果患者在所有 ADL 和 IADL 中都能保持独立，最合适的方法是设计这

些问题的假设。另一种方法是为医生使用一个以证据为基础的筛选工具，以筛选可能需要老年团队额外的干预老年患者。有很多的筛选工具可能适合这一目的，如社会支持问卷（social support questionnaire）[32,33]、社会支持调查表（interpersonal support evaluation list）[34]、医学预后研究社会支持调查[medical outcomes study（MOS）social support survey][35]、提高冠心病患者的恢复社会支持工具 [enhancing recovery in coronary heart disease patients（ENRICHD）social support instrument，ESSI][36]。医疗组织目前运用 ESSI 简易工具量表（框 36-2），这是一个七项自我报告的调查问卷，主要测量社会支持和心血管事件预后的关系，这是基于已经证实的较低的水平的感知功能支持和网络支持与心血管疾病患者的死亡率和发病率增加有关[37]。ESSI 测量患者他（她）自己对情感、仪器、信息和评价等各方面社会支持系统的感知。它的得分范围是 7～35，18 分及以下提示社会支持缺乏[36,38]。因此，ESSI 分数低于 18 的患者后续需要社会工作者支持。

框 36-2　恢复社会支持工具（ESSI）

根据患者对下述问题的反应进行分类（1=从不；2=少数时候；3=有时；4=大多数时候；5=总是）。

请阅读以下问题并圈出与您现阶段状态最接近的描述。

1. 当您想要谈话时有可靠的人愿意倾听吗？

2. 当您遇到问题是有人能给您好建议吗？

3. 有人向您表达爱意或感情吗？

4. 有人来帮您做日常琐事吗？

5. 您可以信赖某人并接受他的情感支持吗？（谈论问题或帮您做困难的决定？）

6. 您愿意跟您所信任的、亲近的人尽可能多的接触吗？

7. 您最近结婚或和伴侣住在一起吗？

改编自 Vaglio J, Conard M, et al. Testing the performance of the ENRICHD social support instrument in cardiac patients. Health Qual Life Outcomes, 2: 1-5, 2004

社会支持与老年虐待

当评估一个老年人的社会支持系统时，筛选老年虐待也很重要，因为研究表明，往往是老年人支持系统中的成员发生虐待老年人的行为。据世界卫生组织研究显示[39]，当他们被某些缺乏照顾责任感的人照顾时，老年人可能存在身体虐待、情感虐待和忽视的风险，与照顾者的生活、社会隔离，和/或有功能性障碍。虽然不同的定义和报告的要求不同，使得很难达到在国与国之间衡量老年虐待的程度，来自 5 个发达国家的联合研究表明，4%～6%的老年人在家庭环境和 4%～7%的如养老院等机构环境中存在虐待。基于风险和老年虐待在发达国家的发病率，老年帮助提供者在社会评估过程中筛查每一个老年人可能遭受的虐待是非常重要的过程。建议医生使用健康和安全筛查表（health and safety screen）作为老年虐待的筛查工具（框 36-3），筛查表包含 6 个调查

问题，可以在预约患者之前交给患者，或可以由医生进行管理应用。如果患者对任何问题的回答都是"是"的话，建议医生让社会工作者进行更深入的评估[40]。

框 36-3　内科医生应用的老年虐待的筛选工具

- 最近是否有跟你亲密的人对你大声呼叫或让你情绪抑郁？
- 在你生活中是否有害怕的人？
- 你可以在你希望的任何时间打电话？
- 是否有人强迫你做你不想做的事情？
- 是否有人在没得到你同意的情况下拿了属于你的东西或钱？
- 近期是否有亲近的人试图伤害或迫害你？

由 Maine 衰老中心设计：内科医生应用的老年虐待的筛选工具：老年保护工程的 Marine 合作课程。http://umcoa.siteturbine.com/uploaded_files/mainecenteronaing.umanie.edu/files/elderabusescreeningmanual.pdf. [2015-10-14]

社会角色与社会整合

在老年人的社交网络和社会支持系统中，老年照顾团队了解他们的患者的社会角色是有益处的，可评估他们基于这些角色在社会组织中的整合能力。老年人在她或他的社会关系的社会角色或社会认可度的身份如合作者、父母、祖父母、朋友、教会成员和志愿者，对塑造老年人的自我概念并强调他们在社会中的整合有重要作用。拥有较多的社会角色的老年人与拥有社会角色的较少的人相比，可能会觉得一个更强大的社会归属感和连通性，晚年情感幸福[41-43]。另外，一个强大的社会整合的意义已与更好的健康结果有关，不仅仅是降低死亡率。

然而，随着年龄的增长和老年人的功能能力下降，他们可能会开始体验到角色的减少，并具有社会孤立的风险。因此，对于老年团队很重要的一件事就是了解老年人的社会角色和与社会连通的感觉，用来确定老年人是否需要适当的有针对性的干预，以减少或控制与社会隔离相关的负面的健康结果。Zunzunegui 和同事[28]用 3 个简单的问题并用"是"或"否"的反应来评估社会整合。

1. 你是任何一种社会组织的成员吗？
2. 你每个月至少参加一次宗教活动吗？
3. 你会因为社会或娱乐活动去拜访社区中心吗？

除了这些问题，临床医师还可以询问以下两个基本问题：

1. 你是怎样度过每一天的？
2. 你对每天的日常活动有多满意？

被社会孤立的人参加活动及其社会角色都很少，而且对他们的日常活动不满意。

社会孤立和孤独的后果

通过前面提到的这些内容评估老年人的社会功能，是希望老年保健团队将能够识别和干预有社会隔离的

风险或已经存在社会隔离的老年人。随着生理功能下降，慢性疾病和终末期疾病是公认最能导致社会隔离的原因[27]。同样，不良的预后不仅是社会隔离的原因，而且同样是社会隔离的后果。社会隔离能对老年人的身体、情感和认知健康产生破坏性的影响，并与并发症、慢性病、认为自身健康状况差、物质滥用、抑郁、自杀倾向、自杀完成存在相关性[27,44,45]。这使社会隔离风险评估甚至与照料衰弱老年人的护理机构之间产生了相关性。通过在医疗约见过程中进行常规的社会评估和/或筛查，医生通过确定患者存在风险并让社会工作者给予这些患者更多的干预来预防这些负面的健康事件的发生。

社会支持与照顾者负担

非正式的照顾者，是指老年人社会支持系统内的家人或朋友，他们对 ADL 和 IADL 可提供无偿的援助。在帮助老年人避免反复住院和过早地进入医疗护理机构方面发挥重要作用[10]。在美国，所有看护服务的 78% 是由非正式的照顾者提供，约 4350 万人为老年患者提供不间断的无偿看护服务，其中 1490 万人照顾具有诊断阿尔茨海默病或痴呆的患者[46,47]。仅美国一个国家，这种无薪护理估计具有接近 4500 亿美元的经济价值[48]。

研究表明，提供照顾老年人的非正式照顾者很大程度上是以牺牲他们自己的身体和心理健康为代价的。尽管有证据表明，照顾过程对照顾者有积极影响，如为所爱的人提供有质量的生活会感到充实和满足[49]，但绝大多数研究明确指出照顾那些有一个或多个 ADL 障碍、具有慢性疾病，或有行为障碍的痴呆患者会有不利影响[50]。研究已经提示，照顾过程中的不可预测性和照顾者生活的各个方面的长期压力导致照顾者有慢性应激体验[50]。对非正式照顾者健康的负面影响包括：过早死亡[51]、增加健康危险行为[52]、睡眠质量差、疲劳感[53]、更高的心血管疾病和冠状动脉心脏病的风险[54]、更高的抑郁和焦虑的风险[55]、孤独感和分离感[56]和更高的急救室利用率[57]。在诊断为阿尔茨海默病的患者中，照顾者的负担及其对照顾者的健康的影响尤为严重[58]。这些健康方面的不良后果对照顾者和被照顾者都有影响，由于照顾者自己的健康问题可能不能胜任照顾者的角色[59,60]。

为了评估一个老年人接受的非正式照顾的可持续性，并对非正式的照顾者提供干预和支持性的服务，最重要的是在一个老年综合评估中评估照顾者的负担。在评估过程中，Reinhard 和同事[8]甚至认为在评估中将非正式的照顾者视为次要的患者进行评估，目的是识别并满足照顾者的需求，它可以直接影响主要评估者的健康和社会状况。评估照顾者时需要特别考虑的是照顾者和

被照顾者之间的关系，以及照顾者身上额外肩负的对家庭中其他成员的照顾责任，照顾者可能与其他家庭成员关系，如老年患者的孩子觉得自己成为夹在中间的一代，或照顾者一直有家庭以外的工作，而始终对年长的家庭成员提供基础照顾[15]。除了这些起初的考虑，目前已经有许多工具来评估照顾者的体验，包括照顾者的负担、照顾者的需求和照顾者的生活质量。对这些评估领域的一项荟萃分析[61]指出，衡量照顾者的负担和生活质量的工具可能最能帮助临床医生了解照顾者的整体心理和身体健康。而对照顾者的健康进行干预，在观察干预效果时，对照顾者的需求进行的评估可能是更合适的。为了完成全面的老年评估及医师筛查，推荐以证据为基础的测量照顾者的负担的筛选工具。Given 和同事做出的[62]照顾者反应评估是一个深入的筛选工具，包括照顾者的自尊、家庭的支持缺乏、财务、计划和健康，是含有 24 个项目和五点的利克特（Likert）量表，可以用于更全面的筛查。另一个广泛使用的工具，Zarit 负担访谈（Zarit burden interview），现在已经有了其他的版本，一种短的 12 项版本和 4 项筛查版本[63]。这个筛查版本，它可以用于大多数社区居住的老年人的照顾者，包括以下 4 个问题。

1. 你是否感觉由于你在亲人的身上上花费了很多时间导致你没有足够的时间关注自己？

2. 你是否在照顾亲人和承担其他方面责任之间感觉到了压力（工作、家庭）？

3. 当你在你亲人周围时是否感觉到了压力？

4. 你是否觉得不确定该对你的亲人做些什么？

可以这种利克特式形式反应来回答每个问题：从没有（0）、极少、有时、经常到几乎总是。大于 8 分可能提示有明显的照顾者负担，并需要进行社会工作评估。

社会评估中的文化因素

发达国家老龄人口民族和文化的多样性，导致人们越来越关注于如何为老年人提供具有文化底蕴的护理，这需要老年人的价值观、喜好和文化背景，以保持老年人的健康和幸福感。研究指出，在不同肤色人种之间[64]特别是在英语水平有限[65]和健康意识较低[66]的人群中存在健康护理和获得健康途径方面的差异。因此，种族老年学，是一个综合的衰老、健康、文化相关的及与健康和社会服务有关的综合项目，已成为调查研究和临床实践的重要领域[67]。

来自不同种族背景的老年人可能有独立的关于疾病和健康的文化信仰体系，这可能与西方国家使用的健康护理的生物医学模式产生冲突[68]。例如，具有民族传统信仰的老年人可以使用概念如平衡或自然或超自然的力量，如精神来了解自身的健康状况，然后用传统的治疗

方式来解决这些健康问题[22]。在医疗保健决策中，家庭成员也会表现出差异[67]。因此，除了询问照顾老年人的喜好，还需了解患者和其家庭的价值观，根据家庭成员的期望做出决定，而且如果需要的话，邀请患者家属参与评估[69,70]。

在社会功能中种族老年学评估可以包括：根据文化背景所限定的个人的健康信念、在家庭中的角色和其他社会支持系统的评估[22]。由于没有可用于评估文化价值观的产生的护理偏好的临床工具，因此构建了有几个概念框架，用以帮助受文化影响的患者建立健康信念和价值观。这些概念框架包括：被改进的 ABCDE 模式[态度（attitudes）、信用（beliefs）、背景（context）、决策（decision making）、环境（enviroment）][71]、学习（LEARN）模式[听（listen）、解释（explain）、确认（acknowledge）、推荐（recommend）、谈判（negotiate）][72]，以及解释模型[73]和文化模型[74]。

社会评价中的社会工作干预

当一个社会工作者从医生或进行初步社会筛选的老年照顾团队的其他成员接收转诊，他或她会对患者完成一个全面的评估，制定适当的照顾计划，并给予有意义的干预。作为评估过程的一部分，社会工作者将花时间陪伴患者和照顾者，以提供情感上的支持并主动地倾听和学习更多与患者相关的社会资源信息。在评估过程中，社会工作者可以结合使用以证据为基础的筛查工具和仔细地设计问题，以获得关于老年人的社会经济信息、失能、保险、退休和老兵的状态的问题，以及了解更多关于她或他的社会背景，包括获得适当的住房、交通、食品等方法的信息。根据老年人居住的州、省或国家的社会福利制度，这些问题的答案将有助于社会工作者识别老年人所处的状态，并在老年人与资源的连接上，将有助于他或她改善社会功能。社会工作者还将评估老年人的过去和现在，以确定适当的干预措施和应对策略，如个人或团体治疗、支持团体，或朋辈辅导，这可以帮助他们克服孤独感或缺乏与社会连接的无力感。

关键点

- 社会功能是一个多维的概念，指的是一个人生活的社会背景，并影响老年人所经历的预后。

- 老年人的社会评估应包括对他们的社交网络、社会支持、社会角色与社会整合的评估。

- 重要的是要获得社会功能的客观和主观评价。

- 医生可以使用短的以证据为基础的筛选工具，以确定社会功能差的老年人，谁可能存在社会隔离或孤独的风险。

- 当发现高危患者，医生可以转诊这些患者到社会工

作者处进行进一步的评估和干预。

- 非正式的照顾者，特别是那些照顾患有痴呆或阿尔茨海默病的人，由于在照料过程中产生的慢性压力体验会产生许多负面的健康后果。

- 评估照顾者的负担程度的筛选工具，在帮助临床医生了解一个照顾者的整体心理和身体健康方面是有效的。

- 确定存在健康风险的照顾者应该被转至社会工作者进行进一步的评估和支持。

- 文化相关的照顾应该包括老年人的社会功能的种族老年病评估。在这样的评估中考虑到社会功能的各个方面，包括受个人的文化背景限定了的健康信念、在家庭中的角色，以及在个人的文化背景下的家庭或其他社会支持系统的角色。

（张静瑜 译，韩 辉 校）

完整的参考文献列表，请扫二维码。

主要参考文献

4. Hawkley LC, Cacioppo JT: Loneliness matters: a theoretical and empirical review of consequences and mechanisms. Ann Behav Med 40:218–227, 2010.

5. Gallant MP: The influence of social support on chronic illness self-management: a review and directions for research. Health Educ Behav 30:170–195, 2003.

6. Watt RG, Heilmann A, Sabbah W, et al: Social relationships and health related behaviors among older US adults. BMC Public Health 14:1–11, 2014.

7. Barth J, Schneider S, von Känel R: Lack of social support in the etiology and the prognosis of coronary heart disease: a systematic review and meta-analysis. Psychosom Med 72:229–238, 2010.

8. Reinhard SC, Given BG, Petlick NH, et al: Supporting family caregivers in providing care. In Hughes RG, editor: Patient safety and quality: an evidence-based handbook for nurses, Rockville, MD, 2008, Agency for Healthcare Research and Quality, pp 1–64.

13. Kane RL, Kane RA, editors: Assessing older persons: measures, meaning, and practical applications, New York, 2000, Oxford University Press.

17. Lubben J, Girondo M: Centrality of social ties to the health and well-being of older adults. In Berkman B, Harootyan L, editors: Social work and health care in an aging society, New York, 2006, Springer, pp 319–350.

18. Morano C, Morano B: Social assessment. In Gallo JJ, Bogner HR, Fulmer T, et al, editors: Handbook of geriatric assessment, ed 4, Sudbury MA, 2006, Jones and Bartlett.

22. Diwan S, Balaswamy S, Lee S: Social work with older adults in healthcare settings. In Gehlert S, Browne T, editors: Handbook of health social work, ed 2, Hoboken, NJ, 2012, John Wiley.

39. Wolf R, Daichman L, Bennett G: Elder abuse. In Krug EG, Dahlberg LL, Mercy JA, editors: World report on violence and health, Geneva, 2002, World Health Organization.

50. Schulz R, Sherwood PR: Physical and mental health effects of family caregiving. Am J Nurs 108:23–27, 2008.

53. Willette-Murphy M, Todero C, Yeaworth R: Mental health and sleep of older wife caregivers for spouses with Alzheimer's disease and related disorders. Issues Ment Health Nurs 27:837–852, 2006.

58. Sansoni J, Anderson KH, Varona LM, et al: Caregivers of Alzheimer's patients and factors influencing institutionalization of loved ones: some considerations on existing literature. Ann Ig 25:235–246, 2013.

68. Yeo G: How will the U.S. healthcare system meet the challenge of the ethnographic imperative? J Am Geriatr Soc 57:1278–1285, 2009.

69. Andrulis DP, Brach C: Integrating literacy, culture, and language to improve health care quality for diverse populations. Am J Health Behav 31(Suppl 1):S122–S133, 2007.

72. Berlin EA, Fowkes WC: A teaching framework for cross-cultural health care: application in family practice. West J Med 139:934–938, 1983.

第**37**章 | 衰弱老年人的麻醉及手术

Jugdeep Kaur Dhesi，Judith Partridge

介 绍

近年来，老年医学专家在老年手术患者照护中的作用越来越被人们所重视[1-4]。出现该种现象的原因，一方面是择期或紧急手术老年患者数量增加，另一方面是老年手术患者疾病本身复杂性的增加。这种数量增加，一是归因于全球人口结构的改变，导致与年龄有关的退行性疾病和肿瘤疾病患病率增加，而这些疾病的最佳治疗方案是手术治疗，同时也归因于手术和麻醉技术的进步。更进一步讲，在反年龄歧视立法的推动下，患者的期望值不断增加、健康照护专业观念和行为不断进步。产生的总体影响是，老年人手术治疗率明显高于其他任何年龄组人群[5,6]。

尽管老年人群的手术率有所增高，但是与观察到的需要手术的患者数量，二者并不一致。看起来，似乎仍然没有为老年患者提供其所需要的手术，而是为有症状的或有治愈可能的年轻人提供手术。例如，对于70岁以上老人，髋关节置换术手术的频率稳定性下降，多种部位的可治愈肿瘤的手术切除率也呈下降趋势[1]。尽管老年人在改善症状的手术（如关节置换术）和提高生存率的手术（如结直肠癌的治疗）中可以有很多获益。在某些老年人中，获得手术的机会显然有限，原因可能多种多样，其中一个可能的原因是对老年人进行手术的风险或危害与获益的复杂分析。这不仅要求全面了解手术和麻醉问题，而且还需要了解进行手术的预期寿命和不进行手术的预期寿命、替代治疗方案、可纠正的危险因素，以及可预测的及不可预测的术后并发症的管理。这种分析需要采用适和患者的方式进行，以促进共同决策。

老年手术人群的复杂性导致风险/获益比的评估非常困难，这与年龄相关的生理机能下降，共病及衰弱有关，所有的这些都是术后不良事件的独立预测因子[7]。有了这样的先决条件，就不难理解为什么老年人在接受各种外科急诊手术或择期手术时，术后并发症发生率和死亡率比年轻人群高[8,9]。而且，对于老年人来说，住院治疗的外科手术更可能导致功能恢复受损，随之而来的是需要康复、出院复杂化、家庭照护和寄居机构需求增加[10,11]。老年手术患者的这种复杂性在整个手术路径中都带来了巨大挑战，贯穿于术前决策阶段到术后医疗管理阶段的整个过程。

最近越来越多的研究报告指出，为了使老年患者在整个手术过程中获得高质量的照护，需要外科医生、麻醉师、老年科医生的团结协作[1,2,12]。基于这些原因，老年科医生更应对本章节所阐述的问题进行基本了解。

衰弱的老年手术患者

已尝试通过参考代谢当量（metabolic equivalent，MET）来使这一评估正规化。MET是一种用于评估身体在体力活动过程中耗氧量的计量单位。1个MET相当于一个40岁、体重70kg男性休息时的基础代谢率，耗氧量相当于$3.5ml/(kg\cdot min)$。MET可以通过运动测试客观的测量，但通常更多的是通过评估日常生活活动（activities of daily living，ADL）的能力来主观描述。低生理储备通常定义为MET小于4（不能爬一层楼梯）。该方法的局限性包括自我报告的ADL缺乏可信度，在预测结果方面缺乏附加的价值（当与年龄和ASA结合使用时），以及在心胸外科以外的其他专业中有效性的证据有限。此外，老年人不能完成ADL的原因也包括其他非心肺功能因素，如骨关节炎，MET对此很难区分。

生理储备

手术容易导致患者的应激反应和新陈代谢需求增加，常常合并继发于恶性肿瘤或炎症的分解代谢状态，因此需要外科手术。承受这种外科手术的损害，需要充分的生理或功能储备（能力）[13,14]。毫无疑问，心肺功能储备不足是术后并发症发生率和死亡率的独立预测因子[15]。即使无病理性改变，衰老也会导致主要器官的生理储备功能下降，尤其是心肺功能储备下降，因此评估并尽可能优化储备功能十分必要。

评估患者术前运动能力的主要目的是明确在围术期，患者是否可提高携氧能力。心肺储备功能的传统评价方式是通过询问患者的运动耐力来描述的。最近，在临床实践中，已经使用一些技术对储备功能进行客观测试，如6min往返步行试验、步行速度或心肺运动试验（cardiopulmonary exercise testing，CPET）。与MET的评估一样，往返步行试验和步行速度同样会受到非心肺疾病因素或全身疾病的影响。相比而言，CPET可以提供心肺功能方面的信息。它能够通过连接12导联心电图的踏车式测力计，测量出患者活动时（用手或脚）氧气的摄入量及二氧化碳的生成量。其可以测量到多种参数，但是最常描述的指标是无氧阈值（anaerobic threshold，AT），即有氧代谢转化成无氧代谢的临界值。有证据表明，AT 的测量有助于将患者分为中等或高等围手术期风险。为了达到降低术后并发症发病率和死亡率的目标，已经有研究使用该风险描述方法来分配术后 2 级和 3 级护理床位[17]。与 CPET 使用有关的关注点包括：老年人由于心肺功能问题以外的因素（如衰弱、积极性、关节病变），而无法完成测试，因此需要对数据熟练解释，将结直肠癌及血管手术的证据外推到其他外科手术人群，根据 CPET 检测结果排除老年人手术干预的可能性[18]。

共病

老年患者通常多病共存——尤其是贫血、糖尿病、心血管疾病、呼吸系统疾病及肾病等——增加了术后不良结局的风险，尽管每一种单独的疾病都使术后不良反应风险增加，但是同时患有 3 种或 3 种以上的疾病（共病）能更好地预测术后并发症发病率、器官功能恢复不良和死亡率[19]。年龄增长与多种疾病共存有相关性，社区中 70 岁以上约 40% 以上的老年人为多种疾病共存[7]，因此老年人群是容易受到手术伤害的易感人群。许多评分系统可以用于描述和评估共病情况 [如查尔森（Charlson）共病指数]。这些评分系统有助于不同患者组之间的比较和危险分层，从而利于编码和研究，但是它们在手术人群中的临床应用有限。

而且，共病的严重程度和相关并发症对于术后转归的影响远远大于疾病本身。例如，未经治疗的舒张性心衰合并控制不佳的糖尿病，比控制良好的糖尿病和适度改善的慢性阻塞性肺疾病（chronic obstructive pulmonary disease，COPD）更为重要，尽管事实上二者共病数量相同。人们已经认识到共病对于术后转归的影响，并出版了指导围手术期评估和优化特定共病的资源。这些指导的资源涵盖了心血管疾病（如冠状动脉疾病、瓣膜病及心力衰竭）、贫血和糖尿病的指南（表 37-1）。有趣的是，虽然控制共病的病情可以改善不良预后的风险，这一点很明确，但目前很少有相关的研究数据支持该假设（例如，目前尚无可信的研究数据证明，降低糖尿病患者术前糖化血红蛋白的水平可以改善术后转归）。

衰弱

近些年，医学、外科和麻醉学文献对衰弱的兴趣迅速增加。在各种外科人群中，衰弱被描述为术后并发症、死亡率，住院时间延长及机构出院的独立风险因素。联合使用衰弱评估量表（Fried 量表）和其他术前风险评估工具 [如美国麻醉学会（American Society of Anesthesiologists，ASA）分级，Lee 指数]，可以提高对术后发病率、住院时间、以及在医疗机构长期住院的预

测能力[20,21]。此外，衰弱在老年外科患者中很常见，在接受择期手术的患者中，引用的衰弱发生率为 40%～50%[21-25]，而在老年社区居民（65～74 岁），引用的衰弱发生率不到 10%[26]，表明老年外科手术人群相对更为衰弱。衰弱的原因尚不完全清楚，但是目前认为可能与炎症途径的失调有关，包括白细胞介素-6、肿瘤坏死因子-α、趋化因子配体 10 在内的一些炎症细胞因子与衰弱独立相关[27]。一些情况下，许多需要手术治疗的疾病（如肿瘤、退行性骨关节病或炎性关节病、动脉病变），也可能导致炎症过程失调。因此，衰弱的老年患者可能更容易患上此类疾病，或者说，患有这类炎症、肿瘤或血管疾病的患者，可能更容易罹患衰弱。

表 37-1　有利于共病评估和治疗的资源工具

疾病	资源
贫血	NATA guidelines—www.nataonline.com[48]
糖尿病	http://www.asgbi.org.uk/en/searchresult/index.cfm/str/diabetes/ category/webpage
心脏病	www.escardio.org/GUIDELINE-SURVEYS/ESCGUIDELINES/Pages/periop-erative-cardiac-care.aspx
	http://circ.ahajournals.org/content/130/24/e278[16]
呼吸系统疾病	http://annals.org/article.aspx?Articled=722320&resultClik=3[49,50]
	http://annals.org/article.aspx?Articled=722395&resultClik=3[49,50]
肾病	http://bja.oxfordjournals.org/content/101/3/296.full.pdf+html?sid=b3c9565d-2a77-4441-a101-3562a7d513e6[51]

对衰弱的定义不一致，以及使用不同的工具来评估衰弱，很难对外科患者衰弱相关的文献进行解释和分析。衰弱的评估将取决于使用目的（如筛查、个案报道、评估、预后）、使用环境（如研究、临床、社区、住院患者、门诊患者），以及临床医师（如研究者、保健辅助人员、老年科医师）。目前，最常用的有两大类：一类是多领域的全面评估，包括共病、认知、功能和社会心理学等方面，如埃德蒙顿衰弱量表（Edmonton frail scale）、加拿大健康和老龄化研究（Canadian study of health and aging，CSHA）临床衰弱量表及格罗宁根（Groningen）指数等；另一类是替代性单项测量，如握力、步速、计时起立行走试验（timed get-up-and-go，TGUG）。麻醉学文献多倾向于采用替代性单项指标。但这种方法有两个潜在的缺点，首先，这些替代性指标识别衰弱方面的特异性与敏感性尚未明确；其次，识别衰弱，并且仅仅将其作为预后的预测指标，可能会限制其改变与衰弱相关的围手术期风险的潜力。在这种情况下，更详细的多领域评分系统可能更有助于识别衰弱的各个组成成分，并通过有针对性的干预措施对这些组成成分进行改善。例如，使用埃德蒙顿衰弱量表等工具对患者进行评估，以筛查衰弱相关的围手术期风险，通过全面的老年医学评估促进高危人群的优化。这种方法尚待评价[28]。

认知综合征

认知综合征通常发生在老年手术患者身上。迄今为止，尚缺乏能够明确阐述术后谵妄（postoperative delirium，POD）、术后认知功能障碍，以及长期认知功能下降之间的因果关系、重叠性和相关性的文献。这些概念有时可能被错误地互换使用。POD 与医学原因引起的谵妄相似，在《精神疾病诊断与统计手册》，第 5 版（*Diagnostic and Statistical Manual of Mental Disorders*，fifth edition，DSM-5）有很好的定义。众所周知，约 1/3 的患者在髋关节骨折固定术[29]和腹主动脉瘤开放性修复术[30]后发生 POD。不管是什么类型的外科手术，POD 始终是术后发病率和术后 1 年内死亡率[31]，以及出院后再次接受医疗机构照护的独立预测因子[32]。此外，POD 不仅对患者，而且对照护者和工作人员都存在超出指标有效范围的情感和心理后遗症，并且可能使潜在性认知障碍出现恶化的轨迹[33]。目前可靠且有效的谵妄风险评估的工具仍然缺乏，但是对谵妄预测因子的可靠文献进行的实用性解释，可以诠释为术前临床实践[3]。

相对而言，另一个临床术语——术后认知功能障碍（postoperative cognitive dysfunction，POCD）的定义就比较模糊，即使 POCD 经常被定义为术后发生的神经行为改变。POCD 的自然病程和长期的结果均未被描述。由于使用了各种不同的神经认知评估工具，并对构成变化的内容使用了不同的临界值，以及认知功能评估的时间点不同，这些阻碍了文献的解释[34]。已公开发表的 POCD 文献研究的主要局限，是缺少对 POD 的系统识别，这导致很难断定 POCD 和 POD 属于不同的疾病。老年外科手术人群中潜在认知功能障碍或痴呆的高患病率进一步混淆了这一情况，这在术前评估中常常未被认识，而且研究 POCD 的文献没有对其做出充分的说明[35-37]。

认知障碍或痴呆与围手术期的照护途径有关，原因有几个——认知障碍或痴呆增加了患者也许无法同意手术的可能性；它影响共同决策的过程；并且与住院期间不良事件有关，如跌倒、谵妄，住院时间更长。此外，还存在一些特别的注意事项，例如，患者是否服用胆碱酯酶抑制剂治疗痴呆，因为这些药物能增强全身麻醉中使用的肌肉松弛剂的作用。尽管术前评估诊所可能不是正式诊断痴呆的最合适场所，但是考虑到对预后有如此明确的影响，将认知功能纳入住院整体评估仍然非常重要。评估应该包括筛查未诊断的认知功能障碍，并使用工具和措施描述痴呆的严重程度，比如在老年人群中已经验证的蒙特利尔认知评估（Montreal cognitive assessment，MoCA）[12]。

老年患者手术与麻醉的注意事项

手术时机

手术可定义为：择期手术（在医生和患者均合适的时间进行）、紧急手术（入院后 24h 内进行）及急诊手术（入院 2h 以内或与抢救同时进行）[2]。择期手术人群的手术时间取决于病理情况。例如，肿瘤病理学手术比退行性骨关节病的关节置换术更紧急。紧急手术和急诊手术的术后发病率及死亡率均高于择期手术。这与急性疾病的生理学改变有关，并与其诱发的所谓细胞因子风暴有关。因此，在可能的情况下，最好进行择期手术，而不是将手术推迟到紧急情况的时候进行。例如，一个已知的瘤体直径大于 6.5cm 的腹主动脉瘤患者，如果进行择期手术处理，而不是在瘤体破裂的紧急情况下手术，其预后将显著改善。

手术技术

手术技术在过去的 20 年里发生了翻天覆地的变化，现在使用微创和机器人手术等新技术。这些方法能减少手术伤害，进而减少术后住院时间并改善预后。例如，对于主动脉瘤患者，血管内修补术允许患者早期活动、恢复功能并缩短住院时间，尽管与开放性修复术相比其没有降低长期死亡率的获益，但是快速恢复对于衰弱的老年患者具有明显的优势[38]。另一个例子是经尿道钬激光前列腺剜除术（holmium enucleation of the prostate，HoLEP），与经尿道前列腺切除术相比，HoLEP 降低了术后低钠血症的风险，这在潜在的电解质紊乱患者中尤其重要。但是，老年科医师需要意识到，这些方法的应用可能会对老年衰弱患者产生不良影响。例如，微创或锁孔手术（与开放性手术相比）可能需要更长时间的全身麻醉，并且手术全程通常需要患者处于低头俯身姿势。这可能不适合某些患者，例如，患有继发于糖尿病的潜在性自主神经功能障碍的患者。但是整体来说，新的手术技术的显著优势不应被低估。

麻醉技术

与衰弱老年人有关的重大麻醉进展包括局部麻醉技术的发展、术中监测技术的进步，以及新的镇痛方法。人们存在一种观念，认为局部麻醉的生理学损害比全身麻醉更小，但是并没有证据证明二者的术后转归有明显差异。这可能是由于主要的研究结局（如住院时间或 30 天死亡率）与麻醉并无直接相关性，或者是由于经常将局部麻醉与静脉镇静同时进行而使研究混淆[39]。监测技术的进步可能可以降低术后并发症的发生率和严重程度。例如，目前常规进行动脉内血压监测，可预防、诊断和治疗低血压，从而降低重要器官出现灌注问题的风险，如心脏和大脑缺血。脑电双频指数监测（bispectral index monitoring，BIS）可用于指导麻醉和镇静的深度，并可减少低血压发生率和术后认知功能障碍[40]；而神经肌肉功能监测可以避免延时的神经肌肉阻滞。例如，使用诸如食道多普勒监测等技术进行目标导向的液体治疗已经得到广泛提倡，但是老年人应用的证据还很有限[41]。这可能是因为衰老会影响主动脉顺应性，从而导致心输出量可能被高估，并因此致使临床医生给予的液体复苏量不足。

术前疼痛控制不良会增加术后的镇痛要求[42]，因此，应该积极检查和调整术前的镇痛需求。虽然术后疼痛控制不佳可以导致不良预后（例如谵妄和肢体制动风险增加）已为大家所熟知，但是对其进行的评估和治疗却不充分，尤其是在患有认知障碍的老年患者中。指南和共识概述了多模式镇痛（包括药物方法和非药物方法）的适应证和使用方法，多模式镇痛已被证明可以改善患者的体验[43]。尽管衰弱的老年患者可以使用自控镇痛等方式的证据有限，但是专家一致认为，即便是那些存在认知功能障碍的患者，也应该使用这种方式。对于衰弱的老年患者来说，神经轴阻滞后的早期活动，对降低呼吸系统并发症和减少功能下降风险尤为重要。

手 术 转 归

传统的衡量手术及麻醉转归的文献集中于医务人员的报告的结局和过程测量。一直强调描述术后内科及外科发病率和 30 天死亡率的情况。外科发病率常被描述为个体的并发症（例如，再次手术率、伤口并发症），而文献报道内科发病率（例如，心血管、呼吸系统和肾脏并发症）的整体综合测量通常采用术后发病率调查（postoperativemortality survey，POMS）等方法来报告，或者采用主要心血管不良事件（major adverse cardiac events，MACE）之类的指标。现在广泛报道的术后 30 日死亡率，在大多数情况下，将包括对患者人群基线特征的调整。诸如住院时长和再住院率等过程指标能够提供有效的照护质量和效率指标，但可能会受到当地医疗、康复和照护服务的影响，从而可能导致误解。

这些医务人员报告的结果和过程措施很重要，而且相对容易检测，并提供了一个安全的措施，但是它们在评估围手术期服务的有效性、效率和质量方面存在限制性。对于衰弱的老年外科患者尤其如此；如果基线描述不能精确地获取他们医疗和功能上的复杂性，那么观察到的不良预后的发生频率和严重性可能会被夸大。令人担忧的是，公布 30 日死亡率，一方面可能会阻止高风险患者的手术和姑息性手术治疗，另一方面可能反常地影响术后决策的制定。例如，一旦患者做了外科手术，即使是出于姑息的目的，也可能仅仅因为患者接受了外科手术，就产生了一种错误的或徒劳的强调，即不惜任何代价维持或者延长生命。

为了提供以患者为中心的有效照护，在评估医务人员报告结果的同时也需要检测患者报告结果（patient-reported outcome，PROM）。目前可用的工具包括 PROM 的一般性测量，如欧洲五维健康量表（EuroQol quality of life scale，EQ-5D）、SF-36 健康调查简表（short form-36，SF36）或者针对特定疾病的测量指标，如牛津髋关节和膝关节评分（Oxford hip and knee score）。但是，为了指导临床实践，患者报告的结局还应包括对手术目标的评估。例如，这些可能包括外周动脉搭桥术对术后 3 个月运动耐量的影响，或者姑息性手术对梗阻性结肠癌患者的恶心、呕吐症状的影响。此外，结果报告还应包括手术对功能和认知状态的意外影响的信息。很多年龄较大的患者和其照护者都需要提供这样的信息，但是到目前为止，现有的数据有限，很少的数据表明，功能和认知恢复到术前基线水平可能需要 6～12 个月[10,44]。关于术后功能恢复的现存证据大多数来自髋部骨折人群。这可能与老年医学长期参与髋部骨折患者的照护工作有关，导致对传统的老年综合征的关注更多。

PROM 的出现促使医疗保健团队与患者及其照护者之间需要就手术的预期获益进行明确沟通和记录。这为讨论替代治疗方案、术后管理（包括使用生命支持治疗方法）和心肺复苏状态提供了一个机会，从而可以提前告知照护的指导要求。可以依据患者的体验来衡量患者参与的有效性，从而帮助制定针对患者报告的体验（patient-reported experience，PREM）措施。

老年患者和手术流程

手术流程（图 37-1）为改善老年手术患者的治疗效果和手术体验提供了很多机会。在许多情况下，关键是流程和途径的标准化，同时还要为老年衰弱患者提供个体化的照护。

术前注意事项

术前评估

传统的术前评估过程是对麻醉或手术风险进行评价，旨在预防手术延时或取消。但是对于老年衰弱患者来说，术前评估内容的范围更宽泛。这就为评估手术获益与风险、识别和优化可修正因素、改善患者体验和预后提供了机会（表 37-2）。

术前病史、体格检查和辅助检查的深度和焦点取决于单个可用时间和单个的手术风险。例如，对于髋部骨折患者，其治疗推动力在于改善生理状况并在 24h 之内手术；但是对于恶性肿瘤患者，可能需要更长的时间进行评估和优化，而在等待关节置换的患者中可能需要更长的时间。即便是一个相对衰弱的老年患者，较小的手术程序也可能不需要详细的评估（如白内障手术），但是可能会引起生理损伤的复杂手术程序，不论衰弱与否，所有老年患者都必须进行全面的术前评估。

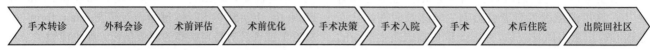

手术转诊　外科会诊　术前评估　术前优化　手术决策　手术入院　手术　术后住院　出院回社区

图 37-1　手术流程。

表 37-2　老年手术患者术前评估的内容

评估	生理储备；发病率（现有和先前未诊的）；衰弱；认知；同意的能力；患者和家属对于手术的期望
优化	生理储备；共病；衰弱；社会心理问题；社会环境
预测	器官特异性的术后风险；术后功能下降的风险；围手术期死亡率
药物管理	要做以下工作：术前合理选择用药方案，并从药理学上优化合并症用药；计划必要的术前停药（如抗凝剂）；确保准确的术后处方（如帕金森病的药物）
以交流讨论来促进以下方面的共同决策	手术的风险收益比；决定手术是否是最好的选择，或者是否应该使用替代治疗
合作	通过专家小组（外科医生、麻醉师、老年科医生）；跨学科团队（医疗和相关健康专业人员）；医院和社区之间的整合工作
规划术后照护	计划应用 2 级和 3 级护理；对于可预测的术后并发症进行标准化管理；积极的康复和出院计划
改进	在以下方面改进：临床医生报告的结果；处理措施；患者报告的结果指标；与患者有关的体验的评价；费用

老年衰弱患者的综合评估可能在手术前需要更多的资源和时间，但是可能会因为识别高危患者，减少术后并发症和改善患者体验而受益。确保全面的基线评估是关键，并需要全面的病史、体格检查和针对性的辅助检查，以确认可能影响围手术期的经过验证和未经验证的状况。可以使用筛查工具和老年综合评估（comprehensive geriatric assessment，CGA）方法以促进上述过程（表 37-3）[45]。应当注意的是，需要手术的潜在疾病可能被典型症状所掩盖。例如，有典型血管疾病风险、等待手术的外周动脉疾病的患者，可能患有潜在的、未被诊断的局部缺血性心脏病，但是可能并没有典型的心绞痛症状，因为外周动脉疾病导致患者活动量降低，几乎不会出现劳累性症状发作。此外，全面评估和优化老年患者治疗的时机，应包括短期的术前优化，还应包括长期的管理计划，该计划应与患者和初级照护团队合作制定，以使降低发病率和死亡率的获益达到最大化。

就调查而言，为了更好地评估，所有拟接受中度或高风险手术的老年人，都应该进行术前全血细胞计数、肾功能检查和心电图检查，以发现可修正的危险因素（如贫血、电解质紊乱、无症状性心脏病），评估共病的存在情况和严重程度，并告知包括麻醉剂在内的围手术期药物管理。术前临床评估和围手术期评估和管理的特定疾病指南将告知进一步检查的必要性（表 37-1）。

表 37-3　术前对老年问题的确认

定义	建议的筛查工具
认知	蒙特利尔认知评估（CoCA），简易智力状态评估量表（Mini-Cog），画钟试验（CLOX）
衰弱	埃德蒙顿衰弱量表
抑郁	患者健康调查表-2，老年抑郁量表，医院焦虑和抑郁量表
焦虑	医院焦虑和抑郁量表
酒精	华人饮酒问题调查问卷（CAGE 调查表）
营养	营养不良综合筛查工具，体重指数
功能状态	日常生活活动，工具性日常生活活动，诺丁汉延伸性日常生活功能量表，起立-行走计时测试，步行速度，Barthel 指数
功能贮量	6min 步行试验
多重用药	STOPP——老年人不适当处方筛查工具；START——老年人处方遗漏筛查工具

术前优化

术前评估是为了优化，旨在修正危险因素并改善术后转归。如果有必要，这可能需要跨学科的方法，涉及物理治疗师、作业治疗师、营养师、社会工作者和其他专职医疗保健的专业人士。

生理储备的优化。可以通过术前运动干预（康复性训练）来优化生理功能。虽然利用连续或间歇训练进行的康复性训练能改善健康状况，但即使是老年患者，其对手术结局的影响依然没有得到很好地描述[46,47]。有证据支持在心脏和腹部手术的患者中，术前进行吸气肌训练可以减少术后肺部并发症。随着这些运动数据出现，临床医生可能面临将理论研究中的潜在获益转化为临床实践的挑战。有效转化的潜在障碍包括患者参加运动项目的实用性和成本、将运动干预措施纳入本已非常紧迫的手术时间表中，以及已经观察到的老年患者不愿意参加运动计划的可能性。

共病的优化。不管患者是否是老年人，共病的术前优化都应该依据已经公布的器官特异性疾病指南进行。表 37-1 中提供了这类资源的例子。老年科医师在这一过程中的角色，是使用这些指南为患者量身定制个体化的优化计划。由于临床原因、患者的选择或临床实用性的原因，制定的计划可能与指南有一定偏离。例如，患有贫血、帕金森病和缺血性心脏病的患者，考虑其存在体位性低血压的风险，在调整 β-受体阻滞剂和血管紧张素转换酶（angiotensin-converting enzyme，ACE）抑制剂的剂量时可能需要更谨慎。此外，在评估和优化贫血的同时，应注意贫血对缺血性心脏病患者的潜在影响，以及患者的多次就诊经历。同样，老年科医师也需要对药物进行合理化，并应就减少的药物或继续使用的药物提出建议——例如，在手术期间持续使用抗血小板药物以预防心肌缺血，以及使用抗血小板药物导致的潜在出血风险，需要进行权衡。

衰弱的优化。尽管文献研究不断发展，但是并不存在单一的能够改善衰弱的因素。老年科医师需要借鉴非手术组的证据，并将其外延应用于手术环境中。与以生理储备为目标的运动干预一样，渐进性阻抗训练与肌肉力量和功能的改善呈正相关，但是对衰弱和肌少症的长期影响还不明确。同样，目前在外科人群中也没有这方面的证据。尽管营养不良是衰弱综合征的一个方面，并且应该予以治疗，但是目前很少有证据能证明术前营养补充会影响患者术后转归，除了在结直肠手术前应用负荷量碳水化合物改善胃肠功能以外。

然而，使用综合干预的证据已经浮出水面。在骨科择期手术人群中，术前进行全面的老年医学综合评估和优化以及贯彻执行手术路径，可以减少术后医疗和老年病的并发症并降低住院时间[52]。同样，在年龄较大的结直肠手术人群中，"三联预康复"计划（营养支持、缓解焦虑、运动）的结果是：干预组中 80% 的患者在第 8 周时恢复到基线功能水平，而对照组只有 40%[53]。对术前使用 CGA 方法的系统评价表明：CGA 可能对老年择期手术患者的术后转归产生积极影响，但是需要进一步研究证实[45]。尽管该研究的结果还尚待确定，但是根据现有证据，应该考虑为老年手术患者提供术前全面的老年医学评估的临床服务。

认知综合征的优化。对 POD 术前干预的主要手段是预防疾病发生，而不是已经发生了去治疗。已经有 1 项或 2 项研究报告说，针对存在医学风险的住院患者和术前老年外科手术患者，预防性用药（氟哌啶醇、褪黑素）可能会降低谵妄的发生率，但是没有最后定论，而且目前术前用药预防谵妄不是常规的临床照护措施[3]。相比之下，多元非药物干预是一种有证据支持的预防谵妄的方法，现在已广泛纳入常规实践中。对于 POD 高风险的髋部骨折患者，这些多元干预方法已显示能够有效预防术后谵妄[54]。干预措施以 POD 的可能性为目标，通过支持疗法或药物治疗来减轻这些风险。例如，疼痛和便秘的积极发现与管理，通过定期提供口服液预防脱水，通过增加日间运动和良好的夜晚睡眠保健避免日夜颠倒，如果可能的话，应避免使用已知的可导致谵妄的药物。虽然关于多元干预方法的文献是可靠的，但是其转化为临床实际的应用仍问题重重，并且通常需要根据现有资源对指南进行局部调整[3]。

术前决策

在衰弱的老年患者中做出手术的决定是一个艰难的过程，且需要将手术的相关风险与手术的预期获益进行比较，并考虑到不同患者和其特定的具体治疗目标。此外，可以通过优化患者来修正手术的风险与获益比，所以需要在手术路径的不同时刻进行审查。不管复杂程度如何，该过程的第一步必须始终是评估患者对特定疾病治疗方案的选择是否有做出决策的能力。这需要在立法的背景下进行（例如，英国《心智能力法案》）。如果患者有决策的能力，则遵循现有的做法[55]。如果患者没有做出决定的能力，则代理人可以参与最佳获益的决策过程。这一进程应在国家立法提供的法律框架内实施。

外科危险分层工具的使用

随着外科手术结果的常规报告的出现，以及认识到多数并发症发生在相对较少的外科手术人群中，人们就有了动力，即确认高风险手术患者和量化围手术期风险。此类评估对于告知临床决策（例如是否要进行手术、需要 2 级还是 3 级护理）和促进达成共识的过程至关重要，并且为临床审核及不同单位的比较提供了共同特性。

风险分层工具可以采取风险评分或风险预测模型的形式。风险评分使用结局的独立预测因子的权重来提供一个评分量表，以便患者与其他患者进行比较，但是这种方法不能提供围手术期风险的个体化预测。ASA 的身体状况评分是最广为人知的风险评分，也是最常用的评分方法，其常被误认为能提供个体风险评分。ASA 的其他公认缺陷包括观察者之间的差异性和老年患者的可区别性，其中大多数患者被归类为 ASA 2 级或 3 级。

相反，风险预测模型可以提供个体化的围手术期风险评估。然而，由于这种工具的复杂性，风险预测模型很少用于临床，常需要 15 个以上的变量才能提供一个准确的风险评估。朴次茅斯死亡率和发病率的生理学和手术严重度评分系统（Portsmouth modification of the physiological operative severity score for the enumeration of mortality and morbidity，PPOSSUM）是最有效的模型，但是需要对术前和术中变量进行评估，而且存在风险高估的倾向，尤其是对低风险的患者。与 PPOSSUM 相比，手术风险评分量表（surgical risk scale，SRS）仅由术前变量组成，但是包含了 ASA 分级（受自身限制），并且需要对手术的严重程度进行编码（使用英国互助联合会系统，British United Provident Association System）。由于很多现有的风险预测工具中通常包括诸如年龄、并发症、异常血液检测结果[例如，肾小球滤过率估计值（estimated glomerular filtration rate，eGFR）、钠离子、血红蛋白水平]等内容，它们在老年衰弱外科患者中的应用因为存在"地板效应"而受到限制，也就是说，大多数老年患者被视为高风险人群。尽管不应该仅仅以这类评估工具为根据做出手术的决定，但是对于在团队内部和患者之间就手术的风险与获益比展开讨论是有用的[56]。

术中和术后注意事项

手术进行时期

对衰弱的老年外科患者术中麻醉的讨论超出了本章的范围。

术后时期

器官特异性并发症

不同年龄组患者的手术并发症（例如，肠切除后的吻合口漏）发生率基本相同，但是老年患者的术后内科并发症的发生率要高于年轻患者[57]。心脏、肺和肾脏系统是最常见的受累系统。就短期和长期死亡率以及功能结局方面而言，内科并发症对这些器官的影响有重要意义[58]，而且在共病和衰弱的情况下，这些并发症可能难以管理。

在老年外科患者中，最常见的心脏并发症是急性冠状动脉综合征、心律失常和心力衰竭。与年轻患者相比，这些并发症不仅更常见于老年患者，而且更为显著，围手术期心肌梗死的死亡率也更高[59,60]。在衰弱的老年患者中，引起这些并发症的根本原因和促发因素与年轻患者不同，老年患者有潜在的贫血和继发于糖尿病的心脏小血管病变时，对血流动力学改变不太可能做到良好耐受，伴有结构性心脏病和潜在甲状腺疾病的患者中，发生快速心房颤动的可能性更大，伴有营养不良，血清白蛋白水平较低和胶体渗透压较低的患者，发生心力衰竭时可能更难以管理。

肺部并发症（如肺不张、下呼吸道感染、呼吸衰竭）与心脏并发症一样频繁发生，对发病率、死亡率和住院时间的影响也相似[61]。事实上，与心脏并发症相比，在老年患者中呼吸系统并发症可能对长期死亡率的预测作用更大[62]。降低此类并发症发生率和严重程度的简单措施包括早期活动、持续使用常规吸入药物和肺膨胀物理治疗技术[49,50]。

现在人们已经认识到急性肾损伤对短期预后和慢性肾病发展轨迹的影响。肾功能的基线评估对于指导围手术期药物处方和液体平衡管理至关重要。急性肾损伤的术后管理应该严格遵循"集束化照护"原则，必要时与肾内科医生紧密配合。

老年综合征

术后认知功能障碍。尽管术前努力预防 POD 发生，但是 POD 仍是常见的术后并发症，需要迅速诊断、标准化管理及治愈后的合理随访。这里讨论了几种有助于发现和诊断谵妄的工具。这些工具可在医源性因素所致谵妄和 POD 之间互换使用。其中包括：意识模糊评估法（confusion assessment method，CAM），该方法经过验证可用于重症监护病房（ICU）患者（CAM-ICU）；4 项谵妄快速诊断（4AT）或更详细的量表适合于科研环境，

例如谵妄分级量表（delirium rating scale，DRS），以及记忆谵妄评定量表（memory delirium assessment scale，MDAS）。准确识别谵妄之后，应该按照已发布的指南进行管理，例如来自英国国家卫生与临床优化研究所（National Institute of Health and Clinical Excellence，NICE）[63]或美国老年医学会（American Geriatrics Society，AGS）[3]的指南。这些指南最初侧重于非药物管理，包括识别和治疗潜在性突发因素（如感染、疼痛、便秘），确保为患者提供安全的环境（例如，适当的病床以减少压疮的风险，最大程度的降低跌倒的风险）；如果患者对自己或他人可能造成危险，则在必要时使用降阶梯治疗及一对一的特殊照护支持。对于那些行为特殊难以进行安全治疗的患者，应保留使用药物治疗谵妄的选择，例如，对于需要静脉使用抗生素但拒绝插管的患者，或那些不能为必要的影像学检查而静卧的患者，可以谨慎使用药物。在老年科医师或资深的神经病医师的专家建议下，长期谵妄的患者或者被认为严重阻碍功能恢复的患者，也可以应用药物治疗。大多数指南推荐的一线药物是多巴胺拮抗剂（如氟哌啶醇），并为合并帕金森病或长 QT 间期的患者保留苯二氮卓类药物。药物治疗尽可能从最低剂量开始，使用侵入性最小的给药途径（即口服而非肌内注射或静脉注射），并且尽早停药。此外，无论何时对无能力的患者给予治疗，都应进行全面的关于患者最大受益的评估并准确记录在案。这些治疗应该在相关的法律范围内进行（如英国《心智能力法案》）。

考虑到谵妄期间及之后报告的情绪及心理后遗症[33]，围手术期的老年科医生及外科照护人员也应确保患者及家属充分了解病情：其突发因素、预期病程和将使用的任何治疗措施。在选定的患者中，也可能有必要在谵妄症状消失后进行随访。这样做是为了确保对认知功能进行正式的评估（如果有潜在的痴呆），并为那些患有与术后谵妄记忆相关的严重心理后遗症患者提供支持。

功能下降。尽管老年患者经常要求提供术后功能恢复的相关信息，但是这方面的证据很少，多数工作都是在髋部骨折手术时完成的。任何原因的住院治疗，包括手术，都会增加肌肉的失用性萎缩和功能状态的下降，特别是衰弱的患者。此外，衰弱的老年外科患者出院后未回到经常居住的地方，而是转往其他机构，这样的患者出院风险较高[11,20]。然而，尚不清楚术前功能状态与功能下降速率之间是否存在关联[64,65]。这种明确性的缺乏可能与使用类似 Barthel 指数等方法有关，在老年外科手术患者中，该指数受到地板效应的限制。就恢复到正常的日常生活能力的角度而言，不论基线功能如何，完全功能恢复可能需要 3～6 个月的时间，这一点日趋明显[10]。

为了改善功能恢复率，必须在术前使用与功能状态有关的基线信息，使多学科小组在术前能够参与进来，这不仅可以优化身体及社会心理状况，而且可以确保术后积极采取康复措施。应当从整体上维持现有功能水平，

并最大限度地提高康复程度,确保阻碍康复过程的问题得到解决。例如,如果没有充分解决疼痛问题,患者就会不愿意参与治疗;同样,应积极管理营养以获得最佳功能恢复的结果。此外,在术后阶段,临床医师必须区分患者是否仍有康复的潜力或是否已经获得了最大程度的康复。这将直接影响出院目的地的确定——在家中或康复机构中的康复计划,或者,在家中或照护机构中满足功能需求的适当服务。

诊疗及护理模式

传统模式

在许多医学中心,传统的术前评估模式需要训练有素的医师或护士领导的病史及体格检查,主要聚焦于麻醉风险。尽管这可能适用于单一器官病变的年轻患者,运作成本可能相对低廉,并且能够降低当天取消率,但是它不太适用于多病共存的衰弱老年患者。它无法全面评估术前的危险因素是否能够使患者实现全面的医学、认知和功能的恢复(表 37-2),并且缺少将患者转诊至初级保健机构所依赖的优化要素。此外,在手术路径中的剩余阶段,没有医疗专业人员参与进行术前评估,因此存在医疗服务碎片化的现象。这种模式下的术后照护由外科团队提供,通常在衰弱老年患者的具体治疗方面知识或技能有限,并因此依赖不同科室专家就术后内科并发症的管理提出建议。老年科医师常常是以被动的方式参与(一旦老年医学综合征形成),而且常常是在治疗的后期,这时功能恢复已经不太可能。近些年,人们一直强调将传统的照护模式转变为强化的康复计划,以期改善术前、术中、术后的医疗服务水平。这些项目已经显示出手术及手术过程相关预后的改善,但在老年患者中的证据不足,这可能归因于研究参与者的年龄相对年轻[66]。

麻醉师为主导的照护模式

随着认识到术前风险评估是改善高风险患者预后的关键,一些医院已经开发了麻醉师主导的照护模式。在这种模式下,麻醉师会在术前进行高风险患者的评估,通常由手术本身(例如大手术和复杂手术)或患者相关因素(使用功能状态及发病率进行筛查)来确定。此类评估的重点是使用客观测量方法(例如,使用心肺运动测试和风险分层工具)来量化风险、确定干预的需求(通常转诊给初级保健机构或专科医生)、并告知术后管理措施(特别是 2 级或 3 级医疗保健的背景下)。通常在这些模式中,术前优化和并发症的术后处理又会需要听从其他科室专家的建议。

医院医生照护模式

随着麻醉师为主导的照护模式的不断发展,医院医生的照护模式也在不断进步,尤其是美国。该模式的关注点是在手术路径全过程提供医学专业知识。在某些医学中心,这种模式包含了麻醉师提供的术前风险评估成分和全科医师或医院医生进行的术后风险评估成分。在另一些医院,医院医生与麻醉师及外科医师一起组成一个团队,负责进行术前评估及术后管理。之前和之后的研究表明,全科医师和外科团队之间的合作可以缩短住院时间并改善预后。但是,除了美国,它还没有真正转化为其他国家的健康医疗体系[67]。

老年专科医师主导的照护模式

另一种对患者进行术前评估和优化的方法,是由老年科医师主导的多学科团队,从手术入院开始进行实际跟进,以管理术后治疗及老年并发症。该模式允许在以下方面应用多学科团队的知识和技能:评估和优化衰弱的多病共存的老年外科患者(一站式服务)、交流干预治疗的风险与获益(通常是与可能有感觉及认知障碍的患者进行交流)、在多发病和衰弱的状况下管理术后并发症,以及康复和出院计划。全面的老年评估方法是这种模式的主要内容。之前及之后的许多研究都展示出了令人鼓舞的结果,对接受手术治疗的老年患者进行主动的积极照护治疗,可减少术后并发症和出院相关并发症、降低住院时间[52,68]。然而,这些方法还没有普及,这可能与以下方面有关:需要更好的证据基础、发展跨专业工作所需的文化改变、劳动力及资源问题,以及需要在围手术期医学的新的亚专业领域对老年科医师进行教育与培训。

教育和培训

衰弱的老年患者对医学及相关医疗保健行业构成的挑战日趋明显。跨专业的教育和培训是必要的,以确保发展一支拥有必要知识和技能的队伍,在整个手术路径中对老年患者进行最佳管理。近来的研究表明,目前的本科和研究生阶段的外科、麻醉及医师培训计划并不能提供这方面的培训[69]。随着接受外科手术的老年人的数量和复杂性的增加,应当对所有医疗卫生保健的专业人员进行教育和培训,以为老年手术患者提供基本的医疗服务。例如,他们都应该理解同意能力的概念,具有筛查常见的老年综合征(如认知障碍和衰弱)所需要的知识,并具备与老年患者交流的能力。然而,围手术期医学的专家可以为衰弱多病的老年患者的医疗照护提供最佳的管理和建议。

未来的研究领域

在阅读本章时,读者将意识到,关于衰弱的老年手术患者的最佳管理还有许多未解决的问题。这些问题涵盖的范围从无法解释的基础科学问题到将研究结果转化为临床应用。有些领域的关注点与年轻人群相似,例如,围手术期贫血的最佳管理。但是,证据的转化可能需要不同的方法(例如,一位患有慢性肾病及继发贫血的共病老年人,计划进行结直肠癌手术)。同样,有些感兴趣的领域将与普通老年人群中的研究问题重叠,但需要针对外科手术人群的答案,例如,就像在社区居住的人群一样,确定一种有效可行的工具,以对外科手术人群中的衰弱患者进行筛查。为了回答这些问题,国际老年医学协会与外科和麻醉学界的同行建立了许多合作关系。老年患者围手术期医学领域的快速发展,使得老年医学在实践和研究方面成为一个热门有趣的领域,其目的是为日益增长的老年人群规范和改善手术结果和获得手术的机会。

关键点

- 越来越多的老年人正在进行择期或急诊手术。
- 与年轻患者相比,老年患者行根治性手术和对症手术的机会少。
- 随着年龄增加,老年人术后发病率、死亡率和功能恶化的概率增加,可能与增龄所致生理改变、共病(包括认知功能障碍)和衰弱有关。
- 老年手术患者需要专业的术前评估、多学科优化和协作决策,这些决策可以使用不同的照护模式进行,但理想情况下应包括老年医师的参与。
- 所有从事老年手术患者照护的保健专业人员都应接受老年医学方面的教育和培训。
- 老年患者围手术期医学的研究应侧重于解决尚未解决的问题,从基础科学到将研究结果转化为临床应用。

(邹艳慧 孙 亮 译,高学文 校,高学文 审)

完整的参考文献列表,请扫二维码。

主要参考文献

2. Wilkinson K: An age-old problem: a review of the care received by elderly patients undergoing surgery: a report by the National Confidential Enquiry into Patient Outcome and Death, London, 2010, National Confidential Enquiry into Patient Outcome and Death.

4. Chow WB, et al: Optimal preoperative assessment of the geriatric surgical patient: a best practices guideline from the American College of Surgeons National Surgical Quality Improvement Program and the American Geriatrics Society. J Am Coll Surg 215:453–466, 2012.

8. Hamel MB, et al: Surgical outcomes for patients aged 80 and older: morbidity and mortality from major noncardiac surgery. J Am Geriatr Soc 53:424–429, 2005.

10. Lawrence VA, et al: Functional independence after major abdominal surgery in the elderly. J Am Coll Surg 199:762–772, 2004.

11. Makary MA, et al: Frailty as a predictor of surgical outcomes in older patients. J Am Coll Surg 210:901–908, 2010.

16. Fleisher LA, et al; American College of Cardiology; American Heart Association: 2014 ACC/AHA guideline on perioperative cardiovascular evaluation and management of patients undergoing noncardiac surgery: a report of the American College of Cardiology/American Heart Association Task Force on Practice Guidelines. J Am Coll Cardiol 64:e77–e137, 2014.

27. Clegg A, et al: Frailty in elderly people. Lancet 381:752–762, 2013.

34. Nadelson MR, Sanders RD, Avidan MS: Perioperative cognitive trajectory in adults. Br J Anaesth 112:440–451, 2014.

45. Partridge JS, et al: The impact of pre-operative comprehensive geriatric assessment on postoperative outcomes in older patients undergoing scheduled surgery: a systematic review. Anaesthesia 69(Suppl 1):8–16, 2014.

48. Goodnough LT, et al: Detection, evaluation, and management of preoperative anaemia in the elective orthopaedic surgical patient: NATA guidelines. Br J Anaesth 106:13–22, 2011.

49. Smetana GW, et al: Preoperative pulmonary risk stratification for noncardiothoracic surgery: systematic review for the American College of Physicians. Ann Intern Med 144:581–595, 2006.

51. Craig RG, Hunter JM: Recent developments in the perioperative management of adult patients with chronic kidney disease. Br J Anaesth 101:296–310, 2008.

52. Harari D, et al: Proactive care of older adults undergoing surgery ('POPS'): designing, embedding, evaluating and funding a comprehensive geriatric assessment service for older elective surgical patients. Age Ageing 36:190–196, 2007.

54. Marcantonio ER, et al: Reducing delirium after hip fracture: a randomized trial. J Am Geriatr Soc 49:516–522, 2001.

第38章 多维老年评估项目的结果评价

Paul Stolee

　　尽管老年人的衰弱可能和许多复杂的生理功能损伤相关[1]，但在衰弱的老年人中普遍存在的临床症状和老年综合征通常是高度复杂的[2,3]。这种临床复杂性包括医学界与社会关注的多重互动，是研究老年医学的挑战也乐趣所在[4,5]。

　　老年患者的诊疗以综合评估、多学科团队、多维干预的方式来应对这种复杂性。虽然人们可能广泛同意需要采取综合的，多学科、多因素的治疗方法，但对这些方法的具体内容却没有达成共识。特定的治疗方案或护理的某些方面（或者二者的结合部分）对于单个患者或群体患者产生的影响尚未明晰，因此这也就成了老年医学研究的"黑匣子"[6,7]。临床症状的复杂性和诸多共病常常使衰弱的老年患者被排除在临床试验之外[8]，尽管最近在努力纠正了这点[9-11]。就正在测试的干预措施和研究结果而言，这种排除方法是有问题的，因为它们与许多衰弱的老年患者无关，也不普遍[12,13]。对于衰弱的老年患者来说，多因素的治疗措施联合应用通常比单一因素的治疗措施效果要好[14]，但是这种模式的治疗方式在临床试验中很难评估[12]。Allore 和他的同事们[15]在设计这些临床试验时，对统计分析考虑因素和临床考虑因素进行了区分。统计或分析方面的考虑表明，一种具体的干预措施应针对一个单一的结果或危险因素，这是基于正在进行的大数据运算而得出的[8]。实际上，干预措施针对多种疾病或多重危险因素是有临床意义的，而且多种治疗措施可能具有重叠效应[15]。对于衰弱的老年患者的治疗措施的研究，临床上和理论上有很大争议。

　　考虑到患者群体的个体差异性和临床干预的个体差异性，很难确定老年干预的有效性证据也就不足为奇。Rubenstein[16]多年来密切关注这一事实，并指出了一些与增加显示其有效性的可能性相关的因素。这其中包括适当的针对性治疗、更密集的干预措施、对长期管理的控制和一个通常的护理对照组。基于这些，建议添加一个额外的考虑，选择有意义的和反应迅速的结果措施。选择老年患者的治疗措施是否合适不是那么容易的，这一点作为研究优先考虑的问题，早就已经被证实了[17,18]。在 20 世纪 90 年代早期，美国老年医学会研究小组关于老年患者评价和管理模式是否合适已经达成了共识[19]。共识介绍了 12 项生理结果，3 项心理和社会功能的结果，17 项与健康护理和成本相关的结果，其关注点是关于未来能否实现和资金流向。结果的多样性反映了老年患者

护理方面的多维性，以及系统影响的潜在可能性。虽然所有这些措施可能与专门的老年干预有关，但如果有的话，这些措施很少适用于所有患者。因此，问题就变成了如何从多维结果中的多维干预措施中实现非任意维度的减少。美国国家衰老研究所（National Institute on Aging，NIA）专家组成员于 2001 年颁布了老年患者预后评估的共识[20]。"对于有多种慢性疾病的老年人来说，建立一个令人满意的、全面的、以患者为核心的疗效评价系统可以广泛地、常规地应用于健康护理过程中[20]"，对于这一观点专家组成员已经达成了共识。这个小组最初推荐了一种综合的方法，诸如使用 SF-36[21]或者患者报告结果测量信息系统 29 项健康档案（PROMIS-29）[22]这两种评价系统，这些结果是以下附加评价系统的标准。这种方法对于日常临床实践的可行性具有潜在优势，但是仍然需要大量相对客观的评价系统。工作组未能就若干重要评估领域的适当后续措施达成共识，包括疾病负担、认知功能和照顾者负担。此外，尽管有意愿推荐以患者为中心的治疗措施，但患者并未纳入共识的过程中，也没有提出措施来激发患者的偏好和价值观，这对以患者为中心的方式是至关重要的[23]。

　　评价老年患者多种治疗措施的治疗效果是一种很大的挑战，可以通过回顾这些治疗措施的随机对照试验（randomized controlled trial，RCT）的结果评价来实现。相关的研究是从选定的主要系统性综述和荟萃分析中确定的，首先是从 1993 年由 Stuck 及同事出版的对老年综合评估服务的影响深远的荟萃分析开始[24]。其他综述包括了一篇专门针对门诊老年评估的研究综述[25]、两篇侧重于预防性家访的综述、一篇专门针对多成分干预措施的综述[15]。总体而言，这些综述报告了 56 项随机对照试验（randomized controlled trial，RCT）的结果，见附表 38-1。结果评估分为死亡率、健康自评、卫生服务利用 3 个评估区域（生理功能、认知功能和社会心理因素）和一个"其他"分类。这 56 项研究总结如下（附表 38-1）。

　　● 在 54 项研究中，使用 77 种不同的方法评价生理功能，其中 23 种方法都具有统计学意义。

　　● 在 32 项研究中，使用 12 种不同的方法评价认知功能，其中 6 种具有统计学意义。

　　● 在 39 项研究中，使用 43 种不同的方法评价社会心理功能，其中 13 种具有统计学意义。

- 在 18 项研究中，使用 9 种不同的方法评价健康自评，其中 5 种具有统计学意义。
- 在 46 项研究中，使用 27 种不同的方法评价卫生服务利用，其中 26 种具有统计学意义。
- 在 32 项研究中，使用 31 种不同的方法评价其他结果，其中 14 项研究有统计学意义。

这篇综述阐明了几个观点：老年服务在某些研究中的每种分类结果是有统计学意义的，但在所有研究中，没有一类结果显著改善。这篇综述还强调了一系列被认为对老年服务有意义和合理的结果。死亡是明确的终点，死亡率在荟萃分析中可以进行总结和比较，但是对于那些寿命有限的衰弱对象来说，它不一定是最有意义的评价参数[8]。与卫生保健利用有关的指标与卫生保健系统密切相关，尽管这些指标可能与老年人的生活质量有关（例如，对于一些老年人来说，他们在社区环境中的生活质量可能高于在长期护理院中的生活质量），从患者的角度来看，这些至多是对生活质量的间接衡量。在每个其他领域之中，对于生物异质性有了更进一步的证据，在每种领域中都有多重方面，多种仪器和方法都已经用于评价这些方面。即使在"其他"类别中，诸如跌倒这个结果本身就是一个多因素的综合征[13]。

老年评估结果和生活质量的判定

在老年干预研究中常用的评估领域被视为生活质量的主要组成部分。如果多维老年干预措施共同目标的结果可以被整体视为反映生活质量的最重要领域，那么足够全面的生活质量衡量指标可作为老年干预研究中常用的结果指标。还有一个备选方法是 SF-36[21]或是SF-36 的升级版本，它是广泛用于作为健康相关的评价生活质量的方法[28]。遗憾的是，针对老年人的评估还不够广泛[8]，这些研究结果表明，这种方法对老年人的效用可能有限[29-32]。最有前景的方法是 EQ-55D[33]，它将一个人的健康相关的生活质量量化成一个单一的指数值，并提供大致的描述。这种方法已经被证实是有效的、可靠的、便于使用的方法[34-41]。但是，这种方法也有一定的局限性，主要是天花板效应和对于标准上层部分敏感性较差[36,37,39,42-44]。修订后的 5 级版本（EQ-5D-5L）有望解决这些局限性[45-47]。一些研究已经在包括老年人在内的人群中测试了 EQ-5D[40,41,48,49]；欢迎诸位来研究这个领域的后续工作。

尽管在生活质量测量方面有一些很有前途的工作，但由于对生活质量的含义缺乏共同的概念或理论认识，并且缺乏对其组成要素的共识，因此阻碍了被广泛接受的生活质量测量方法的发展[50]。Spitzer 认为，即使是诸如生活质量这种主观的概念来说，制定一个"金标准"也是有道理的："我们没有一个金标准……因为没有人能制定一个评价健康状态或生活质量的金标准作为自身

的首要目标……我相信 Marilyn Bergner 和她的伙伴们已经取得了领先，他们应该得到我们所有人的支持[51]。"尽管 Spitzer 指出 Bergner 关于疾病效果概述的工作[52]是作为评价生活质量金标准的最佳候选，但 Bergner 却并不同意这一观点："一个严酷的事实是，没有金标准，不可能有金标准，也不可能需要这样的标准[53]。"

标准化评估系统

另一种旨在全面评估健康和社会功能的方法是使用标准化评估系统，其中最常见的是 RAI/MDS 评估系统。interRAI 是由国际研究者联合研发的综合评估和问题识别系统[54]。最初 interRAI 评估系统是针对长期护理家庭（MDS 2.0）而制定的，以响应美国政府旨在提高家庭护理质量的法规（1987 年综合预算调整法）[55]。interRAI家庭护理评估工具（RAI-HC 或 MDS-HC）[56]只已被开发用于家庭护理环境。其他版本已经开发用于心理健康、急性护理、姑息治疗[2]和其他环境[57-59]。RAI 评估体系包括个人模式、转诊信息、认知功能、交流和听力、视力、情绪、行为、生理功能、自制力、疾病诊断、健康预防、营养因素、口腔健康、皮肤状态、环境评估、正式和非正式的服务使用。具体的量表是从 RAI 评估体系中衍生的，包括日常生活能力评估（ADL）、认知障碍、抑郁和疼痛[60-63]。RAI 系统的应用与制度化程度的降低和功能下降有关[64]。数据收集的方法是最有效的信息之一，可以通过对老年人进行采访或观察，通过对他们的护工（带薪或不带薪）进行采访或通过查看图表的方式。尽管这一方法可能会导致收集数据前后不一致，但是越来越多的人支持合并多种类型的结果评价，其中包括自我测评、他人测评和客观度量[8,65]。作为 RAI 系统的一部分，已经开发了更简单的筛选工具，包括 RAI 接触评估[66]。当与更全面的 RAI 评估（如 MDS 2 和 RAI-HC）相结合时，RAI 系统可以被视为实现先前提到的 NIA 工作组目标的替代策略（即筛选工具，随后进行更深入的评估）。

interRAI 系统的巨大优势是跨地区和贯穿护理模式所有类型的数据兼容，各种版本的 RAI 工具都是用同样的提问方式和数据收集方法。这种优势尤其明显，尤其是当对比选择性练习评价结果在临床实践和结果评价中试图达成共识尤其明显。即使某一特定群体就一套工具达成共识（如 Dickinson 提出的[67]），另一个群体也可能就另一套工具达成一致（如 Pepersack 提出的[68]），而且两个群体的所有成员在使用规定措施时不太可能一致。

interRAI 评估系统的局限性与其他旨在实现全面、多维度评估方法是一样的：并不是所有的评估领域都指向所有患者相关的临床结果，对于特定的治疗措施或特定患者仍有必要识别出各自结果的特点。在 interRAI 系统中，从某种程度上来说可以通过使用识别正当信息的

"触发点",尤其是涉及住院评估草案(resident assessment protocol,RAP)[69]或临床评估草案(clinical assessment protocol,CAP)[70]。

个体化结果评估和以患者为中心的诊疗及护理

个体化结果评估和以患者为中心的护理结果测量的不充分常常被认为是干预试验阴性或结果不明确的可能原因。以下几项研究的结果说明了这一点:

● "在研究中,我们发现预防日常活动或认知功能下降并没有明显的统计学差异,这可以通过几个方面来解释……(包括)……我们的结果测量对确实发生的改善不敏感[71]。"

● "然而,也许我们还没有发现它的积极作用。我们的健康评价系统不是足够灵敏,以至于不能发现足够的信息[72]。"

● "结果变量可能被错误地选择用来评价这种类型的项目结果[73]。"

● "失能的一般衡量标准可能对日间医院门诊设置的变化不敏感[74]。"

● "对于绝大多数已经出版的项目来说,效能通过有疑问的指标来检测(如死亡率、健康服务使用),通过功能下降来表现(如允许家庭护理),或使用全球自主功能无应答系统[75]。"

● "我们使用的评价健康相关的生活质量的方法可能缺乏足够的敏感性[76]。"

在附表 38-1 中明确指出的一点是,在选择老年干预措施的结果评估中缺乏共识和一致性。老年医学研究及其老年患者的异质性和个体化使得这种共识不太可能达成。Williams[77]强烈主张老年护理的个体化本质:

"首先,在老年患者中存在巨大的个体差异,这种差异比年轻时更多,实际上在各种类型的特征中——身体、心理、健康和社会经济方面。而且,我们认为对于老年患者来说生活质量意味着护理质量是生活质量成败的关键,我们必须达到高度个体化的结论。这一观点对于所有年龄段的人来说都适用,但它在早期生活中的某些方面可能不像在老年人生活中那样重要。"

在结果评价中,一种试图反映老年患者个体化本质的方法就是使用临床判断方法,如临床疗效总评量表[78]或临床医生访谈为主的印象[79]。这些方法是允许具有临床经验的评定者反映个体特征和健康状况,以全面评估改善结果。这种评价方法在有效临床诊断中起到了重要作用,但不提供关于患者的健康或生活质量中的具体信息,这些方面可能由于干预而得到改善。

老年护理的个体化本质也可以通过个体化结果评价

来阐明,这些能够反映出个人偏好、目标和价值观,与以患者为中心的护理目标相吻合[80]。个体化结果评价是允许选择与患者病情最相关的评价区域。个体化结果评价对于老年干预措施的本质有更深入的了解,尤其是对于治疗阿尔茨海默病治疗效果的了解[81]:

"某种程度来说,标准化评估方法不能记录重要的改进方法或恶化信息,这个方法会错过一个理解改善阿尔茨海默病的机会,错过提供假定药理学与临床相关的机会。就这一点而言,我认为个体化评估方法的发展能为患者的重大临床变化和异种疾病间的状况提供有用的信息[82]。"

许多完全的或半个性化的评价措施已经充分用于各种模式的评价方法中[83]。其中最广为人知的可能是目标实现量表(goal attainment scaling,GAS),这是由 Kiresuk 和 Sherman 在 20 世纪 60 年代提出的,作为评价人类服务和心理健康项目的一种工具[84]。GAS 是一个个体化目标模式和评价方法,允许使用者针对特定患者的需求、想法和愿望制定个体化目标,并个性化测量这些目标的实现程度。GAS 能够满足个体化多样性的目标,并且还可以计算总体分数,从而可以对患者或患者群体进行比较。GAS 与其他个体化评估的区别主要有两个方面。首先,GAS 允许对测量目标的尺度以及目标进行个体化。其次,GAS 需要在治疗开始时就目标达成的水平作出判断,这将被认为是成功的结果,而不是像加拿大职业方法评价那样主观地以 10 分制对结果的达成程度进行评级[85]。

个体化目标按照 5 分制的预期结果进行评分。-2:远远小于预期值,-1:稍小于预期值,0:预期值(目标),+1:好于预期值(目标),+2:远远好于预期值。框 38-1 主要阐述了这 5 个标准。随访指南的例子主要在表 38-1 中阐明。目标可以按其相对重要性来加权,但一般建议采用同等权重的目标[86]。总结目标达成评分(T 评分)可以比较不同的患者和患者群体之间的结果。GAS 评分代表了大部分群体患者,预期平均值是 50,标准差是 10。如果目标是未加权的,可以使用公式计算或在表格中查找(例如,参见 Zaza 和同事的研究[87])。已经提出标准化的菜单方法作为促进目标设定的手段[88]。

1992 年,《老年病学》首次发表了 GAS 的文章[89]。从那时起,老年医学模式中 GAS 的评估优势已经被很多文献证实[90]。研究发现,GAS 具有良好的置信区间(组内相关系数是 0.87~0.93[89,91,92]),与巴塞尔指数和全球评级等标准评价方法相关[92]。对于老年医学评价结果来说尤其重要的是,人们认为 GAS 对改变非常敏感。这在之前和之后的研究已被证实,包括多位点研究和随机对照试验[91-96]。在老年评估小组和抗痴呆药物的随机试验中,GAS 已被用作评定标准[97-99]。在这些案例中,GAS 都测量到干预的益处显著。GAS 在老年医学中的临床应用已经用定性方法进行了评估[100]。

框 38-1　目标实现量表随访指南

1. 识别治疗重点。
   - 重点关注那些对患者很重要的问题，以及干预措施可能会改变的问题。
2. 把选取的问题转化为目标，且目标至少有 3 点。
   - 在随访时，必须能够观察或引出患者达到这些目标的程度。
3. 为每一个目标选择一个简短的标题。
4. 为每一个目标选择一个指标。
   - 指标是一种行为或状态，能够清晰的代表目标，能够指示达成目标的程度。
5. 详细说明目标达成的预期值。
   - 预测患者在治疗结束或预先设定的某一时间选择目标时的状态。
6. 描述患者涉及目标指标时的状态。
   - 通常，这是"差一点"或"差很多"的水平。

- 这在指南上通常是用"选择目录"被标记。
7. 详细说明结果中比预期值"好一点"和"差很多"的水平。
   - 这些通常是差不多但是仍然在现实中可以得到的结果。
8. 详细说明结果中比预期值"好很多"和"差很多"的水平。
   - 这些指标是可以实现的，也是现实的。
   - 这些代表了 5% 到 10% 的可能性。
9. 对于每一个目标进行重复评价步骤。
   - 对于每个目标来说，不要试图越过 5 步中的任意一步。
10. 虽然 GAS 是一种个性化的方法，但描述符、项目或标准化测量的分数可能有助于确定一些 GAS 目标。
11. 在随访中，评估每个目标的水平，以最好地反映患者的当前状态。这在指南中是以星号形式标出的。
12. 确定 GAS 随访评分（表 38-1）。

表 38-1　目标实现量表随访指南

达成水平	分值	活动能力	日常生活活动（ADL）	未来护理计划
远远好于预期值	+2	步行＞200 步，或是脱离拐杖	日常活动和使用工具均不受限	家务活不需要家人帮助
好于预期值	+1	步行 100～200 步	除户外活动，日常活动和使用工具均不受限	家人每周帮助做家务
期望值（目标）	0	步行，限制距离（＜100 步）	日常活动不受限，但是做饭做家务和乘坐交通工具时需要帮助	家人每周帮助 2～3 次做家务
稍小于预期值	−1	有依赖地行走√	日常活动受限，除穿衣外√	送到养老院
远远小于预期值	−2	卧床不起	日常活动受限，包括穿衣	康复期＞7 周√
备注				患者不希望去养老院

注：Asterisks 指出每个结果的水平都能够很好地反映出患者的状态。患者状态的数据用√来标出

GAS 似乎是一种特别适合多层面老年医学干预措施的测量需求和制约因素的测量方法。不管是作为一个研究方法还是一个临床工具都具有巨大潜力。尽管在患者、护理人员和医生间可能具有不同的优先顺序[101,102]，但从不同的角度来看，可以对最有利于老年患者的干预措施和这些干预措施的效果产生丰富的见解。

Reuben 和 Tinetti 最近推荐了一个以目标为导向的方法，如 GAS，用于以患者为中心的结果评价体系中[80]。他们认为，这种方法有利于为患有多种疾病的患者做出决策，并使决策与个人目标而不是普遍期望的健康结果相一致。这个目标与 NIA 工作组的目标相结合，以期形成一套普遍适用的措施[20]。

除了衡量患者健康水平外，以患者为中心的护理方法越来越多地关注患者在护理中的主动参与，以及对患者护理经验的测量和理解[103-105]。对于患者护理经验的测量能够产生出对于患者生活质量改进这方面有价值的见解[106]。老年患者和他的家人常常感到疏于护理，对其经验的进一步了解和认识可能对提高老年医疗服务的质量和结果有所帮助[107-109]。

结　　论

衡量多维度老年干预措施的结果是一项重大挑战。这些挑战导致年老衰弱的患者常常被排除在他们可能从中受益的干预措施研究之外，而且所使用的措施没有发现老年干预措施的潜在好处。在持续了 30 年的老年医学对照试验之后，不大可能甚至是不太适合建立一个普遍适用的标准化评价方法。应用一套通用的结果评价方法可能对以患者为中心的护理方法（即满足个体患者喜好和需要）没有益处。因此，对于多维度老年干预，目标设定和结果测量需要平衡以患者为中心的护理价值和持续的数据收集的益处。

数据收集的一致性和提供全面的评价信息，这些都需要强大的理论支撑，以达到建立诸如 interRAI 这样标准的健康信息管理系统。结果评价中，GAS 是一种有效、有用的和以患者为中心的方法，用以解决异质性的老年患者结果评价中的挑战。

致　　谢

主要感谢 Sarah Meyer 和 Miranda McDermott 帮助审阅本文的背景资料。

关键点

- 老年医学服务通过全面的评估方法、多学科团队合作和多维度干预措施来应对衰弱老年人复杂的临床情况。这种复杂性给评估和结果衡量带来了挑战。
- 对多维老年医学干预措施的随机对照试验的回顾表明，目标结果缺乏针对性，而且适当的治疗措施也缺乏共识。
- 人们努力就老年医学干预措施的适当结果达成共识，已提出了一系列措施的建议，但尚未在一些重要领域达成共识，而且未反映出以患者为中心的方法。

- 由于对生活质量及其组成要素的意义缺乏共识，因此难以确定或发展一种广泛为人们所接受的生活质量衡量标准。

- 标准化评估系统，如 interRAI 开发的评估系统，在跨医疗机构收集全面卫生信息方面显示出了良好的前景。

- 老年患者群体之间存在异质性，因此老年医学照护有着个体化性质，这表明了以个性化和以患者为中心的措施（例如"目标达成度量表"）的作用。

（程 明 张 英 译，王晓丽 校）

完整的参考文献列表，请扫二维码。

主要参考文献

8. Ferrucci L, Guralnik JM, Studenski S, et al; The Interventions on Frailty Working Group: Designing randomized, controlled trials aimed at preventing or delaying functional decline and disability in frail, older persons: a consensus report. J Am Geriatr Soc 52:625–634, 2004.

12. Working Group on Functional Outcome Measures for Clinical Trials: Functional outcomes for clinical trials in frail older persons: time to be moving. J Gerontol A Biol Sci Med Sci 63:160–164, 2008.

19. Hedrick SC, Barrand N, Deyo R, et al: Working group recommendations: measuring outcomes of care in geriatric evaluation and management units. J Am Geriatr Soc 39:48S–52S, 1991.

20. Working Group on Health Outcomes for Older Persons with Multiple Chronic Conditions: Universal health outcomes measures for older persons with multiple chronic conditions. J Am Geriatr Soc 60:2333–2341, 2012.

24. Stuck AE, Siu AL, Wieland GD, et al: Comprehensive geriatric assessment: a meta-analysis of controlled trials. Lancet 342:1032–1036, 1993.

25. Kuo H, Scandrett KG, Dave J, et al: The influence of outpatient comprehensive geriatric assessment on survival: a meta-analysis. Arch Gerontol Geriatr 39:245–254, 2004.

26. van Haastregt JCM, Diederiks JPM, van Rossum E, et al: Effects of preventive home visits to elder people living in the community: systematic review. BMJ 320:754–758, 2000.

27. Stuck AE, Egger M, Hammer A, et al: Home visits to preventnursing home admission and functional decline in elderly people. Systematic review and meta-regression analysis. JAMA 287:1022–1028, 2002.

50. Mor V, Guadagnoli E: Quality of life measurement: a psychometric tower of Babel. J Clin Epidemiol 41:1055–1058, 1988.

53. Bergner M: Quality of life, health status, and clinical research. Med Care 27:S148–S156, 1989.

54. Hirdes JP, Fries BE, Morris J, et al: Integrated health information systems based on the RAI/MDS series of instruments. Healthc Manage Forum 12:30–40, 1999.

77. Williams TF: Geriatrics: A perspective on quality of life and care for older people. In Spilker B, editor: Quality of life assessment in clinical trials, New York, NY, 1990, Raven Press, pp 217–223.

80. Reuben DB, Tinetti ME: Goal-oriented patient care—an alternative health outcomes paradigm. N Engl J Med 366:777–779, 2012.

82. Rockwood K: Use of global assessment measures in dementia drug trials. J Clin Epidemiol 47:101–103, 1994.

86. Kiresuk TJ, Smith A, Cardillo JE, editors: Goal attainment scaling: applications, theory, and measurement, Hillsdale, NJ, 1994, Lawrence Erlbaum.

87. Zaza C, Stolee P, Prkachin K: The application of goal attainment scaling in chronic pain settings. J Pain Symptom Manage 17:55–64, 1999.

89. Stolee P, Rockwood K, Fox RA, et al: The use of goal attainment scaling in a geriatric care setting. J Am Geriatr Soc 40:574–578, 1992.

92. Stolee P, Stadnyk K, Myers AM, et al: An individualized approach to outcome measurement in geriatric rehabilitation. J Gerontol A Biol Sci Med Sci 54:M641–M647, 1999.

95. Stolee P, Awad M, Byrne K, et al; Regional Geriatric Programs of Ontario Day Hospital Research Group: A multi-site study of the feasibility and clinical utility of Goal Attainment Scaling in geriatric day hospitals. Disabil Rehabil 34:1716–1726, 2012.

96. Rockwood K, Howlett S, Stadnyk K: Responsiveness of goal attainment scaling in a randomized trial of comprehensive geriatric assessment. J Clin Epidemiol 56:732–743, 2003.

97. Rockwood K, Stadnyk K, Carver D, et al: A clinimetric evaluation of specialized geriatric carefor rural dwelling, frail older people. J Am Geriatr Soc 48:1080–1085, 2000.

103. Berwick DM: What "patient-centered" should mean: confessions of an extremist. Health Aff (Millwood) 28:w555–w565, 2009.

附录

附表38-1　老年医学治疗措施随机对照试验和相关结果评价

研究	模式	研究描述（持续时间、项目编号）	结果评价						
			生理功能	认知功能	心理社会功能	健康自评	死亡率	卫生服务利用	其他
Allen et al., 1986[1]	IGCS（美国）	1年，N=185：评价老年咨询服务（GCS）是否能够为患者的护理和治疗策略提供附加服务，以提高对附加服务的依从性	日常生活活动（ADL）中Katz指数[2]，美国老年人资源与服务（OARS）量表、工具性日常生活活动（IADL）量表[3]	Pfeiffer简易精神状态调查表[4]	流行病学研究中心用抑郁量表（CES-D）[5]			所使用的服务，在机构中的天数	退伍军人酗酒筛选试验[6]，一年咨询时间，每个患者咨询的医学问题，推荐率，家庭成员间的讨论增加了治疗间的顺应性（P=0.0030）
Alessi et al., 1997[7]	HAS（美国）	3年，N=202：老年综合评估（CGA）过程的确定：①CGA中的主要发现，②CGA中年度临床领域中的成果出现，③影响患者依从性的因素	口腔健康评估[8]，视力和听力检测[9]，步态与平衡评估[10]，功能状态评估[11]，血容量和血糖检测、尿液分析，粪便潜血试验	Kahn-Goldfarb精神状态问卷调查[12]	社会评价，老年抑郁量表（GDS）[13]				理想体重的比例[14]，药物治疗综述[15]，环境评估，坚持推荐，其学科包括医学专业，好于非医学专业，对于社区服务或社区推荐，包括自我护理行为（P<0.001）
Applegate et al., 1990[16]	GEMU（美国）	1年，N=155：评价老年患者的护理老年是否是老年医学评估单元中的一项，是否能够影响其功能、制度化的比率和死亡率	身体活动自我暗示的能力[17]，定期身体检查[18]，在最初6个月内，研究组比控制组在ADL中显示出重大改善（P<0.05）	Folstein简易精神状态调查量表（MMSE）[19]	CES-D[5]	急性生理与慢性健康（APACHE）II评分[20]	对照组是立即接受家庭护理的低风险的患者，其在6个月内的死亡率很高（95% CI 1.2～15.2，P<0.05），而在高风险组患者之间无差别	6周之后研究组患者生存率降低（P<0.01），6个月时生存率无影响，1年时生存率降低（P<0.05），家庭护理的风险是对照组患者的3.3倍（95%CI 2.6～3.8，P<0.001），研究组患者的恢复组患者之时间较对照组患者时间长（P<0.0001）

续表

研究	模式	研究描述（持续时间，项目编号）	结果评价						其他
			生理功能	认知功能	心理社会功能	健康自评	死亡率	卫生服务利用	
Beyth et al. 2000[21]	GEMU（美国）	6个月，N=325；研究老年患者中华法林治疗和引起出血多因素发病过程	在复发的静脉血栓栓塞症的治疗中，治疗组患者通过抗凝治疗，其效果通过"患病-时间"方法[22]和国际标准化比值来衡量[23]，治疗组患者在每个治疗周期中都高于对照组（$P<0.001$）				在两组间无统计学差异		对照组在1、3、6个月时出血严重重指数[24]间有明显统计学差异，出血风险增加（$P=0.0498$）
Boult et al. 2001[25]	OAS（美国）	18个月，N=568；研究老年医学评估与管理（GEM）在预防残疾中的有效性和成本	卧床残疾天数（BDD），限制活动天数（RAS）[26]，疾病影响调查表（SIP）：生理功能维度[27]，治疗组的患者在12~18个月后丧失的功能较少调整后的比值比（aOR）是0.67, 95% CI 0.47~0.99），在ADL中与健康相关的条目较少（aOR=0.60, 95%CI 0.37~0.96）		GDS[28]，治疗组在12个月（$P<0.01$）和18个月（$P<0.01$）时患者抑郁者较少	总体健康情况存在个体差异性[29]	没有明显区别	消费、医疗支出、家庭护理和家庭健康服务的个体支出，治疗组使用较少的家庭健康服务（aOR=0.60, 95% CI 0.37~0.92）	
Burns et al. 2000[30]	OAS（美国）	2年；N=98目的是比较跨学科老年医学团队延长期护理模式管理的效力	Katz指数，在1年时GEM组[2]IADL改善[31]得更多[11]（$P=0.006$），研究课题显示RAND总体幸福量表有所改进[32]（$P=0.001$）	研究组发现2年时MMSE评分增加（$P=0.025$）[19]	研究组在2年时社会活动（GSA）[33-35]（$P=0.001$），CES-D[5]($P=0.003$)和全球生活满意度（GLS）[33-35]（$P<0.001$）方面均有了极大改善	研究课题显示2年时全球健康比例有了极大改善[33-35]（$P=0.001$）	没有明显差别	住院天数，研究对象临床就诊次数在2年内有所减少（$P=0.019$）	

续表

研究	模式	研究描述（持续时间，项目编号）	结果评价					卫生服务利用	其他
			生理功能	认知功能	心理社会功能	健康自评	死亡率		
Carpenter et al. 1990 [36]	HAS（英国）	3 年，N=539：对居家老年人进行定期监测研究获益	Winchester 残疾量表 [36]				没有明显区别	老年医学和老年精神病学社区支持服务，基础健康护理团队联系，社区支持服务的使用，控制组花费的天数比治疗组多了 33%（P=0.03）	控制组结果下降了 50%，但是在研究组中仍然没有改变（P<0.05）
Clarke et al. 1992 [37]	HAS（英国）	3 年，N=523 根据独居老年人死亡率和发病率，检测社会干预的效果	ADL [38]	痴呆认知障碍的简易筛查工具 [39]	韦氏量表（量表支持网）[40]，韦氏量表修订本-费城老年士气量表 [40,41]，社会接触评分 [42]	治疗组的自感健康状况显著高于对照组，*P 值未给出	没有明显区别		
Cohen et al. 2002 [43]	GEMU/OAS（美国）	3 年，N=1388：评价住院患者和门诊患者的生存状态和功能状态	生存率和生活质量通过美国医学局研究组开发的健康调查简表（MOS SF-36）[44,45]，Katz ADL [2,46]，身体机能检测 [47]，GEMU 治疗组在 12 个月时对躯体疼痛有治疗作用（P=0.01）*				没有明显区别	健康服务的利用，花费，GEMU 治疗组需要的住院天数更长（P<0.001）	
Counsell et al. 2000 [48]	GEMU（美国）	3 年，N=1531：检测是否有一个针对老年患者的多因素治疗措施被称为急症治疗护理，可以为急症护理进行显著改善住院老年患者护理流程和身体功能	治疗组中移动系数 [49]，生理功能和移动检测（PPME）[50]，Charlson 伴随疾病评分 [51]，IADL [31]，Katz 系数 [2] 在 12 个月均有所下降（P=0.037），少数治疗组患者经历了复杂的结果，或是 ADL 从基线下降，或是家庭护理人员被解雇（P=0.027），这一过程持续 1 年（P=0.022）	Pfeiffer 简易智能状态评估问卷 [52]	CES-D（简易格式）[53]，内科医生在治疗组中患者更容易发现抑郁现象（P=0.02），治疗组患者满意度较高 [54]（P=0.001），照顾者满意度也是如此（P<0.055）	全部健康状态，APACHE II [20]		住院治疗的原因，准许出院的时间，社会工作咨询，临床休养咨询，物理治疗咨询的应用，住院时间、花费、治疗干预、内科医生制定治疗计划到实施没有难度，均是有统计学差异（P=0.01），改变计划是常常了解到有用的信息（P=0.015），而且，干预护士对于护理范围（P=0.001）和讨论的问题（P=0.001）具有更高的满意度	药物治疗

研究	模式	研究描述（持续时间，项目编号）	结果评价						
			生理功能	认知功能	心理社会功能	健康自评	死亡率	卫生服务利用	其他
Epstein et al., 1990[54]	HAS（美国）	1年，N=600：研究老年患者评价咨询和流动患者随访的效力	体格检查[55]，新的诊断，患者诊断的功能影响，Katz指数[2]，OARS（IADL）[56]，SIP[57]	MMSE[19]显示出治疗组较对照组在3个月时具有更好的认知功能（P<0.05），80岁以上的患者情况的改善好于年轻人（P<0.05）	社会支持[58]，应对方式，社会活动[58]，来源于RAND健康机构研究的精神健康[59]，在第1年时最低1/5功能的人群容易获得更多的率[60]（P<0.05）	健康状况的改变，来源于RAND所有研究的感知健康情况[61]	没有明显区别	家庭护理人员配置，住院治疗发生的概率、花费、住院时长、去诊所看医生、诊断检查的使用情况	药物治疗，营养品，经济问题，环境问题
Fabacher et al., 1994[62]	HAS（美国）	1年，N=254：探讨预防性家庭访视对改善老年人健康和功能的有效性	体格检查，健康行为，步态平衡评价[63]，Katz指数[64]，IADL[31]在1年时治疗组均有明显升高（P<0.05）	MMSE[19]	GDS[28]			治疗组患者在第1年时拥有私人护理内科医生的概率增加（P<0.05）	第1年时治疗组患者的环境危害、跌倒、接种率极大增加（P<0.05），而对照组患者在第1年时非处方药物的使用增多（P<0.05）
Fretwell et al., 1990[65]	IGCS（美国）	6个月，N=436；评估早期跨科的老年医学评估是否能在住院时间加住院的情况下，预防心理、预防身体的衰退	Katz指数[66]	MMSE[67]	Zung抑郁自评量表（SDS）[68]，治疗组患者在6周时情绪功能有所改善（P=0.045）		没有明显区别	花费、住院天数	
Gayton et al., 1987[69]	IGCS（加拿大）	6个月，N=222；跨学科老年科咨询小组在急性护理医院的效果评价	Barthel指数[70]，康复量表（LORS）[71]	Pfeiffer简易精神状态调查表[4]			没有明显区别	健康护理单元的使用、住院天数、居住地的改变	
Gilchrist et al., 1988[72]	GEMU（英国）	22个月，N=222；骨科老年组治疗股骨近端骨折老年妇女的疗效观察	总体医学评价，髋关节胸部X线，研究组患者出现了更多的问题（95% CI 3.4~28.5，P<0.025）	心理功能[73,74]			没有明显区别	患者安置，住院天数	

续表

研究	模式	研究描述（持续时间，项目编号）	结果评价						其他
			生理功能	认知功能	心理社会功能	健康自评	死亡率	卫生服务利用	
Gunner-Svensson et al., 1984[75]	ICGS（丹麦）	11 年，N=343：评价社会化治疗措施是否帮助老院避免再安置	在身体症状、功能、行为中未详细说明问题	未详细说明痴呆的状态	沟通（问卷）中未具体说明的问题		没有明显区别	住房供给，医疗联系、疾病帮助，重新安置，这些在治疗组中 80 岁以上的女性表现尤为明显（P<0.05）	饮食，人口统计学信息（年龄，性别，婚姻状况）
Hall et al., 1992[76]	HAS（加拿大）	3 年，N=167：评估当地卫生计划（不列颠哥伦比亚卫生部长期护理计划），用来帮助独居在家的老年患者	ADL，慢性病		纽芬兰纪念大学幸福度量表[77]，UCLA 孤独量表[78]，社会再适应定量表[79]，社会支持	MacMillan 健康观点调查[80]，健康状况心理控制源量表（HLC）[81]	治疗组 3 年存活率显著提高（P=0.054）	在 2 年时，治疗组患者仍然在家生存（P=0.02），3 年时也是如此（P=0.04）	吸烟、酗酒、营养、处方药物的数量
Hansen et al., 1992[82]	HHAS（丹麦）	1 年，N=344：已评估的老年患者出院后的"护士-医生"为主导的后续出诊模式	总体医学数据		未详细说明的社会数据		没有明显区别	住院天数，再住院天数，在 1 年以后治疗组接受家庭护理的人数远远小于控制组（P<0.05）	
Harris et al., 1991[83]	GEMU（澳大利亚）	1 年，N=267：目的在于评价制定老年医学治疗单元和普通治疗单元两者间医疗管理和临床结果间的区别	ADL[84]，放射学和病理学检查，出院诊断	MMSE[19]			没有明显区别	入院之前的适应程度，入院时间的长短，出院后的适应程度	过程显示，入院期间和出院期间的药物治疗表明，在老年病评估组的患者出院期间使用更少的药物治疗（P<0.04）
Hebert et al., 2001[85]	HAS（加拿大）	1 年，N=503：旨在阐明老年患者功能低下的多方面原因	功能自主评价量表（SMAF）[86]，听力		总体幸福感量表[87,88]，社会供给量表[89]		没有明显区别	入院，卫生服务利用	药物治疗，跌倒的风险
Hendrikson et al., 1984[90]	HAS（丹麦）	3 年，N=285：评价预防性社会评价对独居老年人的有效程度			社会服务，治疗组得到了更多的家庭帮助（P<0.05）		控制组比治疗组具有较高的死亡率（P<0.05）	与全科医生相联系，私人疗养院的住院率，对照组具有较多的医疗限制（P<0.05），治疗组住院人数显著减少（P<0.05），对照组家庭护理人数显著增多（P<0.05）	

续表

研究	模式	研究描述（持续时间，项目编号）	结果评价						
			生理功能	认知功能	心理社会功能/生活质量	健康自评	死亡率	卫生服务利用	其他
Sorensen and Sivertsen, 1988[91]	HAS（丹麦）	3 年，N=585；旨在满足衰弱患者未满足的医疗和社会需求的社会医疗咨询措施的效果	ADL 和 IADLS[92]				没有明显区别	实践能够获得，需要更多帮助，收治入院数量	
Hogan et al., 1990[93]	IGCS（加拿大）	1 年，N=132；在急性护理环境中对老年咨询小组进行试验	治疗组在第 1 年时改良的 Barthel 指数（P<0.01）[94]	精神状态评定量表[95]			在 4 个月时，治疗措施可以显著改善半年生存率（P<0.05）	住院天数，出院后的后续生活安排	
Hogan et al., 1987[96]	IGCS（加拿大）	1 年，N=113；GCS 对住院患者预后影响的评估	Barthel 指数[94]	治疗组中 Metal 状态评分[95]有所改善（P<0.01）			治疗组降低短期死亡率（P<0.05）	花费，住院天数，出院后社会服务需求，这些治疗组都需显著升高（P<0.005）	跌倒，出院后治疗组患者接受更少的药物治疗（P=0.05）
Inouye et al., 1999[97]	GEMU（美国）	2 年，N=852；评估住院老年患者预防谵妄的多维度措施	IADL[31]，Katz 指数[2]，Jaeger 视力测试，Whisper 测试[98]，APACHE II[20]	精神紊乱评估方法[99]，MMSE[19]，数字广度测试[100]，改良版勃莱斯特痴呆量表[101,102]显示可以降低治疗组患者痴呆风险（P=0.02），减少谵妄的天数（P=0.02），减少发作频率（P=0.03）					依从性干预

续表

研究	模式	研究描述（持续时间，项目编号）	结果评价						其他
			生理功能	认知功能	心理社会功能	健康自评	死亡率	卫生服务利用	
Jensen et al., 2003[103]	ICGS（瑞典）	45 周，N=362；对高、低认知水平老年人预防跌倒和伤害的多因素方案的评估效果	听力和视力，Barthel ADL 指数[70,104]，活动跌倒[105]，DiffTUG（拿一杯水行走的能力）[106]	MMSE[19]					环境危险，药物，跌倒（有跌倒风险）的数量，跌倒的数量，第一次跌倒的时间在 MMSE 干预组显著长于对照组），跌倒相关损伤[107]略少在 MMSE 干预组，跌倒量表[107]显示在低 MMSE 对照组损伤更多
Kennie et al., 1988[108]	ICGS（英国）	18 个月，N=144；评估骨科医生和老年科医生之间的协作护理是否能减少女性股骨骨折的各种结果	Katz 指数[2]，ADL 在治疗组尤其好	Pfeiffer 简易心理问卷调查[4]	社会心理[109]			在治疗组明显有更少的患者到 NHS 或私人看护理	
McEwen et al. 1990[110]	HAS（英国）	20 个月，N=296；检验有效性	ADL, McMaster 健康指数[111]，功能利问题评估会谈[112]		Nottingham 健康量表[113]，费城士气量表[114]，在 20 个月的随访中，治疗组对自己的衰老和孤独感更能接受，在 20 个月的随访中，对照组的情绪反应和孤立感变得更糟		无显著性差异	与健康和社会服务相关	药物依从性
Melin and Bygren, 1992[115]	HHAS（瑞典）	17 个月，N=249；评估基本的家庭护理干预项目对短期住院患者出院后影响	改良版 Katz 指数[66]，IADL[116,117]在研究组改善（P=0.04），在研究组接下来的 6 个月医疗患者下降（P<0.01）室内行走[118]，室外行走[118]，在研究组显著改善（P=0.03）	MMSE[19,119]	在 6 个月的随访中，在前一周参加活动，取得联系的社会功能评分，在实验组明显更高（P=0.01）				短期住院和再住院的数量，住院的天数和出院的天数，研究组在家的时间比对照组明显增多，长期住院组显少于对照组	在接下来的 6 个月对照组药物应用更高

续表

研究	模式	研究描述（持续时间，项目编号）	结果评价						
			生理功能	认知功能	心理社会功能	健康自评	死亡率	卫生服务利用	其他
Newbury et al., 2001[120]	HAS（澳大利亚）	2 年，N=100：以护士为主导的独自居家老年人健康评估的有效衡量	听力和视力，身体状况，Barthel 指数，活动性	MMSE[19]	未分类的社会因素，SF-36 生活质量问卷[121] 和 GDS-15[13] 表明在 1 年内干预组有显著提高	健康自评	无显著性差异	居家，住院	药物，依从性，接种疫苗，酒精和烟草，营养，在每组有问题的数量，每组参与者有问题的数量，报告跌倒的数量，干预组显著改善
Pathy et al., 1992[122]	HAS（英国）	3 年，N=725：评价在家的老年患者的病例追踪和监督项目	Townsend 评分[123]		Nottingham 健康量表[112]，生活满意度指标数[124]	健康自评在干预组显著升高	干预组显著低	服务利用在干预组中，家庭随访的次数明显更少（P<0.01），在就诊于全科医师和足病医师、护理津贴、送餐上门服务和家庭帮助的问题上，没有显著住院时间差异，但在干预组中年轻者住院时间显著缩短（P<0.01）	
Powell and Montgomery, 1990[125]	GEMU（加拿大）	3 个月，N=203：研究一个医学老年医学住院患者的效果	功能活动	在干预组认知功能在出院和家之间改善†	失落，生活满意度		干预组更少的患者死亡，无 P 值	干预组的住院时间较长，但总体住院率较低	
Reuben et al., 1999[126]	OAS（美国）	15 个月，N=363：门诊 CGA 与依从性干预的有效性检验	NIA 下肢电池[127]，功能状况问卷[128]，MOS SF-36[129,130]，显示在治疗组生理功能评分有变化（P=0.021），RAS 和 BDD[131]显著降低（P=0.006），身体活动能力测试[47]表明治疗组有效（P=0.019）	MMSE[19]，心理健康总结表明治疗效果显著（P=0.006）	在 15 个月内患者满意度问卷[132]，患者感知医生服务态度度量表[133]，治疗组受益于社会功能量表（P=0.01）和情感健康（P=0.016）	治疗组比对照组有更少的疼痛（P=0.043）[129]	无显著性差异		跌倒

续表

研究	模式	研究描述（持续时间，项目编号）	结果评价						
			生理功能	认知功能	心理社会功能	健康自评	死亡率	卫生服务利用	其他
Rubenstein et al., 1984[134]	GEMU（美国）	2 年，N=123：评估老年病评估组在改善患者预后方面的有效性	IADL[31]，自我维持量表[31]显示患者明显改善（P<0.01），研究组的新诊断几乎是对照组的 5 倍（P<0.001）	Kahn-Goldfarb 精神状况问卷[12]	Philadelphia 老年中心士气量表[114]显示在接下来 1 年研究组患者显著改善		在接下来 1 年对照组死亡率显著增高	利用成本，出院后的安置，出院后在家研究组显著高于对照组（P<0.05），到护理病房的人数是对照组的两倍多，研究组接受更专业的筛选检查和协商比（P<0.001），在接下来的，对照组住院天数是护理病房的两倍多（P<0.05）	药物
Rubin et al., 1992[135]	HHAS（美国）	1 年，N=200：研究了在医疗收费项目和医疗保险一种 GEM 的效果	医学史，Katz 指数[66]，IADL	感知和交流能力[136]，MMSE[56]	社会史，情感和行为状态[136]			试验组比对照组更多地倾向于接受家庭健康护理，对照组住院的更多	药物
Rubin et al., 1993[137]	OAS（美国）	1 年，N=200：门诊 GEM 的效果评估用于生理功能、精神状况和幸福感	Katz 指数[66]，LADL[46]表明治疗组在 1 年内有显著提高，下降减少		生活满意度指数-Z（LSI-Z）[138]	美国老年人资源与服务评估量表（OARS）[56]在治疗组更显著更高（P=0.006），并自我感觉健康良好和减少了活动的限制	无显著性差异	长期护理安置间无显著差异	
Shaw et al., 2003[139]	IGC（英国）	1 年，N=274：老年认知障碍和痴呆患者跌倒后多因素干预的效果	患者全身体检，评估活动能力[140]，评估助行器具，足部功能和鞋类情况[141]				无显著性差异	跌倒相关的事件，或到急诊诊或住院	跌倒的次数，第一次跌倒的时间，受伤率，药物，环境风险[142]
Silverman et al., 1995[143]	OAS（美国）	1 年，N=442：研究的过程和结果门诊 CGA	ADL[3,144]，Barthel 指数[94]，尿和大便失禁的鉴定的时的候在研究组（P<0.0001）	MMSE[19]，临床痴呆评定量表（CDR）[145]，认知损害的鉴定更多在研究组的时确定候候在研究组（P<0.0001）	社会支持措施，患者临床护理的满意度[146]，临床抑郁和焦虑的诊断，会谈安排[147,148]，显示在 1 年内研究组焦虑显著减少，组诶在研究组著增多	自我感知健康状况		看护病房机构化	在 1 年内研究组参与者结构变化，给予照顾者压力[149]显著减少（P=0.02）

续表

研究	模式	研究描述（持续时间，项目编号）	结果评价						其他
			生理功能	认知功能	心理社会功能	健康自评	死亡率	卫生服务利用	
Strandberg et al., 2001[150]	OAS（芬兰）	5 年，N=400；老年人动脉粥样硬化性疾病符合主要心血管事件多因素预防方案的确定有效性	普通医学检查（血压，心率，12 号联心电图），心血管试验，生理功能[151]，临床事件	阿尔茨海默联合登记处（CERAD）[150]	健康相关使用 15D[153,154]质量，Zung 问卷		无显著性相关	健康护理资源应用，住院治疗，永久性的制度化	
Stuck et al., 1995[155]	HAS（美国）	3 年，N=414；家庭 CGA 影响和老年人随访	老年口腔健康评估指数[156]，平衡和听力[9]，视力和听力[9]，治疗组在 3 年内不支持所需的基本日常生活活动（P=0.02）；ADL[11]联合的基础性和工具性生活活动[117,157]	Kahn Goldfarb 的心理状况问卷调查[12]	GDS[13]，社会网络化的程度与社会支持的质量[158]			住院花费，入院急诊医院，短期疗养院和住院治疗，干预组中就诊于社区医院的次数明显增高（P=0.07），长期就诊疗养院高于对照组（P=0.02）	药物，环境危害，理想体重百分比[159]
Stuck et al., 2000[160]	OSA（瑞士）	3 年，N=791；预防性失功和对高危老年人功能状况和住院率的多维评估	步态与平衡[63]，ADL 和 IADL[11]，干预组日常生活活动和低基线功能不依赖（IADL（95%CI 0.3~1；P=0.04）	MMSE[19]	GDS[13]	自我理解的一般健康[161]，自我报告的慢性病状况		花费，在高危干预组终身入住养老院发生率高（P=0.02）	药物使用[15]
Teasdale et al., 1953[152]	GEMU（美国）	1 年，N=124；评估多学科团队参与的老年评估单元的老年患者安置是否影响患者安置结果					无显著差异	入院患者来源，出院时的安置，入院后 6 月的安置，出院后的患者的所在地，平均住院天数显著高于干预组（P<0.001）	
Thomas et al., 1993[163]	IGCS（美国）	1 年，N=120；住院老年咨询团队测试有效性	功能陷量表（FAI）[164]，体力活动量表，Katz 量表[2]		FAI，心理社会量表[164]		在 6 个月时对照组有更多患者死亡（P=0.01）	转介到社区服务，出院后全科医生生访问次数，排放目标，住院天数，控制组再入院率较高（P=0.02）	FAI-经济规模[164]

续表

研究	模式	研究描述（持续时间，项目编号）	结果评价					卫生服务利用		其他
			生理功能	认知功能	心理社会功能	健康自评	死亡率	社区服务使用	药物	
Timonen et al., 2002[165]	OAS（芬兰）	9个月，N=68：以住院后力量训练为重点，研究了多成分训练方案的效果	研究组在3个月的干预后，力量和身体活动能力（步行速度和Berg平衡量表评分）显著改善（P<0.05），研究组在9个月的干预后，髋关节外展和步行速度均显著改善（P<0.05）							药物
Tinetti et al., 1994[167]	HAS（美国）	1年，N=301：多因素降低跌倒发生率的效果评价	存在的慢性疾病、ADL[31]、视觉[168]和听觉[169]，疾病影响程度量表（行走和移动分量表）[27]，在1年时干预组平衡障碍危险因素减少（P=0.003），平衡障碍挪动床、椅子次数减少（P=0.001），上厕所障碍得减少（P=0.05）		抑郁[170]		无明显差异	费用、住院治疗，住院天数，干预组有更多的家庭随访（P<0.001）		一个空间到另一个空间跌倒的风险，跌倒量表[171]；在1年内对照组出现跌倒的例数更多的（P=0.04），干预组使用药物量明显减少（P=0.009）
Tossland et al., 1997[172]	OAS（美国）	2年，N=160：通过检查健康状况、健康服务利用和成本的变化调查门诊GEM团队的有效性	SF-20[173]，(FIM)[174,176]				无明显差异	门诊利用率（普通门诊利用率（普通老年病评估保管理诊所，门诊、外科门诊、急救室、总门诊量），住院利用率（住院时间，住院护理时间，疗养院住院时间和疗养院护理的天数，老年评估和管理患者使用的急诊室服务次数显著减少（总（P=0.01），费用（总住院费用、疗养院费用、社会福利机构费用，总健康护理成本）；在两年内GEM在门诊就诊时的费用明显更多（P<0.05）		

续表

研究	模式	研究描述（持续时间，项目编号）	生理功能	认知功能	心理社会功能	健康自评	死亡率	卫生服务利用	其他
Tucker et al., 1984[177]	OAS（新西兰）	5个月，N=120；日间医院在老年服务评估的有效性	在6周时干预组的Northwick Park ADL指数[178]显著增加（P=0.002）	认知功能[179]	Zung抑郁自评量表[68]，5个月期间干预组的情绪有改善（P=0.011）			居家治疗服务、日间医院的费用比其他医院的费用多1/3	
Tulloch and Moore, 1979[180]	OAS（英国）	2年，N=295；评估老年医学筛查和监测方案对老年人的影响	与对照组相比，研究组的疾病筛查率显著高于对照组（P<0.01；对照组未发现较大比例的医疗问题（P<0.001）					研究组住院率、住院时间明显高于对照组（P<0.01），差异有显著性（P<0.001）	社会经济问题
van Haastreat et al., 2000[181]	HAS（荷兰）	18个月，N=316；评估多因素家庭访视计划是否减少老年人跌倒和活动障碍得	SIP 68的身体健康、控制量表和身体活动范围表、身体抱负数量[182,183]，Frenchay日常活动[184,185]	RAND-36的心理健康部分[186,187]	社会功能[188]，心理社会功能	RAND-36中的自感健康[186,187]自感健步态问题			跌倒效能量表[17,189]，药物，环境危害[190]
van Rossum et al., 1993[191]	HAS（荷兰）	3年，N=580；预防性家庭访视对老年人的有效性	自测功能状态、听力和视力问题	记忆障碍[179]	自测幸福感[192]，孤独感[193]，改良Zung抑郁自评量表[68]	自测健康	无明显差异	花费、利用社区和机构养老	
Vetter et al., 1984[194]	HAS（英国）	2年，N=1286；卫生访视员对城镇（格温特郡）和乡村（波厄斯郡）老年人群的评价效果	Townsend评分[123]		精神障碍[195,196]，社会交往，自我评价的生活质量		在波厄斯郡死亡人数更显著（P<0.01）	使用的医疗和社会服务，格温特郡干预组就诊咨询病医生的次数明显多于波厄斯郡组（P=0.02），格温特郡干预组明显有更多的家庭随访（P=0.005）	可用性的照顾者、组成家庭、类型和质量的住房，参与者参加更多比在格温特郡更多午餐俱乐部（P<0.05）
Vetter et al., 1992[197]	HAS（英国）	4年，N=574；评估卫生访视员是否减少老年人骨折发生率	Townsend评分[123]，医疗条件、常规肌张力评估与改进						跌倒和骨折、营养、药物，环境危害
Wagner et al., 1994[198]	HAS（美国）	2年，N=1559；多学科团队参与预防老年人跌倒和残疾	在1年随访中，健康体检、听力和视力、对照组RAS（P<0.05）、BDD（P<0.01）和MOS（P=0.05）恶化			自测健康行为问卷			环境危害、饮酒、药物治疗；在1年随访中，干预组跌倒发生率比对照组少（差异=9.3%；CI 4.1%~14.5%）

续表

研究	模式	研究描述（持续时间，项目编号）	结果评价						
			生理功能	认知功能	心理社会功能	健康自评	死亡率	卫生服务利用	其他
Williams et al., 1987[202]	OAS（美国）	1 年，N=117：评估团队为导向的评估是否可以改善传统的医疗保健方法	功能状况和医疗诊断[203,204]		社会支持[203,204]			卫生服务使用，顾客满意度评价，卫生服务使用行为	
Winograd et al., 1991[205]	IGCS（美国）	1 年，N=197：研究了多学科的老年咨询服务对住院患者卫生服务利用和功能与精神状态的影响	躯体生活自理量表 ADL，IADL	MMSE19	费城老年士气量表[114]			健康护理的使用	
Yeo et al., 1997[206]	OAS（美国）	18 个月，N=205；两种门诊护理模式对功能健康与自主观幸福感的比较	SIP[57]干预组患者的功能下降明显减少（P=0.029）及其他心理维度也减少（P=0.011）		Zung抑郁自评量表（SDS）[68,207]，生活满意度指数（LSI-A）[208]，情感平衡量表（ABS）[209]，SIP[57]社会心理维度	自测健康措施[210,211]	无明显差异		

注：aOR. 调整后比值比；BDD. 瘫痪在床的时间；CI. 置信区间；FAI. 功能评估量表；GEMU. 老年评估管理单元；GP. 全科医生；HAS. 家庭评估服务；HHAS. 住院评估服务；IGCS. 住院老年咨询服务；Folstein 简易精神状态检查量表；NHS. 国家卫生服务；NIA. 国家老年研究所；OAS. 门诊评估服务；SIP. 疾病影响概况；UPC/GEM. 普通门诊初级保健老年病评估和管理；MMSE.
* 其他随访时间的明显变化
† 没有给出 P 值

附表 38-2　对于老年医学治疗措施随机对照试验中结果评价的总结

试验方法	结果评价					
生理功能	认知功能	心理社会功能	健康自评	死亡率	卫生服务利用	其他
急性生理和慢性健康性健康评价 APACHE† II[20] (1)*	劲莱斯特痴呆量表[101,102] (1)	情感平衡量表（ABS）[209] (1)	APACHEII[20] (2)		承认服务使用[107] (2)	简略创伤量表[107] (1)
Barthel 指数[70,94] (6)	建立阿尔茨海默病登记机构（CERAD）[152] (1)	流行病学研究中心抑郁自评量表[5,52,170] (5)	全球健康感知[33-35] (1)		物理约束的应用 (1)	饮酒 (3)
平衡量表[166] (1)	临床痴呆评定量表（CDR）[145] (1)	诊断访谈表（DIS）抑郁和焦虑部分[147,148] (1)	健康控制源[81] (1)		客户满意度 (1)	出血严重指数[24] (1)
卧床天数和限制活动天数[26,131,199] (3)	意识模糊评估法[98] (1)	一般抑郁症 (1)	MacMillan 健康意见指数[80] (1)		花费 (13)	达标率 (5)
DifTUG‡[106] (1)	数字广度测验[100] (1)	总体幸福感量表[87,88] (1)	OARS/FAI[56] (1)		一般健康和支持服务利用 (24)	环境评价 (10)

续表

结果评价

生理功能	认知功能	心理社会功能	健康自评	死亡率	卫生服务利用	其他
Frenchay 日常活动[184,185] (1)	Folstein 简易精神状态评价量表（MMSE）[19,56,67,119] (15)	一般的社会功能[188] (3)	其他 (2)		住房 (2)	FAI——经济量表[164] (1)
功能自主性评价体系（SMAF）[86] (1)	一般的心理功能[39,73,74,95,179] (10)	总的社会支持[158,203,204] (6)	RAND MOS SF-36 量表[61,129,186,187] (3)		制度化 (22)	跌倒功效量表[171,189] (2)
功能独立性评定量表（FIM）[174-176] (1)	Kahn-Goldfarb 心理状态问卷[12] (3)	老年抑郁量表（GDS）[13,28] (6)	未特指的自觉健康措施[29,161,210,211] (12)		住院天数 (23)	免疫接种率 (2)
功能评价面试问题[112] (1)	Pfeiffer 简易智能状态评估问卷[4] (4)	全球生活满意度量表（GLA）[33-35] (1)			康复天数 (1)	药物治疗进展 (2)
功能状态问卷[128] (1)	RAND MOS SF-36 量表、心理健康部分[186,187] (1)	全球社会活动（GSA）[33-35] (1)			再入院次数 (2)	营养 (5)
RAND MOS SF-36 量表[11,17,151,203,204] (10)	感觉和沟通能力[136] (1)	生活满意度指数（LSI-Z）[124,138,208] (3)			转诊病人数量 (4)	其他 (16)
一般功能性评估[10,63,156] (4)	未指定的痴呆筛查工具[39] (1)	纽芬兰纪念大学幸福感量表[77] (1)			其他 (9)	理想体重百分比[14,159] (2)
听觉和视觉测试[9,168,169] (9)		诺丁汉健康问卷调查[113] (2)			入院地点 (1)	吸烟 (2)
Katz 日常生活活动指数[2,46,64,66,92] (14)		OARS/FAI：心理社会量表[164] (1)			居所所在地 (7)	退伍军人酒精筛选试验[6] (1)
康复量表（LORS）[71] (1)		其他 (16)			实际获得帮助 (1)	未特指的跌倒的测量 (10)
McMaster 健康指数[111] (1)		医患互动量表[133] (1)			初级卫生保健团队 (1)	未特指的药物治疗 (18)
流动性指数[49,140] (3)		患者满意度调查问卷[132] (1)			住院原因 (1)	
流动性相互作用下降图[105] (1)		费城老年人士气表[40,41,114] (4)			搬迁 (1)	
NIA 下肢测验[127] (1)		生活质量 (2)			诊断测试的使用 (1)	
Northwick Park ADL 指数[178]		RAND MOSSF-36 量表心理健康问题[59] (1)				
美国老年人资源和服务调查问卷（OARS）[3,56]/功能性评估（FAI）[164] (4)		生活质量问卷[121] (1)				
口腔健康评估[8] (2)		SIP：心理维度[57] (1)				
其他 (43)		社会交往评分[42] (1)				
个人自我维持量表[31] (1)		社会供给量表[89] (1)				
生理评估[17,18,47,55] (10)		社会调整评定量表[79] (1)				

续表

	结果评价						
生理功能	认知功能	心理社会功能	健康自评	死亡率	卫生服务利用	其他
身体活动能力和流动性检查 (PPME)[50] (**1**)		UCLA 孤独量表[78] (**1**)				
物理自我维持量表 (**1**)		Wenger 量表[40] (支持网络测量) (**1**)				
RAND 医疗结局研究量表健康调查简表 (MOS SF-36)[32,44,45,129,130,200,201] (**4**)		Zung 问卷[68,207] (**5**)				
SF-20[173] (**1**)		15D (健康相关的生活质量)[153,154] (**1**)				
疾病影响程度量表 (SIP): 生理功能维度[27,57,182,183] (**5**)						
Townsend 评分[123] (**3**)						
未特指 ADL[11,31,46,92,116,117] (**13**)						
未特指 IADL[11,31,46,92,116,117] (**12**)						
Winchestor 残疾评定量表[36] (**1**)						
结论	在 56 例研究中, 54 个测量生理功能, 使用 77 种不同的方法, 其中 23 例结果有统计意义	在 56 例研究中, 32 个测量的认知功能, 使用 12 种不同的方法, 其中 6 项研究结果有统计意义	在 56 例研究中, 39 个测量的心理社会功能, 使用 43 种不同的方法, 其中 13 项研究结果有统计意义	在 56 例研究中, 共有 18 例测量健康自评, 使用 9 种不同的测量方法, 其中 5 项研究结果有统计意义	在 56 例研究中, 36 例测量死亡率, 其中 9 例测量研究结果有统计意义	在 56 例研究中, 46 例测量的卫生服务利用, 使用 27 种不同的方法, 其中 26 项研究结果有统计意义	在 56 例研究中, 32 个测量的"其他"结果, 使用 31 种不同的方法, 其中 14 项研究结果有统计意义

* 粗体数字表示集体研究中使用的量表的频率

† 按照每项研究报告的用途分类量表 (例如, SF-36 可用作身体功能, 自测健康或生活质量的量表)

(程 明 张 英 译, 王 晓丽 校)

附录参考文献

1. Allen CM, Becker PM, McVey LJ, et al: A randomized, controlled clinical trial of a geriatric consultation team: compliance with recommendations. JAMA 255:2617–2621, 1986.

2. Katz S, Ford AB, Moskowitz RW, et al: Studies of illness in the aged: the index of ADL: a standardized measure of biological and psychosocial function. JAMA 185:914–919, 1963.

3. Pfeiffer E: Multidimensional functional assessment: the OARS methodology, Durham NC, 1975, Duke University, Center for the Study of Aging and Human Development.

4. Pfeiffer E: A short portable mental status questionnaire for the assessment of organic brain deficit in elderly patients. J Am Geriatr Soc 23:433–441, 1975.

5. Radloff LS: The CES-D scale: a self-report depression scale for research in the general population. Appl Psychol Meas 1:385–401, 1977.

6. Magruder-Habib K: Validation of the Veterans Alcoholism Screening Test. J Stud Alcohol 43:910–926, 1982.

7. Alessi CA, Stuck AE, Aronow HU, et al: The process of care in preventive in-home comprehensive geriatric assessment. J Am Geriatr Soc 45:1044–1050, 1997.

8. Atchinson KA, Dolan TA: Development of a geriatric oral health assessment index. J Dent Ed 54:680–687, 1990.

9. Lachs MS, Feinstein AR, Cooney LM, et al: A simple procedure for general screening for functional disability in elderly patients. Ann Intern Med 112:699–706, 1990.

10. Tenetti ME: Performance-oriented assessment of mobility problems in elderly patients. J Am Geriatr Soc 34:119–126, 1986.

11. Lawton MP, Moss M, Fulcomer M, et al: A research and service oriented multilevel assessment instrument. J Gerontol 37:91–99, 1982.

12. Kahn RL, Goldfarb AI, Pollack M, et al: A brief objective measures for the determination of mental status in the aged. Am J Psychiatry 117:326–328, 1960.

13. Sheikh JI, Yesavage JA: Geriatric Depression Scale (GDS): recent evidence and development of a shorter version. Clin Gerontol 5:122–125, 1986.

14. Master AM, Lasser RP, Beckman G: Tables of average weight and height of Americans aged 65 to 94 years. JAMA 172:658–663, 1960.

15. Stuck AE, Beers MH, Steiner A, et al: Inappropriate medication use in community-residing older persons. Arch Intern Med 154:2195–2200, 1994.

16. Applegate WB, Miller ST, Graney MJ, et al: A randomized controlled trial of a geriatric assessment unit in a community rehabilitation hospital. N Engl J Med 322:1572–1578, 1990.

17. Jette AM, Branch LG: The Framingham disability study. II. Physical disability among the aging. Am J Public Health 71:1211–1216, 1981.

18. Williams ME, Hadler NM, Earp JAL: Manual ability as a marker of dependency in geriatric women. J Chronic Dis 35:115–122, 1981.

19. Folstein M, Folstein S, McHugh PR: Mini-Mental State: A practical method for grading the cognitive state of patients for the clinician. J Psychiatr Res 12:189–198, 1975.

20. Knaus WA, Draper EA, Wagner DP, et al: APACHE II: A severity of disease classification system. Crit Care Med 13:818–829, 1985.

21. Beyth RJ, Quinn L, Landefeld CS: A multicomponent intervention to prevent major bleeding complications in older patients receiving warfarin: a randomized controlled trail. Ann Intern Med 133:687–695, 2000.

22. Rosendaal FR, Cannegieter SC, van der Meer FJM, et al: A method to determine the optimal intensity of oral anticoagulant therapy. J Thromb Haemost 69:236–239, 1993.

23. Hirch J, Dalen JE, Deykin D, et al: Oral anticoagulants. Mechanism of action, clinical effectiveness, and optimal therapeutic range. Chest 108(Suppl):231S–246S, 1995.

24. Landefeld CS, Anderson PA, Goodnough LT, et al: The bleeding severity index: validation and comparison to other methods for classifying bleeding complications of medical therapy. J Clin Epidemiol 42:711–718, 1989.

25. Boult C, Boult LB, Morishita L, et al: A randomized clinical trial of outpatient geriatric evaluation and management. J Am Geriatr Soc 49:351–359, 2001.

26. The design (1973-84) and procedures (1975-83) of the National Health Interview Survey. Vital Health Stat 1:1–127, 1985.

27. Bergner M, Bobbitt RA, Carter WB, et al: The Sickness Impact Profile: development and final revision of a health status measure. Med Care 19:787–805, 1981.

28. Yesavage JA, Brink TL: Development and validation of a geriatric depression screening scale: a preliminary report. J Psychiatr Res 17:37–49, 1982.

29. Kovar MG, Fitti JE, Chyba MM: The longitudinal study of aging. Vital Health Stat 1:1–248, 1992.

30. Burns R, Nicols LO, Martindale-Adams J, et al: Interdisciplinary geriatric primary care evaluation and management: two-year outcomes. J Am Geriatr Soc 48:8–13, 2000.

31. Lawton MP, Brody EM: Assessment of older people: self-maintaining and instrumental activities of daily living. Gerontologist 9:179–186, 1969.

32. Brook RH, Ware JE, Davies-Avery A, et al: Overview of adult health status measures fielded in Rand's health insurance study. Med Care 17(Suppl 17):1–131, 1979.

33. Applegate WB, Phillips HL, Schnaper H, et al: A randomized controlled trial of the effects of three antihypertensive agents on blood pressure control and quality of life in older women. Arch Intern Med 151:1817–1823, 1991.

34. Engle VF, Graney MJ: Self-assessed and functional health of older women. Int J Aging Hum Dev 22:301–313, 1986.

35. Cantril H: The pattern of human concerns, New Brunswick, NJ, 1965, Rutgers University Press.

36. Carpenter GI, Demopoulos GR: Screening the elderly in the community. BMJ 300:1253–1256, 1990.

37. Clarke M, Clarke SJ, Jagger C: Social intervention and the elderly. Am J Epidemiol 136:1517–1523, 1992.

38. Jagger C, Clarke M, Davies RA: The elderly at home: indices of disability. J Epidemiol Community Health 40:139–142, 1984.

39. Clarke M, Jagger C, Anderson J, et al: The prevalence of dementia in a total population: A comparison of two screening instruments. Age Ageing 20:396–403, 1991.

40. Wegner GC: The supportive network, London, 1984, Allen & Unwin.

41. Morris JN, Sherwood S: A retesting and modification of the Philadelphia Geriatric Center Morale Scale. J Gerontol 30:77–84, 1975.

42. Tunstall J: Old and alone: a sociological study of old people, London, 1966, Routledge & Kegan Paul.

43. Cohen HJ, Feussner JR, Weinberger M, et al: A controlled trial of inpatient and outpatient geriatric evaluation and management. N Engl J Med 346:905–912, 2002.

44. Tarlow AR, Ware JE, Greenfield S, et al: The Medical Outcomes Study: an application of methods for monitoring the results of medical care. JAMA 262:925–930, 1989.

45. Weinberger M, Oddone EZ, Henderson WG: Does increased access to primary care reduce hospital readmission? N Engl J Med 334:1441–1447, 1996.

46. Fillenbaum G: Screening the elderly: a brief instrumental activities of daily living measure. J Am Geriatr Soc 33:698–706, 1985.

47. Rueben DB, Siu AL: An objective measure of physical function of elderly outpatients: the Physical Performance Test. J Am Geriatr Soc 38:1105–1112, 1990.

48. Counsell SR, Holder CM, Liebnauer LL, et al: Effects of a mulitcomponent intervention on functional outcomes and process of care in hospitalized older patients: A randomized controlled trial of acute care for elders (ACE) in a community hospital. J Am Geriatr Soc 48:1572–1581, 2000.

49. Stewart AL, Ware JE, Brook RH: Advances in the measurement of functional status: construction of aggregate indexes. Med Care 19:473–488, 1981.

50. Winograd CH, Lemsky CM, Nevitt MC, et al: Development of a physical performance and mobility examination. J Am Geriatr Soc 42:743–749, 1994.

51. Charlson ME, Pompei P, Ales KL, et al: A new method of classifying prognostic comorbidity in longitudinal studies: Development and validation. J Chronic Dis 40:373–383, 1987.

52. Kohout FJ, Berkman L, Evans DA, et al: Two shorter forms of the CES-D depression symptoms index. J Aging Health 5:179–193, 1993.

53. Ware JE, Hays RD: Methods for measuring patient satisfaction with specific medical encounters. Med Care 26:393–402, 1988.

54. Epstein AM, Hall JA, Fretwell M, et al: Consultative geriatric assessment for ambulatory patients. A randomized trial in a health maintenance organization. JAMA 263:538–544, 1990.

55. National Institute of Health Consensus Development Conference statement: geriatric assessment methods for clinical decision making. J Am Geriatr Soc 36:342–347, 1988.

56. Duke University Center for the Study of Aging and Human Development: Multidimensional functional assessment: the OARS methodology, Durham, NC, 1978, Duke University, Center for the Study of Aging and Human Development.

57. Bergner M, Bobbitt RA, Pollard WE, et al: The sickness impact profile: reliability of a health measure. Med Care 14:57–67, 1976.

58. Wan TTH: Stressful life events, social-support networks, and gerontological health: a prospective study, Lexington, MA, 1982, Lexington Books.

59. Ware JE, Johnston SA, Ross Davies A, et al: Conceptualization and measurement of health for adults in the health insurance study, vol III, mental health, Santa Monica, CA, 1979, RAND Corporation.

60. DiMatteo MR, Hays R: The significance of patients' perceptions of physician conduct: a study of patient satisfaction in a family practice center. J Community Health 6:18–34, 1980.

61. Ware JE, Davis-Avery A, Donald CA: Conceptualization and measurement of health insurance study, vol V, general health perceptions, Santa Monica, CA, 1978, RAND Corporation.

62. Fabacher D, Josephson K, Pietruszka F, et al: An in-home preventive assessment program for independent older adults. J Am Geriatr Soc 42:630–638, 1994.

63. Tinetti ME, Williams TF, Mayewski R: Fall index for elderly patients based on number of chronic disabilities. Am J Med 80:429–434, 1986.

64. Katz S, Downs TD, Cash HR, et al: Progress in the development of the index of ADL. Gerontologist 10:20–30, 1970.

65. Fretwell MD, Raymond PM, McGarvey ST, et al: The senior care study. A controlled trial of a consultative/unit-based geriatric assessment program in acute care. J Am Geriatr Soc 38:1073–1081, 1990.

66. Katz S, Akpom CA: A measure of primary sociobiological functions. Int J Health Servs 6:493–508, 1976.

67. Klein LE, Roca RP, McArthur J, et al: Diagnosing dementia: univariate and multivariate analyses of the mental status examination. J Am Geriatr Soc 33:483–488, 1985.

68. Zung WWK: A self-rating depression scale. Arch Gen Psychiatry 12:63–70, 1965.

69. Gayton D, Wood-Dauphinee S, de Lorimer M, et al: Trial of a geriatric consultation team in an acute care hospital. J Am Geriatr Soc 35:726–736, 1987.

70. Mahoney FI, Barthel DW: Functional evaluation: the Barthel index. Md State Med J 14:61–65, 1965.

71. Carey GC, Posavac EH: Program evaluation of a physical medicine and rehabilitation unit. Arch Phys Med Rehabil 59:330–337, 1978.

72. Gilchrist WJ, Newman RJ, Hamblen DL, et al: Prospective randomized study of an orthopaedic geriatric inpatient service. BMJ 297:1116–1118, 1988.

73. Still CN, Goldschmidt TJ, Mallin R: Mini object test: a new brief clinical assessment for aphasia-apraxia-agnosia. South Med J 76:52–54, 1983.

74. Hughes AM, Gray RF, Downie DIV: Brief cognitive assessments of the elderly—the mini object test and the Clifton assessment procedures for the elderly. Br J Clin Psychol 3:81–83, 1985.

75. Gunner-Svensson F, Ipsen J, Olsen J, et al: Prevention of relocation of the aged in nursing homes. Scand J Prime Health Care 2:49–56, 1984.

76. Hall N, De Beck P, Johnson D, et al: Randomized trial of a health promotion program for frail elders. Cana J Aging 11:72–91, 1992.

77. Kozma A, Stones MS: The measurement of happiness: development of the Memorial University of Newfoundland Scale of Happiness (MUNSH). J Gerontol 35:906–912, 1980.

78. Russell D, Peplau LA, Cutrona CE: The revised UCLA Loneliness Scale: concurrent and discriminant validity evidence. J Personality Social Psychol 39:472–480, 1980.

79. Masuda M, Holmes TH: Magnitude estimations of social readjustments. J Psychosom Res 11:219–225, 1967.

80. MacMillan AM: The Health Opinion Survey: technique for estimating prevalence of psychoneurotic and related types of disorders in communities. Psychol Rep 3:325–339, 1957.

81. Wallston BS, Wallston KA, Kaplan GD, et al: Development and validation of the Health Locus of Control (HLC) scale. J Consult Clin Psychol 44:580–585, 1976.

82. Hansen FR, Spedtsperg K, Schroll M: Geriatric follow-up by home visits after discharge from hospital: a randomized controlled trial. Age Aging 21:445–450, 1992.

83. Harris RD, Henschke PJ, Popplewell PY, et al: A randomised study of outcomes in a defined group of acutely ill elderly patients managed in a geriatric assessment unit or a general medical unit. Aust N Z J Med 21:230–234, 1991.

84. Sheikh K, Smith DS, Meade TW, et al: Repeatability and validity of modified activities of daily living (ADL) index in studies of chronic disability. Int Rehabil Med 1:51–58, 1979.

85. Hébert R, Robichaud L, Roy PM, et al: Efficacy of a nurse-led multidimensional preventive programme for older people at risk of functional decline: a randomized control trial. Age Ageing 30:147–153, 2001.

86. Hébert R, Carrier R, Bilodeau A: The functional autonomy measurement system (SMAF): description and validation of an instrument for the measurement of handicaps. Age Ageing 17:293–302, 1988.

87. Dupuy HJ: Self-representation of general psychological well-being of American adults. Presented at the American Public Health Association Meeting, Los Angeles, CA, October 17, 1978.

88. Bravo G, Gaulin P, Dubois MF: Validation d'une échelle de bien-être général auprès d'une population francophone âgée de 50 à 75 ans. Can J Aging 15:112–118, 1996.

89. Cutrona C, Russell DW: The provisions of social support and adaptation to stress. Adv Personal Relationships 1:37–67, 1987.

90. Hendriksen C, Lund E, Stromgard E: Consequences of assessment and intervention among elderly people: a three-year randomised controlled trial. BMJ 289:1522–1524, 1984.

91. Sorensen K, Sivertsen J: Follow-up three years after intervention to relieve unmet medical and social needs of old people. Compr Gerontol [B] 2:85–91, 1988.

92. Katz S: Assessing self-maintenance. J Am Geriatr Soc 31:721–727, 1983.

93. Hogan DB, Fox RA: A prospective controlled trial of a geriatric consultation team in an acute-care hospital. Age Ageing 19:107–113, 1990.

94. Granger CV, Albrecht GL, Hamilton BB: Outcome of comprehensive medical rehabilitation: Measurement by PULSES profile and the Barthel Index. Arch Phys Med Rehabil 60:145–154, 1979.

95. Hodkinson HM: Evaluation of a mental test score for assessment of mental impairment in the elderly. Age Ageing 1:233–238, 1972.

96. Hogan DB, Fox RA, Badley BWD, et al: Effect of a geriatric consultation service on management of patients in an acute care hospital. CMAJ 136:713–717, 1987.

97. Inouye SK, Bogardus ST, Charpentier PA, et al: A multicomponent intervention to prevent delirium in hospitalized older patients. N Engl J Med 340:669–676, 1999.

98. MacPhee GJ, Cowther JA, McAlpine CH: A simple screening test for hearing impairment in elderly patients. Age Ageing 17:347–351, 1988.

99. Inouye SK, van Dyck CH, Alessi CA, et al: Clarifying confusion: the Confusion Assessment Method: a new method for detection of delirium. Ann Intern Med 113:941–948, 1990.

100. Cummings J: Clinical neuropsychiatry, Orlando, FL, 1985, Grune & Stratton.

101. Blessed G, Tomlinson BE, Roth M: The association between quantitative measures of dementia and of senile change in the cerebral grey matter of elderly subjects. Br J Psychiatry 114:797–811, 1968.

102. Ulhmann RF, Larson EB, Buchner DM: Correlations of Mini-Mental State and modified Dementia Rating Scale to measures of transitional health status in dementia. J Gerontol 42:33–36, 1987.

103. Jensen J, Nyberg L, Gustafson Y, et al: Fall and injury prevention in residential care—effects in residents with higher and lower levels of cognition. J Am Geriatr Soc 51:627–635, 2003.

104. Wade DT, Collin C: The Barthel ADL index. A standard measure of physical disability? Int Disabil Stud 10:64–67, 1988.

105. Lundin-Olsson L, Nyberg L, Gustafson Y: The mobility interaction fall chart. Physiother Res Int 5:190–201, 2000.

106. Lundin-Olsson L, Nyberg L, Gustafson Y: Attention, frailty, and falls: the effect of a manual task on basic mobility. J Am Geriatr Soc 46:758–761, 1988.

107. Committee on Injury Scaling: The abbreviated injury scale, Morton Grove, IL, 1990, American Association for Automotive Medicine.

108. Kennie DC, Reid J, Richardson IR, et al: Effectiveness of geriatric rehabilitative care after fractures of the proximal femur in elderly women: a randomised clinical trial. BMJ 297:1083–1086, 1988.

109. Jensen JS, Bagger J: Long-term social prognosis after hip fractures. Acta Orthop Scand 53:97–101, 1982.

110. McEwen RT, Davison N, Forster DP, et al: Screening elderly people in primary care: a randomized controlled trial. Br J Gen Pract 40:94–97, 1990.

111. Chambers LW, MacDonald LA, Tugwell P, et al: The McMaster health index questionnaire as a measure of the quality of life. J Rheumatol 9:780–784, 1982.

112. Weed LA: Medical records, medical education and patient care, Cleveland, 1971, The Press of Case Western Reserve University.

113. Hunt SM, McEwan J, McKenna P: Measuring health status, London, 1986, Croom Helm.

114. Lawton MP: The Philadelphia Geriatric Center morale scale: a revision. J Gerontol 30:85–89, 1975.

115. Melin AL, Bygren LO: Efficacy of the rehabilitation of elderly primary health care patients after short-stay hospital treatment. Med Care 30:1004–1015, 1992.

116. Spector WD, Katz S, Murphy JB, et al: The hierarchical relationship between activities of daily living and instrumental activities of daily living. J Chronic Dis 40:481–489, 1987.

117. Kane RA, Kane RL: Assessing the elderly. A practical guide to measurement, Lexington, MA, 1986, Lexington Books.

118. Katz S, Ford AB, Heiple KG, et al: Studies of illness in the aged: recovery after fracture of the hip. J Gerontol 19:285, 1964.

119. Galasko D, Klauber MR, Hofstetter R, et al: The Mini-Mental State Examination in the early diagnosis of Alzheimer's disease. Arch Neurol 47:49–52, 1990.

120. Newbury JW, Marley JE, Beilby JJ: A randomized controlled trial of the outcome of health assessment of people aged 75 years and over. Med J Aust 175:104–107, 2001.

121. Medical Outcomes Trust: SF-36 health survey. Scoring manual for English language adaptations: Australia/New Zealand, Canada, United Kingdom, Boston, MA, 1994, Medical Outcomes Trust.

122. Pathy MSJ, Bayer A, Harding K, et al: Randomised trial of case finding and surveillance of elderly people at home. Lancet 340:890–893, 1992.

123. Townsend P: Poverty in the United Kingdom, Harmondsworth, England, 1979, Penguin Books.

124. Neugarten BL, Navighurst RJ, Tobin SS: The measurement of life satisfaction. J Gerontol 16:134–143, 1961.

125. Powell C, Montgomery P: The age study: the admission of geriatric patients through emergency. J Am Geriatr Soc 38:A35, 1990.

126. Reuben DB, Frank JC, Hirsch SH, et al: A randomized clinical trial of outpatient comprehensive geriatric assessment coupled with an intervention to increase adherence to recommendations. J Am Geriatr Soc 47:269–276, 1999.

127. Guralnik JM, Simonsick EM, Ferrucci L, et al: A short performance battery assessing lower extremity function: association with self-reported disability and prediction of mortality and nursing home admission. J Gerontol 49:M85–M94, 1994.

128. Jette AM, Davies AR, Cleary PD, et al: The functional status questionnaire: Reliability and validity when used in primary care. J Gen Intern Med 1:143–149, 1986.

129. Ware JE, Sherbourne CD: The MOS 36-item Short-Form Health Survey (SF-36): 1. Conceptual framework and item selection. Med Care 30:473–483, 1992.

130. Hays RD, Sherbourne CD, Mazel RM: The RAND 36-item health survey 1.0. Health Econ 2:217–227, 1993.

131. Current estimates from the National Health Interview Survey: United States 1985. Vital Health Stat 10:160, 1986.

132. Ware JE, Snyder MK, Wright WR, et al: Defining and measuring patient satisfaction with medical care. Eval Prog Planning 6:247–263, 1982.

133. Maly RC, Frank JC, Marshall GN: Perceived efficacy in patient-physician interactions (PEPPI): validation of an instrument in older persons. J Am Geriatr Soc 46:889–899, 1998.

134. Rubenstein LZ, Josephson KR, Wieland GD, et al: Effectiveness of a geriatric evaluation unit: a randomized clinical trial. N Engl J Med 311:1664–1670, 1984.

135. Rubin CD, Sizemore MT, Loftis PA, et al: The effect of geriatric evaluation and management on medicate reimbursement in a large public hospital: a randomized clinical trial. J Am Geriatr Soc 40:989–995, 1992.

136. National Center for Health Statistics: Long-term health care: minimum data set, Washington, DC, 1978, U.S. Government Printing Office.

137. Rubin CD, Sizemore MT, Loftis PA, et al: A randomized, controlled trial of outpatient geriatric evaluation and management in a large public hospital. J Am Geriatr Soc 41:1023–1028, 1993.

138. Wood V, Wylie ML, Sheafor B: An analysis of a short self-report measure of life satisfaction: correlation with rater judgements. J Gerontol 24:465–469, 1969.

139. Shaw FE, Bond J, Richard DA, et al: Multifactorial intervention after a fall in older people with cognitive impairment and dementia presenting to the accident and emergency department: Randomised controlled trail. BMJ 326:73–78, 2003.

140. Tinetti ME: Performance-oriented assessment of mobility problems in elderly patients. J Am Geriatr Soc 34:119–126, 1986.

141. Koch M, Gottschalk M, Baker DI, et al: An impairment and disability assessment and treatment protocol for community living elderly persons. Phys Ther 74:286–298, 1994.

142. Tidelksaar R: Preventing falls: home hazard checklists to help older people protect themselves. Geriatrics 41:26–28, 1986.

143. Silverman M, Musa D, Martin DC, et al: Evaluation of outpatient geriatric: a randomized multi-site trial. J Am Geriatr Soc 43:733–740, 1995.

144. George LK, Fillenbaum GG: OARS methodology. A decade of experience in geriatric assessment. J Am Geriatr Soc 33:607–615, 1985.

145. Berg L, Hughes CP, Coben LA: Mild senile dementia of the Alzheimer's type: research diagnostic criteria, recruitment, and description of a study population. J Neurol Neurosurg Psychiatry 45:962–968, 1982.

146. McCusker J: Development of scales to measure satisfaction and preferences regarding long-term and terminal care. Med Care 22:476–493, 1984.

147. Helzer JE, Robins LN: The diagnostic interview schedule: its development, evolution, and use. Soc Psychiatry Psychiatr Epidemiol 23:6–16, 1988.

148. Robins LN, Helzer JE, Croughan J, et al: National Institute of Mental Health diagnostic interview schedule: its history, characteristics, and validity. Arch Gen Psychiatry 38:381–389, 1981.

149. Morycz RK: Caregiving strain and the desire to institutionalize family members with Alzheimer's disease. Res Aging 7:329–361, 1985.

150. Strandberg TE, Pitkala K, Berglind S, et al: Multifactorial cardiovascular disease prevention in patients aged 75 years and older. A randomized controlled trial. Am Heart J 142:945–951, 2001.

151. Ettinger WH, Fried LP, Harris T, et al: Self-reported causes of physical disability in older people: the Cardiovascular Health Study. CHS Collaborative Research Group. J Am Geriatr Soc 42:1035–1044, 1994.

152. Clark CM, Ewbank D, Lerner A, et al: The relationship between extrapyramidal signs and cognitive performance in patients with Alzheimer's disease enrolled in the CERAD Study. Consortium to Establish a Registry for Alzheimer's Disease. Neurology 49(Suppl):70–75, 1997.

153. Hirvonen J, Blom M, Tuominen U, et al: Health-related quality of life in patients waiting for major joint replacement. A comparison between patients and population controls. Health Qual Life Outcomes 4:3, 2006.

154. Rissan P, Sogaard J, Sintonen H, et al: Do QOL instruments agree? A comparison of the 15D (health-related quality of life) and NHP (Nottingham Health Profile) in hip and knee replacements. Int J Technol Assessment Health Care 16:696–705, 2000.

155. Stuck AE, Aronow HU, Steiner A, et al: A trial of annual in-home comprehensive geriatric assessments for elderly people living in the community. N Engl J Med 333:1184–1189, 1995.

156. Tinetti ME, Baker DI, McAvay G, et al: A multifactorial intervention to reduce the risk of falling among elderly people living in the community. N Engl J Med 331:821–827, 1994.

157. Kempen GI, Suurmeijer TP: The development of a hierarchical polychotomous ADL-IADL scale for noninstitutionalized elders. Gerontologist 30:497–502, 1990.

158. Rubenstein LZ, Aronow HU, Schloe M, et al: A home-based geriatric assessment, follow-up and health promotion program: design,

methods and baseline findings from a 3-year randomised clinical trial. Aging Clin Exp Res 6:105–120, 1994.

159. Master AM, Lasser RP, Beckman G: Tables on average weight and height of Americans aged 65 to 94 years. JAMA 172:658–663, 1960.

160. Stuck AE, Minder CE, Peter-Wuest I, et al: A randomized trial of in-home visits for disability prevention in community-dwelling older people at low and at high risk for nursing home admission. Arch Intern Med 160:977–986, 2000.

161. Nelson EC, Landgraf JM, Hays RD, et al: The functional status of patients: how can it be measured in physicians' offices? Med Care 28:1111–1116, 1990.

162. Teasdale TA, Shuman L, Snow E, et al: A comparison of outcomes of geriatric cohorts receiving care in a geriatric assessment unit and on general medicine floors. J Am Geriatr Soc 31:529–534, 1983.

163. Thomas DR, Brahan MD, Haywood BP: Inpatient community-based geriatric assessment reduces subsequent mortality. J Am Geriatr Soc 41:101–104, 1993.

164. Pfeiffer E, Johnson T, Chiofolo R: Functional assessment of elderly subjects in four service settings. J Am Geriatr Soc 29:433–437, 1981.

165. Timonen L, Rantanen T, Ryynänen OP, et al: A randomized controlled trial of rehabilitation after hospitalization in frail older women: effects on strength, balance, and mobility. Scand J Med Sports 12:186–192, 2002.

166. Berg KO, Wood-Dauphinee SL, Williams JI, et al: Measuring balance in the elderly. Validation of an instrument. Can J Public Health 83(Suppl 2):S7–S11, 1992.

167. Tinetti ME, Baker DI, McAvay G, et al: A multifactorial intervention to reduce the risk of falling among elderly people living in the community. N Engl J Med 331:821–827, 1994.

168. Spaeth EB, Fralick FB, Hughes WF: Estimation of loss of visual efficiency. Arch Ophthalmol 54:462–468, 1955.

169. Macphee GJA, Crowther JA, McAlpine CH: A simple screening test for hearing impairment in elderly patients. Age Ageing 17:347–351, 1988.

170. Radloff LS: The CES-D scale: a self-report depression scale for research in the general population. Appl Psychol Meas 1:385–401, 1977.

171. Buchner DM, Hornbrook MC, Kutner NG, et al: Development of the common data base for the FICSIT trials. J Am Geriatr Soc 41:297–308, 1993.

172. Toseland RW, O'Donnell JC, Engelhardt JB, et al: Outpatient geriatric evaluation and management: is there an investment effect? Gerontologist 37:324–332, 1997.

173. Stewart AL, Hays RD, Ware JE: The MOS short-form General Health Survey: reliability and validity in a patient population. Med Care 26:724–735, 1988.

174. Granger CV, Hamilton BB: UDS report: The uniform data system for medical rehabilitation report of first admissions for 1990. Am J Phys Med Rehabil 71:108–113, 1992.

175. Granger CV, Hamilton BB, Keith RA, et al: Advances in functional assessment for medical rehabilitation. Top Geriatr Rehabil 1:59–74, 1986.

176. Linacre JM, Heinemann AW, Wright BD, et al: The structure and stability of the functional independence measure. Arch Psychol Med Rehabil 75:127–132, 1994.

177. Tucker MA, Davison JG, Ogle SJ: Day hospital rehabilitation—effectiveness and cost in the elderly: a randomised controlled trial. BMJ 289:1209–1212, 1984.

178. Benjamin J: The Northwick Park ADL index. Br J Occup Ther 12:301–306, 1976.

179. Qureshi KM, Hodkinson HM: Evaluation of a 10-question mental test in the institutionalised elderly. Age Ageing 3:152–157, 1974.

180. Tulloch AJ, Moore V: A randomized controlled trial of geriatric screening and surveillance in general practice. J R Coll Gen Pract 29:733–742, 1979.

181. van Haastregt JCM, Diederiks JPM, van Rossum E, et al: Effects of a programme of multifactorial home visits on falls and mobility impairments in elderly people at risk: randomized controlled trial. BMJ 321:994–998, 2000.

182. De Bruin AF, Diederiks JPM, de Witte LP, et al: The development of a short generic version of the sickness impact profile. J Clin Epidemiol 47:407–418, 1994.

183. De Bruin AF, Buys M, de Witte LP, et al: The sickness impact profile: SIP68, a short generic version; first evaluation of the reliability and the reproducibility. J Clin Epidemiol 47:863–871, 1994.

184. Holbrook M, Skilbeck CE: An activities index for use with stroke patients. Age Ageing 12:166–170, 1983.

185. Schuling J, de Haan R, Limburg M, et al: The Frenchay activities index: assessment of functional status in stroke patients. Stroke 24:1173–1177, 1993.

186. RAND Health: Rand 36-item health survey from the RAND Medical Outcomes Study. http://www.rand.org/health/surveys_tools/mos/mos_core_36item.html. Accessed November 17, 2015.

187. Van der Zee I, Sanderman R: Het meten van de algemene gezondheidstoestand met de RAND-36: een handleiding, Groningen, Netherlands, 1993, Noordelijk Centrum voor Gezondheidsvraagstukken.

188. Ware JE, Johnston SA, Ross Davies A, et al: Conceptualization and measurement of health for adults in the health insurance study, vol III, mental health, Santa Monica, CA, 1979, RAND Corporation.

189. Tinetti ME, Richman D, Powell L: Falls efficacy as a measure of fear of falling. J Gerontol 45:239P–243P, 1990.

190. Stalenhoef P, Diederiks J, Knottnerus A, et al: How predictive is a home safety checklist of indoor fall risk for the elderly living in the community? Eur J Gen Pract 4:114–120, 1998.

191. van Rossum E, Frederiks CMA, Philipsen H, et al: Effects of preventive home visits to elderly people. BMJ 307:27–32, 1993.

192. Templeman CJJ: Welbevinden bij ouderen. Konstruktie van een meetinstrument, Groningen, Netherlands, 1987, University of Groningen, pp 56–82. PhD thesis.

193. De Jong-Gierveld J, Kamphius FH The development of a Rasch-type loneliness scale. http://conservancy.umn.edu/bitstream/handle/11299/102185/v09n3p289.pdf?sequence=1&isAllowed=y>. Accessed November 17, 2015.

194. Vetter NJ, Jones DA, Victor CR: Effect of health visitors working with elderly patients in general practice: a randomised control trial. BMJ 288:369–372, 1984.

195. Foulds GA, Bedford A: Manual of the delusions-symptoms-states inventory, Windsor, England, 1979, NFER Publishing.

196. McNab A, Philip AE: Screening an elderly population for psychological well-being. Health Bull (Edinb) 38:160–162, 1980.

197. Vetter NJ, Lewis PA, Ford D: Can health visitors prevent fractures in elderly people? BMJ 304:888–890, 1992.

198. Wagner EH, LaCroix AZ, Grothaus L, et al: Preventing disability and falls in older adults: a population-based randomized trial. Am J Public Health 84:1800–1806, 1994.

199. Scholes D, LaCroix AZ, Wagner EH, et al: Tracking progress toward national health objectives in the elderly: what do restricted activity days signify? Am J Public Health 8:485–488, 1991.

200. Ware JE: Reliability and validity of general health measures, Santa Monica, CA, 1976, RAND Corporation.

201. Ware JE, Sherbourne CD, Davis A, et al: The MOS short-form general health survey: development and test in a general population, Santa Monica, CA, 1988, RAND Corporation.

202. Williams ME, Williams TF, Zimmer JG, et al: How does the team approach to outpatient geriatric compare with traditional care: a report of a randomized control trial. J Am Geriatr Soc 35:1071–1078, 1987.

203. Eggert GM, Brodows BS: The ACCESS program: assuring quality in long-term care. QRB 9–15, 1982.

204. Eggert GM, Bowlyow JE, Nichols CW: Gaining control of the long-term care system: first returns from the ACCESS experiment. Gerontologist 20:356–363, 1980.

205. Winograd CH, Gerety M, Lai N: Another negative trial of geriatric consultation: is it time to say it doesn't work? J Am Geriatr Soc 39:A13, 1991.

206. Yeo G, Ingram L, Skurnick J, et al: Effects of a geriatric clinic on functional health and well-being of elders. J Gerontol 42:252–258, 1987.

207. Zung WW: Depression in the normal aged. Psychosomatics 8:287–292, 1967.

208. Carp FM, Carp A: Structural stability of well-being factors across age and gender, and development of well-being unbiased for age and gender. J Gerontol 38:572–581, 1983.

209. Bradburn NM: The structure of psychological well-being, Chicago, 1969, Aldine.

210. Blazer D, Houpt J: Perception of poor health in the healthy older adult. J Am Geriatr Soc 27:330–334, 1979.

211. Mossey JM, Shapiro E: Self-rated health: a predictor of mortality among the elderly. Am J Public Health 72:800–806, 1982.

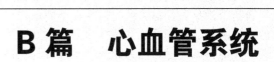

B篇　心血管系统

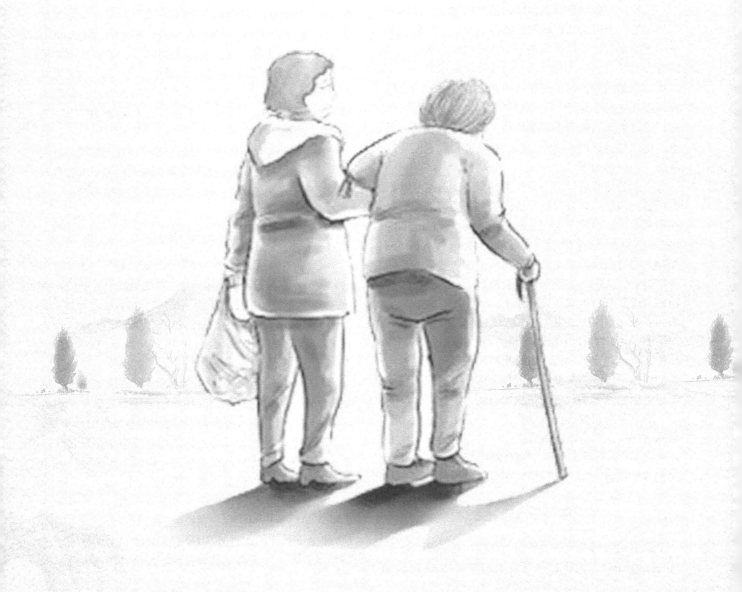

第39章

慢性心力衰竭

Neil D. Gillespie，Miles D. Witham，Allan D. Struthers

随着年龄增长，心力衰竭（heart failure，HF，心衰）的患病率及发病率均增加。心衰主要发生于中老年人，而其潜在病因在不同年龄人群中颇有差异。年轻心衰患者的病因多为冠脉疾病或不确定原因的心肌病，而年老患者则更多与瓣膜疾病及高血压密切相关。对于许多老年人来说，心衰仍是一个使人严重衰弱的疾病，但其诊断、治疗及保健管理的技术在不断取得进步。难点在于确保这些进展能够被转化到多重共病的老年患者，并懂得如何尽可能为衰弱老年患者提供高质量的心衰照护。

因经皮冠状动脉介入治疗、溶栓治疗，以及辅助药物治疗等，更多的心肌梗死患者得以存活。此外包括脑卒中预防在内的治疗手段的不断提高也使高血压患者存活寿命更长。这些都使得具有心衰风险的患者人数不断增加。幸运的是，即使是在高龄老人，有效的高血压治疗可能在实际上阻止了心衰的发病[1]。然而不可避免的是，随着老年人的寿命越来越长，如果他们存活到足够老，他们将会出现不同程度的心衰，甚至到极度衰弱的状态才能做出诊断[2]。

心衰的流行病学重点要注意其定义：有症状、心脏失代偿的信号，以及潜在结构性心脏病的客观证据。这些都是欧洲心脏病学会（European Society of Cardiology，ESC）[3]和美国心脏协会（American Heart Association，AHA）[4]所应用的定义，以上两所机构对心衰的诊断和治疗有着相似的共识声明。这些协定十分重要，因为当精确考虑到哪种疾病正在接受个体化治疗时会带来更明确的方法。英国国家卫生与临床优化研究所（NICE）指南给出了治疗的附加建议，苏格兰校际指南网络（SIGN）提供了循证建议。然而，本章我们将特别考虑与老年相关的问题，以及在衰弱和经常有许多额外医疗问题的老年患者面临的一些现实的挑战如心衰。

心衰具有重要的经济学意义；在英国，心衰的住院率高达5%，在全球范围心衰住院治疗也是一个巨大的经济负担[5]。许多老年心衰患者同时有多种疾病共存，包括认知损害，这可能使诊断变得更加困难[6]。

流 行 病 学

心衰的患病率随年龄增长而增加，在包括弗雷明汉（Framingham）队列研究[7]、斯堪的纳维亚（Scandinavian）队列研究[8,9]及基于社区的筛选队列研究[10]等多项队列研究均出现了该现象。在弗雷明汉研究中，80岁以上人群心衰的患病率达到10%；其他队列研究也观察到了相似的患病率数据。心脏超声研究表明存在无症状左心室收缩功能障碍的患者人数与存在明显临床心衰症状的人数相当[11]。很多队列研究表明心衰新确诊病例的年龄标化发病率在逐渐增长[12,13]，这可能反映出缺血性心脏病及脑卒中患者的存活率提升，以至于有更多患者存在进展为临床显性心力衰竭的风险。

射血分数降低的心衰（heart failure with reduced ejection fraction，HFREF）患者人数与射血分数保留的心衰（heart failure with preserved ejection fraction，HFPEF）患者人数比例随年龄而变化[14]。65岁以下年轻患者主要为HFREF，且主要为男性患者。而在80岁以上患者中，男女比例相当，这部分是由于他们大多数人拥有更长的寿命。并且在80岁以上人群中HFREF与HFPEF患者人数相当。

由于衰弱与年龄相关，衰弱与心衰往往同时共存。此外，衰弱已经被证明是心衰的危险因素[15]；由于二者有共同的病理生理学基础，心衰可能会加重衰弱状态[16]。

病程与预后

心衰的预后复杂多变，然而尽管药物和仪器治疗使存活率提升，心衰的预后仍比一些主要的癌症预后差[17]。临床中常用的预后决定因素包括射血分数、运动能力（根据最大氧摄取量或者更简易的试验如6min步行试验测得）、症状[如美国纽约心脏学会（New York Heart Association，NYHA）心功能分级]、肾损害及高利钠肽水平等[4]。心衰急性失代偿的患者其预后极差，在入院后3~6个月其死亡率很高。住院的老年心衰患者平均存活时间约为2.5年[9]。然而，存活时间有着可观的异质性。与其是心衰本身所造成的不良预后，还不如是衰弱或共病的程度所致，这可能很难界定，但老年人中慢性心衰的存在可能导致预期寿命减少约50%。

心衰是老年患者住院的一个主要原因。虽然有一些数据表明心衰作为住院主要原因的比例是不变或下降的（可能由于治疗的改进），但是心衰患者的全因住院率在持续上升[12]。北美洲的数据显示心衰患者的再入院率很高，值得注意的是其再入院常常并非由于心衰加重[18]。有证据表明对这类老年心衰患者的多学科治疗可能减少其住院需求[19]。评估因素除心脏功能以外对于老年患者至关重要，这提示了衰弱评估元素应当告知心衰管理机构[20,21]。这种途径对于有依从性问题、认知障碍及干扰临床决策的老年患者十分重要。

近年来由于药物治疗，心衰的预后虽然有所改善，但仍较差。大多数 NYHA Ⅳ级（表 39-1）的患者其生存时间往往不超过 1 年。

表 39-1　NYHA 心功能分级

等级	特征
Ⅰ	无症状
Ⅱ	正常活动下出现症状
Ⅲ	轻微活动即出现症状
Ⅳ	休息时即出现症状

一项关于被收入住院的老年心衰患者的研究显示 1 年死亡率约为 50%[22]，尽管在住院后的前几个月存活的患者其死亡率有所降低。基于如此恶劣的预后情况，对于许多老年患者，减轻症状及提高日常功能是与其他潜在的减少死亡率获益同等重要的[23]。

心衰的病因

心衰被描述为一种综合征，而不是一个诊断或疾病，其潜在病因必须从具有该综合征的患者中寻得。HFREF 最常见的病因为缺血性心脏病，尤其是既往心肌梗死，此外高血压及糖尿病也可导致心衰。然而在老年患者，心脏瓣膜病可能导致左心室收缩功能障碍或使原先由缺血性心脏病引起的 HFREF 恶化。老年患者 HFREF 不常见的病因包括心肌疾病（如病毒性或特发性心肌病）、淀粉样变、贮积病（如血色素沉着病）、继发于化疗[如阿霉素、曲妥珠单抗（赫赛汀）]，或维生素 B 缺乏。

此外，许多患者在心脏收缩功能正常、无明显瓣膜病的状态下出现与心衰相关的症状。在老年患者中高达 50%的心衰为 HFPEF。高血压是 HFPEF 的一个关键驱动因素，常常贯穿于左心室肥厚的发展过程中，导致左心室僵硬，一些其他原因包括微血管内皮功能障碍[24]、轻度瓣膜功能障碍，以及心房颤动造成的协调射血能力丧失，伴有充盈僵硬的心室，可能也参与其中。近期数据显示，肥胖也是 HFPEF 的一个重要原因，部分由于血流动力学及呼吸功能的改变，也可由脂肪细胞因子分泌的影响或抵抗所致（如脂联素、瘦素）[25]。心衰亦可因贫血、酒精，以及一些其他因素所致[26]。阻塞性睡眠呼吸暂停往往被漏诊，常与肥胖并存，其本身是心血管疾病的危险因素，同时也是心衰的诱发因素（框 39-1）。

框 39-1　老年患者心衰的可能诱发因素

贫血
酒精
并发感染，包括肺炎、心内膜炎
液体超负荷（常由术后引起）
甲状腺功能亢进
药物 [如非甾体抗炎药（NSAID）、噻唑烷二酮类]
心房颤动
心肌缺血
药物依从性改变
肺栓塞
阻塞性睡眠呼吸暂停

病理生理学

目前已明确心衰是一种全身性疾病，不仅影响心脏和血管，而且涉及大部分器官系统，包括肺、骨骼肌、脑、肾、肠及脂肪组织。这些器官受炎症紊乱、免疫信号转导、神经体液调节及其他循环因素的影响，而其中一些因素同时也与衰弱有关[16]。如前所述，心衰可能表现为 HFREF 或 HFPEF，这两者具有一些共同的危险因素，但其病理生理过程存在重要差异。

心衰的病理生理学是多因素的，尤其是在高血压性心脏病及瓣膜性心脏病的老年患者中更为普遍。心衰可能存在心脏结构性异常，以及肾素-血管紧张素-醛固酮系统（renin-angiotensin-aldosterone system，RAAS）、交感神经系统及周围血管的失代偿机制。随着年龄增长心血管系统将出现一些明确的改变（见第 14 章），例如，钙化增加、心肌纤维化增加及心室顺应性下降，但大部分老年心衰患者的症状可以用其他病理学原因来解释。在缺血所致心衰患者中，心室重构可导致左心室结构和形态学改变[27]，最终引起左心室扩大和舒张末期容积增大。除了左心室结构的改变，许多老年患者存在相关的主动脉瓣、二尖瓣钙化性退变，造成功能及血流动力学的显著影响。心肌病亦是老年患者心衰的一个微小而重要的因素，尽管非对称性室间隔肥厚本身被普遍认为对心衰并无太大影响[28]。在合并左心室肥厚的高血压患者，心室壁胶质含量的增高，以及与之相关的心肌纤维化可能导致舒张充盈异常，这可能使患者出现心衰症状，表现为 HFPEF 的病理生理基础。此外，心房收缩能力缺失可导致血流动力学显著恶化，这是由于老年患者左心室壁僵硬，此时心房收缩就具有更加重要的意义[29,30]。

在健康人体，心输出量直接受每搏输出量及心率的影响，而心衰时每搏输出量靠左心室舒张末压力和容积维持，这是心脏 Starling 定律的基础。然而，在非常高的左心室舒张末容积下，最终并没有随之而来的心输出量的代偿性增加。心衰治疗的一个目标是使左心室舒张末期压力增加最小从而维持心输出量，以及保证组织摄氧对于重要器官的灌注。

老年人 HFPEF 越来越普遍。虽然它与 HFREF 具有相同的危险因素（如高血压、糖尿病），但其病理生理学与后者不同。心肌梗死病史较为少见，肥胖更多见，脂肪酶水平和功能紊乱似乎也与之有关。虽然收缩功能的轻微紊乱在 HFPEF 中可见，但心脏松弛受损及心室充盈受损是重要的。左心室扩大不是主要特征，而心输出量与周围血管舒张程度匹配良好[31]。HFPEF 与 HFREF 存在相似的系统性紊乱，包括神经激素系统、细胞因子及骨骼肌功能的紊乱，然而为何患者进展为以上两种不同的心衰仍然未知。

虽然最初自主神经系统和神经内分泌系统支持衰竭的心脏，但最终这种代偿机制本身可能是有害的。RAAS 激动导致心脏、肾、大脑及血管中的血管紧张素和醛固酮水平提高，造成不良后果[32]。此外，相关的血浆肾上腺素及非肾上腺素水平升高与心肌功能、自主神经平衡及周围血管功能损害造成的不良预后有关。

在 HFREF 和 HFPEF 中，骨骼肌形态学改变解释了心衰患者的易疲劳性超过了减少的组织血液供应带来的预期值[33,34]。内皮功能受损的同时也可以见到微血管的破坏。这些改变通常是疾病进展的结果，而不仅仅与年龄有关。有轻微心衰症状的高龄老年患者，真正病理上的进展和年龄相关的进展是很难区分的。年龄相关的改变包括活动时心输出量的减少、收缩末容积增加、活动时射血分数降低及活动时心率下降。然而需要注意的是，心衰具有全身性影响——免疫系统紊乱导致促炎症反应[35]，而这本身具有心脏毒性并且会导致贫血发生；循环中的细胞因子可能促使在心衰同时发生骨骼肌病，这是心衰患者疲劳和呼吸急促的主要原因。这种骨骼肌病反过来导致压力感受器功能异常[36]，致使交感神经系统过度激活。即使是在无明显液体过量的心衰患者，也可出现肺脏结构和气体交换功能紊乱，这进一步导致了心衰症状。

心衰的诊断

根据患者的症状、体征及左心室功能障碍的超声心动图证据可明确识别心衰。症状轻微时诊断更加困难；在疾病早期可能并无体征，即使是在后期，所出现的体征也可能主要由于衰弱综合征或不伴有明显呼吸困难的功能下降。区分 HFPEF 与导致运动不耐受和呼吸困难的其他原因十分困难。

ESC 已发布心衰诊断指南[3]（表39-2）。美国心脏病学会（American College of Cardiology，ACC）和 AHA 指南[4]中对心衰的诊断与之相似。临床医师面对疑诊心衰的老年患者时，需首先考虑以下两个问题：

患者的症状是否至少部分由心脏原发引起？

如果是，何种类型的心脏病导致了这些症状？

表 39-2　心衰的诊断

HFREF：以下三项同时满足	HFPEF：以下四项同时满足
典型心衰症状	典型心衰症状
典型心衰体征	典型心衰体征
LVEF 下降	LVEF 正常或轻度下降；左心室无扩张相关结构性心脏病（左心室肥厚、左心房增大、舒张功能障碍）

注：改编自 McMurray JJ, Adamopoulos S, Anker SD, et al. ESC guidelines for the diagnosis and treatment of acute and chronic heart failure 2012: the Task Force for the Diagnosis and Treatment of Acute and Chronic Heart Failure 2012 of the European Society of Cardiology. Developed in collaboration with the Heart Failure Association（HFA）of the ESC. Eur Heart J 33: 1787-1847, 2012

HFREF. 射血分数降低的心衰；HFPEF. 射血分数保留的心衰；LVEF. 左心室射血分数

表 39-3 列出了疑诊老年心衰患者的典型和不典型症状及可能的鉴别诊断。

表 39-3　老年心衰的症状及鉴别诊断

典型症状	非典型症状	鉴别诊断
呼吸困难	嗜睡	贫血
端坐呼吸	精神错乱	慢性阻塞性肺疾病
外周性水肿	跌倒	抑郁或焦虑
	头晕	甲状腺功能减退
	晕厥	低蛋白血症
	活动障碍	营养不良
		肾病
		肿瘤
		淋巴水肿

心衰与许多其他疾病不同，它不是以某一个测量值的绝对水平而定义的，因而其诊断相当困难。心衰的诊断是基于详细的病史和体格检查、胸部影像学检查、心电图、超声心动图，以及其他常规检查如血常规、血清生化及甲状腺功能。

临床

心衰最典型的症状是劳力性呼吸困难，而后者是许多疾病如慢性阻塞性肺疾病（chronic obstructive pulmonary disease，COPD）、调节紊乱、肥胖或者间质性肺疾病的共同表现。大多数人在中等强度活动时会出现一些呼吸急促，并且在活动中呼吸急促的程度取决于总体的健康状况。

贫血和肥胖是使劳力性呼吸困难成为非特异性症状的混杂因素。端坐呼吸是较为特异性的症状，不会出现在正常患者且不是肺疾病的特征。然而，疾病进程必须是在呼吸困难出现之前，即便与后者同时存在，普通医师也已经应用了利尿剂以缓解呼吸困难症状。同样，阵发性呼吸困难（paroxysmal dyspnea，PND）是一种更加极端的情形，它是由体液重新分配使左心室舒张末压力增高所致。PND 特异性高而灵敏度差，因为它意味着明显的液体过量，而这本应该尽早被发现及治疗。

疲劳和嗜睡亦是心衰的普遍问题，但它们比呼吸困难更难定义和评估，尤其是老年患者。疲劳在患病的人中很多见，在老年衰弱患者中更加常见；事实上，疲劳是 Fried 等定义的衰弱表现之一[38]。

踝部水肿也普遍存在，但同样也可由许多其他原因所导致，如肺心病、深静脉血栓形成、坠积性水肿或低蛋白血症。

心衰的危险因素可能也具有辅助诊断价值。心肌梗死病史是 HFREF 的关键危险因素[39]。虽然高血压对 HFREF 和 HFPEF 都是重要危险因素，但在老年人中高血压患病率太高以至于其鉴别诊断价值降低。其他有助于心衰诊断的特征包括酒精摄入过量、风湿热病史或者存在房颤。然而同样需要注意的是，心衰与认知功能受损有关，包括记忆力受损及额叶功能障碍，后者表现为迟缓和动作减少[6]。结果是在繁忙的临床实践中很容易因不完整的和模糊的回答而产生错误的印象；假阳性和假阴性结果可能使治疗出现偏颇。

体征

心衰的很多体征是非特异性的，其预测价值较低。这些体征包括心动过速、肺捻发音及外周性水肿。同样，许多特异性体征的灵敏度低，只在心衰严重时才出现。这些体征包括颈静脉充盈、奔马律及心尖搏动移位。医师识别这些临床体征的能力不同使得问题更加复杂[40]。结果使诊断变得困难，尤其是在症状不典型的老年患者中。轻度心衰不容易表现出体征，利尿剂治疗可快速减轻液体过量的体征。这种对利尿剂治疗的反应可以用来协助诊断。因此心衰的可能诊断需要医师充分利用临床判断力，根据症状和体征来得出。

辅助检查

对疑诊心衰的患者行辅助检查的目的如下：①确诊；②寻找可能导致症状的其他疾病（这些疾病常常与心衰并存）；③确定心衰病因及分型。

胸部 X 线

胸部 X 线应当常规进行。心脏扩大（心胸比＞50%）提示 HFREF 的可能性较高[41]。然而，许多心衰患者并不表现为心脏扩大，故该检查特异性高而灵敏度差。其他有助于诊断的 X 线片表现包括肺水肿、肺上叶分流、水平裂积液，以及肋膈角 Kerley B 线。严重病例可能存在胸腔积液，而后者亦可能由其他病因所解释，如支气管癌、肺炎或者肺栓塞。

胸部 X 线片可以提示其他可能引起呼吸困难的非心脏病。肺部肿瘤及 COPD 或肺纤维化可能通过胸部 X 线片发现。而且，胸部 X 线片应当被视作一个整体。例如，心脏扩大同时有双侧胸腔积液，无其他器质性肺疾病，可能诊断为心衰，而结构性心脏病仍旧要通过超声心动图确定。

心电图

12 导联心电图（ECG）检查应当常规实施。12 导联心电图完全正常的情况下极少出现左心室收缩功能障碍，这可以作为排除性检查。对于 HFREF，异常心电图灵敏度高（94%），且阴性预测值高（98%），但特异性（61%）及阳性预测值（35%）较低[42]。大多数研究表明情况是这样的；一旦有可疑，应当行心电图检查。

心电图的其他异常可能有助于评估患者。例如，房颤的存在对决定患者是否需要接受抗凝治疗是有帮助的。

超声心动图

可疑心衰的老年患者最适宜的检查为超声心动图。左心室射血分数是收缩功能的较好指标[43]，由于其简便且不易受局部室壁运动异常的影响而出错。室壁运动指数也可选择，但在实践中应用不甚广泛。超声心动图能够明确左心室是否充盈；该途径在评估左心室大小方面优于胸部 X 线片。

超声心动图也能够发现二尖瓣疾病或主动脉瓣狭窄，这些病变可能导致心衰症状并提示患者能否通过外科手术获益。同时也能够评估左心室壁厚度从而发现左心室肥厚，以及明确左心房大小，这些都对诊断心衰有重要作用。最后，超声心动图可以被用来评估舒张功能障碍。舒张功能障碍评估的最佳方法一直存在争议，一系列指标需要被测量和报道。关键性的测量方法包括二尖瓣流入模式及心室纵向缩短的组织多普勒测量。

当超声心动图被证明存在技术性困难时，通过放射性核素心室造影或心脏磁共振成像（magnetic resonance imaging，MRI）可能对左心室功能做出客观评估。图 39-1 显示了实践中诊断心衰的流程。

利钠肽

心房及心室释放的利钠肽（natriuretic peptide，NP）有多种细胞作用，作为血管扩张剂，引起尿钠排泄。利钠肽被证明可反映左心室壁压力。利钠肽水平[通常为 B 型利钠肽（BNP）或其代谢产物，N 端（NT）BNP 前体]有助于除外急性及慢性心衰。ESC[3]推荐慢性心衰 BNP＜35pg/ml 或 NT pro-BNP＜125pg/ml 时需要考虑其他诊断，尤其在心电图亦正常的情形下。利钠肽较高水平不能做出心衰诊断，原因是任何心脏异常状况（如心肌缺血、房颤、左心室肥厚）均可导致 BNP 水平升高。BNP 水平增高时需进一步检查，包括超声心动图。

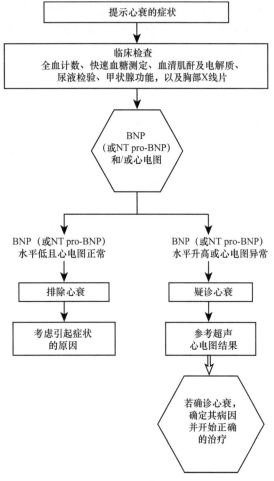

图 39-1　疑诊心衰（CHF）患者的诊断流程。BNP. B 型利钠肽；NT pro-BNP. N 端 BNP 前体。

总之，心衰的诊断应相继依据明确的临床史、体格检查及心电图、胸部放射线及超声心动图而做出。超声心动图在所有情形下均是理想的，但在社区或小医院可能不具备该检查条件。并且对于老年患者，开始治疗之前先进行超声心动图检查可能更重要，因为其结构性异常更加常见，且最佳治疗方案需要尽可能准确的诊断以使副作用降到最低。

心衰的治疗

普遍性问题

自 20 世纪 60 年代引入袢利尿剂以来，心衰治疗变得多样化。随着心衰的病理生理学日益明确，治疗选择范围变广，包括血管紧张素转换酶抑制剂（angiotensin-converting enzyme inhibitor，ACEI）、β-受体阻滞剂、醛固酮拮抗剂在内的许多药物已被证明可以改善预后。目前已知左心室功能及外周循环受损是可以治疗的，结果可使血流动力学得到改善，阻止神经体液激活及减少左心室重构。这些不良后果是心衰药物治疗的目标。患者可能需要多药联合治疗，因而需确定优先顺序。重要的是使患者及其照护者理解治疗措施的意义。

提高生活质量及减轻症状对衰弱的老年患者尤为重要。关于心衰的绝大部分临床试验排除了老年患者，所以大多数加入临床研究的患者年龄介于 50～70 岁，多为单一系统单一疾病。入组心衰试验的患者年龄虽在增加，但患者例数仍比大多数其他年龄段心衰患者少[44]。典型心衰患者不仅年龄大，且常有衰弱，合并多种活动性疾病，因此需加强管理。

这类复杂患者需要医院和社区多方面评估和管理，以确保患者的能力、需求及意愿得到全面管理，从而使治疗目标尽可能与患者需求一致。很明显用推荐的全部方法治疗心衰是没用的，因为随之出现的不可耐受的副作用会对功能和生活质量造成损害。

对老年患者用药应从小剂量开始并根据反应逐渐增量，以避免患者药物过量，且药物之间潜在的相互作用是相当多的[45]。上述的每种药物应当详尽考虑，除主要药物选择之外，有效性较小的药物应当加以讨论（表 39-4）。

表 39-4　老年心衰治疗方案总结

	HFREF	HFPEF
推荐	利尿剂；ACE 抑制剂或 ARB β-受体阻滞剂，醛固酮拮抗剂	利尿剂
辅助治疗	硝酸酯类或肼屈嗪（ACE 抑制剂或 ARB 不耐受时），地高辛，双心室起搏治疗（双心室不同步时），静脉补充铁剂	静脉补充铁剂
可能获益	运动训练	ACE 抑制剂或 ARB，运动训练

注：ACE. 血管紧张素转换酶；ARB. 血管紧张素受体阻滞剂；HFREF. 射血分数降低的心衰；HFPEF. 射血分数保留的心衰

药物

利尿剂

利尿剂是慢性心衰的基本治疗药物。20 世纪 60 年代引入的袢利尿剂被证明对减轻液体潴留引起的症状非常有效，且有明确的血流动力学益处。研究显示撤除利尿剂后，有症状的心衰出现恶化[46]，且已证明利尿剂可降低慢性心衰的死亡率及住院率[47]。

包括呋塞米及布美他尼在内的袢利尿剂，阻止髓袢升支的 Na-K-Cl 交换。噻嗪类作用位点为远曲小管。螺内酯作用机制不同，于集合管对抗受醛固酮调节的钠离子与钾离子及氢离子交换。老年心衰患者肾功能往往有损害，使袢利尿剂的吸收速率及血浆浓度达峰时间均下降，此时可能需要高剂量的利尿剂来产生利尿作用，因为合并的酸中毒导致近端小管有机酸交换途径竞争增加。呋塞米的生物利用度为 20%～80%，但与布美他尼更加相符[48]。大部分袢利尿剂半衰期很短，为 1～2h。相反，噻嗪类及保钾利尿剂的半衰期较长，因而可以每日一次给药。利尿剂可出现耐受，这具有临床相关性。利钠反应在首次剂量后消除，但可以通过恢复血管内容积而逆转。长期应用祥利尿剂也可造成耐受,可通过祥利尿剂与噻嗪类利尿剂联合而解决。

对于有严重急性失代偿性心衰的患者,应使用高剂量呋塞米直至液体过量的症状和体征被控制。静脉应用 40～50mg/日通常可有效控制症状;若存在祥利尿剂抵抗,可能需要 250～500mg/日。对于利尿剂抵抗病例,呋塞米可持续静脉输入达 4g/日。

噻嗪类(如美托拉宗、高剂量苄氟噻嗪)可用于顽固性水肿及心衰。它们阻止近曲小管钠的重吸收,且对远曲小管亦有作用。噻嗪类可产生巨大的利尿作用,当血管内容量急剧减少时可能出现明显体位性低血压。密切监测血电解质非常必要。

心衰患者接受利尿剂治疗时必须规律监测血清生化指标。可能出现的电解质紊乱包括以下几种:低钾血症,可导致心律失常;低钠血症,可能导致嗜睡和适应;低镁血症,可能对细胞产生影响,包括肌无力和心律失常。低钾血症可能通过应用保钾性利尿剂(如螺内酯)或应用 ACEI(见后文讨论)而缓解。利尿剂治疗也可引起脂质代谢、糖代谢紊乱,以及高尿酸血症。

除以上利尿剂副作用外,老年患者易受尿失禁、活动困难、体位性低血压、脱水及认知障碍的困扰。医师在开始治疗之前应着重考虑这些问题。不应迅速开始静脉应用呋塞米,因其可能导致不可逆的听力丧失。

一项关于老年人的研究[49]评估了间断利尿剂治疗对症状相对较轻的心衰的影响;该研究除了有严重症状的急性心衰,以及需要静脉利尿剂治疗的患者。在随访期间,半数的撤药患者由于出现恶化症状,不得不重新应用利尿剂治疗。虽然需要重新启用利尿剂治疗的患者相对较好,这项研究仍强调了老年患者利尿剂中断后会出现症状复发的风险。

血管紧张素转换酶抑制剂

ACEI 阻滞 RAAS 及交感神经系统的过度活动。除此之外,ACEI 加强血管内皮缓激肽-一氧化氮系统活动[50]。在包括骨骼肌在内的循环系统外的多种组织中也有作用[51]。现已明确 ACEI 可降低左心室收缩功能障碍患者的患病率及死亡率,不论其症状轻重[52-54],并且即使对于高龄老年患者亦可改善运动贮量及症状[55,56]。ACEI 是血管扩张剂,可以减轻心脏前后负荷,从而使心衰患者血流动力学及症状得到改善。除减少 RAAS 的病理性过度活动之外,ACEI 对于内皮细胞也有益,并可能有抗缺血作用[57]。在左心室收缩功能障碍患者,ACEI 抑制心肌梗死后心肌重构,减小心室大小并改善射血分数。

ACEI 治疗的主要禁忌证为严重的主动脉狭窄和肾损害。体液容量低的患者在起始剂量即容易出现低血压,故 ACEI 应当用于体液容量正常或液体过量的患者。治疗应从低剂量开始,逐渐增至适宜剂量。在通常情形下,最大剂量可最佳获益。赖诺普利治疗与生存的评估(assessment of treatment of Lisinopril and survival,ATLAS)研究[58]比较了低剂量和高剂量赖诺普利对心衰的影响,结果表明高剂量获益更大。然而,低剂量 ACEI 相比于未应用 ACEI 者仍有获益。应定期监测肾功能及电解质,起始治疗时每几天或每周一次,随后每 3～6 个月监测一次。一旦确定 ACEI 对患者有效,即可减少利尿剂治疗的维持剂量。尽管主动脉狭窄在传统上是作为 ACEI 应用禁忌证,但观察性研究仍表明应用 ACEI 的轻度到中度主动脉狭窄患者其死亡率比对照组更低[59]。然而严重主动脉狭窄仍是 ACEI 应用禁忌证。

ACEI 对心衰的影响表现为类效应,并且在目前没有不选择每日一次的 ACEI 应用。ACEI 主要副作用包括咳嗽、低血压、高钾血症,血管神经性水肿少见。若应用 ACEI 出现咳嗽应换用血管紧张素受体阻滞剂(ARB)。应用 ACEI 的患者尽管会出现体位性低血压,但这在每日一次剂量下很少出现,往往是由过度利尿或潜在血管疾病所致,而不是治疗本身。此时首先应减少利尿剂的剂量,而并非停用 ACEI。

ACEI 对 HFREF 的明确获益在 HFPEF 患者中并未体现。培哚普利治疗老年慢性心力衰竭(Perindopril in elderly people with chronic heart failure,PEP-CHF)研究[60]比较了培哚普利与安慰剂对老年 HFPEF 患者的作用,发现死亡率并无显著降低,但在培哚普利组症状和住院率有所改善。近期一项 meta 分析证实了 ACEI 对 HFPEF 患者的死亡率无益处[61],且并未表明对住院率及症状有益。然而在实践中,许多老年 HFPEF 患者可能因其他疾病而需要接受 ACEI 治疗,包括心肌梗死、高血压、脑卒中。

β-受体阻滞剂

交感神经系统过度激活是心衰病理生理学的重要组成部分,目前 β-受体阻滞剂已作为 HFREF 治疗的关键部分。对心衰病理生理认识的提高强调 β-受体阻滞剂在降低心衰相关的血管收缩和液体潴留影响中的作用。β-受体阻滞剂对交感神经系统的阻滞补充了 ACEI 对 RAAS 的有益作用。β-受体阻滞剂也具有抗心律失常作用,并能通过延长心室舒张期而促进冠脉供血。对肾上腺素能系统的阻滞可能减少肾上腺素介导的心肌细胞损害及功能障碍,从而减少左心室收缩功能障碍[62]。也可阻断去甲肾上腺素介导的细胞生长和心室重构。β-受体阻滞剂亦可减少 β-受体从其 G 蛋白解耦联,从而阻止随后的收缩功能恶化[63]。

一项关于几个大型试验的 meta 分析证实了 β-受体阻滞剂可降低全因死亡率、全因住院率,以及心衰特异的死亡及住院风险。关于该影响大小的最新数据显示死亡率可降低 27%[64]。高龄老年人(≥75 岁)表现为获益,而合并房颤患者获益则更大。虽然关于 β-受体阻滞剂的主要临床试验应用了比索洛尔、美托洛尔或卡维地洛，网络 meta 分析表明不同 β-受体阻滞剂之间效果并无显著差异，提示其作用表现为类效应[65]。

谨慎调节剂量十分重要，每一次上调剂量后必须严格评估以识别心衰恶化或相关性低血压。上调剂量应当在患者稳定的情形下进行，但除出现心源性休克外，对于失代偿性心衰不应中断 β-受体阻滞剂。尽管通过治疗大多数患者会表现出临床症状改善、心衰进展减慢，但运动耐量仅能略有改善。然而，失代偿性心衰患者总体上入院率却不甚频繁。

禁忌证包括心动过缓、Ⅱ度以上房室传导阻滞、低血压、哮喘及严重反复的 COPD。值得注意的是许多 COPD 患者可以耐受 β-受体阻滞，这类患者成功地参与了比索洛尔治疗心衰的 CIBIS Ⅱ试验[66]。同时应用其他心脏药物可能致使耐受性问题加重。外周血管疾病患者也可能出现 β-受体阻滞剂不耐受。

到目前为止仍缺乏老年心衰患者对 β-受体阻滞的耐受性数据。一些研究表明大多数老年心衰患者可以耐受 β-受体阻滞剂[67]，奈必洛尔干预对老年心力衰竭患者结局和再住院率的影响研究（study of the effects of Nebivolol intervention on outcomes and rehospitalization in seniors with heart failure，SENIORS）试验[68]特别评估了老年心衰患者队列（平均年龄 76 岁）。在该研究中，奈必洛尔显著降低入院率，而对全因死亡率的影响未达到显著差异，且对于 75 岁以上患者作用小于低龄老年人。

β-受体阻滞剂并不是专门用于 HFPEF 治疗；目前的证据表明其对于住院率及死亡率无益[69]。然而该群体患者往往合并其他心血管疾病（尤其是房颤、心绞痛及高血压），此时可能有 β-受体阻滞剂应用指征。

醛固酮拮抗剂

醛固酮是另一个具有广泛有害影响的关键激素，其影响包括使内皮功能恶化、心肌肥厚、后负荷增加，以及心肌纤维化。在 HFREF 中，醛固酮拮抗剂被证明可降低 NYHA 心功能Ⅱ、Ⅲ、Ⅳ级患者的死亡率及住院率[70,71]。在安体舒通疗效评估随机研究（randomized Aldactone evaluation study，RALES）试验中小剂量螺内酯（25～50mg/日）可良好耐受，并使治疗组总死亡率降低 30%。进展性心衰所致死亡及猝死降低程度相同，严重高钾血症的发生率在两组中均呈低水平。在心肌梗死后左心室收缩功能障碍患者中应用醛固酮拮抗剂依普利酮同样观察到了轻微获益[72]。其中，醛固酮拮抗剂可作为 ACEI 或 ARB 的附加用药。螺内酯提高心衰患者运动耐量的证据不足，并且在极高龄老年人中的数据有限。

关于老年心衰患者应用螺内酯的试验表明其应用需谨慎。临床实践中老年人肾功能不全及高钾血症的发生率相比 RALES 试验高达 10 倍，超出 RALES 试验螺内酯适应证范围的不当使用可能导致副作用高发，与试验

中观察到的有益作用相反[73,74]。腹泻、呕吐等并发疾病所致的脱水情况下应用醛固酮拮抗剂往往导致急性肾功能损伤；此时需密切监测肾功能并停用醛固酮拮抗剂几天直至并发疾病得到解决。

螺内酯目前并不适用于 HFPEF 患者；近来的安体舒通治疗射血分数保留的心衰（treatment of preserved cardiac function heart failure with an Aldosterone antagonist，TOPCAT）研究[75]尽管使心衰特异的住院率减少了 17%，但未能降低该群体患者的死亡或住院率复合终点。

地高辛

地高辛被用于心衰的治疗已超过 200 年。它是一种正性肌力药，可抑制影响细胞内钠离子的 Na-K-ATP 酶，结果影响细胞膜上钠-钙交换。地高辛的治疗窗很窄，副作用常见，尤其是在肾功能损伤及低钾血症的老年人。

除其对心脏作用外，地高辛亦是一种弱利尿剂，可导致胃刺激，并有轻度雌激素作用。它亦具有抗胆碱能作用[76]，因而可能增加跌倒和谵妄的风险。在 HFREF 患者中，地高辛提高心输出量和心搏指数，从而改善心衰患者的血流动力学状态。地高辛的副作用在低钾血症患者中更易出现，这是由于钾离子竞争性的结合作用位点。

洋地黄研究组（Digitalis investigation group，DIG）试验[77]研究了地高辛对窦性心律 HFREF 患者的作用，其证据表明地高辛组与安慰剂组的总死亡率无差异。地高辛组的心衰所致死亡减少，而心律失常或心肌梗死所致的死亡存在增加趋势。住院率显著降低。然而该试验实施于目前的三联治疗方法广泛应用之前，因而地高辛可能对标准治疗不耐受或经标准治疗后仍有症状的 HFREF 患者有效。然而地高辛有多种副作用，即使是对于房颤所致心衰患者，地高辛的控制心室率效果可能不及 β-受体阻滞剂。β-受体阻滞剂不仅能更好地控制尤其在运动中的心室率，而且已被证明对死亡率、住院率及症状有益。

对于老年患者需密切监测地高辛治疗。由于肾功能损伤及药物清除率下降，症状性恶心和疲劳可能最为常见，同时可有心动过缓。大量对治疗十分重要的药物与地高辛存在相互作用，尤其是奎尼丁及胺碘酮。地高辛毒性与心衰伴随症状有时难以区分；地高辛也能够造成老年患者谵妄加重。地高辛是入院时最常用的第三种药物，但涉及药物副作用；难治性心衰患者可能获得的收益与这种副作用之间必须谨慎做出权衡。

老年心衰患者地高辛治疗的维持剂量不应当超过 125µg/日，因为高剂量下副作用明显。此外，DIG 试验中干预组血浆地高辛浓度超过 1.2ng/ml，其死亡风险高于安慰剂组[78]。指导调整剂量的应当是临床反应，而不是地高辛水平；地高辛血浆水平不能很好地反映组织水平或药效。

血管紧张素受体拮抗剂

阻断血管紧张素受体可减少血管紧张素 Ⅱ，避免 ACEI 导致的缓激肽水平增高的副作用。一项 meta 分析表明 ARB 或 ACEI 治疗获益相似，但在副作用方面前者更少[79]。比较 ARB 与安慰剂的研究不常见；关于这类研究的 meta 分析表明死亡率降低 13%，具有临界显著性。在近期一项研究 ARB 治疗 HFPEF 作用的 meta 分析中，全因死亡率或心血管相关死亡率未观察到获益[61]，而 CHARM Preserved 研究结果表明应用坎地沙坦者住院率呈降低趋势[80]。

这类药物通常是可以耐受的，应当被作为出现干咳的 ACEI 不耐受患者的治疗选择。然而对于多途径阻滞 RAAS 仍存在担忧，因为这可能使副作用发生率升高，所以限制了这种药物的应用。老年人更容易遭受肾功能损伤、跌倒，或者并发的疾病，因此更易存在双重阻滞带来的风险，这种情况应当避免。关于 HFREF 临床试验的一项 meta 分析证实了在 ACEI 基础上加上 ARB 这种途径不能降低死亡率或住院率，但增加了不良事件的风险[79]。ARB 对于老年患者运动耐量的影响缺乏研究，但 ARB 可能增加运动时间[81]。

伊伐布雷定

降低心率对衰竭的心肌有生理学益处，并且独立于已获得的机制——舒张充盈改善、冠脉血流增多，以及心肌缺血减轻。伊伐布雷定通过阻滞窦房结 I_f 通道而降低心率。大型 I_f 通道阻滞剂伊伐布雷定治疗收缩性心力衰竭（systolic heart failure treatment with the I_f inhibitor Ivabradine trial，SHIFT）试验[82]比较了伊伐布雷定与安慰剂对 6552 名 HFREF 患者的作用，这些患者呈窦性心律且心率大于 70 次/分。患者可能为 β-受体阻滞剂治疗后心率控制不佳或 β-受体阻滞剂不耐受。结果全因死亡率及心血管相关死亡率无明显有意义的降低，但伊伐布雷定组心衰住院率或全因住院率具有显著降低。

因而伊伐布雷定可能作为不耐受足量 β-受体阻滞剂的老年患者的辅助治疗，使其心率降低至 70 次/分以下。伊伐布雷定也具有抗心绞痛作用，故可作为心衰合并心绞痛患者的另一个治疗选择。症状性心动过缓在经伊伐布雷定治疗的患者中发生率较高，这可能对有跌倒风险的患者尤其重要。同样值得注意的是伊伐布雷定对房颤患者无效，因为其选择性作用于窦房结。然而需非常谨慎；SHIFT 试验涉及的老年患者极少，65 岁以上人群获益明显减少。在年轻患者的小规模试验中，伊伐布雷定提高运动耐量及健康相关的生活质量[83-85]；伊伐布雷定的改善程度较之于 β-受体阻滞剂颇高。然而，对于这些发现在老年 HFREF 患者中是否成立是未知的。一项试验表明 HFREF 患者运动耐量提高[86]，但目前并无伊伐布雷定应用于 HFPEF 患者的长期大规模试验。

其他药物

硝酸酯类及肼屈嗪。第一次退伍军人管理局合作心力衰竭试验（first veterans administration cooperative heart failure trial，V-HeFT 1）比较了硝酸异山梨酯及肼屈嗪与哌唑嗪[87]及安慰剂对于 NYHA 心功能 Ⅱ 级或 Ⅲ 级心衰患者的作用。硝酸酯及肼屈嗪组死亡率有轻微改善，并且射血分数及运动表现亦有提高。最值得注意的作用在非洲种族患者中出现，这些发现是由近期关于严重心衰患者的 A-HeFT 研究所证实[88]。它强调了硝酸酯类和肼屈嗪对于具有严重症状的 ACEI 不耐受患者的潜在价值。

正性肌力药物。大多数试验证明长期应用正性肌力药物无效或增加了死亡率[89-91]。静脉短期应用正性肌力药物可能对一些患者有效——例如，作为心室辅助装置的桥梁——但其综合收益存在局限性。

铁剂治疗。心衰往往伴随着贫血。作为一种慢性炎症状态，心衰可能引起慢性疾病性贫血，且合并肾功能不全可能进一步加重贫血。由于其他病理状态所致的铁缺乏可能同时存在，因而加重症状。对于明确的铁缺乏，需调查其原因，并口服补铁。对于慢性疾病性贫血，口服铁剂不足以获益，需静脉补充；对于肾功能损伤患者，还需要促红细胞生成素。静脉补铁对于心衰及血浆铁蛋白低水平患者可改善症状及活动耐量并降低住院率，且上述收益不局限于在基线时即存在贫血的患者[92]。

心律失常治疗。心律失常在心衰患者中普遍存在。房颤患者需应用抗凝药物及在可能的情况下控制心率；β-受体阻滞剂较地高辛更有效且毒性更小。房颤常常是长期的，故转为窦律较困难，并且节律控制在大多数患者中获益很小[93]。室性心律失常在心衰患者中也较为普遍。这类室性心律失常可能导致相当程度的低血压，甚至可能是致命的。目前植入型心律转复除颤器（implantable cardioverter-defibrillator，ICD）是射血分数下降的恶性室性心律失常患者的一线治疗方案，而胺碘酮被用于减少休克发生频次。胺碘酮亦可作为频繁出现心律失常，以及明显衰弱或有共病患者的治疗选择，对于这类患者植入 ICD 可能无法实现生存获益。

抗心绞痛治疗。存在相关心绞痛及心肌缺血的心衰患者应通过传统手段治疗其缺血性心脏病。患者可能需要阿司匹林、β-受体阻滞剂、他汀类、口服硝酸酯类、不降低心率的钙拮抗剂，或其他非药物手段治疗。在有症状的缺血性心脏病及左心室收缩功能受损的患者，左心室功能可能通过冠状动脉旁路手术而改善。这类患者可能存在心肌冬眠区，通过旁路手术可能恢复这些区域。然而大型缺血性心衰手术治疗（surgical treatment for ischaemic heart failure，STICH）试验[94]并未发现血运重建能够降低总体死亡率，尽管手术组心血管疾病死亡率相较于单纯药物治疗组更低。

复合抑制剂。脑啡肽酶（一种降解利钠肽的酶）抑制剂与 ACEI 联合的研究未得到预期的结果，血管性水肿副作用发生率高[95]。而近期一项大型试验显示相比于依那普利治疗，HFREF 患者接受脑啡肽酶抑制剂与血管紧张素受体阻滞剂联合治疗在死亡率、心衰、住院率及症状方面均有显著降低[96]。然而对照组是否接受了恰当的治疗仍存在疑问，并且在临床应用之前，首先需要在更广范围的老年患者中应用这些新药的经验。

多学科团队干预

有证据支持老年心衰患者的多学科干预。在美国一项试验中，专科护士介入、药剂师的用药审查及教育，加之医师干预，可降低住院率并改善症状及生活质量[19]。

基于临床和基于家庭的多学科团队（multidisciplinary team，MDT）模式均已被成功应用。此外，远程监护——如体重及症状——或应用更多复杂的侵入性手段检查血流动力学功能可能是标准治疗的有力补充。系统综述表明通过远程监护及规律的电话随访可降低死亡率及住院率[97]，但需注意，大部分试验参与者平均年龄小于 75 岁，而在老年衰弱共病人群中远程监护的收益并不明确[98]。给予有症状负担及需求定期健康照护者投入，MDT 成员提供的支持可对老年心衰患者的健康状况及日常照护具有很大影响。传统医学对于老年门诊患者来说，当患者需求超出门诊咨询范围时，一些卫生保健专家的协调服务可改善患者的感受。

心衰护理的作用

心衰护理在心衰协同治疗中具有重要地位，包括监测患者症状、对患者宣教及提供护理，以及调整药量。因而心衰护理是 MDT 的关键组成部分。具有复杂治疗需求的老年患者尤其可从心衰护理技术得到良好获益。已有研究证实以心衰护理为首的病例管理可使心衰患者死亡率及再入院率水平降低[99]。

重点考虑生活质量时，心衰护理常常与姑息治疗团队合作，从而更好地控制症状并确保患者处于基于社区的状态而不是在大型医院住院。住院患者更易出现医源性问题，包括谵妄。

其他问题

充血性心力衰竭患者的活动。有良好证据表明至少对于年轻心衰患者，规律的次极量有氧运动或抵抗力训练可改善症状、提高生活质量、降低住院率及死亡率[100,101]。然而很少有研究指导最适合老年心衰患者的分型、病程和运动干预强度。

对于低龄老年患者，心脏康复课程中分组锻炼[102]有效，而在高龄衰弱患者，无论是温和坐位运动[103]还是更剧烈的运动[104]，似乎都无效。因此可能需要更侧重于抗阻训练的治疗方法[105]。

对于存在难以控制的房颤、活动性败血症、失代偿性液体过量、严重主动脉夹层，或恶性室性心律失常（除外 ICD 植入）患者，可能不应当进行锻炼，而对于其他患者，锻炼是十分安全的。锻炼的目标是活动强度最大量的 70%～80%；在实践中则要保证患者仍能讲话。理想的锻炼频率及时长有待确定；但可根据症状及可行性如合适的场所及交通状况而决定。应注意，体育锻炼应当持续进行以获得稳定收益；锻炼一旦中断，提高的活动耐量会迅速丢失。因此锻炼项目应能够在家庭中持续无监督进行，而不是局限于在医院或门诊的监督下完成。对于任何运动干预方案，难点是保证特定疗法可以长期进行，从而使老年患者从中获益。

戒烟。吸烟增加远期心肌缺血事件的风险并直接使组织供氧减少。不论心衰患者年龄，都应积极劝阻其吸烟。对有戒烟意愿的患者，咨询服务仍是干预的基础。对稳定性冠脉疾病及无恶性室性心律失常史的患者，尼古丁替代治疗需谨慎使用，安非他酮可能在经慎重筛选无其他禁忌证的患者中有效。

酒精。酒精对心肌有镇静剂作用，并且也与常见共病有相互作用，尤其是尿失禁，酒精引起的液体过多及敏感性降低可能加重尿失禁。因此老年患者酒精摄入量应限制在每日 1～2 单位及以下，这与目前的群体水平指南相一致。应当强烈鼓励酒精性心肌病患者完全戒酒。

饮食。关于心衰患者饮食的实践指南少之又少。许多老年心衰患者超重，并且尽管肥胖可能进一步降低运动耐受程度，队列研究仍表明超重的心衰患者比正常体重的存活时间更长。随机对照试验并未显示热量限制对心衰的价值，因此即使在肥胖患者亦应当谨慎推荐热量限制。

心脏性恶病质与疾病进展及特殊的不良预后相关。通过饮食途径逆转心肌性恶病质并未在随机试验中出现，但由于恶病质是对蛋白质补充的分解代谢抵抗综合征，饮食途径可能无效。不仅如此，考虑到老年患者常有导致衰弱和营养不良的其他原因，体重不足的心衰患者可能也需要饮食干预。

尽管长期以来限制盐和液体量被视为控制心衰症状的有效途径，一些实际问题仍限制其适用性。应当努力避免液体过量，但限制盐摄入量低于推荐量 6g/日对于老年患者往往难以实现，因为他们往往烹饪习惯根深蒂固并依赖于预先制备的食品，并且认为食盐可增加口味、刺激食欲、增加食物摄入量。

衰弱、肌少症与心衰

衰弱在心衰患者中普遍存在；这并不令人吃惊，因为心衰的几个基本特征，例如，活动耐量低及疲劳，同样是衰弱的表现。15%～45%的心衰患者符合衰弱标准[21]，而另外 30% 患者则处于衰弱前期。衰弱的心衰患者相较于非衰弱患者更容易住院或死亡；有趣的是，无心衰的衰弱患者同样更容易出现心衰事件，这可能是由于伴随的血管疾病及骨骼肌功能障碍所致。

衰弱与肌少症（随着年龄增长而出现的肌肉质量丢失）往往密切相关。然而，年龄性肌少症的特征为 II 型肌纤维丢失及最大肌力下降，而心衰常见的肌病则以耐力下降和 I 型肌纤维的选择性丢失为特征[106]。二者重叠状态在老年患者中可能出现，该领域有待于进一步研究。心衰与肌少症具有一些共同病理生理学特征，包括促炎症细胞因子升高及对 RAAS 系统的激活的有害作用。

对老年心衰患者来说，衰弱评估对预测预后十分重要，并可有助于筛选特定治疗的患者，如心室辅助装置；对此仍需要深入研究。衰弱老年患者最易从老年综合评估中获益；因此，尤其是由非老年医学专家做出的衰弱筛查，可提供一种途径，来决定患者接受心脏病学及老年医学综合治疗是否有特殊价值。

其他疾病的相互作用

心衰在老年患者中并不独立存在，对老年心衰患者的照护本质上是平衡心衰与并存疾病的管理，考虑其身体及精神状态、生活质量及治疗意愿。心衰患者的共病可能导致特殊问题，包括因混淆相关的特定症状而延迟诊断。由于禁忌证及对特定药物治疗的谨慎考虑，治疗选择可能局限，并且患者可能因包括外科疾病的其他问题而住院治疗（如股骨颈骨折）。一些共病在心衰中普遍存在（如心血管疾病、糖尿病、高血压、肾功能不全），可被作为心衰综合征的一部分；在心衰患者中如何管理这些共病已有详尽阐述，此处不作讨论[107]。以下共病状态常常在心衰患者中导致特定问题，并且对于老年心衰患者尤为重要。

慢性阻塞性肺疾病

由于吸烟是心衰和 COPD 的共同危险因素，以上两种综合征常常并存。这可能使诊断更加困难；对于呼吸困难的老年患者，这两种综合征常常均需要检查。作为心衰综合征的潜在病因，严重 COPD 也可能导致右心功能不全。

存在 COPD 的心衰治疗仍涉及 ACEI 及利尿剂；然而在右心室损害的情况下，受损心室需要足够的充盈压，过度利尿可能导致心输出量及血压骤然下降。除非明显的气道可逆性阻塞存在，β-受体阻滞剂可用于许多 COPD 患者。理论上应用 β₁-受体阻滞剂有多种优势。在许多患者中，仅有一项 β-受体阻滞剂经验试验将显示他们是否耐受。

COPD 患者通常有肺动脉高压。肺动脉高压越严重，预后越差，且对于有严重肺动脉高压的患者，肺动脉压力较之于其他心脏指标能够更好地反映预后。

肺康复形式的锻炼是 COPD 治疗的重要组成部分，因此当任何一种情况存在时，均应鼓励进行康复训练。毋庸置疑，应强力推荐戒烟。

尿失禁

尿失禁在老年人中普遍存在，它对于心衰老年患者是一个特殊问题。活动能力和运动耐量下降意味着及时到达洗手间变得困难，利尿剂的应用导致尿量蓄积增多，而征兆很少。这反过来导致了活动受限，因为患者为服用利尿剂后出行而担忧，或者甚至故意不服用利尿剂，以至于出现心衰失代偿。夜尿可能也是心衰患者的一个问题；平卧导致过量的体液由下肢重新分布，增加了肾血流量及尿液排泄。

要避免这些问题应当谨慎调整利尿剂的剂量及时间。分次给药、避免晚间给药，或者应用缓慢起效药物如托拉塞米可能有所帮助[108]。应用阻断剂如 ACEI 及锻炼可能有助于改善活动耐量，从而使患者更快到达洗手间。

认知损害

认知损害在老年心衰患者中普遍存在，几乎可以确定认知损害的两个主要原因与心衰具有共同血管风险因素[6]。一些认知损害综合征在心衰患者中更容易出现，包括谵妄、未达到痴呆诊断标准的血管性认知损害，以及痴呆——如阿尔茨海默病、血管性痴呆，以及混合综合征[109]。任何程度的认知损害均可能导致问题诸如药物依从性问题、自我监测能力（如体重），以及理解和记忆疾病、药物、预后相关信息的能力下降。

这些问题应被预测，并且药物剂量问题管理（如单剂量盒装）、密切接触的护理人员教育、液体管理、饮食准备及药物管理的策略至关重要。心衰本身并不一定是抗胆碱酯酶抑制剂治疗的禁忌证，但应确保患者无潜在房室结或窦房结疾病，或者其他控制心率的药物不会导致心脏传导阻滞。

值得注意的是，心衰患者进展至痴呆的风险高达健康老年人的 2 倍[110,111]。虽然认知损害与低血压、贫血及高血糖有关，但并无证据证明强调这些问题可以阻止或改变其认知损害，而对一些患者可能有改善，尤其是低排出量状态的进展性心衰患者接受治疗后[112]。

抑郁

心衰患者中抑郁者普遍存在，在许多合并慢性疾病的老年患者同样常见。关于抑郁是否确实是心衰患者死亡的独立危险因素一直存在争论，虽然一些证据表明情况可能确实如此，但毫无疑问抑郁可加剧症状并使已经很差的生活质量进一步恶化。

任何时候对患病老年人做出综合评估时均应筛查抑郁，最好应用老年抑郁量表或住院焦虑及抑郁量表等筛查工具。心理干预（尤其是认知行为疗法）仍然是普通老年人群轻到中度抑郁治疗的基石；更加严重的抑郁可能需要药物治疗。心衰治疗的现有数据（特指心衰）混杂。目前并未证明认知行为疗法对于有抑郁的心衰患者有益，且选择性 5-羟色胺再摄取抑制药（selective serotonin reuptake inhibitor，SSRI）结果显示混杂[113]。已知的三环类抗抑郁药心脏毒性副作用意味着应避免应用此类药物。其他证据表明 SSRI 及相关种类药物在心衰患者中应用相对安全。尽管证据证明治疗获益，但许多老年患者仍不愿意接受抗抑郁治疗。

其他考虑因素

合理化用药负担

心衰常常涉及大量额外药物。患者常需因共存疾病而额外用药，这对患者造成了潜在负担（包括经济负担），增加了药物相互作用，并且使治疗依从性下降[114]。

对多种适应证应用心衰治疗是可能的，尤其是对多种血管疾病，这可能有助于降低治疗负担。ACEI 可帮助治疗高血压降低心肌梗死风险；β-受体阻滞剂可用于控制心房颤动（atrial fibrillation，AF）心率、降压及缓解心绞痛。若需要进一步进行抗心绞痛治疗，硝酸酯类可对血压及心衰有益。通过这些途径可减少血管活性药物的使用数量。在一些患者中，限制钠盐摄入及 ACEI 应用甚至可能允许利尿剂停药，随之改善尿失禁和紧急症状。从而可能允许其他针对尿路的药物减量或停药。患者通常对治疗心衰药物依从性好，因为他们常常感受到失能症状，不愿这些症状重现。治疗并存疾病应当慎重。就这一点而言，临床药剂师可对潜在副作用提供及时的建议。

器械治疗

近来心衰器械治疗的两项进展已十分普遍——ICD 和心脏再同步化治疗（cardiac resynchronization therapy，CRT），也称双心室起搏治疗。这两种装置也可结合成一个单独装置（ICD-CRT）。在射血分数显著下降的患者，ICD 可通过对室性心律失常提供及时治疗而降低死亡率[115]。然而对于存在多重共病的老年心衰患者，应用这些装置之前必须合理讨论；这些装置不能改善身体功能或生活质量（并不是除颤造成的身体不适），并且在衰弱特征性多系统衰竭的情况下并不能延长生命。

另外，心脏再同步化治疗对于谨慎筛选的 HFREF 及在左心室间隔与游离壁之间收缩显著不同步（尤其是左束支传导阻滞）患者，能明显改善心脏功能、活动耐量、症状及生活质量。相对轻度疾病（NYHA 心功能Ⅰ、Ⅱ级）患者可获益，严重症状者同样可获益[60,116]。应用这些装置的患者也可耐受其他药物治疗以改善血流动力

学，如 ACEI 及 β-受体阻滞剂。

先进疗法

极少有高龄老年心衰患者适合心脏移植；在许多国家，年龄仍是移植的明确禁忌。左心室辅助装置（left ventricular assist device，LVAD）最新进展带来了应用这种装置作为最终治疗的可能性，而不是仅仅作为移植的桥梁，并且在慎重选择的老年终末期心衰患者，这种装置可避免特定死亡。对 70 岁以上老年人进行移植的经验已在增加[117]，但仍需要谨慎选择以确保这些装置的收益不被高发并发症及治疗的可观负担所影响[118]。

充血性心力衰竭的缓和医疗

对于终末期心衰，有良好证据提示缓和医疗团队能够有效实施症状控制。注重心衰药物治疗途径可延长生存时间，但不幸的是，许多心衰患者并不能舒适地离世。然而目前在心衰患者的照护中，缓和医疗专家的参与已经越来越广泛，部分通过医疗网络进行。缓和医疗专家、全科医师、社区护理团队、心衰专业护理人员、老年医学专家，以及在医疗网络工作的医师为相关健康照护专业人员提供经验的控制症状及临终保健计划和实行的机会。确保缓和治疗专家方案在临终前良好开展十分重要；这些途径能够并且应当被与传统延长寿命疗法一同应用。当心衰进展时，治疗重点由单纯延缓寿命转向缓解症状。有时试图准确预测某一患者的预后存在困难；心衰的疾病发展轨道常常是复发和缓解交替，往往使判断疾病终末状态变得困难。这在老年心衰患者中尤其常见，他们合并衰弱和其他共病，每种并发症对症状、功能和预后都有各自的影响，与心衰相互作用。密切团队合作能够促进缓和医疗在此方面做出最佳选择，而不是过早地撤掉治疗。

沟通是关键。理想状态下，患者应当意识到心衰预后，与乳腺癌和结直肠癌相比更差。当疾病进展时，应当探讨患者是否愿意接受延长寿命治疗，包括住院、插管、心衰恶化时的正性肌力药物支持，以及一旦出现心脏骤停他们是否愿意接受心肺复苏。患者所希望得到的护理人员参与，以及相关讨论的详细记录，在进一步延长寿命治疗无效之前，对患者及其家属做好准备大有帮助。可能对于寿命足够长的老年患者更容易讨论这些问题，但尽管事实如此，讨论仍应非常敏感，由于患者家属往往比患者本人更易因此感到痛苦。

对于临终患者一些药物治疗可能因不能控制症状而被撤除。与此相似，一些装置，尤其是 ICD，当无法继续改善生活质量时可能被撤除，以避免不恰当的电击。难治性呼吸困难可通过小剂量阿片类药物来缓解；老年终末期心衰患者普遍存在的疼痛常被低估[119]。良好的缓和医疗涉及满足患者的一切需求，包括社会心理及精神需求。因而随着疾病进展，既往在疾病进程早期应用于

心衰或其他慢性疾病的局限性医疗模式已越来越不重要。对于心衰终末状态患者，环境可能与任何其他因素同样重要。目标导向的缓和医疗机构（宁养院）可提供一个更加平和的环境，但患者可能更愿意在家庭中度过最后的生命。

结 论

慢性心衰是老年人患病及死亡的主要原因。最优化治疗需要准确的诊断。临床病史及检查结果应当由客观评估来确认，包括胸部放射线、心电图，尤其是超声心动图。

一旦确诊，应按照 ESC 及 AHA 最新指南进行治疗，并尽可能考虑患者的特殊需求。ACEI 和 β-受体阻滞剂应当被试用于所有 HFREF 患者，在适合的案例中若能够耐受，可加用醛固酮拮抗剂。慢性心衰预后不良，并且对于老年患者，重点应放在改善患者生活质量及控制症状，而不仅仅是延缓死亡。

其他治疗应根据对主要疗法的副作用而选择。地高辛、硝酸酯类、肼屈嗪及装置治疗，尤其是双心室起搏治疗，都是有效的辅助治疗。对于所有老年患者，多学科治疗都是十分重要的，并且在心衰照护团队中应当有对老年患者照护经验丰富的人员。除药物治疗外，体育锻炼、戒烟及避免液体和钠盐过量摄入是重要的辅助治疗。

关键点

- 心衰在老年人中普遍存在，且往往与衰弱综合征并存。
- 半数的老年心衰患者存在射血分数保留的心衰（HFPEF）。
- 超声心动图对指导治疗仍十分关键，即使是在极高龄且极度衰弱的患者中。B 型利钠肽也有助于诊断或排除心衰。
- 射血分数下降的心衰治疗应当基于 β-受体阻滞剂及 RAAS 抑制剂，但应注意极少有试验纳入极高龄老年人中。
- 对于射血分数保留的心衰仍少有证据指导治疗。
- 双心室起搏治疗和运动训练可能使特定患者显著获益。
- 老年心衰患者往往存在并存疾病，治疗应当适应并存疾病的巨大负担。
- 多学科途径照护能够改善心衰管理；良好的缓和医疗及临终计划对于老年心衰患者十分重要。

（张秀丽 白 雪 译）

完整的参考文献列表，请扫二维码。

主要参考文献

2. Yousaf F, Collerton J, Kingston A, et al: Prevalence of left ventricular dysfunction in a UK community sample of very old people: the Newcastle 85+ study. Heart 98:1418–1423, 2012.
3. McMurray JJ, Adamopoulos S, Anker SD, et al: ESC guidelines for the diagnosis and treatment of acute and chronic heart failure 2012: the Task Force for the Diagnosis and Treatment of Acute and Chronic Heart Failure 2012 of the European Society of Cardiology. Developed in collaboration with the Heart Failure Association (HFA) of the ESC. Eur Heart J 33:1787–1847, 2012.
4. Yancy CW, Jessup M, Bozkurt B, et al: 2013 ACCF/AHA guideline for the management of heart failure: a report of the American College of Cardiology Foundation/American Heart Association Task Force on Practice Guidelines. J Am Coll Cardiol 62:e147–e239, 2013.
11. McDonagh TA, Morrison CE, Lawrence A, et al: Symptomatic and asymptomatic left-ventricular systolic dysfunction in an urban population. Lancet 350:829–833, 1997.
13. Owan TE, Hodge DO, Herges RM, et al: Trends in prevalence and outcome of heart failure with preserved ejection fraction. N Engl J Med 355:251–259, 2006.
19. Rich MW, Beckham V, Wittenberg C, et al: A multidisciplinary intervention to prevent the readmission of elderly patients with congestive heart failure. N Engl J Med 333:1190–1195, 1995.
30. Fleg JL: Alterations in cardiovascular structure and function with advancing age. Am J Cardiol 57:33C–44C, 1986.
44. Masoudi FA, Havranek EP, Wolfe P, et al: Most hospitalized older persons do not meet the enrollment criteria for clinical trials in heart failure. Am Heart J 146:250–257, 2003.
56. Abdulla J, Abildstrom SZ, Christensen E, et al: A meta-analysis of the effect of angiotensin-converting enzyme inhibitors on functional capacity in patients with symptomatic left ventricular systolic dysfunction. Eur J Heart Fail 6:927–935, 2004.
68. Flather MD, Shibata MC, Coats AJ, et al: Randomized trial to determine the effect of nebivolol on mortality and cardiovascular hospital admission in elderly patients with heart failure (SENIORS). Eur Heart J 26:215–225, 2005.
70. Pitt B, Zannad F, Remme WJ, et al: The effect of spironolactone on morbidity and mortality in patients with severe heart failure. Randomized Aldactone Evaluation Study Investigators. N Engl J Med 341:709–717, 1999.
77. The effect of digoxin on mortality and morbidity in patients with heart failure. N Engl J Med 336:525–533, 1997.
80. Yusuf S, Pfeffer MA, Swedberg K, et al: Effects of candesartan in patients with chronic heart failure and preserved left-ventricular ejection fraction: the CHARM-Preserved Trial. Lancet 362:777–781, 2003.
82. Swedberg K, Komajda M, Bohm M, et al: Ivabradine and outcomes in chronic heart failure (SHIFT): a randomised placebo-controlled study. Lancet 376:875–885, 2010.
93. Roy D, Talajic M, Nattel S, et al: Rhythm control versus rate control for atrial fibrillation and heart failure. N Engl J Med 358:2667–2677, 2008.
97. Pandor A, Thokala P, Gomersall T, et al: Home telemonitoring or structured telephone support programmes after recent discharge in patients with heart failure: systematic review and economic evaluation. Health Technol Assess 17:1–207, 2013.
101. O'Connor CM, Whellan DJ, Lee KL, et al: Efficacy and safety of exercise training in patients with chronic heart failure: HF-ACTION randomized controlled trial. JAMA 301:1439–1450, 2009.
102. Austin J, Williams R, Ross L, et al: Randomised controlled trial of cardiac rehabilitation in elderly patients with heart failure. Eur J Heart Fail 7:411–417, 2005.
111. Vogels RL, Scheltens P, Schroeder-Tanka JM, et al: Cognitive impairment in heart failure: a systematic review of the literature. Eur J Heart Fail 9:440–449, 2007.
113. Woltz PC, Chapa DW, Friedmann E, et al: Effects of interventions on depression in heart failure: a systematic review. Heart Lung 41:469–483, 2012.
116. Cleland JG, Daubert JC, Erdmann E, et al: The effect of cardiac resynchronization on morbidity and mortality in heart failure. N Engl J Med 352:1539–1549, 2005.

第40章 | 冠状动脉疾病的诊断和治疗

Wilbert S. Aronow

老年人最常见的死亡原因是冠状动脉疾病（coronary artery disease，CAD）。冠状动脉粥样硬化在老年人中非常普遍，解剖研究显示大于 70 岁的老年人中其患病率至少 70%。老年女性 CAD 的患病率与老年男性相似[1]。在一项研究中，1160 名平均年龄 80 岁的男性中发现临床 CAD 的人数为 502 名（43%），2462 名平均年龄 81 岁的女性中发现临床 CAD 的人数为 10

19 名（41%）[1]；经过 46 个月的随访，新出现的冠脉事件（心肌梗死或心脏性猝死）的发病率在老年男性为 46%，在老年女性中为 44%[1]。

老年人符合以下情况可诊断为 CAD：冠脉血管造影提示明显 CAD 证据，心肌梗死（myocardial infarction，MI）病史，典型心绞痛且负荷试验提示心肌缺血，或心脏性猝死。心脏性猝死作为一种 CAD 的临床表现形式，其发病率随年龄的增长而增加。

临床表现

在 CAD 的老年患者中，劳累后呼吸困难是比心绞痛的典型胸痛更为常见的一种临床表现。这种呼吸困难通常是劳累性的，其与左心室顺应性下降合并缺血从而导致左心室舒张末期压力短暂性升高有关。因为老年人的活动是有限的，所以其心绞痛较少与劳累相关。与年轻人相比，老年人的心绞痛很少表现为胸骨后胸痛，而且很少描述为剧烈而短暂。老年人的心绞痛可发生于餐后上腹部的烧灼样疼痛或表现为后背或肩部疼痛。老年患者广泛冠状动脉疾病所致的不稳定型心绞痛可表现为与急性 MI 不相关的急性肺水肿[2]。

在老年人中，表现为肩部或背部疼痛的心肌缺血可能被误诊为退行性关节疾病，表现为上腹部疼痛的心肌缺血可能被误诊为消化道溃疡疾病。夜间或餐后上腹部烧灼样不适可能被误诊为裂孔疝或食道反流，而不是诊断为 CAD 引起的心肌缺血。老年患者中共病的存在，同样可能把症状误诊为心肌缺血。

患有 CAD 的老年人可表现为无症状心肌缺血[3-5]。一项前瞻性研究纳入 195 名平均年龄 80 岁的男性和 771 名平均年龄 81 岁的女性，24 小时动态心电图检测到无症状心肌缺血的人数为男性 133 人（68%），女性 256 人（33%）[5]；经过 45 个月的随访，没有无症状心肌缺血的老年男性中，新发冠脉事件的发病率为 44%，而有无症状心肌缺血的老年男性新发冠脉事件的发病率高达

90%[5]；经过 47 个月的随访，没有无症状心肌缺血的老年女性中，新发冠脉事件的发病率为 43%，而有无症状心肌缺血的老年女性中其发病率高达 88%[5]。

老年 CAD 患者经常无胸痛表现的原因目前还不清楚。

识别与未识别的心肌梗死

Pathy[6]的研究中，387 名急性 MI 的老年患者，19% 出现胸痛，56% 出现呼吸困难、神经系统症状或胃肠道症状，8% 表现为猝死，17% 出现其他症状。另一项包含 110 名急性 MI 老年患者的研究显示，21% 的患者没有症状，22% 表现为胸痛，35% 表现为呼吸困难，18% 有神经系统症状，4% 出现胃肠道症状（框 40-1）[7]。其他研究亦显示在急性 MI 的老年患者中呼吸困难和神经系统症状发生率高[8-10]，在这些研究中，呼吸困难发生率分别为 22%（87 名患者中）[8]、42%（777 名患者中）[9]和 57%（96 名患者中）[10]；神经系统症状发生率分别为 16%（87 名患者中）[8]、30%（777 名患者中）[9]和 34%（96 名患者中）[10]。

框 40-1　110 名急性心肌梗死老年患者出现的症状

- 呼吸困难出现在 35% 的患者中。
- 胸痛出现在 22% 的患者中。
- 神经系统症状出现在 18% 的患者中。
- 胃肠道症状出现在 4% 的患者中。
- 21% 的患者表现为无症状。

改编自 Aronow WS. Prevalence of presenting symptoms of recognized acute myocardial infarction and of unrecognized healed myocardial infarction in elderly patients. Am J Cardiol 60: 1182, 1987

同心肌缺血一样，一些急性 MI 患者可能完全没有症状或症状不典型，导致患者本人或医生没有识别出急性 MI。有研究报道，老年患者中 21%～68% 的 MI 未被识别或无症状[7,11-17]。一些研究同时发现，未识别 MI 的患者，其新发冠脉事件（包括再发 MI、室颤和猝死）的发病率接近[11,14-16,18]或高于[19]可识别诊断的 MI 的患者。

急性 MI 的老年患者中，无病理性 Q 波的非 ST 段抬高型 MI（non-ST-segment elevation MI，NSTEMI）的患病率高于病理性 Q 波的 ST 段抬高型 MI（ST-segment elevation MI，STEMI）[20-22]。研究中，连续 91 例年龄 70 岁和以上的患者，平均年龄 78 岁，61 例为 NSTEMI（75%）[21]。2001～2010 年，4 017 376 例 65 岁及以上的

患者，64.3%为 NSTEMI[22]。在此期间，65～79 岁急性 MI 患者中 STEMI 的发生率减少 16.4%，80 岁及以上急性 MI 患者 STEMI 的发生率减少 19%。

诊 断 技 术

静息心电图

除了诊断近期或陈旧 MI 以外，静息心电图还可以显示缺血性 ST 段压低、心律失常、传导阻滞，以及左心室肥厚，这些均与进一步冠脉事件的发生有关。一项平均随访 37 个月的研究显示，伴有缺血性 ST 段压低大于或等于 1mm 的老年患者，其进展为新发冠脉事件的可能性是没有明显 ST 段压低老年患者的 3.1 倍[23]；缺血性 ST 段压低 0.5～0.9mm 的老年患者，其进展为新发冠脉事件的可能性是没有明显 ST 段压低老年患者的 1.9 倍[23]。一项平均随访 45 个月的研究显示，在老年患者中起搏心律、房颤、复杂室性早搏、左束支传导阻滞、室内传导阻滞及 2 度 II 型房室传导阻滞与更高的新发冠脉事件发病率有关[24]。很多研究同样显示，心电图提示左心室肥厚的老年患者新发冠脉事件的发病率更高[25-27]。

许多研究已经发现，在患有 CAD 的老年患者中，复杂的室性心律失常与更高的新发冠脉事件（包含心脏性猝死）发病率相关[28-31]。新发冠状动脉事件的发病率在复杂室性心律失常和左心室射血分数异常[28]或左心室肥厚[29]的老年患者中显著升高。一项研究纳入 395 名平均年龄 80 岁、CAD 男性患者，经过 45 个月的随访发现，24 小时动态心电图检测到复杂室性心律失常可显著增加新发冠脉事件的发生率达 2.4 倍[30]。771 名平均年龄 81 岁、CAD 女性患者，经过 47 个月的随访发现，24 小时动态心电图检测到复杂室性心律失常显著增加新发冠脉事件的发生率达 2.5 倍[30]。一项纳入 2192 名 70～79 岁、未患 CAD 的门诊志愿者的研究，随访超过 8 年发现重要的基础心电图异常（Q 波、束支传导阻滞、房颤或房扑，或明显 ST-T 改变）与冠脉事件风险增加 50% 有关，并独立于传统危险因素[32]。ST-T 的轻微改变与冠脉事件风险增加 35% 有关，亦独立于传统危险因素[32]。

负荷试验

运动负荷试验

Hlatky 和其同事[33]发现，运动心电图在大于 60 岁的老年人中诊断 CAD 的敏感性达 84%，特异性达 70%。Newman 和 Phillips[34]的研究显示运动心电图诊断 CAD 的敏感性达 85%，特异性为 56%，阳性预测值为 86%。在这两项平板运动试验的研究中，随年龄增长运动心电图诊断的敏感性增加这一现象，可能与老年人患 CAD 更加普遍和严重有关。

运动负荷试验在患 CAD 的老年患者中还有预测预

后的价值[35-37]。Deckers 和其同伴[37]的研究显示，48 名 65 岁或以上的、可完成运动负荷试验的急性 MI 后患者，其 1 年死亡率为 4%；而 63 名不能完成运动负荷试验的急性 MI 后患者 1 年死亡率达 37%。

应用铊灌注显像、放射性核素心室造影及超声心动图的运动负荷试验亦有助于 CAD 的诊断和预测预后[38-40]。Iskandirian 和同事[38]的研究显示铊-201 心肌灌注运动负荷显像可用于 CAD 老年患者的危险分层；449 名年龄 60 岁或以上的老年患者，经过 25 个月的随访，其心脏性死亡或非致命性 MI 的风险在正常显像的人群中不到 1%，在单支血管铊-201 灌注异常的患者中其风险为 5%，在多支血管铊-201 灌注异常的患者中其风险为 13%。

药物负荷试验

静脉铊标记双嘧达莫显像可用于明确不能耐受平板或脚踏车运动负荷试验的老年患者是否存在 CAD [41]。在 70 岁或以上的患者中，静脉铊标记双嘧达莫显像用于诊断 CAD 的敏感性可达 86%，特异性达 75%[41]。一项纳入 120 名 70 岁以上患者的研究中，腺苷超声心动图诊断 CAD 的敏感性为 66%，特异性达 90%[42]；独立于冠状动脉危险因素，腺苷超声心动图异常预示着 3 倍的未来冠脉事件风险[42]；多巴酚丁胺超声心动图对诊断 CAD 的敏感性达 87%，特异性达 84%[42]；多巴酚丁胺超声心动图异常预示 7.3 倍的未来冠脉事件风险[42]。在 101 名年龄大于 70 岁的患者中，铊标记双嘧达莫显像对 CAD 的敏感性及特异性分别为 86% 和 75%，而在年轻患者中，两者分别为 83% 和 70%[43]。多巴酚丁胺负荷超声心动图在一项纳入 227 名大于 80 岁老人并随访 3 年的研究中预测其全因死亡率增加 2.7 倍，其重要心血管事件增加 3.2 倍[44]。

心电图

动态心电图

24 小时动态心电图对检测不能耐受平板或脚踏车运动负荷试验的疑似 CAD 老年患者有意义，这些患者可因高龄、间歇性跛行、骨骼肌肉系统障碍、心力衰竭或肺疾病不能耐受运动负荷试验。24 小时动态心电图中显示的缺血性 ST 段改变与短暂的心肌灌注异常及左心室收缩功能障碍有关，这种改变可能与症状相关，亦可能没有任何症状，后者被称为无症状心肌缺血。无症状心肌缺血可预测老年 CAD 患者未来的冠脉事件，包括心血管死亡率[3-5,31,45-47]。无症状心肌缺血合并复杂室性心律失常[31]、左心室射血分数异常[45]或超声心电图左心室肥厚[47]的老年患者，其新发冠脉事件的发病率明显增高。

信号平均心电图

121 名 MI 后老年患者，24 小时动态心电图检测为无症状复杂室性心律失常且左心室射血分数大于或等于 40%[48]，行信号平均心电图（signal-averaged electrocardiography，SAECG），经 29 个月的随访，SAECG 阳性对预测心脏性猝死的敏感性、特异性、阳性预测值和阴性预测值分别为 52%、68%、32% 和 83%；非持续性室速对预测心脏性猝死的敏感性、特异性、阳性预测值和阴性预测值分别为 63%、70%、38% 和 87%；SAECG 阳性同时出现非持续性室速对其预测分别为 26%、89%、41% 和 81%[48]。

多层螺旋 CT 和磁共振成像

一项多层螺旋 CT 血管造影（multislice computed tomography angiography，MSCTA）与非侵入性冠状动脉造影磁共振成像（magnetic resonanceimaging，MRI）直接对照的研究在 129 名平均年龄 64 岁的可疑 CAD 患者中进行[49]，MSCTA 与 MRI 对大于管腔直径 50% 的冠状动脉狭窄检出的敏感性分别为 82% 对 54%，特异性分别为 90% 对 87%；MSCTA 的阴性预测值轻微高于 MRI（95% 对 90%）；在这项研究中，与 MRI 相比 74% 的患者首选 MACTA。研究中 MSCTA 相对于 MRI 更高的诊断准确率与另外两项研究的 meta 分析结果一致[50,51]。

为检测 64 排螺旋 CT 及运动负荷试验在诊断阻塞性 CAD 患者的敏感性、特异性、阳性预测值及阴性预测值，在 145 名平均年龄为 67 岁的可疑 CAD 患者中行 64 排螺旋 CT 及冠脉血管造影，其中 47 人行运动负荷试验[52]。在 145 名患者中，64 排螺旋 CT 诊断阻塞性 CAD 的敏感性达 98%，特异性为 74%，阳性预测值 90%，阴性预测值 94%。在 47 名患者中，运动负荷试验诊断阻塞性 CAD 的敏感性为 69%，特异性为 36%，阳性预测值为 78%，阴性预测值仅为 27%；而 64 排螺旋 CT 这四项指标分别高达 100%、73%、92% 及 100%。在诊断阻塞性 CAD 中，64 排螺旋 CT 较运动负荷试验有着更高的敏感性、特异性、阳性预测值及阴性预测值[52]。无须进行有创冠脉造影，螺旋 CT 评估心肌血流和血流储备分数的能力亦可更加精准地评估血流动力学严重的冠脉病变[53]。未识别的 MI 可被静息心电图、超声心动图、核素显像或心血管 MRI 检查出来[54]。

冠状动脉危险因素

吸烟

心血管健康研究显示，在 5201 名 65 岁及以上的男性和女性中，吸烟超过 50 年烟龄（每年超过 50 包，pack-year）使 5 年死亡率增加 1.6 倍[55]。老年收缩期高血压研究的试验项目显示吸烟是心血管事件、MI/猝死的第一预测因子[56]。一项覆盖 3 个社区、包含 7178 名 65 岁及以上老年人、并随访 5 年的研究结果显示，男性吸烟者及女性吸烟者的心血管疾病死亡的相对风险分别

是 2.0 及 1.6[57]；已戒烟者心血管疾病死亡的发生率与从未吸烟者相似[57]。一项研究中，664 名平均年龄 80 岁的男性随访 40 个月，1488 名平均年龄 82 岁的女性随访 48 个月，当前吸烟增加新发冠脉事件相对风险在男性中为 2.2 倍，女性中为 2.0 倍[58]。在冠状动脉手术研究中登记的老年男性和女性，经过 6 年随访，与在登记前已戒烟者相比，仍然吸烟者 MI 或死亡的相对风险在 65~69 岁的人群中是 1.5 倍，70 岁及以上人群中是 2.9 倍[59]。

吸烟的老年男性和女性应该被强烈鼓励戒烟，以减少 CAD 及其他心血管疾病的进展。戒烟将减少 CAD、其他心血管疾病的死亡率及老年男性和女性的全因死亡率。一项戒烟项目应该被创立[60]。

高血压

老年患者两次以上就诊，每次测量血压两次以上收缩压均大于或等于 140mmHg，即可诊断为收缩期高血压[61]；同样，如舒张期血压大于或等于 90mmHg，可诊断为舒张期高血压[61]。一项纳入生活在社区中的 1819 名平均年龄 80 岁老年人的研究显示，高血压的患病率在老年非洲裔美国人中为 71%，老年亚洲人中为 64%，老年西班牙人中为 62%，老年白人中为 52%[62]。

如果收缩期血压大于或等于 140mmHg，而舒张期血压小于 90mmHg，可诊断为老年单纯收缩期高血压[61]。大约 2/3 的患高血压的老年患者是单纯收缩期高血压[62]。

单纯收缩期高血压和舒张期高血压均可增加老年患者 CAD 的发病率和死亡率[63]。与舒张期血压升高相比，收缩期血压升高是 CAD 发病率和死亡率更大的危险因素[63]。收缩期或舒张期血压越高，老年男性和女性 CAD 的发病率和死亡率越高。在 5202 名老年男性和女性的心血管健康研究中显示，上臂收缩期血压大于 169mmHg 与 5 年死亡率增加 2.4 倍相关[55]。

在弗雷明汉（Framingham）心脏研究中，65 岁及以上老年人经过 30 年的随访发现，收缩期高血压与老年男性和女性 CAD 的发病率增高有关[64]；舒张期高血压与老年男性 CAD 的发病率有关，而与老年女性 CAD 的发病率无关[64]。664 名平均年龄 80 岁的男性随访 40 个月，1488 名平均年龄 82 岁的女性随访 48 个月，收缩期或舒张期高血压增加新发冠脉事件的相对风险在男性中为 2.0 倍，女性中为 1.6 倍[58]。来自弗雷明汉的最新数据还提示脉压增加的重要性，其可估测大动脉的僵硬度。1924 名 50~79 岁的男性和女性中，收缩压大于或等于 120mmHg，CAD 的 20 年风险升高与较低的舒张期血压有关，提示更高的脉压差是一项重要的危险因素[65]。在弗雷明汉心脏研究中，包含 1061 名 60~79 岁的男性和女性，最强的 CAD 预测因子是脉压（风险比=1.24）[66]。

患有高血压的老年患者应该被限盐，必要时减轻体重，停用血压升高的药物，戒烟和戒酒，增加运动，减少饮食中的饱和脂肪和胆固醇，维持饮食中充足的钾、

钙和镁的摄入。另外，在患高血压的老年男性和女性中，降压药已被证实可减少 CAD 事件[67-75]。

高龄老年高血压研究（hypertension in the very elderly trial，HYVET）纳入 3845 名年龄 80 岁及以上的老年患者，平均年龄 84 岁，平均坐位血压 173/90mmHg，随机分为吲达帕胺组必要时加用培哚普利与双盲安慰剂组[75]；此研究在 2 年时提前结束（平均随访 1.8 年），因为降压药物治疗可明显降低致死或非致死性脑卒中 30%，减少致死性脑卒中 39%，减少全因死亡率达 21%，减少心血管源性死亡率达 23%，减少心力衰竭达 64%[75]。

老年 CAD 患者应使其血压降低至低于 140/90mmHg，如合并糖尿病或慢性肾病血压应低于 140/90mmHg[61]。大多数高血压患者应接受两种或更多的降压药物以使其血压达到目标值[61]。伴有高血压的 CAD 患者应选用 β-受体阻滞剂和血管紧张素转换酶（angiotensin-converting enzyme，ACE）抑制剂[61,76]，如果需要第三种降压药，应给予噻嗪类利尿剂[61]。

左心室肥厚

心电图左心室肥厚和心彩超左心室肥厚的老年男性和女性，其发展新发冠脉事件的风险增高[25-27,29,77]。在一项包含 406 名老年男性和 735 名老年女性、随访 4 年的弗雷明汉研究中，心彩超左心室肥厚对预测老年男性新发冠脉事件的敏感性是心电图左心室肥厚的 15.3 倍，对预测老年女性新发冠脉事件的敏感性是心电图左心室肥厚的 4.3 倍[77]。在一项 360 名高血压或 CAD 的男性和女性、平均年龄 82 岁、随访 37 个月的研究中，心彩超左心室肥厚对预测新发冠脉事件的敏感性是心电图左心室肥厚的 4.3 倍[26]。

医生应努力阻止老年 CAD 患者左心室肥厚的发生和发展。一项包含 109 项研究的 meta 分析结果显示 ACE 抑制剂较其他降压药物更有效地减少左心室质量[78]。

血脂异常

众多研究显示高血清总胆固醇是老年男性和女性新发或复发冠脉事件的危险因素之一[58,79-81]。664 名老年男性经 40 个月的随访，1488 名老年女性经 48 个月的随访，结果表明血清总胆固醇增加 10mg/dl 增加男性和女性新发冠脉事件相对风险 1.12 倍[58]。

低血清高密度脂蛋白（high-density lipoprotein，HDL）胆固醇是老年男性和女性新发冠脉事件的危险因素之一[58,79,82-84]。在弗雷明汉研究中[79]、为老年人建立的人群流行病学研究中[81]、大规模养老院患者队列研究中[58]，低血清 HDL 胆固醇是较血清总胆固醇更为有力的新发冠脉事件预测因子。664 名老年男性经 40 个月的随访，1488 名老年女性经 48 个月的随访，结果显示血清 HDL 胆固醇降低 10mg/dl 增加男性新发冠脉事件相对风险 1.7 倍、女性 1.95 倍[58]。

高甘油三酯血症是老年女性新发冠脉事件的危险因素之一，但在老年男性中不是[58,79]。老年男性经 40 个月随访，老年女性经 48 个月随访，结果显示血清甘油三酯水平不是男性新发冠脉事件的危险因素，是女性新发冠脉事件一种较弱的危险因素[58]。

众多研究证实他汀类药物可减少老年 CAD 男性和女性新发的冠脉事件[85-98]。在这些研究中老年人群中新发冠脉事件的绝对减少较年轻人群更加显著。一项前瞻性观察研究，纳入 488 名男性和 922 名女性，平均年龄 81 岁，伴陈旧 MI 和低密度脂蛋白（low-density lipoprotein，LDL）胆固醇≥125mg/dl，48% 的人接受他汀类药物治疗[89]；经过 3 年随访，他汀类药物减少新发冠脉事件 50%[89]；在这项研究中，LDL 胆固醇水平越低，新发冠脉事件的减少越显著[89]。

心脏保护研究中，1263 人入组时年龄 75～80 岁随访至 80～85 岁，辛伐他汀显著减少主要血管事件达 28%。辛伐他汀将血清 LDL 胆固醇水平从低于 116mg/dl 降至低于 77mg/dl，导致血管事件明显减少 25%[88]。

在心脏保护研究中，3500 人初始血清 LDL 胆固醇水平低于 100mg/dl[88]；这部分人经辛伐他汀治疗，血清 LDL 胆固醇从 97mg/dl 降至 65mg/dl，风险降低与那些血清 LDL 胆固醇水平更高的患者相类似。心脏保护研究的调查者推荐，不管初始血清血脂水平、年龄或性别，心血管事件高风险患者均应接受他汀类药物治疗[88]。

基于这些和其他的数据[89,95-98]，美国心脏病学会（American College of Cardiology，ACC）/美国心脏协会（American Heart Association，AHA）指南[60]和更新的美国国家胆固醇教育计划Ⅲ指南[99]规定：对于极高危患者，低于 70mg/dl 的血清 LDL 胆固醇水平是合理的临床目标。

一项基于 9 项随机试验的 meta 分析，涵盖 19 569 名 65～82 岁应用他汀类药物二级预防的患者[100]。经过 5 年时间，他汀类药物分别减少全因死亡率 22%、CAD 死亡率 30%、非致命性 MI 26%、血运重建 30% 和脑卒中 25%。估计每治疗 28 人可挽救 1 人的生命[100]。

2013 ACC/AHA 血脂指南推荐 75 岁及以下年龄、伴动脉硬化性心血管疾病（arteriosclerotic cardiovascular disease，ASCVD）的成年人应用高剂量他汀类药物（瑞舒伐他汀每天 20～40mg 或阿托伐他汀每天 40～80mg），除禁忌证外，此为Ⅰ类推荐[101]。中等剂量或高剂量他汀类药物用于管理伴 ASCVD 的 75 岁以上患者是合理的，此为Ⅱa 类推荐。21 岁及以上年龄人群伴血清 LDL 胆固醇水平≥190mg/dl 应给予高剂量他汀类药物治疗，此为Ⅰ类推荐。糖尿病患者年龄在 40～75 岁并且血清 LDL 胆固醇水平为 70～189mg/dl，作为其初级预防应给予中等剂量他汀类药物，此为Ⅰ类推荐；如汇集队列方程计算 10 年 ASCVD 风险大于或等于 7.5%，应给予高剂量他汀类药物，此为Ⅱa 类推荐。糖尿病患者年龄在 21～39 岁或大于 75 岁并且血清 LDL 胆固醇水平为 70～189mg/dl，作为其初级预防应给予中等剂量或高剂量他汀类药物，此为Ⅱa类推荐。不伴有糖尿病或ASCVD的年龄在40～75岁的成人，如血清LDL胆固醇水平为70～189mg/dl，并且汇集队列方程计算10年ASCVD风险大于或等于7.5%，应给予高剂量或中等剂量他汀类药物，此为Ⅰ类推荐。不伴有糖尿病或ASCVD的年龄在40～75岁的成人，如血清LDL胆固醇水平为70～189mg/dl，并且汇集队列方程计算10年ASCVD风险为5%～7.4%，应给予中等剂量他汀类药物，此为Ⅱa类推荐[101]。

糖尿病

糖尿病是老年男性和女性新发冠脉事件的危险因素之一[58,79,102]。在心血管健康研究中，空腹血糖升高（>130mg/dl）增加5年死亡率1.9倍[55]。664名老年男性经40个月的随访，1488名老年女性经48个月的随访，结果表明糖尿病增加男性新发冠脉事件相对风险1.9倍、女性1.8倍[58]。老年糖尿病不伴CAD者新发冠脉事件的发病率高于老年CAD非糖尿病患者[103]。

糖尿病患者较非糖尿病者更多的肥胖、更高的血清LDL胆固醇和甘油三酯水平、更低的血清HDL胆固醇水平。糖尿病患者较非糖尿病者高血压及左心室肥厚患病率更高。这些危险因素导致糖尿病患者较非糖尿病者新发冠脉事件发病率增加。年龄的增长进一步放大这些危险因素带来的差异并导致更高的CAD风险。

伴微量白蛋白尿的糖尿病较不伴微量白蛋白尿糖尿病者CAD血管造影结果更加严重[104]。糖尿病还有一个明显趋势，HbA1c水平越高，CAD病变血管越多[105]。

老年糖尿病患者应接受饮食治疗，必要时减轻体重和必要时药物治疗以控制高血糖。HbA1c水平应控制于低于7%[60,106,107]。应同时控制吸烟、高血压、血脂异常、肥胖和缺乏体力活动等危险因素。糖尿病患者应按2013 ACC/AHA血脂指南推荐应用他汀类药物[101]。血压应降低至低于140/90mmHg[61]。应选用二甲双胍[107]。伴CAD的患者应避免应用磺脲类药物[108,109]。

肥胖

在弗雷明汉心脏研究中，肥胖是老年男性和女性新发CAD事件的独立危险因素[110]。腰臀圆周比评估的腹部脂肪不均匀分布同样被证实是老年男性和女性心血管疾病、CAD死亡率，以及总死亡率的危险因素之一[111,112]。

超重的CAD男性和女性必须减轻体重。这是控制轻度高血压、高血糖、血脂异常的首要途径。治疗肥胖应在饮食的基础上配合有氧运动，身体质量指数应降至18.5～24.9kg/m²[54]。

缺乏体力活动

缺乏体力活动与肥胖、高血压、高血糖和血脂异常有关。一项历时12年的檀香山心脏研究指出，65岁及

以上的体力活动的男性与不运动的男性相比，CAD的相对危险是0.43[113]。心血管心脏研究指出，缺乏温和或剧烈运动将增加老年男性和女性的5年死亡率[55]。

温和的运动方式适合老年人，包括散步、爬楼梯、游泳或骑自行车。然而，任何运动方式都必须要注意保护好自己，因为这个年龄段是受伤的高危人群。高级卫生保健计划提供的团体或指导讲座，包括有氧课程，尤其令人心动。运动训练项目不仅可以预防冠心病（coronary heart disease，CHD），并且还被发现可以提高老年MI后患者的运动耐量和身体机能[114,115]。

稳定型心绞痛的治疗

硝酸甘油可用于减轻急性心绞痛发作，可通过舌下含服片剂或舌下喷剂的方式给药[116]。长效硝酸酯类药物可以预防心绞痛复发，提高心绞痛发作前的运动时间，减轻运动诱发的缺血性ST段压低[117,118]。为预防硝酸酯类药物耐药，推荐应用长效硝酸酯制剂时保证12～14h的硝酸酯空白间期。必要时在硝酸酯空白间期应用其他抗心绞痛药物。

β-受体阻滞剂可预防心绞痛复发并可预防新发冠脉事件[119]。β-受体阻滞剂同样可延长心绞痛发作前的运动时间，并减轻运动诱发的缺血性ST段压低[119]。除非有用药禁忌，β-受体阻滞剂应和长效硝酸酯类药物一起应用于所有心绞痛患者。抗血小板药物如阿司匹林或氯吡格雷，同样应该应用于所有心绞痛的患者以减少新发冠脉事件[120-122]。

没有钙通道阻滞剂用于CAD患者治疗的Ⅰ类证据[60]。但是，如果在应用了β-受体阻滞剂和硝酸酯类药物后，心绞痛症状仍持续存在，长效的钙通道阻滞剂作为抗心绞痛药物，如地尔硫卓或维拉帕米可应用于左心室收缩功能正常的老年CAD患者，氨氯地平或非洛地平则可以用于左心室收缩功能异常的CAD患者[116]。

雷诺嗪可以减少心绞痛发作及硝酸甘油的使用频率，提高心绞痛发作前的运动持续时间，且对心率和血压没有明显影响[123,124]。当心绞痛症状不能被其他抗心绞痛药物充分控制时，可以联合使用雷诺嗪[116,125,126]。推荐剂量为雷诺嗪缓释片750mg或1000mg日2次。

如果强化药物治疗后心绞痛症状仍然持续发作，应考虑冠状动脉血管成形术或冠状动脉搭桥手术（coronary artery bypass surgery，CABS）的冠脉血运重建[127,128]。此外，在老年稳定CAD患者中，优化药物治疗的基础上应用经皮冠状动脉介入治疗（percutaneous coronary intervention，PCI）对全因死亡或MI的5年发病率无明显改善或恶化[129]。对应用抗心绞痛药物和冠脉血运重建治疗后仍有发作的稳定型心绞痛，其他的治疗方法已在其他文献中讨论[116]。

急性冠脉综合征

不稳定型心绞痛是冠状动脉粥样硬化斑块破裂致冠状动脉血流严重减少而导致的短暂的综合征，它可以引起新发的心绞痛或是使原有心绞痛恶化[130]。斑块破损处的血栓引起短暂的冠状动脉闭塞或接近全闭，可发生和导致静息时的心绞痛发作。这种血栓可能不稳定并造成短暂的血流梗阻。由血小板引起的缩血管物质释放以及由内皮血管舒张功能障碍导致的血管收缩，可引起冠脉血流的进一步减少，一些患者发生 NSTEMI 心肌坏死。NSTEMI 患者的肌钙蛋白 I/T 或肌酸激酶-MB 水平会增高，而不稳定型心绞痛者不增高。

老年患者出现不稳定型心绞痛应住院治疗，并根据他们的危险分层，可能需要在重症监护病房监护治疗[131]。一项前瞻性研究，纳入 177 名因急性冠脉综合征（91 名女性，86 名男性）住院的连续非选择性患者，年龄在 70~94 岁，其中诊断为不稳定型心绞痛、NSTEMI 及 STEMI 分别占总数的 54%、34% 和 12%[132-134]；94% 的老年男性患者和 80% 的老年女性患者通过冠状动脉血管造影被诊断为阻塞性 CAD[131]。

不稳定型心绞痛和非 ST 段抬高型心肌梗死的治疗

不稳定型心绞痛和 NSTEMI 患者的治疗应该从急诊开始启动。诱发不稳定型心绞痛的可逆因素应被识别并纠正。那些发绀、呼吸困难、充血性心衰或高危患者应该吸氧；应根据动脉血氧饱和度指导氧疗，血氧饱和度超过 94% 可停止吸氧。当心绞痛的胸痛症状在应用硝酸甘油后无法立刻减轻或急性肺淤血和/或过度激动时应给予静脉注射硫酸吗啡。

对于无用药禁忌的不稳定型心绞痛和 NSTEMI 患者都应该使用阿司匹林，并应长期应用[134,135]。在初次用药时应嚼服而不是吞服以确保迅速吸收。

ACC/AHA 2011 年指南更新数据：对于早期未进行介入治疗或是已经接受 PCI 的不稳定型心绞痛和 NSTEMI 的住院患者，除了长期应用阿司匹林，应加用氯吡格雷。选择冠脉外科手术的患者氯吡格雷应停用 5~7 天[135]。如果拟行 PCI，且低出血风险、既往没有脑卒中及缺血事件的病史、年龄小于 75 岁、体重大于 60kg，并且暂不考虑 CABS 治疗，推荐将氯吡格雷替换为普拉格雷[136]。如果拟行 PCI，亦可将氯吡格雷更换为替格瑞洛，但阿司匹林剂量每天不能超过 100mg[137,138]。如果病情允许，任何外科手术前至少停用替格瑞洛 5 天。基于来自氯吡格雷预防不稳定型心绞痛复发事件（Clopidogrel in unstable angina to prevent recurrent event，CURE）试验[139,140]和氯吡格雷通过观察减少事件发作（Clopidogrel for the reduction of event during observation，CREDO）试验[141]

的数据，不稳定型心绞痛和 NSTEMI 患者每天服用阿司匹林 81mg 加上氯吡格雷 75mg 且至少一年。

在急诊，不稳定型心绞痛和 NSTEMI 患者应立即使用硝酸酯类药物[135,142]。硝酸甘油 0.4mg 舌下含服或喷服，间隔 5min 达 3 次后症状仍没有完全减轻的患者，应给予起始剂量静脉 β-受体阻滞剂及持续静脉应用硝酸甘油[135,142]。不伴持续顽固症状的患者可以选择局部或口服应用硝酸酯类药物[135,142]。

如无用药禁忌证，急诊应静脉应用 β-受体阻滞剂，并序贯口服药物治疗并长期应用[135,142]。静脉美托洛尔每 1~2min 可增加 5mg，5min 重复一次直到达 15mg，序贯 100mg 日 2 次口服。目标静息心率为 50~60 次/分。

没有禁忌证的情况下应口服 ACE 抑制剂并长期应用[135,142]。尽管已应用硝酸酯类药物和 β-受体阻滞剂仍有持续或反复心肌缺血发作的患者，维拉帕米或地尔硫卓应加用于没有左心室收缩功能障碍患者的治疗方案中（Ⅱa 级证据）[135,142]。钙通道阻滞剂对不稳定型心绞痛的作用仅限于控制症状[135,142]。对于那些即使应用了强化药物治疗仍有严重心肌缺血持续性或频繁发作的患者，或在冠脉造影术前后血流动力学不稳定者，可以应用主动脉内气囊反搏治疗[135,142]。

对于计划行冠状动脉血管成形术的患者，在使用阿司匹林、氯吡格雷和肝素的基础上应该同时使用血小板糖蛋白 Ⅱb/Ⅲa 抑制剂[135,142]。计划 24h 内行冠脉血管成形术的不稳定型心绞痛和 NSTEMI 患者可应用阿昔单抗 12~24h[135,142]。那些持续心肌缺血、肌钙蛋白 I/T 升高或伴其他高危因素且无有创性处置计划的患者，应该在使用阿司匹林和低分子量肝素或普通肝素的基础上加用依替巴肽或替罗非班[135,142]。

不稳定型心绞痛和 NSTEMI 患者不推荐静脉溶栓治疗[135,142]。强化药物治疗仍不稳定的患者不需要无创危险分层可立即行冠脉血管造影[142]。为减少冠脉事件及死亡率，高危患者应行冠脉血管重建[135,142-144]。

基于现有数据，ACC/AHA 2013 指南推荐急性冠脉综合征的患者如果没有用药禁忌均应给予他汀类药物治疗[101]。他汀类药物在出院后应长期应用[95,99,101,142,145]。

对于无用药禁忌的患者在出院后应继续使用阿司匹林、氯吡格雷、β-受体阻滞剂及 ACE 抑制剂。如有心肌缺血症状应使用硝酸酯类药物。在硝酸酯类药物和 β-受体阻滞剂联合治疗仍有缺血症状发生时，应该使用长效非二氢吡啶类钙通道阻滞剂。绝经后妇女不推荐应用激素治疗[146,147]。

ST 段抬高型心肌梗死的治疗

急性 MI 引起胸痛应予吗啡、硝酸甘油和 β-受体阻滞剂[148,149]。如果动脉血氧饱和度低于 94%，应给予吸氧。从急性 MI 发生的第一天开始就应该给予阿司匹林并长期应用以降低冠脉事件及死亡率[76,121,122,143-145,149-151]。

首剂阿司匹林应嚼服而不是吞服。为减少冠脉事件及死亡率，阿司匹林基础上应加用氯吡格雷[152,153]。急性 MI 应早期静脉应用 β-受体阻滞剂、序贯口服 β-受体阻滞剂并长期服用（表 40-1）以减少冠脉事件及死亡率[76,145,149,154-161]。急性心肌梗死 24h 内应使用 ACEI 类药物并长期应用（表 40-2）以减少冠脉事件及死亡率[76,149,161-167]。只要没有用药禁忌，所有急性 MI 患者均应给予他汀类药物并长期应用[101,149]。出院后应继续长期服用他汀类药物以减少冠脉事件和死亡率[99,101,145]。

表 40-1　β-受体阻滞剂对心肌梗死后老年患者死亡率的影响

研究	随访时间	结果
哥德堡（Goteborg）研究[154]	90 天	与安慰剂组对比，美托洛尔明显降低 65~74 岁年龄段患者死亡率 45%
挪威（Norwegian）多中心研究[155]	17 个月（最长 33 个月）	与安慰剂组对比，噻吗洛尔明显降低 65~74 岁年龄段患者死亡率 43%
挪威多中心研究[156]	61 个月（最长 72 个月）	与安慰剂组对比，噻吗洛尔明显降低 65~74 岁年龄段患者死亡率 19%
β-受体阻滞剂心脏病发作研究[157]	25 个月（最长 36 个月）	与安慰剂组对比，普萘洛尔明显降低 60~69 岁年龄段患者死亡率 33%
卡维地洛心肌梗死后左心室功能障碍研究[158]	1.3 年	与安慰剂组对比，卡维地洛明显降低平均年 63 岁患者死亡率 23%，降低心血管源性死亡率 24%，减少非致命性心肌梗死 40%，降低全因死亡率或非致命性心肌梗死 30%

ACC/AHA 指南数据显示没有 I 类推荐在急性 MI 期间和 MI 后应用钙通道阻滞剂[76]。但是，如果老年患者在 MI 后即使应用硝酸甘油和 β-受体阻滞剂仍存在持续的心绞痛症状，并且不能耐受冠脉血管重建，或者使用其他药物不能充分控制高血压，这时如左心室射血分数正常，可加用非二氢吡啶类钙通道阻滞剂，如维拉帕米或地尔硫卓；如果左心室射血分数异常，氨氯地平或非洛地平可加入治疗方案中。

ACC/AHA 指南指出，急性 MI 行冠脉成形术或外科冠脉血管重建术患者，以及急性 MI 伴体循环栓塞高风险的人群（如大面积或前壁 MI 患者、心房颤动、肺或体循环栓塞病史、左心室血栓）应静脉应用肝素[76,149]。在未经静脉肝素治疗的急性 MI 患者，ACC/AHA 指南推荐皮下注射肝素 7500U 日两次至 24~48h，以减少深静脉血栓的发生[76,149]。

溶栓治疗对年龄小于 75 岁的 STEMI 患者是有益的[76,149,150,168-171]。对于 75 岁以上急性 MI 患者，溶栓治疗是有益还是有害，现有数据还不能得出结论[153]。然而数据支持冠脉成形术应用于合适的急性 MI 患者，无论 75 岁以下或以上患者都可以减少冠脉事件及死亡率[171-178]。除非患者出现心源性休克，不然大于或等于 85 岁的老年

STEMI 患者行侵入性治疗应具有较长的生存期及较好的生活质量[179]。老年 STEMI 患者静脉应用促红细胞生成素可增加心血管事件的发生[180]。

心肌梗死后的治疗

老年 MI 后患者应按照本章节中先前已经讨论过的那样，强化治疗可控制的冠脉危险因素。阿司匹林或氯吡格雷应长期口服以减少新发冠脉事件和死亡率[76,120-122,145,181,182]。ACC/AHA 指南中长期口服抗凝药物治疗在以下情况作为 I 类推荐：①MI 后患者不能耐受每天阿司匹林或氯吡格雷的 MI 二级预防；②MI 后患者合并房颤；③MI 后患者合并左心室血栓[76]。长期华法林治疗应调整剂量以使国际标准化比值（international normalizratio，INR）维持在 2.0~3.0[76]。

除非有用药禁忌，β-受体阻滞剂（表 40-1）和 ACE 抑制剂（表 40-2）应长期应用以减少新发冠脉事件和死亡率[76,145,154-168,183-185]。长效硝酸酯类药物是有效的抗心绞痛和抗心肌缺血的药物[116-118]。没有 I 类推荐在 MI 后应用钙通道阻滞剂[76,145]。

表 40-2　血管紧张素转换酶抑制剂对心肌梗死后老年患者死亡率的影响

研究	随访时间	结果
存活与左心室扩大研究[165]	42 个月（最长 60 个月）	年龄≥65 岁心肌梗死且 LVEF≤40% 的患者，与安慰剂组对比，卡托普利降低死亡率 25%
急性梗死雷米普利（Ramipril）研究[166]	15 个月	年龄≥65 岁心肌梗死伴心衰临床证据患者，与安慰剂组对比，雷米普利降低死亡率 36%
心肌梗死存活长期评价研究[167]	1 年	年龄≥65 岁早期心肌梗死的患者，与安慰剂组对比，佐芬普利降低死亡率或严重心衰 39%
群多普利（Trandolapril）心脏评估研究[183]	24~50 个月	平均年龄 68 岁，LVEF≤35%，与安慰剂组对比，群多普利降低患早期心肌梗死患者死亡率 33%，减少无心肌梗死患者死亡率 14%
心脏结果预防评估研究[184]	4.5 年（最长 6 年）	患者年龄≥55 岁，伴心肌梗死（53%），心血管疾病（88%）或糖尿病（38%），但无心衰或 LVEF 异常，雷米普利可减少心肌梗死、猝死或心血管源性死亡率 22%
欧洲培哚普利减少稳定冠脉疾病患者心脏事件研究[185]	4.2 年	平均年龄 60 岁，伴冠脉疾病且无心衰，与安慰剂组对比，培哚普利减少心血管源性死亡、心肌梗死或心脏骤停 20%

注：LVEF. 左心室射血分数

Teo 和同事[186]分析了纳入 20 342 人的随机对照试验，以调查钙通道阻滞剂在 MI 后在作用，应用钙通道阻滞剂的患者死亡率非显著，升高 4%[186]。在这项研究中，β-受体阻滞剂显著降低 53 268 人的死亡率 19%[186]。

在另一项研究中，老年 MI 后患者应用 β-受体阻滞剂较未应用者 2 年死亡率下降 43%，2 年心脏源性再住院减少 22%[187]。MI 后应用钙通道阻滞剂替代 β-受体阻滞剂，死亡风险是应用 β-受体阻滞剂的 2 倍[187]。

醛固酮拮抗剂

一项纳入 6632 名 MI 后患者的随机对照试验，左心室射血分数均≤40%，伴心力衰竭或糖尿病，服用 ACE 抑制剂或血管紧张素受体阻滞剂，75%的患者服用 β-受体阻滞剂，经过 16 个月的随访，与安慰剂组对比，每天应用 50mg 依普利酮可显著降低死亡率 15%，减少心血管源性死亡或因心血管事件住院治疗 13%[188]。ACC/AHA 指南推荐，MI 后患者应用 ACE 抑制剂加 β-受体阻滞剂后，如左心室射血分数≤40%伴心衰或糖尿病，且无明显肾损伤或高钾血症，应加用醛固酮拮抗剂[60,145]。

心肌梗死后抗心律失常治疗

一项 59 个随机对照试验的 meta 分析，包含 23 229 名患者，以研究 MI 后 I 类抗心律失常药物的作用，结果显示接受 I 类抗心律失常药物的患者死亡率明显高于未接受抗心律失常患者 14%[186]。这 59 项试验中，没有任何试验表明 I 类抗心律失常药物可减少死亡率[186]。

在心脏心律失常抑制试验 I 和 II 中，高龄同样增加 MI 后患者应用恩卡胺、氟卡胺或莫雷西嗪的不良反应的可能性包括死亡[189]。老年 CAD 患者，无论其左心室射血分数是否正常，无论其是否存在室性心动过速，与不应用抗心律失常药物相比，应用奎尼汀或普鲁卡因胺不能减少死亡率[190]。

经过 1 年随访，D,L-索他洛尔较安慰剂不能减少 MI 后患者的死亡率[191]。应用 D-索他洛尔的患者经过 148 天的随访，死亡率（5%）还较安慰剂组明显升高[192]。基于现有的数据，MI 后患者不宜应用 I 类抗心律失常药物或索他洛尔。

在欧洲 MI 胺碘酮实验中，1486 名 MI 后幸存伴左心室射血分数≤40%者，随机分为胺碘酮组（743 名患者）或安慰剂组（743 名患者）[193]；经过 2 年的随访，103 名应用胺碘酮的患者和 102 名应用安慰剂的患者已经死亡[193]。在加拿大胺碘酮 MI 抗心律失常试验中，1202 名 MI 后幸存者伴非持续性室性心动过速或复杂性室性心律失常，随机分为胺碘酮组或安慰剂组[194]；胺碘酮对抑制室速和复杂性室性心律失常非常有效；然而，经过 1.8 年的随访，胺碘酮组和安慰剂组的死亡率无明显差异[194]。另外，胺碘酮组 36%的患者因除去终点事件的其他原因永久性停用药物。

在心源性猝死心力衰竭试验（sudden cardiac death in heart failure trial，SCDHEFT）中，2521 名充血性心力衰竭（congestive heart failure，CHF）II 级或 III 级的患者，LVEF 35%，静息心电图平均 QRS 间期 120ms，随机分为安慰剂组、胺碘酮治疗组或自动植入式心律转复除颤器（automatic implantable cardioverter-defibrillator，AICD）

组[195]。经过 46 个月的中位随访，与安慰剂组相比，胺碘酮增加死亡率 6%，无显著差异；ICD 治疗显著降低全因死亡率达 23%[195]。另一项纳入 14 700 急性 MI 患者的研究，伴 CHF 和/或 LV 功能不全，其中 825 人平均年龄 70 岁应用胺碘酮，结果显示胺碘酮与超急期和晚期全因死亡或心血管死亡有关[196]。

在西雅图心脏骤停研究中：常规药物与胺碘酮对比研究中，平均每天接受 158mg 胺碘酮的患者 2 年时肺毒性发生率为 10%[197]；经过 5 年的治疗胺碘酮不良反应发生率接近 90%[198]；基于这些数据，MI 后患者不宜应用胺碘酮。

然而，β-受体阻滞剂已经被研究证实可以减少 MI 后非持续性室速或伴复杂室性心律失常患者的死亡率，无论其左心室射血分数是否正常[199-202]。基于这些数据，老年 MI 后患者应使用 β-受体阻滞剂，尤其是伴非持续性室速或伴复杂室性心律失常的患者，除非有明确的用药禁忌。

在抗心律失常药物与植入式除颤器对比试验中，纳入 1016 名患者，平均年龄 65 岁，有室颤或严重持续性心动过速的病史，随机分为 AICD 组和胺碘酮或 D,L-索他洛尔药物治疗组[203]；AICD 组患者一年死亡率下降 39%，两年下降 27%，三年下降 31%[203]。如果 MI 后患者存在危及生命的室速或室颤，应植入 AICD。

多中心自动除颤器植入试验（multicenter automatic defibrillator implantation trial，MADIT）II 纳入 1232 名患者，平均年龄 64 岁，陈旧 MI 并且左心室射血分数小于或等于 30%，随机给予 AICD 治疗或传统内科治疗[204]；经过 20 个月的随访，对比传统内科治疗组，AICD 组全因死亡率明显下降 31%（从 19.8%降至 14.2%）[204]；根据年龄、性别、左心室射血分数、NYHA 心功能分级和 QRS 间期进行危险分层，AICD 对各组生存率的提高作用相似[204]。

在 MADIT II 中，AICD 组心源性猝死在 574 名年龄小于 65 岁的患者中显著减少 68%，在 455 名年龄 65～74 岁的患者中显著减少 65%，在 204 名 75 岁的患者中显著减少 68%[205]。348 名高龄 AICD 治疗的患者中位生存期超过 4 年[206]。这些数据支持伴随左心室射血分数≤30%的老年 MI 后患者考虑 AICD 的预防性植入治疗。

激素替代治疗

心脏的雌激素/孕激素替代研究（heart estrogen/progestin replacement study，HERS）纳入 2763 名明确 CAD 的女性，采用随机双盲安慰剂对照方法观察冠脉事件，以研究激素治疗的效果[207]；经过 4.1 年的随访，无论是主要终点（非致命性 MI 或 CAD 死亡）还是任一心血管次要终点，激素治疗组和安慰剂组均无明显差异；然而，在第一年，因 CAD 导致的非致命性 MI 或死亡的发病率在激素治疗组显著高于安慰剂组 52%[207]；激素治疗组的女性，静脉血栓栓塞事件的发病率显著高于安慰剂组 289%，需外科手术的胆囊疾病发病率明显高于安慰剂组 38%。

心脏的雌激素/孕激素替代研究经过 6.8 年的随访，

激素治疗未能减少伴 CAD 的女性患者心血管事件发生的风险[208]。研究者总结：激素治疗不应该应用于降低缺血性心脏病（ischemic heart disease，IHD）女性患者冠脉事件的风险[184]。此研究经 6.8 年的随访，激素治疗组全因死亡非显著性增加 10%，静脉血栓栓塞总的发病率较安慰剂组显著增加 208%，胆道手术总的发病率明显增加 48%，任一肿瘤的总的发病率增加 19%，无显著差异，骨折总的发病率增加 4%，无显著差异[208]。

接种流感疫苗

队列研究和一项随机临床研究证据显示，每年接种季节性流感疫苗可预防心血管疾病的发病率和心血管疾病患者的死亡率[209]。ACC/AHA 指南建议 CAD 患者或患其他血管动脉粥样硬化疾病的患者作为二级预防接受灭活流感疫苗肌内注射，此为 I 类推荐[145,209]。

冠脉血运重建

单纯内科治疗是老年人 MI 后的首选治疗（框 40-2）。老年人 MI 后行血运重建的 2 个适应证是：延长生存期和减轻优化内科治疗后仍存在的不适症状。一项前瞻性研究纳入 305 名患者，年龄大于或等于 75 岁，至少服用两种抗心绞痛药物后仍有顽固性胸痛，其中 150 人被随机分为最佳的内科治疗组，155 人被随机分入有创性治疗组中[127,128]；在有创治疗组中，74% 行冠脉血运重建（54% 行冠脉血管成形术，20% 行冠状动脉搭桥术）；6 个月的随访中，内科治疗组 1/3 的患者因不能控制的症状行冠脉血运重建治疗；经过 6 个月的随访，内科治疗组中死亡、非致命性 MI、因急性冠脉综合征入院（49%）显著高于有创性治疗组（19%）[127]。老年患者行冠脉血管成形术[210]或冠脉搭桥术[211,212]的血运重建治疗仍被广泛讨论。一项医疗保险的观察研究，纳入 262 700 位患者，平均年龄 73 岁，药物涂层支架较金属裸支架显示出更低的死亡率（25%）和 MI 的发生率（23%），但这一结果尚需随机对照试验证实[213]。ACC 和 AHA 已经建议 PCI 和 CABS 指南[214]。MI 如果实施冠脉血运重建，必须继续强化内科治疗。

框 40-2　老年患者心肌梗死后的内科治疗方法

1. 戒烟。
2. 应用 β-受体阻滞剂和 ACE 抑制剂治疗高血压，血压应 < 140/90mmHg。
3. 高剂量他汀类药物治疗（瑞舒伐他汀，每天 20~40mg，或阿托伐他汀，每天 40~80mg）。
4. 糖尿病、肥胖、缺乏体力活动应该被治疗。
5. 阿司匹林或氯吡格雷、β-受体阻滞剂和 ACE 抑制剂应该终身服用，除非存在药物禁忌证。
6. 长效硝酸酯类药物对抗心绞痛和抗心肌缺血有效。
7. 没有心肌梗死后应用钙通道阻滞剂的 I 类推荐。
8. 管理年度疫苗预防季节性流感。
9. 心肌梗死后患者不应应用 I 类抗心律失常药、索他洛尔或胺碘酮。
10. 心肌梗死后心源性猝死高风险患者应植入自动植入式心律转复除颤器。

11. 绝经后女性心肌梗死后不应给予激素替代治疗。
12. 老年人心肌梗死后行血运重建的 2 个指征是延长生存期和减轻优化内科治疗后仍存在的不适症状。

关键点

- 冠脉危险因素
  - 年龄
  - 吸烟
  - 高血压
  - 左心室肥厚
  - 血脂异常
  - 糖尿病
  - 肥胖
  - 缺乏体力活动
- 稳定型心绞痛的治疗
  - β-受体阻滞剂
  - 硝酸盐
  - 如果心绞痛持续可将钙通道阻滞剂作为第 3 种药物加用
  - 如果心绞痛持续可加用雷诺嗪作为第 4 种药物加用
- MI 后的治疗
  - 治疗可控的危险因素
  - 阿司匹林
  - β-受体阻滞剂
  - 血管紧张素转换酶抑制剂
  - 高剂量他汀
  - 运动训练计划
  - 每年流感疫苗接种
  - 如临床需要植入心律转复除颤器
  - 如临床需要行冠脉血运重建

（胡翠竹　译，齐国先　校）

完整的参考文献列表，请扫二维码。

主要参考文献

1. Aronow WS, Ahn C, Gutstein H: Prevalence and incidence of cardiovascular disease in 1160 older men and 2464 older women a long-term health care facility. J Gerontol A Biol Sci Med Sci 57A:M45–M46, 2002.
7. Aronow WS: Prevalence of presenting symptoms of recognized acute myocardial infarction and of unrecognized healed myocardial infarction in elderly patients. Am J Cardiol 60:1182, 1987.
21. Woodworth S, Nayak D, Aronow WS, et al: Comparison of acute coronary syndromes in men versus women > or = 70 years of age. Am J Cardiol 90:1145–1147, 2002.
23. Aronow WS: Correlation of ischemic ST-segment depression on the resting electrocardiogram with new cardiac events in 1,106 patients over 62 years of age. Am J Cardiol 64:232–233, 1989.
27. Aronow WS, Ahn C, Kronzon I, et al: Congestive heart failure, coronary events, and atherothrombotic brain infarction in elderly

blacks and whites with systemic hypertension and with and without echocardiographic and electrocardiographic evidence of left ventricular hypertrophy. Am J Cardiol 67:295–299, 1991.

28. Aronow WS, Epstein S, Koenigsberg M, et al: Usefulness of echocardiographic abnormal left ventricular ejection fraction, paroxysmal ventricular tachycardia, and complex ventricular arrhythmias in predicting new coronary events in patients over 62 years of age. Am J Cardiol 61:1349–1351, 1988.

29. Aronow WS, Epstein S, Koenigsberg M, et al: Usefulness of echocardiographic left ventricular hypertrophy, ventricular tachycardia and complex ventricular arrhythmias in predicting ventricular fibrillation or sudden cardiac death in elderly patients. Am J Cardiol 62:1124–1125, 1988.

30. Aronow WS, Ahn C, Mercando A, et al: Prevalence and association of ventricular tachycardia and complex ventricular arrhythmias with new coronary events in older men and women with and without cardiovascular disease. J Gerontol A Biol Sci Med Sci 57A:M178–M180, 2002.

52. Ravipati G, Aronow WS, Lai H, et al: Comparison of sensitivity, specificity, positive predictive value, and negative predictive value of stress testing versus 64-multislice coronary computed tomography angiography in predicting obstructive coronary artery disease diagnosed by coronary angiography. Am J Cardiol 101:774–775, 2008.

60. Smith SC Jr, Allen J, Blair SN, et al: ACC/AHA guidelines for secondary prevention for patients with coronary and other atherosclerotic vascular disease: 2006 update: endorsed by the National Heart, Lung, and Blood Institute. Circulation 113:2363–2372, 2006.

61. Aronow WS, Fleg JL, Pepine CJ, et al: ACCF/AHA 2011 expert consensus document on hypertension in the elderly: a report of the American College of Cardiology Foundation Task Force on Clinical Expert Consensus Documents developed in collaboration with the American Academy of Neurology, American Geriatrics Society, American Society for Preventive Cardiology, American Society of Hypertension, American Society of Nephrology, Association of Black Cardiologists, and European Society of Hypertension. J Am Coll Cardiol 57:2037–2114, 2011.

75. Beckett NS, Peters R, Fletcher AE, et al: Treatment of hypertension in patients 80 years of age or older. N Engl J Med 358:1887–1898, 2008.

88. Heart Protection Study Collaborative Group: MRC/BHF heart protection study of cholesterol lowering with simvastatin in 20,536 high-risk individuals: a randomised placebo-controlled trial. Lancet 360:7–22, 2002.

89. Aronow WS, Ahn C: Incidence of new coronary events in older persons with prior myocardial infarction and serum low-density lipoprotein cholesterol = 125 mg/dL treated with statins versus no lipid-lowering drug. Am J Cardiol 89:67–69, 2002.

90. Aronow WS, Ahn C, Gutstein H: Reduction of new coronary events and of new atherothrombotic brain infarction in older persons with diabetes mellitus, prior myocardial infarction, and serum low-density lipoprotein cholesterol = 125 mg/dL treated with statins. J Gerontol A Biol Sci Med Sci 57:M747–M750, 2002.

91. Aronow WS, Ahn C: Frequency of new coronary events in older persons with peripheral arterial disease and serum low-density lipoprotein cholesterol = 125 mg/dL treated with statins versus no lipid-lowering drug. Am J Cardiol 90:789–791, 2002.

94. Deedwania P, Stone PH, Merz CNB, et al: Effects of intensive versus moderate lipid-lowering therapy on myocardial ischemia in older patients with coronary heart disease: results of the Study Assessing goals in the Elderly (SAGE). Circulation 115:700–707, 2007.

101. Stone NJ, Robinson J, Lichtenstein AH, et al: 2013 ACC/AHA guideline on the treatment of blood cholesterol to reduce atherosclerotic cardiovascular risk in adults: a report of the American College of Cardiology/American Heart Association Task Force on Practice Guidelines. J Am Coll Cardiol 63:2889–2934, 2014.

116. Aronow WS, Frishman WH: Angina in the elderly. In Aronow WS, Fleg JL, Rich MW, editors: Cardiovascular disease in the elderly, ed 5, Boca Raton, FL, 2013, CRC Press, pp 215–237.

125. Fihn SD, Gardin JM, Abrams J, et al: 2012 ACCF/AHA /ACP/AATS/PCNA/SCAI/STS guideline for the diagnosis and management of patients with stable ischemic heart disease: a report of the American College of Cardiology Foundation/American Heart Association Task Force on Practice Guidelines and the American College of Physicians, American Association for Thoracic Surgery, Preventive Cardiovascular Nurses Association, Society for Cardiovascular Angiography and Interventions, and Society of Thoracic Surgeons. J Am Coll Cardiol 60:e44–e164, 2012.

146. Hulley S, Grady D, Bush T, et al: Randomized trial of estrogen plus progestin for secondary prevention of coronary heart disease in postmenopausal women. JAMA 280:605–613, 1998.

149. O'Gara PT, Kushner FG, Ascheim DD, et al: 2013 ACCF/AHA guideline for the management of ST-elevation myocardial infarction: executive summary: a report of the American College of Cardiology Foundation/American Heart Association Task Force on Practice Guidelines developed in collaboration with the American College of Emergency Physicians and Society for Cardiovascular Angiography and Interventions. Circulation 127:529–555, 2013.

161. Aronow WS, Ahn C, Kronzon I: Reduction of incidences of new coronary events and of congestive heart failure by beta blockers alone, by angiotensin-converting enzyme inhibitors alone, and by beta blockers plus angiotensin-converting enzyme inhibitors with prior myocardial infarction and asymptomatic left ventricular systolic dysfunction. Am J Cardiol 88:1298–1300, 2001.

201. Aronow WS, Ahn C, Mercando AD, et al: Effect of propranolol versus no antiarrhythmic drug on sudden cardiac death, total cardiac death, and total death in patients > or = 62 years of age with heart disease, complex ventricular arrhythmias, and left ventricular ejection fraction > or = 40%. Am J Cardiol 74:267–270, 1994.

第 **41** 章

衰弱老年心脏病患者诊疗及护理中的实际问题

George A. Heckman，Kenneth Rockwood

介　　绍

尽管近几十年来在发达国家，心血管疾病的死亡率呈下降趋势，但心血管疾病的负担仍然是巨大的[1]。冠心病（coronary artery disease，CAD）、获得性心脏瓣膜疾病（valvular heart disease，VHD）和心力衰竭（heart failure，HF）的患病率随着年龄的增加而增加，导致在老龄化的背景下这些疾病的发病率呈明显上升[2]。40岁以后出现有症状的 CAD 的终身风险，男性为 49%，女性为 32%[2]。首次患心肌梗死的年龄，男性平均为64.9 岁，女性为 72.3 岁[2]。死于 CAD 的患者中，超过80% 为 80 岁及以上的老人。获得性 VHD 的发病率也随年龄增长，从 65 岁以下的小于 2% 到 75 岁以上的13%[3]。从人口的角度来看，二尖瓣反流（mitral regurgitation，MR）是最常见的 VHD 形式，其次是主动脉瓣狭窄（aortic stenosis，AS）[3]，然而一项欧洲大型研究表明，VHD 患者中，AS 较 MR 普遍，其发病率分别为 43% 和 32%。同样，心衰的发生率也随着年龄增长明显增高，80 岁以上患者发生心衰的比例为 20%[2]。

尽管在老年患者中心脏病的负担是最大的，但治疗的推荐常来自于针对相对年轻的或相对健康的高度选择的患者的临床试验。从既往的研究看，由于老年患者常进行多种治疗及患有与年龄相关的并发症[4]，相当比例的老年患者在进行临床研究时被排除在外。至今仍如此[4,5]。而且，临床研究通常观察"硬性终点事件"如死亡率、死亡或其他心血管事件，而这些终点事件对于老年患者来讲并不重要，老年患者以生活质量、认知功能水平或在社区中保持功能独立性作为评定标准。最近发布的高龄老年高血压研究（hypertension in the very elderly trial，HYVET），报道了一些这方面的进展，同样也存在很明显的问题[6]。这是一项随机多中心对照研究，纳入了 3845例 80 岁及以上的老年患者，应用吲达帕胺单药或联合培哚普利降压治疗 2 年，结果是患者可以耐受，而且治疗降低了脑卒中、死亡和心衰的风险。试验参与者中认知功能减退的情况两组没有差异[7]。与之前的大多数临床研究相比，HYVET 研究的主要目标人群为老年患者，平均年龄 84 岁，因此，在高血压的治疗策略中填补了一个空白。然而，与普通人群相比，HYVET 研究中，研究对象共病情况少，无精神异常，而功能减退、照顾负担、机构化这样的终点事件未进行报道。因此，医生面临着如何将临床试验的结果应用到真正老年患者中这样困难的工作，本章旨在提出一个框架，为临床医生帮助衰弱老年心脏病患者确定最适合的治疗方案提供帮助。

老年人的治疗决策：需要考虑年龄因素吗？

患有心血管疾病的老年患者，尽管证据已经明确，在一些病例中，老年人较年轻人获益更多，但老年人按照指南进行治疗的可能性常常是很低的[8-12]。基于这些，可以认为老龄化是一种同质现象，所有的老年心血管患者需要同样的临床手段。很明显，人的年龄与成功程度相关，伊丽莎白女王（Queen Elizabeth）和纳尔逊·曼德拉（Nelson Mandela）在他们 80 岁时还表现得非常出色，一些 80 多岁的老人则需要在家里进行照顾了，其他一些人则需要在机构中进行照顾。就健康而言，衰老是一个不均匀的过程，仅以年龄作为治疗决策的依据是不够的。

衰老中的一些异质性可以解释慢性病的进展。根据加拿大国家人口健康调查，无慢性病的人口比例随年龄增长下降，其比例从 40～59 岁的 44% 降至 80 岁及以上人口的 12%[13]。相反，在相同的年龄段，患有 3 种或更多慢性病人群比例分别从 12% 提高到 41%。然而，在成功老龄化和非成功老龄化的区别上反映出来的不是慢性病的多少，而是潜在衰弱的体现（参见第 14 章）。尽管对于衰弱还没有可操作的统一的概念，但衰弱可以理解为是一种由于生理储备下降导致的脆性增加的状态，常发生在但不完全在老年人中[14]。衰弱不是慢性病所独有的，一些有慢性病的老年患者是衰弱的，一些不是。还有一小部分衰弱的老年患者没有慢性病史[15]。然而一个系统性综述表明，在临床和亚临床上，衰弱和大部分的心血管疾病具有明显的相关性[16]。在心衰和衰弱患者中存在这种双向相关性，衰弱的患者更容易出现心衰，心衰的患者更容易衰弱[16]，该综述表明患有心血管疾病的患者同时合并衰弱发生不良事件的风险增高，包括死亡率、发病率、卫生服务的利用、生活质量降低[16]。

衰弱的评估被认为类似于估算人的生物年龄。衰弱指数是从加拿大健康和衰老研究（Canadian Study of Health and Aging，CSHA）队列研究中心的收集数据发展而来的[17]。这 20 项指标，可以反映慢性血管病的状况，包括症状和临床检查中发现的体征，代表了一个人的生物年龄测定水平，反应潜在衰弱，对于死亡的预测较实际年龄更重要[17]。最近在人群研究中反复比较传统心血管危险因素与衰弱指数，发现二者在预测 CAD 患者住院及死亡事件上的差别[18]。衰弱指数包括 25 项，有传统的心血管危险因素和通常认为与 CAD 无关的状况。其对于 CAD 的结局具有更好的预测性，（[EaHRI]，1.61；95%[CI]，1.40～1.85）对传统危险因素（[aHR]，1.31；95% [CI]，1.14～1.51）。这些结果表明对于老年人用本身的实际年龄作为治疗选择的依据不充分，应该进行反映生物年龄的衰弱综合评估，为应用指南进行治疗提供更有效的信息。同时需指出，具有多种年龄相关疾病的患者会有更多的问题。其中包括与年龄相关的亚临床问题，如运动迟缓、实验室检测结果异常及主动性差，不仅仅是疾病和失能，而且是所有健康问题的集合使人衰弱[19,20]。这是一个三重打击，使衰弱的老人更容易患病，对疾病的反应更少，更容易受到日常护理的伤害[21]。

将衰弱评估纳入临床决策

衰弱是一个高度脆性的状态，当衰弱的患者面临一个健康压力的挑战时会导致恶性事件风险增高。从概念上讲，风险程度可以理解为衰弱程度和压力严重程度之间的关系呈正比。数学上可以用下式表达。

$$风险 \propto C \times 衰弱 \times 压力$$

式中，C 是一个针对特定事件结局的常数。因此，风险取决于所考虑的特定的结果，或通过对衰弱干预，减轻或减少打击对个体的影响进行纠正，或二者都有，这个风险概念有许多含义。

1. 衰弱的评估可以鉴别患者是高龄低风险还是低龄高风险。

2. 所有相关的结局都必须明确。

不同的结局会产生不同程度的潜在风险，衰弱的个体较非衰弱的个体会由于进行干预而获益更多；同样，他们也可能因不良事件而损失更多。当讨论竞争性风险时，有必要考虑患者的价值取向。例如，尽管患者可能因为手术成功而获益，但是不良事件风险会导致像脑卒中这样的永久性失能，那么就会影响到他最后的选择[22]。

3. 风险可以通过对衰弱的干预进行纠正，常常通过多种手段，如老年综合评估（见第 34 章）或通过运动、营养干预纠正衰弱[23]。

4. 风险如果不能避免，也可以通过对压力源的干预，减轻其对衰弱患者的影响。干预措施包括老年友好医院策略（见第 118 章）、改良的麻醉技术或微创外科技术[24,25]。

5. 衰弱的程度很重要，以至于任何干预措施的潜在益处均可被压力源严重程度相关的危险掩盖，然而，风险和衰弱未妨碍姑息治疗开展。

本章通过病例讨论说明如何对老年心血管疾病患者进行临床策略选择，首先见病例研究 41-1。

病例研究 41-1

Ludwig 是一个乐观、相对健康的 85 岁的退休工程师，有高血压病史，每天口服吲达帕胺，每天的生活完全不需要依赖任何设施和器具（BADL 和 IADL），前年还通过了驾驶考试，为照顾他 75 岁的患有严重阿尔茨海默病的妻子，从去年开始不打高尔夫球了。他自觉胸骨后压榨感，向左肩放射，持续 1h，但由于需要照顾妻子，他没有去看医生。一周后去看家庭医生时，心电图提示新的下壁 Q 波，超声心动图提示 EF 55%，左心室下壁运动功能减退，与近日的心肌梗死相一致。同时存在轻到中度主动脉瓣狭窄，家庭医生为他处方肠溶阿司匹林、血管紧张素转换酶抑制剂（ACEI）、β-受体阻滞剂，这些都是患者可接受的。Ludwig 不同意进一步观察，因为他现在感觉良好，而且他必须照顾妻子，血脂化验提示：LDL 145mg/dl，HDL 35mg/dl。他是否应该应用他汀进行二级预防心血管事件？

临床研究表明，心肌梗死的患者使用他汀可以减少继发的冠脉事件和死亡率，然而，临床研究只包括年龄最大到 82 岁的患者[26,27]，家庭医生必须考虑到这些研究结果是否适用于 Ludwig，他已经 85 岁了，根据 CSHA 衰弱量表（表 41-1），家庭医生认为 Ludwig 应属第 3 类（很好，患有可治疗的共病），预后较好，因此，相应的生物年龄要小于 85 岁[28]，在这种情况下，潜在的好处可能抵消了不利事件的风险[29]。支持和反对给 Ludwig 应用他汀的依据见表 41-2，证据倾向于给 Ludwig 进行他汀治疗。

表 41-1 加拿大健康和衰老研究衰弱量表

衰弱等级	描述
1. 非常健康	健康、精力充沛，有活力，动机明确、适应力强；这些人通常运动规律，是同年龄段群中最健康的人群
2. 良好	无活动性疾病，但健康状况略差于第 1 类人群
3. 控制良好	伴有需要治疗的疾病，与第 4 类人群相比疾病控制良好
4. 高易感性	尽管不需要依赖他人，这类人群通常抱怨"行动变得缓慢"或有疾病症状
5. 轻度衰弱	日常活动中依赖他人进行器械活动，但很有限
6. 中度衰弱	日常活动中需要器械和非器械帮助
7. 严重衰弱	日常活动完全依赖他人的帮助或疾病终末期

注：改编自 Mitnitski AB, Graham JE, Mogilner AJ, Rockwood K. Frailty, fitness and late-life mortality in relation to chronological and biological age. BMC Geriatrics 2: 1, 2002

表 41-2 支持和反对 Ludwig 应用他汀的依据

支持他汀治疗的依据	不支持他汀治疗的依据
• Ludwig 不是非常衰弱，他的实际年龄已经很大了，可他的生物年龄并没有这么大 • 没有足够的证据表明动脉硬化在 85 岁和 80 岁有太大的区别 • Ludwig 还是比较健康的，没有其他的并发症，还有大约 5 年的预期寿命 • 在 PROSPER 研究中，他汀明显获益在治疗后 1 年 • Ludwig 再次发生心肌梗死的风险较高，这可能使他不能再照顾他的妻子	• Ludwig 的年龄超出了临床研究的年龄，他太老了 • 潜在的副作用风险

下一个研究涉及 Ludwig 的妻子 Thelma（病例研究 41-2），尽管在不伴随心血管危险因素的老年患者中他汀的益处被减弱，他汀仍常被推荐作为心血管事件的一级预防[30,31]。家庭医生认为 Thelma 属于 CSHA 临床衰弱量表中的第六类（中度衰弱），中期预后不良[28]。而且，家庭医生认为在 NHANES 1（第一次美国国家健康与营养调查）研究中高胆固醇血症仅与 65～74 岁患有 CAD 的活动良好的人有关[32]。她的衰弱状态使她从他汀中获得的是更多的副作用风险，而治疗带来的益处却很小[29,31]。支持和反对 Thelma 应用他汀的意见见表 41-3。在这个情况下，讨论结果不倾向给 Thelma 应用他汀。

病例研究 41-2

Ludwig 75 岁妻子 Thelma 患有中等偏重的阿尔茨海默病。日常生活需要借助器具的帮助，包括洗澡、梳洗和穿衣服。由于经常不能找到洗手间，出现尿失禁，跌倒，需要助步器，无人陪伴不能离开房间。然而，她没有心血管的危险因素或其他合并疾病，从未发生过心血管事件。常规胆固醇测定是显示：LDL 145mg/dl，HDL 35mg/dl，Thelma 是否需要处方他汀进行心血管事件的一级预防？

表 41-3 支持和反对 Thelma 应用他汀的依据

支持他汀治疗的依据	不支持他汀治疗的依据
• 哪怕只将心血管的危险因素降低一点点也可以让 Ludwig 尽可能地多照顾他的妻子一些时间	• Thelma 是衰弱的，她的生理年龄比实际年龄大 • 根据 NHANES 1 的定义 Thelma 是不具有活力的人，因此，她的胆固醇水平对于冠脉事件不是危险因素 • 低心血管风险的患者他汀益处还不明确 • 增加药物间相互作用 • 潜在不良事件风险

两个病例中，在缺乏从临床研究中获得直接证据的情况下，应该考虑衰弱（生物年龄）而不是实际年龄，进行个体化临床决策。这两个例子也说明考虑患者和照护需求的重要性。

病例研究 41-3 说明了考虑所有相关结局和竞争性风险的重要性。这种情况下，成功的措施可使 Ludwig 实现他的目标，不良事件可能影响他照顾妻子的能力，使他妻子不能继续在家中被照料，从而需进入护理机构。然而，大多数心血管临床研究注重这样的终点评估上，如死亡率、住院率、心血管介入和其他评定心血管事件的目标，却很少研究关注以老年人的特点作为研究的结局，如预防功能和认知功能下降，照护压力和入住机构情况。然而，心血管疾病治疗的证据表明人们开始注重这些问题的重要性。

病例研究 41-3

心肌梗死后 Ludwig 继续在家照顾他的妻子。根据 IADL 和 ADL 评分他仍然保持生活独立。6 个月后出现了心绞痛。尽管进行了最佳的药物治疗，包括 ACEI、阿司匹林、他汀、β-受体阻滞剂、硝酸酯类和钙通道阻滞剂，仍然在爬六级台阶时或偶尔在帮助妻子穿衣时出现心前区疼痛。临床评估未发现心电图新的改变或心衰的征象。心动图表明左心室功能和主动脉瓣狭窄没有改变。Ludwig 首先想继续照顾他的妻子，且维持尽可能长在家的时间，他妻子的状态相对稳定。他是否需要进行血管再成形术？

较小规模的临床研究和观察数据的证据表明老年患者心血管治疗益处包括对功能和认知功能的保护[33]。一项随机安慰剂对照研究，纳入 60 例纽约心脏病协会（New York Heart Association，NYHA）Ⅱ-Ⅲ级左心室收缩功能减退的心衰患者，平均年龄（81±6）岁，口服培哚普利 10 周，与基线水平相比可使 6min 步行距离提高 37m，而对照组无明显改善（$P<0.001$）[34]。一项指导下训练的项目，纳入 20 例 NYHA Ⅲ级心衰患者，平均年龄（63±13）岁，LVEF 35%或更少，训练 18 周，结果表明可改善精神运转速度和注意力[35]。许多观察研究表明，ACEI 药物可改善老年心衰患者认知、减轻抑郁、减少机构入住率、减慢功能下降[33]。ACEI 药物还可以改善合并阿尔茨海默病的高血压患者的认知功能，以及没有心衰患者的老年人的运动功能[36-38]。尽管这些结果需要更大规模临床研究的证实，但这些确实支持这样的观点，标准的心衰治疗具有改善衰弱老年患者重要转归的作用。

在老年冠心病患者中，进行血运重建手术的人数越来越多。这是一项为数很少的包括老年人的研究，比较老年患者有创治疗与药物治疗的研究（TIME），纳入 305 例患者，年龄 75 岁或更高，78%的患者有慢性加拿大心血管协会（Canadian Cardiovascular Society，CCS）Ⅲ或Ⅳ级心绞痛，至少服用两种抗心绞痛药物。将患者随机分为最佳药物治疗组（148 例）或早期有创治疗（153 例）[39]。在早期有创治疗组中，72%的患者进行了血运重建术[28%进行了冠状动脉旁路搭桥术（coronary artery bypass graft，

CABG）]，早期死亡风险明显增高。然而，1 年和 4 年两组的死亡风险无统计学差异[40]。早期有创治疗较药物治疗在生活质量和功能状态上会有更好和更快的改善，尽管 1 年后这种差异消失了。可能是由于接近 1 年的药物治疗的患者最终进行了血运重建。另外，在早期有创治疗中，健康照护比例低。该研究表明对于不能耐受的心绞痛的老年患者进行早期有创治疗面临一个早期的死亡风险，而生活质量和功能状态的早期改善将抵消这一风险。能够忍受心绞痛的患者选择晚些时候进行血运重建术，会付出更高的健康照护的代价，但不会造成死亡率上升的损失。

老年患者行心脏手术的数量不断增加归功于手术和麻醉方法的不断改进。因此 CABG 和瓣膜置换术在选择得当的 80 多岁的患者中正在常规进行，在 90 多岁甚至百岁以上的患者中也越来越多[41-44]。这些实践研究主要是观察性的，在围手术期结果方面表现出显著的差异性，在 80 多岁的老人，死亡率为 4%～14%，脑卒中发生率从 0.5%到接近 8%[41-44]。老年人 CABG 可导致明显的功能丧失和功能减退，成熟的护理机构出院率从 16%到 70%不等，功能恢复需要 2 年时间[45-53]。心脏手术后超过 50%的患者术后认知功能紊乱，尽管大部分能恢复或改善，但恢复时间需 1 年[54,55]。

很明显，手术患者的恰当选择常常需要以一个旁观者的眼光来进行，尽管老年人的研究将并发症和紧急或重复的血运重建与不良结局联系在一起，但最近更多的研究表明衰弱是一个重要的决定因素[56]。将衰弱评估与手术、生理性、功能性评估结合起来，可提高老年患者心脏手术危险分层的准确性[57,58]。心脏术后，衰弱与围手术期死亡率和并发症风险增高有关，包括谵妄、肺炎、辅助通气延长、住院时间延长、脑卒中、肾衰、再手术和深部胸骨感染[59,60]。衰弱还与晚期不良结局有关。在一项对 629 例患者进行的经皮血运重建术的队列研究中，平均年龄为（74.3±6.4）岁，通过 Fried 评分进行衰弱评估，衰弱与增高的心肌梗死和死亡相关[61]。在一项对 3826 例心脏手术的患者进行的回顾性队列研究中，用功能状态、认知功能、握力检测衰弱，表明衰弱与术后延长的机构照护有关（48.5% vs. 9%；odds ratio，6.3；95% CI，4.2～9.4）[60]。

表 41-4 中简述了支持和反对 Ludwig 进行冠脉介入治疗的讨论。详细在病例研究 41-4 中描述。

表 41-4　支持和反对 Ludwig 进行冠脉介入治疗的讨论

有利于介入的证据	不利于介入的证据
● 他不衰弱，因此可能不会出现围手术期和手术期并发症 ● 成功的介入可使他更好地照顾他的妻子 ● 延迟介入增加心绞痛发生和未来冠脉不良事件的可能，这将影响他照顾他妻子的能力 ● 他最好现在就进行该治疗，因为他不久后进行该治疗的可能性极大	● 脑卒中或死亡这样的并发症风险会使他不再能照顾他的妻子 ● 他可以之后再进行该治疗

病例研究 41-4

Ludwig 进行了冠脉造影，他左前降支（left anterior descending，LAD）发生了 80%狭窄，回旋支存在轻度狭窄，右冠脉远端阻塞。Ludwig 为缓解心绞痛对 LAD 狭窄进行了经皮血管再成形术。他的手术很复杂，因为他的股动脉有假性动脉瘤，需要谨慎处理。术中出现了短暂的脑缺血发作影响了语言，但未遗留长期的后遗症。阿司匹林改为氯吡格雷。他又可以继续照顾他的妻子，最后他的妻子 6 个月后死于肺炎。

心血管疾病治疗方式对于老年人相关结局会有很重要的影响，包括功能独立性和认识功能。而且，有证明表明，无论在短期还是中长期的心血管干预潜在获益和危险评估中，衰弱都是一项重要的因素。考虑患者的喜好、价值观和目标，探讨短期的、长期的治疗方案对这些因素的影响，是最佳的治疗计划的核心。

病例研究 41-5，描述了一个常见的情况，一个患有心血管疾病的老年，变得衰弱和发展为心衰，且常常是同时出现的。这个病例描述了在衰弱或功能减退的老年人患有心脏病时，其表现常常是如何的各不相同的，包括心绞痛或心衰综合征和老年综合征，如跌倒、谵妄、功能下降和失禁[33,62]。尽管这些表现常被定义为非典型疾病表现，但太常见了，尤其在衰弱的老年人中，它们更应该准确地定义为非经典的。

病例研究 41-5

Ludwig，91 岁了，自从冠脉手术后未再出现心绞痛。然而，近 2 年，他的孩子发现他的活动缓慢了，上个月跌倒 2 次，需要助步器，洗澡时需要帮助，孩子们帮助他进餐、用药、记账，因为他时常忘记。他住院 3 次，一次由于间停呼吸，一次因为跌倒，一次因为谵妄，这些次住院，他均被诊断心衰，最终诊断为临床心衰。

老年心衰患者非经典和非特异性的表现是非常常见的。继发于其他并发症的患者不会出现劳累性症状。卧床的患者，水肿出现在骶部而不是大腿，是由静脉功能不全、应用钙通道阻滞剂、胶体渗透压降低或肺疾病所致而不是心衰[63]。非特异的睡眠紊乱可能是以下情况的不典型表现，如端坐呼吸、阵发性夜间呼吸困难或因卧位后外周水肿减轻造成的夜尿增多[33]。尿失禁可能是由于 ACEI 相关咳嗽、持续容量超负荷、脑钠肽水平升高或潜在呼吸暂停。精神症状如谵妄、焦虑或抑郁状态可能与老年衰弱患者症状性或治疗不充分的心衰有关[33,63]。

非经典的症状也常在衰弱的冠心病老人中出现。一项横断面队列研究，纳入 1939 例急性冠脉综合征住院的患者，年龄为（67±11）岁，超过 50% 的患者表现乏力和疲劳，34% 患者出现焦虑，26% 患者出现眩晕或晕厥[64]。在一项对 247 例急性心肌梗死后住院的老年患者[年龄为（76±6）岁]的横断面分析显示，仅有 22% 的患者具有典型胸痛[65]。接近 30% 的患者表现为疲劳、睡眠紊乱、心理紧张、呼吸困难和中度疼痛，而几乎近半数的患者具有多种轻度的呼吸系统和消化系统症状、疲劳、睡眠紊乱和疼痛。谵妄是 90 岁及以上的老年患者心肌梗死时最常见的并发症之一[66]。

症状不典型造成误诊和漏诊是较常见的。症状不典型的住院患者更易受到如限制等因素造成的不良后果[62]。来自心血管健康研究数据表明，症状不典型的心绞痛或心衰老年患者心肌梗死被忽视是很常见的事情，与诊断的心肌梗死预后接近[67]。因此，医生评估症状不特异的老年患者急性症状尤其有心血管危险因素或衰弱或功能减退的患者时，有必要对急性心血管事件保持高度警惕。而且，这样的患者常常合并有衰弱，并且有可能从老年评估中获益。

患有进展性心血管疾病如心衰的患者最好按疾病管理计划进行照顾（见第 39 章）。例如，为反复心衰恶化而设计的心衰管理计划。通过考虑并发症，包括认知功能减退，为个体及他们的照护者提供个体化和强化支持改善结局。当患者的目标被考虑进去的时候，心衰管理计划更容易成功[68]。衰弱的心衰老年人更易从心衰管理计划中获益。一项随机心衰管理干预研究，利用衰弱指数对患者进行分层，包括高龄、认知、机体机能、失禁和活动力[12]。在轻到中度衰弱患者中全因心衰住院率下降。在任何程度的衰弱患者中，心衰住院率均下降，而非衰弱患者与常规护理比较未获益更多。该干预措施在轻到中度衰弱患者中是有效价比的。

Ludwig 出现了重度主动脉瓣狭窄（aortic stenosis，AS）的症状，如果不处理，2 年的死亡率高达 50%～80%（病例研究 41-6）。主动脉瓣狭窄的公认治疗是手术主动脉瓣置换术（surgical aortic valve replacement，SAVR）。整个的围手术期死亡率为 3%（手术 30 天内）[69]，一项针对 299 例患者进行的 SAVR 开创性研究表明进行手术的患者 3 年生存率为 87%，而拒绝手术的患者为 21%[70]，最近一项纳入 48 项研究 13 216 例 80 岁以上老年患者 SAVR 的 meta 分析，发现 2000～2006 年围手术期死亡率为 5.8%。1982～1999 年为 7.5%，脑卒中比率为 2.6%。1 年、3 年、5 年和 10 年的生存率分别为 87.6%、78.7%、65.4% 和 29.7%[71]同时进行 SAVR 和 CABG 的 80 岁老年患者结局会差一些。围手术期死亡率和脑卒中率分别为 8.2% 和 3.7%，1 年、3 年、5 年和 10 年的生存率分别为 83.2%、72.9%、60.8% 和 25.7%[72]。

病例研究 41-6

临床上为了对心衰进行评估，进行了超声心动图检查，结果表明他的 EF 是 40%，而且存在严重的主动脉狭窄，Ludwig 可以进行主动脉瓣置换吗？

尽管 SAVR 十分有效，但仍有 30%～40% 的重度 AS 患者不会选择手术治疗。原因是与技术（如瓷化主动脉）或临床（如衰弱）相关的因素使得恶性结局风险增高。迄今为止这种患者治疗的选择是瓣膜成形术或内科治疗，前者较后者显示出短期的生活质量提高，但没有生存益处[25]。微创主动脉瓣置入术（transaortic valve implantation，TAVI）的出现，对于非手术患者，尤其是那些衰弱患者来说是一项有效的选择。然而，判别那些十分衰弱不能进行 SAVR 的患者是否可以从 TAVI 中获益，以及是否可以从任何一种干预措施（如患者更容易合并 AS 而死，还是死于 AS）中获益仍是个挑战[73,74]。这个最好是用之前的框架分析，评估风险程度，不同潜在结局和 SAVR、TAVI 打击的严重性。

结局最好考虑到时效性，区分为以月计算的长期围手术期结局到以年计算的结局。这个区分的重要性通过一项小型但信息量很大的单中心 84 例 80 岁以老年人[（83.7±3.3）岁，范围 80～94 岁]的研究可以看出来。患者进行了 SAVR（35% 同时进行 CABG）并随访了 3 年[75]，这组中，围手术期死亡 16.7%，1 年和 3 年生存率分别为 86% 和 69%。存活者中，32% 有描述与自理相关的健康从差到极差的，23% 有描述与自理相关的生活质量从差到极差，接近 40% 选择不再重复 SAVR，原因是自主性丧失，抑郁和心血管症状出现。所有人中，86% 存活者至少有一种老年综合征——情绪、跌倒、握力异常和自主性丧失。在另一项 80 岁以上进行联合主动脉瓣和二尖瓣瓣膜置换的衰弱老年人的研究也涉及围手术期和 1 年死亡率[76]。其衰弱是用 Kamofsky 表现状态进行评分。该数据强调，对于重度 AS 患者不仅要考虑手术期结局，而且要考虑长期结局如生活质量和功能状态的重要性。

从应激源角度看，TAVI 较 SAVR 创伤小，表明对于选择正确的患者，操作相关并发症是应该减少的。在 PARTNER A 研究中，比较了高风险患者 SAVR 和 TAVI 围手术期死亡率，结果表明在 SAVR 组较高（6.5% vs. 3.4%；P=0.07）[77]。然而，围手术期脑卒中风险在 TAVI 组高（5.5% vs. 2.4%；P=0.04）。

尽管 TAVI 在随访期间有接近 2 倍的脑卒中风险。但 1 年和 2 年的死亡率上两组比较无统计学差异[77,78]。TAVI 患者的生活质量和功能改善更快，尽管 1 年后这些结果没有差异[79]。很明显，两组中均有 40% 的患者生活质量未得到改善。在 PARTNER B 实验中，TAVI 与内科治疗进行比较，进行内科治疗是临床团队通过特定的标准判定不能行手术的衰弱患者或者是技术原因[80,81]。TAVI 在 1 年和 2 年具有较高的围手术期脑卒中风险（5% vs. 1.1%；P=0.06）、更好的功能恢复和更低的死亡率。然而，在 TAVI 组中，死亡率还是很高的（1 年和 2 年分别为30.7%和43.3%）。STS 评分高于 15%的患者行 TAVI 与内科治疗相比，没有更多的生存获益[82]。在 PARTNER B 中生存的患者，TAVI 组中有 23%，内科治疗组中有 66%，认为在 1 年时生活质量仅有轻度改善[82]。3 年后 PARTNER B 患者中，行 TAVI 的生存率为 45.9%，脑卒中率为 15.7%，内科治疗组分别为 19.1%和 5.5% [83]。

从这些数据中可以得到几个结论。第一，无论选取什么治疗方案，患者死亡率均较高，与心血管疾病的严重程度相一致，也反映了潜在的衰弱状况。第二，与 SAVR 相比，从死亡率和早期功能恢复的角度来看，TAVI 并不是一个应激源，尽管它似乎与脑卒中的风险显著升高有关[84]。这尤其涉及之前存在认知功能减退的患者，而且这些患者脑卒中会导致其功能明显恶化[85]。随着 TAVI 技术的不断发展，这种风险可能不会那么显著[86]。第三，相当大比例的生存者从任何一种操作中都获益较少，这表明存在一个阈值，超过该值 TAVI 是无益的。来自几个 TAVI 记录的数据，应用了多种衰弱的测定方法，表明衰弱不仅与围手术期并发症风险增高有关，还与之后的功能减退、生活质量下降、残留心衰症状和死亡率有关[87-90]。死亡原因会随时间改变：第1 年以心血管事件为主，2 年以后常见的是器官衰竭、肿瘤和所谓的衰老[91,92]。PARTNER 研究的亚组分析表明，从手术风险角度讲，STS 评分超过 15%的患者手术不会获益。类似的需要通过一个标准仪器测定的衰弱的阈值仍有待建立[25]。

Ludwig 被转交给了一个心脏病团队（病例研究 41-7）。

病例研究 41-7

Ludwig 由一个心脏团队和老年学医生进行评估，他的 CSHA 衰弱综合评分为 6（中等度衰弱），如果进行 SAVR，但是他太衰弱了，可以考虑 TAVI。然而，Ludwig 对于他的智力引以为傲，担心脑卒中会影响他的认知功能，最后，Ludwig 与他家里人和他的照护团队最后达成一致，让 Ludwig 在家里进行姑息治疗。Ludwig 又治疗了 2 个月，因心衰在家里安静地走了，周围有家人的陪伴。

结　论

老年患者进行衰弱评估和考虑患者目标是正确决策的基础。尽管许多标准心血管诊疗会为衰弱心血管老年患者带来益处而且非常重要，临床医生必须根据潜在的风险判断可能的获益，不仅包括围手术期并发症可能，而且包括继发的功能下降和生活质量降低。

在这些患者的照护中专业的合作是非常必要的，优先考虑包括评估衰弱相关风险的标准策略开展和代表老年心血管患者疾病治疗的指导性临床研究，需要考虑所有相关结局。

关键点

- 心血管疾病管理的证据来自临床研究，这些研究对许多老年人没有代表性，尤其是合并复杂共病和衰弱的老年患者。
- 衰弱和心血管疾病密切相关。
- 与衰弱相关的风险取决于衰弱的程度、潜在的健康压力源的严重程度，以及正在考虑的结局。
- 衰弱老年人可能会从治疗中获益很多，也可能在不良事件中损失很多。通过老年医学综合评估，加入疾病管理计划，使用微创疗法和采用老年友好照护策略，可以降低风险。
- 激发和理解患者的偏好，并形成对拟制定的干预措施利弊的共同理解，对于衰弱的老年心血管疾病患者的最佳共同决策至关重要。

（李　杰　译，孔　俭　审）

完整的参考文献列表，请扫二维码。

主要参考文献

12. Pulignano G, Del Sindaco D, Di Lenarda A, et al: Usefulness of frailty profile for targeting older heart failure patients in disease management programs: a cost-effectiveness, pilot study. J Cardiovasc Med (Hagerstown) 11:739–747, 2010.
14. Bergman H, Ferrucci L, Guralnik J, et al: Frailty: an emerging research and clinical paradigm—issues and controversies. J Gerontol A Biol Sci Med Sci 62:731–737, 2007.
16. Afilalo J, Alexander KP, Mack MJ, et al: Frailty assessment in the cardiovascular care of older adults. J Am Coll Cardiol 63:747–762, 2014.
18. Wallace LMK, Theou O, Kirkland SA, et al: Accumulation of non-traditional risk factors for coronary artery disease is associated with incident coronary heart disease hospitalization and death. PLoS One 9:e90475, 2014.
19. Clegg A, Young J, Iliffe S, et al: Frailty in elderly people. Lancet 381:752–762, 2013.
21. Rockwood K, Mitnitski A: Frailty defined by deficit accumulation and geriatric medicine defined by frailty. Clin Geriatr Med 27:17–26, 2011.
33. Heckman GH, Tannenbaum C, Costa AP, et al: The journey of the frail older adult with heart failure: implications for management and health care systems. Rev Clin Gerontol 24:269–289, 2014.
40. Pfisterer M, Trial of Invasive versus Medical therapy in Elderly patients Investigators: Long-term outcome in elderly patients with chronic angina managed invasively versus by optimized medical therapy: four-year follow-up of the randomized Trial of Invasive versus Medical therapy in Elderly patients (TIME). Circulation 110:1213–1218, 2004.
58. Afilalo J, Mottillo S, Eisenberg MJ, et al: Addition of frailty and disability to cardiac surgery risk scores identifies elderly patients at high risk of mortality or major morbidity. Circ Cardiovasc Qual Outcomes 5:222–228, 2012.
68. Riegel B, Moser DK, Anker SD, et al: State of the science: promoting self-care in persons with heart failure: a scientific statement from the American Heart Association. Circulation 120:1141–1163, 2009.
75. Maillet J-M, Somme D, Hennel E, et al: Frailty after aortic valve replacement (AVR) in octogenarians. Arch Gerontol Geriatr 48:391–396, 2009.
77. Smith CR, Leon MB, Mack MJ, et al: Transcatheter versus surgical aortic-valve replacement in high-risk patients. N Engl J Med 364:2187–2198, 2011.
78. Kodali SK, Williams MR, Smith CR, et al: Two-year outcomes after transcatheter or surgical aortic-valve replacement. N Engl J Med 366:1686–1695, 2012.

79. Reynolds MR, Magnuson EA, Wang K, et al: Health-related quality of life after transcatheter or surgical aortic valve replacement in high-risk patients with severe aortic stenosis: results from the PARTNER (Placement of AoRTic TraNscathetER Valve) Trial (Cohort A). J Am Coll Cardiol 60:548–558, 2012.

80. Leon MB, Smith CR, Mack M, et al: Transcatheter aortic-valve implantation for aortic stenosis in patients who cannot undergo surgery. N Engl J Med 363:1597–1607, 2010.

81. Svensson LG, Tuzcu M, Moses JW, et al: Transcatheter aortic-valve replacement for inoperable severe aortic stenosis. N Engl J Med 366:1696–1704, 2012.

87. Stortecky S, Schoenenberger AW, Moser A, et al: Evaluation of multidimensional geriatric assessment as a predictor of mortality and cardiovascular events after transcatheter aortic valve implantation. JACC Cardiovasc Interv 5:489–496, 2012.

88. Green P, Woglom AE, Genereux P, et al: The impact of frailty status on survival after transcatheter aortic valve replacement in older adults with severe aortic stenosis: a single-center experience. J Am Coll Cardiol Intv 5:974–981, 2012.

90. Schoenenberger AW, Stortecky S, Neumann S, et al: Predictors of functional decline in elderly patients undergoing transcatheter aortic valve implantation (TAVI). Eur Heart J 34:684–692, 2013.

92. Saia F, Latib A, Ciuca C, et al: Causes and timing of death during long-term follow-up after transcatheter aortic valve replacement. Am Heart J 168:798–806, 2014.

第42章 | 高血压病

John Potter，Phyo Myint

介　绍

　　大多数西方国家人口统计学的改变都强调了老年及高龄老年（80 岁及以上）成人在世界人口中所占比例的增加，而这些人中 2/3 都将血压升高。这些升高的血压不能认为都是良性的，只是反映出了自然衰老过程对心血管系统的影响，因为其与心血管疾病的快速进展相关，而心血管疾病又是这个年龄组的最大死亡原因。干预实验提示，即使患者年龄大于 90 岁，降低血压也是有益处的，将减少心血管事件；在最近的几年，这一证据可能改变医生在治疗老年患者高血压（hypertension）方面的举棋不定，使患者能得到有效降压，即使是在非常高的年龄。随着老年高血压实验治疗（hypertension in the very elderly trial）[1] 和其他包含老年人的重要研究结果的公布，许多关于老年高血压患者最优化治疗的新的相关指南纷纷发布。本章讨论了老年患者高血压流行病学和病理生理学的进展，还有来自最近包含老年高血压患者的研究中提出的治疗进展，以对诊断和治疗提供帮助。

流 行 病 学

　　在发达国家横断层面及纵向层面的研究提示血压随年龄增长升高，在 80 岁以前收缩压的升高几乎呈线性上升，此后数值稳定呈平台期，舒张压的平台期到来得更早，在 50～60 岁，然后开始下降[2]。这些改变预示着脉压重要的年龄相关性改变，脉压在 60 岁后快速升高，与年轻时收缩压水平无关；而那些 30～40 岁平均动脉压数值就很高的患者，平均动脉压将会随年龄大幅度增高并在 50～60 岁达到平台期。

　　有很多因素如环境及基因都能调控这些改变。例如，加勒比黑人年龄相关性血压增幅比白人更大，特别是女性，而且 75 岁以后罹患高血压的概率更高，但这种种族的异质性在这个年龄段后明显下降[3]。通过对比横向与纵向研究的结果，血压随年龄升高的这种改变在男性与女性之间也存在重要差异，50 岁后女性收缩压和舒张压的数值都比男性要高。群组研究显示一个不同的对比形式：当男性或女性收缩压升高到相同程度而女性舒张压数值均要比男性低 5mmHg，而年龄相关性收缩压与舒张压差值却没什么区别。很可能上述横向对比研究结果不

尽相同是由于选择入组对象的死亡率不同（如患者血压水平较高死亡率也较高），而导致老年组起始血压较高的患者代表人数不足。生活方式不同可能会影响这些年龄相关性改变，在某些非西方文化环境随年龄增长血压改变不多。

患病率和发病率

　　高血压由血压界限值来定义，而确定界限的标准是治疗后开始获益的血压水平。但实际上用来定义高血压的数值，以及怎样确定这一数值的过程最近已经改变（见本章稍后内容）。在英国，使用界限值 140/90mmHg 来界定高血压，英格兰健康调查（Health Survey for England）发现 60～69 岁年龄段 60%男性和 53%女性血压升高，而到了 80+年龄段患病率升至男性 72%、女性 86%[4]。尽管这些年龄段的患病率都很高，但在过去的 20 年中，疾病意识、治疗及血压达标率均明显提高，达标率更是从 1994 年的 33%上升到了 2011 年的 63%。国与国之间高血压患病率存在显著差异（例如，在 65+年龄段，印度乡村发病率约 46%而委内瑞拉则为 80%）[5]。在大多数的研究中，患病比例是根据一次单独访问的 2～3 个记录计算的，考虑到老年人高血压数值的变化性则估计值可能过高。在反复测试的基础上患病比例比引用的要低 30%[6]。

　　因随年岁增长收缩压比舒张压增高幅度大，所以单纯收缩期高血压是老年人高血压最普遍的形式。在 BIRNH 研究中，单纯收缩期高血压在 65～74 岁的患病率男性为 9.9%，女性为 11.7%，而舒张期高血压（舒张压 ≥90mmHg）发病率则是男性为 15.8%，女性为 10.6%[7]。75～89 岁患者单纯收缩期高血压发病率男性升至 15.3%，女性升至 17.4%，而舒张期高血压男性降至 7.7%，女性则略升至 11.2%。有趣的是研究中所有女性有 84%已明确自己患病，而男性只有少于 70%的患者知道自己患病，可见在此年龄段展示血压的重要性。其他研究通过几次随访所获得的多次血压记录发现单纯收缩期高血压发病率为 4.2%，复合性高血压发病率为 3.9%，单纯舒张期高血压发病率在 65～84 岁老年人只有 1%[6]。

　　现在已有数个国家报道了升高的高血压患病率。例如，在美国国家健康和营养调查（U.S. National Health and Nutrition Examination Survey，NHANES）中，70 岁

以上男性高血压的患病率从 1988~1994 年的 56.6%到 1999~2004 年的 63.3%；而在相同的时间里，女性患病率则从 68.7%上升到 78.8%[8]。然而，英格兰健康调查（Health Survey for England）显示 1994~2011 年高血压患病率基本没有改变，各年龄组混合后维持在 30%左右[4]。值得信赖的发病率数据相对较少，特别是在高龄人群。最近美国的研究提示不同种族间发病率明显不同，在 65~74 岁年龄组黑人粗发病率为 118/1000 人年（person-year），而白人粗发病率仅为 74/1000 人年，但在更高年龄组种族差异就不这么明显了[3]。尽管相比于白人，黑人对于血压升高有更高的疾病意识和治疗意愿，却不一定达到更好的血压控制。

血压和风险

与相同年龄、性别的血压正常的人相比，患高血压的老年人其心血管相关死亡风险要高 2~4 倍。现在有很多讨论探讨血压与心血管发病率和死亡率之间的关系到底是直线型、U 型还是 J 型，尽管很多干预性研究提示血压水平降低时风险升高，但是这样的研究很快就被停止了，而且这些研究并未控制潜在的、具有复杂影响的变量。现在最大的前瞻性观察性研究的 meta 分析，包含了近 100 万既往史无心血管疾病的实验对象，分析明确指出血压水平升高与心血管死亡率之间存在对数线性关系，这种线性关系至少持续到 89 岁这个年龄点。当收缩压下降到 115mmHg、舒张压下降到 75mmHg 时证明 J 或 U 型效应的证据就不存在了[9]。收缩压下降 20mmHg 可以有效降低 40~49 岁年龄段患者 74%的脑卒中死亡率，但在 80~89 岁年龄段，脑卒中死亡率仅降低 33%。因为老年人出现脑卒中和冠心病事件的绝对风险明显升高，所以当收缩压降低 20mmHg 或舒张压降低 10mmHg 时，80~89 岁年龄组年度绝对风险下降的数值是 50~59 岁年龄组的 10 倍。对于高龄老年人来说，一些前瞻性观察性研究提示高血压并不是死亡率的危险因素，反而是血压低值与超死亡数密切相关[10]。血压的长期改变（高或者低）对于人口水平会有影响，但影响的方式和因素还未可知，且血压的改变对一些重要的结果所带来的冲击，包括心血管发病率、死亡率及认知功能，还需进行更详尽的研究。

收缩压、舒张压、脉压和风险

在老年人，收缩压带来的心血管疾病风险比舒张压要大，在 Copenhagen 心脏研究中[11]，与非高血压患者相比，由单纯收缩期高血压（收缩压＝160mmHg；舒张压＜90mmHg）引起脑卒中的风险比率在男性为 2.7，但舒张压期高血压（舒张压≥90mmHg，收缩压不论）的风险比率为 1.7。而对于心肌梗死来说，单纯收缩期高血压与舒张期高血压在相对风险方面就没有差异了。更重要的是，在内科医生健康研究（physicians health study）

中[12]，临界性单纯收缩期高血压（收缩压 140~159mmHg；舒张压＜90mmHg）心脑血管疾病风险与血压正常者相比风险升高 32%，而心脑血管疾病死亡率提高 56%。如果未来的研究结果显示治疗临界性单纯收缩期高血压能降低心脑血管疾病风险，将具有重要意义，因为 20%以上的 70 岁以上老人血压升高都是这种类型。

50 岁以后动脉壁硬化使收缩压升高、舒张压下降从而造成脉压明显升高，在弗雷明汉（Framingham）研究老龄组中[13]，无论收缩压是任何数值，冠心病均与舒张压呈反相关，提示在预测冠心病风险方面，脉压差比其他血压数值更重要。与舒张压水平无关，脉压差比收缩压更能预测充血性心力衰竭（congestive heart failure，CHF）的预后。脉压差每增高 10mmHg，发生 CHF 的风险就增加 14%，而当收缩压升高 10mmHg 时发生 CHF 的风险增加 9%。但是，对于脑卒中来说，最近的研究发现平均动脉压比收缩压或脉压更能预测脑卒中。在 Elderly Programme 研究的收缩期高血压部分[14]，脉压升高 10mmHg，脑卒中相对风险为 1.11（1.01~1.22），而平均动脉压升高相同幅度时，脑卒中相对风险为 1.2（1.02~1.42）。这就提示在老年人，冠心病事件与脉动压力更密切相关，与血压恒稳态成分无关。

血压易变性、隐匿性高血压、白大衣性高血压及风险

尽管此前人们大都关注实际血压水平和心血管风险，但现在有新的证据提示血压易变性这一潜在因素应被视为一项额外的风险因素。研究提示，每次在调查随访检测收缩压最高值时，都应检测收缩压易变性（年龄增加的特征）。与平均血压值相比，收缩压易变性与更高的心脑血管风险，特别是脑卒中风险相关，以及认知功能下降；但是这一点并未在任何老年人的研究中显现，特别是在死亡率方面[15,16]。还有证据显示之所以有些降压药物（如钙通道阻滞剂）用于老年人比其他药物（如 β-受体阻滞剂）更能减少心血管事件，是因为钙通道阻滞剂虽然和 β-受体阻滞剂降血压幅度相同，但前者更能减少血压易变性和/或降低中心动脉压。目前这一点尚需被证明。

隐匿性高血压（masked hypertension，MHT，即诊室血压正常但居家及移动血压升高）也被认为是另一种可以用来预测心血管事件的血压异常形式。MHT 很普遍（多达 40%血压正常的老年人有 MHT），而且在老年男性、80 岁以上、伴有糖尿病的患者中尤其普通，但又难以确诊，因为不是所有的老年人都能够自测血压。研究提示这并不是一个好状态，与血压正常者相比增加了心血管事件的风险，与持续性高血压患者相比风险比例为 1.55/2.1[17]。白大衣性高血压（white coat hypertension，WCH——诊室血压高而居家及移动血压正常）也很普遍。在老年高血压试验（hypertension in a very elderly trial，HYVET）中，50%的参与者有 WCH[18]，但这更可能是一种良性的状态，与正常血压者相比有相似或轻微升高的心血管风险。到目前为止，尚无明确证据证明在任何年龄治疗 WCH 或 MHT 能够获益。

发病机制

平均动脉压由心脏输出和外围血管阻力决定，是血压组成中稳定不变的成分；脉压，即血管动态压力，是在平均状态下的变量，受大动脉硬化程度、早期脉搏波反射、左心室射血及心率影响。外围血管阻力升高和大动脉硬化程度的增加会增加收缩期血压成分，而当外周血管阻力降低或大动脉硬化程度增加时会导致舒张压下降，后一种情况是老年高血压患者血压的主要改变。

血管壁弹性蛋白缺失同时胶原增加，使动脉扩张，以及大动脉顺应性降低和动脉僵硬度增加成为衰老相关的主要心血管病理生理学改变，特别是在主动脉。动脉硬化导致脉搏搏动速率（pulse wave velocity，PWV）和早期反射波增强，进而增强晚期收缩动脉的压力搏动，导致收缩压增加、舒张压下降（单纯收缩期高血压的潜在发现），尽管随年龄发生的血压的变化并不与 PWV 的变化同步。外围血管阻力增加会使已经升高的平均动脉压进一步升高，这一点在老年女性中特别明显。对于老年高血压患者，上述损害将因内皮细胞受损分泌一氧化氮而加剧。收缩负荷增加使左心室机械张力增加，导致左心室向心性室壁肥厚。因为冠脉灌注主要取决于舒张压，任何舒张压的减少将减少冠脉的灌注，特别是当高血压左心室心肌灌注需求增加时。

老年高血压的其他特征还有心率降低、心输出量减少、血容量减少、肾小球滤过率降低及心脏压力感受器（baroreceptor sensitivity，BRS）敏感性降低，但在正常衰老和高血压患者，脑血压自动调节功能并未受损[19,20]。BRS 敏感性降低，导致高龄高血压患者血压易变性增加，使体位性低血压发病率增加。肾血流量和血浆肾素活性水平都随年龄下降，血浆肾素活性在老年高血压患者比血压正常者下降更快。血浆去甲肾上腺素水平随年龄上升，与 β-肾上腺素受体敏感性下降有关。

其他心血管风险因素

心血管事件的初步预防是以对经典风险因素的评估和治疗为基础的，而且高血压不应该被认为是一个独立因素而不考虑患者的年龄。另外，越来越明确的是，寻常风险因素的预测价值随着年龄增加已有改变，所以在许多指南中应用的标准风险量表不能用于高龄老年人，因为他们的年龄本身就是非常有风险的。

血脂异常

老年人特别是高于 75 岁以上的患者，其血脂异常的管理并未被充分研究，而高龄血脂管理很重要，因为血压和血脂升高通常关系密切。男性的血清总胆固醇水平随年龄增长，且血清总胆固醇水平是一项重要的独立冠心病预测指标。女性可能没有这样明显，因为相关研究入组人数太少而无法得出结论。老年收缩期高血压项目（Systolic Hypertension in the Elderly Program，SHEP）研究[14]发现，总胆固醇及低密度脂蛋白在两性均可作为重要风险指标。总胆固醇升高 1mmol/L 即升高冠心病事件发生率 30%～35%。在纳入 900 000 名患者的前瞻研究协作荟萃分析中，人们发现即使是在高龄老年患者，总胆固醇水平升高也是心血管死亡率升高的危险因素；尽管风险随年龄减弱，且总胆固醇降低 1mmol/L 即可使冠心病危害比明显降低，50～59 岁患者降低 0.57，80～89 岁患者降低 0.85[21]。在以往研究中，老年患者组血脂对男性的影响大于女性，但即使到了 90 岁两性也仍将受血脂影响。在脑卒中方面，血脂与风险的联系并不像在冠心病中联系那样强。当总胆固醇降低相同幅度时，50～59 岁患者脑卒中危害比明显降低 9%，80～89 岁患者则略升高 5%。对于冠心病来说，总胆固醇与高密度脂蛋白（high-density lipoprotein，HDL）的比率比单独考虑总胆固醇更能预测风险，但预测能力随年龄增长而下降，在 70～89 岁年龄组预测冠心病死亡率降低了 1.33，降低 31%；而在 40～59 岁降低 44%。对于 70～89 岁、收缩压高于 145mmHg 的患者，总胆固醇与出血及总脑卒中死亡率为负相关。

糖尿病

高龄高血压患者 10%会存在糖耐量受损，而糖尿病会使 65～94 岁患者发生冠心病和脑卒中的风险翻倍。与总胆固醇一样，糖尿病对心血管事件的影响随年龄下降：女性风险仍然略大于男性，糖尿病带来的绝对风险在老年要明显高于年轻人。

体重指数

体重指数（body mass index，BMI）增加与血压升高相关，但肥胖相关性高血压的风险随年龄下降，20～45 岁肥胖患者血压升高风险增加 3 倍，而 65～94 岁患者血压升高风险增加 1.5 倍。BMI 每升高一个单位（kg/m²），收缩压可能升高 1.2mmHg，舒张压升高 0.7mmHg。有趣的是，对于老年男性高血压患者，BMI 可使心血管相关风险增加 1.8～2.9 倍，而女性则相反。但尽管这样，无论男性、女性，高血压均可使心血管疾病风险增加 1 倍以上。在欧洲老龄高血压工作组（EWPHE）[22]的研究中发现，有最低总死亡率和心血管疾病终点事件的人群存在于轻度肥胖组，BMI 为 28～29kg/m²。而 BMI 为 26～27kg/m² 的人群则有最低心血管死亡率。躯干型肥胖（腰臀比例增加）与冠心病强相关而比 BMI 单项更能预测冠心病和脑卒中。75 岁以上老年人脂肪减少，而 70 岁以上老年人，其心血管疾病风险与增加的 BMI、腰围、腰臀比例相关，与 40～59 岁年龄组相比心血管疾病风险下降 60%～75%[23]。

吸烟

尽管随年龄增长吸烟人数降低，吸烟仍是影响老年人心血管死亡率的一个重要因素[男性风险比（risk ratio, RR）为 2.0，女性 RR 为 1.6]，老年、高血压且吸烟的患者其脑卒中的相对风险是血压正常者的 5 倍，是不吸烟、血压正常者的 20 倍。70 岁以上老人停止吸烟，在减少冠心病和脑卒中死亡率方面仍可获益，只要能戒烟 1～5 年，死亡率可大幅下降。因此老龄吸烟者应鼓励戒烟。令人鼓舞的是每日少于 20 支的吸烟者，戒烟几年后其风险就变得与不吸烟高血压患者相似了。

房颤和左心室肥厚

房颤患者伴有高血压会使脑卒中风险较血压正常者翻倍。随着年龄增加，心电图可诊断左心室肥厚（left ventricular hypertrophy, LVH）的患者也增加了，现已报道 65～74 岁患者中男性发病率为 6%、女性发病率为 5%，而在大于 85 岁的患者中男性发病率为 9.4%，女性为 10.8%。LVH 对心血管疾病风险有显著影响，在 65～94 岁患者男性增加近 3 倍心血管风险，女性增加 4 倍。但在年轻患者组，即使血压相同这种影响也会减少。

酒精

血压升高与饮酒增加之间存在联系。尽管这种关系在大多数流行病学研究中不呈线性关系，但高血压发病率最低者每周饮用酒精 5～10 单位。现已有报道曾有 70～74 岁大量饮酒史者戒酒后血压大幅下降 19/10mmHg 的病例。过量饮酒与脑卒中风险直接相关。现在尚未明确到底是由于酒精的直接升压效应还是其他别的机制造成这种联系，如酒精诱导的房颤增加。老年人饮用少量酒精尚有轻微保护作用，所以没有必要建议患者严格戒酒。

饮食和体育锻炼

饮食中盐摄入与高血压的关系随年龄的增加逐渐增强，20 岁患者每天摄入 100mmol 盐，血压升高 5mmHg，但 60～69 岁患者摄入同等量盐，血压增长量为 2 倍多。与之相反的，老年人每日摄入钾增加 60mmol，最多可降压 10/6mmHg。增加钾在饮食中的摄入还可以减少脑卒中风险，且与其降压效应无关。在英国，老年人每日平均钾摄入量为 60～70mmol，如果增加进食水果和蔬菜可使每日摄入钾量增至 100mmol。

轻到中度的体育锻炼如每周 3～4 次、每次行走 30min 即有降压作用并能降低脑卒中风险，即使是老年人，运动也能达到这些效果，而且也有其他益处（如减少跌倒风险）。到底是单独通过降低血压还是通过其他机制，如运动诱导纤维蛋白原水平减少或升高 HDL 脂蛋白水平来达到上述这些效果，尚未明确。

高血压并发症

脑卒中

高血压一直是脑卒中主要的可治疗性危险因素。但随年龄增加，血压升高带来的风险下降。舒张压升高 10mmHg，脑卒中风险几乎加倍，血压下降 9/5mmHg 可使脑卒中发生率下降 30%，当血压下降 18/10mmHg 时将使风险下降一半，上述这些效果与基础血压无关。

脑梗死的相对风险因老龄患者血压类型不同而不同[24]。与血压正常的患者相比，单纯收缩期高血压的风险（比率 2.3）比收缩压合并舒张压均高的风险（比率 1.5）要高。70～79 岁单纯收缩期高血压患者脑卒中的人群归因风险度女性为 21%，男性为 17%，而 50～59 岁上述风险度则变为女性 5%、男性 4%。尽管随年龄增长血压升高引起的脑卒中相对风险下降，但并不是血压本身不再构成危险因素，而是"正常"血压患者发生更多脑卒中病例所致。颅内出血同样与高血压密切相关，不同研究所得相对风险数值为 2.0～9.0，且复合高血压的风险明显大于单纯收缩期高血压，特别是年轻患者。

血压和无症状脑血管疾病

深部白质损伤（脑白质变性）在老年无症状高血压患者磁共振影像中频繁出现。在许多研究中高血压伴有年龄相关性认知功能损伤，而脑白质变性是否会造成这种认知损害目前尚未可知。同样的，脑白质变性是否增加继发性脑梗死或出血的风险尚不确定。单纯收缩期高血压与这些皮质下损伤密切相关，而血压控制良好则可起到保护作用，日间血压大幅下降与无症状皮层下白质损伤和腔隙性脑梗死有关，但夜间血压升高也与此有关。

认知损害

除了血压对血管性痴呆的影响，血压对认知下降和心理功能也有影响。也有人对此进行了大量讨论，有些研究认为血压与心理、认知功能无关，但有些研究却报道了血压与血管性及阿尔茨海默病型痴呆存在强烈相关。目前一篇综述提示中年时血压升高对认知损害和老年时痴呆形成风险，但在横向对比研究中，老年人血压测量与痴呆呈负相关。对于此后生活中血压和认知的纵向研究显示结果并不一致，大部分证据提示严重认知损害患者血压低较普遍[25]。血压经控制略有降低与 MMSE 得分改善和近期、远期记忆改善相关。同时有些研究发现降低血压能显著降低痴呆风险，但并不是所有研究都支持这一观点[26,27]。在最近的一项系统性综述中，

Beishon 和他的同事[28]发现，在几项纳入痴呆患者、应用安慰剂对照的降低血压的试验中，并没有明确的证据提示降压治疗对于认知或其他心血管终点有益处（或害处）。高血压相关的认知损害的发病机制尚不明确，除了脑白质变性的相关改变外，可能与血压升高、颅内代谢改变时脑血流下降有关。苏格兰出生队列数据提示白色物质高信号与最近生活智力之间的负性关系呈线性且随年龄和血压升高而增高[29]。

心脏病

冠心病与高血压之间的联系将在本章稍后讨论。高血压能通过许多机制加速冠状动脉粥样硬化斑块的发展，特别是代谢异常，如胰岛素抵抗综合征。血糖及胰岛素水平的增高，总胆固醇、HDL、LDL 水平的改变，以及内皮功能障碍导致内皮依赖性舒张受损、白细胞黏附增多、平滑肌增殖、内膜巨噬细胞聚集、纤维化及动脉中膜增厚等改变，与血管氧化应激及自由基产生的增多相关，将导致动脉壁的炎性改变，单核细胞移行进入内膜及斑块形成。

诊断与评估

一般问题

老年人血压测定的准确性是至关重要的，而且尽管存在特定问题，但重要的是保证患者都没有受到不必要或不充分的治疗。因血管舒缩及呼吸，血压每一分钟都可能变化，在 24h 中血压的波动与心理及生理活动、睡眠及餐后变化有关。季节性的改变也存在，冬天时血压较高。诊室血压在单独访问或多次访问中间存在重要不同。几乎所有加入安慰剂对照的干涉试验中，老年高血压患者的血压均在反复测量时出现大幅下降，随年龄增加降幅增大，最大可达 10/5mmHg。随时间变化，血压水平呈下降的趋势，一部分原因是平均值的退化和对血压测量过程的熟悉。

测量血压

指南推荐不复杂的病例应平均检测 2 次（可能在特定情况下，当血压易变性高时需要多测几次，如心房颤动），检测时患者为坐位，保持平静放松，至少在 2 个不同的情况下检测，通常在最初的测量期内。重要的是，考虑到这个年龄段的患者体位性低血压的发作频度，要站起来后检测血压以明确血压的体位变化，如果发现明显的血压变化则应用立位血压差值进行比较（例如，> 20/10mmHg 或者患者有征兆）。

水银血压计正在被逐渐淘汰并由半自动设备替代，但必须保证设备的准确性及对老年人有效。一系列老年人及年轻人使用的血压测定装备已投入使用，在 BHS 网站（www.bhsoc.org）上不断更新。袖带的大小很重要，因为袖带过紧将测量出错误的高值。袖带的宽度应为腋窝至肘前窝距离 2/3，当气囊放置在肱动脉处时袖带应至少覆盖臂围 80%，位置与心水平线平齐。临床医生应同时拥有大袖带及标准袖带测试血压，并保证恰当应用。

最初测量应该双臂均测，因为 10% 以上老年人双臂之间至少相差 10mmHg，最高测量值的手臂应用于随后的测量。患者应静坐，两腿伸直，全身放松，而且至少应该在餐后 2h 以后测量以防止因餐后下降导致测出的血压水平错误降低。所有未用药老年人应该每 5 年测一次血压，至少测到 80 岁，而血压正常值高者[（135～139）/（85～89）mmHg]应每年测量。

袖带装置可能会过低估计动脉内收缩压水平，差值高达 5～10mmHg，而过高估计舒张压水平，差值为 5～15mmHg。假性高血压指的是由于动脉僵硬造成的错误高于真实水平的非侵入性记录。这种情况的发生率在未及筛选的老年人人群中非常低，为 1%～2%，但是现在临床上并没有快速的、简易的预测这种情况的办法。

动态血压监测与自体血压监测

NICE 指南[30]强调了动态血压监测（ambulatory BP monitoring，ABPM）或自体血压监测（self-BP monitoring，SBPM）在老年高血压患者评估和治疗中的作用；在英国，当患者反复出现诊室血压升高而平时轻微高血压时（140～159mmHg；90～99mmHg），至少需要应用 ABPM 或 SBPM 来确定诊断。这两种形式的监测均能减少血压易变性和对测量产生的警觉，所以 75% 的老年高血压患者 ABPM 和 SBPM 血压数值均低于诊室血压值。以白日 ABPM 举例，与诊室血压的差值为 10/5～15/5mmHg，且差值随年龄增长而增加。现在推荐在 ABPM 中，白天每小时取 3 个读数（白天最少 14 个读数），夜间每小时一个读数（晚上 11 时到早上 7 时）。24h ABPM 还可以提供血压值的其他信息，如白天和夜间的不同，现在还未完全弄清楚。而 SBPM，早上在用药前应有 2 个读数，晚上再测 2 个读数，如此检测 7 天，然后计算这 28 个读数的平均值，而且有的机构还会去掉第一天的数值。ABPM 和 SBPM 都可以用来诊断 WCH、MHT、体位性或餐后低血压及老年人真性顽固性高血压。SBPM 还被用来评估治疗对血压的控制，但检测时间减到了 3～4 天。

临床评估与调查

无论年轻与年老，高血压的一个普遍特点就是无症状性。主诉经常由血压升高引起，如头痛，在许多病例中并无关联，病史及体格检查应包括评估重要的心脑血管疾病危险因素存在与否（如糖尿病），还应包括继发性高血压的症状及表象。其他应考虑的重要因素包括意识模糊、尿失禁及运动性下降是否存在，是否应用其他药物（药物之间可能互相作用进而影响抗高血压药物的应用类型及效果），也就是说，所有会影响治疗决定的因素。检查应聚焦于寻找靶器官损害的证据，包括外周动脉搏动和血管杂音（肾或颈动脉）及心脏杂音。当存在眼底动脉恶性变化或糖尿病改变时需检查眼底。当出现脑血管疾病和血管性痴呆的症状时还需要进行神经科查体。

最初调查应包括身高、体重，抽血检查肾功能、血脂谱、血糖及糖化血红蛋白（$HbA1_C$）水平测试、12 导心电图（排除缺血改变、节律异常及左心室肥厚），以及尿测量试纸判读蛋白及潜血。行 X 线是否获益尚未证实，那些心衰或肺疾病患者可以应用，而且心脏超声很少应用。

在这一年龄组肾动脉狭窄是唯一重要的高血压继发原因。当下列情况出现时应当考虑：高血压突然发生或快速进展，以及血压控制突然变得困难，特别是那些动脉硬化性肾动脉狭窄风险较大者（如糖尿病、吸烟者及外周血管疾病患者）；还应该怀疑的是那些发展中的恶性高血压患者、那些肾功能快速恶化特别是开始应用血管紧张素转换酶（angiotensin-converting enzyme，ACE）抑制剂后快速恶化的患者，以及未发现明确原因却突然发生肺水肿的患者。

心血管风险评估

血压升高及高血压带来的未来心血管风险对于老年人造成的影响，通常被衰老相关的其他风险因素积聚所冲淡。衰老本身就变成了高龄老年人心血管发病率相关最强的风险因素，而高血压则是最大的可治疗的风险因素。尽管目前已制定的分析计算方法（如根据弗雷明汉数据[31]或 QRISK 数据[32]制定）已被证明对较年轻老人（75 岁以前）有效，但应用在高龄老年人却缺乏准确性。原版弗雷明汉风险计算重心放在年龄、性别、血压、血脂水平、糖尿病、吸烟、BMI 和 LVH，但在一部分人口中却不准确。QRISK 计算是以英国数据为基础，还包含了另外的因素如种族、存在心绞痛、类风湿性关节炎、肾功能障碍、心房颤动，以及汤森德剥夺分数（Townsend deprivation score）等来预测风险，因而更加准确，特别是对于那些达到 84 岁的老人。最近，已经有人指出应用目前心血管风险因子及弗雷明汉计分系统在预测风险方面的缺乏，而其他因素，如同型半胱氨酸水平，可能更好地预测 80 岁左右及更高年龄组的高心血管风险[33]。值得注意的是这些风险计算在测定心血管风险方面有不同的限定，而且现在看来所有风险因子对实际的风险都有些过高评价。

高血压治疗指南

最近 5 年美国[34]、英国和欧洲[30,35]发表了几项用于老年高血压患者诊断和治疗的重要指南，尽管大多数建议很相似，但还是有重要的不同存在。最新的来自 NICE 的几项指南[30]，以及来自英国联合协会（Joint British Societies，JBS3）[36]的指南都推荐，ABPM（自我监测也是可以选的）在治疗前可确定高血压的诊断，主要对象为 80 岁或稍年轻些的患者，其诊室血压为（140～159）/（90～99）mmHg，已有靶器官损坏证据，已确诊心血管疾病、肾病或糖尿病，或者 10 年心血管风险 20%。对于 80 岁及以上年龄组，诊室血压（150～159）/（90～99）mmHg 也需要 ABPM 来确定诊断。对于 80 岁以上老年及尤其是衰弱的老年患者，所有指南都标有特定警告，治疗应该个体化。对于那些血压升高但风险尚未高到需要药物治疗的患者，NICE 推荐给予调整生活方式的建议并进行年度检测。但是对于老年人来说，他们的心血管风险因为年龄一项就已经很高了，大多数都需要进行药物治疗。其他指南不需要 ABPM 和 SBPM 辅助诊断，但都提出了相似的诊室血压数值，超过这些数值需考虑开始治疗，并附有治疗方案及目标值以供参考，如表 42-1 所示。

表 42-1　老年人降压药物的主要分类及其强制适应证、潜在适应证*

药物分类	强制适应证	潜在适应证	禁忌证	可能禁忌证
血管紧张素转换酶抑制剂，血管紧张素受体阻滞剂	心衰	慢性肾病、左心室功能障碍、糖尿病伴蛋白尿，出现 ACEI 相关性咳嗽时患 ARB	肾动脉狭窄（特别是双侧）	肾功能损伤
β-受体阻滞剂	心肌梗死、心绞痛、房颤	心衰	哮喘、COPD 心脏阻滞	心衰、血脂异常、外周血管疾病、糖尿病
钙拮抗剂（二氢吡啶类）	单纯收缩期高血压、心绞痛	心绞痛	—	—
噻嗪样利尿剂或噻嗪类利尿剂	心衰、单纯收缩期高血压	骨质疏松	痛风	血脂异常、肾功能损伤
α-受体阻滞剂	前列腺疾病	血脂异常	体位性低血压	尿失禁
钙拮抗剂（加速度限制）	心绞痛	心肌梗死	心脏阻滞、心衰	与 β-受体阻滞剂合用

注：ACEI. 血管紧张素转换酶抑制剂；ARB. 血管紧张素受体阻滞剂；COPD. 慢性阻塞性肺疾病；

* 对于老年人，需根据患者并发症及药物禁忌证谨慎应用上述药物

高血压的药物治疗

几个大型干涉试验，在老年人联合高血压或单独高血压药物治疗的效果方面，所有研究均显示积极治疗有肯定获益，考虑到试验中患者的异质性——复合性高血压、单纯收缩期高血压，单纯收缩期高血压合并复合高血压、有或没有靶器官损害，以及不同程度心血管风险——开始用药年龄不同、高血压药物的不同及随访时间的长短，结果令人惊讶。

老年人高血压临床试验

单独针对老年人的第一项大型试验的是 1985 年公布的欧洲高血压工作组的老年人试验（EWPHE）[22]。研究结果提示每 1000 名老龄患者应用利尿剂治疗 1 年，可避免 11 例致死心血管事件、17 例脑卒中事件（6 例致死，11 例不致死）及 8 例 CHF。随后几项重要的随机对照试验录入 75 岁以上高血压患者，包括 Kuramoto 等[37]试验应用噻嗪类利尿剂作为一线治疗；老年人高血压试验[38]应用 β-受体阻滞剂；MRC 老年人试验[39]应用噻嗪类或 β-受体阻滞剂；停止高血压试验[40]，也应用噻嗪类或 β-受体阻滞剂作一线药物；SHEP[41]，应用氯噻酮，而欧洲收缩期高血压试验（Systolic Hypertension in Europe，Syst-Eur）[42] 和中国收缩期高血压试验（Systolic Hypertension in China，Syst-China）[43]则不同，应用钙拮抗剂（calcium channel blocker，CCB）作为一线降压药物进行治疗，而最近，重要的 HYVET 试验，作为最早着重于高龄老年并应用非噻嗪类利尿剂吲达帕胺作为一线治疗[1]。

致命与非致命事件

在 10 项包含 75 岁及以上老年人的大型试验中，只有 HYVET 试验记录了治疗后全因死亡率明显下降（HR，0.79；范围，0.65～0.95），对这些研究的 meta 分析[44]显示总死亡率和冠心病发病率明显降低（RR，0.73；范围，0.55～0.96）、心血管疾病发病率下降（RR，0.75；范围，0.65～0.86）。治疗作用的非致命事件很难确切阐述，因为不同的试验应用了不同的标准来界定非致命事件。在可获取数据的 9 项包含 75 岁及以上老年人的大型试验中，非致命性脑卒中明显减少（RR，0.78；范围，0.63～0.97），CHF 也明显减少（RR，0.49；范围，0.37～0.67），但试验间的差异显著。在 HYVET 中，致命性脑卒中明显减少了 39%，但非致命性脑卒中没有减少；所有的心血管事件降低了 27%，在开始治疗一年内即可获益。治疗的获益以 RR 比率降低来表示，但是在各试验中明显不同[例如，在 SHEP 先导试验中非致命性脑卒中 RR 是 0.21，而瑞典老年高血压试验（STOP）中 RR 是 1.61]，而且绝对获益与患者潜在风险相关。因副作用而撤药的情况随用药增加（RR，1.71；范围，1.45～2.00），

但治疗获益是占主要优势的，从轻度到严重的收缩期高血压和/或舒张期高血压。

科克伦系统性综述（Cochrane Systematic Review）[45]包含 15 项研究、近 24 000 名轻到严重程度的老年高血压患者，年龄 60 岁及以上（较年轻的老年和高龄老年）。这些试验对象在大多数试验中接受噻嗪样利尿剂作为一线治疗，平均治疗时间为 4.5 年。再一次的，治疗明显降低了死亡率（RR，0.90；范围，0.84～0.97）、总心血管发病率和死亡率（RR，0.72；范围，0.68～0.77），并降低了脑血管发病率和死亡率（RR，0.66；范围，0.58～0.74）。在三项以单纯收缩期高血压为试验对象的试验中，我们也能看见相似的获益。

因此现在有充分的证据说明，对选出的老年患者进行治疗升高的血压（患者年龄可至 90 岁，因为 HYVET 对 90 岁以上患者数量太少无法做出结论）会明显减少心血管事件而不产生无法忍受的副作用。

现在没有充分的证据说明老年人应用某一类降压药明显优于另一类，但是大多数老年人都需要 2 或 3 种不同降压药。在大多数指南中，65 岁及以上老年人最初治疗应选用二氢吡啶类 CCB 或噻嗪样利尿剂，特别是当患者存在心衰时，如果血压控制目标尚未达到，还可以加用 ACE 抑制剂（ACE inhibitor，ACEI）或 ARB。联合治疗预防收缩期高血压患者心血管事件的研究（Avoiding Cardiovascular Events through Combination Therapy in Patients Living with Systolic Hypertension，ACCOMPLISH）[46]显示 ACEI 合用 CCB 比 ACEI 合用利尿剂能更好地减少心血管事件，尽管在治疗高血压方面这两种组合疗效相似。对于需要 3 种药物治疗的患者，噻嗪样利尿剂加 ACEI 加 CCB 是一种合理的搭配。低剂量联合药片对已用多重药物治疗的老年人来说应用更方便。现在的 NICE 治疗指南如下。

● 尽可能地推荐一天只吃一次的药物。

● 推荐 80 岁以上患者应用 55～80 岁患者应用的降压药，考虑所有的并发症。

● 推荐单纯收缩期高血压患者（收缩压≥160mmHg）应用与收缩压、舒张压均升高的患者相同的药。

● 第一步，对于 55 岁以上患者和来自非洲或加勒比地区的任何年龄段黑人，推荐 CCB。如果 CCB 不合适，例如，因为水肿或不耐受，如果存在心衰或心衰高风险证据，推荐噻嗪样利尿剂。

● 第二步，如果经过第一步血压未得到控制，在 CCB 基础上加用 ACEI 或 ARB。如果 CCB 不适合第二步的治疗，例如，因为水肿或不耐受，如果存在心衰或心衰高风险证据，推荐噻嗪样利尿剂。

● 第三步，如果治疗需要 3 种降压药，合用 AECI 或 ARB、CCB 和噻嗪类利尿剂。如果上述 3 种药物都已用到标准或最大耐受量诊室血压仍高于 140/90mmHg，则考虑诊断顽固性高血压，可考虑加用第 4 种药物或寻找

专家建议。

- 第四步,对于顽固性高血压的治疗,如果血钾水平是 4.5mmol/L 或更低,考虑应用螺内酯(25mg,每日一次)进一步利尿治疗。对于估计肾小球滤过率降低的患者需特别注意,因为他们患高钾血症的风险增加,如果血钾水平高于 4.5mmol/L 则考虑噻嗪样利尿剂加量。

- 如果应用利尿剂作为初始治疗或新加用利尿剂,推荐噻嗪样利尿剂,如吲达帕胺(1.5mg 缓释或 2.5mg 每日一次)要优于传统的噻嗪类利尿剂,如苄氟甲噻嗪。

- 如果患者已经应用噻嗪类利尿剂治疗且血压稳定、控制良好,继续目前治疗。

治疗目标血压水平

各试验中目标血压水平不同并且随时间发展相对下降。例如,在 HEP 研究[38]中目标水平为 170/105mmHg,而在 SHEP[41]中收缩压应小于 140mmHg。但是在各项研究中,心血管风险的下降幅度却相似,这一点值得注意。鉴于治疗中血压水平和预后之间 U 或 J 型曲线的关系,血压到底应该减少多少、治疗目标血压值应设定为多少还未明确,因为没有哪一项试验在这一方面关注老年人或者单纯收缩期高血压患者。EWPHE 试验[22]结果显示,治疗中收缩压 150mmHg 的患者比收缩压 130mmHg 的患者全因死亡率降低。

为了确定最佳目标血压,高血压最佳治疗(hypertension optimal treatment,HOT)研究[47]经过了特殊设计。这项试验共纳入 18 790 患者,50～80 岁(平均 61.5 岁),舒张压 100～115mmHg 随机分入 3 个舒张压目标组:≤80mmHg、≤85mmHg 或≤90mmHg,所有患者应用二氢吡啶类钙通道阻滞剂非洛地平作为初始治疗。另外随机分组给患者小剂量阿司匹林(75mg)或不用。不幸的是难以达到目标血压值,特别是舒张压较低的前两组,尽管大多数患者用了三联药物治疗。3 个目标血压组预后未见差异。只有舒张压≤80mmHg 组与≤90mmHg 组相比心肌梗死发病率下降。综合所有组别中全部患者,主

要心血管事件风险最低患者为平均收缩压 138.5mmHg,舒张压 82.6mmHg,心血管事件致死率最低为血压 138.5/86.5mmHg(将 140/90mmHg 作为指南目标),而脑卒中最低估测发生率患者为收缩压 142mmHg,而舒张压无明确最低值。缬沙坦与单纯收缩期高血压(Valsartan in isolated systolic hypertension,VALISH)[48]试验,意在检测 70～84 岁老年患者,减少心血管死亡率和发病率方面严格控制血压(<140/90mmHg)是否优于适当控制血压(≥140/90mmHg 到<150/90mmHg)。该研究尚不足以回答这个问题,但证据显示血压小于 140/90mmHg 组可以安全地将患者控制在相对健康的范围内。与高龄老年更加相关的是 HYVET 试验,与服用安慰剂相比,服用降压药物 2 年使血压较最初的 173/90mmHg 下降了 15/6mmHg(试验纳入的最低收缩压为 160mmHg;目标值<150/80mmHg)。证据显示,血压下降带来获益,心血管事件明显减少而不产生副作用,但在积极治疗组只有 40% 的患者血压达标。诊室血压测量的界限值和目标值在各个指南中都很相似(表 42-2),但 ABPM 和 SBPM 相应数值都不尽相同。

在考虑治疗老年人高血压的时候需要顾及许多因素,如患者存在体位性低血压、房颤、肾功能损伤、认知问题及对特定降压药物应用不当。患者对药物的依从性及生活质量也需要加入考虑,同样还有患者的潜在获益。我们必须记住一件很重要的事,就是向患者介绍降压治疗只是降低风险过程的一部分。治疗过程中的血压水平比基线血压值更能预测接下来的事件,因此,需要尝试并努力达到这些目标值。这也就意味着 20%～30% 的老年高血压患者需要 3 种或更多的降压药物。降压治疗需要规律复查并做恰当的血液检测(如电解质和血脂水平及肾功能)。为了获得全面的血压降低的益处,降压治疗需要花费时间,所以开始治疗或调整治疗后 3～6 周需要复查。在部分病例中,已经应用 SBPM 成功监测血压控制情况;每次记录 3～4 天而不是像诊断高血压那样需要记录一周。表 42-2 给出了目标血压值。同时还应

表 42-2 诊室测量治疗过程中目标血压值(单位:mmHg)

血压测量	NICE/JBS3		ESH/ESC		ACCF/AHA	
	界限	治疗目标	界限	治疗目标	界限	治疗目标
诊室						
<80 岁	≥140/90	<140/90	≥140/90	<140/90	≥140/90	<140/90
≥80 岁	≥160/100	<150/90	≥160/100	140～150/<90	≥140/90(?)	<(140～145)/90
白天 ABPM						
<80 岁	≥135/85	<135/85	≥135/85	未给出	未给出	未给出
≥80 岁	≥150/95	<140/85	≥140/85	<140/85		
白天 SBPM						
<80 岁	≥135/85	<135/85	≥135/85	未给出	未给出	未给出
≥80 岁	≥150/95	<140/85	≥140/85	<140/85		

注:修改自参考文献[30, 34-36];ABPM. 动态血压监测;SBPM. 自我血压监测

注意其他心血管风险因素，如血脂水平升高和吸烟。

特殊情况下的高血压治疗

脑卒中后患者

脑卒中急性期高血压的管理是最近研究的焦点。斯堪的纳维亚坎地沙坦急性脑卒中试验（Scandinavian Candesartan acute stroke trial，SCAST）研究[49]纳入了缺血性脑卒中患者（85%）或初次颅内出血（primary intracerebral hemorrhage，PICH）或收缩压高于140mmHg的患者，在症状发生30h内将他们随机分入坎地沙坦组或安慰剂组。积极治疗后血压下降很少（收缩压在24h下降2mmHg），没有6个月内的整体治疗获益，并以功能性结局的形式提出此时降压有害的建议。脑卒中后即刻控制高血压和低血压试验（control of hypertension and hypotension immediately post-stroke，CHHIPS）试验[50]比较了轻到重度的脑卒中（84%大脑梗死）、高血压（收缩压＞160mmHg）患者在发病36h内应用赖诺普利或拉贝洛尔相对于安慰剂所起到的降压效果。随机分组24h之后，积极治疗组和安慰剂组收缩压相差10mmHg，但2周内未见到任何阳性或阴性结果；但6个月死亡率在积极降压组有所降低。继续或停止脑卒中后抗高血压药物合作研究（continue or stop post-stroke antihypertensives collaborative study，COSSACS）试验[51]评估了脑卒中后立即停止或继续现有降压治疗的效果，再一次的，在2周和6个月节点，组间死亡率和致残率无差别。一项早期脑卒中后降压试验的meta分析显示，早期降压治疗无获益。但是，上述这些研究主要收入的是脑梗死的患者，提示PICH的患者可能在急性期降压获益更大。急性脑出血的强化降压治疗研究（intensive blood pressure reducing in acute cerebral hemorrhage trial study，INTERACT2）试验[52]对此进行了研究，在颅内出血后6h内随机分组，1h内快速降低血压，使目标血压低于180mmHg或140mmHg。尽管快速降压在最初结果中没有降低死亡和致残率，其他功能性结局在较低目标血压组却有明显改善。

关于脑卒中后期治疗，现在仍有一些关键性问题没有得到解决，特别是脑卒中后开始降压治疗的时机及降压目标值的设定。虽然脑卒中后最佳降压时机尚未确定，但早期干预降低血压似乎更安全。培哚普利预防复发性脑卒中研究（PROGRESS）试验[53]强调治疗的获益基于噻嗪样利尿剂的应用，无论用不用ACEI，都可减少血压正常和高血压患者脑卒中复发率。几项关于降低血压以预防第二次脑卒中的重要试验现已发布结果。PRoFESS试验[54]纳入20 000名既往曾患缺血性脑卒中的患者，随机分入替米沙坦组或安慰剂组，患者中75%曾患高血压。令人惊讶的是，在超过30个月的随访期中，除了替米沙坦组和安慰剂组直接有4/2mmHg的血压差

异，在减少脑卒中复发率或主要心血管事件方面未见任何获益。而接下来的分析显示，达到的血压水平与脑卒中复发率之间呈J型联系，风险最低的是收缩压120～139mmHg的患者，这与PROGRESS试验的发现一致。在一项关于脑卒中后二级预防meta分析中，对10个试验的结果进行研究，也包含了前述试验，显示降低血压具有明显地减少脑卒中再发的治疗作用（优势比[OR]，0.71；95%可信区间[CI]，0.59～0.86），减少心血管事件（OR，0.69；CI，0.57～0.85），但是还未有证据显示任何一种降压药能优于其他降压药或有助于血压达标。

接下来的皮质下小脑卒中二级预防（secondary prevention of small subcortical strokes，SPS3）试验，旨在评估最佳血压值以预防腔隙性脑梗死患者脑卒中再发，将患者随机分为收缩压130～149mmHg组和低于130mmHg组，且没有特意指定用何种降压药来达到降压目标。加强降压组患者一年后达到平均收缩压127mmHg，而稍高目标血压组平均血压为138mmHg，后者可减少19%所有脑卒中事件（不显著）、减少63% PIHC（显著），且不产生任何明显的副作用。复发率未呈统计学减少可能是因为，或者至少有一部分是因为试验中脑卒中复发率比预计的要低，这就使整个研究显得略有不足。

观察性研究证实，较低血压带来更好预后结局。研究显示，颅内梗死患者脑卒中后服用抗栓药物，当血压水平更低后发生颅内出血的可能性下降。此时最佳血压水平应小于130/80mmHg。大多数脑卒中二级预防的试验都没有纳入既往颅内出血的患者，但是，纳入颅内出血患者的试验中，除了小部分患者，血压下降获得的获益高于或同于颅内梗死患者。同样的，对于严重颈动脉或椎动脉硬化的患者，其血压管理的数据很少，但一些临床专家却建议维持稍高的目标血压[如（140～150）/（85～90）mmHg]以避免患者出现症状。这些患者颅内自动调节功能受损，血压稍高以便维持颅内灌注。目前没有证据提示需要将短暂性脑缺血发作（transient ischemic attack，TIA）后的患者血压水平与脑卒中后患者的血压水平区别对待。

因此，目前有明确证据显示，在所有脑卒中和TIA患者的二级预防中均应考虑降压治疗。对于大多数上述患者，如果血压持续140/90mmHg，发病后第一周就应该开始治疗，目标血压值（130～140）/（80～85）mmHg（最佳血压值尚未明确限定）。现在大多数证据提示降压治疗应包括噻嗪样利尿剂，ACEI可以用或不用。

跌倒和衰弱

降压治疗和跌倒之间关系复杂。很多老年高血压患者患有直立性低血压，这可能是高血压导致心脏压力感受器敏感性下降。很多老年性高血压患者在站立时感受到体位性低血压的症状而收缩压水平没有明显下降，提示其存在颅内血流控制的异常。众所周知降压治疗与直

立性低血压风险升高有关，因而造成摔倒，而摔倒又导致损伤。导致摔倒的其他原因，如药物相关的嗜睡、认知损害、心动过缓及其他并发症，可被认为是潜在的跌倒风险。降压治疗本身就可能增加跌倒风险近 25%。尽管严重跌倒的风险似乎与降压的强度或降压药物种类无关，但有一种特定的大家都知道的药物种类，比如，α-受体阻滞剂，以及直立位低血压[55]。血压升高且衰弱（不能完成 6m 行走测试）的患者比那些血压正常的患者预后更好，因为死亡率降低[56]。行走试验因此可以成为一种方法，用来确认那些不能从降压治疗中获益的患者。老年高血压患者应用噻嗪类利尿剂和 ARB 类降压药的患者比应用 CCB 的患者骨折率低，而应用袢利尿剂的患者骨折率最高[56]。

根据试验记录，几乎所有老年人降压治疗的试验都未纳入那些身体上或精神上衰弱的患者。有些人还提示这些患者血压高可能是预后好的一个提示，因为血压通常在死前的几个月到几年中降低。对于那些易于摔倒或衰弱的患者在应用降压药之前都需要考虑其获益和风险；在做决定时临床判定比较重要。

顽固性高血压

顽固性高血压（RHT）指的是在应用 3 种不同种类、最佳组合、最大耐受剂量后血压持续高于目标值（表 42-2）。在群体调查中发现[57]，经治高血压中有 10%～20% 的患者发生 RHT。老年人，特别是 75 岁以上老年患者，基础血压高，存在靶器官损坏（如左心室肥厚、慢性肾病）、糖尿病、肥胖、动脉硬化性血管疾病、女性、黑人种族，以及过量的摄入钠盐等特征都存在于顽固性高血压患者中。在做顽固性高血压诊断前，很重要的一点就是排除 WCH，因为根据诊室血压记录诊断的 RHT 患者，其中有 40% 可能是 WCT[58]。

现在，尚无明确依据关于在 RHT 患者标准 3 种药物治疗基础上最好加用何种药物。老年人可加用的药物包括螺内酯或阿米洛利（用药时需监测血钾水平及肾功能），和/或一种 α-或 β-受体阻滞剂，但是也建议向专家寻求帮助。

2 型糖尿病

老年 2 型糖尿病患者再合并高血压很普遍，基本上血压升高的患者有 2/3 需要降压治疗。且老年糖尿病患者应该积极降压治疗。英国糖尿病前瞻性研究[59]显示严格控制血压可以降低脑卒中发生率至 44%（11%～65%），并将糖尿病相关死亡率降至 32%（6%～51%）。SHEP 研究[41]中的老年糖尿病亚组也做得很好，与安慰剂相比，5 年降低主要心血管事件 34%（6%～54%），减少致命和非致命冠心病 54%（12%～76%）。在 STOP-2 研究[60]中的糖尿病患者在传统治疗（应用噻嗪利尿剂或 β-受体阻滞剂）和新药（ACEI 类药或 CCB 类药）这两组最终结局没有不同。这也再一次强调了是用血压降低的程度而不是降压应用的药物种类来预测心血管风险；

糖尿病患者需要更低的靶目标血压水平，正如 HOT 试验所证明的那样。因此，在 2 型糖尿病患者，开始治疗的血压界限应是 140/90mmHg（80 岁以内患者血压控制目标值 130/80mmHg）。2 型糖尿病患者除了心血管风险高，控制糖尿病患者心血管疾病风险性行动（action to control cardiovascular risk in diabetes，ACCORD）试验还证明更低的血压目标值（收缩压<120mmHg）不能进一步地减少心血管事件，尽管这能预防更多的脑卒中事件[61]。一线推荐药物为 ACEI 类，如果控制目标未达到，按照本章之前提到过的步骤，应用 CCB 作为二线用药，而不应用利尿剂。

认知功能、痴呆及生活质量

医学研究委员会（Medical Research Council）对老年人研究发现，在 54 个月的随访[62]中，应用利尿剂或 β-受体阻滞剂对认知功能的改变，与安慰剂组相比没有不同。因为高血压与血管性痴呆和阿尔茨海默病相关，曾有人希望降低血压的治疗能减缓或预防认知功能下降。Syst-Eur 研究[42]在略短的 2 年随访期内，发现积极降压能减少 50% 痴呆的发病率（纳入的患者数量非常少），并能略微改善简易精神状态分数（mini-mental state score），而在安慰剂组，分数明显恶化。但是，SHEP 试验[41]没能证明积极降压治疗能减少痴呆的发病率。HYVET 试验[27]的痴呆分组，同样也没能证明在高龄老年降低血压能减少痴呆风险，但是随访时间可能太短以至于看不出任何获益；也许是试验时间过短不能看出效果。合并所有研究降低血压对老年高血压患者痴呆影响的试验，发现积极降压能降低 13% 的痴呆发病率[27]。

尽管评估降压对生活质量长期影响的试验数目有限，大多数这一类型的试验都显示长期获益。生活质量是患者评估的一个重要部分，但评估并不需要冗长或复杂的问卷来进行。对生理功能（如活动性和平衡力、照料自己的能力）、性功能、能量水平和情绪、认知功能、生活满意度和社会交往影响等方面可能发生的改变进行简单的临床评估就足够了。特别重要的方面就是降压治疗对认知功能、情绪和活动性的影响。噻嗪利尿剂似乎是对生活治疗影响最为简单的降压药物，但在那些大型临床试验中，对于新药尚且没有足够证据来证明这些药物的有利作用（如应用 ACEI 可以改善情绪）。对于那些特别衰弱的患者，应该考虑是否需要停止降压治疗，特别是降压可能引起症状的时候。

降低血压的方法

生活方式改变和非药物方法

很多人对于老年人非药物性降压方法并不热衷，尽管有证据证明这些方法有效（见本章稍后讨论）。许多指南都强调在使轻度高血压达到血压正常和减少其他心血管风险因素方面,生活方式改善作为一线治疗的重要性,其与降压治疗具有同等的重要性。

减重

6 个月内减轻体重 2kg 可减少老年高血压患者 4/5mmHg[63]。但如果需要长期获益则减重需要维持,应鼓励患者降低体重 10%（或 BMI<26kg/m²）,并不只是为了降压,也能同时改善胰岛素分泌及血脂,并提高活动性及心肺功能。

饮食中矿物质摄入

减少盐摄入的降压效应随年龄增长。在老年高血压患者,每天减少 80mmol/L 盐的摄入（大概饮食中盐摄入减半）会使收缩压下降 8mmHg[43,64]。这种水平的盐的减少摄入可以通过不吃过咸食物,在做饭或吃饭时不加盐来达到,在准备食物过程中减少放盐可使盐摄入更少。每日增加 40mmol/L 钾摄入有明显降压作用,可降低临床血压 10/6mmHg,24h 血压水平下降 6/2mmHg[65],在英国,平均钾摄入量为 60～70mmol/天,而多吃新鲜蔬菜水果和蔬菜可使钾摄入达 100～110mmol/天。现在我们还未发现对于老年人,改变镁和钙的摄入能对血压有明显的影响,但增加维生素 C 摄入确实有轻微的降压效果,且对老年高血压患者血脂具有良性影响。

其他方法

减少酒精摄入是降低血压的一个非常重要但经常被忽略的方法。咖啡因敏感的患者咖啡因可快速降压,但每日规律摄入咖啡因没有降压作用,且有些研究显示摄入咖啡因增多与冠心病风险升高相关。轻微有氧运动（每天走 30min 每周 3～4 次）可使老年高血压患者血压明显降低（大约 20/10mmHg）,同样还能在其降压作用之外独立降低脑卒中风险,改善血糖,减轻体重进而改善整体体质。

联合疗效

在 2 项重要的研究中调查了饮食干预的联合效果。DASH 试验（dietary approaches to stop hypertension）[66]研究了富含蔬菜水果、减少奶制品饮食的效果,与正常饮食进行对比,同时在有或没有高血压的受试者饮食中改换盐摄入水平。Dash 饮食同时低盐摄入可使血压正常者血压减少 7mmHg,高血压患者减少 15mmHg 与应用噻嗪类利尿剂效果相同（见本章稍后讨论）。

在老年人非药物干预试验（trial of non-pharmacologic intervention in the elderly,TONE）[63]中,将老年高血压患者应用单药治疗血压正常后的患者随机分 2 组,一组为停药组,一组为减盐组（如肥胖可限盐减重或合并）或正常护理,随访 30 个月,试验终点为重新开始应用降压药物或发生心血管疾病,上述两项均被所有干预手段明显降低,肥胖患者应用限盐及减重饮食后风险降低 53%,这项研究未能发现可使心血管风险显著降低的一项,但营养性饮食干预都有效。

大约 25%老年轻度高血压患者可以应用非药物性方法控制血压,可坚持 12 个月或更长。可保持血压正常的预测因素包括心电图左心室肥厚证据消失,不再肥胖及在停药前收缩压控制良好。总的来说,非药物性方法应首先在所有患者中试用并持续一段时间使之起作用,应鼓励患者持之以恒。大部分患者还需要药物治疗,现已发现药物治疗与非药物疗法之间协同作用,如说限盐患者同时应用 ACEI 类药物。

药物治疗

噻嗪类和噻嗪样利尿剂

现在除了小剂量噻嗪样利尿剂（如吲达帕胺）已被证明对老年高血压患者有效,没有证据证明噻嗪类利尿剂的有效性（如苄氟甲噻嗪）,而后者经常被应用作为复合高血压或单纯收缩期高血压的一线治疗[24]。药物起效方式尚未完全明确,但该药能减轻外周血管阻力。尽管曾有报道说噻嗪类可能引起体位性低血压,但并不是明显的副作用。可能会出现轻微低钾低钠、高尿酸血症、血脂异常及血糖水平升高,但如果小剂量应用的话不需临床重点观察。所有年龄组均需注意,开始治疗前及用药后几周均应检测血清电解质以明确是否需要额外补充钾。

钙通道阻滞剂

干预性研究（如 Syst-Eur[42]、Syst-China[43]、HOT[47]等研究）应用二氢吡啶类钙通道阻滞剂作为一线治疗并显示明显获益,特别是在降低脑卒中发生率和心血管风险方面。试验证实这些药物都耐受良好。CCB 对于有共病如心绞痛的患者是有益的,而且这类药的副作用（如踝部肿胀）,如果开始用较低剂量并逐渐加量的话通常也能耐受良好。短效 CCB 不用于高血压治疗。

血管紧张素转换酶抑制剂及血管紧张素受体阻滞剂

血管紧张素转换酶抑制剂（angiotensin-converting enzyme inhibitor,ACEI）类和血管紧张素受体阻滞剂（angiotensin receptor blocker,ARB）类药物使患者肾素水平较低,因此对于这两类药物是否能有效降低老年人高血压存在争议,但大量试验数据显示,这两类药物在血压降低和预防心血管疾病方面能使年轻个体和老年人都有获益。刚用药时可能出现低血压,特别是应用大剂量利尿剂的患者。所以通常推荐在开始 ACEI 治疗前将利尿剂等药减量或停用几天。高钾血症可能是个问题,所以保钾性利尿剂不能与此类药物共用。老年性患者同服非甾体抗炎药与此类药被报道出现肾损伤,且以前已有肾损伤的患者可能再次出现肾损伤,存在隐性肾动脉硬化的患者可能突发肾衰,所以推荐开始治疗后 1～2 周检测尿素氮及电解质。10%患者可能出现干咳,所以可选用 ARB 来替代。现在还没有大型试验将 ACEI 类药物用于老年高血压患者一线治疗。理论上合用 ACEI 和 ARB 可使这二者降压作用协调，但因为这 2 种药的副作用，现在还不推荐这两种合用。

β-肾上腺素受体阻滞剂

β-受体阻滞剂在几项老年人大型干预试验中作为一线治疗药物。而之所以不将这类药作为老年高血压患者最初选择，主要是因为 β-受体阻滞剂能进一步减少心输出量，同时增加外周阻力。尽管这类药可以有效降低老年人血压，但副作用较多。例如，在 MRC 老年人试验[39]中，β-受体阻滞剂组 30% 由于主要副作用（如末端低温、疲乏、运动耐量减少）而撤药，而利尿剂组 15% 撤药，对照组 4% 撤药，同时试验中各组预后尚存在显著不同，β-受体阻滞剂组冠脉事件未见明显降低，而利尿剂组则不同，可明显降低冠脉事件发生率。一项对老年高血压患者应用利尿剂和/或 β-受体阻滞剂作为一线治疗药物的荟萃分析中显示，尽管 β-受体阻滞剂能预防所有脑卒中事件，但并不减少脑卒中死亡率，同时不能减少冠心病事件，不降低心血管及全因死亡率，而利尿剂则显示出对所有这些事件的降低及预后的良性影响[67]。这一类药物现已被降为老年人四线治疗用药，只在有明显适应证时才用（如并发心绞痛、心肌梗死后状态及心房颤动）。

其他药物

α-受体阻滞剂在老年高血压降压中仍有较弱的作用（如男性患有前列腺疾病），常作为合用药物之一而不是一线治疗。在抗高血压和降脂治疗预防心肌梗死试验（antihypertensive and lipid-lowering treatment to prevent heart attack trial，ALLHAT）试验[68]中多沙唑嗪停止作为初始用药，因为与噻嗪类比较，α-受体阻滞剂能增加心衰及脑卒中风险，也符合上述策略。α-受体阻滞剂可用于肾衰患者，但体位性较低血压和尿失禁使很多患者停药。

甲基多巴、肼屈嗪和中枢作用药物因为副作用已很少用，前二者药物每天需服用一次以上，这不利于患者用药顺应性。

联合治疗

约有 50% 以上高血压患者需要 2 种或更多药物以达到良好血压控制。不是所有药物都有协同效用，例如，CCB 合用噻嗪类利尿剂在很多试验中就有很弱的叠加降压作用。在 ACCOMPLISH 试验中[46]，ACEI 与 CCB 合用除了达到 ACEI 与利尿剂合用的相似的降压效果外，前者这个组合还能进一步降低 20% 心血管事件发生率。这种相对于其他组合具有更大的保护作用，并不是完全由选择不同的治疗药物所形成的较小的血压差异所造成的。纳入老年患者的试验显示，大多数组合都能有效降低脑卒中及冠心病事件的发生率，而且血压降低的水平是最重要的目标。低剂量联合用药的片剂逐渐出现

市售，这种片剂可以减少很多老年人需要服药的片数。为了使老年高血压患者明显获益，还应该考虑其他心血管风险因素（如血脂异常），大多数人可能会考虑应用他汀类药物，但研究提示阿司匹林治疗在心血管事件的初级预防中没有发挥作用[69]。

总　结

高血压一直是心血管疾病的单一最大可治疗危险因素，在老年人中，高血压是可以预防、可以治疗的。而且我们也逐渐认识到，引起老年患者心血管风险的其他因素，如糖尿病和血脂异常，也需要积极控制。最近研究人员对于高血压的诊断和确定高危人群（如隐匿性高血压）这两点做了许多工作。而意识到高危人群这种状态的可预防性，许多基于证据的指南都推荐采取健康生活方式，根据情况或者不用药物治疗。噻嗪样利尿剂和钙拮抗剂仍然作为绝大多数老年高血压患者降压药的第一选择。现在还没有证据证明新的降压药物更有效。在减少各种事件发生率方面，是血压下降的幅度，而不是其他任何特殊治疗才是最重要的，而且大多数患者需要 2 种或以上的药物来达到充分的血压控制。有效的治疗，能在开始治疗短时间内使脑血管事件和冠心病发生率明显减少，而且不产生严重副作用、不影响生活质量。考虑到大多数老年高血压患者的心血管风险的水平，给他们处方他汀类药物是有根据的，但不推荐应用阿司匹林作为初级预防。

尽管在之前的十年中我们拥有了许多崭新的、令人激动的进展，但我们不能沾沾自喜，因为还有许多重要的问题尚待解决。仍有许多老年人未诊断高血压，或者在降压方面没有得到充分治疗，还有许多其他心血管危险因素尚待管理。

关键点

- 高血压是老年人脑血管疾病和冠心病的主要可治疗危险因素，但很多老年高血压患者尚未得到充分治疗。
- 90 岁以上持续收缩压 =160mmHg 或舒张压 =100mmHg 的患者应给予治疗。小于 80 岁收缩压 140～159mmHg 或舒张压 90～99mmHg 的患者，有靶器官损害证据，或者患心血管疾病风险为 20%，这些病理状态持续 10 年以上（这也就意味着几乎所有 70 岁以上患者特别是男性），需要接受降压治疗，在开始治疗之前可能需要自我/自动血压监测。
- 不应只控制高血压；其他心血管风险因素（如胆固醇水平、吸烟及糖尿病）如果 10 年风险 >20% 也应该得到治疗，但阿司匹林并不在初级预防应用之列。
- 噻嗪类或噻嗪样利尿剂或二氢吡啶类钙拮抗剂仍是复合高血压或单纯收缩期高血压的一线药物选择。在降压治疗过程中，小于 80 岁以下糖尿病或非糖尿病患者

其诊室目标血压值应小于 140/90mmHg。大部分患者需要2种或更多种类降压药物来达到这些水平。

- 生活方式改变：在开始药物治疗前或用药过程中应该考虑改变生活方式（如限盐、增加运动），并和抗高血压药物共同治疗。

（崔 喆 译，韩 辉 校）

完整的参考文献列表，请扫二维码。

主要参考文献

1. Beckett N, Peters R, Fletcher A, et al: Treatment of hypertension in patients 80 years of age or older. N Engl J Med 358:1887–1898, 2008.
8. Cutler J, Sorlie P, Wolz M, et al: Trends in hypertension prevalence, awareness, treatment, and control rates in United States adults between 1988-1994 and 1999-2004. Hypertension 52:818–827, 2008.
9. Prospective Studies Collaboration: Age-specific relevance of usual blood pressure to vascular mortality: a meta-analysis of individual data from one million adults in 61 prospective studies. Lancet 360:1903–1913, 2002.
15. Rothwell P, Howard S, Dolan E, et al: Prognostic significance of visit to visit variability, maximum systolic blood pressure and episodic hypertension. Lancet 375:895–905, 2010.
18. Bulpitt C, Beckett N, Peters R, et al: Does white coat hypertension require treatment over age 80? Hypertension 61:89–94, 2013.
20. Eames P, Blake M, Panerai R, et al: Cerebral autoregulation indices are unimpaired by hypertension in middle aged and older people. Am J Hypertens 16:746–753, 2003.
21. Prospective Studies Collaboration: Blood cholesterol and vascular mortality by age, sex and blood pressure: a meta-analysis of individual data from 61 prospective studies with 55,000 deaths. Lancet 370:1829–1839, 2007.
23. Emerging Risk Factors Collaboration: Separate and combined associations of body mass index and abdominal adiposity with cardiovascular disease: collaborative analysis of 58 prospective studies. Lancet 377:1085–1095, 2012.
30. National Institute for Health and Care Excellence (NICE). Hypertension: clinical management of primary hypertension in adults. http://www.nice.org.uk/guidance/CG127. Accessed October 19, 2015.
32. Hippisley-Cox J, Coupland C, Vinogradova Y, et al: Predicting cardiovascular risk in England and Wales: prospective derivation and validation of QRISK2. BMJ 336:1475–1482, 2008.
34. Aronow W, Fleg J, Pepine C, et al; ACCF Task Force: ACCF/AHA 2011 expert consensus document on hypertension in the elderly: a report of the American College of Cardiology Foundation Task Force on Clinical Expert Consensus Documents. Circulation 123:2434–2506, 2011.
36. JBS3 Board: Joint British Societies' consensus recommendations for the prevention of cardiovascular disease (JBS3). Heart 100(Suppl 2): 1–67, 2014.
45. Musini VM, Tejani AM, Bassett K, et al: Pharmacotherapy for hypertension in the elderly. Cochrane Database Syst Rev (4):CD000028, 2009.
46. Jamerson K, Weber M, Bakris G, et al: Benazepril plus amlodipine or hydrochlorthiazide for hypertension in high-risk patients. N Engl J Med 359:2417–2428, 2008.
47. Hansson L, Zanchetti A, Carruthers SG, et al: Effects of intensive blood pressure lowering and low-dose aspirin in patients with hypertension: principal results of the hypertension optimal treatment (HOT) randomised trial. Lancet 351:1755–1762, 1998.
48. Ogihara T, Saruta T, Rakugi H, et al; Valsartan in Elderly Isolated Systolic Hypertension Study Group: Target blood pressure for treatment of isolated systolic hypertension in the elderly: Valsartan in Elderly Isolated Systolic Hypertension study. Hypertension 56:196–202, 2010.
49. Sandset EC, Bath PM, Boysen G, et al; SCAST Study Group: The angiotensin-receptor blocker candesartan for treatment of acute stroke (SCAST): a randomised, placebo-controlled, double-blind trial. Lancet 377:741–750, 2011.
50. Potter JF, Robinson TG, Ford GA, et al: Controlling hypertension and hypotension immediately post-stroke (CHHIPS): a randomised, placebo-controlled, double-blind pilot trial. Lancet Neurol 8:48–56, 2009.
51. Robinson TG, Potter JF, Ford G, et al: Continue Or Stop post-Stroke Antihypertensives Collaborative Study (COSSACS): a prospective, randomised, open, blinded-endpoint study. Lancet Neurol 9:767–775, 2010.
52. Anderson C, Heeley E, Huang Y, et al: Rapid blood-pressure lowering in patients with acute intracerebral hemorrhage. N Engl J Med 368:2355–2365, 2013.
55. Tinetti M, Han L, Lee D, et al: Antihypertensive medications and serious fall injuries in a nationally representative sample of older adults. JAMA 174:588–595, 2014.
56. Solomon D, Mogun H, Garneau K, et al: Risk of fractures in older adults using antihypertensive medications. J Bone Miner Res 26: 1561–1567, 2011.
57. Myat A, Redwood SR, Qureshi AC, et al: Resistant hypertension. BMJ 345:e7473, 2012.
61. ACCORD Study Group: Effects of intensive blood-pressure control in type 2 diabetes mellitus. N Engl J Med 362:1575–1585, 2010.

第 43 章

瓣膜性心脏病

Wilbert S. Aronow

主动脉瓣狭窄

病因和流行病学

老年人瓣膜性主动脉瓣狭窄（aortic stenosis，AS）常常归因于主动脉瓣瓣叶的硬化、瘢痕和钙化。与风湿性 AS 不同，老年瓣膜性 AS 的瓣叶交界处并不融合。主动脉瓣钙质沉积在老年人中非常常见，并可能导致瓣膜性 AS。752 例平均年龄 80 岁的老年男性中有 295 例存在主动脉瓣瓣叶钙化（36%），而在 1663 例平均年龄 82 岁的老年女性中，672 例存在主动脉瓣钙化（40%）[1]。2358 例平均年龄 81 岁的老年人中，378 例（16%）存在瓣膜性 AS，981 例（42%）存在瓣膜性主动脉瓣硬化（主动脉瓣瓣叶增厚或钙化沉积，导致其峰值流速≤1.5m/s），而 999 例（42%）无瓣膜性 AS 或主动脉瓣硬化[2]。40 例为平均年龄的 90～103 岁尸检患者中，22 例（55%）存在主动脉瓣的钙质沉积[3]。主动脉瓣钙化和二尖瓣环钙化可能同时存在[4-7]。

赫尔辛基（Helsinki）衰老研究：年龄为 55～71 岁的 76 人中，有 28% 经多普勒超声心电图明确诊断存在主动脉瓣钙化；年龄为 75～76 岁的 197 人中，48% 存在主动脉瓣钙化；年龄为 80～81 岁的 155 人中，55% 存在主动脉瓣钙化；平均年龄为 85～86 岁的 124 人中，75% 存在主动脉瓣钙化[8]。主动脉瓣钙化、硬化和二尖瓣环钙化（mitral annular calcium，MAC）均是退行性病变[4,3,9-11]，这是该病在老年人群中高发的原因。

Otto 及其同事的研究表明：与动脉粥样硬化类似，AS 退行性变的早期损害是一个炎症活动过程，包括脂质沉积、巨噬细胞和 T 细胞浸润、基底膜破裂[10]。一项以 571 人为研究对象的研究发现 292 例（51%）存在主动脉瓣瓣叶及底部的钙化或增厚；研究人群的平均年龄 82 岁[12]。与主动脉瓣瓣叶和根部正常的老年人相比，血清总胆固醇≥200mg/dl、有高血压病史、有糖尿病史、高密度脂蛋白胆固醇（high-density lipoprotein cholesterol，HDL-C）<35mg/dl 的老年人更容易出现主动脉瓣瓣叶或根部钙化、增厚[12]。

年龄、高血压、低体重指数是赫尔辛基衰老研究中主动脉瓣钙化的独立预测因素[13]。心血管健康研究的样本人群为 5201 例年龄大于 65 岁的个体，研究结果表明与主动脉瓣膜退行性病变有关的独立临床预测因素包括：年龄、男性、吸烟史、高血压、身高、脂蛋白（a）和低密度脂蛋白（low-density lipoprotein，LDL）胆固醇水平升高[11]。在平均年龄为 81 岁的 1275 例老年人群：颅外颈动脉病变（extracranial carotid arterial disease，ECAD）程度为 40%～100% 的 202 人中有 52 人（26%）存在 AS，而 ECAD 程度为 0%～39% 的 1073 人中有 162 例（15%）存在 AS[14]。在平均年龄为 81 岁的 2987 例人群中，462 例主动脉瓣狭窄患者中有 193 例（42%）存在典型的外周动脉疾病（peripheral arterial disease，PAD），2525 例无主动脉瓣狭窄人群中有 639 例（25%）存在 PAD[15]。

在 290 例平均年龄为 79 岁的瓣膜性 AS 人群中，这些人参加了多普勒超声心动图随访，与无 MAC 的老年人相比，患 MAC 的老年人主动脉瓣面积的年减少量更多[16]。对 102 例平均年龄为 76 岁的瓣膜性 AS 个体进行了多普勒超声心动图随访，结果表明：吸烟、高胆固醇血症是瓣膜性 AS 进展的重要独立危险因素[17]。Palta 及其同事的研究也表明吸烟和高胆固醇血症可加速主动脉瓣狭窄的进展[18]。上述研究及其他数据表明：老年人的主动脉瓣钙化、MAC 和冠状动脉粥样硬化有相同的易感因素[10-20]。

对 180 位有 2 年或 2 年以上多普勒超声心动图随访期的老年轻度 AS 患者进行的回顾性分析表明：男性、吸烟、高血压、糖尿病、随访期血清 LDL-C 为 125mg/dl、随访期内血清 HDL-C<35mg/dl、他汀的使用是 AS 进展的重要独立预测因素，而使用他汀则可以减少 AS 的进展（与相关指标相反）[21]。对 174 例平均年龄为 68 岁的轻中度 AS 患者进行的回顾性分析表明：他汀治疗可以延缓 AS 的进展[22]。对 156 位平均年龄为 77 岁、随访 3.7 年的 AS 患者进行的回顾性研究结果表明：他汀治疗可使 54% 患者的 AS 进展得到延缓[23]。

一项以 121 例主动脉瓣面积为 1.0～1.5cm^2 的患者为研究对象的前瞻性公开研究中，LDL-C>130mg/dl 的 61 例患者接受瑞舒伐他汀治疗，LDL-C<130mg/dl 的 60 例患者未接受他汀治疗[24]。随访至 73 周时，他汀治疗患者的 AS 进展明显减慢。这些数据不同于苏格兰 AS 与降脂治疗试验对回归的影响研究所报道的结果，苏格兰 AS 与降脂治疗试验含 155 例患者，对回归的影响研究包括主动脉瓣广泛钙化的患者[25]。两项试验正在进行他汀治疗对 AS 影响的研究。

AS 发病率随年龄增长而增高。经多普勒超声心动图明确诊断的瓣膜性 AS 在平均年龄为 80 岁的男性中发生率是 15%（141 例/924 例），平均年龄为 81 岁的女性中发生率为 17%（322 例/1881 例）[26]。在 2805 例老年人中，2%（62 例/2805 例）的老年人存在重度 AS（主动脉瓣峰值压差≥50mmHg 或者主动脉瓣面积＜0.75cm^2），5%（149 例/2805 例）的老年人存在中度 AS（主动脉瓣峰值压差=26～49mmHg 或者主动脉瓣面积=0.75～1.49cm^2），9%（250 例/2805 例）的老年人存在轻度 AS（主动脉瓣峰值压差=10～25mmHg 或者主动脉瓣面积≥1.50cm^2）[26]。在赫尔辛基研究中，随机入选 501 例 75～86 岁老年人，重度 AS 为 3%，中至重度 AS 的患者占 5%[8]。

病理生理

瓣膜性 AS 中存在左心室（left ventricular，LV）到主动脉的射血过程存在阻力，该阻力包括主动脉瓣收缩时的跨瓣压差和 LV 压力升高。LV 压力超负荷导致 LV 向心性肥厚，LV 向心性肥厚是指左心室室壁增厚、质量增加使心肌收缩正常化，以维持正常的射血分数（left ventricular ejection fraction，LVEF）及心输出量[27,28]，代偿性血流高动力反应在老年女性中非常常见[29]。与 AS 病变程度相似的年轻人相比，老年人群出现 LV 舒张功能损害更多[30]。患有由重度 AS 导致的左心室肥厚的患者，其心内膜下冠状动的储备受到的损害更严重 [31]。

代偿性 LV 向心性肥厚导致 LV 顺应性下降、LV 舒张功能受损，进一步导致 LV 舒张期充盈量下降、LV 舒张末压增加，然后增加左心房收缩压。左心房增大不断进展。左心房收缩对 LV 患者的左心室舒张期充盈非常重要[32]。心房有效收缩缺失可能导致重度 AS 的急性恶化。

LV 持续肥厚最终导致 LV 腔扩大、射血分数下降，最终发生充血性心力衰竭（congestive heart-failure，CHF）。每搏输出量（stroke volume）、心输出量下降，平均左心房压、肺毛细血管楔压增加，并发生肺动脉高压。无论老年人是否患有阻塞性冠状动脉疾病和非阻塞性冠状动脉疾病，其左心室增大及收缩功能障碍的发生率均增加[33]。部分 AS 老年人的 LVEF 将正常，而左心室舒张功能障碍将成为主要问题。

在 48 例与未行手术的严重 AS 有关的 CHF 老年患者中，LVEF 正常的为 30 例（63%）[34]。AS 合并舒张功能障碍患者的预后优于 AS 合并收缩功能障碍的患者，但是劣于无舒张功能不全的 AS 患者[34,35]。

症状

心绞痛、晕厥或近似晕厥和 CHF 是重度 AS 的典型三大表现。其中心绞痛是老年人群与 AS 相关症状中最常见的。这类患者常常合并冠状动脉疾病（coronary

artery disease，CAD）。然而无冠脉病变的患者也可发生心绞痛，主要是心内膜下心肌耗氧增加、心肌供氧量减少的结果。冠脉正常的重度 AS 患者的心肌缺血归因于 LV 的不适当肥厚，此时心肌收缩期和舒张期室壁压力增加导致冠脉血流储备下降[36]。

重度 AS 患者发生晕厥可能是因为运动后的脑灌注减少，运动时心输出量固定，而全身性血管舒张导致动脉血压下降。心输出量减少的 LV 心力衰竭也可能导致晕厥。除此之外，静息状态下的晕厥可能由心输出量的明显下降导致，心输出量的明显下降继发于与瓣膜钙化累及传导系统有关的短阵室颤、房颤、暂时性房室传导阻滞。伴有短暂性脑缺血的脑血管疾病合并存在可能是老年 AS 患者发生晕厥的原因。

与 AS 相关的肺静脉高压可能导致劳力性呼吸困难、夜间阵发性呼吸困难、端坐呼吸、肺水肿。合并 CAD、高血压是部分老年 AS 患者发生 CHF 的原因。这些患者的房颤可能诱发 CHF。

重度、中度、轻度瓣膜性 AS 出现 CHF、晕厥、心绞痛的比例分别为 90%（36 例/40 例）、69%（66 例/96 例）、27%（45 例/165 例）[37]。

猝死主要发生于有症状的 AS 患者[34,37-40]，而 3%～5%的无症状 AS 患者会出现猝死[38,41]。AS 患者的低心输出量可能导致明显的乏力、周围性发绀。老年 AS 患者也可能发生由脑栓塞引起的脑卒中或者短暂性脑缺血发作、感染性心内膜炎、消化道出血。

体征

主动脉瓣收缩期喷射性杂音（aortic systolic ejection murmur，ASEM）即胸骨右缘第 2 肋间的收缩期喷射性杂音，向心尖部传导或局限在心尖部[5,41-43]。ASEM 在老年患者中常见，未经筛选的 565 例患者中有 265 例（47%）存在 ASEM[4,5,41]，存在 ASEM 的 220 例患者，经技术上适宜脉瓣膜病的 M 型超声或二维超声心动图检查发现 207 例（94%）存在主动脉瓣瓣叶或瓣底钙化或增厚[5]。在闻及 ASEM 的 75 例患者中有 42 例（56%）经连续多普勒超声心动图诊断为瓣膜性 AS[43]。

表 43-1 显示：19 例重度 AS 患者闻及 ASEM 的比例是 100%；49 例中度 AS 患者闻及 ASEM 的比例是 100%；74 例轻度 AS 患者闻及 ASEM 的比例是 95%[42]。但是与重度 AS 有关的 CHF 患者因为心输出量下降，其 ASEM 可能变得柔和或消失。ASEM 的强度、最强部位、向右侧颈动脉的传导在轻、中、重度 AS 患者中无差异[5,42,43]。在有些老年 AS 患者的 ASEM 只能在心尖部闻及。某些患者的心尖部收缩期喷射性杂音比心底部可能更响、更具乐音性。下蹲、吸入亚硝酸戊酯可使瓣膜性 AS 的 ASEM 强度增加，而瓦尔萨尔瓦（Valsalva）动作使其减弱。

表 43-1 老年人群 AS 严重程度与体征一致性

体征	AS 的严重性/%		
	轻度（n=74）	中度（n=49）	重度（n=19）
主动脉瓣收缩期喷射性杂音	95	100	100
主动脉瓣收缩期喷射性杂音延长	3	63	84
主动脉瓣收缩期喷射性杂音峰值推迟	3	63	84
颈动脉血流上升时间延长	3	33	53
A$_2$（主动脉瓣第二心音）消失	0	10	16
A$_2$减少或消失	5	49	74

注：修改自 Aronow WS, Kronzon I. Prevalance and severity of valvular aortic stenosis determined by Dopper echocardiography and its association with echocardiography left ventricular hypertrophy and physical signs of aortic stenosis in elderly patients. Am J Cardiol 67: 776-777, 1991

重度和轻度 AS 的最佳鉴别是 ASEM 的持续时间延长和峰值延迟[5,42,43]，但这个体征不能鉴别重度和中度 AS（表 43-1）[42,43]。

中、重度老年 AS 患者的颈动脉血流上升时间延长无差异[42,43]。AS 老年患者颈动脉血流上升时间明显延长：轻度为 3%、中度为 33%、重度为 53%（表 43-1）[42]。动脉管壁不规则硬化可能掩盖重度 AS 老年患者的颈动脉血流上升时间延长。重度 AS 老年患者的血管弹性下降，所以脉压可能正常或增加，而不是减小。由于血管弹性丧失和瓣膜尖的不可移动性，重度 AS 老年患者几乎听不到主动脉喷射性喀喇音[42,43]。

与轻度 AS 相比，A$_2$减弱更常见于中度或重度老年 AS 患者（表 43-1）。但是 A$_2$减弱或消失并不能鉴别重度和中度 AS[42,43]。房颤、S$_2$ 心音逆分裂、心尖部可闻及 S$_4$ 心音同样不能鉴别老年人的重度和中度 AS[43]。老年 AS 患者出现 S$_3$ 心音常提示左心室收缩功能障碍，左心室充盈压升高[44]。

诊断

心电图和胸部 X 线片

超声心动图诊断老年 AS 患者 LV 肥厚的敏感性优于心电图[42]。19 例老年重度瓣膜性 AS 患者：经心电图诊断为左心室肥厚的比例是 58%，经超声心动图诊断为左心室肥厚的比例为 100%[42]。49 例老年中度 AS 患者：经心电图诊断为左心室肥厚的比例为 31%，经超声心动图诊断为左心室肥厚的比例为 96%。74 例老年轻度 AS 患者：经心电图诊断为左心室肥厚的比例为 11%，经超声心动图诊断为左心室肥厚的比例为 74%[42]。LV 向心性肥厚可能导致心尖部及左心室边缘变圆。狭窄后扩张在升主动脉最常见。在超声心动图或荧光透视下很容易发现主动脉瓣钙化。

老年 AS 患者出现钙化沉积可累及传导系统。一项针对 51 例行主动脉瓣置换术的老年 AS 患者的研究表明：伴有 MAC 的 31 例患者有 58%发生了传导系统病变，无 MAC 的 20 例患者有 25%发生了传导系统病变[7]。而另一个以 77 例老年 AS 患者为研究对象的研究表明 I 度房室传导阻滞发生率 18%，左束支传导阻滞发生率 10%，室内传导异常发生率 6%，右束支传导阻滞发生率 4%，电轴左偏发生率 17%[45]。

24 小时动态心电图可监测到 AS 患者的复杂室性心律失常，而合并复杂室性心律失常的老年 AS 患者新发冠脉事件的发生率比无复杂心律失常的老年 AS 患者更高[46]。

超声心动图和多普勒超声心动图

M 型超声、二维超声心动图、多普勒超声心动图对 AS 的诊断非常有帮助。83 例伴有 CHF、心绞痛、心前区可闻及收缩期杂音的患者，经多普勒超声心动图诊断为重度 AS，他们中有 28 例（34%）未被临床确诊为 AS[47]。超声心动图能够发现主动脉瓣叶的增厚、钙化及偏移[5]。LV 肥大最佳的诊断方法是超声心动图[42]。心室腔大小、LV 舒张末和收缩末容积测量、LVEF、整体及局部室壁运动评估能为 LV 的收缩功能提供重要信息。

多普勒超声心动图可测量主动脉瓣跨瓣压差的峰值和平均值，从而明确瓣膜损害情况。通过脉冲多普勒心动图测量 LV 流出道速度、连续多普勒超声心动图测量跨瓣血流速度、二维超声长轴测量 LV 流出道面积能计算主动脉瓣瓣膜面积[48,49]。通过连续方程能迅速计算出老年 AS 患者的主动脉瓣膜面积[49]。

Shah 和 Graham 已经报道多普勒超声心动图与心导管 AS 严重程度定量诊断的一致性超过 95%。喷射速度峰值大于 4.5m/s 为重度 AS，小于 3.0m/s 为非重度 AS[50]。Slater 及其团队研究表明：73 例患者中，61 例（84%）患者明确为可做或不做手术，多普勒超声心动图与心导管具有很好的一致性[51]。在 75 例平均年龄为 76 岁的瓣膜性 AS 患者中，Bland-Altmanplot 分析表明：多普勒超声和心导管只有 5%（4 例/75 例）的不一致性[52]。

105 例经多普勒超声心动图证实主动脉瓣膜面积≤0.75cm^2 或喷射速度峰值≥4.5m/s 的老年重度 AS 患者进行了心导管检查[53]。该人群的多普勒超声心动图准确性为 97%。该研究还对 133 例经多普勒超声心动图证实为老年非重度 AS 患者进行了心导管检查，多普勒超声心动图的准确性为 95%。尽管很多老年患者在主动脉瓣手术之前不需要进行心导管检查，但术前需要行择期冠脉造影。如果 AS 出现症状且多普勒超声心动图显示峰值流速在 3.6～4.4m/s 同时主动瓣膜面积>0.8cm^2 的患者出现归因于 AS 的心脏症状，应该接受心导管检查[49]。喷射速度峰值为 3.0～3.5m/s、LVEF<50%可能患有需要进行主动脉瓣置换术（aortic valve replacement，AVR）的重度 AS，同时应该接受心导管检查[50]。而对于喷射速度峰值为

3.0～3.5m/s，LVEF＞50%不需要行 AVR，但如果患者出现严重的 AS 症状，也应该接受心导管检查[50]。

自然史

Ross 和 Braunwald 已经证明，出现心绞痛发作的重度 AS 患者平均生存期是 3 年。他们还报道，出现晕厥的重度 AS 患者平均生存期是 3 年，而出现 CHF 的重度 AS 患者平均生存期是 1.5～2 年[38]。

有症状的重度瓣膜性 AS 患者的预后很差[38-40,54]。在美国国家卫生研究院（National Institutes of Health）：这些有症状但未接受手术治疗的重度瓣膜性 AS 患者中，52%在 5 年内死亡[39,40]，在 10 年随访中有 90%患者死亡。

赫尔辛基衰老研究对 75～86 岁的老年患者进行了 4 年的随访，重度、中度 AS 患者的心血管疾病死亡率分别为 62%、35%。在 4 年随访期内，重度、中度 AS 患者的全因死亡率分别为 76%、50%[55]。

一项前瞻性研究表明：随访至第 19 个月时（变化范围为 2～36 月），30 例伴有 LVEF 正常的 CHF（与未手术治疗的重度 AS 有关）患者中，90%患者死亡[34]。随访至第 13 个月（变化范围为 2～24 月）时，18 例伴有 LVEF 正常的 CHF（与未手术治疗的重度 AS 有关）患者已经全部死亡[34]。

表 43-2 显示了无 AS、轻度 AS、中度 AS、重度 AS 老年患者新发冠脉事件的发生率。该研究中其新发冠脉事件的独立危险因素是既往心肌梗死病史、AS、男性、增龄[37]。在这一前瞻性研究中，对 40 例老年重度 AS 患者随访 20 个月，37 例出现新发冠脉事件，其中 36 例（97%）合并有 CHF、晕厥或心绞痛，而 3 例无新发冠脉事件，此 3 例患者无 CHF、晕厥或心绞痛症状[37]。对 96 例老年中度 AS 患者随访 32 个月，77 例出现新发冠脉事件，其中 65 例（84%）患者存在 CHF、晕厥或心绞痛；19 例患者无新发冠脉事件，其中 1 例（5%）患者存在 CHF、晕厥或心绞痛[37]。对 165 例老年轻度 AS 患者随访 52 个月，103 例出现新发冠脉事件，其中 40 例（39%）患者存在 CHF、晕厥或心绞痛。62 例患者无新发冠脉事件，其中 5 例（8%）存在 CHF、晕厥或心绞痛症状[37]。

表 43-2　老年患者 AS 与新发冠脉事件发生率的关系

参数	AS 严重程度			
	无 AS (n=1496)	轻度 AS (n=165)	中度 AS (n=96)	重度 AS (n=40)
年龄/岁	81	84	85	85
随访时间/月	49	52	32	20
新发冠脉事件/%	41	62	80	93

注：修改自 Aronow WS, Ahn Cm Shirani J, et al. Comparision of frequency of new coronary events in older adults with mild, moderate, and severe valvular aortic stenosis with those without aortic stenosis. Am J Cardiol 81: 647-649, 1998

一项前瞻性研究对 981 例平均年龄为 82 岁的主动脉瓣硬化患者和 999 例平均年龄为 80 岁的无瓣膜性主动脉瓣硬化患者进行了 46 个月的随访，主动脉瓣硬化患者发生新发冠脉事件的概率比无主动脉瓣硬化患者高出 1.8 倍[2]。Otto 及其同事的研究表明：在 5621 名年龄≥65 岁的男性和女性中，AS 和主动脉瓣硬化增加了心血管疾病的发病率和死亡率[56]。

Kennedy 及其同事对 66 例经心导管检查诊断为中度 AS（主动脉瓣面积 0.7～1.2cm²）的患者进行了随访。38 例症状性中度 AS 患者、28 例症状最轻微的中度 AS 患者避免因 AS 死亡的概率为 0.86[57]。症状最轻微的中度 AS 患者随访 1 年，避免因 AS 死亡的概率为 1.0；有症状的和有轻微症状的患者随访 2 年，避免因 AS 死亡的概率分别为 0.77 和 1.0，随访 3 年分别为 0.77 和 0.96，随访 4 年分别为 0.70 和 0.90[57]。在该研究的 35 个月随访期内，有 21 例行主动脉瓣置换术。

瓣膜性心脏病的退役军人管理局协作研究对 106 例未手术的 AS 患者进行了 5 年的随访[58]。106 例中有 60 例（57%）在随访期内死亡。多因素分析研究表明：AS 严重程度检查、CAD、CHF 是未手术 AS 患者生存期的重要预测因素。

已有多项研究说明无症状性重度 AS 患者的死亡风险低，直至出现症状[59-62]。Turina 及其同事[59]对 17 例无症状或有轻微症状的 AS 患者进行了随访。在最初的 2 年里，没有患者死亡或行主动瓣膜手术。随访至 5 年，94%的患者存活，75%的患者无心脏事件。Kelly 及其同事[60]对 51 例无症状的重度 AS 患者进行了随访。随访至第 17 个月时，21 例（41%）出现症状。只有 2 例（4%）患者因心脏事件死亡，且这两例患者死亡之前均发生了心绞痛或 CHF。Pellikka 及其团队[61]的研究表明：143 例平均年龄为 72 岁的无症状重度 AS 患者中，113 例（79%）最初无须接受 AVR 或经皮主动脉球囊扩张成形术。在 20 个月的随访期内，113 例中有 37 例（33%）出现症状。与 AS 有关的无心脏事件（包括心源性猝死、主动脉瓣手术）精算概率在 6 个月、1 年、2 年时分别是 95%、93%、74%。无症状的重度 AS 患者在无症状时未发生猝死。

Rosenheck 及其同事[62]对 126 例无症状重度 AS 患者随访了 22 个月。其中 8 例死亡，59 例患者进展至需要 AVR 的症状。其 1 年、2 年、4 年的无事件生存率分别为 67%、56%、33%。6 例因心脏病死亡的患者中有 5 例患者在死亡之前出现症状。主动脉瓣喷射速度在 1 年内增加 0.3m/s 或更多的中度或重度主动脉瓣钙化患者，在观察到速度增加的 2 年内有 79%进行 AVR 或死亡。

然而，其他的研究表明对于无症状的重度 AS 患者应考虑 AVR[63,64]。对 338 例平均年龄为 71 岁的无症状重度 AS 患者在平均 3.5 年的随访期内，99 例（29%）进行了 AVR[63]。未手术的患者的 1 年、2 年、5 年生存率分别为 67%、56%、38%，相比之下，行 AVR 的患者的 1 年、2 年、5 年的生存率分别为 94%、93%、90%（$P<0.0001$）[63]。在这项研究中，未手术的患者如果接受他汀治疗死亡率减少 48%，如果接受 β-受体阻滞剂治疗死亡率减少 48%[63]。

对梅奥诊所（Mayo Clinic）622 名平均年龄为 72 岁的无症状重度 AS 患者的数据进行了分析[64]。初步诊断后有 166 名患者（27%）出现胸痛、气短或晕厥并进行了 AVR。另外 97 名患者（16%）在无症状时进行了 AVR。有症状患者的手术死亡率为 2%，无症状患者的手术死亡率为 1%。263 手术患者的生存率与同年龄及和同性别人群相比无明显统计学差异。行 AVR 的有症状患者和无症状患者 10 年生存率均为 64%[64]。重度 AS 确诊 3 年后，622 名患者中有 52% 出现了症状，行 AVR 或者死亡[64]。未行 AVR 是死亡率的独立危险因素，风险比为 3.53。

治疗

药物治疗

依据目前美国心脏协会（American Heart Association，AHA）的指南，AS 患者不应该使用抗生素来预防感染性心内膜炎，不考虑其严重性[65]。伴有与中或重度 AS 有关的 CHF、劳力性晕厥或心绞痛时应该行 AVR 手术。瓣膜手术是这些老年患者唯一的病因性治疗[66]。药物治疗不能缓解左心室流出道机械性梗阻，也不能缓解疾病的症状或阻止疾病进展。老年无症状 AS 患者出现可能与 AS 相关的症状时，应立即向自己的医师汇报。无症状老年患者存在明显 AS 时，如果不考虑 AVR 治疗，每 6 个月应该进行临床检测、心电图检查及多普勒超声心动图检查。有心绞痛和 AS 的患者应慎用硝酸酯类药物，以防直立性低血压及晕厥发生。有 CHF 的患者慎用利尿剂以防心输出量下降及低血压。避免使用扩血管药。CHF、射血分数正常的患者禁用洋地黄类药物，除非需控制与房颤有关的快速心室率。

手术治疗

主动脉瓣置换术（AVR）。框 43-1 列出了老年 AS 患者行 AVR 的 4 项 Ⅰ 类指征、1 项 Ⅱa 类指征[67]。AVR 是老年有症状重度 AS 患者的必需选择。老年重度 AS 患者行 AVR 的其他 Ⅰ 类指征包括患者正经历的冠状动脉搭桥术（coronary artery bypass surgery，CABS）、主动脉或心脏其他瓣膜手术、LVEF<50%[67]。老年中度 AS 患者行 CABS 手术或主动脉或心脏其他瓣膜手术是 AVR 的 Ⅱa 类指征[67]。

框 43-1　ACC/AHA 关于老年重度 AS 患者主动脉瓣置换术的指征

1. 有症状的重度 AS 患者（Ⅰ类指征）。
2. 重度 AS 患者行 CABS 手术（Ⅰ类指征）。
3. 重度 AS 患者行主动脉或心脏其他瓣膜手术（Ⅰ类指征）。
4. 重度 AS 患者，LVEF<50%（Ⅰ类指征）。
5. 行 CABS 手术或主动脉或心脏其他瓣膜手术的中度 AS 患者（Ⅱa 类指征）。

修改自 Bonow RO, Carabello BA, Chatterjee K, et al. ACC/AHA 2006 Practice guidelines for the management of patients with valvular heart disease: executive summary. A report of the American College of Cardiology/American Heart Association task force on practice guidelines (writing committee to revise the 1998 guidelines for the management of patients with valvular heart disease). Developed in collaboration with the Society of Cardiovascular Anesthesiologists. Endorsed by the Society for Cardiovascular Angiography and Interventions and the Society of Thoracic Surgeons. J Am Coll Cardiol, 48: 598-675, 2006

尽管对于老年无症状且 LVEF 正常的重度 AS 患者，美国心脏病学会（American College of Cardiology，ACC）/AHA 指南没有推荐 AVR，但其他研究则显示了另一种情况[63,64]。这两个研究的数据证实在机构内围手术期死亡率低的情况下，确诊为无症状重度 AS 的老年患者应行 AVR。除此之外，197 名老年持续性无症状重度 AS 患者中，102（52%）名接受了早期 AVR 治疗[68]。6 年全因死亡率的精确估计值如下：AVR 治疗为 2%，传统治疗为 32%。尽管没有症状，但这类老年重度 AS 患者的预后很差[69]。这些患者应该考虑早期选择性 AVR 治疗。73 名未行 AVR 的老年重度 AS 患者在 15 个月随访期间内有 14 名死亡[70]。这 73 名中有 31 名所表现的症状被认为与 AS 无关。42 名无老年症状患者只有 4% 在运动负荷中出现症状[70]。

在 46 个月的随访期内，低压力阶差、每搏输出量指数（stroke volume index，SVI）降低而 LVEF 正常的无症状重度 AS 患者与每搏输出量指数正常的患者相比，主动脉瓣事件发生率相似[71]。248 名 LVEF 正常的老年重度 AS 患者中，94 名压力阶差低（平均压力阶差<30mmHg，1 组）；87 名为中等压力阶差（平均压力阶差 30～40mmHg，2 组）；67 名为高压力阶差（平均压力阶差>40mmHg，3 组）[72]。1 组患者 49% 有症状，2 组患者 55% 有症状，3 组患者 60% 有症状（P 值无统计学意义）。在 45～60 个月的随访中，1 组的 AVR 接受率或死亡率为 71%，2 组为 77%，3 组为 76%（P 值无统计学意义）。3 个组的 Keplan-Meier 生存曲线显示 AVR 治疗的死亡时间明显优于无 AVR 治疗。

推荐无症状 AS 患者行超声心动图检查，重度 AS 患者每年检查一次，中度 AS 患者每 1～2 年检查一次，轻度 AS 患者每 3～5 年检查一次[64]。有症状的老年重度 AS 患者可选择行 AVR 治疗。与年轻人相比，老年患者的人工生物瓣膜结构损伤较小，并且由于抗凝的问题，可能比机械人工瓣膜更适合[73-76]。机械瓣患者必须接受终身抗凝治疗。置换猪生物瓣的患者可能只需每天 75～

100mg 阿司匹林治疗，除非患者有房颤、LVEF 异常、血栓栓塞病史或高凝状态[67,76]。框 43-2 列出了老年患者行 AVR 后抗栓治疗的 4 项 I 类指征、2 项 II a 类指征[67]。

框 43-2　主动脉瓣置换术患者抗栓治疗指征

1. 双叶机械瓣或 Medtronic Hall 人工瓣膜 AVR 后：如果没有危险因素，给予华法林，维持 INR 在 2.0～3.0；如果有危险因素，INR 应维持在 2.5～3.5（I 类指征）。

2. Starr-Edwards 瓣膜或机械阀瓣（除了 Medtronic Hall 人工瓣膜）AVR 后，如果没有危险因素，给予华法林，INR 应维持在 2.5～3.5（I 类指征）。

3. 生物瓣 AVR 后，如果没有危险因素，给予阿司匹林 75～100mg/日（I 类指征）。

4. 生物瓣置换术后，如果没有危险因素，给予华法林，INR 应维持在 2.0～3.0（I 类指征）。

5. 机械瓣 AVR 后的 3 个月，给予华法林使 INR 维持在 2.5～3.5 是合理的（II a 类指征）。

6. 生物瓣 AVR 后的 3 个月，如果没有危险因素，给予华法林使 INR 维持在 2.0～3.0 是合理的（II a 类指征）。

注：危险因素包括房颤、血栓栓塞病史、左心室收缩功能不全及高凝状态。

修改自 Bonow RO, Carabello BA, Chatterjee K, et al. ACC/AHA 2006 Practice guidelines for the management of patients with valvular heart disease: executive summary. A report of the American College of Cardiology/American Heart Association task force on practice guidelines (writing committee to revise the 1998 guidelines for the management of patients with valvular heart disease). Developed in collaboration with the Society of Cardiovascular Anesthesiologists. Endorsed by the Society for Cardiovascular Angiography and Interventions and the Society of Thoracic Surgeons. J Am Coll Cardiol, 48: 598-675, 2006

Arom 及其同事[77]为 273 名年龄在 70～89 岁（平均年龄 75 岁）的患者行 AVR 治疗，其中 162 名患者仅行 AVR，111 名患者行 AVR 加 CABS。手术死亡率为 5%。随访 33 个月的晚期死亡率为 18%。随访 5 年的精算分析显示，仅行 AVR 的患者总死亡率为 66%，AVR 加 CABS 的患者总死亡率为 76%，同年龄普通人群总死亡率为 74%。

Culliford 及其同事[75]对 71 名年龄≥80 岁的患者行 AVR。35 名患者仅行 AVR，36 名患者行 AVR 加 CABS。仅行 AVR 的老年患者院内死亡率为 6%，行 AVR 加 CABS 的老年患者院内死亡率为 19%。随访 1 年，仅行 AVR 的老年患者晚期心脏死亡生存率为 100%，AVR 加 CABS 的老年患者为 96%。随访 3 年，仅行 AVR 的老年患者的晚期心脏死亡事件生存率为 100%，AVR 加 CABS 的老年患者为 91%。随访 1 年，93% 的老年患者没有发生任何瓣膜相关并发症（例如，血栓栓塞、抗凝相关并发症、心内膜炎、二次手术、机械瓣膜损伤）；随访 3 年，80% 的老年患者没有发生任何瓣膜相关并发症。在随访期内，65% 存活患者的纽约心脏协会（New York Heart Association，NYHA）心功能分级为 I 或 II 级，31% 为 NYHA 心功能 III 级，4% 为 NYHA 心功能 IV 级。

Levinson 及其同事[78]为 71 名 80～89 岁（平均年龄 82 岁）的患者进行了 AVR。这些老年患者的手术死亡率为 9%。随访 28 个月发现，NYHA 心功能分级 I 或 II 级的患者生存率为 100%，1 年、5 年和 10 年的精确生存率分别为 83%、67% 和 49%。英国心脏瓣膜注册中心指出：1100 名年龄≥80 岁（56% 为女性）已经行 AVR 患者的 30 天死亡率为 6.6%[79]。1 年、3 年、5 年和 8 年精确生存率分别为 89%、79%、69% 和 46%。

AVR 与 LV 质量减少和 LV 舒张期充盈增加有关[80,81]。Hoffman 和 Burckhardt[82]在 100 名行 AVR 的患者中进行了一项前瞻性研究。在 41 个月的随访中，心电图发现 LV 肥厚和反复室性早搏复合征（24 小时动态监测过程中有 2 对/24 小时）的患者，每年心源性死亡率为 8%，而没有这些发现的患者为 0.6%。

如果重度 AS 患者的 LV 收缩功能障碍与主动脉瓣的重度狭窄有关，而不是与心肌纤维化有关，那么 AVR 能成功改善上述症状[83]。在 154 名平均年龄为 73 岁、合并 AS 和 LVEF 为 35%，并进行了 AVR 的老年患者中，30 天死亡率为 9%。无明显 CAD 患者的 5 年生存率为 69%，而有明显 CAD 患者的 5 年生存率为 39%。NYHA 心功能分级为 III 或 IV 级的患者在术前占 58%，术后占 7%。对 76% 的存活患者在术后 14 个月进行 LVEF 检测；发现 76% 的患者 LVEF 有所提高[83]。

球囊主动脉瓣膜成形术。 AVR 适用于有症状的老年重度 AS 患者。在梅奥诊所的临床研究中，50 位平均年龄为 77 岁的老年有症状重度 AS 患者（其中 45 位拒绝行 AVR，5 位延期行 AVR）的 1 年、2 年和 3 年精确生存率分别为 57%、37% 和 25%[84]。因为这一部分患者生存率低，当患者拒绝手术干预治疗或延期手术时应考虑行球囊主动脉瓣膜成形术。

虽然常发生有症状的再狭窄，但是球囊主动脉瓣膜成形术对一些老年症状性 AS 患者而言是一种有效姑息治疗[85-94]。Rodriguez 及其团队[91]对 42 例平均年龄为 78 岁、行球囊主动脉瓣膜成形术的老年患者进行研究发现：LVEF＜40% 和 LVEF＞40% 的患者术后 2 年的生存率分别为 36% 和 80%。LVEF＜40% 和 LVEF＞40% 患者的 2 年无事件生存率（未行主动脉瓣手术或发生严重 CHF）分别为 0% 及 34%[91]。Block 和 Palacios[86] 研究发现 90 例平均年龄为 79 岁的老年患者在主动脉瓣成形术后 5.5 个月症状复发、死亡和再狭窄血流动力学证据的发生率为 56%。Kuntz 及其团队[92] 研究发现在 205 例平均年龄为 78 岁的老年患者中，大多数患者在主动脉瓣成形术成功后临床症状立即改善，但 50% 以上患者在术后 1～2 年出现再狭窄。根据现有数据，建议非主动脉瓣手术指征的老年有症状重度 AS 患者应该行球囊主动脉瓣膜成形术，建议伴严重 LV 收缩功能障碍的患者行主动脉瓣球囊成形术以衔接接下来的主动脉瓣手术是合理的[92-94]。

欧洲心血管协会/欧洲心胸外科协会 2012 年发表的

指南阐明的 AVR Ⅰ 类指征包含以下几点：①有症状重度 AS；②进行 CABS、升主动脉的、其他瓣膜手术的无症状重度 AS；③无症状重度 AS 伴有 LVEF＜50%；④运动试验阳性、运动早期表现出与 AS 相关症状的有症状重度 AS[95]。对于 AVR 的 Ⅱ 类指征包括：①适合经心尖 AVR 的有症状重度 AS 高危患者，但是这些患者要在心脏团队进行风险预测和评估解剖学适用情况的基础上进行 AVR；②在运动试验阳性、血压下降到正常下限以下的无症状重度 AS 患者；③接受过 CABS、升主动脉手术或其他瓣膜手术的中度 AS 患者；④有症状、LVEF 正常、低压力阶差（低于 40mmHg）的重度 AS 患者；⑤LVEF 降低、低压力阶差、有一定的冠脉血流储备的有症状重度 AS 患者；⑥不存在上述症状的无症状重度 AS 患者，如果手术风险低、跨瓣流速峰值＞5.5m/s（非常严重的 AS）或者存在重度主动脉瓣钙化，并且瓣膜峰值流速以每年 0.3m/s 的速度进展。那些因为有严重共病而不适合行 AVR 的有症状重度 AS 患者,应该考虑经心尖 AVR[95]。

对年龄在 65～80 岁进行过生物瓣（24 410 例）或机械瓣（14 789 例）AVR 的老年人进行了平均 12.6 年的随访[96]。两种瓣膜的远期病死率相似。生物瓣与再手术风险（225%）和心内膜炎（60%）风险增高有关，但是脑卒中（13%）和出血风险（34%）较低[96]。

经导管主动脉瓣置入术。经导管主动脉瓣置入术（transcatheter aortic valve implantation，TAVI）可能适用于未行手术治疗的终末期钙化 AS 患者[97,98]。18 例平均年龄为 76 岁、患有重度 AS 和中度 CAD 的高危老年患者，同意经皮冠状动脉成形术（percutaneous coronary intervention，PCI），在进行微创性 AVR 后联合行 PCI[99]。1 例患者（6%）在术后死亡，在平均值为 19 个月的随访期后无病死病例[99]。在平均年龄为 82 岁的 442 名重度 AS、手术风险增加的患者中，78 例行药物治疗，107 名行 AVR 治疗，257 例行 TAVI 治疗[100]。经过 30 个月的随访，AVR 治疗的调整死亡率为 49%，显著低于药物治疗；TAVI 的调整死亡率为 62%，显著低于药物治疗。随访第 1 年，92.3% 的 AVR 患者、93.2% 的 TAVI 患者、70.8% 的药物治疗患者，其 NYHA 心功能分级为 Ⅰ 级或 Ⅱ 级[100]。

在经导管主动脉瓣置入术（placement of aortic transcatheter valve，PARTNER）试验中，699 例患重度 AS 的高危老年患者，平均年龄 84 岁，随机分为 AVR 组和 TAVI 组[101]。TAVI 组、AVR 组的 30 天全因死亡率分别为 3.4%、6.5%（P 值无统计学意义）；TAVI 组、AVR 组的一年内全因死亡率分别为 24.2%、26.8%（P 值无统计学意义）。TAVI 组、AVR 组 30 天脑卒中率分别为 3.8%、2.1%（P 值无统计学意义）；TAVI 组、AVR 组 1 年脑卒中分别为 5.1%、2.4%（P 值无统计学意义）。TAVI 组、AVR 组的 30 天主要心血管并发症发生率分别为 11%、3.2%。AVR、TAVI 后的新发房颤率分别为 16%、8.6%。AVR 后大出血概率为 19.5%，TAVI 的为 9.3%。随访 1 年时，两组的心

脏症状改善程度相似[101]。在 PAETNER 试验中，与标准治疗相比，无法手术的重度 AS 患者行 TAVI 治疗能显著提高健康相关的生活治疗，并至少维持一年[102]。对 PAETNER 试验中的 699 例重度 AS 高危患者进行为期两年的随访，发现 TAVI 治疗的全因死亡率为 33.9%，AVR 治疗全因死亡率为 35%（P 值无统计学意义）[103]。TAVI 组的脑卒中率为 7.7%，AVR 组为 4.9%（无统计学意义）。对于 TAVI 组的中度或重度主动脉反流发生率为 6.9%，AVR 组的为 0.9%，并且与逐渐升高的远期死亡率有关[103]。

平均年龄为 83 岁的 358 名 PARTNER 试验中无法手术的重度 AS 老年患者被随机分为 TAVR 治疗组或标准化治疗组（此组中 82% 的患者行球囊主动脉瓣膜成形术），进行了 2 年的随访，TAVR 组 43% 死亡，标准化治疗组 68% 死亡[104]。TAVR、组标准化治疗组的 2 年心脏病死亡率分别为 31%、62%。TAVR 组、标准治疗组的 2 年脑卒中率分别为 14%、6%。TAVR 组、标准化治疗组的 2 年再入院治疗率分别为 35%、73%。超声心动图的数据显示主动脉膜面积持续增加、压力阶差减少、主动脉反流未恶化[104]。这些数据说明 TAVR 治疗的死亡获益可能仅限没有多种共病的老年患者。

低流速是重度 AS 患者死亡率的一项独立预测因子[105]。对 180 例平均年龄 84 岁、PAETNER 试验中无法手术的低流速重度 AS 患者进行了 2 年的随访发现：标准化治疗组死亡率为 76%，TAVR 组死亡率为 46%[105]。在 PAETNER 试验中，对 350 例平均年龄 84 岁、PAETNER 试验中的低流速重度 AS 患者进行了 2 年随访发现：AVR 组的死亡率为 40%，TAVR 组的死亡率为 38%（P 无统计学意义）[105]。对 PAETNER 试验中无法手术组进行了 2 年随访，TAVR 后心搏指数正常老年患者的全因死亡率为 38%，药物治疗组的全因死亡率为 53%[105]。

270 名参加美敦力公司（CoreValve）TAVI 的患者中，有 1/3 患者需要在 30 天内植入永久起搏器[106]。围手术期的房室传导阻滞、球囊颈扩张、使用更大 CoreValve 假体、室间隔直径增加、QRS 间期延长，这些都是与需要植入永久起搏器有关的独立因素[106]。

对 339 例平均年龄 81 岁、行 TAVI 的老年患者进行了 42 个月的随访，188 人（56%）死亡，因为他们被认为是无法手术人群或高危人群[107]。剩余的 151 名患者的远期死亡原因如下：59% 为非心源性共病，23% 为心源性死亡，18% 死因不明[107]。TAVI 对低压力阶差的高手术风险重度 AS 和典型的重度 AS 患者来说，可导致相似的血流动力学变化和临床远期预后[108]。

在美国，胸外科医师学会（Society of Thoracic Surgeons，STS）/美国心脏学会经导管瓣膜治疗注册中心（American College of Cardiology Transcatheter Valve Therapy Registry）证实 7710 例患者进行了 TAVR，这些患者中有 20% 无法手术，80% 为高危人群，但是仍进行手术治疗[109]。年龄中位数为 84 岁，49% 为女性，STS 预测的

中位死亡率为 7%。64% 使用经股动脉途径，29% 使用经心尖途径，7% 使用其他可供选择的途径。院内死亡率为 5.5%，主要瓣膜损伤为 6.4%。随访 30 天的死亡率为 7.6%（其中 52% 死于非冠脉因素），脑卒中率 2.8%，需要透析的肾衰为 2.8%，重新干预率为 0.5%[109]。

2012 年 ACCF/美国胸外科协会/心脏血管与介入学会/SAS 的 TAVR 专家共识文件建议：推荐那些重度症状性主动脉瓣三叶瓣钙化的患者行 TAVR 治疗，这些患者的主动脉和瓣膜解剖结构适合 TAVR，并且预期生存率超过 1 年；手术治疗风险过高的患者推荐行 TAVR 治疗。手术治疗风险过高的定义是死亡风险估计值≥50%，或者 30 天内不可逆转的死亡，或者其他诸如衰弱、既往放疗史、主动脉瓷化、严重的肝或肺疾病[110]。这些指南还指出对高手术风险的患者（PARTNER 试验标准：STS=80%）来说，TAVR 是一项可选合理 AVR 术式。这些指南说明了 TAVR 的主要并发症：死亡率（3%～5%）、脑卒中率（6%～7%）、管路并发症率（17%）、起搏器植入率（Sapien 为 2%～9%，CoreValve 为 19%～43%）、出血、假体功能失调、主动脉瓣反流、急性肾损伤、冠脉堵塞、瓣膜栓子、主动脉破裂[110]。

欧洲心脏学会（European Society of Cardiology）/欧洲心胸外科协会（European Association for Cardio-Thoracic Surgery，EACTS）的指南已经指出 TAVR 适用以下有症状的重度 AS 患者：经心脏病团队评估认为不适合行 AVR，考虑其共病情况后有可能获得生活质量提高且预期寿命长于 1 年（Ⅰ类指征）[95]。可能仍适合 AVR 治疗的有症状重度 AS 高危患者应该考虑 TAVR，但是这些患者要在心脏团队进行风险预测和评估解剖学适用情况的基础上进行 TAVR（Ⅱa 类指征）[95]。TAVR 的临床绝对禁忌证包括：缺少专业的心脏团队、没有心脏手术间、预计寿命估计值少于 1 年、因为共病导致 TAVR 不能提高生活质量、是症状发生主要原因的重度原发性其他瓣膜相关疾病（只能通过手术解决）、解剖学禁忌（例如，环形物尺寸不适合、左心室血栓、活动性心内膜炎、逐渐升高的冠脉堵塞风险、升主动脉或主动脉弓不稳定斑块、不充分的血管通路）[95]。相对禁忌证包括：二叶瓣或非钙化瓣膜，未经治疗的冠状动脉病变（该病变需要血运重建）、血流动力学不稳定、LVEF＜20%、不适合经心尖途径的严重肺疾病或心尖不能触及[95]。TAVI 后氯吡格雷应用 3 个月，加用阿司匹林广泛应用于实践。

主动脉瓣反流

病因及流行病学特点

在老年人群中，急性主动脉瓣反流（aortic regurgitation，AR）可能归因于感染性内膜炎、风湿热、主动脉夹层、人工瓣膜手术的创伤或者瓦尔萨尔瓦窦破裂导致的重度急性 LV 心力衰竭。老年人群的慢性 AR 可能由瓣叶病变（继发于任何原因的 AS、感染性心内膜炎、风湿热、先天性心脏病、类风湿性关节炎、强直性脊柱炎、人工瓣膜术后或瓣膜黏液瘤的退化），或主动脉根部病变引起。可引起老年人群慢性 AR 的主动脉根部病变包括体循环高血压、梅毒性主动脉炎、主动脉中层囊性坏死、强直性脊柱炎、类风湿性关节炎、雷诺病、系统性红斑狼疮、Ehler-Danlos 综合征及弹性蛋白假黄瘤。29 例肥厚型心肌病患者中有 9 例（31%）经多普勒超声心动图诊断为轻度或中度 AR。

AR 的发病率随年龄增长而增加[111-113]。Margonato 及其同事[112]把年龄相关的 AR 发病率增高与主动脉瓣增厚联系在一起。一项前瞻性研究随机入选 450 例平均年龄为 82 岁的老年患者，114 例男性患者中有 39 例（34%）、336 例女性患者中有 92 例（27%）经脉冲多普勒超声心动图诊断为 AR[114]。450 例老年患者中有 74 例（16%）诊断为重度或中度 AR。450 例老年患者中有 57 例（13%）诊断为轻度 AR。一项纳入 924 例平均年龄为 80 岁男性患者及 1881 例平均年龄为 82 岁女性患者的前瞻性研究显示：924 例男性中有 282 例（31%）、1881 例女性中有 542 例（29%）经主动脉瓣脉冲多普勒记录诊断为 AR[26]。

病理生理学

AR 反流量的首要决定因素是反流瓣口面积、跨瓣压差及舒张期时长[115]。慢性 AR 增加 LV 舒张末期容积。最大 LV 舒张末期容积见于慢性重度 AR 患者，LV 搏出量增加以维持前向搏出量。前负荷增加引起 LV 舒张压增高及肌节连续增加，肌节连续增加导致 LV 心室腔大小与室壁厚度的比值升高。这种 LV 肥厚被定义为左心室偏心性肥厚。

原发性心肌异常或合并 CAD 所致的心肌缺血使收缩状态减弱。LV 的舒张顺应性下降、LV 收缩末期容量增加、左心室舒张末压升高、左心房压增加导致肺静脉高压。当 LV 舒张末期直径与室壁厚度的比值升高时，由于前负荷及后负荷不匹配，左心室收缩期室壁压力异常增加[28,116]。额外的压力使运动时的 LVEF 下降[117]。最后，静息状态下的 LVEF、前向搏出量及有效心输出量均下降。我和我的同事已经证实 25 例与慢性重度 AR 有关的老年 CHF 患者中有 8 例（32%）发生静息状态下 LVEF 异常[118]。

急性重度 AR 患者的 LV 不能适应容量负荷增加。前向搏出量减少、LV 舒张末压迅速增高[119]导致肺动脉高压和肺水肿。舒张早期 LV 舒张末压迅速升高超过左心房压导致二尖瓣提前关闭[120]。这阻止升高的 LV 舒张末压向肺静脉传递。

症状

急性 AR 患者因突发 CHF 而出现典型的呼吸困难及乏力症状。慢性 AR 患者可能多年无任何症状。也可能出现轻度劳力性呼吸困难及心悸，尤其在平卧位时。发生 LV 心力衰竭时，最常见的临床症状是劳力性呼吸困难、端坐呼吸、阵发性夜间呼吸困难、乏力及水肿。晕厥少见。老年 AR 患者的心绞痛比 AS 少见，可能归因于 CAD 的合并存在。然而，夜间心绞痛常伴随脸红、出汗、心悸，在心率下降和动脉舒张压下降至极低水平时可能出现。大多数不进行手术治疗的重度 AR 患者在冠心病出现后 2 年内死亡[121]。

体征

典型的 AR 杂音为紧随 A_2 之后的高调舒张期吹风样杂音。当 AR 是由瓣膜病所致时，舒张期杂音的最佳听诊位置是胸骨左缘 3~4 肋。当 AR 是由于升主动脉扩张所致时，杂音的最佳听诊位置是胸骨右缘。舒张期杂音最佳听诊方式为患者取坐位，保持前倾、深呼气后屏住呼吸，用隔膜型听诊器听诊。AR 的严重程度与舒张期杂音的持续时间有关，而与杂音强度无关。

Grayburn 及其同事[122]发现 82 例老年 AR 患者中有 73%能听到 AR 杂音，24 例无 AR 老年患者中有 8%能听到 AR 杂音。Saal 及其同事[123]发现 35 例老年 AR 患者中有 80%能听到 AR 杂音，10 例无 AR 老年患者中有 10%能听到 AR 杂音。Meyers 及其同事发现[124]66 例老年 AR 患者中有 73% 听到 AR 杂音，无 AR 老年患者中有 22%能听到 AR 杂音。74 例经超声多普勒诊断为重度或中度 AR 的老年患者中有 95%可听到 AR 杂音，57 例轻度 AR 老年患者中 61%可听到 AR 杂音，319 例无 AR 患者中有 3%例可听到 AR 杂音[114]。

在那些慢性重度 AR 患者中，LV 的心尖搏动范围弥散、高动力、向左下方移位。在心尖部可能闻及舒张期隆隆样杂音（Austin Flint 杂音），吸入亚硝酸异戊酯可使杂音减弱。心底可闻及短暂的收缩期喷射性杂音。常发现心尖部的 LV 快速充盈波和 S_3 心音。重度 AR 患者因 LV 搏出量增加及舒张期血流迅速可出现以下体征：收缩压升高及舒张压异常下降导致脉压增大、动脉脉搏突然升高和下降、双峰脉，随着心跳而点头（点头征）、股动脉可闻及收缩期及舒张期的隆隆样杂音，毛细血管搏动征、当压迫股动脉近侧时，可于远侧听到收缩期及舒张期双期杂音。

诊断

心电图和胸部 X 线片

对于急性重度 AR 患者而言，其最初的心电图表现可能正常。Roberts 和 Day[106]在 30 例慢性重度 AR 患者的尸检中证实，心电图不能准确预测 AR 的严重程度或心脏质量。使用不同的心电图标准时，左心室肥厚的患病率可从 30%（RV_6>RV_5）到 90%（12 个导联的所有 QRS 电压>175mm）。其中 28%的患者 P-R 间期延长，

20%的患者 QRS 间期为 0.12s[125]。

急性重度 AR 患者的胸部 X 线片可以表现为心脏大小正常和肺水肿。慢性重度 AR 患者的胸部 X 线片则通常表现为左心室扩大，表现为心尖向下向后延长和主动脉扩张。主动脉瘤样扩张提示主动脉根部病变导致 AR。升主动脉壁内的线性钙化见于梅毒性 AR 和退行性疾病。

超声心动图和多普勒超声心动图

M 型、二维及多普勒超声心动图检查在 AR 的诊断中非常有用。二维超声心动图可以提供显示 AR 病因的信息、检测 LV 的功能。如果室壁相对厚度小于 0.45 而 LV 质量指数增加，那么超声心动图可诊断为离心性 LV 肥厚[126-128]。其中，超声心动图检查报告预示老年慢性 AR 患者对 AVR 反应不良的情况包括：LV 收缩末期内径>55mm[129]、LV 短轴缩短率<25%[129]、LV 舒张半径与壁厚度的比值>3.8[130]、LV 舒张末期面积指数大于 38mm/m^2[130]和 LV 收缩末面积指数大于 26mm/m^2 [130]。

Grayburn 及其同事[122]已经发现在 57 例 AR 2+的患者中，脉冲多普勒超声心动图可以正确识别所有人（100%），而在 25 例 AR 1+的患者中，22 例（88%）可以被识别。Saal 及其同事[123]也已经证实在 35 例已明确诊断为 AR 的患者中，脉冲多普勒超声心动图可以识别 34 例（97%）。已经证明连续波超声心动图在 AR 的诊断和测量中非常实用[131,132]。AR 的最佳评估手段是彩色血流多普勒显像[133]。

自然史

慢性 AR 的自然史与急性 AR 有显著差异。急性 AR 患者应立即行 AVR，因为死亡可能发生在发病几小时到几天内。一项研究表明，血流动力学异常的慢性 AR 患者经内科治疗后的 5 年存活率为 75%[54,134]。老年中、重度慢性 AR 患者确诊后的 10 年生存率为 50%[54,134]。老年轻、中度慢性 AR 患者的 10 年生存率为 85%~95%[54,135]。

在另一项研究中，14 例没有接受手术治疗的慢性重度 AR 患者中有 13 例（93%）在 2 年内因 CHF 死亡[121]，发生心绞痛后的平均生存期为 5 年[134]。

对 104 例无症状、LVEF 正常的老年慢性重度 AR 患者随访 8 年，其中 2 例（2%）患者猝死，23 例（22%）患者行 AVR[136]。在 104 名老年患者中，19 例（18%）因心脏症状行 AVR，4 例（4%）无心脏症状而 LV 收缩功能进一步下降而行 AVR。多因素分析显示年龄、初始收缩末期内径、收缩末期内径变化速度和静息 LVEF 可以预测预后。

在一项前瞻性研究中，对 17 例平均年龄 83 岁、患有与重度慢性 AR 未手术者治疗有关的 CHF、LVEF 正常的患者进行了平均随访期为 24 个月（7~55 个月）的随访，其中 15 例（88%）死亡[118]。对 8 例平均年龄 85 岁、患有与重度慢性 AR 未手术者治疗有关的 CHF、LVEF 异常的患者，平均随访进行了平均随访期为 15 个

月（8～21 个月）的随访，全部（100%）死亡[118]。

内科治疗和外科治疗

无症状的轻、中度 AR 患者无须治疗。根据现行的 AHA 指南，不应常规预防性使用抗生素来预防 AR 患者的细菌性心内膜炎[65]。如果 LV 收缩末径＜50mm，应每年行超声心动图检查评估 LV 收缩末径；若 LV 收缩末径为 50～54mm，则应每 3～6 月行超声心动图检查评估 LV 收缩末径。当 LVEF 接近 50% 还未达到失代偿状态时，也应该考虑行 AVR[130]。

无症状的老年慢性重度 AR 患者应使用肼苯哒嗪[137]、硝苯地平治疗[138]，或用效果更好的血管紧张素转换酶[139]治疗以降低 LV 的容量超负荷。感染应该及时治疗。全身性高血压使反流增加，应该给予治疗。不应该使用改善 LV 功能的药物。心律失常应该治疗。老年患者的 AR 由梅毒性主动脉炎导致时，应该接受一个疗程的青霉素治疗。当马凡氏综合征（Marfan's syndrome）患者的主动脉根部直径超过 55mm 时应考虑预防性切除[140]。

细菌性心内膜炎应该使用抗生素静脉滴注。老年患者的 AR 由细菌性心内膜炎引起时，AVR 的指征是：CHF、感染无法控制、心肌或瓣膜周围脓肿、人工瓣膜功能障碍或裂开，大量栓子脱落[141-143]。CHF 的治疗如下：限制钠盐摄入、使用利尿剂、地高辛（如果 LVEF 异常）、血管扩张剂及 AVR 治疗。心绞痛患者应接受硝酸酯类药物治疗。

老年急性重度 AR 患者应立即行 AVR。慢性重度 AR 患者如果出现 CHF、心绞痛或晕厥的症状应行主动脉瓣瓣膜修复术[67,136]。如果无症状的老年慢性重度 AR 患者出现 LV 收缩功能障碍也应该行 AVR[67,136]。ACC/AHA 关于老年慢性重度 AR 患者行 AVR 的指征见框 43-3。

框 43-3　ACC/AHA 关于慢性重度 AR 患者行主动脉瓣置换术的指征

1. 有症状的重度 AR 患者、不论 LVEF 是否异常（Ⅰ 类指征）。
2. 无症状的重度 AR 患者、静息时 LVEF≤50%（Ⅰ 类指征）。
3. 行冠状动脉旁路移植术、主动脉或其他瓣膜上手术的重度 AR 患者（Ⅰ 类指征）。
4. LVEF＞50% 的无症状重度 AR 患者，LV 舒张末期内径＞75mm 或者 LV 收缩末期内径＞55mm（Ⅱa 类指征）。

修改自 Bonow RO, Carabello BA, Chatterjee K, et al. ACC/AHA 2006 Practice guidelines for the management of patients with valvular heart disease: executive summary. A report of the American College of Cardiology/American Heart Association task force on practice guidelines（writing committee to revise the 1998 guidelines for the management of patients with valvular heart disease）. Developed in collaboration with the Society of Cardiovascular Anesthesiologists. Endorsed by the Society for Cardiovascular Angiography and Interventions and the Society of Thoracic Surgeons. J Am Coll Cardiol, 48: 598-675, 2006

欧洲心血管协会（European Association of Cardiovascular，ESCVS）/欧洲心胸外科协会（EACTS）指南 2012 版已经阐述了老年慢性重度 AR 患者行 AVR 的 Ⅰ 类指征，包括以下内容：①有症状的患者；②无症状、静息状态下 LVEF 为 50% 的患者；③行 CABS 或升主动脉手术或其他瓣膜手术的患者[95]。以下患者应该考虑行 AVR（Ⅱ 类指征）：LVEF＞50% 的老年无症状患者伴有 LV 重度扩大——LV 舒张末期直径＞70mm，LV 收缩末期直径＞50mm 或 LV 收缩末期直径大于 25mm/m² 体表面积[95]。主动脉根部病变的马凡氏综合征老年患者，升主动脉最大病变直径 50mm（无论 AR 的严重程度）是外科手术的 Ⅰ 类指征[95]。外科手术的 Ⅱa 类指征包括：马凡氏综合征老年患者的升主动脉最大直径 45mm、有危险因素的主动脉生物瓣伴升主动脉最大直径 50mm 和其他升主动脉最大直径为 55mm 的老年患者[95]。

老年重度 AR 患者如果术前 LVEF 正常，行 AVR 的术后生存率极好[144-146]。如果出现 LV 收缩功能障碍的时间小于 1 年，患者的术后生存率也很好。但是如果老年重度 AR 患者的 LVEF 异常，而且活动耐量降低和/或 LV 收缩功能障碍持续时间在 1 年以上，则术后生存率较差[144-146]。行 AVR 后，女性患者的晚期死亡率过高，这表明女性患者应考虑在更早期阶段进行与慢性重度 AR 有关的手术[147]。

老年重度 AR 患者的 AVR 手术死亡率后与瓣膜性 AS 患者的 AVR 手术死亡率相似。伴有感染性心内膜炎的 AR 患者、需要行升主动脉置换术＋AVR 的 AR 患者，其死亡率轻度增高。与老年瓣膜性 AS 患者一样，老年患者生物瓣膜 AVR 优于机械瓣膜 AVR[73-76]。使用猪生物瓣膜的患者可能需要单一抗血小板治疗，除非他们有房颤、LVEF 异常、既往血栓栓塞史，或血液高凝状态[67]。

在 450 例老年重度 AR 患者中：273 例（61%）患者的 LVEF 为 50%，134 例（30%）患者的 LVEF 为 35%～50%，43 例（10%）患者的 LVEF＜35%[148]。LVEF 正常患者的手术死亡率为 3.7%，LVEF 35%～50% 患者的手术死亡率为 6.7%，LVEF＜35% 患者的死亡率为 14%[148]。在 10 年的随访中，LVEF 正常患者的生存率为 70%，LVEF 35%～50% 患者的生存率为 56%，LVEF＜35% 患者的生存率为 41%。

在一项前瞻性研究中，为 38 例重度 AR 患者行 AVR 治疗，手术使 2/3 患者的 LV 室腔大小和质量恢复正常[149]。AVR 后随访 9 个月发现 58% 患者的 LV 舒张末期内径恢复正常，50% 患者的 LV 质量恢复正常。更进一步的随访（术后 18～56 个月）发现 66% 患者的 LV 舒张末期内径恢复正常，68% 患者的 LV 质量恢复正常。术前 LV 收缩末期内径 55mm 的患者中有 86% LV 舒张末期内径恢复正常。术前 LV 收缩末期内径＞55mm 的患者中有 81% 术后出现 LV 持续性扩张。

12 926 例行 TAVR 的老年患者中，17.7% 出现了中度或重度 AR（CoreValve 占 16%，Edwards valve 占 9.1%）[150]。行 TAVR 的中度或重度 AR 随访 30 天、1 年的死亡率分别增加了 2.9 倍、2.27 倍[150]。主动脉瓣修复是目前可供考虑的 TAVR 后 AR 治疗方案[151]。经导管主动脉瓣置入术（TAVI）的数据和经验表明该方法对先天性重度 AR 的疗效有限[152]。

二尖瓣环钙化

二尖瓣环钙化（MAC）是老年患者尤其女性常见的一种慢性退行性改变。钙化范围可能从几个钙化刺到心尖后方的大病灶，病变常伸展形成钙化环包绕二尖瓣瓣叶，偶尔使瓣叶脱垂进入左心房。二尖瓣环括约肌功能丧失和二尖瓣机械牵拉造成收缩过程中瓣叶对合不良，导致二尖瓣反流（mitral regurgitation，MR）[6]。

虽然钙化团块可能使二尖瓣固定，但罕见瓣叶的真正钙化。在老年重度 MAC 患者中，钙化可能向内延伸，侵及小叶的下面。二尖瓣重度钙化沉积于向瓣口突出的二尖瓣环，导致二尖瓣狭窄（mitral stenosis，MS）[153,154]。钙化沉积可能从二尖瓣环延伸至室间隔膜部，累及传导系统，引起心律失常和传导异常[7,155,156]。虽然环形钙化覆盖有一层内皮，这种内皮的溃疡使下面的钙化沉积物外露，外露的钙化沉积物可能充当血小板纤维蛋白聚集和随后的血栓栓塞（thromboembolism，TE）事件的病灶[157-159]。在患有 MAC 相关性心内膜炎的患者中，二尖瓣环的无血管的性质导致了形成瓣环周围、心肌脓肿的倾向[160-163]。

流行病学

MAC 是一种退行性病变，发病率随着年龄增长而增高，而且女性比男性更常见[3,5,9,19,26,157,164-171]。

924 例平均年龄为 80 岁的男性中，298 例（36%）存在 MAC，而在 1881 例平均年龄为 81 岁的女性中，985 例（52%）存在 MAC[26]。

易感因素

因为钙化易沉积在二尖瓣环、主动脉瓣瓣叶，上述变化与老年患者的心外膜冠状动脉病变相关，并且易感因素相似。所以 Roberts[19]认为 MAC 和主动脉瓣瓣叶钙化是动脉粥样硬化形成原因[19]。MAC 与主动脉瓣膜尖部钙化可能共存。

与 MAC 和主动脉瓣钙化的男性、女性相比，患有 MAC 和主动脉瓣钙化的男性、女性 CAD 发病率更高[1,172-174]。

脂质分解沉积于二尖瓣后叶心室表面、二尖瓣环上或二尖瓣环下面、主动脉瓣瓣叶的瓣膜表面，这可能是钙化的原因[8]。因 AS 导致的 LV 收缩压升高是因为 AS 使二尖瓣装置压力增高，并可能加速 MAC 的进展[3,5,6,157,171]。三尖瓣钙化与 MAC 可能共存，且易感因素相似[175]。

全身性高血压的发病率随着年龄的增长而增加，并且容易患 MAC[3,6,19,20,157,166,170,171,176]。

糖尿病患者的 MAC 发病率也高于非糖尿病患者[3,6,20,170]。那些胆固醇水平 > 500mg/dl 的个体在青春期患 MAC[177]。Waller 和 Roberts[3]认为高胆固醇血症个体易患 MAC。老年 MAC 患者血清总胆固醇水平≥200mg/dl 的高胆固醇血症的发病率高于无 MAC 的老年人[20]。

Roberts 和 Waller[178]已经发现慢性高钙血症者易患 MAC。老年慢性肾功能不全患者的 MAC 与主动脉瓣钙化发病率高于肾功能正常的老年人[179,180]。正在接受透析治疗的慢性肾功能不全患者的 MAC 患病率增加[178-186]。人们还发现在那些行腹膜透析治疗的终末期肾病患者中，MAC 是 LV 扩张和 LV 收缩功能降低的标志[186]。慢性肾功能衰竭患者的心脏钙化由继发性甲状旁腺功能亢进引起[183,186]。Nair 及其同事[170]发现小于 60 岁 MAC 患者和对照组相比，平均血清钙水平相似、平均血清磷水平和血清钙磷产物的水平更高。但是 Aronow 及其同事[20]已经证明不管老年人是否患 MAC，其血清钙、血清磷，还有血清钙磷产物的平均水平无显著差异。

肥厚型心肌病患者通过 LV 收缩压的增加更易患 MAC[6]。Kronzon 和 Glassman[187]发现，18 例 55 岁以上的肥厚型心肌病患者中有 12 例（67%）确诊为 MAC；28 例 55 岁以下的肥厚型心肌病患者中有 4 例（14%）确诊为 MAC。Nair 及其团队[188]发现 42 例肥厚型心肌病患者中有 12 例（27%）患 MAC。同时患肥厚型心肌病和 MAC 的患者比无 MAC 的肥厚型心肌病患者年龄大。Motamed 和 Roberts[189]已经证明：对年龄大于 40 岁的 100 例肥厚型心肌病进行尸检研究，其中 30 例（30%）患有 MAC；而年龄小于 40 岁的 100 例肥厚型心肌病进行尸检研究未发现 MAC。Aronow 和 Kronzon[190]发现 17 例老年肥厚型心肌病患者中 13 例（76%）确诊为 MAC，362 例老年无肥厚型心肌病患者中 176 例（49%）确诊为 MAC。

诊断性考虑

钙化物以 J、C、U 或 O 型沉积于二尖瓣环，并且在心影的后 1/3 处显现[157,165,181,191-197]。胸部 X 线片或透视可以诊断 MAC[197]。但是还是选择 M 型和二维超声心动图检查诊断 MAC。

当 M 型超声心动图在左心室后壁前记录到密集的回声带，且与之平行移动时，可诊断为二尖瓣后叶瓣环钙化[198]。超声扫描主动脉根部至 LV 尖部这一区域时，这些回声在房室结交界区结束，与左心室后壁融合。当 M 型超声心动图在收缩期和舒张期发现二尖瓣前叶存在连续的密集回声带，则诊断为二尖瓣前叶钙化[198]。这些回声在主动脉根部的后壁是持续的。钙化可以从二尖瓣环延伸至整个心底，进入二尖瓣及主动脉瓣。

通过超声心动图的多个切面，可将 MAC 划分为轻度、中度及重度[195,199]。轻度 MAC 的回声强度＜瓣环周长的 1/3（宽度＜3mm），通常局限于二尖瓣后叶与左心室后壁的交角处。中度 MAC 的回声强度＜瓣环周长的 2/3（宽度 3～5mm）。重度 MAC 的回声强度＞瓣环周长的 2/3（宽度＞5mm），通常在整个二尖瓣后叶下方扩展，伴或不伴一个完整环的形成。

最初利用 X 线确诊的 MAC，8 例中有 3 例（38%）通过尸检确诊为 MAC[165]。Schott 及其同事[181]发现经超声心动图确诊的 41 例 MAC，利用 X 线胸片诊断为 MAC 的有 2 例（5%）。Dashkoff 及其同事[200]对经超声心动图确诊的 8 例 MAC 患者进行 X 线胸片检查，发现 5 例（63%）患 MAC。

在一项双盲前瞻性研究中，604 例老年人中有 55%经 M 型和二维超声心动图确诊为 MAC[197]。利用 X 线胸片时，使用胸部前-后位或后-前位外加胸部侧位片诊断 MAC 的敏感性为 12%，特异性为 99%，阳性预测值为 95%，阴性预测值为 47%。与 X 线没有显示 MAC 的老年患者相比，X 线照相显示有 MAC 的老年患者更可能患某种严重疾病，如显著的 MR、功能性 MS 或传导异常。但是在超声发现重度 MAC、显著 MR、功能性 MS 或传导异常的老年人中，X 线胸片也可能没有 MAC 的证据。

心腔大小

与没有 MAC 的患者相比，MAC 患者左心房扩大和 LV 扩大的患病率更高[157,165-167,169,170,199,201]。一项纳入 976 例老年人（其中 526 例 MAC 患者，450 例无 MAC 患者）的前瞻性研究发现，MAC 组左心房扩大的例数是无 MAC 组的 2.4 倍[202]。

心房颤动（房颤）

MAC 患者比无 MAC 患者更易发生房颤[157,165-167,169,199,201-203]。与无 MAC 者相比，MAC 患者的房颤发病率增加了 12 倍[166]、5 倍[199]和 2.8 倍[203]。

传导异常

由于二尖瓣环与房室结、His 束紧密相邻，因此 MAC 患者更容易患传导异常疾病。

例如，窦房结疾病、房室传导阻滞、束支阻滞、左前分支阻滞、室内传导阻滞等[7,155-157,171,199]。钙化物沉积也可能延伸至室间隔膜部累及传导系统，或甚至可能侵入左心房，阻断心房间及心房内的传导。此外，MAC 可能与传导系统的硬化变性过程有关。Nair 及其同事[199]在他们的研究中发现因为窦房结病变和房室传导阻滞疾病，MAC 患者植入永久起搏器的概率高于无 MAC 者。

二尖瓣反流

人们认为 MAC 的收缩期杂音产生的机制，是瓣环的括约肌运动消失和二尖瓣叶的机械性拉伸，导致二尖瓣反流及钙化环震动或瓣口涡流形成。表 43-3 显示不同研究中，MAC 患者的心尖部 MR 收缩期杂音的发生率为 12%~100%[153,157,165,166,168,181,198,200]。

表 43-3 老年二尖瓣环钙化患者心尖部 MR 与 MS 收缩期杂音患病率

MR 杂音患病率		MS 杂音患病率	
数量	百分比/%	数量	百分比/%
14/14[165]	100	3/14[165]	21
10/14[181]	71	2/14[181]	14
2/4[153]	50	1/4[153]	25
72/80[157]	90	5/59[157]	8
26/132[166]	20	2/132[166]	2
17/104[198]	12	7/104[198]	7
129/293[168]	44	28/293[168]	10
43/100[204]	43	6/100[204]	6

表 43-4 为 MAC 患者经多普勒超声确诊为 MR 的患病率[201,204,205]。在多普勒超声研究中 MAC 相关性 MR 的发病率为 54%～97%[201,204,205]。

表 43-4 老年 MAC 患者中经多普勒超声诊断确诊的 MR 与 MS 的患病率

MR 的患病率		MS 的患病率	
数量	百分比/%	数量	百分比/%
28/51[205]	55	4/51[205]	8
54/100[204]	54	6/100[204]	6
28/29[201]	97	83/1028[203]	8

MAC 程度越重，MAC 与 MR 的相关性程度越重。Labovitz 及其同事[205]发现 51 例 MAC 患者中有 33%经多普勒超声诊断为中-重度 MR，Aronow 及其同事[203]也发现 1028 例老年 MAC 患者有 22%经多普勒超声诊断为中-重度 MR。Kaul 及其同事[201]发现 29 例 MAC 患者中有 7%有重度 MR。Kaul 及其同事还从他们的研究中得出结论：MAC 患者的 MR 由二尖瓣环括约肌活动能力下降引起，因为 MAC 妨碍二尖瓣环后部收缩、使二尖瓣在收缩期呈更扁平的状态[201]。

二尖瓣狭窄

MAC 患者可能闻及心尖区的舒张期杂音，由血流穿过发生钙化、狭窄的瓣环（环形狭窄）时产生的涡流所致。表 43-3 说明了不同研究中 MAC 患者 MS 舒张期杂音的发病率：0%～25%[157,165-167,169,170,199,201]。

在 Labovitz 及其同事[205]对 51 例老年患者行多普勒超声检查，其中 8%诊断为 MAC 相关性 MS，Aronow 和 Kronzon[204]发现 100 例患者中有 6%，Aronow 及其同事[203] 1028 例老年患者中有 8%（表 43-4）。

MAC 患者二尖瓣瓣口缩小归因于瓣环钙化、继发瓣叶基底部钙化的二尖瓣游离度和运动[204]。瓣叶接合处融合见于风湿性 MS，但 MAC 与 MS 的相关性不会出现融合。MAC 的二尖瓣瓣叶边缘可能变薄、可移动，二尖瓣后叶在舒张期可以正常活动。然而，不论何种病因，多普勒超声心动图记录均显示经瓣口血流速度增加、压差减半时间延长，因此，老年 MS 患者的二尖瓣瓣口更小。

细菌性心内膜炎

细菌性心内膜炎中金黄色葡萄球菌心内膜炎发病率高，可能加重 MAC[157,160-163,169]。与慢性肾功能衰竭有关的老年 MAC 患者进展为细菌性心内膜炎的风险特别高[178]。钙化块侵蚀被暴露于暂时性菌血症的二尖瓣下内皮组织。由于二尖瓣瓣环的无血管天性妨碍抗生素到达细菌病灶，易患瓣环周围脓肿和心肌脓肿，导致预后差[160-163]。因此 Burnside 和 DeSanctis[160] 已经推荐 MAC 患者预防性使用抗生素避免细菌性心内膜炎。

Nair 及其同事随访 4.4 年的研究中发现，与含 101 例研究对象的对照组相比，99 例年龄小于 61 岁的 MAC 研究对象的细菌性心内膜炎的发病率没有显著差异[199]。然而，Aronow 及其同事随访 39 个月的研究发现：试验组 526 例老年 MAC 患者的细菌性心内膜炎发生率为 3%，而对照组 450 例无 MAC 老年人的细菌性心内膜炎的发生率为 1%[169]。以这些数据为基础，我们推荐老年 MAC 患者预防性使用抗生素阻止细菌性心内膜炎的发生。

心脏事件

在一项含 107 例（8 例失去随访）年龄小于 61 岁的 MAC 患者和 107 例（6 例失去随访）同年龄、同性别对照个体的前瞻性研究中，Nair 及其同事在 4.4 年随访中观察到：MAC 患者的新发心脏事件发生率比对照组高[199]（表 43-5）。在另一项含 526 例老年 MAC 患者和 450 例无 MAC 老年人的前瞻性研究中，Aronow 及其同事在 39 个月的随访中发现：MAC 老年患者的新发心脏事件（心肌梗死、原发性心室颤动或心脏性猝死）也高于无 MAC 的老年人[169]。

表 43-5 患和不患 MAC 老年患者的新发心脏事件发生率

研究	心脏事件		
	MAC/%	无 MAC/%	相对比
Nair 等[10,99]（99 例患 MAC，102 例无 MAC）			
总心脏死亡	31	2	15.5
心脏性猝死	12	1	12.0
充血性心力衰竭	41	6	6.8
二尖瓣或主动脉瓣置换术	9	0	—
Aronow 等[169]			
心脏事件，伴房颤（90 例有 MAC，41 例无 MAC）*	69	54	1.3

续表

研究	心脏事件		
	MAC/%	无 MAC/%	相对比
窦性心律（436 例有 MAC，409 例无 MAC）*	36	26	1.4
总人数（526 例有 MAC，450 例无 MAC）*	42	28	1.5

注：MAC. 二尖瓣环钙化
*心肌梗死、原发性心室颤动或心脏性猝死

二尖瓣置换术

Nair 及其同事报道，完成了二尖瓣置换术的老年 MAC 患者与无 MAC 者相比，其发病率和死亡率相似[206]。在二尖瓣置换术后随访 4.4 年发现有无 MAC 的发病率和死亡率也相似。

脑血管事件

尽管房颤、MS、MR、左心房扩大、CHF 患病率增加使得老年 MAC 患者易患 TE 脑卒中，一些研究者认为 MAC 是其他血管疾病引起脑卒中的标志，而不是主要栓子来源的标志[207]。然而，280 例患 MAC 的非洲裔美国人、西班牙裔和白人男性的既往脑卒中患病率（40%）高于 484 例未患 MAC 的非洲裔美国人、西班牙裔和白人男性（27%）；876 例患 MAC 的非洲裔美国人、西班牙裔和白人妇女的既往脑卒中患病率（36%）高于 799 例未患 MAC 的非洲裔美国人、西班牙裔和白人妇女（22%）[208]。此外，6 个前瞻性研究结果表明 MAC 个体的新发脑血管事件发病率高于无 MAC 的个体[173,199,203,209-211]。

Nair 及其同事对 107 例（8 例失去随访）年龄小于 61 岁的 MAC 患者和 107 例（6 例失去随访）同年龄、同性别对照个体进行了 4.4 年随访，结果显示：MAC 患者新发 TE 性脑血管事件的发生率比无 MAC 者高 5 倍[199]。弗雷明汉（Framingham）心脏研究在 8 年随访中对 160 例 MAC 患者和 999 例无 MAC 者进行观察发现：MAC 患者的脑卒中发病率比无 MAC 者增加 2.7 倍以上[209]。对 526 例老年 MAC 和 450 例无 MAC 者进行 39 个月的随访，Aronow 及其同事发现：如果存在房颤，老年 MAC 患者比无 MAC 老年人的新发 TE 脑卒中发病率高 1.5 倍；如果是窦性心律，老年 MAC 患者比无 MAC 老年人的新发 TE 脑卒中发病率高 1.6 倍；所有老年 MAC 患者的新发 TE 脑卒中发病率比所有无 MAC 老年人高 1.7 倍[169]。在 2.2 年的随访中，波士顿地区房颤抗凝试验研究证明对 129 例老年房颤和 MAC 患者、291 例患房颤未患 MAC 的老年患者进行观察发现，MAC 患者的缺血性脑卒中发病率比无 MAC 患者高 4 倍[210]。在 45 个月的随访中，Aronow 及其同事发现：101 例 ECAD 病变程度为 40%～100% 的 MAC 患者与 49 例 ECAD 病变程度为 40%～100% 的无 MAC 患者相比，TE 脑卒中的发病率高 1.5 倍；365 例 ECAD 病变程度为 0%～39%的 MAC 患者与同等病变的无 MAC 患者相比，TE 脑卒中发生率高 2.2 倍[211]。

表 43-6 显示了平均年龄为 81 岁的 310 例慢性房颤老年人和 1838 例窦性心律老年人随访 44 个月的 TE 脑卒中发生率[203]。该研究中 MS、MR 的严重程度采用多普勒超声心动图诊断。结果显示：如果 MS 与 MAC 有关，MAC 使慢性房颤老年人的新发 TE 发生率增加 2.1 倍；如果与 MAC 相关的 MR 为 2～4+，MAC 使新发 TE 发生率增加 1.7 倍；如果与 MAC 相关的 MR 为 0～1+，MAC 使新发 TE 发生率增加 1.4 倍[203]。与窦性心律老年人相比，如果 MS 与 MAC 有关，MAC 使新发 TE 发生率增加 3.6 倍；如果与 MAC 相关的 MR 为 2～4+，MAC 使新发 TE 发生率增加 3.1 倍；如果与 MAC 相关的 MR 为 0～1+，MAC 使新发 TE 发生率增加 2.7 倍[203]。

表 43-6 随访 44 个月的新发 TE 脑卒中发生率

研究人群	TE 性脑卒中/%
心房颤动，无 MAC（n=85）	35
心房颤动，有 MAC 并 MS（n=42）	74
心房颤动，MAC 和 2～4+ MR（n=90）	59
心房颤动，MAC 和 0～1+ MR（n=93）	48
窦性心律，无 MAC（n=1035）	9
窦性心律，MAC 并 MS（n=41）	32
窦性心律，MAC 和 2～4+ MR（n=134）	28
窦性心律，MAC 和 0～1+ MR（n=625）	24

注：MAC. 二尖瓣瓣环钙化；MS. 二尖瓣狭窄；MR. 二尖瓣关闭不全。
修改自 Aronow WS, Ahn C, Kronzon I, et al. Association of mitral annular calcium with new thromboembolic stroke at 44-month follow-up of 2148 persons, mean age 81 years. Am J Cardiol 81: 105-106, 1998

MAC 在 ECAD 病变程度为 40%～100%的老年人中的发病率（150 例有 67%）比 ECAD 病变程度为 0%～39%的老年人（778 例 47%）高[211]。ECAD 患病率增加显著使老年 MAC 患者中 TE 脑卒中的发病率更高。老年 MAC 患者的二尖瓣环血栓也增加了 TE 脑卒中的发病率[211-214]。此外。MAC 与能导致 TE 脑卒中的复杂主动脉内碎片有关[215]。

由于伴 MAC 的老年房颤或窦性心律患者比无 MAC 患者的 TE 脑卒中发病率更高，因此，若无抗凝治疗禁忌证，MAC 患者应考虑抗凝治疗。在波士顿地区心房颤动抗凝试验研究中，华法林显著减少使 MAC 患者的 TE 脑卒中发生率降低了 90%[216,217]。

在评估 MAC 患者抗凝治疗疗效和风险的前瞻性随机对照试验的数据可用之前，我们建议房颤相关性 MAC 患者、MS 患者、中重度 MR 患者在无抗凝治疗禁忌证的情况下，应用华法林治疗。INR 应该保持在 2.0～3.0。MAC 患者抗血小板药物治疗的疗效未知。

二尖瓣狭窄

流行病学及病因

归因于风湿性心脏病的二尖瓣狭窄（MS）由多普勒超声心动图诊断：924 例老年男性中有 3 例（0.3%），平均年龄 80 岁；1881 例老年女性中有 34 例（2%），平均年龄 81 岁[21]。老年人群 MS 的最常见病因是 MAC。经超声心动图发现风湿性心脏病所致 MS 与 MAC 所致 MS 差异已经在前面部分探讨过（见二尖瓣环钙化）。在一项以 1699 名平均年龄为 81 岁的老年人为研究对象的研究中，房颤人群的风湿性 MS 患病率为 6%，窦性心律人群的风湿性 MS 患病率为 0.4%[203]。

病理生理学

MS 导致左心房压、肺毛细血管压增加，继而引起右心室与肺动脉收缩压增加，最终导致肺动脉高压。房颤使老年 MS 患者容易进展为脑卒中、外周动脉栓塞和 CHF。

症状和体征

如果 MS 为中度、重度（尤其是伴有房颤时）可能发展为劳力性呼吸困难、端坐呼吸、夜间阵发性呼吸困难和肺水肿。肺动脉高压导致右心 CHF。支气管静脉破裂可能导致咯血。

如果出现瓣膜钙化，老年 MS 患者响亮的第一心音与开瓣音可能会变得柔和或消失。在心尖搏动最强的时刻，伴收缩前期增强音的低频舒张期心尖区杂音听诊呈隆隆样。低频舒张期杂音始于瓣膜开放后，随 MS 严重程度增加而延长，吸入亚硝酸戊酯后强度增加。开瓣音与 A_2 越相近，则 MS 越严重。如果出现房颤，收缩期前增强音通常就会消失。

诊断性检查

老年 MS 患者的心电图和胸片常显示左心房增大。重度 MS 患者的心电图可显示右心室肥大（right ventricular hypertrophy，RVH）。多普勒超声心动图能说明 MS 及其严重程度。超声心动图也能鉴别与 MS 类似的左心房黏液瘤。

二尖瓣狭窄的管理

地高辛和/或 β-受体阻滞剂、维拉帕米或地尔硫卓能控制与房颤有关的快速心室率。利尿剂应该用于控制充血症状。血管扩张剂的降低负荷疗法没有益处，而且有可能导致心输出量明显减少。长期口服抗凝药华法林适用于伴房颤（尤其）或者窦性心律的 MS 患者，可以阻止体循环栓塞的形成。INR 应该维持在 2.0～3.0。根据 AHA 指南，MS 患者不应预防性使用抗生素阻止细菌性心内膜炎的发生[65]。

介入治疗适用于有症状的重度 MS 患者。二尖瓣瓣口面积≤1.0cm² 为重度 MS。因为钙化的二尖瓣瓣膜通常不能用直视二尖瓣成形术来处理，所以常常行二尖瓣置换术。对于少数瓣膜无钙化或有轻微钙化沉积、瓣膜弹性好、没有 MR 或轻度 MR 的老年患者来说，经皮球囊瓣膜成形术是可选择的手术方式[218]。

急性二尖瓣反流

老年人的急性重度二尖瓣反流（MR）可能由二尖瓣腱索断裂或继发于急性心梗的连枷二尖瓣膜、感染性心内膜炎、乳头肌断裂或二尖瓣瓣尖部黏液样变性引起。急性重度 MR 常常导致有肺水肿和右心 CHF 的重度 CHF。

体征

与急性重度 MR 有关的杂音为可在心尖区闻及的典型刺耳性全收缩期杂音，与可触及的震颤有关，该杂音始于第一心音，在不标准的左心房不能接受大量反流。第一心音柔和，第二心音中的肺动脉成分增强。心尖区能闻及左心室第三心音奔马律和左心房第四心音奔马律。

诊断及治疗

多普勒超声心动图确认重度 MR。经食管超声心动图为 MR 病因提供精确的解剖学评估，并且有助于决定瓣膜是否能修复或必须置换[219]。CHF 需要用药物治疗。感染性心内膜炎应该使用合适的抗生素。应该紧急行二尖瓣膜手术。

慢性二尖瓣反流

流行病学特点及病因

924 例平均年龄 80 岁的男性中有 298 例存在慢性二尖瓣反流（MR）（32%），1881 例平均年龄 81 岁的女性中有 630 例存在慢性 MR（33%）[26]。在 2148 例平均年龄 81 岁的老年人中有 10%存在 MR[203]。老年人 MR 的常见病因是 MAC[168]。老年人慢性 MR 的其他原因包括：心肌梗死后的乳头肌功能不全、风湿性心脏病、二尖瓣叶的黏液性退行性变、伴二尖瓣脱垂（mitral valve prolapse，MVP）的腱索、腱索断裂和心内膜炎。LV 扩大和 CHF 时发生二尖瓣瓣环几何形状改变也可导致 MR。

病理生理学

慢性 MR 的反流量逐渐增加,使左心房收缩期容积、

LV 舒张期容积逐渐增大，出现了偏心性肥厚。因为 LV 的收缩性减弱，导致房颤出现和 LV 不能维持有效前向射血量。左心 CHF 的出现导致肺动脉和右心室收缩压增加，最终导致右心 CHF。老年慢性 MR 患者的左心室 LV 收缩功能及舒张功能降低是 CHF 临床表现的原因[220]。未被发现的 MR 可能是 LV 收缩功能正常或异常的老年患者发生急性肺水肿的原因[221]。

症状和体征

老年慢性 MR 患者可能没有症状或有活动耐量降低、易疲劳性。反流明显时将出现劳力性呼吸困难，并发展为端坐呼吸、阵发性夜间呼吸困难和由左心 CHF 引起的静息呼吸困难。右心 CHF 将引起踝关节水肿、厌食、肝淤血引起的右上腹压痛。上述症状也可能由房颤的出现导致。不典型的胸痛、心悸或心律失常所致晕厥可能与 MPV 有关。在一些老年人中,急性肺水肿可能是 MPV 所致重度 MR 的首发症状[222]。

慢性 MR 有关的心脏杂音是一个可闻及的心尖区全收缩期、收缩晚期、收缩早期杂音，始于第一心音，但是在收缩中期终止。全收缩期杂音可能传导至左侧腋下、背部和整个心前区。与 MPV 有关的心尖区收缩中晚期杂音之前可能出现收缩期非喷射性喀喇音。重度 MR 的第一心音强度减弱，心尖区可闻及第三心音。

诊断

多普勒超声心动图可定量诊断 MR 严重程度，并评估 LV 大小和功能。多普勒超声心动图，尤其是经食管超声心动图可明确 MR 的病因。感染性心内膜炎的赘生物可被发现。MPV 和二尖瓣瓣叶增厚表明有黏液性退行性变。MAC 能被诊断。瓣叶增厚挛缩、腱索融合提示 MR 的病因是风湿性心脏病。连枷二尖瓣和腱索断裂也能被诊断。经食管超声心动图诊断 MR 特异性病因的敏感性如下：赘生物为 82%、MPV 为 99%、连枷二尖瓣为 100%、腱索断裂为 84%[219]。在老年重度慢性 MR 患者中，心电图可能出现房颤或左心房增大、左心室肥厚的占 50%，右心室肥大的占 15%。

治疗

老年慢性 MR 患者应该每 6～12 个月进行一次多普勒超声心动图检查。还没有长期研究支持无症状慢性 MR 患者可使用血管扩张剂。有症状的老年慢性 MR 患者应该使用血管紧张素转换酶抑制剂治疗[223]。伴有房颤的老年患者应该长期服用华法林，维持 INR 在 2.0～3.0。CHF 应该使用标准化药物治疗。根据目前的 AHA 指南，不应该预防性使用抗生素阻止 MR 患者的细菌性心内膜炎[65]。

手术时机

478 例接受手术治疗的老年非缺血性慢性重度 MR

患者中，病因为 MPV 的占 79%，病因为风湿性心脏病的占 8%，病因为心内膜炎的占 8%，其他病因的占 4%[224]。68%的老年患者进行了二尖瓣修补术，32%的老年患者进行了二尖瓣置换术，27%的老年患者在行与二尖瓣手术有关的 CABS[224]。

手术死亡率如下：75 岁以下人群为 0，NYHA 分级为Ⅰ～Ⅱ级的 75 岁及 75 岁以上有症状的人群为 3.6%、症状严重的人群为 12.7%[224]。LVEF≥60%、有症状老年患者中，心功能Ⅰ～Ⅱ级的 10 年生存率为 79%，Ⅲ～Ⅳ级的为 49%[224]。LVEF＜60%的有症状老年患者中，心功能Ⅰ～Ⅱ级的 10 年生存率为 75%，Ⅲ～Ⅳ级的为 41%[224]。

框 43-4 列出了 ACC/AHA 关于非缺血性重度 MR 患者施行二尖瓣瓣膜手术的指征分类[67]。NYHA 分级为Ⅰ级和 LV 功能正常的老年慢性非缺血性 MR 患者应 3～6 个月进行一次随访[67]。如果出现 LV 功能障碍、房颤、肺动脉高压，老年患者应该考虑做心导管检查和瓣膜手术的可能性，尤其是被认为瓣膜能修复的患者[67]。

框 43-4　非缺血性重度 MR 患者施行二尖瓣瓣膜手术指征分类

1. 急性有症状的 MR（Ⅰ类指征）。
2. NYHA 分级为Ⅱ、Ⅲ级，或Ⅳ级，无严重 LV 功能障碍的有症状老年患者（定义为 LVEF＜30%和/或 LV 收缩末期内径＞55mm）（Ⅰ类指征）。
3. 伴轻至中度 LV 功能降低（LVEF 在 30%～60%和/或 LV 收缩末期内径在 40～55mm）的无症状患者（Ⅰ类指征）。
4. 建议多数需要手术的老年慢性重度 MR 患者行二尖瓣修复术，多于二尖瓣置换术（Ⅰ类指征）。
5. 如果有修复术成功（未发生剩余反流量＞90%）的可能性，则无症状 MR 患者行二尖瓣瓣膜手术是合理的（Ⅱa 类指征）。
6. LV 功能正常、有新发房颤的无症状 MR 患者，二尖瓣瓣膜手术是合理的（Ⅱa 类指征）。
7. LV 功能正常、静息肺动脉压＞50mmHg、运动肺动脉压＞60mmHg 的无症状 MR 患者，二尖瓣瓣膜手术是合理的（Ⅱa 类指征）。
8. 瓣膜修复可能性高的原发性二尖瓣结构异常患者、NYHA 分级为Ⅲ或Ⅳ级的有症状患者和重度 LV 功能障碍患者，行二尖瓣瓣膜手术是合理的（Ⅱa 类指征）。

修改自 Bonow RO, Carabello BA, Chatterjee K, et al. ACC/AHA 2006 Practice guidelines for the management of patients with valvular heart disease: executive summary. A report of the American College of Cardiology/American Heart Association task force on practice guidelines (writing committee to revise the 1998 guidelines for the management of patients with valvular heart disease). Developed in collaboration with the Society of Cardiovascular Anesthesiologists. Endorsed by the Society for Cardiovascular Angiography and Interventions and the Society of Thoracic Surgeons. J Am Coll Cardiol, 48: 598-675, 2006

老年缺血性 MR 患者的预后比其他原因所致的 MR 预后差。CABS 可以改善 LV 功能、减轻缺血[67]。缺血性 MR 的最佳手术方式目前还有争议[67]。

如果二尖瓣还可以使用，那么二尖瓣修复是优先选

择的技术[95]。欧洲心血管协会/欧洲心胸外科协会指南 2012 版规定了慢性重度先天性 MR 的二尖瓣手术Ⅰ类指征症，具体如下：①LVEF＞30%、LV 收缩末期直径＜55mm 的有症状患者；②LV 舒张末期直径为 45mm 和/或 LVEF 为 60% 的无症状患者[95]。应该手术的Ⅱa 级指征如下：①LVEF 正常伴新发房颤或者静息肺动脉高压＞50mmHg 的无症状患者；②LVEF 正常、持久修复可能性高、低手术风险、连枷叶、LV 收缩末期直径为 40mm 的无症状患者；③LVEF＜30%和/或药物难以治疗的 LV 收缩末期直径＞55mm，同时其持久修复可能性高、并发症风险低的患者[95]。老年重度慢性继发性 MR 患者的二尖瓣手术指征如下：①行 CABS 且 LVEF＞30%的老年患者（Ⅰ类指征）；②LVEF＜30%、可选择血运重建并且有证据显示可行的有症状老年患者（Ⅱ类指征）；③LVEF＞30%仍有症状，尽管进行最佳药物治疗且并发症风险也比较低的患者，在血运重建不可行时（Ⅱa 类指征）[95]。

对 251 名平均年龄 69 岁的重度缺血性 MR 老年患者进行了 1 年的随访，这些患者随机分为二尖瓣瓣膜修复组和二尖瓣瓣膜置换组，在逆转 LV 重塑及生存率方面没有显著差异，但二尖瓣瓣膜置换组的中度或重度 MR 复发率（2.3%）低于二尖瓣瓣膜修复组的复发率（32.6%）[225]。对 299 名平均年龄 67 岁的老年重度 MR 患者进行了 4 年的随访，随机分为经皮修复组和手术组，经皮修复组与手术组在死亡率与症状改善率相似，但与手术组相比，经皮修复组需再次手术的 MR 发生率较高，而且 LV 直径改善较差[226]。

三尖瓣反流

在老年人群，三尖瓣反流（tricuspid regurgitation，TR）常由右心室和三尖瓣环扩大引起，右心室和三尖瓣环扩大与左心心力衰竭所致或肺血管疾病相关性肺动脉高压所致的右心心力衰竭有关。TR 的杂音通常为高调全收缩期杂音，在胸骨左缘第 3～4 肋间闻及，偶尔在剑突下区域闻及，50%老年患者的杂音随吸气增强。TR 为轻度时，收缩期杂音可能为短促的喷射性杂音或者听不到杂音。P₂ 在肺动脉高压时增强。TR 为重度时，颈静脉搏动可见显著的大 V 波。常常出现质软的增大肝能产生收缩期搏动。还常常发生腹水和外周水肿。TR 的诊断一般由多普勒超声心动图确诊。继发 CHF 的药物治疗疗效显著，几乎不需要外科手术。

三尖瓣狭窄

老年人的三尖瓣狭窄（tricuspid stenosis，TS）极少见，归因于多瓣膜性风湿性心脏病或类癌综合征。表现为右心心力衰竭的症状。TS 可在胸骨左缘第 3～4 肋间

闻及低调舒张期隆隆样杂音，吸气时杂音强度增加。颈静脉搏动时可见伴或不伴 Y 波下降的明显 A 波。心电图示右心房 P 波高尖而没有右心室肥大（right ventricular hypertrophy，RVH）。X 线胸片示无肺动脉段扩张的右心房增大。多普勒超声心动图可确诊 TS。

轻度 TS 是药物治疗的指征，老年 TS 患者伴有右心心力衰竭体征或归因于心输出量不能增加的运动耐量显著降低时，建议行可选择球囊瓣膜成形术。如果三尖瓣瓣膜发生钙化（极少见），是行三尖瓣置换术的指征。三尖瓣置换常用猪的生物心脏瓣膜。

肺动脉瓣反流

老年人的肺动脉瓣反流（pulmonic regurgitation，PR）几乎都归因于由左心心力衰竭或肺血管疾病导致的肺动脉高压。在胸骨左缘第 2～3 肋间可闻及紧随 P_2 的高调递减型吹风样杂音。多普勒超声心动图可确诊 PR。PR 的治疗是针对原发疾病的治疗，并尝试降低肺动脉高压。

关键点

- 老年主动脉瓣狭窄（AS）患者行主动脉瓣置换术的 Ⅰ 类指征：
  - 有症状的老年重度 AS 患者；
  - 行冠状动手术的老年重度 AS 患者；
  - 行主动脉瓣或其他心脏瓣膜手术的老年重度 AS 患者；
  - LVEF＜50% 的老年重度 AS 患者。
- 老年重度 AS 患者经导管主动脉瓣置换术的 Ⅰ 类指征：
  - 有症状的重度 AS 患者，经心脏病团队评估认为不适合行 AVR，考虑其共病情况后有可能获得生活质量提高且预期寿命长于 1 年。
- AR 老年患者行 AVR 的 Ⅰ 类指征：
  - 有症状的老年重度 AS 患者；
  - 行冠状动脉手术的老年重度 AS 患者；
  - 行主动脉瓣或其他心脏瓣膜手术的老年重度 AS 患者；
  - 射血分数为 50% 的无症状患者。

（杜　晶　马凤莲　译，邬真力　校，高学文　审）

完整的参考文献列表，请扫二维码。

主要参考文献

2. Aronow WS, Ahn C, Shirani J, et al: Comparison of frequency of new coronary events in older subjects with and without valvular aortic sclerosis. Am J Cardiol 83:599–600, 1999.
26. Aronow WS, Ahn C, Kronzon I: Prevalence of echocardiographic findings in African-American, Hispanic, and white men and women aged >60 years. Am J Cardiol 87:1131–1133, 2001.
34. Aronow WS, Ahn C, Kronzon I, et al: Prognosis of congestive heart failure in patients aged > or = 62 years with unoperated severe valvular aortic stenosis. Am J Cardiol 72:846–848, 1993.
37. Aronow WS, Ahn C, Shirani J, et al: Comparison of frequency of new coronary events in older adults with mild, moderate, and severe valvular aortic stenosis with those without aortic stenosis. Am J Cardiol 81:647–649, 1998.
40. Braunwald E: On the natural history of severe aortic stenosis. J Am Coll Cardiol 15:1018–1020, 1990.
42. Aronow WS, Kronzon I: Prevalence and severity of valvular aortic stenosis determined by Doppler echocardiography and its association with echocardiographic and electrocardiographic left ventricular hypertrophy and physical signs of aortic stenosis in elderly patients. Am J Cardiol 67:776–777, 1991.
55. Livanainen AM, Lindroos M, Tilvis R, et al: Natural history of aortic valve stenosis of varying severity in the elderly. Am J Cardiol 78:97–101, 1996.
64. Brown ML, Pellikka PA, Schaff HV, et al: The benefits of early valve replacement in asymptomatic patients with severe aortic stenosis. J Thorac Cardiovasc Surg 135:308–331, 2008.
67. Bonow RO, Carabello BA, Chatterjee K, et al: ACC/AHA 2006 practice guidelines for the management of patients with valvular heart disease: executive summary. A report of the American College of Cardiology/American Heart Association task force on practice guidelines (writing committee to revise the 1998 guidelines for the management of patients with valvular heart disease). Developed in collaboration with the Society of Cardiovascular Anesthesiologists. Endorsed by the Society for Cardiovascular Angiography and Interventions and the Society of Thoracic Surgeons. J Am Coll Cardiol 48:598–675, 2006.
72. Belkin RN, Khalique O, Aronow WS, et al: Outcomes and survival with aortic valve replacement compared with medical therapy in patients with low-, moderate-, and severe-gradient aortic stenosis and normal left ventricular ejection fraction. Echocardiography 28:378–387, 2011.
79. Asimakopoulos G, Edwards MB, Taylor KM: Aortic valve replacement in patients 80 years of age and older. Survival and cause of death based on 1100 cases: collective results from the UK heart valve registry. Circulation 96:3403–3408, 1997.
95. Valhanian A, Alfieri O, Andreotti F, et al: Guidelines on the management of valvular heart disease (version 2012). Eur Heart J 33:2451–2496, 2012.
101. Smith CR, Leon MB, Mack MJ, et al: Transcatheter versus surgical aortic -valve replacement in high-risk patients. N Engl J Med 364:2187–2198, 2011.
103. Kodali SK, Williams MR, Smith CR, et al: Two-year outcomes after transcatheter or surgical aortic-valve replacement. N Engl J Med 366:1686–1695, 2012.
114. Aronow WS, Kronzon I: Correlation of prevalence and severity of aortic regurgitation detected by pulsed Doppler echocardiography with the murmur of aortic regurgitation in elderly patients in a long-term health care facility. Am J Cardiol 63:128–129, 1989.
118. Aronow WS, Ahn C, Kronzon I, et al: Prognosis of patients with heart failure and unoperated severe aortic valvular regurgitation and relation to ejection fraction. Am J Cardiol 74:286–288, 1994.
127. Aronow WS, Ahn C, Kronzon I, et al: Congestive heart failure, coronary events, and atherothrombotic brain infarction in elderly blacks and whites with systemic hypertension and with and without echocardiographic and electrocardiographic evidence of left ventricular hypertrophy. Am J Cardiol 67:295–299, 1991.
129. Henry WL, Bonow RO, Borer JS, et al: Observations on the optimum time for operative intervention for aortic regurgitation. I. Evaluation of the results of aortic valve replacement in symptomatic patients. Circulation 61:471–483, 1980.

168. Aronow WS, Schwartz KS, Koenigsberg M: Correlation of murmurs of mitral stenosis and mitral regurgitation with presence or absence of mitral annular calcium in persons older than 62 years in a long-term health care facility. Am J Cardiol 59:181–182, 1987.

169. Aronow WS, Koenigsberg M, Kronzon I, et al: Association of mitral annular calcium with new thromboembolic stroke and cardiac events at 39-month follow-up in elderly patients. Am J Cardiol 65:1511–1512, 1990.

174. Kaplan S, Aronow WS, Lai HM, et al: Patients with echocardiographic aortic valve calcium or mitral annular calcium have an increased prevalence of moderate or severe coronary artery calcium diagnosed by cardiac computed tomography. Int J Angiol 16:45–46, 2007.

180. Varma R, Aronow WS, McClung JA, et al: Prevalence of valve calcium and association of valve calcium with coronary artery disease, atherosclerotic vascular disease, and all-cause mortality in 137 patients undergoing hemodialysis for chronic renal failure. Am J Cardiol 95:742–743, 2005.

202. Aronow WS, Ahn C, Kronzon I: Echocardiographic findings associated with atrial fibrillation in 1,699 patients aged >60 years. Am J Cardiol 76:1191–1192, 1995.

204. Aronow WS, Kronzon I: Correlation of prevalence and severity of mitral regurgitation and mitral stenosis determined by Doppler echocardiography with physical signs of mitral regurgitation and mitral stenosis in 100 patients aged 62 to 100 years with mitral annular calcium. Am J Cardiol 60:1189–1190, 1987.

208. Aronow WS, Ahn C, Kronzon I, et al: Association of mitral annular calcium with prior thromboembolic stroke in older white, African-American, and Hispanic men and women. Am J Cardiol 85:672–673, 2000.

211. Aronow WS, Schoenfeld MR, Gutstein H: Frequency of thromboembolic stroke in persons greater than or equal to 60 years of age with extracranial carotid arterial disease and/or mitral annular calcium. Am J Cardiol 70:123–124, 1992.

第 **44** 章

心 律 失 常

Wilbert S. Aronow

室性心律失常

在无心血管疾病的老年人群中，24 小时动态心电图检测到的复杂室性心律失常（ventricular arrhythmia，VA）的发生率约为 50%[1]（男性和女性）、31%[2]（男性和女性）、30%[3]（男性和女性）、20%[4]（男性和女性）及女性为 16%、男性为 28%[5]，还有 33%[6]（男性和女性）不等。在合并高血压、瓣膜性心脏病或心肌病的老年人群中，24 小时动态心电图检测到的复杂 VA 的发生率约为 55%[5]；在合并冠心病（coronary artery disease，CAD）的老年人群中为 68%[5]，在 843 例有心脏病的老年人群中为 55%[6,7]。1 分钟心电图记录到的复杂 VA 发生率，在 104 例无心血管疾病老年人中约为 2%，在合并 CAD 的 843 例老年人群中为 4%[6]。在合并心血管疾病的老年人群中，合并有异常左心室射血分数（left ventricular ejection fraction，LVEF）[8]、超声心动图左心室肥厚[9]或者存在无症状心肌缺血[10]的患者的室性心动过速（ventricular tachycardia，VT）和复杂 VA 的发生率更高。

室性心律失常的预后

无心脏病

无临床心脏病证据的老年人群，通过 24 小时动态心电图[3,11,12]或 12 导心电图 1 分钟心律记录[6]诊断的非持续性 VT 或复杂 VA，与新发冠脉事件增加无相关性。运动诱发的非持续性 VT[13]或复杂 VA[14]，在无临床心脏病证据的老年人群中，同样也与新发冠脉事件增加无关。因此，对于无心脏病的老年人群，无症状的非持续性 VT 或复杂 VA 常规不给予抗心律失常药物治疗。

有心脏病

有心脏病的老年患者，非持续性 VT[3,10,12]或者复杂 VA[3,6,10,12]会增加新发冠脉事件发生率。有心脏病的 391 例老年患者随访 2 年研究发现，合并 VT 和 LVEF 异常的老人新发冠脉事件的风险增加 6.8 倍，合并复杂 VA 和 LVEF 异常的老人增加 7.6 倍[3]。有心脏病的 468 例老年患者随访 27 个月的研究发现，合并 VT 及超声证实左心室肥厚的老年患者的原发性室颤（ventricular fibrillation，VF）或心源性猝死的发生率增加 7.1 倍，合并复杂 VA 及超声证实左心室肥厚的老年患者则增加 7.3 倍[12]。在 404 例合并心脏病老年患者随访 37 个月的研究中，存在 VT 及无症状性心肌缺血的老年患者新发冠脉事件风险增加 2.5 倍，存在复杂 VA 及无症状性心肌缺血的老年患者则增加 4.0 倍[10]。

一般治疗

如果存在复杂 VA 的基础病因，应该给予治疗。治疗充血性心力衰竭（congestive heart failure，CHF）、左心室功能不良、洋地黄中毒、低钾血症、低镁血症、心肌缺血（给予抗缺血治疗，如 β-受体阻滞剂或冠状动脉血运重建）、高血压、左心室肥厚、低氧及其他因素，可以消除或降低复杂 VA 的严重程度。这类患者还应戒烟、戒酒，避免可能引起或增加复杂 VA 的药物。

所有合并冠心病的老年人均应给予阿司匹林[15-17]、β-受体阻滞剂[16-22]、血管紧张素转换酶抑制剂（angiotensin-converting enzyme inhibitor，ACEI）[16,17,23-28]，以及他汀类[16,17,29-35]治疗，除非存在禁忌证。

年龄相关的生理改变可以影响心血管药物的吸收、分布、代谢及排泄[36]。随着年龄增加，非常多的生理改变可以影响药代动力学，导致终端靶器官对心血管药物的反应发生改变[36]。抗心律失常药物与其他心血管药物间的相互作用也很常见，尤其在老年人群中[36]。老年人群中同样还可发生严重的药物-疾病相互作用[36]。I 类抗心律失常药物比III类抗心律失常药物更易出现致心律失常副作用。除了 β-受体阻滞剂，所有抗心律失常药物都可能诱发尖端扭转型 VT（与 QT 间期延长相关的多形性 VT）。

I 类抗心律失常药物

I 类抗心律失常药物是钠通道阻滞剂。I a 类抗心律失常药物具有中度钠通道动力学效应，可延长复极；包括丙吡胺、普鲁卡因胺和奎尼丁。I b 类药物具有快速钠通道动力学效应，轻度缩短复极；包括利多卡因、美西律、苯妥英和妥卡胺。I c 类药物具有缓慢钠通道动力学效应，对复极影响很小；包括恩卡胺、氟卡胺、氯卡胺、莫雷西嗪及普罗帕酮。没有任何一种 I 类抗心律失常药物在临床对照研究中被证实可以降低心源性猝死、总的心源性死亡率或全因死亡率。

表 44-1 显示了 I 类抗心律失常药物对合并心脏病

330

和复杂 VA 患者死亡率的影响[37-43]。一项包括 6 项双盲研究的荟萃分析显示，接受直流电转律的慢性心房颤动（atrial fibrillation，AF）患者使用奎尼丁治疗 1 年的死亡率高于安慰剂治疗的患者（2.9% vs. 0.8%）[44]。

表 44-1　Ⅰ 类抗心律失常药物对合并心脏病和复杂室性心律失常患者死亡率的影响

研究	结果
国际美西律与安慰剂对照抗心律失常-冠脉研究[37]	随访 1 年，美西律组死亡率为 7.6%，安慰剂组 4.8%
心律失常抑制试验 I[38,39]	随访 10 个月，恩卡胺或氟卡胺组心律失常性或心脏骤停死亡率为 4.5%，安慰剂组 1.2%；恩卡胺或氟卡胺组死亡率为 7.7%，安慰剂组为 3.0%。不良事件，包括死亡，在服用恩卡胺或氟卡胺的老年患者中更多见
心律失常抑制试验 II[39,40]	随访 18 个月，莫雷西嗪组心律失常性或心脏骤停死亡率为 8.4%，安慰剂组 7.3%；莫雷西嗪组 2 年生存率为 81.7%，安慰剂组为 85.6%。不良事件，包括死亡，更常见于服用莫雷西嗪的老年患者
Aronow 等[41]	随访 2 年，奎尼丁或普鲁卡因胺组死亡率为 65%，未用抗心律失常药物组为 63%；奎尼丁或普鲁卡因胺不降低合并缺血性或非缺血性心脏病、LV 射血分数正常或异常、伴或不伴 VT 的老年患者的猝死、总心源性死亡或总死亡率
Moosvi 等[42]	随访 2 年，奎尼丁组猝死生存率为 69%，普鲁卡因胺组为 69%，未用抗心律失常药物为 89%；2 年总生存率在奎尼丁组为 61%，普鲁卡因胺组 57%，未用抗心律失常药物为 71%
Hallstrom 等[43]	随访 108 个月，奎尼丁或普鲁卡因胺组与未用抗心律失常药物组的死亡或心源性猝死复发的校正相对风险为 1.17

注：LV. 左心室；VT. 室性心动过速

在 1330 例 AF 患者的脑卒中预防（SPAF）研究中，127 例接受奎尼丁、57 例接受普鲁卡因胺、34 例氟卡胺、20 例恩卡胺、7 例胺碘酮治疗[45]。与未应用抗心律失常药物治疗的患者相比，应用药物者校正的心源性死亡相对风险增加 1.8 倍，校正的心律失常性死亡相对风险增加 2.1 倍[45]。在有心衰病史的患者中，与未用抗心律失常药物者相比，应用药物者校正的心源性死亡相对风险增加 3.3 倍，校正的心律失常性死亡相对风险增加 5.8 倍[45]。

一项分析研究纳入了 59 项随机对照临床研究、共 23 229 例患者，评价心肌梗死（myocardial infarction，MI）后 Ⅰ 类抗心律失常药物的应用情况[46]。所应用的 Ⅰ 类抗心律失常药物包括安博律定、丙吡胺、恩卡胺、氟卡胺、丙咪嗪、利多卡因、美西律、莫雷西嗪、苯妥英、普鲁卡因胺、奎尼丁和妥卡胺。结果显示，与未用抗心律失常药物患者相比，应用 Ⅰ 类药物者死亡率增加（OR=1.14）[46]。纳入的 59 项研究中没有一项结果显示 Ⅰ 类抗心律失常药物能够降低 MI 后患者的死亡率[46]。

现有数据显示，没有一种 Ⅰ 类抗心律失常药物应该用于治疗有心脏病的老年或年轻患者的 VT 或复杂 VA。

钙通道阻滞剂

钙通道阻滞剂对复杂 VA 并无治疗用处。尽管静脉应用维拉帕米可以终止左心室间隔部起源的常见 VT，但也可诱发血流动力学障碍。一项随机对照临床研究分析评价了 20 342 例 MI 后患者使用钙拮抗剂的情况，结果发现与未应用抗心律失常药物者相比，应用钙拮抗剂的患者死亡率显著增加（OR=1.04）[46]。

现有数据显示，没有任何一种钙拮抗剂应该用于治疗伴有心脏病的老年或年轻患者的 VT 或复杂 VA。

β-受体阻滞剂

一个纳入了 55 项随机对照临床研究的荟萃分析，评价了 53 268 例 MI 后患者使用 β-受体阻滞剂的情况。结果显示，与使用安慰剂者相比，β-受体阻滞剂显著降低了患者死亡率（OR=0.81）[46]。β-受体阻滞剂对老年患者死亡率的降低程度大于年轻患者[18-21,47]。表 44-2 显示了 β-受体阻滞剂对合并心脏病的复杂 VA 患者死亡率的影响[43,47-52]。

表 44-2　β-受体阻滞剂对合并心脏病及复杂室性心律失常患者死亡率的影响

研究	结果
Hallstrom 等[43]	随访 108 个月，与未用抗心律失常药物组相比，β-受体阻滞剂组校正的死亡或心源性猝死复发相对风险为 0.62
β-受体阻滞剂心脏事件研究[47-49]	随访 25 个月，普萘洛尔降低合并复杂 VA 患者心源性猝死风险 28%，不合并 VA 患者 16%；降低 60～69 岁人群总死亡率 34%
挪威普萘洛尔研究[50]	普萘洛尔治疗急性 MI 患者高危存活者 1 年，心源性猝死风险降低 52%
Aronow 等[51]	随访 29 个月，与未用抗心律失常药物患者相比，普萘洛尔降低心源性猝死 47%、总心源性死亡率 37%，总死亡率（刚好具有显著性）20%
心律失常抑制试验[52]	β-受体阻滞剂降低 30 天全因死亡率 43%、1 年全因死亡率 46%、2 年 33%；降低 30 天心律失常性死亡或心脏骤停 66%、1 年 53%、2 年 36%；降低心律失常性死亡或心脏骤停 40%、全因死亡率 33%，且为独立因素

注：VA. 室性心律失常；MI. 心肌梗死

β-受体阻滞剂降低合并心脏病和复杂 VA 的老年患者死亡率的机制，更多在于其抗缺血效应而非抗心律失常作用[53]。β-受体阻滞剂还可以消除心源性猝死或致命性 MI 的昼夜分布特点[54]，显著降低复杂 VA 的昼夜差异[55]，以及心肌缺血的昼夜差异[56]。

现有数据显示，β-受体阻滞剂应该用于治疗合并心脏病的老年和年轻患者的复杂 VA，除非存在使用禁忌。

血管紧张素转换酶抑制剂（ACE 抑制剂）

ACE 抑制剂已经被证实可以降低 CHF 患者的心源性猝死[24,57]。ACE 抑制剂应该用于老年和年轻的

CHF[24,26,57,58]、前壁MI[25]，以及LVEF降低（MI后低于40%）[23,26,59]的患者，以降低总死亡率。ACE抑制剂应该用于治疗伴异常LVEF[24,26,57,58]或正常LVEF[60,61]的老年和年轻CHF患者。

根据现有数据显示，如果没有使用禁忌，ACE抑制剂应该用于治疗老年和年轻患者的与CHF、前壁MI或者MI后LVEF<40%相关的VT或复杂VA。治疗这类患者人群时，应在ACE抑制剂基础上加用β-受体阻滞剂[59]。

Ⅲ类抗心律失常药物

Ⅲ类抗心律失常药物是钾通道阻滞剂，可延长复极，表现为心电图上QT间期延长。这类药物可以通过延长不应期有效抑制复杂VA，包括非持续性VT。但也可以导致心律失常恶化，尤其是尖端扭转型室速。

表44-3展示了Ⅲ类抗心律失常药物对合并心脏病患者死亡率的影响[62-67]。Ⅲ类药物中无任何一种曾在双盲、随机、安慰剂对照的临床研究中得到证实表明能够降低合并复杂VA的心脏病患者的死亡率。

表44-3　Ⅲ类抗心律失常药物对合并心脏病患者死亡率的影响

研究	结果
Julien等[62]	随访1年，D,L-索他洛尔组与安慰剂组对MI后患者死亡率影响无差异
Waldo等[63]	随访148天，D-索他洛尔组增加MI后死亡率5.0%，安慰剂为3.1%
Singh等[64]	随访2年，合并复杂VA的CHF患者生存率在胺碘酮和安慰剂组间无显著差异
加拿大胺碘酮MI心律失常试验[65]	随访1.8年，合并复杂VA的MI后患者死亡率在胺碘酮组和安慰剂组间无显著差异
欧洲MI胺碘酮试验[66]	随访21个月，MI后患者死亡率在胺碘酮组（13.9%）与安慰剂组（13.7%）无显著差异
心衰患者心源性猝死研究[67]	随访45.5个月，与安慰剂相比，胺碘酮增加死亡率6%，但无统计学显著性；埋藏式心脏节律转复颤器显著降低死亡率23%

注：MI. 心肌梗死；CHF. 充血性心力衰竭；VA. 室性心律失常

在481例伴有VT的患者中，D,L-索他洛尔在23例（5%）患者中诱发出尖端扭转型室速（12例）或VT发作频率增加（11例）[68]。根据现有数据，β-受体阻滞剂较D,L-索他洛尔更适于治疗合并VT或复杂VA的老年或年轻心脏病患者。

胺碘酮对抑制有心脏病基础的VT和复杂VA非常有效[64,65,67,69]。但是，胺碘酮治疗5年后副作用的发生率高达90%[70]。在"西雅图心脏骤停：传统药物与胺碘酮比较研究"中，接受胺碘酮158mg/日治疗2年的患者的肺毒性发生率为10%[69]。胺碘酮还可以造成甲状腺功能亢进或降低，引发心脏、皮肤、胃肠道、肝、神经及眼底相关副作用。

由于尚未能证实胺碘酮能够降低合并与陈旧MI或CHF相关VT或复杂VA的老年或年轻患者的死亡率，

且具有非常高的毒性发生率，目前对于这类患者的治疗，β-受体阻滞剂优先于胺碘酮。有数据显示，胺碘酮联合β-受体阻滞剂治疗的生存率优于单用胺碘酮治疗[71]。

有创治疗

如果患者具有致命性VT或室颤，且对抗心律失常药物抵抗，应该选择有创性治疗。伴有严重冠脉病变和心肌缺血的患者应该接受冠脉搭桥以降低死亡率[72]。

致命性VT可以通过外科消融心律失常起源病灶得到根治。这一治疗包括室壁瘤或梗死区切除术和心内膜切除术，联合/不联合术中激动标测下的冷冻消融[73-75]。但围手术期死亡率较高。室壁瘤内缝术加心外膜贴片联合标测指导下的心内膜下切除术常可根治复发性VT，且手术死亡率较低，并可改善左心室收缩功能[76]。部分患者可以从导管射频消融单形性VT的心律失常起源病灶中获益[77-79]。

自动植入式心律转复除颤器

自动植入式心律转复除颤器（automatic implantable cardioverter-defibrillator，AICD）是致命性VT或VF最有效的治疗。表44-4列出了AICD对室性快速性心律失常患者死亡率的影响[80-86]。Tresch等[74,75]在一项回顾性研究中评价了AICD对老年和年轻致命性VT患者的有效性。加拿大埋藏式除颤器研究发现，能够从AICD中获得最大受益的人群是那些具有以下因素中两种的患者：年龄（70岁）、LVEF（35%）及纽约心脏协会（New York Heart Association，NYHA）心功能Ⅲ或Ⅳ级[87]。

表44-4　埋藏式自动心律转复除颤器对室性快速性心律失常患者死亡率的影响

研究	结果
多中心自动除颤器植入研究[80]	随访27个月，AICD可使死亡率降低54%
抗心律失常药物与埋藏式除颤器的比较研究[81]	与药物治疗相比，AICD降低1年死亡率39%、2年死亡率27%、3年死亡率31%
加拿大埋藏式除颤器研究[82]	与胺碘酮相比，随访3年，除颤器降低总死亡率20%、降低心律失常性死亡率33%，但均无统计学意义
汉堡心脏骤停研究[83]	普罗帕酮在研究进行11个月时终止，因该组猝死和心脏骤停复发率为23%，而AICD组为0%
汉堡心脏骤停研究[84]	与胺碘酮或美托洛尔相比，AICD使2年死亡率降低37%
多中心非持续性心动过速研究[85]	与电生理指导下的抗心律失常药物治疗相比，AICD使5年总死亡率下降20%（刚好具有显著性），使5年心脏骤停或心律失常性死亡风险降低76%
多中心自动除颤器植入试验Ⅱ[86]	随访20个月，与药物治疗相比，AICD显著降低死亡率31%

注：AICD. 埋藏式自动心脏除颤器

在 MADIT-Ⅱ研究中，AICD 治疗显著降低了心源性猝死：574 例 65 岁以下患者降低 68%，455 例 65～74 岁患者降低 65%，204 例 75 岁以上患者降低 68%[88]。348 例接受 AICD 治疗的 80～90 岁患者中位生存时间大于 4 年[89]。

在 26 个月随访中，接受美托洛尔联合 AICD 治疗患者的生存率为 91%，而接受 D,L-索他洛尔联合 AICD 治疗的患者为 83%[90]。一项 78 例冠心病合并致命性 VA 患者的观察研究显示，AICD 治疗后随访 490 天，联合使用降脂药物可降低致命性 VA 的复发率[91]。在 1038 例接受 AICD 治疗、平均 70 岁、随访 33 个月的研究显示，使用 β-受体阻滞剂可显著降低 AICD 不适当放电次数[92]。这组患者中的 965 例在随访 32 个月时，死亡率显著降低：其中 β-受体阻滞剂降低 46%、他汀降低 42%、ACE 抑制剂或血管紧张素受体阻滞剂降低 29%[93]。这些数据均支持 β-受体阻滞剂、他汀类，以及 ACE 抑制剂或血管紧张素受体阻滞剂在 AICD 患者中的应用。

美国心脏病学会（American College of Cardiology, ACC）/美国心脏协会（American Heart Association，AHA）指南建议，接受 AICD 治疗的 Ⅰ 类适应证为：①非一过性且无可逆性病因的 VT 或 VF 导致的心源性猝死；②自发性持续性 VT；③无明确病因的晕厥，在电生理检查中诱发出临床相关的、血流动力学显著的持续性 VT 或 VF，药物无效或不耐受或不愿接受药物的治疗者；④合并冠心病、陈旧 MI、左心室收缩功能不全的非持续性 VT，以及电生理检查诱发出 VF 或持续性 VT，且不能被 Ⅰ 类抗心律失常药物所抑制；⑤既往 MI（MI 后至少 40 天），伴 LVEF≤35%、NYHA 心功能Ⅱ或Ⅲ级；⑥既往 MI（MI 后至少 40 天），伴 LVEF<30%、NYHA 心功能 Ⅰ 级；⑦非缺血性扩张型心肌病，伴 LVEF≤35%、NYHA 心功能Ⅱ或Ⅲ级[94]。

在 2009 年更新的 ACC/AHA 指南中，关于 CHF 患者适宜 AICD 治疗的 Ⅰ 类适应证为：①目前或既往有 CHF 症状和 LVEF 降低的患者中，曾有心源性猝死、VF 或血液动力学不稳定的 VT 病史者；②MI 后至少 40 天的冠心病患者，LVEF≤35%，NYHA 心功能Ⅱ～Ⅲ级，接受最佳药物治疗仍有症状者，且预期生存期大于 1 年；③非缺血性心肌病患者，LVEF≤35%，最佳药物治疗后 NYHA 心功能仍为Ⅱ～Ⅲ级，预期生存期大于 1 年者；④可以用于接受心脏再同步化治疗的、NYHA 心功能Ⅱ级或不必卧床的Ⅳ级患者，且已应用最优化的药物治疗[95,96]。

ACC/AHA 指南关于 AICD 治疗的Ⅱa 类指征包括：①不能解释的晕厥，合并显著左心室功能不全的非缺血性心肌病；②持续性 VT 伴正常或接近正常的左心室功能；③肥厚型心肌病伴一种或更多的心源性猝死的主要危险因素；④伴有一种或更多心源性猝死危险因素的致心律失常性右心室发育不良/心肌病患者，作为心源性猝

死的预防治疗；⑤有晕厥和/或 VT 病史且已应用 β-受体阻滞剂的长 QT 综合征患者，以降低心源性猝死风险；⑥等待心脏移植的非住院患者；⑦伴晕厥的 Brugada 综合征；⑧Brugada 综合征患者记录到未造成心脏骤停的 VT；⑨已应用 β-受体阻滞剂的儿茶酚胺敏感性多形性 VT 患者，伴有晕厥和/或记录到持续性 VT；⑩心脏淀粉样变、巨细胞性心肌炎，或 Chagas 病[94]。

在 549 例接受 AICD 治疗的 CHF 患者，平均年龄 74 岁，平均随访 1243 天记录到 163 次（30%）AICD 适当放电，71 次（13%）ACID 不适当放电，共有 63 例（13%）死亡[97]。逐步回归分析显示，对 AICD 适当放电具有显著独立预测意义的因素包括，吸烟（OR=3.7）、他汀类药物（OR=0.54）；对 AICD 不适当放电具有显著独立预测意义的因素包括，心房颤动（OR=6.2）、他汀类药物（OR=0.52）；对死亡时间具有预测意义的因素包括年龄（每增加 1 岁 HR=1.08）、ACE 抑制剂或血管紧张素受体阻滞剂（HR=0.25）、AF（HR=4.1）、右心室起搏（HR=3.6）、地高辛（HR=2.9）、高血压（HR=5.3），以及他汀类药物（HR=0.32）[97]。

在 1060 例（平均 70 岁）植入 AICD 及随访 38 个月的患者中，60 例（5.7%）出现并发症[98]。在 5399 例 AICD 一级和二级预防治疗的注册研究中，适当放电率在 18～49 岁、50～59 岁、60～69 岁、70～79 岁，以及 80 岁以上年龄组均相似[99]。

心 房 颤 动

心房颤动（AF）是最常见的持续性心律失常。其发生率随增龄而增加[100-103]。一组平均年龄为 81 岁的 2101 例人群中，AF 的发生率在 60～70 岁组为 5%，71～90 岁组为 13%，91～103 岁组为 22%[101]。慢性 AF 可见于 16% 的老年男性、13% 的老年女性患者[102]。一项针对 1563 名居住在社区且在老年医学实践中见过的患者（平均年龄为 80 岁）的研究显示，慢性 AF 的发生率为 9%[103]。

AF 可以是阵发性或慢性。阵发性 AF 的发作可持续数秒至数周不等。持续小于 72h 的阵发性 AF 自动转复为窦性心律的比例约为 68%[104]。

易患因素

AF 的易患因素包括饮酒、心房黏液瘤、房间隔缺损、心肌病、慢性肺疾病、传导系统疾病、CHF、冠心病、糖尿病、药物、情绪压力、咖啡过量、高血压、甲状腺功能亢进或低下、低钾、低血容量、低氧、心肌炎、肿瘤、心包炎、肺炎、术后、肺栓塞、全身感染、瓣膜性心脏病。表 44-5 列出了 AF 易患因素的超声指标，该结果是从 254 例老年慢性 AF 患者和 1445 例老年窦性心律患者（平均 81 岁）的比较中获得的[105]。弗雷明汉

（Framingham）心脏研究显示，低促甲状腺激素水平使老年患者新发 AF 的风险增加 3.1 倍，且独立相关[106]。

表44-5　254 例慢性房颤和 1445 例窦性心律患者（平均 81 岁）的心脏超声发现

变量	房颤组的高发生率
风湿性二尖瓣狭窄	17.1 倍
左心房扩大	2.9 倍
异常 LV 射血分数	2.5 倍
主动脉瓣狭窄	2.3 倍
≥1+二尖瓣反流	2.2 倍
≥1+主动脉瓣反流	2.1 倍
LV 肥厚	2.9 倍
二尖瓣环钙化	1.7 倍

注：转自 Aronow WS, Ahn C, Kronzon I, et al[105]。LV. 左心室

相关风险

弗雷明汉研究显示，与窦性心律人群相比，合并慢性 AF 的男性患者心血管性死亡发生率增加 2.0 倍，女性增加 2.7 倍[107]。该研究同时也证实，经已有心血管疾病校正后，男性 AF 患者的死亡比率比为 1.5，女性为 1.9[108]。在 1359 例、平均年龄为 81 岁的有心脏病的 AF 患者随访 42 个月研究中，经过控制其他预后影响变量后，AF 患者新发冠脉事件的可能性较窦性心律患者增加 2.2 倍[109]。在心血管合作项目的 106 780 例医疗保险受益人中，接受急性 MI 治疗（平均 65 岁）患者中 22%合并有 AF[110]。与窦性心律患者相比，老年 AF 患者住院死亡率（25% vs. 16%）、30 天死亡率（29% vs. 19%）及 1 年死亡率（48% vs. 33%）更高[110]。AF 是住院死亡率（比率比=1.2）、30 天死亡率（比率比=1.2）和 1 年死亡率（比率比=1.3）的独立预测因子[106]。住院期间新发 AF 的老年患者较原有 AF 患者预后更差[110]。

AF 是血栓栓塞性（thromboembolic，TE）脑卒中的独立危险因素，尤其是老年患者[100,101]。在弗雷明汉研究中，与窦性心律患者相比，非瓣膜性 AF 患者的脑卒中相对风险在 60～69 岁组增加 2.6 倍、在 70～79 岁组增加 3.3 倍、在 80～89 岁组增加 4.5 倍[100]。另一项纳入平均年龄为 81 岁的 2101 例患者研究显示，AF 是 TE 脑卒中的独立危险因素，相对危险为 3.3[101]。AF 患者 3 年 TE 脑卒中发生率为 38%，5 年 72%，而窦性心律患者分别为 11%和 24%[101]。

在一组平均年龄为 81 岁的 2384 例人群中，AF 的发病率为 13%（313 例）[111]。其中，1024 例伴左心室肥厚的人群中 AF 发病率为 17%（201 例），1360 例无左心室肥厚者中为 8%（112 例）。随访 44 个月的结果显示，AF[风险比（risk ratio，RR）=3.2]和左心室肥厚（RR=2.8）都是新发 TE 脑卒中的独立危险因素[111]。老年慢性 AF 伴左心室肥厚的发病率较高，是这组 AF 患者 TE 脑卒中高发的重要原因[111]。

一项 45 个月的随访研究收入了 1846 例（平均 81 岁）患者，结果显示 AF（RR=3.2）和伴有 40%～100%狭窄的颅外颈动脉疾病（extracranial carotid arterial disease，ECAD）（RR=2.5）均是新发 TE 脑卒中的独立危险因素[112]。同时具有 AF 和 40%～100% ECAD 的老年患者[112]，新发 TE 脑卒中的可能是无明显 ECAD 的窦性心律患者的 6.9 倍[112]。

在 54 例 70 岁以上阵发性 AF 患者的尸检研究中，22%的患者伴有症状性脑梗死[113]。老年阵发性 AF 患者的症状性脑梗死发生率较老年窦性心律患者高 2.4 倍[113]。AF 也可以导致无症状性脑梗死[114]。

AF 是老年患者发生 CHF 的一个易患因素。老年患者左心室舒张末期容量的 30%～40%来自于左心房的收缩。AF 时左心房收缩失同步使心房挤压作用丧失，导致左心室舒张晚期充盈减少。与 AF 相关的快速心室率，缩短了舒张期充盈时间，进一步减少左心室充盈。

一项回顾性分析左心室功能不良的预防和治疗的研究发现，AF 是全因死亡（RR=1.3）、泵功能衰竭恶化死亡（RR=1.4）及死亡或 CHF 住院（RR=1.3）的独立危险因素[115]。

一项研究显示，在平均 81 岁、伴有陈旧 MI、CHF 和 LVEF 异常的 335 例患者人群中，132 例（37%）合并 AF；在平均 82 岁的 296 例既往有 MI、CHF 但 LVEF 正常的人群中，98 例（33%）合并 AF[116]。在这个研究中，AF 是死亡的独立危险因素，风险比为 1.5[116]。

与慢性或阵发性 AF 相关的快速心室率可以造成心动过速相关性心肌病，后者是 CHF 的一个未被认识的可治愈病因[117,118]。通过房室（atrioventricular，AV）结消融联合永久起搏器控制快速心室率，可以改善药物无效的这类 AF 患者的 LVEF[119]。

临床症状

通过体格检查或心电图检查发现的老年 AF 患者，可以有临床症状，也可以无症状。脑卒中后的患者体检时常发现存在 AF。AF 的临床症状包括心悸、漏搏、活动后乏力、不耐受运动、咳嗽、头晕、胸痛及晕厥。快速心室率及心房收缩功能丧失使心输出量降低，可以导致低血压、心绞痛、CHF、急性肺水肿及晕厥，尤其在伴有二尖瓣狭窄、主动脉狭窄或肥厚性心肌病的老年患者中。

诊断性检查

当怀疑为 AF 时，应做一份 1 分钟的 12 导心电图记录验证。如果怀疑为阵发性 AF，应行 24 小时动态心电图记录。所有 AF 患者都应该做 M 型、二维及多普勒心脏超声，以明确是否存在引起 AF 的心脏异常因素及其严重程度，并识别脑卒中的危险因素。当临床提示存在心外原因导致的 AF 时，应进行适当的非心源性病因检查。AF 或 CHF 可能是老年淡漠型甲状腺功能亢进患者的唯一临床表现，因此老年 AF 患者

应进行甲状腺功能检测。

一般治疗

除了药物治疗外,AF 治疗还应包括可能的基础疾病治疗(如甲状腺功能亢进、肺炎或肺栓塞)。对于二尖瓣病变患者,如果具有临床二尖瓣置换指征就应进行外科手术。如果严重二尖瓣疾病患者不能行二尖瓣置换术,则不应行 AF 的择期转律。易患因素,如 CHF、低氧、低钾血症、低血糖、低血容量,以及感染等都应立即给予治疗。酒精、咖啡,以及药物(尤其是拟交感药物)等易诱发 AF 的因素都应该避免。阵发性 AF 相关的快慢(病态窦房结)综合征,应该给予永久起搏联合药物治疗,以控制 AF 相关快速心室率[120]。

超快心室率的控制

阵发性 AF 的超快心室率与急性 MI、缺血性胸痛、低血压、严重 CHF 或晕厥相关时,应立即给予直流电转律。静脉维拉帕米[121]、地尔硫卓[122]或 β-受体阻滞剂[123-126]可快速降低 AF 相关的超快心室率。

快速心室率的控制

洋地黄苷类并不能有效转复 AF[127]。如果存在甲状腺功能亢进、发热、低氧、急性失血或者其他任何增加交感神经张力的因素时,地高辛也并不能有效减慢 AF 相关的快速心室率[128]。但是,地高辛适用于不伴交感神经张力增高、预激综合征或肥厚梗阻性心肌病的 AF 相关快速心室率的控制,尤其是合并左心室收缩功能不良的 AF。地高辛治疗 AF 常用的口服维持剂量为每天 0.25~0.5mg,老年患者更易出现洋地黄中毒,剂量应减半,每天 0.125~0.25mg[129]。

尽管应用了地高辛,在静息时或运动时仍出现 AF 伴快速心室率,则应增加口服维拉帕米[130]、地尔硫卓[131],或者 β-受体阻滞剂[132]剂量。这些药物可以与地高辛协同抑制 AV 交界区的传导。一项研究显示,在地高辛 0.25mg/日、地尔硫卓-CD 240mg/日、阿替洛尔 50mg/日、地高辛 0.25mg 联合地尔硫卓-CD 240mg/日、地高辛 0.25mg 联合阿替洛尔 50mg/日治疗组中,单用地高辛或地尔硫卓组控制 AF 患者日常活动心室率的有效性最低,地高辛联合阿替洛尔组的有效性最高[133]。

胺碘酮是减慢 AF 相关快速心室率最有效的药物[134,135]。但是,胺碘酮的副作用限制了其在 AF 治疗中的应用。胺碘酮每日 200~400mg 口服可用于有选择的、对其他药物无效的、症状性、致命性 AF 患者。

24 小时动态心电图记录显示,治疗浓度的地高辛不能减少阵发性 AF 的发作次数或持续时间[136,137]。事实上,地高辛已被证实可能增加阵发性 AF 发作的持续时间,这一结果与其缩短心房不应期效应相一致[136]。治疗

浓度的地高辛同样也不能预防阵发性 AF 发作时的快速心室率[136-138]。因此,地高辛应该避免用于窦性心律状态下的阵发性 AF 患者。

非药物治疗

导管射频消融改良 AV 传导,应该用于不能为药物有效控制的症状性、伴快速心室率的 AF 患者[139,140]。如果这一消融仍不能控制 AF 相关的快速心室率,则应该选择导管消融完全阻滞 AV 传导联合永久起搏器治疗[141,142]。一组 44 例(平均 78 岁)药物不能控制的 AF 伴快速心室率患者,接受导管消融联合永久起搏器治疗,43 例(98%)成功消融 AV 交界区[142]。

一项 66 例合并 CHF 的慢性 AF 患者随机对照试验显示,在症状控制上,AV 交界区消融联合 VVIR 起搏器植入治疗优于药物治疗[143]。外科技术也被研发用于治疗药物无效的、伴快速心室率的 AF[144-146]。植入心房节律转复器治疗 AF 的适应证,尚需进一步研究明确[147]。

多项随机研究证实,对于预防 AF 的复发,环肺静脉射频消融较抗心律失常药物治疗更有效;一项 198 例患者研究显示,两者的 1 年有效率分别为 93% 和 35%[148],另一项 67 例研究为 87% 和 37%[149]。目前尚无导管射频消融根治 AF 后脑卒中风险显著降低的长期随访数据。具有 TE 脑卒中高风险的患者消融术后仍需抗凝治疗。对于具有 TE 脑卒中高风险但合并口服抗凝禁忌的 AF 患者,应用 Watchman 进行左心耳封堵是一种合理选择[150]。

快慢综合征

阵发性 AF 伴快慢综合征(病态窦房结综合征)者,应该采用永久起搏器联合药物控制 AF 相关的快速心室率[120]。心室起搏是伴快慢综合征的阵发性 AF 患者进展为慢性 AF 的独立危险因素[151]。伴快慢综合征的阵发性 AF 患者,如果不伴 AV 传导异常,应该接受心房起搏或双腔起搏,而不是单纯心室起搏治疗,因为心房起搏比心室起搏更少诱发 AF、出现 TE 并发症、具有更低的 AV 阻滞风险[152]。

Wolff-Parkinson-White 综合征

如果预激综合征患者出现阵发性 AF 伴快速心室率以致威胁生命或对药物治疗无效时,应立即给予直流电转律。可用于治疗合并预激综合征的阵发性 AF 的药物包括:普罗帕酮联合普鲁卡因胺、丙吡胺或者奎尼丁[153]。地高辛、维拉帕米、地尔硫卓则是预激综合征伴 AF 患者的禁忌药物,因为这些药物缩短 AV 旁道的不应期,使传导经旁道进一步增快,其结果是心室率显著增快。合并快传导 AV 旁道的 AF 患者,应该选择导管射频消融或外科消融旁道[154]。

缓慢心室率

许多老年人能够耐受 AF 而不需治疗是因为他们同时合并房室结疾病，后者使他们的心室率减慢。这类人群不适合使用抑制 AV 传导的药物。AF 患者在 24 小时动态心电图记录到大于 3s 的心室长间歇，并伴有相关的头晕或晕厥等脑部症状，且明确并非药物所致，则应植入永久起搏器。如果 AF 患者出现药物所致的症状性心动过缓，而相关药物又不能停用，则也应该植入永久起搏器。

择期转律

AF 的择期直流电转律成功率高于药物转律[155]。不适于慢性 AF 择期转律的因素包括，AF 持续时间超过 1 年、中重度心脏扩大、心脏超声示左心房直径大于 45mm、洋地黄中毒（禁忌证）、缓慢心室率（禁忌证）、病态窦房结综合征（禁忌证）、二尖瓣疾病、CHF、慢性阻塞性肺疾病、抗心律失常药物治疗下 AF 复发，以及不耐受抗心律失常药物。不论直流电还是抗心律失常药物的择期转律，都不适用于无症状的老年慢性 AF 患者。

用于 AF 转律的抗心律失常药物包括：胺碘酮、丙吡胺、多非利特、恩卡胺、氟卡胺、伊布利特、普鲁卡因胺、普罗帕酮、奎尼丁及索他洛尔。这些药物中没有一种可使转复 AF 的成功率高于直流电转律（80%～90% 成功率）。所有这些药物均具有促心律失常的副作用，可能恶化或诱发心律失常。

有研究显示，60 例患者应用恩卡胺和氟卡胺转复 AF，其中 6 例出现房性心律失常（10%）[156]。促心律失常作用包括：将 AF 转复为房扑伴 1∶1 AV 传导、导致超快心室率[156]。有报道，氟卡胺在慢性 AF 患者中诱发出 VT 及室颤[157]。在 417 例因 AF 住院的患者中，应用胺碘酮、丙吡胺、氟卡胺、普鲁卡因胺、普罗帕酮、奎尼丁和索他洛尔等抗心律失常药物转律，其中 73 例出现心脏不良反应（18%）[158]。Ⅰ C 类药物如恩卡胺、氟卡胺、普罗帕酮，应避免用于既往有 MI 或左心室心收缩功能不良的 AF 患者，因为这些药物可以诱发致命性室性快速心律失常[39]。

伊布利特和多非利特是Ⅲ类抗心律失常药物，近年来用于 AF 的转律新药[152]。一项 79 例应用伊布利特转复 AF 的研究中，23 例（29%）成功转复为窦性心律[159]。在这一研究中，伊布利特诱发出 4% 的多形性室速[159]。所有这些患者均具有异常的左心室收缩功能。在 75 例接受静脉多非利特转复 AF 的患者中，11 例（15%）获得成功[160]。有研究显示，静脉应用多非利特转律的尖端扭转型 VT 发生率为 3%[161]。在合并 CHF 的 AF 患者中，多非利特转复 AF 的 1 个月成功率为 12%（190 例中 22 例成功），而安慰剂对照组为 1%（201 例中 3 例转复）[161]。其中多非利特组 25 例（3%）出现尖端扭转型 VT，而安慰剂组为 0 例[161]。直流电转律转复 AF 的成功率很高，而且心脏不良反应发生率较任何抗心律失常药物都低。而预先给予伊布利特，可易化 AF 经胸电转律成功[162]。

除非经食道心脏超声检查证实未发现左心耳血栓[163]，否则无论择期直流电还是药物转律，AF 患者转律前都应给予 3 周的口服华法林抗凝治疗[164]。转律时应该继续给予抗凝治疗，并持续至窦性心律维持 4 周[164]。在直流电或药物转律 AF 成功后，左心房静止或收缩不良可持续 3～4 周，患者易发生 TE 脑卒中，因此应该给予口服华法林抗凝治疗[165,166]。口服华法林的维持剂量应该根据凝血酶原时间监测结果进行调整，使 INR 维持在 2.0～3.0[164]。尚需随机对照的前瞻性临床试验比较 AF 转律前传统的抗凝治疗和经食道心脏超声检查指导策略的效果[167]。

应用抗心律失常药物维持窦性心律

抗心律失常药物对 AF 转律后窦性心律维持的有效性和安全性曾受到质疑。目前尚未得到证实，AF 转复为窦性心律后 TE 脑卒中的发生率会降低。一项荟萃分析纳入 6 项双盲、安慰剂对照的奎尼丁转律研究，共收入直流电转律成功的慢性 AF 患者 808 例，1 年后应用奎尼丁组患者 50% 维持窦性心律，而安慰剂组 25% 维持窦性心律[44]。但奎尼丁组患者的死亡率高于安慰剂组（2.9% vs. 0.8%）[44]。在 406 例（平均 82 岁）合并心脏病和复杂 VA 患者的研究中，由于副作用而停药的发生率在奎尼丁组为 48%，在普鲁卡因胺组为 55%[41]。随访 2 年，与未用任何抗心律失常药物的患者相比，应用奎尼丁和普鲁卡因胺的患者总死亡率升高，但不具显著性[41]。

另一项研究中，直流电转律成功的 AF 患者随机分入索他洛尔组（98 例）和奎尼丁组（85 例）[168]。结果发现，随访 6 个月时 52% 的索他洛尔组和 48% 的奎尼丁组患者仍维持窦性心律。另一项 100 例成功转律的 AF 患者随访 1 年的研究显示，随机分入普罗帕酮组的 50 例患者中 30% 维持窦性心律，而索他洛尔组 50 例中 37% 维持窦性心律[169]。

在 AF 脑卒中预防（SPAF）研究中的 1330 例患者中，127 例接受奎尼丁、57 例接受普鲁卡因胺、34 例接受氟卡胺、20 例接受恩卡胺、15 例接受丙吡胺、7 例接受胺碘酮治疗[45]。与未用任何抗心律失常药物的患者相比，应用抗心律失常药物患者的校正心源性死亡相对风险增加 2.7 倍，校正的心律失常性死亡相对风险增加 2.3 倍[45]。与未应用抗心律失常药物的 CHF 患者相比，应用一种抗心律失常药物的 CHF 患者的心源性死亡相对风险增加 4.7 倍，心律失常性死亡相对风险增加 3.7 倍[45]。

一项荟萃分析纳入 59 项随机对照试验，共计 23 229 例患者，包括老年患者，评价 MI 后应用安博律定、丙吡胺、恩卡胺、氟卡胺、丙咪嗪、利多卡因、美西律、莫雷西嗪、苯妥英、普鲁卡因胺、奎尼丁和妥卡胺药物的效果。结果显示，应用 I 类抗心律失常药物的患者死亡率高于未用任何抗心律失常药物的患者（OR=1.14）[45]。59 项研究中没有一项研究证实 I 类抗心律失常药物可以降低死亡率[45]。

心室率控制

应用抗心律失常药物维持窦性心律可能先后经过多次转律；使患者处于致心律失常、心源性猝死，以及其他副作用的诸多风险之中；而且对于具有 AF 复发高风险患者，窦性心律时仍需接受抗凝治疗，因此，许多心血管医生，包括我自己，更倾向于选择心室率控制联合抗凝治疗策略，尤其对于老年 AF 患者。β-受体阻滞剂，如普萘洛尔（10～30mg，每日 3～4 次），可以用于控制 VA[50]及 AF 转律后窦性心律的维持治疗。如果 AF 复发，β-受体阻滞剂还具有额外的益处——可以降低心室率。β-受体阻滞剂还是外科冠状动脉搭桥术后最有效的预防和治疗 AF 的药物[170]。在一项双盲、随机、安慰剂对照研究中，394 例转律后的持续性 AF 患者接受美托洛尔 CR/XL 或安慰剂治疗，结果显示美托洛尔能更有效地预防 AF 复发和降低 AF 复发后的心室率[171]。

在 AF 节律控制随访调查研究（AFFIRM）中，随机入组了平均年龄为 70 岁（女性占 39%）的、具有脑卒中高风险的、阵发性 AF 或持续在 6 个月内慢性 AF 患者 4060 例，或选择维持 AF 控制心室率，或转律后接受抗心律失常药物维持窦性心律治疗[172]。两组患者均接受华法林抗凝治疗。随访 5 年，维持窦性心律组患者的全因死亡率较心室率控制组增加了 15%，但未达到统计学显著性（24% vs. 21%）[172]。心室率控制组的 TE 脑卒中发生率降低，但无统计学显著性（5.5% vs. 7.1%），而全因住院率显著降低（73% vs. 80%）。两组患者的脑卒中绝大部分都发生在停用华法林后，或者 INR 低于治疗阈值时。两组患者的生活质量或功能状态无显著差异[172]。在该项研究的 70～80 岁患者中，心室率控制组的死亡率和住院率显著低于节律控制组[173]。AFFIRM 数据的一项分析结果显示，应用地高辛的患者死亡率增加[174]，但在另一项倾向配对分析中并未得出这一结果，其作者也是前一结果的合作者之一[175]。

在持续性 AF 心室率控制与电转律比较研究中，随机纳入了 522 例曾行电转律的持续性 AF 患者，分为心室率控制或者节律控制两个治疗策略组[176]。两组患者均给予口服抗凝治疗。随访 2.3 年，心室率控制组患者的复合终点（心血管死亡、心衰、TE 并发症、出血、起搏器植入，以及严重药物相关副作用）发生率为 17.2%，节律控制组为 22.6%。在这一研究中，随机进入节律控制组的女性患者较心室率控制组女性患者具有更高的心血管并发率或死亡率[177]。

伴有 CHF 的 1009 例 AF 患者随访 2 年的研究显示，

室率控制组和节律控制组患者的死亡率相似[178]。接受抗心律失常药物治疗的 110 例 AF 患者随访 19 个月的研究发现，通过心电图记录证实 AF 复发者比例为 46%，而通过植入型监测记录仪证实的 AF 复发者达 88%[179]。在 110 例患者中，植入型监测记录仪记录到 50 例（46%）患者出现持续超过 48h 的 AF 发作。而且，这 50 例中 19 例（38%）是完全无症状的 AF[179]。

血栓栓塞性脑卒中的危险因素

AF 患者发生 TE 脑卒中的危险因素包括，年龄[100,180-183]、糖尿病[181]、超声显示的左心房扩大[184,185]、超声显示的左心室收缩性功能不良[183,185,186]、超声显示的左心室肥厚[183,184]、ECAD[112]、CHF 病史[181,186,187]、既往 MI[180,181,184,188]、高血压[181,184,186,187]、二尖瓣环钙化[180,189]、既往动脉血栓栓塞史[101,107,181-183,186,187,190]、风湿性二尖瓣狭窄[183,184]，以及大于 75 岁的女性[186]。表 44-6 列出了平均年龄为 84 岁的 312 例慢性 AF 患者新发 TE 脑卒中的独立危险因素。

表 44-6　312 例老年慢性房颤患者新发血栓栓塞性脑卒中的危险因素

变量	风险比
年龄	1.03 每增加 1 年
既往脑卒中史	1.6
异常 LV 射血分数	1.8
二尖瓣狭窄	2.0
LV 肥厚	2.8
异常 LV 射血分数	1.8
血清总胆固醇	1.01 每增加 1mg/dl
血清高密度脂蛋白胆固醇	1.04 每降低 1mg/dl

注：转自 Aronow WS, Ahn C, Kronzon I, et al[183]。LV. 左心室

在 SPAF 研究中入组的患者平均年龄 67 岁，均为非风湿性 AF，有近期 CHF 史（3 个月内），结果显示，有高血压病史、既往动脉血栓栓塞史、心脏超声检测出左心室收缩功能不良、左心房扩大，均与新发 TE 脑卒中独立相关[185,187]。若同时存在 3～4 项危险因素，则患者年新发 TE 脑卒中事件率为 18.6%，具有 1～2 项者为 6.0%，无这些危险因素者为 1.0%[185]。SPAF III 研究入组患者的平均年龄为 72 岁，如果患者有既往血栓栓塞史、CHF 或异常左心室收缩功能；或者患者收缩压高于 160mmHg；或者患者为大于 75 岁的女性，则患者为具有 TE 脑卒中的高风险[186]。

抗栓治疗

前瞻性随机研究显示，华法林能够有效降低非瓣膜性房颤患者的 TE 脑卒中发生率[181,186,190-196]。含 5 项随机对照试验的汇总分析显示，华法林可以降低 86% 的新

发 TE 脑卒中，比阿司匹林更有效[181]。一项平均 83 岁的老年人群非随机观察性研究显示，与 209 例口服阿司匹林治疗的慢性 AF 患者相比，141 例接受口服华法林治疗、INR 控制在 2.0～3.0（平均 2.4）的慢性 AF 患者新发 TE 脑卒中的风险降低 67%[197]。与阿司匹林相比，华法林可以降低既往有脑卒中病史患者新发 TE 脑卒中 40%，降低无脑卒中史患者新发 TE 脑卒中 31%，降低伴 LVEF 异常患者新发 TE 脑卒中 45%，降低 LVEF 正常患者新发 TE 脑卒中 36%[197]。

SPAF Ⅲ研究随访具有 TE 脑卒中高风险的非瓣膜性房颤患者 1.1 年，与随机分入阿司匹林 325mg/日联合华法林（INR 控制在 1.2～1.5）治疗的患者相比，随机分入华法林 INR 控制在 2.0～3.0 的患者缺血性脑卒中或体循环栓塞事件降低 72%[196]。剂量调整的华法林治疗可降低缺血性脑卒中或体循环栓塞的绝对风险 6.0%/年[186]。在哥本哈根房颤-阿司匹林-抗凝二期研究（AFASK）中同样证实，低剂量华法林联合阿司匹林治疗降低 AF 患者脑卒中或体循环 TE 事件（1 年后 7.2%）的有效性低于剂量调整的华法林（INR 为 2.0～3.0）（1 年后 2.8%）治疗[198]。

由 5 项抗栓治疗随机对照试验数据汇总分析显示，每年大出血发生率在对照组为 1.0%，阿司匹林组为 1.0%，华法林组为 1.3%[181]。在 SPAF Ⅲ研究中，接受剂量调整的华法林（INR 为 2.0～3.0）治疗患者（平均 72 岁）的大出血发生率为 2.1%[186]；在 AFASK 二期研究（平均 73 岁）中接受剂量调整的华法林组（INR 为 2.0～3.0）的大出血年发生率为 0.8%，而接受阿司匹林 300mg/日的患者为 1.0%[198]。另一项研究显示，在老年慢性 AF 患者中（平均年龄 83 岁），服用剂量调整的华法林（INR 为 2.0～3.0）治疗者大出血的发生率为 4.3%（每年 1.4%），而接受阿司匹林 325mg/日患者为 2.9%（每年 1.0%）[197]。

在 SPAF Ⅲ研究中，平均 67 岁、新发 TE 脑卒中低风险的患者 892 例，接受口服阿司匹林 325mg/日治疗[199]。平均随访 2 年，新发缺血性脑卒中或体循环栓塞（主要事件）的发生率为每年 2.2%，在具有高血压病史的患者中为 3.6%，无高血压病史的患者中为 1.1%[199]。

在 AF 抗凝和危险因素研究中，女性患者终止华法林治疗后血栓栓塞的年发生率显著高于男性患者（3.5% vs. 1.8%）[200]。无论女性还是男性，华法林均显著降低校正的 TE 发生率（女性降低 60%，男性降低 40%），两组大出血的年发生率相似（1.0% vs. 1.1%）[200]。

在房颤-氯吡格雷试验联合厄贝沙坦预防血管事件（ACTIVE W）研究中，随机接受华法林（维持 INR 在 2.0～3.0）治疗的 3371 例患者中，脑卒中、非中枢神经系统体循环栓塞、MI 或血管性死亡的年发生风险为 3.93%，而随机接受氯吡格雷 75mg/日联合阿司匹林 75～100mg/日的 3335 例患者中为 5.60%，华法林显著降低主要事件 44%[201]。氯吡格雷联合阿司匹林组患者的大出血的发生率（10%）高于华法林治疗组，但无统计显著性[201]。

现有数据提示，老年慢性或阵发性 AF 患者，具有发生 TE 脑卒中高风险或高血压病史且无抗凝治疗禁忌证，应接受长期口服华法林治疗，INR 维持在 2.0～3.0[164,202]。高血压必须得到有效控制。无论何时进行凝血酶原时间检测，都应同时测量血压。内科医生在开具华法林处方的同时应注意对华法林抗凝作用具有潜在影响的多种药物，避免凝血酶原时间延长，增加出血风险[36]。老年 AF 患者伴 TE 脑卒中低风险者，或者具有长期口服华法林治疗禁忌证者，应该接受阿司匹林 325mg/日口服治疗。

新型抗凝药物

在随机评价长期抗凝药物治疗研究（RE-LY）中，平均年龄为 72 岁的非瓣膜性房颤患者 18 113 例，具有脑卒中风险，随机分入直接凝血酶抑制剂达比加群 150mg 每日两次组，或达比加群 110mg 每日两次组，或华法林 INR 维持在 2.0～3.0 组[203]。平均随访 2 年，主要终点事件为脑卒中或体循环栓塞。与华法林组相比，达比加群 150mg 每日两次降低主要事件 34%，全因死亡率由 4.13%/年降低到 3.64%/年，而大出血发生率相当[203]。与华法林相比，达比加群 110mg 每日两次组的主要事件和全因死亡率相似，但大出血发生率由 3.36%/年降低为 2.71%/年[203]。美国食品药品监督管理局（FDA）通过了达比加群 150mg 每日两次用于治疗房颤，但不包括 110mg 每日两次的剂量，因为 150mg 剂量降低 TE 事件的有效性优于华法林[204]。FDA 还通过了达比加群 75mg 每日两次用于肾小球滤过滤为 15～29mg/(ml·1.73m²) 的 AF 患者，尽管 RE-LY 研究中排除了肾小球滤过滤低于 30mg/(ml·1.73m²) 的患者[204]。目前尚没有达比加群的拮抗剂。

直接 Xa 因子抑制剂利伐沙班每日一次口服与维生素 K 拮抗剂预防房颤患者脑卒中和栓塞的比较研究（ROCKET-AF），纳入了 14 264 例非瓣膜性 AF 患者，平均年龄 73 岁，均具有脑卒中风险因素，随机分为直接 Xa 因子抑制剂利伐沙班 20mg 每日一次组或华法林 INR 维持在 2.0～3.0 组[205]。平均随访 707 天，主要终点事件为脑卒中或体循环栓塞。两组患者的主要终点事件和大出血发生率相似。但利伐沙班组的颅内出血（0.5%/年 vs. 0.7%/年）和致命性出血（0.2% vs. 0.5%）显著降低[205]。目前利伐沙班也没有拮抗剂。

阿哌沙班与乙酰水杨酸（又称阿司匹林）预防维生素 K 拮抗剂治疗失败或不适宜的房颤患者脑卒中的比较研究（AVERROES）纳入了 5599 例非瓣膜性 AF 患者，平均年龄 70 岁，具有脑卒中风险且不适宜维生素 K 拮抗剂治疗，随机分入直接 Xa 因子抑制剂阿哌沙班 5mg 每日两次组或阿司匹林 81～324mg 每日一次组[206]。平均随访 1.1 年，主要终点为脑卒中或体循环栓塞。与阿司匹林相比，阿哌沙班降低主要终点事件 55%，发生率由 3.7%/年降至 1.6%/年；降低死亡率 22%，由 4.4%/年降低至 3.5%/年；降低心血管源性住院，由 15.9%/年降至 12.6%/年，且不增加大出血或颅内出血[206]。阿哌沙班也没有拮抗剂。

阿哌沙班降低房颤患者脑卒中和其他血栓栓塞事件研究（ARISTOTLE）纳入了 18 201 例非瓣膜性 AF 患者，平均年龄 70 岁，至少有一种其他脑卒中危险因素，随机分入 5mg 每日两次阿哌沙班组或华法林 INR 维持在 2.0～3.0 组[207]。平均随访 1.8 年，主要终点为缺血性或出血性脑卒中或体循环栓塞。与华法林相比，阿哌沙班降低缺血性或出血性脑卒中 21%，由 3.94%/年降至 3.52%/年；全因死亡率降低 31%，由 3.09%/年降至 2.13%/年；出血性脑卒中降低 49%，由 0.47%/年降至 0.24%/年[207]。依度沙班是另一种有效的直接 Xa 因子抑制剂，同华法林一样可以预防非瓣膜性 AF 患者的脑卒中或体循环栓塞事件。与华法林相比，依度沙班显著降低出血和心血管死亡风险。依度沙班尚未被 FDA 通过[208]。

心 房 扑 动

心房扑动（房扑）通常为阵发性，仅有少数为慢性。未经治疗且不伴 AV 交界区疾病的房扑患者常为 2∶1 AV 传导，其心房率常为 300 次/分、心室率为 150 次/分。随着病程延长，房扑多退化为 AF。

房扑的治疗与 AF 相似。直流电转律是转复房扑的治疗方法[209]。静脉应用伊布利特转复 78 例房扑患者，38% 成功转为窦性心律[160]。另一项研究静脉应用多非利特转复 16 例房扑患者，54% 成功转为窦性心律[151]。心房起搏也可以用于房扑的转律[210]。

静脉应用维拉帕米[121]、地尔硫卓[122]或 β-受体阻滞剂[123-126]可以用于迅速控制房扑的快速心室率。如果患者存在地高辛控制不佳的静息下或活动时的快速心室率反应，应该将口服维拉帕米[130]、地尔硫卓[131]或 β-受体阻滞剂[132]增加到治疗药物中。胺碘酮是降低房扑相关快速心室率最有效的药物[135]。地高辛、维拉帕米和地尔硫卓是预激综合征伴房扑者的治疗禁忌，因为这些药物缩短 AV 旁道不应期，可导致更快的旁道传导。像奎尼丁等药物不应该用于尚未接受地高辛、β-受体阻滞剂、维拉帕米或地尔硫卓治疗的房扑患者，因为可能诱发 1∶1 的 AV 传导。

房扑患者新发 TE 脑卒中的风险是增加的[211,212]。房扑患者在进行直流电或药物转律前应给予抗凝治疗，可参照与 AF 转律同一指南[164-167,202]。慢性房扑患者应接受口服华法林治疗，INR 控制在 2.0～3.0[164,202]，或达比加群[203]、利伐沙班[205]或阿哌沙班[207]治疗。

导管射频消融治疗房扑的成功率很高，尤其对右心房峡部在环路上的房扑[213,214]。导管消融后呈现峡部的双向阻滞，提示远期成功率高[214]。约有 1/3 的患者需要二次消融治疗，尤其是那些右心房增大的患者[213]。在平均年龄为 78 岁的 70 例老年房扑患者中，63 例（90%）经

导管射频消融成功恢复窦性心律[142]。

房 性 早 搏

在心血管健康研究中，经 24 小时动态心电图诊断的频发房性早搏（atrial premature complex，APC）发生率在老年女性（729 例）患者中为 18%，在老年男性（643 例）中为 28%[7]；在另一项 407 例平均年龄 82 岁的老年人群中，这一发生率为 28%[8]。尽管 APC 可能触发阵发性 AF、房扑或室上性心动过速（supraventricular tachycardia，SVT），但偶然发现的 APC 不具有临床意义，不需治疗。如果 APC 触发了室上性快速性心动过速，应给予 β-受体阻滞剂治疗。

室上性心动过速

阵发性 SVT 的心室率通常在 140～220 次/分，而且非常匀齐。对平均年龄为 81 岁的有心脏病的 1476 例患者研究显示，由 24 小时动态心电图记录诊断的短阵阵发性 SVT 发生率为 33%[182]。在另一组有心脏病、平均年龄 81 岁的 1395 例患者随访 42 个月的研究中，并未发现阵发性 SVT 与新发冠状动脉事件增加相关[109]。平均年龄 81 岁的 1476 例老年患者随访 43 个月的研究显示，阵发性 SVT 与新发 TE 脑卒中增加无关[182]。

对于 SVT 持续发作的患者，首先应采取增加迷走神经张力的措施，如按摩颈动脉窦、做瓦尔萨尔瓦（Valsalva）动作或将面部浸于冷水中。如果迷走刺激治疗措施无效，静脉注射腺苷为药物治疗首选[215]。也可以静脉给予维拉帕米、地尔硫卓或 β-受体阻滞剂。如果这些方法都未能转复 SVT，则应该选择直流电转律。

大多数阵发性 SVT 患者都不需要长期治疗。如果由于频繁发作 SVT 引发临床症状而需要长期药物治疗时，可以给予地高辛、普罗帕酮或维拉帕米[216]。这些药物均是最常见的 AV 结折返性或 AV 折返性 SVT 的首选药物。合并预激综合征的 SVT，如果没有心脏病，可以选用氟卡胺或普罗帕酮[217]。如果合并心脏病，应该选择奎尼丁、普鲁卡因胺或丙吡胺联合 β-受体阻滞剂或维拉帕米[217]。对于症状性、药物无效的 SVT 老年患者，应该选择导管射频消融治疗，而且应该是一项早期治疗选择[142,218]。在 66 例平均 78 岁的老年 SVT 患者中，60 例经导管射频消融成功转复为窦性心律[142]。

加速性房室节律

加速性 AV 交界区节律也称为非阵发性 AV 交界性心动过速（nonparoxysmal AV junctional tachycardia，NPJT），是 SVT 的一种，常由 AV 交界区冲动形成增强而非折返机制所致[219]。这种心律失常常出现于近期主动脉瓣或二尖瓣外科手术、急性 MI 或洋地黄中毒等患者中。其心

室率通常为 70～130 次/分。NPJT 的治疗主要是纠正基础病因。如果存在低钾血症，应给予补钾治疗。洋地黄中毒，应立即停用药物。如果临床情况允许，可以谨慎给予 β-受体阻滞剂。

阵发性房性心动过速伴房室阻滞

70% 的阵发性房性心动过速（paroxysmal atrial tachycardia，PAT）伴 AV 阻滞是由洋地黄中毒导致的。这类患者应停用地高辛和利尿剂，后者可引起低钾血症。如果血钾降低或在正常低限，应给予氯化钾治疗。静脉应用普萘洛尔可以使 85% 的洋地黄诱发的 PAT 伴 AV 阻滞患者转复为窦性心律，35% 的非洋地黄诱发者转复窦性心律[220]。普萘洛尔通过增加 AV 阻滞还有助于降低 PAT 伴 AV 阻滞患者的快速心室率。

多源性房性心动过速

多源性房性心动过速（multifocal atrial tachycardia，MAT）常与急性疾病相关，尤其常见于伴有肺疾病的老年患者。MAT 的最佳处理为治疗基础疾病。有报道静脉应用维拉帕米可以有效控制 MAT 的心室率，偶可转复 MAT 为窦性心律[221]。但作者认为静脉维拉帕米治疗 MAT 并不十分有效[222]。静脉维拉帕米具有恶化已存在的低氧血症倾向，限制了其在这组易于发生 MAT 患者中的应用[221]。

缓慢性心律失常

随着年龄增加，窦房结内的特殊心肌细胞（P 细胞）逐渐减少，P 细胞是形成冲动的细胞。到 75 岁时，窦房结内的 P 细胞可能仅剩不到 10%[223]。且随着衰老，窦房结内胶原含量进行性增加[224]，心脏传导系统的远端部分——希氏束和左、右束支内的传导细胞也在减少。与衰老相关的疾病，如冠心病、高血压及瓣膜性心脏病，同样负面影响着心脏传导系统。

非常多的药物都可以导致心动过缓和传导障碍。甲状腺功能低下、高钾血症、低钾血症，以及低氧血症都可以抑制心脏冲动的形成和传导。在决定植入永久起搏器之前，必须确定是否存在药物、内分泌及代谢异常导致的可逆性的心脏冲动形成和传导异常。

1 分钟的 12 导联心电图记录可以检测病态窦房结综合征、AV 阻滞、左右束支阻滞、双分支阻滞，以及三分支阻滞等缓慢性心律失常。病态窦房结综合征的心电图表现包括：严重的窦性心动过缓、窦性停搏或静止、窦房阻滞、窦房结折返心律、非药物性 AF 或房扑伴缓慢心室率、心动过速转律后窦性心律恢复失败、颈动脉窦按摩后的大于 3s 的长间歇，以及快慢综合征。快慢综合征的特征为：在阵发性 AF、房扑或 SVT 后伴随窦性

心动过缓、窦性停搏或窦房阻滞。

老年患者出现呼吸困难、衰弱、乏力、跌倒、心绞痛、CHF、肺水肿发作、头晕、晕厥、言语含糊、性格改变、瘫痪及抽搐，都可能是由缓慢性心律失常所致。较长的室性停搏可以导致死亡。怀疑具有缓慢性心律失常相关症状的老年患者都应进行 1 分钟的 12 导联心电图记录检查。由于心电图异常可为间歇性，可能还需要 24 小时动态心电图检查。

一项前瞻性研究，纳入不明原因晕厥老年患者 148 例，平均年龄为 82 岁，经 24 小时动态心电诊断为缓慢性心律失常伴大于 3s 的长间歇、需要永久起搏器治疗者 21 例（14%）[2]。这 21 例中，窦性停搏者 8 例、高Ⅱ度 AV 阻滞 8 例、非药物性 AF 伴缓慢心室率 6 例。植入起搏器后随访 38 个月，21 例中仅 3 例出现晕厥复发（14%）[2]。

对于一些无临床心脏病证据的不明原因反复晕厥的老年人，可以采用患者激活-事件记录仪获取晕厥前和晕厥时的心电图记录[225]。不明原因晕厥合并心脏病的老年患者应进行电生理检查[225]。框 44-1 显示植入永久起搏器的 I 类适应证[94]。起搏模式、起搏器型号及起搏器随访将在另章详述[226]。

框 44-1　永久起搏器的 I 类适应证

A. 三度房室（AV）阻滞伴
 1. 症状性心动过缓
 2. 心律失常或其他疾病治疗需要使用可导致症状性心动过缓的药物
 3. 清醒状态下无症状患者出现≥3.0s 的长间歇或室性逸搏心率<40 次/分
 4. 导管消融 AV 交界区后
 5. 外科术后 AV 阻滞，预期术后不能恢复
 6. 神经肌肉疾病伴 AV 阻滞
B. 二度 AV 阻滞伴症状性心动过缓
C. 慢性双束支或三束支阻滞伴
 1. 间歇性三度 AV 阻滞
 2. Ⅱ型二度 AV 阻滞
 3. 交替性束支阻滞
D. 急性心肌梗死后伴
 1. 持续性希-浦系二度 AV 阻滞伴双侧束支阻滞，或希-浦系及其以下部位的三度 AV 阻滞
 2. 一过性二度或三度结下 AV 阻滞和相关束支阻滞
 3. 持续性、症状性二度或三度 AV 阻滞
E. 窦房结功能不良
 1. 窦房结功能不良伴症状性心动过缓
 2. 症状性变时功能不良
F. 快速性心律失常的预防和终止
 1. 药物和导管消融控制心律失常失败或导致不能耐受副作用的患者，通过起搏终止症状性、复发性室上性心动过速（降为Ⅱa 类适应证）
 2. 症状性、复发性、持续性室性心动过速，作为自动除颤系统的一部分
G. 预防心动过速
 1. 长间歇依赖性持续性室性心动过速，伴或不伴 QT 延长，且具有起搏有效证据者
H. 颈动脉窦高敏性和神经介导性晕厥
 1. 颈动脉窦刺激诱发的反复性晕厥；很小的颈动脉窦压力可诱发>3s 的停搏，且排除任何药物引起的窦房结或 AV 传导抑制

转自 Epstein AE, DiMarco JP, Ellenbogen KA, et al[94]

关键点　室性心律失常

- β-受体阻滞剂是唯一可以降低心脏病和复杂性 VA 患者死亡率的抗心律失常药物。
- 埋藏式心脏除颤器的 I 类适应证。
- 非一过性或可逆性病因导致的 VT 或 VF 所致心脏骤停。
- 自发性持续性 VT。
- 不明原因的晕厥伴电生理检查诱发出临床相关的血流动力学明显的持续性 VT 或 VF，且药物治疗无效、不耐受或不接受。
- 伴有冠心病、既往 MI、LV 收缩功能不良的非持续性 VT，以及电生理检查诱发出 VF 或持续性 VT 且不被 I 类抗心律失常药物所抑制。
- 既往 MI（至少 MI 后 40 天）伴 LVEF ≤35%的 NYHA 心功能 II～III 级患者。
- 既往 MI（至少 MI 后 40 天）伴 LVEF ＜30%的 NYHA 心功能 I 级患者。
- 非缺血性扩张型心肌病伴 LVEF ≤35%的 NYHA 心功能 II～III 级患者。

（李　真　译，王衍富　校）

完整的参考文献列表，请扫二维码。

主要参考文献

3. Aronow WS, Epstein S, Koenigsberg M, et al: Usefulness of echocardiographic abnormal left ventricular ejection fraction, paroxysmal ventricular tachycardia, and complex ventricular arrhythmias in predicting new coronary events in patients over 62 years of age. Am J Cardiol 61:1349–1351, 1988.
10. Aronow WS, Epstein S: Usefulness of silent ischemia, ventricular tachycardia, and complex ventricular arrhythmias in predicting new coronary events in elderly patients with coronary artery disease or systemic hypertension. Am J Cardiol 65:511–522, 1990.
12. Aronow WS, Epstein S, Koenigsberg M, et al: Usefulness of echocardiographic left ventricular hypertrophy, ventricular tachycardia and complex ventricular arrhythmias in predicting ventricular fibrillation or sudden cardiac death in elderly patients. Am J Cardiol 62:1124–1125, 1988.
17. Smith SC, Jr, Benjamin EJ, Bonow RO, et al: AHA/ACCF secondary prevention and risk reduction therapy for patients with coronary and other atherosclerotic vascular disease: 2011 update. A guideline from the American Heart Association and American College of Cardiology Foundation. J Am Coll Cardiol 58:2432–2446, 2011.
32. Heart Protection Study Collaborative Group: MRC/BHF heart protection study of cholesterol lowering with simvastatin in 20,536 high-risk individuals: a randomised placebo-controlled trial. Lancet 360:7–22, 2002.
33. Aronow WS, Ahn C: Incidence of new coronary events in older persons with prior myocardial infarction and serum low-density lipoprotein cholesterol > or = 125 mg/dl treated with statins versus no lipid-lowering drug. Am J Cardiol 89:67–69, 2002.
35. Stone NJ, Robinson J, Lichtenstein AH, et al: ACC/AHA guideline on the treatment of blood cholesterol to reduce atherosclerotic cardiovascular risk in adults. A report of the American College of Cardiology/American Heart Association Task Force on Practice Guidelines. J Am Coll Cardiol 2013. published online November 12, 2013.
41. Aronow WS, Mercando AD, Epstein S, et al: Effect of quinidine or procainamide versus no antiarrhythmic drug on sudden cardiac death, total cardiac death, and total death in elderly patients with heart disease and complex ventricular arrhythmias. Am J Cardiol 66:423–428, 1990.
51. Aronow WS, Ahn C, Mercando AD, et al: Effect of propranolol versus no antiarrhythmic drug on sudden cardiac death, total cardiac death, and total death in patients greater than or equal to 62 years of age with heart disease, complex ventricular arrhythmias, and left ventricular ejection fraction (40%). Am J Cardiol 74:267–270, 1994.
59. Aronow WS, Ahn C, Kronzon I: Effect of beta blockers alone, of angiotensin-converting enzyme inhibitors alone, and of beta blockers plus angiotensin-converting enzyme inhibitors on new coronary events and on congestive heart failure in older persons with healed myocardial infarcts and asymptomatic left ventricular systolic dysfunction. Am J Cardiol 88:1298–1300, 2001.
67. Bardy GH, Lee KL, Mark DB, et al: Amiodarone or an implantable cardioverter-defibrillator for congestive heart failure. N Engl J Med 352:225–237, 2005.
79. Channamsetty V, Aronow WS, Sorbera C, et al: Efficacy of radiofrequency catheter ablation in treatment of elderly patients with supraventricular tachyarrhythmias and ventricular tachycardia. Am J Ther 13:513–515, 2006.
88. Goldenberg I, Moss AJ: Treatment of arrhythmias and use of implantable cardioverter-defibrillators to improve survival in elderly patients with cardiac disease. Clin Geriatr Med Heart Fail 23:205–219, 2007.
92. Kruger A, Aronow WS, Lai HM, et al: Prevalence of appropriate cardioverter-defibrillator shocks in 1,038 consecutive patients with implantable cardioverter-defibrillators. Am J Ther 16:323–325, 2009.
93. Lai HM, Aronow WS, Kruger A, et al: Effect of beta blockers, angiotensin-converting enzyme inhibitors or angiotensin receptor blockers, and statins on mortality in patients with implantable cardioverter-defibrillators. Am J Cardiol 102:77–78, 2008.
94. Epstein AE, DiMarco JP, Ellenbogen KA, et al: ACC/AHA/HRS guidelines for device-based therapy of cardiac rhythm abnormalities: executive summary. A report of the American College of Cardiology/American Heart Association Task Force on Practice Guidelines (Writing Committee to Revise the ACC/AHA/NASPE 2002 Guideline Update for Implantation of Cardiac Pacemakers and Antiarrhythmia Devices). J Am Coll Cardiol 51:2085–2105, 2008.
95. Yancy CW, Jessup M, Bozkurt B, et al: 2013 ACCF/AHA guidelines for the management of heart failure: executive summary. A report of the American College of Cardiology Foundation /American Heart Association Task Force on Practice Guidelines. Developed in collaboration with the American College of Chest Physicians, Heart Rhythm Society, and International Society for Heart and Lung Transplantation. Endorsed by the American Association of Crdiovascular and Pulmonary Rehabilitation. J Am Coll Cardiol 62:1495–1539, 2013.
97. Desai H, Aronow WS, Ahn C, et al: Risk factors for appropriate cardioverter-defibrillator shocks, inappropriate cardioverter-defibrillator shocks, and time to mortality in 549 patients with heart failure. Am J Cardiol 105:1336–1338, 2010.
105. Aronow WS, Ahn C, Kronzon I: Echocardiographic findings associated with atrial fibrillation in 1,699 patients aged >60 years. Am J Cardiol 76:1191–1192, 1995.
172. The Atrial Fibrillation Follow-Up Investigation of Rhythm Management (AFFIRM) Investigators: A comparison of rate control and rhythm control in patients with atrial fibrillation. N Engl J Med 347:1825–1833, 2002.
173. Shariff N, Desai RV, Patel K, et al: Rate-control versus rhythm-control strategies and outcomes in septuagenarians with atrial fibrillation. Am J Med 126:887–893, 2013.
182. Aronow WS, Ahn C, Mercando AD, et al: Correlation of paroxysmal supraventricular tachycardia, atrial fibrillation, and sinus rhythm with incidences of new thromboembolic stroke in 1476 old-old patients. Aging (Milano) 8:32–34, 1996.
184. Aronow WS, Gutstein H, Hsieh FY: Risk factors for thromboembolic stroke in elderly patients with chronic atrial fibrillation. Am J Cardiol 63:366–367, 1989.
197. Aronow WS, Ahn C, Kronzon I, et al: Effect of warfarin versus aspirin on the incidence of new thromboembolic stroke in older persons with chronic atrial fibrillation and abnormal and normal left ventricular ejection fraction. Am J Cardiol 85:1033–1035, 2000.
200. Fang MC, Singer DE, Chang Y, et al: Gender differences in the risk of ischemic stroke and peripheral embolism in atrial fibrillation. The

Anticoagulation and Risk Factors in Atrial Fibrillation (ATRIA) study. Circulation 112:1687–1691, 2005.

202. Fuster V, Ryden LE, Cannom DS, et al: ACC/AHA/HRS focused updates incorporated into the ACC/AHA/ESC 2006 guidelines for the management of patients with atrial fibrillation. A report of the American College of Cardiology Foundation/American Heart Association Task Force on Practice Guidelines and the European Society of Cardiology Committee for Practice Guidelines. J Am Coll Cardiol 57:e101–e198, 2011.

第45章

晕　厥

Rose Anne Kenny，Jaspreet Bhangu

介　绍

定义

晕厥是指一过性全脑血液低灌注导致的短暂意识丧失（transient loss of consciousness，TLOC），特点为发生迅速、一过性、自限性并能够完全恢复。TLOC是一个专业术语，它包含了任何原因所致的自限性意识丧失，与机制无关。无意识的发生机制包括短暂的全脑血液低灌注，目前晕厥的定义排除了其他引起TLOC的原因，如癫痫的发作和脑震荡以及某些神经精神性假性晕厥[1]。

流行病学

晕厥是一种常见的症状，30%的健康成年人一生中至少经历一次[2]。晕厥患者在急诊患者中占3%，在综合医院的患者中占1%[3,4]。晕厥是65岁以上患者就诊最常见的七大症状之一[5]。一长期护理机构中，晕厥在10年期间的累积发病率接近23%，年发病率为6%，2年复发率为30%。出现第一次晕厥的年龄（晕厥的常用术语），60%的人小于25岁，但是10%～15%的人大于65岁[6-8]。

由心脏病引起的晕厥有高死亡率，与年龄无关[9]。非心源性或不明原因的晕厥患者，高龄、充血性心力衰竭史、男性是重要的死亡预测因子[10]。晕厥是否与死亡率直接相关或仅仅是可导致更严重的潜在疾病仍未确定[2]。图45-1详细描述了良性血管迷走神经性晕厥与其他原因的晕厥与年龄相关的发生率的区别。

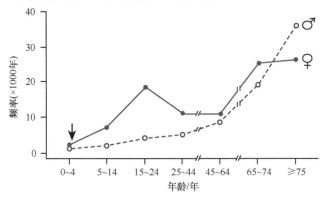

图45-1　荷兰的一项综合实践调查中晕倒的频率。数据从全部实践者转变项目获得。（引自 Wieling W, Ganzeboom KS, Krediet CT, et al: [Initial diagnostic strategy in the case of transient losses of consciousness: the importance of the medical history]. Ned Tijdschr Geneeskd 147: 84-854, 2003）

爱尔兰老龄化纵向研究（The Irish Longitudinal Study on Aging，TILDA；www.tilda.ie）是一项以50岁及以上人群为基础的研究，该研究将晕厥或跌倒等问题纳入健康、社会、经济等广泛问题的范畴。社区成年居民（*N*=8163）平均年龄62岁（50～106岁），被询问是否年轻时、一生中或近一年有过昏厥史。23.6%的人在近一年内出现过昏厥，其中4.4%的人为晕厥，19.2%的人为跌倒（表45-1）。虽然晕厥的发病率随着年龄的增加而增加，但是跌倒发生率的增加更明显，尤其是非偶然、不明原因的跌倒是最显著增多的。未察觉到的晕厥通常表现为非偶然性或不明原因的跌倒，也是支持近几年非典型晕厥的发病率上升的现象。

表45-1　一项人群调查晕厥和跌倒的发生率（单位：%）

前一年	年龄/岁			总数
	50～64	65～74	75+	
晕厥	4.17	4.74	4.84	4.42
跌倒	17.46	19.46	24.43	19.19
非偶然/不明原因的跌倒	7.61	9.41	11.58	8.87

改编自 Finucane C, O'Connell MDL, Fan CW, et al: Age-related normative changes in phasic orthostatic blood pressure in a large population study: findings from the Irish Longitudinal Study on Aging (TILDA). Circulation 130: 1780-1789, 2014

框45-1　晕厥的病因

反射性晕厥症状
血管迷走神经性晕厥（常见的晕厥）
颈动脉窦性晕厥
环境引起的晕厥
- 急性出血
- 咳嗽、打喷嚏
- 胃肠道的刺激（吞咽、排便、内脏疼痛）
- 排尿（排尿后）
- 运动后
- 疼痛、焦虑
舌咽神经和三叉神经痛
体位性低血压
衰老
降压药
自主神经功能障碍
- 原发性自主神经功能障碍综合征（如单纯自主神经功能障碍、多系统萎缩、自主神经功能障碍的帕金森病）
- 继发性自主神经功能障碍综合征（如糖尿病性神经病变、神经淀

粉样变）

药物（见表 45-1）

血容量减少

- 出血, 痢疾, 艾迪生病, 利尿剂, 发热, 炎热的天气

心律失常

窦房结功能障碍（包括快速性心律失常/缓慢性心律失常综合征）

房室传导阻滞

阵发性室上性心动过速和室性心动过速

植入装置（心脏起搏器、植入型心律转复除颤器）故障

药物引发的心律失常

结构性心脏病和肺心病

心脏瓣膜性疾病

- 急性心肌梗死, 心肌缺血
- 梗阻性心肌病
- 心房黏液瘤
- 急性大动脉解剖
- 心包疾病, 心包填塞
- 肺栓塞, 肺动脉高压

脑血管疾病

- 血管盗血综合征

多因素病因

荷兰全科医师过渡项目表明，患者出现晕厥症状的年龄分布在女性 15 岁时是一个峰值，老年时是第二个峰值（图 45-1）[11]。弗雷明汉后代研究（Framingham offspring study）得出了相似的结果，晕厥患者的年龄分布为双峰模式，第一个晕厥的峰值发生在中少年，第二个峰值则发生于 70 岁以后。

由于短暂意识丧失可产生遗忘症的表现，这就导致人们低估了晕厥的实际发病率。血管迷走神经性晕厥（vasovagal syncope，VVS）和颈动脉窦综合征（carotid sinus syndrome，CSS）[12-14]的患者已经被报道有遗忘症，但各种原因引起的晕厥都有可能有遗忘症的表现。晕厥与跌倒之间的重叠部分也会导致漏报（表 45-1，图 45-1）。

病理生理学

负责意识的大脑区域（脑干网状激活系统），其短暂的、突然的血流减少，可导致大脑功能暂时性中止，进而导致晕厥。VVS 的易感性开始得早，并且可以持续几十年。其他原因所致晕厥在年轻人中是罕见的，但是在老年人中比较常见[15,16]。

无论何种原因，晕厥的潜在机制都是大脑氧供减少低于意识阈值，大脑氧供取决于脑血流量和氧含量。任何组合的慢性或急性过程只要大脑供氧降低到意识阈值以下就可能导致晕厥。与年龄相关的心率、血压、脑血流量、血容量控制的生理损伤，并发症和药物合用，

增加了老年人晕厥的发生率。压力感受器敏感性降低，表现为由低血压刺激引起心率变化的反应性降低。由于血浆肾素和醛固酮的减少，心房利钠肽增加，合并利尿剂治疗使大量的盐通过肾流失，使老年人更容易血容量减少[15]。低血容量和年龄相关性心脏舒张功能不全会导致心输出量降低，加上心率对于血压变化反应不足，这都增加了体位性低血压和 VVS 的易患性[17]。大脑的自主调节可以使脑血流量在较大的血压波动范围内维持稳定，这种调节机制可以随着高血压的出现和年龄的增加而改变，但后者仍然是有争议的[18]。总的来说，突然的轻度至中度的血压下降可能明显地影响脑血流量，尤其是使老年人更容易出现晕厥先兆和晕厥的症状。因此晕厥可以由大脑供氧明显、突然降低的单一过程，或多个过程的累积效应导致，其中每个过程都可导致大脑供氧减少。

老年人晕厥的原因

反射性晕厥和直立性低血压（orthostatic hypotension, OH）是各个年龄段和临床情况最常见的晕厥原因，常见于年轻患者。然而，心脏结构异常和心律失常导致的心源性晕厥在老年患者中变得越来越常见，约占急诊室和胸痛中心就诊的晕厥患者的 1/3 [1,19-21]。根据不同诊断手段和年龄，不明原因的晕厥的发病率占 9%～41%（表 45-1）。对于老年患者，病史不是很可靠，多种病因所致晕厥见框 45-1[5,20,22-24]。老年晕厥患者具有多种疾病并存和多重用药的特点，这可增加病因的复杂性（图 45-2，图 45-3）[25-27]。

多元化因素。以前，尽管进行了大量的研究，但仍有高达 40% 的复发性晕厥患者未被确诊，尤其是处于认知障碍临界点的老年患者，对他们来说，关于目击事件的叙述往往是不易获得的。最近，随着各类指南的应用，所有年龄段的晕厥诊断率都有所提高[28]。虽然可以进行诊断性调查，但临床研究中高频率发生的不明原因的晕厥，可能是因为患者未能回忆起重要的诊断细节[14,29]，其原因是临床研究中使用了严格的诊断标准，或者更可能是因为晕厥事件是由慢性和急性因素共同作用导致，而非单一明显的疾病过程造成的[22]。一个多元化病因可能解释了大多数的老年人晕厥，多种慢性疾病和药物不良反应叠加了如上所述的年龄相关性生理变化，这些使老年人更容易出现晕厥[30]。组合中的常见因素可能导致或诱发晕厥，包括贫血、慢性肺疾病、充血性心力衰竭和脱水。可能导致或引起晕厥的药物见表 45-2。

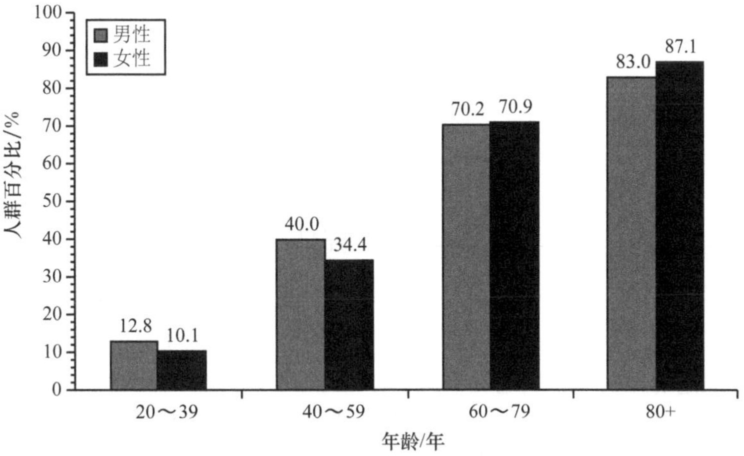

图 45-2　成年人心血管疾病的患病率。（改编自 Go AS, Mozaffarian D, Roger VL, et al; American Heart Association Statistics Committee and Stroke Statistics Subcommittee: Heart disease and stroke statistics — 2013 update: a report from the American Heart Association. Circulation 127: e6-e45, 2013）

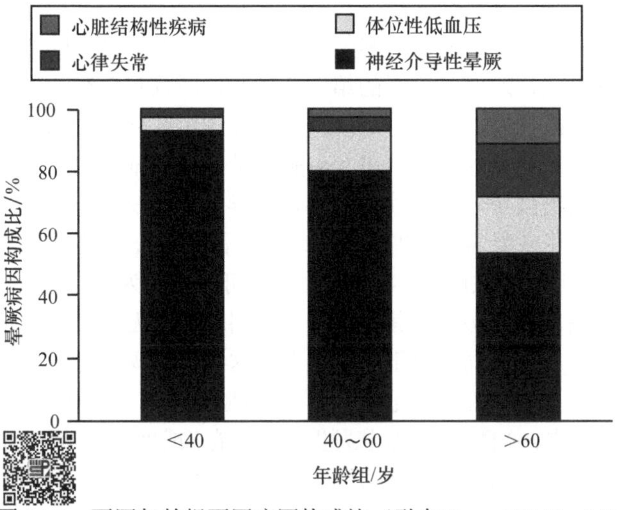

图 45-3　不同年龄组不同病因构成比。（引自 Parry SW, Tan MP: An approach to the evaluation and management of syncope in adults. BMJ 340: c880, 2010）（彩图请扫二维码）

表 45-2　可引起晕厥的药物

药物	机制
利尿剂	减少血容量
血管舒张剂	系统性血管阻力减少和静脉扩张
• 血管紧张素转换酶抑制剂	
• 钙离子通道阻滞剂	
• 肼屈嗪	
• 硝酸酯类	
• α-受体阻滞剂	
• 哌唑嗪	
其他降压药	作用于中枢的抗高血压药
• α-甲基多巴	
• 可乐定	
• 胍乙啶	
• 六甲胺	
• 拉贝洛尔	
• 美卡拉明	
• 酚苄明	
与尖端扭转性室性心动过速有关的药物	与 QT 间期延长有关的室性心动过速
• 胺碘酮	
• 丙吡胺	
• 英卡胺	
• 氟卡尼	
• 奎尼丁	
• 普鲁卡因胺	
• 索他洛尔	
地高辛	心律失常
作用于精神的药物	作用于中枢神经
• 三环类抗抑郁药	引起低血压、心律失常
• 吩噻嗪类	
• 氧化酶抑制剂	
• 巴比妥类	
酒精	作用于中枢神经系统引起低血压、心律失常

个别因素。框 45-1 中列出了常见晕厥的病因。最常见的老年人晕厥的个体病因为神经介导综合征，包括 CSS、直立性低血压、餐后低血压和心律失常（包括快速性心律失常和缓慢性心律失常）。下一节将描述这些疾病相关过程。一些疾病可能与晕厥混淆，可伴或不伴有意识丧失，表 45-3 中列出了这些疾病。

表 45-3　老年人晕厥的鉴别诊断

LOC 或部分 LOC 的情况	没有意识丧失的情况
癫痫	昏倒
代谢紊乱，包括低血糖、缺氧和换气过度所致的低碳酸血症	跌倒发作
椎基底动脉系统短暂性脑缺血发作	跌倒
中毒[如酒精、药物过量（镇静剂、止痛剂）]	TIA（前循环）

注：LOC. 意识丧失；TIA. 短暂性脑缺血发作

表现

老年人晕厥的临床表现是明显的，识别这些临床表现往往是优化管理和护理晕厥患者的第一步。首先，老年人晕厥常常被忽略，尤其是在急性病的治疗中，因为临床表现是非常不典型的。老年患者很少有晕厥前的先兆或前驱症状，而且在意识丧失之后通常会产生遗忘，经历的事件经常不被察觉，因此临床常见的是跌倒，而不是TLOC[14,22,31]。这些事件通常不是偶然的（不是绊倒或滑倒）或不明原因的跌倒。因此，病史不能单独作为评估老年患者的依据。创伤，如骨折和头部受伤也越来越普遍，这进一步强调了全面调查和早期诊断的重要性[32]。

晕厥的基本机制是短暂性脑灌注不足。某些形式的晕厥，在先兆期可能会有各种症状（如头晕、恶心、出汗、乏力和视觉障碍）提示即将发生晕厥[33]。然而，通常意识丧失之前是没有预示的[14,29]。晕厥的恢复通常伴随着正确行为和方向感的几乎即刻恢复。意识丧失所导致的遗忘症发生在许多老年人和一些有认知障碍的患者中。恢复期时间的长短可能与不同的疲劳持续时间有关。年轻患者中，恶心、视力模糊和出汗预示着非心源性晕厥，但是对于老年患者，呼吸困难预示着心源性晕厥[33]。

晕厥和跌倒，通常被认为是不同原因的两个独立方面。然而，最新的证据显示，这些情况并不总是泾渭分明[34]。老年人群很难确定跌倒患者是否发生过晕厥事件。至少一半的晕厥的片段未被注意到，而且老年患者也许因意识丧失而失忆[14]。30%有跌倒史的 CSS 患者和25%所有的 CSS 患者（与表现无关）被发现有意识丧失

伴随的遗忘[35]。新证据显示，病窦综合征和房室传导阻滞的老年患者除了典型的晕厥症状之外，跌倒的发生率也很高。因此晕厥和跌倒可能无法区分，在某些情况下，二者表现为相似的病理生理过程。晕厥的具体病因将在后面章节陈述[36]。

评估

晕厥评估的第一步是要考虑是否有特定的心源性或神经源性病因或是否可能为多因素疾病[1,37,38]。晕厥评估的起点是详细的问诊和体格检查。如果可能，目击者对晕厥事件的描述也很重要[39,40]。应该在初始评估时解决三个关键问题：

● 意识丧失是否归因于晕厥？
● 是否有心脏病？
● 有无重要的临床特征的病史和体格检查提示这个病因？

鉴别真性晕厥与其他有真实或明显意识丧失的非晕厥症状，通常是诊断的第一个挑战，而且它会影响随后的诊断策略。图 45-4 和图 45-5 概述了区分真性晕厥和非晕厥症状的策略。患有心脏病是心源性晕厥的一个独立预测因子，敏感性为 95%，特异性为 45%[41]。

患者经常主诉单独出现或作为晕厥先兆出现的头晕和不明原因的跌倒。头晕的四大被认可的症状为眩晕、平衡失调、轻度头痛、其他症状。这四种症状无论对于年轻患者有何不同，对于老年患者，这些症状既没有敏感性又没有特异性。但是如果头晕伴随脸色苍白、晕厥、长时间站立、心悸，这些症状发生时需要躺下或坐下来，头晕由心血管病引起的可能性更大。

初步评估可得出一个基于症状、标志，或心电图（electrocardiographic，ECG）的诊断。在这种情况下，不需要进一步的评估，可以制定治疗计划。常见的初步评估可以得出疑似诊断（表 45-3），确诊需要进行定向的检查[3,42]。如果通过特殊的检查确诊，那么可启动治疗。如果诊断没有确定，那么患者被认为是不明原因的

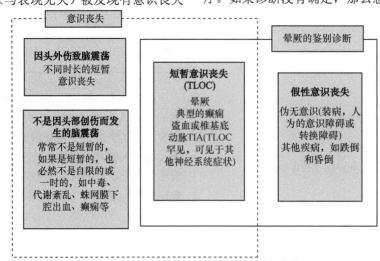

图 45-4　晕厥与真性和假性意识丧失的联系。

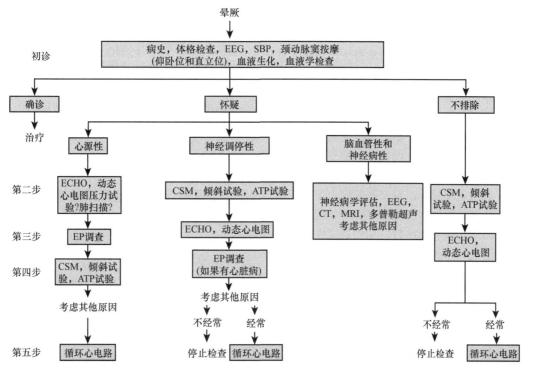

图 45-5　对所有年龄组的晕厥患者进行评估。ATP 试验. 腺苷诱发试验；CSM. 颈动脉窦按摩；ECHO. 超声心动图；ECG. 心电图；EP 研究. 电生理研究；EEG. 脑电图；SBP. 收缩期血压。

晕厥，则应该按照图 45-5 概述的策略进行评估。如果有可能，得出诊断是非常重要的，而不是假定得出导致晕厥或低血压症状的异常病因。为了得出诊断，在调查期间患者应再次出现症状，最好可通过特殊的干预使症状缓解。通常不止一个诱发病因共存于老年患者中，所以得到一个精确的诊断是困难的。对于老年人，在没有明确诊断的情况下，治疗可能的病因常常是唯一的选择。

不明原因晕厥患者的一个重要问题是存在结构性心脏病或异常心电图。这些与发生心律失常的高风险和 1 年内高死亡率有关[43]。在这些患者中，可建议的心脏评估包括超声心动图、应激试验、对心律失常监测（如长时间的心电图和循环监测，电生理学检查）。晕厥患者最具警示性的心电图提示是完全性左、右束支传导阻滞交替出现，或右束支传导阻滞伴左前或左后分支传导阻滞交替出现，提示三分支传导系统疾病和间歇性或即将发生的高度房室传导阻滞。双束支传导阻滞（右束支传导阻滞伴左前或左后分支传导阻滞，或左束支传导阻滞）都有发展为高度房室传导阻滞的风险。评估晕厥和双束支传导阻滞的一个重要问题是高度房室传导阻滞持续时间很短，因此需要长时间的心电图记录。

没有结构性心脏病和心电图正常的患者，晕厥的评估应该考虑神经介导的晕厥。其中相关检查包括倾斜试验和颈动脉窦按摩。

其他常见原因导致的晕厥的表现、评估和治疗在以下几节中会提到。它们可能作为晕厥的独立病因出现或者多个病因中的一个因素出现。

直立性低血压

病理生理学

直立性或体位性低血压常被定义为：由仰卧位转为直立位后，收缩压下降 20mmHg 以上或舒张压下降 10mmHg 以上。直立性低血压意味着体内血压调节失衡，是老年人中常见的现象。社区老年人中体位性低血压的患病率因测量方法不同而不同，为 4%～33%。随着年龄的增加，高患病率和较大的收缩压下降幅度通常意味着全身体质衰弱。老年人中体位性低血压的患病率为 30%[44]，而在老年病房的患者中提高到 50% 以上[45]，这使诊断更明确。直立性低血压是晕厥的一个重要原因，占所有确诊病例的 14%。在三级转诊医院处理的不明原因的晕厥、头晕、跌倒患者中，65 岁以上直立性低血压患者有 32% 可能因为这个而引起该症状。

最近一项以人群为基础的研究，使用心跳搏动测量体位性血压，研究表明体位性血压水平存在一个明显的年龄梯度，50～55 岁患者站立 2min 后收缩压和舒张压未能稳定的占 7%，与此相比，80 岁及以上患者出现这种情况的占 41%[46]。血压不稳定与跌倒、抑郁和全面性认知障碍有关[46-49]。

致病因素

衰老

由体位性低血压引起心率和血压的反应分三个阶

段：①最初心率增加和血压下降的阶段；②稳定的早期阶段；③长时间站立的阶段。三个阶段均受衰老影响。在初始阶段，心率的最大增加值、心率最大值和最小值之间的比值会随着年龄的增长而下降，这意味着心率是相对固定的，与体位姿势无关。尽管心率反应变缓，但当积极的、健康的、血容量和血压都正常的老年人站立时，血压和心输出量都可维持正常，这是因为初始阶段血管舒张减弱，静脉淤积减少，而长时间站立后，周围血管阻力则会增加。然而，对于接受血管活性药物的高血压和心血管疾病的老年患者，直立性低压力使循环调整受干扰，使其更容易发生体位性低血压[50]。近期的研究表明，在直立后的 10s 和 20s 时，初始直立性心率反应的速度可以预测死亡率和发病率[51]。

这种与年龄相关的改变，可能反映自主神经功能失调、动脉硬化程度增加和肌肉泵功能缺陷[52]。传统意义上，直立性低血压的定义是站立 3min 后，收缩压降低至少 20mmHg 或舒张压降低至少 10mmHg[53]。直立不耐受是指循环系统异常患者在一个直立的姿势后出现的症状和体征[1]。可能导致晕厥的直立不耐受综合征包括以下类型：早期体位性低血压，站立几秒钟后出现头晕和目眩或视力异常；典型体位性低血压，出现头晕、近似晕厥、疲劳、衰弱、心悸和视力或听力异常；延迟体位性低血压，先兆症状出现时间较长，常随后迅速出现晕厥；延迟直立性低血压和反射性晕厥都是这样；直立引起的反射性晕厥，晕厥的先兆症状和诱发因素明显，随后发生晕厥和直立位心动过速综合征，有明显的心率增加和血压不稳，没有晕厥[1]。许多老年直立性低血压患者也有餐后低血压。体位性低血压的原因包括血流量减少或自主神经系统紊乱，直立位就可导致血管收缩机制无法代偿[54]。

高血压通过影响压力反射敏感性和降低心室顺应性而进一步增加患低血压的风险。高血压时血压突然下降时会增加脑缺血的风险。老年高血压患者甚至存在中度和短期体位性低血压，更容易产生脑缺血性症状，因为大脑自主调节的阈值因长期的血压升高而被改变。此外，降压药物损害心血管反应，进一步增加了直立性低血压的风险[55,56]。

药物

药物（表 45-2）是引起直立性低血压的重要原因。理想地建立药物和直立性低血压之间的因果关系需要识别出罪犯药物，需要通过撤药使症状消失，并使用药物再次激发症状和体征。鉴于潜在的严重后果，激发试验在临床实践中常被忽略。多重用药，这在老年人中很常见，这就更难确定罪犯药物，因为不同药物之间存在协同效应和药物的相互作用。因此所有药物均应被考虑是导致体位性低血压的可能因素[57,58]。

其他状况

许多非神经源性状况也与直立性低血压有关。这些状况包括心肌炎、心房黏液瘤、主动脉瓣狭窄[59]、缩窄性心包炎、出血、腹泻、呕吐、回肠造口术、烧伤、血液透析、失盐性肾病、尿崩症、肾上腺功能不全、发热和广泛的静脉曲张。任何原因引起的血容量减少都可能是导致体位性低血压的唯一或主要因素，进而导致晕厥。

相关性原发自主神经衰竭综合征

有三种不同的与直立性低血压相关的临床自主综合征，即单纯自主神经衰竭（pure autonomic failure，PAF）、多系统萎缩（multiple system atrophy，MSA）和 Shy-Drager 综合征（SDS）；也有与特发性帕金森病（idiopathic Parkinson disease，IPD）相关的自主神经衰竭。PAF 是最常见和相对良性的表型，以前 PAF 被称为原发性直立性低血压。临床表现为直立性低血压、缺陷性出汗、阳痿、肠道紊乱。没有其他神经性缺陷，且游离血浆去甲肾上腺素水平很低。MSA 最常见，其预后最差。临床表现以运动障碍为特征，由纹状体黑质变性所致运动障碍，小脑萎缩，或锥体病变。额外的神经缺陷包括肌萎缩、远端感觉-运动神经病变、瞳孔异常、眼部运动障碍、呼吸节律紊乱、危及生命的喉喘鸣、膀胱功能障碍。通常没有精神症状和认知缺陷。游离血浆去甲肾上腺素水平通常在正常范围内，但是站立或倾斜时其水平都未上升。

随着年龄的增加和处方药的使用，帕金森病患者直立性低血压的发病率提升。认知障碍，尤其是注意力和执行功能的异常在帕金森病患者合并直立性低血压中更常见，提示可能与低血压有因果关系，包括分水岭低灌注和梗死。帕金森病的直立性低血压也可能是自主神经障碍和/或抗帕金森药物的副作用。

继发性自主功能障碍

自主神经系统参与多系统疾病。自主神经功能障碍可使多种神经系统疾病复杂化，这可能涉及多个器官导致各种症状，除了直立性低血压，还包括无汗症、便秘、腹泻、阳痿、尿潴留、尿失禁、喘鸣、窒息发作、霍纳综合征。与自主功能障碍相关的最严重和普遍的状况是糖尿病、多发性硬化、脑干损伤、压缩性和非压缩性脊髓病变、脱髓鞘多神经病（如 Guillain-Barré综合征）、慢性肾衰竭、慢性肝病和结缔组织疾病。

表现

直立性低血压的临床表现是由大脑和其他器官的灌注不足引起的。根据血压下降的程度，症状可能会有所不同，包括从头晕到晕厥，并与不同程度的视觉缺陷相关，包括从视力模糊到短暂性失明。其他报道的缺血性症状是非特异性的，包括嗜睡和乏力、枕骨下的脊椎旁肌肉疼痛、腰痛、小腿跛行、心绞痛。有些直立性低血压的诱发因素已确定，包括位置变化的速度、长时间躺着、温暖的环境、胸腔压力增大（咳嗽、排便、排尿）、体力消耗、作用于血管的药物[60]。

评估

直立性低血压的诊断包括在主动站立后血压因体位改变而下降的证据。直立性低血压的再现取决于测量的时间和自主神经功能。下午的随意测量可能会误诊[61]。老年人应在早上保持仰卧姿势至少 10min 后反复测量血压。血压测量计将检测到持续的低血压。连续的血压测量更容易检测到瞬间血压下降。如果可能应使用这些方法。主动站立比倾斜试验更适于评估，因为前者更能够说明小腿肌肉激活了生理性 α-肾上腺素能血管舒张[62]。一旦确诊为体位性低血压，评估就包括确定先前提到的引起直立性低血压的病因。

治疗

治疗症状性直立性低血压的目标是改善脑灌注（表 45-4）。有几个非药物性干预措施在首例治疗中应当试试。这些干预措施包括避免诱发低血压的因素，晚上床头抬高至少 20°，利用缩服服装或弹力袜来逐渐增加压力。已知可导致体位性低血压的药物应避免或减少使用。有报告表明，对于少数植入心脏起搏器的患者，体位改变后心率增加是获益的。然而对于有最大血管舒张的患者，起搏器增加心输出量是暂时的，这可能是由于静脉池和血管舒张在直立性低血压的病因中占主导地位。大量的药物被用来提高直立性低血压患者的血压，包括氟氢可的松、米多君、麻黄素、去氨加压素（DDAVP）、奥曲肽、促红细胞生成素、非甾体抗炎药。氟氢可的松（9-α-氟氢可的松）0.1～0.2mg 的剂量，既可使血容量增加，减少尿钠排泄，并使 α-肾上腺素受体对于去甲肾上腺素处于敏感状态。老年人不能耐受药物高剂量和长期使用。副作用包括高血压、心力衰竭、抑郁、水肿、低钾血。米多君是一种直接作用于阻力血管的拟交感神经的血管收缩剂。开始治疗剂量为 2.5mg，每天 3 次，需要逐步加量，滴定的最大剂量是 45mg/天。副作用包括高血压、毛发直立、胃肠道症状和中枢神经系统毒性。通常可减少剂量控制副作用。米多君可与低剂量氟氢可的松联合使用，效果良好。DDAVP 有强的抗利尿和轻微的缩血管作用。鼻内的有效剂量是 5～40μg，睡前服用效果好。主要的副作用是水潴留。这种药也可以联合氟氢可的松使用，二者具有协同效应。

表 45-4 老年人直立性低血压的治疗

识别并治疗正确的病因

减少或消除药物引起直立性低血压（表 45-2）

避免可能会加剧直立性低血压的情况：
- 站着一动不动
- 长时间的休息
- **饱餐**
- 炎热的天气
- 热水淋浴
- 大便或排泄用力
- 等长运动
- 摄入酒精
- 过度换气
- 脱水

床头提高角度 5°～20°

穿齐腰高的很有弹性的长袜和腹部绷带

参加体育训练演习

使用倾斜桌控制姿势训练

避免利尿剂和含盐液体（充血性心衰除外）

药物疗法
- 咖啡因
- **氟氢可的松**
- 米多君
- 去氨加压素
- 促红细胞生成素

老年人直立性低血压的药物治疗需要频繁监测是否发生仰卧位高血压、电解质失衡、充血性心力衰竭。仰卧位高血压症状晚上最明显，对于仰卧位高血压明显发作于晚上的患者，一种治疗方法是在睡后敷上硝酸甘油（GTN）贴片，早晨取下，起床前 20min 服用含或不含氟氢可的松的米多君。这个是让老年人整个晚上躺在床上的有效方法，因此遗尿症是需考虑的一个重要因素。为了捕捉这些同时存在的仰卧位高血压和早晨体位性低血压的每日血压变化，24h 动态血压监测是对于体位性低血压患者的首选方法。老年患者由于内脏血管淤积引起的餐后低血压常与直立性低血压共存。

血管迷走神经性晕厥

病理生理学

如前所述，直立时正常的生理反应包括心率增加、外周血管阻力增加（舒张压增加）、收缩压以最小的下降来维持充足的心输出量。而对于血管迷走神经性晕厥（VVS）的患者，这些反应与长期直立性低血压的反应则是矛盾的。导致 VVS 的准确过程还不完全了解。可能的机制包括静脉回心血量突然下降，心室容量迅速下降，以及由于心室强烈收缩导致心室的崩溃。最终的结果是刺激心室机械受体和激活血管迷走神经反射导致外围血管舒张（低血压）和心动过缓。几种神经递质包括 5-羟色胺、内啡肽和精氨酸加压素，在 VVS 的发病机制中，可能是通过抑制中枢交感神经来发挥重要作用的，但是我们对它们的确切作用还没有完全了解[63]。

健康的老年人不像年轻人容易患 VVS。由于老年人与年龄相关的压力感受器的敏感性下降，对直立状态的异常反应（如 VVS）可能不太明显。然而当延长直立时间（随着时间的推移，血压和心律稳步下降）时，高血压、动脉粥样硬化性脑血管疾病、心血管药物和压力反射敏感性降低都会导致自主神经失调反应，这使老年人更容易发生 VVS。利尿剂或年龄相关性血流量减少进一步增加了 VVS 发生的危险[64]。

表现

VVS 的标志是低血压和/或心动过缓引起的脑缺血和神经功能丧失。根据血压和心率反应，VVS 可分为心脏抑制型（心动过缓）、血管减压型（低血压）和混合型（均存在）3 种类型。大多数患者，临床表现有 3 个不同的阶段：前驱症状或预兆、意识丧失、前晕厥阶段。诱发因素或情况在大多数患者中是可识别的。常见的诱发因素包括极大的情绪压力、焦虑、精神上的痛苦、创伤、身体疼痛或预期的身体疼痛（如静脉切开术的预感）、温暖的环境、航空旅行和长时间站立。老年人最常见的诱因是长时间站立和血管舒张剂的使用。有些患者在特定情况下还会有排尿、排便、咳嗽等症状。前驱症状包括极度疲劳、乏力、出汗、恶心、视觉缺陷、视听幻觉、头晕、眩晕、头痛、腹部不适、构音障碍、感觉障碍。前驱症状千差万别，可持续几秒到几分钟，在此期间，有些患者采取行动如躺着缓解。老年患者回忆前驱的症状可能很差。晕厥通常是短暂的，一些患者出现无意识的动作，通常为肌肉阵挛性抽搐，强直性阵挛性的动作也可出现。因此 VVS 可能与癫痫发作混淆。通常 VVS 可快速恢复，但老年患者会经历持久的症状，如精神异常、定向障碍、恶心、头痛、头晕和亚健康状态。

评估

已经有多种方法来判断 VVS 的易感性，如瓦尔萨尔瓦（Valsalva）动作、过度换气、按压眼部、用冷水洗脸。然而，这些方法重复性差且缺乏相关临床经验。强烈的直立倾斜和最大化静脉池的体位性刺激可诱发易感人群出现 VVS[65]。直立倾斜试验作为诊断工具在 1986 年首次被报道[66]，此后确立了该技术识别神经心源性晕厥易感性的有效性。将床倾斜 70° 维持 40min。整个测试中需连续测量心率和血压。如果症状出现且血压下降大于 50mmHg 或血压低于 90mmHg，则测试具有诊断意义或有效。排除心率明显减慢的患者。与 CSS 相似，根据血流动力学反应，VVS 可分为血管减压型、心脏抑制型或混合型。心脏抑制型被定义为心脏停搏超过 3s 或心率减慢低于 40 次/min 至少 10s。尤其是老年人，直立性低血压、VVS 和颈动脉窦高敏症可同时存在[67]。

可使用通过激发 VVS 生理过程的药物进一步提高直立倾斜试验的灵敏度，静脉注射异丙肾上腺素，通过刺激 β-肾上腺素受体增强心肌收缩力。直立倾斜试验之前注入异丙肾上腺素，每分钟 1mg 的剂量，然后逐渐增加到最大剂量每分钟 3mg 以实现心率每分钟增长 25%。虽然直立倾斜试验的灵敏度提高了约 15%，但特异性降低了。此外，随着年龄的增加，β-肾上腺素受体的敏感性下降，异丙肾上腺素耐受性变差，诊断意义小，副作用发生率高。其他可以当作激发药物并且老年人有好的耐受性的药物是硝酸甘油，舌下含服，硝酸甘油可舒张外周血管，减少静脉回流，可增强敏感人群的血管迷走神经性反应。因此在直立倾斜试验中使用硝酸甘油，比其他兴奋性试验更有效[65,68]。试验的持续时间更短，无须开通静脉通道，其敏感性和特异性较异丙肾上腺素更好。

晕厥不是连续的，外部循环记录不会捕捉到事件发生，除非它们每 2~3 周出现一次。植入式循环记录器（Reveal, Medtronic）可以通过追踪缓慢性心律失常或快速性心律失常，帮助诊断由这些心律失常引起的不频繁发作的晕厥。迄今为止，除了心脏内的监控仪，还没有植入式血压监控仪，心脏内的监控仪也不推荐用于诊断 VVS 等疾病[69,70]。

管理

避免诱发因素和刺激行为，如前驱症状发作时躺下，在 VVS 的预防中有重大价值。停用或更改致病药物通常是老年人唯一必要的干预措施。抗高血压药物的剂量和频率可以根据 24h 动态血压监测进行调整。老年高血压患者出现直立的或血管迷走神经性的晕厥，当服用抗高血压药物时，则治疗上会出现困难，应根据个人具体情况进行治疗。

许多患者出现症状前没有前兆，因此需要药物治疗。据报道，一些药物可有效缓解症状。氟氢可的松（100~200mg/天）通过扩充液体容量发挥效应。最近的报告表明，血清素拮抗剂，如氟西汀（20mg/天）和盐酸舍曲林（25mg/天），也是有效的，但还需要进一步验证。米多君通过减少外周静脉池，从而提高心排量，可以单独使用或联合氟氢可的松使用，但是要谨慎。弹力长袜、放松技术（生物反馈）和反复的直立倾斜训练已经被用来作为辅助疗法。对于一些由心脏抑制反应引发的复发性晕厥患者来说，永久性心脏起搏器是有益的[71]。

餐后低血压

饮食对心血管系统最常见的影响是餐后心绞痛发作，客观证据表现为进食之后运动耐力的减低。一些报道指出，餐后血压降低表现为晕厥和眩晕，导致该现象在患者中被广泛调查。健康老年人进食不同成分和能量的食物后，60min 内收缩压下降 11~16mmHg，心率上升 5~7 次/min。然而舒张压的变化与收缩压并不一致。在老年高血压、直立性低血压和自主神经功能障碍患者中，餐后血压下降更多，且没有相应的心率加快[72]。如果食物能量和简单的碳水化合物含量高，那么餐后血压下降会很明显。多数健康或衰弱的老年人中，餐后低血压容易被忽视[73]。系统调查时，有 1/3 以上养老院居民被发现有餐后低血压。

餐后的生理变化包括由于外周循环扩张导致的内脏和肠系膜上动脉血流增加，以及没有相应交感神经系统的活动性提高的血浆胰岛素水平上升。胰岛素和其他肠肽舒张血管的作用，包括神经降压素和舒血管肠肽（vasoactive intestinal peptide, VIP）可导致低血压。餐后血压下降的临床意义很难量化。然而，餐后低血压与老年人复发性晕厥和跌倒有因果联系。减少食物中的碳水化合物，用复合碳水化合物或高蛋白、高脂肪食物替代，以及少食多餐是餐后低血压有效的干预措施。餐后低血压的治疗药物包括氟氢可的松、吲哚美辛、奥曲肽和咖啡因。健康和衰弱的老年人连同食物口服咖啡因，可以预防餐后低血压的发生，但最好早晨给予，如果一整天都在口服，那么将会出现耐受性[74]。

颈动脉窦综合征和颈动脉窦高敏症

病理生理学

CSS 是老年人晕厥和晕厥先兆的重要原因，但常被忽略[16]。由压力感受器介导的反射或颈动脉窦过敏引起的发作性心动过缓和/或低血压是该综合征的特征。在不伴有心脏抑制（血管减压）或两个的组合（混合）时，按摩颈动脉窦后产生心搏停止超过 3s（心脏抑制），或收缩压下降大于 50mmHg，即可诊断为颈动脉窦高敏症[75,76]。

流行病学

高达 30%的健康老年人患有颈动脉窦高敏症。患病率在冠心病、高血压患者中比较高。冠心病患者和使用对颈动脉窦反射敏感性有影响的血管活性药物如地高辛、β-受体阻滞剂和 α-甲基多巴的患者，按摩颈动脉窦时更容易出现异常反应。1/3 的颈动脉窦高敏症患者还存在其他低血压性疾病，如 VVS 和直立性低血压。在体检中心对所有老年晕厥患者定期进行颈动脉窦按摩，由 CSS 引起晕厥的占 30%[77]。这个数字需要在这些中心的背景下进行解释，评估一组预先选择的患者，他们患 CSS 的可能性比患晕厥的一般老年人要高。老年人晕厥的发病率是未知的。

实际上在 50 岁之前 CSS 是未知的，之后，其发病率随年龄增长而增长。男性比女性更常见，且大多数患者都患有冠心病或高血压，CSS 与这些疾病的发病率明显相关。大约一半的患者在症状期间遭受损伤，包括骨折。对

养老院居民的跌倒进行前瞻性研究发现，颈动脉窦高敏症患者骨折发生率增加了 3 倍。事实上，颈动脉窦高敏症可被认为是一种可改变的股骨颈骨折的危险因素。CSS 并不会增加死亡的风险。与一般人群的年龄和性别相匹配的情况下，CSS 患者的死亡率与不明原因晕厥患者的死亡率是相似的。CSS 3 种亚型的致死率相似[78]。

颈动脉窦高敏症的自然史没有被好好调查。在一项研究中，绝大多数（90%）的患者有异常血流动力学反应但没有晕厥症状，任病情发展，1 年后随访，一半的晕厥患者症状复发。最近神经病理学的研究表明，颈动脉窦高敏症与位于脑干的心血管中枢的神经退行性病理改变有关[79,80]。

表现

晕厥的症状通常是机械刺激颈动脉窦引起的，如转头、领带过紧、颈部疾病、迷走神经的刺激，如长时间站立。其他公认的诱因是餐后状态、紧张、向上伸展或向上看、用力、排便、排尿。多数患者没有明显诱因。按摩颈动脉窦的异常反应（见后面的讨论）可能并不总是可复现的，如果强烈怀疑诊断，需要重复操作过程。

评估

颈动脉窦按摩

通过按摩颈动脉窦引起心率和血压变化，并测量心率和血压对颈动脉窦反射敏感性进行评估。按摩右侧颈动脉窦，心脏抑制和血管减压更常见。70%以上心脏抑制性颈 CSS 患者，进行右颈动脉窦按摩及单纯左侧或同时进行左侧颈动脉窦按摩的反应为阳性。心率减慢的程度和血压下降的程度没有固定的关系。

颈动脉窦按摩是一种简单的、无法量化的操作，观察者易于掌握，但可造成观察者间的操作差异。更科学的诊断方法是，使用颈腔负压或药物引起血压变化，激活颈动脉压力感受器，但在临床上常规使用尚未被证实。推荐的颈动脉窦按摩时间是 5~10s。最大心率减慢通常发生在按摩后 5s 内（图 45-2）。

颈动脉窦按摩带来的并发症包括心律失常和神经系统后遗症。致死性心律失常是非常罕见的，它通常只发生在正在接受治疗而不是进行诊断性按摩的有潜在心脏病的患者中。地高辛的毒性在大多数心室颤动病例中都有涉及。神经系统并发症由颈动脉闭塞或栓塞引起。有学者报道了几例颈动脉窦刺激后偏瘫的病例，其往往缺乏血流动力学改变。然而按摩颈动脉窦引起的并发症并不常见。1000 个连续病例的前瞻性系列研究中，没有患者出现心脏并发症，1%的患者存在短暂的神经症状。持续的神经并发症少见，发生率只有 0.04%[81]。对于近期有脑血管意外或心肌梗死的患者不可按摩颈动脉窦。

按摩颈动脉窦时，症状复现是诊断 CSS 的重要依据。

老年健忘症伴意识丧失患者，其症状可能不复现。自发症状通常在直立体位情况下发生。即使患者仰卧时表现出阳性反应，也值得在患者直立于倾斜的桌子上时重复这一过程。症状复现有助于将其归因于颈动脉窦高敏症，尤其是对于那些否认意识丧失但发生过不明原因跌倒的患者。1/3 的患者只在直立位按摩颈动脉窦时才可获得阳性的诊断表现。

管理

无症状性颈动脉窦高敏症不需要治疗[82]。然而对于有症状后治疗干预的时机还没有达可共识。考虑到有症状的老年患者的高受伤率和症状的低复发率，对于所有有两次或以上晕厥发作史的患者，应谨慎治疗。应在考虑事件的严重性和患者的合并症的基础上，根据个体情况评估患者干预的必要性。

过去的治疗策略包括外科手术或射频消融术实现颈动脉窦去神经支配。这两个策略基本上被抛弃了。症状性心脏抑制型 CSS 患者可以选择使用双腔心脏起搏器。对于伴有高发病率的窦房结和房室传导阻滞的颈动脉窦高敏症患者，心房起搏是禁忌证。多数患者心室起搏可解除心脏抑制但未能缓解症状，是由于共存的血管减压反应的恶化或由起搏器引起的低血压，称为起搏器综合征。后者发生在心室房传导完整的情况下，高达 80% 的起搏器综合征患者是由其引起的。因此房室顺序起搏（双腔起搏）是首选的治疗方法，因为它可以维持房室同步，没有出现起搏器综合征的风险。使用适当的起搏器治疗，可缓解 85%～90% 心脏抑制型患者的晕厥症状。

最近关于心脏起搏器的一份报告中提到，老年（平均年龄 74 岁）心脏抑制型颈动脉窦高敏症伴跌倒患者，随访接受双腔起搏系统治疗的患者，1 年内的跌倒率降低了 2/3[77]。晕厥减少了 50%。50% 以上的患者有步态异常，75% 了有平衡异常，这将使患者更容易在血流动力学的情况下跌倒，从而进一步表明跌倒和晕厥是由多因素造成的[83]。

血管减压型 CSS 的治疗效果不太理想，因为目前对其病理生理学还不是很了解。据报道，麻黄素有用，但由于副作用，不能长期使用。二氢麦角胺是有效的，但患者不能耐受。氟氢可的松是广泛用于直立性低血压治疗的盐皮质激素，可用于治疗血管减压型 CSS，效果很好，但由于副作用，也不能长期使用。最近的一个小的随机对照试验表明，米多君（α-受体激动剂）有良好的效果。颈动脉的去神经外科手术可能是有效的治疗方法[84,85]。

心源性晕厥

1/3 的老年晕厥是由心脏病引起的[20]（图 45-3）。心源性晕厥有较高的发病率和死亡率[9,86]。心源性晕厥的特点是很少或没有前驱症状，仰卧位或运动时发生，可伴有心悸或胸痛[87]。然而，老年人可能不记得这些症状。

心脏病是心源性晕厥的独立预测因子，敏感度为 95%，特异性为 45%[37]。心脏病的发病率随着年龄的增长而急剧上升，包括结构性心脏病和心律失常（图 45-2，图 45-3）[26,27,88]，当体表心电图异常或左心室收缩功能障碍时，应考虑心源性晕厥[87]。

诊断

诊断心源性晕厥的金标准是在晕厥发生时相关症状和心率及心律的记录。心脏监测也可以识别异常，如窦性停搏 ≥3s 和快速室上性心动过速（supraventricular tachycardia， SVT）或室性心动过速（ventricular tachycardia， VT）[89-91]。如果患者晕厥发生时没有心律失常，则可以排除心律失常所致晕厥，除非患者有双重诊断。40 岁以上反复不明原因晕厥患者，没有器质性心脏病或心电图正常，50% 以上的患者晕厥是由心动过缓引起的[40,92-94]。

心脏监测

若患者晕厥时出现心脏病，则建议住院或者密切监测心脏功能（表 45-5）。如果患者存在发生恶性心律失常的风险，如表 45-4 所列出的心电图异常，虽然给予患者遥测或住院监控，但是遥测的诊断率低，仅为 16%[95]。

表 45-5 心源性晕厥的治疗

推荐	类别*	证据水平*
心律失常所致晕厥必须接受适当病因治疗	I	B
心脏起搏器		
起搏器治疗用于窦房结异常的晕厥患者，没有明确原因的窦性停搏（有症状时的心电图）	I	C
起搏器治疗用于在窦房结异常患者出现晕厥伴 CSNRT 异常	I	C
起搏器治疗用于窦房结异常患者出现晕厥伴无症状的停搏 ≥3s（除了年轻运动员、睡眠时、用药的患者）	I	C
起搏器治疗用于晕厥患者伴莫氏 Ⅱ型或完全性房室传导阻滞患者	I	B
起搏器治疗用于晕厥，BGBB，EPS	I	B
起搏器治疗可用于不明原因晕厥伴 BBB	Ⅱa	C
起搏器治疗可用于不明原因晕厥患者伴窦房结异常伴无症状永久性窦性心动过缓	Ⅱb	C
起搏器治疗可用于不明原因晕厥且没有传导功能障碍的患者	Ⅲ	C
导管消融		
导管消融用于有症状的患者-心电图提示的 SVT 和 VT（房颤除外），没有器质性心脏病	I	C
导管消融用于快速房颤的发作所致晕厥的患者	Ⅱb	C
抗心律失常的药物治疗		

续表

推荐	类别*	证据水平*
抗心律失常的药物治疗，包括控制心率药物，可用于快速心房颤动发作的晕厥患者	I	C
对于有症状的 SVT 和 VT 射频消融无法耐受或者失败的患者，应考虑药物治疗	IIa	C
植入型心律转复除颤器		
ICD 可用于记录到 VT 和器质性心脏病患者		
ICD 可用于陈旧性心肌梗死患者 EPS 诱导的持续单型的 VT		
ICD 可用于遗传性心肌病和离子通道疾病伴 VT 的患者		

欧洲心脏学会晕厥心脏病专责小组的建议；改编自 Moya A, Sutton R, Ammirati F, et al: Guidelines for the diagnosis and management of syncope (version 2009): the Task Force for the Diagnosis and Management of Syncope of the European Society of Cardiology (ESC). Eur Heart J 30: 2631-2671, 2009

AV. 房室；BBB. 束支阻滞；CSNRT. 校正窦房结恢复时间；EPS. 电生理学研究；ICD. 植入型心律转复除颤器；SVT. 室上性心动过速；VT. 室性心动过速

*推荐等级

在未入选人群中用动态心电图监测得出的诊断率只有 1%～2%[1]。在老年人中偶发性心律失常更常见。例如，超过 80 岁的老年男性房颤发生率为 20%[96]。体外循环记录仪可提高老年患者晕厥的诊断率，但多数人可能很难操作这个设备[97,98]，因此自动心律失常检测是首选[99]。没有症状时正常的动态心电描记法（如动态心电图，外部循环记录）不能排除偶发性心律失常[87]，有必要长时间监测来捕获有症状时的心律。使用植入性心电记录仪（implantable loop recorder，ILR）可提高老年患者心源性晕厥的诊断率[100,101]，并且对多达 50% 的晕厥和不明原因跌倒的患者是有帮助的[102-104]。鉴于由心律失常导致的心源性晕厥在老年人中占比更大，这类老年患者早期考虑植入 ILR 是十分重要的[102]。这种方法更具有成本效益[105,106]。安装 ILR 的困难包括：无法激活装置，尤其是当患者有认知障碍时。然而，自动记录和远程心电监测可大大提高诊断率[107]。磁共振成像（magnetic resonance imaging，MRI）脑部扫描已经越来越多地用于调查老年人的其他症状，因此，应使用与 MRI 兼容的设备。

超声心动图。超声心动图（echocardiography，ECHO）可应用于怀疑有器质性心脏病的患者。器质性心脏病的患病率随着年龄的增加而增加[88]。该检查对老年主动脉瓣狭窄患者最有利，并且可评估射血分数。多达 50% 的心律失常患者的射血分数小于 40%[109]。

动态血压监测。餐后低血压、药物摄入后低血压、体位性或活动诱导的低血压和卧位高血压等，均可通过动态血压监测确诊。根据动态血压监测结果可修改进餐时间和指导用药[24]。

运动负荷试验。运动负荷试验可诱发心脏病和运动性晕厥[1]。然而，这在老年患者中并不总是可行的，他们可能需要血管造影来检查他们的心脏状态。

电生理学研究。当怀疑有心律失常时，电生理检查可用于老年衰弱伴晕厥患者[24]。诊断基于已证实的可以诱发的心律失常或传导阻滞[110]。器质性心脏病或异常心电图的出现对诊断有预测价值[111]。

一项电生理学的研究具有可同时提供诊断和治疗（导管消融）的优势[24]。其最有效的方面如下：确认存在于心率≤50 次/min 窦性心动过缓中的窦房结功能障碍；预测高度房室传导阻滞伴双束支阻滞患者；诊断可诱发的单形室性心动过速（陈旧性心肌梗死患者）和伴有低血压、心悸症状的室上性心动过速[24]。

管理

心源性晕厥的治疗依赖于特定的心脏病诊断，见表 45-5[1]。

老年患者的挑战

衰弱。衰弱的老年人，需要仔细考虑并制定出个体化的治疗决策，权衡潜在利益与增加风险的关系，尤其应权衡深入检查的负担和改善生活质量机会的关系[112]。

老年人不被察觉的事件。在老年人中，40% 的患者不能准确地知道跌倒或晕厥事件[13]。

药物、多重用药和晕厥。多重用药较常见于老年人。一些常规联合应用的与晕厥相关的药物有降压药、抗心绞痛药物、抗组胺药、抗精神病药、三环类抗抑郁药、利尿剂等。这些药物可引起心动过缓、QT 间期延长、体位性低血压和 VVS。药物之间的相互作用也会引起晕厥，特别是老年患者多种疾病共存和多重用药时[113]。尽管与年龄相关的生理变化，甚至患者长期使用固定药物可能导致晕厥，但起始或更换用药与晕厥症状之间的关系也显而易见[24]。TILDA 研究表明，使用三环类抗抑郁药可增加发生晕厥的风险和晕厥的发生频率[57]。最常报道的副作用是低血压，但是心动过缓和心动过速也被报道过[114,115]。

认知。认知障碍随着年龄增长而增长，20% 的 80 岁以上老年人患有痴呆[115]，90 岁以上比例上升到 40%[116]。认知障碍的特点是记忆力出现问题，无法集中注意力，执行功能障碍；因此，连同心脏监测系统的依从性可能都会受到影响。

老年颈动脉窦高敏症患者患有认知障碍的较多[117]。同样，某些类型的痴呆患者，如路易体痴呆或阿尔茨海默病痴呆患者，晕厥、体位性低血压、颈动脉窦高敏症发病率都很高。由于病史不可靠和晕厥事件无目击者，所以确认症状和心律失常或低血压之间的因果关系是非常困难的[12,31,118]。

有新的证据证实低血压可能导致或加重认知功能障碍[119]，可能是因为脑血流灌注不足，其与小血管动脉硬化和脑淀粉样血管病、脑白质病所致的脑损伤有关[120]。

双重诊断。老年患者可能存在多个晕厥的原因，包括心源性因素（如心动过缓、室上性心动过速、室性心动过速、长 QT 间期综合征）和反射性晕厥或自主神经功能障碍（表 45-1）[23]。将多个异常归因于一个病因不总是可能的，应推荐任何可能病因的治疗。在一组晕厥患者中，平均年龄（66.5±18）岁，23%的患者有双重诊断。双重诊断的主要预测因素是高龄和 β-受体阻滞剂、苯二氮卓类药物治疗。最常见的双重诊断是体位性低血压和血管迷走神经综合征；2.8%的患者有三重诊断，这些患者都是高龄老年人[121]。

局部神经性晕厥。短暂性脑缺血发作或脑卒中和晕厥被认为是相互独立的表现。然而，最近有一个系列报道指出，5.7%的晕厥患者在发生晕厥或晕厥先兆时经历局部神经性事件[122,123]。意识到这一现象是很重要的，可避免脑卒中的误诊和不适当的增加降压药物，这将进一步加剧低血压。

总　结

晕厥的发病率随着年龄增长而增高，因其非典型的表现，与跌倒重叠，贫乏的病史回顾，这都将使晕厥的诊断具有挑战性。老年人很少有前驱症状，并且可能有意识丧失性遗忘症和未在意而被忽略。心源性病因和双重病理更常见，并且新的监测技术是不够的。老年人晕厥的发病率和死亡率高于年轻患者。高度怀疑心血管原因的跌倒和双重病理学将有助于确定诊断和制定早期干预的目标。

晕厥在老年人群中是一种常见的症状，老年性神经体液的生理变化以及慢性疾病和药物，通过多种机制减少脑供氧。老年医学专家表示，常见的晕厥原因包括直立性低血压、CSS、VVS、餐后晕厥、窦房结疾病、房室传导阻滞、室性心动过速。对老年人晕厥的评估与年轻人相似，但缺血性和高血压疾病的患病率与心脏传导疾病的发病率，老年人相对较高且往往是多重原因。晕厥的诊断需要一个系统的方法，其目的是确定一个可能的独立因素或多个可治疗的诱发因素。其次治疗是调整各种药物的组合，行为疗法，以及对入选患者进行侵入性干预，如置入心脏起搏器、心脏支架、心脏内除颤器，依据上述方法来去除或减少诱发或加重因素。通常不可能明确老年人晕厥的病因，而且在多数情况下不只有一个原因导致晕厥，因此建议对每个诊断都进行系统治疗。

关键点

- 30%的成年人在他们的一生中经历过晕厥，70 岁以上老年人发病率逐年上升。
- 血管迷走神经性晕厥、体位性低血压和颈动脉窦综合征是老年人晕厥最常见的原因。
- 多达 40%的老年晕厥患者是由多种病因引起的，并且多种疾病共存是老年人潜在晕厥的根本原因。

- 晕厥是老年人跌倒的常见原因，高达 60%的患者有意识丧失，使晕厥的诊断具有挑战性。
- 对晕厥患者进行标准化的、以指南为基础的评估可提高潜在病因所致晕厥的诊断率。

（刘书贤　译，杨锐　校）

完整的参考文献列表，请扫二维码。

主要参考文献

1. Moya A, Sutton R, Ammirati F, et al: Guidelines for the diagnosis and management of syncope (version 2009): the Task Force for the Diagnosis and Management of Syncope of the European Society of Cardiology (ESC). Eur Heart J 30:2631–2671, 2009.
2. Ganzeboom KS, Mairuhu G, Reitsma JB, et al: Lifetime cumulative incidence of syncope in the general population: a study of 549 Dutch subjects aged 35-60 years. J Cardiovasc Electrophysiol 17:1172–1176, 2006.
9. Soteriades ES, Evans JC, Larson MG, et al: Incidence and prognosis of syncope. N Engl J Med 347:878–885, 2002.
14. Parry SW, Steen IN, Baptist M, et al: Amnesia for loss of consciousness in carotid sinus syndrome: implications for presentation with falls. J Am Coll Cardiol 45:1840–1843, 2005.
16. Brignole M: Distinguishing syncopal from non-syncopal causes of fall in older people. Age Ageing 35(Suppl 2):ii46–ii50, 2006.
19. Olde Nordkamp LR, van Dijk N, Ganzeboom KS, et al: Syncope prevalence in the ED compared to general practice and population: a strong selection process. Am J Emerg Med 27:271–279, 2009.
21. Ungar A, Mussi C, Del Rosso A, et al: Diagnosis and characteristics of syncope in older patients referred to geriatric departments. J Am Geriatr Soc 54:1531–1536, 2006.
34. Parry SW, Steen N, Bexton RS, et al: Pacing in elderly recurrent fallers with carotid sinus hypersensitivity: a randomised, double-blind, placebo controlled crossover trial. Heart 95:405–409, 2009.
35. McIntosh SJ, Lawson J, Kenny RA: Clinical characteristics of vasodepressor, cardioinhibitory, and mixed carotid sinus syndrome in the elderly. Am J Med 95:203–208, 1993.
38. Panel on Prevention of Falls in Older Persons, American Geriatrics Society and British Geriatrics Society: Summary of the Updated American Geriatrics Society/British Geriatrics Society clinical practice guideline for prevention of falls in older persons. J Am Geriatr Soc 59:148–157, 2011.
46. Finucane C, O'Connell MDL, Fan CW, et al: Age-related normative changes in phasic orthostatic blood pressure in a large population study: findings from the Irish Longitudinal Study on Ageing (TILDA). Circulation 130:1780–1789, 2014.
53. Consensus Committee of the American Autonomic Society, American Academy of Neurology: Consensus statement on the definition of orthostatic hypotension, pure autonomic failure, and multiple system atrophy. Neurology 46:1470, 1996.
65. Bartoletti A, Alboni P, Ammirati F, et al: 'The Italian Protocol': a simplified head-up tilt testing potentiated with oral nitroglycerin to assess patients with unexplained syncope. Europace 2:339–342, 2000.
66. Kenny RA, Ingram A, Bayliss J, et al: Head-up tilt: a useful test for investigating unexplained syncope. Lancet 1:1352–1355, 1986.
69. Brignole M, Sutton R, Menozzi C, et al: Early application of an implantable loop recorder allows effective specific therapy in patients with recurrent suspected neurally mediated syncope. Eur Heart J 27:1085–1092, 2006.
77. Kenny RAM, Richardson DA, Steen N, et al: Carotid sinus syndrome: a modifiable risk factor for nonaccidental falls in older adults (SAFE PACE). J Am Coll Cardiol 38:1491–1496, 2001.
102. Brignole M, Menozzi C, Maggi R, et al: The usage and diagnostic yield of the implantable loop-recorder in detection of the mechanism of syncope and in guiding effective antiarrhythmic therapy in older people. Europace 7:273–279, 2005.
115. Ballard C, Shaw F, McKeith I, et al: High prevalence of neurovascular instability in neurodegenerative dementias. Neurology 51:1760–1762, 1998.
118. Cummings SR, Nevitt MC, Kidd S: Forgetting falls. The limited accuracy of recall of falls in the elderly. J Am Geriatr Soc 36:613–616, 1988.

第**46**章 血管外科

Charles McCollum，*Christopher Lowe*，*Vivak Hansrani*，*Stephen Ball*

介　绍

随着年龄的增长，动脉硬化的发生逐渐盛行，而老年医学专家经常在他们的患者身上发现血管疾病，也就不足为奇了。对于许多人来说，他们全身如此衰弱以至于不能进行详细的检查，也不能进行血管外科手术。然而，血管外科医生现在能对 80 岁以上的老人进行常规手术，并且随着人群年龄的增长这种手术会越做越多。

老年人有一系列的血管问题，本章针对老年医学专家最关注的 4 个血管问题进行探讨：①肢端缺血；②腹主动脉瘤；③颈动脉疾病；④慢性静脉功能不全，静脉溃疡和腿部肿胀。

肢体动脉疾病

背景

大多数有周围动脉疾病（peripheral artery disease，PAD）的老年人都有慢性症状而不是急性的腿部症状。病程从间歇性跛行发展为重度肢端缺血（critical limb ischemia，CLI），伴有静息痛、溃疡、坏疽，严重的会有截肢的危险（图 46-1）。老年人的间歇性跛行很少开展血管介入性手术，除非它已经严重影响患者的生活质量。严重的肢端缺血是介于因动脉狭窄和肢端动脉闭塞而引起动脉功能不全的临界点。在一定程度上导致血管灌注压下降从而使血液中向组织输送的营养成分大大

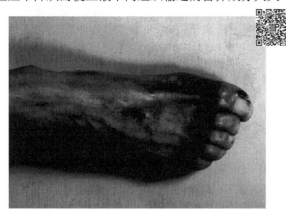

图 46-1　严重缺血的脚具有特征性的充血（濒临坏死的脚）和组织缺损。（彩图请扫二维码）

受限，影响伤口的愈合甚至威胁组织的存活[1]。如果没有紧急的血管重建，缺血组织可能会在几天或者几周内发生坏疽，从而不可避免地需要进行截肢手术。相对于间歇性跛行，这种疾病的介入性治疗不是很急迫也不是必需的，CLI 具有绝对的指征进行血管重建术或手术来恢复足部组织充足的灌注。

急性肢端缺血在老年人群中同样多见，并且发生于上肢和下肢。患者之前几乎没有明显的动脉疾病，如心房颤动导致的栓塞。急性缺血常常是继发于 PAD 患者的急性血栓形成。因此，急性缺血需要紧急的检查和治疗，一般要在 2～3h 完成。

周围动脉疾病

流行病学

由于慢性 PAD 经常在老年人群中被漏诊，所以其患病率不能被可靠地评估，然而，间歇性跛行的患病率在 70 岁及以上的患者中大约占到 7%[2]。在欧洲和美国，CLI 患者的发病率是 100 万人中有 500～1000 人发病，而 60～90 岁人群发病率约为 1%[1]。

间歇性跛行

间歇性跛行因为组织在休息时血液灌注恢复正常，常常预后较好，但是在骨骼肌运动时，周围的动脉不能满足组织灌注增加 10 倍血流的需要。只有 10% 的患者需要血管重塑手术，而通过保守治疗，大多数人的情况会有所好转或者维持平稳。

然而，这种疾病的人群，发生心肌梗死和脑卒中的风险与那些已经存在冠状动脉疾病的人是相似的。PAD 使踝臂指数（ankle-brachial index，ABI）下降，这会使心血管疾病的死亡率和全因死亡率提高 3～6 倍，并独立于弗雷明汉风险评分[2]。对于间歇性跛行的患者，比起血管检查，管理好心血管疾病的危险因素更加重要。这些管理包括戒烟、控制好血压和血糖、服用他汀类药物和血小板抑制性治疗。

重度肢端缺血

静息痛、溃疡和坏疽预示着组织灌注开始出现失代偿。没有准确的诊断和治疗，CLI 患者的前景渺茫。未经治疗的 CLI 患者大多面对截肢、失能和死亡。即使进

行了动脉重建手术，20%～30%的患者也将在一年内死去，25%～30%的患者将面临截肢，只有 25%的患者的症状和体征会消失[2,3]。

评估和诊断。病史很关键，间歇性跛行的患者会从肌肉层中感到疼痛，在进行类似强度的锻炼时疼痛感会再次出现，随着几分钟的休息（不需要坐下），症状会好转。CLI 与组织减少和缺血性静息痛有关。静息痛总是出现在脚趾和前脚掌，除非是急性肢端缺血，疼痛感会出现在小腿甚至是一整条腿。患者肢体抬高常常会加重症状，依靠休息会使症状有所缓解[4]。

应用便携的多普勒设备使踝动脉血流受到声波的影响从而测量 ABI，这项简单的测试应该代替触摸动脉脉搏的检查方法，因为触摸动脉脉搏的检查方法是主观的也是不可靠的[1]。出现腿痛的患者，0.8 的 ABI 会使 PAD 的检出敏感性提高到 95%，但需要一项运动测试排除 PAD，运动后 ABI 大于 0.9 可除外动脉周围疾病引起的症状，或者运动后，可使病变加重[5]。在老年诊所或病房，该方法可用于一线检测。ABI 高于 0.5 的患者，CLI 的症状很少发生，但是小腿动脉钙化的患者会出现 ABI 假性偏高。由于小腿动脉钙化，应用单项多普勒测量的任何 ABI 升高超过 1.2 几乎都是假阳性的，所以有症状的患者应该进行血管评估。如果临床症状和 ABI 不符合，特别是患者还患有糖尿病或者慢性肾衰，进一步的检查将受到临床症状和体征的影响。应用多普勒设备无法检测到踝动脉的血流，也测量不到踝动脉压力，预示着动脉严重缺血，需要紧急手术。

为了诊疗和介入手术计划，通过使用双重多普勒超声、CT 血管成像（computed tomographic angiography，CTA）或是磁共振血管成像（magnetic resonance angiography，MRA）等非侵入性血管成像，这已经代替了侵入性的导管数字减影血管造影。

双重多普勒超声

双重多普勒超声现在是周围动脉疾病的一线检查手段，一般来说，所有症状充分的患者都应进行双重多普勒超声检查，以证明可能的介入干预是合理的。高清晰度的超声用于血管解剖和动脉疾病成像，与彩色多普勒结合探测血流和量化狭窄的严重程度[6-8]。这项设备需要技术人员操作，最好是由临床上有经验的血管专家操作。图像可能会受到血管钙化的限制，并且由于附着的肠气影响，髂动脉的可见度常常是不令人满意的。但在颈动脉、腹主动脉和四肢的其他动脉中，双相超声成像是相对理想化的。回报的结果可以用于手术的准备，如血管成形术和支架置入术等[9,10]。

磁共振血管成像

MRA 现在广泛使用，因为这项检查技术没有辐射同时能重建全部动脉分支的三维成像。在推荐剂量[11]时很

少存在造影剂相关性肾衰的风险，但当患者出现严重的急性或者慢性肾供血不足时（估计肾小球滤过率[eGFR]<30）[12]，还是要慎重地提醒患者。当双重多普勒超声诊断受限时，MRA 为进行血管内或者外科手术提供了另一种成像形式的选择，尤其是在评估髂动脉疾病时特别有效（图 46-2）。对于血管内部分狭窄程度大于 0.5 的情况，MRA 的敏感性是 95%，特异性是 96%，但是狭窄的严重程度也常常被高估[13]。如果患者装有心脏起搏器或者其他金属植入物，那么这种情况对于 MRA 是禁忌证，对于有幽闭恐惧症或者过于肥胖的患者，可能不耐受或不能完成该项检查。当不能使用 MRA 这项检查技术时，可用 CTA 替代。

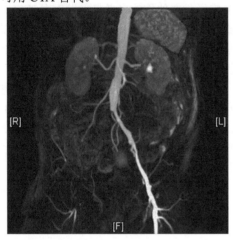

图 46-2　磁共振血管成像（MRA）可见闭塞的右侧系统有正常的股动脉分叉形成侧支循环。

CT 血管成像

先进的多层螺旋 CTA 在很低的辐射剂量下可以形成高质量的动脉成像。CTA 优于 MRA 的地方在于，对之前存在支架的血管进行图像采集时没有信号的中断，患者更愿意接受 CTA 检查，也不会过于高估血管狭窄的严重程度。CTA 的一个缺点是，钙化的动脉可产生干扰，造成管腔狭窄或者闭塞的成像模糊不清。造影剂肾病的风险是老年慢性肾病患者的一个问题，尽管这可以通过预先水化来缓解[11]。MRA 能更好地阐释 PAD，这也是它比 CTA 更加广泛使用的原因。

治疗

医生应该建议所有患者管理好心血管风险。他汀类药物能减少外周血管疾病患者心血管事件的发生[14]，同时也能因为这种药物在血管壁上适度的内皮作用[15]和炎症改变而预防斑块不稳定性和血栓的形成。除非血小板抑制疗法是患者的禁忌证，否则是必须要采取的，通常氯吡格雷会是这项治疗的首选药物。应该建议跛行患者通过戒烟、适当减重、有效锻炼来提高他们整体的健康水平。至少经历 3～4 个月的优化医疗护理后，针对间歇性跛行的外科手术或者血管成形术才能开展。萘呋胺

等血管扩张药物的作用价值很小，应该避免使用[2,16]。

认识到 CLI 的发作很重要，因为这需要紧急的评估和治疗。最新的血管内疗法，如药物洗脱球囊疗法和支架手术，已经适用于病情复杂、有严重血管损伤的患者或者之前不适合进行血管搭桥手术的患者。然而，因为 CLI 的患者往往伴有其他不同动脉的疾病，这样联合进行开放性手术或在血管内进行手术就很常见了。例如，一个患者同时存在髂动脉和股动脉的疾病，对髂动脉进行血管成形术（如果可能的话会放入一个支架），同时表浅的股动脉疾病也会在同一手术中得到治疗。患有表浅股动脉疾病的患者的预期存活时间常大于两年，证据就是先实行搭桥手术比先实行血管成形术患者有更长期的存活和肢体的挽救[17]。

急性肢端缺血

如果突然出现疼痛、肤色苍白、无脉、知觉丧失、功能丧失这些典型的症状，那么常常预示着一次紧急的手术。区别急性和慢性缺血的可靠特征是出现感觉和肌肉功能的丧失。触摸脉搏往往是不可靠的，因此很有必要使用便携式多普勒设备检查踝部和腕部动脉。急性缺血的根本原因往往是，老年人发生心房颤动，栓子从左心房脱落，或是 PAD 患者的犯罪血管发生血栓急性脱落，医源性的动脉损伤往往发生在老年人身上，特别是将导管插入动脉的时候。

应该向患者静脉内注入少量肝素，大约 5000 单位，在发生急性血管事件之前预防动脉血栓的移动。血管再灌注一般要在 4h 内完成。

栓塞的治疗管理

在老年人中动脉栓塞大多来自于发生房颤的左心房或者是心肌梗死后形成的附壁血栓。栓子也可能来自于外周动脉瘤或者是相邻患病的动脉血管。栓子常常卡在大动脉分叉处或者股动脉处。症状是逐渐加重的，常表现为肢体发冷、苍白、感觉和活动功能丧失。麻木和突然丧失感觉功能是极其不利的，常代表着截除患肢。

除非病因明确（如年轻人发生长骨骨折或者穿刺伤），否则应马上使用多普勒超声、CTA、MRA 来定位栓子同时紧急采取手术。固定在肢体腹股沟韧带附近的栓子在手术中最好取出。如果在就诊时肢体可以活动，那么应用 Fogarty 导管进行栓子切除术通常可以恢复肢体的血液灌注。

上肢的血栓只能在老年人中看到。手和前臂因为肩部良好的侧支循环总是可以活动，如果多普勒显示手腕压力比高于 0.6，则大多数患者会在保守治疗中完全恢复；如果多普勒显示手腕压力比低于 0.6，则大多数患者会伴有长期的前臂活动不灵，除非患者一般健康状况很差，否则要采取手术治疗。在局部麻醉下实行栓子切除术常常会有很好的结果，但是这不是一个简单的小手术，

因为需要用静脉补片来修补肱动脉。

急性血栓形成的治疗管理

随着诊疗技术愈发先进，轻度肢体急性缺血现在更多的是由患病动脉形成血栓导致的，远多于股动脉栓塞。检查的紧迫性是由缺血的严重程度来决定的，特别是要观察前足和脚趾的感觉。如果小腿灌注良好，那么足部严重缺血的患者仍然可以活动他的脚趾，感觉的丧失预示着要通过手术来完成血流的重新灌注。

双重多普勒成像对于下肢检查是理想的，但急诊 CTA 和 MRA 对于主髂动脉疾病的检查更加合适。如果运动和感觉功能较好，那么一开始就可以采取导管介入的血栓溶解治疗[18-20]。这包括插入导管和持续性应用血栓溶解剂（如纤溶酶原激活物）48～72h。一旦完成血栓溶解，对于任何动脉粥样硬化导致的动脉狭窄都应该采取合适的方式进行治疗，如血管成形术、血管支架术和动脉重建术。

腹主动脉瘤

背景

腹主动脉瘤（abdominal aortic aneurysm，AAA）破裂是危及生命的，在患者到达医院前发生 AAA 破裂会使死亡率高达 50%以上[21,22]。在英国每年因 AAA 破裂而死亡的病例大约有 8000 例[23]，在美国这样病例每年大约有 15 000 例[24]。因为患者在到达医院进入手术室之前的死亡率很高[25,26]，所以早期发现和治疗就显得额外重要。

症状和体征

大多数 AAA 的患者是没有症状的，通常在体检或者检查另外一种疾病的时候偶然发现自己患有 AAA，常见的是应用超声检查泌尿系统疾病时。有症状的 AAA 现在很不常见，大多将后背痛和腹痛归于 AAA 的首发症状。

早期 AAA 破裂的幸存者常伴随昏迷，严重的背部和腹部疼痛，低血压和低血容量性休克。腹膜后瘤体破裂的患者将有更大的生存概率到达医院，因为内部大出血将逐渐被周围组织填充。有决定性诊疗意义的检查手段是 CTA，在早期应紧急采取，除非患者长时间休克需要紧急手术，CTA 的意义在于确定是否发生破裂，并且有利于外科医生选择进行开腹手术还是血管内介入性手术（图 46-3）。

腹主动脉瘤的筛查

因为 AAA 在 65～75 岁的男性中发病率占 4.9%，所以英国最近引进了一项常规 AAA 筛查项目[27-29]。所有 65 岁以上的男性都要进行超声检查，年龄更大的老年人

可以申请扫描，如果检查者大动脉直径小于3cm，则会被排除患有该病。如果患者大动脉直径大于3cm，患者将进入常规监测，直到AAA长到5.5cm，达到常规手术修复的指征。AAA的危险因素包括男性、高龄、吸烟、高血压和一级男性亲属家族史[30-33]。

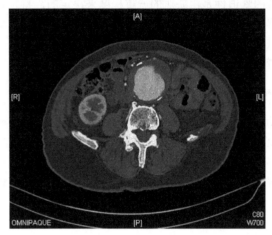

图46-3　CT血管造影显示巨大的腹主动脉瘤（AAA）。

腹主动脉瘤的选择性修复

指征

现在AAA手术修复的指征是男性动脉直径大于5.5cm，女性大于5cm，这项指征是以英国[34,35]、美国[36]进行的大型随机试验为基础的，然而，这项以大量人群为基础的试验是否适用于AAA的个体患者，还是有争议的。这项试验无法决定年轻人和老年人不同的手术指征。现在的工作更多的是关注那些进行AAA修复[37]的个体化的指标，同时使用计算机成型技术更加精确地预测患者的破裂风险[38]。

对选择性修复手术的评估

修复性手术的两个重要的决定性因素是：①患者健康状况；②解剖上对开放式手术或血管内动脉瘤修复术（endovascular aneurysm repair，EVAR）的适用性。对于传统EVAR解剖标准的详细考虑超出了本章的范围，但股动脉和髂动脉必须适合作为入径血管放入人工支架，同时肾下主动脉能够提供满意的缝合区。

对于老年人来说，AAA接近或者位于肾血管或者腹内脏器血管是很危险的，这些老年患者常常无法耐受开放性修复，因为需要在肾区动脉的上方阻断主动脉。在专业诊疗机构为80岁以上的老年人进行复杂的EVAR现在较为普遍，但也不能看作是很小的侵入性手术。手术需要全身麻醉，至少持续5h。术者需要开放多个手术动脉通路并且使用大剂量有肾毒性的X线造影剂。这个修复手术对于80岁以上的老人患者或者更加年轻的患者不一定是合适的，对共病患者也是不合适的。

无论是进行开放性手术还是EVAR，都需要对患者健康状况进行评估，完善的心肺肾功能是前提条件。筛查出的AAA大部分直径在5.5cm并伴有相对较低的破裂风险（每年＜5%），这有利于早期使用药物优化治疗。在我们临床治疗中，所有的患者会进行一项心肺功能运动测试，因为这项测试可以确定围手术期的危险性并且预测长期生存率[39-41]。对于身体衰弱程度的评估，使用衰弱指数，从而更有效地发现处于高危险期的患者，这些信息同样可以用于护理计划[42]。

血管内动脉瘤修复术

随着科学技术的发展，EVAR对于AAA的治疗是一次革命性的进展，实施这项手术的患者有60%～70%会最终康复（图46-4）。在30天围手术期，相对于开放性手术死亡率的4%[43,44]，EVAR的死亡率大约只有1%，然而早期的幸存优势在2年后不复存在，可能是因为开放性手术仅仅在早期会促进心肌梗死和脑卒中的发生[45]。EVAR多伴有长期移植物相关性并发症，从而需要再次进行介入手术。每一个患者必须个体化看待，开放性手术仍然更适合于年轻的健康患者，而EVAR对于机体伴随多种疾病的患者更加理想。患者应该有主动选择的权利，了解每种术式的手术风险和优势。EVAR用于不适合开放性手术的患者，但也有证据显示，不选择手术修复也是这种患者的一种可行选择[46]。

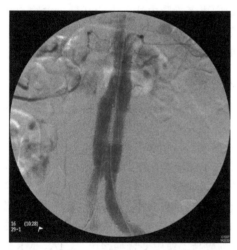

图46-4　血管造影显示血管内动脉瘤修补。

开放性手术修复

由于开放性手术修复更加长久，大多数患者不需要长期随访。因此对于年轻的健康患者来说是更好的选择。术后死亡率较高，大约为4%，但是长期并发症很少。对于80岁以上或者身体健康状况较差的人，同时动脉瘤颈解剖位置不适合采用EVAR时，才选择开放性手术。然而，大多数这种情况的老年患者更愿意不入院不接受治疗，对于这样的决定我们也应该尊重。

胸主动脉瘤和胸腹主动脉瘤

尽管有时复杂的病情往往发生在老年人身上，详细考虑这些动脉瘤的类型超出了本章的范围。血管内修复术的范围在经过多学科充分的团队评估之后，这种术式的人群适用范围再一次被扩大了。

颈动脉疾病

背景

在英国，脑卒中是继肿瘤（所有类型）、心脏病和呼吸疾病之后的第四大死亡因素，也是成年人致残的首要原因，每年新发病例 152 000 例，每 5 个人中就会有一个人因脑卒中而去世[47]。许多脑卒中患者在发病前会出现短暂性脑缺血发作（transient ischemic attack，TIA），但常常被患者和医生忽略。

80%的脑卒中患者有缺血的情况，其中 30%是由颈动脉疾病导致的动脉粥样硬化栓子产生的（图 46-5）。颈动脉内膜切除术（carotid endarterectomy，CEA）通常适用于脑缺血的患者（TIA、脑卒中或一过性黑蒙）和明显的颈动脉狭窄的患者。而 CEA 很少应用于已经发生致残的脑卒中患者和无症状的颈动脉疾病的患者身上。

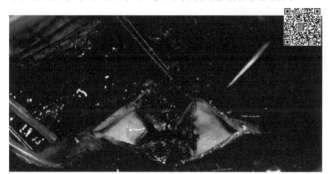

图 46-5 脑卒中患者颈动脉剥脱术可见颈动脉斑块破裂。（彩图请扫二维码）

所有近期有过 TIA 或者脑卒中的患者都应该立即改善心血管风险因子。最佳的治疗手段在于有效减少短暂性缺血性脑病后随之而来的早期脑卒中的风险[48]。生活方式指导包括规律的锻炼、戒烟、不酗酒及减轻体重，这些都很重要。

有症状的颈动脉疾病

患者只要在 6 个月内出现影响同侧颈动脉分布的一过性黑蒙，TIA 或者脑卒中就被认为是有症状的[49-51]。有颈动脉杂音并不一定有颈动脉疾病，因为这也可能是颈内动脉缺如，而且动脉狭窄 90%～95%甚至以上血流受限时杂音也会消失[52]。

诊断

多普勒超声是最基本的诊断工具。这种方法无创、

快速并且不贵。高清灰阶的超声成像展示了疾病的解剖结构，并且可使用连续波多普勒流速测量狭窄的严重程度。斑块的形态也很重要，软的不稳定斑块和薄的纤维帽表明脑卒中的风险增加。超声多普勒可有效检测到大于 50%的狭窄，与血管造影相比，其阳性预测值可大于95%（图 46-6）。操作者的专业知识是至关重要的，严重钙化的血管也可能出现闭塞假象。当不确定的时候，MRA 或者 CTA 就派上用场了。颈动脉造影目前仅用于颈动脉血管扩张成型和支架植入中。

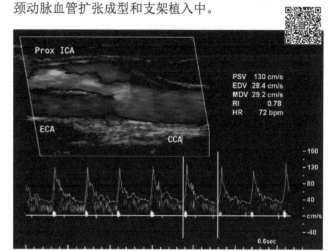

图 46-6 多普勒超声通过颈动脉分叉血流信息评估颈动脉狭窄严重程度。（彩图请扫二维码）

颈动脉内膜切除术的适应证

欧洲血管外科协会（European Society for Vascular Surgery，ESVS）制定了颈动脉疾病患者的管理指南[51,53]。CEA 为症状性颈动脉狭窄大于 70%的患者提供了最大效益，使绝对性风险降低了 16%[49,54-57]。如果注意自己的症状，患者在 2 周内手术可获得最大效益[51]。应用这种方法，发现症状后 2 周内手术,5 年的绝对风险将降低 18.5%,5 例 CEA 患者预防 1 例脑卒中。症状出现 12 周以后才手术，患者获益将很少，与无症状行 CEA 的患者类似[49]。

CEA 涉及颈部胸锁乳突肌前缘的一个斜切口。这是一种相对无创的手术，只损伤很少的组织，但患有粥样斑块硬化疾病的患者具有脑卒中或者心肌梗死的风险。选择性地使用脑血流监测的分流管可能是理想的，但使用局部麻醉检测脑缺血的症状是一种不错的选择[58]。

如今围手术期脑卒中的风险已经降到低于 2%，心肌梗死率低于 0.6%，死亡率更是低于 0.8%[59]。脑出血及高灌注综合征使 CEA 恶化了 1%～2%的 CEA 复杂化，任何再次入院的 CEA 后癫痫发作的患者都可能是脑出血，应该检查和紧急治疗[60]。

颈动脉支架

所有的随机对照试验都比较了颈动脉支架（carotid artery stenting，CAS）与 CEA，荟萃分析表明，对于有症状的患者，CEA 仍然是最佳选择[53]。与内膜切除术相

比，CAS 的围手术期脑卒中和死亡的风险更高[53]。据报道，八九十岁的老年人 CAS 过程中发生栓塞的风险也更高[61]。相关专业知识提示，CAS 仅适用于 CEA 风险太高的有症状患者。对于需要做开放性的心脏手术，又有严重的颈动脉狭窄的患者，CAS 也是有用的。目前，CAS 在无症状患者的治疗中的作用，大量的随机对照试验正在探究[62]。

无症状的颈动脉狭窄

年龄大于 65 岁，并且狭窄程度达到 50%～99% 的无症状颈动脉狭窄的老年患者中有 5%～10% 的机会能检测到。这在同时伴有外周血管疾病的患者中能达到 12%，在高血压患者中甚至能达到 25%[63]。75 岁以下并且狭窄程度达到 70% 以上的无症状患者，及时的 CEA 可将 5 年脑卒中风险率降低一半，从 12% 降低到 6%[64]，但女性获益更少。

由于 CEA 对无症状患者来说获益较少，所以这应该由患者自由选择。75 岁以下、狭窄程度大于 70% 的男性患者做 CEA 的风险低于 3%。而对于女性，只有更年轻、适合的患者才予以考虑。

慢性静脉功能不全

慢性静脉功能不全（chronic venous insufficiency，CVI）在老年人中很常见，并且有特征性的下肢肿胀、站立不适、皮肤改变，或有溃疡。全球范围内数以百万计的老年人都患有 CVI，并造成了严重的社会经济影响[65]。

静脉病理生理学

下肢的静脉系统包括足部的 5 例 CEA 患者预防 1 例脑卒中，以及将血液运输返回心脏的管道[66]。表浅静脉系统包括长短不一的隐静脉，将表浅组织的静脉血分别输送到股隐静脉和腘隐静脉连接处的深静脉。深静脉的走行与相应的大动脉走行一致。静脉系统的功能取决于足部和腓肠肌泵的能力，这两种能力在走路的时候比较活跃，然而在老年人中却常常因为行走能力差而受损。

CVI 出现症状源于持续的静脉高压。大多数患者有静脉瓣膜关闭不全，这或许是由原发性（静脉曲张）引起或继发已有的栓形成引起。急性深静脉血栓形成（deep vein thrombosis，DVT）的初期，血流受阻很少见。深静脉系统瓣膜功能异常或许是先天性的，但常常是早期 DVT 的结果[67]。持续的静脉高压及淤血将导致白细胞激活炎症级联反应、内皮损伤、血小板聚集及细胞水肿，这些都将导致真皮高度的色素沉着改变、皮下组织纤维化，最后溃疡[68,69]。淋巴系统或许也被阻碍[68,69]。在老年人中，活动减少，或者伴有静脉疾病，足部或腓肠肌

泵力的减弱，就导致了这个年龄多发的 CVI 诸多症状。

临床表现

CVI 患者表现出不适，足部或下肢因水肿而肿胀、蜂窝织炎、早期皮肤纤维化（脂性硬皮病）、静脉溃疡。老年患者常因疼痛、瘙痒、肿胀、蜂窝织炎、静脉湿疹或溃疡而求医。

CVI 的表现可用国际分级标准来评估，如 CEAP[临床（clinical）、病因（etioletiology）、解剖（anatomy）、病理生理学（pathophysiology）]分级（表 46-1）[70]。CVI 的所有表现中，静脉溃疡是最严重的，并且仅限于老年人[71]。

表 46-1　CEAP 分级

临床分级	
C_0	无可见的或明显的静脉疾病症状
C_1	毛细血管扩张或网状静脉
C_2	静脉曲张直径＞3mm
C_3	水肿
C_4	表皮或皮下组织改变；色素沉着，湿疹，脂性硬皮病，白色萎缩
C_5	恢复期静脉溃疡
C_6	活动期静脉溃疡，每个肢体再进一步分为无症状（A）或有症状（S）
病因学分级	
E_C	先天性的
E_P	原发
E_S	继发的（血栓形成后）
E_N	未确定为静脉因素的
解剖分级	
A_S	表浅静脉
A_P	穿支静脉
A_O	深静脉
A_N	静脉定位不清
病理生理学分级	
P_R	反流
P_R	阻塞
P_{RO}	反流与阻塞
P_N	病理生理学因素不明

慢性腿部肿胀

在老年人中，CVI 是导致慢性下肢肿胀最常见的原因，大多由于原发瓣膜功能不全或继发于 DVT，但是大多数总是与肥胖或者活动少有关。久坐使脚踝处的静脉压持续增高。这样的静脉高压直接导致大腿肿胀，水肿液最初只有很少，但进一步可渗入皮下然后纤维化、硬结。肥胖患者坐位时，腹股沟部的股静脉和淋巴管被压缩在下腹壁和大腿的脂肪之间。单纯的这种受压可能引起持续肿胀，甚至踝部溃疡，即使在静脉健康的患者中

也会发生。

静脉溃疡

静脉溃疡导致的疼痛、分泌物、异味限制活动及引起社会孤独对健康的生活质量有很大影响。大约1.7%的老年人有腿部溃疡，每年花费了英国国家健康服务中心大约6亿英镑（8.9亿欧元或12亿美元）[72,73]。数据表明，在英国、美国、澳大利亚，这项花费都是比较高的。90%以上的腿部溃疡都是CVI导致的[65]。年龄越大，溃疡发病率越高，在成年人一生中 2%的人将在一段时间内受其影响[65]。远期预后较差，恢复也漫长，并且溃疡还容易复发。

评估与诊断

静脉淤血经常表现为伴有钝痛的肿胀，或者站立或者久坐后的下肢疼痛。静脉湿疹、高度色素沉着、含铁血黄素沉着、蜂窝织炎、脂性硬皮病都表明有静脉疾病。静脉溃疡通常好发于绑腿的地方，并且常常表浅，边界不规则（图46-7）。在同一部位溃疡复发更是 CVI 的高度提示。

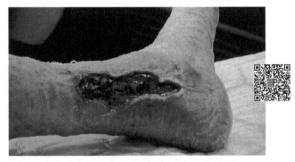

图46-7 慢性静脉溃疡由于在脚踝中间内侧，很难受压，经过治疗后未愈。（彩图请扫二维码）

应首先测量 ABI。ABI 大于 0.8 的两相或三相多普勒信号表明，四层绷带压缩包扎是安全可行的。ABI 大于 0.6 同时伴有不太严重的 PAD 的老年人，在临床上可减少弹性压缩或用三层绷带处理溃疡。有间歇性跛行或静息痛的有症状患者，或者 ABI 小于 0.6 的患者，推荐血管外科手术。大多数患者静脉溃疡不需要细致的检查，因为静脉溃疡的初始管理并不影响他们是否有静脉疾病。不能活动的老年患者通常拒绝侵入性的治疗或手术，进一步的检查只适合可活动的患者，这些人应当考虑静脉干预治疗。

管理

患有静脉溃疡的老年患者通常还有影响治疗的其他严重的共病，包括糖尿病、类风湿关节炎、骨质疏松（尤其是踝部、膝盖或臀部）及肥胖。对于这样条件的患者，优化管理以确保有效的治疗并减少早期溃疡复发是很重

要的。运动、肢体抬高及减重都是有效管理静脉疾病患者尤其是老年患者的关键。

穿着

供静脉溃疡患者使用的衣物很多，也没有证据表明昂贵的潮流衣物比简单的不紧身衣物更好[74]。大多一味追求治愈率的患者以失败告终，并且还会导致接触性过敏或者其他不良反应。大力推荐简单的带有吸收层、可用于吸收渗出物的非紧身衣物[75]。

压迫治疗

弹力压迫治疗、运动、肢体抬高，以及减重都是静脉溃疡患者管理的好办法。四层压迫的绷带是最有效的，在脚踝处还能提供 40~45mmHg 的压力梯度[18]。到社区专业的腿部溃疡护理诊所，平均 7~8 周的治疗有望使溃疡痊愈[76,77]。理想的方式是一种由专科护士管理并由专业的血管机构支持的社区诊所网。在进行压迫治疗前必须排除动脉性疾病。

一旦溃疡痊愈，皮肤就立即开始好转，弹力绷带袜（二级可提供 25~30mmHg 的压力）就很适合，在患者的余生中每 3~4 个月换一次可减少溃疡复发的风险。由于患者很容易罹患 PAD，所以每 6 个月应该检测一次 ABI。

静脉疾病的诊断及治疗

当有表浅静脉回流时，外科治疗合并压力治疗可减少溃疡复发[78]。在合适的且可活动的，以及只有浅静脉无功能或者节段性深静脉无功能患者身上，有益的效果是最明显的。表浅部位的外科手术只对静脉功能测试确认是表浅静脉疾病占主导地位的患者有用。大多数老年患者对于这个指证却拒绝侵入式检查或手术。

超声多普勒对于下肢静脉疾病是最主要的诊断工具，并且是金标准。它结合高分辨率、B 超成像及多普勒探查来检测血流，并对阻塞部位及浅或深静脉系统反流进行定位。静脉造影是侵入式的，并且已被多普勒成像所取代，但是对于髂静脉，它仍然能够提供有用的信息，而对很多超重的患者来说，超声多普勒却做不到。

对于可活动的并且乐于接受的患者来说，动态静脉压力测定和体积描记法可用于评估下肢静脉系统的整体功能。动态静脉压测定法通过在足背静脉插管，并将压力传递给传感器、放大器和记录器，可提供直观的踝部表浅静脉的压力测定结果。患者被要求做踮脚运动来测定动态的静脉压力及休息时的压力。细条的止血带绑在大腿或者小腿上可用于模拟去除表浅静脉后的效果。

尽管表浅静脉的外科手术相对来说无创，因为其只通过皮肤和皮下脂肪侵入，然而微创的替代品如射频或静脉内激光消融和超声引导下泡沫硬化疗法现在却更为

被优先推荐。射频或者激光消融可通过门诊局部麻醉手术解决，有一点儿痛或者擦伤，但完全可忍受，并且相对于开放式外科手术来说可早期恢复正常活动[79]。

关键点

- 间歇性跛行患者应当养成良好的生活方式，多运动，使用他汀类药物、抗血小板药如氯吡格雷或者阿司匹林。血管内治疗或外科手术只用于症状严重到影响生活或者重度肢端缺血的患者。

- 急性肢体缺血是外科指征，需要迫切的检查并及时干预治疗以挽救肢体。但又容易误诊。感觉丧失和运动功能丧失是不祥的预兆。

- 直径大于5.5cm的腹主动脉瘤的患者应考虑做血管内修复或手术修复。动脉瘤直径为5.5cm或者更小的，常规的超声监测都是必需的。对颈动脉狭窄大于70%，并且有症状（非致残性脑血管意外、TIA或一时性黑矇）的患者应考虑颈动脉内膜切除术，并且2周内手术，越快越好。

- 压迫治疗是慢性静脉功能不全及静脉溃疡的主要治疗方法。

（胡巍娜 吴宝刚 译）

完整的参考文献列表，请扫二维码。

主要参考文献

1. Becker F, Robert-Ebadi H, Ricco JB, et al: Chapter I: Definitions, epidemiology, clinical presentation and prognosis. Eur J Vasc Endovasc Surg 42(Suppl 2):S4–S12, 2011.
2. Norgren L, Hiatt WR, Dormandy JA, et al: Inter-Society Consensus for the Management of Peripheral Arterial Disease (TASC II). Eur J Vasc Endovasc Surg 33(Suppl 1):S1–S75, 2007.
3. Dormandy JA, Rutherford RB: Management of peripheral arterial disease (PAD). TASC Working Group. TransAtlantic Inter-Society Consensus (TASC). J Vasc Surg 31(1 Pt 2):S1–S296, 2000.
11. Cao P, Eckstein HH, De Rango P, et al: Chapter II: Diagnostic methods. Eur J Vasc Endovasc Surg 42(Suppl 2):S13–S32, 2011.
17. Bradbury AW, Adam DJ, Bell J, et al: Bypass versus Angioplasty in Severe Ischaemia of the Leg (BASIL) trial: An intention-to-treat analysis of amputation-free and overall survival in patients randomized to a bypass surgery-first or a balloon angioplasty-first revascularization strategy. J Vasc Surg 51(5 Suppl):5S–17S, 2010.
18. STILE Investigators: Results of a prospective randomized trial evaluating surgery versus thrombolysis for ischemia of the lower extremity. The STILE trial. Ann Surg 220(3):251–266, discussion 66–68, 1994.
21. Wilmink TB, Quick CR, Hubbard CS, et al: The influence of screening on the incidence of ruptured abdominal aortic aneurysms. J Vasc Surg 30(2):203–208, 1999.
27. Lindholt JS, Sørensen J, Søgaard R, et al: Long-term benefit and cost-effectiveness analysis of screening for abdominal aortic aneurysms from a randomized controlled trial. Br J Surg 97(6):826–834, 2010.
29. Multicentre Aneurysm Screening Study Group: Multicentre Aneurysm Screening Study (MASS): cost effectiveness analysis of screening for abdominal aortic aneurysms based on four year results from randomised controlled trial. BMJ 325(7373):1135, 2002.
34. Mortality results for randomised controlled trial of early elective surgery or ultrasonographic surveillance for small abdominal aortic aneurysms. The UK Small Aneurysm Trial Participants. Lancet 352(9141):1649–1655, 1998.
35. Long-term outcomes of immediate repair compared with surveillance of small abdominal aortic aneurysms. The UK Small Aneurysm Trial Participants. N Engl J Med 346(19):1445–1452, 2002.
44. EVAR Trial Participants: Endovascular aneurysm repair versus open repair in patients with abdominal aortic aneurysm (EVAR trial 1): randomised controlled trial. Lancet 365(9478):2179–2186, 2005.
46. EVAR Trial Participants: Endovascular aneurysm repair and outcome in patients unfit for open repair of abdominal aortic aneurysm (EVAR trial 2): randomised controlled trial. Lancet 365(9478):2187–2192, 2005.
49. Randomised trial of endarterectomy for recently symptomatic carotid stenosis: final results of the MRC European Carotid Surgery Trial (ECST). Lancet 351(9113):1379–1387, 1998.
50. Ferguson GG, Eliasziw M, Barr HW, et al: The North American Symptomatic Carotid Endarterectomy Trial: surgical results in 1415 patients. Stroke 30(9):1751–1758, 1999.
53. Kakisis JD, Avgerinos ED, Antonopoulos CN, et al: The European Society for Vascular Surgery guidelines for carotid intervention: an updated independent assessment and literature review. Eur J Vasc Endovasc Surg 44(3):238–243, 2012.
54. North American Symptomatic Carotid Endarterectomy Trial Collaborators: Beneficial effect of carotid endarterectomy in symptomatic patients with high-grade carotid stenosis. N Engl J Med 325(7):445–453, 1991.
70. Porter JM, Moneta GL: Reporting standards in venous disease: an update. International Consensus Committee on Chronic Venous Disease. J Vasc Surg 21(4):635–645, 1995.
78. Gohel MS, Barwell JR, Taylor M, et al: Long term results of compression therapy alone versus compression plus surgery in chronic venous ulceration (ESCHAR): randomised controlled trial. BMJ 335(7610):83, 2007.
79. Rautio T, Ohinmaa A, Perala J, et al: Endovenous obliteration versus conventional stripping operation in the treatment of primary varicose veins: a randomized controlled trial with comparison of the costs. J Vasc Surg 35(5):958–965, 2002.

第**47**章

老年人静脉血栓栓塞

Hamsaraj G.M. Shetty，*Philip A. Routledge*

介　绍

静脉血栓栓塞（venous thromboembolism，VTE）是第三大常见心血管疾病，是发病和死亡的一个重要原因。其中老年人占到了近 2/3[1]。65～69 岁老年人中，每 1000 人中深静脉血栓形成（deep vein thrombosis，DVT）和肺栓塞（pulmonary embolism，PE）的年发病率分别为 1.3 人和 1.8 人，在 85～89 岁老年人中，则升至 2.8 人和 3.1 人。老年男性比女性更易发生 PE。治疗 DVT 的 1 年之内，约 2%发展为 PE，8%发展为复发性 PE[2]。

在英国 VTE 引起 25 000～32 000 例住院患者死亡，占所有院内死亡的 10%。然而，这可能还低估了实际情况，因为很多院内死亡没有做尸检。在英国管理 VTE 的费用约为 6.4 亿英镑。约 25%接受 DVT 治疗的患者后来发展为静脉腿部溃疡，在英国治疗静脉腿部溃疡的费用约为 4.0 亿英镑。VTE 最严重的并发症是 PE，不接受治疗死亡率达 30%，如果接受恰当的治疗，死亡率则降低至 2%[3]。VTE 的诊断常常被延误直到临床出现明显的（有时是致命的）PE。老年人 PE 更容易被漏诊，有时仅在尸检中被发现。

菲尔绍试验（以 Rudolf Virchow 的名字命名，1821—1902）描述了易发展为血栓的 3 个主要因素。第一个因素是血流的改变，在心力衰竭（老年人中的普遍问题）和活动量少的人群中血流减慢。第二个因素为血管内皮损伤，与 VTE 相比，与动脉血栓形成更具有相关性。第三个因素为血液高凝状态，是很重要的因素，因为它增加了凝血因子的浓度及血小板和凝血因子的活性，使纤溶活性降低，这些在老年人中都有过报道[4]。

危险因素

VTE 的危险因素已被大家熟知（框 47-1）。许多因素（如活动量少、髋关节骨折、脑卒中和肿瘤）在老年人中更常见，并且这些人住院的机会更多。住院本身就与 VTE 的风险增加有关（住院患者的发病率是社区的 135 倍）。内科住院患者发生 VTE 的风险最高，据估计，70%～80%的院内获得性 VTE 发生在这个群体中。大约 1/3 的外科患者在预防用药前出现 VIE，高危组是骨科患者。不加以预防，45%～51%的骨科患者发展为 DVT。据估计，在欧洲，如果没有给予预防性治疗，每年有将

近 5000 名患者可能死于髋关节或膝关节置换术后的 VTE。非典型抗精神病药常见于老年人的处方。据报道，使用利培酮（调整的风险比[AHR]，1.98；95%可信区间 [CI]，1.40～2.78）、奥氮平（AHR，1.87；CI，1.06～3.27）、氯氮平和富马酸喹硫平（AHR，2.68；CI，1.15～6.28），VTE 的住院率增加[5]。

框 47-1　静脉血栓栓塞（VTE）的危险因素

低危
- 小的手术（小于 30min）+除年龄外无其他危险因素
- 小的创伤或内科疾病

中危
- 大的全身的，泌尿系统的，妇产科的，心胸外科的，血管外科的或神经系统的手术+年龄大于 40 岁或其他危险因素
- 大的内科疾病或恶性肿瘤
- 大的创伤或烧伤
- 小的手术，创伤或疾病，并且之前有过 DVT 或 PE 或血栓形成倾向

高危
- 长期制动
- 年龄大于 60 岁
- 之前有过 DVT 或 PE 病史
- 活动的肿瘤
- 慢性心力衰竭
- 急性感染（如肺炎）
- 慢性肺疾病
- 下肢瘫痪（脑卒中除外）
- 体重指数（body mass index，BMI）$>30kg/m^2$
- 骨折或骨盆、髋部或下肢等有大的骨科手术
- 大的骨盆或腹部肿瘤手术
- 大的手术，创伤或疾病，并且之前有过 DVT 或 PE 或血栓形成倾向
- 大的下肢截肢

临床表现和诊断

深静脉血栓形成

老年 DVT 患者最常见的特征是单侧腿部肿胀[6]，有时也会出现小腿疼痛，通常会有近期骨科手术、脑卒中或其他疾病的住院病史，偶尔会有厌食、体重减轻或其他提示潜在肿瘤的症状。

众所周知，DVT 的临床诊断很困难，因为体征常常不明显，在老年人中诊断更是困难。有些患者因为痴呆、谵妄或语言障碍无法表达腿部肿胀。而且，其他酷似 DVT 的情况，如 Baker 囊肿破裂，也同样更容易发生在这样的

人群中。DVT 的临床诊断有赖于观察下肢的肿胀和温度，有时可能与充盈的浅静脉有关。Wells 评分旨在考虑所有相关的情况、症状和体征，已经被推荐作为一个有用的初始筛查试验来确定 DVT 可能或不可能发生[7]。小腿压痛也可能会出现。如果两个下肢的周长相差 2cm 以上，则需要做恰当的检查以排除 DVT，除非有其他明显的理由能解释。

多普勒超声对近端 DVT 的诊断具有 96% 的敏感性和 98% 的特异性，因而成为诊断 DVT 的首选检查。

静脉对比造影对于某些患者是必要的，特别是临床高度怀疑并且多普勒扫描为阴性的患者。评估 D-二聚体水平（一种溶栓纤维蛋白降解产物），特别是与临床可能性评分如二级 DVT Wells 评分[8]（表 47-1）相结合，具有临床应用价值。Wells 和他的同事证明了临床判定不可能患有 DVT 且 D-二聚体测试为阴性的患者，DVT 可以被排除。他们建议对于这样的患者，超声检测可以被安全的省略。

表 47-1　二级深静脉血栓形成（DVT）Wells 评分

临床特点	分数	患者分数
活动性肿瘤（正在治疗中，6 个月内，或对症治疗）	1	
瘫痪，不完全瘫痪，或近期下肢石膏固定	1	
近期卧床≥3 天或需要全麻或局麻的大手术后 12 周内	1	
沿深静脉走行的疼痛	1	
整条腿肿胀	1	
与无症状侧相比小腿肿胀至少>3cm	1	
局限于有症状侧腿的凹陷性水肿	1	
有浅静脉的侧支循环（非浅静脉曲张）	1	
既往 DVT 病史	1	
其他诊断（可能性大于或等于 DVT）	-2	
临床可能性评分		
可能 DVT	≥2	
不可能 DVT	≤1	

摘自国家健康和优秀护理机构：Venous thromboembolic diseases: the management of venous thromboembolic diseases and the role of thrombophilia testing (NICE guidelines [CG144]), June 2012. http://www.nice.org.uk/guidance/cg144.Accessed September 26, 2015

对于怀疑 DVT 和二级 DVT Wells 评分判定为"可能"的患者，国家卫生与临床优化研究所（National Institute of Health and Care Excellence，NICE）指南推荐 4h 之内进行近端腿部静脉超声扫描，如果结果是阴性，应该进行 D-二聚体测定。如果 4h 之内不能进行近端腿部静脉超声扫描，应该进行 D-二聚体测定。如果测试结果是阳性，应该给予临时的 24h 肠外抗凝药，之后的 24h 内进行近端腿部静脉超声扫描[8]。指南进一步推荐了所有 D-二聚体测定结果为阳性和近端腿部静脉超声扫描结果为阴性的患者 6~8 天后复查近端腿部静脉超声扫

描。对于怀疑 DVT 而二级 DVT Wells 评分判定为"不可能"的患者，应该进行 D-二聚体测定，如果结果是阳性，应该 4h 之内进行近端腿部静脉超声扫描或给予临时的 24h 肠外抗凝药（如果 4h 之内不能进行近端腿部静脉超声扫描），并且应该提供近端腿部静脉超声扫描（24h 之内进行）[8]。

肺栓塞

突然出现的呼吸困难是老年人 PE 最常见的特征。突然出现的胸膜性胸痛、咳嗽、晕厥和咯血是其他常见的症状。有脑卒中和近期骨科手术病史的老年人，突然出现上述任何症状都应该高度怀疑可能出现 PE。由于心血管疾病的高发病率和总体上年龄相关的心血管功能下降，老年人不容易耐受由中到重度 PE 引起的心血管系统失代偿。因此，他们更容易出现 PE 后晕厥[9]。小面积 PE 患者可表现为非特异性症状，这样的人群常常被漏诊。

临床特征取决于 PE 的严重性。中到重度 PE 患者可以出现心动过速、低血压、发绀、颈静脉压升高、右胸骨旁隆起、响亮延迟的肺动脉瓣第二心音、三尖瓣反流杂音和胸膜摩擦音。然而，小面积 PE 患者，除了可能出现窦性心动过速，临床检查是正常的。具有潜在 VTE 风险的患者如果出现不能解释的心动过速应该警惕 PE 的可能。

动脉血气分析对于诊断 PE 是一项有用的初始检验。出现缺氧或先前存在的缺氧恶化增加了确诊的可能性，除非有其他可以解释的疾病。

心电图（electrocardiogram，ECG）可以显示窦性心动过速、I 导联 S 波、III 导联 Q 波和 T 波倒置、右束支传导阻滞或右心室劳损。重度 PE 患者可见肺型 P 波。新出现的房颤也可以是 PE 的特征。

胸部 X 线片可以显示膈肌抬高、肺不张、局灶性血量减少、右肺动脉降段扩张或胸腔积液。许多老年患者合并有心力衰竭或慢性肺疾病，也可以联合 PE 引起影像学异常。

目前在英国，通气灌注扫描仍然广泛用于诊断 PE。中等或高度可能性的扫描具有诊断性，而低度可能性的扫描可排除 PE。

计算机断层扫描肺血管造影（computed tomography pulmonary angiography，CTPA）越来越多地被用作检测 PE 的诊断性试验。一项荟萃分析表明，CTPA 阴性的 VTE 检出率与传统的肺动脉血管造影结果相似[10]。一项随机单盲非劣效性试验显示，CTPA 与通气灌注（V/Q）扫描排除 PE 的能力是相当的。实验中，CTPA 在更多的患者中诊断出了 PE[11]。英国胸科协会（British Thoracic Society）推荐 CTPA 作为非大面积 PE 的首选肺部影像学检查[12]。CTPA 已经大量地取代了通气灌注扫描作为老年患者的首选检查，因为它

具有更强大的检测 PE 的能力，即使患者合并有心脏和呼吸系统疾病。

NICE 指南推荐对于怀疑 PE 和双水平 PE Wells 评分[8,13]判定为"可能"的患者，应该立刻进行 CTPA 检查，如果条件不允许，立即给予临时的肠外抗凝治疗之后进行紧急的 CTPA 检查。双水平 PE Wells 评分内容包括：①DVT 的临床体征和症状（腿部肿胀的最低程度和深静脉触痛）；②诊断为其他疾病的可能性小于 PE；③心率＞100 次/min；④制动 3 天以上或 4 周内的手术；⑤既往 DVT/PE 病史；⑥咯血；⑦恶性肿瘤（正在治疗中，6 个月内，或对症治疗）。其中前两项每项得分为 3 分，第 3～5 项每项得分为 1.5 分，最后两项每项得分为 1 分。如总分＞4 分，则判定为可能存在 PE，如总分≤4 分，则判定为不可能存在 PE。如果 CTPA 检查结果为阴性并且怀疑 DVT，应该考虑近端腿部静脉超声扫描。对于怀疑 PE 而双水平 PE Wells 评分判定为"不可能"的患者，应该进行 D-二聚体测定，如果结果为阳性，立刻进行 CTPA 检查或立即给予临时的肠外抗凝治疗之后进行 CTPA 检查（如果不能立刻进行 CTPA 检查）。

治疗

近端（有时叫作膝上）DVT 发生 PE 的风险很高，如果不治疗，可以引起病变腿部进行性疼痛、肿胀甚至静脉坏疽。首先是预防 PE，它具有潜在的致命性。应该给予低分子肝素（low-molecular-weight heparin，LMWH）皮下注射 5 天或者同时口服维生素 K 拮抗剂（vitamin K antagonist，VKA）治疗直到国际标准化比值（international normalized ratio，INR）在治疗范围内（INR 2～3）。华法林是国际上应用最广的 VKA。首次使用应至少持续 3 个月才能再次使用。磺达肝癸钠是 LMWH 以外的另一个选择。对于有严重肾损害者的初始治疗普通肝素[根据活化部分凝血活酶时间（activated partial thromboplastin time，APTT）调整剂量]是提倡的，因为 LMWH 和磺达肝癸钠主要是由肾排泄的[14]。NICE 指南还推荐普通肝素用于出血风险增加的患者。

由于老年患者对 VKA 如华法林的疗效更加敏感，他们在使用非个体化剂量治疗的开始时更容易被过度抗凝。使用个体化治疗剂量也许会降低这种可能性。一种方案[15]是使用首剂 10mg，随后的剂量根据 INR 结果进行每日调整。另一个方案是在大于 70 岁的老年住院患者中，每日给予华法林 4mg，连续应用 3 天，也显示是安全和合理的[16]。推荐治疗 VTE 的目标 INR 值是 2.5（范围 2～3）[14]。

口服直接凝血酶抑制剂（达比加群）和 Xa 因子拮抗剂（阿哌沙班和利伐沙班）用于 VTE 也是合理的。NICE 推荐达比加群[17]和利伐沙班[18]在成年人中用于治疗 PE 和预防 DVT 与 PE 复发。（阿哌沙班尚未被 NICE 推荐用于治疗 DVT 或 PE 及后续的预防。）它们都是固

定剂量，服用后 2～3h 内产生抗凝效应。常规监测它们的抗凝效应不是必需的。目前它们没有特殊的拮抗剂，而且比华法林价格更昂贵。不同于华法林，所有非华法林口服抗凝药都是部分由肾排泄并且需要根据肾功情况调整剂量[19]。如果估测肾小球滤过率（eGFR）小于 30ml/(min·1.73m²)，应避免使用达比加群，或者 eGFR 小于 15ml/(min·1.73m²)，应避免使用利伐沙班和阿哌沙班[2,19]。

对于活动性肿瘤和确切的近端 DVT 或 PE 患者，应该给予 LMWH。这一治疗应该持续 6 个月，然后对继续抗凝治疗的风险和获益进行评估[8]。对于没有接受 LMWH 治疗的活动性肿瘤和 VTE 患者，美国胸科医师协会（American College of Chest Physicians，ACCP）推荐对于长期治疗，应用 VKA 如华法林要优于达比加群或利伐沙班[14]。

NICE 指南区分了"有诱因的"和"无诱因的"DVT 或 PE[8]。有诱因的 DVT/PE 常发生于之前的 3 个月内有过短暂的但很主要的 DVT 或 PE 的临床危险因素的患者。这些危险因素包括手术、创伤和明显的制动。NICE 将明显的制动定义为卧床不起，不能独立行走，或很可能每天大部分时间都在床上或椅子上，这些情况在老年人中更容易出现。

NICE 指南推荐临床医生考虑给无诱因的 PE 患者处方 VKA，如华法林超过 3 个月，要考虑到患者 VTE 复发的风险和他们的出血风险是否增加。对于无诱因的近端 DVT 患者，NICE 指南推荐，如果患者 VTE 复发的风险高并且没有额外的大出血风险，临床医生要考虑使用 VKA 超过 3 个月。以上两种情况，NICE 指南均推荐临床医生与患者讨论延长口服抗凝药治疗的获益和风险。对于具有主要的、不可逆的危险因素如肿瘤的患者，其复发的风险很高，应该考虑长期抗凝治疗[20]。

抗凝治疗通常不推荐应用于膝下 DVT 的患者，这样的患者近端进展的风险较低。可以对他们进行连续 2 周的深静脉影像学监测[14]。

老年人口服抗凝药治疗的实践

老年人对华法林的抗凝效应更为敏感，这很可能是由药效学和药代动力学因素联合所致[21,22]。随着年龄增加，华法林需要的剂量减少，在一项研究中小于 35 岁的患者每天平均需要 8.1mg，是维持相同 INR 的 75 岁以上患者需要剂量的 2 倍还多[22]。然而年龄和华法林需要量之间的关系相对较小[22]。但是有一项研究显示华法林清除率（完全靠代谢，因为没有华法林是原型从尿中排泄的）随着年龄增加而降低[23]。

年龄，尤其是大于 80 岁，是接受抗凝治疗的患者出血的危险因素[24,25]。华法林引起的出血并发症更容易发生在抗凝治疗的头 90 天之内（特别是第一个月），可能是因为抗凝治疗控制不佳或发生了潜在的病变，如消化

性溃疡或肿瘤。INR 值高（大于 4.5）、抗凝治疗控制不佳和不充分的关于抗凝治疗的患者教育也可能增加出血的风险。

有研究报道了抗凝治疗的强度和出血风险呈对数关系[26]。INR 在 2～3 时出血风险增加 3 倍，INR 在 3～4 时出血风险再增加 3 倍[27]（图 47-1）。由于高的 INR 是引起老年人出血最重要的危险因素之一，治疗目标应该是使最低强度的抗凝与有效的治疗或预防保持一致。

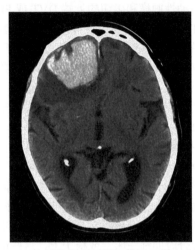

图 47-1　头部计算机断层扫描显示颅内出血。

多种用药在老年人中非常普遍，而且增加了药物相互作用的机会，可能导致抗凝治疗过度。谨慎使用众所周知的能增强抗凝效应的药物（如抗生素，特别是大环内酯类、胺碘酮等）并且适当调整华法林的剂量，将降低抗凝治疗过度和继发性出血的可能性。

致命性出血倾向于发生在颅内且更容易发生于老年人。老年人更倾向于颅内出血，因为其脑白质和其他脑血管疾病的发生率增加。老年人也同样更容易跌倒，因此发生硬膜下血肿的风险更大。

抗凝治疗相关的出血应该时时进行检查，以排除潜在的病理状态，即使 INR 高时发生出血也不应例外。接受抗凝治疗的患者出现无法解释的贫血，很可能是因为隐匿性出血（如腹膜后出血）。有时非典型的出血部位和表现出来的症状可能带来诊断困难（如肺泡出血，表现为无法解释的贫血或呼吸困难）。

过度抗凝治疗和出血的处理

由于存在与过度抗凝治疗相关的出血高风险，应该尽快制定措施以使 INR 降到治疗范围内。如果 INR 小于 8（取决于抗凝治疗的指征），华法林需暂时停止使用，一旦 INR 降到 5 以下，可再重新使用，前提是无出血或只有微小出血。如果 INR 在 8 以上，而且无出血或微小出血，暂时停止华法林治疗也是推荐的，但如果患者有出血的其他危险因素，口服小剂量维生素 K（0.5～2.5mg）或静脉应用维生素 K（0.5mg）会使大多数患者的 INR 控制在治疗范围内[28]。静脉应用维生素 K 很少有

引起过敏反应的报道，新型制剂和使用剂量非常小的情况下，出血的发生率可能更低。大出血的患者，应该立刻停止使用华法林，通过应用凝血酶原复合物（Ⅱ因子、Ⅶ因子、Ⅸ因子和 Ⅹ因子）或新鲜冰冻血浆（如果凝血酶原复合物无法获得），促使抗凝过程迅速被逆转。除此之外，维生素 K₁（5～10mg）缓慢静脉注射也被推荐用来维持这个逆转过程。紧急逆转抗凝过程对于颅内出血的患者更为重要，因为这会阻止血肿继续扩大（血肿扩大会导致更差的结果）。

维生素 K 拮抗剂治疗的监测

VKA 治疗的密切监测会降低过度抗凝或抗凝不足的可能性。计算机剂量软件系统可以帮助维持满意的控制，因此显著降低了出血和血栓事件的风险，同时突显其非到场性、触发记忆和回顾及方便检查等优势。开处方者也要和患者讨论风险、获益和长期使用华法林的并发症[29]。

下腔静脉滤器

对于有抗凝禁忌证和在抗凝治疗中有出血或持续形成血栓栓塞的患者，置入下腔静脉（inferior vena cava，IVC）滤器是可以挽救生命的。PREPIC 研究，包括 400 名有近端 DVT 的患者，合并或不合并 PE，随访 8 年，与接受标准抗凝治疗的患者相比，用滤器治疗的患者症状性 PE 的发生率显著减小，但 DVT 发生率增大。两组静脉炎后综合征的发生率或死亡率无显著差别[30]。IVC 滤器治疗的并发症包括滤器错位或栓子形成，血管损伤或血栓形成，气胸和空气栓塞。由于血栓症会导致 IVC 滤器堵塞的风险，一旦出血风险被消除应立即进行抗凝治疗。数量有限的小型研究报道了使用可取回式 IVC 滤器无 IVC 血栓生成[31]。NICE 推荐不能接受抗凝治疗的近端 DVT 或 PE 患者应该给予临时的 IVC 滤器。当患者适合抗凝治疗时滤器应该被撤除[8]。

肺栓塞伴血流动力学不稳定的治疗

大面积 PE 会导致急性肺心病或心源性休克。这在老年患者中更加普遍。这样的患者应该进入重症监护病房管理，除非他们患有终末性疾病或生活质量较差。除了心肺复苏，治疗措施还包括溶栓。最常用的溶栓药是重组组织型纤溶酶原激活物。使用溶栓剂的患者约 3% 发生颅内出血。大面积 PE 患者，在有溶栓禁忌证或溶栓失败的情况下，可以尝试导管辅助血栓清除或肺血栓切除术。尽管有这些措施，但有心源性休克的 PE 患者死亡率仍十分高。

预防

之前注意到，老年住院患者发展为 VTE 的风险增

加。那些有脑卒中、髋部骨折和骨科手术病史的患者尤其处在高风险中。据报道，在这样的患者中，预防措施实施率为 13%～64%。在内科疾病患者中，预防性治疗尤其使用不足。一项大的、多国参与的、旨在评估在急性期住院情况下 VTE 风险的横断面调查发现，有 51.8% 的患者处在风险中（64.4% 的手术患者，平均年龄 60 岁；41.5% 的内科疾病患者，平均年龄 70 岁）。58.5% 的手术患者和只有 39.5% 的内科疾病患者接受了恰当的预防血栓形成治疗[32]。

对于住院的急性发病的内科疾病患者，普通肝素、LMWH 和磺达肝癸钠均显示出预防 VTE 的有效性。LMWH 比普通肝素更有效[33]。

对于正在进行全髋和全膝关节置换的患者，LMWH、磺达肝癸钠、阿哌沙班、达比加群和利伐沙班预防 VTE 均有效。

渐进式加压弹力袜

渐进式加压弹力袜（graduated compression stocking，GCS）可降低手术患者 VTE 的风险，但是它们并不优于 LMWH。理论上，它们应该与 LMWH 一起使用，在出血风险的高危患者中，它们可以单独应用。由于大多数老年人有外周血管疾病，使用 GCS 时要非常谨慎：不恰当地使用会导致缺血性并发症。住院的急性脑卒中患者使用股骨长度的 GCS 对于预防有症状的或无症状的近端 DVT 的发生是无效的[34]。

间歇充气加压可以减少不能移动的、住院的老年脑卒中患者 DVT 的风险（绝对风险降低 3.6%；95%CI，1.4～5.8）和死亡率[35]。将近 60% 的近端 DVT 患者发展为血栓后综合征（postthrombotic syndrome，PTS）。一项随机、双盲、安慰剂对照试验没有显示出加压弹力袜可以减少 PTS 的发生[36]。诊断 DVT 后持续应用 LMWH 治疗 6 个月可以减少 PTS 的发生[37]。

预后

一项基于人群的关于 VTE 患者的队列研究发现，VTE 复发的总体可能和明确的（括号内数据）累积百分比在第 7 天、第 30 天、第 180 天、第 1 年和第 10 年分别是 1.6%（0.2%）、5.2%（1.4%）、10.1%（4.1%）、12.9%（5.6%）和 30.4%（17.6%）。VTE 初始发生后最初的 6～12 个月复发风险最高。首次 VTE 发生的独立预测因子包括年龄增长、体重指数、麻痹性神经系统疾病、恶性肿瘤和神经科手术[38]。

一项前瞻性的国际性的记录研究了致死性 PE 伴随 VTE 患者的临床预测因子，报道了 3 个月死亡率和致死性 PE 的发生率分别为 8.65% 和 1.68%。目前与患有 DVT 不伴随症状性 PE 患者相比，症状性非大面积 PE 患者致死性 PE 的发生率高 5.42 倍（$P<0.01$），症状性大面积 PE 患者发生致死性 PE 的风险高 17.5 倍。其他致死性 PE 的独立危险因子包括神经性疾病的不能活动、年龄大于 75 岁和癌症[39]。

VTE 的长期并发症包括静脉炎后综合征和慢性血栓栓塞性肺动脉高压。

结 论

VTE 一直是引起老年人发病和死亡的一个重要原因。在过去的 15～20 年，它的诊断和治疗取得了很大的进展。LMWH 和 VKA 如华法林在治疗和预防 VTE 方面是有效的。口服 Xa 因子抑制剂和直接凝血酶抑制剂也是可以选择的治疗方法。不管未来主张什么样的治疗方法，迅速的临床诊断和治疗期间小心监测（考虑到老年人对这些治疗药物的药理学认识）都将提高疗效并减少 VTE 患者的发病与死亡。

关键点

- 静脉血栓栓塞是住院患者一个重要的死亡原因且在老年人中更常见。
- 静脉血栓栓塞的危险因素，如制动、髋部骨折和脑卒中在老年人中更常见。
- 有脑卒中或近期骨科手术病史的老年患者，突然出现呼吸困难、胸痛或晕厥应该高度怀疑潜在 PE 的可能。
- 对于非大面积肺栓塞，计算机断层扫描肺血管造影是首选的肺部影像学检查。
- 对于深静脉血栓形成和肺栓塞的预防与初始治疗，低分子肝素是首选药物。
- 老年人对华法林的抗凝效应更加敏感。
- 有研究报道了抗凝治疗的强度和出血的风险之间呈对数关系。
- 大面积肺栓塞患者，治疗选择包括溶栓或血栓栓塞清除手术。
- 在随机临床试验中口服 Xa 因子抑制剂和直接凝血酶抑制剂被用来治疗静脉血栓栓塞。
- 及时的临床诊断和治疗期间小心监测将减少老年静脉血栓栓塞患者的发病和死亡。

（单锦华 译，齐国先 校）

完整的参考文献列表，请扫二维码。

主要参考文献

8. National Institute for Health and Care Excellence: Venous thrombo-embolic diseases: the management of venous thromboembolic diseases and the role of thrombophilia testing (NICE guidelines [CG144]), 2012. http://www.nice.org.uk/guidance/cg144. Accessed September 26, 2015. Detailed clinical guidelines with key references.
13. Wells PS, Anderson DR, Rodger M, et al: Derivation of a simple clinical model to categorize patients' probability of pulmonary embolism: increasing the models utility with the SimpliRED D-dimer. Thromb Haemost 83:416–420, 2000.
14. Kearon C, Akl EA, Comerota AJ: Antithrombotic therapy for VTE disease: antithrombotic therapy and prevention of thrombosis, 9th ed: American College of Chest Physicians evidence-based clinical practice guidelines. Chest 141(Suppl):e419S–e494S, 2012.
15. Fennerty A, Dolben J, Thomas P, et al: Flexible induction dose regimen for warfarin and prediction of maintenance dose. BMJ 288:1268–1270, 1984.
16. Siguret V, Gouin I, Debray M, et al: Initiation of warfarin therapy in elderly medical inpatients: a safe and accurate regimen. Am J Med 118:137–142, 2005.
19. Heidbuchel H, Verhamme P, Alings M, et al: European Heart Rhythm Association practical guide on the use of new oral anticoagulants in patients with non-valvular atrial fibrillation. Europace 15:625–651, 2013. Valuable paper with very useful practical information about using new oral anticoagulants.

C篇 呼吸系统

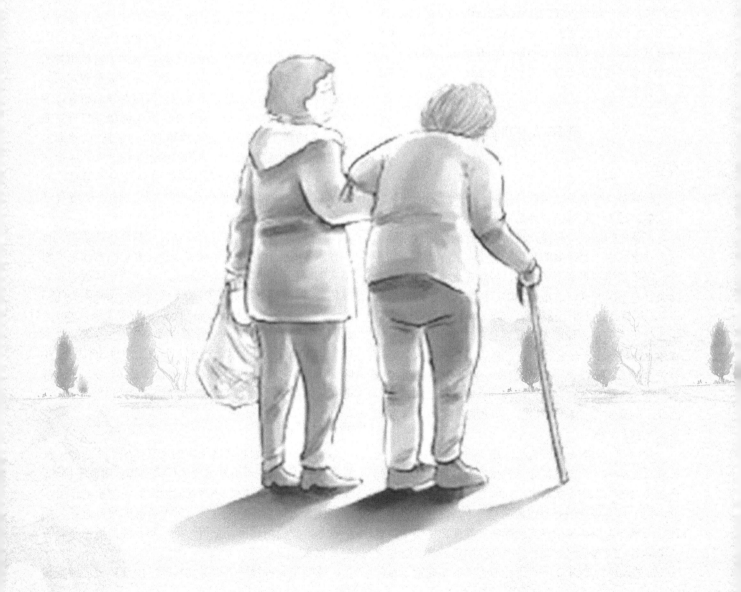

第**48**章

哮喘和慢性阻塞性肺疾病

Paul Hernandez

气流阻塞性疾病

哮喘（asthma）和慢性阻塞性肺疾病（chronic obstructive pulmonary disease，COPD）是老年群体中常见的两种慢性肺疾病，以肺部功能检查时出现呼气气流受限为特征。在大多数情况下，基于全面的临床评估（表48-1）[1,2]。这种甄别是必要的，因为在两种不同情况下，其应对之策也不一样。然而，老年人中很大一部分人兼具这两种疾病的症状，所以哮喘防治全球倡议（Global Initiative for Asthma，GINA）和慢性阻塞性肺疾病全球倡议（Global Obstructive Lung Disease，GOLD）赋予了这种症状新的定义：哮喘-慢阻肺重叠综合征（asthma-COPD overlap syndrome，ACOS）[1,2]。ACOS患者的症状更重，病情更易恶化，且消耗更多的医疗资源[1,2]。

老年人的哮喘

介绍

哮喘是一种常见的慢性肺疾病，可见于所有年龄段的人群。过去，哮喘被认为是一种主要发生在儿童和年轻人群体中的疾病。但是，最新的流行病学研究推翻了这个观念。由于患哮喘的儿童和青少年的存活率不断上升，成年型哮喘患者不断增多，导致在老年人群中哮喘的流行率不断升高，这也使得临床医生提高了对其的认识[3]。尽管最近人们已经意识到哮喘可以影响老年人的生命健康，但是，诊断不足和误诊的现象仍很常见[4]。临床上，相对于年轻群体而言，哮喘在老年群体中通常有更高的发病率、更高的死亡率，以及更高的医疗成本。老年人常衰弱、共病，这些均会影响诊断和治疗。因此，需要更多的科学研究，帮助临床医生应对不断增大的挑战。

2014年，GINA的报告里，统一将哮喘定义为"一种异质性疾病，通常表征为气道慢性炎症。包含随时间不断变化的呼吸道症状病史，如喘息、气短、胸闷和咳嗽，同时具有可变性呼气气流阻塞"[1]。现存很多不同种类的哮喘表型，包括变应性哮喘、非变应性哮喘、迟发型哮喘、成人哮喘、职业性哮喘、固定性气流阻塞哮喘（常被误诊为COPD）。尽管变应性哮喘多起病于童年

期，但是，老年人也可表现为任意一种表型。

流行病学

全球范围内，据保守估计约有3亿人患有哮喘，涵盖所有的年龄段和种族，范围广且传播方式繁多，各国哮喘患者占各国人口的比例从1%到18%不等[1,3,5-7]。近几十年来，哮喘的发生率逐渐增加，与过敏率的提高和全世界人们生活水平的改变（现代化和城市化）呈平行关系。在美国，人口调查估计，老年人群中确诊为哮喘的人口比例从4%上升到11%，对女性的影响尤为显著[8]。绝大多数的调查是基于医生对哮喘的诊断报告，这些报告有自身的局限性，特别是在老年群体方面。由于错误分类或患者自身的身体条件（如患有COPD、心脏病），医生对患有哮喘的患者可能诊断不足，低估了老年患者的症状，甚至未能充分利用客观测验（如呼吸量测定法）来进行临床确诊。当然，医生也有可能对哮喘患者过度诊断。加拿大的一项关于哮喘确诊人群随机抽样调查显示，1/3的研究对象目前没有哮喘的客观证据[9]。诊断为哮喘的患者年龄越大，哮喘的过度诊断越严重。尽管这些流行病学的研究调查存在很多的局限性，但是，显而易见的是，老年群体中有相当大比例的人群患有哮喘，并且这个比例会在未来持续增长。

哮喘对患者和社会而言，都是一种沉重的负担。与年轻人和儿童相比，老年哮喘患者具有更高的住院率和更大的医疗支出[10]。在某种程度上，与老年哮喘患者并发症较多、治疗更复杂有关。美国疾病控制预防中心（U.S. Centers for Disease Control and Prevention）表示，2001～2003年，平均100 000位哮喘患者中约有5.8人死亡，在每年哮喘死亡病例中，老年人群占比超过50%[4,5]。在哮喘患者中，65岁以上人群的死亡率是65岁以下人群的4倍，其中，女性的死亡率有升高的趋势[10]。

病理生理学

哮喘是由基因和环境因素的交互作用衍生出的一种异质性条件。一些易引发哮喘的候选基因已得到了确认。在哮喘的发病机制中，环境危险因素起着一定的作用，这些因素包括主体和室内外过敏原接触的量及时长、烟草吸入、呼吸道感染、空气污染、职业性致敏物和刺激物及饮食[1]。

哮喘是一种慢性气道炎症疾病，由许多炎症细胞和

介质共同参与。虽然哮喘的临床症状繁杂且多变，但是气道炎症是哮喘的典型特征。哮喘发生时，主要的炎症细胞包括肥大细胞、嗜酸性粒细胞、T 淋巴细胞，以及巨噬细胞。在某些哮喘表型（如吸烟者、重症哮喘和晚期哮喘患者）中，中性粒细胞发挥着一定的作用。哮喘患者体内的炎性细胞和结构性细胞可以释放出大量细胞介质，包括细胞因子[如白介素（interleukin，IL）-4、IL-5、IL-13]、半胱氨酰白三烯、趋化因子、组胺，以及一氧化氮，这些因子可以募集并激活炎性细胞，从而增强炎性反应。气道结构的变化是哮喘的重要特征。气道变窄的诱因有很多，如气道平滑肌不断收缩、气道壁变厚、基底膜增厚、水肿、炎细胞浸润，以及黏液分泌过剩。哮喘的另一重要特征是气道高反应性，即在面对不同的刺激时强烈的支气管收缩[11]。

表 48-1 哮喘和慢性阻塞性肺疾病（COPD）鉴别

特性	哮喘	COPD
年龄段	通常<40 岁	通常>40 岁
接触史	无关	吸烟>10 包/年，或吸入其他有害物质
特异性，变应性	频繁发生于患者或患者的家庭成员群体中	无关
症状	间歇的，多变的	持续的
咳痰	罕见的	常见的
临床病程	稳定，伴有恶化	进行性的，伴有恶化
肺功能	正常范围波动±可逆性气道高反应	持续的气道阻塞，不完全可逆
胸片	正常	肺过度充气
痰液炎细	通常为嗜酸性的	通常为中性的

引自 Global Initiative for Asthma: Global strategy for asthma management and prevention 2014, http://www.ginasthma.org/; Global Initiative for Chronic Obstructive Lung Disease: Global strategy for the diagnosis, management and prevention of COPD 2015, http://www.goldcopd.org

框 48-1 老年人哮喘的鉴别诊断

肺疾病
　慢性阻塞性肺疾病（COPD）
　哮喘-慢阻肺重叠综合征（ACOS）
　支气管扩张
　间质性肺病
心脏病
　充血性心力衰竭
上气道病变
　慢性鼻窦炎
　声带功能异常
过度换气
失调

免疫系统随时间而产生的适应性变化对哮喘的病理生理学有一定的影响。传统意义上，相对于迟发型哮喘，人们认为特异反应性[至少一个抗原能使免疫球蛋白 E

（IgE）产生敏化作用]或变异性和童年期的哮喘联系更紧密些[12]。整体 IgE 水平和抗原特异性的敏化程度会随着正常的衰老过程而下降[8,13]。（流行病学和哮喘的自然史）这份研究调查了哮喘在老年人（65 岁以上）和年轻人之间的患病状况。患有哮喘的老年人体内整体 IgE 水平值更低，皮肤点刺试验中呈阳性者更少，异位性临床症状（如变应性鼻-鼻窦炎或特异反应性皮炎）也更少[14]。最近的一些研究表明，相对于没有患哮喘的老年人，患有哮喘的老年人更可能呈现变应原致敏性；然而，相较于年轻的哮喘患者，老年哮喘患者变应原致敏性的情况更少[15]。老年哮喘患者敏化过程中，最常见的气源性致敏原（如猫、尘螨、蟑螂）根据所研究人群的特征（如城市 vs.农村）有所不同。人们应进一步研究老年群体中哮喘发病的特异反应性的重要性。T 淋巴细胞的数量和活跃度随着时间的推移而下降；免疫衰老的合成物会降低疫苗的效力，增大病毒感染和细菌感染的可能性[8]。呼吸道感染是老年人哮喘病情控制不良及恶化的重要诱因。在老年人的哮喘发病机制中，是否发生呼吸道感染，尤其是病毒感染至关重要，正如该感染是儿童哮喘的主要诱因一样，仍需进一步的研究论证。

诊断

哮喘的诊断基于临床评估（如病史和身体检查）和客观测试。哮喘的症状随时间而不断变化（通常在早间或晚间病情更严重）。典型的症状包括喘息、呼吸困难、胸闷、咳嗽和咳少量痰，这些症状可自发或由各种刺激（如空气质量、气源性致敏原、呼吸道感染、运动、气味）引发。在哮喘患者体检过程中，患者可能呈现出正常的呼吸状态，或呈现出呼吸气流阻塞的症状（如喘息、呼气期延长）、肺过度充气（如气管道变短、桶状胸、气强度下降），或者在病情恶化期间，呼吸困难加重（如呼吸急促、心跳加速、奇脉、发绀、发汗、用辅助呼吸肌进行呼吸、精神状态改变）。通过对患者的身体检查，医生可以更容易地评估哮喘的病情。

在对老年哮喘患者进行诊断时，医生可能对患者症状预估不足、低估，或是将患者症状归因于其他疾病。病史应该包括哮喘风险因素的评估，如特应性的家庭或个人病史，以及职业病病史。对老年哮喘患者的临床鉴别诊断范围很广，因为其他很多疾病的病征和哮喘的典型病征（框 48-1）极为相似。有时将哮喘和 COPD 进行区分十分困难（表 48-1）。若要克服老年哮喘诊断时的困难，除了肺功能检查之外，医生还需要进行细致的临床评估和额外的客观测试，而这些评估和测试在儿童或是年轻患者中并非硬性要求。

对于临床高度怀疑为哮喘的患者，客观测试是必要的。肺功能检查用来显示可逆的气流阻塞和/或气道高反应性，这是哮喘的标志性特征。然而，由于生理或认知障碍，肺功能检查很难在老年人群中实施，或者说，由于老年群体在测试中显示的常值的不可靠性，测试结果并不能很好地得到诠释。更尖端的科技（如强迫振荡技术）正在研发和验证中，以更准确地测量肺功能值，这些技术减少了对患者配合度和努力度的要求[16]。

肺功能检查

针对不同年龄段哮喘患者，肺功能测试在证实临床预测方面起着至关重要的作用，尤其是在针对老年患者的诊断上。可逆的气流阻塞是哮喘的主要特征，然而，当患者病情和缓或是在治疗后病情得到了很好的控制的时候，可逆的气流阻塞可能不明显。根据计数的结果，呼吸量测定法用于评估用力肺活量。呼吸量测定法的报告结果将"体积/时间"和"流量/时间"用表列数值和图示显示出来。其中，标明了一系列的国际标准，包括呼吸量测定仪器的规格、进行测试的专业人士标准、测试流程、质量标准、参考值、测试解释，以及测试报告的规范[7,18]。在选取参考值时应充分考虑病患群体的年龄跨度，这一点在各实验室进行肺功能测试时很重要。

呼吸量测定时，若每秒用力呼气量（forced expiratory volume at 1 second，FEV_1）和用力肺活量（forced vital capacity，FVC）的比率显示下降，则表明气流受限。相较于用一个固定的比率（0.70）来确定异常，正常下限（低于预测值的第五百分位数）是更好的诊断标准。$FEV1/FVC$ 的值会随着正常衰老而下降，因此尤其适用于老年人。根据美国国家第三次健康与营养调查（Third National Health and Nutrition Examination Survey，NHANES Ⅲ），在所有健康的不吸烟的老年人中，有 1/5 的人的 FEV_1/FVC 值高于 NHANES Ⅲ 水平，且 5% 的人的 FEV_1/FVC 值低于 70%[19]。对于气流阻塞较轻的患者（包括末梢神经主导的及小气道的）而言，FEV_1 及 FEV_1/FVC 的值可能较为保守，但是，相较于肺量图流量的正常形状，中间和末端用力呼气量（FEF 25%～75%，FEF 75%）的减少会导致呼气管道的凹形（图 48-1）。

多种方式均可用于测试可逆性气流受限或肺功能的过度变化[1]。呼吸量测定法可在短效支气管扩张剂（如 200～400μg 沙丁胺醇的吸入量）的实施前后（10～15min）进行。较用药前增加 20% 及以上，且绝对值增加 200ml 及以上，提示气道阻塞是可逆的。作为选择，患者可以学会使用简易手控设备，从而在接连几周里一天两次地测量并记录呼气气流峰值（peak expiratory flow，PEF）。在为期 2 周的观察中，只有每天 PEF 的昼夜差异性平均高于 10%，且经过 4 周的哮喘治疗后，PEF 增长超过 20%，才能证实肺功能的变化。

一些哮喘患者并没有肺功能变化或是可逆的气流阻塞的迹象，在这些患者中，对支气管高反应性（bronchial hyperresponsiveness，BHR）的测试是必要的，可证实哮喘的发病机制[1]。通过吸入乙酰甲胆碱、组胺、甘露醇、

高渗盐水或是通过过度通气激发等方法，可以在老年人中顺利地进行支气管激发试验。醋甲胆碱支气管激发是临床测试中最常用的方法，包括吸入更高浓度的醋甲胆碱，辅以定期的呼吸量测定。相较于醋甲胆碱固定浓度（如 <8mg/ml）的基线，实证检验中 FEV_1 会下降至少 20%。支气管高反应性（BHR）在老年患者中更为流行，独立于其他相关因素，如肺功能预计值、吸烟暴露量、特异反应性。与支气管高反应性相关的有呼吸道症状、肺功能衰减率，以及死亡率[20]。BHR 不是哮喘诊断的一种特定方法，但是在没有用抗炎症药物的情况下，阴性试验结果可以排除是哮喘引发的呼吸道症状。

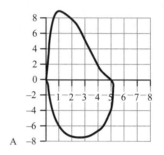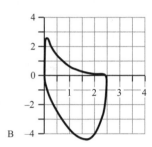

图 48-1　正常受试者的流速容量曲线（A）和气道阻塞患者的流速容量曲线（B）。

其他肺功能测试很少能诊断哮喘或是阻塞性肺疾病。肺容积可能显示肺过度充气（功能残气量增加）及气道陷闭[残气量（residual volume，RV）增加；余气量占总肺容量（total lung capacity，TLC）的比例增加]。弥散量和呼吸肌力度通常不会受到哮喘的影响。肺容量的测量、气流交换，以及呼吸肌力度可以很有效地评估呼吸状态，如评估间质性肺疾病患者在气体交换受损情况下的受限模式。

其他实验室检测

皮肤过敏原测试或血检特异性 IgE 能够评估特应性。特异性患者的全血细胞计数中嗜酸性粒细胞可能会增加。尽管特应性的存在会增加哮喘作为呼吸道症状病因的可能性，但它对哮喘并不敏感或特异。提高患者对过敏的意识，有助于患者避免接触过敏原。其他研究主要用于疑似的哮喘诊断，评估特应性的不同条件（框 48-1）。其中一些测试如胸部影像（胸片、胸部扫描），用于评估间质性肺疾病，而心电图、超声心动图则用来评断心脏病（如充血性心力衰竭）。基于现有的症状和迹象，需要进行更多的研究。

管理

GINA 描述了哮喘护理的长期目标（框 48-2）[1]。哮喘管控在老年患者群体和年轻患者群体中并无不同。致力于控制哮喘症状的管控手段同样适用于预防哮喘恶化。由于测试进行的困难性，包括基于气道炎症的无创

测量,治疗的调整哮喘管控的可选择性手段并非适合主要的护理阶段。很多国内外哮喘指南建议,在专门的哮喘护理中心管理中、重度哮喘时,诱导的痰细胞计数,特别是嗜酸性粒细胞,可用于滴定抗炎药物。这种测量十分简易,由于哮喘管控检查缺乏特异性,一些指引不建议将呼出气一氧化氮的分级浓缩作为气道炎症的非侵入性标记[1,21]。

对哮喘的控制、未来恶化风险及肺功能丧失的定期评估对哮喘的控制是至关重要的。临床上,可通过询问患者的症状及对急救药物的需求来评估对哮喘的控制。GINA 提供了 4 种简单的临床询问,用于确定前 4 周内哮喘症状控制的水平(表 48-2)。为了评估患者的哮喘控制水平,国内其他指南的建议包括,询问患者如耽误工时(或学时)的问题、恶化频率、利用 PEF 值监控肺功能,以及患者常规最佳值相关的呼吸量测定[21]。除哮喘监控不力之外,哮喘恶化的风险因素还包括近期病史或是严重(如必须进行重症监护或插管法治疗)恶化、肺功能基线过低、吸入性糖皮质激素 (inhaled corticosteroid, ICS) 治疗不足、共病(包括肥胖症、烟瘾、变应性敏化),以及社会心理状况不佳[1]。

框 48-2 哮喘治疗目标的全球倡议

控制哮喘症状
维持正常活动水平
实现恶化风险的最小化
实现肺功能丧失最小化
实现治疗副作用的最小化

表 48-2 哮喘症状控制效果评估的全球倡议

患者在过去 4 周的	反馈	
日间哮喘发作的次数多于每周两次吗?	是___	否___
夜间睡觉时会因哮喘而醒来吗?	是___	否___
一周需要摄入两次缓解性药物吗?	是___	否___
会因哮喘而受到活动限制吗?	是___	否___
哮喘病情控制水平	回答"是"的总次数	
控制良好	无	
部分得到控制	1~2	
控制不佳	3~4	

临床上,比评估患者哮喘控制情况挑战更大的是评估其严重程度。在初始评估中这种判定无法完成,也就是说,哮喘严重程度的判定需经历数月回顾性地评估才能完成,且需在克服其他阻碍(如共病、依从性、吸入技术)的情况下,以实现症状管控所需的药物负担为基准。对症状控制的水平而言,哮喘严重程度可能会随时间而波动。然而,哮喘管控的决定以哮喘治疗的目标为准,而非病情严重程度(框 48-2)。

GINA 建议用阶段性治疗进行哮喘管控,结合非药物治疗和药物治疗,辅以基于临床评估和治疗反馈而进行调整。哮喘患者应当积极参与到治疗过程中,了解自身的病情和疗法,并且应在医护人员的指导下提高自身的意识。与医护人员之间的良好沟通与合作是十分必要的。对患者进行协作性自我管控教育,通过一位经验丰富的呼吸系统专家的指导,为患者提供相应的知识、技能、自我效能,从而达到最好的临床治疗效果。整个项目最关键的部分便是拟定行动计划,用于识别和自我管控哮喘的恶化、环境监控、诱因识别和避免、选择合适的吸入技术、控制监管(病症±PEF),以及对疾病和治疗药物的认识[1,21,22]。相对于普通的护理,自我管理教育显示出更高的优越性,如住院次数减少[相对危险系数(relative risk,RR),0.64;95%置信区间(confidence interval,CI),0.50~0.82]、急诊室入住次数减少(RR,0.82;95%CI,0.73~0.94)、不定期的医生查房次数减少(RR,0.86;95%CI,0.56~0.81)、误工或误学时间减少(RR,0.79;95%CI,0.67~0.93),以及夜间哮喘发作减缓(RR,0.67;95%CI,0.56~0.79)[23]。

哮喘药物分为如下几类:缓解病情类、控制类,以及辅助治疗类。缓解病情的药物,如快速缓解哮喘症状的速效支气管扩张药,均应置于患者触手可及的位置。在控制哮喘病情时,只需小剂量 ICS(用于控制病情的药物)的患者应当使用短效 β$_2$-肾上腺素能激动剂(short-acting β$_2$-agonist,SABA)以缓解症状(图 48-2,步骤 1~2)。对于需要 ICS 及附加药物[如长效 β$_2$-肾上腺素能激动剂(long-acting β$_2$-agonist,LABA)]的病情严重的患者在控制哮喘病情(图 48-2,步骤 3~5)时,有选择使用快效药 LABA(如福莫特罗)的权利。由此,在缺少分离的 SABA 吸入剂来缓解病情的情况下,选择使用吸入剂 ICS/LABA 用于稳定并缓解病情(SMART)[1,21]。

ICS 是主要的控制类药物,在治疗气流阻塞特征的哮喘中至关重要。定期使用 ICS 会达到更好的控制效果,增强肺功能,提高患者的身体健康指数,降低恶化的可能性,以及降低哮喘患者的死亡率。有多种 ICS 可用;GINA 和其他指南通过将每种 ICS 的剂量范围分类为低、中和高来提供指导[1,21,22]。在完成为期 3 个月的初始控制后,应使用低剂量的 ICS 维持药效。这可以将长期 ICS 使用的风险最小化,包括局部的(如口咽念珠菌病、言语障碍)和系统的(如瘀斑、骨质疏松症、白内障、下丘脑-垂体-肾上腺轴的抑制)副作用。为了进一步减小 ICS 潜在的副作用,患者应当被教授吸入剂的正确使用方法。例如,压力定量吸入剂应当和喷雾罐或储物罐一同使用,且在药物吸入之后,吸口应清洗干净。

白三烯受体拮抗剂(leukotriene receptor antagonist,LTRA)属于口服控制哮喘的抗炎药物。在哮喘的控制方面,LTRA 的药效弱于 ICS,但是当患者无法承受或是拒绝使用 ICS 药物的时候,LTRA 是可供参考的选择。

当小剂量的 ICS（图 48-2，步骤 3、4、5）无法成功控制哮喘时，尤其是在哮喘患者还伴有过敏性鼻窦炎时，也可将 LTRA 作为辅助药物。

对于老年哮喘患者而言，首选的辅助药物是 LABA，通常 LABA 和 ICS 混合使用。ICS/LABA 的混合吸入剂增强了依从性，降低了 LABA 单一疗法治疗哮喘导致哮

喘患者死亡率上升的风险[24]，且易导致 ICS 和 LABA 在单独使用时的过度摄入。茶碱是另一类口服的辅助性支气管扩张治疗药物。由于需要监测血清药物水平，药物之间潜在的互相作用，以及强烈的副作用，如胃肠食物不耐受症、心律失常、痉挛等，因此，茶碱在老年哮喘患者的治疗中作用有限。奥马珠单抗是一种单克隆的抗

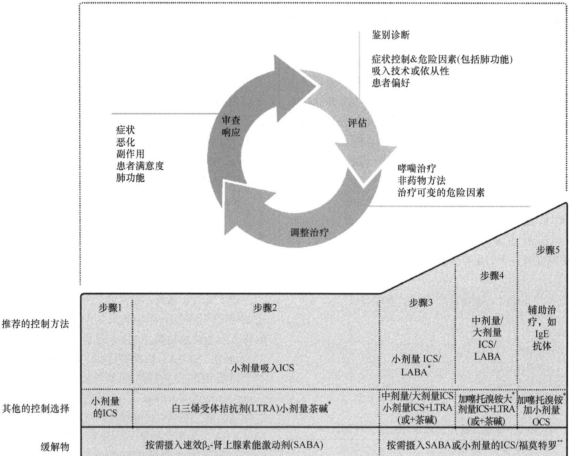

	步骤1	步骤2	步骤3	步骤4	步骤5
推荐的控制方法		小剂量吸入ICS	小剂量 ICS/LABA*	中剂量/大剂量 ICS/LABA	辅助治疗，如 IgE抗体
其他的控制选择	小剂量的ICS	白三烯受体拮抗剂(LTRA)小剂量茶碱*	中剂量/大剂量ICS 小剂量ICS+LTRA (或+茶碱)	加噻托溴铵*大剂量ICS+LTRA (或+茶碱)	加噻托溴铵* 加小剂量OCS
缓解物		按需摄入速效β2-肾上腺素能激动剂(SABA)	按需摄入SABA或小剂量的ICS/福莫特罗**		

记住…
- 提供自我管理教育(自我监控、写治疗计划和规律总结)
- 治疗可变的危险因素和并发症，如抽烟、肥胖症、焦虑症等
- 关于非药物疗法策略的建议，如进行身体活动、减肥，以及避免接触致敏物质
- 如果出现无法控制的症状，病情恶化或危险，那么请考虑增大治疗强度，但是要首先确认诊断结果、吸入技术及依从性
- 如果病症得到了长达3个月的良好控制+恶化风险很小，那么请考虑降级治疗强度。不建议停止使用ICS

ICS. 吸入皮质类固醇；LABA. 长效β2-肾上腺素能激动剂；med. 中剂量；OCS. 口服糖皮质激素；anti-IgE. 抗免疫球蛋白的电子疗法；SABA. 速效β2-肾上腺素能激动剂。

如框3-6所示，ICS分为小、中、大三种剂量，患者群体为成年人、青少年及6～11岁的儿童。

*对于6～11岁的儿童而言，不推荐使用茶碱，偏好选择步骤3中剂量ICS的疗法。

**对于规定使用小剂量的布地奈德/福莫特罗或小剂量的倍氯米松/福莫特罗以维持治疗和缓解病情的患者而言，福莫特罗是很好的缓解药物。

#针对有恶化病史的患者，噻托溴铵软雾吸入剂是一种辅助疗法，但并不适用于18岁以下的人群。

如第3章D节为：运动诱发性哮喘的治疗

图 48-2 全球哮喘防治倡议（GINA）的诊疗建议采用递增性治疗策略。（Global Strategy for Asthma Management and Prevention 2015，© Global Initiative for Asthma [GINA] all rights reserved。可以于 http://www.ginasthma.org 获取）

过敏免疫球蛋白抗体，主要用于治疗中度至重度的变应性哮喘。基于总 IgE 的水平和体重确定给药方案，这种抗体每 2～4 周通过皮下注射到患者体内。对于极少数患有重度哮喘且控制不良的患者而言，需要用口服激素（如强的松）进行慢性辅助治疗。在系统皮质类固醇激素的慢性治疗下，潜藏着很多副作用，包括骨质疏松症、糖尿病、白内障、肌病和感染的易感性增加。在抑制中度哮喘急性恶化到重度哮喘的过程中，使用系统皮质类固醇激素是最有效的治疗手段。对于哮喘病情加重且控制不良的患者而言，在使用 ICS/LABA 及 LTRA 之外的辅助治疗时，应当遵循哮喘治疗专家的指导。

对于重度哮喘且病情控制不良的患者而言，除了将药物疗法效果最大化并注重非药物治疗之外，支气管热传导治疗也是一种可行的疗法。支气管热传导治疗是一种通过光纤支气管镜进行干预的疗法，被证实有助于降低重度哮喘发作的频率及患者进入急救室的频率[25]。支气管热传导治疗的长期效益还未能被证实，毕竟这个疗法并非广泛普及，也没有在老年患者群体中得到验证。

治疗老年哮喘患者时，应考虑一些特殊情况。多样化的并发症可能会造成诊断困难并且影响疗法选择。治疗并发症的时候需要一些药物，而这些药物很可能是哮喘患者忌服，甚至是会恶化哮喘病情的药物，如治疗缺血性心脏病需要的 β-受体阻滞剂。衰弱和认知障碍可能导致吸入药剂时的不恰当行为，还可能导致药效甚微。复杂的治疗方案和多重用药会导致较差的依从性。认知障碍可能导致对哮喘症状的认识不足，且可能限制患者自我管理教育策略的效果。尽管哮喘患者面临许多挑战，但 TENOR 研究显示，相较于年轻哮喘患者，老年哮喘患者使用较少的医疗资源和拥有更高的生活品质，但是肺功能更差[14]。若是得到良好的管控，老年哮喘患者的病情会得到好转。

老年人的慢性阻塞性肺疾病

介绍

慢性阻塞性肺疾病（COPD）是全球成年人发病的一种主要疾病，也是造成该群体死亡的第四大原因[3]。吸烟是引发 COPD 的主要危险因素。2015 年 GOLD 的报告将这种慢性肺疾病定义为"一种可预防可治疗的疾病，以持续性气流受限为特征，呈进行性进展，与气道和肺组织对有害气体或颗粒的异常慢性炎症反应有关"。急性发作和并发症会使个别患者病情更加严重[2]。该定义强调了 COPD 的几个重要特征。

● "可治疗和可预防"，尽管 COPD 具有进行的、不可逆性的特质，但 COPD 患者仍有痊愈的可能性。通过治疗可以在病情发展的不同阶段给予及时的控制。通

过一级预防和二级预防（如戒烟），仍有希望改变 COPD 的自然病程。

● "慢性炎症反应……有毒颗粒"，强调了吸烟在致病方面的重要性。虽然炎症 COPD 不同于哮喘，但这是一种能影响气管和肺实质的疾病。

● 并发症导致病情恶化，突显出一种日益增长的认识——COPD 不仅仅是一种肺疾病，因此成功的管理需要识别和治疗 COPD 患者中经常共存的多种疾病。

不再提及任何以往的 COPD 定义相关的诊断术语，这些定义要么基于慢性、排痰性咳嗽的症状（即慢性支气管炎），要么基于解剖变化（即肺气肿），这反映了 COPD 的定义向在临床实践和研究中易于实施的更具有功能性的定义转变。

流行病学

研究表明，各国 COPD 患病率呈差别较大，40 岁以上成年人的患病率预计为 4%～20%。这种变化可能反映了 COPD 研究方法和定义、人群年龄、研究人群风险因素暴露的差异。阻塞性肺疾病负担（BOLD）是一项基于人群的研究，其中来自于各个国家（38 个国家已经完成，或者 2015 年还在进行之中）的参与者完成了标准化问卷和高质量的支气管舒张后肺量测定，以便研究者评估 COPD 的患病率、风险因素和社会经济负担[26]。严格采样和评估发现，管理数据库或人口调查生成的患病率统计数据并不符合实际情况。例如，基于 BOLD 方法，在加拿大阻塞性肺疾病研究中，COPD 的整体患病率为 11.6%（95% CI，9.9～13.3），比加拿大统计局以往的社区健康调查报告中的患病率高 2～3 倍[27]。在疾病进展到晚期前，COPD 通常诊断不出来；因此，依赖于医生自述但缺乏对肺功能客观衡量的调查通常会低估患病率。

正如许多其他慢性疾病一样，年龄是 COPD 的主要危险因素。拉丁美洲阻塞性肺疾病调查项目（Latin American Project for the Investigation of Obstructive Lung Disease，PLATINO）报告显示，在 5 个主要的拉丁美洲城市，COPD 的患病率随着年龄的增加而增加；在 40～49 岁的成年人中，患病率为 2.2%～8.4%；在 50～59 岁的成年人中，患病率为 4.5%～16.2%；在 60 岁及以上成年人中，患病率为 18.4%～30.3%[28]。同样地，在澳大利亚，BOLD 研究报告显示，在 40～54 岁年龄段，不可完全逆转的气道阻塞（如 COPD）的发生随着年龄的增长而增加，比例为 6.0%；在 55～74 岁年龄段，比例为 16.6%；在 75 岁及以上年龄段，比例为 40.0%。在澳大利亚研究中，在青中年组，男女的 COPD 患病率接近，但老年组男性的患病率远远高于女性；相比之下，在 PLATINO 研究中，在所有年龄段，男性的患病人数均高于女性。

吸烟是 COPD 的主要危险因素。全球烟草流行是惊人的，每年估计有 100 万人死于与吸烟有关的 COPD，

预计这一数字将继续上升[30]。这造成了 COPD 的诊断不足和诊断延迟。COPD 在全球范围内的患病率反映了过去数十年的吸烟率，尤其是在发达国家，而在这些国家，由其他有毒物质吸入而引起 COPD 的情况比较少见。由于吸烟率上升和人口老龄化的影响，预计 COPD 的全球患病率在未来几十年内将继续上升，尤其是在亚洲和非洲地区。

COPD 相关的发病率和医疗卫生费用随着年龄增长和并发症的出现而上升。全球疾病负担研究报告了慢性疾病（包括 COPD）的负担，其依据是早死而引起的生命损失年和失能引起的生活损失年（即失能调整寿命年）[31]。1990 年，COPD 是全球失能调整寿命年减少的第十二大病因，预计到 2030 年将成为第七大病因[31,32]。就死亡率而言，COPD 在 1990 年是全球第六大死因，预计到 2030 年将成为第四大死因[31,32]。预期的全球死亡率上升主要是女性及不发达国家 COPD 患病率上升导致的。

COPD 造成了巨大的经济负担，而且在继续增长。2008 年，美国与 COPD 有关的年度直接开支为 295 亿美元，间接开支为 204 亿美元。因急性 COPD 加重而住院的患者的花费在直接医疗护理总费用中占比最大，而且随着疾病的严重程度增加而增加[33]。在加拿大，急性 COPD 加重是成年人非卧床护理慢性疾病中的头号住院病因[34]。与不患有 COPD 的患者相比，COPD 患者的年龄校正死亡率更高，住院时间也更长。

病理生理学

COPD 是一种由大小气道、肺实质和肺脉管炎症、纤维化和破坏引起的慢性肺疾病。长期接触或吸入毒性物质引起的炎症反应在停止接触后（如停止吸烟后）可持续很长时间。COPD 的炎症反应类型与哮喘不同，主要炎症细胞为 CD8+ T 淋巴细胞、中性粒细胞和巨噬细胞[35]。通过其他炎性细胞的趋势和促炎细胞因子及生长因子的释放，这些炎症细胞会释放各种放大炎症反应的介质。COPD 患者容易出现蛋白酶（如弹性蛋白酶）和抗蛋白酶（如 α1-抗胰蛋白酶）以及氧化物和抗氧化物之间的失衡，这可能会造成炎症、纤维化和组织破坏[35]。

COPD 的最早病理变化被认为是直径小于 2mm 的小气道炎症（如支气管炎）[36,37]。由于小气道对标准肺功能检查（如肺量测定）评估的呼气气流的整体阻力仅有很小的作用，临床上通常未记载和检测出这些变化。在大气道中，黏液腺肥大、黏液分泌过多、上皮变化和黏液纤毛功能障碍会导致黏液清除不良、排痰性咳嗽频率增加（如慢性支气管炎）和支气管感染风险增加。肺泡壁的破坏会导致细支气管远端的气道扩大（如肺气肿）。肺实质至气道（来源于肺气肿）损失导致的弹性回缩下降会进一步导致小气道狭窄和坍塌。随着呼气气流进一步限制，空气会被限制在小气道远端，导致肺过度充气和空气滞积。

血管损伤，尤其是小肌肉肺动脉，血管改变、呼气气流限制和肺气肿的同时出现会导致显著的通气/血流比值（V/Q）异常[39]。临床上，随着 COPD 的进展，V/Q 异常表现为肺功能检查中弥散量的下降及动脉血气的异常（如血氧不足和/或高碳酸血症）。在疾病晚期可能会形成肺心病和肺动脉高压[35]。

肺功能丧失发生在正常衰老的肺部，与无破坏的肺泡扩张引起的 COPD 观察到的情况类似，也就是所谓的老年性肺气肿。老年化特征包括表观遗传因素、蛋白质内稳态丧失、线粒体功能障碍、衰老和适应性免疫反应改变[40]，将导致与年龄相关的 COPD 病理变化与进展。

COPD 还具有肺外的全身表现（框 48-3）。系统性炎症、慢性血氧不足、营养不良、药物毒性作用、体能活动不足、社会孤立及共同的危险因素（如吸烟）都会引起 COPD 全身表现。即使是临床上病情稳定的患者，血液系统性炎性标志物水平也会升高，包括 C 反应蛋白、纤维蛋白原、肿瘤坏死因子 α（TNF-α）和 IL-6[35]。营养不良在中重度 COPD 患者中常见，也是一个独立的死亡风险因素。脂肪质量和非脂肪质量较减少；人们认为，体重减轻，尤其是骨骼肌组织损失，与促炎性细胞因子（IL-6 和 TNF-α）的上升有关[42]。COPD 患者中也会出现静息能量消耗的上升，这会导致能量负平衡，可通过补充营养并搭配运动训练计划逆转。

慢性阻塞性肺疾病的急性加重

COPD 缓慢的渐进病程可能会被与症状恶化有关的急性事件所替代，这称为 COPD 急性加重（acute exacerbation of chronic obstructive pulmonary disease，AECOPD）。AECOPD 的典型症状会至少持续 2 天，其中包括呼吸困难加重和痰液变化（即痰量、脓液和/或黏度）[43]。其他可能的症状包括喘息和咳嗽增加、上呼吸道感染症状、发热、呼吸急促、心跳过速、肺功能恶化、系统性炎性标志物增加。对临床试验和流行病学研究而言，AECOPD 的操作性定义通常需要个体识别该事件，并自行或在专业医疗人员的指导下调整平常的 COPD 管理。然而，在一些队列研究中，被试者记录了日常症状日志和肺功能，很显然多达 50% 的 AECOPD 事件没有被报告和处理，对结局有负面影响。AECOPD 事件的严重程度可划分为轻度（未报告或不需要新药物）、中度（基于门诊进行管理，增加抗生素和/或全身用糖皮质激素）、重度（导致住院）[2]。病毒性或细菌性呼吸道感染或接触空气污染物通常会加快这些事件的发生。AECOPD 事件与肺功能加速减退和与健康有关的生活质量、死亡率的上升、医疗保健资源消耗的增加相关[45]。COPD 治疗总费用中多达 50% 用于需要住院的 AECOPD 事件的治疗[33]。已经发表了关于 AECOPD 事件预防和管理的循证建议[2,45]。

诊断

COPD 的临床诊断取决于是否存在风险因素、典型症状和体征的明确，以及通过肺量测定对不可完全逆转的气道阻塞[即使用支气管扩张剂后每秒用力呼气量（FEV_1）与用力肺活量（FVC）比值的下降]的确认。COPD 的风险因素应追溯病史，其中包括年龄、毒性吸入物质（即香烟烟雾、职业烟尘）的接触及 COPD 家族史。COPD 的典型症状包括呼吸困难、运动受限、咳嗽、排痰、喘息、频繁或严重的呼吸道感染。在诊断 COPD 的目标病例时发现，诊断工具（如加拿大肺部健康测试）中结合了这些病史因素（框 48-4）[46]。

气流阻塞和过度充气的相关物理检查灵敏度较低，尤其是轻度疾病[47]。气流阻塞会导致用力呼吸时间延长、呼吸音呼气相延长和胸腔听诊时喘息。过度充气的体征包括环甲胸骨切迹长度的缩短、胸腔前后径增加（如桶状胸）、叩诊过清音和听诊呼吸音强度减弱。在存在风险因素和典型 COPD 症状的个体患者中，COPD 体征的缺失不应阻碍临床医生安排用于确诊的肺量测定。在晚期疾病中，COPD 全身表现和并发症的征兆（如周围肌肉萎缩及右侧心脏衰竭征兆）可能会非常明显。

肺功能测试和其他实验室检测

与哮喘一样，肺功能测定是 COPD 诊断中必不可少的检查。应在采用短效支气管扩张剂前后进行肺量测定。使用支气管扩张剂后 FEV_1/FVC 值的下降可确证存在无不完全逆转的气道阻塞。该比例应采用 95% 的置信区间而非固定比值（如<0.70）来定义正常下限值，这一点

非常重要，否则，气道阻塞会被过度诊断，尤其是在老年患者中。第一项肺健康研究表明，存在可逆转的肺量测定是 COPD 中常见的现象，但仅仅这一指标并不意味着确诊哮喘，或用于预测肺功能未来损失率[48]。

其他肺功能检查的结果可全面地描述 COPD 个体患者的特征。肺活量可显示过度充气（即功能余气量增加）和空气滞积（即 RV 和 RV/TLC 值的增加）存在的证据。通常肺弥散功能会降低，尤其是在肺气肿 COPD 表型中。动脉血气异常可能在晚期疾病中非常明显；在有并发症存在的情况下，严重的血氧不足和高碳酸血症仅发生在 COPD 的严重气道阻塞期（如预计 FEV_1<50%）。

现场和实验室运动耐量检查可用于量化运动受限的严重程度及对 COPD 疗法的应答。6min 步行试验是一种简单易行的现场检查，无须昂贵的实验室设备，即可提供额外的临床信息（如用力氧气饱和度下降、运动期间症状轨迹）和诊断信息[49]。基于实验室的心肺运动试验还对最大摄氧量进行了客观地评估，可检测出动态过度充气的存在[49]。

胸部 X 线片可提供过度充气的证据，其中包括膈肌低平、胸骨后气道扩张和双肺超射线透射性。CT 在 COPD 患者诊断中很少采用，但对于肺气肿和慢性支气管炎（在较小的范围内）的检查而言，其灵敏度高于平扫射线片[50]。胸部影像对于 COPD（如充血性心力衰竭）的鉴别诊断或合并疾病（如肺癌、支气管扩张）的评估价值最大。

管理

一旦确诊为 COPD，对其的管理目标就应包括减缓疾病进展、缓解症状、改善运动耐量、预防和治疗病情恶化，以改善患者的健康状况并降低死亡率[46]。COPD 患者之间的良好沟通、非正式护理人员及医疗护理专业人员对于确立个体患者护理目标是必不可少的。根据疾病严重程度的不同，综合非药物和药物分步治疗可达到这些目标。

COPD 疾病严重程度是通过失能程度、COPD 相关症状的负担、气道阻塞程度及急性加重的频率和严重程度的评估来确定的[2,46]。利用医学研究委员会（Medical Research Council）呼吸急促量表可简单地评估呼吸困难和运动不耐受，评分为 1（无限制）～5 分（穿衣/脱衣时呼吸急促，或导致患者无法离家）[51]。可利用 COPD 评估测试评分的 8 项内容来评估整体症状负担[52]。通过肺量测定测得的 FEV 1%用于将气道阻塞的严重程度分为轻度（>80%预测值）、中度（>50%～<80%预测值）、严重（>30%～<50%预测值）或非常严重（<30%预测值）[2]。COPD 预后与综合评分中采用的一系列因素有关，最著名的是 BODE 指数，即用于评估营养状况的身体质量指数；利用 FEV_1 预测值评估的阻塞程度；利用经修正的医学研究委员会呼吸困难量表评估的呼吸困

难，以及利用 6min 步行试验测得的步行距离评估的运动能力[41]。

理想情况下，所有的 COPD 患者都应该成为个人护理的协作伙伴。训练有素的呼吸科教员提供的 COPD 自我管理教育为患者提供了相关的知识、技能和自我效能感，以此获得最佳的临床效果。与 COPD 共同良好生活（http://www.livingwellwithcopd.com/）作为 COPD 自我管理计划的组成部分，包括一份书面行动计划，以达到识别和自我管理急性加重、学习适当的吸入器方法、养成健康的生活方式，以及更好地了解这一疾病和相关治疗的目的。与常规治疗相比，COPD 成年患者中的自我管理教育已被证明可显著减少由 COPD 引起的住院（减少39.8%）、急诊（减少 41.0%）和计划外就医（减少 58.9%），同时可以改善与健康相关的生活质量[53,54]。然而，值得注意的是，其他研究出现了不一致的结果。在美国，20家退伍军人医院门诊进行了一项旨在降低 COPD 住院风险的综合护理管理计划研究，但由于出现了意料之外的超额死亡并且住院率并未下降，安全监管委员会不得不提前终止了该研究[55]。

对于已经确诊的 COPD，戒烟是减缓疾病进展必不可少的一项二级预防措施。肺健康研究表明，完全戒烟对于最大限度地延缓与吸烟有关的肺功能加速丧失是必要的，而这种加速是 COPD 所特有的[56]。美国公共卫生署（U.S. Public Health Service）提出的关于烟草使用和成瘾的临床实践指南建议，即使是短暂的来自个体、小组和电话的戒烟劝解也是有效的[57]。然而，并无证据显示催眠或针灸等戒烟干预措施可以带来益处。相比之下，一些药物治疗在临床试验中已被证明同时结合戒烟劝解可提高戒烟率。目前，可用的治疗方案包括各种路径的尼古丁替代治疗（即皮肤药贴、口香糖和吸入器）、使用抗抑郁药丁胺苯丙酮及瓦伦尼克林（一种烟酰胺乙酰胆碱受体部分激动剂）[57]。

美国胸科协会（American Thoracic Society）和欧洲胸科协会（European Thoracic Society）将肺康复定义为一种基于彻底的患者评估及后续采用患者个性化疗法的综合干预，这些疗法包括但不限于旨在改善慢性呼吸疾病患者的生理心理状况并促使长期坚持健康改善行为的运动训练、教育和行为改变[58]。肺康复内容包括有氧和力量运动训练、行为变化和协作式自我管理教育、营养和一个多学科医疗团队提供的社会心理支持。可在医院、社区或家庭环境下进行有效的肺康复。通常情况下，参与者以小组形式参加锻炼和教育课程，每周 2～5 次，持续 6～12 周。有些计划还为肺康复毕业生提供了持续的维持课程。多项随机临床试验明确显示，当加入 COPD 常规护理时，肺康复可改善呼吸困难、运动耐量和与健康相关的生活质量，同时可以减少焦虑和抑郁[38,59]。肺康复也已被证明可缩减最近（不超过 4 周）出现 COPD 急性加重的患者的住院天数和死亡率[60]。

药物治疗

支气管扩张剂是用于缓解老年 COPD 患者症状的主要药物。支气管扩张剂可减少气流阻塞、过度充气和空气滞积。由此导致的呼吸困难的减轻以及运动耐量的改善转化成了与健康相关的生活质量的改善。吸入长效支气管扩张剂也可以减少 AECOPD 的频率。然而，并没有证据表明支气管扩张剂会减缓老年 COPD 患者肺功能丧失的速度[2]。市面上有 3 类支气管扩张剂：吸入性 β_2-受体激动剂、吸入性抗胆碱能类（或抗毒蕈碱类）和茶碱类。与哮喘一样，茶碱是一类弱支气管扩张剂，由于经常出现严重的副作用、药物相互作用及需要监控血液水平，对于老年患者的作用较为有限。

吸入是支气管扩张剂的首选方法，但为了确保最优的药效，注意选择给药装置和适当的吸入器技术是十分必要的，尤其是老年患者。可通过各种装置吸入药物，包括加压定量雾化吸入器，使用时最好加上垫片或阀门保持室；呼吸输送干粉吸入器；喷雾器。两类吸入性支气管扩张剂、β_2-受体激动剂和抗胆碱能类这两类吸入型支气管扩张剂均有短效（即 4～6h）和长效（即 12～24h）两种药物。联合使用两类吸入性支气管扩张剂时，可见到对肺功能改善的叠加效应。

吸入支气管扩张剂通常有很好的耐受性。吸入性 β_2-激动剂的不良反应可能包括震颤（尤其是老年患者）、窦性心动过速和其他心律失常、坐立不安、低钾血症和轻度血氧不足。吸入性抗胆碱能类典型的副作用包括口干、口中金属味、青光眼（如果药物直接进入眼睛）、快速心律失常，在少数情况下会出现前列腺症状。

与哮喘不同，ICS 并不能单独用于治疗 COPD。ICS 对于 COPD 中的肺功能衰退速度并没有影响[2]。治疗 COPD 时，ICS 需要与长效 β_2-受体激动剂联用；ICS 与长效 β_2-受体激动剂联用被证明可改善肺功能、症状、运动耐量及与健康相关的生活质量，同时降低发生 COPD 急性加重的频率[2]。使用长效 ICS 的风险包括局部（如口咽部念珠菌症、发音困难）和全身性（如瘀斑、骨质疏松症、白内障、下丘脑-垂体轴抑制、肺炎）不良反应。

许多非吸入性药物治疗的目的可能是降低后期 COPD 加重风险，而不是缓解症状。所有无禁忌证的 COPD 患者都应每年接种流感疫苗[45]。应注射肺炎球菌疫苗，但与流感疫苗相比，缺乏此种疫苗降低 COPD 加重事件次数的证据[45]。尽管采用了优化的吸入性维持用药，却仍然出现频繁的 COPD 加重事件的 COPD 患者可能会从额外的口服药物中受益。

通过每日口服一次药物（如罗氟司特）选择性抑制磷酸二酯酶-4 被证明可减少中重度 COPD 患者发生 COPD 急性加重事件的次数。非选择性磷酸二酯酶抑制剂（即茶碱）不同，不良反应较少，但其中包括胃肠道不耐受和体重下降[45]。人们研究了大环内酯物抗生素这种 COPD 慢性调节药物，结果显示，该药物可减少发生 COPD 急性加重事件的次数。然而，对于这类 COPD 口服治疗药物，患者选择标准及长期安全性和有效性并不确定。存在与可能出现的耐抗生素微生物和不良反应有关的问题包括 QT 间期延长和听力损失。黏液溶解药（如 N-乙酰半胱氨酸、羧甲司坦）被证明可降低 COPD 急性加重的风险，而且不良反应较少。值得注意的是，他汀类药物并不能有效地降低 COPD 急性加重的风险；然而，由于心血管风险因素的存在，许多 COPD 患者满足这类药物的治疗标准。中重度 COPD 急性加重的急性管理显示，口服糖皮质激素的慢性使用对于 COPD 治疗并无作用[2,45]。

重度 α_1-抗胰蛋白酶缺乏是肺气肿和 COPD 的一种罕见遗传病因，这是由蛋白酶（如肺中性粒细胞弹性蛋白酶）和抗蛋白酶（如 α_1-抗胰蛋白酶）之间的失衡引起的。有低等级证据表明，每周静脉内增强治疗可降低死亡率，保留计算机断层扫描的肺密度，降低肺功能下降率[61]。然而，这种疗法非常昂贵，难以大范围推广。

长期氧疗法适用于 COPD 中慢性血氧不足的治疗。两项随机临床试验显示，每天至少采用氧疗法 15h 可降低死亡率，证实了长期氧疗法的益处[62,63]。长期氧疗法的标准基于临床上稳定的患者个体的室内动脉血气结果，如果结果显示动脉氧分压（PaO_2）小于 55mmHg，氧饱和度小于 88%，或者 PaO_2 为 55～59mmHg，提示存在患有肺心病或红细胞增多症的证据[2]。

呼吸困难是 COPD 的主要症状。尽管给予了最优的非药物和药物管理，一些 COPD 患者仍然会出现持续、严重、对生活质量造成不良影响的呼吸困难。加拿大胸科学会发表了一项临床实践指南，建议采用"呼吸困难阶梯"，一种 COPD 患者呼吸困难治疗的综合性逐步法[64]。在梯级的顶部，长效和短效阿片样药物适用于 COPD 中其他非药物和药物疗法难以治愈的严重呼吸困难的治疗。加拿大胸科协会就阿片类药物的剂量和潜在的不良反应的管理提出了一些操作规程[64]。

慢性阻塞性肺疾病手术

对于严重的 COPD 的姑息管理，人们研究了各种不同的手术干预。肺减容术（lung volume reduction surgery，LVRS）涉及肺气肿区域的切除，可改善其余正常肺部的功能和力学特性。肺气肿治疗试验显示，在肺康复后，肺减容术较常规治疗可改善主要影响肺上叶的异质性肺气肿，以及基线运动能力较低的被试者亚组的死亡率[65]。通过置入支气管内活瓣施行的支气管镜肺减容术已经成为肺减容术的替代手段。支气管镜肺减容术被证明可诱发肺功能、功能运动能力和与健康相关的生活质量的细微变化[66]。

框 48-5 慢性阻塞性肺疾病（COPD）的不良预后因素

重度气道阻塞
运动耐受性差
严重呼吸困难
营养不良
需要进行长期氧疗法
肺动脉高压
频繁或严重地急性发作

当肺大泡占据了胸一半及以上且挤压到了正常肺组织的时候，可考虑进行肺大泡切除术，即切除肺大泡的手术[67]。肺移植最常见的适应证就是 COPD。需要进行肺移植的潜在人群有：COPD 患者、预后不良（如 BODE 指数）且重度气道阻塞或是换气不畅的患者、COPD 急性加重期的急性血碳酸过剩患者，以及肺动脉高血压患者。年龄过大不再是肺移植的绝对禁忌，然而，当肺移植手术的受众年龄大于 65 岁时，其存活率更低，这可能是由并发症导致的[68]。

晚期治疗方案

晚期慢性 COPD 患者的健康相关生活质量比肺癌患者低，接受医疗保健系统的支持较少[69]。在所有衰弱分级中，COPD 均使预后恶化[70]。过重的症状负担、社交隔离、害怕被抛弃、情感和经济压力，以及对最终结果的不确定，这些压力使得晚期 COPD 患者和看护者沉重得无法喘息。相对于患有肺癌的人群，衰弱且患有 COPD 的老年人在疾病陈述过程中，对依赖的恐惧大于对死亡的恐惧[71]。通过研究整合医疗的创新模式，以解决晚期 COPD 患者关于生存和死亡而未满足的需求[72]。整合医疗模型中最关键的部分在于及时且持续地沟通，用于确认患者的价值取向和治疗偏好，从而更好地选择能做出决定的知情代理人，并延长患者的病期甚至是提高患者直到生命终结时的护理效果。所有的 COPD 患者，尤其是晚期及显示预后不良的患者（框 48-5）[46]，应被授予这样的权利和机会，参与讨论并制定晚期治疗方案。

关键点

● 哮喘和慢性阻塞性肺疾病（COPD）是老年人常见的发病率和死亡率较高的疾病。
● 认识到炎症在哮喘和 COPD 发病机制中的作用，对这两种疾病的治疗都十分重要。
● COPD 是一种与肺外表现和全身性炎症反应相关的全身性疾病。
● 老年人呼吸道疾病的症状和体征可能是非特异性的，并且与该年龄组的其他常见疾病有相当程度的重叠。
● 全球哮喘防治倡议（GINA）和慢性阻塞性肺疾病全

球倡议（GOLD）是老年人哮喘和 COPD 管理中的宝贵资源。

（侯文丽　译，孔　俭　审）

完整的参考文献列表，请扫二维码。

主要参考文献

1. Global Initiative for Asthma: Global strategy for asthma management and prevention 2014. http://www.ginasthma.org. Accessed March 16, 2015.

2. Global Initiative for Chronic Obstructive Lung Disease (GOLD): Global strategy for the diagnosis, management and prevention of COPD, 2015. http://www.goldcopd.org. Accessed March 24, 2015.

8. Yáñez A, Cho S-H, Soriano JB, et al: Asthma in the elderly: what we know and what we have yet to know. World Allergy Organ J 7:8, 2014.

10. Tsai CL, Lee WY, Hanania NA, et al: Age-related differences in clinical outcomes for acute asthma in the United States, 2006-2008. J Allergy Clin Immunol 129:1252–1258, 2012.

14. Slavin RG, Haselkorn T, Lee JH, et al: Asthma in older adults: observations from the epidemiology and natural history of asthma: outcomes and treatment regimens (TENOR) study. Ann Allergy Asthma Immunol 96:406–414, 2006.

15. Hanania NA, King MJ, Braman SS, et al: Asthma in the elderly: current understanding and future research needs—a report of a National Institute on Aging (NIA) workshop. J Allergy Clin Immunol 128(Suppl):S4–S24, 2011.

26. Buist AS, McBurnie MA, Vollmer WM, et al: International variation in the prevalence of COPD (the BOLD study): a population-based prevalence study. Lancet 370:741–750, 2007.

32. Mathers CD, Loncar D: Projections of global mortality and burden of disease from 2002 to 2030. PLoS Med 3:e442, 2006.

37. Hogg JC, Chu F, Utokaparch S, et al: The nature of small-airway obstruction in chronic obstructive pulmonary disease. N Engl J Med 350:2645–2653, 2004.

40. Meiners S, Eickelberg O, Königshoff M: Hallmarks of the ageing lung. Eur Respir J 45:807–827, 2015.

53. Bourbeau J, Julien M, Maltais F, et al: Reduction of hospital utilization in patients with chronic obstructive pulmonary disease: a disease-specific self-management intervention. Arch Int Med 163:585–591, 2003.

56. Anthonisen NR, Connett JE, Murray RP: Smoking and lung function of Lung Health Study participants after 11 years. Am J Respir Crit Care Med 166:675–679, 2002.

58. Spruit MA, Singh SJ, Garvey C, et al: An official American Thoracic Society/European Respiratory Society statement: key concepts and advances in pulmonary rehabilitation. Am J Respir Crit Care Med 188:e13–e64, 2013.

70. Galizia G, Cacciatore F, Testa G, et al: Role of clinical frailty on long-term mortality of elderly subjects with and without chronic obstructive pulmonary disease. Aging Clin Exp Res 23:118–125, 2011.

第 **49** 章

非阻塞性肺疾病和胸部肿瘤

Ben Hope-Gill，Katie Pink

呼吸系统疾病（respiratory disease）是影响人类发病率和死亡率的主要因素，65 岁以上老年人群 10%受其影响[1]。老年人群呼吸系统疾病的表现和治疗也常常是不同的，本章旨在通过浏览当前的研究成果，提出一些新的不同的见解。

呼吸系统感染

呼吸系统感染（respiratory infection）在老年人群中很常见。与年龄相关的因素主要包括肺功能的下降和胸壁、肌肉结构改变所致的胸壁顺应性下降[2]。此外，黏膜纤毛功能随年龄增长而降低，机体的免疫功能也被削弱。随着年龄的增加，潜在的呼吸道病原体在口咽定植和误吸的发生率也增加[3]。营养不良，特别是低蛋白血症也与老年人感染概率增加有关[4]。最后，工业化导致呼吸道病原体的暴露增加。

流　　感

流感（influenza）的季节性流行趋向于在每年冬季发生。在美国，流感每年导致 2 万～4 万人死亡。65 岁以下的流感患者占 60%，由季节性流感导致死亡的患者中 80%都在 65 岁以上[5-7]。老年人更容易住院[8]，而且有明显的各器官功能下降[9]。此外，一些并发症如感染性支气管炎和继发性细菌性肺炎，也更易在老年人中出现，其中最常见的原因是金黄色葡萄球菌和肺炎链球菌感染[10]。此外，流感病毒感染可以引起患者心脑血管疾病发作进而死亡[11]。与常规的季节性流感相比，2009 年由 H1N1 引起的流感大流行在儿童和青年人中的发病率较高，而在 60 岁以上人群中的发病率较低[12]。这被认为老年人曾早期暴露于相似病原体的流感病毒中，因而不易发病。

疫苗接种

英国国家指南推荐，所有年龄在 65 岁以上和那些需要长期护理的人群均应接种流感疫苗[13]。其主要目的是减少流感所致的并发症。在美国，凡年龄超过 6 个月的儿童均建议接种疫苗[14]。但一项 Cochrane 评价指出目前尚缺乏支持这一举措的有效证据[15]。只有一项随机对照试验证明它能充分评估流感疫苗在 65 岁以上

人群中的有效性，但不能检测到其对并发症是否有效。该试验也确实证明了疫苗能有效对抗流感症状。尽管一些证据表明衰弱的老年人群通过疫苗产生抗体的能力较弱，但仍得出了上述结果[16]。进一步的 Cochrane 评价也没有发现证据支持对长期护理机构的工作者接种流感疫苗，能预防长期居住在此、年龄超过 60 岁的患者罹患流感[17]。

在美国，接种国家疫苗的人群不到公民总数的 50%[18]，在英国和其他欧洲地区也只有少数符合接种疫苗条件的患者接种了疫苗[19,20]。对这一结果的可能解释包括患者关注接种疫苗后的副作用、先前接种的疫苗并没有起到预防流感样疾病的作用，以及在出现轻微呼吸道感染时医生接种疫苗的延迟[21]。

治疗

目前对神经氨酸酶抑制剂（扎那米韦、奥司他韦）在预防和治疗流感方面是否有效仍存在争议[22]。奥司他韦在 2009 年 H1N1 流感大流行期间曾广泛应用。该药必须在症状初发 48h 内服用，英国指南推荐此类药物用于高危组人群，包括 65 岁以上老年人，当国家监测体系指出流感在机构内流行或局部暴发时应用[23]。临床试验已证明，这些药物能减少流感症状的持续时间 1～2 天，降低老年人的住院率和死亡率[24,25]，但仍需进一步的研究。神经氨酸酶抑制剂耐受性较好，在老年人中的安全性和年轻人中的一样。最常见的不良反应是恶心、呕吐和腹痛。扎那米韦可能会引起支气管痉挛[26]。金刚烷胺和金刚乙胺只对流感病毒 A 起作用，且有毒性作用，并与迅速出现的耐药变异相关[26,27]。目前尚缺乏针对老年人群开展的特殊研究[28]。不推荐常规应用这些药物[23]。

在英国，国家卫生与临床优化研究所（National Institute for Health and Care Excellence，NICE）的指南推荐，在区域性流感暴发期间，无论以前的疫苗接种情况如何[29]，一经暴露后，要对居住于养老院的所有人都给予奥司他韦或扎那米韦进行预防。最近的一项系统回顾发现，与居住在家未给予预防的人相比，居住在养老机构并给予药物预防者发生流感的概率显著降低[30]。在社区，一经暴露后，只推荐对没有接种疫苗或已知循环中的流感疫苗与接种疫苗不同毒株的高危人群（也包括超过 65 岁者）进行预防[29]。不推荐用金刚烷胺进行暴露

后的预防。

肺 炎

社区获得性肺炎（community-acquired pneumonia）在成年人中的发病率是 5‰～11‰[3,31-33]。年龄超过 75 岁者比年龄小于 60 岁者发病风险高 6 倍[33-36]。住在养老院的老人更容易发病[3,31,37]。这一现象能通过这些人群中并发症的增加来解释。慢性阻塞性肺疾病（chronic obstructive pulmonary disease，COPD）、糖尿病、心力衰竭、营养不良、恶性肿瘤、吞咽困难都是老年人患肺炎的危险因素[3,31,38]。其死亡率为 5.7%～14%，并随年龄增长而增加。在美国，肺炎在导致死亡的疾病中排第九位[39-42]。

最常见的致病微生物是肺炎链球菌。其他病原体包括流感嗜血杆菌、病毒（常见的有流感病毒、副流感病毒和呼吸道合胞病毒）、革兰氏阴性杆菌和金黄色葡萄球菌。老年人感染非典型病原体，如肺炎支原体、军团菌并不常见[39,40]。误吸后可能会有革兰氏阴性杆菌和厌氧菌的感染[3,31,43]。尽管北美洲报道了革兰氏阴性杆菌和金黄色葡萄球菌引起的肺炎发病率增加，但在英国，没有证据表明养老院相关肺炎的病原体与其他老年人肺炎的病原体不同[44-46]。

老年人患病时常常表现出衰弱的症状，如功能下降、谵妄和跌倒。嗜睡和厌食是他们能表现出来的常见症状[3,31]。例如，胸部 X 线照射能将约 1/4 的仅有急性意识不清无临床症状的老年人诊断为肺炎[47]。老年患者很少出现发热[3,31,48,49]，有一个重要临床体征表现为呼吸急促[49]。

许多评分系统都可以用来评估社区获得性肺炎的严重程度，包括肺炎严重度指数（pneumonia severity index）和 CURB-65 评分[50,51]。目前英国胸科协会（British Thoracic Society，BTS）[32]和美国胸科协会（American Thoracic Society，ATS）[52]指南推荐采用 CURB-65 评分（框 49-1），因为它简单而且对重症肺炎有很强的预测能力。评分较低（0～2 分）者死亡率较低，适合门诊口服抗生素治疗[51]。但这种方法对非常衰弱或存在精神心理问题的老年人不适用。正如 Isaacs 所坚持的，老年人需要的监测疾病的密切程度对于评估其是否需要接受住院治疗能起到很好的指导作用[53]。

框 49-1　肺炎严重预测；CURB-65 评分

C：新出现的意识不清（或原有认知功能障碍加重）
U：血尿素氮＞7mmol/L
R：呼吸频率≥30 次/min
B：血压（收缩压＜90mmHg 或舒张压≤60mmHg）
65：年龄≥65 岁
得分是每个变量的和，得分≥3 代表重症肺炎

治疗

在 BTS 和 ATS 发表的指南中讨论了社区获得性肺炎的检查和治疗[52]。初始的经验治疗是应用广谱抗生素，并积极针对肺炎球菌和非典型病原体进行治疗。目前推荐中重度肺炎患者联合使用阿莫西林和大环内酯类。对青霉素过敏的患者改用氟喹诺酮类药物，如左氧氟沙星，能增加抗肺炎球菌活性[32]。局部抗生素的耐药模式也需要考虑。静脉应用抗生素只在重症肺炎或不能口服患者中应用。静脉注射抗生素时应特别关注老年人抗生素相关性肠炎和艰难梭菌感染[54-56]。有证据表明，重症肺炎患者第一次抗生素给药推迟与死亡率增加有关[57-59]。

下面是关于肺炎的一个插曲，肺炎发作后，确定影像学改变已恢复这一点很重要，尤其是对潜在恶性肿瘤发生概率增加的老年人和吸烟者。影像学显示，老年人病灶的消除较慢[32,40]。像往常一样，为了得出阳性结果将采取顺序检测的原则。

医院获得性肺炎

医院获得性肺炎（hospital-acquired pneumonia）的发病率随年龄增长而显著增加[60]，其死亡率可高达 50%[3,31]。治疗方案应覆盖革兰氏阴性厌氧菌，还应考虑到铜绿假单胞杆菌和耐甲氧西林葡萄球菌（methicillin-resistant Staphylococcus aureus，MRSA）。

疫苗

推荐所有 65 岁以上人群接种肺炎球菌多糖疫苗[32,52]。没有必要再次免疫。尽管有证据表明肺炎球菌疫苗对预防侵袭性肺炎球菌疾病有效，但尚无证据证实其对所有原因引起的肺炎或死亡率有预防作用[61]。

结 核

在西方国家结核（tuberculosis，TB）的发病率正在下降，但是由于 HIV 的流行，结核发病率在非洲国家仍持续上升。WHO 2012 年的监控数据显示，美国的发病率为 3.6/100 000，英国的发病率为 15/100 000[62]。出生在英国或美国的人活动期结核的发病率随年龄增长而增加，超过 80 岁的个体发病率会成倍增加[63]。大多数老年人的结核是先前疾病的再激活[63]。这也许是由年龄相关性细胞介导的免疫功能下降，或继发于其他因素如营养不良、酗酒、癌症、糖尿病、HIV 感染和应用皮质类固醇激素治疗[2]。这其中的一部分（超过 1/5）与结核的转移相关[64]。

在美国，结核在养老院中最常见[65]，其活动期结核的发病率比社区老年人高 2～3 倍[66,67]，主要原因是疾病的再激活和机构（养老院）内暴发[68]。

症状

老年人结核的症状是隐匿的，缺乏特异性；体重减轻、衰弱或认知功能的改变在很多时候都可能是老年人的唯一表现[2,69]。患者常常表现出呼吸困难，咯血和发热很少见[64,65]。如果患者表现为咳嗽或肺炎，用常规治疗无效，那么医生考虑诊断为结核是很有必要的。

结核胸部影像学的改变在所有年龄段都是相似的，尽管老年人发生结核空洞并不常见[65]。粟粒性结核很可能发生在老年人，尽管此诊断常常被忽略[2]。无特异性感染症状的老年人存在先前结核感染的 X 线表现时，应提醒医生排除结核的再激活。肺外结核不常见而且通常很难诊断，涉及的位置包括泌尿生殖道、中枢神经系统、淋巴结和骨骼。肺外结核在儿童和老年人中较常见[70]。

检查

结核的诊断通常需要做痰培养结核分枝杆菌。指南推荐取三次痰样本进行培养[71]。获取老年人自发的痰样本很困难，需要进行痰诱导或用支气管镜进行支气管灌洗。苯酚品红溶液中存在抗酸杆菌（涂片阳性），可对结核做出诊断；但用传统的方法培养结核分枝杆菌需要 6 周。单独的抗酸杆菌涂片阳性不能与非结核分枝杆菌（nontuberculous mycobacterial，NTM）感染相区别。快速培养技术包括：聚合酶链反应（polymerase chain reaction，PCR）或基因探针分析，利用该技术能做出早期诊断。一旦患者被诊断患有结核，需要考虑做 HIV 检测[72]。

怀疑结核的患者通常在门诊观察，但如果是居住在养老院的老年人痰涂片阳性，为预防疾病传播，最好进行隔离[67]。如果是住院患者，需要将其隔离直至其痰培养出结果。如果怀疑是多药耐药结核（MDR-TB），需要将患者安置在空气负压的房间。痰涂片阳性的患者需要一直被隔离直到完成 2 周的抗结核治疗[67,71]。

结核菌素皮肤试验

结核菌素皮肤试验用来评估细胞介导的抗结核免疫能力。活动期和潜在疾病期患者，以及曾经接种过卡介苗的个体，结核菌素皮肤试验阳性。由于免疫功能低下患者应变力缺乏，其结核菌素皮肤试验假阴性。老年人因细胞免疫功能下降而应变力随着年龄增长逐渐缺乏，这很常见。因此结核菌素皮肤试验的价值降低[63]，主要用于诊断潜伏性结核。

γ-干扰素试验

γ-干扰素血液检验，通过评估 T 细胞在抗结核过程中释放 γ-干扰素的含量来检测结核感染是否存在，其对结核分枝杆菌有高度特异性，但对卡介苗疫苗无反应。在英国，它最初被用于结核菌素皮肤试验阳性或皮肤试验缺乏可靠性（如先前接种过卡介苗疫苗）者，来证实潜伏性结核的诊断[71]。

治疗

抗结核治疗的建议在老年人中并无差别。初始经验治疗 4 种药物（利福平、异烟肼、吡嗪酰胺、乙胺丁醇）联合使用，坚持应用 2 个月，然后改用 2 种药物（利福平、异烟肼）联合方案，连用 4 个月。肺外结核用同样的治疗方法,结核性脑膜炎除外,它需要治疗 12 个月[71]。直接观察疗法在选出的依从性差的个体中应用是有效的。随访在患者治疗中是一个重要的方面，而目前的治疗建议可在国家或世界性指南中找到[71]。

英国和美国老年人群中多药耐药结核（对利福平、异烟肼耐药）并不常见。这也许是因为老年人活动期结核源于潜在感染的再激活，而病原菌并未经过有效的抗结核药物化疗筛选[63]。

老年患者更易出现药物中毒和不耐受。他们很可能同服其他药物，增加了药物相互作用的可能性。特别是利福平，它通过感应细胞色素 P450 系统使多种药物在体内的水平降低。异烟肼则与抗惊厥药和苯二氮卓类药物体内水平提高有关[68]。

利福平、异烟肼、吡嗪酰胺都与胃肠道副反应和肝毒性有关。肝中毒在老年人群中的发生率增加[73]。乙胺丁醇可以引起视觉灵敏度缺失，辨色能力减退。用药时对视觉灵敏度已经损伤的老年人应给予密切监测。异烟肼可以导致周围神经病变，尤其是合并肾衰竭的患者，可用吡哆醇来预防。利福平可以导致体液变成橙色。

潜伏性结核

潜伏性结核定义为结核菌素皮肤试验或 γ-干扰素试验阳性，胸部 X 线片正常，无临床症状的结核。需要对用接触筛查确定为潜伏性结核者提供化疗预防。在美国，居住在养老院的老人在入院时都要筛查潜伏性结核[74]。那些患有潜伏性结核者需要接受药物化疗。治疗方案包括单用异烟肼 6 个月或异烟肼和利福平联合应用 3 个月[67]。在接受免疫抑制治疗特别是抗肿瘤坏死因子 α（anti-TNFα）治疗之前，对潜伏性结核进行早期确诊及治疗是非常重要的[75]。

预后

2012 年英国有 261 人死于活动性结核，其中年龄超过 65 岁者占 72%[76]。许多老年患者在感染结核后都会有长期的后遗症。肺纤维化是常见并发症，而胸膜感染后则出现胸膜增厚和限制性肺疾病等并发症。同时，陈旧式也能导致胸壁畸形。那些限制性肺疾病患者存在出现高碳酸血症、呼吸衰竭的风险，也许需要进行家庭无创通气治疗[77]。

非结核分枝杆菌感染

现在我们对非结核分枝杆菌（NTM）引起的肺部感染的认识逐渐深入，包括在老年群体中的感染[78]。易感因素包括慢性肺疾病，如 COPD 和支气管扩张、免疫抑制特别是 HIV 感染。临床症状和影像学特点与结核相似。由于药物的不耐受，治疗变得困难。BTS 和 ATS 对 NTM 感染的诊断和治疗指南都已发表[79,80]。

支气管扩张症

支气管扩张症的特点是支气管的永久扩张伴慢性气道炎症和过多的痰液产生。据评估，美国非囊性纤维化支气管扩张症的发病率为 51/100 000。发病率的增加与年龄显著相关（18～34 岁发病率为 4/100 000 vs. 年龄超过 75 岁发病率为 272/100 000）[81]。如今高分辨率 CT 技术的应用可以检测出轻度的支气管扩张症。

支气管扩张症通常是幼年时感染遗留的后遗症，如百日咳、麻疹、结核和重症肺炎等[82]。支气管扩张正逐渐被认为是 COPD 的并发症。对无法确定致病因素的病例称为特发性支气管扩张症。支气管扩张症的病因和检查情况见表 49-1。

治疗

治疗的主要目的是减轻症状，快速治疗恶化的病情，防止疾病进展。多学科治疗如物理治疗师、呼吸科护士和营养师的合作在老年患者治疗中尤为重要。支气管扩张剂对治疗气流阻塞相关症状有效，黏液溶解剂能有效地帮助清除痰液[83]。许多人认为日常的体位引流、加强咳嗽等物理治疗也很重要，尤其是在疾病的急性加重期。吸入糖皮质激素也许对改善肺功能和减少急性加重期的发作频率有益处[84,85]。局限性疾病或那些患有难治性咯血的患者也可选择手术。支气管动脉栓塞也是咯血患者可选择的治疗方案[86]。

急性加重期患者需尽早应用抗生素治疗。经常发生急性加重的患者常规口服或雾化吸入抗生素是必要的。已证实支气管扩张患者预防性应用阿奇霉素能起到抗炎和抗菌的作用，它还能减少支气管扩张急性加重的发作频率[87]。初次应用该药时需要谨慎，因为它有延长 QT 间期的风险，这与患者特别是本身存在心脏病的老年患者突发心源性死亡相关[88]。对微生物检测结果的解释具有挑战性，因为大多数患者体内都有大量微生物慢性寄居，最常见的有流感嗜血杆菌。治疗铜绿假单胞菌的感染很困难，需要更长的疗程联合静脉应用抗生素[85]。

表 49-1 支气管扩张症的病因和检查

所有年龄段支气管扩张的原因	百分比/%
特发性	53
感染后	29
过敏性支气管肺曲霉病	11
免疫缺乏	
一总的体液	11
一总的中性粒细胞的功能	1
类风湿关节炎	4
溃疡性结肠炎	2
纤毛功能障碍	3
杨氏综合征	5
囊性纤维化	3
误吸/胃食管反流	4
细支气管炎	<1
先天性	（<1）
支气管扩张症的检查	
高分辨率 CT	
支气管舒张肺量测定法	
痰培养和抗酸杆菌培养	
IgE 总量，曲霉特异性 IgE 和 IgG	
血清免疫球蛋白	
抗肺炎球菌的抗体滴度	
类风湿因子	
CF 基因型，汗液检测	
血清 α_1-抗胰蛋白酶水平	

注：CF. 囊性纤维化；Ig. 免疫球蛋白

改编自 Pasteur MC, Helliwell SM, Houghton SJ, et al: An investigation into causative factors in patients with bronchiectasis. Am J Respir Crit Care Med 162 (4Pt1): 1277-1284, 2000

胸 腔 积 液

胸腔积液的检查和治疗已在 BTS 指南中总结，超出了本章范围[89]。老年人的检查方法和年轻人一般无差别。操作实践已有所改变，要求所有胸膜腔穿刺应在超声引导下由操作人员规范地进行操作[90]。一种诊断性胸腔穿刺将从漏出性积液中区分出渗出性积液，并常常会查明原因（表 49-2）。胸腔积液的总蛋白含量为 25～35g/dl。光谱分析标准被用于胸腔积液的分类，特别是在老年人中，只是简单地看胸腔积液蛋白含量并不可靠（框 49-2）。其他因素也有利于诊断，包括胸腔积液细胞学、胸腔积液培养、胸腔积液葡萄糖含量、pH、胸腔积液细胞形态学检测，而且还要依靠临床表现。如果经过分析后，渗出性胸腔积液的病因仍不明确，建议进一步做胸部、腹部、骨盆 CT。这项检查在胸腔积液引流前完成，对胸腔积液引流也是很有帮助的。如果 CT 后仍不能明确诊断，应进一步考虑做胸腔镜检查。

胸腔镜比 Abram 闭式胸膜活检更敏感，而且所有年龄段的患者均能耐受。这是一项有效的诊断技术，能够直接观察胸膜，更利于胸腔积液的引流，而且是一项简单的操作[89]。

表 49-2　单侧胸腔积液的原因

漏出性积液	渗出性积液
很常见	常见
一左心衰竭	一恶性肿瘤
一肝硬化	一肺炎旁胸腔积液
一低蛋白血症	
一腹膜透析	不常见
不常见	一类风湿关节炎
一甲状腺功能减退	一自身免疫疾病
一肾病综合征	一良性纤维性积液
一二尖瓣狭窄	一胰腺炎
一肺栓塞	一心肌梗死后综合征
罕见	罕见
一缩窄性心包炎	一黄甲综合征
一尿胸	一药物
一上腔静脉阻塞	一真菌感染

框 49-2　单侧胸腔积液的分类标准

如果满足其中的一项或两项，则为渗出性胸腔积液：
● 胸水中蛋白/血清中蛋白＞0.5
● 胸水中 LDH/血清中 LDH＞0.6

气　胸

在英国，男性气胸的发病率为每年 24/100 000，女性为每年 9.8/100 000。年龄呈双相分布，有两个高峰，即 20～24 岁和 80～84 岁[91]，气胸分为原发性和继发性自发性气胸。老年人倾向于发生继发性自发性气胸，这与其潜在的肺疾病有关，最常见的是 COPD。

气胸在老年人中常表现为急性呼吸困难，疼痛程度多与气胸范围不成比例。胸膜炎性胸痛在老年人中的表现不如年轻人常见[92]。其诊断多由胸部 X 线确诊，但少数情况下胸部 CT 对气胸与复杂肺大疱疾病的鉴别是必要的[93]。

老年人气胸的治疗可借鉴 BTS 指南[90]。成年人有症状的继发性自发性气胸需住院治疗并行肋间引流管治疗。小的（＜1cm）或无症状的气胸可以抽吸甚至是密切观察[93]。

手术适应证包括持续的气体渗漏、第二次发生同侧气胸、首次出现对侧气胸。手术目的是切除或缝合引起气胸的肺泡，并用胸膜固定术防止其复发。胸腔镜和可视辅助胸腔镜手术（video-assisted thoracic surgery，VATS）可以在老年人群中安全开展，有较低的发病率和死亡率[94,95]。对于那些不能或不愿意接受手术治疗的患者建议做化学胸膜固定术，但用这种方法治疗气胸复发率较高[93]。

间质性肺疾病

间质性肺疾病（interstitial lung disease，ILD）或特发性间质性肺炎是一组疾病，用来描述一组异质性肺实质疾病，其特点是多种炎症和纤维化[96]。在特发性肺炎中最重要的是区分特发性肺纤维化（idiopathic pulmonary fibrosis，IPF）和其他间质性肺炎[96]。图 49-1 已列出当前的系统分类。

ILD 的诊断是复杂的，对有疑似特点的老年人，应参考呼吸科专家的意见。临床、影像学、病理学的特点经常重叠，很难做出准确诊断。因此，做出诊断需要组织一个多学科会议，让有专业知识的呼吸科医生、胸部放射学医生、病理医生来共同评估 ILD。在大多数情况下，诊断的进展需要建立在高分辨率 CT 后对其进行临床和生理的综合分析。如果临床和影像学特点不典型，

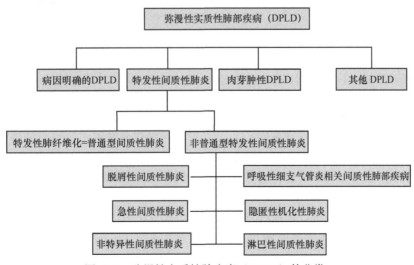

图 49-1　弥漫性实质性肺疾病（DPLD）的分类。

还要排除当前诊断，建议在患者能承受手术操作的前提下进一步做手术活检[97]。胸部手术活检耐受性好，但缺乏对老年人的特殊研究[98]。可视胸腔镜活检正越来越多地替代开胸肺活检。尽管纤维支气管镜的侵袭性也很小，能排除肺结节病，但它所获得的样本通常没有诊断意义。一个多系统起病的病史（眼睛、关节、皮肤）或血清自身抗体的出现都提示着结缔组织病的发生。这对普通间质性肺炎（usual interstitial pneumonia，UIP）和其他特发性间质性肺炎的鉴别尤为重要，因为前者的生存状态很差[99]。而且在这种情况下两者的治疗措施也存在差异[99]。

特发性肺纤维化

特发性肺纤维化（IPF，先前命名为隐源性纤维性肺泡炎）是特发性间质性肺炎中最常见的。其诊断是对 UIP 的影像学或病理学诊断。按宽泛的 IPF 发病率定义来看，在欧洲 IPF 发病率为（1.25~23.4）/100 000，在美国发病率高达 63/100 000[100]。这类疾病老年人多发，且发病率的增加与年龄（特别是年龄超过 75 岁）相关。因此，50 岁以前出现症状者并不常见。

患者典型的表现是呼吸困难和刺激性干咳。诊室查体会发现 25%~50%的患者有杵状指，肺部听诊在肺叶基底部可闻及吸气末湿啰音[96,101,102]。肺功能检查典型表现是限制性通气不足，并伴有肺活量、肺总量和转移因子的减少。胸部影像学改变包括网状结节阴影伴肺容积减少。高分辨率 CT 的影像学表现是诊断的关键。UIP 高分辨率 CT 的表现为胸膜下蜂窝网状带、牵拉性支气管扩张、基底段突出和小范围的玻璃样变或结节样改变。伴有典型临床症状或影像学特点的患者不需做肺活检手术，但临床症状不典型者需考虑[96,97,102]。

IPF 患者预后差。平均生存期从确诊开始不超过 3 年[96,102]。但不同个体的病程变化差异很大，有些人病情恶化很快而其他人也许会很平稳。

治疗

IPF 药物治疗临床试验数据的增加，为严重 IPF 患者提供了更多可选择的治疗机会。在 PANTHER 研究之前，许多临床医生采用硫唑嘌呤、糖皮质激素和 N-乙酰半胱氨酸联合用药来试图减慢疾病的进展。2011 年，三联疗法（硫唑嘌呤加泼尼松龙加 N-乙酰半胱氨酸）这一大型随机对照试验被过早终止，因为评估发现，与接受安慰剂治疗者相比，接受三联疗法治疗的患者更易出现死亡或严重不良事件[103]。这项试验继续了 N-乙酰半胱氨酸单药治疗与安慰剂治疗的对比研究。但随后的研究结果显示，与对照组相比，N-乙酰半胱氨酸单药治

疗对减慢疾病进展并无益处[101]。

吡非尼酮是一种很昂贵的药物，具有抗炎和抗纤维化的作用。一些随机对照试验表明，它能减慢肺功能（用力肺活量）下降的速率，而且研究数据显示它能提高患者的生存率[104-106]。英国 NICE 指南推荐它可作为用力肺活量占预计值 50%~80%者的选择用药，但 NICE 也规定，经国家健康服务中心治疗，有生物学证据证实其疾病有显著进展者不能继续用此药治疗[107]。

关于酪氨酸激酶抑制剂尼达尼布Ⅲ期临床试验的两项研究数据表明，尼达尼布能显著延缓 IPF 患者的疾病进展。尼达尼布与吡非尼酮在 IPF 患者治疗中的相互作用尚不清楚。但很有可能在未来的几年里，这类患者在治疗中可以有更合适的选择用药或是联合用药[107]。

年龄在 65 岁以下的患者还应考虑做肺移植[108]。最好的支持治疗包括氧疗、肺疾病康复、临终关怀。对患者要进行密切监护。治疗时出现胃食管反流要考虑到是否与误吸有关，因为有证据表明误吸可能与 IPF 相关。但精确的抗反流治疗指南目前尚不存在[109]。考虑到 IPF 评估和治疗方法的复杂性，应由专业医疗团队对 ILD 患者做出诊断及治疗。

药物介导的间质性肺疾病

药物介导的 ILD 最常见于老年人，以长时间药物暴露史为特点。最常见的药物包括胺碘酮、氨甲蝶呤、血管紧张素转换酶抑制剂（angiotensin-converting enzyme inhibitor，ACEI）和呋喃妥英。治疗包括停止这些药物的摄入，有时候可以免疫抑制治疗。

结缔组织病

自身免疫性疾病包括类风湿关节炎、干燥综合征、系统性红斑狼疮（systemic lupus erythematosus，SLE）、系统性硬化症和皮肌炎，这些都与肺纤维化有关。呼吸系统症状也许会先于疾病的其他症状出现。老年人类风湿疾病与间质性纤维化密切相关，发病的平均年龄在 50~60 岁。其发病率、临床症状、预后和治疗效果与疾病的潜在异常和组织学分型有关。一般情况下，与胶原血管病相关的 ILD，预后和治疗效果比 IPF 好[110]。可应用糖皮质激素和其他免疫抑制剂，但老年人应用时必须更加注意，因为老年人更容易出现严重的药物副作用[111]。免疫抑制治疗与其毒性相关，主要包括骨髓抑制和肝毒性。由于频繁出现的并发症和多药混用，药物间的相互作用也是个值得注意的问题。例如，别嘌呤醇和硫唑嘌呤合用能增加硫唑嘌呤的药物作用[112]。

结 节 病

结节病是多系统疾病，最常累及肺。在老年人中并不常见，病例分析显示，结节病出现在老年人中的比例为 7.8%（年龄＞65 岁）～17%（年龄＞50 岁）[113,114]。症状通常表现为呼吸困难和咳嗽，体征常无特异性改变，只是健康状况有所下降[115]。Lofgren 综合征在年龄超过 50 岁的人群中很少见[114]。一项关于迟发性结节病的研究表明，与青年患者相比，老年患者更易出现衰弱、葡萄膜炎和皮肤损伤[116]。与此相反的是，结节性红斑和胸部 X 线异常很少出现。血清中 ACE 的水平对疾病的诊断价值有限，尤其对肾衰竭和糖尿病（与血清中 ACE 水平增高有关）发病率增加的老年人[115,117]。应尽早明确疾病的组织学分型[118]。老年人与年轻人的病程大致相同[115,116]。糖皮质激素用来治疗肺受累的患者，在治疗结节病的过程中需要有专业知识的临床医生进行监督。结节病患者全身使用糖皮质激素的其他适应证包括高钙血症，眼部疾病，心脏、神经和肾损害。

肺 血 管 炎

可根据血管容量大小、临床特点和其他相关条件对血管炎进行大致分类。又根据是否存在抗中性粒细胞胞质抗体（antineutrophil cytoplasmic antibody，ANCA）对小血管炎进行进一步分类。ANCA 相关性血管炎的发病率逐渐升高。韦氏肉芽肿病（Wegener granulomatosis）是小血管系统性坏死引起的血管炎，起始发病的年龄高峰在 55 岁左右。老年人与年轻人发病的临床表现相似，但耳、鼻和咽喉常不受累[119-121]。一些研究表明，老年人肾和神经系统受累的肺血管炎发病率逐渐增高[121]，但这一结论并不统一[119,120]。老年人并存的疾病如 COPD 能影响临床和影像学特征，因此做出肺血管炎的诊断相对困难[112]。在多数肾受累患者的循环中 ANCA 水平阳性，但如果疾病未侵及其他地方，则 ANCA 水平常常为阴性。为明确诊断，建议进行受累器官的组织活检。

不同疾病阶段需采取不同的治疗方案即诱导缓解和维持治疗。最近有许多大规模多中心实验来阐明最适合的治疗方案。口服糖皮质激素和环磷酰胺能使 90% 的患者症状得到缓解。但年龄超过 60 岁的患者有较高的复发率和较低的生存率[119-121]。肾受累者预后较差。观察发现减少老年患者免疫抑制剂的用药剂量也有较为显著的疗效，而且降低了发生白细胞减少症的风险[122,123]。死亡主要由不能控制的血管炎或全身系统感染所致。

超敏性肺炎

超敏性肺炎主要由吸入有机抗原引起机体免疫反应所致。它通常与系统性沉淀抗体的聚集有关。常见的沉淀抗体包括鸟蛋白（饲鸟肺）和嗜热放线菌（农民肺）。很多时候它表现为与反复暴露有关的慢性疾病，但也有急性发作。约有一半的患者不能确定感染源。治疗主要集中在脱离抗原方面，即使如此，一些患者的疾病仍会进展。糖皮质激素可以用来改善肺功能，尽管它对长疗程治疗的影响并不清楚。其他免疫抑制剂如硫唑嘌呤，在慢性病例中可用于减少激素用量。

职业相关肺疾病

尘肺病

尘肺病是由吸入矿物质粉尘导致的肺疾病。常见的致病矿物质粉尘包括煤烟、硅石、铍和石棉。

煤矿工人尘肺病

在西欧和美国，由于地下煤矿工人的数量呈平稳下降，煤矿工人尘肺病的发病率也随之降低。然而其他国家仍然雇佣着大量煤矿工人。1998～2007 年美国有 8111 人死于煤矿工人尘肺病，其中年龄超过 65 岁者占 90%[124]。粉尘暴露导致肺实质的炎症和纤维化。尘肺病通常与 COPD 并存。轻的尘肺病通常无症状，在做胸部 X 线检查时通常被诊断为结节影。大量纤维化的进展导致劳力性呼吸困难和咳嗽（常伴有黑色痰），还可能导致肺源性心脏病和呼吸衰竭。煤矿工人尘肺胸部 X 线的特点是肺组织大量纤维化，通常分布在肺上叶。

石棉沉滞病

石棉沉滞病（asbestosis）是肺部纤维化疾病，主要由长期暴露于石棉粉尘所致。诊断主要依据确定的石棉粉尘暴露史（通常在超过 25 光纤/ml 石棉环境中暴露 10～20 年）。通常暴露史的标志是出现胸膜钙化和胸膜增厚。具有高危因素的职业人群包括造船厂的工人、石棉厂的工人、水管工、绝缘工人、电工和建筑工人。从暴露到发展为石棉沉滞病有一个至少 15～20 年的潜伏期，因此它的患者年龄阶段主要是中年到老年。在 21 世纪的前 10 年里英国和美国的石棉沉滞病的发病率逐渐升高[125,126]。治疗主要是对症支持，还应告诉患者他们有权利要求得到相应的赔偿。

肺 癌

肺癌（lung cancer）是全世界最常见的恶性肿瘤，是所有癌症死亡的主要原因。肺癌也是老年人群的好发疾病，其中有超过 90% 的病例是在 60 岁以后被确诊的，而 40% 的病例是在 75 岁以后被确诊的[127]。许多患者发现时已是疾病晚期，生存率很低。英国肺癌 1 年生存率约为 30%，而 5 年生存率仅有 9%[128]。美国肺癌的 5 年生存率较高（16.8%）[129]。美国胸腔医学学会（American College of Chest Physicians）[130] 和英国国家卓越护理研究所（National Institute for Care Excellence in the United Kingdom）已经发表了对肺癌诊断和治疗的指南[131]。吸烟被认为是发生肺癌最重要的危险因素。其他职业和环境致癌物也增加了肺癌的发生风险。氡的暴露（地球表面铀-238 的放射性衰变引起它的增多）被认为是矿工的危险因素[132]，也有证据表明住宅区氡的暴露增加了肺癌发生的风险[133,134]。

症状和检查

许多肺癌患者的症状都表现为呼吸困难，再次出现胸部感染、胸痛、咯血或体重减轻。其他患者的诊断是在做常规胸部 X 线片时偶然发现的。检查的目的主要是明确诊断和评估肺癌所处阶段，帮助做出治疗方案。胸部 CT、支气管镜和支气管内超声是常用的诊断方法。周围型肺癌的患者，CT 引导下经皮活检更容易取得能够做出诊断的组织。支气管镜在所有年龄段均耐受，且发生严重并发症的风险低[118]。支气管内超声引导下经支气管镜针吸活检（EBUS-TBNA）能准确对纵隔淋巴结进行分期，所以能获取组织学诊断上的优势。最近一项研究证实，它在老年人群中具有安全性和耐受性[135]。非常衰弱的患者不适合做侵袭性检查，只需做出肺癌的临床诊断。正电子发射断层扫描（positron emission tomography，PET）适用于任何准备做根治性治疗的患者。它对孤立性肺部结节的检查也很重要。PET 的特异性不高，可对许多良性炎症性损伤给出假阳性的结果[131]。

非小细胞肺癌（non-small cell lung carcinoma，NSCLC）（包括腺癌、鳞状细胞癌、大细胞癌）占新诊断肺癌的 85%。小细胞癌占 15%[131,136]。目前 TNM 分期适用于所有肺癌[137]。这取代了以往对非小细胞肺癌的分类标准，以往主要将其分为限制性（肿瘤局限于一侧胸部，包括同侧纵隔、锁骨上淋巴结）或广泛性（向胸部外播散）疾病[131]。

治疗

肺癌的治疗依据其分期、组织类型、并存疾病、行为状态（表 49-3）而定。不应该依据患者的实际年龄而定。尽管有老年人治疗的证据，但临床试验的证据代表性不足，因此做出依靠证据的治疗决定很困难[138-140]。当对患者进行评估时，应进行综合评估，包括功能状态、并发症、认知状态和营养情况的评估[141]。年龄与器官功能的生理性下降和药代动力学、药效的改变有关。这些变化直接导致老年患者和青年患者治疗耐受性的不同[136]。因此，尽管在过去的 10 年已经取得了一些进步[141]，但仍需进一步临床试验，特别是针对老年群体设计的临床试验。

表 49-3　WHO 行为状态评分

等级	活动的解释
0	无临床症状
1	有症状但非卧床（可从事较轻活动）
2	卧床少于半天（不能从事工作但在一些帮助下可在家活动）
3	卧床大于半天（生活不能自理）
4	绝对卧床

非小细胞肺癌

手术

手术是所有（处于 Ⅰ / Ⅱ 期）且能耐受该操作的 NSCLC 患者可选择的治疗手段。一些研究已经证实手术在老年患者中的可行性，包括 80～90 岁患者。但证据显示为符合标准的老年患者开展手术治疗较少，相反为存在并发症的青年患者实施手术治疗较多。VATS 的应用也越来越多[94]。

辅助化疗

对于术后组织学证实为局限期（T1-3、N1-2）且状态较好的患者建议行术后化疗[131]。一项基于年龄超过 70 岁患者的实验研究显示，辅助化疗能使患者显著提高生存率（对超过 80 岁的患者并非如此），而且与青年人的耐受能力相似[142]。年龄超过 80 岁的患者，其风险与受益的比值尚未有完善的研究，因此辅助化疗的应用仍存在争议[141]。

根治性放射治疗

根治性放射治疗用于那些所有病灶能被放射区域覆盖的疾病的早期阶段[131]。老年患者通常因其并发症或不愿意手术而不采取手术治疗。在这些年龄超过 70 岁的患者中根治性放射治疗也是有效的，据报道，其平均生存期在 20～27 个月，5 年生存率为 15%～34%。治疗结果和毒性反应的发生不会因年龄不同而有差异[143]。连续超分割加速治疗（continuous hyperfractionated accelerated radiotherapy，CHART）是一种大剂量的放射治疗，一天 3 次，疗程为 12 天。大量的随机试验表明，2 年生存率由用传统放射治疗的 20% 升高到由 CHART 治疗的 29%[144]。

立体定向放疗

立体定向放疗（stereotactic ablative radiotherapy，SABR）是一种高精准的放射治疗，可以用于治疗非常早期（Ⅰ 期）的肺癌患者。它是短时间的照射，对周围组织损伤很小。因此，它是老年患者和基础肺功能较差者不错的选择[141]。

射频消融

射频消融是一种新型放射学技术,用于治疗不适合接受手术治疗的早期肺癌患者。将电极插入组织中,通过它电流到达肿瘤细胞从而起到消融作用。气胸是此项操作的主要并发症[145]。

局部进展期疾病

处于局限进展期的 NSCLC(Ⅱ~Ⅲ期),通常采用放射治疗和化疗的联合治疗方法[131]。联合治疗也许对提高生存率有益,但需权衡药物毒性增加的风险。将这种治疗方法应用于老年人还存在争议。其治疗结果与年轻患者相比无显著差异,但在老年患者中存在发生药物毒性的高风险[146]。对行为状态障碍或有严重并发症者可选择进行单独的放射治疗[147,148]。

缓解性化疗

对处于疾病进展期(Ⅲ~Ⅳ期)的患者,化疗是治疗手段中的主要方法[131]。标准方案包括以铂为基础的化疗药物和单独的第三代药物(卡铂/顺铂加长春瑞滨/吉西他滨/紫杉醇/多西泰索)。这些药物与单独的支持治疗相比能适度延长生存期(平均生存期增加 1.5 个月,1年生存率提高 10%)[131,149]。以铂为基础的化疗药物应用于老年人也有效,但其与显著毒性反应的发生有关(肾毒性、耳毒性、神经毒性)[150]。此外,化疗仅局限于提高那些行为状态良好(WHO 0-1)患者的生存期[148]。因此,它只适合于健康老年患者[141]。

表皮生长因子受体酪氨酸激酶抑制剂

对肿瘤生物学的认识使能特异性阻断肿瘤形成通路的新型药物在研发得到了发展。吉非替尼和厄洛替尼是表皮生长因子受体(epidermal growth factor receptor,EGFR)的选择性抑制剂,并被证实其对 NSCLC 患者有效[151]。这些药物的耐受性好,而且可作为 EGFR 突变患者的一线治疗药物[141]。最近一项基于高龄(年龄超过80 岁)或行为状态较差[3,4]患者的研究证实,这样的患者接受治疗后仍能获益[152]。

缓解性放射治疗

放射治疗可用来改善症状,尤其是咯血、胸痛、呼吸困难和咳嗽。老年患者对放射治疗的耐受性好,而且症状的缓解程度与年轻患者相当[153]。患者的行为状态对治疗效果无影响。

小细胞肺癌

小细胞肺癌是癌症中具有侵袭性的一种,早期即有转移倾向。因此,化疗是其治疗的主要手段。2/3 的患者表现为广泛转移性疾病。在不进行治疗干预的情况下其生存期为 2~4 个月[154]。在疾病的早期阶段(T1-2a)可以考虑手术治疗[131]。

局限期疾病

局限期疾病(T1-4、N0-3、M0)的化疗有效率在70%~80%,平均生存期为 12~16 个月。只有 4%~5%的患者被认为是可完全治愈的[155]。局限期的小细胞肺癌患者的标准治疗是以铂为基础的治疗方案(常用的为泊苷加卡铂),4~6 个周期,辅以胸部放疗。完全缓解的患者,应预防性地进行颅骨放射治疗。已证明预防性颅骨放射治疗能减少脑转移瘤的发病率,同时也与轻度提高生存率有关(3 年生存率为 5.4%)[156]。

许多实验都关注老年小细胞肺癌患者的化疗方案。但其标准方案仍然是最有效的,因此,尽管可能会发生显著的药物毒性反应,但仍将它作为治疗的药物[157]。对老年人进行综合评估选择适合该方法治疗的患者是非常有必要的[158]。对于那些身体较衰弱的患者可选择侵袭性较小的方案。这类方案包括减少剂量、缩短治疗持续时间和用单种药物化疗[131,155]。

胸部放疗应考虑毒性反应的发生(骨髓和食管),尤其是老年患者。序贯性的放化疗比标准的放化疗同时进行的治疗方法毒性反应发生的可能性小。一项针对胸部放疗的荟萃分析显示,尽管胸部放射治疗提高的生存时间很短,但确实能起到提高生存率的作用(3 年生存率为 5.4%±1.4%)。但这种影响在年龄超过 70 岁的患者中不存在[159]。最新指南支持在密切观察出现治疗相关药物毒性的前提下,符合要求的老年患者(WHO 活动状态等级在 0~2)可以应用胸部放射治疗[157]。

广泛转移性疾病

广泛转移性疾病用化疗治疗的有效率在 60%~70%,平均生存期为 7~11 个月。实际上没有能生存 5年的患者[155]。单纯的化疗是治疗广泛转移性疾病的标准治疗方案,但就像放射治疗一样只能起到缓解疾病的作用。以铂为基础的双重药物疗法是最有效的,通常进行6 个周期,主要目标是提高生存质量。有证据表明,对广泛的小细胞肺癌患者做预防性的头部放射治疗能减少头部转移瘤的发生率,而且能提高生存率(1 年生存率27.1% vs. 13.3%)[160]。

和缓治疗

支持治疗对患有肺癌和不能治愈的疾病的患者来说尤为重要。控制症状、心理支持和社会需求都应到位。推荐多学科合作进行综合治疗,包括呼吸科医生、和缓治疗团队、肿瘤科医生、物理治疗师、作业治疗师和营养师[131]。

恶性间皮瘤

英国从20世纪60年代开始胸膜间皮瘤的发病率逐渐升高。预测间皮瘤引起的死亡率截至2020年将持续升高[161]。英国2011年有2570人新诊断为胸膜间皮瘤[162]。85%的间皮瘤患者有石棉暴露史[163,164]。典型的潜伏期很长，平均约41年（15～67年）[164]。间皮瘤是老年男性的典型疾病，2011年新诊断的间皮瘤患者年龄超过75岁者占46%[162]。预后差，从出现初发症状开始平均生存14个月[164]。间皮瘤患者如果可以证明有石棉的职业暴露史也许可以得到适当的赔偿。

胸膜间皮瘤典型的症状有胸痛和呼吸困难，这与胸腔积液和胸膜增厚有关。腹腔间皮瘤也可发生。胸部CT可以发现胸膜结节或弥漫性增厚。可以通过胸腔积液的细胞学检查来做病理诊断（敏感度60%～76%[163,165]），但通常仍需要做胸膜活检。胸腔镜（或VATS）对诊断间皮瘤很有必要，因为它与Abram活检针相比有更高的敏感性（90% vs. 43%）[166,167]。

治疗

间皮瘤的处理大多数是缓解治疗。呼吸困难症状可由胸腔引流和胸膜固定术来减轻。对症状较轻的患者可给予缓解性化疗，尽管并没有随机对照试验证明化疗比单独积极对症支持治疗更能提高患者生存质量和生存率[163]。随机对照试验已证明培美曲塞联合顺铂治疗恶性间皮瘤有疗效，实验显示，与单独用顺铂相比，联合治疗能提高患者生存率（平均生存时间13.2个月 vs. 9.3个月）[168]。药物联合治疗与显著增加药物毒性反应发病率升高有关。已证明培美曲塞应用于老年人其疗效好而且耐受性好[169]，尽管实验没有特别陈述对患有间皮瘤的老年患者的治疗情况。

对胸膜间皮瘤的手术治疗仍存在争议，特别是针对衰弱的老年患者。对间皮瘤患者采取手术治疗仍存在争议。根治性手术（胸膜外全肺切除术）出现并发症的概率和死亡的风险相对较高，对生存没有显著的益处[167,170]，但这还没得到随机对照试验的证实。肿瘤细胞减灭术能有效地预防胸水复发，也许能延长患者生存期。

放射治疗可以被用作减轻疼痛的缓解治疗方法，也是胸膜外全肺切除术后的辅助治疗手段。预防性的放射治疗被用于活检或胸腔引流后瘢痕的治疗。一项随机试验显示，这能防止恶性细胞的播散[171]，但近期很多实验都对其提出了质疑[172,173]。

关键点

- 与年龄相关的肺部改变使老年人罹患呼吸系统疾病的概率增加。
- 呼吸系统感染、弥漫性肺实质病变和胸部肿瘤在老年人中很常见。
- 发生在老年人中的大多数呼吸系统疾病都需要多学科团队干预，包括老年科和内科。
- 制定管理策略前需要对患者的行为状态、共病、联合用药进行仔细的评估。
- 呼吸系统疾病多种多样，老年人患病时的表现通常无特异性。准确的诊断通常需要对其各项指标进行仔细、系统的评估。

（董　杰 译，韩　辉 校）

完整的参考文献列表，请扫二维码。

主要参考文献

3. Simonetti AF, Viasus D, Garcia-Vidal C, et al: Management of community-acquired pneumonia in older adults. Ther Adv Infect Dis 2(1):3–16, 2014.
32. Lim WS, Baudouin SV, George RC, et al: BTS guidelines for the management of community acquired pneumonia in adults: update. Thorax 64(Suppl 3):iii1–iii55, 2009.
34. Kaplan V, Angus D, Griffin M, et al: Hospitalized community-acquired pneumonia in the elderly: age- and sex-related patterns of care and outcome in the United States. Am J Respir Crit Care Med 165(6):766–772, 2002.
64. Cruz-Hervert LP, García-García L, Ferreyra-Reyes L, et al: Tuberculosis in ageing: high rates, complex diagnosis and poor clinical outcomes. Age Ageing 41(4):488–495, 2012.
67. American Thoracic Society/Centers for Disease Control and Prevention/Infectious Diseases Society of America: Controlling tuberculosis in the United States. Am J Respir Crit Care Med 172(9):1169–1227, 2005.
68. Thrupp L, Bradley S, Smith P, et al: Tuberculosis prevention and control in long-term-care facilities for older adults. Infect Control Hosp Epidemiol 25(12):1097–1108, 2004.
79. Griffith D, Aksamit T, Brown-Elliott B, et al: An official ATS/IDSA statement: diagnosis, treatment, and prevention of nontuberculous mycobacterial diseases. Am J Respir Crit Care Med 175(4):367–416, 2007.
82. Nicotra M, Rivera M, Dale A, et al: Clinical, pathophysiologic, and microbiologic characterization of bronchiectasis in an aging cohort. Chest 108(4):955–961, 1995.
90. Havelock T, Teoh R, Laws D, et al: Pleural procedures and thoracic ultrasound: British Thoracic Society pleural disease guideline 2010. Thorax 65(Suppl 2):ii61–ii76, 2010.
93. MacDuff A, Arnold A, Harvey J, et al: Management of spontaneous pneumothorax: British Thoracic Society pleural disease guideline 2010. Thorax 65(Suppl 2):ii18–ii31, 2010.
96. American Thoracic Society, European Respiratory Society: American Thoracic Society/European Respiratory Society International Multidisciplinary Consensus Classification of the Idiopathic Interstitial Pneumonias. Am J Respir Crit Care Med 165(2):277–304, 2002.
97. Bradley B, Branley HM, Egan JJ, et al: Interstitial lung disease guideline: the British Thoracic Society in collaboration with the Thoracic Society of Australia and New Zealand and the Irish Thoracic Society. Thorax 63(Suppl 5):v1–v58, 2008.
102. National Institute for Health and Care Excellence: Idiopathic pulmonary fibrosis (NICE guidelines [CG163]). https://www.nice.org.uk/guidance/cg163, 2013. Accessed September 25, 2015.
103. The Idiopathic Pulmonary Fibrosis Clinical Research Network: Prednisolone, azathioprine and N-acetylcysteine for pulmonary fibrosis. New Engl J Med 366:1968–1977, 2012.
107. National Institute for Health and Care Excellence: Pirfenidone for treating idiopathic pulmonary fibrosis (NICE technology appraisal guidance [TA282]). https://www.nice.org.uk/guidance/ta282, 2013. Accessed September 25, 2015.

108. Orens J, Estenne M, Arcasoy S, et al: International guidelines for the selection of lung transplant candidates: 2006 update—a consensus report from the Pulmonary Scientific Council of the International Society for Heart and Lung Transplantation. J Heart Lung Transplant 25(7):745–755, 2006.

112. Langford C: Vasculitis in the geriatric population. Rheum Dis Clin North Am 33(1):177–195, 2007.

113. Stadnyk A, Rubinstein I, Grossman R, et al: Clinical features of sarcoidosis in elderly patients. Sarcoidosis 5(2):121–123, 1988.

120. Hoganson D, From A, Michet C: ANCA vasculitis in the elderly. J Clin Rheumatol 14(2):78–81, 2008.

122. Haris Á, Polner K, Arányi J, et al: Clinical outcomes of ANCA-associated vasculitis in elderly patients. Int Urol Nephrol 46(8):1595–1600, 2014.

130. Alberts WM: Introduction to the third edition: Diagnosis and management of lung cancer, 3rd ed: American College of Chest Physicians evidence-based clinical practice guidelines. Chest 143(5 Suppl):38S–40S, 2013.

131. National Institute for Health and Care Excellence: Lung cancer: the diagnosis and treatment of lung cancer (NICE guidelines [CG21]). https://www.nice.org.uk/guidance/cg121, 2011 Accessed September 25, 2015.

135. Evison M, Crosbie PA, Martin J, et al: EBUS-TBNA in elderly patients with lung cancer: safety and performance outcomes. J Thorac Oncol 9(3):370–376, 2014.

141. Pallis AG, Gridelli C, Wedding U, et al: Management of elderly patients with NSCLC; updated expert's opinion paper: EORTC Elderly Task Force, Lung Cancer Group and International Society for Geriatric Oncology. Ann Oncol 2014.

163. British Thoracic Society Standards of Care Committee: BTS statement on malignant mesothelioma in the UK, 2007. Thorax 62(Suppl 2):ii1–ii19, 2007.

D篇　神经系统

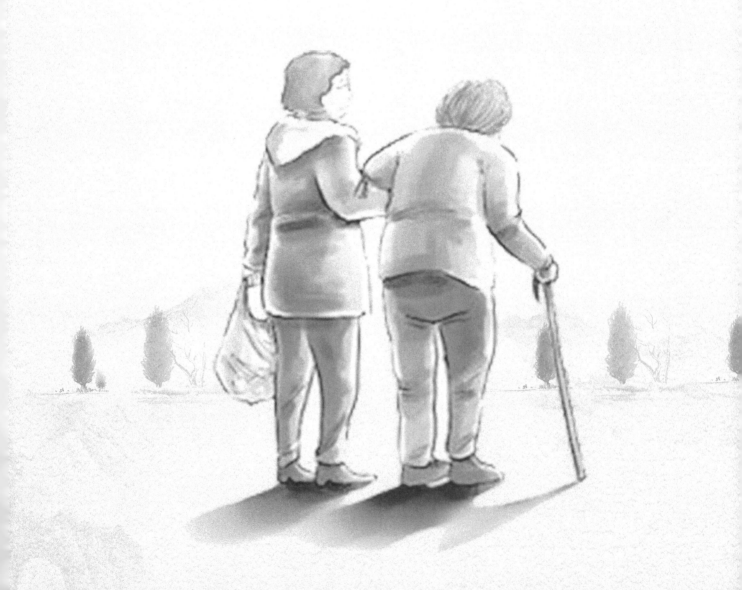

第**50**章 痴呆的分类

Richard Camicioli，*Kenneth Rockwood*

综　述

随着人口老龄化，痴呆（dementia）已成为全世界公共卫生的一个重大问题。因此，人们期望医生在诊治与年龄相关的一系列疾病的过程中看到老年人痴呆的问题。痴呆的诊断正在不断完善。在这里，我们回顾了最近痴呆综合征诊断方法的发展，并且强调了鉴别诊断[1]。人们通常将痴呆定义为足以导致认知功能损害的多源性认知障碍，并且与严重程度较低和影响较小的认知功能下降有明显区别。自 2010 年本书第 7 版出版至今，已经提出了痴呆概念化方面的几个变化。这些变化包括新词汇和几组新的诊断标准[2-6]，以及越来越多的观点支持"主观的认知损害"，甚至"主观记忆力减退"都是痴呆进展的重要危险因素[7]。特别重要的是，以前被理解为痴呆疾病的诊断，特别是阿尔茨海默病，其实并不存在痴呆。即使如此，鉴于以社区为基础的前瞻性尸检研究具有潜在挑战，我们也必须考虑新的诊断标准。正如下面的详细内容所示，病理变化完全符合病理定义本身，包括阿尔茨海默病（老年斑和神经元纤维缠结）、帕金森病（α-突触核蛋白/路易体）、脑血管疾病（大血管或者小血管脑卒中、白质病变），在伴认知功能下降的痴呆患者中可以看到这些变化。此外，这种病理变化通常在个体中重叠存在。而且这些研究显示，一些患者有临床上的痴呆，没有明确的病理标记。

目前分类的局限性

痴呆综合征的症状在很大程度上仍然保持原样。美国精神病学协会（American Psychiatric Association）的《精神疾病诊断与统计手册》第 5 版（*Diagnostic and Statistical Manual of Mental Disorders*，*fifth edition*，*DSM-5*）的主编把痴呆重命名为"主要的神经认知功能障碍"[8]，尽管还有很多重要的细节问题正在研究[9]，包括试图为痴呆、谵妄和抑郁的重叠方面描述提供一种常用的术语，新的标准需要验证，但是似乎对如何进行没有实际影响。期待能更广泛地采纳这个包含性的术语的同时，我们将在本章中仍然使用"痴呆"一词。随着年龄的增长，大多数人仍会发现记忆力不像以前那么好了。很少有人是真正的痴呆[10]。记忆力减退和痴呆的界限在哪、

如何去界限仍存在争议，而这争议强调了人为定义仅仅只是区分这两者而存在[11]。另外行为的其他方面，如神经精神问题（包括抑郁）和运动障碍在痴呆前出现，并且与认知功能下降相关，突显了以认知标准为基础的现行分类的局限性[12]。无论如何，对合并严重认知损害的痴呆综合征的诊断，以及临床评估其对日常生活能力的影响仍有实际意义。这样的诊断和评估能够明确，患者当下即需要照护还是今后需要照护，并有助于把认知功能和行为学症状与建立认知和病理学联系在一起。

与传统方法相反的观点是等到疾病出现临床证据时再给出诊断则等待时间过长。人们对临床症状出现前诊断痴呆性疾病的渴望推动了新标准的产生（尤其是亚临床诊断建议），新诊疗指南认为临床证据出现时再给出诊断会错过治疗干预时机，而及时的干预能够改变痴呆的临床进展、甚至可以完全预防（或阻止）痴呆的发生。在今后的治疗中我们将考虑这一点，以及期待疾病修饰药物治疗的出现。

如何将痴呆定义为一个综合征还存在着其他的局限性，重要临床变化何时出现就是另一个有潜在争议的问题。谵妄被认为是急性发病的一个症状，有注意力波动性改变和可识别的病因。谵妄通常不能逆转[13]。确实，目前认为持续性谵妄是一种常与痴呆并行出现的状态，这可能反映了这两者在神经退行性改变和炎性进程有关的病理生理方面存在共同问题[14]。是否因为谵妄引发了慢性、持续性认知功能障碍，或仅仅是谵妄出现在痴呆时（或痴呆前），或者很多达不到谵妄诊断标准的谵妄症状是不是危险状态的信号，这些问题仍不清楚，因为我们目前现有的描述并不充分[15]。此外，谵妄的发生是独立存在还是痴呆的综合征等问题尚无统一答案。痴呆可以急性发作，不总是预示着谵妄。

在痴呆性疾病症状出现前诊断的新兴时代，特别需要重新考虑如何最好地关注多种病因的问题。目前存在一个现实是，病因、症状和神经病变的特异性（特别是在高龄老人中）比我们已知的更加模糊，这是一个重大的挑战[16]。痴呆不仅仅主要发生于老年人身上，新兴证据越来越清晰地表明多数有多种健康问题的人也会发生痴呆[17-20]。尽管许多患者存在与其痴呆类型不相符的症状特征，但是随着年龄的增加，常见症状会重叠[21]。这种重叠也可以发展为潜在性的神经病理学改变，尤其是以社区为基础的前瞻性研究已经揭示的一些改变。事实

393

上，社区老人死亡病例尸检系列研究发现的混合性病理改变[22]（有些系列研究中高达 3/4）有一定提示作用，尤其是在我们对发病机制的了解上[23]。痴呆出现的频率究竟是潜在性神经病理学改变的复合作用所致，还是由累积性损伤所致，对此的解释呈多样化[24]。这些情况下的神经病理学是否维持特征性的"金标准"状态，或者是否可以作为结构验证的一个方面（另一个要考虑的因素）都存在争议[25]。其他的推论出现了。从临床观点来看，人们就 DSM-5 的修订最符合这一新现实进行了辩论，并且提出该修订为临床医生提供了一种共同的语言，从而可以用于不同概况背景下的重叠症状描述[26]。与该研究背景相反，在早期发病的痴呆中，把单基因突变患者视为疾病修正治疗的"概念证明"有多大意义仍有待观察，该疗法可能避免部分病因明确患者的晚年痴呆。与生物标志物[比如那些存在于脑脊液（cerebrospinal fluid，CSF）中的或者以其他形式存在的]结合的最早期尝试表明，痴呆测试无法在敏感性和特异性之间寻求平衡[27]。

另一个挑战是在老年人中对许多引起痴呆因素的解释与病理改变是重合的，这在老年人中更有规律性，阿尔茨海默病的病理改变能与血管病变或路易体痴呆以及其他年龄相关病变相重叠。此外，这些病理标志物中的每一种都可以存在于认知明显完整的患者中。因此，基于对该疾病当前的了解，老年人在大脑出现明显变化前（起码在目前的技术层面上并没有发现大脑萎缩的情况下）即出现认知功能下降才是下一步要面临的挑战。

痴呆的定义

痴呆的一般标准（和它的同类标准）包括 DSM-5 和国际疾病分类第 10 版（International Classification of Disease，10th revision；ICD-10），每个标准都以认知障碍（超过一个范畴的认知障碍）和功能障碍为特征。记忆障碍在 ICD-10 标准中作为痴呆的一种特殊类型。针对血管性痴呆标准中矛盾的部分已经被血管性认知障碍学会（Vascular Cognitive，VASCOG）的提议所取代[28]。目前路易体痴呆的标准包括存在如快速眼动（rapid eye movement，REM）期睡眠行为障碍的特征性临床表现和实验室发现的多巴胺转运蛋白结合减少[29,30]。即使如此，虽然标准的特异性增加，但这是以降低灵敏度为代价的；有趣的是，提出的补救措施之一是使用综合得分，这反映了在痴呆诊断上，特别是针对高龄老人，要同时关注质量和数量这一普遍的主题。帕金森病痴呆的定义已经被提出[31]，其和路易体痴呆的主要区别（运动症状先于认知障碍的时长）是人为规定的。还提出了预测病理学发现的额颞叶退化标准[32]。最近的额颞痴呆的行为变量标准已在尸检系列研究中得到验证，个别项目显示了评估者之间中-高度的一致性[33]。同样，原发性进行性失语

症的不同亚型具有不同的病理学类型，这些分型与尸检结果具有不完全的临床-病理关联性，虽然仅具有不完全性的临床-病理关联[34]。

危 险 因 素

年龄

年龄是对大多数痴呆最有影响的危险因素[35]，包括阿尔茨海默病、路易体痴呆、帕金森病痴呆和血管性认知障碍/痴呆。因为年龄与这些疾病性痴呆均相关，所以这些疾病性痴呆在病理上具有重叠性是很常见的（很普遍的）[22,23,36]。由于和年龄明显相关，现在淘汰的 NINCD-ADRDA 标准设置了年龄界限，诊断阿尔茨海默病的年龄下限是 40 岁，上限是 90 岁[37]。这突出了为什么这些标准需要更新：痴呆似乎影响大多数 90 岁及以上的人，并且由多种原因共同产生[16]。在家族性阿尔茨海默病中，未听说过 30 岁发病，虽然像儿童新陈代谢紊乱这样更罕见的疾病变得越来越常见，但是较年轻病例仍然要重点考虑阿尔茨海默病。虽然在较年轻的人中，一些基因和代谢异常会引起痴呆，但这些情况并不包括在内[38]。

额颞痴呆（frontotemporal dementia，FTD）是一组与痴呆相关的临床综合征，通常在小于 65 岁时发病，并且伴有已确认的变异体[32,33,34,39]。然而，很多有 FTD 症状（包括额颞变性、进行性非波动性失语症、语义痴呆、皮质基底节变性、伴运动神经元疾病的 FTD 的患者）的老年人发病时，诸如记忆力问题的临床特征可能与阿尔茨海默病混淆，阿尔茨海默病本身可以有突出的执行力障碍、失用症或视觉空间障碍等局灶性表现[40,41]。额外的病理学表现，包括嗜银颗粒病变[42]和海马硬化[43]已经被视为更常见的痴呆的重叠表型实体。考虑到它们有颞中叶受累倾向，记忆障碍明显则不足为奇，导致易与阿尔茨海默病混淆[44]。还不清楚这些痴呆的重叠表型与其他病理学疾病如 FTDS 综合征之间存在的区别。

家族史和遗传史

青年痴呆与家族史和常染色体显性遗传史的相关性更大。例如，家族性阿尔茨海默病和 FTD 通常在较年轻的年龄范围发病，晚发型个体实际上也不少见。FTD 患者更可能有家族史[45]。携带与 FTD 相关的常见突变的基因载体，包括颗粒蛋白、MAPT 基因、C9 基因或 f72 基因，可以有一个长的前驱期，其发病症状与精神疾病或轻度认知功能障碍相混淆[46]。有遗传家族史的家庭成员的发病年龄范围各不相同，而且有时家庭成员并不知其有家族史。在小于 60 岁的阿尔茨海默病患者中，以早衰素 1（PSEN1）基因突变为主，但是存在发病年龄变化[47]。即使在老年人中，具有一级亲属发病超过一个以上家族

史的情况也较常见。与高龄老年范围内的发病人群相比，青年痴呆发病人群更多具有超过一个以上一级亲属发病的家族史。尽管载脂蛋白 E4（ApoE4）等位基因是阿尔茨海默病痴呆的一个危险因素，但这不能解释所有与家族史相关的危险因素。现在已经证明了几种与晚发型阿尔茨海默病有关的基因，这些基因在晚发型阿尔茨海默病中的作用通常较小，但是发挥着联合作用，包括 APOE 点突变[48,49]。

性别是影响流行病学基础鉴别诊断的因素，男性更可能患血管性痴呆和路易体痴呆，而女性更可能患阿尔茨海默病[50]。性别不仅是一个遗传因素，还影响行为（如暴露于环境危险因素）和激素水平，激素水平能影响痴呆发生的风险。此外，女性发生自身免疫性疾病的风险更高。

精神疾病

与认知功能正常的老年人相比，神经精神症状可能在痴呆诊断前出现，并且更常见于轻度认知功能障碍[51]。神经精神症状能使轻度认知功能障碍进展为痴呆的风险增加[52]。抑郁已经被认定为痴呆的一个危险因素，而且痴呆患者存在抑郁症状是已经认定的[53]。即便如此，二者的鉴别也仍然具有复杂性。反应性抑郁可以作为痴呆诊断的结果。考虑到抑郁在老年人中常见，有抑郁表现的痴呆的发生可能存在偶然性。然而，常见的原因（如脑血管疾病、路易体痴呆和阿尔茨海默病）能同时导致抑郁和痴呆，一些研究已经表明抑郁的发生先于痴呆[54]。

神经精神症状常见于所有的痴呆患者。精神异常，尤其是视幻觉，是路易体痴呆诊断标准的核心，该症状也常见于帕金森病，出现神经精神症状时，精神症状先于痴呆或者与痴呆同时发生[55,56]。妄想，特别是偏执，常见于患阿尔茨海默病的成年人。而洞察力和判断力障碍，以及其他行为问题，是 FTD 的主要症状，常见于血管性痴呆的成年人[57]。

其他危险因素

如上所述，总体健康水平是痴呆的重要危险因素：在老年人中，痴呆与健康缺陷或衰弱（定义为综合征或状态）密切相关[17-20]。还要注意，尤其要把衰弱作为综合征考虑，一些痴呆的神经病理标志物也与衰弱表型特征相关[58]。心血管疾病相关危险因素（如高血压、糖尿病、吸烟及高脂血症）增加了痴呆的发病风险[59]。目前还不清楚，血管危险因素引起的损伤是通过脑卒中和缺血降低认知储备，还是刺激了病理性级联反应从而加速了认知功能下降。相关危险因素包括受教育程度及体力活动水平，二者（受教育和活动能力）都与痴呆风险相关，但是均受到社会经济的影响，而社会经济又影响总体健康，特别是心血管健康[60]。

颅脑外伤已经被确认是痴呆的另一个危险因素，同样可以影响认知功能[61]。慢性外伤性脑病作为痴呆的潜在可预防性病因受到的关注日益增加[62]。老年人的脑血管事件和脑部损伤与全面认知功能下降相关，并且能够加速已确诊的痴呆的进程。针对轻度认知障碍的数据还不太清楚。

与其他疾病相关的痴呆

很多疾病能引起痴呆，因为其影响认知功能。7%～10% 的痴呆突然发病，常常提示脑血管事件或其他医学问题[63]。当发病突然时，很可能以谵妄开始，因此应该提前调查和干预。谵妄的鉴别诊断可能和痴呆重叠，痴呆患者是谵妄的高危人群，应该考虑二者的鉴别。这部分内容讨论的疾病能导致长期患病，这就导致这些疾病与退行性疾病相混淆。在一些案例中，这些疾病是可治疗的并且有治愈的可能，尽管这并不常见[64,65]。严格来说，对于一个符合退行性痴呆标准的患者来说，这类疾病是应该排除的问题之一，然后有时候，这些疾病也可以在没有神经退行性疾病的情况下引起不可逆转的改变。

酒精/药物/毒素

在全世界范围内，酒精是痴呆的一个重要隐匿因素。对酒精滥用普遍认知不足，因此应该对它进行筛查[66]。酒精对中枢神经系统功能的直接影响是能导致如韦尼克（Wernicke）脑病（眼球震颤、眼外肌运动受限、共济失调）和科萨科夫（Korsakoff）综合征（持续性执行力和记忆力障碍）这样的综合症状，以上疾病是认知功能障碍的可鉴别病因，因为在酒精滥用时，它们通常与其他检查特征同时存在。这些临床现象也能发生于非酒精相关的严重营养不良，这种情况（即严重营养不良）与酒精滥用存在相似的影像学和临床改变，包括侵犯内侧丘脑、第三脑室的室周区域、中脑导水管周围区域、乳突体、中脑顶盖，少数情况可累及延髓背侧[67,68]。将慢性酒精暴露的影响从其他影响（血管病变风险和脑损伤的影响）中分离出来是比较困难的，因为酒精滥用者是高风险人群。在有酒精滥用倾向的人群中，相关的生活习惯（如吸烟）和社会经济地位也是导致痴呆的危险因素。据报道，小剂量饮酒有保护作用，但是很难与其他危险因素区分[69]。

尽管酒精是包括肝硬化在内的肝病的常见病因，但任何原因引起的肝功能障碍都可能导致脑病和认知障碍。虽然在原则上逆转肝损伤能使认知功能恢复正常，但情况并非总是如此。锰积累和未测量物质等毒素的直接作用可能是导致肝功能不全的神经功能障碍的原因[70]。

治疗各种疾病的药物可能导致慢性认知障碍。特殊药物包括皮质类固醇药物、抗胆碱能药物、苯二氮卓类、抗精神病药物、抗癫痫药物。如果导致暂时性认知功能下降，药物应该停用。年龄与药代动力学和药效学的变化相关，这些（药代和药效）变化可能导致慢性的药物中毒，这种毒性与认知下降没有明确的时间上的关系。健忘所致的偶然用药过量可能导致药物的放大效应[71]。

其他毒素，特别是金属类的，如铝、汞、铋、铅，也可能导致认知障碍。影响胆碱能或线粒体功能的毒素（如杀虫剂）或引起白质损害的毒素（如溶剂）可能与慢性认知障碍有关。铜、锌和铁等金属参与正常的细胞代谢过程，经验证也与痴呆发病有相关性。

自身免疫性疾病和炎性疾病

自身免疫性疾病和炎性疾病是老年人群痴呆罕见但是可纠正的病因[72]。血管炎能通过缺血性损伤引起痴呆。所有形式的血管炎（如小血管或大血管）可导致渐进性神经系统障碍。这类疾病通常存在一些诊断线索，如周身不适、头痛，有时有一些自身免疫疾病相关的证据。大血管的血管炎常常有全身性疾病和炎性标志物（C反应蛋白和血沉速度加快）的证据，如巨细胞动脉炎（又称颞动脉炎）、Churg-Straus 综合征、结节性多动脉炎、韦氏肉芽肿病（Wegener granulomatosis）、Behçet 综合征和 Sjögren 综合征。血清学检查能确诊与自身免疫性疾病相关的血管炎，但是原发性中枢神经系统性血管炎可引起与其他标志物无关的渐进性认知功能下降[73]。血管造影和脑活检可能是诊断引起痴呆的炎症性疾病所必需的，尽管常常能通过脑脊液检查（白细胞计数增加、免疫球蛋白合成增加、蛋白质水平升高）来确定炎症，但是血管造影和脑活检可能仍然是必要的。血沉和C反应蛋白能与任何原因的慢性炎症相关，但也可能与巨细胞动脉炎有关。在炎症性疾病中，免疫球蛋白水平是升高的，但是其单克隆性增高与多发性骨髓瘤有关。

基于自身免疫的边缘性脑炎可表现为急性或亚急性痴呆。它可以是副肿瘤性或非副肿瘤性的。影像学表现类似于朊病毒，但包括磁共振成像（magnetic resonance imaging，MRI）高信号在内的明显变化对疾病鉴别来说很重要。与其他自身免疫性痴呆一样，非特异性脑脊液改变也很明显。特异性血清或脑脊液异常能确诊。实际上，应该检查和调查基于自身免疫的边缘性脑炎的患者是否有肿瘤，已经意识到，纯粹的自身免疫过程可能导致临床上难以区分的综合征，而这些疾病是可以治疗的。因此必须注意，不能仅仅依靠抗体的存在，而要考虑抗体滴度水平和炎症性疾病导致假阳性结果的可能性[74]。炎症性疾病可导致高凝状态，高凝状态与抗心磷脂或抗磷脂抗体有相关性，有时有狼疮抗凝剂的证据。Sneddon 综合征的特点是有与高凝状态相关的网状青斑，通常发生于年轻人，但也可发生于老年人[75]。抗核抗体、可提取的核抗体、抗磷脂或抗心磷脂抗体或狼疮抗凝剂，还有体格检查的发现，可能意味着自身免疫性疾病或胶原血管疾病。非血管炎性自身免疫性脑炎最近才被认识到

是痴呆的相关病因，但与胶原血管疾病没有必然的相关性。如 Sjögren 综合征、抗磷脂抗体综合征、系统性红斑狼疮、混合性结缔组织病或桥本脑炎[76,77]。有些患者需要进行脑组织活检，如果可以治疗，则这么做是合理的。药物，尤其是非甾体抗炎药，可能与脑膜脑炎有关，后者表现类似亚急性进行性痴呆[78]。结节病的表现与炎症性疾病非常类似。可累及眼、中枢和外周神经系统。因为它可以出现在任何年龄段，在老年患者痴呆的鉴别诊断中应该考虑到它[79]。

内分泌疾病

代谢性和内分泌功能障碍常见，但这些障碍偶尔与潜在性可治疗的病因所致的痴呆相关[80]。甲状腺疾病与慢性认知功能障碍相关，包括甲状腺功能亢进和甲状腺功能减退，因此大多数指南和共识建议进行甲状腺功能筛查。自身免疫性甲状腺疾病可引起桥本脑炎，桥本氏脑炎引起的痴呆是可治疗的，这类痴呆的特点是急性或隐匿发病、甲状腺抗体升高、对糖皮质激素有疗效[81]。甲状腺病也被确定为引起痴呆的危险因素。

甲状旁腺功能减退或亢进与认知功能障碍有关。甲状旁腺功能亢进与高钙血症有关，而高钙血症本身能导致认知功能障碍。甲状旁腺功能减退通常由甲状旁腺切除术引起，有必要进行钙剂替代治疗和维生素 D 治疗。甲状旁腺功能减退常见于肾衰竭患者，甲状旁腺疾病可能与脑钙化有关。近期的研究表明，维生素 D 缺乏与认知功能下降和痴呆有关，尚不明确这是否反映了缺乏户外锻炼导致阳光暴露减少，还是反映了饮食因素，或者这只是一个独立的危险因素[82]。

继发性或原发性肾上腺功能障碍能导致认知功能障碍。常常存在诸如类固醇激素治疗和电解质异常病史的线索。应考虑肾上腺功能评估和可能的经验性治疗。

存在持续高血糖可诊断糖尿病，高血糖使脑血管疾病发生风险增加，但是如果没有任何干预，脑血管疾病也能导致认知功能障碍[83]。其他次要后果包括高脂血症。此外，糖尿病治疗可能导致低血糖发作。尚不清楚反复发作的轻度低血糖是否引起直接的神经系统损害，但严重的和长期发作的低血糖可导致明确的永久性脑功能障碍。代谢综合征的定义是存在躯干性肥胖、高血糖、高甘油三酯血症、低高密度脂蛋白血症和高血压，其可能使认知功能障碍发生的风险增加，但是分离每个成分并说明直接或间接作用（例如，脑卒中或阿尔茨海默病进程的加速）可能是一个挑战[84]。此外，最近的研究表明，代谢综合征对小于 70 岁人群的影响最大，证明与年龄积累有关的特异性缺陷已经消失[17]。

老年人的颅脑外伤和痴呆

颅脑外伤是痴呆的危险因素，深部颅脑外伤能引起明确的认知功能障碍、反复的严重损伤能导致痴呆（如拳击

手痴呆），但不太严重的颅脑外伤导致认知障碍的机制还不明确[85]。轻微的颅脑外伤是否引起痴呆也不明确[62]。

在老年人中，硬脑膜下血肿是颅脑外伤的结果，但是也能自发出现[86]。使用抗凝剂是出血的一个危险因素，并且是认知功能下降患者进行脑影像学检查的一个明确指标。其他情况如肾衰竭也应受到重视。相对快速的进展、局部体征和步态异常是应该进行影像学检查的指标。决定是否为痴呆患者行影像学检查具有挑战性，但是在干预能够改善功能状态的情况下，如可疑的硬膜下血肿，应该考虑该检查。

感染性疾病

任何类型的急性感染都能导致谵妄，痴呆是谵妄的一个重要危险因素，反过来，谵妄也是痴呆的危险因素[87]。中枢神经系统慢性感染与进行性认知功能下降相关但没有明显全身性表现。在这些慢性中枢神经系统感染中，人类免疫缺陷病毒（HIV）和梅毒是血清学检查可以诊断的疾病，尽管在确认中枢神经系统受累时需要进行脑脊液检查[88]。虽然我们在较年轻患者人群考虑这些疾病更多，但是也应意识到任何年龄都能发生。鉴于 HIV 感染的慢性治疗很成功，越来越多的患者将生存至晚年，但因此就存在痴呆风险[89]。过去，建议梅毒检测成为常规检查，并且应该在合适时候进行。如果有临床线索或发病较快，应进行胸部 X 线检查、尿检和脑脊液检查寻找全身慢性感染的证据。另外，HIV 在世界范围内流行，也是全球范围内认知功能下降的一个重要原因。

非典型性痴呆患者，特别是病情进展迅速的非典型性痴呆患者，应该考虑诸如隐球菌和结核杆菌的其他慢性中枢神经系统感染，这些常发生在免疫抑制的情况下，该情况下也会发生其他机会性感染（如弓形虫病、曲霉病），它们能在没有明显诱因时发生。另一个在免疫功能不全的背景下导致隐匿性认知功能障碍的侵袭性感染是原发性多灶性白质脑病，通常表现为斑片状白质病变。

惠普尔病（Whipple disease）、莱姆病（Lyme disease）、西尼罗（West Nile）病毒病、李斯特菌病在嗜中枢神经系统感染疾病中是罕见的。惠普尔病和莱姆病与慢性病程相关。西尼罗病毒和其他病毒性脑病一般急性发病。病毒性脑炎有隐匿性症状，并且能够引起足以导致痴呆的认知功能损伤。这些病毒性脑炎常有增加诊断怀疑指数的额外临床特征和危险因素（包括暴露）。较快的病程进展提示急性感染，如单纯性疱疹，疑似病例应该进行阿昔洛韦治疗。惠普尔病与检查中的其他神经病理学发现（见后面讨论）相关，如垂直凝视麻痹和震颤麻痹，因为能够治疗，所以在不常见的亚急性中枢神经系统疾病中考虑该病很重要[90]。

朊病毒病可发生于任何年龄。以散发、遗传和医源性或感染形式发生。虽然散发性克-雅脑病（Creutzfeldt-Jakob disease，CJD）在老年人中常见，但是一些与 CJD

相关的基因突变可能导致患者晚年发病，并且特定的多态性可影响临床表现。CJD 导致快速进展型痴呆，常伴有其他临床表现，包括作为诊断特征的肌阵挛、视觉空间障碍、小脑共济失调、震颤麻痹/锥体征和无动性缄默[91]。CJD 的实验室证据包括脑电图周期性尖波表现，MRI 的 T2、FLAIR 或弥散加权显像改变、CSF 中 14-3-3 蛋白升高。MRI 改变兼具敏感性和特异性，并且是脑脊液检查的补充[92]，而脑电图改变虽然不敏感，但是在临床表现相近的情况下具有高度提示意义。CSF 蛋白包括 14-3-3 和其他蛋白（如 tau 蛋白），可能有助于鉴别诊断，但需要结合临床进行解释[93,94]。MRI、脑电图和 CSF 检查在排除其他类似临床疾病时仍有意义，如非痉挛性癫痫和慢性感染性疾病。其他类似临床疾病包括锂中毒和其他药物中毒、路易体痴呆、中枢神经系统血管炎、自身免疫性边缘脑炎和非血管性自身免疫性脑炎。

代谢紊乱和营养不良

大多数指南建议评估痴呆患者的代谢状况。虽然变性疾病的诊断标准需要排除潜在的致病因素，但是常见的情况是代谢性疾病和变性疾病同时发生。出于这种考虑，建议常规评估全血细胞计数、血糖、电解质、肾功能、肝功能、维生素 B_{12} 和促甲状腺激素（thyroid-stimulating hormone，TSH）。包括钙、镁、磷酸盐在内的电解质评估可以提示一些导致认知功能障碍的异常情况/异常疾病。同样，叶酸（维生素 B_9）水平和其他 B 族维生素水平有时与认知损害相关，如硫胺素（维生素 B_1）、核黄素（维生素 B_2）、烟酸（维生素 B_3）和吡哆醇（维生素 B_6），但这些指标的水平通常是正常的，而且不作为常规检查[95]。

肝功能和肾功能障碍不仅与谵妄相关，而且与慢性认知功能障碍的表现有关。虽然导致这些器官功能障碍的问题，如肝功能障碍时的酗酒或者肾功能障碍时的糖尿病，也能导致认知功能障碍，但肝功能或肾功能下降导致的毒素蓄积能直接影响认知功能。肝功能障碍可能导致锰蓄积，这与帕金森病及认知功能障碍相关。即使转氨酶和胆红素没有升高，肝功能异常基础上的高血氨也可能与慢性脑病有关。我们逐渐意识到，肾衰竭患者进行透析可致痴呆，这在诊断痴呆时起到重要提示作用[96]。在透析患者中，认知功能障碍可能是继发性甲状旁腺机能亢进的结果，也可能是其他原因造成的，如甲状旁腺切除术[97]。

肿瘤和副肿瘤疾病

中枢神经系统肿瘤的直接影响通常不言而喻，如果有全身性线索或恶性肿瘤病史，可以通过影像学检查寻找证据。一般来说，随着认知障碍进展，查体时可出现相应的体征。部分发病的患者既往没有肿瘤病史，这也是脑影像学具有重要性的原因之一。一些原发性中枢神经系统肿瘤的存在可能相对隐匿，如淋巴瘤或者神经胶质瘤，虽然它们通常表现为急性发病（癫痫或类似脑卒中）或亚急性发病，但是影像学可能无法显示其存在，或者它们的影像学表现可能是非特异性的。血管中心性淋巴瘤就是血管周围细胞增生且影像学检查正常的一个例子[98]。尽管中枢神经系统淋巴瘤常见于药物或者 HIV 基础上的免疫抑制，但是也能在这些危险因素之外独立发生。

恶性肿瘤的间接影响可能与副肿瘤综合征相关，包括痴呆样症状。如前所述，边缘脑炎与中枢神经系统靶向抗体相关，这种抗体可在没有肿瘤的情况下发生[99]。

恶性肿瘤的化学治疗和中枢神经系统放射治疗可能通过对中枢神经系统的直接、间接或迟发性的影响，而使情况变得复杂。放射性白质脑病有时可与中枢神经系统恶性肿瘤的复发或出现相混淆。

呼吸和睡眠障碍

低氧血症和高碳酸血症对认知功能有直接影响，因此在评估急性和慢性认知功能障碍时，应考虑慢性阻塞性肺疾病等肺部问题。急性缺氧性损伤是公认的脑损伤形式，人们已经认识到特定细胞群（如海马神经元）选择性的易损性。睡眠呼吸暂停是另一种睡眠问题，应在具有日常波动特点的认知障碍患者的鉴别诊断中予以考虑。单纯的睡眠呼吸暂停与认知功能测试表现出的问题有关[100]。近期的研究已经表明，睡眠呼吸暂停是脑血管疾病的危险因素，为其导致认知障碍提供了另一种机制。

睡眠模式的改变可能是痴呆的一个危险因素，此外，睡眠中断在痴呆中常见[101]。睡眠碎片化增加常见于老年人，并且在阿尔茨海默病患者中表现更为明显。很多痴呆患者在病程中都可发生失眠症和嗜睡病，这可能是对家庭成员的一种挑战。家族性致死性失眠症是一种与痴呆相关的朊病毒病，也可偶尔发生。REM 期睡眠行为障碍是共核蛋白病（例如路易体痴呆）的常见症状，并作为诊断的支持性标准。

结构性病变和正常压力脑积水

所有类型的结构性病变都会造成与定位相关的缺陷。存在快速进展、局灶特征表现（包括步态障碍和尿失禁，提示额叶皮质纹状体区损伤），以及结构性病变的危险因素（如系统性恶性肿瘤证据、抗凝或肾病）的患者，应进行脑影像学检查。存在认知功能障碍的患者如果认知功能急剧下降，则有必要寻找其他的结构性病因。脑室引流附近的结构性问题能导致脑积水（hydrocephalus），应该与正常压力脑积水相鉴别[102]。

存在进展性痴呆、步态障碍、尿急和尿失禁临床三联征是 NPH 的一个特殊情况。由于各种不同的原因，这些临床症状/体征在老年人中都很常见，三种症状/体征

偶然发生都是合理的。此外，脑血管疾病也可影响 NPH 患者的同一额叶纹状体回路。中枢神经系统疾病合并症并不排除个别患者分流术后病情可以得到改善；然而，共存的阿尔茨海默病可能与分流后病情改善不足有关[103]。目前，临床三联征和 NPH 的影像学证据是诊断所必需的。引流大量 CSF 的腰椎穿刺术、持续腰椎外部引流术等技术的进步或腰椎间隙灌注的依从性增加可能有助于预测哪些患者将从分流术中获益。临床特征（例如长期的临床特征，尤其是痴呆）和语言记忆障碍的存在使改善的可能性降低。

鉴别诊断的临床检查特征

衰老是一种生理性的改变，需要与老年相关疾病相鉴别。神经系统检查特征也有助于退行性痴呆的鉴别诊断[104]。尽管阿尔茨海默病和 FTD 在基本神经系统检查中都基本正常，但是诸如运动缓慢的细微表现可能在早期会被发现。随着时间推移，部分患者可能出现一些临床特征，如锥体外系征（运动迟缓和僵硬，通常没有静止性震颤）。脑血管疾病通常和阿尔茨海默病共存，因此局灶性锥体束征[包括巴宾斯基征（Babinski sign）]和步态异常可能会被混淆诊断。

自主神经功能障碍

老年人可有自主神经功能障碍，如餐后低血压，在诸如糖尿病的全身性疾病和使用降压药物的情况下，餐后低血糖可能更严重。自主神经功能障碍更常见于路易体痴呆和伴或不伴有痴呆的帕金森病[105]。这点可通过既往史鉴别，并且通过自主神经功能检测确诊。路易体痴呆和帕金森病患者的能见到与去神经支配一致的心脏间碘苄胍（cardiac metaiodobenzylguanidine，MIBG）核医学扫描异常，可为诊断提供支持。与糖尿病等危险因素相关的血管疾病患者会出现自主神经功能障碍。多发性神经系统萎缩的特点是自主神经功能障碍、帕金森病和小脑功能障碍，以及执行功能障碍有关，严重的话会导致痴呆。朊病毒病也和自主神经功能障碍有关。

眼和视觉情况

衰老过程中可见瞳孔不规则和瞳孔调节异常、追踪运动异常和向上凝视减弱。与眼球运动异常相关的痴呆性疾病包括与动眼障碍/眼球扫视障碍相关的亨廷顿病（Huntington disease）。患者在眼动过程中需要移动头部（头推力）。向下凝视障碍能通过眼-头调节克服，是进行性核上性麻痹的特征。影响额叶的痴呆（包括进行性核上性麻痹）能影响扫视的发生[106]。眼阵挛（快速不定性的不规则不自主的眼动）见于病毒性脑炎和副肿瘤综合征。与下颌和上腭运动相关的节律性眼球运动（眼动性肌节律异常）是惠普尔病的特点。眼球震颤是多系统萎

缩和其他影响脑干和小脑的疾病特征。

以皮质层为基础的视觉空间障碍常见于阿尔茨海默病、路易体痴呆和 CJD，尤其是有主要视觉空间损伤的海登海因（Heidenhain）变异。这可能发生于阿尔茨海默病早期，并提示一种能增加诊断确定性的表型特性[41]。

椎体系统病变

椎体束（上运动神经元）征（精细运动能力下降、痉挛性张力增高、反射活跃、上行跖反射）常见于影响灰质和白质的脑血管疾病患者，以及肌萎缩侧索硬化（运动神经元病）患者，该病和下运动神经元症状（肌无力、肌萎缩、肌束震颤）相关，并且和进行性认知功能下降有关。运动神经元病也见于额颞痴呆。多系统萎缩也可见上运动神经元征。神经系统的结构性损伤常常引起上运动神经元征。

帕金森病

帕金森病定义：存在静止性震颤、僵硬和运动迟缓症状中的两个。这些症状是非特异性的，可见于帕金森病、路易体痴呆、进行性核上性麻痹、多系统萎缩、血管性帕金森综合征和 NPH，并且可见于阿尔茨海默病晚期和 FTD。因此帕金森病的特征在痴呆鉴别诊断时非常有用。尽管步态异常可发生在帕金森病早期，但其更常见于前面提到的其他有帕金森特征的疾病，如果在诊断时出现，可能提供非帕金森病诊断的信息。

小脑体征

小脑功能障碍也可导致步态共济失调。常见于酒精相关性痴呆，在 CJD 中可见合并震颤麻痹。多系统萎缩的小脑变异可能与执行力障碍有关，其特征还包括以眼外肌运动测试的眼球震颤、四肢辨距困难、步态共济失调，以及伴随的自主神经表现。

神经及其他低位神经元情况

神经病变证据可见于很多与痴呆相关的全身性问题，如酒精中毒、糖尿病、肾功能不全和维生素 B_{12} 缺乏。更严重的进展如迅速的下运动神经元问题能提示累及蛛网下腔的病变（如感染、癌性脑膜炎）。神经病变可见于副肿瘤综合征。

步态异常

平衡和步态是综合功能，涉及神经系统的各个层面，需要完整的肌肉骨骼和心肺功能，因此，痴呆患者的平衡和步态障碍为鉴别诊断提供了重要线索，并且增加了对可能导致认知功能下降的系统性疾病的关注。步态和平衡障碍影响活动能力和安全性，如果导致功能障碍，

就需要干预。与步态异常相关的痴呆包括伴有痴呆的帕金森病、血管性痴呆、路易体痴呆和 NPH[107]。

癫痫和肌阵挛

癫痫的发病次数随着年龄增长而增多，常与中枢神经系统疾病和代谢紊乱有关。考虑癫痫发作的可逆性原因是必要的。间歇的非惊厥性发作导致认知功能下降，这一点类似痴呆。相反，用于治疗癫痫的药物本身也可能影响认知功能。认识到痴呆患者可以同时有癫痫发作，并及时进行适当治疗很重要。

肌阵挛定义为快速的抽搐运动，与运动激活（正性肌阵挛）和运动失活（负性肌阵挛）有关。肌阵挛常见于 CJD，但也见于认知功能障碍有关的其他疾病，如阿尔茨海默病和皮质基底节变性。失用症是指在理解力和基本感觉及运动功能完整的情况下，进行复杂运动测试表现的缺陷。原发性进行性失语症、额颞叶痴呆的失用症，以及二者重叠特征是皮质基底节综合征的特点，可以由皮质基底神经节变性引起，通常不对称，即便是阿尔茨海默病也可在疾病的晚期发生。抽搐性运动也可能是癫痫发作的线索，因此必须在临床背景下解释。

其他运动机能亢进的运动

舞蹈症也是痴呆的证据。Huntington 病及其表型表现为舞蹈症[108]。获得性疾病如甲状腺疾病或抗磷脂抗体综合征或脑卒中的患者也可表现为舞蹈症。姿势性震颤常见于路易体痴呆，近来的研究已经证明其与认知功能下降风险增加有关[109]。

痴呆的实验室研究

痴呆的实验室研究可从两方面来看；一个是获得用于诊断的阳性证据。大脑活检可提供痴呆相关性疾病的证据[110]。这必须与临床相结合，因为诊断建立在临床表现及病理学依据基础上。存活患者的其他实验室检查能为痴呆的个体化病因提供强有力的证据。

实验室研究的第二个明确可能能导致老年人认知功能障碍的情况。为了达到这个目的，临床医生不仅要了解退行性痴呆的自然史，包括非典型表现，还要了解全身性问题与患有或不患有痴呆的老年人的相互作用方式。血管性痴呆就是这样一个例子，明确引起血管性痴呆的急性脑卒中的部位对于其临床诊疗有重要意义。另一个例子是鉴别出潜在的可逆性代谢或者感染问题，当这些问题逆转时，可以导致痴呆逆转。尽管可逆性痴呆在 20 世纪 90 年代以前一直被强调，但自从发表了一些评论，引起人们对可逆性痴呆相对罕见性的关注以来，人们对可逆性痴呆的热情已经减弱[64,65]。这也源于将阿尔茨海默病视为"排除诊断"的悠久传统，在该传统中，

必须"排除"一长串竞争性诊断，以认识到更具特征性的分期。认知损害的隐匿性原因形成了专家团队制定实验室检查建议的基础[2-6,111-113]。在多数情况下，患者的痴呆诊断不能解释全部临床表现，然而有助于提高患者的功能状态和生活质量。这强调了鉴别和考虑"可治疗"病变治疗的重要性，即使是变性痴呆患者也可能被考虑在内。应该在患者总体预后的背景下制定治疗方案。

总　结

综上所述，痴呆是一种有多种病因和致病条件的综合征。变性痴呆的诊断框架必须考虑其他能导致老年人认知功能下降的共病的可能性。要做到这一点，临床医生不但要必须了解变性痴呆的自然病程，包括非典型症状，还必须了解全身性问题与患有或不患有痴呆的老年人的相互作用方式。

关键点

- 痴呆通常被定义为足以影响认知功能的多灶性认知功能障碍，严重程度较轻的和影响较小的认知功能下降有区别，尽管并不总是随意的。
- 痴呆的鉴别诊断是一个漫长的过程，但是随着年龄增长，通常在存在脑血管疾病的情况下，诊断阿尔茨海默病的可能性越来越高。
- 这种由常见症状入手，并且寻找导致诊断可能性下降的方法，不同于长期以来将阿尔茨海默症定义为"排除诊断"的传统方法，这种传统方法必须"排除"一长串竞争性诊断。

（王　璐　译，邹艳慧　哈　斯　校，高学文　审）

完整的参考文献列表，请扫二维码。

主要参考文献

3. McKhann GM, Knopman DS, Chertkow H, et al: The diagnosis of dementia due to Alzheimer's disease: recommendations from the National Institute on Aging-Alzheimer's Association workgroups on diagnostic guidelines for Alzheimer's disease. Alzheimers Dement 7(3):263–269, 2011.
4. Albert MS, DeKosky ST, Dickson D, et al: The diagnosis of mild cognitive impairment due to Alzheimer's disease: recommendations from the National Institute on Aging-Alzheimer's Association workgroups on diagnostic guidelines for Alzheimer's disease. Alzheimers Dement 7(3):270–279, 2011.
5. Sperling RA, Aisen PS, Beckett LA, et al: Toward defining the preclinical stages of Alzheimer's disease: recommendations from the National Institute on Aging-Alzheimer's Association workgroups on diagnostic guidelines for Alzheimer's disease. Alzheimers Dement 7(3):280–292, 2011.
6. Dubois B, Feldman HH, Jacova C, et al: Advancing research diagnostic criteria for Alzheimer's disease: the IWG-2 criteria. Lancet Neurol 13(6):614–629, 2014. Erratum in: Lancet Neurol 13(8):757, 2014.
8. American Psychiatric Association: Diagnostic and statistical manual of mental disorders, fifth edition (DSM-5), Washington, DC, 2013, American Psychiatric Association.
28. Sachdev P, Kalaria R, O'Brien J, et al: Diagnostic criteria for vascular cognitive disorders: a VASCOG statement. Alzheimer Dis Assoc Disord 28(3):206–218, 2014.
29. McKeith IG, Dickson DW, Lowe J, et al: Diagnosis and management of dementia with Lewy bodies: third report of the DLB Consortium. Neurology 65:1863–1872, 2005.
31. Emre M, Aarsland D, Brown R, et al: Clinical diagnostic criteria for dementia associated with Parkinson's disease. Mov Disord 22(12): 1689–1707, 2007.
32. Rascovsky K, Hodges JR, Knopman D, et al: Sensitivity of revised diagnostic criteria for the behavioural variant of frontotemporal dementia. Brain 134:2456–2477, 2011.
39. Chare L, Hodges JR, Leyton CE, et al: New criteria for frontotemporal dementia syndromes: clinical and pathological diagnostic implications. J Neurol Neurosurg Psychiatry 85(8):865–870, 2014.
111. Knopman DS, DeKosky ST, Cummings JL, et al: Practice parameter: diagnosis of dementia (an evidence-based review). Report of the Quality Standards Subcommittee of the American Academy of Neurology. Neurology 56(9):1143–1153, 2001.
112. Hort J, O'Brien JT, Gainotti G, et al: EFNS guidelines for the diagnosis and management of Alzheimer's disease. Eur J Neurol 17(10):1236–1248, 2010.
113. Filippi M, Agosta F, Barkhof F, et al: EFNS task force: the use of neuroimaging in the diagnosis of dementia. Eur J Neurol 19(12): e131–e140, 1487–1501, 2012.

第51章 | 神经心理学在痴呆诊断和治疗中的应用

Margaret Sewell，Clara Li，Mary Sano

介　　绍

美国婴儿潮一代的人口老龄化显著增加了阿尔茨海默病的患病率，这是大于 65 岁的成年人最常见的一种痴呆。85 岁及以上的美国老年人中，有 1/3 患有阿尔茨海默病，到 2050 年，预测高达 1600 万的人会得此病[1]。痴呆定义为显著的认知功能损伤（严重到影响日常生活），而且不能用其他疾病解释。轻度认知损害（mild cognitive impairment, MCI）是一种认知能力从假定的较高水平显著退化而无功能损害的状态，这可能是痴呆的前驱阶段。神经心理学在认识丧失的特征和假设鉴别诊断上有帮助，从而可以发现早期痴呆患者的认知变化。尽管可能会在早期阶段发现病情，但是接近一半的老年初期痴呆患者仍然是未被诊断和治疗的，部分原因是医疗服务提供者没有时间或机会去评估患者的认知变化，也可能缺乏向患者提供所需支持服务的场所[2]。本章回顾了神经心理学评估的指征，讨论了新的诊断标准和评估方法，指出了测试结果如何对应相应的治疗方针。

神经心理学评估的指征

神经心理学评估有助于区分认知领域的表现模式，从而区分病理认知功能和正常衰老。认知优势和弱点的特征模式，包括评估日常生活活动（activities of daily living，ADL），可能会支持特殊类型痴呆的诊断或是MCI，也可能预测进程或者认知疾病的进程来帮助确定患者能否独自安全的生活，以及管理他的财产。这是很重要的一点，和正常对照组相比，这些 MCI 或者痴呆患者有较高的死亡率[3]。

优化诊断标准以检测轻度损伤

阿尔茨海默病新的诊断标准已经被提出[4-6]，神经心理学测试每条说明都有不同的作用（表 51-1）。修订后的诊断标准反映了遗传学和阿尔茨海默病病理学标志物的重大科研进展。表明神经心理学可以先于症状，指引前驱症状阶段诊断的标准[5,7]。美国国家神经、语言交流

表 51-1　新的诊断标准

可能患有阿尔茨海默病的标准	DSM-5 2013	研究标准		NIA-AA 2011
		NINCDS-ADRDA 2007		
起病隐匿	×	×		×
发病超过数月至数年		×		×
逐步下降	×	×		×
不能用精神错乱或其他医学或精神病学症状解释的障碍	×	×		×
社交或职场障碍	×			×
存在情景记忆障碍	×	×		
至少 2 个区域的认知障碍	×			×
诊断必须要有神经心理学测试？	更好	×		只有在日常工作和精神状态测试不确定的时候
不正常的 PET 或 MRI 平扫		支持特征*		仅用于研究
		NINCDS-ADRDA 2007		
遗传标志物？	× 有其他证据表明，但是没有明确的记忆力下降和其他认知功能损害时才需要	支持特征*		仅用于研究
需要异常的脑脊液标志物？		支持特征*		仅用于研究

注：DSM-5. 《精神病诊断与统计手册》，第 5 版；MRI. 磁共振成像；NIA-AA. 美国国家衰老研究所-阿尔茨海默病协会；NINCDS-ADRDA. 美国国家神经、语言交流障碍和脑卒中研究所—阿尔茨海默病及相关疾病学会；PET. 正电子发射断层扫描

*至少一种支持特征要求符合很可能 AD 的诊断标准

障碍和脑卒中研究所-阿尔茨海默病及相关疾病学会（National Institute of Neurological and Communicative Disorders and Stroke-Alzheimer's Disease and Related Disorders Association，NINCDS-ADRDA）标准，主要用于指导研究，需要有神经心理学测试证实的渐进性情景记忆障碍的存在，包括至少一种阿尔茨海默病生物标志物的支持性特征[5]。

美国国家衰老研究所-阿尔茨海默病协会（National Institute on Aging-Alzheimer's Association，NIA-AA）为阿尔茨海默病、MCI 提供了诊断标准，这个临床诊断由于用于研究阿尔茨海默病而用于 MCI 的分类[8]，也为无症状、亚临床阶段研究提供了指导原则[9]。阿尔茨海默病的标准首先必须符合一般痴呆的标准。这些标准要求认知和行为症状：①干扰到功能性能力或者普通的活动能力；②表现为较起病前功能的下降；③不能用精神错乱及其他精神疾病解释。认知损害的证据可以通过临床测试或神经心理学测试来评估，必须包括两个或多个认知领域的损害。在通用的标准中，人们注意到各种各样的损伤，包括语言、视觉空间能力、执行功能损伤、伴随情绪相关或行为的症状。特别提及语言，是因为表达性失语症聚焦在自然性，可能发展为一般痴呆的部分症状。此外，行为、人格、态度的变化被认为是认知领域的改变，也包括焦虑、冷漠、社交退缩。尽管记忆力受损可能是最常见的损害，但并不是痴呆诊断的必需条件。阿尔茨海默病的诊断仍旧基于临床表现的置信水平来区别阿尔茨海默病的可能性和合理性。可能的阿尔茨海默病有 4 条诊断标准：三项包括（发病慢、起病隐匿、认知日益恶化的证据，至少一种记忆缺失或者非记忆缺失的认知功能损害）和一项排除（存在血管疾病或其他类型的痴呆）。当标准测试和认知筛选如简易精神状态检查（mini-mental state examination，MMSE）不足以提供一个明确的诊断时，NIA-AA 建议综合的神经心理学测试可以应用到复杂的病例中。

Albert 等描述了 NIA-AA 定义的 MCI 的临床诊断要点[8]。这些要点包括：①由家人、朋友或护理人员怀疑的认知障碍或认知问题；②一个或多个认知区域的损害；③保持日常生活的相对独立性；④没有痴呆。阿尔茨海默病所致 MCI 的诊断，经常应用于研究中，要求有神经退行性或淀粉样或 tau 蛋白沉积的生物标志物的证据。

《精神疾病诊断与统计手册》第 5 版（Diagnostic and Statistical Manual of Mental Disorders，fifth edition，DSM-5），提供了重度和轻度神经认知障碍（neurocognitive disorder，NCD）的定义，诊断标准要求有一个或多个认知区域的功能较得病之前的功能水平下降的证据（"显著"为重度，"一般"为轻度），这是基于患者或其家属的报告，"最好"是由神经心理学测试结果证明的[6]。重度 NCD 要求有功能的下降，定义为日常活动需要帮助，如付钱、购物。虽然需要额外的努力或时间来完成日常活动，但是功能下降对轻度 NCD 来说不是必需的。轻度 NCD 以 MCI 的诊断为特征（以前被认为是认知障碍而不是另外指定的），由于在 NIA-AA 诊断指南中概述了阿尔茨海默病，导致轻度 NCD 与 MCI 的标准有重叠的部分[8]。

一旦重度或轻度 NCD 的标准相符合，就需要另外的诊断标准去根据不同的病例来识别特殊亚型的分类[如阿尔茨海默病、药物滥用、人类免疫缺陷病毒（human immunodeficiency virus，HIV）感染]。

临床访谈

临床访谈是建立在测试选择和神经心理学结果解释的基础上的。被调查者，通常是家庭医生或家庭成员，他们通常能提供关于发病和病程的关键信息。有记忆问题的人报告可能不准确[10]，已显示提供信息人的报告与客观测试障碍有关[11]。细致的询问能帮助诊断识别特殊类型痴呆的特征（症状隐匿或急剧阶段，失落，显著的冷漠，极度的语言衰退，突然的行为改变）和引起认知损害的其他临床症状（例如，睡眠呼吸暂停，滥用药物或嗜酒，沮丧，滥用处方药）。

痴呆诊断的筛查与简易认知评估

在初级护理中，简易评估可以帮助医生识别处于很高风险中的认知损害患者（例如，这些指标包括年龄、教育、脑卒中病史、糖尿病病史、抑郁、经济方面需要帮助）[12]。全面审查老年人认知障碍的简易筛检工具，Lin 和他的同事[13]发现下列评估方法在检测痴呆方面是可靠的：细微精神状态检查、画钟表试验、记忆损伤测试、简易智力测试、便携式精神状态调查问卷、自由和线索的选择性提醒测试、7min 测试、认知状态的电话访谈、老年人认知功能减退调查问卷。

尽管这些测试在区分轻度认知损害如 MCI 与正常衰老时结果不一致，但作为一组相同的测试，这些测试有足够的能力来证明它们可以区分正常认知和痴呆[13]。然而，最近一项研究表明，相比于 MMSE，蒙特利尔认知评估量表能更好地区别正常认知和 MCI[14]。

通过简单的测试，怀疑有痴呆或 MCI 的患者可以进行全面的神经心理学测试，以更好地捕捉 MCI 的微妙影响[15]。

挑战在于说服基层医生，在时间限制和报销条例背景下，使用这些测试的价值以及在早期诊断中的价值，因为保健服务可能很难识别筛查阳性的患者[16]。

总之，在基层医疗中进行认知筛查和简短的认知评估对于发现明显的痴呆是有用的，可由受过最少训练的人员管理，以确定需要进一步评估的患者。在临床实践中，神经心理学测试仍然是最精确的方法来识别和描述非常早期的症状，以及区别于其他类型的认知损害。

认知损害和痴呆的评估

确定痴呆存在和类型的一个全面神经心理学评估包括：记忆测试、语言测试、注意力测试、视觉空间功能测试、运动功能测试、执行功能测试和抑郁测试。虽然计算机测试版本越来越多（例如，NeuroTrax MindStreams[17]、Cogstate、MicroCog、剑桥神经心理学自动成套测试[18]，但是这些测试大多还是用笔和纸完成的）。当想要依靠计算机的测试来诊断老年患者时，需要具体问题具体分析，因为计算机技术对老年人来说是陌生的或令人沮丧的[19]。

在临床病史的背景下，研究结果被用来检查以提示不同类型认知障碍的典型模式。另外，神经精神病的症状、日常生活活动（ADL）的独立水平和工具性日常生活活动（instrumental activities of daily living，IADL）经常需要评估。ADL 包括高度超量学习的任务，如穿衣服、如厕、打扮；IADL 是指需要更多认知参与的复杂任务，如理财、做饭、购物。额外组织的问卷可能需要患者或信息提供者评价特殊细节的症状，如认知波动、行为改变，或者焦虑。

尽管人们认为心理学测试冗长而昂贵，但这些测试是根据患者的能力制定的，花费在医保范围内。这些测试可以用来评估痴呆影响认知的主要领域，以及解决临床访谈时的具体问题。因为达到痴呆的诊断标准包括认知功能较得病前下降的证明，所以就必须要评估发病前的认知功能水平。这可以通过仔细回顾个人的教育史和职业史来完成，即使已经有痴呆，或者在接受了至少 8 年正规教育的人群中，词汇阅读能力不会下降，使用语言理解测试公式来评估，这个公式考虑到教育程度和理解错误的数量，可提供一个临床前期 IQ 的粗略评估[20]。然而，对于接受正规教育程度特别高或低的那些患者，关于怎样解释认知失调仍不明确。当没有基础数据或者没有发病前的功能评估时，规范的认知测试数据可以提供一种评估认知功能和检测变化的方法。

常用测试的总结见表 51-2。

大量的研究表明阿尔茨海默病与特定的认知缺陷有关，可以将阿尔茨海默病与正常老龄化[21]和一些其他形式的痴呆病例区分开。具体来说，学习和记忆语言信息的能力将轻度阿尔茨海默病患者与健康老年人区分开来[22-27]。口头记忆最常见的评估是单词列表（如 CVLT、RAVLT）或情节（如逻辑记忆），可提供初始和延迟回忆的规范性数据。口头记忆测试中的难度表现在能自由或经暗示回忆最近学习到的信息[28]。然而，简单学习曲线表明，在早发性阿尔茨海默病患者中，最初的学习可能会被保留，尽管与正常对照相比，信息的获取和整合能力可能仍然存在障碍[29,30]。随着疾病的发展，编码和延迟回忆障碍变得更加严重[31]。延迟回忆特定模式的测试反应表明，正常对照组倾向于能够回忆列表开始和结束处的单词，但是阿尔茨海默病患者严重依赖列表末尾的单词（近期效应），认为阿尔茨海默病患者的信息没有从初级记忆转换到中级记忆，并且没有真正"学会"这个词[32,33]。相对于正常对照组，阿尔茨海默病患者对干扰很敏感[34]，这一结论已被大量的干扰（如当单词在第二个列表出现而患者正试图从以前学过的单词列表回忆时）和重复试验证实[35]。这个发现在单词列表和情节测试中尤为显著[36]。与阿尔茨海默病相关的最早认知障碍通常是片段记忆、复杂的组织能力和注意力下降[37]。视觉记忆也可以评估，尽管有一些证据表明，视觉空间能力随着年龄的增长而自然衰退，使这些功能更少的被注意。然而，一些研究发现，与正常对照组的 Rey 复杂图形测试（Rey complex figure test，RCFT）的延迟记忆部分相比，严重受损的阿尔茨海默病患者存在非语言记忆障碍[38]。

表 51-2 常用的神经心理学测试

评估的领域	需要年龄校正的测试和/或 >65 岁人的教育标准
临床前期功能	北美阅读测试（North American reading test，NART）
	词汇测试（WAIS-Ⅳ）
语言记忆	Rey 听觉语言学习测试（Rey auditory verbal learning test，RAVLT）
	加利福尼亚语言学习测试（California verbal learning test，CVLT）
	逻辑记忆测试（来自 WMS-Ⅳ）
	CERAD 单词列表测试
视觉记忆	视觉再生记忆（来自 WMS-Ⅳ）
	Rey 复杂图形测试（Rey complex figure test，RCFT）
简单注意力	数字符号测试（来自 WMS-Ⅳ）
	画线追踪测试 A 部分
语言	动物命名测试（animal naming test，ANT）
	口语词语联合控制测试（controlled oral word association test，COWAT）
	波士顿命名测试（Boston naming test，BNT）
执行功能	画线追踪测试 B 部分
	威斯康星卡片分类测试（Wisconsin card sorting tast，WCST）
	斯特鲁普效应
	类似点，相似物（来自 WMS-Ⅳ）
视觉空间	数字符号测试（来自 WMS-Ⅳ）
	Rey 复杂图形测试（Rey complex figure test，RCFT）
	画钟表测试
运动神经	凹槽拼板测试
	手指敲击测试
情绪	老年抑郁量表（geriatric depression scale，GDS）
	汉密尔顿抑郁评定量表（Hamilton depression rating scale，HDRS）
	贝克焦虑量表（Beck anxiety inventory，BAI）

注：WAIS-Ⅳ. 韦氏成人智力量表，第 4 版；WMS-Ⅳ. 韦氏记忆量表，第 4 版

阿尔茨海默病引起的轻度和重度神经认知障碍

执行功能障碍通常是较早出现的症状，经常出现在短暂的记忆受损之后[39]。与正常对照组相比，阿尔茨海默病患者表现出较差的认知能力、问题解决能力、并行

处理能力、计划能力、转换能力和抽象思维能力。这些功能障碍会随着疾病的进展恶化，包括测试的音韵流畅性、熟悉程度、是非测试、卡片分类和连线测试。执行功能的衰退与认知功能下降[40]、财政支持不足[41]和医疗保健高需求相关[42]。

早期阿尔茨海默病的特定语言能力也受损。损害的语言领域包括命名和流畅性方面，命名通常用图片命名测试评估，如波士顿命名测试（Boston naming test，BNT），BNT 包含覆盖率高、低频词汇的 60 张图片；流畅性是通过计算给定字母的单词产生率或在给定范畴内的产生率来评估的，如正确地说出动物或蔬菜的名称（语义流畅性）。那些患早期损害的阿尔茨海默病患者[43]，不像健康老年人会有良性的"年老期"，那些阿尔茨海默病患者通常不受益于暗示语义（给提示是什么对象）或音韵（发这个词的第一个音节）。BNT 测试能有效地分辨正常对照组、MCI 和阿尔茨海默病患者[44,45]。然而，对于教育程度低或来自不同文化背景的人，BNT 的辨别能力可能较低。随着阿尔茨海默病的病程进展，命名与流畅性障碍会逐渐恶化[46]。相对于音韵流畅性，阿尔茨海默病患者的语义流畅性（如在 60s 内说出尽可能多的动物名称）出现损伤非常早[47,48]。一些研究[49]表明，由于许多范畴测试所需的语义知识损伤，动物命名变得更加困难。然而，早期阿尔茨海默病患者的基本理解能力和口头表达能力完好无损。

早期阿尔茨海默病患者通常保留简单的注意力（例如，通过数字广度测量）。然而，其分散注意（画线追踪测试 B）或选择性注意（色词测试）通常是有障碍的[50]，可能反映了与工作记忆有关的问题，这涉及同时处理和应对几条信息的能力。一些研究人员观察到在轻度阿尔茨海默病患者中，分散注意力可能是完整的[51,52]，但在疾病的中期会恶化[53]。

在阿尔茨海默病早期阶段，相对于记忆、语言和执行功能，视觉空间的功能可能会被保存下来。然而，在视觉空间测试中可能会测出功能障碍，如画钟表测试和复杂的几何图形绘制[54]。视觉空间能力障碍可能与徘徊和驱动困难有关[55]。视觉功能测试的表现（如 RCFT 的重复绘画部分）可能会因为执行功能障碍而下降，如计划和组织能力障碍，而不是因为视空间障碍。其他的视觉空间测试并不需要很高的执行功能，如线定位/定向判断测试，测试单纯的视觉空间能力可能会更准确。

总之，一个典型早发的阿尔茨海默病诊断标准，在缺乏明显的抑郁时，却可能会表现出：①语言记忆测试提示中度受损的初始学习能力和明显受损的延迟记忆能力；②在语义流畅性和命名能力受损的情况下，音素流畅性表现相对较好；③完好无缺的简单注意力；④执行功能测试中认知灵活性和计划能力下降；⑤视觉空间和视觉构成能力测试表现出轻微受损。

轻度认知损害

轻度认知损害（MCI）（包括健忘症和非健忘症的亚型）已经被确定为正常衰老和痴呆相关认知变化之间的一个过渡阶段[56]。MCI 的诊断标准包括患者有认知障碍主诉（或通过家庭成员或护理人员对患者的观察）。管理日常事务能力较低时，神经心理学测试可能没有那么有效[8]。这组 MCI 患者一年内转变为阿尔茨海默病的概率在 12%～15%，6 年内升高至 80%[57]。因为样本、采用的诊断标准和用于检测损伤的测试不同，没有一个一致的患病率（大于 65 岁老年人的患病率在 10%～20%）[58,59]。早期发现特殊类型的痴呆如阿尔茨海默病是可取的，因为可以进行早期干预[60]。大量的研究表明，在标准测试中，表现差的（定义为>1.5 倍标准差，校正年龄因素）语言记忆（回忆单词延迟）或执行功能（如画线追踪测试 B 部分，色词干扰测试），在遗忘性 MCI[50,51,61-63]进展为阿尔茨海默病，以及区别遗忘性 MCI 与阿尔茨海默病[64]中是一个敏感的预测指标。在一些研究[65]中，并不是全部的研究[61]，命名和语义流畅性测试可以区分哪些遗忘性 MCI 患者会转变成阿尔茨海默病，哪些不会。其他的研究[66]表明，当记忆力评分被单独地用来预测 MCI 转变为阿尔茨海默病时，测试的敏感性和特异性较低，但是加上其他领域的测试，尤其是执行功能，会有较高的预测准确性。

总之，MCI 患者存在主观认知障碍主诉，但功能下降最小，神经心理学测试可以识别相对于正常对照组的认知障碍，而且有些认知损害的患者更容易转变为阿尔茨海默病。

血管性神经认知障碍

血管疾病是造成认知损害和痴呆的第二大常见原因（阿尔茨海默病是第一大原因），据估计，大约占所有痴呆患者的 1/3。就像阿尔茨海默病患者一样，血管性 NCD 的 DSM-5 诊断标准包括严重和轻度认知损害。严重认知障碍包括一个或多个领域的障碍，包括注意力、执行功能、学习和记忆、语言、知觉运动、社会认知，障碍程度取决于患者或被调查者做测试时的注意力。这些必须伴随独立功能干扰和不能单独发生的精神混乱状态，或者是其他精神障碍疾病。很可能严重的血管 NCD 和所谓的血管性痴呆是相同的[67]。MCI 分级规定为没有丧失独立能力的轻度损害。这种情况以前被称为血管性认知损害（vascular cognitive impairment，VCI），其特征是患者或其他人观察到的认知障碍，并与广泛领域的神经心理学功能的损伤有关[68,69]。纵向研究表明，此类病例导致痴呆的概率相对较高，许多患者在最终被诊断为阿尔茨海默病（35%）或混合性的阿尔茨海默病和血管性痴呆（15%）[70]。血管相关性的证据包括存在脑血管疾病、既往史证实、物理检查和/或神经影像学检查，达到能够解释 NCD 的严重程度。准确地鉴别血管性认知障碍或痴呆需要仔细地关注病史信息。脑卒中样事件发病可能既快速又短暂，也可能渐进式、阶梯式的进展。"很可能是"血管性痴呆是指认知损害发生在暂时邻近特定事件中，如脑卒中或短暂性脑缺血发作，或者是有脑血管损伤的证据。"可能的"血管性痴呆是指只有一个领域（想象力或时空邻近）符合或是有血管危险因素。

几项关于阿尔茨海默病研究小组比较的研究表明，血管性痴呆患者在临床诊断时通常没有严重的记忆损害。血管性痴呆常被报道是一种工作记忆比迟发记忆更容易受损的模式，这种模式与阿尔茨海默病相反[71]。对之前学习过的资料的暗示回忆和再认知通常是未受损的，不像阿尔茨海默病。最近的研究表明，以小血管病和大脑白质高信号为特征的亚临床血管疾病对学习曲线有特殊的影响，但对记忆力不一定有特殊影响[72]。血管性痴呆患者通常都有执行功能的受损，执行功能障碍可能与其他认知障碍不平行，如记忆[73]。语言障碍，如命名和语言流畅性损伤，在皮质下病变和丘脑梗死中尤其常见。虽然语言流畅性也有可能受损，但在阿尔茨海默病中，语音流畅性和语义流畅性受损的独特模式是不常见的[74]。事实上，一些研究表明，与阿尔茨海默病相比，血管性痴呆患者的语音流利度得分低于语义流利度[75,76]，这可能反映执行功能损害的严重度。据报道，血管性痴呆另一个受损的领域是精神性运动的速度和注意力的测量。虽然病灶可能导致这些功能的损伤，但抑郁可能会加剧损伤，而抑郁是血管性痴呆一种常见的伴随症状[77]。

总之，血管性痴呆和 VCI 有一系列损伤的可能性，情景记忆障碍可能不太明显。血管性痴呆患者执行功能障碍和抑郁的可能性高于阿尔茨海默病患者。诊断血管性痴呆和其他认知综合征的准确性受到可能障碍范围的干扰，考虑血管性疾病及其风险是很重要的，因为除去潜在的痴呆，许多是可以被治疗的，也可以通过综合的医疗方案提高认知水平。

额颞叶退化导致的主要神经认知障碍

约 10% 痴呆患者是额颞叶退化（frontotemporal lobar degeneration，FTLD），但是这个比例对年轻人是不适用的，一半以上的 FTLD 患者为 45～64 岁[78]。提出了许多术语来描述与额叶和颞前叶病理学有关的综合症状，包括额颞痴呆（frontotemporal dementia）和皮克病（Pick disease）[79]，其中，FTLD 表现为一系列相互关联但是又有区别的疾病，包括两种临床变异：行为异常型和原发性进行性失语症（后者包括三种亚型：非流利型、语义型和少词型）。

行为异常型额颞叶退化（frontotemporal degeneration，FTD）。行为异常型 FTD 是 FTLD 最常见的亚型，特征是早期的人格和行为变化，包括冷漠、冲动、口部过度活动和不适宜的社交互动[80]。痴呆和精神病中的早期显

著行为症状需要鉴别诊断[81]。鉴别阿尔茨海默病与行为异常型 FTD 是很重要的，因为疾病进展、治疗和预后可能不同。尤其认为胆碱酯酶抑制剂在治疗阿尔茨海默病中更有效而对 FTLD 的疗效较差。治疗有效，更多地取决于给谁治疗而不是用什么药物治疗[82]。

使用神经心理学测试区分阿尔茨海默病与行为异常型 FTD，所得结果不一致，部分原因是样本小、疾病的阶段不同，以及诊断标准不同。神经心理学对额颞痴呆的描述是：与阿尔茨海默病相比，其特点是执行功能和语言功能更差。关于记忆功能，相对于阿尔茨海默病患者，行为异常型 FTD 患者在单词列表测试中的延迟性回忆的表现维持得较好[83]。研究表明，在语言测试中，行为异常型 FTD 患者比阿尔茨海默病患者语言流畅性更易受损。具体来说，Rascovsky 和他的同事[84]发现，与阿尔茨海默病患者相比，解剖学证实行为异常型 FTD 患者表现出更多语言流畅性受损（语义流畅性和音韵流畅性都受损），可能是由于搜索策略的显著执行需要。在行为异常型 FTD 患者中[85]，与语义流畅性相比，一些患者的音韵流畅性受损更明显，与阿尔茨海默病患者的典型模式相反。执行功能测试表明，相对于阿尔茨海默病患者，行为异常型 FTD 患者认知设定转换和认知的灵活性相比记忆测试可能会相应地变糟[86]。相对于其他认知障碍，视觉空间功能是相对完好的，尽管视觉空间功能的任务包括组织和计划等重要的执行功能（如 RCFT）[87]。画钟表测试和木块设计可能会更好地衡量行为异常型 FTD 患者的视觉空间能力。

原发性进行性失语症（primary progressive aphasia，PPA）。PPA 是 FTLD 的亚型，它表现为非脑卒中引起的孤立和严重的进行性语言障碍（流利性和理解力）。虽然命名法不一致，研究者并不很赞同这种临床描述，但是这种命名法描述了 PPA 的三种亚型，即语义、非流利性和最近提出来的词语缺乏。已提出扩展分类和研究标准[88]，以修订 Mesulam 最初的分类和 PPA 的诊断标准[89]。

语义变异性 PPA 患者可见左前颞叶萎缩，而它的核心特点是在疾病早期相对缺乏其他认知障碍的情况下，进行性加重和严重的命名及单词理解[90]障碍。在语义变异性 PPA 患者中，分类流畅性的分值可能比字母流畅性更低，命名能力可能比理解能力更低[91]。疾病的晚期，尽管有严重的语义记忆和意义障碍，但语言表达可能会保持其流畅性（如正常的韵律和音量），但内容往往变得越来越空洞[92]。在疾病的早期，视觉空间能力、注意力和执行功能通常保持相对完好。关于记忆功能，一项研究发现语义性痴呆患者的延迟记忆较差，而学习新东西的能力正常[93]。

非流畅性变异性 PPA 与左外侧裂周语言区域受损有关，特征是强行的、厌恶讲话伴随在情境中对单词理解时有意义的词语提取困难。非流畅性变异性 PPA 患者的语言流畅性测试表现很差。许多研究者[94]认为，范畴和

字母流畅性测试可以帮助区分语义变异性 PPA、非流畅性变异性 PPA 和阿尔茨海默病，因为阿尔茨海默病患者有轻微的字母流畅性受损，非流畅性变异性 PPA 患者字母流畅性受损最严重。不管怎样，Hodges 和他的同事[93]观察到一个简单的"重复和点"测试可以有效地区分开语义变异性 PPA 和非流畅性变异性 PPA，语义变异性 PPA 患者指向（理解）表现较差，非流畅性变异性 PPA 患者重复表现不佳。有证据表明，非流畅性变异性 PPA 患者与语义变异性 PPA 患者或阿尔茨海默病患者相比有慢执行功能的表现[85]。然而，与行为变异性 FTD 患者相比，非流畅性变异性 PPA 患者执行功能和注意力可能相对保存较好[95]。由于疾病的性质（语言表达能力较差），记忆的非语言测试可能会更有用，在疾病早期情景记忆得分一般都正常[94]。

少词性进行性 PPA 主要特点包括提取单词和复述句子存在困难。测试怀疑少词性进行性 PPA 患者的特点是严重的数字和字母跨度测试损伤，情境中讲话缓慢、语法正确、发音准确[96]。尽管对这个亚型尚未完全了解清楚，但一些研究[97]表明，特定的神经心理学测试[如皮博迪图画词汇测试（Peabody picture vocabulary test）、西北回文构词法测试（Northwest anagram test）]可以辨别少词性进行性 PPA、语义变异性 PPA 和非流畅性变异性 PPA，少词性进行性 PPA 组在测试中的表现比其他两个亚型要好。

总之，FTLD 是一组发病年龄早、病情紧急的疾病。在记忆和视觉空间功能相对保留的背景下，行为变异与显著的行为变化和较差的执行功能相关。语言变异性 PPA 包括语义、非流畅性、少词性进行性 PPA 亚型，这个领域的初步研究表明，测试中关于词语流畅性、命名和执行功能，有可能出现不同的模式。

由帕金森病导致的轻度和重度神经认知障碍

在帕金森病患者中有 20%～40%会发展为帕金森病痴呆（Parkinson disease dementia，PDD）[98]。PDD 的典型特征为起病隐匿，发展速度易变，痴呆必须符合运动症状至少发病 1 年这个条件[99]。此外，神经精神病学的症状很常见，包括幻觉和抑郁[100]。帕金森病相关的 MCI（PD-MCI）和阿尔茨海默病一样，经常会进展为痴呆[101,102]。一项大于 1000 例 PD 患者的 meta-分析[103]表明，近 26%的 PD 患者有 PD-MCI。

PDD 符合典型的皮层下模式，即注意力的损害（包括工作记忆和分散注意力）、执行功能的损害（特别是规划和设置转移）和视觉空间功能受损。与其他功能障碍相比，语言功能相对保存完好[104]。大多数研究一致认为，PDD 患者的情景记忆障碍比阿尔茨海默病患者轻，问题更多的是由检索的缺陷引起的，而不是编码和储存引起的[105-107]。这证明了贫乏的自由回忆和延迟回忆的证据，但是，当有提示时，保留了回忆以前学习

的信息的能力。与阿尔茨海默病患者相比，PDD 患者表现出较差的执行功能，以开始/毅力测试和卡片分类测试表现不佳为证据[108]。注意力障碍的测试可以区别 PDD 与阿尔茨海默病[109]，特别是要求注意力分散的测试[110]。PDD 患者的视觉空间功能测试表现受损可能比阿尔茨海默病患者更严重，包括重复画五边形[111]。PDD 患者表现为认知能力下降，但是由于大多数的检查都包含一些运动的部分，因此这种情况很难测量[112]，使得它难以将身体与精神区分开。判定有无抑郁症是很重要的，因为有 50%以上的 PD 患者会发生抑郁症，它的存在可能会加重神经心理学测试的糟糕表现[113]。即使是在没有痴呆的 PD 患者中，抑郁症也与更显著的认知障碍有关[114]。

总之，与帕金森病相关的痴呆以高抑郁症患病率和皮层下模式——注意力差、视觉空间功能和执行功能降低、处理速度变慢以及相对幸免保存的记忆和语言能力为特征。

由路易体病导致的轻度和重度神经认知障碍

路易体在路易体病（Lewy body disease，LBD）中的复杂作用及其与 PDD 的关系尚未完全清楚[111]。与 LBD 有关的 3 种主要症状包括波动性认知（如注意力和警觉性每天都有显著的变化）、步态障碍或帕金森样症状——动作迟缓、强直和视幻觉。其他症状可能包括快速眼球运动睡眠障碍和频繁的跌倒。准确地诊断 LBD 是至关重要的，因为 LBD 对神经抑制药物高度敏感[115]。观察到 PDD 患者和 LBD 患者的认知变化非常相似，这两个疾病在临床上通过出现症状的时间来区分：LBD 患者的运动症状发生在痴呆发病前 1 年以内，且常发生在痴呆发病后，而 PDD 患者的运动症状必须先于痴呆至少 1 年[98]。

用神经心理学测试来表示 LBD 是很困难的，因为 LBD 的认知障碍特点与 PDD 很相似[105]。虽然 PDD 患者记忆力受损不像阿尔茨海默病患者那样严重，但其编码比检索问题更加严重[116]。总之，研究表明，与阿尔茨海默病患者相比，LBD 患者表现出更严重的执行功能、视觉空间功能和注意力的障碍[117-119]。在 LBD 患者中，较差的视觉空间功能似乎能预测认知功能的下降，但在 AD 患者中不是这样[120]。在 LBD 患者中，视觉和空间功能测试较差的表现可能与视幻觉更易损伤这一事实有关[101]。尽管通过神经心理学测试很难区分开 PDD 和 LBD，但少量研究观察到 LBD 患者的注意力、视觉空间功能和执行功能的测试表现不佳，这些测试划分了疾病的严重程度[121]。最近的研究[122]表明，即使是在 MCI 阶段，与 PD-MCI 相比，LBD-MCI 关于记忆、执行功能、视觉空间功能的测试也表现得更差。

总之，通过神经心理学测试很难将 LBD 与 PDD 和 AD 区别开来，尽管帕金森病早期的认知障碍可能与 PDD 相似，并且伴随着波动的注意力障碍和幻视。

抑郁和痴呆

老年人可能表现出健忘和冷漠的症状，这些症状与抑郁、痴呆或两者都有关系。在过去，"假性痴呆"[123]这一术语用来描述老年人的抑郁症，是由于健忘和混乱症状与痴呆很像。区分痴呆与抑郁很重要，因为相比较而言，抑郁症是可以治愈的。对很多患者来说，在成功治疗抑郁症状后，认知障碍仍然存在[124]，但与神经退行性改变相关的认知表现是独特的和可检测的。测试的结果表明，可以区分抑郁和早期痴呆，结合临床病史，测试结果可以帮助预测哪些非痴呆的抑郁症患者患痴呆的风险高。

与年轻抑郁患者相比，在老年抑郁症患者中，显著的认知障碍更常见[125,126]，神经心理学测试显示认知损害的严重程度介于正常对照组和早期阿尔茨海默病患者之间。与复发性抑郁症患者或正常对照组相比，首次出现抑郁症的老年患者表现出执行功能和注意力方面的问题，记忆障碍相对较少[127]。无痴呆的老年抑郁患者在精神运动的速度和执行功能各个方面的测试中，与那些没有抑郁的患者相比表现不佳[125,128]。有些研究表明，与抑郁有关的认知障碍[129]，相比皮层损伤更像是皮层下的损伤，相对于阿尔茨海默病患者，与抑郁有相关的认知障碍有语言、记忆和习惯的保留。在语言记忆测试中，抑郁症患者比 AD 患者有更好的表现，更少的记忆力受损和能回忆先前学习过的知识[130]。在语言方面，一项对老年抑郁症患者语言流利度的荟萃分析发现，与抑郁症患者相比，阿尔茨海默病患者在语音和语义流利度上受到的损害更大，尽管阿尔茨海默病患者语义流利度受损的相对严重程度仍然存在。

抑郁和阿尔茨海默病之间的关系是很复杂的[132]。问题的核心是晚年抑郁（不管是再发还是初发的抑郁）是否可能预示着早期痴呆[133,134]，或者抑郁症的存在是否是发展为痴呆的危险因素[135,136]。许多研究调查了一些因素，这些因素可能会阐明这一区别，包括抑郁和痴呆的相近性[137]、抑郁症的发病是早期还是晚期[125]、血管性疾病的存在[138]、精神药物治疗是否有效[139,140]、慢性-长期抑郁症的影响[141]和性别[142]。一些研究表明，特定的神经心理学特征可以预测哪些抑郁患者处于发展为痴呆的高风险中。在一项小的回顾性研究中，Jean 和他的同事[143]观察了一组老年抑郁患者，这些患者在随后的痴呆中注意力和记忆测试的基础表现更易受损，在正在发展为痴呆中有额外的定位障碍，在发展为 LBD 或血管性痴呆的患者中有额外的执行功能和视空间功能障碍。重复神经心理学评估对伴有认知障碍的抑郁患者可能有用，因为大型的回顾性研究[144]表明，在最终发展为痴呆的抑郁患者认知功能会继续下降，基础神经心理学测试表现比那些继续发展为痴呆的抑郁患者表现要差。

总之，抑郁症与痴呆之间的关系很复杂，人们对此并不完全清楚，抑郁症的临床描述是根据神经心理学评估得来的，特别是冷漠和认知障碍的症状。评估的结果，特别是不止一次的评估，可以帮助判断患者是否有抑郁、痴呆，或是两者兼有。

不同痴呆和抑郁有关的认知障碍模式的总结见表 51-3。

表 51-3 痴呆认知障碍的形式及领域

	片段记忆	注意力	语言	执行功能	视觉空间功能	行为症状
AD	(I)	(P) 简单 (I) 分散	(P) 音韵 (I) 语义 (I) 命名	(I)	(p) 简单 (I) 复杂	早期淡漠、晚期精神症状
MCI-健忘症	(I) 即刻和延迟回忆 (I) 认知	(P) 简单 (P) 分散	(P)	(P)	(P)	(P)
VD	(V) 即刻和延迟回忆 (P) 认知	(P) 简单 (I) 分散	(I)	(I)	(P)	抑郁
行为变异性 FTLD	(V)	(P) 简单 (I) 分散	(I)	(I)	(P)	去抑制、淡漠、口部过度活动、不得体的社交
语义变异性 PPA	(P)	(P)	(I) 理解力 (I) 流畅	(P)	(P) (I) 视觉失认	(P)
非流利变异性 PPA	(P)	(P)	(I) 流畅 (P) 理解力 (I) 表情丰富演讲	(P)	(P)	(P)
PDD	(V) 即刻和延迟回忆 (P) 认知	(I)	(P)	(P)	(I)	抑郁、可能错觉、精神性运动减慢
路易体病	(V) 即刻和延迟回忆 (P) 认知	(V)	(V)	(V)	(V)	幻觉、妄想
抑郁	(V) 即刻和延迟回忆 (P) 认知	(V)	(V) 流利 (P) 命名	I/V	(P)	精神性运动减慢、淡漠

注：FTLD. 额颞叶退化；I. 受损的；P. 保存的；PPA. 原发性进行性失语症；V. 易变的

测试结果用于指导治疗方案及作为研究结局的判定指标

神经心理学家也被要求确定机体的功能，包括特定任务的决策能力。记忆和执行功能（如规划、推理能力）的神经心理学评估在这一领域是很重要的，因为记忆和执行功能记录了认知的优势和弱点，有助于确定患者当前的驾驶能力、做出医疗决定的能力、管理药物的能力、独自生活的能力和处理财务的能力。

ADL 和 IADL 的独立性水平应该经常进行评估，可以是非正式的，也可以是标准的。这些领域的损伤，对患者和照顾者的生活质量产生了巨大的影响，增加了护理者的负担，并且影响关于安排养老院地方的决定。IADL 的下降，在大多数痴呆类型中可能发生相对较早，而且与记忆力、持续的关注力和解决问题的能力障碍有关。大多数轻度至中度阿尔茨海默病患者在用药管理、烹饪和购物方面遇到一些困难[145]。

在痴呆研究中，认知测试被用作一种结果测量，以评估新药治疗、非药物治疗和干预的有效性。实验组和安慰剂组间的不同表现（如 ADL、行为症状）被用来衡量药物与其他全球性和实用措施相结合的疗效。重复的神经心理学测试也常用来评估纵向研究中的干预或医疗程序或治疗对认知的影响。

老年人神经心理学评估面临的挑战

老年人神经心理学评估面临以下挑战。首先，老年人常见的感觉障碍可能会干扰测试。因为许多测试存在视觉或口头上的刺激，严重的听力和视力障碍可以对测试产生干扰，使测试难以进行。经常使用直接评估和样本项来确保感官能力以使测试顺利进行。其次是行动能力的限制，因为手关节或震颤的关节炎可以降低计时测试的性能，从而限制了测试的有效性。在某些情况下这是可以克服的，通过测量低和高程度认知障碍所需测试的时间差异，而不是依赖于单个测试的绝对时间。

低文化水平（定义为不阅读任何语言）是低水平的正规教育或终身失能的结果，也会阻碍测试，但可以通过选择使用口头陈述、图片或其他刺激评估工具来解决，这些刺激评估工具不需要阅读或字母表的知识。在这种情况下，为了有信心克服测试的不足，依靠可比较个体的标准数据就很重要。当这些都做不到时，医生就必须依赖临床经验了。

语言和文化也影响测试的结果。理想情况下，患者评估时用的语言应该是他们最擅长的，评估者应该也同样擅长这门语言。可以使用翻译，但用于比较性能的规范性样本是稀少的。测试项目的特殊文化会折中记分。例如，文字翻译可能无法提供与原始版本相同的复杂含义，但有经验的翻译人员可以帮助克服这些缺陷。

总 结

神经心理学测试是识别和描述许多认知疾病的有用工具，帮助鉴别诊断正常老龄化、MCI、阿尔茨海默病和其他类型的痴呆，抑郁。此外，测试结果可能有助于解答关于继续驾驶、独自生活、管理财政的患者的安全性的关键临床问题。

神经心理学描述的变异性在发病的最初几年里很明显，强调早期评估和诊断的重要性。早期了解痴呆诊断可以在以下几个方面改善健康结果：在疾病发展至药物治疗最有效时启动药物治疗；为患者家庭提供临床研究的机会，可能会引导更好的治疗；为患者提供机会，当他们仍然保持决策能力时，通过提前管理、对财政的决定和其他家庭事务的决策为未来做好准备。

当患者或看护者错误地认为只要"再努力一点"，认知缺陷就会消失时，一场坦率、富护理者的作用是不容低估的，护理人员的心理干预措施是有效的[146]，可能延迟制度化[147]，对亲人的早期准确诊断可能使护理人员适应护理的角色，并寻求医疗支持和教育。

关键点

- 痴呆诊断标准已经修订，以反映出人们已将注意力转移到疾病最轻微症状的阶段。
- 神经心理测试是一种识别早期认知障碍的有效方法，并通过使用相对简短的一系列测试，将其与正常的衰老、轻度认知障碍和各种类型的痴呆区分开来。
- 神经心理学家可以帮助描述认知损失的后果和原因，确定决策能力，并区分痴呆和并发症（例如抑郁症）。
- 在运动症状（如步态变化）或是行为症状（行为抑制）的情况下出现认知障碍的患者，应该转诊进行神经精神病学的评估。
- 早期诊断痴呆可能会改善治疗效果、未来规划，以及患者和照护者的生活质量。
- 在阿尔茨海默病中，言语记忆测试（包括编码和输出）的表现很差，但是非记忆缺陷也可能是疾病的早期征兆。非阿尔茨海默病性痴呆可能以其他认知或行为障碍为特征，例如语言（语义性、非流畅性或少词性进行性失语症）、执行功能（帕金森病痴呆、血管性痴呆）、人格改变（行为变异性额颞叶退化）、精神病症状（路易体病）。
- 将神经心理学测试的性能及日常生活活动和仪器活

动的测量结果用作结果变量。

- 在痴呆药物和非药物疗法的开发中，神经心理学测试的表现、日常生活的评估、工具性日常生活活动能力的测量值被用作结果变量。

（杜艳青 译，李 芳 校）

完整的参考文献列表，请扫二维码。

主要参考文献

4. Jack CR Jr, Albert MS, Knopman DS, et al: Introduction to the recommendations from the National Institute on Aging-Alzheimer's Association workgroups on diagnostic guidelines for Alzheimer's disease. Alzheimers Dement 7:257–262, 2011.
5. Dubois B, Feldman HH, Jacova C, et al: Research criteria for the diagnosis of Alzheimer's disease: revising the NINCDS-ADRDA criteria. Lancet Neurol 6:734–746, 2007.
8. Albert MS, DeKosky ST, Dickson D, et al: The diagnosis of mild cognitive impairment due to Alzheimer's disease: recommendations from the National Institute on Aging-Alzheimer's Association workgroups on diagnostic guidelines for Alzheimer's disease. Alzheimers Dement 7:270–279, 2011.
15. Langa KM, Levine DA: The diagnosis and management of mild cognitive impairment: a clinical review. JAMA 312:2551–2561, 2014.
19. Sano M, Egelko S, Ferris S, et al: Pilot study to show the feasibility of a multicenter trial of home-based assessment of people over 75 years old. Alzheimer Dis Assoc Disord 24:256–263, 2010.
22. Salmon DP, Bondi MW: Neuropsychological assessment of dementia. Annu Rev Psychol 60:257–282, 2009.
50. Blacker D, Lee H, Muzikansky A, et al: Neuropsychological measures in normal individuals that predict subsequent cognitive decline. Arch Neurol 64:862–871, 2007.
60. Sano M: Neuropsychological testing in the diagnosis of dementia. J Geriatr Psychiatry Neurol 19:155–159, 2006.
68. Hachinski V, Iadecola C, Petersen RC, et al: National Institute of Neurological Disorders and Stroke-Canadian Stroke Network vascular cognitive impairment harmonization standards. Stroke 37:2220–2241, 2006.
71. Misciagna S, Masullo C, Giordano A, et al: Vascular dementia and Alzheimer's disease: the unsolved problem of clinical and neuropsychological differential diagnosis. Int J Neurosci 115:1657–1667, 2005.
73. Graham NL, Emery T, Hodges JR: Distinctive cognitive profiles in Alzheimer's disease and subcortical vascular dementia. J Neurol Neurosurg Psychiatry 75:61–71, 2004.
77. Park JH, Lee SB, Lee TJ, et al: Depression in vascular dementia is quantitatively and qualitatively different from depression in Alzheimer's disease. Dement Geriatr Cogn Disord 23:67–73, 2007.
84. Rascovsky K, Salmon DP, Ho GJ, et al: Cognitive profiles differ in autopsy-confirmed frontotemporal dementia and AD. Neurology 58:1801–1808, 2002.
85. Gregory CA, Hodges JR: Clinical features of frontal lobe dementia in comparison to Alzheimer's disease. J Neural Transm Suppl 47:103–123, 1996.
89. Mesulam MM: Primary progressive aphasia—a language-based dementia. N Engl J Med 349:1535–1542, 2003.
95. Perry RJ, Hodges JR: Differentiating frontal and temporal variant frontotemporal dementia from Alzheimer's disease. Neurology 54:2277–2284, 2000.
97. Mesulam M, Wieneke C, Rogalski E, et al: Quantitative template for subtyping primary progressive aphasia. Arch Neurol 66:1545–1551, 2009.
104. Mayeux R, Chen J, Mirabello E, et al: An estimate of the incidence of dementia in idiopathic Parkinson's disease. Neurology 40:1513–1517, 1990.
105. Emre M: Dementia associated with Parkinson's disease. Lancet Neurol 2:229–237, 2003.
110. Salmon DP, Galasko D, Hansen LA, et al: Neuropsychological deficits associated with diffuse Lewy body disease. Brain Cogn 31:148–165, 1996.
124. Bhalla RK, Butters MA, Mulsant BH, et al: Persistence of neuropsychological deficits in the remitted state of late-life depression. Am J Geriatr Psychiatry 14:419–427, 2006.
125. Butters MA, Whyte EM, Nebes RD, et al: The nature and determinants of neuropsychological functioning in late-life depression. Arch Gen Psychiatry 61:587–595, 2004.
127. Rapp MA, Dahlman K, Sano M, et al: Neuropsychological differences between late-onset and recurrent geriatric major depression. Am J Psychiatry 162:691–698, 2005.
133. Devanand DP, Sano M, Tang MX, et al: Depressed mood and the incidence of Alzheimer's disease in the elderly living in the community. Arch Gen Psychiatry 53:175–182, 1996.
144. Ganguli M, Du Y, Dodge HH, et al: Depressive symptoms and cognitive decline in late life: a prospective epidemiological study. Arch Gen Psychiatry 63:153–160, 2006.
146. Mittelman MS, Haley WE, Clay OJ, et al: Improving caregiver well-being delays nursing home placement of patients with Alzheimer disease. Neurology 67:1592–1599, 2006.

第 **52** 章

阿尔茨海默病

Jared R. Brosch，*Martin R. Farlow*

阿尔茨海默病（Alzheimer's disease，AD）是老年人痴呆最常见的病因。这种疾病是 1906 年由 Alois Alzheimer 通过一名 51 岁有典型痴呆症状的女性患者首次报道出来。这位患者死后，经检查后发现她的大脑存在很多皮质斑块和神经元纤维缠结，这些均是 AD 的特征性病变[1]。在 60 余年的时间里，人们一直认为 AD 是一种十分罕见的疾病，直到有学者认识到，高龄痴呆患者的临床与神经病理学特征在很大程度上是完全相同的[2]。

到目前为止，AD 是美国人痴呆最常见的病因，困扰着多达 520 万例患者，其中大部分是老年人[3]。50 岁以后，每 6 年 AD 的发病率就会翻一番。随着卫生保健水平的提高，人的寿命越来越长，80 岁以上的人口数量急剧增加，据估计，到 2050 年，AD 的患病人数将增长到 1380 万人，其中有 700 万例患者是超过 85 岁的高龄老人[4]。到目前为止，这种致残性疾病是神经退行性改变及疗养院安置的最常见原因。治疗的经济花销十分巨大，其中包括直接医疗保健、疗养院、家庭护理等花销，全球总计花费超过 3150 亿美元[5]。目前的治疗方式仅限于对症治疗，但仍没有已知的治疗可以延迟或阻止疾病的进展。如果一种药物或生活方式的改变（如饮食或运动）可以延迟功能性退化，哪怕只有 1～2 年，这也将大大降低家庭和社会的花销[6]。

疾病的病理与发病机制

AD 的病变最先开始于内嗅皮层和海马的萎缩，随着临床症状进一步加重，病变逐渐波及除枕叶外的大部分大脑皮质[7]。

在显微镜下观察 AD 患者的大脑皮质部分，可以看到神经元的大面积丢失，以及大量的细胞外淀粉样斑块[8]。淀粉样斑块可以是"弥散"和"致密"的。如果是"弥散"的，则可能是良性的，因为在正常的老年人中也会有类似的沉积；如果是"致密"的，则通常与神经炎性病变有关，可能是由淀粉样物质沉积所致，或是由周围树突与轴突上的小型 β-淀粉样蛋白低聚物所致（图 52-1）。β-淀粉样蛋白也常被发现广泛沉积于大脑血管壁。除了 β-淀粉样蛋白斑块，细胞内网状纤维沉积于神经元内，称为神经元纤维缠结（neurofibrillary tangle，NFT）（图 52-2）[9]。大量异常过度磷酸化的 tau 蛋白相互

聚集形成的双股螺旋细丝是 NFT 的主要组成部分。102 年前，Alzheimer 首次描述了这些 AD 的特征性病变。

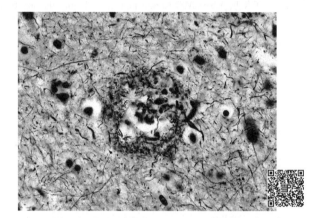

图 52-1　经镀银染色可观察到的阿尔茨海默病患者皮层神经炎性斑块（×400）。（彩图请扫二维码）

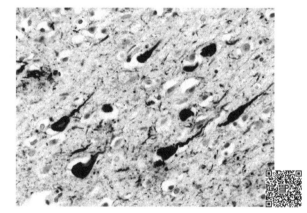

图 52-2　阿尔茨海默病患者大脑皮层中的神经元纤维缠结。（彩图请扫二维码）

淀粉样斑块由含有 39～42 个氨基酸的不同长度的 β-淀粉样蛋白组成[10]。β-淀粉样蛋白 1～40 氨基酸亚型主要存在于血浆和脑脊液（cerebrospinal fluid，CSF）中，但是 1～42 氨基酸亚型则是淀粉样斑块核心的重要组成部分。β-淀粉样蛋白是由一种在大脑中更广泛存在的跨膜蛋白，即淀粉样前体蛋白（amyloid precursor protein，APP），经 β-分泌酶和 γ-分泌酶水解而产生的。β-分泌酶和 γ-分泌酶近年来已成为 AD 药物治疗的靶点[11]。

目前已有人发现基因突变与家族性 AD 有关，正如本章所述，β-淀粉样蛋白的基因编码和早老素的基因编码可能与 γ-分泌酶的形成有关[12]。研究发现，如果将这

些突变基因的细胞株转入动物体内，该动物的大脑中会出现与 AD 患者类似的淀粉样沉积物和斑块。实验揭示了这些蛋白质如何正常表达功能，以及如何在突变后改变其功能并导致痴呆。这些结果可以让人更加了解散发性 AD，并通过实验模型开发了一些药物来减少 β-淀粉样蛋白的产生或加速 β-淀粉样蛋白的代谢与清除。这些药物有望对散在性 AD 有一定的治疗效果。

有趣的是，尽管大量的证据表明，β-淀粉样蛋白及其对大脑毒性作用可能造成一连串病理生理过程的改变并最终导致 AD，但痴呆的形成过程更多地与 NFT 的数量或突触丢失的数量有关。

这一连串的过程明显涉及不同的机制，包括炎症和干扰体内钙离子平衡，并随着 AD 的发展（图 52-3）而发生。神经递质系统所受的影响也存在差异。胆碱能系统容易发生早期功能障碍，且胆碱的不断减少与临床进展相关。随着 AD 病情的进展，谷氨酸、去甲肾上腺素能和血清素系统退化，导致进一步认知损害和经常性行为异常。自 20 世纪 80 年代末以来的治疗性研究一直专注于纠正这些神经递质的缺失，并取得了一些成功和临床医学方面的收益。

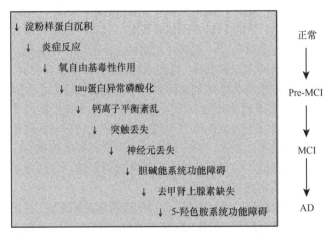

图 52-3　阿尔茨海默病的级联反应机制。图片表示了阿尔茨海默病发展过程中所出现的假设性级联反应进程。具体的异常表现很好确定，但是关于其因果性仍存在争议。Pre-MCI. 轻度认知损害前期；MCI. 轻度认知损害；AD. 阿尔茨海默病。

脑皮质的细胞外淀粉样斑块和细胞内 NFT 是 AD 的基本特征病变。NFT 的常规发生发展过程，最初由 Braak 和 Braak（1991）描述[7]，他们制定了一个 AD 的基本病理分期标准，这个病理分期在今天仍被沿用。NFT 常位于内嗅皮层和海马的邻近地区。Braak 分期 Ⅰ 期和 Ⅱ 期通常没有临床症状。而到 Ⅲ 期及 Ⅳ 期，NFT 已经蔓延到皮质边缘地区，便会出现认知损害。到了 Ⅴ 期和 Ⅵ 期，NFT 逐渐波及除枕叶皮质外的其他皮质区域，而痴呆的程度更重。

评估淀粉样斑块和 NFT 密度的新标准已经发布。Khachaturian 标准是计算不同年龄段患者 1mm² 大脑皮质中淀粉样斑块的数量[13]。阿尔茨海默病注册中心规定的标准是用特定染色剂染色计数 3 个指定的大脑区域中的斑块数量[14]。Reagan 标准用高度指定的方式来估算淀粉样斑块和神经元纤维缠结的数量，并且证实了 AD 的确诊与评估疾病分期之间具有高度相关性[15]。

大量证据表明，许多认知功能正常的老年人大脑内也会发现大量淀粉样斑块和 NFT，且 90 岁以上的正常高龄老年人和同年龄段的 AD 患者相比，二者在很大程度上都存在淀粉样斑块和 NFT 的病理现象，这种情况再度强调临床病理学相关诊断的必要性[16]。尽管这些病理因素与高龄老人相关性不高，但是对于任何年龄段的 AD 痴呆，脑萎缩都是一种强烈相关的因素[17]。

流行病学与遗传机制

衰老是 AD 最大的危险因素。目前患病人口占总人口的 1%～5%，很少发现有患者在 20 多岁或 30 多岁就患有 AD 的，且 50 多岁之前，患者一般不会出现临床症状，而到 65～75 岁，发病率逐年迅速增长，患病率累及总人口的 1%～5%。到了 75 岁，该病的患病率高达 15%，而到了 85 岁，据估计将会有 35%～50%的老年人受到该病的折磨[18]。研究表明，随着年龄增长，不仅患病率逐年攀升，大多数的患者在 90 多岁时，至少会出现早期痴呆的临床症状。然而，这些患有痴呆的高龄老人的潜在脑部病变与其相同年龄段的正常人相比差别并不大，而对比其他年龄段的痴呆患者，他们脑中的神经元丢失更多，但他们的疾病进展速度可能相对缓慢。因此，尽管这些患者符合 AD 的临床诊断标准，但尚不清楚他们是否都真的患有 AD，可能患有血管性疾病的可能性更大[19]。

AD 的第二个常见危险因素是家庭史，大约有 20% 的 AD 患者有两个或两个以上的一级亲属也患有该病。其遗传方式通常是常染色体显性遗传。对于家族性 AD，诱发该病的几种基因突变已经确定。几乎所有的已知突变都引起早老性病变。家族性 AD 通常在 40 多岁到 50 多岁发病，主要是出现了 APP 基因的突变，通常在该地区的基因编码产生 β-淀粉样蛋白。人们认为这些突变导致 β-淀粉样蛋白的异常代谢，造成 β-淀粉样蛋白的慢性堆积，并最终导致 AD[20]。

其他导致早期疾病家族性 AD 发病的突变基因已经可以确定是位于 14 号染色体上的早老素-1（PS-1）基因和位于 1 号染色体上的早老素-2（PS-2）基因。但是，经证实只有极少数家族存在与 AD 相关的 PS-2 基因突变，然而在几百个家族中发现了 PS-1 基因有超过 160 种不同的突变并最终导致 AD 或是其他症状，如痉挛状态或癫痫发作[21,22]。早老素是 γ-分泌酶的催化亚单位[12]。如前所述，γ-分泌酶水解 APP 并产生 β-淀粉样蛋白。

有 PS-1 或 PS-2 基因突变的 AD 患者体内会出现高水平的 β-淀粉样蛋白[20]。这些突变是常染色体显性遗传的家族性 AD 最常见的病因，但家族性 AD 仅占所有 AD 患者的 1%以下。即使是有家族史的患者，他们中也只有不到 10% 的人会因基因突变而在 65 岁之前出现痴呆症状。对于一个 AD 的精神分裂症患者，如果其家族中有其他家庭成员曾患有精神分裂症，那么他更可能是由于上述几种基因突变之一而发病。这些基因突变主要用于建立转基因动物模型，其重要作用如下：揭示疾病的发病机制、加快开发和试验新药物与其他新颖的治疗方法的发展，如通过 β-淀粉样蛋白的疫苗接种进行靶向免疫刺激或针对 β-淀粉样蛋白使用单克隆抗体以加速其降解。

对于晚发性散在性 AD 和早发性家族性 AD 的患者，二者均存在一个重要的遗传危险因素——载脂蛋白 E （apolipoprotein E，ApoE）基因的 ε4 多态性[23]。ApoE 是外周血中一种重要的胆固醇和脂类运载蛋白。在大脑和脊髓腔内，它是唯一的载脂蛋白，也行使 β-淀粉样蛋白的运输功能。ApoE 的合成由位于一个基因位点上的三个等位基因所控制，即 ε2、ε3 和 ε4，其中 ε2 等位基因相对少见。15%～20% 的人口携带 ε4 等位基因，而几乎其余的所有人都携带 ε3 等位基因。1%～2% 基因表型为 ε4 等位基因的纯合子个体有 50% 的可能性在其 60～69 岁中晚期患 AD，而基因表型为 ε4 等位基因的杂合子个体有 50% 的可能性在其 70～79 岁中晚期患 AD[23]。ε4 等位基因的杂合子个体中，女性 AD 患者的发病年龄比男性更小[24]。仅携带 ε3 或 ε2 等位基因的个体可能到了 80 多岁都不会患 AD，甚至终生不患 AD。有证据显示，ε2 等位基因的遗传可能是呈保护性的，可以减少 AD 的患病风险。相对的，无论有无家族史，ε4 等位基因的遗传都存在同等的 AD 患病风险。

测定痴呆患者的 ApoE 基因型的确可以提高 ε4 基因亚型患者的诊断特异性，但是其诊断的准确性是否对临床有足够大的帮助还值得商榷。目前的证据表明，一旦含有 ε4 基因的纯合子或杂合子个体并未在其易感年龄段患上痴呆，那么此人未来发生痴呆的危险性不会高于其相同年龄的非 ε4 基因携带者。因此，现阶段并不提倡在出现症状之前对 ApoE ε4 进行基因型检测，并以此作为评价未来患病率的依据。有趣的是，经证实 ApoE ε4 基因携带者在头部受外伤后，不能完全恢复，因此，拥有十分显著的头部外伤病史可能是携带 ApoE ε4 多态性的假性标记[25]。最近有人发现在患有轻度认知损害（mild cognitive impairment，MCI）的患者中，ApoE ε4 基因型的个体进而发展为 AD 的风险明显更大得多[26]，而携带 ε4 基因的 MCI 患者对盐酸多奈哌齐治疗的敏感性更高[27]。当疾病已经转化为 AD 时，疾病接下来的发展将不再受 ApoE 基因型的影响，因此 ApoE ε4 蛋白可能对疾病早期的生物学改变阶段更具影响力，一旦病变扩散并产生一系列具有破坏性的病理生理级联改变，则 ApoE 基因型不再影响疾病的进展率。大量的证据表明，对于晚发性 AD 患者，遗传多态性是否会增加其疾病发展的危险性尚未确定[28,29]。

其他影响 AD 患病风险的因素包括性别和教育。女性患 AD 的风险性更大，即使她们的寿命通常更长。过去，一些流行病学研究表明，女性之所以患病率更高，是因为绝经后的雌激素缺乏，而雌激素替代治疗曾被认为是 AD 的一级预防。然而，在女性健康组织与记忆研究协会对于中老年女性的研究中发现，雌激素替代治疗可能会增加痴呆的发病风险，而非降低[30,31]。

几项研究证实，接受过教育会整体降低 AD 的患病风险和/或延缓发病时间。据推测，受过良好教育的人有更大的知识储备，所以其潜在的疾病的生物学发展进程要比临床症状的发展更进一步[32,33]。然而，认知训练和脑力训练对延迟发病并没有表现出令人信服的益处。有趣的是，一些研究表明，体育锻炼可能具有一定的保护作用，可以减少脑萎缩或延缓疾病的发展进程[34]。一个调查运动锻炼对 AD 影响的大型、多中心、随机控制试验正在进行中，预计 2018 年之后能够得出结论[35]。

流行病学研究和小型试验表明，非甾体抗炎药（nonsteroid anti-inflammatory drug，NSAID）可以预防或延缓 AD 的疾病进展[36]。但是，一些大型的双盲安慰剂对照试验表明，将 NSAID 用于治疗 AD 并不能显著降低患病风险，反而会明显增加胃肠道症状（如胃肠道出血）和心血管疾病（包括脑卒中）发生的可能性[37,38]。

最近，大量的研究和试验表明，代谢综合征会增加 AD 的发病风险[39]。尤其是代谢综合征的特征性病变，如糖尿病或胰岛素抵抗、高胆固醇血症、高血压及肥胖，这些都被视为 AD 的危险因素。一些前瞻性研究正在调查单独改善或治疗这些危险因素是否会降低正常人或 MCI 患者发展为 AD 和/或延缓 AD 已经受到影响的脏器的病变进程。例如，治疗高血压，用格列酮类药物治疗胰岛素抵抗，以及用他汀类药物降低胆固醇，这些方法是否有效仍然有待考证。

越来越多的证据表明，躯体的衰弱与 AD 的发生存在一定程度的关联。在对 823 名患者的调查后发现，基线衰弱评分每改变一个单位，发生 AD 的危险性就会增加超过 9%[40]。该研究中的衰弱是一个混合评分，包括握力、体质指数、步行速度及疲劳程度的评定。尸检研究表明，无论患者是否出现临床程度的痴呆症状，衰弱评分越高，出现 AD 病理改变的风险就越高[41]。衰弱与 MCI 亦呈相关关系，并且对 AD 患者的生活质量评分产生影响[42,43]。

临床诊断标准

AD 的临床诊断标准已经发展成熟，并广泛用于诊断 AD 痴呆。目前最常用的标准是由美国国家神经、语言交流障碍和脑卒中研究所-阿尔茨海默病及相关疾病学会（National Institute of Neurological and Communication Disorders and Stroke and the Alzheimer's Disease and Related Disorders Association，NINCDS-ADRDA）[44]制定的标准，此标准于 2011 年由美国国家衰老研究所阿尔茨海默病协会（National Institute on Aging and the Alzheimer's Association，NIA-AA）修订[45-47]。

NIA-AA 标准包含了原先 NINCDS-ADRDA 标准的部分内容。其中一处改变就在于将生物标志物数据列入临床前痴呆、MCI 和 AD 的诊断中。尽管临床前痴呆有别于 MCI，但是根据 AD 组织病理学的发展进程，普遍认为这二者都处于疾病谱当中。在新的标准中，另一项值得注意的改变是，更加准确地定义了 AD 的分期和分级。新标准还将用于区分临床的诊断标准与协助明确定义 AD 的研究标准。

在修订过的 NIA-AA 标准中，临床前疾病的确定主要依靠生物标志物，且主要用于研究目的。结合影像学数据和 CSF 数据，临床前疾病被准确定义为 3 个阶段。细微的神经心理学改变不符合 MCI 的诊断标准，被认为是临床前疾病的最终阶段。MCI 标准主要用于临床诊断，而额外的生物标志物数据可以补充诊断。标准中还进一步细化了对于由 AD 引起 MCI 的可能性。对于 AD 痴呆的诊断，需要一系列核心的临床标准（表 52-1）。这些临床标准包括一些不常见的 AD 的症状或体征，如 logopenic 型原发性进行性失语症和大脑后部皮质萎缩。另外，标准还定义了"可能 AD"和"很可能 AD"的诊断，以及纳入诊断的可选择的生物标志物。最后，标准还明确定义了非 AD 性痴呆和 AD 痴呆的病理生理学特征。

表 52-1　美国国家衰老研究所阿尔茨海默病协会（NIA-AA）诊断阿尔茨海默病（AD）的标准

Ⅰ. 核心临床诊断标准
- 日常工作及一般活动能力受损
- 生活功能和执行功能较先前水平降低
- 无法以谵妄或其他严重的精神疾病来解释
- 认知损害可由病史采集或客观的认知评价来发现或诊断
- 认知或行为受损至少包括以下功能中的两项：
  1. 学习及记忆新信息的功能受损（症状包括重复的发问或话语、乱放个人物品、忘记约会、迷路）
  2. 推理及处理复杂任务的能力受损、判断力受损（症状包括对危险缺乏理解、不能胜任财务管理、决断力差、不能计划复杂的活动）
  3. 视空间能力受损（症状包括无法识别面孔或常见物品、尽管视力良好却不能发现正前方的物品、不能使用简单的工具或衣物与躯体关系定向困难）
  4. 语言功能受损（说、读、写，症状包括说话时找词困难、犹豫，说话、拼写和书写错误）
  5. 人格、行为或举止改变（症状包括非特异性的情绪波动，如激越、动机受损、主动性丧失、淡漠、失去动力、社交退缩、对先前所从事活动的兴趣降低、悟性丧失、强迫或强迫行为、社会损害）

Ⅱ. 很可能 AD 痴呆（符合核心临床诊断标准，并且具有以下特点）
- 隐匿起病，长达数月乃至数年
- 明确的认知功能恶化史
- 早期和最显著的认知功能损害属于以下两类：
  1. 遗忘表现——为最常见的症状；学习和回忆新近习得知识的功能受损
  2. 非遗忘表现：
     a. 语言障碍——最突出的是找词困难
     b. 视空间障碍——最突出的是空间认知损害（物体失认、面容识别损害、综合失认、失读症）

     c. 执行功能障碍——最突出的缺损是推理、判断及解决问题的能力受损
- 如果出现以下证据，则不能诊断为很可能 AD 痴呆：伴发严重的脑血管疾病，或具有路易体痴呆而非痴呆本身的核心特征；或具有行为变异的额颞痴呆的显著特征，或具有原发性进行性失语症的显著特征（语义型、非流利性，或语法错乱型），或有其他活动性神经疾病并发症，或非神经性并发症，或药物使用产生严重认知影响的证据
- 如果有认知功能下降的记录或致病基因突变携带的证据，可以增加很可能 AD 痴呆诊断的确定性

Ⅲ. 很可能 AD 痴呆并有 AD 病理生理学证据
- 如果以下两点都具备的情况下，很可能是 AD 的病理变化：
  1. CSF 中 β-淀粉样蛋白水平下降及 PET 淀粉样影像阳性
  2. 神经元损伤经证实与 CSF 中高水平的 tau 蛋白、颞顶叶皮质 18 氟脱氧葡萄糖摄取下降，或结构性 MRI 影像上表现出的内侧颞叶、基底部、外侧颞叶及内侧顶叶不成比例的萎缩有关
- 只有符合以上两个标准之一（且另一个是阴性结果），才能诊断很可能 AD 的病理过程

Ⅳ. 可能 AD 痴呆（符合核心临床诊断标准，并且具有以下特点）
- 非典型病程——突然发作的认知损害，客观认知功能下降或进行性下降的病史详情表现不充分
- 合性病因痴呆的表现——有脑血管疾病的证据；有路易体痴呆（而非痴呆本身）的特点；有其他神经疾病，药物使用产生严重认知影响的证据

Ⅴ. 可能 AD 痴呆并有 AD 病理生理学证据
- 如果以下两点都具备的情况下，很可能是 AD 的病理变化：
  1. CSF 中 β-淀粉样蛋白水平下降及 PET 淀粉样影像阳性
  2. 神经元损伤经证实与 CSF 中高水平的 tau 蛋白、颞顶叶皮质 18 氟脱氧葡萄糖摄取下降，或结构性 MRI 影像上表现出的内侧颞叶、基底部、外侧颞叶及内侧顶叶不成比例的萎缩有关
- 除非符合上述标准，否则无意义
- 如果患者并不符合 AD 标准，则可能存在第二种病理生理学状态（如合并路易体病的痴呆）

Ⅵ. 得到病理生理学证明的 AD 痴呆
- 符合前文列举的 AD 痴呆的临床和认知诊断标准，并且符合广泛承认的 AD 神经病理诊断标准

Ⅶ. 不太可能是 AD 的痴呆
- 不符合 AD 痴呆的临床诊断标准
- 尽管符合很可能或可能 AD 痴呆的临床诊断标准，但有足够证据得到以下替代诊断，如 HIV 痴呆、亨廷顿痴呆或者其他罕见的与 AD 重叠的痴呆
- 尽管符合可能 AD 痴呆的临床诊断，但 β-淀粉样蛋白或神经元损伤相关生物标志物均是阴性的患者

改编自 Mckhann G M, Knopman D S, Chertkow H: The diagnosis of dementia due to Alzheimer's disease: Recommendations from National Institute on Aging-Alzheimer's Association workgroups on diagnostic guidelines for Alzheimer's disease. Alzheimers Dement 7: 263-269, 2011; Albert M S, Dekosky S T, Dickson D: The diagnosis of mild cognitive impairment due to Alzheimer's disease: Recommendations from the National Institute on Aging-Alzheimer's Association workgroups on diagnostic guidelines for Alzheimer's disease. Alzheimers Dement 7: 270-279, 2011; Sperling R A, Aisen P S, Beckett L A: Toward defining the preclinical stages of Alzheimer's disease: recommendations from the National Institute on Aging-Alzheimer's Association workgroups on diagnostic guidelines for Alzheimer's disease. Alzheimers & Dementia the Journal of the Alzheimers Dement 7: 280-292, 2011

临床评价

直接询问一名 AD 患者的疾病和既往用药史可能会令人误解或完全没有收效。当问及他们的主诉时，患者可能会说没有什么不舒服或者讨论一些其他不相关的健

康问题。对于患者的家属、陪护或朋友，了解患者的一般认知功能和日常生活活动（activities of daily living, ADL）以确认或给出患者的病史资料通常是很有必要的。隐匿发生的近事记忆减退往往是 AD 诊断的关键。患者经常重复自己说过的话，并且会忘记约会。通常情况下，他们可能会读报纸和看电视，但很少能记得或者根本不记得他们读过的或是看过的内容。随着病情恶化，记忆力减退会越来越严重，患者甚至不能回忆起过去发生过的事情。多领域的认知损害，不仅仅是记忆障碍，其是区分 AD 与正常衰老的关键，还可能会出现语言障碍，包括不能叫出家人或朋友的名字、言语词汇减少等。随着病情的发展，进行性的语言障碍使患者进入一个更严重的阶段，并最终呈现缄默状态。

视空间功能障碍也是常见症状。患者可能在购物中心找不到自己的车，或在家附近的短途驾驶中因迷路而多开出数英里（1 英里=1.6km）。患者还经常将皮夹、钱包、支票簿或钥匙等重要物品遗忘在家。计算困难往往表现为患者不知道给侍者多少小费，或不能保持其收支平衡。执行功能障碍常表现为患者无法遵循食谱、旅行计划或财务管理。患者还可能存在动作协调障碍，如不能自己穿衣服或使用厨房电器。

随着疾病的进展，大多数 AD 患者会出现行为障碍。通常在病程早期，患者即可出现沉默寡言，表现为明显失去主动性，对外界事物提不起兴趣。多达 30% 的患者在病程早期阶段会出现明显的抑郁症状，包括疲惫、食欲减退或睡眠障碍如失眠症[48]。然而，AD 患者的失眠也可能是由睡眠呼吸暂停、肌阵挛或各种药物的副作用等因素引起的。其他的行为症状包括焦虑，特别是当家属离开而患者独自在家时，或者当他们被迫与一大群不熟悉的人交往时。随着 AD 从中度发展到重度阶段，患者会越来越频繁地出现偏执和妄想。常见的妄想有认为配偶有外遇，或家人都准备悄悄离他而去。患者可能产生错觉误判和幻视，如认为自己有一个女儿，或将另一个人当作自己的配偶，甚至看到不是真实存在的人出现在家里或门外。随着 AD 的发展，约 75% 的患者最终会出现焦虑不安，典型的症状包括对其家属进行言语或人身攻击、神志恍惚，或重复的运动症状，如来回踱步[49;50]。患者可能出现失控和不恰当的行为。例如，在不适当的场合讲色情笑话，粗暴地和孩子们玩，或直接对包括小孩儿在内的家人进行性挑逗，甚至对陌生人也是一样。

理想的病史应该记录下所有的认知损害、ADL 功能缺陷及行为异常。全面评估疾病的发展速度。确定患者是否存在以下危险因素：心血管疾病或脑卒中史、高血压、血脂异常、糖尿病、头部外伤或痴呆家族史。

神经系统检查

一般体格检查和神经系统检查对于痴呆的诊断都十分重要，通过检查寻找阳性体征，可以找到引起痴呆的其他原因，也可以通过检查证明与 AD 直接相关的任何结果。精神状态测试可以证明认知损害的存在以支持痴呆的诊断，还可以为疾病分期。

痴呆的鉴别诊断过程仍然是一种排除性诊断。其重点是排除造成认知损害的可逆性原因和其他的不可逆的痴呆。体格检查主要是排除导致患者认知损害的实质器官病变。AD 痴呆患者的神经系统常规检查通常是正常的，如果存在局灶性神经功能受损（如视野缺损、单侧肢体肌无力或肌痉挛），这通常暗示造成痴呆的原因为血管性病变。据早前报道，有 10%～30% 的 AD 患者会出现帕金森病的体征，如肌强直、运动迟缓和静止性震颤。随着最近在对大量有痴呆病史患者的神经病理学研究中加入了免疫组化技术，并与临床病理学相关联，我们已经发现许多患者有弥漫性路易体病（diffuse Lewy body disease, DLBD）或帕金森病痴呆。

步态或平衡障碍也可能是与多发腔隙性脑卒中相关的血管性痴呆、正常颅压性脑积水或进行性核上性麻痹。进展性的步态障碍也可以发生于多数 AD 患者的中重度阶段，导致跌倒风险的大幅增加。痴呆早期发生的肌阵挛最可能是克-雅脑病（Creutzfeldt-Jakob disease, CJD）或其他朊病毒疾病，但也可能发生于 5%～10% 的 AD 患者的病程晚期。仅通过神经精神症状来分析患者痴呆的病因是一个相当漫长的过程。一般来说，病史和体格检查的结果可以指导除标准痴呆诊断外的任何实验室检查。

精神状态测试由于医生个人的偏好可以有很大的差异。一般来说，评估领域应包括警觉和注意力水平、定向力（人、地点、时间）、短期和远期记忆（5min 内记住 3 个单词，且能说出他们的出生日期和高中学校）、言语功能、视空间功能（复制数据）、计算力、执行功能或判断力。简易精神状态检查（mini-mental state examination, MMSE）量表是应用最广泛的筛查认知损害并对痴呆进行诊断和分期的评定量表（表 52-2）[51]。但 MMSE 有一个重大的缺陷在于它不能评估执行功能，而执行功能是 AD 和其他痴呆的主要特征。同时，教育、种族、对英语的熟悉程度或其他某些因素，可能会影响 MMSE 评分。并且 MMSE 在评价痴呆患者病情的变化时相对不敏感。MMSE 是医生最熟悉的精神状态检查方式，但由于最近版权的推行，在使用 MMSE 时可能要求付费，因此其未来的应用可能会受限[52]。

画钟表测试也是对于诊断痴呆同样有用的简易方法[53]。它便于医生执行和评分。令人惊讶的是，像这样一个简单的测试，至少有十几个不同的有效评定方式，并能与其他评估痴呆患者认知损害的量表联系起来。

表 52-2 用于监测阿尔茨海默病（AD）药物治疗临床反应的工具

简易精神状态检查量表
- 医生和第三方陪护常用的整体评估认知损害的方法
- 评估定向力、定位能力、记忆力、语言和注意力
- 量表总分 30 分
- 要求在 5～10min 内完成
- 敏感性为 80%～90%，特异性约为 80%
- 由心理测量专家、护士或医生执行
- 通常情况下，AD 患者每年评分增长 3 分

画钟表测试
- 医生常用的整体评估认知损害的方法
- 多个有效的评分系统，敏感性约为 59%，特异性约为 90%
- 通过一次简单的测试评估多个认知领域的功能
- 1～2min 内完成
- 执行者只需接受短暂培训

老年抑郁量表
- 评价患者的抑郁症状
- 要求 5min 内完成
- 无论是对新患者还是随访患者都十分有效
- 执行者只需接受短暂培训
- 主要由东部政府机关快速推广其使用

实验室研究

据估计，超过 95% 的高龄老年患者的痴呆症状是由神经退行性改变或不可逆的缺血性病变引起的。实验室检查的重点是首先识别那些少数由可逆性原因引起的痴呆患者（表 52-3）[50,54]。如表 52-3 中所列的测试，只有维生素 B_{12} 检查和甲状腺功能测试是美国神经学会推荐使用的测试项目。事实上，在 25%～40% 的患者脑中可发现潜在的可逆性病变，但当纠正了异常的实验室检查结果或不再使用药物（如抗胆碱能药、止痛药）时，患者的认知功能仅发生短暂的轻度提升或稳定。患者仍有进行性痴呆，甚至大部分仍会发展为 AD。尽管如此，在日常生活中认知功能的任何改进，即使是有限的或暂时的，患者及其陪护都会感到十分感激，这些成效充分证明了诊断病变为可逆性是正确的。

表 52-3 痴呆患者的实验室诊断

研究种类	举例
除去明确的可逆性痴呆史病因的基础研究或检查	全血细胞计数（CBC）
	化学或代谢检查（SM-17）
	甲状腺功能测试（TSH）
	维生素 B_{12} 和叶酸水平
	计算机断层（CT）或磁共振成像（MRI）
	HIV 检查
	沉淀率
	血红蛋白（Hb $A1_C$）
	尿液分析
	胸部 X 线
	尿或血浆中药物或重金属检查
协助诊断的辅助研究	
其他检查，如明确的病史或体格检查或神经系统检查等	单光子发射计算机断层扫描（SPECT）
	正电子发射断层扫描（PET）
	腰椎穿刺 CSF 中 β-淀粉样蛋白水平

许多服用利尿剂来治疗高血压或充血性心力衰竭的患者，或服用类固醇类药物的患者可能会发生高钾血症；脱水的患者可能会出现高钠血症，而脱水往往发生于依赖外来液体摄入的老年患者；低钠血症常与各种慢性疾病或长期用药有关；低钙血症和高钙血症比较少见，但可以影响认知功能，应进行筛选和识别。

甲状腺功能减退是最常见的导致痴呆的可逆性内分泌系统疾病。近年来，美国人糖尿病的患病率迅速增加，糖尿病是痴呆的另一常见病因，其病变既可以是可逆的，也可以是不可逆的。不易识别的间歇性高血糖或低血糖亦可引起可逆的认知损害。糖尿病对血管壁的长期影响可能会导致皮质下缺血性脑血管疾病，该病可直接导致血管性痴呆，并且是 AD 的危险因素之一。

主要器官系统的慢性疾病，都可能继发引起认知损害。这些慢性疾病包括急性和慢性肺疾病，如哮喘、慢性阻塞性肺疾病和肺纤维化，肝病如肝炎和肝硬化，心脏病如充血性心力衰竭和心律失常，慢性中枢神经系统（central nervous system，CNS）感染，如结核杆菌、隐球菌和其他真菌感染、HIV、CJD、惠普尔病和梅毒。大部分患者有其他的症状或体征，诊断所需的最常见检查是腰椎穿刺后的 CSF 检查。老年患者的尿路感染，以及上呼吸道感染，也可能会导致可逆的认知损害。亚临床或部分性发作的癫痫可能会出现类似的痴呆症状，间歇性恶化的思维混乱或不自主运动如颌部咀嚼运动可提示诊断。

老年患者的多重用药也被视为是造成认知损害最常见的可逆性病因之一。药品目录中的大部分，包括抗胆碱能药、降压药、抗抑郁药、抗焦虑药、抗精神病药、镇痛药、催眠药等，都是导致认知损害的罪魁祸首。一旦怀疑患者因药物而出现认知损害，应立即停药或用可以控制症状的最低剂量。

在评估痴呆的潜在可逆性病变时，占位性病变或其他结构异常可以通过脑部影像学检查发现，如计算机断层扫描（computed tomography，CT）或磁共振成像（magnetic resonance imaging，MRI）。最常见的可识别性异常有缺血性改变如脑卒中，正常颅压性脑积水，硬膜下血肿和积液，肿瘤如巨大的脑膜瘤、胶质瘤或不明原发肿瘤的脑转移。

CT 或 MRI 上可见特征性的额叶或颞叶萎缩，表明可能是 FTD，多个大血管脑卒中或小一点的皮层下脑卒中提示可能是血管性痴呆。通过临床检查和 CT 或 MRI 区分 FTD 与 AD 患者十分困难。功能血流成像或单光子发射计算机断层扫描（single photon emission computerized tomography，SPECT）、正电子发射断层扫描（positron emission tomography，PET）才能够更好地鉴别 FTD 与 AD 及其他形式的痴呆。

行为症状

行为障碍是常见的 AD 症状，当疾病发展到后期，

行为障碍会越来越严重。胆碱能和谷氨酸能系统的功能障碍常被认为与 AD 的认知损害相关，但随着疾病的进展，多个神经递质系统的异常可能是行为和精神症状发作的基础病变[55]。例如，患者出现攻击性，这可能与 γ-氨基丁酸能、5-羟色胺和去甲肾上腺素能系统失调有关。同样地，抑郁症状可能与中缝核和蓝斑核的神经元丢失，以及随之而来的 5-羟色胺和去甲肾上腺素的耗竭有关。这些发现可以指导治疗。AD 患者应接受治疗的靶症状，主要包括情绪激动、抑郁、焦虑、失眠和昼夜睡眠周期紊乱。对于这些症状的治疗可能比较困难，因为目前美国食品药品监督管理局（FDA）还没有批准任何药物用于治疗 AD 的行为症状。

双盲的安慰剂对照试验有一定的局限性，现有的数据表明，大多数患者在治疗过程中会出现安慰剂效应，许多常用药物在一定程度上也有真实的疗效。行为症状的治疗对于家属和陪护显得十分重要，因为当患者出现相关症状时他们很难处理和应对，且家属和陪护是疗养院安置中主要的组成部分。

攻击性行为是 AD 患者较为常见的行为症状，大约有 20% 的社区患者和超过 50% 的疗养院患者出现过人身攻击行为。据报道，50% 的 AD 患者会有言语攻击。30% 在家中修养的患者及 50% 在疗养院修养的患者会出现幻觉。环境的变化，如搬到一个新的区域，有一个新的陪护，或仅仅是疾病进展的结果，都可能会导致上述症状。最新的研究结果表明，常用的抗焦虑药物治疗效果十分有限[56]。尽管最近的证据表明长期使用非典型抗精神病药会增加脑卒中的风险性，但对于 AD 患者而言，它仍然是治疗焦虑最有效的药物[57,58]。

由于缺乏治疗行为症状的有效药物或令人信服的临床试验证据，一般遵循下列的治疗方法。治疗开始之前，应首先确定需接受治疗的靶症状。典型的症状包括神志恍惚、人身攻击、躁动、焦虑、来回踱步、尖叫、失控、妄想、幻觉、错认误判、睡眠障碍，并常常出现抑郁状态。应减少使用抗胆碱能药和止痛药等，预防感染及其他新疾病的发生以避免医源性原因，消除潜在的疼痛来源，调查清楚可能发生的环境变化。对于已经确定的靶症状，药物治疗应低剂量起始，缓慢增量。当症状得以控制时，可尝试间断性停药以维持治疗。

用于诊断疾病进展的生物标志物

目前还没有一种生物标志物拥有足够的敏感性和特异性可以确诊 AD，但一些生物标志物对临床辅助诊断有一定潜的帮助。NIA-AA 标准中包括了数种可以诊断很可能 AD 的生物标志物（表 52-1），可作为 AD 病理生理学发展过程中的证据。AD 的病理过程很可能被解释为，如果在生物标志物数据中出现 β-淀粉样蛋白的异常沉积和神经元损伤，则说明发生 AD 病理改变的可能

性很高。如果在 CSF 中 β-淀粉样蛋白呈现低水平，或者在 PET 中观察到淀粉样蛋白阳性，则说明 β-淀粉样蛋白出现沉积。CSF 中出现高水平 tau 蛋白，或氟脱氧葡萄糖-PET（fluorodeoxyglucose-PET，FDG-PET）显示颞叶皮层葡萄糖代谢降低，或结构性 MRI 显示内侧颞叶和顶叶皮层的不对称性萎缩，均证明有神经元损伤。这些替代性的疾病标志物检验的帮助性十分有限，因此尚未被广泛应用于临床实践。结构性 MRI 是验证潜在可见的替代标志物最直观的影像学检查。海马的逐渐萎缩和全脑体积的缩小与临床症状的进展高度相关。这种方法作为支持临床试验中抗痴呆药物疗效要求的辅助性评估被广泛应用（图 52-4）。连续的 MRI 可以更广泛地用于临床上评估疾病的发展进程，以判断目前是否存在一个正在研制中的药物可以延迟疾病的进展。MRI 和 FDG-PET[18]都可以检查与 AD 相关的代谢异常（图 52-5），但纵向数据的缺乏和高成本限制了它们的广泛应用。

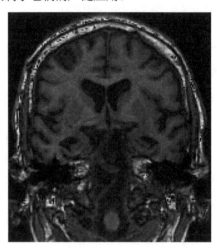

图 52-4　冠状位 MRI 观察海马区域显示典型阿尔茨海默病中重度颞叶萎缩和轻度全脑萎缩。

Pittsburgh 化合物 B（Pittsburgh compound B，PIB）是一种替代标记的淀粉样蛋白，已被证明能可靠地标记出 AD 患者大脑中的淀粉样蛋白沉积（图 52-6）。不幸的是，10%～20% 年龄超过 65 岁的正常老年人也可能呈 PIB 阳性表现，并且正常老年人到了 80 多岁时，其 PIB 阳性率逐步增加到 50%[59]。然而，对于有 MCI 的患者，PIB 阳性预示着疾病已经开始向早期痴呆转化，而 PIB 阴性则说明认知损害很有可能非 AD 所致[60]。2012 年，FDA 批准使用一种名为 florbetapir 的化合物，该化合物含放射性氟元素，并且其半衰期较 PIB 更长。这种药物及影像扫描技术在一些大的机构中心逐渐投入使用，但与 PIB 具有相似的临床限制性[61]。目前，包括 Medicare 在内的大多数保险公司并未将该扫描技术列入可报销项目。现在 florbetapir ^{18}F 仅用于许多临床试验中，根据前面提到的 NIA-AA 标准，将它作为淀粉样蛋白异常代谢的标志物。

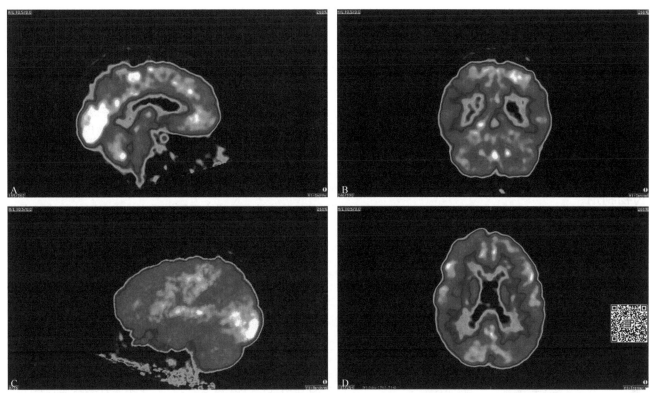

图 52-5 阿尔茨海默病患者 ${}^{18}F$ 标记的氟脱氧葡萄糖-PET 检查。图像显示后枕叶区域特征性的低信号或低代谢改变，可能是该病的特征性改变。A. 正中矢状位观察后扣带/顶叶低代谢；B. 冠状位观察顶叶低代谢；C. 经颞叶和顶叶的矢状位；D. 横轴面观察后顶叶低代谢。（彩图请扫二维码）

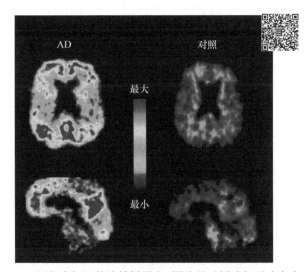

图 52-6 同位素标记的淀粉样蛋白。图片显示额叶与顶叶有大量的 PIB 吸收。（彩图请扫二维码）

除了结构性 MRI 和 PET（FDG 和淀粉样蛋白 PET），另外还有几种可以准确诊断 AD 的成像模式正在探索过程中。在一种异常的静息状态下，功能性 MRI 可以显示颞叶内侧脑血流量（cerebral blood flow，CBF），并且可以评价 CBF 有巨大变化的患者发展为 AD 的危险性[62]。弥散张量成像（diffusion tensor imaging，DTI）是一种用于研究 AD 患者皮质下白质束改变的成像技术。在欧洲，海马旁、颞叶侧面、穹隆、额叶白质和胼胝体白质束的

改变，可以通过特征性的 335 扫描观察到[63]。SPECT 与 PET 扫描的相似点在于它们都在 γ 射线下工作。SPECT 成像相对于 PET 价格更低廉，因为设备和放射性同位素的成本更低，因此被广泛接受。SPECT 成像的灵敏度更高，可以检测到即将发展为 AD 的 MCI 患者海马区的异常放射性示踪剂信号[64]。活体成像中观察 tau 蛋白的沉积是一种重要的新检测方式，很有可能成为重要的辅助检查手段。tau 蛋白的沉积与认知损害的出现密切相关。淀粉样蛋白 PET 仅可以给出一个部分的活跃的 AD 病理生理学进程成像。PET 示踪相关 tau 蛋白不仅可以有针对性地诊断 AD，还可以帮助指导 tau 蛋白相关的药物治疗[65]。

AD 患者 CSF 中 β-淀粉样蛋白 1～42 水平低于同年龄段的对照组[66]。同样地，AD 患者体内的 tau 蛋白和磷酸化的 tau 蛋白水平也显著高于正常老年人[67]。不幸的是，在 CJD 和 DBLD 等其他神经退行性疾病的患者体内也会出现异常的 β-淀粉样蛋白和 tau 蛋白水平，甚至一些正常的老年人也会发生。结合这两项指标可以提高诊断的准确性，但尚不清楚检测 CSF 中 β-淀粉样蛋白和 tau 蛋白水平能否提高临床诊断的特异性，因此没有足够的证据证明腰椎穿刺的必要性。

一般来说，AD 及其疾病进展的生物标志物在临床实践中还是有一定的局限性。最后，通过大型前瞻性纵向研究协会，如阿尔茨海默病神经影像学协会，对血浆

和 CSF 中大量标志物的调查，可能会为 AD 研究出更多的敏感而特异的生物标志物。

治 疗

目前无论是对 AD 认知损害还是行为症状的治疗，都不能延缓疾病的生物学进程。我们积极追求可以延缓或防止痴呆的发病及延缓疾病发展的治疗方案，但到目前为止这还只是一个可望而不可即的目标。

药物制剂

目前用于治疗 AD 的药物在一定程度上可以改善患者的认知功能和 ADL 功能，且对于行为障碍也有一定的有利影响（表 52-4）[68-72]。只有少数患者经治疗后有显著的好转，症状的稳定和暂时好转是大多数患者能达到的最好结果。患者家属和陪护不应抱有不切实际的期望。在决定是否应该增加药物剂量或是否应该继续抗痴呆药物治疗时，应该先权衡药物的疗效与副作用。

表 52-4　被认可的阿尔茨海默病治疗性药物的临床试验证据

研究	治疗或安慰剂：剂量/mg	研究对象的数量	治疗效果
多奈哌齐	安慰剂	153	
Rogers 等，	5mg	152	2.5
1998[68]	10mg	150	2.9
卡巴拉汀	安慰剂	235	
Corey-Bloom	1~4mg	233	21
等，1998[69]	6~12mg	231	3.8
加兰他敏	安慰剂	213	
Raskind 等，	24mg	212	1.6
2000[70]	32mg	211	3.4 SIB
美金刚	安慰剂	126	
Reisbery 等，	20mg	126	5.7
2003[71]			
美金刚+多奈哌齐	安慰剂	201	
	10mg 多奈哌齐	203	3.3
Tariot 等，	+20mg 美金刚		
2004[72]			

注：SIB. 严重障碍量表（1~100）；阿尔茨海默病评价量表认知部分（1~70）

胆碱酯酶抑制剂

胆碱能系统损害的发现，包括脑中参与学习和记忆的胆碱能神经元的进行性丢失，使对胆碱酯酶抑制剂的研究得以发展。他克林是第一种研制成功用于治疗 AD 的胆碱酯酶抑制剂，但其半衰期短且有肝毒性，因此需要每天 4 次抽血检查以监测肝功能，这对于 AD 患者和他们的陪护而言往往很难实现。所以他克林从来没有被广泛地应用于临床实践。多奈哌齐是选择性的乙酰胆碱酯酶抑制剂；卡巴拉汀抑制乙酰胆碱酯酶和丁酰胆碱酯酶；而加兰他敏抑制胆碱酯酶活性，同时还能阻断乙酰

胆碱与烟碱型受体结合。尚不清楚这些胆碱酯酶抑制剂在临床意义方面存在哪些差异。双盲的安慰剂对照试验表明，将多奈哌齐、卡巴拉汀和加兰他敏分别给予患病 6~18 个月的轻中度 AD 患者，他们的认知功能、ADL 功能和行为症状都可以得到轻度改善（表 52-4）[73]。多奈哌齐对中重度痴呆患者的治疗亦有效。多奈哌齐在 2006 年被证实对重度 AD 患者有治疗作用[74]，卡巴拉汀则在 2013 年被证实有相同的作用[75]。

治疗开始之前，所有胆碱酯酶抑制剂都必须通过滴定法确定其剂量以减少副作用，并达到最大可耐受剂量以优化疗效。如果出现不良反应，应立即停药或减少药物剂量直至不良反应消退或减轻，过段时间再尝试升高剂量继续治疗。一般来说，对认知功能、ADL 功能和行为症状的有效治疗可能伴随着恶心、呕吐和腹泻等不良反应，并随剂量的增加而加重。

对患者而言，治疗的目的就是寻找药物的副作用与疗效之间的最佳平衡。患者不能耐受某种胆碱酯酶抑制剂，也许能耐受另一种，所以尝试改用其他的替代药物有时也是可行的。无论是 AD 2000 协作组研究还是 AD 合作研究，MCI 试验都表明，多奈哌齐或其他胆碱酯酶抑制剂，可能在 18~24 个月之后效果将降低[27,76]。然而，神经病理学研究表明，MCI 患者的中枢胆碱能系统损害可能比 AD 患者要轻[77]。AD 2000 协作组研究设计包括周期性停药，这表明这些研究中得出的结论，即胆碱酯酶抑制剂治疗的效果会在 18~24 个月后减弱，可能并不是普遍现象。对于所有的胆碱酯酶抑制剂的实质性开放性随访数据显示（而不是证明），胆碱酯酶抑制剂治疗在 5 年或更长时间内持续有效。然而，这些数据是不受控制的，可能因选择性放弃而存在误差。

停药也是一个大问题。一般原则是当患者使用该药已不再有疗效时，就应该停药，但对于病程晚期的患者可能很难评估其药物疗效。对症状严重的患者，当患者不再能够与其家人或陪护进行有意义的互动时，应停止用药。

作用于谷氨酸能系统的药物

美金刚属于第二代谷氨酸受体拮抗剂，它主要通过部分拮抗 N-甲基-D-天冬氨酸（N-methyl-D-aspartate，NMDA）受体来发挥作用，并通过以下两种不同的作用机制来改善 AD 的症状。首先，调节谷氨酸浓度以提高神经递质的信号传输效率，并可能在临床水平改善认知损害。美金刚还可以防止过量的钙进入神经元后促进谷氨酸释放，因此具有潜在的神经保护作用。先前的临床试验表明，美金刚可以轻度改善中重度患者的认知损害、ADL 功能和行为症状。与胆碱酯酶抑制剂相比，美金刚的临床副作用更少，而多奈哌齐的双盲安慰剂对照试验表明，多奈哌齐与美金刚联合使用时副作用更少且疗效更佳。在轻度 AD 患者中进行试验却发现他们不能获得

与中重度患者相同的疗效。因此目前不推荐轻度 AD 患者使用美金刚。当一些患者在接受胆碱酯酶抑制剂与美金刚的联合治疗时，其陪护人员很难判断患者的症状是否发生好转，所以应当告知他们这种治疗方案潜在的利益十分可观。在使用胆碱酯酶抑制剂的过程中，患者通过治疗不能再获益或患者不能进行有意义的人际互动时，应停用美金刚。

此前接受的治疗是无效的吗？

过去的研究报道认为，维生素 E 可以延迟功能退化。在一次养老院内进行的大型双盲安慰剂对照试验中，约 25%中重度 AD 患者死亡[78]。然而，只有调整认知功能基线的组间差异后才能得到这些结果，并且在服用维生素 E 组中没有发现患者的认知损害在治疗中受益。最近，在 AD 合作研究组-MCI 研究中，维生素 E 组与安慰剂组相比并无效益[27]，并且其他的研究也表明了使用剂量为 2000U 的维生素 E 存在形成血栓的风险。因此，维生素 E 不再是治疗 AD 的推荐药物。

同样，一些流行病学研究表明，雌激素和 NSAID 可以延缓 AD 的发病[36]。然而，最近的一些大规模的双盲安慰剂对照试验表明，雌激素和 NSAID 作为预防药物用于正常老年人和 AD 患者时，可能风险要大于收益[79-81]。

更有针对性的治疗方法

β-淀粉样蛋白假说被人们广泛接受，而专家已经在转基因动物体内制造出了类似 AD 患者脑内的淀粉样斑块，这些因素使得降低 β-淀粉样蛋白成为研制延缓疾病发展的药物的主要关注点。随着对 AD 代谢更加详细的了解，人们开始了解 β-分泌酶抑制剂和 γ-分泌酶抑制剂，它们可以通过干扰酶的作用阻断APP水解成为β-淀粉样蛋白。目前，针对 γ-分泌酶抑制剂的研究没有什么前途，但针对 β-分泌酶抑制剂靶向性减少轻度 AD 和 MCI 患者脑中 β-淀粉样蛋白的研究正在进行。至今，已经有数种药物用于测试 β-淀粉样蛋白的假说（被动接种和输注抗淀粉样蛋白活性抗体），这些测试在临床试验中被证明是无效的[82,83]。

尽管 β-淀粉样蛋白假说早期被证失败，但多家制药公司仍致力于进行抗 β-淀粉样肽的多个区域抗体的临床试验。许多早期试验展现了明显的耐药性，且一些证据暗示了认知功能的稳定性。目前的假说围绕这些药物的早期治疗，并且研究主要包括了以下针对无症状的患者的三个资金充足的试验[84]。

● 显性遗传性阿尔茨海默病网络（DIAN）试验，包括携带明确的基因突变的患者将接受注射两种抗淀粉样蛋白的单克隆抗体之一。

● 常染色体显性遗传 AD 预防启动项目，也是面向携带明确 PSEN1 基因突变的患者，治疗时使用抗淀粉样

蛋白药物 crenezumab。

● 无症状期 AD 患者的抗淀粉样蛋白治疗（A4 试验），是针对标志物提示有病理改变的前症状 AD 患者的。

临床上，很少有药物被证实是针对 tau 蛋白的，但是这是一个广泛引起兴趣的区域。联合使用多种靶向性药物可能是最终会治疗和/或逆转 AD 的方法。只有时间能证明一切。

致 谢

本章由美国健康研究所和美国衰老研究所的公共健康服务中心（PHS）P30 AG10133 提供部分支持。

关键点

● 很可能阿尔茨海默病的诊断由临床过程决定，而非实验室检查。

● 阿尔茨海默病最主要的危险因素是老龄、ApoE ε4 基因型和生活方式（代谢综合征）。

● 目前尚不清楚提 ApoE ε4 基因型痴呆患者诊断的准确性是否对临床有足够大的帮助。

● 已经明确几种与阿尔茨海默病有关的不同疾病机制，并据此进行靶向性药物治疗。

● 使用胆碱酯酶抑制剂治疗轻度、中度和重度患者的症状是有效的。

● 使用美金刚治疗中重度阿尔茨海默病患者是有效的，并且美金刚与胆碱酯酶抑制剂联合使用疗效更佳。

● 诱导转基因动物产生与家族性阿尔茨海默病相关的基因突变对治疗研究有很大帮助。

● 用正电子发射断层扫描观察同位素标记的淀粉样蛋白可以评价阿尔茨海默病的预测性、诊断性和危险因素效用。

● 阿尔茨海默病的行为症状大多相同，而其大部分治疗方案未经批准，至多有少量的效果。

● 几种流行病学研究中很有前景的阿尔茨海默病治疗方案，最终在临床试验中都失败了。

（李乃静 译，白小涓 校）

完整的参考文献列表，请扫二维码。

主要参考文献

8. Braak H, Braak E, Bohl J: Staging of Alzheimer-related cortical destruction. Eur Neurol 33:403–408, 1993.
14. Mirra SS, Heyman A, McKee D, et al: The consortium to establish a registry for Alzheimer's disease (CERAD). Part II: Standardization of the neuropathological assessment of Alzheimer's disease. Neurology 41:479–486, 1991.

23. Saunders AM, Strittmatter WJ, Schmechel D, et al: Association of apolipoprotein E allele epsilon 4 with late-onset familial and sporadic Alzheimer's disease. Neurology 43:1467–1472, 1993.

45. McKhann GM, Knopman DS, Chertkow H: The diagnosis of dementia due to Alzheimer's disease: recommendations from the National Institute on Aging-Alzheimer's Association workgroups on diagnostic guidelines for Alzheimer's disease. Alzheimers Dement 7:263–269, 2011.

47. Sperling RA, Aisen PS, Beckett LA: Toward defining the preclinical stages of Alzheimer's disease: recommendations from the National Institute on Aging-Alzheimer's Association workgroups on diagnostic guidelines for Alzheimer's disease. Alzheimers Dement 7:280–292, 2011.

56. Schneider LS, Tariot PN, Dagerman KS, et al: Effectiveness of atypical antipsychotic drugs in patients with Alzheimer's disease. N Engl J Med 355:1525–1538, 2006.

61. Yang L, Rieves D, Ganley C: Brain amyloid imaging-FDA approval of florbetapir F18 injection. N Engl J Med 367:10, B85–B87, 2012.

65. Villemagne VL, Fodero-Tavoletti MT, Masters CL, et al: Tau imaging: early progress and future directions. Lancet Neurol 14:114–124, 2015.

68. Rogers SL, Farlow MR, Doody RS, et al: A 24-week, double-blind, placebo-controlled trial of donepezil in patients with Alzheimer's disease. Neurology 50:136–145, 1998.

76. Courtney C, Farrell D, Gray R, et al: Long-term donepezil treatment in 565 patients with Alzheimer's disease (AD2000): randomised double-blind trial. Lancet 363:2105–2115, 2004.

第 **53** 章

血管性认知障碍

Perminder S. Sachdev

血管性认知障碍（vascular cognitive disorder，VCD）是一组异质性疾病，主要是指由脑血管疾病（cerebrovascular disease，CVD）所致的认知功能障碍。这是经历了历史的演变且曾经有不同的词汇来描述这一类疾病的概念。VCD 不仅仅指血管性痴呆，包括脑卒中后痴呆（poststroke dementia，PSD）和多发脑梗死性痴呆（multi-infarct dementia，MID），还包括其他血管源性的不符合痴呆诊断标准的认知功能障碍。VCD 是公认的继阿尔茨海默病（Alzheimer's disease，AD）之后第二大类常见的痴呆原因，具有不同的临床、病理及影像学表现。血管性损伤在 AD 的发病机制和临床表现中的作用也引起了人们极大的兴趣。实验室研究表明，血管内皮细胞和神经细胞在功能和病理上的协同作用，以及神经血管单元的功能障碍已经成为备受关注的认知障碍的病理机制。事实上，血管危险因素是可以干预的，这也表明 VCD 是一种可预防的痴呆类型。

历史综述和术语

动脉硬化、脑动脉硬化这两个概念由来已久，其一直被认为是衰老的主要原因，但在 20 世纪 60 年代的神经病理学研究中被提出质疑[1]。在英格兰纽卡斯尔，首次提示血管性痴呆（vascular dementia，VaD）与多发脑梗死性所致的脑组织失代偿相关，是不同于 AD 的另一个痴呆的原因[2]。该概念在 1974 年的论著中得以进一步阐述，说明"痴呆是由血管性疾病所导致的多个小的或大的脑梗死所致"，这导致长期以来把 MID 作为 VaD 的代名词而广泛使用[3]。在过去的两年内，VaD 这个狭义概念面临了巨大挑战，从广义上讲，它不仅包括多发性皮质或皮质下梗死，而且包括关键部位的单灶梗死、非梗死性白质病变、出血和低灌注，它们均可能为 VaD 的原因[4]。

然而，广义的 VaD 的概念并没有完全建立，因此也不足以代表血管起源的认知功能障碍的全部原因。首先，痴呆的诊断要排除未能达到痴呆标准的轻度认知损害，尽管轻度认知损害也是非常重要的，尤其是对于痴呆的预防。其次，越来越多的证据表明，大多数痴呆都是神经退行性改变，通常会发生 AD 样的病理改变并且有血管病变的基础[5]，这些病理改变之间出现协同作用[6]。再次，大多数痴呆的诊断标准需要有记忆障碍的存在[7,8]；这是与 VaD 不同的认知特征性临床表现，VaD 的记忆相

对保留，尤其是在疾病的早期阶段[9]。这便出现了血管性认知损害（vascular cognitive impairment，VCI）的概念，涵盖了广泛的疾病谱[10]，包括轻度认知损害、痴呆，以及表现为原发性神经退行性改变和血管因素共同作用的混合型痴呆[11]。VCI 概念的提出反映了 VCD 的严重程度，包括从轻度到重度的认知损害。其病理基础多种多样，包括单灶的梗死、多发性梗死、白质病变或白质疏松、低灌注和出血，这些病理因素可以和其他脑部病理改变共存，同时也为 VaD 的一二级预防提供了重要依据[4,10,11]。

VCI 概念的提出也具有一定的局限性。在医学范畴里，"impairment"这个词常用来描述功能的下降或丧失，而并不能用于表示患者的真实整体认知功能。此外，VCI 有时在文献中也用于表示由血管因素所致的轻度认知损害（mild cognitive impairment，MCI）。因此，VCD 概念的提出顺应了诊断分类的需求，既包括血管因素所致的 MCI，也包括痴呆前期和痴呆[12,13]。此外，CVD 患者常常合并一些非认知功能范畴的综合征，如抑郁、焦虑和精神病样表现，这些症状的结果也会导致认知功能的下降，应与 VCD 鉴别开来。VCD 的概念包括了多种血管因素所致的认知障碍性疾病，以及不同损害程度的认知障碍性疾病[13]。

流 行 病 学

VCD 的发病率和患病率随着诊断标准和研究人群的变化而变化。在 20 世纪 90 年代的欧洲进行了 11 项以人群为基础的研究，年龄标化后，VaD 的患病率为 1.6%，而 AD 为 4.4%[14]。但在 65～69 岁老人中，VaD 的患病率为 0.3%，而 90 岁及以上老人 VaD 的患病率达 5.2%，这些研究中，VaD 占所有痴呆的 15.8%[14]。在加拿大的健康和老龄化研究中，65 岁以上的老人 5%患有 VCI，2.4%患有 VCI（非痴呆），0.9%患有混合型痴呆，1.5%患有 VaD[15]。据报道，在 70 岁以上的人群中，VaD 的年发病率为 6‰～12‰[16]。VaD 的患病率在脑卒中患者中明显升高，脑卒中后 3 个月达 6%～32%[17-19]。脑卒中患者痴呆的发生率是非脑卒中患者的 3.5～5.6 倍。PSD 的原因复杂，与不同的大血管病变、小血管病变，以及 AD 样非血管病理改变均相关。一些研究显示，大约 10%的脑卒中患者在脑卒中之前就已经存在足以诊断为痴呆的

认知功能障碍[17,18]。一项纵向研究中，脑卒中后10年痴呆的风险为19.3%，而非脑卒中组为11%[20]，提示脑卒中可使痴呆发生风险加倍，虽然这种风险会随着时间的推移而降低，且不适用于那些年龄超过85岁的老年人[21]。

血管性病变是尸检中发现的最常见的痴呆原因，约1/3显示出显著的血管病变[22,23]，但这并不表明这种病理与临床痴呆相关。然而，病理研究表明，VaD的患病率为0.03%～85.2%，中位数为11%[23]。血管病变也常见于以人群为基础的尸检中，在美国"成年人思想变化"（Adult Change in Thought，ACT）研究[24]中，微梗死常见于非痴呆（29%）和痴呆（63%）个体，囊性梗死多见（分别为23%和36%），两个或两个以上的小梗死的存在使痴呆的风险增加4.8倍[95%置信区间（CI），1.91～10.26]。其他人群的神经病理学研究[5,25,26]也显示了血管病变在痴呆发展中的重要性，特别是微梗死。因此，VCD通常被称为仅次于AD的第二位的最常见的认知功能障碍的形式。

VCD发生的地域差异已经受到关注，但仍缺乏确切数据的支持。在一些东亚国家，早前VaD的发生比AD更加常见，但最近的数据显示VaD的发生比AD略低[27]。在日本的Hisayama研究[28]中，VaD的年发病率分别为男性12.2/1000和女性9.0/1000，而AD男女发病率分别为5.1/1000和10.9/1000。在过去的30年中，VaD和AD的发病率之比由2∶1变为1∶1，可能是因为较为有效地控制了血管性危险因素和脑卒中的预防加强[29]。来自中国的报道表现出了同样的趋势，近期的一项研究表明，AD较VaD表现出更高的患病率[30]。其他发展中国家的研究数据有限，但也可以显示出，虽然AD是最为常见的痴呆病因，但是相比发达国家VaD相对多见[27]。

病因和病理生理学

VCD主要是由CVD所导致的认知障碍，后者是极其复杂的，包含了很多异质性病因，每个病因都有自己对应的临床表现。VCD的病理生理学机制包括大血管病、小血管病、非梗死性缺血性改变及少量或大量的出血疾病。这些因素所致的脑实质损害见表53-1。

大血管病

VCD一直以来都与大血管病所导致的一次或者多次脑卒中有关，通常被称为MID或PSD，但这些认知功能障碍并不总能达到痴呆的标准（见后）。病理变化是颅内外大血管的动脉硬化，从而导致血流量减少而缺血（血流动力学原因）或动脉-动脉的栓塞。颅外大血管最常见的发病位置在于颈动脉的分叉处、主动脉弓、锁骨下动脉，椎动脉也是时常受累的部位[31]。严重的颈动脉狭窄也是常见的原因，颅内动脉硬化引起的脑卒中在白种人中并不十分常见，但常见于亚洲人及非洲裔的美国人[32]。然而

大动脉粥样硬化所导致的脑卒中只占脑卒中的30%；其他还包括心源性栓塞导致的脑卒中（25%～30%），而小血管病变导致的脑卒中也占了25%。

表53-1 实质性血管病变与血管性认知障碍的关联

疾病	
大血管病	多发性梗死
	单一关键部位梗死
小血管病	多发性腔隙性梗死位于白质和深部灰质核团
	白质缺血性改变
	血管周围间隙扩大
	皮层微梗死
	局部和皮层下微出血
出血	大脑半球内出血
	皮质和皮质下多灶性微出血
	皮质下出血
低灌注	海马硬化
	层状皮质硬化症

PSD的定义是任何原因所导致的脑卒中后的认知障碍，其程度足以影响人们的日常生活；可能是血管性的、神经退行性的，或者混合型的。PSD的患病率变化取决于选用的诊断标准、研究人口的年龄、脑卒中和认知评估之间的延迟[33]。在弗雷明汉（Framingham）的研究中，脑卒中后发生痴呆的患者是非脑卒中人群的2倍，但是，如果将非痴呆性认知障碍包括在内，那么这个比例要高出很多[18,20,34]。

MID和PSD的危险因素存在患者相关性和脑卒中相关性。血管性危险因素包括高血压、糖尿病、高血脂、抽烟等，与PSD相关性不大[18,34]，而年龄、低教育水平、脑卒中之前存在的认知损害及依赖似乎更相关[18,33,34]。原有的认知障碍和PSD的风险之间有明确相关性，这可能是由脑卒中损伤、慢性缺血性损伤，以及原有的神经退行性因素共同作用所致。然而，一篇来自Rotterdam研究的报道提出了这样一个问题[35]，在预测PSD中，血管性危险因素有可能比其他别的单独的危险因素都要重要[18]。神经影像学表现，如全脑萎缩和颞叶内侧萎缩和PSD的发生高度相关[36]。虽然颞叶内侧萎缩是神经退行性疾病的一个标志物，但是同样也存在于VaD和没有任何痴呆征象的患者中[37]。

以往人们认为，某种组织的缺失存在一个引起疾病的临界值，而痴呆中，Newcasde小组提出，脑组织病灶在50ml是引起痴呆的临界值。不认为较小的病变可以产生认知障碍，包括痴呆[18]。但是脑卒中的临床特点依旧很重要，痴呆多与幕上损害相关，并与左侧大脑半球，或大脑前、后脑动脉病变及多发性梗死有关，尽管这些未必均为大动脉的梗死[33]。通常，认知障碍与血管病变密切相关，包括来自于不同部位、不同大小和不同数量

的皮层梗死，这也是 1974 年 Hachinski 和他的同事描述过的 MID[3]。MID 的梗死主要发生在大脑皮层和皮层下区及其远端范围。在皮层（海马、角回）或皮层下（下丘脑、尾状核、苍白球、基底节、穿窿、内囊膝部）单一的关键部位梗死也可以导致 PSD。例如，角回损伤出现一个急性的言语障碍、视物旋转、失写症、视空间能力下降和记忆下降，很有可能被认为是 AD[38]。然而，在许多报道中可看出单一部位梗死性痴呆不能排除小血管病或 AD 病理因素的共同参与。

大血管病变很少单独发生，因为神经影像学证据表明小血管病在老年人中普遍存在，且有着不同程度的临床意义，还可能与阿尔茨海默病、路易体病、其他神经退行性病理改变并存。白质病变（白质疏松）、腔隙梗死、微出血、海马硬化和脑萎缩均应该被考虑在内[39,40]。

小血管病

小血管病（small vessel disease，SVD）包括白质疏松、皮质下梗死、不完全的梗死和微出血。比大血管病变更常见，是 VCD 原因最常见的原因[39,40]。

白质病变

脑白质疏松症（字面上看，指白质的松散化）——白质病变（white matter lesion，WML）——可描述为脑白质的弥漫融合，通常在 CT 上显示低密度、T2 加权的磁共振成像（magnetic resonance imaging，MRI）及液体衰减反转恢复（fluid-attenuated inversion recovery，FLAIR）像上呈现高信号。MRI 敏感性的提高导致特异性降低，在 90% 以上的老年人中发现了白质疏松[41,42]，在生命最后 40 年内有 50% 的人存在白质疏松[43]。就像白质疏松这个词汇并不能推测出病理一样，白质改变不是梗死的特异性表现，也可见于脑白质营养不良和脑转移瘤和其他炎症性疾病[44]。白质疏松可能出现不同程度和大小的病灶，从小斑点状高密度点到大的融合病灶都很常见。与 VCD 相关的白质疏松的主要神经病理学因素包括轴突的缺失、血管间隙扩大、胶质细胞增生、髓鞘损害[44]，它们可以引起动脉硬化、小血管的玻璃样变、纤维素样坏死，尤其在伴或不伴闭塞的长穿支动脉时[23]。尤为重要的是，WML 更广泛地发生在脑室周围，并延伸到深部白质，而皮层下 U-纤维和外囊、屏状核和最外囊则少有受累[45]。关于脑室周围和深度 WML 是否在其发病机制、临床表现及进展速度上存在不同目前仍不清楚[46]。

白质疏松和认知功能障碍的关系已经很明确[47,48]，但是受累的认知域尚不清楚。悉尼脑卒中研究（Sydney Stroke Study）显示了 WML 患者在信息处理速度和额叶执行功能上受损严重[48,49]。而弗雷明汉研究证实了白质疏松和执行功能、学习新事物能力、视觉之间的关系[50]。总体来说，大片的融合病灶比点状的病灶预后更差[18]，WML

会随着时间而进展，Sydney Stroke Study 显示，在非脑卒中老年人中年进展速率为 13%。基线 WML 能更好地预测进展速率[51]。然而，认知的下降与 WML 的进展不完全相关，似乎可以由脑萎缩给予更好的解释[18]。关于 WML 的体积的定量测量已经被研发，但是其"天花板效应"（ceiling effect）导致临床应用受到限制[52]。

随着现代磁共振技术的发展，如弥散张量成像（diffusion tensor imaging，DTI）技术，T2 加权图像显示正常的白质可能有异常或者存在扩散各向异性[53]，并可能与认知功能存在相关性[54]。然而，异常的 DTI 相关的诊断标准尚未制定，因此也未在临床上广泛应用。

脑腔隙性梗死

VCD 也可能与脑腔隙性梗死（lacunar infarction）有关，尽管目前尚不明确梗死的部位和数量与 VCD 的相关性。目前发现在非认知障碍的老年人脑内存在一个或两个腔隙性梗死并不少见[55]。脑干以外的两个以上的腔隙性梗死通常被认为是诊断 VCD 的必要依据[56]。单一的位于纹状体、丘脑的腔隙性梗死，通常在超过一定的大小时会导致 VCD[57]，但是只有存在腔隙性梗死和认知障碍发生的时间相关性时，才能认为是单一的腔隙性梗死所导致的 VCD。当单一的腔隙性梗死与广泛的脑室旁及深部的 WML 共存时，更容易导致 VCD[58]。Newcastle[59] 关于 VaD 的神经病理学标准提出了 3 个以上的腔隙性梗死是诊断 VaD 的必要条件，而且必须同时存在其他脑小血管病，特别是脑 WML。腔隙性梗死可以在磁共振的 T1 和 T2 加权成像上及 FLAIR 像（1.0T）上明确显示。遵循 STRIVE 的标准，一个腔隙性梗死大小通常被认为是 3～15mm[60]，但是定义各不相同，最大直径为 1～2cm[61,62]。

脑微梗死

直径在 1mm 内的微梗死病灶在老年人的大脑中十分常见，但是在神经影像学检查或 MRI（3.0T）中很难发现，但在其病理生理解剖研究中提供了良好的证据。随着新的磁共振技术的发展，未来患者微病灶的检出率一定会大大提高[63]。

扩大的血管周围间隙

脑梗死与扩大的血管周围间隙（perivascular space，PVS）是不同的，在 STRIVE 的诊断标准[60]中对其神经影像学特点进行了描述。尽管微血管退化形成的扩大的 PVS 或称 Virchow-Robin 间隙出现在 CVD 的早期阶段[59]，但是它们与 VCD 的相关性并不明确，尚需进一步的研究[64]。

脑微出血

脑微出血（cerebral microbleed，CMB）可能是小血管病的表现，可通过特定的磁共振序列进行检测，如 T2

加权梯度回波序列和敏感加权成像。微出血在社区居住的老年人中十分常见，在中年（45～55 岁）人群中占 7%，在 80 岁以上的老年人中其比例增长到 36%[65]。CMB 的患病率在 AD 患者中升高，与脑淀粉样变相关，在多发腔隙性脑卒中和 VaD 患者中，CMB 的患病率也是增加的，与高血压性动脉病变有关[66]。与高血压相关的 CMB 常常发生在脑深部核团和脑干，而 AD 患者的 CMB 则多发生在脑叶。脑内许多部位的 CMB 与认知功能障碍存在相关性，但具体的部位与认知损害的类型尚不明确[66-68]。CMB 在认知功能正常的老年人群中也很常见，将其归因于 VCD，尤其是 VaD，应该认真排除其他原因所致的认知障碍。关于 CMB 的量化、诊断标准和预后还需要更多的数据支持，有了这些证据之后方可在临床上广泛应用[67]。

出血

认知障碍与硬膜下出血（subdural hemorrhage，SH）和蛛网膜下腔出血（subarachnoid hemorrhage，SAH）存在相关性，MRI 显示病变的存在具有一定的诊断意义。有报道，19%～62% 的 SAH 术后的患者存在认知功能障碍[69]，其严重程度与 SAH 严重程度相关[70]，同时其他因素如年龄、动脉血管痉挛、迟发性脑梗死、颅内压增高、脑实质内和脑室内出血、脑积水、动脉瘤的位置也都很重要[69]。SH 是认知障碍的不常见原因，报道指出约 50% 的慢性 SH 患者存在认知障碍，这常常是进展的，且经过外科引流处理之后并不完全是可逆的[71]。由于 SH 通常指的是创伤后血肿而不是血管病理改变所导致的出血，因此不应该被看作是 VCD。SAH 是由血管病变引起的，它所引起的认知障碍被认为是 VCD。多发性脑出血或出血性梗死通常与 VCD 相关，其常见的原因是散发的或遗传相关的脑淀粉样血管病（cerebral amyloid angiopathy，CAA）[72]和其他基因相关疾病[73]，高血压也可能参与发病。如前所述，VCD 同样包括与高血压或淀粉样变有关的皮质和皮质下的微出血[67]。

脑萎缩

比起脑梗死及皮质下血管病，脑灰质的萎缩与认知功能损伤的关联更大[74]。皮质萎缩与认知功能下降的关系不依赖于神经影像的血管病变[75]。尤其，颞叶内侧的萎缩（mediotemporal atrophy，MTA）与认知的下降呈正相关，特别是会影响记忆力[76]。MTA 最初提示的是 AD 的病理改变，因为 AD 患者多有 MTA，然而，MTA 同样也能由血管病变导致[77]，有报道，在 VaD 的尸检中存在海马体积的减小，但并没有见到 AD 样病理改变[78]。丘脑的体积也和认知损害的程度呈正相关[76]。

海马硬化

老年人群中认知障碍和痴呆通常与海马硬化（hippocampal sclerosis，HS）有关。HS 通常表现为一种缓慢进展的记忆减退，与 AD 相似，确定诊断依赖病理。HS 的特点是位于海马 CA1 区的神经元减少伴有胶质增生。磁共振检查发现不对称的海马萎缩，在 HS 的年轻人群中不需要 T2 加权图像所见的高信号。HS 的发病机制是多因素的，缺血性损伤可能发挥了重要的作用[79]。

脑淀粉样血管病

CAA 是以淀粉样蛋白沉积在软脑膜和皮层动脉、小动脉、毛细血管壁的一类遗传性或散发性疾病[80]。CAA 临床表现比较宽泛，包括短暂性脑缺血发作（transient ischemic attack，TIA）、脑卒中、癫痫发作、偏头痛、认知损害及一些行为学异常。临床可以表现为脑出血、SAH、皮层梗死，以及类似于皮质下缺血性血管病引起的认知损害。CAA 在血管性及神经退行导致的痴呆中比较常见，也有一小部分人临床上没有症状，而在死后尸检中发现[5,23]。脑磁共振 T2 成像通常在 CMB 之前有所提示，但是这种提示与认知损害的关系仍不是很清楚，仍需要其他相关的临床和影像学特点加以证实[80]。正电子发射断层扫描（positron emission tomography，PET）检查可应用匹兹堡复合物 B 或其他示踪剂来标记血管上及脑实质的淀粉样蛋白。

遗传因素

VCD 与一些孟德尔遗传疾病有关。伴有皮质下梗死和白质脑病的常染色体显性遗传性脑动脉病（cerebral autosomal dominant arteriopathy with subcortical infarcts and leukoencephalopathy，CADASIL）是一种遗传性微血管病，与 19 号常染色体的 Notch 3 的基因突变相关[81]。临床表现包括有先兆的偏头痛、情绪障碍、反复发作的皮质下脑卒中、进展性认知功能损害[82]。CADASIL 虽然是 VCD 的一个少见的原因，但有以下两点需要提到。首先，CADASIL 常被认为是 VCD 的典型致病因素，因为这个病的发病年龄在 40～50 岁，很少伴有 AD 的病理表现。其次，胆碱酯酶抑制剂应用于 CADASIL 已经被证实在执行功能损害上得到了很大的改善，为胆碱能药物治疗 VCD 提供了基础，胆碱能机制在改善脑灌注方面具有重要作用[83]。诊断 CADASIL 最好的标准就是修订的 NINDS-AIREN 评分标准，常用于诊断皮质下缺血性 VCD[84]。

其他遗传性 CVD 包括伴有皮质下梗死和白质脑病的常染色体隐性遗传性脑动脉病（cerebral autosomal recessive arteriopathy with subcortical autosomal recessive leukoencephalopathy，CARASIL），遗传性内皮病伴视网膜病变、周围神经病和脑卒中（hereditary endotheliopathy with retinopathy, nephropathy, and stroke，HERNS），脑桥的常染色体显性遗传性微血管病伴白质脑病（pontine autosomal dominant microangiopathy and leukoence-phalopathy，PADMAL），视网膜血管病伴白质病变

（retinal vasculopathy with cerebral leukodystrophy，RVCL），Ⅳ型胶原 α1（collagen type Ⅳ，alpha1，COL4A1）相关的病变[81]。

尽管 *ApoE4* 基因会增加患 AD 的风险，但它在 VCD 发病中的作用尚不明确，虽然已有数据显示 WML 和 VCD 之间存在相关性[85]。由于 WML 显示出中高度的遗传性，目前也正在开展相关的其他基因研究。

其他因素

对于 CVD 个体中痴呆的发生也存在其他的影响因素。年龄和受教育程度是其中两个重要的因素[40]。然而年龄的影响，可能被认为是随着时间的推移，功能障碍与功能修复叠加的结果。在以下文献中，衰弱累积缺陷的模型已经应用于痴呆的研究[86]，研究结果显示[87]，涉及不同器官和功能的多种缺陷，如视觉、听觉、关节炎、肠道和膀胱功能恢复情况、牙齿和皮肤，组成一个衰弱指数，可预测痴呆，就如同预测死亡率、谵妄和失能[88]。这表明，痴呆的发生，无论是与血管相关还是与其他疾病相关，都是生物体因年龄增长而产生的损害的累积，并且可能存在修复过程异常[86]。

血管性认知障碍的分类

VCD 的分类曾经被描述，但是一直没有统一的分类，因为各类型之间通常是重叠的。大多数 VCD 患者都混合存在皮质或皮质下的损害，被称作皮质下 VCD。这个概念包括特定的皮质 VCD，是由一种罕见的血管病变所致，因此常被排除在皮质 VCD 之外。也包括一个较老的概念 MID，以多个皮质和皮质下梗死为临床特征，虽然多发性梗死也可以导致完全的皮质下病变并导致 VCD。VCD 也可根据疾病的性质如缺血或出血性进行分类。另一个类别是脑卒中后 VCD，这一分类病因复杂，既有大血管病又有小血管病，同时可能还有非血管性病理改变如 AD 的因素。

现在公认 VCD 可能更多见的是皮层下血管性损害所致，并且一直试图描述皮质下 VCD 的特征[40,58,59]。这种皮质下 VCD 的病理基础是小血管病导致的多发性腔隙性梗死、WML 和非梗死性 WML。因此 VCD 可能与血管起源的 WML 密切相关，也被称为宾斯旺格病（Binswanger disease），这个疾病名称在历史上曾经备受争议[40]。纯粹的皮质下 VCD 缓慢进展的过程与 AD 相似，但不具有特征性大脑淀粉样蛋白的沉积[89]。皮层下 VCD 的一个特例就是丘脑性痴呆，是由于梗死位于丘脑，而其他大脑结构未被累及[90]。

皮质下 VaD 或皮质下缺血性脑血管疾病（subcortical ischemic vascular，SIVD）是一类以执行功能障碍为主的皮质下综合征的概述，不伴或伴极轻微的记忆障碍，皮质下白质损害通常伴有精神运动迟缓。病变在脑额叶前

部皮质下通路（包括前额皮质、尾状核、苍白球和丘脑）或丘脑皮质的通路可能表现为皮质下综合征。然而，更常见的是，这种状况会伴随记忆障碍[91]。无论如何，这些损害都与脑卒中和痴呆的风险增加有关。虽然提出了这个概念与快速下降的认知功能有关，但即便是控制了其他的血管性危险因素，这个观点也一直是存在争议的[92]。

血管性和神经退行性疾病的重叠与相互影响

VCD 和 AD 的病理改变是老年人大脑中常见的病理改变，在社区老年人中混合型痴呆占大多数[5]，其数量超过单纯的 VCD 和 AD。在 Nun 研究中发现，这可能仅仅是两个常见的病理状态，二者对认知功能会产生叠加效应，即梗死的存在会使 AD 的临床表现更佳显著[6]。越来越多的证据表明，血管病促进 AD 的发生，反之亦然，这表明了这两种疾病之间相互影响和相互促进的作用[93]。

许多不同的证据表明 AD 的发病机制中包含血管因素。CVD 的危险因素，如高血压、糖尿病、胰岛素抵抗、肥胖、高脂血症、高胆固醇血症和吸烟已经成为除脑卒中外的 AD 的危险因素[94,95]，相对 AD 而言，这些因素与 VCD 的相关性更为密切[96]。在 AD 早期或在痴呆转化风险高的 MCI 的患者中存在脑血管功能下降[93]。已经有越来越多的证据表明，灌注不足和缺氧促进 β-淀粉样蛋白（β-amyloid，Aβ）的产生，因而导致淀粉样斑块的形成[97]。血管途径对于大脑中 Aβ 的清除同样也起着重要作用，因为它可以通过跨血管传输系统沿着血管旁通路清除 Aβ[98]。近期的证据同样表明，在有血管病变的 AD 转基因小鼠中 tau 蛋白形成增加[99]。

这些发现均表明血管因素在 AD 的发病机制中扮演了重要的角色。另外，众所周知，AD 的病理改变可以导致脑血管病变。CAA 存在于 82%～98% 的 AD 患者中[80]。*ApoE4* 是 AD 的一个主要遗传性危险因素，目前所知是其致炎症作用导致血脑屏障（blood-brain barrier，BBB）的破坏[93]。根据 AD 的淀粉样蛋白假说，Aβ 的寡聚物对脑细胞有毒性作用，也有可能对周细胞和内皮细胞具有毒性作用，从而影响神经血管单元和血脑屏障。

为了更好地理解血管病变在神经功能障碍中的作用，需要掌握神经血管单元的概念，神经血管单元包括血管细胞，含内皮细胞和壁细胞（如大脑毛细血管、动脉和/或静脉血管平滑肌细胞）；神经胶质细胞（如星形胶质细胞、小角质细胞、少突胶质细胞）；神经元[93]。近期研究显示，周细胞能够调节血脑屏障通透性，并在毛细血管水平维持脑血管的完整性方面发挥着重要作用，同时又可以防止血液中的各种神经毒性分子，如 Aβ 进入中枢神经系统（central nervous system，CNS），同样在 AD 中血脑屏障由于缺氧损伤而遭到破坏。神经

血管单元同样调节大脑免疫系统的传入和传出途径，与免疫细胞一起参与调节血管内外的平衡。

因此，一些因素的作用将脑血管与灰白质损伤的相互作用联系了起来。有些危险因素导致脑的氧化应激，从而导致内皮功能紊乱，降低了低灌注区的脑血流，干扰了血脑屏障，导致髓鞘损伤。由于血脑屏障功能障碍，组织水肿缺氧和炎症激活加剧，细胞因子和血管细胞黏附分子反应性增多，小角质细胞活化[93]。缺氧/炎症反应和氧化应激加重了对少突胶质细胞的损害，开始了一个组织损伤的恶性循环，ApoE 和 Aβ 在该过程中的相互作用，促进了 AD 和 CVD 之间的联系。这两种导致认知功能障碍的病理作用总结在图 53-1 中。

临 床 表 现

VCD 是一种临床诊断。关于疾病的起病和进展、认知域的受累（如记忆、思考和行为速度、情绪、功能）、血管性危险因素（如高血压、糖尿病、吸烟或饮酒、体育活动）、脑卒中相关的步态障碍、尿便障碍[11,13,61]、心房颤动的病史、冠状动脉旁路手术或血管支架、心绞痛、充血性心力衰竭、外周血管病、TIA 或脑卒中史和动脉内膜剥脱术，这些详细的信息来源于患者和家属或照料者的陈述，其他症状如血液高凝状态、偏头痛和抑郁也很常见[61]。体格检查包括血压、脉搏、体重指数（body mass index，BMI）、腰围、心血管系统（心律失常）和周围血管病相关的检查。神经系统检查主要是指局灶性

神经功能缺损及步态启动、步行速度的评估[11]。

主诉

对认知功能障碍的了解可能来自于患者或其他了解情况的人（如家人或照料者）和医生。患者必须依靠别人帮助做出计划或决策，不得不放弃复杂的事情，自言自语，需要别人反复的提醒来完成事情，在熟悉的环境中存在定向困难，或在计算能力、阅读或写作上存在明显的困难。在轻症患者中，症状可能更轻微，尽管他们的日常生活是独立的，但可能需要比以前更加努力地去完成同样的任务。

MID 的经典描述是急性的或波动性的认知下降，在稳定期间甚至可以有一些改善[3,10]。这是一种脑血管梗死、出血或血管炎相关的疾病模式，临床上不难建立时间关联性。认知障碍的高峰期出现在脑卒中后 3 个月内，3 个月后可能显著改善；超过 3 个月持续存在的认知功能障碍可以明确做出诊断[100]。并且这种超过 3 个月的认知功能障碍的进一步改善的速度十分缓慢[101]。许多 VCD 患者表现为逐渐起病、缓慢进展，或者迅速进展后相对平稳，或者具有其他复杂的临床表现[11]。逐渐起病、缓慢进展的这类患者通常是由于小血管病变导致的脑白质、基底节和/或丘脑的病变。那些进展型的患者通常是由急性血管事件所导致的，可能会遗留轻微的神经功能缺损，如局限性肢体力弱、单侧的失调、反射不对称、不稳、小碎步，或帕金森病症状[40]。

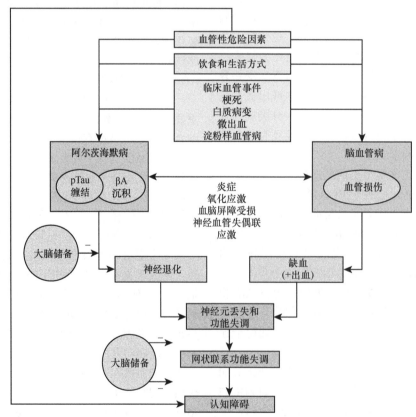

图 53-1　痴呆的血管因素及与阿尔茨海默病的相互作用。pTau. 磷酸化 tau 蛋白；βA. β-淀粉样蛋白。

认知功能评价

认知功能障碍的形式多样[9]。单一的梗死有特征性的认知障碍的表现，而皮质下病灶通常有相应的症状统称为皮质下综合征，包括信息存储速度的异常、执行功能损害、情绪异常，往往这些应用简易精神状态检查（mini-mental state examination，MMSE）量表检测不出来[102]。针对蒙特利尔认知评估（Montreal cognitive assessment，MoCA）量表中的 5 个词的延迟回忆、定向力检测及数字的连续性等子项检测被认为是 MoCA 的核心[102]，如果时间允许可以做连线试验及词语的流畅性检测。认知测试推荐 5~30min 的评估，统一的标准[61]见表 53-2。

表 53-2 血管性认知障碍的神经心理学评估*

项目	测试
30min 测试项目	语言流畅性测试（动物名）
	语音流畅度测试（口语流畅性实验）
	韦氏成人智力量表的数字符号编码，第三版
	霍普金森语言学习测试
	流行病学研究中心-抑郁量表
	NPI-Q 测试
	MMSE 测试、连线测试**
5min 测试项目	MoCA 测试
	五词记忆任务（初认、回忆、识别）
	定向力测试
	单个字母读音流畅性

*统一推荐的评估[61]
**补充：MoCA、语言流畅性测试（动物名）、连线测试和 MMSE 测试等余下的部分需要在上述实验之前或之后 1h 再进行

皮层下病变往往与执行功能障碍有关，广义的定义指的是信息处理、计划、组织、启动和任务转换能力。虽然执行功能的评价已被证明对 VCD 的诊断是有价值的，敏感性好且可以预测疾病的进展，但对于 VCI 诊断的特异性不高。尽管临床医生评估 VCD 患者和执行功能障碍的患者更普遍地借助于 MMSE 这一全球通用的认知筛查量表，但是该量表对评估 VCD，尤其是 VCD 患者的执行功能并不充分。

记忆障碍，尤其是学习新事物的能力和存储能力障碍，是早期 AD 的特征，但对于 VCD 患者，记忆障碍早期很少受累[9,18,91]，这与目前诊断 VaD 的许多标准均需要以记忆障碍作为必要条件的诊断标准并不完全一致。因此，对最近出版的《精神疾病诊断与统计手册》的第 5 版（Diagnostic and Statistical Manual of Mental Disorders，fifth edition，DSM-5）[103]和国际血管性行为与认知障碍学会（International Society for Vascular Behavioral and Cognitive Disorders，VASCOG）标准进行了新的修订[13]。

血管性认知障碍的主要原因

在老年人的脑中常常存在某种程度的血管病理改变，但是有多少神经影像和神经病理学的证据能明确认知障碍的诊断呢？对这个棘手的问题不能简单地作答。专家的临床判定常常是必要的，尤其在血管因素和 AD 的病理改变共同存在时，到目前为止，这仍然是一个有争议的问题。诊断最终的确定要依赖于病史、体格检查和神经影像学检查。神经影像学检查是非常必要的，它会发现容易被遗漏的静止性脑梗死和 WML，从而增加诊断的精确性。神经影像学在排除一些少见病因方面同样重要，如脑肿瘤和正常压力脑积水（normal pressure hydrocephalus，NPH），并且在区分认知功能障碍的原因是 VaD 和 AD 或额颞痴呆方面也是非常重要的。

影像学检查常见的有 CT 或 MRI，后者更加敏感。VaD 诊断的最低限度的影像学证据已经被提出，加利福尼亚州标准[100]要求两个或两个以上的缺血性脑卒中，且至少有一个小脑外梗死的病灶。NINDS-AIREN 标准[104]要求多个大血管性梗死或单个关键部位（角回、丘脑、基底前脑或颈动脉供血区域）的梗死，多个基底节与白质腔隙状态，或广泛的脑室旁 WML。SIVD 标准[58]要求有广泛融合的 WML，伴随腔隙性脑梗死。必须指出，用于描述神经影像学异常的术语也各不相同，最新有一项研究试图将小血管病的神经影像学异常给予标准的统一命名[60]。VCD 的 VASCOG 标准[13]见框 53-1。

框 53-1 脑血管疾病的重要影像学依据（CT/MRI）

VASCOG 标准[13]
1. 诊断 m-VCD 需要有一个大血管梗死，诊断血管性痴呆（VaD）需要两个或两个以上大血管梗死
2. 诊断 VaD 需要有广泛的或一个关键部位的梗死，通常指位于丘脑和基底节的病灶
3. 脑干以外两个以上多发性腔隙性脑梗死；一个或两个关键部位的腔隙梗死合并白质病变（WML）
4. 广泛和融合性的 WML
5. 关键部位的脑内出血，或者两个或以上的脑内出血
6. 以上各项组合

诊 断 标 准

Hachinski 缺血指数评分（Hachinski ischemic score，HIS）量表[105]的应用使得 VaD 的早期诊断与 AD 有所不同，主要用于 MID 的评分，有 13 个项目，临界值为 4 分，4 分以下为 AD，7 分以上为 VaD，敏感性和特异性均达到 89%[106]（表 53-3）。最近，HIS 的一个减缩版本出版了，有 5 个综合题目（或 7 个单项题目），比 HIS 原来的版本更简单易行。

表 53-3 Hachinski 缺血指数评分量表

组编号	描述	分值
1*	急性发病	2
2*	阶梯性恶化	1
3*	波动性病程	2
4	夜间谵妄	1
5	人格保持良好	1
6	抑郁	1
7	躯体疼痛	1
8*	情绪不稳	1
9	高血压病史	1
10*	脑卒中史	2
11	合并动脉硬化	1
12*	局灶性神经系统症状	2
13*	局灶性神经系统体征	2

*改进后的得分。在痴呆患者中临界值为 4 分，4 分以下为 AD，7 分以上为多发性脑梗死

修改自 Hachinski VC, Iliff LD, Zilhka E, et al: Cerebral blood flow in dementia. Arch Neurol 32: 632 in dementia. Arch Neurol 32: 632lood flow in dementia. Arch Neurol 32: 632zing the Hachinski Ischemic Scale. Arch Neurol 69: 169rch Neurol

最近 VaD 的诊断标准已经出版，"血管性神经认知障碍"（vascular neurocognitive disorder）这个术语被 DSM-5 采纳[103]，"血管性认知障碍"（vascular cognitive disorder）被 VASCOG 组织采纳[13]。过去诊断 VaD 一般采用的诊断标准包括 NINDS-AIREN 标准[104]、AD 诊断和治疗中心标准（Alzheimer's disease diagnosis and treatment centers，ADDTC）[100]、DSM-4 标准[7]和国际疾病分类第十版（International Classification of Diseases tenth edition，ICD-10）标准[8]（表 53-4），这些标准相互之间的联系极少，对比困难[36,108]，且不包括那些可能占所有 VCD 一半数量的轻度 VCD[109]。此外，痴呆发生的时间关系在这些标准中没有得到体现。在梅奥医学中心（Mayo clinic）的一个以人口为基础的神经病理学研究中，不伴有 AD 的单纯 VaD 只占 13%，采用的标准是 VaD 的诊断需要有明确的脑卒中所导致的痴呆，结果特异性很高，但是尸检验证灵敏度较低[110]。

表 53-4 血管性认知障碍（VCD）诊断标准比较

诊断标准	诊断需要的条件	注解
DSM-4[血管性痴呆（VaD）[7]]	认知功能的逐步下降与临床表现相关的局灶性神经系统定位体征和实验室证据定义	认知障碍是必要条件之一缺乏细节性，受多发梗死痴呆的概念影响，没有神经影像学，不包括轻度认知损害（MCI）
ADDTC（缺血性 VaD[100]）	至少小脑以外的一处梗死 至少两项或以上病史，定位体征脑卒中的或者一处梗死，且具有明确的梗死与认知下降的证据	时间关系不明确 神经影像学证据太局限和神经影像学证据没有包括小血管病如白质病变

续表

诊断标准	诊断需要的条件	注解
ICD-10[8]	斑片状的认知障碍及局灶定位 脑血管疾病（CVD）被认为是痴呆的病因	体征缺少诊断细节 没有包括 MCI
NINDS-AIREN[104]	认知功能的下降严重到影响 CVD 的影像学证据，以及神经影像和临床表现之间的关系（在脑卒中后 3 个月出现痴呆或突然起病的认知障碍，或波动样病程）	与 ADDTC 标准相比，认知域过于日常生活动狭窄 CVD 的神经影学比较严格 不包括 VCI-ND 不包括 MCI
DSM-5[103]	轻度和重度的神经认知障碍或基于主诉的，或客观检查，或独立生活能力受到干扰血管因素的标准，包括排除标准 记忆障碍不是诊断的必要条件	新的术语，没被完全接受
VASCOG[13]	轻度 VCD 和 VaD 或基于主诉的或客观检查，或独立生活能力受到干扰血管因素的标准，包括排除标准 记忆障碍不是诊断的必要条件	介绍轻度 VCD 的概念 标准的可靠性和有效性尚未得到充分证实

注：ADDTC. 阿尔茨海默病诊断与实验中心；DSM-5. 精神疾病诊断与统计手册；ICD-10. 国际疾病分类第十版；NINDS-AIREN. 美国国家神经疾病与脑卒中研究所和瑞士神经科学研究国际协会；VASCOG. 国际血管性行为与认知障碍学会

最近，正尝试制定一套新的标准，并把该领域的最新进展考虑在内。由于 VaD 的统一标准的前身是来源于 NINDS 和加拿大脑卒中网（Canadian Stroke Network，CSN），这两个标准的应用旨在对临床实践和科学研究建立操作规范和科研数据库[61]。接下来又出版了 DSM-4 标准[103]和 VASCOG 标准[13]，这两个标准考虑到了 VCD 是多因素的，其表现与 AD 不同，认知功能的损害是一个从正常到轻度障碍再到痴呆的连续过程，神经影像学对诊断有一定的帮助。VASCOG 标准见框 53-2。

框 53-2 血管病变与血管性认知障碍

1. 动脉粥样硬化
2. 心脏病、动脉粥样硬化和系统性栓塞
3. 小动脉硬化
4. 玻璃样变性
5. 淀粉样血管病
6. 血管炎：感染性及非感染性
7. 静脉胶原病
8. 动静脉瘘：脑膜或脑实质
9. 遗传性血管病——伴皮质下梗死及白质脑病的常染色体显性遗传性脑动脉病（CADASIL）[81]，常染色体隐性遗传脑动脉病，如伴皮质

下梗死和白质脑病的常染色体隐性遗传性脑动脉病（CARASIL）

10. 巨细胞动脉
11. 颅底动脉瘤
12. 各种血管病变——肌纤维发育不良，moya-moya 病
13. 全身性微血管病变伴血管的炎细胞浸润
14. 脑静脉血栓

神经精神症状

神经精神症状常见于前额叶脑部损伤合并的 VCD 患者[111]。VCD 伴发的抑郁、精神病、躁动和淡漠症状正在被关注。抑郁是 VCD 中研究最广泛的情感障碍。VCD 患者的抑郁已经被广泛深入的研究，在临床上，脑卒中后重度抑郁占到 21.6%，轻度抑郁占到 21%[112]，因此，最近提出了所谓的血管性抑郁的标准，但尚未被完全接受[113]。双向性（躁狂抑郁性）精神障碍与小血管病的关系尚未明确。在 VaD 中精神症状是很普遍的，文献报道了 37%的 VaD 患者会出现精神症状[114]，19%～50%的患者会存在错觉妄想，14%～60%的患者会出现视幻觉，19%～30%的患者会出现妄想。淡漠也是 VCD 的常见症状，其在 VaD 患者的患病率为 33.8%，在脑卒中患者中的患病率为 22.5%～56.7%[115]。淡漠在 CADASIL 中同样常见，其患病率达到 41%[116]。

神经病理学

VCD 的明确诊断需要神经病理学检查证实[23]。这将进一步证实临床和影像学诊断的脑血管损伤或者发现影像学尚未检测到的脑血管损伤（如小的腔隙性梗死、微梗死、选择性神经元丢失）。病理学检查能够识别潜在的脑血管损伤的病因，如动脉硬化和 CAA。框 53-3 列出了与 VCD 有关的血管性病变。神经病理学检查同样可以证实其他的导致认知功能障碍的脑病理学改变。例如，如果病理检查显示斑块和神经元纤维缠结非常严重，则提示 AD 是认知障碍的主要原因，不支持 VCD 的诊断，尽管有时是存在双重原因的。遗传性血管病变导致 VCD 的标准很难建立[23,59,117]，有一些研究尝试对这些患者的脑部病理特征进行总结和定量分析，统一标准[61]，但迄今尚未达成共识。尸检的神经病理学检查不能阐明血管病变与临床表现之间的关系，因此这并不是一项敏感性和特异性为 100%的检测[118]。

框 53-3 拟议 VASCOG 轻度血管性认知损害和血管性痴呆（或严重认知损害）的标准

认知障碍的存在表现为下列特征之一
轻度认知损害（MCI）
A. 一个或者多个认知领域的损害，证据如下：
  1. 患者情况，文化程度，临床发现较从前的认知功能轻度下降

2. 客观认知水平的适当评价，基于有效的神经认知功能测试
B. 认知障碍并不足以造成独立性下降（工具性日常使用不受影响），但是需要更大的努力保持日常生活的独立性
痴呆（或严重认知损害）
A. 大量的认知功能下降的证据来源于记录或上述一个或者多个认知领域与从前相比发生的变化，证据如下：
  1. 患者情况，文化程度，临床某项具体功能的明显下降
  2. 明确显著的损害，基于有效的客观的神经认知功能测试硬化，脑炎
B. 认知障碍足以影响日常生活独立性
VCD 的主要血管因素的证据
A. 以下临床特点之一：
  1. 认知损害的发生与一个或多个脑血管事件（cerebrovascular event, CVE）具有时间相关性，诊断的证据为下列之一：
    a. 明确脑卒中史，与脑卒中时间相关的认知下降
    b. 与脑卒中有关的体征
  2. 明显的认知下降的证据，主要是在无脑卒中史或 TIA 发作的情况下出现了处理信息的速度，复杂的注意力和/或额叶执行功能障碍：
    a. 早期的步态障碍（小步步态或磁性步态）、失用症-共济失调，或帕森步态）；也可能表现为不稳定和频繁无故的跌倒
    b. 早期尿频尿急，泌尿系统疾病不能解释的排尿症状
    c. 人格和情绪的变化——意志缺乏，抑郁或情绪失控
B. 存在脑血管疾病（CVD）的神经影像学证据（CT/MRI）
排除标准
A. 病史
  1. 早发的记忆损害并逐渐恶化以及其他认知功能如语言（经皮质性感觉性失语症）、运动能力（失调）和感知（失认）障碍，但影像学缺乏脑内相应的病变部位或缺乏 CVD 史
  2. 早期显著的帕金森病症状提示路易体病
  3. 病史强烈提示为另一种神经系统疾病
B. 神经影像学：CT/MRI 未能显示或极小的脑血管损害
C. 其他严重疾病影响记忆及其相关症状
  1. 引起认知障碍的其他严重疾病，如脑瘤（多发性）
  2. 与认知功能障碍发病有时间相关性的抑郁症
  3. 引起认知障碍的毒物和代谢异常
D. 研究：阿尔茨海默病（AD）的生物标志物（脑脊髓 Aβ 和 pTau 水平或淀粉样蛋白成像）的出现，排除可能 VCD 和伴发 CVD 的 AD

注：改编自 Sachdev P, Kalaria R, O'Brien J, et al: Diagnostic criteria for vascular cognitive disorders. Alzheimer Dis Assoc Disord 28: 206-218, 2014

CT. 计算机断层扫描；MRI. 磁共振成像

生物标志物

VCD 的异质性使得可靠的非影像学生物标志物（biomarker）的发展面临挑战性。有些研究建议在 CVD 患者脑脊液（cerebrospinal fluid，CSF）中寻找生物标志物，其中白蛋白指数可作为血脑屏障损害的生物标志物，硫苷脂是髓鞘脱失的生物标志物，神经丝蛋白是轴突变性的生物标志物，基质金属蛋白酶是血管疾病的生物标志物[61]。因为这些生物标志物没有一个是 VCD 患者特有的，所以目前并不推荐应用这些生物标志物进行诊断。然而，AD 脑脊液标志物的研究已经深入开展，较低水平的 Aβ42 和较高水平的 tau 或磷酸化 tau 蛋白是 AD 的诊断依据[119,120]。这些生物标志物会同 Aβ-PET 成像共同诊断 AD 或其他合并 AD 的认知障碍性疾病，它们在

VCD 的临床和基础研究中用于排除 AD 方面显示了较好的价值。其他的神经影像学方法，在确定大脑萎缩度、海马和内侧颞叶萎缩，以及某些情况下脑血流量和脑代谢方面可能有助于鉴别诊断，但其能否作为 AD 的生物标志物并不确定[59]。新兴的指标包括颈动脉内膜-中膜厚度与动脉硬化，与血管衰老有关，并可作为 VCD 的风险标记[121]。

疾 病 进 展

因为 VCD 的异质性特点，它的进展显示出相当大的差异。PSD 一般预后不良[33]。疾病进展和功能下降的危险因素包括年龄、先前的认知损害、药物、低血压的急性脑卒中、抑郁和内侧颞叶萎缩。如果脑卒中后并没有立即出现痴呆，则高达 1/3 的患者在 1 年内会出现诊断类别的变化[无认知障碍（no cognitive impairment，NCI）；认知功能障碍、无痴呆（cognitive impairment，no dementia，CIND）][122]。

轻度 VCD 患者比痴呆患者的进展缓慢，但需要具有一定的基线特征，如有脑卒中史和记忆障碍的患者如果存在功能的下降则具有较高的进展为痴呆的风险[122]。内侧颞叶萎缩和丘脑萎缩似乎比 WML 更能预测脑卒中患者认知障碍或痴呆的风险[123]。多数 VCD 患者显示出明显的临床进展。当前的认知功能评估，如 MMSE、痴呆失能评估（disability assessment for dementia，DAD）和功能评分（functional rating scale，FRS）可能在 VCI 的严重阶段并不敏感[124]。与 AD 比较，VCI 在情感症状如抑郁方面的进展更为突出[124]。

脑 WML 的纵向研究取得了实质性进展。具有早期融合病灶的正常老年人进展速度是 0.23～1.33cm³/年[125]，在高血压患者中，进展速度可能会更高，在 CADASIL 患者中进展速度也很高[126]。不同的研究显示，在 3～5 年内新发腔隙性脑梗死的比例是 1.6%～19%[127]，法国第戎脑卒中登记（Dijon Stroke Registry）显示的数据是 5 年内 16.7%[127]。CMB 的发生与年龄高度相关。目前关于小血管病神经影像学的进展与其临床认知损害的进展并无明确的相关性。

预 防

一级预防

因为 VCD 许多危险因素已经明确，所以至少部分 VCD 是可预防的。在过去的 2 年中，逐渐积累了许多数据，最近对这些数据进行了总结[121]。对于与生活方式相关的危险因素（如饮食、体力活动、饮酒、肥胖、吸烟），有合理的证据表明，适当的体力活动、体重控制、戒烟、适量饮酒是可行的[121]。与其他痴呆一样，较高的受教

育程度同样是 VCD 的一个保护因素。复杂的认知活动也是防止认知下降的一个保护性因素，尽管它可能是非特异的，并且与认知下降的原因毫不相关[128]。推荐对抑郁进行治疗，尽管抑郁导致认知下降的证据仍是模棱两可的[121]。

在生理性危险因素中，高血压已受到最大的关注。高血压会增加脑卒中发生的风险，从而引起 VCD[129]。来自于观察性和干预性的研究证据显示，对中年人高血压的治疗可以减少痴呆的发生，包括 VCD 的发生；并且治疗时间越长，保护作用越大[121]。然而，老年人的降压治疗对认知功能的保护作用尚不明确。有证据表明，任何特定类别的抗高血压药物比其他的更具保护性是不确定的。合理地治疗高血糖和高胆固醇血症可降低 VCD 的风险，但抗炎治疗的好处并不肯定[121]。同时对共存的血管病应给予足够的重视。因为脑卒中是 VCD 的主要风险，因此，脑卒中的预防和治疗，以及接下来的康复，包括认知训练都是预防 VCD 发生的重要因素。房颤的抗凝治疗也很重要，冠状动脉或外周动脉疾病和临床可检测到的肾病及心力衰竭都与认知功能障碍有关，应加以解决，尽管这些疾病与认知功能下降相联系的证据还不那么充分。

二级预防

急性脑卒中的治疗已经取得了重大进展[130]，对脑卒中复发的预防，包括对危险因素的治疗、抗血小板药物和抗凝药物的应用、手术干预[131]，这些都已经得到了实施。然而，在脑卒中患者中使用神经保护剂是令人失望的[132]。在明确诊断 VCD 之后，对其危险因素的控制即一级预防会降低未来认知衰退的速度。

已经有一些研究旨在干预小血管病进展。对 PROGESS 研究的 MRI 结果表明，强化降压方案可以减少脑 WML 的进展速度[133]。对关于老年人的认知和预后的临床研究的二次分析发现，应用受体拮抗剂坎地沙坦治疗的患者，WML 的风险降低，可能与阻断 AT1 受体和 AT2 受体的激活有关[134]。他汀类药物对 WML 的治疗仍存在争议。降低同型半胱氨酸水平可使脑卒中风险降低，VITATOPS 研究中的 MRI 检查证实，B 族维生素的使用可以减缓严重小血管病患者的 WML 的进展[135]。

治 疗

对症治疗

VaD 治疗的效果并不明显。胆碱酯酶抑制剂研究已经开展，对加兰他敏在 VaD、AD 和混合组中的作用进行了研究，结果表明，药物组的认知、功能和行为方面的下降程度较小，尤其是混合痴呆组[136]。随后的研究表

明，对于单纯 VaD，加兰他敏可以显示整体获益，而非日常功能[137]。盐酸多奈哌齐具有改善认知的作用，但在另外两项研究中，它并没有显示出对整体认知和日常功能的改善[138,139]。卡巴拉汀已有的研究较少，可能对执行功能的改善有帮助[140]。在 CADASIL 患者应用多奈哌齐的研究中，并没有显示出作用，尽管在二次分析中显示对执行功能的改善是有帮助的[141]。关于美金刚[N-甲基-D-天冬氨酸受体拮抗剂（N-methyl-D-aspartate antagonist）]的两项研究显示，虽然其对认知功能有所改善，但是并没有改善全脑或日常功能的益处[142,143]。一项荟萃分析表明，使用胆碱酯酶抑制剂或美金刚，只有很小的益处，并不确定其临床意义[144]。虽然一些患者取得了临床获益，可是没有发现能够反映治疗效果的临床特征。胆碱能抑制剂的情况是不确定的，即使胆碱能机制在改善脑灌注中似乎发挥了很重要的作用[83]。VaD 研究的系统综述得出结论，在认知障碍的改善中，多奈哌齐对于单纯 VaD 具有明确的改善认知的作用，加兰他敏在混合型痴呆认知改善中作用明确，但是，利凡斯的明和美金刚的益处并未得到证实[123,145]。然而，这项最有说服力的研究[145]，以单纯 VaD 患者为研究对象，显效的程度有限，而且没做量效反应，也因此并没有成为临床医生的常规治疗[145]。

VaD 治疗的其他药物包括尼莫地平、吡拉西坦、石杉碱甲 A、胞苷二磷酸胆碱和长春西汀，但均没有获得明确疗效[121]。然而，尼莫地平和石杉碱甲 A 可能对小血管病有效，值得深入研究[121]。一项小型研究证明，舍曲林对改善 VCD 患者的执行功能有一定作用[146]。

关键点
- 血管性认知障碍（VCD）是广义的概念，包括血管性痴呆（脑卒中后，多发梗死痴呆和皮质下缺血性痴呆）、尚未达到痴呆诊断标准的由血管原因所致的轻度认知损害，血管性认知障碍是常用的术语。
- 血管性认知障碍的临床诊断标准在不断改进。最近提出的 VASCOG 标准涵盖了血管性认知障碍的疾病谱。
- 血管性认知障碍是一种临床诊断，神经影像学和神经病理学有助于诊断。
- 血管性认知障碍原因有很多，包括大血管病、小血管病、脑出血、脑萎缩和静脉疾病。临床表现和纵向病程具有很大的可变性。
- 血管性认知障碍的治疗仅是对症治疗且往往不是很满意，胆碱酯酶抑制剂和 N-甲基-D-天冬氨酸受体拮抗剂应用的证据有限，尽管在阿尔茨海默

病（AD）的研究中混杂了一些未被识别的混合性痴呆。
- 血管性认知障碍可以通过对风险因素的管理进行预防，虽然预防的证据很有限。

（张荣伟 译，齐国先 较译）

完整的参考文献列表，请扫二维码。

主要参考文献

3. Hachinski VC, Lassen NA, Marshall J: Multi-infarct dementia: a cause of mental deterioration in the elderly. Lancet 304:207–209, 1974.
5. Neuropathology Group, Medical Research Council Cognitive Function and Aging Study: Pathological correlates of late-onset dementia in a multicentre, community-based population in England and Wales. Neuropathology Group of the Medical Research Council Cognitive Function and Ageing Study (MRC CFAS). Lancet 357:169–175, 2001.
6. Snowdon DA: Brain infarction and the clinical expression of Alzheimer disease. The Nun Study. JAMA 277:813–817, 1997.
9. Looi JCL, Sachdev PS: Differentiation of vascular dementia from AD on neuropsychological tests. Neurology 53:670–678, 1999.
11. O'Brien JT, Erkinjuntti T, Reisberg B, et al: Vascular cognitive impairment. Lancet Neurol 2:89–98, 2003.
13. Sachdev P, Kalaria R, O'Brien J, et al: Diagnostic criteria for vascular cognitive disorders. Alzheimer Dis Assoc Disord 28:206–218, 2014.
21. Savva GM, Stephan BCM: Epidemiological studies of the effect of stroke on incident dementia: a systematic review. Stroke 41:e41–e46, 2009.
23. Jellinger KA: Morphologic diagnosis of "vascular dementia"—a critical update. J Neurol Sci 270:1–12, 2008.
40. Román GC, Erkinjuntti T, Wallin A, et al: Subcortical ischaemic vascular dementia. Lancet Neurol 1:426–436, 2002.
45. Pantoni L, Garcia JH: Pathogenesis of leukoaraiosis: a review. Stroke 28:652–659, 1997.
49. Sachdev PS, Brodaty H, Valenzuela MJ, et al: Progression of cognitive impairment in stroke patients. Neurology 63:1618–1623, 2004.
60. Wardlaw JM, Smith EE, Biessels GJ, et al: Neuroimaging standards for research into small vessel disease and its contribution to ageing and neurodegeneration. Lancet Neurol 12:822–838, 2013.
61. Hachinski V, Iadecola C, Petersen RC, et al: National Institute of Neurological Disorders and Stroke-Canadian Stroke Network vascular cognitive impairment harmonization standards. Stroke 37:2220–2241, 2006.
67. Cordonnier C, Al-Shahi Salman R, Wardlaw J: Spontaneous brain microbleeds: systematic review, subgroup analyses and standards for study design and reporting. Brain 130:1988–2003, 2007.
72. Attems J, Jellinger K, Thal DR, et al: Sporadic cerebral amyloid angiopathy. Neuropathol Appl Neurobiol 37:75–93, 2011.
84. Benisty S, Hernandez K, Viswanathan A, et al: Diagnostic criteria of vascular dementia in CADASIL. Stroke 39:838–844, 2008.
89. Lee JH, Kim SH, Kim GH, et al: Identification of pure subcortical vascular dementia using 11C-Pittsburgh compound B. Neurology 77:18–25, 2011.
93. Iadecola C: The pathobiology of vascular dementia. Neuron 80:844–866, 2013.
100. Chui HC, Victoroff JI, Margolin D, et al: Criteria for the diagnosis of ischemic vascular dementia proposed by the state of California Alzheimer's Disease Diagnostic and Treatment Centers. Neurology 42:473–480, 1992.
104. Roman GC, Tatemichi TK, Erkinjuntti T, et al: Vascular dementia: diagnostic criteria for research studies. Report of the NINDS-AIREN International Workshop. Neurology 43:250–260, 1993.
107. Hachinski V, Oveisgharan S, Romney AK, et al: Optimizing the Hachinski Ischemic Scale. Arch Neurol 69:169–175, 2012.
121. Gorelick PB, Scuteri A, Black SE, et al: Vascular contributions to cognitive impairment and dementia: a statement for healthcare professionals from the American Heart Association/American Stroke Association. Stroke 42:2672–2713, 2011.
145. Malouf R, Birks J: Donepezil for vascular cognitive impairment. Cochrane Database Syst Rev (1):CD004395, 2004.

第54章 额颞叶变性

Kristel Sleegers，*Christine Van Broechkoven*

介　绍

额颞叶退化（frontotemporal lobar degeneration，FTLD）是一种选择性影响大脑额叶和前颞叶的神经退行性疾病，可导致行为和语言的进行性功能减退。一个多世纪以前，捷克斯洛伐克神经学家及精神病学家 Arnold Pick 首次发表了一个关于 FTLD 的病例。他描述了一位 71 岁的男性，他患上了伴有感觉性失语症和行为症状的痴呆[1]。尸检结果提示严重的额颞叶萎缩、肿胀（"气球状"）的不易染色的神经元，额叶神经元内有嗜银性包涵体，由微管相关蛋白 tau 蛋白的不溶性纤维组成，对细胞内运输和结构完整性至关重要。这些 tau 阳性的包涵体在后来被称为 Pick 小体，病理学家认为 Pick 小体的存在对于诊断 Pick 病是必需的。临床医生逐渐用 Pick 病来称呼这些具有去抑制行为的痴呆综合征患者。今天，在临床、病理、遗传、细胞生物研究发展了 20 年之后，我们认为 FTLD 在临床表现、病理基础及病因方面是高度异质的[2]。

由于对病因异质性理解的增多，我们逐渐将视角由关注临床表现的异同转向关注蛋白病基础的异同。这种区别对于诊断和治疗这类疾病至关重要，同时对于生物标记和尚未存在的治愈性疗法同样重要。

流 行 病 学

FTLD 是神经退行性痴呆的第三常见原因，位列阿尔茨海默病（Alzheimer's disease，AD）和路易体痴呆之后[3]。FTLD 通常被认为是早发性痴呆，但据报道，其发病年龄为 21～89 岁。由于流行病学数据缺乏，特别是对于老年人群，因此估计发病率和患病率差异较大。这在某种程度上可以用 FTLD 的异质性、FTLD 遗传原因的区域差异，以及不断发展的诊断标准来解释。估计 65 岁以后首次发病的患者比例为 25%～70%[4,5]。65 岁及以上人群 FTLD 的发病率为（3.44～16.7）人/10 万人，64 岁及以下人群 FTLD 的发病率只有（0.64～4.1）人/10 万人[5-7]。FTLD 似乎对男性和女性的影响没有区别[8]。疾病持续时间通常短于其他神经退行性疾病，例如 AD[5,9]，估计平均发病时间在 6～7 年，但是也可能长达 35 年[10]。尽管关于 FTLD 危险因素的数据不多，但是长期以来，阳性家族史一直被认为是 FTLD 的一个主要危险因素（详见"遗传学"一节）。

临 床 表 现

FTLD 最常见和最广为人知的临床表现是额颞痴呆，也称为行为变异性 FTLD（behavioral variant FTLD，bvFTLD），通常表现为人格、行为及社会行为的改变[11]，并与前额叶和前额颞叶皮质萎缩有关。在原发性进行性失语症（primary progressive aphasia，PPA）的情况下，FTLD 出现语言功能障碍的频率较低，可以进一步细分为语义变异型（svPPA）和语法错乱型/非流利型失语症（nfvPPA）[12]。其中非流利变异型以语言表达功能障碍为特点，并与左额叶和颞叶皮质的不对称萎缩有关。另外，svPPA 的萎缩模式是双侧的，尽管通常是不对称的，影响了颞中回和颞下回，语言障碍主要表现为词语理解功能受损。在 FTLD 的临床变异型中，bvFTD 最常见，约占 FTLD 患者的 57%。据估计，nfvPPA 发生在 24% 的 FTLD 患者中，而 svPPA 发生在 19% 的 FTLD 患者中[13]。这些疾病尽管存在明显的区别，但是临床上有相当多的重叠，很可能反映了不同大脑区域病理改变的扩展分布。

bvFTD 患者典型表现为性格和行为异常的潜在改变，如社会意识的丧失、洞察力低下和情感减弱。其他突出症状包括去抑制、反社会行为、冲动控制差以及刻板或仪式化的行为，如拍脚或更复杂的行为习惯，或者重复使用一个短语[14,15]，这反映了神经退行性改变的特征。行为症状似乎在右侧大脑半球受累的患者中更为严重[16]。认知功能受损在起初并不显著，并且主要涉及工作记忆及执行功能。认知变化包括注意力、抽象、问题解决、计划、组织和坚持的能力受损。视觉空间技能直到疾病后期才开始受累。经常有报道称，饮食习惯改变，如渴求甜食或者暴食，导致许多患者体重增加。另一个重要特征是淡漠，通常反映了内测额叶或者前扣带区受累。语言改变包括模仿语言、重复语言及最终缄默症[15]。在疾病发生的过程中，可能出现运动症状，如帕金森病（Parkinson disease，PD）症状（不能运动和僵硬，约占 14%）或者运动神经元病（motor neuron disease，MND）症状（4%～17%）[4]。

svPPA 患者中，交流障碍主要表现为认识和理解词语意义的困难。在语法上无瑕疵的话语中，代词的使用与语义偏误较常见[17]。词义理解力的丧失是对面孔和情感，以及事实和对象的语义知识的普遍丧失的一部分。这给日常活动带来了额外的压力，例如，无法识别普通的家用物品[14]。svPPA 患者通常表现出去抑制或者强迫行为，这可能比 bvFTD 患者更突出[14]。情节记忆相对较少，但对自己事情的记忆往往受到影响。

与 svPPA 患者相反，nfvPPA 患者语言流利程度下降，而理解单个词汇能力通常保持完整。症状包括找词困难、发音改变、语法错误、忘名、音素错误、口吃和不能演讲[14]。语义和情景记忆保存。了解语言缺陷可能解释社交缺陷行为和抑郁状态。行为改变在疾病后期易发生，并且很多患者最终发展为基底节症状（corticobasal syndrome，CBS）或进行性核上性麻痹（progressive supranuclear palsy，PSP）。

尽管 FTLD 可能明确表现为这 3 种疾病之一，但是在疾病的自然发展过程中，患者也会发展为其他 FTLD 综合征的症状，并且与 PD 症状、CBS、PSP、肌萎缩侧索硬化（amyotrophic lateral sclerosis，ALS）或者 AD 重叠（表 54-1）[18]。这可能是因为在疾病进程中进行性影响其他大脑区域，但是也可能是由于共病，尤其是老年患者。

神 经 病 理

FTLD 的名字来源于额叶、颞叶皮质萎缩的特点。各个 FTLD 患者之间萎缩模式并不相同，常常与不同临床表型关系密切。目前基于是否具有特征性细胞核内蛋白包涵体，以及它们可以用显微镜和免疫电镜技术检测出的主要成分，分为 5 种不同的神经病理分型，共同构成了 FTLD 的神经退行性改变[19]（表 54-1）。

第一种神经病理分型以神经元和胶质细胞内过磷酸化的微管相关蛋白 tau 异常积累为特征。这种亚型目前也被称作 FTLD-tau，在少于 50% 的 FTLD 患者尸检中可以见到[20]。在这个类别中最常见的 3 种病分别是 Pick 病、皮质基底节变性（corticobasal degeneration，CBD）和 PSP[21]。Pick 病的特征是神经元胞质内有过磷酸化的 tau 蛋白包涵体，称为 Pick 小体。在成年人大脑中，存在 6 种不同形式的 tau 蛋白，其中 3 种包含 3 个微管结合区（3R），另外 3 种包含 4 个微管结合区（4R），比例为 1∶1[22]。在 Pick 小体中聚集的 tau 蛋白主要由 3R tau 蛋白组成。CBD 和 PSP 则以主要由 4R tau 蛋白组成的蛋白包涵体为特征。CBD 在形态上进一步以神经炎性线性改变和星形斑块为特征，主要以前脑病理改变为主。PSP 则以皮层下核严重萎缩和标志性的簇状星形胶质细胞为主要特征[21]。

超过 50% 的病例尸检时显示泛素免疫活性神经元包涵体是 tau 阴性的[3]。在大部分患者中，这些包涵体主要由泛素化过磷酸化 TAR-DAN 结合蛋白 43（TDP-43）组成[23]，其分子量为 43kDa，这种表型也被称为 FTLD-TDP，基于神经元胞质和细胞核包涵体的模式与优势，进一步可以分为 4 种亚型（A、B、C、D 型）[24]。在 bvFTD、nfvFTD、svPPA 及伴随 MND 的 FTLD 中均发现 FTLD-TDP，并且在病理亚型和临床表现之间存在一种不完美的相关性[21]。FTLD-TDP 的 C 型主要存在于 svPPA，而 D 型表现出一种典型的涉及包涵体肌炎、骨佩吉特病及额颞痴呆临床综合征（IBMPFD）[24]。FTLD 基因多态性和 FTLD-TDP 亚型之间的相关性已经被报道（详见遗传学章节）。

5%～10% FTLD 病例中可以观察到另一个神经蛋白

表 54-1　额颞叶退化的临床、遗传和病理相关性

临床表现	占比	相关基因		共病			神经病理亚型				
				PD	MND	IBM PDB	FTLD-tau	FTLD-TDP	FTLD-FUS	FTLD-UPS	FTLD-ni
bvFTD	57%			+	+	+/–	++	++		+/–	+/–
		C9orf72	++	+	++			B 型 > A 型	+/–		
		GRN	+	+				A 型			
		MAPT	++	+			+				
		VCP	+/–		+/–	+		D 型			
		CHMP2B	+/–	+/–	+/–					+	
nfvPPA	24%			+	+/–		++	+			
		C9orf72		+							
		GR	++	+	+			A 型			
		MAPT	+	+	+		+				
svPPA	19%			+/–	+/–		+/–	++（C 型）			
		稀有基因									

注：bv. 行为变异性；FTLD. 额颞叶退化；FUS. 肿瘤融合；IBM. 包涵体肌炎；MND. 运动神经元病；nfv. 语法紊乱或言语不利变异；ni. 无包涵体；PBD. 佩吉特病；PPA. 原发性进展性失语症；sv. 语义变异；TDP. TAR DNA-绑定蛋白；UPS. 泛素蛋白酶体系统

"+" 的数量标志相关观察到的频率；"+/–" 提示少见

病理表型，表现为泛素神经免疫活性神经元包涵体主要由肉瘤融合（fused in sarcoma，FUS）蛋白构成，因此被称作FTLD-FUS[25]。识别出FTLD-FUS的3种亚型，分别为非典型FTLD-U（aFTLD-U）、嗜碱性包涵体病（basophilic inclusion body disease，BIBD）、神经元中间纤维包涵体病（neuronal intermediate filament inclusion disease，NIFID）。aFTLD-U可引起明确的早发和严重的心理行为缺陷。BIBD以嗜碱性包涵体为特征，但是有临床多样性，包括ALS。在NIFID观察到的神经元包涵体对于神经元中间纤维是免疫活性的。相关临床表现是FTLD伴有锥体或锥体外系症状[26]。

在少数FTLD患者中，可以发现神经元或神经胶质蛋白沉积，迄今为止并没有被特征化，但是描述了一种亚型，称为FTLD-泛素蛋白酶体系统（FTLD-ubiquitin proteasome system，FTLD-UPS）。神经病理学检查很少发现蛋白质沉积，因此定义为无包涵体FTLD（FTLD-ni）。

遗 传 学

大约40% FTLD患者有阳性家族史，并且20%～30%遗传模式为常染色体显性遗传[10]。患者的一级亲属有3.5倍发病风险[27]。三个基因位点突变——颗粒蛋白前体（GRN）[28,29]、9号染色体可读框72（C9orf72）[30-32]和微管相关蛋白tau（MAPT）[33]——导致大部分常染色体显性遗传FTLD（表54-1）。

最常见的FTLD遗传原因是C9orf72基因位点6个核苷酸（G_4C_2）的一种非编码重复的病理性扩张。2011年首次识别，对具有FTLD和ALS混合表型的家族进行了5年分子遗传研究，结果表明这种病理性碱基重复扩张的发现迅速解释了将近30%的FTLD病例、50%的ALS病例及接近90%的FTLD-ALS病例[34,35]。有C9orf72重复扩张的FTLD患者，最常见的临床亚型是bvFTD。除了ALS症状呈增加趋势外，PD症状也在高达25%的扩张携带者身上出现[36,37]。在未发病个体上，这种碱基重复波动在2～24个单位，而在已发病患者身上，这种扩张重复序列扩大成千上万个单位[34]。尽管C9orf72的正常功能仍然存在，但C9orf72重复扩张携带者已假定存在3种可以导致神经退行性改变的机制。其一，由于基因组区域重复扩张的位点对于调节C9orf72表达很重要，因此C9orf72转录减少[30,35]；其二，RNA结合蛋白被隔离及重复包含RNA分子，导致RNA毒性[30]；其三，扩张的重复片段异常翻译，导致有聚合倾向的双肽重复蛋白形成[38]。目前已存在证据支持这3种机制，提示它们均可导致神经元死亡。在神经病理学上，C9orf72的重复扩张主要与FTLD-TDP的B型病理改变相关，尽管其他病理亚型也被报道过[39]。这种特征性双肽重复聚合是持续存在的，提示C9orf72转录介导的FTLD在出现TDP病理改变之前已存在。

FTLD患者MAPT突变发生率为5%～20%，这种范围波动反映了局部"奠基者效应（founder effect）"导致存在地域差异。最常见的临床表现是bvFTD，但是MAPT突变携带者可能出现PD或PD综合征，伴随PSP或CBS[40]。MAPT突变谱很广，包括错义和沉默突变、小缺失、剪接位点突变及可能的拷贝数变异[阿尔茨海默病和额颞痴呆突变数据库（http://www.molgen.vib-ua.be/FTDMutarions）][41]。致病性MAPT突变通过改变tau蛋白和微管网络之间的相互作用、tau纤维形成和/或3R与4R亚型比例的变化而导致神经元丢失[42]。尽管不是所有的FTLD-tau都可以用已知的MAPT突变解释，但是MAPT突变确实与FTLD-tau相关。应该注意的是，迄今为止大多数分子遗传筛查只专注于与微管结合或剪接相关的已知部分基因。

尽管由于奠基者效应，相对频率可以随人群不同而改变，但是GRN突变与MAPT突变一样发生概率很小[10]。GRN突变甚至可以在家族内部显示出相当大的临床异质性。临床表现包括bvFTD和nfvPPA，同时也可以表现为AD、PD和CBS[10]。而MND症状相对少见。病理性GRN突变通过减少功能性颗粒前体蛋白导致功能缺失[2]。颗粒前体蛋白是一种广泛表达分泌的前体蛋白，其功能多样，从促进细胞生长到炎性反应。假设在突变携带者中，功能性前体蛋白减少，颗粒前体蛋白则可在神经元存活和抗神经炎症方面发挥作用[2]。神经病理分型GRN介导的FTLD是FTLD-TDP A型[24]。萎缩模式通常是非对称性，与不同临床表现相关。萎缩主要集中于左侧的通常见于临床表现为PPA的患者，而右侧萎缩则与bvFTD相关。

此外，还有一个极不常见（<1%）的导致FTLD的原因。缬酪肽蛋白（valosin-containing protein，VCP）突变导致FTLD，作为常染色体显性遗传综合征IBMPFD的一部分[43]，伴随产生神经病理底FTLD-TDP D型[24]。核染色质修饰蛋白2B（chromatin-modifying protein 2B，CHMP2B）[44]突变导致突变蛋白在增大了的多孔结构表面积累，从而引起胞内分泌复合物分解。在CHMP2B携带者大脑中发现的神经细胞内包涵体是tau、TDP-43及FUS阴性，并且参与构成部分神经病理亚型FTLD-UPS[45]。髓样细胞触发受体-2（TREM2；6p21.1）发生纯合子突变，与诸如Nasu-Hakola病这类家族遗传性疾病出现的额颞叶痴呆有关[46-48]，如在少数病例中，鉴定出一些在其他神经退行性疾病累及的主要基因发生的突变，如AD[41]。

值得注意的是，不是所有阳性家族史的患者都携带这些基因中的一个基因发生突变，提示还有其他遗传因素或危险因素需要发掘。已经在全基因组关联分析中发现了一个假定危险基因TMEM106B，但是它在疾病中的作用尚未被阐明[49]。另外，GRN和C9orf72发生随意突变也相当频繁，而不具备常染色体显性遗传的证据，反映了年龄相关的外显率及可修饰因素存在。平均下来，

MAPT 和 *VCP* 突变携带者发病年龄最年轻（<50 岁），伴有 *C9orf72* 重复扩张携带者（平均发病年龄 55 岁）、*GRN* 突变携带者（平均发病年龄 59 岁）、*CHMP2B* 携带者（平均发病年龄 65 岁）[41]，但是即使在一个家族内，发病年龄也存在很大差别，并可能在 20～80 岁波动。

诊断性检查

临床诊断 FTLD 是非常具有挑战性的，诊断延迟一般在 3～4 年[50]。因为存在人格行为潜在改变，所以患者通常最初被认为是精神病。侧重于详细认知、行为评估的神经检查，结合神经精神测试及神经成像技术，可为 FTLD 的临床诊断奠定基础，除此之外，其他（可能逆转的）导致认知和行为缺陷的病因也很重要，如正常颅压脑积水、肿瘤、甲状腺功能减退、酗酒、大小血管病。

最新 bvFTD 诊断标准[11]要求存在一个行为和/或认知缓慢进展恶化的过程，至少出现下面 6 个症状中的 3 个：早期去抑制；淡漠或迟钝；同理心或同情心缺失；持续、刻板或强迫行为；口欲亢进或饮食习惯改变；神经心理表现：执行障碍伴相对较轻的记忆及视觉功能障碍。当上述标准达到时称作可能 bvFTD，如果有影像学支持，则称作很可能 bvFTD，而如果有组织病理学证据或者存在已知病理基因突变，则称作确定 bvFTD，这之间是有差别的。

同样，最新 PPA 诊断[12]标准根据诊断确定性分为 3 种诊断标准：临床 PPA、影像学支持 PPA、有明确组织病理学或遗传证据的确定 PPA。临床诊断 nfvPPA 需要至少 2 个核心症状（语法紊乱和言语失用），以及至少 2 个附加特点（包括语法复杂的句子理解功能受损、单词理解受损和/或目标知识受损）。临床诊断 svPPA 要求存在 2 个核心症状（面对命名受损和单词理解受损），还要求 3 个附加特点（如目标知识受损、表面阅读障碍/失写症、多余重复和/或说话冗余）。

神经心理学测试

简易精神状态检查（mini-mental state examination，MMSE）[51]在诊断 FTLD 方面应用有限，对于 bvFTD 患者，即使患者已经需要专业护理，MMSE 评分也可能正常[52]。另外，由于语言功能受损，阻碍了 svPPA 或 nfvPPA 患者获得正常的 MMSE 评分[14]，但是其他神经心理测试结果也应该被谨慎解释，特别是只把（定性）测试分数作为考量时。不能进行神经心理测试或者可能有很多原因，这并不能都反映在评分中。特别是 bvFTD 患者，行为异常[15]，如冲动行为和持续性语言，可能影响测试表现，以至于神经心理测试评分不能同其他神经退行性疾病（如 AD）区别开来。因此如果把其他测试中的定性错误考虑进去，则 bvFTD 的诊断精确度可从 71%升高至 96%[53]。大规模关于区别 AD 和 bvFTD 的认知测试的荟萃分析提示，测量定向、记忆、语言、视觉运动功能，以及一般认知功能差异最明显，但是测试表现重叠不可忽视，这说明鉴别诊断不能只基于神经心理测试[54]。

一些更加可行的临床和行为评估表对于患者来说并不构成负担，如 Middelheim Frontality 评分[55]、费城简易认知功能评分[56]或额叶行为详细目录（为护理人员准备）[57]，这些量表在区别 FTLD 和其他神经退行性疾病方面表现良好。

神经成像

这 3 种 FTLD 不同临床综合征在容积功能 MRI 上表现出不同皮质萎缩模式，可将其和 AD 及其他相关疾病如 PSP 和 CBS[18]区分开来。并且可以排除其他行为异常的器质性原因，如肿瘤或者大小血管病。在疾病早期，功能 MRI 可能表现出皮层体积在正常范围内。正电子发射技术的功能成像或者单光子发射计算机断层扫描技术的功能神经成像已经揭示了额叶和/或颞叶低灌注模式[58]。其他神经成像方式如弥散张量成像的应用已经提示可以促进疾病的鉴别诊断[59]。淀粉样变性 β 配体的分子成像可支持鉴别 FTLD 和 AD[60]。用于诊断活体 FTLD-tau 的 tau 成像示踪技术正在研究中[61,62]。

遗传检测

生前获得疾病确定性的唯一方法是基因突变筛查时发现 FTLD 病理性突变。由于 FTLD 的遗传异质性，诊断性遗传检测的方法还在不断研究发展中[63,64]，并需要参考局部地区遗传频率、基因和临床表现之间的相互关系，以及共病如 ALS 或 PD。例如，基于突变频率，应该首先筛查 *C9orf72*，除非患者伴随 CBS 或 PSP，则提示应先筛查 *GRN* 或 *MAPT*；若患者伴有骨佩吉特病或包涵体肌炎，则预示 *VCP* 突变。伴随 ALS 症状，提示不是 *GRN* 突变；而临床表现为 nfvPPA，则提示 *GRN* 突变[10,40]。*MAPT* 突变是高度外显的，所以在散发病例中不需要被筛查而且是有争议的[65]。需要警惕的是，由于临床异质性，当检查家族史时 ALS 或者 PD 被误诊。并且由于发病年龄的高度不一致，可能模糊常染色显性遗传模式。技术进步使得同时对这些基因进行筛查成为可能，这将大大方便 FTLD 的遗传诊断测试。

遗传测试应该同时进行遗传咨询，因为遗传测试不仅帮助给出确定的临床诊断，还对家庭成员有着深远影响，特别是当前对于 FTLD 缺乏靶点治疗方法。重要的是，突变携带者直到生命后期也可能无症状[10]。外显率降低使得在症状出现之前解释测试得到的阳性变得复杂。并且对于 FTLD 的原因了解不完全导致很难解释阴性结果，反之可能发现不确切的有发病学意义的突变。因此，在缺乏已知遗传原因的发病亲属身上，出现症状之前的筛查不能直截了当地告诉我们结果。

生物标志物

脑脊液或者血液学基础上的生物标志物对于 FTLD 的阳性诊断的作用有限，但是在不远的将来遗传学和神经病理学有望改变这个现状。用于测量 tau 总水平、过磷酸化 tau 和 β-淀粉样物质的商业化测试是可行的，可能有助于鉴别诊断 AD、LBD 和 FTLD，但是 FTLD 患者脑脊液 tau 水平可能在正常范围内[66]。已有报道，脑脊液 tau 水平在 *MAPT* 突变携带者身上可以是正常的[67]。相反，由于功能性突变导致循环中颗粒前体蛋白特征性减少，*GRN* 介导的 FTLD 在血清和血浆中可以被确切检测到[68]。这已经可以在症状出现的阶段被检测出来，因此一旦 *GRN* 介导的 FTLD 的治疗可行，这种技术的应用将大大增加。此外，如果将来 FTLD 的治疗靶点集中在调节颗粒前体蛋白的缺失方面，那么这种治疗方法的有效性和安全性也可以用同样的检测手段进行监测。TDP-43 的测试正在研究中，但是它的临床作用尚需进一步研究[69]。

治 疗 策 略

尽管对于 FTD 目前还没有病因上可治愈的治疗措施存在，但是降低疾病相关行为症状的措施已经存在，可大大增进患者生存护理和生活质量。药物性和非药物性对症治疗方法均存在。FTLD 的治疗策略来源于其他行为紊乱疾病如 AD。关于这些 FTLD 对症治疗策略的有效性和安全性研究有限，大多数证据来自于个案报道和小样本量开放标签研究。根据药物和疾病之间的相互作用，特别是对于老年人，每个患者的任何一个药物决定都应该谨慎。

选择性血清再摄取抑制剂（SSRI：弗洛西汀、氟伏沙明、舍曲林和帕罗西汀）可能会抑制社会异常行为（如抑郁、焦虑、去抑制、冲动和性异常及刻板行为）。但是它们也被报道可以抑制进食异常（如降低饱足感和渴食）[14,70]。假设行为异常改变和皮质血清素水平之间有联系[70]，那么给 FTLD 患者使用 SSRI 是可行的，但与一些现存的试验结果不一致[71,72]。

其他行为特征如激动和精神错乱通常使用镇静类药物治疗。但是传统镇静类药物有意想不到的副作用，如 PD 症状或嗜睡，特别是在老年人中易发生。使用不典型抗精神病药物锥体外系副作用较少见，但是有报道给老年人使用不典型抗精神病药物可增加死亡率[70]。另外，还有一个关于这个问题的特异研究表明老年人可以很好地耐受这些副作用[73]。抗痉挛药物有时可以被用于治疗侵略性行为，但是副作用（包括意识模糊）限制了它在老年人中的使用[74]，尚无安慰对照试验存在[70]。

用于治疗 AD 症状的乙酰胆碱酯酶抑制剂（卡巴拉汀、多奈哌齐、加兰他敏）正试用于治疗 FTLD，尽管 FTLD 患者的胆碱系统所受的影响较 AD 患者[70]。关于胆碱酯酶抑制剂有效性的研究有不一致的结果[14,70]。总之，胆碱酯酶抑制剂似乎对改善认知功能无效。美金刚是一个用于 AD 患者谷氨酸能系统的药物，试验结果提示，其对行为无改善，并加重认知功能障碍[75]。

无论对于患者还是周遭的人，行为症状在疾病早期更令人苦恼。但是随着疾病进展，患者逐渐表现出更冷漠和更少的行为障碍，故在疾病晚期可以摒弃对症治疗[14]。

如同药物治疗一样，非药物治疗措施应该适合每个患者的特异症状，并且应该随着疾病进展随时调整。干预措施包括构建环境和建立日程表，以减少易怒发作，控制有渴食症患者的食物摄取，对于有执行障碍的患者，帮助简化，避免复杂步骤的活动[74]。

当语言障碍明显时，应当关注完善交流，如理解功能受损时，可以让患者缓慢说出简短句子；如遇语流利程度下降，可借助图片和计算机辅助设备的帮助[74]。其他非药物治疗措施应该以减少身体不适为目的，如减少摔倒风险、物理治疗，卧床患者应预防压疮和吸入性肺炎，特别是对于有吞咽困难的人[74]。应该将注意力特别放在 FTLD 患者的护理人员身上。FTLD 症状（不正常行为、易怒和精神错乱）可能导致护理人员相当沮丧，而大多数人对此并不知情，造成对护理人员的社会支持可能不足[76]。

FTLD 基因的发现对于识别药物发展的新分子靶点是有帮助的。一些旨在调节 tau 病变的药物已经在进行临床试验，而靶点在 *C9orf72* 和 *GRN* 介导的 FTLD 的临床前期研究显示出有希望的结果[77-79]。最终，治疗措施应该适应疾病主体，因为这是唯一可以治愈疾病的可能。

关键点

- FTLD 主要症状为人格改变、行为改变或者语言障碍。
- FTLD 是一种在临床、遗传及病理改变方面都存在异质性的疾病。
- FTLD 有很强的遗传因素，目前已知 3 个主要遗传原因（*C9orf72*、*MAPT* 和 *GRN*）和 2 个罕见遗传原因（*CHMP2B* 和 *VCP*）。
- 当病因基础上的药物治疗可行时，不同分子个体的鉴别（FTLD-tau、FTLD-TDP、FTLD-FUS 或者其他）将越来越重要。
- 目前仅存在对症治疗策略，这些治疗可以改善患者生活质量，但可能伴有副作用，所以在老年人身上使用应该谨慎。
- 针对不同分子实体的生物标志物和药物正处于发展的早期阶段。

（沙 莹 译，孔 俭 审）

完整的参考文献列表，请扫二维码。

主要参考文献

2. Sleegers K, Cruts M, Van Broeckhoven C: Molecular pathways of frontotemporal lobar degeneration. Annu Rev Neurosci 33:71–88, 2010.
11. Rascovsky K, Hodges JR, Knopman D, et al: Sensitivity of revised diagnostic criteria for the behavioural variant of frontotemporal dementia. Brain 134:2456–2477, 2011.
12. Gorno-Tempini ML, Hillis AE, Weintraub S, et al: Classification of primary progressive aphasia and its variants. Neurology 76:1006–1014, 2011.
19. Mackenzie IR, Neumann M, Bigio EH, et al: Nomenclature and nosology for neuropathologic subtypes of frontotemporal lobar degeneration: an update. Acta Neuropathol 119:1–4, 2010.
20. Sieben A, Van Langenhove T, Engelborghs S, et al: The genetics and neuropathology of frontotemporal lobar degeneration. Acta Neuropathol 124:353–372, 2012.
28. Baker M, Mackenzie IR, Pickering-Brown SM, et al: Mutations in progranulin cause tau-negative frontotemporal dementia linked to chromosome 17. Nature 442:916–919, 2006.
29. Cruts M, Gijselinck I, van der Zee J, et al: Null mutations in progranulin cause ubiquitin-positive frontotemporal dementia linked to chromosome 17q21. Nature 442:920–924, 2006.
30. DeJesus-Hernandez M, Mackenzie IR, Boeve BF, et al: Expanded GGGGCC hexanucleotide repeat in noncoding region of C9ORF72 causes chromosome 9p-linked FTD and ALS. Neuron 72:245–256, 2011.
31. Gijselinck I, Van Langenhove T, van der Zee J, et al: A C9orf72 promoter repeat expansion in a Flanders-Belgian cohort with disorders of the frontotemporal lobar degeneration-amyotrophic lateral sclerosis spectrum: a gene identification study. Lancet Neurol 11:54–65, 2012.
32. Renton AE, Majounie E, Waite A, et al: A hexanucleotide repeat expansion in C9ORF72 is the cause of chromosome 9p21-linked ALS-FTD. Neuron 72:257–268, 2011.
33. Hutton M, Lendon CL, Rizzu P, et al: Association of missense and 5'-splice-site mutations in tau with the inherited dementia FTDP-17. Nature 393:702–705, 1998.
34. Cruts M, Gijselinck I, Van Langenhove T, et al: Current insights into the C9orf72 repeat expansion diseases of the FTLD/ALS spectrum. Trends Neurosci 36:450–459, 2013.
62. Villemagne VL, Okamura N: In vivo tau imaging: obstacles and progress. Alzheimers Dement 10:S254–S264, 2014.
63. Goldman JS, Rademakers R, Huey ED, et al: An algorithm for genetic testing of frontotemporal lobar degeneration. Neurology 76:475–483, 2011.
64. Van Langenhove T, van der Zee J, Gijselinck I, et al: Distinct clinical characteristics of C9orf72 expansion carriers compared with GRN, MAPT, and nonmutation carriers in a Flanders-Belgian FTLD cohort. JAMA Neurol 70:365–373, 2013.
77. Tsai RM, Boxer AL: Treatment of frontotemporal dementia. Curr Treat Options Neurol 16:319, 2014.

第 **55** 章 | 谵 妄

Eamonn Eeles，Daniel Davis，Ravi Bhat

介 绍

谵妄（delirium）表示一种急性意识障碍。对自我和环境的反应具有波动性，接连出现时间定向力、组织能力障碍，按意识障碍复杂程度和性质分为不同级别。除了意识障碍，谵妄还会伴随觉醒、注意力、思维、感知和记忆的损害[1]。暂时的注意力不集中会产生严重后果，它破坏人需求与执行功能之间的联系，导致行为异常。衰弱和疾病相互影响，因此行动障碍、跌倒、骨折及压疮增加了疾病负担。虽然谵妄可以持续存在，但在社区居住的老年人如果发病前认知功能良好也可自行缓解。即便如此，对于持续性谵妄的患者来说，它的影响很广泛，往往对所有可测量的临床转归（痴呆的风险，功能下降，住院率和死亡率）产生负面影响[2,3]。

谵妄一词来源于拉丁语 dēlīrāre，意思是"离开沟槽"，一直以来被认为是思维条理的紊乱[4]。实际上，谵妄的意思在过去的 200 年已经发生了很大的改变，但是医学文献[5]及哲学[6]，甚至寓言[7]中对谵妄的描述却亘古不变，相当稳定。

由于谵妄最常见于衰弱的老年人，因此最常见于医院和长期护理机构。所有人都应该知道谵妄患者往往是病情最严重的和最衰弱的，但是对他们的管理往往是很糟糕的[8]。当护理标准下降时谵妄患者也是最先受到损害的。谵妄非常不容易被鉴别，这无疑会进一步加重患者死亡的风险。

谵妄概念的演变与诊断标准

意识障碍是谵妄的一个典型特征，它不同于典型的阿尔茨海默病（Alzheimer's disease，AD）。这一点最难掌控[4]。19 世纪认为意识受损是在器质性脑病[10]的基础上出现的，Greiner[9]对谵妄中"意识模糊"的概念进行了发展。模糊一方面是指在警觉与昏迷之间较低的兴奋状态[11]，另一方面是指出现精神症状所需要的媒介的稠密程度[12]。Geschwind 的观点更有影响力[13]，通过研究年轻的谵妄患者[14]，他提出谵妄作为注意力紊乱是可控制的理论，这个理论为现代分类系统打下了基础[15]。但是，注意力紊乱并不是认知障碍的唯一表现，它也不是谵妄存在的唯一问题[16]。那么意识与谵妄的关系怎样？这种关系如何来帮助医生做出诊断呢？

一种描述意识的办法是所有清醒时产生的想法能快速地组织和表达出来的状态。在对谵妄症状的研究中，在某种程度上，没有任何思想内容在某种程度上是不被破坏的。除非意识衰退超过思维的警觉，之后出现的意识障碍自然而然地可诊断为谵妄[17]。意识体现了反射的双面性，它就像一个彼此平行却又相互促进的功能网络。从实践上看，意识的内容分为反射（默认模式）和与目标相关的（任务正相关）状态。功能磁共振成像（functional magnetic resonance imaging，fMRI）的数据表明，在休息时，与谵妄状态相关的连接会可逆性地减少，这一点符合减少任务会引起 DMN 区域失活这个前提[18]。这些关于意识与谵妄之间关系的观点为研究谵妄提供了一个概念模型。暂时强制的清醒和意识，是一种表面特点，这种构成掩盖了根据其内容所做的定义及预测[19]。换句话说，意识状态是由中枢神经系统复杂难辨的灌输而成的，解释起来非常困难。在事件的起点，意识崩溃后出现了谵妄状态，所有这样的高级功能由于没能暂时控制关键信息而被打乱是主要原因[20]。皮层内部连接减少引起中枢神经系统的层次丧失，低级指令就会使初级大脑和边缘系统的反射区产生活动[21]。

传统上，按照国际疾病分类（International Classification of Diseases，ICD）标准和早期的《精神疾病诊断与统计手册》（*Diagnostic and Statistical Manual of Mental Disorders*，DSM），注意力也与意识水平觉醒（arousal）相关。不论注意力还是觉醒都是有等级关联的：患者有可能在完全清醒状态下，在深层次上却无法集中注意力（在警觉过度时），但反之则不然[22]。有趣的是，第 5 版 DSM 取消了"意识"（consciousness）而用"清醒"（awareness）取而代之[23]。在谵妄诊断中采用"清醒"而放弃了低觉醒状态和"意识"存在的潜在风险[22]。为了减少这种诊断中的歧义，重要的是采用其他办法来表达与谵妄相关的"意识"。在对谵妄行为进行解释时，觉醒仍然是一个重要的部分。

临床特征

异常的觉醒包括高警惕性、亢奋状态（也称多动谵妄，通常伴随幻觉、错觉、妄想）到低警惕性、低反应性的昏昏欲睡状态（被称为低反应性谵妄）[24]。但是谵妄的原义是高反应性带有神经症状的状态，老年患者更像经历了混合的状态（躺在床上，在高警觉性和昏昏欲睡之间反复波动）[25]。根据监控和诊断标准判断，"亢奋"型的诊断更多，而如果不能找到合适的对照组，低反应性的谵妄最容易被忽视[26,27]。最容易漏掉的谵妄亚型也许与最糟糕的结局相关[28]。一种识别办法是将精神行为系统化，或者更精确地说是唤醒。注意所有亚型共有的核心症状是一种实际的解决办法，这种做法也不是一无是处。我们可以认为，无法投入意味着严重的注意力不集中，急性低觉醒状态意味着注意力不集中和认知障碍。这些情况其实也属于谵妄，但它与那些根据认知测试和访谈的谵妄很难区分。这个办法不仅从概念上行得通，还是将综合征里各种表现统一起来的手段。

注意力可测试的病例为意识提供了一个入口，并为谵妄存在与否提供了线索[29]。每日照料老人的工作人员经常很难准确地评价老人注意力是否集中，这样就有遗漏谵妄诊断的可能[30]。2min 的访谈也许是一种简单有效测试注意力的方法。爱丁堡谵妄测试表（智能手机应用程序）已开发并具有该种功能[31]。

通过使用诸如修正的 Richmond 躁动镇静评分表（m-RASS）来检测觉醒的改变，对诊断谵妄有一定的特异性[32]，特别是当注意力很难量化的时候。

时间定向障碍最好由所住医院的护理人员评判[33]，对那些有严重痴呆的或者出现谵妄的老年住院患者非常有帮助[34]，入院时发生谵妄是随访期间出现谵妄的危险因素[35]。

这些紊乱对个人意识的影响是什么？许多患者经历了短暂的定向障碍（如同时面对过去和现在的），把想象作为现实的错觉[36]。通常患者会讲述可怕的、病态的，或者邪恶的场景。对于精神病患者，幻觉（视觉或听觉）及错觉都可以被诱发出来，并且可以对患者及患者周围的人造成困扰。错觉和幻觉可以激发痛苦的回忆，在回忆里他们会记得他们的谵妄，甚至复原之后还会记得[36]。

发作的急性期，通常数小时至数天，具有波动性是其核心特点，但不是谵妄的特异性表现[37]。从病史的三方面（患者、亲属、医护人员）到表现的特点，识别发病的时期，并寻找可能的诱因都是必需的。

鉴别诊断

大部分急诊住院的痴呆患者已经出现或将出现谵妄（32%～89%）[38]。因为临床特点相似，所以痴呆个体行为改变会由于环境变化或被认为是痴呆的自然转归而被误认为正常（或者实际上是衰老本身）。比预期（尽管组成'预期'的计量很难标准化）认知功能恶化及新出现幻觉及错觉更糟糕的是可能出现叠加的精神错乱，提示叠加在痴呆上的谵妄（delirium superimposed on dementia，DSD）没能被分级量表诊断出来[39]。DSD 的核心问题是谵妄及痴呆的参考标准[23,40]在诊断综合征时彼此排斥。很明显这不是共识。谵妄的评估工具甚至很少包括痴呆患者[39]，尽管最近开发的量表的有效性研究报告了痴呆患者和非痴呆患者的诊断准确性[41,42]。

症状变异性是路易体痴呆（dementia with Lewy body，DLB）的一个特点，视幻觉和睡眠周期紊乱的精神病理相似性使二者难以区分[43]。在任何患有帕金森病症状的患者中，都应避免服用典型抗精神病药物，有助于预防特征性抗精神病药物相关的障碍。抑郁症和谵妄可能都有负面症状及广泛的认知缺陷。观察情绪和行为变化是判断谵妄综合征的一部分，特别是低兴奋性谵妄，可能对容易造成两种情况的误诊做出解释。若发病急、注意力相对不集中、觉醒受损，急诊医生通常由此诊断为谵妄。同样不能忽视的是，初级中枢神经系统障碍虽然发生率低，却是强有力的谵妄致病病因，可大致分为损伤或感染，特别是当临床表现与局灶神经体征相联系时，如发热、出现局灶性神经体征或二者皆有。预计梗死的痴呆患者也会出现急性认知功能的下降[44]。

值得注意的是，针对那些叠加在中枢神经系统疾病之上的或由中枢神经系统障碍引起的专科检查是可疑的。脑电图（electroencephalogram，EEG）提供了一个辅助临床评估的工具，描记清晰并可重复操作。当脑电图中反复出现"弥散慢波"[45]波形时，有助于发现以下情况中存在的谵妄状态：DSD[46]、颞叶性癫痫、抑郁症、非癫痫大发作状态[47]。脑电图有助于诊断具有更加特异中枢神经系统病因的谵妄，如边缘性脑炎和克-雅脑病[48]。尽管老年人群应用脑电图仍然有效[49]，但它某种程度上需要患者的配合，因此当患者处于谵妄状态时就不易操作。除了临床特点及认知评估之外，对于不容易鉴别的疾病它仍是一种诊断的辅助工具，而不是非侵入性的及更有代表性的一种替代手段。

痴呆患者精神行为症状也很难与 DSD 区分，在 DSM 或 ICD 诊断标准里二者都没有可参考的标准的定义[23,40]。务实的办法是当痴呆患者认知、唤醒或感觉出现急性改变时，我们要总结规律性的临床经验[50]。

患病率

谵妄最多见于急诊住院的、年老衰弱的患者。目前已报道的住院患者谵妄发生率存在很大差异，大部分在 20%～30%[51]，能体现衰弱和疾病的严重程度。急诊病房患急性病的老年患者越来越多[52]，预计谵妄发病率在 7%～20%[53]。没有考虑到谵妄远期后果的临床医生通常没有对患者进行认知功能的评估[54]。甚至在认知评估完成以后，医生在病程中也时常没有做出谵妄诊断，可能会影响其治疗。急诊病房的工作压力不利于谵妄高风险患者得到恰当的治疗。专横的管理而不能灵活地解决临床问题对那些犹如"车轮上的蝴蝶"一样脆弱的有谵妄风险的患者毫无帮助[55]。符合急诊病房老年患者需求的优化护理是可以解决的，鼓励老年医学专家参与的教育项目是一个简单的改善护理的办法[56]。近期的研究提示谵妄最终会成为急诊科的首要任务[22,57]。

在老年人群中髋关节骨折术后谵妄发生率为 4%～53%[58]，同样，ICU 也是重症疾病最集中的地方，这里的老年患者出现谵妄的概率高达 80%[59]。

谵妄发作不只见于急诊病房，患者出院后也常常反复出现[60]。即便最保守地估计，谵妄及亚临床谵妄也是急诊处置后期巨大及未知的健康负担[61]。

无论何地，即使不是大多数，仍有许多慢性病患者死亡前都经历过意识障碍[62]。难以区分死亡时伴随谵妄及由谵妄导致的死亡，可能是黯淡的生存数据所导致[63]。然而，谵妄综合征没有什么特点能帮助识别是暂时的恢复还是不可逆的恶化。但是，在痴呆的晚期，即便费力地寻找原因，慢性谵妄也经常无法解决，人们为此起了"谵妄痴呆"的绰号[2]。

在姑息治疗场所，多因素干预策略转归影响不大[64]，需要进行现在的研究。跨学科和共识驱动的焦点在于治疗，而不是增加垂死过程的负担。

谵妄与痴呆：病理生理学

一个新的文献指出，谵妄是新发痴呆及现有的认知加速衰退的强有力的预测因子[65]。在不同的环境中是一致的：住院后患者[66]、痴呆患者[67,68]、术后患者[69]、急救后的患者[70]、社区人群[61,65]，分别将永久性认知功能下降与谵妄联系在一起，它表明痴呆病理生理学可能受大脑之外的因素影响。

实验模型

习惯上认为急性病程中脑损伤存在两种机制：直接及间接[71]。直接脑损伤包括低氧血症、脑卒中、外伤或药物。在这些情况下直接病理结果就是脑功能障碍。通常急性病理变化出现在外周（如感染/炎症、疼痛）。

一致认为异常的应激反应对脑和脑功能产生影响[71,72]。全身反应可以通过若干途径影响大脑。炎症介质可以直接与血脑屏障缺陷区域的神经元相互作用，神经体液连接通过迷走神经直接传递，内皮神经胶质细胞可将细胞因子信号传递至脑实质。

神经内分泌轴负责管理正常的应激反应，病理情况下，这个轴会受到干扰，如在谵妄发作或持续状态下。举例来说，下丘脑-垂体-肾上腺轴（hypothalamic-pituitary-adrenal，HPA）的糖皮质激素调节非常关键，因为糖皮质激素持续高水平会导致低亲和力受体慢性激活，这本身就具有细胞毒性[如库欣病（Cushing disease）]，由此，已知边缘系统逐渐出现神经退行性改变会导致HPA 轴的失调，使皮质醇反应的高阶控制变得更难把控。同时，这些神经炎症和神经内分泌机制被称为"异常压力介质"。

在细胞水平上，已知神经退行性疾病如阿尔茨海默病可以引发相应的中枢神经系统的小胶质细胞、单核/巨噬细胞系统活化[73]，根据特定的条件激活的小胶质细胞形态上可以表现出许多种功能表型，最主要的是，小胶质细胞对神经退行性反应的范围是从 MI（经典巨噬细胞活性）到 M2（生长修复功能）。因此，这些免疫表型可能是有害的（增强神经退行性疾病），也可能是有益的（清除淀粉样蛋白沉积）。在动物模型中，小胶质细胞已经显示出可以迁移至新的淀粉样蛋白沉积体[74]。在活体中，小胶质细胞受体（如 Toll 样受体 4）有助于通过清除淀粉样蛋白体促进自身免疫[75]。尽管这种调节机制并没有被完全接受，对淀粉样蛋白的反应并不过于积极，但实际上，这也可能是抗炎反应的一部分，从总体上来看，这些导致了小胶质细胞的激活。小胶质细胞激活是一个重要步骤，这代表了神经胶质细胞激活而不是促炎的一种状态可以导致炎症反应中表型的转换。在一个小鼠的谵妄模型中，神经退行性改变，只有在促炎细胞因子对外周炎症刺激的反应放大时，才会引起谵妄样综合征的出现。在此基础上，小胶质细胞表达环氧酶-1，以及前列腺素介导的认知功能下降可以通过非甾体抗炎药阻断，提示存在治疗的可能[76]。

脑脊液标志物

一系列脑脊液标志物被用于谵妄的研究中，尽管大部分研究有时会出现小的或很少的重叠[77]。年龄和伴随的痴呆是常见的混杂因素，这些一直没有被充分认识。尽管如此，至少在髋部骨折围手术期，早期的一些证据表明，压力（皮质醇）、炎症[白细胞介素（IL-1β、IL-6、IL-8）]和直接的星形胶质细胞损伤[钙结合蛋白 B（S100B）]参与其中[78]。有趣的是，研究发现脑脊液 β-淀粉样蛋白 1-42、tau 蛋白，以及磷酸化 tau 蛋白的水平与谵妄并无关联，也可能提示术后谵妄的病理生理途径不同于阿尔茨海默病[79]。

神经影像学

许多人试图记录谵妄发作时的影像表现均未能成功。在选择年轻和更适合的参与者以利于扫描特别是使用精确扫描如磁共振检查时，更容易出现偏倚。目前的研究人数很少，人群差异很大[80]。最大的前瞻性队列研究是重大疾病后出现谵妄的影像学差异[81]。长时间谵妄与脑容量小及较多白质破坏有关，这两方面均与 1 年后认知评分下降相关。另外，选择性心脏外科手术后出现谵妄与白质高信号相关[82]。

临床模型

多个相互作用的因素同步作用导致谵妄的产生。医学中的因果关系常常受 19 世纪细菌研究中一元论的影响[83]。

由于概念的局限，谵妄研究的模式一直局限于合并易感因素和诱发因素[84]。陆续发现独立的相关易感因素，包括高龄、男性、视觉障碍、痴呆和认知障碍、抑郁、功能依赖、不活动、骨折入院、脱水、酗酒、共病情况增加、脑卒中史和氮质血症。衰弱是潜在的问题。同样，独立的相关诱发因素包括药物史，如镇静催眠药、毒品等；严重的急性病；感染，特别是尿路感染；代谢异常，尤其是低钠血症；低氧血症；休克；贫血；疼痛；身体活动受限；膀胱导管使用；任何医源性的事件；重症监护病房治疗；外科手术；在院期间大量处置[85]。根据上面的列表可以识别谵妄易感人群，并由此成功地进行预防性干预[86]。然而，这种模式虽然看上去与精神病学采用的脆弱-压力模式相似[87]，但它也许可能并不适用于谵妄。这些危险因素，如男性，在预测谵妄时是有用的，但不同于易损性，它们不能为病因机制提供模型。此外，临时划分易感因素和诱发因素可能也有缺点，因为是根据主观区分脆弱和压力的。最后，这个模式不能解释疾病与生理状态、谵妄典型发作时进行干预之间的多种相互作用。

那么我们怎样推测谵妄的病因并且根据什么理论基础进行推测呢？疾病可以被认为是躯体当前或潜在出现异常的表现[88]。老年患者，单凭某项身体异常不足以激发产生谵妄。针对老年人群，或如衰弱群体，普遍的策略是提供一个总体风险评估，对谵妄的群体更容易做出定义。衰弱与谵妄发生率升高相关[89]，但是根据衰弱的表型模型，这是有争议的[90]。当处于崩溃边缘的衰弱个体同时存在多个不利因素时，就会出现老年性综合征，如谵妄。当一个复杂系统失灵，高级命令功能紊乱时，它最严重的表现就是混乱不断增加。意识就是复杂系统中的高级功能，在衰弱的状态下出现失灵。当中枢神经系统功能完全瓦解时，勉强形成的反射性冲动彼此冲突，这时就会出现意识的混乱[19]。所以可以由此解释为什么谵妄症状是如此多样化，以及为什么追踪其他更高的状态变量，如移动性和平衡性，作为谵妄进展的标志物是有意义的。就谵妄而言，如果传统的（如整体水平）谵妄概念框架与复杂的系统动力学有关，那么在量子和细胞水平能观察到什么呢？

谵妄相关生物标志物的研究仍处于初级阶段，一些临床研究集中在谵妄与痴呆患者之间存在的病理生理联系方面[72,73,74,76,91]。就目前而言，谵妄的生物介质可能导致永久性的神经损伤，应关注 4 个系统：特定的阿尔茨海默病的病理、S100B、皮质醇和炎性细胞因子。

在髋部骨折的队列研究中，术后谵妄与发病前的认知下降密切相关，与脑脊液 β-淀粉样蛋白 1-42、tau 蛋白和磷酸化的 tau 蛋白水平无关[92]。本研究没能检测发病前认知损害、阿尔茨海默病病理学标志物，以及随后出现谵妄之间的介导路径。然而，与流行病病理学的 Vantaa 研究一致，术后谵妄被认为与阿尔茨海默病的病理生理途径不同。

已证明，星形胶质细胞损伤的标志物 S100B 在谵妄

患者的血浆和脑脊液中水平升高[93,94]。

谵妄和痴呆患者 HPA 轴失调。慢性高皮质醇血症直接具有细胞毒性（如库欣病中的认知障碍），异常的应激反应可能是谵妄的核心特征[95]。此外，在边缘系统的神经退行性疾病可能会导致应激反应后持续的不合适的皮质醇水平，谵妄本身会有脑脊液皮质醇水平升高[96]。

虽然这些研究规模较小，需要谨慎地解读，但不断积累的证据支持谵妄本身和/或作为一个中介会对永久性认知功能障碍造成影响。

谵妄的预防

由于 Inouye 等坚持不懈的努力[97]，他们根据构建的预测模型所进行的具有里程碑意义的多因素干预研究，陆续公布了多个意料之中的有利结果[97]。耶鲁大学谵妄预防试验包括优化多种状态，如定向、促进早期活动、预防睡眠不足、最少的精神科处方药物、解决视力和听力问题、纠正脱水。随之会使谵妄的发生率降低约 1/3。这些早期的多元化预防研究结果广泛地被其他队列研究所采用[98]，降低了实验成本。

外科患者构成相对单一，它所提供的预防谵妄证据令人信服。一项针对髋部骨折的大型前瞻性老年病咨询与常规护理研究[99]提出建议，良好的基础护理与常规的护理相比，谵妄出现可减少 33%。对谵妄患者，与常规护理相比，多因素干预策略已经融入标准的护理中[100]。

重新定位策略可能是一种有效的干预[101]。重新定位与熟悉的媒介结合得越紧密，就像家庭提供的重新定位策略已经显示出的那样，治疗效果就越好[102]。因此，最有效的重新定位策略就是在家庭里管理患者，可能为未来的谵妄管理带来一缕光明。

药物预防的作用仍有争议，如氟哌啶醇和第二代抗精神病药物。褪黑激素已被证明不能减少重症监护患者中谵妄的发生[103]。胆碱酯酶抑制剂试验提前终止了，因为干预组的死亡率增加[104]，尽管更有说服力的试验在危重患者群中尚未开展。

人生中面临谵妄的危险很少得到关注。各种策略，如运动和营养、降低痴呆发生率、预防谵妄来减少衰弱发生率，是可行的临床研究，也是流行病学研究的焦点。

谵妄的评估

对谵妄不予治疗会带来一系列高风险的不良事件，如压疮、跌倒和骨折。与其他老年综合征一样，衰老相关的多种常见病及其治疗通常是导致谵妄最主要的原因，可以在不纠正侵入性手术的情况下进行评估。首先，认识到谵妄是一个敏感的疾病标志，应该采取合理、合适的方法来筛选并寻找潜在病因，即药物（毒性）、药物（戒断）、药物（反应）、感染、心脏或器官功能衰竭、代谢问题、内分泌因素或它们的某种组合[105]。患者存在多

种合并症以及多重用药的情况对标准的治疗方案提出了挑战。对年老衰弱的患者应该针对其病因采取个体化的管理办法。

因为谵妄难以识别，所以人们把目光更多地投向符合人体工程学的一些筛查工具，包括最常用的方法——意识障碍评估方法（confusion assessment method）[106]，要求正规的训练及一定的经验。精神活动表现[107]丰富的筛查工具比比皆是，但简单、易于管理和仍然有效的工具相对较少。4AT[42]就是这样的一个新的工具，具有良好的心理测试特点，当未经培训、甚至患者无法参与（即低唤醒状态）时也能进行解释。其他工具，如 SQiD[108] 和 SQeeC[109]新颖、简洁，并保证了各自的易用性，期待进一步的研究。

药物治疗

胆碱酯酶抑制剂被寄希望于纠正中枢性胆碱缺乏，这种缺乏被认为是综合征的一部分。就谵妄发生率来说，未能证明多奈哌齐（donepezil）有助于减少谵妄的发生率，需要更大规模的研究去予以证实[110]。但是，个别文献关于氟哌啶醇（haloperidol）也有一样的观点，不论在预防及管理方面，还是再伴随潜在的副作用方面，均限制了它在标准治疗中的应用[111]。不典型的抗精神病药物，如喹硫平（quetiapine），锥体外系副作用更小，与减少谵妄症状持续时间相关[112]。代谢综合征和脑卒中风险增加是服用一些非典型药物需要考虑的重要因素。谵妄患者

中药物代谢相关酶的受损提示应采取定量策略[113]。其他药物，如右美托咪定（dexmedetomidine）、氯胺酮（ketamine）和可乐定（clonidine），在危重队列[114]中可作为备选方案。药物治疗不能替代最佳的护理，只有在已提供充足的非药物管理策略或在紧急情况下药物治疗才应慎重考虑。

谵妄的管理

多重干预策略被用于纠正谵妄的多个病因（表 55-1），在那些不能表达需求的谵妄患者中，被归纳为适应、本能及弥补（尚未达到的）马斯洛需求层次。为什么这种前景有保证并且值得期待。感觉受损是一个管理（和预防）策略中经过校正的风险因子[97,98]。为了实现定位，需要同化感觉信息来构建区域参考。感觉受损，如视觉损害，随年龄增长而增加，在 80 岁以上人群中最容易出现。视力受损也许可以通过熟悉的环境来弥补，根据反复强化线索来保持定位感。然而，医院呈现出无数新奇的感官刺激，这些刺激与患者的缺陷产生负面影响。谵妄患者存在部分注意力缺陷，不能选择性地处理外部信息的过度刺激，会导致错误地接受感觉信号及产生错觉或幻觉，会产生内源性碎片化的图片。通过杂乱无章的思维，个体也会被渲染为不能表达其空间定位的程度或遗忘彼此之间的联系。这样就明白为什么感觉功能最佳化（如确保患者有一副干净的眼镜）是老年住院患者中重要的护理标准。

表 55-1　预防、管理及改进谵妄治疗的优先措施（公认的、基础依据的、特定的）

社区预防	医院预防	医院管理	出院后管理	临床研究机遇
医院避免措施	制定基本标准（如谵妄的监测） 医源性疾病最小化†	实施基础标准（如治疗的回顾）†	积极的、按比例的及整体的随访†	给予优化护理的实际研究
识别及管理衰弱	多种方法描述衰弱‡ 重新定位† 营养† 多学科护理† 生理纠正‡ 感觉优化‡ 减少转科† 避免多药‡	多种方法描述衰弱† 重新定位† 营养† 多学科护理† 生理纠正† 感觉优化† 减少转科† 减少药物负担†	识别及管理衰弱† 减少及停用抗精神病药物	衰弱、干预之间的相互作用以改善衰弱及谵妄 从基础科学模型到新治疗试验的转化 谵妄模型使用先进的成像的有效性
多种干预（如锻炼、营养）	监测及促进早活动‡	监测及促进早活动†	回顾初期谵妄诱因及其他变量（如活动性）	谵妄、活动性及对物理治疗的反应
早期诊断及控制痴呆	筛查痴呆†	筛查谵妄缓解及残留认知损害	筛查谵妄或痴呆亚临床综合征†	痴呆、非 AD 痴呆及谵妄之间的相互作用
护理设施及人员培训	护理及医务人员培训†	护理及医务人员培训†	陪护人员支持及培训	非医疗人员、家庭*及普通大众使用多媒体培训
拟行大手术的全套老年护理	靶向药物治疗（如褪黑素治疗失眠）‡ 以家庭为基础的筛查及再定位†	谵妄病房 鼓励早期出院 以家庭为基础的筛查及再定位† 管理具有 CGA 功能的护理院	合适的及多样化的随访方法，如远程医疗	新的和有目的的介入及辅助技术支持的护理模型
公共健康认识	护理的审查及护理不断改善†	护理的审查及护理不断改善†	公共健康认识/NGO 参与	谵妄管理中主要指标的进展

* 特定作用
† 公认的作用
‡ 基础依据的

但是，大多数管控研究采用的是多因素介入原则，àla 预防研究的结果是模棱两可的[115,116]，至少在外科病房中，可以减少谵妄发作时间及严重程度，但这些好处不适用于内科患者。好的老年科护理也许会促进谵妄患者恢复保持意识清醒至少 1 年[116]，但是能否持续更长时间和成本-收益值仍存在争议。谵妄病房已经可以减少死亡率，但是仍需进一步研究[117]。

建立在共识基础上的谵妄管理指南中指出了这个缺点[118]。即使一些措施收效甚微，对 DSD 或者其他迫在眉睫的情况没有充分考虑到，专家们也仍然对指南予以高度评价。

为什么谵妄如此管理不善，以及未来的方向

谵妄识别率太低，主要是因为临床表现多样化[105]。认知功能，特别是早期发现，仍然是关键，可以改善结果。对明显影响患者预后的其他疾病的干预彻底改变了这种情况，如脑卒中溶栓。谵妄也许就差这样一个戏剧性的干预。

了解已知谵妄患者的需求可能是下一个挑战。行为异常归因于衰老；缺乏对筛查工具的认识，仅依赖定向水平；对认知障碍认识不足；不良的护理史和护理人员的费用等对谵妄患者的认知都有影响[119]。护士对健康及衰老的理解也许会影响她对谵妄的认知。在一项研究中，从护士角度来看待健康（即认为"健康"就是像正常人一样衰老）是最有可能区分急性和慢性意识障碍的[120]。在医生中，实习医生认识到谵妄是常见的、严重的、紧迫的、必须治疗的[121]。然而，他们在诊断和管理能力上缺乏信心。因此，谵妄教育必须着眼于教授临床技能和提高解决问题的能力。教育计划帮助改善基础知识，帮助临床医生更有效地提高谵妄的检出率。

问题是脱离了现实世界

在谵妄的情况下，我们面目全非，已经不再拥有独立的自我。名义上的自己和人际关系中的自己，换句话说，"自我"已经丧失，尽管是短暂的，但意味着什么呢？如果在生病的时候，某个个体不再是传统意义上的人，这是给予差别护理的理由甚至是借口吗？如果在谵妄患者中，人性（即沟通、换位思考和自主）的本能失去了，这就开启了机械性非人性化的可能。与 Immanuel Kant 的道德理论相反，目标可以被看作是达到目的的一种手段[122]。在这个意义上，Francis 描述的谵妄患者被给予抗精神病药物来平息他们的行为（而不去了解和控制病因）可以被看作非人性化的失败[8]。突破僵化的限制，除了去了解和控制病因，发现患者和药物之间的相互作用才是改善行为的最终办法。在机构的层面，这种做法可能被认为是个别医院文化灵魂的一个窗口[123]。只有认识到患者虽失去了知觉（通常是短暂的），但仍具有神圣不可侵犯的特性和人的尊严。全面地思索和

表达这些未满足的需求也许可以帮助粗心的医生去改善管理现状的不足。

未来的方向

谵妄作为一种觉醒障碍

DSM-5 提供了检测谵妄基础构成的机会，特别提到觉醒非常重要。昏迷不应该被等同于谵妄，所有其他异常觉醒状态被描述为注意力不集中。急性疾病、潜在的痴呆，合并谵妄会影响觉醒水平。在影响认知和功能到何种程度上，结果急待权威研究。

临床评估

已有的多个评分表可能没有一个是适合所有的。了解任何工具的诊断准确性如何随环境和训练程度而变化是至关重要的。采用新技术积极检验临床谵妄模型的实用度很重要。此外，在研究中，有一个关键的问题是评估人群中共患痴呆的比例越来越多。因为清醒程度差，正式的认知测试往往是不可能的。但有几个可操作的工具。在随机对照试验的背景下，头对头比较将有助于确定哪些表格在实践中效果最好。对于整个领域，不论何种参考标准，强烈希望在每个出版物中提供更多详细的操作方法[124]。

病理生理学

毋庸置疑，需要进行更多的试验来建立更有意义的意识-行为动物模型以得出可能的假设。目前可能有很多动物实验领域涉及谵妄，但非专注于临床领域，如可以涉及脓毒症的神经炎、血脑屏障的血管病、微生物对脑病的影响。这些领域的实验人员也许不太明白谵妄的构成，这就可能错过跨界合作的机会。最终，需要建立一个基础设施平台在广泛的领域内与实验研究人员进行相互交流。

公共卫生导向

痴呆对公共健康的影响广为熟知，在强调认知损害的同时要了解谵妄所起的显著作用。急诊住院痴呆患者的护理需要与谵妄护理紧密结合。谵妄/痴呆-相安无事将是常态。至关重要的是，关于谵妄护理的成本效益的研究将是一个强有力因素。在谵妄的教育创新实践中，任何一个更清醒的知识转化方法都会有帮助[125,126]。

公众参与

值得庆幸的是，卫生专业人员对于谵妄的认识在增加，然而，尚未大规模尝试让公众参与并了解谵妄。这个术语在患者中很难使用，原因不明确。科学和临床研究团体都需要作出更大的努力，也许可能与衰老相关的第三方组织合作，以增进公众的了解。

关键点

- 在机构和衰弱的老年患者中，谵妄一种常见的和未被充分认识的疾病。
- 将谵妄理解为意识内容的紊乱，有助于了解其在觉醒、时间感知和注意力方面的临床障碍。
- 有效且容易操作的标准化筛选工具非常重要。
- 谵妄的预防和管理是通过多因素干预来实现的，这些干预措施反映了如何解决老年人遇到的常见问题。
- 教育策略可以提高对谵妄的认识和认知，并且应该适合健康专业人士的需求。
- 对谵妄的科学认识不断加深，靶向候选治疗药物是未来研究的重点。

（张多多　译，王衍富　校）

完整的参考文献列表，请扫二维码。

主要参考文献

4. Lipowski LZ: Delirium: Acute confusional states, New York, 1990, Oxford University Press.

11. Plum F, Posner JB: The diagnosis of stupor and coma, ed 3, Philadelphia, 1982, FA Davis.

18. Choi SH, Lee H, Chung TS, et al: Neural network functional connectivity during and after an episode of delirium. Am J Psychiatry 169:498–507, 2012.

20. Bhat R, Rockwood K: Delirium as a disorder of consciousness. J Neurol Neurosurg Psychiatry 78:1167–1170, 2007.

22. European Delirium Association, American Delirium Society: The DSM 5 criteria, level of arousal and delirium diagnosis: inclusiveness is safer. BMC Med 12:141, 2014.

36. Bhat R: Psychotic symptoms in delirium. In Hassett A, Ames D, Chiu E, editors: Psychosis in the elderly, London, 2005, Taylor & Francis, pp 135–148.

42. Bellelli G, Morandi A, Davis DH, et al: Validation of the 4AT, a new instrument for rapid delirium screening: a study in 234 hospitalised older people. Age Ageing 43:496–502, 2014.

45. Romano J, Engel GL: Delirium I. Electroencephalographic data. Arch Neurol Psychiatry 51:356–377, 1944.

61. Davis DH, Barnes LE, Stephan BC, et al: The descriptive epidemiology of delirium symptoms in a large population-based cohort study: results from the Medical Research Council Cognitive Function and Ageing Study (MRC CFAS). BMC Geriatr 14:87, 2014.

63. Eeles EM, Hubbard RE, White SV, et al: Hospital use, institutionalisation and mortality associated with delirium. Age Ageing 39:470–475, 2010.

65. Davis DH, Muniz Terrera G, et al: Delirium is a strong risk factor for dementia in the oldest-old: a population-based cohort study. Brain 135(Pt 9):2809–2816, 2012.

66. Witlox J, Eurelings LSM, De Jonghe JFM, et al: Delirium in elderly patients and the risk of postdischarge mortality, institutionalization, and dementia: a meta-analysis. JAMA 304:443–451, 2010.

72. Cunningham C, Wilcockson DC, Campion S, et al: Central and systemic endotoxin challenges exacerbate the local inflammatory response and increase neuronal death during chronic neurodegeneration. J Neurosci 25:9275–9284, 2005.

76. Hshieh TT, Fong TG, Marcantonio ER, et al: Cholinergic deficiency hypothesis in delirium: a synthesis of current evidence. J Gerontol A Biol Sci Med Sci 63:764–772, 2008.

77. Hall RJ, Shenkin SD, Maclullich AM: A systematic literature review of cerebrospinal fluid biomarkers in delirium. Dement Geriatr Cogn Disord 32:79–93, 2011.

84. Inouye SK, Charpentier PA: Precipitating factors for delirium in hospitalized elderly persons. Predictive model and interrelationship with baseline vulnerability. JAMA 275:852–857, 1996.

90. Joosten E, Demuynck M, Detroyer E, et al: Prevalence of frailty and its ability to predict in hospital delirium, falls, and 6-month mortality in hospitalised older patients. BMC Geriatr 14:1, 2014.

94. Van Munster BC, Korevaar JC, Korse CM, et al: Serum S100B in elderly patients with and without delirium. Int J Geriatr Psychiatry 25:234–239, 2010.

100. O'Mahony R, Murthy L, Akunne A, et al: Guideline Development Group: Synopsis of the National Institute for Health and Clinical Excellence guideline for prevention of delirium. Ann Intern Med 154:746–751, 2011.

106. Inouye SK, van Dyck CH, Alessi CA, et al: Clarifying confusion: the confusion assessment method. A new method for detection of delirium. Ann Intern Med 113:941–948, 1990.

109. Lin S, Eeles E, Pandy S, et al: Screening in delirium: a pilot study of two screening tools, the Simple Query for Easy Evaluation of Consciousness (SQeeC) and Simple Question in Delirium (SQiD). Australas J Ageing 2015. [Epub ahead of print].

112. Tahir TA, Eeles E, Karapareddy V, et al: A randomized controlled trial of quetiapine versus placebo in the treatment of delirium. J Psychosom Res 69:485–490, 2010.

116. Pitkälä KH, Laurila JV, Strandberg TE, et al: Multicomponent geriatric intervention for elderly inpatients with delirium: a randomized, controlled trial. J Gerontol A Biol Sci Med Sci 61:176–181, 2006.

第56章 | 老年精神疾病

Chris Fox，Yasir Hameed，Ian Maidment，Ken Laidlaw，Andrea Hilton，Naoko Kishita

介　　绍

精神疾病（mental illness）在老年人中非常普遍，那些患有身体疾病的老年人尤其易患精神疾病。老年患者患精神疾病往往不被察觉且治疗不足，但如果得到恰当的治疗预后都非常好。本章主要回顾除了痴呆以外的心理健康疾病。

老年人抑郁与焦虑

普遍认为衰老的消极方面主要是遗忘和衰弱。老年人晚年生活精神健康问题的主要原因是抑郁和焦虑，老年人的抑郁和焦虑比例低于青年人和中年人的比例[1-3]。在社区老年人口中，Rickards[4]和 Leiberman[5]估计抑郁的患病率分别在 20%～45%和 25%～40%。抑郁患病率增高，需要考虑到医疗环境问题[2,6]。然而，即使在这些情况下，抑郁也是可以避免的。举个例子，脑卒中之后抑郁的发病率是 33%[7]。依靠取样和测验的方法，在帕金森病中抑郁的发病率高达 75%[8]。然而由于帕金森病和抑郁的症状存在重叠，难以准确诊断帕金森病患者抑郁，所以帕金森病患者抑郁的高患病率应该适当调整。

在一项对以社区为基础的研究进行的系统回顾中，评估了晚年抑郁的患病率，Beekman 及其同事[9]对于临床相关抑郁症状计算的平均患病率为 13.5%。最近，在英格兰和威尔士进行的一项大型流行病学研究中[10]，Mcdougall 及其同事报道在年龄 65 岁以上人群中，估计抑郁的患病率是 8.7%，严重抑郁的患病率在 2.7%。这样看来似乎年龄和抑郁患病率并没有关系，抑郁发病率高相关因素包括患者是女性、经历医学并发症、存在失能、遭遇不同程度的社会剥夺。Wilson 及其同事[11]报道了独居老人（年龄在 80～90 岁）抑郁患病率高（21%）。

疾病控制和预防中心提醒人们注意，与流行的看法相反，老年人经历比中年人更少的精神痛苦的打击，一生发生抑郁的概率为 10.5%，焦虑为 7.6%，这些低于中年（50～64 岁）的抑郁发病率（19.3%）和焦虑发病率（12.7%）[12]。

居住在护理机构的那些人口抑郁症发病率有可能上升[3]。Thakar 和 Blazer[13]报道在美国需要长期居住在护理机构的居民抑郁的发病率高达 35%，并提出对抑郁认识不足。Seitz 及其同事[14]完成了一项关于居住在长期护理机构中患者精神障碍的流行病学回顾，确认 26 个抑郁的研究，报道患病率在 5%～25%，平均患病率为 10%。抑郁症状更加普遍，从 14%到 82%，平均患病率为 29%。这暗示居住在长期护理机构中的患者抑郁发病率高，但是在长期护理机构的环境下做出正规抑郁诊断可能还有些困难。同样地，在长期护理机构中，对抑郁进行治疗也是一项挑战[15]。至今，尚无明确证据证明对居住在长期护理机构中的患者应用结构性抑郁心理治疗能够获益[13]，但证据提示社会心理学方法可能对老年人的精神折磨有效[15]。

实际上，考虑到年龄所能带来的种种问题和不便，社区老年人的抑郁发生率超乎寻常。而且，与正处于就业年龄的成年人相比，老年人抑郁症发病率更低[16]。

Blazer[1]提出与衰老相关的三个保护因素，可以解释为什么晚年生活的抑郁发生率低。这些因素是：通过技巧选择乐观、积极因素以便更好地调节情绪，通过学习处理不幸和不确定事件来增加智慧，对压力事件的结果有更好的顺应性。Jorm[3]发现随着年龄增加抑郁和焦虑的比例在降低，这是多种原因导致的，如情绪响应能力降低（证据说明随着年龄增加，神经质水平下降）、情感控制加强（老年人已经掌握处理问题的策略技巧，这样情绪更加稳定）、精神免疫（人们通过曝光不利的生活问题，增加对抑郁的顺应性和抵抗力）。

抑郁症和痴呆之间关系很复杂。抑郁可以归因于痴呆的发展或痴呆中认知问题加重。一项大型回顾性队列研究纳入了超过 35 000 名参与者，研究者发现中年时期的抑郁导致晚年痴呆风险增高 20%，晚年抑郁风险增高 70%。中年和晚年都患抑郁时，增加痴呆风险 80%[17]。痴呆，尤其是在早期，可以导致抑郁。特别是在痴呆患者有很好的洞察力，能意识到这种退行性晚期疾病对生活质量的影响和对照料者的压力时，患者可能产生抑郁症。血管性痴呆患者和阿尔茨海默病痴呆患者与其他类型痴呆患者比较，更容易产生抑郁。

在晚年生活中，焦虑比抑郁更常见，但是焦虑障碍比焦虑症状更少见[18,19]。而且，就其本身而言老年人很少接受一个焦虑障碍的诊断，但它有可能是抑郁的并发症[18]。直至最近，还没有一个特定的对于老年人焦虑的有效心理测量措施。

广泛性焦虑症（generalized anxiety disorder，GAD）和特定恐惧症（specific phobias）是最普遍的焦虑障碍[19]。Wolizky-Taylor 及其同事[19]在一项综述评论中提出，晚年所有的焦虑障碍的发病率在 4.5%～14.2%，引用流行病学区域研究表明患病率为 5.5%，低于工作年龄组。Wolizky-Taylor 及其同事[19]发现，在他们的样本研究中，GAD 的发病率在 1.2%～7.3%，GAD 一生中的患病率大约在 3.6%。然而，估算广泛焦虑障碍的终生患病率，因为应用不同方法学、样本问题、可操作的定义和晚年焦虑被定义的年龄（在一些研究中，定义为 55 岁）等很多问题而难以掌握。一些焦虑障碍晚期似乎不同寻常，如强迫症患病率被报道只有 0.8%～1%。我们应该注意到，晚年焦虑障碍，如 GAD，似乎会持续很长时间，不像抑郁症，不可能自行减轻[20]。

Bryant 和同事[18]在社区居民和临床患者病例中研究了晚年焦虑障碍的发病率及症状。最常见的焦虑症是特定恐惧症（1.4%～25.6%）和 GAD（1.3%～7.1%），恐慌症发病率则较低。然而，Bryant 及其同事[18]发现恐慌症的数据很少，检查患者是否存在恐慌症症状时发现其比例高达 26.2%。正如之前的回顾，报道的患病率相当多变，社区老年人中焦虑障碍的患病率在 1.2%～14%，焦虑症状的流行率在 15%～52.3%。因为症状的报道是多变的，所以样本之间可能无法比较。不出意外，诊室患者样本患病率更高，在 15%～56%。诊室样本同样多变，由于焦虑症状和身体症状的重叠，同时也缺少评估焦虑障碍的有效的心理测量工具，因此准确的诊断更难获得。尽管如此，显而易见的是，在患有身体疾病的住院老年患者中，焦虑症状的患病率很高，预后越差，焦虑（焦虑障碍和症状）的风险越高[18]。

创伤后应激障碍（posttraumatic stress disorder，PTSD）在晚年是一个值得研究的情况，因为 PTSD 与其他精神障碍不同，与患者生活历史有关联，而且在有的病例中，PTSD 与同一队列的患者都有关联。在当前的综述中，Bottche 及其同事[21]将 PTSD 划分为晚期或早期生活获得症状。老年人早期生活获得症状 PTSD，可能在退伍军人或经历屠杀的幸存者中更普遍，然而晚期生活获得症状 PTSD 有可能发生被事故或自然灾难之后。PTSD 在老年人整个生命过程中的发病率（3.9%）比青年人（6.1%）和中年人（6.2%）低，但是考虑到高风险人群，如那些有战争创伤经历的人，发病率更高（3%～56%）。PTSD 在大屠杀幸存者中被报道有很高比例（24.2%）。生命过程的数据和早期精神 PTSD 的预后，保持不确定性[21]。

老年情绪低落的管理

对于有躯体疾病的老年患者，抑郁的管理和普通抑郁一样。抗抑郁药物和心理治疗在老年人和年轻人中是一样有效的，但是在药物治疗中，药物并发症、抗抑郁药物和其他药物的相互作用及产生的不良后果都应该被仔细考虑。可能由于选择性血清素再吸收抑制剂（selective serotonin reuptake inhibitor，SSRI）的安全性，近些年对老年抑郁症患者进行抗抑郁药物处方似乎比以前增多了。

与抑郁相关的药物包括普萘洛尔、β-受体阻滞剂、抗帕金森病药物、甲氰咪胍、可乐亭、雌激素和孕酮、他莫昔芬、右旋丙氧芬。抑郁也与恶性疾病、脑血管疾病、心肌梗死、甲状腺疾病、甲状旁腺疾病、肾上腺内分泌素乱等有关。

去除引起抑郁的药物，治疗抑郁相关疾病可能改善情绪。在推断药物无效，改变到另外一种药物之前，抗抑郁药物应该给予充足剂量最少 4 周。如果疗效不佳，考虑患者是否坚持治疗，增加到更高剂量。

Coupland 及其同事[22]进行了一个队列研究调查关于抗抑郁药物的等级。所有等级都与增高不良反应事件的风险有关，但药物等级之间存在产生严重影响的类型和频率的差异。SSRI 与跌倒风险增加有关[风险比（hazard ratio，HR）1.66，95%置信区间，1.58～1.73）]；西酞普兰、依他普仑和氟西汀也与低钠血症有关（风险比 1.52，95%置信区间，1.33～1.75）。曲唑酮、米氮平、万拉法新与较高的全因死亡风险和几个潜在的危及生命的事件相关，包括企图自杀或自我伤害，脑卒中或短暂性脑缺血发作。研究表明，低剂量的三环类抗抑郁药仍然很受欢迎，至少在英国很受欢迎（占抗抑郁处方的 31.6%），而且对不良预后的最高风险比并没有被报告。患者身上存在许多用药未知因素，不同的用药选择将与这些未知因素发生重要的相互作用。例如，文法拉辛这种药物，通常用于治疗很严重的或难治性抑郁症（这可能提示存在严重的医学并发症）。曲唑酮与米氮平可能处方给有严重的睡眠障碍或焦虑患者，因素则再一次的与严重的身体疾病有关。随着三环类抗抑郁药的剂量的增加，全因死亡率、跌倒、癫痫发作、骨折风险增加。对于大多数不良的结果，高风险时期是在开始或停止抗抑郁药一个月后。

最初的药物治疗可能对老年抑郁症无效，如果不计药物毒性风险而加量，则可能对难治性抑郁症产生作用。SSRI 用于初始治疗时，去甲替林、锂和安非他酮可起到有效的辅助作用。老年人需要对有效性和不利后果进行仔细监测，提供有关跌倒、混乱、焦虑和增加自杀意念风险的信息（对患者和照顾者）。虽然患有痴呆的人再患抑郁的风险增加，但是抗抑郁药对这些患者的疗效是不佳的[23]。

病理性哭闹、很少的病理性大笑，可能是抑郁的痛苦表现，并有证据表明，SSRI 类药物在开始治疗几天内可以有效地减少症状。

电休克疗法（electroconvulsive therapy，ECT）对老年抑郁症患者的安全性很好。广泛的临床反应已被证明，包括减少焦虑症状。ECT 用于 60 岁及以上的老年人，和用于 18～60 岁的患者一样有效，并且对预后产生积极影响。单侧电极和双侧电极对老年患者一样有效，但有证据表明，这个年龄组单侧电极放置与少量记忆相关的副作用有关。

心理治疗在老年期并未被充分利用。部分原因是它们的可用性通常是有限的。也有一种误解，认为老年人缺乏从心理治疗的干预中获益的心理弹性[24]。使用认知疗法（cognitive therapy）治疗老年抑郁似乎效果特别好，在个人和（更经济）组群中都是有效的[24]。重点往往是真正的损伤或者可能受到威胁、即将产生的损失（失去亲人、身体健康、财产安全）和对即将到来的死亡的恐惧[24]。短暂的、高度集中的认知行为疗法如解决问题的治疗正在被提倡用于越来越多的老年人，包括那些有一定程度认知功能障碍的患者。这些方法用于治疗高风险的人，可能是有效的，就像治疗老年抑郁一样[24]。

另一种简短的谈话治疗、人际心理治疗也被证明对老年人有效。合作医疗已经成为一种有用的方法，结合一系列治疗方式的使用，走向整合的初级和二级护理团队。量身定制的协同护理与实质性的好处有关，如改善抑郁症状、更好的身体功能，并提高生活质量。

老年人自杀

在 75 岁及以上的男性中，自杀率最高。在北美，老年人自杀的人数几乎是其他年龄段自杀人数的 2 倍，而且研究人员发现在其他大多数国家都是这样的。90%自杀的人至少有一个可诊断的精神疾病。与自杀死亡有关的最常见的精神障碍是抑郁[25]。

男性自杀更普遍使用暴力的方法（如上吊或枪杀），而女性更常用过量用药或服毒的方法自杀[26]。老年人比年轻人更容易自杀成功。可能原因包括老年人身体衰弱、易患疾病，与社会隔离机会大（因此，他们自杀时不太可能被中断或停止）。此外，研究表明，老年人试图自杀时，更是下定了决心要死，不像年轻人那样只是一时冲动。老年人表现出任何自杀的企图或姿势都应该非常认真地对待。多种身体和心理疾病都可增加自杀的风险。身体疾病如癫痫、慢性阻塞性肺疾病、充血性心力衰竭和精神健康障碍（如焦虑、抑郁、双相情感障碍）与自杀率较高相关[27]。与老年人自杀相关的其他因素，包括丧亲之痛、物质的滥用、社会隔离增加、身体健康状况恶化和疼痛。

老年人图谋自杀类似于完成自杀。精神疾病，尤其是抑郁，在大多数病例中是起主要作用的。轻微的抑郁和人格障碍与自杀企图相关，包括相对低的目的性和较大的社会心理压力。在其他抑郁症状缓解之后，持续的绝望与自杀企图和完成自杀有关。另外，与年轻人相比，老年人人格障碍和物质滥用障碍患病率较低，因此，这两种疾病与完成自杀相关性低。与年轻人相比，老年人

自杀与抑郁密切相关，抑郁的严重程度是自杀倾向最好的预测指标。那些患有身体疾病的人自杀率的增加是由抑郁导致的。

躯体形式障碍

躯体形式障碍（somatoform disorder）是指患者身体出现症状但又缺乏能引起这些症状的器官病理改变，包括转换障碍、躯体化障碍、疼痛障碍、疑病症。患者不是在装病或者伪装症状的存在，而是确实正在体验这些症状。造成这些症状的心理因素通常可以被识别，它们被认为是焦虑障碍，可以外化精神病学的内容而表现出医学症状。

精神病学中有两个主要分类系统：国际疾病分类第10 版（ICD-10）和《精神疾病诊断与统计手册》第 5 版（*Diagnostic and Statistical Manual of Mental Disorders, fifth edition*，DSM-5），在这两种分类中躯体形式障碍的定义和范畴略有不同。躯体形式障碍（F45）的 ICD-10诊断定义了这些精神疾病的主要特征，"反复呈现身体症状并持续要求医学检查"[28]。额外的特征是躯体形式障碍的患者将不会通过测试结果正常而得到安慰，即使导致症状的原因找到了，也不能解释严重情感困扰或偏见。ICD-10 躯体形式障碍包括以下类别：躯体化障碍；未分化躯体形式障碍；疑病症；躯体形式自主神经紊乱；持续性躯体型疼痛障碍；其他躯体形式障碍和非特异性躯体形式障碍。DSM-5 将躯体形式障碍放在所谓的"躯体症状及相关疾病"标题下，将这些障碍定义为表现出"过度的思想、感情、行为与躯体症状或健康关注相关"。

症状可能从医学上无法解释，而患者所有痛苦的慢性的躯体症状都与明显的情感反应相关[29]。

患病率

躯体形式障碍的患病率在一般人群中约为 6%[30]，老年人口的患病率数据是多变的，取决于临床的环境（以医院为基础的研究表明，与以社区为基础的样品相比，发病率较高）。患有疾病的老年人经常夸大身体症状。身体不适的患者也可能有广泛的焦虑或恐慌症状。常见的产生焦虑症状疾病是内分泌、心血管、肺、神经方面。一个全面彻底的病史应该能帮助建立精神症状和身体疾病发病的关系。躯体形式障碍的发病通常在生命早期，经过慢性过程，躯体化疾病患者在青年和成年期躲避精神科医生，所以他们第一次来到精神病学诊所在老年时期[31]。有证据表明，躯体化疾病在老年初级保健者中是常见的[32]。

对于老年群体，几项研究依靠自己的方法学和临床环境对躯体形式障碍的患病率进行了不同的评估，患病率为 1.5%～13%[33]。美国的流行病学区域研究表明，当该疾病被定义为有 12 个或更多的不明原因的临床症状时，成年以后患病率是相同的和罕见的（0.1%）。持续

疲劳发生的概率在各年龄组之间也是类似的，并且在成年人中超过 1/4 发生持续疲劳[34]。

这些患者通常有明显的抑郁或焦虑症状。他们的躯体症状往往局限于一个或两个身体器官或系统，他们专注于严重的身体疾病的可能性。他们要求调查，而不是治疗。与此相反，老年人第一次出现的疑病症状很少继发于焦虑和抑郁。疑病症是一种持续的、不现实的关注至少一个严重的疾病，正常的感觉和表现常常被误解为异常和疾病的迹象，无法从医生那里接受安慰。在应对压力方面，老年患者很少出现转化反应（如瘫痪）或分离性遗忘症。有关精神病的治疗可能会导致躯体属性的改善[32]。

一些研究表明，老年人早期的创伤性经验与躯体化较高的患病率之间有密切关联。这些躯体症状被认为是复杂的创伤后应激障碍的表现[35]。躯体形式障碍与较高的使用健康服务有关。与男性相比，女性患躯体形式障碍的风险加倍[36]。

管理

躯体疾病的治疗不仅要专注于药物治疗，还应包括社会心理支持和心理治疗[37]。有充分的证据表明，心理治疗对重度躯体形式障碍十分有效（与常规治疗相比较）[38,39]。躯体形式障碍与其他精神疾病发生率高有关（焦虑与情感障碍），这些都应该被相应治疗。有人发现圣约翰草（St. John's wort）在降低躯体形式障碍的严重程度方面有一定的帮助，但需谨慎使用，因为他与其他药物会产生潜在相互作用。在患者想避免精神药物治疗或存在这些药物禁忌的时候，它可能是一个有用的选择[40]。

关键点
- 躯体形式障碍描述多种躯体症状，没有明显器质性原因。症状是真实的和患者经历的症状（这是与伪装或捏造症状关键的不同）。
- 躯体形式障碍通常与心理健康问题相关（尤其是抑郁、焦虑或恐慌症状）。建立躯体和精神症状之间的时间关系可能是困难的。
- 管理涉及解决共病的精神症状，并将心理、社会和精神（如果适当）的干预措施作为多学科和整体护理的一部分。

精神病性障碍

晚年精神病

在晚年生活中分裂样精神病，不是由机体或情感障碍造成的，被称为妄想（paraphrenia）、晚期妄想（late-

paraphrenia）和晚发性精神分裂症（late-onset schizophrenia）。2000 年，国际晚发性精神分裂症组（International Late-Onset Schizophrenia Group）关于精神分裂样疾病定义了晚发性精神分裂症和非常晚发性精神分裂症，年龄分别在 40～60 岁和 60 岁以上。晚发性精神分裂症的术语在本章中是用来描述这些情况的。更有限的妄想性障碍也发生在晚年，称为晚年妄想性障碍（late-life delusional disorder）。此外，长期患有精神疾病（通常是精神分裂症）的患者存活至老年，其所患精神疾病也归于此类。

晚发性精神分裂症

晚发性精神分裂症的原始概念是在 60 岁后第一次出现的被害妄想和幻觉[41]，而并不存在情感或躯体上的精神错乱。因此，它可能被视为老年精神分裂症或精神分裂样疾病。表 56-1 是根据年龄提供表型差异的总结。

表 56-1　不同发病年龄的精神分裂症样精神病

发病	典型（15～40 岁）	中年（41～65 岁）	老年（>65 岁）
女性：男性	0.6：1	2：1	升高至 8：1
预防功能差	++	+	-
精神分裂症的家族史	++	++	
感觉缺陷	-	-	+
阴性症状	+++	++	-
思想障碍	+++	+++	
脑结构（脑卒中/肿瘤）	-	-	+
抗精神病药剂量	+++	++	+
迟发性运动障碍的风险	+	+	++

流行病学

精神分裂症发病率最高的人群年龄在 16～25 岁，第二个高峰在 65 岁及以上[42]。近 1/4 受影响的患者在 40 岁或以上患精神分裂症。

据报道，65 岁以上的人非情感性精神病的患病率女性为 2.3%、男性为 1.7%[43]。全科医师对治疗精神分裂症患者的数据（1997～1998 年）表明，女性患病率的峰值在 65～74 岁，与 45～54 岁为高发年龄段的男性相比，女性晚发性精神分裂症的发病率更高。晚发性精神分裂症的发病率一直有报道，每年每 10 万人有 12.6 人发病[44]。发病率与年龄呈正相关，第一次录取数据表明，年龄每增加 5 岁发病率增加 11%[45]。在英国，非洲-加勒比地区的老年人有可能比白人裔英国老年人更有机会接触精神病新的诊断[46]。晚发性精神分裂症患病率较真实数据低，社区调查和治疗数据并不代表全部患者，因为这种病的患者相比其他人群更不可能与调查人员合作，经常拒绝治疗。他们可能只是强制治疗和在特别严重的行为障碍的情况下或当疾病影响他们的身体健康时才接受治疗。

病因

精神分裂症患者的亲属大约 10%在中年时开始患这种疾病,这类似于早发性精神分裂症患者的比例[47]。对晚发性精神分裂症患者的家庭进行了研究,结果表明,其直系亲属发病率更低[48]。晚发性精神分裂症研究中未使用标准化的工具,所以与使用了标准化工具进行研究的早发性精神分裂症所获得的数据不具有直接可比性。

在对人格的影响中,社会和环境因素的影响与遗传易感性的关系显然是复杂的[49]。晚发性精神分裂症患者经常被社会隔离和独自生活[50]。他们更可能有偏执或精神分裂症患者发病前的个性特征,如怀疑、对挫折敏感、失望、认为别人议论他们[51]。性格孤立往往是长期的,很可能是继发于人格特质。他们主要是没有亲密的家庭或个人依托的未婚女性。那些结婚的人往往会离婚或分居。然而,晚发性精神分裂症患者发病前的教育、职业和社会心理功能比早发性精神分裂症患者较少受损[51]。生育力下降。随之而来的社会隔离,往往被感官孤立和退休进一步加重,导致患者更执着于自己的内心世界。

来自于队列研究的最近的证据表明,精神病症状病史、认知问题、身体状况差、视力障碍和消极生活事件是晚发性精神分裂症的危险因素[52]。

就感觉障碍而言,耳聋和非常晚发性精神分裂症之间有明确的关系[51]。许多患者在年轻时传导性耳聋到一定程度,损害社会互动导致"社会耳聋"[53]。视觉障碍可能出现,但可能不会比正常老年人更常见[41]。我们发现晚发性精神分裂症患者来自较弱的社会经济群体[50];可能会导致社会恶化的继发性疾病,也发生在年轻的精神分裂症患者身上。

临床表现和特点

患者常常开始求医,是因为他们在一段时间内向警察和邻居提出怪异指控或由于关心引发的极端自我忽视和古怪行为。关于精神状态评估,早发性精神分裂症和晚发性精神分裂症的积极症状没有性质上的差异。晚发性精神分裂症的临床表现是多种多样的。患者意识清晰。虽然偶尔也会有一次抑郁情绪的存在,但通常他们的情绪是正常的。由于晚发性精神分裂症患者往往表现出不信任和敌意,因此很难通过他们收集病史。

妄想是一个重要特征。被害妄想症尤为常见。关于性的话题在女性中是常见的。患者可能指责一个或很多男人在晚上爬上她的床,对她性骚扰。错觉的影响和被动现象经常被报道[54]。患者可能会描述他们的身体被控制,或者他们会抱怨有一种力量影响他们,命令他们做违背自己意愿的事情。思维插入、撤回和广播相当罕见,思想障碍几乎是不存在的。

幻觉是经常遇到的[50]。晚发性精神分裂症患者经历了许多不同类型的幻觉。幻听是最常见的,患者通常可以听到一个指责和/或侮辱性的内容。偶尔出现第二人或第三人"实况评论"说话的声音。同时也发现了身体感觉的幻觉。患者抱怨被晃动、强奸,或被迫性交。幻嗅中常常涉及有毒气体。在晚发性精神分裂症中幻视是罕见的,如果存在,应该高度怀疑是否有潜在的器官问题。伴发抑郁和自杀意念是常见的。

社会和感觉隔离不仅使人容易精神错乱,而且更容易损伤大脑。晚发性精神障碍老年患者的最初症状是轻度的认知功能受损,比痴呆患者程度轻,但是明显重于精神健康的同年龄对照组[53]。下降通常是缓慢渐进的,只有一小组的患者在 3 年的随访期间进入痴呆的范围。

对患有精神病的老年人研究发现,更低的生活质量与抑郁、正面和负面症状、认知障碍、功能障碍、更差的感知健康及社会因素包括孤独和经济压力有关[55]。

脑成像研究

结构性神经影像学发现晚发性精神分裂症与早发性精神分裂症的表现相似。有代表性的计算机断层扫描(computed tomography,CT)研究指出,平均脑-室比例增加,脑沟仍保持在正常范围内[53]。单光子发射计算机断层扫描(single-photon emission computed tomography,SPECT)研究发现,晚发性精神分裂症患者与对照组相比,局部脑血流减少(regional cerebral blood flow,rCBF),而这种表现也同样出现在早发性精神分裂症患者中[56]。磁共振成像(magnetic resonance imaginy,MRI)表明,晚发性精神分裂症患者有脑室周围高信号和丘脑高信号,提示脑血管疾病在晚发性精神分裂症发病过程中可能起重要作用[57,58]。这些发现并不是一直出现的[59],可能反映了脑血管疾病危险因素的个人比例过高。

许多使用正电子发射断层扫描(positron emission tomography,PET)进行的研究表明,晚发性精神分裂症患者基底神经节多巴胺 D2 受体增加[60]。然而,这些发现没有持续出现,尤其是没有应用药物的患者,这表明一些最初报道的差异可能反映了治疗而不是疾病导致受体改变。

神经心理学测试

晚发性精神分裂症患者与年龄对照组相比,在智力测试分数和数字复制测试(mental test score and digit copying test)中表现更差。在全面的智商测试、额叶功能测试和口头记忆任务中的不足之处也被显示出来[53]。大脑异常的存在并不与神经心理测试分数低相关。晚发性精神分裂症患者与早发性精神分裂症患者相比,前者在抽象和认知灵活性方面有更少的神经缺陷,但总体的损害更多。

评估、治疗、过程

晚发性精神分裂症的初始管理包括评估和参与[50]。患者应该在家里被评估，一方面因为他们不可能遵守门诊预约，另一方面因为他们的精神病症状在习惯的正常环境中可能被线索触发，而不在这个环境中时可能不那么明显。如果需要住院，患者可能在住院期间看起来病情完全缓解，但是回家后随即复发。去家中评估一个晚发性精神分裂症患者是很困难的。根据当地国家的立法，这种家访可能需要按照精神护理法规进行评估（在英国），或者需要法院和警察的介入。

晚发性精神分裂症可能经历慢性过程[61]，但是最近的研究表明，通过治疗，缓解率为 48%～60%，治疗尝试应该尽可能在社区开始，具有特别严重或危险的行为障碍或自我护理较差者可以住院治疗。药物治疗、社会心理干预和 ECT 都被报道可以暂时缓解。充分的抗精神病治疗可以改善精神病症状，但对于患者社会功能预处理水平没有多少改善。晚发性精神分裂症患者用药剂量远低于年轻的精神分裂症患者的用药剂量，因为前者往往非常容易出现锥体外系副作用[62]。患者对非典型抗精神病治疗反应良好（在副作用、疗效和症状转阴方面），但利培酮、奥氮平相对禁忌证是合并心血管疾病或糖尿病。抗精神病药物的良好疗效已在很晚发性精神分裂症样精神病患者中被发现[63-66]，甚至比晚发性精神分裂症[63]和早发性精神分裂症的老年患者要好[63,64]。患者往往不服药物，尤其是他们独自生活时。即使患者服从用药，许多晚发性精神分裂症患者也仍有精神症状，尽管他们可能会减少不良的症状，减少行为干扰[60,67]。现已证明社区精神护理干涉治疗有效。关于长效药物能否改善服药依从性尚无一致证据[46]。

应尝试纠正可补救的致病因素，包括物理及环境方面，特别是通过减轻感觉或社会孤立。一个灵活的方法是必需的，患者坚持孤立的特点（因为孤立一直在患者生活中占很大部分）必须得到尊重。如果患者强烈的安置要求是继发于妄想信念，则应该抵制，但如果症状改善，或者在新家环境中症状减轻，通常也只是一个暂时的缓解，需要认真防止自我忽视或财务滥用。旧的"使人苦恼的东西"再度出现，就需要应用新的方法来对抗和治疗。抗精神病药物治疗是总治疗中一个重要的组成部分，但还远未达到全部治疗的效果。即兴发挥和因人而异地对待这些患者，然后保持长期随访都是至关重要的，以维持患者的依从性和社会功能最优水平，并且降低症状复发的风险。

晚年的妄想（偏执）障碍

据估计，4%的社区老年人口经历了一些迫害妄想[68]。这些妄想通常与精神障碍有关。如果确定持续的不离奇的妄想不是来源于另一种精神疾病或任何器质性病因，就可确定原发性妄想障碍存在[69]。妄想障碍指的是持续的妄想，而且排除精神分裂症、精神分裂症样的疾病或情绪障碍。幻觉并不明显。没有证据表明有器官功能障碍。这样的障碍和晚发性精神分裂症的区别是，前者相对缺乏精神分裂症样特征而存在晚期的妄想。妄想障碍发生在中期及后期的生活。男性受影响的时间要早于女性（男性 40～49 岁，而女性是 60～69 岁）。

发病机制和病因

晚年妄想症患者的家属，其精神分裂症的患病率增加[70]。具有逃避型、偏执或分裂型人格障碍的患者，可能更容易出现妄想障碍。老年患者听力损失与妄想障碍之间有联系[71]。移民或弱势社会经济群体也可能出现妄想障碍[72]。妇女、移民或移民的子女被诊断为有身体妄想的比例增加，身体妄想是妄想障碍的一部分。晚期妄想的发展可能与早期生活创伤和无法繁殖后代有关[73]。

管理和预后

老年人妄想症治疗的最佳方法包括药物治疗、心理治疗和环境的改变[74]。抗精神病药物可以有效地降低错觉的强度，但依从性差是常见问题（如晚发性精神分裂症），如果一个人愿意参与服务，那么设置社区精神卫生工作者可能很重要。肌内注射精神抑制剂可能会更好。抗抑郁药物和 ECT 应用于妄想患者有成功的例子，特别是那些同时存在抑郁症状的患者。为患者的妄想信念提供替代的解释可能是一个有用的心理治疗方法。没有多少预后数据可用，但总体预后往往是不好的[69]。

归结

归结这一术语是指长期精神疾病患者已经存活至老年状态[75]。许多人当相对年轻时进入精神病院，则其生命中的大部分时间将待在护理机构，只是到了 20 世纪 90 年代大型精神病医院关闭，患者只能回到社会独立生活或在集体生活。

最大的亚组由精神分裂症患者组成。大多数剩下的患者主要诊断为情感精神疾病、学习障碍、人格障碍。这些"归结"人口其失能状态是不同的。有些患者可能需要全面的护理，而其他人保持身体健康，相对有能力掌握日常生活技能。许多人有一定程度的认知障碍。负面症状（不合群、言论缓慢、不够活跃、言语贫乏、缺乏兴趣和自理能力差）、认知障碍和大脑结构异常之间有一些联系。这凸显了精神分裂症疾病的长期认知问题的影响。有些慢性精神分裂症表现出的不足可能是疾病过程的组成部分，可能体现了疾病演变的较早阶段。此外，越来越多的社会失能可能继发于机构护理的不良作用，进而影响了患者回到独立生活的能力。有人提出，在某些精神分裂症患者身上，可能出现一种称为"倦怠"的现象（阳性症状在 55 岁以后改善），但这仍然是有争议的[76]。这一组的阳性症状的患病率降低可能是减少暴露于日常生活的压力和紧张的结果，而不是受药物或精神分裂症的自然病程的影响。

精神分裂症患者与非精神分裂症患者相比，发生肥胖、高血压、糖尿病、吸烟（以及由此导致的心血管和呼吸系统疾病）的比例高。随之而来的是，更高的自杀率，并且他们的预期寿命减少了 20%[77]。那些生活在护理机构中的人，身体失能和功能障碍的患病率高。患病率随着年龄的增加而升高，但并不局限于老年患者或留在护理机构中较长时间的患者。神经系统异常表现指的是神经系统软体征，包括姿态障碍和语气异常、运动表现紊乱、不适当的活动、反常动作、自动动作、语言生成困难，这些症状似乎来源于进行性精神分裂，而不能将其归因于住院治疗、物理治疗，或未确诊的神经系统疾病[78]。

"归结"患者的护理应包括老年精神病学、精神康复和老年人用药等方面的优秀执业护理[75]。"归结"患者的需求非常不同于严重痴呆患者，他们不应该被照顾在相同的环境。患者的技能作为康复过程的一部分应该被识别和培养，通过提高身体和社会环境努力改善生活质量。在社区住宅选择是多种多样的，应该取决于患者现在和未来的身心健康的需要。药物治疗应经常调整，许多患者受益于谨慎减量或停用曾经大量应用的抗精神病药物。

抑郁性精神病

流行病学

抑郁性精神病在住院患者中非常常见，可以引起巨大的痛苦和失能。Kivela 和 Pahkala[79]发现在芬兰社区研究中，老年男女精神性抑郁的患病率是 1%，非精神性抑郁患病率为 2.7%[80]。Ohayon 和 Schatzberg[81]发现在 5 个欧洲国家，老年人精神性抑郁患病率为 0.3%，非精神性抑郁患病率为 1.3%。Kessing[82]在一个大型的流行病学研究中发现，丹麦门诊和住院的患者，发现迟发性（大于 65 岁）抑郁症首次发作的患者，与早发性抑郁症的患者相比，有更高的精神病患病率（28.2%比 20%门诊患者，52.6%比 38.6%住院患者）。

临床特点

精神性抑郁症（psychotic depression）和非精神性抑郁症（nonpsychotic depression）的区别很明显[83-86]。Parker 及其同事[86]发现，精神性抑郁症患者有较高水平的精神运动性障碍（激动或迟缓）[84]。其他人，包括 Baldwin[83]、Lee 及其同事[86]，没有发现精神运动性障碍的差异。抑郁症的严重程度在精神病中更高。精神性抑郁症患者，

内疚感或应得到惩罚的感觉的发生率较高。偏执和妄想是最常见的，其次是有罪恶感[83,84]。约 1/3 的妄想患者出现幻觉，主要是听觉方面[84]。自杀行为更多[85]，自杀意念更为严重[87]。

Flint 及其同事[88]发现，年龄大于 60 岁的患者表现出更少的并发症，并发症包括当前或过去的惊恐障碍、社交焦虑或创伤后应激障碍。Gournellis 及其同事[89]对于年轻（小于 60 岁）和老年（大于 60 岁）发病的早发性和晚发性精神性抑郁症患者都进行了比较。两组中的老年患者与年轻患者相比，表现出严重的疑病症和身体损伤。此外，晚发性患者与年轻患者相比，有更多的胃肠道症状、身体损伤、躯体妄想和即将发生的灾害内容，但较少频繁内疚和偏执的妄想。老年早发性抑郁性精神病患者在关于疑病观念、胃肠道症状、躯体妄想、内疚、偏执等方面的表现，处在年轻患者和老年迟发性精神障碍患者的中间位置。

神经心理学特征

研究表明，在执行功能关于精神运动速度损害方面存在一个特定的干扰，这提示更多全面的神经精神损伤，与额叶和颞叶皮质萎缩有关[90]。其他研究发现，在智力、注意力、记忆、空间视觉能力、语言功能、精神运动速度、执行功能等领域，有更多的全面认知功能障碍[91,92]。

风险因素和神经生物学相关性

家庭研究：有抑郁症家族史是否增加抑郁性精神病的风险现在还存在争议[84,85,93]。

遗传研究：Zubenko 及其同事[94]发现，精神性抑郁症患者比非精神性抑郁症患者，载脂蛋白 E4 等位基因的频率高出近 4 倍。

酶学研究：精神性抑郁症患者中血清多巴胺 β-羟化酶活性比非精神性抑郁症患者显著降低[95]。中枢多巴胺活性增加可能是精神病的一个危险因素。

神经影像学研究：两个 MRI 研究[87,96]表明，老年人抑郁性精神病患者有较小体积的额叶、较小体积的颞叶[87]，脑干萎缩更明显，第三脑室扩大更多[87]，脑桥网状结构具有更高信号[87]。这些差异与额叶功能受损、精神处理速度、健康状况较差[87]和更多的血管危险因素有关[93]。

治疗

急性期的治疗：抗抑郁药单药治疗。抗抑郁药单药治疗的反应率较差，不一致的评估率有 18%[7]、23%[87]和 44%[98]。

急性期的治疗：联合治疗。Meyers 及其同事[99]发现，奥氮平-舍曲林有很好的耐受性，对年轻的成年人和老年人同样有效。此外，奥氮平-舍曲林与奥氮平-安慰剂相比更有效。然而，这两个年龄组都经历了重要的代谢副作用（体重、甘油三酯和胆固醇水平的增加），尤其是年

轻的群体。老年患者很可能发生跌倒[100]。

联合治疗与单药治疗。Kok 及其同事[101]发现，精神性抑郁症和非精神性抑郁症应用抗抑郁药和抗精神病药物组合在疗效和耐受性方面没有区别。Mulsant 及其同事[98]报告，与去甲替林-安慰剂组合相比，去甲替林-奋乃静组合的效果更好，但差异不显著（50% vs. 44%）。Meyer 及其同事[99]在 12 周的研究中发现，奥氮平-舍曲林组优于奥氮平-安慰剂组。Flint 和 Rifat[102]报道了去甲替林-奋乃静组合中 25% 有效，再与锂合用比例上升到 50%。ECT 在这组患者中有高达 88% 的有效性。

维护和延续治疗。老年抑郁性精神病患者接受 ECT 治疗，症状有所缓解，与接受去甲替林-奋乃静组、接受去甲替林-安慰剂组患者相比，6 个月以上复发率没有不同[103]。接收联合治疗的患者容易遭受更多的锥体外系症状、跌倒和迟发性运动障碍。Navarro 及其同事[104]发现，每月接受 ECT 加去甲替林维持治疗的患者在第一年结束时具有比去甲替林亚组更低的复发和复发风险，并且在 2 年随访结束时具有显著更好的预后。

有明显的证据表明，老年抑郁性精神病患者 ECT 治疗是非常有效的。第一代抗精神病药加三环类抗抑郁药和三环类抗抑郁药单药治疗同样有效，但后者不良反应少。

过程和预后

老年抑郁性精神病患者在 2 年的时间中有复发和再发生风险[105-107]。在不同的研究中，Murphy[108]发现只有 10% 的 PMD 老年人症状完全缓解，一年随访期间近 1/4 死亡。相比之下，Baldwin[97]在 42～104 个月的回顾性随访研究中发现，老年精神性抑郁症和非精神性抑郁症患者的临床病程、复发率、死亡率之间没有任何差异。

躁狂症

躁狂症（mania）的特点是情绪高涨，与易激惹有关。它可以独立出现，也可以是具有抑郁发作复发状态的一部分，通常被称为双相障碍（bipolar disorder）。

流行病学

一项对 35 年英国社区发病率的调查发现，躁狂症的发病率高峰在成年早期，1/10 的新例躁狂症发作发生在 60 岁[109]。此项研究与精神病学准入数据对比，提示各个年龄组发病率比较接近。双相情感障碍（bipolar affective disorder）在老年人中常见[110]，患病率为 0.1%～0.4%。然而，这其中只有 5% 的患者被收入精神病院[111]。

老年躁狂症患者的第一次躁狂症发作大多在中年到 50 多岁的后几年[112]。早期发作的躁狂症患者不能充分代表住院样本，对此现象可能的解释包括锂治疗有效、持续多年发作后的倦怠期，以及年轻双相障碍患者死亡率较高等。在大约一半的老年躁狂症患者中，精神疾病的第一次发作是抑郁症，躁狂症表现潜伏多年后变

得明显[113]。

临床特点

双相情感障碍的特点是不具有随年龄衰退的周期性情绪的升高和降低[114]。许多躁狂症的临床特征与年轻躁狂症患者是相似的，但在老年患者中剧烈体力活动、暴力、犯罪行为、感染的兴奋和夸张不常见[115]。临床经验表明，混合情绪状态更常见于老年人，但这还没有在对照研究中被证实[116]。不良生活事件，特别是疾病发作，更是促进老年人躁狂症突然发生的常见诱因。在老年患者中主观的混乱或困惑是比较突出的。以前没有精神病史的高龄老年患者首发躁狂症往往与合并精神障碍有关。

躁狂症发作持续至少 1 周以上，患者情绪高涨，急躁易怒。情绪障碍与躁狂症状相关，其中包括膨胀的自尊或夸张，睡眠需求减少（如患者经过 3h 的睡眠后就感觉精力充沛），比平常更健谈或保持聊天的压力，思维奔逸或主观地体验奔涌的思维，注意力轻易就被吸引到不重要的或不相关的项目上，目标导向的活动增加（无论是社会还是性），躁动，过度参与令人愉悦但会产生伤害的活动（如无节制的消费、纵欲或不明智的投资）。

继发性躁狂症

继发性躁狂症（secondary mania）是指躁狂症的发生通常与医疗相关的疾病、外源性物质和脑器官功能障碍相关[115]。老年人首发躁狂症应考虑是否存在潜在的器质性疾病原因，直到被排除。继发性躁狂症患者频繁出现一定程度的非进展性认知功能障碍，提示了这二者的异质性。即使没有发现急性诱因，也仍然存在很大的神经疾病患病率。脑卒中是继发性躁狂症最特色的促变剂，长期的脑血管疾病是出现频率过高的诱因，其白质高信号经常在 MRI 扫描中被发现。继发性躁狂症患者的家族史和之前的精神障碍不常见。

老年躁狂症治疗

对老年人躁狂症的药物治疗类似于年轻患者的治疗，但药物剂量通常会更小。神经安定药是急性治疗的支柱。对于继发性躁狂症患者，如存在潜在的医疗原因或疾病，也该应用药物治疗躁狂症。应用锂盐进行一线预防性治疗，但即使在相对较低的血清锂水平，神经毒性的风险也很高。急性抗躁狂药对老年人也可能是有用的。抗癫痫药卡马西平、丙戊酸钠和非典型抗精神病药物越来越广泛地用于稳定心情，但是这些药用于老年人躁狂症的数据很少被报道。奥氮平与利培酮在痴呆患者中被禁用，因为会增加脑卒中的风险。家庭的参与是进行管理的重要环节。婚姻和家庭破裂的风险是高的。通常需要多学科综合团队的技能来处理老年人复杂性双相情感障碍。

并发症是常见的，平均合并两种医学疾病和相对多的药物使用。患有双相情感障碍的老年人其并发症应被

评估，以便制定适合患者的治疗方案，以改善这些患者的一般状态[117]。

结果

急性发作和长期持续的病情其结果通常与年轻患者类似。然而，老年人第一次躁狂，比老年躁狂症反复发作有更差的预后，也许是因为其有身体疾病或认知障碍的可能性更大[116]。

老年人的人格障碍

人格障碍（personality disorder）通常发现于青春期或更早，在此后的成年生活里持续存在。症状在中年或老年变得不太明显，但在年轻人，诊断只适用于那些从成年开始就长期存在功能紊乱的患者[118]。一些患者终身强迫性或精神分裂样的个性特征可能在老年恶化，可能由于经历了越来越多的压力和逆境，或为了适应老年期的损失，首次出现可能使人际交往困难的人变得依赖别人。边缘性人格障碍（borderline personality disorder，BPD）在老年人中的患病率较低。

尽管有一些研究得出结论，即随着患者的年龄增长[120]，人格障碍的症状"燃烧殆尽""褪色"或"消失"，但有一些报告称，即使人格障碍的完全标准不再满足，功能性障碍也仍然存在[121]。Drake 和 Valliant[122]曾报道，人际障碍持续整个生命。因此，有可能人格障碍表现随时间而变化，但是仍对心理社会功能产生消极影响，但是，目前尚不清楚这种影响会达到什么程度[123,124]。

Trappler 和 Backfield[124]曾报道了 3 位 BPD 患者（50 岁以上）的广泛的边缘性特征范围。Rosowsky 和 Gurian[125]将 8 位 BPD 老年患者（64 岁）与对照进行比较，发现年龄大的患者认同障碍和冲动行为（包括自我伤害、冒险和物质使用）减少。

Shea 及其同事[126]在入组时根据年龄将患者分为三组：18～24 岁、25～34 岁、35～45 岁。患者随访 6 年，在心理功能和 BPD 症状方面都有改善。在研究中，年轻组和年龄稍高组显示大致相等的改善情况，虽然年龄最高组显示向改善方向改变，但到 6 年的随访中途转向功能恶化。在这种情况下，作者提示这种变化构成了普遍存在的随年龄增加重新出现的病情恶化，而不是仅仅局限于最初由 Stone 建议所分成的一个小组[127]。然而，分析所强调的不同是在随访过程中的不同而不是基线上的基本不同，如满足特定的条件、在功能损害的特定方面，结论还没有评估不同。第二项研究[128]评估组间差异，BPD 患者与其他人格障碍的患者和无人格障碍患者的三个年龄组；20～30 岁、31～40 岁、41～50 岁。结果显示，老年组自杀和冲动较少，但所有年龄组 BPD 患者痛苦和焦虑水平相当。然而，年龄大于 50 岁的患者不包括在这些分析中。人口统计学差异、轴 I 并发症或功能

障碍的差异还没有评估。因此，仍不清楚老年 BPD 患者临床特性的独立特点是什么。

老年人更倾向于慢性空虚，而冲动、自我伤害和情感不稳定发生较少。也较少有报道老年人物质使用障碍、更多时间住院或更高的社会功能受损[129]。

整体幸福感、生活满意度、应对疾病发生和老年失落感的能力也受性格和其对老年的适应能力的影响[130]。人格特质可能是适应不良生活事件的关键，都是老年人经常遇到的。

流行病学

个人的性格基本上随时间变化保持稳定[130]。然而内向，却随着年龄的增加而增加[131]，而外向性、神经质和对经验的开放性减少[132]。老年人往往在保持整齐、社会依从性和情绪稳定性等方面做得更好，而活动和能量方面较差[133]。老年时社会病态和犯罪行为也被记录为下降[134]。几乎没有关于老年人人格障碍的一些大规模的研究能够完成。一个早期的流行病学调查[135]显示，人格障碍在年龄 65 岁及以上的老年人中患病率为3.6%～10.6%。最近通过对社区居住的老年人使用标准化的诊断计划发现，人格障碍的终生患病率为 2.1%～18%；最近的一项 meta 分析提示，50 岁以上的老年人总体人格障碍的患病率是 10%[136,137]。据报道，老年男性犯人比年轻的囚犯心理状况更糟，45%有精神疾病，这其中人格障碍患病率为 30%[138]。老年人如果在童年经历了不幸，则发生人格障碍的风险更大（比值比为 2.11；95% CI 为 1.75～2.54），这并不会随着年龄增长而缓和[139]。

共病

人格障碍的患者容易患有其他精神疾病，因此人格障碍和情感疾病有一个特定的联系，尽管抑郁或焦虑障碍通常发生在老年之前。晚发性精神分裂症患者往往发病前有精神分裂或偏执的特征。

老年人自我忽视（Diogenes 综合征）

这种综合征[也称为老年人自我忽视（senile self-neglect）或老年性肮脏综合征（senile squalor syndrome）]的患者常常先来到老年医学科就诊。他们通常表现出严重的自我忽视和家庭忽视，经常囤积物品和不合群。最常见的诊断是痴呆，其他人则是抑郁、偏执性精神病或酗酒。很少有强迫症患者。一些研究报告称，1/3～1/2 的患者没有精神疾病，而且往往有高于平均的智力水平[140]。对于其他人，这个综合征可以被理解为一种异常性格特征的表达，是对压力和孤独或长期封闭的最后阶段做出的反应。一些学者认为如果对这些患者进行彻底的研究，会发现额叶变性或强迫症倾向的存在，通常由于患者不合作而很难做出诊断[141]。大多数 Diogenes 综合征患者都是独自生活的人，但现在已报道了大量的感

应性精神病病例。此类患者预后不好。强制住院是很难做到的，而且死亡率是很高的。成功的康复通常紧接着复发[142]。一个人可能维持日间照顾，但是通常需要医疗机构护理。如果患者缺乏能力且忽视明显损害他们的健康，《心智能力法案》可能在管理患者时发挥作用。

老年人人格障碍的预后

临床经验表明，人格障碍患者到年老时对于他们自己、家庭和健康保健专业人员的困扰和冲击将减少[118]。然而，正式的长期随访研究比较少。不成熟的人格障碍包括反社会、冲动、过分戏剧化、依赖、自恋，但是随着时间的推移通常改善。成熟的人格障碍，包括强迫、偏执、精神分裂、分裂型，往往持续到晚年。强迫症患者恶化变得明显，增加了刻板，偏执患者出现更多的疑心和隔离，并且分裂型/精神分裂患者出现越来越多的社交退缩和焦虑等。

随着年龄的增长，BPD 患者症状往往会改善（或不在人世），因此 BPD 很少出现在老年。这些患者良好的总体预后与高智商、吸引力、艺术才能和同时存在的强迫性特征有关[143]。高度主观的"魅力"似乎也能带来良好的预后。不良预后与父母的暴虐行为、冲动性、发病前的功能差、同时共存的分裂型/反社会人格障碍有关[144]。

反社会型人格障碍（antisocial personality disorder）患者有自发缓解倾向，所有 60 岁以上的老人很少[118]。分裂型和精神分裂人格障碍患者很少寻求治疗，所以很少报道他们的长期预后，但前景可能是不好的[145]。过分戏剧化、自恋、强迫性和抑郁性人格障碍的预后信息也很少见[118]。

老年人人格障碍的管理

老年人人格障碍的治疗方法基本未经过正式的研究[118]。共存的精神疾病管理正如前面所讨论的，治疗后，许多特性行为表达减少。老年患者的心理治疗应用于长期患有人格障碍的患者可能没那么有效，因为一辈子失败的关系和错过的机会无法修复。认知分析疗法，是对人际关系的理解而不是简单套用疾病模型，寻找症状背后所代表的意义，对患者的生平进行叙事重构[146]。医生通常做出一个书面的患者生平重构和图表，用来帮助具有自恋和边缘特征的老年人[146]。对于老年人人格障碍用药还没有正式研究。

酒精相关精神障碍

流行病学和因果关系

最近的证据表明，老年人的酒精滥用和依赖是普遍存在的，但由于各种原因未被认识和治疗。老年人普遍缺乏对于这个问题重要性的认识。此外，与物质滥用相关的障碍，可能会阻止患者和专业人士探索饮酒危害。老年患者还缺乏专注于物质滥用方面的专家或服务[147]。在老年人中，与酒精使用障碍相关的社会人口统计因素包括：男性、社会孤立、单独居住、分居或离婚。有失眠或慢性疼痛的老年人会依赖酒精，抑郁或痴呆的患者似乎特别容易产生与酒精相关的问题[148]。社会问题持续存在，使得感觉孤独进而饮酒这个恶性循环也长期存在[149]。老年人酒精滥用或酒精依赖的患病率因每一个研究背景和研究方法不同而发生变化[150]。一般来说，相比于以医院为基础的研究，社区研究报告的患病率稍低。

在横向调查中，没有考虑到饮酒减少可能是一群人，而不是年龄的影响，老年人目前有一个相对较低的摄入量。老年人新的群体可能比那些在 20 世纪 20 年代开始饮酒的人喝得更多[151]。

老年人酒精使用障碍的患病率为 1%~3%[152]。全国酒精和相关状况的流行病学调查（National Epidemiological Survey of Alcohol and Related Condition）结果表明，在 65 岁及以上的患者中，2.36% 的男性和 0.38% 的女性符合酒精滥用的标准[153]。国民健康访问调查（National Health Interview Survey）显示，在 60 岁以上老年人样本中，50% 的男性和 39% 的女性前一年每日饮酒。而这一组中每月酗酒一次或一次以上的有 5.9% 的男性和 0.9% 的女性[154]。在住院期间，物质滥用的发生率约为社区研究的 10 倍[155]。这些患病率反映的是欧洲国家的情况，与其他国家之间的患病率存在一些差异（西欧国家与东方国家相比有较高的患病率）。此外，男性和弱势社会经济群体患病率高[156]。这个问题似乎并不局限于发达国家，曾被认为是"枯燥无趣"的发展中国家现在也已经显示出了较高的患病率[157]。酒精中毒的危险因素见框 56-1。

框 56-1　酒精中毒的危险因素

家庭因素
以前的物质滥用
人格特质/障碍
可能增加暴露/消费的因素
　物质
　慢性疼痛性疾病
　失眠
　长期用药
　压力
　孤独
　抑郁
　物质可用
可能增加影响和滥用潜力的因素
　物质
　药代动力学和药效学因素
　慢性疾病
　其他药物使用

改编自 Atkinson RM: Substance abuse in the elderly. In Jacoby R, Oppenheimer C, editors: Psychiatry in the elderly, Oxford, England, 2002, Oxford University Press, pp 799-834

建议饮酒量

有大量的证据支持降低老年人推荐的饮酒量，可反映与衰老相关的生理和病理变化。英国皇家医学院（Royal College of Psychiatrists）推荐平均每天最多 1.5 个单位（平均一周以上）。它还建议定义老年人酗酒的标准：男性一次超过 4.5 个单位摄入量，女性一次超过 3 个单位摄入量[159]。

酒精滥用的范畴包括以下几方面。

（1）有害饮酒，被定义为一个酒精摄入量的水平，增加对个人或其他人的有害风险，这主要被视为一个公共健康问题，而不是对个人构成危险[160]。

（2）有害的使用，用来描述酒精消费，导致身体和心理健康的实际伤害[161]。

（3）酒精依赖，是一组以对酒精渴望和耐受性的发展为特征的症状（需要喝更多的量来达到相同的效果）。关注酒精和持续使用，尽管有害影响也可见[162]。

早期和晚期的酒精滥用模式

老年人酒精滥用障碍的模式大致分为两类，即早期和晚期发病。早期发病的特点是从年轻的时候开始，持续到老年的酒精滥用。2/3 的老年人，酒精滥用属于这一类，他们有更多的身体和心理健康的并发症。

晚期发病酒精滥用障碍发生在成年后期（四五十岁）。喝酒问题的发生往往与不良生活事件或身体和心理健康问题（如抑郁、孤独或者失去工作）相关。这一类的人可能有较少的身体和心理健康问题，他们康复的机会可能更高[163]。

临床特点

酒精滥用的诊断可能是困难的，因为它的表现可能被掩盖，未被怀疑，或不典型[164]。在一般的医疗环境中，患病率和怀疑的指数应提高[165]。特别是在评估其他不明原因的跌倒时，酗酒应该被怀疑。

酒精滥用可能伴有多种神经精神并发症。患者可有认知障碍，出现与药物混合中毒相关的问题，或无法识别的戒断状态[166]。酗酒也与功能性精神障碍有关，尤其是抑郁症[167]。高达 1/3 的违法的老年人滥用酒精或依赖酒精，他们往往是在酒精影响的情况下，出现犯罪行为[168]。良性的"正常"的饮酒似乎很不同，但是，当老年饮酒者脑损伤或社会意外接着发生时，他们经常来就医。既往有过酒精相关问题，晚年出现抑郁和痴呆的可能性增加。抑郁和焦虑是主要的并发症的诊断。患者酒精滥用和自杀企图在两性中都有强烈的关联[169]。据估计，25% 的痴呆患者也有酒精滥用障碍，20% 的患有抑郁症的老年人合并酒精滥用[159]。老年人物质滥用的精神疾病（包括中毒、谵妄、戒断综合征、焦虑、抑郁及认知的变化或痴呆）很常见。

筛查工具

老年人的酒精滥用经常未被发现[170]，特别是处于疾病状态的患者，筛选高危人群可以帮助医生确定酒精滥用的危险人群[148]。各种筛选酒精滥用的短问卷已在老年人中进行了使用和验证。这些包括 CAGE 问卷[171]、密歇根酒精筛查问卷老年版（Michigan alcohol screening test-geriatric version，MAST-G）[172]、简短密歇根酗酒筛查问卷老年版（short Michigan alcoholism screening test-geriatric version，SMAST-G）[173]和酒精使用障碍的鉴别测试（alcohol use disorder identification test，AUDIT）[174]。这些问卷的灵敏度和特异性各有不同。CAGE 有效性较低，而 MAST-G 对处于各种临床环境的老年人都有较高的特异性和敏感性，包括门诊和老年护理院[175]。

酒精和认知功能障碍

在退行性神经疾病、脑卒中、创伤性脑外伤和药物滥用之后，酒精是导致老年人认知损害（如痴呆）的常见原因。

酒精对大脑的影响很复杂，具有神经毒性或神经保护的作用，取决于应用的量。基于神经影像学和纵向研究的证据显示，老年人过度消耗酒精与认知障碍和痴呆的风险增加有关。另外，稍弱的证据表明，低到中度的酒精消费水平可能在防止认知功能下降和防止痴呆方面起到保护作用。对此应谨慎解释，因为方法学不同和缺乏标准化的研究提示了上述相关性[176]。

原发性酒精性痴呆发生时，酒精是主要的致病因素，而酒精性痴呆这个词语被使用时则提示酒精在认知损害中发挥了作用但不是病因中的重要因素[177]。一个有用的认知筛查工具可用于老年人怀疑滥用药物，即蒙特利尔认知评估（Montreal cognitive assessment，MoCA）。这是一个简短的测试，不需要专门的培训即可掌握[178]。

管理

当一个人被认为存在与酒精有关的问题时，一些服务可能需要参与。在初步评估中家访往往是非常重要的[179]。可能需要住院来打破饮酒习惯，减少急性酒精戒断相关风险[180]，需要全面的身体和精神评估。酒精戒断症状随着年龄的增长变得更加严重，戒酒更可能因为并发疾病变得复杂。戒酒 24h 内可能发生戒断性癫痫。震颤、心动过速、高血压、焦虑、恶心、失眠是老年人酒精戒断综合征的突出特征。

患者应该护理在平静、明亮的环境，短效的苯二氮卓类是镇静的首选。老年患者戒酒的开始用量应该是年轻人剂量的 1/3 左右，应该根据临床反应进行滴定。需要制定一个长期计划，把戒酒或者控制饮酒作为一个目标来管理患者。对老年人社会干预比密集的对抗应答更好。酒精通常是一个职业，饮酒者的社会接触可能是其他饮酒者。

因此，上述计划必须为患者考虑到，如果真的想要戒酒，会在哪和怎样度过一天。社会压力、团体社会化、家庭工作、医学治疗以及抑郁症的治疗改善都是管理酗酒所需要的。

认知疗法，有时通过酒精服务，通常被使用。那些希望继续喝酒但喝得很少的人往往会服用维生素 B_1，这可能防止形成科尔萨科夫综合征（Korsakov syndrome）。不推荐老年人应用，因为酒精与药物同时服用会增加医疗风险[181]。

关键点

- 老年人的酒精使用障碍普遍存在，但认识不多、治疗很差。
- 明显的合并身体（如慢性疼痛）和精神疾病（如抑郁症）与老年人过量饮酒有关。
- 建议老年人每天低量饮酒，最保守的数量是一天不超过 1.5 个单位的酒精（平均一周）。
- 过量饮酒与不同程度的认知功能损害相关，减少酒精的摄入量，达到"安全"或建议的水平，其中的一部分认知功能损害可以被逆转。
- 蒙特利尔认知评估（MoCA）是一种有用的认知筛查工具，可在老年人怀疑合并酒精使用障碍时使用。
- 管理涉及安全减量和解毒，需密切监测身体健康，由于身体健康问题发生率较高，住院解毒可能更好。
- 在整体护理中处理好心理和社会需求。

结　论

本章讨论了老年人除痴呆外，与精神健康问题有关的一些关键问题。这些领域仍然缺乏研究，来自年轻患者的建议可能不适用。可以明确的是，这些疾病导致的衰弱与躯体疾病健康相关，使得我们能及时识别和管理这些障碍，以降低依赖的发展。

（孙婷婷 译，韩 辉 校）

完整的参考文献列表，请扫二维码。

主要参考文献

14. Seitz D, Purandare N, Conn D: Prevalence of psychiatric disorders among older adults in long term care homes: a systematic review. Int Psychogeriatr 22:1025–1039, 2010.
17. Barnes DE, Yaffe K, Byers AI, et al: Midlife vs late-life depressive symptoms and risk of dementia. Arch Gen Psychiatry 69:493–498, 2012.
19. Wolitzky-Taylor KB, Castriotta N, Lenze EJ, et al: Anxiety disorders in older adults: a comprehensive review. Depress Anxiety 27:190–211, 2010.
22. Coupland C, Dhiman D, Morriss R, et al: Antidepressant use and risk of adverse outcomes in older people: population based cohort study. BMJ 343:d4551, 2011.
29. American Psychiatric Association: Diagnostic and statistical manual of mental disorders, ed 5, Washington, DC, 2013, American Psychiatric Association.
33. Hilderink PH, Collard R, Rosmalen JGM, et al: Prevalence of somatoform disorders and medically unexplained symptoms in old age populations in comparison with younger age groups: a systematic review. Ageing Res Rev 12:151–156, 2013.
52. Brunelle S, Cole MG, Elie M: Risk factors for the late-onset psychoses: a systematic review of cohort studies. Int J Geriatr Psychiatry 27:240–252, 2012.
100. Flint A, Laboni A, Mulsant B, et al: Effect of sertraline on risk of falling in older adults with psychotic depression on olanzapine: results of a randomized placebo-controlled trial. Am J Geriatr Psychiatry 22:332–336, 2014.
111. Aziz R, Lorberg B, Tampi RR, et al: Treatments for late-life bipolar disorder. Am J Geriatr Pharmacother 4:347–364, 2006.
117. Dols A, Rhebergen D, Beekman A, et al: Psychiatric and medical comorbidities: results from a bipolar elderly cohort study. Am J Geriatr Psychiatry 22:1066–1074, 2014.
124. Trappler B, Backfield J: Clinical characteristics of older psychiatric inpatients with borderline personality disorder. Psychiatr Q 72:29–40, 2011.
139. Raposo SM, Mackenzie CS, Henriksen CA, et al: Time does not heal all wounds: older adults who experienced childhood adversities have higher odds of mood, anxiety, and personality disorders. Am J Geriatr Psychiatry 22:1241–1250, 2014.
147. O'Connell H, Chin AV, Cunningham C, et al: Alcohol use disorders in elderly people—redefining an age old problem in old age. BMJ 327:664–667, 2003.
152. Caputoa F, Vignolib T, Leggioc L, et al: Alcohol use disorders in the elderly: a brief overview from epidemiology to treatment options. Exp Gerontol 47:411–416, 2012.
178. Nasreddine ZS, Phillips NA, Bédirian V, et al: The Montreal Cognitive Assessment, MoCA: a brief screening tool for mild cognitive impairment. J Am Geriatr Soc 53:695–699, 2005.

第57章

老年智力障碍

John M. Starr

定义和病因

智力障碍（intellectual disability，ID）是目前的术语，在英国用于描述学习能力障碍，在美国用于描述智力落后（mental retardation）。世界卫生组织国际疾病分类（第10版）（World Health Organization's International Classification of Diseases，ICD-10）仍然使用"智力低下"一词，其关于此类人群健康老龄化的报告则采用了"智力障碍"一词。1986 年澳大利亚维多利亚国会法案针对智力障碍做出如下定义：

智力障碍是指年龄 5 岁以上，表现为一般智力能力明显低于平均水平，同时伴有发育时期的适应行为和表现缺陷（1986 年智障人士服务法案，Intellectually Disabled Persons Services Act，1986）。

一般智力功能的临界值被视为"低于平均值"，即 IQ 均值等于 70，低于均数 IQ 的两个标准差。有争议的是 1992 年美国智力和发育障碍协会（American Association of Intellectual and Developmental Disabilities，AAIDD）将这个 IQ 临界值放宽至 70～75。AAIDD 协会还要求在 10 个评估的适应功能领域中有 2 个存在缺陷。该定义被美国精神病学会制定的《精神疾病诊断与统计手册》（第 4 版）（*Diagnostic and Statistical Manual of Mental Disorders*，Fourth Edition，DSM-4）所采纳。2002 年，AAIDD 将 IQ70 重新定义为临界值，并要求在概念、社交和实践适应能力方面存在缺陷。这些技能涵盖的领域包括交流沟通、自理、居家生活、社交技能、社区利用、自我引导、健康与安全、功能性学术能力、工作和休闲活动。这些定义上的改变可能影响流行病学数据收集，但是 ID 的关键概念仍然被保留。IQ 低于 70 是必要的，但是仅依靠这一点不足以做出诊断。若要明确诊断，必须有发育障碍（始于儿童时期）和适应性行为缺陷的证据。

ID 能在广义定义内进一步分类。成人学习障碍/智力低下的精神障碍[Diagnotic Criteria for Psychiatric Disorders for Use with Adult with Learning (intellectual) disabilities，（DC-LD）] [1]从 ID 严重程度、病因和相关的精神障碍（发育障碍、精神疾病、人格障碍、行为异常及其他障碍）等方面描述了 ID 患者的精神健康情况。根据 IQ 对 ID 严重程度进行分类：50～69 为轻度 ID，35～49 为中度 ID，20～34 为重度 ID，低于 20 为极重度 ID。在临床中，由 Kylen 开发的瑞典 ID 分类模型在 IQ 未知的临床情况中很有帮助[2]。

重度：交流沟通以简单的非语言信号为基础，无语言交流，无时间或空间概念。相当于 IQ 值小于 10。

中度：有限的语言技能。对本地空间的了解有限。能构建与个人经历相关的想法。相当于 IQ 值在 10～40。

轻度：具备基本的读写能力和数学技能。能重新整理、构建和执行具体的认知操作。相当于 IQ 值 41～70。

也可从功能角度更广泛地评价 ID 严重程度。

轻度：社会和工作技能足以完成最低工资水平的工作。

中度：需要足够的支持才能在受保护的环境中进行工作。

重度：在完全监督状态下能对他或她的经济支持做出一些贡献。

此外，DC-LD 还包括与影响健康状态有关的医疗因素和与卫生服务有关的附录。后者与 ID 具有高度相关性，因为影响大脑并导致 ID 的发育障碍通常也会影响身体其他系统。

老年人群 ID 的病因常常是未知的，但根据传统线索，可考虑外源性因素（感染、损伤、中毒）、内源性因素（内分泌、代谢）、围产期损伤和先天性因素（染色体异常、基因突变）。先天性因素与老年 ID 患者的健康有特别的关系，因为特定的综合征与特定的生理障碍或疾病的风险相关。老年人群中常见的综合征包括唐氏综合征（Down syndrome，DS）、安格曼综合征（Angelman syndrome）、脆性 X 染色体综合征、克氏综合征（Klinefelter syndrome）、特纳综合征（Turner syndrome）和威廉姆斯综合征（Williams syndrome）。表 57-1 对这些综合征进行了简要的描述。值得注意的是，根据之前提出的 ID 定义，这些综合征的患者丝毫不满足 ID 的诊断标准；女性特纳综合征患者尤其如此，该类患者有非语言认知障碍的倾向，但是智力常为平均水平。

正如先天性综合征（例如 DS 和 ID）之间存在相当大的重叠，ID 和自闭症之间也同样存在重叠。自闭症的诊断依据：①社会性发展异常；②沟通能力缺陷；③受限的重复性兴趣和行为。非语言 IQ 值小于 70 的自闭症患者约占 3/4，因此也满足 ID 的诊断标准，但自闭症患者中，社会和交流能力远低于任何已知的非语言 IQ 的预期水平。

表 57-1　ID 有关的常见综合征的特点

综合征	染色体异常	外观表型*
安格曼综合征	母系染色体上 15q11-q13 缺失 [普拉德 - 威利综合征（Prader-Willi syndrome）的父系染色体上有同样的缺失]；少数为父系 15 号染色体二倍体和假定的 15 号染色体单基因突变	小头畸形，步态共济失调，斜视，脊柱侧弯
唐氏综合征（DS）	绝大多数为 21 号染色体三倍体；少数为 21 号染色体三体嵌合体，一小部分为 21 号染色体异位	面容扁平，内眦赘皮，相对舌胖，通贯掌纹
脆性 X 染色体综合征	X 连锁，半显性疾病，X 染色体上已知的脆性位点的表型数量，X27.3 周围的两个重要智力障碍相关位点	长脸宽额头，大耳，高腭弯，斜视，高腭弯，巨睾丸，脊柱侧凸，关节过度外展
克氏综合征	XXY 和 XXY 嵌合体变异 XXXY 或 XXYY	身高高于一般水平，小睾丸症，年轻外貌，男性乳房发育
特纳综合征	XO，第二 X 染色体上部分缺失，XO 嵌合体	身材矮小，卵巢早熟发育不全，高腭弯，低耳，颈蹼，斜视，肘外翻畸形，脊柱侧弯，第四掌骨短
威廉姆斯综合征	7 号染色体上 CLIP2、GTF2I，GTF2IRD1、LIMK1 和其他基因缺失	鼻尖上翻的小精灵面征，眼裂宽，宽大的嘴，大而松弛的下唇，脸颊突出，小下巴，极易同情心和焦虑发作

* 以上表型均为典型特征，但不能作为所有综合征患者的诊断依据。同样地，许多表型特征也可出现在非受累个体中

智力障碍的流行病学与衰老

患病率

2001 年世界卫生组织报告中写道：

因为调查中使用的标准和方法各不相同，以及样本年龄范围的差异，所以 ID 患病率的数据差异很大。目前认为智力低下的总患病率为 1%～3%，中度、重度和极重度的发病率是 0.3%[3]。

将这些数字外推到英国，估计中度至极重度 ID 患者约为 175 800 人，轻度 ID 患者约为 586 000～1 465 000 人[4]。芬兰的等效估计数分别为 153 00 人和 51 000～127 500 人。芬兰基于人群的调查估计，中度至极重度 ID 的患病率不超过 0.2%，总体 ID 患病率略高于 1%[4]。英国的情况基本相同[4]。值得注意的是，来自国家登记注册中心的患病率估计值略低，为 0.7%，这可能表明并非所有的 ID 患者都知道芬兰的健康和社会服务[5]。在总体患病率数据中，年龄之间存在着很大的差异。在芬兰国家登记注册中心的调查中，15 岁及以下人群占 0.53%，

16～39 岁占 0.70%，40～64 岁人群占 0.92%，65 岁及以上占 0.38%[5]。芬兰各年龄组之间的差异归因于发病率、死亡率、诊断方法和福利提供的变化。诊断方法的变化在前一节已讨论，并且福利规定为芬兰所特有，但是发病率和死亡率的变化在全世界有迹可循。一项针对 52 个人群调查研究的荟萃分析还估计，得到的患病率估计值也稍高于 1%，随着年龄增长而降低[6]。

发病率

鉴于 ID 从定义上说是一种发育障碍，因此 ID 的发病率估计值存在问题，因为不存在识别疾病的确定时间点。从这个角度来说，DS 常常作为典型代表，因为它是 ID 的最大单一原因。然而，将其作为代表还不十分理想，因为发病风险显然与母亲的生育年龄及广泛推行产前筛查有关。表 57-2 对不同国家的 DS 发病率的长期趋势进行了总结。在产前筛查引入之前，DS 的总发病率似乎一直在上升。这导致被平均生育年龄增加所抵消的发病率出现降低。总之，几乎没有迹象表明每 1000 个活产儿的 ID 发病率有很大变化，不同国家 ID 患者的数量可能与整体出生率具有一致性。

表 57-2　各种智力障碍综合征中的常见成人医疗问题

研究	国家	日期	发病率变化（每 10 000 个活产儿）
Krivchenia E, et al. Am J Epidemiol 1993; 137: 815-828	美国	1970～1989 年	所有组均增长，除了城市白人人口因终止妊娠出现发病率的降低；整个时期平均值为 11.7
Carothers AD, et al. J Med Genet 1999; 36: 386-393	苏格兰	1990～1994 年	从 10.8 下降到 7.7
Merrick J. Down: Syndrom Res Pract. 2001; 6: 128-130	以色列	1964～1997 年	从 24.3 下降到 10，终止妊娠没有引起改变
Verloes A, et al. Eur J Hum Gennt. 2001; 9: 1-4	比利时	1984～1998 年	随着产前检查的开展从 12.6 下降至 6.2，但不能完全由此解释
Nazer HJ, et al. Rev Med Chile 2006; 134: 1549-1557	智利	1972～2005 年	整个时期平均增长 3.36
Morris JK, Alberman E. Br Med. J. 2009; 339: 3794	英国	1989～2008 年	19 年内新生儿下降到 1%，产前和产后诊断上升到 71%

死亡率

死亡率对 ID 患病率的影响最大，特别是老年人群。1900 年，一个 DS 患儿有望存活到大约 9 岁。在美国，DS 患儿的中位死亡年龄由 1983 年的 25 岁上升至 1997 年的 49 岁[7]。在英国，2011 年 DS 患儿的平均预期寿命为 51 岁，中位预期寿命为 58 岁[8]。这种改变可能反映了社会经济环境的改善和先天性心脏病矫正技术的进步，以及对 ID 患者治疗态度的改变。与其他病因的 ID 相比，DS 伴 ID 患者的预期寿命只有很小的差异。由于死亡证明书填写不当，很难鉴别 ID 患者的常见死亡原因。例如，在美国，将 ID 或 DS 列为患者的主要死亡原因，这有失偏颇[9]。但是随着 ID 患者年龄的增长，其死亡原因与一般人群的死因越来越相近。轻度 ID 患者生存时间较长，这与一般人群观察到的结果相当，在这些人群中，IQ 在正常范围内较低的人过早死亡的主要原因是心血管疾病[10]。目前的趋势表明，ID 患者有望存活至 60～65 岁，并且越来越多的患者可超过这个年龄。

智力障碍患者的生物学衰老：综合征与非综合征

尽管 ID 人群的预期寿命近期有所改善，仍明显短于非 ID 人群。由此我们可引出一个问题，ID 是否与生物学衰老的加速有关。生物学年龄的评价通常取决于确定合适的衰老生物学标志物。此类生物学标志物需符合如下标准[11]：①必须能反映年龄相关而非疾病相关的基本生物学进程；②必须具有高度的跨物种再现性；③其改变必须是独立依赖时间进展；④必须能够在活体得到；⑤与生物体的寿命相比，必须在短时间内可以检测。

端粒长度就是这样的一个生物学标志物[12]，总体来说，ID 患者中端粒长度的数据很少，但有证据表明 DS 患者中存在端粒缩短[13]，端粒缩短可出现在细胞氧化还原反应的下游[14]，也可见于一般人群[15]。猫叫综合征（cri-du-chat syndrome）常常存在 5 号染色体短臂缺失，该短臂是端粒逆转录酶（telomerase reverse transcriptase，hTERT）基因的位点（5q15.33）。hTERT 异位表达重建端粒酶活性，可使端粒长度增加、增加群体倍增，并阻

止染色体的端对端融合[16]。这可能是形成该综合征表型特征的因素之一。无论是不是这种情况，随着这种综合征患者的衰老，端粒缩短都会加速[17]。至少有 5% 的 ID 可归因于相似的亚端粒缺失或拷贝数变异，这些也可能影响端粒的长度[18]。因此端粒长度成为评估 ID 患者生物学衰老加速的潜在有意义指标，但是它是否有助于衰老本身还是仅是相关因素尚不清楚。此外，端粒缩短受综合征特异性作用的影响。除了细胞水平，ID 中各种生理学的标志物也受到影响。长期以来，人们一直将生理学变量视为生物学年龄的标志物[19]。有限的数据表明，DS 人群的生物学衰老加速，而具有非综合征症状的 ID 人群则没有[20,21]。总之，有证据表明，综合征性生物学衰老的主导作用超过了其他任何可能与 ID 相关的加速衰老因素，并且不同的 ID 综合征可能根据其潜在的特定遗传变化，而具有不同的衰老特征。

年龄相关疾病：综合征和非综合征模式

ID 人群的患病率较高。一项针对悉尼北部 346 例 20～50 岁人群的研究发现，他们平均有 2.5 个主要问题和 2.9 个次要问题，其中 42% 的人在研究之前未被诊断，而在 58% 已诊断的人中，仅有 49% 得到了充分治疗[22]。一项针对纽约州 1371 名 40 岁及以上成年人的研究发现，年龄增长与心血管病、癌症、呼吸系统疾病、肌肉骨骼疾病、感染、视觉和听觉障碍的患病率较高有关；胃肠道疾病与年龄无关，但是与性别（男性）、更严重的 ID、脑瘫和肥胖有关[23]。ID 人群的心血管病和肌肉骨骼疾病（除骨关节炎外）少于非 ID 人群，并且 DS 患者不发生恶性肿瘤。然而，这些数据可能反映的是诊断不足和生活方式因素，如 ID 人群中吸烟率低。在荷兰南部也发现了相似的年龄相关疾病模式[24]。居住在社会机构的 ID 患者人数减少时，这种模式可能改变。来自英国的证据表明，更有能力和更独立的女性 ID 患者更容易出现饮食欠佳、体力活动减少，肥胖风险增加[25]。除与年龄和 ID 严重程度相关的高发病率的普遍趋势外，特定的综合征还有其自身特定的风险（表 57-3）。老年 ID 患者最常见的综合征是 DS，针对 DS 患者各种问题的讨论能为其他综合征的同类问题提供常规解决方法。

表 57-3 唐氏综合征发病率的长期趋势

综合征	心血管问题	神经系统问题	感觉问题	其他问题
安格曼综合征		癫痫常见，共济失调、失语	中耳炎	呼吸道感染、肥胖
唐氏综合征（DS）	隔缺损、瓣膜疾病	约 10% 有癫痫、阿尔茨海默病痴呆	白内障、听力丧失	骨质疏松症、甲状腺功能减退、血液病、寰枢椎不稳定
脆性 X 染色体综合征	隔缺损、瓣膜疾病	可有癫痫发作	白内障，视野、视力缺损	关节不稳定，疝
肌强直性营养不良症		强制性肌肉松弛		
鲁宾斯坦-泰比（Rubinstein-Taybi）综合征	隔缺损、瓣膜病	癫痫发作可能	白内障，视神经异常，听力丧失	肾异常，隐睾

续表

综合征	心血管问题	神经系统问题	感觉问题	其他问题
史-莱-奥（Smith-Lemli-Opitz）综合征	隔缺损、瓣膜疾病		视力和听力丧失	低胆固醇水平，多器官异常
Smith-Magenis综合征	隔缺损、瓣膜疾病	睡眠障碍，自残，攻击性，周围神经病变	听觉过敏，蜡状聚集	多器官异常，甲状腺功能减退，免疫球蛋白缺乏症
威廉姆斯综合征	隔缺损、瓣膜疾病、高血压			多器官异常，声音嘶哑，甲状腺功能减退，便秘

唐氏综合征对各系统的影响

心血管系统：先天性心脏病的晚期效应和高脂血症

先天性心脏病（先心病）常见于多种 ID 综合征，因为许多基因在其病因中起作用。DS 是 ID 相关性先天性心脏病的常见原因。如今，没有理由不对患有 DS 和先天心脏缺陷的儿童进行手术矫正[26]。因此，未矫正的先天性心脏病（如艾森曼格综合征和感染性心内膜炎）的并发症变得罕见。此外，持续性房间隔缺损与脑栓塞事件的风险增加相关。然而，许多 DS 患者在他们成年之后就不再定期随诊，并且可能会继续出现心律失常的问题。术后出现右束支传导阻滞并不少见。这通常是无关紧要的，直到发生完全性心脏传导阻滞的可能性更大时，才出现某种形式的左束支传导阻滞。由于持续性的右向左分流，也可能存在残留的低氧血症。这种情况通常也无关紧要，除非机体系统面对额外压力，如全身麻醉。一些残余的分流也可能与肺动脉高压相关。生活方式和与之相关的肥胖导致 DS 成人患者的高脂血症风险增加。但是在这样的人群中，高脂血症风险对心脏病的风险的影响还尚不明确，有证据表明对认识功能有损害（见下一节）。

神经系统：痴呆、癫痫、视力和听力下降

ID 成年患者人群中的痴呆患病率是同等年龄一般人群的 3~4 倍[27]。DS 中的痴呆患病率明显偏高。在人群中，50 岁以上人群中有 40%患阿尔茨海默病型痴呆，到 40 岁时几乎每个人都出现了典型的神经病理学特征[28]。50 岁以上人群的痴呆发病率为 18%[29]，预示着一旦确诊则生存期非常短。尽管具有类似的神经病理学特征，痴呆的临床表现与伴有额叶症状的 DS 不同，如执行功能障碍（以计划障碍、人格改变和早期存在的行为问题不断加重为特征）。将任何此类变化归因于 DS 中痴呆疾病的发作是很自然的，因为痴呆非常普遍，但是其他情况，甚至是便秘之类的简单状况，也可能出现类似的非典型症状。因此有必要进行全面的健康评估，同时注意身体因素。癫痫在包括 DS 在内的 ID 中很常见，可能预示着痴呆的发病；对于迟发性肌阵挛性癫痫尤其如此。ID 更严重的患者其癫痫发作风险增加。单一疗法通常可控制此类癫痫，在其他综合征中，癫痫发作可能很难控制。

DS 中的视力问题可能与发育有关，大约 60%的 DS 患儿需要戴眼镜。DS 患者的鼻梁比较平坦，导致眼镜容易滑落。斜视也很常见。晚年白内障的患病率非常高，65 岁及以上人群的患病率接近 30%[30]。与视力障碍相似，听力障碍也很常见，可能始于童年期。听力障碍可能由耳垢蓄积引起，传导性和神经性耳聋常需要助听器。

胃肠系统：牙齿问题、胃食管反流、便秘

尽管与衰老或死亡率无关，但是胃肠道疾病在 DS 患者中非常常见。牙齿状况是一般人群的社会经济状况指标，因此 DS 患者的牙列状况不佳可能说明传统的社会经济措施对 DS 不起作用。它也可能同时反映了 ID 的严重程度（影响口腔卫生）和年龄。在 DS 患者中，慢性牙龈炎特别是牙周炎发病率很高，并且与心血管疾病、呼吸系统疾病和糖尿病相关。牙龈增生常见于服用苯妥英钠治疗癫痫的患者。肥胖在 DS 患者中常见，并且与胃食管反流病（gastroesophageal reflux disease，GERD）和胆石症相关。荷兰一项研究发现，77 名≥60 岁的 ID 患者中有 9%患 GERD，10%有症状性胆石症，57%有慢性便秘；与中、重度 ID 患者相比，后者在轻度 ID 患者中更常见[31]。只有少数 GERD 患者有典型症状，多数患者有失眠或行为改变。

内分泌系统：甲状腺功能低下、睾酮缺乏和雌激素缺乏

约 1/4 的 DS 患者大多数在儿童期或成年早期会出现甲状腺功能减退。其他形式的内分泌功能衰退也比较常见。女性 DS 患者更年期提前的可能性是一般女性的 2 倍[32]，更年期中位年龄约为 46 岁。那些更年期提前的女性出现早期痴呆的风险较高[33]。这可能反映了普遍的生物学衰老现象，也可能与雌激素缺乏有关。我们还不清楚一般人群的绝经年龄与 IQ 是否具有相关性[34]。男性 DS 患者的卵泡刺激素（follicle-stimulating hormone，FSH）和黄体生成素（luteinizing hormone，LH）水平升高，而睾酮水平降低。对于男性 DS，睾酮替代治疗缺乏试验研究，所以还不清楚检测性腺激素水平是否有益。

肌肉骨骼系统：关节炎、代谢性骨病

骨关节炎在 DS 患者中常见，并且与其他疾病类似，可能与肥胖有关。骨质疏松也较常见，部分可能与甲状腺功能减退和性腺激素衰竭有关。一项关于年龄在 40~60 岁的社区 ID 人群的筛查研究发现，21%患骨质疏

松症，34%有骨量减少[35]。DS 患者对补充维生素 D 和钙的治疗获益情况似乎与一般人群一样[34]。

皮肤疾病：湿疹、痤疮和头皮疾病

湿疹、痤疮和酵母菌相关毛囊炎在 DS 患者中都很常见。后者可能反映出细胞免疫的细微缺陷，这也反映在指甲感染真菌的患病率增加上[37]。有证据显示，T 细胞功能发生了改变，特别是老年男性 DS 患者[38]。自身免疫性甲状腺疾病的高发病率表明，免疫因素可能是脱发发生率增加的原因。DS 成年患者的中性粒细胞计数可能较低，淋巴细胞计数也有偏低的倾向[37]。

老年智力障碍患者的健康评估

前面的章节表明，老年 ID 患者的疾病负担加重，并且通常患有多种病理状况。疾病负荷随 ID 严重程度的增加而增加，因此对那些存在较多沟通问题的患者产生特别的影响。部分患者由于这个原因，疾病往往不能被发现。当对某个 ID 患者的健康进行评估时，悉尼北部的研究结果值得借鉴，在此研究中半数的主要临床情况是未知的，在已知的半数中又有一半未能得到充分治疗[22]。

评估的多学科设置

ID 人群常常处于一个复杂支持系统的中心。通常值得我们花费时间去阐明这一点，并确保所有健康和社会福利领域的专业人员参与，因为这通常能提供有用的信息。典型的专业联系人可能包括社会工作者、临床心理学家、言语和语言治疗师、社区护士和对 ID 感兴趣的心理医生、作业治疗师、听力矫正服务和社区牙医等。在一些国家/地区，ID 患者有正式的法律代理人；例如，在苏格兰，可以根据《成年人无行为能力法案》（Adults with Incapacity Act）指定一名福利监护人。尽管信息采集非常重要，但是采集的这些信息可能不总是可靠的。例如，当 589 名 ID 成年患者从一所苏格兰大型机构出院时，一直照顾他们的护士认为有 49%的人视力正常，而实际的眼科专业评估提示只有 0.8%的成年人具有这种视力[39]。同样，护士认为 74%的人听力正常，而听力专业评估发现仅有 11%的成年人是这种情况。

简单的身体健康检查工具

现有的许多简易身体健康筛查工具都是由护士管理的。这些工具常常以明确医学诊断为目的，而不是旨在评估疾病的非典型表现。Wilson 和 Haire 提供了这类评估的原型，主要采用了非 ID 人群的检查方法，正如其他研究一样，这种方法发现了众多在筛查之前未发现的健康问题[40]。这些评估的设计初衷是发现威胁健康的因素。例如，由于呼吸道感染是 ID 感染者的主要死亡原因，因此需要进行胸部常规体格检查[41-43]。然而，即使

在一般人群，胸部检查的敏感性和特异性都很差[44]。同样情况可见于常规体格检查的其他方面，如腹部检查[45]和肌肉骨骼系统检查[46]。此外，老年 ID 患者常常不易耐受常规体检。解释各种因素的相关性（如胸部叩诊）可能很困难。除此之外，体格检查能诱发曾经的身体虐待或性虐待经历的记忆。因此，作为更全面评估的背景，筛查工具最适合用于为信息采集提供清单。

用户主导的身体健康评估

找到可行的评估老年 ID 患者健康状况的一个方法，就是找出他们认为什么是健康状况，以及什么样的评估是他们能接受的。在澳大利亚，综合健康评估项目（comprehensive health assessment project，CHAP）就是这样一个例子，并通过随机对照试验进行了验证，评估了参与者的可接受性[47,48]。CHAP 由 Cardiff 健康检查发展而来，该检查也接受随机对照试验研究[49]；因此由于有其他评估，其验证可确保有关照护者回答的项目的有效性。尽管 CHAP 被 ID 患者接受，但 CHAP 并没有与患者特定的健康需求相结合。而这种一致性实际上是必要的，因为目前 ID 患者感觉他们和医生之间的合作关系并不平等[50]。此外，政府的政策也开始着手要求这样做；例如，NHS 苏格兰指南建议关注以下"关键因素"：

- 健康检查的组成部分必须与学习障碍者（而不是一般人群）的特定健康需求相关；
- 学习障碍者及其照护者对健康评估方法的接受度[51]。

当询问老年人对健康的理解时，常出现 3 个关键词：①能够做事情和参与活动；②营养；③卫生和自我保健[52]。

此外，他们的健康观更接近世界卫生组织的定义，即不仅包括远离疾病，还包括健康的各个方面[53]。因此，合适的健康评估需要抓住这些积极方面，除了设计用于诊断疾病的标准医学检查表以外，还需要提出与健康主题相关的问题。同理，检查需要结合与健康主题密切相关的方法，而不仅仅以诊断疾病为目标。不出所料，这方面的评估很受 ID 患者的欢迎[52]，并且一些已经在这类人群中得到了验证。图 57-1 提供了用户主导的健康评估模板，包括可以普遍接受和可行的经过独立验证的项目[54]。在实际应用中，平均需要 20~30min 才能完成，对于 ID 更严重的人，他们发现某些项目非常困难（例如，呼气流速峰值），这往往会使评估的时间更短。事实上，将 ID 的严重度与评估结合是合理的，并且在未知的情况下，使用 Kylen 开发的瑞典分类法[2]。该评估工具提供了一个良好的基线，可以据此评估健康状况的变化。为了使脚的大小与鞋码有可比性，可以通过测量脚的长度（在纸上由脚跟到脚趾上画一条线）来使用表 57-4 中的图表；任一种方式都允许一半大小。由于老年 ID 患者的脚通常不成比例地增宽，他们的鞋往往比实际测量值偏大。

医学信息	汤森残疾量表

医学信息

年龄 ＿＿＿＿＿　性别 ＿＿＿＿＿　智力障碍原因 ＿＿＿＿＿

了解的医学问题

1 ＿＿＿＿＿　2 ＿＿＿＿＿

3 ＿＿＿＿＿　4 ＿＿＿＿＿

5 ＿＿＿＿＿　6 ＿＿＿＿＿

药物治疗

1 ＿＿＿＿＿　2 ＿＿＿＿＿

3 ＿＿＿＿＿　4 ＿＿＿＿＿

5 ＿＿＿＿＿　6 ＿＿＿＿＿

过敏原 ＿＿＿＿＿

吸烟 ＿＿＿＿＿　饮酒 ＿＿＿＿＿

居住与支持 ＿＿＿＿＿

爱好/兴趣 ＿＿＿＿＿

系统回顾

呼吸　活动性呼吸急促　喘息　咳嗽 ＿＿＿

消化　胃食管反流综合征　便秘　体重下降 ＿＿＿

大便失禁　无/偶尔/经常/总是

泌尿生殖-尿失禁　无/偶尔/经常/总是

月经　既往妊娠 ＿＿＿＿＿

近一年内创伤或跌倒史 ＿＿＿＿＿

视力

认识双亲、员工等　是/否
认清形状　是/否
名字/匹配颜色　是/否
在家里或街道上迷路　是/否
能爬楼梯或看见路边石　是/否
黄昏时能散步　是/否
移动的时候能辨识房子、汽车等　是/否
在有图案的桌布上可以找到小物件　是/否
凝视灯光　是/否
能否短暂视力集中　是/否

睡眠

小时/晚　起夜次数　白天 ＿＿＿

运动

小时/周(中度或强度) ＿＿＿＿＿

社会经济

户外鞋的数量 ＿＿＿＿＿

汤森残疾量表

你能……(0不困难；1困难；2不能)

1. 剪自己的脚趾甲吗? ＿＿＿＿＿
2. 洗澡吗? ＿＿＿＿＿
3. 乘公交车吗? ＿＿＿＿＿
4. 上下楼梯吗? ＿＿＿＿＿
5. 做繁重家务吗? ＿＿＿＿＿
6. 购买和搬动重包裹吗? ＿＿＿＿＿
7. 预备和制作热菜吗? ＿＿＿＿＿
8. 触到高于头顶的架子吗? ＿＿＿＿＿
9. 在绳子上打完整的结吗? ＿＿＿＿＿

总分 ＿＿＿＿＿

物理评价

身高　cm　耻骨脚　cm

体重　kg　腰围　cm　髋关节　cm

牙齿　缺失　龋齿　填充

视觉　眼球运动范围　正常/异常

眼底检查

听力(在距耳1m处耳语)

对象	左	右
钥匙		
球		
笔		
梳子		
包		
磁带		

耳镜检查　正常/异常

心血管系统

脉搏　坐位血压　立位血压

心率　pp's　水肿

呼吸系统

颈部淋巴结肿大　胸锥侧后凸畸形　是/否

呼气流速峰值　L/min

神经系统

握力　坐/站立 20s

静止性震颤　是/否　足振感　左　右

脚　尺寸　鞋码

指甲状况良好

图 57-1　以用户为主导的老年 ID 患者健康评估模板。

心理健康评估

评估心理健康额任务可能会落到 ID 精神病学领域的专家身上。但是，对于医生来说，能够诊断出老年 ID 患者的谵妄和痴呆还是非常有意义的。ID 患者的谵妄诊断原则与一般人群没有差异。ICD-10 诊断标准包括：①意识与注意力受损；②整体认知障碍；③精神运动紊乱；④睡眠/觉醒周期紊乱；⑤情感紊乱。诊断总体上适用于症状持续时间<6 个月的患者。重度或极重度 ID 的患者通常在这 5 个方面存在背景干扰，因此对其做出诊断是

一个挑战。在这里，波动性过程可能是存在谵妄的有用提示。同样，精神运动障碍、不明原因的活动不足或过度活动也是一个有用的提示。情绪紊乱可能通过行为改变以非语言性表达。

表 57-4 脚的尺寸图

英寸	厘米	男	女	英国	欧洲	蒙多点制标准
8	20.3	2	3	1	33.0	21.3
8⅙	20.7	2½	3½	1½	33.6	21.7
8⅓	21.2	3	4	2	34.3	22.2
8½	21.6	3 1/3	4½	2½	34.9	22.6
8⅔	22.0	4	5	3	35.5	23.0
8⅔	22.4	4½	5½	3½	36.2	23.4
9	22.9	5	6	4	36.8	23.9
9⅙	23.3	5½	6½	4½	37.5	24.3
9⅓	23.7	6	7	5	38.1	24.7
9½	24.1	6½	7½	5½	38.7	25.1
9⅔	24.6	7	8	6	39.4	25.6
9⅚	25.0	7½	8½	6½	40	26.0
10	25.4	8	9	7	40.6	26.4

注：大小为脚的长度（穿袜子时的最大脚）；1 英寸=2.54cm

同理，ID 患者的痴呆诊断也可能需要相当多的临床技能。关键的诊断标准是说明患者的认知能力下降低于基线水平，这通常需要两次详细的临床心理学评估。有一些评估工具可利用，其中包括适合一般人员和 ID 患者的是严重障碍量表（severe impairment battery，SIB）[55]。在论证认知能力下降时，可以采取分层的方法来确定病因，这包括考虑：①身体疾病；②药物影响；③感觉缺失；④环境变化或生活事件；⑤精神疾病[27]。这并不是说在存在认知衰退的 5 种可能因素中的任何一种的情况下，不能诊断痴呆，的确，这些潜在因素与痴呆共存的情况并不常见。然而，通常应尽可能解决认知能力下降的可逆原因（例如，感觉缺失）。如前所述，行为改变可能早于任何临床上明显的认知功能下降。

交流沟通

英国医师委员会“明日医师”项目列出了医生需遵循的 14 项基本准则，其中前 8 项在照顾老年 ID 患者时应特别关注：①将对患者的关心放在首位；②礼貌而体贴地对待每一个患者；③尊重患者的尊严和隐私；④倾听并尊重他们的意见；⑤以患者能理解的方式向患者提供信息；⑥尊重患者充分参与其照护决策的权利；⑦持续更新自身专业知识和技能；⑧认识到自己专业能力的局限性。

如果你在与 ID 患者交流的过程中，感觉自己到了自身专业能力的极限，则照护者或多学科团队的成员（如护理人员和语言治疗师）的帮助可能会非常有用。大多老年 ID 患者都属于轻度患病的范围，因此能进行语言交流。重要的是能够考虑到任何常见的感觉缺失，并提供适当的环境以促进沟通。应该为沟通留出充足的时间。用通俗易懂的语言和简短的句子是很好的做法，每个句子只表达一个意思。尽量避免使用条件句。使用具体而非抽象的术语也很有帮助，并在可能的情况下使用非语言辅助手段对此进行支持。如果你画出身体的一部分，记住把它放在外部人体的背景中。日出或卧床的图片可能对判断症状持续时间有用。与其他沟通一样，要求 ID 患者用自己的语言解释某些事情可判断他们理解的内容是否合理。各种组织提供的常见健康主题的简易阅读信息可能有益。例如，英国皇家医学院已经制作了一系列的“超越言语系列书籍”。

健康促进

促进健康的前提是要制定适当的健康指标。通常，基于有效干预措施的证据，设定目标以与非 ID 人群平等，并涵盖以下领域：①口腔健康；②听觉和视觉；③营养和生长；④慢性便秘的预防和治疗；⑤癫痫回顾；⑥甲状腺检查；⑦心理健康问题的诊断和治疗；⑧GERD 和幽门螺旋杆菌根除；⑨骨质疏松症；⑩药物审查；⑪疫苗接种；⑫提供锻炼机会；⑬定期体检和复查；⑭乳腺癌和宫颈癌的筛查。

除了这些一般性的建议，也许还应考虑综合征具体的情况。用户主导的健康概念（功能性和参与性、营养、自我保健和卫生）可能有助于构建老年 ID 患者的健康促进方案。沟通是健康促进的关键。例如，如果促进健康运动对肥胖存在消极的偏见，那么智力障碍患者就会认同这种偏见并因此感到“不健康”。传达明确而积极的关于健康饮食和锻炼的信息更可取。也许健康促进最重要的任务是与老年 ID 患者的照护者以及参与照护的社会/医疗保健专业人员进行沟通交流，与他们探讨提高患者活动能力、社会参与度以及自我照护能力的重要性。

智力障碍和衰弱

不管衰弱是通过表型还是缺陷积累的方法定义，ID 患者都更易出现衰弱[58]。不论哪种情况，衰弱都在年轻时发病，且比普通人群更严重。它常常与失能[59,60]和早期发生的疾病有关，如一系列慢性疾病、听力下降、抑郁、跌倒，在这种情况下，使得它成为衰老加速的代表[61]。在 50 岁及以上的人群中，身体衰弱也对医疗保健有更高的要求[62]。身体状态（通过动手能力、视觉反应时间、平衡、舒适度和快速行走速度、肌肉耐力[63]、心肺健康、握力和肌肉耐力进行评估）被发现与日常功能的衰退有关[64]。这表明改善体能的干预措施可能在减轻与功能下降甚至医疗保健相关的风险中起作用。同样值得一提的是，与衰弱的普通老年人一样，衰弱也与更高风险的处方错误相关，这表明预防策略也应以减轻与常规护理有关的风险为目标。

关键点

- 存活至老年的智力障碍者的数量迅速增加。
- 诊断要求 IQ<70，并且伴有发育障碍和适应行为缺陷的证据。
- 智力障碍的严重程度可通过口头表达能力进行评估。
- 健康状况受智力严重程度和特定综合征关联的影响
- 智力障碍老人认为健康是：①能做事情和参与活动；②营养；③卫生/自我照护。
- 用户主导的健康评估是可行的，且与传统的健康结果密切相关。
- 痴呆在老年智力障碍患者中很常见。借助考虑以下因素的分层方法来辅助诊断：①身体疾病；②药物影响；③感觉缺失；④环境变化或生活事件；⑤精神疾病。
- 衰弱常见于智力障碍人群，并且发生在年龄较小且严重程度较高的人群中。加强身体素质能减少后续出现的疾病、失能和医疗保健费用。

（哈　斯　译，邹艳慧　哈　斯　校，高学文　审）

完整的参考文献列表，请扫二维码。

主要参考文献

1. Royal College of Psychiatrists: OP48. DC-LD: Diagnostic criteria for psychiatric disorders for use with adults with learning disabilities/mental retardation, London, 2001, Royal College of Psychiatrists.
2. Kylen G: En begavningsteori, Stockholm, 1985, Stiftelsen ala.
3. World Health Organization: The World Health Organization Report 2001—Mental health: new understanding, new hope, Geneva, 2001, World Health Organization.
6. Maulik PK, Mascarenhas MN, Mathers CD, et al: Prevalence of intellectual disability: a meta-analysis of population-based studies. Res Devel Disabil 32:419–436, 2011.
21. Carmeli E, Kessel S, Bar-Chad S, et al: A comparison between older persons with Down syndrome and a control group: clinical characteristics, functional status and sensorimotor function. Down Syndr Res Pract 9:17–24, 2004.
22. Beange H, McElduff A, Baker W: Medical disorders in adults with mental retardation. Am J Ment Retard 99:595–604, 1995.
23. Janicki MP, Davidson PW, Henderson CM, et al: Health characteristics and health services utilization in older adults with intellectual disability living in community residences. J Intellect Disabil Res 46:287–298, 2002.
24. van Schrojenstein Lantman-de Valk HMJ, van den Akker M, Maaskant MA, et al: Prevalence and incidence of health problems in people with intellectual disability. J Intellect Disabil Res 41:42–51, 1997.
25. Robertson J, Emerson E, Gregory N, et al: Lifestyle risk factors and poor health. Res Dev Disab 21:469–486, 2000.
27. Strydom A, Livingston G, King M, et al: Prevalence of dementia in intellectual disability using different diagnostic criteria. Br J Psychiatr 191:150–157, 2007.
37. Prasher V: Screening of medical problems in adults with Down syndrome. Down Syndr Res Pract 2:59–66, 1994.
39. Kerr AM, McCulloch D, Oliver K, et al: Medical needs of people with intellectual disability require regular reassessment, and the provision of client- and carer-held reports. J Intellect Disabil Res 47:134–145, 2003.
41. Jones RG, Kerr MP: A randomized control trial of an opportunistic health screening tool in primary care for people with intellectual disability. J Intellect Disabil Res 41:409–415, 1997.
47. Lennox N, Rey-Conde T, Bain C, et al: The evidence for better health from health assessments: a large clustered randomised controlled trial. J Intellect Disabil Res 48:343, 2004.
49. Jones RG, Kerr MP: A randomized control trial of an opportunistic health screening tool in primary care for people with intellectual disability. J Intellect Disabil Res 41:409–415, 1997.
52. Fender A, Marsden L, Starr JM: What do older adults with Down's syndrome want from their doctor? A preliminary report. Br J Learning Disabil 35:19–22, 2007.
53. Starr JM, Marsden L: Characterisation of user-defined health status in older adults with intellectual disabilities. J Intellect Disabil Res 52:483–489, 2008.
54. Fender A, Marsden L, Starr JM: Assessing the health of older adults with intellectual disabilities: a user-led approach. J Intellect Disabil 11:223–239, 2007.
59. Evenhuis HM, Hermans H, Hilgenkamp TI, et al: Frailty and disability in older adults with intellectual disabilities: results from the healthy ageing and intellectual disability study. J Am Geriatr Soc 60:934–938, 2012.
60. Schoufour JD, Mitnitski A, Rockwood K, et al: Predicting disabilities in daily functioning in older people with intellectual disabilities using a frailty index. Res Dev Disabil 35:2267–2277, 2014.
61. Lin JD, Lin LP, Hsu SW, et al: Are early onset aging conditions correlated to daily activity functions in youth and adults with Down syndrome? Res Dev Disabil 36C:532–536, 2014.
62. Schoufour JD, Evenhuis HM, Echteld MA: The impact of frailty on care intensity in older people with intellectual disabilities. Res Dev Disabil 35:3455–3461, 2014.
63. Hilgenkamp TI, van Wijck R, Evenhuis HM: Feasibility of eight physical fitness tests in 1,050 older adults with intellectual disability: results of the healthy ageing with intellectual disabilities study. Intellect Dev Disabil 51:33–47, 2013.

第 58 章

癫 痫

Khalid Hamandi

介 绍

经典的癫痫发作持续时间很短。由于其难以预料、发作导致损伤、反复发作及治疗副作用，可导致神经功能障碍[1]。患者不能开车、社交窘迫、有耻辱感和就业困难[2-4]。癫痫的神经生物学方面的基础问题仍未解决，如癫痫发展的原因、导致癫痫发作和停止的原因、对治疗反应的多样性等。

老年人癫痫需要特别关注[5]。对有癫痫症状的老年患者进行诊断需要极其慎重[5,6]。诊断依靠患者或可信证人提供病史。可能没有临床体征去支撑临床诊断，除非目睹一次癫痫发作，而辅助检查可以正常或出现非特异性的异常征象。对于老年人衰竭和意识改变诊断的差异是很大的。儿童或成年人的癫痫诊断不应用于解释新发的或正在进行的癫痫发作，应避免用到"已知的癫痫"（见于一些医疗记录中）这类词语。

老年人诊断癫痫可分为以下 4 种情况：①在晚年出现新发癫痫发作的人；②晚年癫痫发作持续或再发；③曾被误诊为癫痫晚年新发的发作；④那些已确诊为癫痫的患者，但其新发或持续发作不是由癫痫引起。

定 义

癫痫发作是神经元异常同步放电的临床表现。癫痫定义为反复癫痫发作的一种倾向。一次单独的事件不宜诊断为癫痫[7]。在老年人群中，结构性脑损伤所致的癫痫发作很可能再发[8-10]。个体在第一次癫痫发作后是否将发展为癫痫仍不能很好地预测。2014 年，国际抗癫痫联盟分类与术语委员会（International League Against Epilepsy，ILAE）提出了新的可操作性的癫痫定义：包括非激发性的或反射性的癫痫和将来可能的癫痫（至少 60%）在未来的 10 余年发作。脑卒中 1 个月后出现的癫痫是这个新定义的典型例子[11]。这个提案在癫痫委员会内经过了大量的讨论和详细审查。例如，理论基础是什么？一次颅内病理改变导致发作后如何计算再发风险？新提案被采纳的程度仍需观察。

流 行 病 学

癫痫是老年人第三常见神经科疾病，仅次于痴呆和脑卒中[11]。其发生率较幼年时高 2~3 倍[6]。一项名为"关于癫痫及癫痫发作的英国常规实践调查"的社区研究发现，24%新诊断的癫痫病例是 60 岁以上的老年人[9,12]。很多的研究认为，随着年龄的增长，癫痫的发生率明显升高，60 岁以上患者的总体发生率从 50/100 000 升高到（70~80）/100 000，80 岁以上升高到 160/100 000[13-16]（图 58-1）。每 1000 个人中就有 5~10 名癫痫患者，一生中患病的可能性是 2%~5%[17]。患病率因为所用癫痫定义的不同而不同，如确切的活动性癫痫是与正在治疗的病例相对而言的[18]。

这些数字资料看似与专家对老年癫痫的关注有关。这其中的原因尚不清楚，可能的解释包括：与年轻癫痫患者相比，癫痫对老年人生活方式的影响更小，或者是因为对老年患者相关或不相关的共患病议题关注较少[19]。

分 类

专家认为癫痫的分类过于复杂。如果分类依据原则好理解的话就不会这样。目前的癫痫分类是根据 ILAE 制定的分类发展而来的。

有 2 种并列的方案，一种用于癫痫发作[20]，另一种用于癫痫综合征[21]。2010 年，ILAE 推了一个更进一步的分类，基本是围绕术语去反映新的概念（将在下面讨论）[22]。

精确的综合征分类有助于指导治疗决策和明确预后。分类对于流行病学研究及评估也是很重要的。而且，严密的分类有益于整个诊断过程，可减少或确定先前的癫痫误诊。透彻理解幼年或成年早期存在的癫痫综合征益于处理老年癫痫发作。因为癫痫发作风险持续终生，患者可能被戴上错误的诊断标签不能被纠正，长程治疗的问题随之而来。

癫痫不是一种特异性疾病，而是一组神经解剖和病理生理性物质导致癫痫发作的异质性紊乱表现。ILAE 最新的建议是：考虑以分层方式组成 5 个部分或 5 轴，可以将有用的和新的信息进行整合[23]。5 轴如下。

（1）癫痫发作现象—详细描述癫痫发作事件。

（2）癫痫发作类型—脑内定位和反射性癫痫的诱发刺激应在适当的时候加以说明。

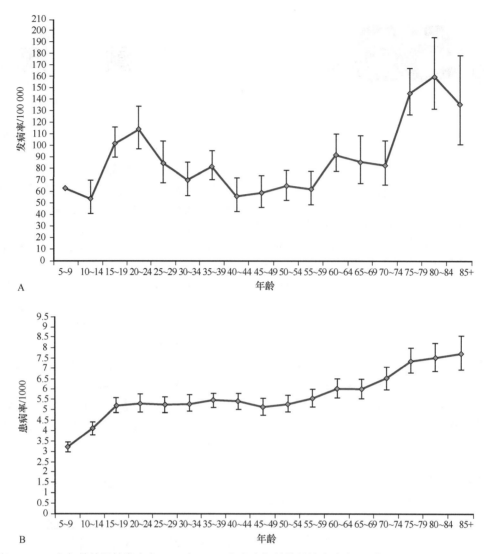

图 58-1　A. 每 100 000 人年龄特异性发病率；B. 每 1000 人癫痫年龄特异性患病率。（来源：Wallace H, Shorvon S, Tallis R: Age-specific incidence and prevalence rates of treated epilepsy in an unselected population of 2, 052, 922 and age-specific fertility rates of women with epilepsy. Lancet 352: 19-26, 1998, 经许可）

（3）癫痫综合征—可能不总是能做到综合征诊断。

（4）癫痫病因—包括引起癫痫发作的特定疾病、遗传缺陷或病理基质。

（5）癫痫损害—可选但通常有用的附加诊断参数来源于损害分级[根据世界卫生组织国际损伤、缺陷和失能分类（International Classification of Impairment, Disability and Handicap，ICIDH-2）改写]。

上述 5 轴计划尚未被广泛采用，但它对于治疗癫痫患者的临床医生还是有用的，对于癫痫专家或诊所医生也是有用的，它可以在一些方面应用。有必要考虑到：①癫痫发作类型；②累及的脑区；③原因或综合征[24]。精确的术语及如何应用它仍在讨论当中，并将可能持续讨论到精确的机制和癫痫发作的病因明确。如何更好地分类癫痫的讨论将持续存在[25]。

分类方案存在的缺点

一直在变的描述性术语不可避免地引起了混乱。人

们建议使用在影像学和遗传学方面基于病因而不是描述性的简单术语[25]。但是，对于可靠的病因分类而言现在的知识还不够完备。ILAE 分类方案主要的缺点可能是在非癫痫专业健康管理人士之间很难传播。分类方案的修订和修订背后的基本原理将被发表在专业杂志上，因此对于非癫痫专家而言仍然相对难以获得。鉴于癫痫如此常见，这应该是一个值得关注的领域。

还是常常能听见大发作（grand mal）、小发作（petit mal）这样的术语。尽管只能对癫痫类型提供模糊不清的参考，但还是对真正癫痫的症状学、可能的病理生理学机制和稳妥的诊断提供了小小的提示。患者可能使用大发作来指复杂部癫痫发作或全面强直阵挛性发作。同样的，小发作用于指任何短暂的意识改变，尚无恰当的病史定义进一步的事件。

尽管癫痫的分类存在很多不足，但对癫痫或癫痫患者的护理，应该熟知目前的癫痫方案尤其是其背后依据的原则。

癫 痫 发 作

癫痫发作的国际分类（International Classification of Epileptic Seizures，ICES）是一系列专家研究大量临床视频记录和脑电图后得出的[20]，与 ILAE 之前描述的 2 轴相关[23]。它是基于一致的观点。框 58-1 显示了最新推荐的癫痫发作的分类。从设计上来看，该目录是描述性的。第一级分为全面性癫痫发作（generalized seizure）和局灶性癫痫发作（focal seizure），全面性癫痫发作是指全脑半球受累或起源于某一点后迅速扩散分布到大脑两侧神经网络，可能包括皮质和皮质下结构，但不必包括整个皮质[22]；局灶性癫痫发作是指累及局部或单侧脑区。

全面性癫痫发作

全面性癫痫发作分为失神发作、肌痉挛、强直、阵挛或强直阵挛。失神发作可分为典型失神和非典型失神。典型失神发作见于特发性全面性癫痫（在后面讨论），儿童时期起病，但可持续到成年以后。儿童的失神发作过去被称为小发作，但这个名称现在应该考虑废弃了。失神发作存在意识改变，偶尔出现频繁眨眼，但是其他的运动表现很少，发作时间很短，通常少于 30s。特征性脑电图是全面 3～5Hz 的尖波放电。肌阵挛发作是短暂的肢体肌肉阵挛，很少累及躯干。肌阵挛发作这个名词处于全面性癫痫发作的标题之下。然而，肌阵挛是一种局灶性癫痫影响一个肢体或一侧肢体，如果严格遵循 ILAE 方案，应该将肌阵挛发作归类为局灶性、运动性癫痫发作。

局灶性癫痫发作

局灶性癫痫发作分为运动性、躯体感觉性或特殊感觉性、自律性和精神性。局限相关这个术语之前用于描述局灶性癫痫，这个词显得累赘、笨重而不被广泛采用。而局灶或部分这样的术语保留下来是比较常用的。在过去的几十年，局灶性癫痫分成简单部分性癫痫（意识保留，神志持续清楚）或复杂部分性癫痫（意识丧失）。在临床上意识的保留或丧失是至关重要的，预示着癫痫所致功能障碍的严重程度。癫痫先兆经常在癫痫之前起到警示作用，癫痫先兆是一种简单部分性癫痫，它可以迅速进展为复杂部分性癫痫或继发性全面性癫痫。先兆可以独立发生（如简单部分性癫痫），典型的先兆持续时间很短，几秒钟到几分钟，很少长时间持续。

颞叶癫痫

颞叶癫痫可能是在所有局灶性癫痫中最为人熟知的类型。癫痫可以起源于颞叶中间结构、边缘系统部分（如海马）或颞叶新皮质。初始症状包括上腹部不适、紧张或一种上升的感觉、味觉异常、似曾相识等经验现象和

框 58-1 癫痫发作的国际分类（ICES）工作组癫痫分类

全面性癫痫发作
　强直阵挛性癫痫（以任何形式的联合）
　失神发作
　　典型的失神发作
　　不典型的失神发作
　　伴随特殊症状的失神发作
　　肌阵挛失神发作
　　眼睑肌阵挛
　肌阵挛
　　肌阵挛
　　强直性肌阵挛
　　非强直性肌阵挛
　阵挛性癫痫发作
　　强直性
　　非强直性
局灶性癫痫
未知的
癫痫痉挛

改编自 Berg AT, Berkovic SF, Brodie MJ, et al. Revised terminology and concepts for organization of seizures and epilepsies: report of the ILAE Commission on Classification and Terminology, 2005-2009. Epilepsia 51: 676-685, 2010.

精神症状、恐惧或欣快；这些症状通常持续时间很短，几秒钟到几分钟，可以独立发生，不进展为全面性癫痫而意识丧失。患者反复出现初始症状，称为癫痫的先兆，颞叶来源的复杂部分性癫痫的典型表现是口面自动症（例如咂嘴或反复吞咽）。提供的病史和特异性的询问非常有用。另外，可能存在肢体自动症和典型的姿势性张力障碍。患者在一次发作后通常感觉疲惫而入睡。

额叶癫痫

额叶癫痫表现各异，因为额叶的大小及其传播功能各不相同。额叶癫痫的定义依赖于癫痫病灶的来源和传播[26]。额叶包含初级运动皮质、辅助性运动皮质、额叶前皮质及边缘和边缘旁皮质。

总之，额叶癫痫表现为突出的运动症状。可能出现强迫头位或斜视。肢体受累包括强直、阵挛或姿势移动或双侧运动自动症，如骑自行车，有时可见怪异运动。即使是四肢均有发病，偶尔患者也能够保持清醒，这可能会误诊为非癫痫发作。杰克森癫痫是指局灶性运动性癫痫可预测及顺序性的方式传播，从运动肢体到近端肢体或从腿到胳膊。托德轻瘫（Todd paresis）是指短暂的偏侧肢体轻瘫，可持续 1 天或数天，常出现在继发性全面性局灶运动性癫痫之后。

枕叶癫痫

枕叶起源的癫痫正如预想的一样会出现视力相关症状。典型的枕叶癫痫会有视觉多彩或完整的幻觉。这与

偏头痛的先兆不同之处在于颜色鲜艳持续超过数秒钟，而不像偏头痛那样持续数分钟。枕叶癫痫可能会有球样闪光或有明亮旋转的颜色出现。其他的表现包括完整的幻觉，持续时间很短，数秒钟到数分钟，可能会导致继发性全面性癫痫。

顶叶癫痫

顶叶癫痫很少[27]。顶叶的作用是处理和整合感觉与视觉信息。旧的观点认为涉及疼痛、麻木和刺痛，烦热或压迫感提示顶叶癫痫。

癫痫综合征

癫痫综合征和癫痫的国际分类机构（International Classification of Epilepsies and Epilepsy Syndromes，ICEES）[21]补充了 ICES 分类。一些癫痫分类描述了单纯的疾病本身，而其他分类描述的是临床症状的集合，如特发性全面性癫痫。

在癫痫综合征的分类中已不推荐使用全面性和局灶性的概念。分类依据的是病因概念：没有明显潜在病理学的特发性或单纯癫痫、明确已知病因的症状性癫痫、未知但有可疑病因的隐源性癫痫。最新 ILAE 修订了下面术语的变化：特发性也指遗传性，症状性指结构/代谢性，隐源性指未知病因[22]。另外，这些术语被采用的程度仍需观察。

特发性全面性癫痫

特发性（或遗传性）全面性癫痫[idiopathic (or genetic) generalized epilepsy，IGE]的特征是具有一种或多种下面的癫痫类型：典型的失神发作、肌阵挛发作和全面性的强直阵挛发作；脑电图有发作间期的和发作期的尖波及多发尖波。ILAE 推荐使用术语遗传性全面性癫痫[22]，并已见于出版物及临床工作中。但是 IGE 真正的广泛使用估计得等到癫痫的基因结构明确以后[26]。IGE 的亚组分类是根据不同癫痫类型和脑电图特征进行的。一些学者提出发病年龄和日间癫痫类型。成人癫痫的主要亚组如下：青少年肌阵挛性癫痫、青少年失神性癫痫、清醒状态下的全面强直阵挛性癫痫。

是否不同的临床表现代表不同的生物连续性结果或一组特征性的综合征仍存在争议[28]。典型的特发性全面性癫痫的起病时期是儿童期或成年早期，但是，也有更晚起病的[29,30]。也有报道称，典型的特发性全面性癫痫表现为第一次发病的年龄较大[31,32]。

术语"特发性"是指自身性疾病（即没有其他神经系统异常）且病因未知。特发性全面性癫痫的发作风险通常持续到老年。最近有报道称，关于 4 位超过 60 岁、先前诊断过特发性全面性癫痫和失神性癫痫的失神状态患者的描述是在发病后的 10～20 年癫痫有所好转[33]。

适当的抗癫痫药物（appropriate antiepileptic drug，AED）治疗反应大多是好的，但不是全部。一项关于 60 岁以上的特发性全面性癫痫患者的研究发现一个小的亚组老年时发生了癫痫的恶化[34]。

症状性癫痫

局灶性症状性癫痫是成年人新发癫痫的主要病因[19,35]。症状性癫痫意味着病因是已知或可以合理推断。在缺乏影像异常的情况下，脑损伤如颅内炎症（脑膜炎或脑炎）或外伤病史足以作为新发癫痫的原因。远程症状性癫痫是指患者在明显的脑损伤后多年发展为癫痫，它是与急性症状性癫痫相对的，急性症状性癫痫是由新的脑功能障碍所致。老年人中，MRI 异常的可能性很大，尤其是脑白质疏松的患者[36]。这些异常之间的关系及为什么有些发展成癫痫而有些没有发展成癫痫依然不清楚[37]。

诊 断

癫痫可以表现为不同的症状。同样的，许多其他情况也可以被误认为是癫痫发作。癫痫的主要特征是它的发作很长时间都是老套的、不变的，持续时间很短。以下发作性症状可由癫痫引起：①失去意识；②全身抽搐运动；③跌倒发作；④局灶性运动——痉挛、摆姿势、半目的性运动、较少的打人、骑自行车或运动激惹；⑤感觉性发作——刺痛、疼痛、烧灼感；⑥发声——语无伦次、不能理解的词语、尖叫或大笑；⑦精神性症状；⑧睡眠中插话现象；⑨持续的困惑或神游状态。

仔细询问病史对于癫痫诊断的重要性不能过分夸大。病史应包括患者本人和第一证人的描述。过分依赖二手陈述如"看起来像个发作"可能导致误诊。没有诊断癫痫用的单一测试。有经验的临床医生在收集详细病史上所用的时间是不能缩减的。对于每一例患者，环境、时间、情况、前驱症状或警示、发作的详细过程、发作的症状和持续时间、恢复的速度和性质，以及相关症状、体征，如头痛或混乱，这些都是需要了解到的。

直接询问关于发作本身和其他前驱发作是很有用的，但是注意不要诱导病史，让患者及证人很自由地叙述事件过程。值得直接询问的是有用的症状，如头偏向一侧或斜视、肢体活动的性质、姿势、抽搐或自动症，以及运动是否节律性或同时出现，随着时间变化症状是怎样发展的。证人可以透露反复的吞咽动作或口唇发声等症状。任何的所见颜色的变化、呼吸类型或出汗联同恢复的时间、症状持续时间及所有接下来的症状如头痛、混乱或行为改变都需要被确认。询问可能的前期发作总是有用的，而患者可能不会将那个前期发作与目前的事件联系在一起。例如，一个第一次发作全面性强直阵挛性癫痫的患者可能不能把这次发作和先前的局灶性癫痫联系起来，通常的表现是上腹部不适、嗅觉异常。

通常舌咬伤和失禁强烈提示癫痫发作。但不总是这样。失禁可能发生在晕厥中。舌尖的损伤也可能发生在晕厥中，但是舌侧面或内颊的严重咬伤通常提示发生了全面性强直阵挛性癫痫发作[38]。

既往病史询问应包括头损伤或颅内炎症、脑卒中、痴呆及心脏病病史、家族史、用药史和社交关系情况，这些都是非常重要的。特殊询问应包括生活安排、驾驶、职业、爱好和娱乐。

鉴 别 诊 断

癫痫的 2 个主要鉴别诊断是晕厥和精神性或非癫痫发作。老年人癫痫发作和晕厥的表现可能与年轻人不同，这是诊断困难或误诊增加的原因。其他罕见的导致昏迷或意识改变的情况包括低血糖（常见于老年糖尿病患者）、其他代谢紊乱、影响脑干的颅底结构异常，以及影响脑脊液循环的病变。短暂性脑缺血或短暂性脑缺血发作可以比较容易地通过发病的频率和时程与癫痫区分开来。短暂性脑缺血很少有意识丧失，短暂性脑缺血发作通常发作不频繁，而且在一个相对长的时间段里不总是一个模式发病。局灶性癫痫是一个例外，它其实是一种较重的皮质缺血，可以影响到手部，这将在之后的章节里细讲。

晕厥

晕厥是意识丧失最常见的原因。在第 45 章中详细讨论。由于癫痫发作的表现可能在晕厥中发生，因此不应单独考虑，应给予适当的重视。与癫痫相比，晕厥发作的主要特征是促发因素、先兆症状、短暂的意识丧失和快速恢复，但是在老年人身上有很大的差异性（表 58-1）。与癫痫相似的特征性症状包括转头、自动症和尿失禁，还有相对轻的舌咬伤[39]。晕厥跌倒可能导致损伤，但是这个不太常见，因为人们不像癫痫发作那样严重地摔到地上。

心源性晕厥的发作没有预警，经常是突然、无缘无故地倒地，伴随短暂的意识丧失和快速的恢复。与血管迷走性晕厥相比，心源性晕厥很少有先兆症状。有结构性心脏病、心肌梗死病史、风湿热或心脏杂音的患者应高度怀疑心源性晕厥。

心因性发作

精神性发作看似很像癫痫发作，但是并不是，脑内发作性放电所致，可以用许多术语来指代：非癫痫发作、非痫性癫痫、心因性非癫痫发作（psychogenic nonepileptic atlack，PNEA）或不太让人喜欢的假的癫痫发作[40]。尽管没有研究或报道确认这个观点，但在老年人中 PNEA 的患病率似乎较低。在一项 60 岁以上老年人视频脑电图的研究中，在 34 例患者中就有 10 例被诊断为 PNEA，在监测过程中记录到发作事件[41]，这组数据来自于一项 440 名志愿者超过 7 年的研究，其中有 71 名是超过 60 岁的志愿者，该试验均行视频脑电图监测。另一项研究[42]发现，16 例经视频脑电图检查的超过 60 岁患者中有 7 例被诊断为 PNEA，这些数据取自 834 名接受长程视频脑电图监测的志愿者。更进一步的超过 8 年的长程视频脑电图监测证实 39 名超过 60 岁的患者接受了评估，其中的 13 人依据视频脑电图诊断为 PNEA[43]。然而 PNEA 在老年人群中依然是一个重要的鉴别诊断，尤其是发生顽固性癫痫时[41]。

PNEA 可能是患者对心理社会应激的反应，伴随不能解释的躯体症状，引起医疗上的关注[42,44,45]，PNEA 与一系列明确的病理性人格有关，这种病理性人格可用于适应性治疗[46]。躯体形式障碍、焦虑、情绪障碍都是与 PNEA 相关的特征。在一项研究中，老年亚组患者 PNEA 更可能是男性，而且多有疾病相关的创伤经历[47]。如果在发病前有不寻常的症状、相关的身体或精神疾病、不利的社会环境或丧亲之痛，应当疑诊为 PNEA。确定 PNEA 通常需要长程的视频脑电图监测，但在大多研究中心该检查未在老年人群中进行。

表 58-1 晕厥和癫痫发作的鉴别

特征	一般鉴别		老年患者的改变
	晕厥	癫痫发作	
体位	通常发生在右上体位	不依赖于体位	老年人的晕厥并不总是与体位相关，因为它们通常是由于严重的、与体位无关的病理原因所致
发病	逐渐	突然	老年人晕厥时意识丧失可能会突然发生；癫痫的复杂部分性发作可逐渐发病
损伤	少见	很常见	晕厥发作可能与老年人明显的软组织或骨损伤有关
失禁	少见	常见	有失禁倾向的个体晕厥时可能是湿的；部分性癫痫通常不会与失禁有关
恢复	快	慢	癫痫（颞叶）发作形式为短暂的意识丧失；严重心律失常相关的晕厥发作可能时间较长
事件后精神错乱	少	明显	晕厥导致的长时间缺氧可能与事件后的精神错乱有关
频次	有明确的促发因素，通常发作不频繁	通常没有促发因素，可频繁发作	与心律失常、低心输出量、体位性低血压或颈动脉窦敏感相关的晕厥可能发作频繁

2007 年及 2014 年的 Cochrane 数据库发现，没有足够的证据来推荐治疗 PNEA 的具体疗法，并强调需要进行新的随机试验来评估治疗干预措施[48]。治疗的首要目标是一旦诊断就应该减少不必要的医疗干预或住院。

短暂性癫痫性遗忘

短暂性癫痫性遗忘（transient epileptic amnesia，TEA）曾用于描述没有明显癫痫发作的复发性短暂失忆发作[49]。TEA 需要与短暂性全面遗忘（transient global amnesia，TGA）区别，将在后面讨论。TEA 有证据表明癫痫的诊断是基于一个或多个脑电图异常、癫痫的其他临床特征（如自动性或幻嗅）的共同出现，以及抗癫痫药物的明确反应[50]。其他特点包括发作间期的记忆障碍，表现为加速的遗忘、远期的自传式遗忘（如患者表现出对来自遥远过去的重要个人事件的记忆丧失）和地形的遗忘（如患者沿着新的或熟悉的路线行进很困难）[51,52]。现在仍不清楚 TEA 发作是否代表着发作活动的进展或一种发作后现象。TEA 是否可以被看作是明确综合征的、充分的疾病诊断[53]或是老年颞叶癫痫的另一种表现仍有待进一步研究。

短暂性全面遗忘

TGA 是短暂丧失记忆功能，这个名词已经被应用了40 多年[54,55]。它在人们的中、晚年生活中很常见。TGA 发作有其特征性的表现。通常有诱发因素，包括一项或多项：剧烈的运动、剧烈的情绪压力或温度变化。发作期间患者出现轻度的激惹、重复提问或搜索行为。典型的发作持续数小时，但 24h 内恢复。在发作期间，患者保持自我意识和长期记忆，可以执行熟悉的任务或在熟悉的环境中行走，但他们似乎无法留下任何新的记忆，在发作期间似乎对所有最近发生的事件都失忆。一旦发作结束，患者重新获得一些关于该事件的记忆，但对发作过程仍保持失忆。发作通常是独立的，但有 6%的复发率。临床表现特征显著以至于一旦见过一次就不容易误诊为癫痫。没有证据证明癫痫的病因或短暂性动脉缺血事件[56]。一个流行的假说是双侧颞叶的静脉充血是由于颈内静脉瓣膜功能不全和胸内压突然升高引起的[57]。

如果发作反复复发，而且有相关症状，如自动症、有记忆障碍表现，应考虑 TEA 的诊断。

心因性失忆

心因性失忆症或分离性神游症很少见，通常由压力大或不利的生活事件引发。详细的临床评估可以发现陈述方面的不一致，从而警示医务人员注意转换障碍的问题。其特征包括在保留的新学习环境中大量丧失自传式记忆（包括自我认同）、缺乏重复的提问，以及失去继续维持日常生活的能力。

异态睡眠

异态睡眠表现为睡眠前后或睡眠中出现功能紊乱。有时被误诊为癫痫发作。新的信息出现使异态睡眠的分类发生改变[58]。深眠状态包括快动眼异态睡眠和周期性肢体运动。准确的病史往往可以将异态睡眠和癫痫区别开来，偶尔的视频监测可能会有益处。

短暂性脑缺血发作

短暂性脑缺血发作（transient ischemic attack，TIA）症状倾向于负性的（如功能丧失）。而癫痫发作一定会有阳性症状。一个罕见的例外是由颈动脉狭窄引起的严重皮层缺血或肢体抖动性 TIA（shaking limb TIA，SLTIA）引起的明显的局灶性运动性癫痫（图 58-2）。TIA 首先提出于 1962 年[59]，文献中大量报道了肢体抖动性 TIA[60-62]，症状包括上肢震颤，不向面部传播。发作时间可长可短。减少脑灌注可诱发，如从床或椅子上站起或过度拉伸脖子。AED 或苯二氮䓬类药物不能减少震颤。发作期间的脑电图是正常的。恢复脑供血的治疗措施（如颈动脉内膜切除术或纠正相对性低血压）有助于改善运动异常。单光子发射计算机断层扫描（SPECT）支持肢体震颤 TIA 是由低血压而不是复发性血栓栓塞事件所致的假说[63]。

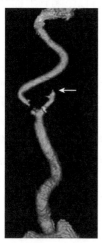

图 58-2　79 岁复发性右臂震颤发作患者 CT 血管图像，站立时症状加重；图像提示左颈内动脉闭塞。

其 他 考 虑

惊厥性癫痫持续状态

惊厥性癫痫持续状态（convulsive status epilepticus，CSE）的定义是超过 30min 持续癫痫活动或连续不断的癫痫发作，惊厥性癫痫持续状态呈双峰分布，在婴幼儿和老年人中发病率最高。这与显著的发病率和死亡率有关。年龄增长和下面将提到的脑卒中病因是高死亡率的预测因子[64-66]。急性或远期症状性脑卒中是老年人癫痫持续状态的常见原因[67,68]。

CSE 是一种临床急症。对于老年患者和年轻患者，其治疗的总体原则相同，但可能会有局部的不同。那些急性期治疗的患者应该对照当地的指南，首先，制定总体复苏措施，疑诊的患者应立即给予药物治疗，静脉使用苯二氮卓类；护理上避免气道压迫，尤其是老年人。如果静脉用苯二氮卓类没有反应，则选择苯妥英，注入给药，有初始负荷量。如果苯妥英没有反应，有必要给予麻醉制剂镇静治疗。同步的脑电图监测是必需的，有助于查找病因。当采用抗癫痫治疗时，镇静作用可持续至少 24h。

非惊厥性癫痫持续状态

非惊厥性癫痫持续状态（nonconvulsive status epilepticus，NCSE）相对常见，占所有 SE 病例的 1/3。发病率随年龄增长而增加[69]。在老年人中，它也更难以诊断，表现为急性或亚急性长期的精神错乱状态。临床表现可能不易察觉。高度怀疑者，脑电图对于做出诊断必不可少[70]。在没有昏迷的情况下，应该避免积极治疗。一项针对 25 名 NCSE 老年患者的前瞻性研究发现，静脉内注射苯二氮卓类药物与死亡风险增加相关，入住重症监护病房会延长住院时间，而不会改善预后[71]。对于那些脑卒中或蛛网膜下腔出血后神经功能恶化的患者，应该考虑 NCSE[72,73]。NCSE 是一种脑电图方面的诊断。NCSE 的脑电图诊断标准在持续发展[74]。

不明原因的癫痫猝死

不明原因的癫痫猝死（sudden unexplained death in epilepsy，SUDEP）是指癫痫患者突然发生猝死，而死后未发现明显死因[75]。占到癫痫死亡的 7%～17%[76]。似乎全面性强直阵挛性癫痫发作时的心跳或呼吸停止导致 SUDEP，病因依据患者和癫痫发作的不同而不同[76]。

SUDEP 的危险因素包括全面性强直性阵挛性癫痫发作、癫痫发作时独自卧床、严重的癫痫病、脑部结构性损伤，以及癫痫发作年龄偏小[77]。报告偏差能够解释后两个因素。老年人猝死较常见。根据定义，SUDEP 要求在死后没有发现其他死亡原因。如果伴随其他疾病，则不能把老年人猝死归因于 SUDEP，而其他健康年轻癫痫患者的猝死则需要极其严密的调查。目前还不清楚是否相同的机制作用于 SUDEP 的所有年龄组，老年人是否同样易感，或老年人是否在某种程度上不受此情况的影响。如何测量老年患者的发病率可能很困难。

免疫介导的边缘性脑炎

老年人新发的与情绪变化相关的癫痫和/或认知障碍应该迅速联想到免疫介导的边缘性脑炎，因为这是个重要的鉴别诊断，其易于监测而且对免疫治疗反应好。边缘系统脑炎分为副肿瘤性[78]和自身免疫性[79]两种，后者的诊断基于恶性肿瘤和不同抗体亚型的研究。两个常见的抗体针对 N-甲基-D-天冬氨酸（NMDA）受体和电压门控钾离子通道复合物（VGKC 复合物）。后者与一

种非常有特征的癫痫类型相关——臂面癫痫，它表现为一条胳膊和一侧面部的肌肉强直性收缩，持续数秒钟，有时一天内重复发作几百次[80]。这种癫痫对 AED 反应差，但是早期大剂量使用类固醇激素和静脉应用免疫球蛋白或两者同时使用的免疫治疗可使其完全缓解。头部 MRI 显示，特征性颞叶中部 FLAIR 像的高信号改变，有时误诊为低级肿瘤[81]，接下来的工作以鉴定其他可能的病原学抗体，并提出其他癫痫病中免疫介导机制的问题[82]。

病 因 学

脑血管疾病

脑血管病是老年人癫痫最常见的原因[83]，占老年癫痫病例的 30%～50%[35]，占症状性癫痫的 75%。脑卒中后癫痫发作和癫痫被认为是早期（发生在脑卒中后 2 周内）或晚期（发生在 2 周后）。6044 名急性脑卒中的住院患者的一项研究发现，3.1%的患者曾经在脑卒中后 24h 之内有癫痫发作，8.4%的患者在蛛网膜下腔出血或颅内出血后 24h 之内有癫痫发作[84]。在英国，癫痫和脑血管疾病的标准化死亡率比是最高的[85]。

脑梗死累及皮层是诱发癫痫发作的危险因素，梗死部位与癫痫的发生可能有关[86]。在大的多中心研究中，蛛网膜下腔出血后预防性应用 AED 使结果更差，增加住院并发症比例[87]。脑血管疾病导致癫痫状态的患者 6 个月内的死亡率是脑卒中而没有癫痫状态患者的 2 倍[88]，但是癫痫状态对于脑卒中后死亡率的影响仍存在争议[89]。

脑肿瘤

老年新发癫痫应该做脑部影像学检查，以排除结构性原因（图 58-3）。良性肿瘤如脑膜瘤也可导致癫痫。

这些肿瘤的手术依赖于肿瘤的位置和患者的健康状况。典型表现是脑膜瘤是发展缓慢的，但它可以慢慢生长，有很小的转化成恶性肿瘤的风险，年轻且伴外周损伤的患者适合手术。

神经退行性疾病

阿尔茨海默病在无明确病因的癫痫患者中发病率增高 6 倍[90]。这些病例中的癫痫病史需要护理者提供。进一步的研究发现 21%的患者在诊断阿尔茨海默病痴呆后发展为癫痫[91]。

其他病因

任何结构性、炎症性、免疫性或颅内血管问题都能导致癫痫发作。其他原因包括创伤、颅内炎症尤其是单纯疱疹病毒性脑炎和肺炎球菌脑膜炎、硬膜下血肿、副癌综合征、边缘性脑炎和皮质发育畸形（图 58-3）。

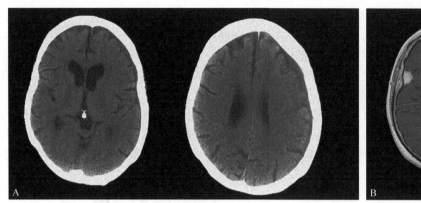
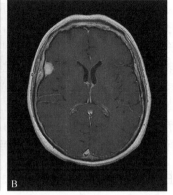

图 58-3 癫痫的病因。A. 68 岁女性患者表现为局灶运动性癫痫，左手受累，其头部 CT 显示硬膜下血肿。B. 60 岁女性患者表现为简单部分性癫痫，金轧增强 T1 加权 MRI 显示右颞叶脑膜瘤。

引发癫痫

一次或多次引发癫痫发作不需要诊断为癫痫。引发癫痫可能由代谢或中毒性干扰引起。识别引发癫痫非常重要，因为该病不一定要用 AED 治疗，所以治疗策略有所不同。

检 查

老年人应该常规检查血液学、生化、血浆葡萄糖、钙和肝功能。主要检查包括心电图、脑电图和神经影像学。尤其应注意到脑部影像和神经生理方面的"正常"衰老。这包括 CT 提示的萎缩、MRI 提示的萎缩和非特异性的白质改变及脑电图上慢波增多。

心电图

心电图是一种简单、快捷、价格低廉、非侵入性的检查。应该对所有初次出现意识丧失的患者进行心电图检查，即使病史强烈提示癫痫发作。心电图应作为传导异常的证据[92]。应依据病史考虑进一步行针对心脏或血管迷走晕厥的检查（详见第 45 章）。

脑电图

应该明智而谨慎地进行脑电图检查。脑电图是一种初级工具，然而，脑电图对于癫痫的诊断依然起到支撑作用。为疑诊晕厥的患者排除癫痫而行脑电图监测不太适合[93]。不加以区别地使用脑电图将导致癫痫的过度诊断[94]。脑电图的解释需要由技术熟练的神经生理医生进行。非特异性结果将使粗心的人受到干扰（图 58-4）。癫痫分类的金标准是随机的视频脑电图监测，但对这一设施的使用受到限制。

长程视频脑电图对于所有年龄段的癫痫诊断都是有用的[95-98]。有下列适应证：①明确诊断癫痫和非癫痫发作；②癫痫起病的定位（仅对拟手术的年轻癫痫患者使用）；③在疑诊的部分性或夜间癫痫病例测定癫痫频次时使用。

很显然，在已发表的文献中，大的癫痫中心的老年患者视频脑电图的使用情况是：超过 60 岁的患者仅占监测单元内住院患者的 2%～17%[93,96,98]。

神经影像学

CT 和 MRI 是用于癫痫相关检查的两种标准模式。所有的成年人初发癫痫都应进行脑部影像学检查以排除结构性损伤。与导致管理变更的预期收益相比，CT 或 MRI 的选择依据每项技术的价格和实用性。CT 涉及 X 线的重建，需要多个层面产生一个影像，辐射量也相应增加。现代 CT 速度很快，大脑图像可以在几分钟内获得。CT 孔相对开放，只需将头放入即可。因此，CT 最适用于急症或紧急情况，特别是当患者身体不适，需要密切监护时，以及患有幽闭恐惧症或难以平躺的患者。在鉴定颅内出血和钙化面积时 CT 优于 MRI。MRI 要求患者躺在强磁场中，并叠加时变磁场梯度。MRI 成像比 CT 需要更长的时间，一般一个完整的脑成像系列需要 10～20min。患者在扫描过程中需要安静躺着，因为即使一丁点的移动也将使图像质量变差。扫描孔相对窄而且长，患者先把头放进扫描孔，它几乎覆盖了患者身体的大部分。有幽闭恐惧症或不能躺平的患者将不能耐受 MRI。MRI 相对于 CT 的优势是，更好的成像结果和组织对比，以及更高的检测可导致癫痫的微小异常的能力；MRI 可能更适合计划进行手术治疗的顽固性癫痫的年轻患者。对于老年患者手术切除良性损伤以期治疗癫痫的优势很小，老年人微小良性损伤所致的癫痫不必改变治疗策略。

抗癫痫药物治疗

对于非专业人士，各种治疗癫痫的新药可能让人困惑。自 1989 年以来，世界上有 12 种抗癫痫药物（AED）发展并被许可使用。按照惯例，1989 年以前的有用的药物作为标准 AED，而 1990 年以后有用的药物称为新 AED。但是对于老年人 AED 的研究是不足的，而且往往集中在 65～74 岁的老年人身上[99]。药物的获益和副作用都是对年轻患者的研究推测而来。当给老年患者处方 AED 时，重点考虑的是药物副作用风险、药物之间的相互作用、改变的蛋白质结合、肝代谢和肾清除率，也需要仔细地回顾一下已经处方的药物。当初次使用一种 AED 时，推荐初始剂量要低，滴定要慢。

标准 AED 有艾司利卡西平、乙酰唑胺、卡马西平、氯巴占、氯硝西泮、乙琥胺、丙戊酸、苯巴比妥、苯妥英和普里米酮。新的 AED 有加巴喷丁、非尔氨酯、拉莫三嗪、左乙拉西坦、奥卡西平、普瑞巴林、卢非酰胺、噻加宾、托吡酯、氨己烯酸和唑尼沙胺。这些当中，非

尔氨酯和氨己烯酸因其严重的副作用而不再使用，换句话说，应用非尔氨酯可引起潜在的婴儿肝衰竭或再生障碍性贫血，应用氨己烯酸出现肾损害合并不可逆的视野缩小。这些副作用直到这些药物广泛使用几年之后才被发现，这强调了所有新药上市后需要监测和不良反应报告的必要性。成年人通常使用的标准和新的 AED 总结在表 58-2 中。

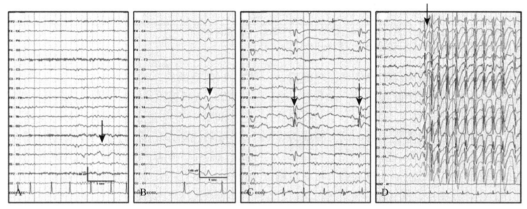

图 58-4　脑电图特征。A. 左颞慢活动，是一种非特异性特征。B. 78 岁老年男性，右颞尖波支持复杂部分性癫痫诊断。C. 青少年患有良性癫痫位于中央颞区的局灶性尖峰。D. 年轻患者合并 IGE，脑电图示普遍棘波，明确的癫痫样的放电。

表 58-2　用于老年人癫痫治疗的主要抗癫痫药物及它们的主要特征

药物名称	作用模式	代谢和动力学	通常的起始量（日常维持剂量）	副作用	关键要点
卡马西平*（1963）	钠离子通道抑制	肝代谢；活性代谢产物	100～200mg（400～1800mg）	异质性的皮疹	局灶性癫痫的一线用药，可使 MJ 恶化，可诱发 IGE 失神发作；药物间相互作用较多包括华法林和其他 AED
氯巴占	GABA 增加	肝代谢；活性代谢产物	10mg（10～30mg）	异质性的皮疹很少	常用于短时间的附属药
氯硝西泮	GABA 增加	肝代谢	0.5mg（1～6mg）	异质性的皮疹很少	常用于短时间的附属药
艾司利卡西平*（2012）	钠离子通道抑制	肝代谢；活性代谢产物	400mg（400～1200mg）	异质性的皮疹	化学结构和卡马西平相似
加巴喷丁（1993）	钙离子通道调控	不代谢，尿路原样排泄	300mg（1800～3600mg）	增重	可使 MJ 恶化，可诱发 IGE 失神发作；高剂量时破坏认知
拉莫三嗪（1991）	钠离子通道抑制	50%蛋白结合，肝代谢	25mg（100～400mg）	异质性的皮疹很少；Stevens Johnson 综合征	局灶性癫痫的一线用药；如果出现皮疹快速停药
左乙拉西坦（1999）	突触小泡蛋白调控	泌尿系统排泄	250mg（750～3000mg）	疲乏、情绪障碍	情绪障碍包括易激惹、脾气暴躁
苯巴比妥*（1912）	GABA 增加	肝代谢，25%原样分泌	30mg（30～180mg）	困倦、情绪改变、骨软化	目前很少初始应用如果考虑停药要缓慢进行
吡仑帕奈	谷氨酸（AMPA 拮抗剂）	肝（CYP3A4 而不是 CYP450）	2mg（6～12mg）	头晕、困倦、易激	一日一次剂型长半衰期睡前服用避免峰剂量的不稳定性
普瑞巴林（2004）	钙离子通道调节	肝代谢（饱和动力学）90%蛋白结合	50mg（100～600mg）	困倦、增重	可使 MJ 恶化，可诱发 IGE 失神发作，剂量依赖性的副作用
普里米酮*（1952）	GABA 增加	肝代谢	125mg（500～1500mg）	异质性的皮疹	很少初始应用，如果考虑停药要慢
奥卡西平*（1990）	钠离子通道抑制	肝代谢	150～300mg（900～2400mg）	异质性的皮疹,低钠血症	结构同卡马西平
噻加宾（1996）	GABA 增加	肝代谢	5mg（30～45mg）	癫痫发作增加，非抽搐状态	

续表

药物名称	作用模式	代谢和动力学	通常的起始量（日常维持剂量）	副作用	关键要点
托吡酯*（1995）	谷氨酸盐减少，钠离子通道调节，钙离子通道改变	大部分是肝代谢，通过肾排泄	25mg（75～200mg）	减重，肾结石，认知障碍，找词困难	剂量依赖性副作用
丙戊酸（1968）	GABA 增加	肝代谢；活性代谢产物	200mg（400～2000mg）	肝毒性或脑病很少	全面性癫痫的一线用药
唑尼沙胺（1990）	钙离子通道抑制	泌尿排泄	50～100mg（200～600mg）	异质性的皮疹	英国新许可的药物

注：AED. 抗癫痫药物；GABA. γ-氨基酪氨酸；IGE. 特发性全面性癫痫；MJ. 肌阵挛发作
* 诱导肝酶进而影响血浆其他经肝代谢药物的水平（如华法林）

目前推荐的一线 AED 是丙戊酸治疗全面性癫痫、卡马西平或拉莫三嗪治疗局灶性癫痫。对于许多老年患者而言，苯妥英依然是治疗的主要药物[100,101]。一些癫痫病史较长的老年患者可能依然需要应用苯巴比妥或普里米酮，稳定的患者不宜改用新型 AED。

新型 AED（在和安慰剂随机对比试验后）被许可用于附加治疗，加入 AED 谱中。尚无标准和新型 AED 的直接头对头对比试验。最近为解决这一失衡所做的努力包括标准和新的抗癫痫药物（SANAD）的英国研究、比较丙戊酸钠和新型 AED 在全面性癫痫中作用的研究，以及卡马西平和新型 AED 在局灶性癫痫中作用的研究。丙戊酸是治疗 IGE 最有效的药物[102]，而拉莫三嗪比卡马西平更适合局灶性癫痫的治疗[103]。实验不包括许多后出现但现在很重要的 AED（如左乙拉西坦、唑尼沙胺和普瑞巴林），需要进一步的研究加以验证。

一项大型多中心研究比较了拉莫三嗪、加巴喷丁和卡马西平在 593 例新诊断癫痫的老年患者中的作用，发现与卡马西平相比，随机分配到拉莫三嗪或加巴喷丁的不良事件较少，在 12 个月时无癫痫发作率无显著差异[102]。一项随后的研究对比了 185 名超过 65 岁的患者应用拉莫三嗪和持续释放的卡马西平的作用，没有发现明显差别。但是有卡马西平有效、拉莫三嗪副作用少的趋势[104]。一项小型的研究发现，在治疗脑卒中后癫痫方面，卡马西平和拉莫三嗪效果相同，但是患者对拉莫三嗪耐受更好[105]。另一项研究发现，改用拉莫三嗪可以改善副作用[106]。

副作用

所有的 AED 都有副作用。这可能是剂量依赖性或异质性的原因。剂量依赖的副作用可通过使用小的初始剂量并缓慢滴定而被最小化。异质性的副作用不能被预测，通常需要快速停药。异质性的副作用包括皮疹、血液异常、骨髓功能障碍、肝衰竭和 Stevens-Johnson 综合征。

剂量依赖的副作用最常影响中枢神经系统。典型症状包括头昏、嗜睡、精神不振或虚弱、不稳定或不协调，情绪障碍包括抑郁、有敌意、易怒、神经质，认知方面

的影响包括困惑、注意力集中困难、思维异常、言语问题和难以入睡或维持睡眠困难。胃肠道副作用包括恶心、腹痛和腹泻。副作用还包括尿频、尿急及对性功能的影响。剂量依赖性副作用通常会因多药疗法而恶化[107]，治疗目标是以最小的剂量控制癫痫。联用超过 3 种 AED 很少有获益。多药应用最好有充分的理由。

应特别注意患者的常见或潜在严重副作用（表58-2）。如果患者有快速的接诊点或联系电话以获取建议，这将很有帮助，以防万一出现副作用，这样既不会突然停药，也不会继续有潜在的伤害性后果。有些副作用出现在 AED 开始应用或增加剂量时，但是这些副作用将在几天后消失。需要及早发现并解决复发性的或不良的副作用。

长期的副作用包括骨质疏松。骨质疏松更多见于服用 AED 的女性。服用酶诱导的 AED 的女性应该每 2～5 年测定钙和维生素 D 的水平及骨密度，以评估骨质疏松的风险。可以尝试补充维生素 D 和钙，以纠正任何不足。癫痫患者的骨折率是总体人群的 2～3 倍[108]，因此推荐监测癫痫患者骨健康[109]。

药物之间的相互作用

进行肝代谢的药物会被肝酶诱导的AED改变（表58-2）。药物相互作用风险很小的药物有左乙拉西坦、加巴喷丁和普瑞巴林[110]，其仍未进入临床应用。酶诱导的 AED 应该谨慎应用于已经药物治疗的患者，应该回顾一下所有的处方药，尤其应注意华法林。

尽管长期以来，人们一直认为抗抑郁药物会降低癫痫发作的阈值，并具有促惊厥作用，但几乎没有证据支持这一观点[111]。癫痫患者抑郁很常见，而且应被适当治疗。癫痫风险是剂量依赖性的，且低剂量的新型 AED 在大多数情况下是安全的。抗抑郁药较少影响 AED 水平的是西酞普兰、艾司西酞普兰、文拉法辛、度洛西汀和米氮平[110]。

治疗性血浆监测

除了苯妥英，监测血浆药物浓度一般对于调整 AED 治疗没有益处。实验室参考范围对于剂量调整的价值很

小，应根据临床反应和剂量相关副作用进行剂量调整。一项针对美国 92 名疗养院居民的横断面研究发现，卡马西平的剂量和血清浓度低于年轻人。最大年龄组（大于 85 岁）的每日剂量明显较低[112]。

AED 停药

高龄迟发性癫痫患者在一段时间内没有发作，是否应该停 AED？老年后无癫痫发作，但大部分时间都在服用 AED 的患者该怎么办？关于停药的研究正在年轻一些的人群中进行[113,114]。停药后旧病复发的情况包括：局灶性癫痫、全面性强直阵挛性癫痫、脑部病理表现、脑电图异常。这些情况多出现在老年新发癫痫患者中。癫痫的严重程度和发作频率及患者服药的观念能够影响停药的决定。从人群研究很难推断个体复发的风险。

值得特殊记录的是长期应用苯巴比妥或普里米酮治疗的老年人。两者都是巴比妥类，都很难停药，没有癫痫复发的风险。如果考虑停用这些巴比妥类，需要专家忠告，药物经过数月缓慢滴定下来，如每 6 周减少起始日常剂量的 10%。

癫痫的影响

癫痫是一种慢性疾病。它与公众的错误观念有关。一项以问卷为基础的对少数老年癫痫患者的调查发现，他们主要关心的是驾驶、交通和药物副作用的影响[115]。其他影响包括个人安全、社交障碍、就职和记忆丧失（框 58-2）。

框 58-2　癫痫的影响
癫痫发作
时间损失
损伤
社交中断/尴尬
住院
认知下降
驾驶
娱乐
社会互动
家庭教育
诊断
耻辱
误解
恐惧
治疗
急性副作用事件
长期副作用
药物之间相互作用
功能失调
神经功能下降

在一项针对美国 1000 多名成年癫痫患者的研究中，研究人员使用美国人口普查局的数据进行对比结果发现，受访者受教育程度较低，就业或结婚的可能性较小，而且来自低收入家庭[116]。对患癫痫的不确定性和恐惧被列为癫痫病最糟糕的事情。生活方式、上学、开车和就业限制也被列为主要的问题，当被要求对问题列表进行排名时，认知障碍被列为最高。一项关于老年人健康、生活质量的问卷研究发现，与没有癫痫的人相比，癫痫患者的分数很低。抗癫痫药物的副作用和抑郁是主要的原因[117]。另一项研究得出的结论是，对偶发性癫痫发作的恐惧也会影响老年人的生活质量[4]。认知障碍是一个主要问题，在那些服用超过一种抗癫痫药物患者中更高[118,119]。

对于癫痫患者而言，交通工具驾驶资格通常是受限制的，直到确认其处于无癫痫发作间期才可以恢复驾驶资格[120]。这个规定在不同的国家有所不同。医疗人员需要熟悉自己地区执照发放部门的规定[121]。

除驾驶限制外，还应采取常识性方法来进一步限制活动。日常活动不应该被限制。患有严重或频发癫痫的患者可能会对公共场所产生恐惧或担心被单独落下。内科医生应该注意到这个反应。

癫痫患者相关服务

老年癫痫患者或有一过性意识丧失的患者应该去专家处就诊。不是所有的老年人都将接受专家服务。晕厥是主要的鉴别诊断，不只是癫痫专家和老年病医生，所有内科医生治疗一过性意识丧失的患者时，都应该注意不同的表现。癫痫服务应与心脏病专家、神经放射科医生和神经生理学家密切合作。看似不足的领域是视频脑电图。癫痫的护理专家不仅要参与长程随访，也应尽快将专家忠告传达给患者[122-125]。一个致力于癫痫更广泛的多学科团队的作用，包括对社会保健的所有方面的投入（例如社会和职业服务），尚未得到很好的描述。

研 究 领 域

Raymond Tallis 在本书第七版中写道：前一版的观察发现老年癫痫学是一个相对不发达且研究不足的领域。突出的研究议程基本上是相同的。

关于癫痫如何以及为什么开始和停止仍有很多需要了解的地方。该领域的研究主要集中在年轻人和动物实验。老年人癫痫发作机制有何不同？为什么超过年龄极限之后特发性全面性癫痫和症状性癫痫之间存在这样的差异？为什么误诊如此普遍？PNEA 有多常见？如果没有怀疑的线索和进行适当的检查，很容易将其遗漏。

癫痫发作对老年人的身体不利影响是否更大，或者相反吗？老年人也有类似于 SUDEP 的事件吗？骨折和其他明显的损伤有多频繁？反复癫痫发作相关的认知障碍有哪些？这是因还是果？许多社会癫痫病评论文章的主题是患有癫痫、怀孕、驾驶和生活方式问题的女性。

老年人癫痫需要的信息有哪些?

什么时间使用抗癫痫药物?

当治疗老年、首次发作、无促发因素强直阵挛性癫痫时就用药物?还是等到2～3次癫痫发作以后再用?正在进行的多中心癫痫与单次癫痫（multicenter epilepsy and single seizure，MESS）研究应该有助于回答这个问题。在没有明显诱因的情况下,复发的概率有多大?老年人的癫痫控制有多难?需要更多的进一步的预期研究来回答这些问题。

新一代抗癫痫药物的作用

新一代抗癫痫药物在老年发病的癫痫治疗中处于什么位置?针对这一问题的研究不应仅仅关注癫痫发作控制等传统终点。新型抗癫痫药物在减少步态和行动能力上的细微副作用方面可能提供额外的优势,特别是因为这种"轻微"的副作用,对年老衰弱的人来说,可能会转化为严重的失能。

癫痫服务组织

我们应该如何最好地为患有癫痫的老年人提供服务?最理想的、广泛的服务应该包含哪些元素?谁来提供这些服务?我们应该怎样评估这些服务?如果有这些问题的答案,我们对于老年人癫痫的处理将会比现在更好。

关键点

- 对疑似癫痫发作患者的管理中最重要的一步是确定这些事件是否确实是癫痫发作。
- 所有新发作或可疑癫痫发作的成年患者都应该做脑部影像扫描。
- 大约80%老年起病的癫痫患者可以通过应用首选药物控制。药物之间的相互作用对于老年人而言需要重点考虑。
- 已确立的癫痫管理方法远不止药物治疗。主要元素是再次确证、教育、信息和支持。
- 除了苯妥英治疗以外,大多数抗癫痫药物并不常规使用抗惊厥血药浓度监测。

- 老年癫痫患者最初需要专科医生评估,并应按照针对年轻人的建议,获得持续的专家服务。
- 老年癫痫患者最初需要专家评估,且应该持续给予专家服务,与对年轻患者的建议一致。

（张　微　译，王衍富　校）

完整的参考文献列表,请扫二维码。

主要参考文献

2. Baxendale S, O'Toole A: Epilepsy myths: alive and foaming in the 21st century. Epilepsy Behav 11:192–196, 2007.
11. Fisher RS, Acevedo C, Arzimanoglou A, et al: ILAE official report: a practical clinical definition of epilepsy. Epilepsia 55:475–482, 2014.
22. Berg AT, Berkovic SF, Brodie MJ, et al: Revised terminology and concepts for organization of seizures and epilepsies: report of the ILAE Commission on Classification and Terminology, 2005-2009. Epilepsia 51:676–685, 2010.
42. Reuber M, Elger CE: Psychogenic nonepileptic seizures: review and update. Epilepsy Behav 4:205–216, 2003.
43. Kellinghaus C, Loddenkemper T, Dinner DS, et al: Non-epileptic seizures of the elderly. J Neurol 251:704–709, 2004.
53. Butler CR, Graham KS, Hodges JR, et al: The syndrome of transient epileptic amnesia. Ann Neurol 61:587–598, 2007.
54. Hodges JR, Warlow CP: Syndromes of transient amnesia: towards a classification. A study of 153 cases. J Neurol Neurosurg Psychiatry 53:834–843, 1990.
60. Baquis GD, Pessin MS, Scott RM: Limb shaking—a carotid TIA. Stroke 16:444–448, 1985.
69. Walker MC: Treatment of nonconvulsive status epilepticus. Int Rev Neurobiol 81:287–297, 2007.
71. Litt B, Wityk R, Hertz SH, et al: Nonconvulsive status epilepticus in the critically ill elderly. Epilepsia 39:1194–1202, 1998.
79. Irani SR, Vincent A, Schott JM: Autoimmune encephalitis. BMJ 342:d1918, 2011.
80. Irani SR, Michell AW, Lang B, et al: Faciobrachial dystonic seizures precede Lgi1 antibody limbic encephalitis. Ann Neurol 69:892–900, 2011.
81. Willis MD, Jones L, Vincent A, et al: VGKC-complex antibody encephalitis. QJM 107:657–659, 2014.
92. Marsh E, O'Callaghan P, Smith P: The humble electrocardiogram. Pract Neurol 8:46–59, 2008.
94. Benbadis SR, Tatum WO: Overinterpretation of EEGs and misdiagnosis of epilepsy. J Clin Neurophysiol 20:42–44, 2003.
100. Leppik IE: Choosing an antiepileptic. Selecting drugs for older patients with epilepsy. Geriatrics 60:42–47, 2005.
109. Sheth RD, Harden CL: Screening for bone health in epilepsy. Epilepsia 48(Suppl 9):39–41, 2007.
115. Martin R, Vogtle L, Gilliam F, et al: What are the concerns of older adults living with epilepsy? Epilepsy Behav 7:297–300, 2005.
119. Hermann B, Seidenberg M, Sager M, et al: Growing old with epilepsy: the neglected issue of cognitive and brain health in aging and elder persons with chronic epilepsy. Epilepsia 49:731–740, 2008.

第**59**章 头痛与面部疼痛

Gerry Saldanha

介 绍

头痛是全世界范围内最普遍的主诉之一。由于人群年龄结构的改变，且头痛在老年人群中更易出现，这种现状将会持续。人们在晚年更容易出现头痛，继发性头痛的发病率呈上升趋势。原发性头痛疾患（如偏头痛、紧张型头痛和丛集性头痛）尽管发病率和流行程度有所降低，但病程可以持续至晚年。老年患者的治疗通常因为合并症的存在及相应疾病的药物使用而变得复杂。

头痛往往不能被做出全面性的诊断，也不能得到足够的治疗，并且很多头痛患者未能及时就医[1]。国际头痛疾患分类（第三版）[2]进一步改善了头痛与面部疼痛疾病的诊断标准，也因此提高了临床试验能力和临床诊断的严密性。尽管头痛患者因此受益很大，但目前已发布的数据多来源于相对年轻的人群，仅有少数临床试验针对老年人群。

针对头痛问题规模进行评估的流行病学研究极少。在美国，每年有 70%的普通民众头痛，其中只有 5%的患者就医[3]。尽管在东波士顿地区进行的大规模的基于人口的研究显示[4]，65 岁以上患者有 17%存在经常性头痛，并且 53%的女性及 36%的男性在过去一年出现过头痛，但目前我们对于老年人群头痛的频率问题仍知之甚少。头痛在老龄人群中的流行率可达 5%~50%[5,6]。但总的来说，老龄人群头痛的报道频数相对较小[5]，且显现出随年龄增长而降低的趋势[4,8]。多数研究认为原发性头痛疾病的流行程度随年龄增加而降低[8-11]。这些研究存在的显著限制在于，它们都不是纵向比较的，因此也无法区别该结果的产生是由于年龄因素还是人群或周期因素的作用。此外，老年人极少主动诉说不适，有时同时出现的一些其他严重问题会阻碍他们表达出像头痛这样的良性症状。

老年人出现头痛更有可能提示存在器质性病变[12]。一项以临床为基础的回顾性病例研究总结出[13]，尽管老年人很少到医院门诊对头痛进行诊断，但找到器质性病变的可能性可能增加 10 倍。实验对象分布不均是这些研究存在的问题，尽管如此，头痛对于老年患者依旧是一个十分严重的问题。

采用人口调查问卷形式的大规模终生患病率研究中发现[14]，尽管偏头痛和紧张型头痛随着年龄的增长出现下降趋势，但慢性紧张型头痛在老年人群中具有显著的高流行率。过度用药仍然是老年慢性日常性头痛的重要因素，在患有频发偏头痛的患者身上尤为突出[15]。

头痛仍然是老年患者极其常见的症状，多数头痛症状具有良性病因，但对于老年患者，特别是第一次出现头痛时，需要给予更多的重视以排除潜在的病理原因。

原发性头痛疾病

偏头痛

偏头痛是一种依据病史诊断的发作性疾病，可以在任何年龄发病，通常发病于青春期[16]。流行病学的研究被大量问题阻碍，很难进行[17]。只有 5%的偏头痛患者进行了专家咨询[18]，因此临床基础研究会出现病例分布不均的情况。很明确的是，偏头痛最大的问题就是患者未能得到诊断与治疗，在老年人群中尤其如此。大量的以人口为基础的研究正在进行中[10,18-29]。

Rasmussen 等[27]发现，随着年龄的增长，偏头痛患病率并未下降，与 Stewart 等[25]的研究结果相反，他们发现偏头痛在老年时期发病并不常见[10]。在这一年龄组中，女性偏头痛患者在数量上始终占多数[16]，偏头痛的症状会随着年龄增长而改善[30]。

偏头痛的症状与诊断

依据国际头痛协会（International Headache Society, IHS）的标准[31]，偏头痛可分为两个主要类型：有先兆的偏头痛（原称"典型的偏头痛"）和无先兆的偏头痛（原称"一般性偏头痛"）。其他类型的偏头痛包括眼肌麻痹型、视网膜型、基底型、家族性偏瘫型，偏头痛并发症包括偏头痛性梗死（7 天内不可逆转的神经功能受损）和偏头痛持续状态（持续超过 72h 的头痛或先兆）。有先兆的偏头痛可以不出现头痛，且同一患者可在不同时间内出现有先兆头痛、无先兆头痛或者仅有先兆而无头痛[32,33]。

诊断无先兆的偏头痛需要症状发作 5 次，每一次都持续 4~72h 且具有以下 4 项特征中的 2 项：单侧发病、搏动性、中度或重度头痛，以及日常体力活动即加重。此外，每次症状发作必须至少具备以下症状中的 1 项：恶心、呕吐、畏声、畏光。无先兆的偏头痛比有先兆的偏头痛更常见且通常易致残。

至少具备以下 3 项特征中的 2 项者即可诊断有先兆的偏头痛：

- 1 种或多种可逆的先兆症状
- 先兆症状逐渐发展的过程超过 4min
- 先兆症状持续少于 60min
- 先兆后出现头痛的间隔少于 60min

Solomon 和 Lipton 提出了一种更简单的方法来进行偏头痛的临床诊断[34]。具备以下 4 种症状中的 2 种即可以明确诊断：

- 单侧头痛
- 搏动性痛
- 恶心
- 畏光及畏声

相同的头痛症状必须曾经出现且已排除器质性疾病。偏头痛发作可以大致分为 5 个时相：前驱症状期（头痛发作前数小时或数天）、先兆期（有先兆的偏头痛）、头痛期、头痛终末期、后遗症期[32]。前驱的症状可包括：精神症状、神经症状和全身症状（躯体症状或自主神经症状）。患者可出现情绪低落、欣快、易怒、焦躁、思维迟钝、极度活跃、嗜睡等症状，全身症状可以包括畏寒、呆滞、口渴、厌食、腹泻、便秘、体液潴留和饥饿感，也可出现畏光和畏声。

先兆症状是一组先于发作或与发作同时出现的神经症状。这些症状可为视觉症状、感觉症状、运动症状，同时可导致语言功能及脑干功能障碍。头痛通常在先兆症状发生后 60min 内出现，但也可与先兆症状同时出现[31]。多数患者多存在 1 种以上类型的先兆症状，也可从一种类型进展到另一种类型，最终发生头痛。常见的视觉症状均为阳性体征，如偏盲幻视（闪光）和闪光暗点，也可伴随盲点。复杂的视觉扭曲及幻视症状曾有报道，但更多见于年轻人群[35]。患者可出现感觉障碍现象，典型的感觉异常症状进展与解剖学存在对应关系，运动障碍可导致轻偏瘫。失语症也曾有报道[8,36]。有先兆的偏头痛因此具有可同时出现阳性及阴性症状的特征。非头痛性偏头痛的本质是有先兆神经功能障碍而无头痛。这是一种严格的排除性诊断，特别是对于老年人。这些所谓的偏头痛伴随症状可能在老年人群中首次出现[37,38]，除了最典型的病例外，他们很容易与短暂性脑缺血发作（transient ischemic attack，TIA）相混淆。有先兆的偏头痛和非头痛性的偏头痛都可以与 TIA 相混淆，反之亦然。约 36% 患者的头痛与 TIA 相继发作[39]，且在椎-基底动脉缺血时更常见[40,41]。老年人有先兆的偏头痛极难诊断。老年人初次发作偏瘫或半身感觉障碍时，应首先寻找血管性疾病的病因（如 TIA）直至被排除。症状多变的偏瘫或半身感觉障碍更有可能是由偏头痛导致，但仍应注意是否存在栓塞的因素。进行包括颈动脉多普勒超声及超声心动图在内的检查，以寻找潜在的可治疗的血栓来源，这是十分必要的。视觉障碍症状更有助于诊断，且几乎都是偏头痛的起始症状，因为闪光暗点和彩色曲折线极少在明确的 TIA 患者中出现。尽管在多数情况下老年人群新发的偏头痛很罕见[13,42]，但老年患者也会出现初次发作的有先兆的偏头痛，这可能预示血管因素病变出现进展。在这样的病例中，如果能询问出年轻时存在一般性偏头痛病史将会对诊断有所帮助。

偏头痛具有典型的搏动性且会因运动而加重[43]。60% 的病例中疼痛为单侧，而最初发作时高达 40% 的病例为双侧头痛[8]。发作过程中单侧头痛可转变为双侧。头痛的强度为中度至重度，可向下沿颈部放射至肩部。据报道，40% 的偏头痛患者可出现仅持续数秒的短暂性头痛，呈针刺样，即所谓的冰戳痛[44]。

恶心、呕吐这样常见的伴随症状会使患者难以口服用药。畏声、畏光很常见，出现该症状的患者应在安静、黑暗的房间休息。躯体症状、心情及心理状态的改变很普遍[8]，在偏头痛发作之后患者常会在一段时期内感到精神不振。

基底型偏头痛是一种以脑干功能障碍为特征的特殊偏头痛，如共济失调、构音障碍、复视、眩晕、恶心、呕吐及认知与意识的改变，此类头痛症状固定。老年人中出现这些症状时，应首先考虑血管源性的病因，直至可能性被排除。

眼肌麻痹型偏头痛十分罕见，且可与颅内小动脉瘤症状相混淆。眼周偏头痛样疼痛的发作会伴随动眼神经功能障碍和瞳孔散大。眼肌麻痹可持续数小时至数月。鉴别诊断包括眼眶炎症性疾病和糖尿病单神经病变。

偏头痛发作的频率可为每年出现极少次或每周出现多次。诱发因素包括特定的食物、红酒[45]、女性绝经后的激素替代治疗[46]、不规律饮食和睡眠习惯的改变[47]。环境因素包括闪烁的灯光、噪声、快速变化的视觉刺激，甚至是特定的天气。头部损伤和精神压力也可导致偏头痛的发作。

偏头痛的治疗

一旦诊断成立，应对患者进行安慰，同时对任何显著的急性致病因素予以探讨，如饮食、睡眠缺乏、环境因素等。放松疗法可能有效，但特殊的饮食疗法通常作用不大。

药物疗法包括急性发作的治疗和预防性治疗。应该注意到，老年人的生物学改变会影响其对药物的反应性[48]。胃排空迟缓会延迟药物的吸收，肝血流和肾小球滤过率降低会影响药物的代谢，这些都会导致药物半衰期的延长。因此，总的来说，对于经常服药治疗其他共存病的老年人，在用药时应谨慎。急性期治疗应在患者发病时进行，且最好仅使用像对乙酰氨基酚或阿司匹林这样的单一可溶性镇痛药（表 59-1）。条件允许的情况下应避免使用像丙氧氨酚复方片这样的复方止痛药，因为其副作用和过度用药危险会导致所谓的转化型头痛。对于更加剧烈的头痛，可使用非甾体抗炎药（nonsteroidal anti-inflammatory drug, NSAID）[49]，如可在英国购买的非处方药布洛芬（200mg，每日 3 次），或处方药如萘普生（250mg，每日 3 次）、双氯芬酸（75mg，每日 2 次）。这类药物会使胃肠道出血的危险性增加，特别是存在胃溃疡病史时[50,51]，也可导致肾功能不全，因此在老年人群中使用时应特别注意。

表 59-1　偏头痛治疗的用药

偏头痛发作的治疗	偏头痛的预防性治疗
可溶性阿司匹林	普萘洛尔及其他 β-受体阻滞剂
可溶性对乙酰氨基酚	三环类抗抑郁药
止吐药	苯噻啶
多潘立酮	托吡酯
栓剂	钙通道阻滞剂
非甾体抗炎药	二甲麦角新碱
舒马普坦（皮下或口服）	丙戊酸钠
其他普坦类药物	
麦角胺吸入剂及其他麦角胺类药物	
复方镇痛药	

注：选择药物时必须注意可能存在的与已用药物及现存疾病的相互影响，如准备给予使用 β-受体阻滞剂治疗的哮喘患者。上述药物根据优先使用顺序排列

对于中度至重度偏头痛且对单一镇痛药治疗无效的患者，可尝试使用舒马普坦。首次使用可采取 50mg 口服的方式，如无效可将药量增加至 100mg。患者如果存在严重的恶心或呕吐，自主皮下注射用药是一种更好的方式。舒马普坦是一种 5-HT1 受体激动剂，同时被认为是一种选择性脑血管收缩剂。药物注射后，多达 80%患者的头痛症状可在 2h 内得到缓解[52]，服用片剂治疗的患者 65%可使头痛症状得到缓解[53]。其优点在于可在发作期间的任何时间点给药，必要时可重复给药。5%的患者可发生头颈部的潮红、刺痛及胸部紧迫感[54]。舒马普坦可导致冠状动脉血管收缩，因此它是缺血性心脏病及未得到控制的高血压患者用药的禁忌证。老年人用药应得到特别关注，因为皮下脂肪的消失会使皮下注射变成肌内注射，从而使药物吸收的速度增快。最新的研究未指出该药会使老年人患脑卒中、心肌梗死、心血管疾病、缺血性心脏病及总体死亡率的风险增加[55]。在药物治疗的同时应注意休息与睡眠。许多新型的普坦类药物已被批准用于治疗偏头痛，可根据患病个体的不同选择用药[56]。

麦角胺制剂最好在偶发的（间隔大于 1 个月）重度头痛时使用。它是有效的血管收缩剂，最好避免在存在血管闭塞性疾病、外周血管疾病、高血压病史及使用 β-受体阻滞剂、出现过雷诺现象的患者身上使用。应尽力鼓励患者避免过度使用这些药物，以防出现药物滥用性头痛。如果这种情况出现，应要求患者停药。

恶心、呕吐这样的伴随症状与头痛一样可以致残，且需要根据患者意愿进行治疗。甲氧氯普胺是最常用的止吐药，它可促进胃排空，有助于与其同时服用的药物的吸收。然而，它可导致锥体外系的副作用，特别是在老年患者身上。多潘立酮由于不能通过血脑屏障而较少出现这样的问题，但它不能促进胃排空。

如果出现复发的重度头痛并影响日常生活，即作为指导的每月大于 2 次的重度头痛，患者应进行预防性治疗。包括 β-受体阻滞剂、抗抑郁药、5-羟色胺拮抗剂、钙通道阻滞剂在内的多种药物都可以使用，并且有时使用抗惊厥药。治疗开始时应使用小剂量并保持药物浓度稳定。应注意可能出现的副反应，用药的方案应尽可能简单，因为这个年龄组的患者可能存在同时使用多种药物的情况。每治疗 4～6 个月患者应停药，以避免出现药物依赖。

3 种 β-受体阻滞剂（普萘洛尔、美托洛尔、阿替洛尔）在 60%～80%的患者中有效，可降低 50%以上的发作频率[57,58]。阿替洛尔（50～100mg，每日 1 次）比普萘洛尔（20～160mg，每日 1 次）的副作用更明确。患者可主诉疲劳、头昏、噩梦及手脚冰凉等症状。存在外周血管疾病和同时使用麦角胺类药物的患者在使用该药时应予以特殊注意。

三环类抗抑郁药可在偏头痛的预防性治疗中使用，尽管其药效大多是基于经验及没有设置对照的实验。治疗头痛的作用与抗抑郁作用相互独立[57,59]。尽管氟西汀抗胆碱能的副作用相对较少出现，且较少引起体重增加[60]，但临床中更常使用阿米替林。如果焦虑是头痛的发病因素[61]，则使用帕罗西汀代替更为合适。三环类药物由于嗜睡副作用很常见，使用时应注意在睡前给予最低剂量，如果有需要再逐渐增加药量。老年患者更易出现毒蕈碱样副作用。阿米替林的起始剂量多为 10mg，如果需要可增加至 150mg[62]。

丙戊酸钠（0.6～2.5g，每日 1 次）具有很好的耐受性，且其疗效具有临床试验依据[63]。丙戊酸钠的副作用包括震颤、共济失调和相对少见的锥体外系症状。托吡酯对于偏头痛的预防性治疗已获得批准，而抗惊厥药物正处于审核状态[64]。

钙通道阻滞剂在英国还未被批准进行偏头痛的预防性治疗，但已被证实有效[57]。这些复合物治疗偏头痛的作用机制尚不清楚，且其副作用很常见，如水肿、潮红、眩晕、早期头痛频率增加的副作用也并不少见。数周的治疗后头痛症状可得到改善[65]。

5-羟色胺拮抗剂中苯噻啶和二甲麦角新碱是两种最常使用的药物。苯噻啶是一种 5-HT2 受体拮抗剂，夜间服用，剂量多从 0.5mg 开始并逐渐增加至 4.5mg。它具有轻度的抗抑郁作用，同时也存在增加食欲的作用，如果不注意控制饮食会使体重增加。40%～79%的患者使

用有效[66]。二甲麦角新碱同为 5-HT2 受体拮抗剂，其某些作用与 5-HT1 受体拮抗剂类似。对于 60% 的偏头痛患者的预防性治疗有效，在有先兆的偏头痛患者中使用预后可能更好[67]。副作用很常见，包括肌痛、体重增加、恶心和幻觉（特别是首次使用后）。腹膜后、心脏和肺纤维化的并发症极少见，且可以通过每治疗 4～6 月后停药 3～4 周避免。起始剂量为 1mg，夜间服用，最大剂量可增加至每日 6mg 并分次服用。

菊科植物（小白菊）的中药疗法长期用于头痛的治疗，其疗效有限，副作用包括口腔溃疡和食欲下降[68,69]。

偏头痛的新型治疗方法包括应用于慢性偏头痛预防性治疗的 A 型肉毒杆菌毒素。该药物经 PREEMPT 临床试验[70]后被批准使用，且迄今为止安全数据得到认同[71]。患者应谨慎选择并遵循已发表的注射方案。

紧张型头痛

紧张型头痛大致可分为偶发性紧张型头痛、高频发作性紧张型头痛（每月发作 1～15 天，且至少发作 10 次）和慢性紧张型头痛（每月头痛发作大于 15 天）[31]。应包括以下临床特征：

- 压迫紧缩感（非搏动感）
- 轻度至中度的强度
- 双侧发作
- 上下楼梯及类似的日常体育活动不引起头痛加重

尽管在定义中允许单独存在畏声或畏光症状的其中一项，但紧张型头痛患者中多不出现。患者多无恶心或呕吐（尽管 IHS 标准中，慢性紧张型头痛可出现恶心，但不会出现呕吐）。

在这两种类型的头痛中，可能存在有或没有增加肌电图活动的颅周肌肉压痛，尽管这并不假定肌肉紧张是头痛的原因[72]。在所有的年龄组中，紧张型头痛是最常见的头痛类型，头痛于 30～40s 达到高峰[73]。慢性紧张型头痛在老年组人群中比发作性头痛更常见，只有 5% 的慢性紧张型头痛患者在 60 岁之后发病[74]。在所有的年龄组中，紧张型头痛更常见于女性，为期 1 年的电话访问研究表明，27.1% 的女性及 25.6% 的男性存在紧张型头痛[27,73]。

紧张型头痛的特征常为持续性，偶尔出现搏动性痛。患者可主诉头部存在紧张带或戴紧帽感。可同时存在颈部及上背部的僵硬，与偏头痛患者相比，头痛的强度较低。头皮压痛症状可导致患者不愿梳头。这类症状也在偏头痛患者中出现，可持续数天直至头痛消退[75]。

头痛可为单侧或双侧，多位于枕部或额部，也可位于其他任何部位。改变体位头痛可缓解[76]。

发作性紧张型头痛的患者可出现颅周肌肉压痛及明显的结节[76]。抑郁、焦虑和其他心理因素对于紧张型头痛的发病十分重要，尽管很多患者会首先否认该因素的作用。

一般来说，抑郁在人群中很常见，英国普通家庭实践调查中显示，抑郁是第四位常见的疾病[77]。伴有抑郁的头痛具有紧张型头痛的特点，并且头痛常持续数年甚至一直存在于患者的生活中。头痛多为每日发作，在清晨及夜晚加重。也可存在明显的情绪、心理、精神方面的主诉。这些问题应得到患者自身的关注，特别是在存在器质性疾病的老年人中更应如此。老年人的重度抑郁很容易被忽视。伴有抑郁症状的其他类型头痛患者可在表达过程中出现古怪的妄想语气。这种头痛代表一种严重的精神障碍，且应紧急转诊至精神科。

对患者的安慰、急性发作时应用简单阵痛药物的顿挫疗法及针对精神病理状态的处置都应及时进行。简单镇痛药物如对乙酰氨基酚应被用于疼痛的急性发作。非甾体抗炎药在老年人中使用更易导致出现胃溃疡、肝肾并发症的副作用[78]。频发性紧张型头痛和慢性紧张型头痛需要预防性用药治疗，三环类药物阿米替林仍然是最有效的药物，特别是在患者存在睡眠障碍时。睡眠障碍为主要症状时其效果更好[79]。氟西汀（20mg，每日 1 次）镇静效果较差。帕罗西汀（10mg，每日 1 次）在存在焦虑症状时更有效。如条件允许，应避免使用单胺氧化酶抑制剂。精神科医师的协助诊疗效果很好，但是多数患者会首先拒绝这项治疗建议。放松疗法和生物反馈治疗也具有重要地位。

混合性头痛综合征，如偏头痛与紧张型头痛同时存在，需要在急性发作时使用三环类抗抑郁药及额外的镇痛药进行治疗。尚无数据证明老年紧张型头痛的预后情况，但随着年龄的增加，紧张型头痛的发病具有进展趋势[80]。我们必须牢记，老年患者中更常见的为继发性头痛，对于存在显著不典型头痛的老年患者，都应降低需要检查的门槛，并对病史及检查结果做出慎重的评估。

慢性日常性头痛

头痛门诊多达 40% 的患者存在慢性日常性头痛（chronic daily headache，CDH）的症状[81]，据估算，世界上有 3%～5% 的人群出现该症状[82]。据报道，只有 5% 的慢性头痛患者发病于 60 岁以后[74]。CDH 的定义为每月头痛 5 天以上且该情况持续 3 个月以上。

CDH 具有几类亚型（框 59-1），在头痛专家门诊，慢性偏头痛更常见，且发病率为慢性紧张型头痛的 5 倍[83]。紧张型头痛的特点由本章其他部分讲解。药物滥用型头痛是慢性头痛第三位常见的类型，紧随慢性紧张型头痛和慢性偏头痛之后，世界上有 1% 的人群患有此病[84,85]。药店对于咖啡因、可待因、巴比妥酸盐及镇静剂的供应是导致这种现象出现的原因之一[86,87]。对于该类型头痛的处理十分具有挑战性，其效果取决于镇痛剂滥用现象是否能终止、是否能够突然完全停止毒品的使用，以及适当的戒断替代药物与预防药物的使用[88]。一部分患者的头痛类型会转变成最初发作性头痛的类型，在其他情况下，避免镇痛药物的过度使用，应从最开始就进行预防[89]。应进行合理的预防性治疗，如使用阿米替林从每日夜间 10mg 的初始使用剂量开始，如耐受良好可增加至 75mg，可在 2～14 天起效。药物有效剂量应保持 6 个月，而后逐渐撤药，撤药时间至少为 3 个月。合并青光眼或前列腺疾病的患者应予以特殊注意。在偏头痛预防性治疗中使用的抗惊厥药可能有效，丙戊酸钠、加巴喷丁和最新的药物托吡酯在使用后效果甚好[90,91]。在治疗及避免这种难治性头痛症状时，对于患者及医师的教育尤为重要。

框 59-1 慢性日常性头痛亚型

慢性紧张型头痛
转化型偏头痛
药物引起的头痛
非药物相关的头痛
药物滥用型头痛
每日持续性头痛
创伤后头痛

发作性偏头痛可逐渐发展成 CDH。一项研究中显示，在 630 位 CDH 患者中，有 489 位（78%）患者既往存在明确的发作性偏头痛病史[92]。这种所谓的转化型偏头痛可由过度使用类阿片活性肽、单一镇痛药、巴比妥酸盐、麦角化合物、咖啡因及频繁使用普坦类药物引起。由于撤药期夜间发生的反跳作用，头痛常在晨起时更为严重。持续性的偏头痛属于侧锁性头痛，常存在自主神经症状，使用吲哚美辛治疗具有良好的反应性[93,94]。

鉴别诊断包括颈部疾病引起的头痛、颞动脉炎、肿块和视力问题。由于紧张型头痛常与抑郁、睡眠障碍和特定的生活事件相关，特别是老年人群，因此 CDH 的治疗应包括行为、心理及社会等多方面。

丛集性头痛

丛集性头痛尽管最常见于年轻人群，但六旬老年人也可发病且具有相同的临床特点[95,96]。国际头痛协会将其分为发作性和慢性丛集性头痛，后者在老年人群中更常见[97]。文献回顾表明，每 10 万人中有 124 人出现过丛集性头痛[98]，且年轻人中男性数量更多，但 60 岁之后女性发病率更高[99]。

丛集性头痛发作时常伴有严重的头痛发作及自主神经活跃症状。疼痛呈持续性，通常被描述为钻孔样的性质，患者多坐立不安，与偏头痛患者的安静平卧形成对比。疼痛多以一侧眼部为中心，且同侧出现流泪、鼻塞和流涕。多存在结膜充血，且同时相应存在上睑下垂、瞳孔缩小和眼睑水肿。疼痛可延及整个面部。疼痛发作十分规律，每日 1～3 次，通常于睡眠后约 1h 发作，并持续 15min 至数小时（通常持续 45～90min）。疼痛突发突止，在极少数患者会出现发作间期的不适。典型丛集性头痛周期多为 1～2 个月，而后逐渐减弱[100]。酒精是丛集性头痛发作的潜在因素之一，常在摄入酒精 1h 以内发作，血管扩张剂如硝酸盐类药物也可有相同效果。一项研究验证了乙醇脱氢酶的基因型与丛集性头痛的关联，但仅为初步结果[101]。慢性丛集性头痛多持续数年而不缓解。

治疗应针对有症状的患者。纯氧在院内治疗中很有效，且可在家庭中使用。高流量阀与非透气面罩同时使用，每分钟可输送 7～10L 的氧气，对于治疗十分重要。急性发作时选择舒马普坦的皮下注射更加实用[102]。但需要注意的是，很多患者由于同时存在心血管疾病而限制了该药物的使用。也可使用经鼻吸入的舒马普坦，但效果欠佳[103]。对于慢性过程的丛集性头痛，可进行短期和长期的预防性治疗。类固醇（泼尼松每日 1mg/kg，使用一周，而后每周减量 10mg）可以缩短丛集性头痛的周期，但易复发，因此可以用作其他形式丛集性头痛的预防性治疗[104]。维拉帕米是所有类型丛集性头痛都可选择的预防性药物[105]，比锂剂更有效[106]，且锂剂具有相对更多的潜在神经精神副作用。维拉帕米使用的剂量为每日 240～960mg，分次使用[105]。由于维拉帕米可导致心传导阻滞，因此使用前应进行心电图检查的基线评估，从 80mg、每日 3 次的剂量开始，而后约每 10 天增加小于 80mg 的剂量，直至头痛发作被抑制或出现副作用时停止增量。每次增加剂量后都应进行心电图检查。耐药的患者可尝试使用丙戊酸钠[107]。碳酸锂给药采取治疗精神疾病的标准剂量（600～1200mg），且根据情况调整剂量，对于慢性丛集性头痛患者有效，但在发作性丛集性头痛患者中疗效较差。一项小样本的临床试验证实，10mg N-乙酰-5-甲氧基色胺（MLT）在预防性治疗中有较好疗效[108]。极少数病例可以尝试采取外科介入方法进行治疗，可行经皮射频三叉神经节切断术或后颅窝三叉神经感觉切断术，但其有效性并未被证实。手术可造成面部感觉减退和角膜感觉减退，增加角膜溃疡的风险[109]。

丛集性头痛在老年人中为未能明确诊断的反复发作的颅痛。在该年龄组中，它可能不具有常见的典型特征。疑诊该病时，应给予经验性的治疗。此外，症状性的丛集样头痛可伴随其他疾病，如青光眼及鼻窦炎。

慢性发作性偏头痛（Sjaastad 头痛）是丛集性头痛的罕见类型，不同之处在于发作持续时间相对短暂（3～45min）及发作频率（每日多达 40 次）不同。使用吲哚美辛治疗持续有效为其诊断标准的一部分。

面部神经痛

三叉神经痛

诊断

三叉神经痛的诊断应依据临床症状。在 30 岁之前极少发病[110,111]，流行率为每年 0.1‰～0.2‰，60 岁以后发病率上升至每年 20/100 000，女性与男性比例为 3：2[112]。在荷兰曾被报道有高达 28.9/100 000 的流行率[113,114]。可通过其症状确定诊断，疼痛为周期性的，强度高且为刺痛，可持续 20～30s，之后伴有数秒至数分钟的缓解期，缓解期后也可出现突然发作的疼痛。疼痛通常开始于上颌骨及颚部的三叉神经支配区域，少于 5% 的病例疼痛发作开始于眼部。10%～15% 的病例中，所有区域都有涉及，3%～5% 的病例中疼痛于双侧同时出现[100]。除了疼痛的性质与特征，患者通常有明确的诱发因素，如刷牙、洗脸、剃须、咬、咀嚼，甚至是一阵冷风。回避行为很常见。最新的头痛疾患分类[2]包括以下诊断分类：同时存在持续的面部疼痛的典型三叉神经痛，已知的非典型三叉神经痛及Ⅱ型三叉神经痛。该类型的头痛预后欠佳，只有少数病例可能出现神经血管压迫症状（详见后述）。中枢敏感化症状已被推荐作为诊断的因素之一[115,116]。

三叉神经痛的疼痛可每日发作，持续数周或数月，而后出现不同时间段的减轻。然而，如果发作频率上升，且出现耐药性，则说明疾病存在着恶化的趋势。应常规行临床检查，出现面部感觉消失时应立即查明原因，最好行头部和三叉神经系的增强 MRI 以排除神经的压迫性病变。自主神经症状在该病中多不出现。自主神经活跃症状及首先累及神经支配区域的疼痛症状的出现，更说明为自主性三叉神经性头痛，而非三叉神经痛。

病因学

由近端三叉神经根机械刺激导致的近端神经根脱髓鞘被认为是这种疾病的病理生理学改变。近端神经根存在于中枢神经系统的神经组织中，从表面至连接部延伸数毫米。然而动物实验数据显示的结果与中枢机制更相符，这种机制即三叉神经感觉核的节段性抑制的丧失。为了认证这两种说法，Fromm 等[117]提出，在正常中枢抑制机制失效的情况下，受刺激神经的自发外周活动可导致三叉神经核及丘脑中继站的阵发性神经元活动爆发，而被患者感受为神经痛。这与反射性癫痫的感觉类似[118]。一些关于外周因素假说的证据来自于大多数有症状患者的血管环（动脉与静脉）与神经根的关联性[119,120]。其他压迫性的病因也应被考虑，包括神经鞘瘤、淋巴瘤、脑脊膜瘤和一系列其他肿瘤及局部病变。病理标本可见中枢神经系统部分神经根的近端局灶性脱髓鞘。神经元间接触传递而自发产生的异位冲动会导致症状出现[121]。因为血管随着年龄的增长会扩张，这就可以解释为什么这种情况在老年人群中常见。

治疗

该病应首选药物治疗[122-124]。有时症状很严重就应入院治疗以控制症状，并避免不断加重的疼痛、口渴和抑郁等症状的恶性循环。对于老年人及衰弱者更应如此。

现有的少量高质量随机对照试验中，大部分研究仅在单中心内纳入少量的实验对象。2007 年的一篇综述证实，卡马西平仍是首选药物，疼痛常在 4～24h 内缓解[125]。初始剂量为 100mg，每日 3 次，且每 48h 逐渐增量直至症状缓解或出现副作用。患者应知晓其如嗜睡、皮疹和站立不稳这样潜在的副作用。应行基础的血细胞计数检查，因为血细胞减少症很常见且偶尔会出现粒细胞缺乏，如果出现粒细胞缺乏，治疗应立即停止。尽管卡马西平的血药浓度水平在 25～50mg/L 即有效，但在耐药的病例中，可调整至最大可耐受剂量。治疗应持续至患者疼痛消失后 4 周，然后以每周 100mg 的剂量缓慢减量直至完全停药。对于药效有限和副作用明显的患者可尝试使用奥卡西平。此药物为阿马西平的前体药物，且不通过肝色素系统代谢，因此极少出现药物的相互作用。最新指南指出，如果使用卡马西平及奥卡西平治疗失败，拉莫三嗪和巴氯芬可能有效[126,127]。一项关于普瑞巴林的小型的开放性试验证实了该结果[128]。联合用药治疗有时很必要，但也会加重困倦症状。或者可加用苯妥英钠、氯硝西泮、丙戊酸钠。由于会出现额外的副作用及依从性问题，如果条件允许应避免多重用药。

如果药物治疗无效应考虑手术治疗。多达 50% 的患者最终都需要某种形式的外科手术治疗。当使用药物控制症状存在困难时，应早期考虑进行外科转诊。现主要有神经根切断术和微血管减压两种手术方式。

包括球囊压迫、射频神经切断术和选择性甘油注射阻滞术在内的经皮治疗相对安全且简单。患者仅需要浅麻醉，且其过程是在影像学屏幕显示下进行操作的。使用刺激电极，以选择性切断神经根的治疗方法可以达到预期目的，并且可以减少副作用（详见后述）。超过 90% 患者的急性疼痛可得到缓解，如果可以反复治疗亦可达到长期缓解[129]。甘油作为神经毒素可注射入 Meckel 腔。总的来说，非典型三叉神经痛治疗效果相对较差。

最主要的副作用是感觉丧失（甘油注射通常少见）。角膜感觉减退可为副作用之一并可导致角膜溃疡。咬肌无力很少见。两种形式的治疗都具有约 90% 的成功率，且患者可在 24h 之内出院。然而据报道，25% 的患者可复发。一项对比甘油注射阻滞术和经后颅窝探入术的研究表明，5 年内不出现疼痛的百分比分别为 59% 和 68%[130]。Cheng 等研究者最近论著了这些治疗方法的综述[131]。

伽马刀放射治疗侵入性最小，治疗后 5 年以上的预后情况的相关数据较少，因此其长期治疗效果仍未知。据报道，治疗后 6 个月有 70% 的患者疼痛症状得到缓解，有时会出现缓解延迟，也会出现面部麻木症状[132]。

微血管减压术需要专业的神经外科医师从后颅窝途径进行。这种方法由 Jannetta[133]率先采用。如果三叉神经根处有血管相邻或血管导致其变形，可以移动该处血管并将一小块聚氯乙烯人造海绵插入神经与血管之间。这种术式对于体格适于手术的老年人耐受性很好[134]。一项研究表明，经这种手术后 30 个月的复发率高达 24%[135]。根据最少 5 年的随访显示，外科手术后总的疼痛复发率为 19%，其中微血管减压术具有最好的疗效和最高的患者满意度[136]。

舌咽神经痛

舌咽神经痛与三叉神经痛有着相同的症状特征，但疼痛感多在扁桃体和耳部。诱发因素包括吞咽、咳嗽、说话，且疼痛感发生的区域分布在舌咽神经及迷走神经耳支和咽支支配的区域。偶尔患者会因为发作时的心脏停搏而出现意识丧失[35]。应常规行神经系统检查，除非该综合征继发于肿瘤、感染或炎症性疾病等病理情况。

治疗与三叉神经痛相似，首选使用卡马西平。在这种情况下药物治疗效果不如三叉神经痛好，多采取手术治疗[137]。如果病情没有改善，可进行舌咽神经颅内段和迷走神经前两分支的微血管剥离术[138,139]。

疱疹后神经痛

疱疹后神经痛 10%发生在带状疱疹发作之后，但是在 60 岁以上年龄组该数据可达到 50%[140]。最常见的区域为三叉神经支配的眼部。病毒易侵犯三叉神经（出现在 23%的病例中[141]）及上颈神经节，且急性期时疱疹出现在相应区域。拉姆齐·亨特综合征（Ramsay Hunt syndrome）是由于疱疹侵及面部神经。剧痛在疱疹出现 1～3 天前发生。疱疹出现在外耳道及乳突部位，可导致耳部的红肿，使检查十分困难。有时候，其他颅神经可以受累于三叉神经，导致面部感觉丧失，第九对颅神经受到影响时出现上颚部麻木。仔细检查耳周和口腔内的疱疹会使诊断明确。也会使第四对颅神经、第六对颅神经及动眼神经受累[142]，进而可导致长期的神经麻痹。

疱疹后神经痛的症状特征为发生在疱疹愈合之后的持续灼痛或酸痛，伴偶尔出现的刺痛。可能几周或几个月后出现。受累区域会出现感觉丧失及持续异常疼痛。

应根据症状进行治疗[143]。抗病毒治疗，如阿昔洛韦的使用有证据证明可以在带状疱疹出现 1～3 个月时减轻疼痛。泛昔洛韦可以缩短神经痛持续的时间，但是不能控制其发作，伐昔洛韦亦是如此。类固醇对于疱疹后神经痛无效[144,145]。发作起始使用阿米替林可以减少疱疹后神经痛的发作，但是需要更多的试验来证实[144]。如果疱疹扩散或危及眼部，可以使用阿昔洛韦（800μg，每日 5 次）。可能需要阿片类镇静剂。一旦神经痛出现，可使用阿米替林，已证明有效，卡马西平有助于控制刺痛[146,147]。80%病例的疼痛都可得到缓解。去甲替林和脱甲丙咪嗪具有更好的耐受性，更少导致镇静状态，且去甲替林被证实与阿米替林有着相同的作用[148]。经皮电刺激神经疗法（transcutaneous electrical nerve stimulation，TENS）有时会有效[149,150]。局部辣椒碱软膏疗效因人而异。对于

5%存在异常性疼痛的患者，使用局部利多卡因贴剂治疗有效。贴剂可被切成各种形状并置于疼痛活跃区域，主要的副作用为轻度的局部皮肤刺激症状。加巴喷丁和普加巴林已被批准用于治疗这种难治性疾病[151,152]，且需要多学科的综合治疗[153]。

持续特发性面部疼痛

前文中提及的非典型性面部疼痛在老年人群中罕见。持续特发性面部疼痛被定义为颅痛，疼痛的部位与皮区界限不一致，与任意一种已知的头痛或颅内神经痛性质不同，每日疼痛超过 2h，且该情况持续超过 3 个月以上[2]。只有在排除包括口腔疾病、鼻窦疾病在内的器质性疾病后才可进行诊断[154]。许多患者被认为存在抑郁并服用三环类抗抑郁药[39]，普遍疗效甚好[155]。Lance 和 Goadsby[100]已经提出这种症状发生的器质性病变基础。三环类药物与巴氯芬仍然是治疗的首选。有时疼痛的性质可为血管性跳痛，并具有间歇性时，可考虑诊断为面部或下半部偏头痛[156]。一项德国进行的纳入 517 例偏头痛患者的研究显示，8.9%的患者疼痛出现在头部及下半部面部[157]。此时，使用 β-受体阻滞剂或舒马普坦已被证实有效。

颈部疾病引起的头痛

影响颈椎的颈椎病与年龄有着很强的相关性[158]。椎间盘退变性疾病中央管变窄从而导致椎间隙变窄，关节突关节及后方韧带纤维化可使狭窄加重。椎间孔狭窄可导致神经根病。因此椎体病变可压迫颈神经或脊髓，从而产生颈神经根病，同时伴有或不伴有脊髓病。有症状的颈神经根病更多见于男性，且多在 60～80 岁时出现症状。可出现颈部及头部的疼痛，尽管多数年龄大于 40 岁的人群中都会存在与颈椎病一致的放射线学改变，而无相应症状出现。其中有 40%的臂神经痛患者和 25%的脊髓病患者以头痛为主要症状[159]。颈源性头痛的机制不明且存在较大争议[160]。它被定义为颈部原因导致的单侧头痛且可因颈部的活动而加重。有人提出，从颈部结构发出的感觉传入冲动与在脊髓上颈段下降的三叉神经通路汇聚是疼痛在颈部和头面部三叉神经敏感区之间双向传导的原因[161]。然而，总的来说，颈椎病并不是一个导致头痛的常见原因。

颈椎退行性疾病导致的头痛多分布在枕部，但也可放射至顶部或者前额。枕大神经（C2）提供了头部后侧许多感觉的输入，对它进行刺激会造成枕部的头痛。疼痛多为持续性，非跳痛，且强度中等。可以出现继发于痉挛的相关肌肉紧张，这使得它与紧张型头痛难以区分。对于是否是颈髓本身导致的头痛仍有争议，但是颈部肌肉的痉挛可以继发性地引起头痛[158]。颈椎的活动可加重

头痛，检查可以发现活动范围减小和枕骨下紧张伴肌肉痉挛。颈椎疾病导致的头痛多为单侧性，且可由于颈部肌肉的局部加压及头部的运动而加重。疼痛可从后至前向身体同侧放射。有趣的是，如畏光、恶心、呕吐这样的轻度偏头痛症状可能存在[2]。

治疗通常是保守地选择非甾体抗炎药及单一的止痛药。颈托的效果还不确定，如果需要使用，应与颈部运动的物理治疗相配合。当存在脊髓病和神经根病时应考虑手术治疗，特别是在病情出现进展时。

上颈髓段椎体和颅骨基底的病变可压迫颈神经，使枕部疼痛加剧。骨髓瘤、骨髓炎、转移瘤和侵蚀性炎性疾病如类风湿，都可以造成头痛及神经障碍。佩吉特病可造成颅底陷入症伴上颈神经牵拉及脑水肿，这两者都可产生头痛[159]。疑诊病例可以通过头颅X线平片排除这些可能。

鼻窦疾病与口腔疾病

头面部疼痛可来自于颅窦。实验证明，窦腔内炎症极少引起疼痛[162]，但鼻窦管、鼻窦口或鼻甲内炎症可引起头痛[35]。前额窦疾病可引起这些窦性结构部位的疼痛，这些窦房多涉及上颌骨区及颧骨区和颞区。与蝶窦和筛窦疾病相关的头痛多发生在眼后部，并高达头顶部。窦性头痛在初级保健机构常被过度诊断，且许多患者都符合紧张型头痛和偏头痛的诊断标准[163]。一项研究发现了与急性鼻窦炎相一致的症状（脓性鼻分泌物，相关窦性结构的局部疼痛）并伴随头痛的病史。慢性鼻窦炎很少引起头痛。出现复发性头痛更可能为偏头痛，而不是鼻窦炎，即使是出现了鼻炎症状[164,165]。

窦性疾病的疼痛多为深在的钝性痛，且为非搏动性。采取卧位可减轻窦性疾病的头痛，因此其疼痛在夜间不如白天显著。摇头或采取低头的姿势可加重头痛。咳嗽和负重可通过提高颅内静脉压而加重疼痛。

鼻窦炎应采取对症治疗、使用减充血药物和止痛剂，但是持续的疼痛可能提示更为严重的病因且应该进行进一步探查。

口腔疾病涉及三叉神经分布区域。总的来说，上颌骨病与上颌部位相关，下颌骨病与下颌部位相关。这种疼痛的病因通常明确，但是持续的面部疼痛可能需要采取颌面部手术的方法治疗。面部疼痛患者的检查应包括对于牙齿的评估，并通过敲打法检查牙齿的敏感性。

血管性疾病与头痛

巨细胞性动脉炎

（参见第72章。）

这种疾病在年龄小于50岁的人群中少见，在50～90岁年龄段的发病率会增长10倍。一项基于人群的研究表明，多达40%～60%的患者存在风湿性多肌炎伴巨细胞性动脉炎[166]。女性与男性的比例接近4:1，且其流行率在50岁年龄组为7/100 000，在八旬老人为70/100 000[167]。现报道的发病率在斯堪的纳维亚半岛国家中最高，在地中海及亚洲国家中相对较低，且与HLA-DRB1*04相关[168]。头痛是最常见的症状，在疾病中出现率为85%[169]，但据报道，只有1/3的患者首发症状为头痛[170]。头痛症状通常很严重，也可为轻度，多为持续性跳痛，且影响睡眠。此类头痛常有如偏头痛或丛集性头痛等原发性头痛疾患的表型特征[171,172]。疼痛多位于双侧颞部，但也可为单侧，位于前额或广泛存在。头皮压痛很常见，患者可能因此而避免梳头。颌跛行（咀嚼时面部疼痛）实质上是这种疾病的特征性表现，由Horton首先提出[173]，可在多达一半的患者中出现[174]，会继发舌部的梗死。血管性跛行可能影响手臂甚至是支配吞咽的肌肉。患者可有一系列的全身症状，如疲劳不适、昏睡、厌食和低热，在多达63%的患者中出现[175]。

突然的失明可在多达20%的病例中出现且为早期表现[176,177]。这是由睫状后动脉缺血（相对少见的是视网膜动脉缺血）和继发缺血性视神经病变或脉络膜的梗死导致的。患者可主诉无痛性一过性黑矇、视力模糊、突然失明及一过性复视（侵及眼外肌所致）。如果不进行治疗，另一只眼睛通常在1～2周内出现相应症状。令人关注的是，存在视神经并发症的患者，临床或实验室证实的感染发生率相对较低，且HLA-DRB1*04阳性率高[178]。存在其他缺血并发症的患者更易出现视网膜的缺血。

巨细胞性动脉炎可累及近端主动脉及颅外动脉（具有显著的内弹性膜和滋养血管的大中型肌动脉），在血管内膜和中膜交界处炎症最严重，可破坏弹性膜。硬膜内血管没有内膜，所以颅内炎症极其罕见[179]。受累的血管会变得迂曲肿胀并带有结节。颞浅动脉会变得突出，并出现疼痛，脉动消失。会出现动脉中层的坏死伴肉芽组织形成和淋巴细胞、巨细胞的浸润。通常存在血管内血栓形成。包括单神经病及外周神经病在内的颅外血管并发症可出现。应同时注意治疗并发症所致的疾病，如类固醇肌病等。由于脑血管疾病多在硬膜外血管出现，因此极少发生。如果同时出现脑血管疾病，多易影响椎循环并使死亡率提高[180,181]。

尽管颞动脉的组织学检查仍为诊断的金标准，但是其病理改变并不连续且呈跳跃性，这意味着颞动脉的组织学检查极易出现阴性。组织学活检标本长度大于1cm可降低假阴性率[182]。目前对于双侧活检的作用，以及是双侧同时还是相继取材尚未达成共识。尽管活检是很有必要的，但临床疑诊病例应尽早开始治疗。标本检验结果表明，从发病开始进行类固醇治疗后，仅2周即可出现组织学改变[183]。颞动脉的彩色多普勒超声检查对诊断的特异性较好，但敏感性差异较大[184,185]。

红细胞沉降率（erythrocyte sedimentation rate，ESR）

是一项重要的诊断检查，但在多达 10% 的病例中可在正常范围内[186-188]。一项研究中，ESR 平均值为 89mm/h，只有少于 5% 的患者 ESR 小于 40mm/h[189]。C 反应蛋白在诊断巨细胞性动脉炎疾病活动时更为敏感，尽管 ESR 仍然是经典的标志物[190]。ESR 与 C 反应蛋白值升高的联合诊断可提高诊断的准确性[191]。梅奥医学中心一项纳入 525 例患者的研究显示，对不存在颌跛行、ESR 升高、颞动脉疼痛且存在滑膜炎的患者进行连续颞动脉活检，相比于不进行颞动脉活检的患者，颞动脉穿刺活检有高达 95% 的预测率[192]。非特异性异常包括轻度的正色素正细胞性贫血和血细胞增多。血浆纤维蛋白原水平升高，其他急性期蛋白也会升高。肝功能通常存在异常，伴有碱性磷酸酶和转氨酶的升高。肌酸磷酸激酶不会升高，如果出现升高则应寻找其他诊断。

如果临床怀疑度高，患者应立即开始进行高剂量皮质类固醇治疗，因为如果不能及时采取治疗措施，患者可能会因此出现视力丧失。泼尼松龙（60~80mg）通常具有快速的疗效。如果存在视觉或局灶性神经症状，应使用高剂量甲强龙冲击治疗，最新的 2010 年指南已推荐这种治疗方法[193]。如果 24~48h 内症状不缓解，则应对诊断进行回顾。这种高剂量应维持 2~4 周，然后根据沉降率和患者的症状逐渐减量（每 2 周最多减少每日使用量的 10%）。隔日进行的激素疗法有很高的治疗失败率，应予以避免[194]。应避免快速降低剂量，多数患者应持续治疗 6 个月并逐渐减量至每天 10mg。使用典型的减量方案，即每 2 周减量 10mg 直至用药量为每日 20mg，然后每 2 周减量 2.5mg 至用药量为每日 10mg，如不出现反跳症状，再每月减量 1mg 直至治疗结束[195]。NSAIDS 类药物的联合应用可减少轻微症状的发生。患者可能需要数月甚至数年的治疗，停药后 1 年内的复发最常见，特别是在每日减少的剂量为 5~10mg 时[196,197]。停止治疗后，应检测患者的 ESR 及复发症状，时间至少持续 6 个月至 1 年，以防疾病复发。长疗程类固醇治疗后极少由于复发而出现视力丧失。骨质疏松症的预防很有必要。回顾性研究提供的证据表明，激素疗法（没有禁忌证时，加用质子泵抑制剂）过程中加用小剂量的阿司匹林可降低缺血并发症发生的风险，尽管血栓闭塞并不是其病因[198,199]。

高龄患者出现身体不适、关节痛、抑郁和不明原因的头痛都应怀疑该病，直至该病的诊断被排除。

脑血管疾病与高血压

头痛是脑血管疾病常见的伴随症状[200,201]，可以在 TIA 或脑卒中之前、之间及之后发作。疼痛多为跳痛性质，且会因劳力而加重。疼痛通常在缺血的单侧出现。多发生在存在脑实质出血（57%）时，也可发生在 TIA（36%）、血栓栓塞性梗死（29%）及腔隙性脑梗死（17%）时。后循环事件与头痛的相关性（44%）大于前循环事件（31%）[202]。由于这项研究是在 CT 时代之前进行的，因此可能将出血性脑卒中的病例也包括在了数据之中。然而最新的研究也得到了相同的结论[203]。

头痛在高血压患者中的发生频率并不比血压正常的一般人群高，除非是头痛剧烈或头痛与快速升高的血压相关，如嗜铬细胞瘤[204]。然而有时候，高血压的发生也会加重偏头痛。

颈动脉与椎动脉的夹层

颅外动脉夹层是年轻人群脑卒中与头痛发作更常见的原因，但它也会导致老年人头痛与脑血管缺血的发作。前循环更易受累[205]。颈动脉夹层与闭塞可使同侧面部、前额出现疼痛，有时也会使颈部出现疼痛。疼痛性质可为灼痛或跳痛，也可为突然发作的刺痛，易被误诊为蛛网膜下腔出血（详见后述）。霍纳综合征可能存在于受累动脉同侧，伴有对侧神经系统体征。偶尔也会不出现相关的神经体征。

椎动脉夹层与颈部和枕部的疼痛相关[206]，且在诊断为所谓的椎-基底动脉供血不足患者中比想象中更常见。这种类型的夹层分离导致的枕部头痛多与脑干部的神经障碍相关。由于仍没有确切的证据支持抗血小板或抗凝治疗的有效性，因此动脉夹层仍采用保守治疗。老年患者治疗的风险更具有预见性[207]。

蛛网膜下腔出血

脑动脉瘤多为隐袭性，除非动脉瘤压迫神经结构造成局部出现症状或动脉瘤破裂。蛛网膜下腔出血导致的突然剧烈头痛很容易被诊断，且在老年患者中的预后很差[208]。存在霹雳性头痛的患者都应进行检查以排除动脉瘤出血。早期应行 CT 检查，如果结果为阴性，应在发病后 12h 的后行腰椎穿刺以排除黄染。血管内介入治疗对早期的患者效果较好[209,210]。

慢性硬膜下出血

这种情况可能是因为存在被忽略或遗忘的头部创伤病史，且以隐袭的方式存在。其病史可能为意识波动、头痛、记忆障碍、步态改变、平衡障碍、局灶性无力和其他非特异性症状。凝血功能障碍，特别是存在过度饮酒史，是公认的诱发因素。对于服用抗凝药物或抗血小板药物的患者，要特别注意是否存在该诊断。应行 CT 或 MRI 的脑部成像，对于有症状的大面积颅内血肿应进行治疗，小面积血肿可不进行治疗，但要监测患者神经系统的状态。可通过多次扫描来判断血肿是否消退。

创伤相关性头痛

颅脑损伤患者中有 9%~14% 的患者为 65 岁以上的人群，且其预后极差[211]。创伤后的头痛是常见的主诉，有时明显微不足道，但是持续性头痛多提示存在心理因素。对于有局部症状或意识波动的患者，应行脑 CT。可使用单一的止痛剂，但顽固性头痛需要心理医师和精神药品的治疗。

颅 内 肿 瘤

（参见第 55 章。）

尽管颅内肿瘤患者 60% 存在头痛[212]，但是据报道，在所有年龄组中，只有 8%～20% 的患者仅存在头痛症状[213,214]，且只有 10% 的老年人在疾病过程中出现头痛[215]。在一项大规模神经外科相关的原发和继发头痛患者的回顾性研究中表明，只有 2% 的患者仅存在头痛一种症状。在多数年龄组中，老年人群最常见的颅内病变为继发性肿瘤[212]。一些肿瘤可在患者出现症状与体征之前变得巨大，这是因为脑萎缩而使头骨内空间变大。颅内压的升高被认为是大脑肿瘤导致头痛的机制。

老年人群颅内压升高的典型症状与其他年龄组相同：清晨头痛、呕吐、视觉模糊或逐渐的视觉缺失。咳嗽、负重或弯腰向前可加重头痛。也可出现尿失禁、步态障碍和认知衰退。通常不出现视乳头水肿。对于像硬脑膜这样对疼痛敏感结构的牵拉可导致持续的局部头痛，只有小脑幕下肿瘤可能引起局部头痛（枕部头痛）。大多数幕上脑实质肿瘤可出现严重的局部疼痛，且多数时候与紧张型头痛和偏头痛这样的原发性头痛性质相似。如果先前存在头痛（如紧张型头痛）的病史[212]，则头痛更像是与肿瘤共存。因此，每当出现头痛综合征或头痛先兆改变时，老年患者可以行包括脑扫描在内的进一步检查[216]。持续超过 6 个月的头痛不像是存在结构性病变。然而极少数病例中，垂体瘤导致的蝶鞍形态改变可造成长期的头痛，且这种头痛位置通常较深且位于眶周。

最常见的良性原发性脑部肿瘤为脑膜瘤，手术治疗疗效甚好，同时也适用于存在头痛或其他与肿瘤相关症状体征的老年患者。无症状的脑膜瘤可以采取保守疗法，且应及时监控。对于无症状的老年患者，放射学检查出现尺寸变大的脑膜瘤时，应考虑使用放射外科学治疗。

对于老年患者肿瘤手术方式可选择，可以参考在年轻人群中使用的手术方式，治疗方式的决定应根据患者的生理状态，而不仅仅根据年龄[217]。

低脑脊液容量性头痛综合征

该症状最早由 Schaltenbrand 描述，且更早前该症状曾被他称为"脑脊液缺乏"[218]。低脑脊液容量性头痛综合征在腰椎穿刺后最为常见，尽管临床上经常被漏诊，但是自发性脑脊液漏和低压性头痛的症状很容易识别。在新发的日常持续性头痛患者中，应考虑到该病并进行

鉴别诊断，最开始的直立型头痛模式可能已演变成其他模式或被遗忘。这在老年人群中不太常见[219-225]且与多种症状相关，这些症状包括颈部的疼痛和强直、恶心、呕吐、听力改变、视力模糊、肩胛间疼痛，以及偶尔发生的面部麻木、衰弱及上肢神经根症状[226]。脑脊液漏最常见的位置为脊神经根穿过硬脑膜的脊椎周围，通常在胸段及颈胸段。磁共振成像（magnetic resonance imaging, MRI）可以显示出弥漫性硬脑膜增强，也可显示硬膜下和硬脑膜上的结构。脊柱 MRI 或脊髓增强 CT 对于证实脑脊液漏出点有帮助。放射性同位素脑池造影术为侵入性诊断方法，对于诊断脑脊液漏的部位准确率更高。保守治疗应在起病初期进行，包括卧床休息及增加液体摄入量。在极少数的病例中，需要有目的或无目的地使用血贴的治疗方法来缓解患者症状[227]。

药物诱发的头痛

药物引起的头痛

许多给老年人使用的药物都可造成头痛（表 59-2）。疼痛多牵及整个头部，也可以只在枕部或前额。

表 59-2 可引起头痛的药物

钙通道阻滞剂	硝酸盐
吲哚美辛	双嘧达莫
锂剂	皮质类固醇
肼屈嗪	拟交感神经药
单胺氧化酶抑制剂	西咪替丁
雷尼替丁	茶碱

药物滥用型头痛

药物滥用型头痛是世界范围内位列于紧张型头痛和偏头痛之后的第三常见的头痛类型，世界上多达 1%～2% 的人群患此头痛[228]，其中只有 50% 的患者到头痛门诊就诊[229]。每年其对经济造成的损失是巨大的，其中由生产力损失所致的占比最大[230]。Prencipe 等估算约 4.4% 的老年人存在慢性头痛，多达 37.8% 的患者存在过度使用止痛药物的现象[231]。头痛症状每月出现 15 天以上且该情况持续超过 3 个月时，可诊断为该种类型的头痛。止痛药的滥用[232]，特别是含有可待因成分的复合制剂和麦角胺，可导致慢性难治性头痛，同时会增加药物依赖性。患有早期间歇性偏头痛和紧张型头痛的患者可由于止痛药的滥用而进展为 CDH。这类患者抑郁评分很高，常由于试图停药而产生撤药症状并使预防性治疗的效果降低[233]。药物的副作用更易发生，如麦角中毒、镇痛剂肾病及胃肠问题。患有偏头痛和紧张型头痛并由于其他原因（如关节炎）而使用镇痛剂的患者更易出现药物滥用型头痛[234]。

唯一的选择即停止使用止痛药,尽管这样做会不可避免地出现暂时性头痛加剧。目前尚无证据证明突然停药或逐渐减量的差别,也极少有证据证明针对药物撤回反应的预防性治疗是否有必要[235,236]。对于这种症状的预防,应包括对患者和医生的教育[85,237,238]。头痛严重的患者应及时停药,并给予短效的阿片类药物和类固醇,同时开始抗抑郁治疗及对于偏头痛的预防性治疗[239,240]。很多患有该症状的患者被认为是由依赖行为导致的。通常情况下,尽管规律使用药物,但不能确切地改善头痛症状。依赖行为较轻的患者多能停止规律使用止痛药的行为[241]。

头痛与眼病

眼与眼眶部的神经从三叉神经第一分支发出,具有丰富的神经分布,这些结构是眼周围疼痛和头痛的常见原因[242]。

青光眼是眼部和头部疼痛的重要原因,可为单侧性,或扩散导致广泛的头部疼痛[243]。已报道的视觉症状包括视野的色晕和视觉模糊等。可存在畏光和恶心、呕吐。患者可能被诊断为蛛网膜下腔出血,直至找到眼病病史或体征。临床上可出现边缘注射、角膜水肿(表面模糊),触诊可发现眼球变硬。出现这种情况需要紧急转诊至眼科急诊室进行进一步治疗。阿片止痛法也很必要。

眼眶假性肿瘤可导致眼球突出、眼肌麻痹及疼痛。通常患者红细胞沉降率升高并对高剂量皮质类固醇反应迅速[244,245]。鉴别诊断包括甲状腺眼病或眼眶肿瘤(如继发于黑色素瘤或扩散)。眶上裂炎症(Tolosa-Hunt 综合征)[246]是眼眶炎症类疾病的一种终末疾病,是引起痛性眼肌麻痹的眼眶炎性疾病中的一种。应通过头部 MRI 或头部 CT 鉴别这些情况,但通常根据患者对皮质醇的反应来支持诊断[247-249]。眼眶特发性炎性假性肿瘤在眼部肿瘤中占约 10%,且为排除诊断性疾病[250]。双侧眼部炎性疾病最近被称作巨细胞性动脉炎[251]。

动眼神经麻痹痛伴眼眶疼痛通常由以下两种原因之一引起。如果瞳孔固定且扩大,则更可能是外科原因,最常见的原因是后交通动脉瘤。如果瞳孔对光有反应,则更有可能是非外科原因,最常见的为糖尿病。尽管血糖会出现升高,但血管造影仍然是排除动脉瘤的必要检查。如果不存在眼部突出体征,且头部 CT 扫查正常,则不需要进一步检查。如果病情 3 个月内未缓解,则诊断需要进行修正,同时可能进行血管造影检查。

前葡萄膜炎和后葡萄膜炎都是眼部疼痛和视力障碍的原因。可能会存在系统性的病因的证据,且存在局部眼部的改变可支持诊断。屈光异常(所谓的视觉疲劳)极少引起头痛。眼眶疼痛可由于病变累及枕大神经,因为该神经在枕骨部和第一颈椎之间发出[252]。疼痛多起始于枕部并放射至眼部,尽管它与眼眶相互独立。应进行系统性治疗,包括物理治疗、止痛药的适当使用和颈托

的限制使用。

多方面原因导致的头痛

睡眠性头痛由 Raskin 首先提出,并由 Evers 与 Goadsby 报道[253]。这是一种不常见的头痛类型,主要发生在 50 岁以上的人群,且女性患者占多数。诊断率低,仅有少于 5%的患者在出现特异性的头痛症状前被明确诊断[254]。头痛导致患者每晚时常在睡梦中醒来。疼痛特点很难被明确描述,可为搏动性,且每月可发作数次。持续时间可从半小时至几小时,多在夜间复发。自主神经症状并不典型,即使存在也多为轻度[255]。该病的诊断标准已制定[2,255]。过去大家认为该疾病与发作于快速眼动期的睡眠障碍有关,但是 37 名患者(58 段记录)的多导睡眠图显示,头痛可在不同的睡眠时期发作,且多发作于 2 期[256]。目前尚无相应的病理生理学研究,某些作者认为其与下丘脑病变相关[256]。这种疾病极少与继发性病因相关[257],但其鉴别诊断包括肿块病变、巨细胞性动脉炎和丛集性头痛,尽管后者以突出的自主神经功能症状及坐立不安等症状为特征,但这均不是睡眠性头痛的典型特点。首次发作的患者应行 MRI 检查。撤药反应作为睡眠性头痛潜在的影响因素应被重视。目前尚无经验性治疗方法,推荐的治疗方法多来源于专家建议。急性治疗可使用咖啡因(即饮用咖啡或含咖啡因的止痛药物),普坦类药物也可能有效。对于同时存在心脏病的老年患者,使用普坦类药物时应慎重。应同时进行预防性治疗,避免药物过度使用。碳酸锂效果最好,但其使用因存在已知的老年人群副作用而受到限制[253]。咖啡因、氟桂利嗪和吲哚美辛都有效,低剂量的托吡酯也有效[258]。然而选择睡前饮用咖啡的方式更佳,其效果好且无明显的副作用。采取这种方法的患者,很少在睡眠中发作头痛[259]。由 Lanteri-Minet 编著的该疾病的论著很有价值[255]。

头部爆裂综合征[260]是功能失调的另一个良性病因,可侵及各年龄组人群,但多常见于老年人群[261]。对于该疾病最早的描述应归功于 Michelle[262]。患者多将头痛性质描述为在睡眠过程或嗜睡状态中出现巨大噪声,而后出现痛苦的觉醒。疼痛并不是其特点之一,如出现显著的疼痛,应考虑如蛛网膜下腔出血或偏头痛等其他诊断。该病可在几周或几个月的短时间内出现短期的发作,或无规律地复发。噪声可位于身体中心或头部后方,即整个头部疼痛,且使患者产生恐惧感。有些患者可主诉出现短暂的呼吸困难、心动过速和盗汗。无后遗症出现,且通常患者无病情进展或神经疾病病史。这种病症的病因未知,且几乎都被漏诊。确定诊断十分必要[263]。只有有限的 3 例病例证实使用氯米帕明治疗有效[264]。钙通道阻滞剂(氟桂利嗪每日 10mg[265]或硝苯地平每日 90mg[266])同样被报道在少数病例中治疗有效。

据报道，有 1/3 的帕金森病患者存在枕部头痛，其性质为钝性疼痛[267]。其病因不明且与颈强直无关。使用低剂量的阿米替林治疗有效[268]。

不论是细菌还是病毒感染都与头痛相关。慢性脑膜炎可导致头痛，且与继发于脑水肿的步态障碍相关。多颅神经受累可能与基底脑膜感染相关，可见于癌性脑膜炎、结核和结节病。全身代谢异常导致头痛的病因，包括血糖低于 2.2mmol/L、肾透析、高血钙和严重贫血[269]。由煤气通风不良造成的一氧化碳中毒可能是慢性头痛的潜在原因与非特异性症状[270,271]。睡眠障碍性呼吸可与头痛相关，且常常使患者在睡眠中醒来。

与睡眠相关的头痛可能因疾病的合并症出现，如阻塞性睡眠呼吸暂停综合征，可通过共同睡眠伴侣的病史叙述及多导睡眠记录图得到推断[272,273]。原发性头痛疾病，如偏头痛、丛集性头痛和慢性发作性头痛，也可导致睡眠相关性头痛，并使患者在睡眠过程中醒来，但是仔细地询问病史可对其进行验证，并且可排除如药物滥用和情绪失常等复杂因素。这种症状通过使用适当的药物很容易治疗[274]。

头痛的诊断方法

任何医学学科的诊断在全面的体格检查之后，很大程度上取决于患者的病史及适当的检查。症状持续的时间、发病形式与其进展的速度都为诊断提供了有价值的线索。头痛的性质对诊断的帮助相对较小，但应询问患者疼痛的部位、强度、是否放射及加重和缓解的诱因。应获得完整的药物使用史，并评价患者的情绪、睡眠和营养功能，这些对于识别疾病对患者的影响和可能的心理因素十分有帮助。

尽管各年龄组中绝大多数的头痛属于良性，但在老年人群中存在器质性病变的危险有所上升[11]。巨细胞性动脉炎由于症状多样会造成诊断的不及时。慢性疾病、肌痛、关节痛都常见于巨细胞性动脉炎，但因其症状存在非特异性，很容易被忽视，且病情会随着年龄的增长而发生进展。突发的中度疼痛，持续性疼痛且随着时间的推移而加重，晨起头痛伴呕吐，头痛因咳嗽、负重和弯腰加重，都提示可能存在器质性病变。存在长期病史及典型症状时可诊断偏头痛，但很难鉴别复杂的偏头痛与 TIA[37]，需通过全面的检查以确保诊断的准确性。这是因为在老年人群中，偏头痛患者的伴随症状很常见。存在嗜睡、意识错乱和记忆丧失等其他症状都会增加该病的疑诊率。其他应引起重视的症状包括进展的视觉障碍、衰弱、笨拙和平衡障碍。认识到以下两点十分重要：颅内神经痛与其简单形式的神经障碍并无关联，且其诊断具有严格的标准。存在疼痛带或头部束帽感，更多是因为紧张型头痛或颈部疾病出现的肌紧张，但同时也是更为严重的疾病的症状。头部创伤后可出现硬脑膜下血肿，也可能是由于存在凝血障碍或酒精滥用。臂神经痛和脊髓病都属于颈部疾病，可引起头痛。

对于既往无危险因素的患者，常规的神经系统检查通常可帮助排除一系列的潜在疾病，避免进行不必要的检查。而对于老年头痛患者，进行检查的门槛则较低，特别是对于存在癌症及免疫抑制既往史的患者。头痛的治疗见框 59-2。

框 59-2　头痛治疗流程的综述

适应证的调查
新发的头痛伴随：
- 异常神经系统体征
- 颅内压增高的病史
- 记忆障碍
- 意识障碍
- 疼痛加剧且影响睡眠
- 睡醒后头痛伴呕吐
- 明显的晚发型偏头痛
- 不典型面部疼痛

偏头痛的治疗
- 避免容易识别的诱发因素
- 卧床休息
- 止痛药
  - 对乙酰氨基酚或阿司匹林
  - NSAID（应知晓其对消化和肾的副作用）
  - 普坦类药物治疗中度至重度头痛
  - 如果需要可使用止吐药
- 预防性治疗
  - β-受体阻滞剂
  - 三环类抗抑郁药
  - 托吡酯或丙戊酸钠
  - 5-羟色胺受体拮抗剂（如苯噻啶）

紧张型头痛的治疗
- 仔细临床评估后的确定诊断
- 单一止痛药
- 强调可能存在的心理学问题
- 确认存在抑郁后的治疗（三环类药物有效）
- 放松疗法及生物反馈治疗
- 避免长期使用止痛药，以免出现慢性日常性头痛的症状

三叉神经痛的治疗
- 严格根据诊断标准进行诊断
- 卡马西平仍然是治疗的一线用药
- 其他选择包括布洛芬、苯妥英、丙戊酸钠、氯硝西泮、加巴喷丁和拉莫三嗪
- 多达 50% 的患者需要手术治疗

疱疹后神经痛的治疗
- 多达 50% 的老年患者可以出现这种症状
- 阿米替林和卡马西平都被证实有效
- 加巴喷丁和普加巴林都已经被批准用于治疗该病

巨细胞性动脉炎的治疗
- 这种急诊情况需要立即使用类固醇药物
- 颌跛行多为其病因
- 全身症状很常见
- 多达 10% 的病例沉降率正常

关键点

- 头痛是一个普遍的问题。然而，老年人头痛由于流行率的下降很少被报道，尽管这个症状更可能提示存在严重疾病。

- 老年人常见的原发性头痛的处理方法与年轻患者相同。老年人更易存在共病现象，这使得他们由于药物的相互作用而对药物的耐受性降低并出现副作用。

- 止痛药使用史，包括专有的止痛药，应引起存在慢性日常性头痛患者的注意，因为药物滥用导致的头痛很常见。

- 巨细胞性动脉炎是临床的急症，如果怀疑该病应立即进行治疗，不可拖延。

（王杰冰 译，刘学文 校）

完整的参考文献列表，请扫二维码。

主要参考文献

3. Prencipe M, et al: Prevalence of headache in an elderly population: attack frequency, disability, and use of medication. J Neurol Neurosurg Psychiatry 70:377–381, 2001.

10. Stewart WF, et al: Age- and sex-specific incidence rates of migraine with and without visual aura. Am J Epidemiol 134:1111–1120, 1991.

11. Rasmussen BK, Olesen J: Migraine epidemiology. Cephalalgia 13:216–217, 1993.

29. Lipton RB, Bigal ME: Migraine: epidemiology, impact, and risk factors for progression. Headache 45(Suppl 1):S3–S13, 2005.

55. Hall GC, et al: Triptans in migraine: the risks of stroke, cardiovascular disease, and death in practice. Neurology 62:563–568, 2004.

64. Chronicle E, Mulleners W: Anticonvulsant drugs for migraine prophylaxis. Cochrane Database Syst Rev (3):CD003226, 2004.

79. Fumal A, Schoenen J: Tension-type headache: current research and clinical management. Lancet Neurol 7:70–83, 2008.

82. Gladstone J, Eross E, Dodick D: Chronic daily headache: a rational approach to a challenging problem. Semin Neurol 23:265–276, 2003.

84. Limmroth V, Katsarava Z: Medication overuse headache. Curr Opin Neurol 17:301–306, 2004.

86. Smith TR, Stoneman J: Medication overuse headache from antimigraine therapy: clinical features, pathogenesis and management. Drugs 64:2503–2514, 2004.

93. Boes CJ, Swanson JW: Paroxysmal hemicrania, SUNCT, and hemicrania continua. Semin Neurol 26:260–270, 2006.

94. Matharu MS, Boes CJ, Goadsby PJ: Management of trigeminal autonomic cephalgias and hemicrania continua. Drugs 63:1637–1677, 2003.

121. Love S, Coakham HB: Trigeminal neuralgia: pathology and pathogenesis. [erratum appears in Brain 2002 125(Pt 3):687]. Brain 124(Pt 12):2347–2360, 2001.

125. Jorns TP, Zakrzewska JM: Evidence-based approach to the medical management of trigeminal neuralgia. Br J Neurosurg 21:253–261, 2007.

143. Johnson RW, et al: Postherpetic neuralgia: epidemiology, pathophysiology and management. Expert Rev Neurother 7:1581–1595, 2007.

154. Agostoni E, Frigerio R, Santoro P: Atypical facial pain: clinical considerations and differential diagnosis. Neurol Sci 26(Suppl 2):s71–s74, 2005.

160. Haldeman S, Dagenais S: Cervicogenic headaches: a critical review. Spine J 1:31–46, 2001.

169. Gonzalez-Gay MA, et al: Giant cell arteritis: disease patterns of clinical presentation in a series of 240 patients. Medicine (Baltimore) 84:269–276, 2005.

182. Taylor-Gjevre R, et al: Temporal artery biopsy for giant cell arteritis. J Rheumatol 32:1279–1282, 2005.

197. Proven A, et al: Glucocorticoid therapy in giant cell arteritis: duration and adverse outcomes. Arthritis Rheum 49:703–708, 2003.

212. Schankin CJ, et al: Characteristics of brain tumour-associated headache. Cephalalgia 27:904–911, 2007.

240. Paemeleire K, et al: Practical management of medication-overuse headache. Acta Neurol Belg 106:43–51, 2006.

242. Tomsak RL: Ophthalmologic aspects of headache. Med Clin North Am 75:693–706, 1991.

246. Kline LB, Hoyt WF: The Tolosa-Hunt syndrome. J Neurol Neurosurg Psychiatry 71:577–582, 2001.

253. Evers S, Goadsby PJ: Hypnic headache: clinical features, pathophysiology, and treatment. Neurology 60:905–909, 2003.

261. Evans RW, Pearce JM: Exploding head syndrome. Headache 41:602–603, 2001.

269. Bigal ME, Gladstone J: The metabolic headaches. Curr Pain Headache Rep 12:292–295, 2008.

第60章

脑卒中：流行病学和病理机制

Christopher Moran，Velandai K. Srikanth，Amanda G. Thrift

脑卒中的流行病学

本章是对与脑卒中相关的模式及危险因素，以及脑卒中过程中观察到的病理变化的研究。脑卒中的主要类型有缺血性脑卒中（由于血管堵塞）及出血性脑卒中（由于脑血管出血）。传统的流行病学将脑卒中定义为"局部性血管功能紊乱持续超过 24h（除手术或者死亡原因中断外），除血管源性以外无其他明显原因所致的快速进展的临床征象"[1]。但这个定义已随着现代放射技术[如磁共振弥散加权成像（diffusion-weighted magnetic resonance imaging，DW-MRI）]的应用而得到更新，该技术对症状不足 24h 的早期梗死更敏感。最近美国心脏协会已经采用这一定义：缺血性脑卒中[或者中枢神经系统（central nervous system，CNS）梗死]为"由缺血引起的基于病理、影像，或者其他与血管分布一致的局部缺血性损伤，或者具备这种损伤引起的症状持续超过 24h 的临床证据，并排除其他病因所致的脑、脊髓或视网膜细胞死亡"[2]。对于持续时间不足 24h、推测为血管源性而缺乏敏感的脑部影像学证据的突发性局灶性神经损伤症状，称之为短暂性脑缺血发作（transient ischemic attack，TIA）。这些对于脑卒中和 TIA 定义的修订的影响在于，目前还不能对疾病的患病率、发病率、死亡率做出事先或者将来的评估，对于疾病发生的危险因素仍然未能完全阐明。

接下来的部分我们将对目前有关脑卒中流行病学、病理机制的认识，以及其对老年易患者的影响进行总结。

脑卒中的负担

从种族水平而言，脑卒中的负担可以从以下三个方面进行评估——死亡率、患病率、发病率。每种评估方法均有其优点及局限性。

脑卒中死亡率通常统计包含死亡证明上记录了以脑卒中为首要致死原因的人群。这些长期并系统收集得出的数据可以评估随时间推移脑卒中出现的趋势，以及不同国家之间的比较。死亡率数据通常也受一些条件限制，如死亡证明填写不准确及脑卒中整体负担评估的不完整。45%～60%的脑卒中患者生存时间超过 5 年[3-5]。

脑卒中患病率研究可以用来评估脑卒中幸存者的负担，通过上门调查的方式，我们可以评估脑卒中对幸存

者的影响并帮助制定社区卫生保健资源计划。仔细研究脑卒中发病率可以为了解脑卒中负担提供最好的信息，有助于更好地了解脑卒中发病率、死亡率及生存率之间的实证关系。例如，脑卒中死亡率的波动可能归因于脑卒中发病率或病死率的改变（反映了脑卒中严重性或者脑卒中后管理的变化），或由两者共同引起。

对同一人群中两个相同的脑卒中发病率研究进行比较将有助于发现哪里出现了变化。这种重复进行的发病率研究因其要求的严格标准而存在费用昂贵、劳动强度大的问题[6-9]。因此，过去十多年大多数执行这样标准的发病率研究都在发达国家进行，但目前也有几个研究是在中等及低收入国家开展的。最近的综述对于脑卒中引起全球性负担的研究进行了总结，结果显示在高、低及中等收入国家脑卒中负担差异显著[10-12]。

脑卒中死亡率

根据全球疾病负担研究，2010 年脑卒中及缺血性心脏病造成的死亡人数达 127.9 亿，占全球死亡人数的 1/4，而 1990 年其占 1/5[13]。据世界卫生组织（WHO）统计，脑卒中是世界范围内导致死亡第二大常见的单一原因，仅次于缺血性心脏病[14]。2012 年估计全球脑卒中后死亡的人数达 670 万，约占全部死亡人数的 11.9%[14]。脑卒中导致的死亡人数随不同国家的收入水平而变化。2012 年，脑卒中后死亡人数在中、低收入国家约占 43%，在中等以上收入国家占 55%，而在高收入国家只占 22%[14]。在中、低收入国家脑卒中后死亡人数更多的原因归结于人口基数大（约为高收入国家的 4 倍）[15]。

现在关于不同收入国家脑卒中后死亡率的时间趋势已有大量的数据。Krishmanurthi 和 Feigin 及其团队进行的一个从 1990 年到 2010 年的系统性回顾，根据年龄及国家收入状况总结出了年度死亡率趋势[10,11]。研究显示，脑卒中后死亡率在这个时期内总体呈下降趋势，而与国家的收入状况无关。对年龄因素进行调节后，高收入国家的缺血性脑卒中后死亡率从 63.8/10 万[95%可信区间（CI）为 56.5～66.0]显著下降到 40.3/10 万人（95% CI，38.2～43.1），而低收入国家从 50.1/10 万（95% CI，42.0～64.1）下降到 43.1/10 万人（95% CI，38.3～51.9）。出血性脑卒中的死亡率在高收入国家也从 32.7/10 万人（95% CI，29.9～35.7）下降到 20.3/10 万人（95% CI，18.6～22.9），低收入国家从 80.4/10 万人（95% CI，63.7～96.9）

下降到 61.9/10 万人（95% CI，52.5～72.3）。

在各年龄分层都观察到这种下降趋势，75 岁及以上年龄更显著，在该年龄段老年组下降率达 40%（表 60-1）。但总体上 75 岁以上组脑卒中后死亡率仍高于 75 岁以下组。Sarti 及其合作者通过世界卫生组织对心血管疾病趋势及决定因素监测（WHO MONICA）项目已经得出证据，认为这种病死率的下降支持目前所观察到的死亡率的变化[16]。这些观察结果已被 Krishmanurthi 及其合作者证实：从 1990 年到 2010 年，大多数国家的脑卒中后死亡率都下降了[10]。支持这种病死率下降的原因很可能与以下因素有关：对于脑卒中后的照护方法的改进、组织有序的脑卒中单元的不断出现。但对于是否脑卒中前的易患者脑卒中后病死率更高仍无定论，而这一现象在老年人群中常见。初步分析显示，对脑卒中前健康状况、功能、步行能力及血液化验结果等综合评估所得出的易患指数与急性脑卒中后院内死亡风险有关，前者使后者增加 16%[17]。这些结果需要更多实质性证据支持。

脑卒中及其亚型的患病率和发病率

目前世界上已经有一系列设计良好的脑卒中患病率研究。脑卒中的患病率（以每 10 万名超过 65 岁的标准化世界人口中的人数计算），在南非的乡下（1539/10 万）、美国（4536/10 万）、新西兰（4872/10 万）患病率低，然而在意大利的拉奎拉（6812/10 万）、英格兰的新城堡（大于 7000/10 万）及新加坡（7337/10 万）的患病率很高[18-21]。有趣的是，尽管没有统计学上的差异[21]，在新加坡，马来人（5396/10 万）的患病率比中国人（7829/10 万）及印度人（6871/10 万）低。环境或者遗传危险因子的差异性、脑卒中后的护理，或者可能二者共同影响了不同地域的患病率。

脑卒中根据条件的不同可以分为缺血性脑卒中和出血性脑卒中两个亚型。根据研究区域不同，最常见的为缺血性脑卒中，占所有脑卒中类型的 63%～84%，脑出血占脑卒中总量的 7%～20%[18]。相对于发达国家中的白种人群，非白种人群及发展中国家中的人群出现出血性脑卒中的比例更高[22-25]。在缺血性脑卒中的类别中，根据临床症状或者实际的脑卒中机制又可以分为更多的亚型（如大动脉型、心源性栓塞型、小动脉疾病等）[26,27]。

人群流行病学研究最健全的分类系统是由牛津郡社区脑卒中项目的调查人员基于临床表现而设计的，将脑卒中分为完全或者部分前动脉梗死、后动脉梗死，以及腔隙性梗死[27]。这个分类系统的优点是不需要一些昂贵的调查，那些昂贵的费用使调查在低收入国家不可行，中等收入国家部分可行。这种分类的缺点是缺血性脑卒中实际亚型可能错误，因为至少 10% 定义为腔隙性梗死（提示小血管病）的，可能来源于大血管或者心源性的栓塞[28]。

患病率调查同时详尽地提供了对于脑卒中幸存者影响的衡量，以及对于患者、看护人、社会随之而来的健康负担。下降的脑卒中死亡数及死亡率转变为增加的患病率及脑卒中患者对于社会所带来的负担。重要的是，大约 50% 的脑卒中幸存者在日常活动中需要帮助。遭受脑卒中的衰弱的老年人，脑卒中后功能下降的风险最高，一个初步的报告显示，衰弱指数有较高得分的脑卒中后人群中重要功能缺损的风险增加了 8%[17]。脑卒中[29]或者衰弱[30]分别或者同时伴有认知障碍的患病率很高，所以，患有脑卒中的衰弱的老年人与其他人相比，伴有认知功能障碍所带来的负担更重。因此，衰弱可能是那些患者特别易患脑卒中的重要原因，这些患者得病后需要加强卫生保健、复原及维持他们功能状态的支持系统。

脑卒中和短暂性脑缺血发作的发病率

直到几年之前，大多数发病率研究都遵循理想的标准并且在如欧洲各国、澳大利亚和美国这些发达国家中进行[18,24,31-39]，巴巴多斯是一个例外[40]。最近，脑卒中发病率的评估已经划分出了低、中、高收入国家（表 60-1）[10,11]。但必须指出的是，世界上相当多的地区缺乏精确推断出脑卒中发病率及死亡率的高质量数据[12]。基于此，全球疾病负担研究的数据显示，按照年龄标准化，每年每 100 000 人中，缺血性脑卒中的发病率最低至 51.9（卡塔尔），最高达 433.9（立陶宛）；出血性脑卒中的发病率最低至 14.6（卡塔尔），最高达 159.8（中国）[10]。不同类型脑卒中也显示出了明显的地域差异，缺血性脑卒中在东欧发病率最高，出血性脑卒中在中亚和东亚发病率最高[10]。

表 60-1 年龄划分脑卒中年发病率及死亡率的全球趋势*

年龄分组，脑卒中类型，效果测度	高收入国家		中、低收入国家	
	1990 年	2010 年	1990 年	2010 年
<75 岁				
缺血性脑卒中				
发病率	110.8（95% CI，103.1～118.5）	100.5（95% CI，94.0～107.2）	101.88（95% CI，89.2～116.42）	106.90（95% CI，93.62～121.41）
死亡率	18.57（95% CI，16.07～19.49）	11.86（95% CI，10.47～12.69）	18.08（95% CI，14.57～24.39）	14.71（95% CI，12.90～18.75）

年龄分组，脑卒中类型，效果测度	高收入国家		中、低收入国家	
	1990 年	2010 年	1990 年	2010 年
出血性脑卒中				
发病率	41.9（95% CI，38.9～45.2）	38.5（95% CI，35.6～41.2）	61.64（95% CI，52.84～71.54）	75.68（95% CI，64.93～88.74）
死亡率	20.95（95% CI，18.82～22.83）	12.29（95% CI，11.12～13.74）	49.36（95% CI，39.54～59.56）	36.53（95% CI，31.01～42.71）
所有脑卒中				
发病率	152.7（95% CI，142.3～163.2）	138.9（95% CI，130.6～148.2）	163.5（95% CI，142.4～187.2）	182.5（95% CI，158.9～209.6）
死亡率	39.5（95% CI，35.8～42.4）	24.2（95% CI，22.3～26.3）	67.4（95% CI，63.5～77.0）	51.2（95% CI，44.4～55.0）
≥75 岁				
缺血性脑卒中				
发病率	2824.4（95% CI，2627.6～3018.4）	2344.0（95% CI，2197.0～2503.8）	2367.5（95% CI，2026.7～2735.5）	2575.4（95% CI，2240.7～2850.2）
死亡率	1511.4（95% CI，1353.6～1565.1）	950.1（95% CI，905.1～1030.6）	1075.7（95% CI，915.7～1336.5）	949.9（95% CI，838.6～1128.4）
出血性脑卒中				
发病率	417.5（95% CI，385.9～450.8）	380.1（95% CI，351.4～409.6）	713.8（95% CI，603.8～847.4）	859.4（95% CI，729.2～1012.6）
死亡率	407.1（95% CI，380.5～462.1）	275.1（95% CI，253.8～320.3）	1072.9（95% CI，819.6～1329.5）	874.8（95% CI，736.8～1026.6）
所有脑卒中				
发病率	3241.9（95% CI，3020.9～3458.8）	2724.1（95% CI，2553.9～2899.8）	3081.4（95% CI，2631.0～3562.0）	3434.8（95% CI，2979.2～3952.1）
死亡率	1918.5（95% CI，1746.9～2031.9）	1225.1（95% CI，1155.4～1393.9）	2148.6（95% CI，2009.7～2459.4）	1824.7（95% CI，1590.7～1947.8）

注：数据来源于 2010 年疾病的全球负担研究[10,11]。括号里的数据为 95%可信区间的点估计

*1990～2010 年，100 000 人/年

经过一段时间关于发病趋势的调查，结果显示，总的来说脑卒中的发病率已显著降低，尤其是在 20 世纪七八十年代的高收入国家[35,41-46]。在高收入国家中这种降低趋势在过去的 10 年中似乎一直在持续，缺血性和出血性脑卒中的发病率分别降低了 13%和 19%[10]。然而，在同一时期的低收入和中等收入国家，缺血性脑卒中的发病率有着不明显的增加（6%），而出血性脑卒中的发病率却有着显著上升（19%）。低收入和中等收入国家脑卒中发病率增加的这一趋势是通过研究年龄小于 75 岁及年龄大于等于 75 岁的人而发现的（表 60-1）。对于高收入和低收入国家脑卒中发病率变化的不同趋势，最可能的解释就是在低收入国家中发生疾病转型。在低收入和中等收入国家中，由于更高的生活期望及工业化、城市化进程，已经产生了危险因素（如高血压人群的增加、糖尿病、吸烟）构成的转变，使之类似于曾经的高收入国家。除了遗传差异，这些因素可以很大程度地解释在这些地区出血性脑卒中发病率的升高。

TIA 的实际发病率很难在人口中被准确地确定，这是由于症状的短暂性和其他类似 TIA 疾病（如偏头痛和癫痫）的存在性。然而，与脑卒中一致，在罗切斯特、明尼苏达[47]等地区，以及法国[48]、比利时[49]及澳大利亚[50]等发达国家，65 岁及 65 岁以上老年人 TIA 的发病率是下降的。在法国和澳大利亚研究发现，65 岁以下 TIA 的发病率是增高的，可能反映了在这个年龄段人们脑卒中风险意识的提高或对类似 TIA 疾病的错误诊断[48,50]。目前为止还没有针对低、中收入国家人群 TIA 发病率的系统性评价发表。

脑卒中的花费

在社会层面，脑卒中消耗了很大一部分的正规医疗费用，占全球医疗总费用的 2%～4%。在许多西方国家，脑卒中成本通过使用各种"自下而上"和"自上而下"的方法进行估算。应用自下而上的方法估算澳大利亚 1997 年全年 12 个月的脑卒中成本是 4.2 亿美元[51]，主要用于急性住院治疗（28%）和住院康复（27%）。每个病例前 12 个月的平均花费为 14 361 美元，而总共需要平均 33 685 美元，后者在缺血性脑卒中要高于出血性脑卒中[51,52]。日常护理也会造成明显的经济损失。Dewey 等[53]进行了经济分析，以确定对于首次脑卒中者日常护理总共 12 个月的成本。估计首次脑卒中患者第一年日常护理的成本占当年总成本的 4%～7%，而护理总成本占所有成本的 14%～23%。这显示脑卒中家庭面临相当大的经济负担。最近 Gloede 等[54]对脑卒中的长期花费进行了估计。在这项分析中，出血性脑卒中患者发病 10 年的花费要比发病 3～5 年时显著增长（24%），而缺血性脑卒中的患者则保持相对恒定。造成出血性脑卒中长期花

费增长的明确原因还未找到，但可能与涉及就医、用药、家庭护理费用的增长有关。

脑卒中的危险因素

在过去的半个世纪里，大量的不可干预和可干预的脑卒中危险因素是从高收入国家进行的研究中确认的。除了这些数据，最近大量的危险因素数据在低、中收入国家中产生[55]。

不可干预的危险因素

不可干预的危险因素指不能通过外界干预而改变的因素，包括年龄增长、男性性别、种族、社会经济地位、家族史及遗传疾病。年龄与脑卒中发病率密切相关，小于 45 岁时脑卒中发病率为 10～30/(10 万人·年)，而 75～84 岁年龄段则升为 1200～2000/(10 万人·年)[18]。在上述各个年龄组，男性发病率均高于女性[31,56]。在高龄老年组，女性发病率较高，主要是因为女性的寿命较男性长，而这个年龄段人群多数为女性。即使在高收入国家，居住在社会经济越落后地区的人群发病率也越高。例如，居住在澳大利亚墨尔本最落后地区的人群脑卒中发病率［366/(10 万人·年)］约为居住优势地区人群［200/(10 万人·年)］的 2 倍[57]。尽管在一些研究中尚不清楚差异归因于种族还是社会经济地位，同样的差异也见于世界其他地区，包括瑞典[58]和英国[59,60]。

可干预的危险因素

可干预的危险因素指可以通过治疗或更改生活习惯而改变的因素。通过减少这些危险因素，就有可能减少疾病的发生或复发。这些在高收入国家中可确定的或更改的危险因素包括：高血压、吸烟、糖尿病、心房颤动。还有一些尚未确定是危险因素还是保护性因素的因素，包括饮酒、规律锻炼、肥胖、口服避孕药、激素替代、毒品。一个重要的多国家研究在低、中收入国家的城市中进行，一系列危险因素包括高血压、吸烟、糖尿病、中心型肥胖、过量的酒精摄入、较低的体力活动、不良的饮食、社会心理压力及忧郁占据了脑卒中归因危险度的 90%[55]。这些危险因素很可能通过不同的方式相互影响，而不是相互之间独立地促成了脑卒中，而且这种相互之间的影响在不同年龄段可能不一样。生活在贫困线以下的乡下人群危险因素可能不一样。因为这个多国家的研究排除了那些没有接受影像学检查的人们，他们支付不起这些检查，这项研究没有包含这一人群[61]。

高血压，在人口水平是公认的最明显和最重要的脑卒中风险因素之一，它与年龄增长密切相关。在一个总样本量 45 万人,其中有 1.3 万脑卒中患者的荟萃分析中，工作人员进行了舒张压对于脑卒中风险的影响的前瞻性研究。研究显示，舒张压每升高 10mmHg，脑卒中发病的危险性增加 1.84 倍（95% CI，1.80～1.90）[62]。在相同的协作研究中显示，通常血压水平和因脑卒中死亡的危险之间的关联强度在某种程度上随着年龄的增长而下降。然而，脑卒中发作在老年人群中较中年人群更常见，故脑卒中死亡绝对年度差异与给定不同血压的关联强度随年龄增加而增加。

心房颤动预示着较高的脑卒中风险，并且为脑卒中特异高危人群的主要危险因素，在老年人群中更为明显。在过去的 20 年，房颤的发病率及患病率显著增加[63]。重要的是，老年人群房颤的脑卒中风险大于青年人群[59]。在弗雷明汉（Framingham）研究中显示，在 50～59 岁年龄段人群中房颤危险性为 1.5%，而这个数值在 80～89 岁年龄段明显增加至 23.5%[64]。

在发达国家，高达 20% 的人群特异危险性是由糖尿病造成的[64]。但是目前还不能确定随着年龄增长，风险的增加是源于糖尿病还是其他因素，如血脂变化。

目前正进行大量的研究来评估吸烟与脑卒中之间的关系[65]。其中吸烟剂量与脑卒中发病呈正相关的研究结果，更加证实了吸烟与脑卒中发病的相关性。除此之外，与经常吸烟的人相比，戒烟者患脑卒中的危险性降低。在檀香山心脏计划中显示，持续吸烟者在第六年的随访中发现发生脑卒中的危险性增加，然而已经戒烟者在相同的随访中显示发生脑卒中的危险性降低[66]。以上更加支持一点,即吸烟者可以通过戒烟降低缺血性脑卒中风险。

脑卒中的预防

如果想使即将增加的脑卒中负担最小化甚至消除，我们必须加强预防措施。脑卒中一级预防及二级预防的目的是降低脑卒中的发病率及复发率。最有效的预防措施受脑卒中每个危险因素的 3 个重要特性影响：危险因素可否改变，联系强度大小，以及人群危险因素患病率。联系强度可以由相对风险或风险的比值比来表示，相对风险越大，联系强度越大。危险因素的患病率是指存在某因素的人口占总人口的比例，在人群中某危险因素越常见，其患病率越高。相对风险和患病率共同显示了作为防治策略的目标，这些因素是极有用途的（表 60-2）。

表 60-2　治疗选定的脑卒中危险因素的相对分布影响

危险因素	患病率	相对风险（范围）	相对影响
高血压	约 20% 男性	2.5～8.0	高
	约 15% 女性		
房颤			
年龄≥40 岁	约 2.0%	2.0～6.0	具有额外危险因素的较高年龄组高
年龄≥65 岁	约 5.0%		
男性年龄≥75 岁	约 10%		
女性年龄≥75 岁	约 6.0%		

续表

危险因素	患病率	相对风险（范围）	相对影响
吸烟	约 25%男性	1.5～6.0	高
	约 20%女性		
高胆固醇血症*	约 15%男性	1.5	低
	约 15%女性		
糖尿病	约 5.0%	1.5～4.0	低
酗酒†	约 2.5%	2.0～2.5	低

*高胆固醇血症定义为血浆胆固醇水平≥6.5mmol/L
†酗酒定义为平均饮酒≥5 标准饮品/天

脑卒中发病率及死亡率的下降很大程度上归因于脑卒中一级预防的改善，貌似可以用引进更有效的降压药及生活水准的提高解释这一现象。在牛津血管研究计划中，调查者发现在过去的 20 年中，随着收缩压和舒张压、血清胆固醇水平及吸烟率的明显下降，脑卒中的发病率也下降了 29%[35]。在最近的一些研究中的结果没有那么明显，可能是由于虽然我们正积极地控制高血压、高血脂及吸烟率，但是人口老龄化、肥胖、糖尿病的发病率正在增加[46]。鉴于低收入及中等收入国家脑卒中发病率不断上升且其人口众多，一级预防工作现在应特别侧重于降低这些地区的脑卒中发病率。一级预防应该包括大众方法和高危风险的应对方法。

大众方法

预防脑卒中的大众方法是在人口水平改变危险因素，主要涉及在传媒、教育水平或使用政府立法的力量改变人群中的危险行为。这种方法可能直接降低个体水平的危险因素，但也许对整个人群也有明显的影响。

降低血压水平是预防减小脑卒中风险的重要措施，它可以通过减少盐摄入量或增强锻炼等方法实现。据估计，目前人类的每日盐摄入量为推荐量的 2～3 倍[67]。高血压者及血压正常者均可以通过盐摄入量减半来降低血压[68]，并且可以使脑卒中率降低约 22%[69]及使死亡率降低高达 25%[70]。我们所摄入盐的 80%来自加工好的食物中，因此在食物生产制造中减少盐的添加量可以对公众健康产生巨大影响[71]。若能使加工食品含盐量减少20%，则人口血压水平就会有明显下降。但是，鼓励政府通过立法手段促使工厂减小盐类的使用量还是一个难题。其他具有成本效益的全民预防策略有通过增税及限制接触进行烟酒控制，鼓励健康饮食及锻炼。

高危风险的应对方法

对于高危风险个体的应对办法是能够识别脑卒中高危人群并且推荐治疗方案，或是将危险因素最小化。在大规模筛选中或在其他健康咨询的机会性筛查中可能会发现这些高危人群。应该鼓励人们戒烟、增加锻炼并减少酒精及脂肪的摄入。高危个体的危险因素可以通过药物治疗改变，如通过降压药物降低血压水平或通过降脂药物降低胆固醇水平。

在一个血压降低治疗协作试验的荟萃分析中显示，不同降压药物治疗的人群患脑卒中的风险分别降低了28%～38%[72]。尽管目前识别及治疗高血压水平已经有所提升，但是我们觉得仍有进一步提升的空间，尤其是在发展中国家[73]。

另一个高危风险的应对办法是确定已患脑卒中的人群，因为这些人群脑卒中复发风险增加。这些在首次脑卒中中存活下来的人群的20%在 5 年内会再次出现脑血管疾病事件[74]。控制血压水平能够降低复发脑卒中 28%的发病率[75]。在患有脑卒中的正常人群及高血压人群中，这种风险的降低都很明显[76]。在已经出现脑卒中的患者中，也有一些有效预防措施，包括：抗血小板药，如阿司匹林、双嘧达莫、噻氯匹定、氯吡格雷，以及对于房颤人群抗凝药物的使用。

综合防治方法

为了能够最大限度地预防脑卒中发生，无论对于普通或高危人群的一级预防，或是已经患有脑卒中人群的二级预防，针对高危风险的应对办法是筛选出具有特殊危险因素条件的人群，并针对这些高危个体进行治疗。可以通过媒体宣传教育及政府立法，在整个人口水平达到以上目标。

脑卒中的病理机制

缺血性脑卒中

动脉粥样硬化是迄今为止造成大、中血管病型脑梗死的最常见原因，它的发病基础为血栓形成及栓子脱落等并发症。动脉粥样硬化在较老龄人群中的大、中型动脉中很普遍，最常见于主动脉弓及动脉的分叉点（如颈动脉分叉）和汇合点（如基底动脉）。至少在大的颅外血管，血栓往往使破裂的或受侵蚀的"不稳定"动脉粥样硬化斑块复杂化[77]。这些斑块的特点是：大量坏死核心上覆盖着一层薄的、炎性的类似于冠状动脉斑块的纤维帽[78]。血小板接触到血栓的斑块的核心后被激活，促发了凝血酶原连锁反应。由此形成的血栓既可以阻塞原位血管，又可以形成栓子随血液移动而堵塞远端的小血管，后者更常见。在颅内血管中，不稳定斑块破裂不太常见，血栓的形成主要是由于"低灌注效应"或栓子脱落所致的管腔狭窄等。有时候管腔的解剖也可以造成颅内血管及颅外血管的阻塞，最常见于颈动脉及椎动脉。

小而深的（腔隙性的）脑梗死主要归结于以下两大原因[79]：首先为小血管动脉粥样硬化，其次是以急性期纤维素样坏死和慢性期血管壁缺损、胶原硬化、泡沫细胞形成为特征的小动脉复杂破坏性病变（所谓的脂质透明变性）[79]。脂质透明变性的发病机制目前尚不明确，但是与遗传或获得性的小血管张力障碍有关[80]。

脑静脉窦血栓形成可能导致动脉边界的血栓形成。脑静脉窦血栓可能会造成动脉周围区域的缺血性脑卒中。当多种原有的或是后天的，全身性或是局灶性因素造成血液高凝状态和/或静脉淤血时，脑内静脉或静脉窦会形成血栓[81]。然而，有一些病例的发病机制尚未明确。

动脉闭塞性梗死的大小、形状和位置大多与自身的动脉供血区域相一致，少数变异可能来源于个体血管解剖的差异、侧支循环是否丰富、原有血管疾病及其他因素。最初白色缺血性梗死的出血性转化很常见，无论出血是由自发引起或是治疗性的，或是血栓性栓塞[82]，这种出血可能会很严重，以至于被误认为是原发性脑出血[83]。全脑缺血造成梗死的分布范围是不同的，但是最常见于脊髓、脑动脉分水岭区，以及一些脑内比较脆弱的区域，包括海马的CA1区，新皮层的3、5、6区，小脑浦肯野细胞及基底节区[83,84]。静脉梗死的特点是与动脉供血区域不符，常常伴有蛛网膜下腔出血及颅内出血，脑实质也明显肿胀。

无论大小及位置，脑梗死都是某些区域所有细胞的缺血凝固性坏死，坏死细胞最终会形成液化囊[85]。短暂的或不严重的缺血会形成所谓的不完全性脑卒中[86]，特征是仅一些特殊神经元最脆弱的细胞发生坏死，这也许是TIA的神经病理基础[87]。脑梗死的最终预后不仅取决于缺血的严重程度及时间，也取决于受累组织及神经元的选择性易损程度，当然还有再灌注时间（迟发性神经元坏死）[88]。缺血性梗死核心周围脑组织的血流量在突触传递及细胞膜衰竭的阈值之间，这个"半暗带"虽然没有功能，但是可以逆转，是目前能够抢救治疗的重点[89]。更好地理解神经元缺血性损伤级联反应[90]可以促使我们确定更有效的脑卒中治疗目标，可以越来越地推测未来对于脑卒中的治疗并迅速制定综合治疗方案：溶栓、神经保护，最后可能是神经再生或营养制剂，如干细胞的应用。

出血性脑卒中

经典的自发性高血压性脑出血仍然是最常见的出血性脑卒中类型，出血的位置最常见于基底节，之后大致依次为丘脑、脑白质、小脑、脑干[91]。对于发病机制的研究目前尚有困难，但间接证据表明，相同或密切相关的导致腔隙性脑梗死的病变具有共同的危险因素[92]。因此，在大多数病例中均存在潜在的血管受损，受损病灶的特征是与高血压相关的纤维素样坏死[93]。在年龄较大的人群中，脑淀粉样血管病变所致的自发性脑出血逐渐得到越来越多的认识，这种脑出血的典型表现为发生在脑叶，表浅且多发[94]。淀粉样出血的机制与经典高血压性出血的相互关系，以及阿尔茨海默病患者脑淀粉样变性对认知功能下降的影响，这些问题目前均尚未阐明。

颅内出血通常比缺血性脑卒中更具致命性，很大程度上归结于出血的占位效应，以及由此带来的潜在的颅内压增高及脑灌注减少的后果。然而，血肿常常造成脑组织解剖上分离受压，却很少对脑实质形成损害。当血肿被巨噬细胞吞噬吸收后患者能够存活，原病灶会遗留一个带血的血管样间隙的空腔，脑出血患者的预后比在相同位置出现大小相似的脑梗死病灶的患者要好。

关键点

- 脑卒中有两个主要的亚型，即缺血性脑卒中及出血性脑卒中。
- 世界卫生组织（WHO）称脑卒中是世界范围内仅次于缺血性心脏病的第二大常见的单一死亡原因。
- 罹患脑卒中的年老衰弱者最易于出现脑卒中后功能衰退。
- 高收入国家中已明确的可控的危险因素包括高血压、房颤、吸烟和糖尿病。还没有完全确定的危险因素包括饮酒、缺少运动、肥胖、口服避孕药、激素替代治疗及滥用药物。
- 制定针对普通人群、主要高危因素及专门针对脑卒中患者（二次脑卒中预防）的综合管理措施，才最有可能在减轻脑卒中带来的全球负担方面最大限度地获益。

（田 力 译，白小涓 校）

完整的参考文献列表，请扫二维码。

主要参考文献

10. Krishnamurthi RV, Feigin VL, Forouzanfar MH, et al: Global and regional burden of first-ever ischaemic and haemorrhagic stroke during 1990-2010: findings from the Global Burden of Disease Study 2010. Lancet Glob Health 1:e259–e281, 2013.
11. Feigin VL, Forouzanfar MH, Krishnamurthi R, et al; Global Burden of Diseases, Injuries, Risk Factors Study 2010 (GBD 2010); GBD Stroke Experts Group: Global and regional burden of stroke during 1990-2010: findings from the Global Burden of Disease Study 2010. Lancet 383:245–254, 2014.
18. Feigin VL, Lawes CM, Bennett DA, et al: Stroke epidemiology: a review of population-based studies of incidence, prevalence, and case-fatality in the late 20th century. Lancet Neurol 2:143–153, 2003.
26. Adams HP Jr, Bendixen BH, Kappelle LJ, et al: Classification of subtype of acute ischemic stroke. Definitions for use in a multicenter clinical trial. TOAST. Trial of Org 10172 in Acute Stroke Treatment. Stroke 24:135–141, 1993.
27. Bamford J, Sandercock P, Dennis M, et al: Classification and natural history of clinically identifiable subtypes of cerebral infarction. Lancet 337:1521–1526, 1991.
35. Rothwell PM, Coull AJ, Giles MF, et al: Change in stroke incidence, mortality, case-fatality, severity, and risk factors in Oxfordshire, UK from 1981 to 2004 (Oxford Vascular Study). Lancet 363:1925–1933, 2004.
62. Prospective Studies Collaboration: Cholesterol, diastolic blood pressure, and stroke: 13,000 strokes in 450,000 people in 45 prospective cohorts. Lancet 346:1647–1653, 1995.
73. Feigin VL, Krishnamurthi R: Stroke prevention in the developing world. Stroke 42:3655–3658, 2011.
79. Donnan G, Norrving B, Bamford J, et al, editors: Subcortical stroke, ed 2, Oxford, England, 2002, Oxford University Press.
83. Caplan L: Intracerebral hemorrhage revisited. Neurology 38:624–627, 1988.

第61章

脑卒中：临床表现、管理及服务体系

Christopher Moran，*Thanh G. Phan*，*Velandai K. Srikanth*

介　绍

脑卒中和短暂性脑缺血发作（transient ischemic attack，TIA）是脑血管疾病最常见的临床表现。其他常见的亚临床表现包括脑白质病变、无症状脑梗死及脑微出血。本章主要探讨脑卒中和 TIA，对亚临床脑血管疾病不做重点讨论。在治疗方面，本章重点关注脑血管疾病的急性期治疗、康复治疗和二级预防。相反，脑血管疾病的一级预防没有作为本章的重点内容。

在全球范围内，脑卒中和 TIA 是引起急性神经系统疾病患者入院的主要原因，并且主要影响老年人。在全世界，脑卒中是导致死亡的第二大因素[1]。将近 1/3 的脑卒中患者在发病的 6 个月内死亡，而有 60% 的患者在脑卒中后 5 年死亡[2]。脑卒中也在使幸存者致残的重要因素中名列第 6 位[3]。在发达国家，脑卒中患者变得越来越衰弱并合并多种并发症。脑卒中对老年人的影响非常巨大，常常导致他们不能正常居家而是需要借助于家庭护理的帮助，因此，采取多学科紧密合作的模式对减少脑卒中相关的失能和提高患者的生活质量是非常重要的。在过去 10 年中，基于临床研究的证据表明，脑卒中防治的改善大幅降低了脑卒中患者的死亡率和致残率。

定　义

脑卒中和短暂性脑缺血发作

美国心脏协会近期将缺血性脑卒中（中枢神经系统梗死）定义为"脑、脊髓或视网膜细胞因局部缺血导致的坏死，客观证据可来源于病理、影像学或其他符合某血管支配区的局灶性缺血性损伤，临床证据来源于局部缺血性损伤的症状持续≥24h 或临床死亡，排除其他病因"[4]。脑出血是指突然发生的神经系统症状并有影像学证实的脑实质出血。TIA 是指短暂的突然出现的可能为血管起源的局灶性神经系统症状且持续时间小于 24h，但在脑影像上未见明显梗死灶或出血。脑影像学检查的类型可以帮助鉴别脑卒中或 TIA。计算机断层扫描（computed tomography，CT）对脑出血敏感，但是对早期的缺血或者小梗死不敏感。急性期磁共振弥散加权成像（diffusion-weighted magnetic resonance imaging，

DW-MRI）的应用可以识别可能被诊断为由 TIA 的小梗死患者。下面这些非典型症状，如晕厥、意识丧失、头晕、意识障碍、跌倒，很少是由 TIA 或脑卒中所致，除非它们伴有明确的局灶性神经系统症状[5]。急性谵妄是老年人常见的症状，谵妄持续时间很少是几个小时，也很少继发于 TIA，尽管它可能是急性脑卒中的不常见的临床表现[6]。

亚临床脑血管疾病

对于没有急性脑卒中病史的老年人，通过磁共振成像（magnetic resonance imaging，MRI）扫描可以发现亚临床脑血管疾病，包括无症状脑梗死、脑白质病变和脑微出血[7]。无症状脑梗死通常是指小皮质下脑梗死，在 65 岁以上人口中大约占 10%，随年龄增长其发病率逐渐增加，如果患者同时存在传统的脑血管疾病危险因素，如高血压、吸烟、高胆固醇血症、糖尿病，其发病率也会增加[7]。脑白质病变在磁共振中液体衰减反转恢复（fluid-attenuated inversion recovery，FLAIR）序列上呈现出高密度影（高信号），这在 65 岁以上老人（随年龄增长而加重）及有高血压病史的老人中很常见[7]。脑微出血在磁敏感加权成像（susceptibility weighted imaging，SWI）序列上呈现为小低密度影，提示临近小血管的含铁血黄素的沉积。高血压、低胆固醇血症和载脂蛋白 E4（apolipoprotein epsilon 4，ApoE4）的等位基因都与脑微出血的发生有关[8]。这三种亚临床脑血管疾病在衰弱老人中常合并存在，可能会导致潜在的认知和运动能力下降，并增加缺血性和出血性脑卒中的风险[7]。

脑卒中类型

脑卒中可以是缺血性脑卒中（80%）或出血性脑卒中，二者有着不同的病理生理机制和治疗手段。动脉闭塞的机制主要是动脉-动脉栓塞和心源性脑栓塞，而不是原位血栓形成。出血性脑卒中在所有病例中大约占 15%，并且大多是由慢性高血压小血管病和淀粉样血管病所致，而不是由动静脉畸形、动脉瘤和海绵状血管瘤所致[9]。缺血性脑卒中和出血性脑卒中的鉴别非常重要，因为它们的治疗手段不同（溶栓、抗血小板和抗凝治疗用于前者）。有一些脑梗死含有出血性成分，可能被误诊为原发性脑出血（图 61-1）。区分这两种类型的脑卒中需要仔细识别它们的临床特征和影像学表现[10]。

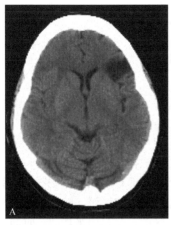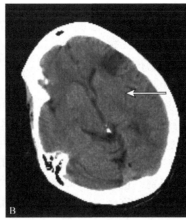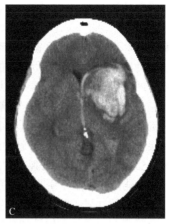

图 61-1 出血性梗死和非原发性颅内出血：一位 83 岁的女性在右侧偏瘫症状改善之后残留右侧肢体麻木（A）。24h 后进展为右侧肢体偏瘫伴左侧豆状核模糊（B）。她的血压升至 230/120mmHg，她的病情在继续恶化，行 CT 检查（C），结果与原发性脑出血难以鉴别。

缺血性脑卒中亚型

流行病学中最常用的一种分类是牛津郡社区脑卒中项目分类（Oxfordshire community stroke project，OCSP），该分类的依据是临床特点而不是先进的影像学表现，因此在正确识别脑卒中机制方面并不十分适用。在临床试验中多数使用的是 TOAST（trial of org 10172 in acute stroke treatment）分类标准[11]。这是一个主要根据临床特征进行分类的研究，并且有助于病因学的判定。"可能"和"很可能"的诊断是由医生根据临床信息做出的诊断。TOAST 分类包括 5 种缺血性脑卒中：①大动脉粥样硬化；②心源性脑栓塞；③小血管闭塞；④其他确定原因的脑卒中；⑤不确定原因的脑卒中[11]。这种分类的特点常提示脑卒中多由动脉病变所致，尤其是当颈动脉狭窄程度大于 50% 时，然而患者也可能是由于颈动脉血栓栓塞性疾病而发病，此时动脉狭窄常小于 50% 的水平。动脉狭窄的程度是很重要的，它决定了是否需要行颈动脉内膜切除手术。

脑卒中和短暂性脑缺血发作的临床表现

脑卒中和 TIA 的临床特点是脑功能区缺血性损伤的结果。脑卒中的临床表现是多样的，无法详尽地在这一章描述出来。为了详细了解这一部分，建议读者阅读《脑卒中综合征》（Stroke Syndromes）一书，由 Bogousslavsky 和 Caplan[12] 编辑。然而需要注意的是，高龄老人（80 岁以上）可以有不典型的表现症状（跌倒或活动能力下降）[13]，常常有脑卒中发作前的衰弱，对于这样的人要考虑到发生脑卒中。

脑卒中的临床特点

运动能力下降是最常见的脑卒中症状，通常见于超过 80% 的患者。症状由脑卒中病灶的位置决定。单侧面部、上肢和下肢无力通常意味着大脑中动脉（middle cerebral artery，MCA）供血范围被累及，而双侧肢体无力通常提示后循环脑卒中。单纯一侧肢体力弱而无皮层症状表明皮质下运动传导束受累（腔隙综合征）。观念运动障碍（皮质运动起始区受累）有时可以类似于肢体无力的运动障碍。关节活动不灵或者控制咀嚼、吞咽的肌肉病变可能引起构音障碍和吞咽困难，与前后循环病变所致的脑卒中相类似。

有超过 60% 的脑卒中患者来到医院就诊是由于触觉障碍，还有较少部分可能有本体感觉缺失或者皮质感觉障碍[14]，感觉异常可能与延迟的脑卒中后疼痛综合征相关[15]。

高级皮质功能障碍中对脑卒中患者有着最重要的不良影响的是语言障碍（通常是优势半球脑卒中）和偏侧忽略。布罗卡失语症（也称为表达障碍失语症或者运动性失语症）通常是由累及左侧额叶和中央皮质的脑卒中引起的，伴或不伴皮层下纹状体内囊区域的累及。它以表达和找词障碍、发音错误和语法错误为特征，但是患者有相对良好的理解能力。感觉性失语症患者有相对流畅的表达能力，但是语言理解能力差，通常与前颞叶的脑卒中相关，并且包括韦尼克失语症和传导性失语症。完全性失语症是指语言表达障碍和理解障碍，并且通常是由左侧 MCA 脑卒中引起的。

偏侧忽略以患者一侧身体对外界刺激的注意力降低为特征，见于左侧或右侧大脑半球的脑卒中[16]。偏侧忽略可能影响视觉、听觉和肢体感觉等感知系统并且预后较差[17]。视觉症状可能是由于支配从视网膜到枕叶皮质视觉通路的任何部位发生了病变。由于颈动脉系统产生的栓子引起视网膜或者眼部动脉堵塞，并且引起单侧眼盲。视野缺失是一种普遍的视觉障碍，导致偏盲或者 1/4 盲，这决定于病灶的位置及累及视辐射的范围。眼球运动功能障碍通常见于脑干脑卒中，但很少见于小脑和大脑的病灶。复视通常涉及眼球运动功能障碍，可能导致失能。视觉障碍的检测和识别对脑卒中患者是非常重要的，因为其会影响他们的日常生活和复杂活动（如驾驶）。

眩晕或患者对自身或环境位置的运动感知障碍，可能是由椎基底动脉系统的脑卒中所引起的，通常伴随眼球震颤。躯干或者肢体的共济失调可能是由小脑和脑干的脑卒中引起的。一些听觉症状可能与脑干脑卒中有关，包括突然的听力缺失、听觉过敏、耳鸣或者幻听。

脑卒中也与急性期或中、长期慢性神经认知损害密切相关[18]，将近 50% 的脑卒中患者在脑卒中后 3 个月发生认知障碍[19]，这可能是由于脑卒中本身的直接影响，也可能是原有认知障碍的加重。脑卒中后发生痴呆的风险呈 2 倍增长，在脑卒中前已经发生认知功能下降意味着这种情况下发生痴呆的比例更大[20]。有 30% 的患者在发生脑卒中后的中长期抑郁[21]。尿便失禁也是脑卒中患者常出现的症状，尿失禁的患病率在脑卒中后前三个月的患者中达 36%～83%[22]。失禁可能是失去神经系统控制的直接结果，或者是由于运动障碍或认知功能丧失引起的继发性功能性缺失，已经是脑卒中后死亡率增加和患者预后差的标志。

短暂性脑缺血发作的临床特点

前循环 TIA 的特征包括单侧运动、感觉或感觉运动障碍、语言障碍和一过性黑矇。一过性黑矇的诊断基于患者主诉瞬间单侧视力丧失，仔细询问"落幕现象"（a curtain coming down），受影响的眼睛无法看到描述的这一幕。后循环 TIA 的特征包括眩晕和/或复视、平衡障碍、双侧的肢体力弱。

脑卒中的检查

脑成像

出血的诊断

CT 可以被用来排除颅内出血。基底节出血和脑桥出血意味着高血压可能是其原因，当出现皮质（脑叶）出血意味着淀粉样血管变性的发生可能是其发病机制。

CT 识别缺血性改变

早期缺血性改变，包括脑实质的密度下降和弥漫性水肿[23]，在 MCA 供血区域梗死的 1/3～1/2 的患者缺血发生后 6h 即有表现[24]。

MRI 检测脑卒中

MRI 中的弥散加权成像（diffusion weighted imaging，DWI）序列的信号改变反映出了水的分布，可以揭示出大多数缺血性脑卒中患者缺血发生的几分钟内的异常[25]。在 DWI 上的亮信号会在 10 天后开始变暗[26]。此外，出血包含着顺磁性物质，在 T2 上看到的是低信号。脑出血

在 MR 的信号变化的演变中是非常复杂的，建议读者参阅更好地描述了该部分的由 Atlas 和 Thulborn[27]撰写的书籍。

组织学评估

脑卒中的病理生理学变化可以通过注射静脉造影剂由 CT 或者 MRI 序列扫描进行动态观察。这些 CT 或者 MRI 灌注成像可以反映脑灌注障碍。对于 MR 图像来说，那些还可挽救的组织存在于血流灌注差与血流灌注受限不匹配的区域[28]。对于 CT 灌注成像来说（图 61-2），梗死核心是血流灌注最差的区域（脑血容量和相对脑血流图像）。异常灌注区的定义是由平均通过时间或脑血流图决定的。这些动态扫描方法常用于指导抗栓治疗。

脑卒中的诊断

血管成像

颅外超声可以为颈动脉和椎动脉病变提供证据，但它有一定局限性。超声结果是依赖于操作者水平的；对颈动脉狭窄程度的判断也依赖于在该动脉中的血流速度。因此，一侧严重狭窄的动脉可能导致对侧动脉代偿性的血流速度增加，引起将对侧动脉误诊为严重狭窄。超声判断颈动脉狭窄为中度（50%～70%），可以认为该动脉 50%～70% 狭窄，或者大于 70% 狭窄；超声显示几乎堵塞的结果可以理解为几乎堵塞、完全堵塞或者严重狭窄。当超声显示超过 50% 狭窄，而患者适于行动脉内膜切除术时，需要进一步做 CT 血管成像（CT angiography，CTA），或者造影-增强的 MR 动脉成像（MR angiography，MRA）以确定其精确的狭窄程度和局部狭窄的情况。CTA 动脉成像是通过快速注射造影剂并且在造影剂到达大脑的动脉期成像，可以覆盖从主动脉弓到 Willis 环的范围。增强 MRA 是通过静脉内快速注射造影剂（钆物质），并且需要在造影剂到达后的动脉相进行成像。CTA 和 MRA 在检测颈动脉疾病时在很大程度上取代了数字减影心血管造影术[29,30]。

心脏检查

心电图（electrocardiogram，ECG）可以有助于识别心房颤动（房颤，atrial fibrillation，AF），房颤患者需要抗凝治疗来预防脑卒中。动态心电监测是一种有用的工具，可以帮助监测阵发性房颤，这可能在一次心电图中无法检测出来。然而用单独一次的监测来检测出房颤可能是不够的，最近研究表明，需要更长和更频繁的监测，这可能随着技术的发展变得可行[31,32]。在相对少见的情况下，尤其是考虑心脏瓣膜病或心内膜炎所导致的脑卒中时，超声心动图可以帮助明确缺血性脑卒中的发病机制。尽管如此，超声心动图的常规应用还是有争议的。心电图发现异常是很少见的，这将导致

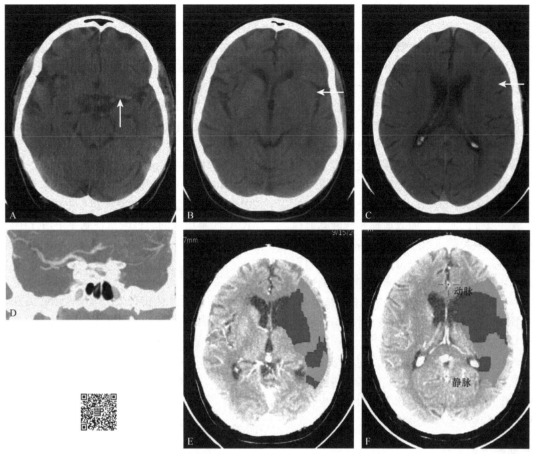

图 61-2 CT 成像显示急性脑卒中后可挽救的脑组织：一位 84 岁的男性在打高尔夫时发生了急性左侧大脑中动脉（MCA）闭塞所导致的失语和右侧肢体偏瘫，这名患者存在房颤且未应用华法林治疗。急性 CT（A）显示与 CTA 提示的左侧 MCA 闭塞一致的 MCA 征（D）。存在左侧豆状核的模糊和左侧额叶皮层水肿（B 和 C）。CT 灌注成像（E 和 F）显示纹状体内囊区域梗死，其周围组织梗死风险高。（彩图请扫二维码）

这部分患者抗凝治疗的延迟。常规的超声心动图可能发现患者的卵圆孔未闭，这些可能进一步影响临床决策，因为对这部分患者行血管内治疗尚缺乏证据[33-35]。复杂的主动脉弓粥样斑块使脑卒中风险提高 4 倍[36]，而对于主动脉弓粥样硬化的检测，经食道超声心动图优于经胸部超声心动图[37]。没有证据表明，对主动脉弓粥样硬化的患者，华法林治疗比常规抗血小板治疗更有效[36]。

脑卒中危险因素的血液学检测

血液检测对于评估急性脑卒中的风险是有价值的，但是它们的实际应用是相对有限的。脑卒中患者的血清胆固醇水平在急性期会急剧下降，并在脑卒中发作 12 周后恢复到真实水平[38]。同样，在脑卒中患者急性期可能会出现高血糖，无论患者是否患有糖尿病，因此建议在脑卒中后几周再进行血糖测试。炎症标志物如红细胞沉降率和超敏 C 反应蛋白可以用来检查颞动脉炎或亚急性细菌性心内膜炎等少见的脑卒中原因，但是这些标志物实际上更多用于判断脑卒中后感染的过程。常规检查抗磷脂抗体是无益的，因为其在年龄超过 40 岁的人群中

常常增高[39]，评估脑卒中风险的特异性差[39,40]，缺乏治疗中指导的效用[41]。在老年患者中，全血细胞计数可以帮助排除非常见的血栓性疾病，如原发性血小板增多或真性红细胞增生症，但是常规检测其他罕见引起血栓性脑卒中倾向的因素是不可行的。

脑卒中患者的管理

组建脑卒中单元

脑卒中单元的出现是急性脑卒中管理中最重要的进步。一项关于脑卒中单元的联合研究表明，经脑卒中单元治疗大约 25 例患者，避免了一例死亡或失能的影响[42]，结果表明，与一般病房脑卒中患者治疗相比，脑卒中单元的多学科小组的治疗预后明显更好[43]。有效的脑卒中单元的一致特点有：①对于医疗问题、损伤和失能的综合管理方案；②积极、认真管理躯体异常情况；③早期活动；④专业娴熟的护理；⑤早期的康复计划；⑥早期评估出院相关问题，包括看护者的培训[44]。在那些有显著的吞咽困难和误吸风险的患者中，在急性期静脉补液或鼻饲液体和营养支持治疗也是十分重要的。脑卒中一

周内早期鼻饲的患者，已经与死亡率降低和增加在日常生活活动中对他人的依赖性密切相关[45]。因此，经皮内镜胃造口术应该只适合那些因严重的吞咽困难而需要长期协助进食的患者。发热和感染性并发症的早期检测和治疗是脑卒中单元有效性的一个主要部分[46]。脑卒中单元的标准管理体系可能会使采用间歇气压疗法来预防静脉血栓栓塞成为可能，最近的证据支持该疗法较低分子肝素或分级加压弹力袜在缺血性脑卒中患者治疗中具有明显的优势[47]。还没有证据表明使用肝素或其衍生物在预防急性脑卒中患者的静脉血栓栓塞症中的价值[48]。护理主要是关注压力区域护理、尿导管及卧床，因为这些可以显著促进并发症的发生，如败血症和深静脉血栓。在急性期通常应该避免降压治疗（除了在特定的情况下，如在溶栓前或出血性脑卒中患者），因为会干扰大脑自动调节，如果需要降压治疗，应该在有良好监控的情况下进行。脑卒中单元的一个非常重要的组成部分是定期（每周）的正式多学科会议，作为整个团队讨论每个患者的各个方面并制定早期康复和出院计划[44]。目前有大量证据表明，脑卒中前衰弱是脑卒中后并发症和结局的重要预测因素[49,50]。脑卒中单元有利于临床多学科就急性溶栓治疗、控制血压、药物管理、感染的治疗做出决策，并根据衰弱的严重程度而尽早进行。

急性缺血性脑卒中的治疗

在急性脑缺血性脑卒中的治疗中，下面三项措施已被随机临床研究证明有效，分别是抗血小板治疗[51]、重组组织纤溶酶原激活物（tissue plasminogen activator，tPA）治疗和血管内治疗[52-54]。神经保护药物在很大程度上未能显示出在急性脑卒中的治疗中的益处。

国际脑卒中试验和中国阿司匹林脑卒中试验都清楚地证实了阿司匹林（160~300mg）在急性缺血性脑卒中治疗中的有效性[51,55]。几个关于低分子肝素对于急性缺血性脑卒中疗效的试验，都没有显示其优于阿司匹林，但是却增加了颅内出血的风险[56]。tPA 的应用可以改善缺血性脑卒中的神经功能缺损[52,53]。tPA 的作用机制可能是通过溶解血栓作用使动脉管腔再通以挽救缺血脑组织。tPA 的最有效的治疗时间是在脑卒中发病 3h 以内，6h 内可能有效[57]，目前推荐在发病 4.5h 内使用。tPA 最重要的不良反应是，大约 6%的患者会出现症状性颅内出血。症状性颅内出血会导致早期 tPA 治疗死亡率的增加（OR，3.72；$P<0.0001$），治疗风险随着年龄、血压升高和神经功能缺损的严重程度的增加而增加[1]。尽管 tPA 存在使老年人出血的风险增加的问题，但大于 80 岁的老人从 tPA 治疗中的获益与那些小于 80 岁的老人相类似[57-59]。有研究正在研发出血风险较低的溶栓药物，以便在老年人群中更安全地使用[60]。但是，在老年人中使用 tPA 需要注意一些重要问题，之前存在严重的痴呆或严重衰弱（尤其是那些已经有高级别家庭护理）的情况

应该引起关注，这是溶栓治疗的相对禁忌。在影像学扫描中存在广泛脑白质病变或脑内可见微出血的患者更容易发生溶栓相关性颅内出血[61]。针对这类衰弱老年患者的治疗决策必须基于个体的风险和获益的评估。

除了静脉溶栓，急性缺血性脑卒中的血管内治疗也取得了重大的进展。在 2015 年，有 5 项关于年龄为 18~80 岁人群的随机对照试验结果发表，治疗前循环近端动脉闭塞，以支架回吸收装置进行凝块抽吸联合静脉溶栓比单独静脉溶栓治疗显示出巨大的优势。益处包括有更多的患者出院时无失能、失能的减少和住院时间减少。2015 年美国心脏协会/美国脑卒中协会指南对该治疗在 MCA 闭塞造成的急性缺血性脑卒中治疗中做出 1 级推荐（A 类证据）[54]。

脑出血的急性期治疗

目前尚无被证实有效的脑出血治疗方法。外科减压手术可以用于小脑血肿的患者。近来，急性脑出血的大型临床研究显示快速降压治疗是安全的，不能减少死亡或者失能的结局，但可能减少依赖性[62]。其他试验关于急性降压治疗[63]和急性出血的抗纤溶药物治疗值得期待[64,65]。

脑卒中康复

大多数脑卒中患者需要做一些功能康复。真正的康复，包括一定程度上神经功能控制的恢复（早期康复），以及适应能力的恢复，旨在用替代方法来应对失能（延迟康复）。虽然人们对脑卒中康复的潜在神经机制仍然知之甚少，但仍有新的证据表明，脑的可塑性可能在该过程中发挥了作用。据推测，脑损伤修复是因为受损神经结构的功能修复（重建）和大脑未受影响的区域发生代偿改善受损区域的功能（替代）[66]。通常在脑卒中发生后的前几周修复的概率最高，在脑卒中发生 12 个月后修复的概率较小[67]。显著的修复很少发生在 12 个月之后，虽然偶尔也有例外。修复的程度在很大程度上取决于最初神经功能缺损的严重程度，最初神经功能缺损严重的患者完全修复的可能性较低。除了那些非常轻微的脑卒中患者，往往很难对个体患者的康复程度做出预测。多学科康复是脑卒中防治的关键组成部分，旨在恢复独立功能和减少残障。对于脑卒中患者，广义的康复干预措施可以在不同的环境下开展（医院、家庭和社区），本章不做详细的论述，读者可以参考 Langhorne、Bernhardt 和 Kwakkel[68]最近的一篇综述。康复的开展很大程度上受脑卒中相关并发症的影响，且与共病和衰弱状态的影响也很重要[69]。物理治疗（如肌肉力量训练）在直觉上可能有益于衰弱的脑卒中患者，目前这一观点获得广泛支持，即物理治疗可能会表现出有利于衰弱的脑卒中患者肌无力症状的改善。一项小型临床试验的结果表明，对于一些衰弱高龄老年脑卒中患者，物理治疗可能有害

无利[70]。因此，对伴有共病的老年衰弱的脑卒中患者特异性康复治疗策略尚未明确。

脑卒中的二级预防

二级预防是指可以用来防止脑卒中复发或 TIA 后发生首次脑卒中的治疗。过去 10 年里，在几个大型随机对照试验的指导下，脑卒中的二级预防取得了重大进展。

抗血小板治疗

抗血小板治疗是脑卒中二级预防的基础。阿司匹林似乎是动脉非心源性栓塞性缺血性脑卒中的首选药物，与华法林一样有效[71,72]。在阿司匹林中添加双嘧达莫（200mg，一天两次）比单独使用阿司匹林可使脑卒中每年再减少 1%[73,74]。阿司匹林-双嘧达莫联合使用的缺点是许多患者可能因双嘧达莫引起的血管扩张性头痛而放弃治疗[73,74]。阿司匹林-双嘧达莫联合使用与单独使用氯吡格雷似乎有相同的效果，因此，美国心脏协会/美国脑卒中协会指南推荐阿司匹林、阿司匹林-双嘧达莫联合或氯吡格雷均可用于脑卒中的二级预防[75]。虽然阿司匹林和氯吡格雷联合使用对急性冠脉综合征有累加益处，但是还不确定这种组合与单独使用氯吡格雷相比是否为脑卒中提供更多的保护[76]。中国的 TIA 和轻微脑卒中患者在发病最初的 21 天内联合使用阿司匹林和氯吡格雷，接着单独使用阿司匹林，在 90 天内表现出降低脑卒中的风险的优越性[77]，但是这些结果在非亚洲人口中没有报道。此外，一些新的临床试验正在观察新的抗血小板药物，如替格瑞洛和普拉格雷的疗效。

抗凝治疗

华法林被证实对心房颤动（房颤）患者的二级预防明确有效[78]，而对于颅内动脉狭窄的疗效并不确定[79]。华法林相关的颅内出血的年风险相对较低，约为 2%[80]。跌倒的风险常被用来作为不在老年人中使用华法林治疗的理由，尽管在这个高危人群中脑卒中预防的收益可能大于老年患者的出血风险。

现在可以使用不需要监测的新型口服抗凝药。需要说明的是，它们特定用于非瓣膜性房颤患者，因此患者在使用此类处方药前需要进行心电图检查。一项研究显示，在房颤患者预防脑卒中的治疗中，达比加群 110mg、每日两次的剂量口服不比华法林差，然而 150mg、每日两次的达比加群在脑卒中预防上优于华法林[81]。利伐沙班，Xa 因子抑制剂，在房颤患者的脑卒中预防中不比华法林差[82]，而另一个 Xa 因子抑制剂，艾吡沙班，则显示优于华法林的效果[83]。这两种 Xa 因子抑制剂引起颅内出血的风险均小于华法林。最近的一项关于新型抗凝药物的 meta 分析显示，这类药物应用于 75 岁以上老人并没有导致过量出血，它们的疗效不比华法林差，而且可能会更有效[84]。对于新型抗凝药物，需

要解决的主要问题是抗凝血活性的可靠性检验，这是预防和治疗出血性并发症的关键。

血压管理

降压治疗在脑卒中的二级预防中是十分重要的。系统回顾显示，各种降压药降低脑卒中风险的程度与高血压患者收缩期血压降低的程度直接相关[85]。一项包含血管紧张素转换酶抑制剂培哚普利和利尿剂吲达帕胺联合应用的研究显示，二者联合用药可使有脑卒中史或 TIA 史的高血压或非高血压患者的脑卒中风险显著降低[86]。在这项研究中，与单独使用培哚普利相比，联合治疗更好地降低了血压水平和脑卒中风险。不管是否与吲达帕胺联合使用，培哚普利在 80 岁以上患者中的益处已经得到证实[87]，可以用于收缩压大于 160mmHg 的高血压患者的一级预防。没有证据表明这种效果仅局限于血管紧张素转换酶抑制剂，2008 年发表的试验结果表明，血管紧张素受体阻滞剂（替米沙坦）同样是有效的[88]。急性脑卒中开始抗高血压治疗也必须谨慎，最近的证据表明，急剧地降低血压在脑卒中后可能是有害的[89]。总之，无论是通过改变生活方式还是药物治疗，降压治疗对脑卒中的二级预防都很重要，而药物治疗通常是必需的。尽管高血压治疗是脑卒中二级预防中的关键，但血压降低的最佳范围在老年人脑卒中预防中还不清楚。收缩期高血压在衰弱的老年脑卒中患者中是管理的难点，药物治疗的副作用往往是复杂的，如增加跌倒的风险。一些这样的患者可能有实质性的颈动脉狭窄，因而可能需要稍高的血压，以确保足够的脑灌注。鉴于这种理论，AHA/ASA 最近推荐，在年龄超过 60 岁的人群中预防脑卒中的目标血压是手臂血压控制在 150mmHg 以内[90]。

降脂药物

羟甲基戊二酸辅酶 A（3-Hydroxy-3-methylglutaryl-coenzyme A，HMG-CoA）还原酶抑制剂（他汀类药物）在降脂和脑卒中预防中的作用可使 5 年以上脑卒中绝对风险降低大约 2%[91]。尽管这项试验关注的是 75 岁或以下的患者，但是他汀类药物在心脏病二级预防中的数据显示，80 岁以上的患者同样受益[92]。他汀类药物有很小的增加出血性脑卒中风险的作用，但是这个副作用与他汀类药物所带来的整体获益相比是微不足道的，而这个增加的风险与最初的出血性脑卒中、高龄和血压控制不好有关，而与胆固醇水平较低无关[93]。在年龄很大的患者中使用他汀类药物预防脑卒中一定要谨慎，最好使用较低剂量。

颈动脉内膜切除手术和血管内治疗

颈动脉内膜切除手术是预防存在 70%～99% 症状性颈动脉狭窄患者脑卒中再发的最有效辅助手段之一[94,95]，在大型试验的荟萃分析中，在具有更高脑卒中整体风

险的老年患者中，颈动脉内膜切除手术的好处似乎更大[96]。没有理由阻止 75 岁以上医学上认为能够耐受手术的患者进行颈动脉内膜切除手术。建议在脑卒中 2 周内进行手术治疗，因为手术的风险收益随着时间的推移而下降。

颈动脉血管内治疗（血管成形术和支架植入）似乎不太合适。两个欧洲的症状性颈动脉狭窄患者的试验表明，血管成形术和支架植入没有动脉内膜切除手术有效，且存在更高的手术风险[97,98]。相比之下，一项美国的包含有症状和无症状患者的试验表明，两种治疗模式的效果是相同的[99]。对于 70 岁以上的患者，血管内支架同颈动脉内膜切除手术相比具有更高的围手术期并发症[100]，颈动脉内膜切除手术是老年人的血管内治疗推荐的干预措施[101]。

目前的研究还表明，对卵圆孔未闭进行血管内闭合并不优于常规的抗血小板药物治疗[35,102]。

脑卒中服务体系

鉴于脑卒中防治在过去 10 年里的飞速发展，现在人们认识到需要组织良好的脑卒中服务网络来给脑卒中患者提供一种有效的管理，而这往往需要医院和社区服务的联合。有很多证据表明，在医院由脑卒中单元获得的益处见于综合性的脑卒中单元，包括急性期救治和后期康复[103]。综合性脑卒中单元的核心要求是一支由医师、护士，以及治疗师等配备精良的多学科团队，他们的工作是通过定期组织会议来协调患者的治疗及进行治疗方案指导[103]。特别是护理，是任何脑卒中服务都不可或缺的一部分，尤其是在脑卒中防治的各个阶段提供护理服务。脑卒中服务体系的一个关键人物是"脑卒中护士管理者"，他的任务包括快速的分类和急性救治的安排，协调病房，脑卒中团队、患者和照料者之间的联络，参与脑卒中防治的外部组织的联络。以社区为基础的支持网络和康复服务（家庭或门诊）的发展在整体脑卒中服务体系中是十分重要的。这种社区服务将使早期出院的患者离开医院后的后续支持治疗成为可能。

脑卒中和 TIA 的门诊服务模式在过去的 5 年内蓬勃发展，这些门诊的目的是让患者快速了解有关 TIA 的知识，即在 TIA 发作后的几天内脑卒中的风险最高[104]。有研究显示，对这样的 TIA 或轻微脑卒中患者的紧急评估会导致 90 天内复发缺血性脑卒中风险显著减少80%[104-106]。临床上主要是评估和制定适当的的二级预防策略，如抗血小板治疗、血压的控制、降血脂、房颤及颈动脉狭窄的管理方面，可能需要特殊和快速的关注。这些门诊如果可以很好地开展起来，有可能防止不必要的 TIA 患者的住院，并且可以为卫生保健系统节约可观的成本。

关键点

- 脑卒中是全世界排名第二位的主要死亡原因，脑卒中患者致残原因排在第六位。
- 急性脑卒中的管理中脑卒中单元的建立是有必要的。
- 在急性缺血性脑卒中的治疗的随机试验中有三种具体干预措施已经被证明是有效的：组织纤溶酶原激活物（tPA），血管内治疗，以及抗血小板药物。
- 多学科脑卒中康复是脑卒中防治体系的一个关键组成部分，旨在恢复独立功能和减少残障。
- 需要大量的证据来完善老年衰弱患者脑卒中的防治（降压和抗凝）。

（张荣伟 译，齐国先 校）

完整的参考文献列表，请扫二维码。

主要参考文献

11. Adams HP, Jr, Bendixen BH, Kappelle LJ, et al: Classification of subtype of acute ischemic stroke. Definitions for use in a multicenter clinical trial. TOAST. Trial of Org 10172 in Acute Stroke Treatment. Stroke 24:35–41, 1993.

12. Bogousslavsky J, Caplan LR, editors: Stroke syndromes, ed 2, Cambridge, MA, 2001, Cambridge University Press.

13. Muangpaisan W, Hinkle JL, Westwood M, et al: Stroke in the very old: clinical presentations and outcomes. Age Ageing 37:473–475, 2008.

18. Moorhouse P, Rockwood K: Vascular cognitive impairment: current concepts and clinical developments. Lancet Neurol 7:246–255, 2008.

19. Srikanth VK, Thrift AG, Saling MM, et al: Increased risk of cognitive impairment 3 months after mild to moderate first-ever stroke: a community-based prospective study of nonaphasic English-speaking survivors. Stroke 34:1136–1143, 2003.

21. Hackett ML, Yapa C, Parag V, et al: Frequency of depression after stroke: a systematic review of observational studies. Stroke 36:1330–1340, 2005.

22. Williams MP, Srikanth V, Bird M, et al: Urinary symptoms and natural history of urinary continence after first-ever stroke—a longitudinal population-based study. Age Ageing 41:371–376, 2012.

42. Govan L, Weir CJ, Langhorne P: Organized inpatient (stroke unit) care for stroke. Stroke 39:2402–2403, 2008.

43. Langhorne P, Dey P, Woodman M, et al: Is stroke unit care portable? A systematic review of the clinical trials. Age Ageing 34:324–330, 2005.

44. Langhorne P, Pollock A: What are the components of effective stroke unit care? Age Ageing 31:365–371, 2002.

47. Dennis M, Sandercock P, Reid J, et al: Effectiveness of intermittent pneumatic compression in reduction of risk of deep vein thrombosis in patients who have had a stroke (CLOTS 3): a multicentre randomised controlled trial. Lancet 382:516–524, 2013.

51. CAST: randomised placebo-controlled trial of early aspirin use in 20,000 patients with acute ischaemic stroke. CAST (Chinese Acute Stroke Trial) Collaborative Group. Lancet 349:1641–1649, 1997.

52. Tissue plasminogen activator for acute ischemic stroke. The National Institute of Neurological Disorders and Stroke rt-PA Stroke Study Group. N Engl J Med 333(24):1581–1587, 1995.

54. Powers WJ, Derdeyn CP, Biller J, et al: 2015 AHA/ASA focused update of the 2013 guidelines for the early management of patients with acute ischemic stroke regarding endovascular treatment: a guideline for healthcare professionals from the American Heart Association/American Stroke Association. Stroke 2015.

55. The International Stroke Trial (IST): a randomised trial of aspirin, subcutaneous heparin, both, or neither among 19435 patients with acute ischaemic stroke. International Stroke Trial Collaborative Group. Lancet 349:1569–1581, 1997.

59. Mishra NK, Ahmed N, Andersen G, et al: Thrombolysis in very elderly people: controlled comparison of SITS International Stroke Thrombolysis Registry and Virtual International Stroke Trials Archive. BMJ 341:c6046, 2010.

68. Langhorne P, Bernhardt J, Kwakkel G: Stroke rehabilitation. Lancet 377:1693–1702, 2011.

84. Sardar P, Chatterjee S, Chaudhari S, et al: New oral anticoagulants in elderly adults: evidence from a meta analysis of randomized trials. J Am Geriatr Soc 62:857–864, 2014.

87. Beckett NS, Peters R, Fletcher AE, et al: Treatment of hypertension in patients 80 years of age or older. N Engl J Med 358:1887–1898, 2008.

90. Kernan WN, Ovbiagele B, Black HR, et al: Guidelines for the prevention of stroke in patients with stroke and transient ischemic attack: a guideline for healthcare professionals from the American Heart Association/American Stroke Association. Stroke 45:2160–2236, 2014.

94. Clinical alert: benefit of carotid endarterectomy for patients with high-grade stenosis of the internal carotid artery. National Institute of Neurological Disorders and Stroke Stroke and Trauma Division. North American Symptomatic Carotid Endarterectomy Trial (NASCET) investigators. Stroke 22:816–817, 1991.

104. Rothwell PM, Giles MF, Chandratheva A, et al: Effect of urgent treatment of transient ischaemic attack and minor stroke on early recurrent stroke (EXPRESS study): a prospective population-based sequential comparison. Lancet 370:1432–1442, 2007.

第62章

脑卒中的长期看护

Anne Forster

脑卒中是一种古老的疾病，自希波克拉底时代便已被人们认识。那时候人们用"中风"描述突然倒地的现象。直到 17 世纪出现了脑卒中这个词，而最近的医学文献中才由脑卒中取代了中风[1]。

过去的几个世纪已经有对这一疾病的表现、发病原因等早期认识的报道，但大量的科学研究发现并未取得里程碑式的重大突破。尽管如此，过去的 50 多年里脑卒中领域研究的加速发展已经在全球范围内引起了人们对脑卒中这一疾病的更多关注。19 世代 70 年代首次出版了《脑卒中》(*Stroke*) 杂志。1997 年率先推出的英国临床脑卒中指南成为其他国际性指南的前身。这些变化又促进了评价工具的发展，从而能持续地推进服务的不断改进。近期还有许多其他发展：21 世纪早期，脑卒中在中国的研究呈现出繁荣景象[2]，世界脑卒中组织于 2006 年成立，2007 年成立了欧洲脑卒中组织。

方法学及技术学的改进为更有效的脑卒中看护起到了支持作用。包括健康经济分析在内的临床评价已经极大地细化、强化，起支撑性作用的公共基础设施也有了发展。建立于 1993 年的 Cochrane 图书馆已经为全球科普研究搭建了平台[3]，脑卒中评审组织作为其中首个图书馆注册者，到 2015 年已拥有 176 位活跃的评审工作者。

尽管在明确并减少发生脑卒中的危险因素方面有了进展，但脑卒中仍然是危害人们健康的一种主要疾病。每年全球范围内 1500 万人罹患脑卒中。其中 500 万人死亡，另外 500 万人遗留有永久性失能，给社会及家庭造成沉重的负担[4]。英国现在至少有 90 万脑卒中患者，其中 30 万有中、重度失能[5]。在美国，脑卒中也是严重、长期失能的首要原因[6]。脑卒中是一种年龄相关性疾病，尽管任何年龄均可发病，但 65 岁以下人群脑卒中的发病率约为 25%[7]，在儿童的发病率为 5/10 万[8]。

脑卒中所带来的负担在人群、社会及个体层面都引起了重视。据估算，英国每年脑卒中相关的总花费为 70 亿英镑，其中国民医疗保健直接费用 28 亿英镑，非正式的看护花费 24 亿英镑，脑卒中后失能影响工作能力从而使收入减少 18 亿英镑。

意外发病及再次住院的花费所造成的经济负担加重了患者的紧张及不适。与非脑卒中患者相比，队列研究显示，脑卒中后患者的住院率明显增高[9]。一项研究报道，脑卒中后 5 年没有再次住院的患者不足 15%[10]。脑卒中后 10 年再次复发的累积发病率是 39%[11]。

脑卒中看护途径

脑卒中的研究成果已阐明脑卒中的看护途径。脑卒中必须以医疗急诊来处理，要求快速筛查及评估，以确保在疾病发生的超急期施行适当的治疗措施。随后应该由多学科团队（专业物理治疗师、物理治疗医生、语言物理治疗专家和护士）进一步对疾病进行评价，如果需要，还应该转到康复单元[12]。对于轻、中度的失能及出院回家的患者，推荐由负责早期康复的团队给予医疗支持[13]。大量的研究证实，对脑卒中患者及他们的看护者来说，脑卒中康复单元在挽救生命、减轻失能过程中起决定性作用[14]。近来涌现出了多种多样用于脑卒中急性期治疗的方法，其中选择适当的康复治疗仍然至关重要。脑卒中康复单元治疗的益处一直持续到脑卒中事件发生后 10 年[15]。据报道这种获益与年龄、性别及功能障碍程度无关，所以康复单元应该对每个脑卒中患者开放。

长 期 康 复

尽管取得了一些进展，但长期的恢复仍不乐观。长期队列研究显示，当康复支持在治疗数周后逐渐撤掉时，许多脑卒中患者及他们的看护会产生被遗弃感[16]。由于没有对所有脑卒中患者进行日常随访，未能提供更全面普遍的数据，这也限制了对脑卒中长期后果的认识。

建于 1995 年伦敦南部的脑卒中注册基地是英国最大的脑卒中注册基地。这里的数据从提供服务参照及包括参与者在内的人口统计学特征等方面来说，对于深刻理解脑卒中后的挑战性是有用的。有 3373 例脑卒中患者参与的队列研究结果显示，20%～30%的脑卒中幸存者在体力、社交、心理方面均产生了不良影响[17]。运动功能障碍的发生率在脑卒中后 8 年开始增加，此前保持稳定，而认知功能损伤的发生率在脑卒中后 8 年间波动，8 年后增加。瑞典一项规模较小、有 416 名患者参与的为期 10 年的队列研究显示了患者与此相似水平的焦虑和抑郁，但他们的运动能力更好，超过 50%的患者拥有相似的较高的肢体活动度[18]。

据报道，高达 40%的脑卒中幸存者在脑卒中后 1 年失去上肢运动功能，其中 80%运动减少，40%吞咽困难，33%表现为失语[12]。记忆力、注意力、知觉、空间感知

（忽略）、失用及执行功能的减退等也是脑卒中后果。因为目前的研究呈现的结果可能有重叠，故数据代表的普遍性尚难以估计；有研究运用了一系列结果进行评估，使得总结更加困难，一些细微的认知问题（如快速阅读困难）如果用常用的评估工具进行筛查就可能被遗漏掉。每个损伤都对脑卒中幸存者的恢复具有相当大的影响，这反过来又对他们的体力及对社会活动的参与产生不利影响。即使是脑卒中数月甚至是数年后，考虑到这些损伤并给予适当的评估也是非常重要的；因为这些损伤在发病的急性期就预示着明显的身体功能失能。同时应该注意视野缺损的问题[19]。有报道显示，约 1/3 的脑卒中幸存者经历着焦虑及抑郁的困扰[20]。

预 测 模 型

世界卫生组织关于功能、失能及健康的国际分类（ICF）可提供一种有意义的方法，用于理解脑卒中后的需求，并对服务模式提出改进[21]。很多已出版的研究也强调脑卒中后情绪失调与生活质量的关系这一领域[22-25]，但目前尚缺乏行之有效的预测工具模式。行走能力的下降可能会导致患者在日常生活中失去独立性，并引起与心理及认知因素强烈相关的社交孤立[24]。重新获得有价值的活动（如经历过脑卒中的人定义的那样）对与健康相关的生活质量有积极影响，与功能恢复的程度可能没有必然联系[26]。体力及情绪较差的看护者自己本身也容易产生不良情绪状态[27]。

尚未满足的需求

我们把脑卒中幸存者及他们的看护者所经历的一系列问题称为尚未满足的需求，专门指那些当前所提供的服务中未能令人满意的部分[28]。这些需求多种多样，受社交范围、环境因素等多种因素的影响。英国一项研究对 1250 个在社区居住的脑卒中幸存者进行了脑卒中后 1～5 年的调查，以了解尚未满足的需求的普遍性。将近一半的反馈提示：有一项或更多的长期尚未满足的需求。这些需求与信息提供（54%）、运动问题（25%）、跌倒（21%）、失禁（21%）及疼痛（15%）有关[29]。过半的幸存者脑卒中后休闲活动减少，这在不同年龄、不同失能程度及不同地域患者中有相似的数据结果[30]。这种需求的大小与功能恢复的程度之间无必然联系[31]。尽管这些尚未满足的需求的整体水平较高，但更重要的是，要了解那些没有提出需求的脑卒中幸存者存在的问题。是因为他们的确没有需求，还是这部分人已经接受了当前情况，抑或他们的所有需求都得到了满足而不再有别的现实期望？对此尚无足够的探究。

信息需求

调查结果显示，脑卒中后数月甚至数年，最为普遍

的尚未满足的需求是对信息的需求[32]。Cochrane 的综述表明，参与者的主动性是有益的，例如，可以通过更多的教育形式获得提问题的机会[33]。脑卒中幸存者和他们的看护者感受可能不同。对于后者来说，需要早期提供脑卒中及实际技巧训练的信息，这些信息主要集中于他们本身参与社交活动的需求，接着通过对后期适应阶段进行未来规划从而获得后续信息支持[34]。在整个脑卒中看护途径中，重要的是制定信息及教育策略时要充分考虑到脑卒中幸存者及其家人，并确保以文字形式记录清楚并交接，而不是随意交接。

患者及其看护者的观点

很多定性的研究已强调脑卒中后幸存者及其看护者在日常生活中的艰难挣扎。对于脑卒中幸存者及看护者脑卒中后调整后的 40 多项定性研究进行系统回顾总结，从个人问题、人际间问题及结构问题（如与健康专业人士、对脑卒中后果的公共认知等的互相作用）出发，更加详细、综合地体现了在调整及接受过程的起伏动态图[35]。已经过确认的康复过程明确显示，一些脑卒中后存活者在调整及接受的过程中不断进步，而另一些患者经历了挫折、调整、接受的循环方式，其他患者则持续不断地体验挫折及衰退。所以，由于脑卒中幸存者及其看护者与参与其中的健康和社会保健专业人员之间的预期值及理解的差异，情况更加严重[36]。

证据基础

长期以来，与集中在脑卒中后的早期恢复阶段的大量临床证据相比，对脑卒中幸存者及照顾者进行干预的循证医学证据相对较少。我们对循证医学数据库中的脑卒中综述进行概述，以确定可在社区中确切执行的干预措施[37]。对脑卒中后 6 个月以上的参与者实施干预，参与者现有的健康状况、参与情况、生活质量及情绪对于脑卒中幸存者及照顾者的重要作用是我们感兴趣的结果。干预措施是非侵袭性的且无须高度专业化设备，故在社区中可以实施。各综述中的测量办法在统计学上有显著意义，并由大量试验产生，且样本没有严重的选择偏倚，这样的干预措施才有意义。虽然研究效应在统计学上有显著意义，但由于样本数量限制、同一研究内测量方法的差异及严重的偏倚，因此研究的意义也是有限的。

本章研究了 28 篇综述（其中包括 352 项研究）。其中 10 篇提供了呼吸肌训练、体能训练、远程康复干预对于健康状况的影响，结论认为干预产生影响的证据有限。9 篇报道了体能锻炼对于参与者情绪的影响，但是证据仍是有限的。仅有一篇报道提供的干预措施没有作用。同一综述报道其对于生活质量有很小的影响。两篇综述报道的同一项研究指出程序性知识的教学可以减轻照顾

者压力，改善参与者的健康状况，但研究证据仍比较有限。然而，最近大样本多中心试验对原来进行的单中心干预研究进行了重复研究，并没有得出阳性结果[38]。

Graven 及其同事进行了以社区为基础的以减轻参与者压力和/或提高参与者健康相关生活质量为目的的干预措施的综述评论。54 项研究中，不到一半的研究目标为脑卒中后 1 年的参与者[39]。他们报道了锻炼和体能训练[40-44]效果及一些短程的物理治疗好处的证据[45,46]。9个随机对照试验分析认为，步态训练让慢性脑卒中患者获益证据不足[45-47]。与创立一项治疗依赖服务相比，使用稀缺资源进行有针对性的干预治疗（如防跌倒）似乎更合适。

如今越来越强调保持健康的重要性。基于 45 个随机对照试验的循证医学回顾分析显示，脑卒中后身体健康（心肺）训练对于失能、运动耐力及速度有益，同时发生不良事件的概率很小[48]。另外一项系统性回顾总结了 28 项研究，包括 920 个参与者，参与者的临床症状为轻微到中度失能，尚可行走，且脑卒中后至少 1 年。这篇综述认为，有氧或者有氧成分参与的干预能增进健康，尽管提供的干预措施并没有满足一周内的多数天 30min 中等强度的体力活动这一条件[49]。增加体力活动也是有益的[50,51]。

网站上提供专门的课程（如 www.exerciseafterstroke.org.uk 和 www.laterlifetraining.co.uk），但推广的范围受限。这可能是由害怕风险，或缺乏获益的认识，或对于卫生专业人员的有限认识引起的患者焦虑导致的[52]。同样，每周的锻炼课程和环行锻炼可以在提高运动能力方面带来好处（6min 运动距离）[53]。

心理及情绪支持

社会心理因素对于脑卒中的重要性已经被大家重视，然而目前仍然缺乏社会心理支持条件的成功模型。社会心理支持的条件包括依照被推荐的需求对患者进行日常评估，然后记录评估的变化，但是证据的力度是有限的[12]。然而，这种模式确实提供了在总体框架内评估和解决具体问题（如认知功能障碍）的灵活性。对于一些认知功能障碍（如记忆方面的问题），如论文系统、日记、电子备忘录等补偿策略可能是有效的[12]。最近一项综合了 6 篇 1550 个患者的关于修复梗死后认知功能损害（包括注意力不集中、记忆力减退、空间忽视、情感障碍、执行功能障碍及失用）的考克兰（Cochrane）综述，得出结论：研究证据不足，或者证据质量不足以支持临床实践[54]。

自我管理

自我管理程序在其他长期看护方面被提出[55]，一篇大样本综述[56]显示，支持自我管理对于患者的态度、行为、生活质量、临床症状及医疗资源是有益的。目前，我们仍无从得知对于脑卒中幸存者这些程序的最佳时机和格式是什么[57]。一些实验已经开始了早期脑卒中关怀之后的承接。一篇对于脑卒中患者自我管理程序的系统性综述鉴定了，在 15 项研究中（其中有 9 项是随机对照试验）的 6 项研究支持自我管理程序有重要的治疗影响结果。然而，以上所有研究都是在脑卒中后头 3 个月之内[58]。

脑卒中幸存者的差异性建议支持更多的自我管理模型以适合不同的顾客群。模型的交付方式还不确定。Harrington 及其同事做了一项实验[59,60]，实验的对象为中位数为 10 个月的脑卒中患者，这些患者接受了结合自我管理/教育程序和练习的干预，结果显示，这些人在社区中社交和身体方面有着重要的进步[60]。他们同样可以在这些设置中获得对等的支持[61]。然而依从性是一个问题，这些策略需要他们长期的坚持[62,63]。

脑卒中后并发症

脑卒中后表现的多样性也反映出脑卒中并发症的不同。这些并发症包括尿失禁、深静脉血栓、癫痫、骨质疏松症、中枢性脑卒中后疼痛和疲劳[64]。

失禁

据报道，15%的脑卒中幸存者在脑卒中发生后的一年里失禁持续存在[65]。一个 Cochrane 综述[66]介绍了 12个实验通过干预手段提高脑卒中后人群大小便的控制能力。样本量一般很小，并且存在多种多样的专业性指导，通过行为、药物、互补疗法（如针灸）等介入手段都曾被报道过。尽管通过结构化评估和护理管理以及专业的失禁护理可以减少失禁的症状，但是缺乏证据去提供准确的推荐意见。一项关于评估系统的排泄程序的研究正在进行中[67]。

疲劳

由于在报道中表现形式的多样性，脑卒中后疲劳的发生率很难被确定，但是可能高达 77%[68]。引起脑卒中后疲劳的原因还未明确，很可能是多种原因造成的。药物和非药物治疗的选择上还没有有效的评估。一个小样本试验（脑卒中后大于 4 个月的 83 个患者）报道，认知疗法和分级练习的结合是有一定获益的[69]。

跌倒

跌倒在脑卒中患者中很常见[70]。尽管大量的文献与跌倒有关，但是有效的干预手段，特别是对于脑卒中后患者长期阶段的干预手段没有被明确指出[71]。实际上，应该拿出合理的防止跌倒的方案（如环境复习），使脑卒中患者免于受伤。

驾驶

很多损伤在脑卒中后一直持续，使得脑卒中后幸存者的驾驶能力受到限制。对于许多脑卒中幸存者，这是一项重要活动，积极影响患者的心情并能减少社会孤立感[72]。大约 1/3 脑卒中幸存者在 6 个月后可以开车[73]，5 年后增加到 50%[74]。许多脑卒中幸存者要求重获适当的生存技能，特别是能够恢复驾驶技能（并能够重新适应他们的车）[73]。再训练的方法在一篇 Cochrane 综述中被提到[74]。这篇包含 4 项研究、共 245 个患者的综述得出的结论是，没有证据表明驾车干预比没有干预更有效。

口腔健康

最近脑卒中后口腔健康得到关注，因为脑卒中相关性运动和认知功能受损可能引起脑卒中幸存者丧失维持口腔卫生的能力。口腔卫生的下降可能进一步导致获得性肺炎。详细的综述和 meta 分析指出，相比于控制健康的患者，脑卒中患者中口腔卫生状态差的患者有更多的牙齿脱落、更严重的龋齿及更差的牙周环境。如果梗死后不良的口腔卫生已经形成，存在的持续时间越长，预后越不好[75]。

养老院居住者

1/5 [76]~1/4 [5]的养老院中的居民有脑卒中病史。据报道，养老院中的居民在大多数时间中很少活动[77]，与其他成员相互间的活动也很少。这种不活动而产生的脑卒中风险受到了越来越多的重视[78]。鼓励居民多运动会使他们身体和心理健康水平及生活质量提高，从而从中受益[78]。然而，据报道只有 10%的养老院中的居民接受物理治疗，并且只有 3%接受职业的治疗[79]。但是这项研究已经很久远了，那些服务项目不太可能有显著的提高。一篇关于护理院患者的康复的大型 Cochrane 综述（包含 67 个试验，共计 6300 个患者）得出的结论是，这些服务项目对于减少失能是可行的，但是影响很小，并且关于受益是否持续这方面的信息很少[80]。然而，对于护理院的脑卒中后居民，三个月的物理治疗和专业治疗是不能使其获益的[81]。支持整个家庭减少不活动的行为可能比有时间限制的专业指导获益更多。

脑卒中幸存者的家庭护理员

超过半数脑卒中幸存者的日常活动依赖于其他人的帮助。这种帮助通常是由家庭成员提供的，他们因此会感到有压力和焦虑。当家庭护理员调整新的角色和身份的时候，他们的与健康相关的生活质量就会随着时间而波动[82,83]。他们的幸福感可能会变得与患者的身体能力的关系越来越少，而与患者的认知、行为和心理变化的关系随着时间的推移会越来越大[84]。

这种护理的负担对家庭护理员身体和心理上的健康有很重要的影响，由于 2/3 社会生活的减少和很大的压力，高达 48%的家庭护理员被报道有健康问题[85]。家庭护理员和家庭的支持在脑卒中后恢复中占很大部分，不仅表现在支撑脑卒中者（没有过分的保护），而且表现在保证他们自己的健康和健康的维持。所以，对于家庭护理员的培训，不应该只是改善他们自己的健康，也应包括脑卒中患者的恢复和调整[86]。

一些干预措施已经被评估，这些措施被分为三个主题：支持和信息；增强个人力量的干预，资源，家庭护理员的处理技能；以及教授过程性知识和实践技能[87]。在一项单中心研究报告中有积极的获益，但在一个更大规模的多中心试验中没有重复[38]。当患者在院的时候，采取了这些干预措施。也许技能训练和支持在出院后更适用，可以获得额外的帮助和持续的支持。

专 业 康 复

对于处于社会工龄人群的一项综合调查结果（8810个参与者进行的 70 项调查）显示，脑卒中幸存者返回工作岗位的比例在 0%~100%波动，平均为 44%[88]。研究用了不同的方法和脑卒中后时间点，影响了结果的普遍性。工作是人们生活的一个重要的组成部分，脑卒中幸存者不论在任何时间都应该被支持返回工作岗位。有效的干预措施可能根据个人而调整，因此对于随机试验很难进行评估。

然而返回工作岗位并不是所有这些的目标，已经确定了对脑卒中后幸存者进行智力刺激和其参与有意义活动的重要性。但是这些能力在很多幸存者中已经有所减少。脑卒中 6 个月以后，大约 50%的脑卒中患者认为他们没有有意义的日间活动[89]；这在明显轻微脑卒中患者中有报道[90]，超过 25%的幸存者被报道在智力上无法得到满足[30]。

可能的服务模式

尽管脑卒中幸存者、他们的看护者、健康专家和政策制定者认识到需要改善脑卒中远期的结果，特别是以避免常见的遗弃和孤立的经验，但成功地解决这些问题的服务模式还没有得到承认。一个该提供咨询和指导的工作人员的角色是具有吸引力的，但是只有很少的获益在仅限于轻度至中度失能的脑卒中幸存者中有报道[91]。

定期进行专业领导评审的重要性已被推荐[92]，最近，用于评估脑卒中幸存者和看护者的工具已经出现[93,94]。但是仅仅评估并不能纠正不好的远期结果。将需求和资源相联系是关键。一些脑卒中幸存者很可能将会有一系列复杂的需求，需要个性化的个案管理[95]。其他人也许有具体的临床问题（如尿失禁、肩膀疼痛），需要合适的基于证据的治疗。给定的资源使用压力，支持自我管理的程序，包括获取相关信息和增强社交网络的机制，可能在改善长期预后方面是成功的，但是这些项目需要进行严格的评估。

关键点

- 每年全球有 1500 万人发生脑卒中，500 万人留有永久性失能，对家庭及社区产生需求。

- 尽管在急性脑卒中治疗上有了进展，但远期预后不良，脑卒中幸存者及其看护者感到被抛弃。

- 脑卒中幸存者经历的问题通常与运动障碍、跌倒、失禁及疼痛有关，经常可转化为包括心理问题在内的尚未满足的需求。

- 脑卒中和远期预后与功能恢复程度无必然关联。

- 超过半数的脑卒中幸存者在日常生活中需依赖他人的帮助。这种帮助通常由家庭成员提供，这造成了家人的压力及焦虑。

- 基于这些问题而提出的个性化护理策略，适度的健康维护，以及精神心理健康和对看护者的支持，这与目前有限、可用的证据基础是一致的。

（田 力 译，张春玉 校）

完整的参考文献列表，请扫二维码。

主要参考文献

12. Intercollegiate Stroke Working Party: National clinical guideline for stroke, ed 4, London, 2012, Royal College of Physicians.
13. Langhorne P, Taylor G, Murray G, et al: Early supported discharge services for stroke patients: a meta-analysis of individual patients' data. Lancet 365:501–506, 2005.
17. Wolfe C, Crichton S, Heuschmann P, et al: Estimates of outcomes up to ten years after stroke: analysis from the prospective South London Stroke Register. PLoS Med 8:e1001033, 2011.
18. Jönsson A, Delavaran H, Iwarsson S, et al: Functional status and patient-reported outcome 10 years after stroke: the Lund Stroke Register. Stroke 45:1784–1790, 2014.
20. Hackett M, Yapa C, Parag V, et al: Frequency of depression after stroke: a systematic review of observational studies. Stroke 36:1330–1340, 2005.
23. Patel M, Tilling K, Lawrence E, et al: Relationships between long-term stroke disability, handicap and health-related quality of life. Age Ageing 35:273–279, 2006.
26. Sturm J, Donnan G, Dewey H, et al: Determinants of handicap after stroke: the North East Melbourne Stroke Incidence Study (NEMESIS). Stroke 35:715–720, 2004.
29. McKevitt C, Fudge N, Redfern J, et al: Self-reported long-term needs after stroke. Stroke 42:1398–1403, 2011.
33. Forster A, Brown L, Smith J, et al: Information provision for stroke patients and their caregivers. Cochrane Database Syst Rev (16): CD001919, 2008.
38. Forster A, Dickerson J, Young J, et al: A structured training programme for caregivers of inpatients after stroke (TRACS): a cluster randomised controlled trial and cost-effectiveness analysis. Lancet 382:2069–2076, 2013.
39. Graven C, Brock K, Hill K, et al: Are rehabilitation and/or care co-ordination interventions delivered in the community effective in reducing depression, facilitating participation and improving quality of life after stroke? Disabil Rehabil 33:1501–1520, 2011.
45. Green J, Forster A, Bogle S, et al: Physiotherapy for patients with mobility problems more than 1 year after stroke: a randomised controlled trial. Lancet 359:199–203, 2002.
48. Saunders D, Sanderson M, Brazzelli M, et al: Physical fitness training for stroke patients. Cochrane Database Syst Rev (9):CD003316, 2013.
54. Gillespie D, Bowen A, Chung C, et al: Rehabilitation for post-stroke cognitive impairment: an overview of recommendations arising from systematic reviews of current evidence. Clin Rehabil 29:120–128, 2015.
58. Lennon S, McKenna S, Jones F: Self-management programmes for people post stroke: a systematic review. Clin Rehabil 27:867–878, 2013.
66. Thomas LH, Cross S, Barrett J, et al: Treatment of urinary incontinence after stroke in adults. Cochrane Database Syst Rev (1): CD004462, 2008.
67. Thomas LH, Watkins CL, French B, et al: Study protocol: ICONS: identifying continence options after stroke: a randomised trial. Trials 12:131, 2011.
71. Verheyden GS, Weerdesteyn V, Pickering RM, et al: Interventions for preventing falls in people after stroke. Cochrane Database Syst Rev (5):CD008728, 2013.
91. Ellis G, Mant J, Langhorne P, et al: Stroke liaison workers for stroke patients and carers: an individual patient data meta-analysis. Cochrane Database Syst Rev (5):CD005066, 2010.
93. Forster A, Murray J, Young J, et al: Validation of the longer-term unmet needs after stroke (LUNS) monitoring tool: a multicentre study. Clin Rehabil 27:1020–1028, 2013.
94. World Stroke Organization: Post stroke checklist (PSC): improving life after stroke. http://www.worldstrokecampaign.org/learn/the-post-stroke-checklist-psc-improving-life-after-stroke.html. Accessed November 23, 2014.

第**63**章 | 自主神经系统疾病

Roman Romero-Ortuno，*K. Jane Wilson*，*Joanna L. Hanpton*

本章中我们将关注随着年龄的增长自主神经系统对心血管系统的控制。并且我们将在本书稍后几章关注随着年龄增长发生的神经生物学变化，以及消化、泌尿系统功能改变。

我们首先回顾一下在控制心血管系统过程中涉及的自主神经路径，以及用于评估这些功能的方法。然后我们回顾年龄增长对自主心血管控制涉及的不同组成部分，换言之，包括传出、传入神经功能及靶器官反应。之后再讨论这些变化对于老年人应对每日生活中的压力产生的整体影响（如站立和消化食物的反应）。最后我们讨论目前临床上老年人存在的自主神经系统疾病，如直立性低血压、晕厥、单纯自主神经衰竭及多系统萎缩。

自主神经系统生理学的基本概念

自主神经路径

自主神经系统调节依赖于三个主要的组成部分，即传入神经纤维持续地感知血压（压力感受器）、血氧含量和其他化学信号（化学感受器），疼痛（感觉传入），以及皮层刺激。这些信号在脑干中心被整合，最终调节交感和副交感信号流，并且通过传出神经到达靶器官。压力感受器反射为这些路径提供了一个实例（图63-1）。

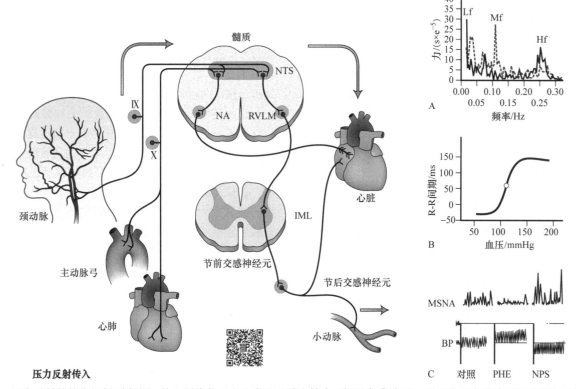

图 63-1　压力反射的简化解剖/功能图。传入纤维位于右心房和心肺血管内（低压力感受器），以及位于大动脉和颈动脉窦（高压力感受器），由张力激活，在通过迷走（Ⅹ）或者舌咽（Ⅸ）神经时传递信息到脑干的孤束核（NTS）。孤束核提供兴奋性输入信号到延髓尾端腹外侧，反过来抑制延髓头端腹外侧区（RVLM）[6,7]（简单起见，孤束核作为延髓头端腹外侧的直接抑制投射路径显示出来），延髓头端腹外侧区是发起神经张力的起搏神经元所在。这些细胞体通过脊髓中间外侧柱（IML）发送传出投射。压力反射功能可以被简化成如下方式：动脉压力感受器探知血压升高，导向孤束核的信号传递增加；激活孤束核导致对延髓头端腹外侧的抑制性输出明显增加；对延髓头端腹外侧的起搏细胞的抑制导致交感张力补偿性下降。相反，血压下降导致向孤束核的信号传递减少，导致延髓头端腹外侧细胞核的抑制性影响减少，以及交感张力的补偿性增加。副交感活性同样通过孤束核调节，通过投射到疑核（NA）。血压增高导致孤束核和疑核激活，伴随副交感活性增加。评价压力反射的方法包括（A）频谱分析，通过关联血压和心率的自发变化；以及（B）通过颈部压力袖套法，受传入压感受器输出信号、脑干路径及靶器官反应影响。调节交感活性的压力反射可以通过（C）微电极记录节后传出肌肉交感神经活性（MSNA）评估。在这个例子中，由去甲肾上腺素（PHE）所致的血压增加导致压力反射介导 MSNA 下降，由硝普钠（NPS）所致血压下降导致压力反射介导的 MSNA 增加。（彩图请扫二维码）

这是一个冗余系统，通过多个独立的传入途径维持心血管调节，即使部分出现损害[1,2]。这个反射的输出端包括位于心肺血管壁、右心房及几乎每个颈部和胸部的大动脉的压力敏感性感受器，除了部分位于颈动脉和主动脉之外。受到压力刺激后，这些低或高压力感受器监测到静脉和动脉压力，并把这些信息传到脑干中枢。来自于静脉和动脉弓压力感受器的信息通过迷走神经（第Ⅹ对颅神经）内的纤维集中传递。颈动脉窦压力感受器神经首先通过颈动脉窦（Hering）神经，然后经过舌咽神经第Ⅳ对颅神经传递，最后到达同侧脑干中枢。

来自于多个压力感受器的传入神经纤维第一个突触在延髓的孤束核[3]。孤束核抑制交感张力，对于压力反射功能至关重要。孤束核毁损，如通过实验性损伤[4]和神经损伤[5]导致压力反射功能丧失，最终导致高血压和心动过速的发生[6]。孤束核除了接受来自压力感受器的传入纤维信号输入，同样也接受来自于其他心血管大脑中枢的调节信号，如最后区[7]。孤束核向延髓尾端腹外侧提供兴奋信号，反过来抑制延髓头端腹外侧[8,9]，产生交感兴奋的起搏神经元据说位于延髓头端腹外侧[10]。延髓头端腹外侧神经元投向位于脊髓中间柱的前神经节交感神经元，在这里向周围神经系统发出纤维。副交感活动也通过孤束核调节，通过投向位于疑核和迷走神经运动核的前神经节副交感神经元（图 63-1）。

调节血压的自主机制的重要性在于它在不工作时显得尤为重要。压力反射传入纤维受损伤（如放射性损伤或外科术后，导致难以控制的血压不稳）[6]。此外，中枢或传出结构变性，通常见于原发性自主神经衰竭，导致直立性低血压[11,12]。在很多严重病例中，患者甚至站立几秒就会出现直立性低血压和意识丧失（如直立性晕厥）。这些疾病在本章中均有介绍。

测量自主神经功能的方法

姿势（直立性）试验

可能最有效也是最简单的自主神经评估就是姿势试验，患者仰卧时每 5～10min 测一次血压和心率，并且站起不动后 3～5min 后重复上述监测。这些时间点多次测量是有意义的，因为仅有一次测量可提供信息可能不足。理想情况下，变异体积描记法是最能够提供信息的，但如果这也不足够的话，那么重复手工测量心率和血压可能提供一个更明确的评估，并且得到更准确的诊断，特别是轻中度自主神经衰竭的病例，优于重度自主神经衰竭的病例[13]。

实际上，几乎所有严重自主神经衰竭患者站立后血压都会立即下降。其他与延迟直立性低血压相关的自主神经情况，诊断时需要站立 30min[14]，但这通常与广泛自主神经病变无关。老年患者可能认为在无协助的状态下站立 30min 及进行被动倾斜试验很疲惫，如果在此期

间数据连续记录及患者有物理支持，将大大增加完成试验的耐受性。

在解释血压变化时，心率至关重要。具有严重自主神经衰竭的特征性表现是，尽管出现严重直立性低血压，但是没有或很少出现心率增加（每分钟 10～15 次）。如果出现很大程度心率增加，提示其他疾病（如血容量不足或药物所致），更倾向于直立性低血压。

应用血压计进行直立性血流动力学评估

通常，临床医生应用血压计时使用听诊和示波法。1996 年，美国自主神经协会和美国神经学院的共识委员会定义了直立性低血压，站立后 3min 内收缩压降低至少 20mmHg，舒张压降低至少 10mmHg[15]。这个定义主要是为了使用血压计或者自动示波血压监测器测量直立性血压改变的临床情况[16,17]。

应用逐拍监测评估进行直立性血流动力学评估

新的无创指尖动脉血压监测器的出现使得我们关注直立性低血压的一致定义，最初这个定义是在血压计的基础上设立的[15]，与逐拍连续数据相比可能缺乏临床关联[18,19]。一些直立性低血压基于连续血流动力学评估，包括初始直立性低血压，只能通过连续无创监测器测量[20]。初始直立性低血压定义为在站立 15s 内出现短暂的血压下降，收缩压降低 40mmHg 和/或舒张压降低 20mmHg，同时伴有脑低灌注的症状[21]。

使用连续无创测量方法测量指尖动脉血压与传统血压计或者示波测量方法相比，优势在于前者提供了连续的反应模式，这样不仅血压，而且衍生的血流动力学参数也都可以被观察和分析。因此，根据站立后血压恢复的形态，在成年人和老年人中识别和研究了三种不同的直立反应模式[20,22,23]。这三种模式分别是快速恢复模式（是正常的生理模式）、缓慢恢复模式（已知发生在病理条件下，如颈动脉窦神经抑制[24]或颈动脉窦高反应性[25-27]）、无法恢复模式（通常见于自主神经衰竭患者[28]）。这三种直立性低血压反应的"形态"模式在研究中可以通过簇分析技术表现出来[29-31]。

无创自主神经试验

心率对深呼吸的反应（如呼吸性窦性心律失常）和对瓦尔萨尔瓦（Valsalva）动作的反应是很简单的，并且可以提供自主神经试验的信息。需要实时监测心率。呼吸性窦性心律失常是通过控制呼吸频率（每分钟 6 次深呼吸）评估（图 63-2）。窦性心律失常比例通过最长比最短 R-R 间期计算。呼吸比（E/I）随着年龄降低。小于40 岁的人通常小于 1.2（图 63-3）。瓦尔萨尔瓦动作是指使试验主体抵抗 40mmHg 压力吹气 12s。一个 5～10ml 的注射器可以用作吹嘴连接压力计监测压力。在系统中应设置一个小漏口确保受试者使用胸式呼吸。在第二阶段

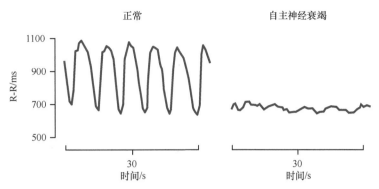

正常   自主神经衰竭

图 63-2　正常个体（左）及自主神经衰竭患者（右）在有节奏的呼吸过程中连续性心电图 R-R 间期变化。

（吸气）胸腔内压力增加导致短暂性血压下降，伴随脉压缩小，而第四阶段（放松后）血压超过基线值（图 63-4）。在自主神经衰竭疾病中，第二阶段血压持续下降，第四阶段没有超越基线值。因此瓦尔萨尔瓦反应的适当评价要求连续记录血压，可以通过无创测量指脉完成，或者通过测量桡动脉（Colin）压力完成。即使血压监测不能完成，心率监测也是有用的。前面所述的血压改变产生相互压力反射介导的心率变化，瓦尔萨尔瓦动作的低血压第二阶段心率增加，超越基线值的第四阶段时心率降低。瓦尔萨尔瓦比例定义为第二阶段最快心率比第四阶段最慢心率的比例[32]，同 E/I 比一样，瓦尔萨尔瓦比例也是随着年龄增加而下降的，结果意义同前（图 63-3）。目前已有正常的参考范围[33]。

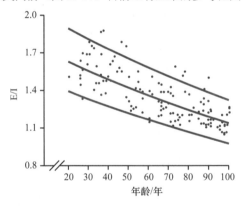

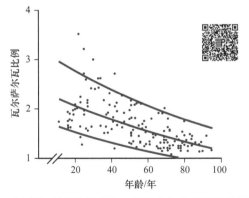

图 63-3　（上图）随着年龄增加，正常个体在有节奏的呼吸过程中呼吸比的变化，线性回归和置信界限已设定。（下图）随着年龄增加，正常个体瓦尔萨尔瓦比例的变化，线性回归和置信界限已设定。（彩图请扫二维码）

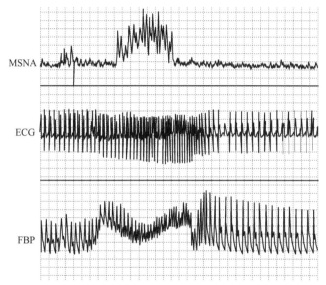

图 63-4　正常个体在瓦尔萨尔瓦动作过程中肌肉交感神经活性（MSNA）、心电图（ECG），以及血压（FBP）的变化。

心率和血压的频谱分析

　　由于自主压力反射机制，血压和心率保持在一个相对窄的范围内。但是在这个窄范围内，血压表现出波动性。大多数血压波动不是随机的，而是随着自然节律模式，可以通过频谱分析技术进行研究。这些模式很大程度上通过呼吸频率进行调节。特别是呼吸频率随着心率波动变化，它们之间的相互作用是通过迷走神经压力反射控制的。心率变异性的"呼吸峰"在高频谱中明显，可以用来评估心脏的副交感神经功能。

　　呼吸也可以调节血压，但是通过机械事件调节，不反映自主机制，也不受自主封闭影响[34]。相反，血压表现出低频节律（Mayer 波），部分是通过血管紧张度的交感调节介导的。由于心率和血压的频谱分析个体间存在很大差异，使得这些方法不太适合自主神经功能受损程度较轻的个体患者。然而人群研究表明，心率频谱分析受损心率变异性可以作为一个心梗患者和糖尿病患者死亡的独立预测因素[35]。由于疾病状态的独立性，发现身体衰弱患者的心率变异受损[36]。

压力反射功能评估

很多方法可以用来评价由血压单位变化导致的心率变化（R-R间期）。这些方法要求同步监测血压和心率。压力反射功能可以通过测量自发或瓦尔萨尔瓦动作第四阶段时血压和心率之间的相互变化进行评估。血压可以随肾上腺素升高而升高或者随硝普钠升高而降低，并且在关联的线性部分中表达为获得压力反射每个单位R-R间期血压改变（以ms/mmHg为单位）。每一种测量方法都提供了获得轻微不同压力反射的规范价值。值得注意的是，血压变化影响所有压力反射传入神经，包括颈静脉窦、大动脉高压感受器和位于外周血管的低压感受器。颈动脉窦反射可以选择性地通过对颈部的阳性和阴性压力测试，以相应地降低和升高颈动脉内压力，上述方法都依赖于即时心率变化，这需要压力反射的副交感神经端的作用，压力反射的交感端可以通过联系血压变化的肌肉交感神经活性（muscle sympathetic nerve activity，MSNA）的变化相互作用。

交感功能的生化评估

血浆去甲肾上腺素提供了一个有用的交感活性测量方法。尤其对测量标准刺激所致的急性变化有作用。例如，直立可使血浆去甲肾上腺素水平翻倍，具有自主神经损伤的患者有延迟反应，然而基础去甲肾上腺素则不同，决定于以下病因。原发性自主神经衰竭去甲肾上腺素水平较低，而在多系统萎缩（multiple system atrophy，MSA）患者则轻度下降。相反，低血容量患者对直立的去甲肾上腺素反应性增加。

去甲肾上腺素溢出评估

尽管血浆去甲肾上腺素测量很有用，但值得注意的是，只有一小部分去甲肾上腺素由去甲肾上腺素能神经释放并且进入循环，大多数通过去甲肾上腺素载体被神经终端再摄取或者被代谢掉。去甲肾上腺素清除可以通过注入一种已知剂量的滴定去甲肾上腺素测量。在稳态注射的过程中，假设滴定去甲肾上腺素的清除反映了内源性去甲肾上腺素的清除。一旦清除率可以计算，释放到循环中的去甲肾上腺素含量（溢出）就可以被估计出来。关于这项技术的优点和现实的综述已经超出了本章范围，将在本书其他部分阐述[37]。

肌肉交感神经活性

神经活性可以通过产生记录电码，并到达就近外周神经直接记录。传出和传入神经纤维可以通过这项技术记录。交感传出神经可以通过小心放置电码选择性记录下来。在膝关节水平的腓神经通常被用于测量节后交感神经兴奋性。尽管MSNA在个体之间存在很大差异，但当测量不同情况时，作为表达单位时间内交感脉冲的基线记录在同一个体的不同记录点是高度可重复的。

MSNA可以有效监测中枢交感流出，并且可以通过压力反射紧密调节。增加血压的刺激可以激活中枢交感流，将导致MSNA增加。相反，直接增加血压的刺激（如注射去氧肾上腺素）将产生血压反射调节抑制的MSNA。这个记录对于交感撤退也是敏感精确的。例如，神经性晕厥时交感活性消失[38]。

衰老对于自主神经心血管控制各组分的影响

压力反射功能

由于血管神经功能退化，随着年龄增长[39]压力反射敏感性进行性下降。心血管压力反射获得（如动脉压力变化产生的相应的心率变化）随年龄下降，但据报道，正常成人心肺压力反射抑制交感神经通路的能力随年龄增长被很好地保持。因此迷走压力反射与个体的年龄和基线动脉压成反比，而交感压力反射不存在这种改变。交感神经和迷走神经交感反射获得没有联系[40]。

心脏副交感神经功能

心脏迷走神经分布随年龄增大而减少，呼吸性窦性心律失常逐渐减少清楚地表明了这一点（图63-3）。试验证据表明，长期体育活动可以通过保持迷走神经控制以减轻、缓解心脏迷走压力反射获得的下降[41]，但是在老年人中，健康水平并不能阻止心脏迷走功能的下降，提示随年龄增大而下降的心脏迷走功能并不能完全通过体育锻炼预防[42]。

系统性交感神经功能

MSNA随着年龄增大而进行性增加，可能是由于中枢神经系统驱动增加（图63-5）。在区域特异性动作时，交感神经通路增加，流向骨骼肌和肠道的信号增加，但流向肾的信号减少[43]。随年龄增长，中枢交感活动增加导致血浆出现高水平去甲肾上腺素，同时也降低了去甲肾上腺素清除率[44,45]。全身和腹部肥胖人群的增长状况可以解释健康人群基础MSNA随年龄增长的原因[46]。在年轻人群和老年人群中同时观察到体脂和MSNA的关系[47]。Tanka、Davy和Seals[46]认为，尽管年轻人群和老年人群体重指数（body mass index，BMI）相近，但是总体脂和异常脂肪在老年人群中更高，并且直接与MSNA基线水平相关。数据表明，瘦素的循环水平与脂肪和MSNA都相关[48]。因此，年龄相关总脂肪和异常脂肪升高可能与MSNA增高关联，至少部分通过瘦素水平增高。与交感神经活性相反，从肾上腺髓质分泌的肾上腺素随年龄增大而大幅度减少，应对压力的肾上腺素释放在老年人群中减少。然而由于血浆清除率下降，血浆肾上腺素浓度保持正常。

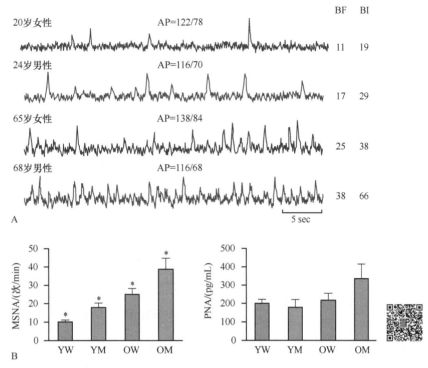

图 63-5 肌肉交感神经活性（MSNA）随着年龄增加所产生的变化。（A）4 个正常成年人在仰卧位情况下（从头到脚）所表现的 MSNA 的变化，分别为：青年女性、青年男性、老年女性、老年男性。老年人无论男女，神经电图上的 MSNA 爆发频率（BF；次/min）和爆发发生率（BI；次/100 次心率）都较高。但是女性受试者每个年龄段显示出 MSNA 低于男性受试者。AP，动脉血压。（B）平均值±标准差；MSNA 在 4 组个体的区别：青年女性（YW）、青年男性（YM）、老年女性（OW）、老年男性（OM）。与青年同性别组比较，老年 MSNA 至少增加 2 倍。但是，每个年龄组女性 MSNA 显著较低。这些 MSNA 在不同年龄和性别组别中的区别不能通过相应肘前静脉血浆去甲肾上腺素浓度反映出来。所有组之间相比*P<0.05。AP，动脉血压；PNA，血浆去甲肾上腺素浓度。（引自 Seals DR, Esler MD: Human ageing and the sympathoadrenal system. J Physiol 528: 407-417, 2000）（彩图请扫二维码）

靶器官反应能力

淋巴细胞上的 β-肾上腺素能受体数量随年龄增长不发生变化[49]，并且具有高神经转运水平，然而，随着年龄增长，神经转运水平和对去甲肾上腺素 β-肾上腺素能的反应逐渐减弱，可能是由于 β-肾上腺素能受体下调、G 蛋白受体复合物缺陷及腺苷酸环化酶活性下降的结果[50,51]。β1 反应下降导致心脏加速受损和心脏收缩性下降。β2 反应下降导致血管张力增加，因为 α1 血管收缩能力保持不变。年龄相关血管硬化和降低 β-肾上腺素能功能叠加导致老年人血管压力反射敏感性下降[52-54]。由于高度依赖血管阻力，脱水和血管扩张剂对老年人低血压和晕厥有较高风险。血管迷走晕厥通常见于老年人，其症状包括先兆晕厥、跌倒或晕厥[55]。老年人中连接后 α 介导的血管收缩功能也受损[56]。

血管变化

衰老使血管硬化[57]，改变血管运输功能。老年人冠脉血管扩张能力下降，因为衰老内皮释放的一氧化氮减少。相反，老年人内皮素释放增加，促进血管收缩[58]。这些改变增加了心肌缺血的易感性，特别是在需

求增加的压力下，如快速心律失常[58]，也可以损害大脑的自我调节，增加晕厥的易感性。其他可增加晕厥倾向的年龄依赖性心血管改变包括左心室后负荷增加和心肌细胞肥大。这些改变可导致舒张充盈受损和慢性缺血，使患者易于发生心律失常，并使心室容积减少，表现为晕厥。由血管扩张剂所致前负荷容量降低、脱水、血液瘀滞可显著降低心脏输出量，易发生晕厥。随年龄增长，心房颤动易感性增加，因为起搏细胞减少，进行性心脏传导系统纤维化及伴随而来的心血管病改变心房形态。在老年患者，心房颤动时缩短的舒张充盈期和降低至 50% 的心输出量可能进展，可导致晕厥和不能解释的跌倒发作[60]。

神经内分泌变化

血浆肾素和醛固酮水平随年龄增大而下降[61,62]，心房利尿钠肽增加 5～9 倍[63]。低血压反应所致的血管加压素也可下降[64]。这些改变使得钠水潴留和血容量减少频繁发生，因此增加了晕厥发生的可能。此外，很多老年人口渴反应受损，导致渗透压增加，因此不能摄取足够液体以预防低血容量。

衰老影响自主神经对压力的反应

最常见的自主神经压力是心血管系统为适应站立和其他生理心血管变化所产生的压力。血管和神经源性障碍，还有一些药物可以使老年人发生直立性低血压。心血管健康调查[65]显示，65岁以上老年人直立性低血压的发生率是18%，尽管只有2%的患者有站立性眩晕。当仰卧、颈动脉狭窄超过50%及使用降糖药物时，与收缩期高血压一定的相关性，而与β阻滞剂的相关性较弱，与其他降压药物无关。其他报道中，与预期相同，老年人使用降压药物很大程度上与体位性低血压有关[66]，并且不连续使用降压药物可促使直立性低血压的发生[67]。

直立性低血压

老年人对伴随站立产生的血流变化防御受损。与年轻人相比，他们发展为直立性低血压的临界值较低。由于大脑血流减少，多种症状伴随产生。典型的是患者有视觉紊乱的主诉（如视物模糊、管状视野、视野变暗）、眩晕、光感头痛、眼花、头昏无力、颈部和肩部钝痛（衣架痛）。当直立性低血压发生时，脑血流量下降低于标准水平时［大约25ml/(min·100g)］，晕厥（如意识丧失）可能发生。

压力感受器敏感性的降低可能与老年人常见的轻度体位性低血压有关。例如，一项研究表明，对倾斜（一种压力感受器介导的反应）的反应减弱，而对非压力感受器介导的刺激如冷加压试验或等长运动，反应却没有消失[68]。老年人压力感受器反应降低（与年轻人对照组比较）在高血压和正常血压组内均可出现。年轻人可代偿的损害在老年人中可以引起交感性低血压。例如，药物所致的直立性低血压是老年人阵发性眩晕或晕厥的主要原因，占12%～15%，因此应当首先被怀疑[69]。利尿剂、钙离子拮抗剂、血管紧张素转换酶（angiotensin-converting enzyme，ACE）抑制剂和硝酸盐常被用于老年人治疗高血压、充血性心力衰竭及心脏缺血性疾病。其他经常与直立性低血压相关的药物包括吩噻嗪、抗抑郁药（包括选择性5-羟色胺再摄取抑制剂）、治疗帕金森病（Parkinson disease，PD）药物、抗精神病药物、镇静剂和麻醉剂。需要注意的是，老年人使用越多类型这样的药物，直立性低血压的发生率越高。

同样，长时间卧床是老年人健康问题的常见并发症，也是一个导致心血管衰竭的重要因素。一些机制可以解释延长卧床时间后直立耐受性降低和晕厥发生的原因[70]。卧床休息减少细胞外液容积，骨骼肌衰竭导致站立时下肢肌肉泵功能受损，影响静脉回流。正常情况下，拮抗站立血液淤积重要的机械调节装置包括肌肉和呼吸泵。站位时骨骼肌紧张对维持大腿内血容积至关重要。由于在延长卧床休息后肌肉间压力下降，站位状态下静脉池扩大，并且静脉回心血量减少，因此对于任何站立时有

光感头痛或者既往直立性低血压病史的患者，由延长卧床休息时间导致肌肉萎缩应被看作原发性或者加重因素。如果在采取适当措施后问题持续存在，应当考虑自主神经功能的病理损害。老年人直立性低血压的发生可以预测死亡[71]。通过研究3522名年龄为71～93岁的日裔美国人，发现直立性低血压（定义为收缩压下降20mmHg或者舒张压升高10mmHg）发病率为7%，并且随年龄增加，成为全因死亡率的独立危险因素[71]。

老年人衰弱以多生理系统的积累下降为特点，导致生理储备下降和对应急反应脆弱[72]。研究表明，直立性低血压可以作为衰弱的标志。研究显示，生理性衰弱的表现与站立后30s内直立性心率反应受损和低收缩压可恢复性倾向有关[73]。通过使用衰弱指数方法，Rockwood、Howlett和Rockwood认为存在衰弱时，直立性低血压可能作为系统失调的标志[74]。

餐后和高温所致低血压

老年人跌倒和晕厥的常见原因是餐后和高温所致低血压[75,76]。在正常人中，进食特别是碳水化合物，伴随内脏血管舒张，并且高温导致皮肤血管舒张。但是由于交感神经性血管收缩，导致血压代偿性增加，因此这些原因很少引起动脉血压改变。然而老年人与自主神经衰竭患者一样，进食和高温都可以显著降低血压（即使在仰卧位），因为这些主体不能代偿血管舒张，适当增加交感张力[77,78]。例如，在护理之家的老年居民中，24%～36%在进食后75min内出现收缩压下降20mmHg或更多[79]。自主神经衰竭的患者进食后低血压发生在食物消化的30min内，持续1.5～2h，更的甚至可以出现血压下降50～70mmHg。这不仅是一个有用的诊断测试，同时也可以将测量这些患者血压的进食时间看作重要指标。慢性自主神经衰竭患者首次发生晕厥以后，可以频繁由餐后低血压触发。

老年人自主神经系统疾病

神经源性晕厥

其他正常人发生低血压和晕厥最常见的原因是神经源性晕厥，也可以称作反射性晕厥。这个涵盖性术语包含颈动脉窦高反应性、血管迷走神经性晕厥和很多由特殊动作（如吞咽、呕吐、排便、大笑、举重和演奏铜管乐器）触发的良性晕厥症状[13]。由焦虑和情感触发的晕厥（如晕血）及剧烈运动后晕厥也归于此类。但是鉴别运动中晕厥和运动后晕厥很重要，因为前者不应该被认为是反射性晕厥（需要全面心脏检查）。尽管并不特异，血管迷走神经性晕厥通常见于没有明显心脏结构改变证据的患者。前驱症状包括眩晕、视物模糊、恶心和大汗。这种昏厥是由急性血管舒张和心动过缓导致的。

神经源性晕厥是一种由自主神经活性突然改变所致的急性血流动力学反应[80]。站立时保持血压的自主神经流的正常模式（增加交感活性和降低副交感活性）是急性反转的。心脏窦房结副交感神经流增加，产生心动过缓，同时血管交感神经张力减少，导致血管舒张。

典型的神经源性晕厥症状由压迫颈部颈动脉压力感受器触发（颈动脉窦性晕厥）[38]，也可由快速排空扩张的膀胱（排尿性晕厥）[81]或者扩张的胃肠道[82]触发。舌咽神经痛或者三叉神经痛也是通过同样的机制导致晕厥[83,84]，但是都很少见。在一些神经源性晕厥的临床类型中，触发点可以很容易找到，但大多数神经源性晕厥没有明显触发点。尽管在这些情况下异常传入信号的来源被认为是位于心脏的感觉受体（如神经心脏源性或者室性晕厥）[85,86]。近期发现，心脏移植患者心室神经可能被切断，导致发生神经源性晕厥[87]。大概心脏移植患者感觉受体位于动脉主干，而不是心室。同样，可以通过降低血容量或扩大的静脉池降低前负荷，导致触发神经源性晕厥的临界值降低。血容量减少在老年人中较常见，因为钠水潴留减少，肾素和醛固酮水平下降，心房利尿钠肽增加，应对低血压产生的血管加压素可能下降。很多老年患者对渗透压增高产生的口渴反应受损，易于发生低血容量，特别是在发热时。静脉池扩大发生在进食后的内脏循环、接触高温后的皮肤，以及在长时间卧床休息后站立时由于肌肉萎缩，都可能增加晕厥的发生率。

尽管这些不同类型神经源性晕厥有多种触发机制，但其传出反射反应基本一致。就是增加了窦房结副交感传出活性，导致心动过缓，甚至发生几秒窦性停搏，同时降低部分相应的交感活性，导致血压下降。心动过缓不是引起血压下降的主要甚至唯一原因，因为无论阿托品还是心室起搏器（二者可以预防窦性心动过缓）都不能预防低血压和晕厥。血压下降主要是由于血管舒张。血管舒张的机制目前尚不完全清楚。通过采用显微神经检查法和测量循环去甲肾上腺素含量的方法，研究显示交感传入活性下降[88-90]。然而，交感撤退似乎不能完全解释持续血管舒张。去甲肾上腺素没有增加，而主要用于维持血压、可以部分代偿交感活性下降的血管加压素、内皮素-1、血管紧张素Ⅱ血管收缩肽在神经源性晕厥时通常增加[89]。血压显著下降，可能是由肾上腺素升高导致的β型血管舒张所致[91]，也可能是由胆碱能活性增加导致NO介导的血管舒张所致[80]。简言之，对神经源性晕厥的目前理解提示，交感神经活性和去甲肾上腺素释放不适当减少。肾上腺素、血管紧张素Ⅱ和内皮素释放适当增加，初步证据提示，一氧化氮合成被激活。

压力反射衰竭

压力反射衰竭最常见的原因是颈部手术医源性损伤或者放射治疗，导致负责从压力感受器传递传入信号的神经结构破坏。动脉粥样硬化也可能导致压力反射

衰竭[92]。累及作为传入纤维第一突触的孤束核的神经疾病，也可以产生压力反射衰竭。在一些病例中主要原因尚未得知。原发性高血压时压力反射功能受损，可以被当作一个遗传特征[93]。这些未知病因导致的压力反射衰竭可能代表原发性高血压时压力反射的损伤。Ketch及其同事描述了"压力反射衰竭的4个方面"：高血压危象、不稳定高血压、直立性心动过速和恶性迷走神经紧张[94]，最常见的是不稳定高血压或者严重类型。可以观察到血压较大范围的波动，收缩压可以在50～280mmHg范围波动。其他可能观察到的症状包括低血压、头痛、大汗和情感无能。高血压危象伴随心动过速，是交感神经兴奋的结果，通常伴有显著血浆去甲肾上腺素水平升高。使用交感神经阻滞剂可以有些益处，如减轻高血压危象和心动过速，但是在缺乏功能性压力反射的情况下，很少能维持良好的血压调节。令人感兴趣的是，实际上所有报道病例都是由于双侧病变，单侧病变通常没有临床症状。这些临床观察强调了压力反射系统的冗余及其对于心血管调节的重要性。

慢性自主神经系统衰竭

自主神经系统衰竭分为原发性和继发性。原发性自主神经系统衰竭是由影响中枢自主神经通路（如MSA）或周围自主神经元（单纯自主神经衰竭）的退行性过程引起的。继发性自主神经系统衰竭由疾病导致外周自主神经元损毁，如糖尿病、淀粉样变性和其他神经蛋白病，以及罕见儿茶酚胺合成过程中酶缺陷（多巴胺β羟化酶缺陷）。在慢性自主神经系统衰竭（无论原发还是继发）中，直立性低血压和晕厥都是由血管收缩功能受损和血容量下降所致。血管收缩功能缺陷是由压力反射介导的去甲肾上腺素从节后交感神经末端释放减少和肾素分泌功能受损引起的血管紧张素Ⅱ的低循环水平所致。在自主神经系统衰竭和具有中枢神经系统障碍（如MSA）的患者中，内皮素和血管加压素释放减少也是站立时血管收缩功能缺陷的原因。

原发性自主神经系统衰竭

原发性自主神经系统衰竭包括一些不明原因的神经系统退行性疾病：单纯自主神经衰竭（pure autonomic failure，PAF），其中有自主神经系统受损（如直立性低血压、膀胱功能障碍和性功能障碍）；MSA（也称为Shy-Drager综合征），其自主神经系统衰竭常伴随锥体外系和/或小脑功能障碍；PD，其自主神经系统衰竭伴随锥体外系运动障碍；弥漫性路易体病（diffuse Lewy body disease，DLBD），其自主神经系统伴随椎体外系运动障碍和严重认知功能下降。

近期发现指出，在MSA、PD、DLB和PAF中有相同的神经退行性过程，这些疾病神经元胞质内涵体都存在α-突触核蛋白累积[95]。一个未知功能的神经元蛋白α-突触

核蛋白的基因编码在常染色体显性疾病PD中突变[96]。非家族性PD不存在这种突变，但有α-突触核蛋白在路易体中累积，提示这些蛋白聚合后产生毒性作用[97]。有趣的是，MSA胞质内涵体也存在α-突触核蛋白染色阳性[98]，PAF的路易体也是突触核蛋白强阳性[99]。因此α-突触核蛋白或关联蛋白表达和结构异常可能导致儿茶酚胺能神经元变性。α-突触核蛋白在PAF、PD、DLB和MSA等神经退行性疾病中是一个很重要的神经元内涵体组成部分，并影响了自主神经系统的变异程度[95]。所以这些疾病被称作α-突触核蛋白病。这些疾病在临床表现上存在重叠，临床不同点体现在不同类型的沉积物（是否组成路易体）及神经系统内这些沉积物的位置。这些相似点及不同点将在后面讨论。

单纯自主神经衰竭

单纯自主神经衰竭（PAF）是一种散发性、成人首发、慢性进展性自主神经系统变性疾病，以直立性低血压、膀胱功能障碍、性功能障碍为特征，无其他神经缺陷。单纯神经系统衰竭的神经蛋白病变提示在脑干核和外周自主神经节中胞质内涵体（路易体）α-突触核蛋白阳性[99,100]。这类患者或者无症状，或者预后相对好。并发症通常表现为摔倒或相关症状。

多系统萎缩

多系统萎缩（MSA）是1969年由Graham和Oppenheimer提出的一个术语，用来描述一组不明原因的疾病，这类疾病影响患者的锥体外系、锥体、小脑和自主神经通路。MSA包括前述黑质纹状体变性（SND）、散发橄榄桥小脑萎缩（OPCA）和Shy-Drager综合征（SDS）。1989年，发现MSA患者大脑内神经胶质胞质内涵体内存在病理标记（类似于这种PD的路易体），并且证实其与SND、OPCA、SDS一样，是临床表现不同的同类疾病[101]。MSA是一种未知原因的进行性神经退行性疾病，散发性，导致帕金森症状、小脑、锥体、自主神经系统及排尿功能障碍的不同组合[102,103]。考虑到首次发病年龄，很多MSA患者也可能有认知功能受损，这使得很多病例的临床表现并不典型，而更适合运动和自主神经功能障碍检测，以便相关诊断和治疗。共同出现可能代表因果关系的程度仍不明确。

因为帕金森症状是最常见的MSA运动缺陷，这些患者通常被误诊为PD。由PD脑库获得的数据显示PD诊断不正确比例很高，高达10%的脑库数据被证实为MSA[104]。实际上，1817年James Parkinson诊断的第一例PD很可能就患有MSA。

MSA预期寿命低于PD。Ben-Shlomo及其同事[105]分析了100年中433例经病理证实的MSA病例。患者平均发病年龄为54岁（范围为31~78岁），生存期6年（范围为0.5~24年）。生存期不受性别、帕金森或锥体特征、是否属于SND或OPCA影响。生存期分析提示，1887~1970年公布的中位生存期为5年，而1991~1994年分布的为7年。然而，这些数字可能偏向于最坏的情况。

帕金森病

帕金森病（PD）的自主神经功能障碍很少像MSA患者那样严重。但是PD患者有一个在疾病早期即具有严重自主神经系统衰竭症状的亚群。大多数病例中，自主神经系统衰竭发生在疾病末期，并且与左旋多巴和多巴胺兴奋剂治疗有关。具有PD的患者，在中枢和外周自主神经元发现路易体，自主神经功能障碍可以由节前和节后神经元功能障碍所致。

弥漫性路易体病

这类DLBD患者的临床表现与PD相同，但是痴呆通常为主要表现，自主神经衰竭常见于路易体痴呆，并且严重程度在MSA和PD之间[106]。

α-突触核蛋白病的鉴别诊断

MSA早期阶段，自主神经缺陷可能是唯一的临床表现，与PAF相似，但是一段时间过后，有的是几年后，锥体外系或者小脑出现缺陷，或者二者同时出现。在PD患者中，锥体外系运动问题是主要表现，但是随着疾病发展，患者可能表现严重自主神经系统衰竭，导致与MSA临床鉴别困难。更复杂的鉴别诊断是有些MSA病例与PD发生症状相似，在自主神经症状明显以前主要表现为运动缺陷。在临床实践中，这些可能性导致两个主要的诊断问题。首先，目前还不能确定，作为唯一临床发现并被认为患有PAF的自主神经功能衰竭患者是否会出现更广泛的非自主神经损伤并最终发展为MSA。其次，自主神经功能衰竭和帕金森运动障碍患者是否存在PD或MSA可能很难确定。临床上，经典的帕金森静息性单侧震颤在运动迟缓和强直为主的MSA患者中较少见。此外，除了少数例外，MSA患者对抗帕金森药物的反应不如其他患者，而且疾病发展更迅速。

除了临床标准之外，一些测试也被用于鉴别诊断PD、PAF和MSA。例如，应对低血压释放的血管加压素和应对可乐定刺激分泌的生长激素，MSA患者产生功能受损，而PAF和PD患者则保持功能，因为脑干-下丘脑-垂体路径只受MSA影响[107-109]。

仰卧位时血浆去甲肾上腺素浓度在MSA患者中通常正常，而PAF患者降低，因为MSA患者节后神经元正常[110]。括约肌EMG提示MSA去神经支配，这是由于MSA患者脊柱骶椎S2-S4的Onuf核受影响，而PD不受影响[111]。

患有自主神经系统衰竭的MSA、PAF和PD患者在心血管控制方面也有很大不同。尽管MSA患者有中枢神经系统变性，但交感神经张力的起源地脑干中心（最可能是腹外侧髓质）和远端通路是完整的。支持该假设的证据是，MSA 卧位血浆去甲肾上腺素正常或轻度下降，但是残余交感活动应对压力反射无反应，因此不能维持直立血压。并且使用神经节阻滞剂咪噻芬干预残余交感活性导致 MSA 患者仰卧时血压降低。相反，PAF 患者卧位血浆去甲肾上腺素水平较低，应用咪噻芬治疗后血压仅有少许变化或者没有变化，提示损害处位于脑干中枢远端[112]。

同样，交感心脏去神经化在 PD 和 PAF 选择性受累，而在 MSA 患者中不受影响。一些研究表明，单光子发射计算机断层扫描（single photon emission computed tomography，SPECT）应用 [123]I 间碘苯甲胍（[123]I metaiodo-benzylguanidine，MIBG）成像[113-115]，以及采用正电子发射断层扫描（positron emission tomography，PET）应用 6-[^{18}F]氟多巴胺成像[116]，显示 PD 患者异常心脏交感去神经化，同时 MSA 患者则正常[117]。在 PD 患者中 MIBG 闪烁扫描术揭示了心脏交感去神经化受损，并且这个结果在男性身上更显著。近期更多证据表明，自主神经功能受损是普遍的，并且 MSA 主要病变在节前，而 PD 主要病变在节后。

脑成像

对 MSA 患者利用 MRI 进行脑成像通常可以探测纹状体、小脑和脑干异常[120-124]。MSA 的纹状体异常包括在 T2 加权像上壳核萎缩和壳核低密度（与苍白球有关）及后外侧缘裂缝样改变。这种尸检时显示出显著的相应区域同侧硬膜裂缝样改变，提示最明显的小胶质细胞增生和星形胶质细胞增生，以及最高含量三价铁。这种异常密度通常不对称（图 63-6）。

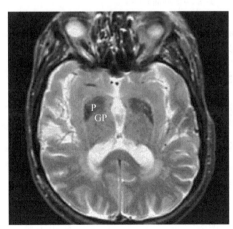

图 63-6　在帕金森病多系统萎缩（MSA-P）患者的 1.5TMRI T2 加权像上，与苍白球（GP）相比，壳核（P）密度轻度下降。

MSA 患者 MRI 上幕下异常包括萎缩和脑桥、中脑、小脑中脚的信号改变。脑桥基底和小脑中脚可能在 T2 加权像上显示出高信号，T1 加权像上低信号，提示变性

和脱髓鞘。

这些测试即使不是全部，也大部分是模棱两可的，并且仍需要把 PD 同其他锥体外系受累疾病，特别是 MSA 区别开来的精确方法。由于依生前临床症状诊断 MSA 是有争议的，只能做出可能的诊断，确切诊断需要病理学肯定。当临床不能明确诊断 PD 时，常规脑 MRI 有一些诊断价值[125]。

治疗

目前没有针对退行性疾病根本病因的已知治疗方法，也没有改善这些疾病进程的治疗。针对 MSA 患者运动异常的治疗结果仍不明朗。如前所述，这些患者通常对抗帕金森药物无反应。自主神经系统异常疾病中，直立性低血压一般治疗效果较好。治疗策略一览将在本章稍后阐述。

继发性自主神经系统衰竭

胆碱能衰竭

肉毒中毒和兰伯特-伊顿肌无力综合征（Lambert-Eaton myasthenic syndrome，LEMS）导致躯体神经和自主神经乙酰胆碱释放减少，导致肌无力和胆碱能自主神经功能障碍。肉毒中毒表现为上行性，主要影响颅神经运动多神经病，在消化遭到厌氧肉毒杆菌污染的食物12～36h 后开始。毒素损害突触前钙相关的乙酰胆碱释放，导致胆碱能衰竭症状：眼干、嘴干、视力模糊、眩晕、麻痹性肠梗阻、尿潴留和无汗症。治疗一般为支持性，呼吸衰竭和心律失常可能发生。康复过程往往很漫长，自主神经功能障碍在发病后可持续长达 6 个月。

LEMS 是一种自身免疫性疾病，最常见副肿瘤综合征，与小细胞肺癌有关。钙离子通道自体抗原最常见的是 P/Q 型，在这些患者中可被发现。电生理和药理研究在被动免疫大鼠中产生 LEMS 的表现，并且证实抗 P/Q 型钙通道抗体抑制自主神经元转运体释放，很可能是自主神经功能障碍的产生原因。口干、勃起功能障碍、近端肌无力和腱反射减弱是其主要表现。在诊断 2 年之后发展为癌症的风险大概为 62%，这种风险随时间而降低[126,127]。自主神经功能障碍在患有肿瘤的老年人中更严重[128]，根本治疗肿瘤可以改善症状[129]。

泛自主神经功能障碍

泛自主神经功能障碍累及交感神经和副交感神经元。泛自主神经功能障碍蛋白病变可以分为节前（通常为脱髓鞘）和节后（通常为轴索损伤）。这些神经病变分为急性和亚急性，但是自主神经功能通常不能完全恢复[130,131]。患者表现为视力模糊、眼干、口干、恶心、呕吐、腹痛、腹泻、便秘、无汗。

急性泛自主神经功能障碍对老年人不常见，几乎只

见于健康年轻人群。那些有延长病程、不完全恢复的病例通常影响节后轴索[130,132]。节前脱髓鞘总自主神经功能障碍影响多个躯体神经系统的一部分，从单纯总自主神经系统功能障碍（最小躯体神经缺陷）到经典吉兰-巴雷综合征[133]，产生广泛的肌无力，可能比结构轴索损害性泛自主神经功能障碍疾病预后好。这些疾病原因未知，但是感染后或者免疫反应性疾病都有可能。在一些病例中是由于与肿瘤相关[134,135]，但更多患者对神经节乙酰胆碱受体有自身抗体。患有抗 Hu 抗体相关副肿瘤综合征的患者有进行性自主神经功能障碍，已有报道，可以分为副肿瘤综合征的急性发作和亚急性病程。自主神经症状可能随着根治肿瘤而改善。

自身神经高反应性和低反应性症状 1/3～2/3 患者表现为急性炎症性脱髓鞘性多神经根神经病或者吉兰-巴雷综合征[136,137]。大多数病例中，由于降低交感活性和肠梗阻，存在轻度自主神经低反应性伴随静息心动过速。尿潴留相对不常见。自主神经高反应性表现出大汗和高低血压交替、心动过缓与心动过速交替。自主神经功能障碍显著地提增高死亡率[138]。

慢性小纤维（节后）神经病变可能是代谢性的（如糖尿病或者淀粉样变性），遗传性的（如 Fabry 病）或者感染性的（如 HIV）。淀粉样变性和糖尿病的自主神经功能障碍易累及全身器官。自主神经衰竭（直立性低血压和固定心率）可能为主要表现。更常见的是患者表现为末梢小纤维自主神经病和感觉神经病的混合模式，或轻度自主神经受累的优势小纤维感觉神经病[134,139]。自主神经系统症状可能发生在躯体神经病之前或之后[140,141]。腹泻和便秘交替、爆发性腹泻、尿潴留、无汗症或者味觉多汗可能出现。勃起功能障碍是糖尿病最常见的自主神经症状[142,143]。排汗改变可能是糖尿病神经病最早出现的症状[144-147]。

泛自主神经功能障碍是常见的获得性免疫缺陷综合征（acquired immunodeficiency syndrome，AIDS）相关症状[148-150]。通常伴随末梢感觉多发神经病[151,152]。自主神经症状，如膀胱功能障碍和性功能障碍出现在 60% 患者身上。

轻度、慢性（或者亚急性）自主神经病变或者神经节病变，均影响交感和副交感神经纤维，有时和干燥综合征（Sjögren syndrome）有关[134]。强直性瞳孔（tonic pupil）、排汗功能障碍及有严重的泛自主神经功能障碍的病例都已被报道[153]。

自身免疫性自主神经节病变

乙酰胆碱是交感神经和副交感神经自主神经节的神经递质，激活烟碱受体。近日发现拮抗神经节乙酰胆碱受体的 α3 亚单位的自身抗体，并且推测其与自主神经功能障碍有因果关系[154,155]。临床表现为病毒性疾病后典型的急性泛自主神经功能障碍，或无法与单纯自主神经衰竭鉴别。近期病例报道显示，一些有急性泛自主神经功能障碍的患者早期静脉使用免疫球蛋白[156,157]或者血浆

置换[158,159]可完全恢复（在一些病例短暂性恢复）。尽管人们倍受鼓舞，但是要在这些病例报道基础上建立确定的治疗方法还是很困难的，这些患者很可能需要使用某种形式的免疫抑制剂。然而，确实提供了抗体是自主神经系统损伤的原因的初步证据。

直立性低血压的管理

病理生理学指导下的治疗

保持直立位血压需要保持外周血管阻力（如血管收缩）和足够的血容量。对于有慢性自主神经系统衰竭的患者，直立性低血压与压力反射介导的血管收缩缺陷有关，同时与血容量和回心血量减少有关（框 63-1）。

框 63-1 老年人直立性低血压逐步管理办法

- 去除恶化因素：
  - 替代血容量减少
  - 回顾用药史（如利尿剂、三环类抗抑郁剂、血管舒张剂、抗高血压药物、对伴有自主神经损伤糖尿病患者使用胰岛素）
- 患者教育：
  - 避免不活动/延长卧床时间/去适应作用
  - 避免进食过多
  - 减少饮酒
  - 进行如腿交叉这样的动作以增加站立时心输出量
- 非药物治疗：
  - 放开食盐摄入（当存在仰卧位低血压的情况下）
  - 夜间头向上倾斜休息
  - 齐腰高 2 度压力的长袜
  - 体育锻炼耐受
- 药物治疗：
  - 随餐摄入 1g 氯化钠
  - 氟氢可的松 0.1～0.3mg/天
  - 溴吡斯的明 30～60mg PRN
- 实用"病假原则"：
  - 建议患者忽略利尿剂和抗高血压药物，如果其出现类似低血容量的情况（如腹泻和呕吐）

血管收缩不足

在自主神经系统衰竭中，其主要原因是由压力反射介导的节后交感神经末梢去甲肾上腺素释放减少所致的血管收缩不足和血管壁上的突触后 α-肾上腺素能受体激活缺乏。这些患者肾性交感神经去神经化和肾素分泌下降所致的循环水平血管紧张素 II 降低，导致直立性血管收缩迟缓。患有自主神经系统衰竭和中枢神经系统功能障碍（如 MSA）的患者内皮素和血管加压素释放减少，很可能是血管收缩缺陷的原因。

血容量减少

自主神经系统衰竭患者细胞外液体容量减少有很多原因。首先，交感活性受损直接降低肾的钠再吸收[160]。其次，受损的交感活性抑制肾素分泌，因此醛固酮水平

降低，肾的钠再吸收能力下降。最终，体液内稳态累及的其他激素分泌也受到影响。例如，应对低血压产生的垂体血管加压素在由中枢神经系统受损（如 MSA）引起的自主神经系统衰竭时明显降低。低水平血管加压素阻止水潴留，导致血容量减少。

由于促红素水平不足，贫血是自主神经系统衰竭最常见的并发症[161-163]。尽管基础促红素合成不受自主神经系统衰竭影响，但是应对贫血性低氧血症产生的促红素合成增加则不显著。红细胞量的下降是另一个导致血容量减少的因素。

直立性低血压初始临床处理

需要获得全部用药史以鉴别、诊断和消除可能导致直立性低血压的致病因素。多重用药通常见于老年患者，并且多种药物可以导致低血压，包括降压药物、利尿剂、抗毒覃碱药物和抗帕金森药物。左旋多巴和多巴胺激动剂加剧直立性低血压，特别是治疗后第一周。开始治疗的时候逐步增加剂量或者减少剂量可减少副作用的发生。这类患者应该最大限度增加饮食中钠水摄入，同时患者应尽量减少俯卧。夜间睡觉时平躺可导致尿钠排泄钠丢失加速和降低肾素释放导致血容量降低，这些导致夜间血容量下降，并加重清晨直立性低血压。将床头升高 6～9in[1in（英寸）=2.54cm]是有益的，尽管对于自主神经衰竭的患者证据不足。在健康的志愿者身上，一些证据表明，睡觉时床倾斜 18in 可以减小站立时血压下降的程度[164]。夜间头和躯干抬高有助于减轻仰卧位高血压，因此降低肾产生的"压力-尿钠排泄"，或者增加一些患者的肾素分泌。

应该教育患者食物、高温天气和体育锻炼也可产生低血压效应。与等距运动相比，等张运动较少产生低血压，并且在水中锻炼预防血压下降。在有自主神经系统衰竭的患者中，进食可显著降低血压，因为食物诱发的内脏血管舒张不能被其他血管床的血管收缩代偿。在一些患者中，低血压仅发生在进食后。因此，患者应该频繁少量进食，以低碳水化合物为主，减少酒精摄入。早餐摄入咖啡因也可能有益处，因为其有某种血管收缩作用。避免热水澡，特别是在温暖天气时应尤为小心，这是由于高温导致血管舒张，而交感血管收缩功能受损。大便用力伴随声门关闭（如做出瓦尔萨尔瓦动作）、吹奏管乐器和歌唱对于低血压患者都是有危险的。鼓励高纤维饮食以预防便秘。使用齐膝的弹力袜无效，而使用齐腰 2 度的弹力袜（2 度等于 30～40mmHg）和/或者腹带可能有效。上述措施虽然很难耐受，但是可对抗直立性低血压。这是由于血池中的最大比例来自于内脏循环[165]。

直立性低血压的药物治疗

只有症状性直立性低血压的患者应该使用药物治疗。可能因为脑血流自动调节改变，有些自主神经系统衰竭的患者站时耐受非常低的动脉压力，而不出现脑低灌注症状。血压水平经常改变或者每天不同，因此患者的血压正常周期和直立性低血压症状应该在治疗前鉴别清楚。治疗策略应该基于治疗根本病因，通过提高血容量（如氟氢可的松、去氨加压素、促红细胞生成素），加强内源性去甲肾上腺素和血管紧张素（氟氢可的松）的加压效应，或者使用短效升压药物（如米多君）以提高直立性血压。

氟氢可的松

氟氢可的松是一种合成盐皮质激素，几乎没有糖皮质激素的影响[166]。可以产生钠水潴留，但这种效应不止发生在血管内，并且效果短暂。假设它可以改善直立性低血压是由于增强了内源性血管收缩素，如去甲肾上腺素和血管加压素II的加压效果。用氟氢可的松治疗初始剂量通常是 0.1mg/天，至少 4～5 天才能看到明显的治疗效果。最值得注意的临床相关副作用是低钾血症的发生。氟氢可的松通过增加肾盐的重吸收，从而增加细胞外容积和血管内容积，因此增加心输出量和站立时血压。氟氢可的松剂量应该缓慢增加，并且剂量大于 0.3mg 是无效的。应该严密监测体重、血压及容量负荷增加导致的心衰。预期体重增加 2～5lb[1lb（磅）=0.453 592kg]。一定程度的下肢水肿不需要担心。实际上，支持静脉容量床是必要的。一项小规模研究表明，超过 1/3 的老年患者由于副作用停止服用氟氢可的松[167]。

去氨加压素

去氨加压素（desmopressin，DDAVP）是一种合成血管加压素类，特异性作用于 V2 受体（肾小管细胞），应对激素的抗利尿作用。目前给予剂量的 DDAVP 没有血管收缩作用，因为其不能激活血管平滑肌的 V1 受体。夜间经鼻给予 DDAVP 可以减少夜尿和在不加重仰卧位高血压的情况下，提高站立时血压[168]。使用 DDAVP 的一个问题是有发生低钠血症和液体潴留的风险。因此用该药进行治疗时，应该时刻警惕，注意监测血钠浓度。

重组促红细胞生成素

贫血是自主神经衰竭的一个常见并发症[161]。因为自主神经系统衰竭患者血压对于即使微小的血容量改变也异常敏感，红细胞数量和红细胞黏度的轻度下降可能加剧直立性低血压。近来关于自主神经系统衰竭的患者研究表明，使用重组促红细胞生成素改善贫血，可以增加直立时血压，并且减轻直立性低血压的症状[161,162,169]。促红细胞生成素是一种由肾产生的多肽类激素，对于调节红细胞生成起了关键作用。促红细胞生成素的合成是由基于氧感受器的反馈机制控制的。当血液丢失或者患慢性贫血时，向肾氧传递减少，肾间质细胞合成的促红细胞生成素增加[170]。这种激素释放入血，并且刺激红细胞祖细胞在骨髓内生长，因此促进红细胞产生。对于自主神经系统衰竭患者，慢性贫血不能产生足够的血清促红细胞生成素水平[162]，这与肾病、恶性肿瘤和其他慢性疾病发生的情形类似。

一个可能导致使用促红细胞生成素治疗后血压升高的机制是由于血细胞增加导致血容量和血黏度增大。然而肾衰竭患者接受促红细胞生成素治疗后，没有在血压和红细胞比容的增加之间找到联系[171]，这提示激素的升血压效应应该存在其他机制。

米多君

当扩容不足以控制症状时，应当添加加压药物。目前选择使用米多君，一种 α_1-肾上腺素能激动剂，口服即可很好吸收，并且不能跨过血脑屏障[172]。使用 10mg 米多君可以有效提高直立时血压，减轻直立性低血压患者的症状[173]。由于这个剂量血压提高仅维持 4h，因此每日可根据患者身体活动量给药 2 或 3 次，并且避免夜间给药，因为该药可以提高仰卧位血压。加压药物优于氟氢可的松的是，血压升高持续效应仅维持数小时，因此可以当患者需要时才给药，特别是在早餐前、午餐前及进行身体活动时[173]。休息时低血压是一个常见副作用，但是站立后更容易使血压下降。使用米多君的剂量应该从 2.5mg 每日 2 次或 3 次开始，这个剂量可以根据血压水平迅速增加到 10mg，每日 2 次或 3 次。大多数有直立性低血压患者需要应用氟氢可的松慢性治疗，很多能在使用氟氢可的松的过程中添加米多君，氟氢可的松的剂量可以减少。这种联合治疗可能减少长期慢性使用盐皮质激素的并发症。毛发直立和头皮痒是常见并发症。

吡斯的明

吡斯的明通过抑制胆碱酯酶降解乙酰胆碱，促进自主神经节水平的神经转运。这导致血压升高，且血压升高与残余交感张力成正比。因此吡斯的明有优先增加站立时血压的优点，而不能加重仰卧位高血压[174]。它不能像其他短效加压药物一样有优势，但是对于特定患者是有效的。吡斯的明的常见副作用是恶心、呕吐和腹泻，这可能限制了其在直立性低血压患者身上的应用。

阿托西汀

阿托西汀通过延长突触转运抑制去甲肾上腺素再摄取，来管理残余交感张力[175]。对于有 MSA 和残余交感张力的患者，阿托西汀是一个即使小剂量使用也有强烈加压效果的药物。相反，对于单纯自主神经衰竭的患者几乎没有作用。

屈昔多巴

屈昔多巴是去甲肾上腺素的前体，去甲肾上腺素只在某些情况下有效，并且只在 2014 年 2 月经美国食品药品监督管理局批准[176]。有一些实验证据显示，其对于神经源性直立性低血压（如 PD、MSA、PAF）患者有减轻症状和提高姿势性血压的作用[177]。

其他药物在第二阶段

一些其他药物被用于治疗自主神经系统衰竭的直立性低血压。前列腺素合成抑制剂[178,179]有时对提高直立性低血压有效。可乐定，一种 α_2-肾上腺素能激动剂，被用于有严重单纯自主神经衰竭的患者，产生外周血管收缩，在某些病例中已经取得了成效。相反，另一种 α_2-肾上腺素能激动剂育亨宾通常通过增加交感张力在不太严重的患者身上有效[181]。

治疗仰卧位高血压

一些中心提倡使用中间体激活 β-受体阻滞剂（如阿替洛尔）或者主要活性剂（如在卧床时除了抬高床头预防仰卧位低血压，也使用可乐定）。但是，这些药剂都没有经过严格测试。

治疗相关情况

仰卧位高血压和昼夜血压波动

除了直立性低血压，自主神经系统衰竭还有其他两个不同特点，那就是仰卧位高血压和昼夜血压显著波动。仰卧位高血压的可能机制未明。令人惊讶的是，尽管去甲肾上腺素和低血管紧张素水平很低，仰卧位时，自主神经系统衰竭患者系统血管阻力仍然增加。夜间仰卧位高血压导致压力-尿钠排泄。继发性细胞外液体容积下降加剧了晨间直立性低血压。慢性自主神经系统衰竭患者通常有仰卧位高血压，导致被误诊为动脉高血压。这组患者很难治疗，推荐使用一个实际方法。首先，通过一个 24h 流动血压监测器确诊。其次，患者应该根据直立性低血压症状的严重性进行治疗。在过度治疗仰卧位高血压以避免直立性低血压导致的摔倒和随后的高发病率之间必须保持平衡[30]。

餐后低血压

尽管餐后低血压的精确调节因素尚未完全明确，但腺苷和胰岛素有主要嫌疑。因此，餐后低血压的治疗主要以这些调节因素为目标并不奇怪。咖啡因（一种腺苷受体拮抗剂）和奥曲肽（阻断了胰岛素的释放）都有效地阻止了餐后低血压的发生[183,184]。奥曲肽可能在有糖尿病自主神经病患者中不能耐受，因为胃肠道副作用。阿卡波糖，一种 α-葡萄糖苷酶抑制剂，也能阻止餐后低血压，很可能是通过其阻止饭后胰岛素水平快速升高[185]。

总　　结

降压疗法和非药物干预措施的评估是治疗直立性低血压的第一步。如有可能，应停止降压治疗。应增加盐和液体的摄入量,并且应该指导患者抬高床头,切勿平躺。关于饮食、高温、洗澡、运动和从俯卧位快速起身的影响的教育,将有助于有效的改善行为。如果需要药物治疗,氟氢可的松、米多君和促红细胞生成素(治疗贫血)可能对正常血压调节有帮助。

关键点

- 随着年龄增长,自主神经疾病很常见,其表现形式多种多样,可被分为原发性自主神经系统衰竭(主要为神经退行性疾病)和继发性自主神经系统衰竭。
- 自主神经系统的年龄相关变化并不一致。
- 常规临床测试自主神经系统的完整性,依赖于血压直立性改变、深呼吸时的心率反应,以及评估应对瓦尔萨尔瓦动作的压力反射功能。
- 直立性低血压和神经源性晕厥是老年人最常见的自主神经系统受损的临床表现。
- 尽管存在严重的体位性低血压,站立时的心率反应小于10~15次/min,是自主神经功能衰竭的迹象;大于这个标准提示低血容量和/或药物副作用。
- 成功治疗老年人直立性低血压要求采取多方面措施。

(沙莹 译,孔俭 审)

完整的参考文献列表,请扫二维码。

主要参考文献

6. Robertson D, Hollister AS, Biaggioni I, et al: The diagnosis and treatment of baroreflex failure. N Engl J Med 329:1449–1455, 1993.

13. The European Society of Cardiology Guidelines for the diagnosis and management of syncope reviewed by Angel Moya, MD, FESC, Chair of the Guideline Taskforce with J. Taylor, MPhil. Eur Heart J 30:2539–2540, 2009.

15. Consensus statement on the definition of orthostatic hypotension, pure autonomic failure, and multiple system atrophy. The Consensus Committee of the American Autonomic Society and the American Academy of Neurology. Neurology 46:1470, 1996.

18. Wieling W, Schatz IJ: The consensus statement on the definition of orthostatic hypotension: a revisit after 13 years. J Hypertens 27:935–938, 2009.

23. Wieling W: Laboratory assessment of disturbances in cardiovascular control. In Kenny RA, editor: Syncope in the older patient: causes, investigations and consequences of syncope and falls, London, 1996, Chapman & Hall Medical, pp 47–71.

26. Kerr SR, Pearce MS, Brayne C, et al: Carotid sinus hypersensitivity in asymptomatic older persons: implications for diagnosis of syncope and falls. Arch Intern Med 166:515–520, 2006.

27. Mulcahy R, Jackson SH, Richardson DA, et al: Circadian and orthostatic blood pressure is abnormal in the carotid sinus syndrome. Am J Geriatr Cardiol 12:288–292, 301, 2003.

29. Romero-Ortuno R, Cogan L, Foran T, et al: Continuous noninvasive orthostatic blood pressure measurements and their relationship with orthostatic intolerance, falls, and frailty in older people. J Am Geriatr Soc 59:655–665, 2011.

30. Romero-Ortuno R, O'Connell MD, Finucane C, et al: Insights into the clinical management of the syndrome of supine hypertension–orthostatic hypotension (SH-OH): the Irish Longitudinal Study on Ageing (TILDA). BMC Geriatr 13:73, 2013.

31. Cooke J, Carew S, Quinn C, et al: The prevalence and pathological correlates of orthostatic hypotension and its subtypes when measured using beat-to-beat technology in a sample of older adults living in the community. Age Ageing 42:709–714, 2013.

65. Rutan GH, Hermanson B, Bild DE, et al: Orthostatic hypotension in older adults. The Cardiovascular Health Study. CHS Collaborative Research Group. Hypertension 19:508–519, 1992.

72. Clegg A, Young J, Iliffe S, et al: Frailty in elderly people. Lancet 381:752–762, 2013.

73. Romero-Ortuno R, Cogan L, O'Shea D, et al: Orthostatic haemodynamics may be impaired in frailty. Age Ageing 40:576–583, 2011.

74. Rockwood MR, Howlett SE, Rockwood K: Orthostatic hypotension (OH) and mortality in relation to age, blood pressure and frailty. Arch Gerontol Geriatr 54:e255–e260, 2012.

92. Hayat A, Whittam D: Baroreceptor failure related to bilateral carotid artery disease: an uncommon cause of labile hypertension. Intern Med J 44:105–106, 2014.

95. Fanciulli A, Strano S, Colosimo C, et al: The potential prognostic role of cardiovascular autonomic failure in alpha-synucleinopathies. Eur J Neurol 20:231–235, 2013.

103. Gilman S, Wenning GK, Low PA, et al: Second consensus statement on the diagnosis of multiple system atrophy. Neurology 71:670–676, 2008.

118. Guidez D, Behnke S, Halmer R, et al: Is reduced myocardial sympathetic innervation associated with clinical symptoms of autonomic impairment in idiopathic Parkinson's disease? J Neurol 261:45–51, 2014.

125. Meijer FJ, Aerts MB, Abdo WF, et al: Contribution of routine brain MRI to the differential diagnosis of parkinsonism: a 3-year prospective follow-up study. J Neurol 259:929–935, 2012.

164. Fan CW, O'Sullivan E, Healy M, et al: Physiological effects of sleeping with the head of the bed elevated 18 in. in young healthy volunteers. Ir J Med Sci 177:371–377, 2008.

167. Hussain RM, McIntosh SJ, Lawson J, et al: Fludrocortisone in the treatment of hypotensive disorders in the elderly. Heart 76:507–509, 1996.

182. Logan IC, Witham MD: Efficacy of treatments for orthostatic hypotension: a systematic review. Age Ageing 41:587–594, 2012.

第64章 帕金森病及其他运动障碍

Jolyon Meara

运动障碍被广泛归类为强直少动情况，其中随意运动减少，存在过量不自主运动，称为运动障碍（框64-1）。运动障碍可以进一步分为震颤、张力障碍、肌阵挛、抽搐、舞蹈病。这种区别并不是绝对的，例如，在帕金森病（Parkinson disease，PD）这种最常见的强直综合征中，不自主运动经常出现。因为步态失用症的存在，强直综合征通常伴有移动性差和行走困难。

老年人运动障碍是常见的，是引起缺陷、失能的一个显著原因[1]。一旦确诊，这些症状往往可被有效地治疗。在医学上老年人出现这些情况时已是晚期。迄今无法识别的特发性震颤、帕金森病、口面部运动障碍或药物引起的运动障碍，在老年患者因其他状况急诊入院时，合并上述情况的并不少见。

框64-1　运动障碍的分类

强直状态
　帕金森综合征
多动状态
　震颤
　舞蹈病
　张力障碍
　肌阵挛
　复杂的运动障碍
　药物引起的运动障碍（迟发性运动障碍）

强直综合征

强直综合征是以运动不能、强直，但不总是存在震颤组合的帕金森综合征为特征的一组疾病（框64-2）。帕金森综合征通常与平衡受损相关，并且步态失用导致摔倒和移动障碍。不明原因的有特定临床特征的左旋多巴响应帕金森综合征、特征性的临床进展、黑质（substantia nigra，SN）路易体的神经病理学的改变被称为特发性帕金森综合征或PD，约占帕金森病例的70%[2,3]。帕金森综合征剩余的原因是药物、血管疾病和少见的多系统退化性疾病。这些包括进行性核上性麻痹、多系统萎缩和皮质基底节变性。随着年龄的增加，不仅帕金森病风险增加，由其他原因引起的帕金森综合征也增加。

框64-2　帕金森综合征病因

原发性帕金森综合征
帕金森病（特发性和偶发性帕金森综合征）
继发性帕金森综合征
药物诱发的帕金森综合征
　抗精神病药物
　钙通道阻滞剂氟桂利嗪
血管性帕金森综合征
　多发梗死状态
　单一基底节/丘脑梗死
　宾斯旺格病
多系统变性疾病
　进行性核上性麻痹
　多系统萎缩（纹状体黑质型）
　皮质基底节变性
　阿尔茨海默病
　威尔逊病（早发性帕金森综合征）
　路易体痴呆
　神经元纤维缠结帕金森综合征
毒素
　甲基苯基四氢吡啶
　锰
家族性帕金森综合征
感染后帕金森综合征
　克-雅脑病（CJD）
　艾滋病
　脑炎后遗症（流行性脑炎）
其他原因
　脑积水
　创伤后
　肿瘤
代谢原因（缺氧）

帕金森病

虽然PD可以发生在任何年龄，但它很少发生在老年以外的年龄段[4]。PD和帕金森综合征横断面患病率的研究显示，患者至少2/3是70岁以上的老年人。PD通常发病隐匿，在最终诊断前，可能症状已经持续了很长时间，且症状被患者及其医生错误归咎于"高龄"。PD进展的速度与发病年龄密切相关，而与疾病持续时间无关，这也解释了往往迅速致残、运动能力降低且与痴呆相关的患者70岁后发病（晚发性疾病）却进展迅速的原因。帕金森综合征最小迹象可能源于基底节正常衰老或偶发的路易体变化，使得老年 PD 的诊断更困难[5]。

临床特点

经典的 PD 被认为是运动控制的局部紊乱，在年轻人群中被认为是一个合理假设。然而，随着我们对于 PD 的神经病理学本质的认识越来越深入，加上对非运动症状的认识增多，我们开始认识到 PD 是一种多系统多器官紊乱[6]。随着病情进展，非运动症状变得越来越普遍；而且在发病较晚的患者中，非运动症状也很普遍，因此它是老年 PD 患者的主要特征[7-9]。认知功能障碍往往发展为痴呆，是决定老年 PD 患者生活质量的最重要的因素。晚发 PD 被认为是原发痴呆，并与活动性差和跌倒高风险相关[10,11]。

神经病理学

PD 的特征是在黑质和其他含色素的脑干核中细胞损失和胶质细胞增生，这在肉眼观察脑切片中是经常可见的[12,13]。虽然细胞损失的分布与所见 PD 不同，但是老龄化导致黑质细胞损失[14]。黑质中存活细胞的细胞质中典型的夹杂物称为路易体，路易体内大量聚集的主要的蛋白质称为 α-突触核蛋白[15]。在大多数情况下，生活中被诊断为 PD 时发现黑质中的路易体[16]。然而，在病理学中，黑质路易体不一定导致 PD 的临床表现，相反，对于家族性帕金森综合征的大量研究发现，不涉及路易体的其他病理性改变却可以产生一个典型的 PD 的临床表现[17,18]。路易体也见于脑干外其他特定脑部位，包括大脑皮质、嗅球和肠溶丛[19,20]。超过 10% 中老年人死后尸检发现路易体，而这些死者生前没有明显的帕金森综合征史（附带路易体病）。目前还不清楚如果这些死者存活下来后是否会发展为 PD，或许因为保护机制，能够在亚临床状态下隐藏疾病过程[21]。路易体在 PD 的病理过程中所起到的作用尚不清楚，目前还不清楚到底路易体是代表了一种防御机制还是代表了原发疾病过程的结果。

PD 还涉及 5-羟色胺、去甲肾上腺素能、胆碱能等递质向皮层和基底节区的上行投射[22]。临床病理学研究表明，在经组织学证实的 PD 老年患者中纹状体和脑的其他区域共同发病是非常普遍的[23]。Braak 团队提出，根据路易体的存在提示神经元损伤这一假设，PD 的初级退化过程并不是从黑质而是从嗅束、低位脑干和肠神经组织开始[24]。该模型适用于快速动眼（rapid eye movement，REM）睡眠障碍的认知改善、嗅觉减退、便秘，它们可能比 PD 的运动症状早出现几年。疾病进展的假定模式也指出了通过与嗅觉系统和肠道等环境因素相互作用进而阻断疾病进展的治疗潜力。

运动的特点

"运动不能"是 PD 的运动异常的重点，指的是缺乏自主运动、运动迟缓和运动执行错误[25]。Marsden 精辟地描述"运动不能"为"未能执行自主运动计划"[26]。患者随意运动往往幅度较低，并显示出疲劳性增加；执行顺序或并行的自我控制的运动存在特别困难。当要求患者食指到拇指做轻扣动作时，动作往往开始相当快，振幅大，但速度和幅度迅速下降，动作逐渐消失。下肢"运动不能"的最好监测可要求患者尽可能快地用脚跟点击地板，在这种情况下，"运动不能"可以被听到及看到。老年患者在床边测试是否"运动不能"时通常出现动作执行困难且表现不佳，因为其存在认知功能障碍、关节炎疼痛、关节活动范围受限及肌无力。任何原因引起的活动震颤都可能会干扰正常的手和手指运动的质量，在存在特发性震颤或肌张力障碍性震颤的情况下，"运动不能"的评估会变得困难。

强直是被动伸展时检查者可感觉到肌肉阻力增加。临床上，最好在腕关节检测强直。患者被要求尽可能充分放松，而检查者以患者的前臂为支撑使其腕关节做屈伸动作。头的被动运动可以用来检测轴向强直。PD 的强直不是速度依赖的，在屈伸时所有的关节位都保持相同程度（"铅管样"强直）。激活程序，类似于 Jendrassik 手法增强腱反射，可以带出以前不存在的"激活强直"。瞬时激活的强直可以在正常焦虑个体中被发现。颈部肌肉激活强直可能是 PD 强直的第一个迹象。由任何原因产生的上肢震颤导致腕关节伴有齿轮样间断阻力，称为齿轮样强直，不是 PD 特有的。

震颤，通常是手，是约 70% PD 患者呈现的特征。手特征性震颤发生在静止肌肉放松时，并具有 4～6Hz 的频率。对于存在焦虑的患者，体位性震颤很容易被误认为是一个静止性震颤。多数 PD 患者表现出一系列的休息性、体位性和动作性震颤。手的静止性震颤涉及拇指和食指，被描述为"搓药丸"样，往往在观察受试者行走时被发现，提示 PD 或药物引起的帕金森综合征。震颤通常不知不觉从一只手扩展至同侧大腿。经过一年或更长时间的进一步发展，对侧的手和腿受累。在很少见的病例中，PD 可以单独表现为震颤（震颤主导的 PD），只在查体时发现患者还伴有不同程度的轻微强直和"运动不能"。震颤为主的 PD 进展缓慢，很难与特发性震颤和肌张力障碍震颤区分。被招募进神经保护 PD 试验中已诊断为 PD 的受试者，随后通过正电子发射断层扫描（positron emission tomography，PET）和单光子发射计算机断层扫描（single-photon emission computed tomography，SPECT），被发现没有黑质纹状体功能障碍证据，可能有肌张力障碍震颤。

临床检测姿势平衡可以通过让患者站立，然后从后面向前轻轻地推患者，用另一只手在前面防止跌倒，从而进行评估。尽管在检查的时候表现得不是显而易见的，但当患者感觉要摔倒或有强烈的不平衡感时，提示翻正反射受损。导致步态障碍、吞咽困难和构音障碍的轴向运动障碍是迟发性的 PD 的特征，迟发性 PD 经常对药物治疗的反应很差。

PD 的老年患者，其临床上运动症状的严重程度，或是临床研究试验中疾病严重程度的标准，往往与其功能缺损和日常生活障碍相关性很差。例如，尽管在门诊床头显示出严重的运动不能，那一天一个患者仍设法做早饭，尽管速度缓慢，并且其能够历尽千辛万苦去医院。

非运动症状

非运动症状，特别是嗅觉减退、睡眠障碍、便秘可能先于运动症状许多年出现。PD 非运动症状的特征变化多样，而且随着病情的进展会主宰患者的临床表现[9,27]。迟发性 PD，非运动症状在诊断 PD 时已经发展到晚期，比早发性 PD 进展更迅速。自主神经系统受累导致体位性低血压、尿失禁、性功能障碍、便秘、出汗异常[28]。PD 在大脑皮层病理学的进展导致了一系列的神经精神和认知的问题，包括痴呆、精神病、幻觉、冷漠和抑郁[29,30]。感觉症状，通常为疼痛性质且涉及下肢疼痛，经常发生并且难以彻底治疗。非运动症状评级量表最近被开发出来，但是跟许多评估量表一样，它在研究环境时比在临床实践中更加有用[31]。

痴呆和认知障碍是老年 PD 治疗的常见问题[32]。其最常见的原因是发生在大脑皮质的路易体病理造成[29]。PD 诊断一年或一年以上出现的痴呆被描述为 PD 痴呆（PD dementia，PDD），而 PD 刚开始即出现的痴呆被称为路易体痴呆（dementia with Lewy body，DLB）。这两种状态通常被认为代表了路易体病范围的两端[33,34]。在英国，这一情况随着为痴呆患者进行治疗的记忆诊所扩大而变得更加复杂。这使痴呆患者得到分类，谁没有满足 DLB 的诊断标准，谁后来发展出 PD 的典型特征，谁从谨慎的左旋多巴治疗中获益。老年 PD 患者痴呆的风险是无 PD 组的 5 倍[11]，随访 8 年后痴呆的患病率可能达到近 80%[10]。

心境恶劣或轻度抑郁症在 PD 症状中相当普遍[7,35-37]，但在以往没有重大抑郁疾病的情况下，抑郁症是不常见的。对 PD 抑郁症/抑郁症状的自然史和 PD 患者应用抗抑郁药治疗反应，迄今研究甚少[38]。冷漠也经常在 PD 中被描述，而且可能被误诊为抑郁症[39]。一系列夜间和白天的睡眠障碍在 PD 已得到充分的描述，包括 REM 睡眠行为障碍和白天过度嗜睡[40]。

幻视是 PD 的常见症状，发生于迟发性疾病的早期[41]。并不是简单的抗帕金森药物治疗产生的副作用，幻视现在被认为是腹侧颞脑区的路易体病理的直接结果，这表明该疾病病程已经达到后半段[42,43]。幻视已被建议作为一种有用的标志物，以便从非路易体帕金森综合征中区分 PD[43]。

PD 的精神病通常发生在既定认知损害/痴呆老年患者中，并再次提示显著皮质疾病的存在[44]。

谵妄在老年 PD 患者伴有认知功能障碍时也很常见，并且经常是导致患者就诊老年科的常见原因。所有抗 PD 药物都有增加谵妄的风险，应用抗胆碱能药、多巴胺激动剂、司来吉兰和金刚烷胺时这种风险是最大的。幻视一般与精神病或谵妄共同出现。谵妄对 PD 运动症状具有显著但无法解释的影响，目前对这种影响研究甚少。急性谵妄患者在发病几天内通常高度活跃，在病房游荡并拒绝所有的抗 PD 药物。随着谵妄的消退和药物的重新应用，运动功能再次恶化到 PD 以前的冷冻状态。

临床诊断

PD 的诊断是一个两阶段的过程，仍依赖临床技能[45]。第一，需要在病史中寻找帕金森综合征的症状，通过临床检查明确帕金森体征。逐步写字小（写字过小）与文字消失、摇摇欲坠的线条强烈提示帕金森综合征。在卧位时难以翻身也是"轴向运动不能"早期发展的一个很好的线索。一个好的见证记录通常来自配偶，在确定老年 PD 患者经常的、非特异性的运动减慢方面是非常有用的。日常散步时逐渐无法跟上配偶也是步态障碍和"运动不能"的有用的早期迹象。晚上唾液的损失（流口水）对诊断也是有帮助的，这表明"延髓运动不能"的存在。第二，如果检测到帕金森综合征，必须考虑通过应用临床诊断标准[23,46]判定目前帕金森综合征的类型（框 64-3）。

框 64-3　帕金森病诊断标准

通常渐进性非家族性障碍伴运动迟缓（随意运动的起始缓慢，逐步减小速度和重复运动的幅度，从一个运动程序到下一个切换困难），以及以下中的至少一项：

- 肌强直
- 4～6Hz 静止性震颤
- 受损扶正反射（不是由初级视觉、前庭、小脑或本体感觉障碍引起的）

绝对排除标准如下：

- 症状出现前一年内暴露于抗精神病药物或 MPTP
- 小脑或皮质脊髓束征的存在
- 昏睡性脑炎和伴有眼动危象的病毒性脑炎既往史
- 逐步进展或多次脑卒中病史
- 交通性脑积水或幕上肿瘤的存在
- 早期重症自主神经功能障碍的存在
- 核上性凝视麻痹

改编自 Gibb WRG, Lees AJ: A comparison of clinical and pathological features of young and old-onset Parkinson's disease. Neurology 38: 1402-1406, 1988

MPTP. 1-甲基-4-苯基-1,2,2,6 四氢吡啶

年龄较大的患者，特别是当其临床表现因其他疾病、认知障碍、抑郁、非典型特征并发而变得复杂时，即使是专家也难以确诊帕金森综合征[47]。急性起病且衰弱的患者在医

院确诊帕金森综合征时应特别谨慎,因为一旦患者已经从急性疾病康复,帕金森综合征的明显迹象可能不存在。老年人帕金森综合征的诊断不会总是很明确的,有时可能需要应用充足剂量(至少每天600mg)左旋多巴的试验疗法。使用放射性示踪剂的多巴胺转运黑质纹状体通道 DaTSCAN SPECT 成像可能有助于区分老年患者非典型的姿势和动作震颤,可正确诊断 PD、特发性震颤和肌张力障碍[48,49]。

在区分 PD 与其他类型的帕金森综合征方面专家能做到多好?两个重要的大脑病理脑库研究已经解决了这个问题,并表明,PD 在死亡时诊断的准确性最高时仅为76%左右[23,50]。最近涉及同一个大脑脑库的病例诊断的准确性提高到84%左右[51]。采用严格的临床诊断标准可以提高正确诊断特异性,达90%以上,但代价是灵敏度降低70%左右,因为真实但临床非典型病例被排除了。

临床亚型

临床观察表明 PD 的亚型存在,但令人惊讶的是,至今尚未对此现象进行一点科学研究(框 64-4)[46,52,53]。迟发性疾病比早发性疾病(<50 岁出现症状)进展快,而且往往与认知功能障碍有关[54]。在纵向 DATATOP 研究中,被归类为有快速进展型疾病的患者年龄偏大,有较严重的姿势不平衡和步态障碍(PIGD 组),并与缓慢进展组在纳入研究比较时表现出的震颤较少。震颤显性疾病与运动不能和姿势失调组比较,失能、认知障碍和抑郁的情况均较少。DATATOP 分析表明,当调整年龄后认知功能和运动恶化是相对独立的[54]。然而,迟发性疾病的患者似乎发展为痴呆早于病程类似早发性疾病的患者[55]。迟发性疾病与早发性疾病进行比较,禁用左旋多巴引起的运动障碍的风险似乎低得多。迟发性疾病运动波动也不太明显,药物结束时的剂量"开关"的受益可能是个例外。

随着年龄增长,PD 的临床表现和进展可能反映由血管或阿尔茨海默型病理及因衰老的细胞损失产生的额外神经病理学改变[56]。事实上,纹状体和皮质中血管和阿尔茨海默型的变化可以保护老年人远离左旋多巴引起的运动障碍和运动波动,但是也减少了左旋多巴治疗反应和增加认知障碍/痴呆的风险。

框 64-4　帕金森病的亚型

早发<50 岁与迟发>70 岁
震颤的主导与姿势不平衡和步态障碍
良性的病程进展缓慢与恶性进展快
单侧或双侧疾病有或无轴向疾病和不损害平衡
路易体主要在脑干(PD)与路易体主要集中在皮层(DLB)

改编自 Meara J, Bhowmick BK: Parkinson's disease and parkinsonism in the elderly. In Meara J, Koller WC, editors: Parkinson's disease and parkinsonism in the elderly, Cambridge, England, 2000, Cambridge University Press, pp 2263

DLB, 路易体痴呆; PD, 帕金森病

流行病学

PD 具有很强的与年龄相关的风险,患病率和发病率均随着年龄增长成倍增加[57,58]。发病率是否真的在耄耋之年下降仍不清楚。耄耋之年发病率明显下降,可能反映了诊断困难或在人口较少的情况下认定的限制。PD 影响所有种族群体,在调整粗死亡率为标准的人口并允许研究方法差异后,其以 110/10 万相当均匀地分布于世界各地[57]。调整患病率后的差异可通过种族差异、诊断偏见和可变死亡率来解释。据报道,欧洲 65 岁以上 PD 人口调整患病率,帕金森综合征为 2.3%,PD 为 1.6%[59]。有研究使用总普查办法检查所有合格的对象,结果显示,确定为患 PD 的受试者中多达 1/3 或更多在入组前并未确诊[60,61]。一项纵向研究纳入 4341 名最初未患帕金森综合征的老年受试者,报道帕金森综合征的年均发病率为530/10 万,而 PD 的年均发病率则为 326/10 万[62]。

PD 的与年龄强烈相关的风险意味着,在未来的几十年,世界范围内 PD 的负担将会增加,特别是在远东和中国人口最稠密的地区,那里是老年人 PD 发病最多和PD 新发病例增幅最大的地区[63]。在未来 25 年,在拥有最多人口的 10 个国家,超过 50 岁的 PD 患者数可能会增加一倍[63]。

尽管明确诊断 15 年后大约有 40%的幸存者将需要长期护理,但是很少有人关注在护理机构的帕金森综合征[9]。帕金森综合征患病率在医院、疗养院、养老院似乎很高[64]。一项对美国 5000 名 55 岁以上疗养院患者的调查报道,医学诊断 PD 的患病率近 7%[65]。欧洲的一项研究发现,居住在机构的 PD 老年受试者病例的 42%是在医学上确诊[66]。在疗养院,PD 患者比非 PD 患者更加迷惘、抑郁和功能缺失[67,68]。精神疾病和痴呆是导致老年 PD 患者被收入疗养院的两大危险因素[67,68]。

病因

散发性 PD 的原因不明,但很可能代表环境因素和遗传易感性之间的相互作用。Braak 提出的疾病进展假说[24],环境神经毒素,如 1-甲基-4-苯基-1,2,2,6-四氢吡啶(MPTP)[69],以及继发的路易体疾病可以解释这种相互作用的潜在机制。

双胞胎的研究表明,除早发性疾病,PD 的病因中遗传机制相对不重要[70]。然而,罕见的单基因形式家族性帕金森被报道,最常见的突变与 LRRK2、Parkin 和 PINK1 基因突变相关[71]。共有 13 个基因位点已被报道可导致显性和隐性遗传性帕金森综合征,常为早发,且临床表现不典型。这些基因最有可能参与蛋白质的降解、氧化应激反应和线粒体功能改变等。根据这些基因突变,神经病理学的研究结果不尽相同,但始终显示黑质变性无论伴或不伴路易体。甚至存在临床表现与 PD 很相近的,如 LLRK2 突变,但二者病理结果显著不同。LLRK2 基因

突变导致显性遗传 PD，但其外显率减小，造成典型的 PD 发生，可能占 PD 的"散发性"案例的1%[72]。总的来说，大约5%散在 PD 可具有明确定义的遗传基础。早发 PD 和 PD 遗传标记之间的关于临床特点和病情进展的关系正在大型项目 PROBAND 中被研究，计划在2016年关闭实验对象招聘。

一些环境剂，如 MPTP 和锰可引起帕金森综合征，但足够广泛的持续数千年的环境暴露引起散发性 PD 尚未被发现。

帕金森病的治疗

在英国，尽管有广泛的药物可用于治疗 PD 的运动症状，但在实践中应用多巴胺替代药物左旋多巴的形式是治疗的主体，尤其是对老年患者。使用左旋多巴的详细讨论可以在最近的药物治疗综述中发现[72-74]。英国国家卫生与临床优化研究所（NICE）的临床指南也已发布[75]。全球范围内，许多 PD 药物人们要么买不到，要么负担不起。尽管做了巨大的研究工作，药物治疗似乎不能延缓疾病进展。药物治疗虽然很少彻底治愈，但可改善运动功能障碍。

当然，尤其是老年患者，药物治疗应结合康复方法，包括物理治疗师、作业治疗师、言语和语言治疗师，以及一系列其他保健和福利专业人士[76-79]。

PD 整体护理模型随着 PD 护理专家角色的发展已经建立起来[80]。虽然这种发展帮助老年 PD 护理得到显著改进，但是可能是因为研究设计和方法欠妥，这项服务的一项随机试验的结果令人失望[81]。

运动症状的药物治疗

左旋多巴

对老年 PD 患者运动症状最有效和最广泛使用的药物治疗仍然是左旋多巴联合多巴脱羧酶抑制剂（co-careldolpa/co-beneldopa），几乎所有人在疾病的某些阶段都服用过这些药物。因为左旋多巴引起的运动障碍和运动波动在老年人中不多见，这种药物的应用不应该被推迟，主要是由于许多这样的患者已经被其 PD 致残。左旋多巴的副作用通常包括恶心和呕吐、站立时头晕和白天嗜睡。恶心通常是短期的问题，但年龄较大的患者可能持续恶心，导致患者应用亚治疗左旋多巴剂量。每次应用左旋多巴剂量半小时前应用多潘立酮，对减少左旋多巴引起的恶心有用，但应对其长期的心脏风险状况给予关注[82]。最好尽可能避免长期使用多潘立酮，特别是高剂量使用，虽然少数患者需要长期应用多潘立酮控制左旋多巴引起的恶心。混乱和幻觉通常只出现在已经有认知功能障碍/痴呆证据的老年患者。体位性低血压应在左旋多巴应用前进行评估。为了避免跌倒和受伤，患者在起床和饭毕从桌边站起时需要注意。许多老年人仍

然开车，所以应给予有关日间嗜睡的风险建议，并需要告知驾驶当局和汽车保险公司。

为了减少副作用，应采用"低慢"的原则应用左旋多巴。老年人左旋多巴建议治疗方案如框64-5所示。虽然没有令人信服的证据表明左旋多巴加速病情进展，但使用最小剂量左旋多巴帮助维持患者可接受的健康相关生活质量似乎是明智的。不幸的是，许多老年受试者都无法忍受左旋多巴的最大治疗剂量。相反，有些老年患者应用左旋多巴剂量不足，在管理的第一阶段往往是轻微地增加左旋多巴剂量，并密切监视反应。对于非药物治疗的患者，重要的是要清楚地记录足量左旋多巴治疗6周的反应（理想情况下至少600mg 每日），因为这可以有助于明确临床诊断，也可以提示患者未来运动症状控制的可能程度。

框64-5　衰弱的老年人开始应用左旋多巴

疾病状态和卧/立位血压基线措施

每日一次，早餐应用左旋多巴作为 co-careldopa 12.5mg/50mg 或 co-beneldopa 62.5mg 一周

增加到早餐和午餐各一片，应用一周，然后早餐、午餐和下午茶时各一片再一周

继续慢慢加量，左旋多巴每周加一片，直到达到每次两片，每日三次，与食物同服（左旋多巴每日共600mg）

如果恶心进展，每次应用左旋多巴前半小时用多潘立酮10mg（左旋多巴在缓慢提高、调整用量时很少需要应用多潘立酮）

每天600mg 4周后检测评估运动反应和左旋多巴的副作用

调整左旋多巴剂量以获得具有最小剂量、最佳效益的方案，或者通过缓慢加量及减量摸索产生最小副作用的剂量

无反应者缓慢增加左旋多巴剂量，直到出现副作用

对不存在吸收障碍，每日大于1.2g 左旋多巴的剂量但响应失败的患者，不能诊断帕金森病

左旋多巴的延迟及控释剂型（息宁控释片/美多芭控释片）可以买到，其可能对部分患者有一定作用。在夜晚最初的几个小时控释制剂可能有助于改善 PD 导致的早期睡眠障碍[83]。这些药物的吸收不可预知，导致这些药物不能减少左旋多巴引起的运动障碍和波动[84]。由于易于吸收，作用起效迅速，左旋多巴分散制剂（美多芭分散片62.5/125分别含有50mg 和100mg 左旋多巴）是非常有用的，但相对于传统的左旋多巴减少了作用持续时间。分散片的剂型可以把患者从突然出现的"关"时期中解决出来，并在早晨起床前提供一个"脚踏启动"。更广泛地使用美多芭分散片可以减少阿扑吗啡应用。吞咽困难的患者也可以受益于分散的剂型。息宁控释片可以粉碎和用碳酸饮料有效地溶解，并且容易从一个细孔鼻饲管传送下去。晚期 PD 由于相关药物吸收变化而不好控制，在经过严格选择后的患者可通过十二指肠输注左旋多巴给药（Duodopa）。老年晚期患者不太可能从这个侵入性且较昂贵的治疗中获得很多益处。

左旋多巴代谢的抑制作用

左旋多巴的效果可以通过药物治疗提高，左旋多巴被单胺氧化酶-B（MAO-B）和儿茶酚-氧位-甲基转移酶（COMT）降解，而抑制这两种酶就可以抑制左旋多巴的降解，进而提高其疗效。每次左旋多巴给药时应用恩他卡朋 200mg 可以抑制 COMT 对左旋多巴进行的外周代谢，增加左旋多巴在大脑中的摄取。已有研究显示，恩他卡朋增加左旋多巴临床反应的持续时间，无论患者有无运动波动[85-87]。恩他卡朋可引起恶心、呕吐、运动障碍、尿变色和腹泻。托卡朋，此前由于肝毒性被召回，现已在英国在仔细监测肝功能和专业限制密切监督下使用。研究将早期应用左旋多巴和恩他卡朋组合在一起的单片制剂（Stalevo），与单用左旋多巴进行比较，建议不要早期直接应用恩他卡朋，只在有特定指征，需要应用时再用[88]。

内源性和外源性左旋多巴也可通过中枢 MAO-B 的抑制剂司来吉兰或较新的雷沙吉兰来增强疗效。雷沙吉兰不同于司来吉兰，不会被代谢成带来麻烦的苯丙胺类代谢产物[89]。这两种药物有抗 PD 温和的影响。无法评价这两种药物中的哪种潜在神经保护作用更强，并且总的说来，至少要根据临床表现来判定[90,91]。然而，如果患者身体并不衰弱而且需要进行保护神经的治疗，那么雷沙吉兰是老年人早期 PD 的合理选择。在一项研究中老年衰弱者合用司来吉兰和左旋多巴似乎与死亡率增加和跌倒有关[92]。是否这也适用于雷沙吉兰是未知的，但在疾病晚期或伴有认知障碍、有跌倒和晕厥病史的老年患者，最好避免该类药物。

左旋多巴诱导的波动和运动障碍

临床印象表明，经过 5 年左右的左旋多巴暴露，运动波动和运动障碍是常见的。DATATOP 研究报道，在 352 名新患者中，平均应用左旋多巴 20 个月后，运动波动的患病率是 50%，运动障碍的患病率是 33%[93]。然而，一项研究对 618 例左旋多巴治疗进行报道，经过近 5 年的随访，只有 22% 的实验对象出现运动并发症[84]。这种差异可能反映了两项研究对运动并发症的定义不同导致的方法学差异。左旋多巴引起的并发症的风险因素似乎是患者表现出症状的年龄和疾病的严重程度、左旋多巴剂量及治疗时间。年轻的患者在 60 岁之前表现出症状似乎具有上述风险。致残性运动障碍和运动波动更相关的风险，似乎随着发病年龄的增加迅速下降[94]。发病年龄在 60 岁以上的患者，左旋多巴引起的运动障碍几乎是不存在的。老年患者出现这些症状时，有几种策略可用于处理这些问题[95]。金刚烷胺具有抗运动障碍的效果，解决这个问题的更有效药物尚处于研发中。

多巴胺激动剂

多巴胺激动剂药物在老年受试者中的作用有限，老年人应用左旋多巴引起的运动障碍的风险是很低的，而用药产生致残性副作用的风险是很高的[96,97]。多巴胺激动剂，除了阿扑吗啡以外，均不如左旋多巴有效，并且副作用比较常见，尤其是体位性低血压、精神错乱和精神病。冲动控制障碍是年轻患者应用多巴胺激动剂治疗后的生动描述，很少见于老年患者[98]。尽管多巴胺激动剂作为左旋多巴的辅助治疗对精心挑选的老年人是有用的，但对老年患者来说，单药应用多巴胺激动剂以延迟左旋多巴的应用，这一策略很少起效。培高利特和卡麦角林最近与心脏瓣膜反流的风险增加联系在一起[99]。多巴胺激动剂治疗可能现在仅限于非麦角类多巴胺激动剂，如普拉克索、罗匹尼罗或新的经皮给药制剂罗替高汀。普拉克索（缓释普拉克索）和罗匹尼罗（缓释型罗匹尼罗）的长效形式因为可以持续 24h 改善运动症状而特别有用。罗替高汀透皮贴剂可能对于接受计划或急诊外科手术患者和肠道手术后无法口服吸收药物治疗的患者特别有用[100]。

阿扑吗啡

阿扑吗啡是一种特别有价值，但未被充分利用的多巴胺激动剂，通过间歇注射或连续输注皮下使用[101,102]。阿扑吗啡起效迅速，具有与左旋多巴相似的作用并且持续时间非常短。间歇性注射阿扑吗啡可用于抢救患者逃脱令人痛苦的、口服药物难以治疗的运动症状（不动、强直、震颤）和非运动症状（包括睡眠障碍、疼痛、呼吸困难、焦虑、抑郁、恐慌、肌张力障碍）。严重的恶心和呕吐是阿扑吗啡常见的，可以通过预先几天口服或直肠给药多潘立酮进行控制。注射部位轮换、注射前后的皮肤按摩、阿扑吗啡剂量的减少和良好的注射技术可以减少注射部位痛性结节的发生。在清醒时连续泵入可以减少 50%～70% "关"的时间，还可以减少左旋多巴引起的运动障碍并改善神经精神症状。阿扑吗啡治疗的有效方案需要在医院和社区工作的 PD 专科护士的专业知识和保证。不幸的是，当许多老年患者出现一个"关闭"状态或者自己管理药泵时，无法通过注射应用阿扑吗啡，因此阿扑吗啡因需要合作伙伴或看护者来帮助应用而受到限制。

年老衰弱的晚期疾病患者仍有至少一段日子可以从口服药物得到合理的获益时，以及得到充分照料者，应该考虑阿扑吗啡治疗试验[103]。阿扑吗啡可导致低血压和嗜睡，这可能会限制它的使用，而且非响应性特征，如构音障碍、冻结和姿势不平衡将不断进展。一段时间后，阿扑吗啡的好处将成为副作用，疾病进展和用药困难会导致停药。在我们的实践中，我们已成功地对适合的老年患者应用阿扑吗啡治疗达 5 年，取得好的效果。

非运动症状的药物治疗

对非运动症状的治疗仍然是一个重大的挑战，特别是多巴胺能药物往往使非运动症状更糟，并且掩盖它们。我们治疗非运动症状的大多数尝试都进展得不好。在一些患者中，可以使用范围广泛的药物和非药物干预措施来改善认知障碍、抑郁、焦虑、睡眠障碍和自主神经衰竭等症状。抑郁症可通过选择性 5-羟色胺再摄取抑制剂，如舍曲林[104]和西酞普兰[38]，小剂量丁螺环酮可以帮助抗焦虑。一些患者出汗过多，可以通过 β-受体阻滞剂来控制[105]。经过简单的措施不能提高的体位性低血压可以通过谨慎地使用氟氢可的松来管理[106]。多潘立酮在这种情况下也是有用的。对于一些老年人，令人烦恼的流涎可能对 A 型肉毒毒素唾液腺间断注射反应良好[107]。左旋多巴诱导的神经精神并发症包括幻觉、妄想和谵妄，可通过非典型抗精神病药物氯氮平和喹硫平从一个非常低的剂量开始，缓慢增加剂量来应对[108-110]。目前尚需进一步的研究以确定乙酰胆碱酯酶抑制剂，如卡巴拉汀和多奈哌齐是否对治疗 PD 认知损害和行为障碍有用。莫达非尼可能对白天嗜睡[111,112]有用，低剂量氯硝西泮可能对 REM 睡眠行为障碍有用 [113]。

晚期疾病和姑息治疗的药物策略

随着时间的推移，PD 的禁用功能将占据临床表现，对多巴胺能药物治疗无响应。这些临床表现包括痴呆、姿势失调、构音障碍、吞咽困难。摔倒变得越来越普遍，流涎也往往是尴尬的一个主要来源，患者与社会隔离、沟通困难是常见的。在疾病的这个阶段，体重减轻可以是相当显著的，尽管有足够的营养摄取，仍会出现不成比例由于吞咽困难引起的营养困难。此阶段的患者对多巴胺能药物耐受下降，认知损害起病隐匿，引起幻觉、混乱和精神病。左旋多巴不耐受常见的早期迹象是药物引起嗜睡。在此阶段认知功能障碍存在与否及其严重程度对药物治疗限制很大。所有的用药需要复核，具有抗胆碱活性或已知能导致混乱的任何药物均应慢慢撤回。在这一阶段金刚烷胺、司来吉兰和多巴胺激动剂往往耐受性很差。如果问题仍然存在，左旋多巴的剂量也可能需要减少，寻找使精神的清晰度和活动性之间产生平衡的剂量。在某个阶段，就 PD 患者是否适合开车这一问题，患者本身、所在家庭或经治医生均不能忽视。在身体状况不确定时，有时唯一公平的方式就是开展驾驶技能的实际评估，这通常有助于解决问题，同时保持医患之间的信任。

在疾病的晚期阶段，药物治疗方案经常需要简单化，使用低剂量的标准制剂左旋多巴以维持尽可能的活动。分散左旋多巴可以通过鼻饲管给予。对于严重的僵直，在一天中关键时间有时可能间歇使用阿扑吗啡。接近姑息治疗的阶段患者往往会居住在养老院，特别是在认知

功能障碍进展的情况下。由 PD 专科护士支持的初级保健团队需要紧密合作以优化治疗。疼痛可能对一些患者来说是一个显著问题，并且可能阿扑吗啡有效。需制定明确的管理计划应对问题，如使用抗生素治疗肺感染，提供补液和经口营养，心肺复苏，并于适当时机急性转移到医疗单位[114]。

外科治疗

治疗 PD，特别是丘脑底核的深部脑刺激，选择神经外科手术治疗的情况逐渐增多。但是因为认知损害是主要的神经外科禁忌，常常已经存在年龄较大的患者[115,116]。此外，神经外科很大程度上是改善药物诱导的运动障碍或增加运动波动患者"关"的时间，而这两者在老年患者中都不常见。另外，即使术后老年患者有一个良好的初步反应，疾病进展也可能导致神经外科的获益昙花一现。

老年帕金森病患者预后

诊断 PD 的患者和家属都关心的是，未来他们应做些什么来保持独立和减少失能。对于每一种慢性进行性疾病来说，很难准确预测个体的预后。老年人的预后也可能由并发患病率决定。预后判定需要建立在详细的临床评估、医生的临床经验和判断，以及基于研究的证据的基础上。一个大型的药物治疗 PD 的前瞻性临床研究提示，经过 4 年的随访，基于临床评估量表的失能评分恢复到治疗前水平[117]。这项研究招募了 782 例患者，其大多患有轻微的疾病，但并不清楚进入研究之前其症状存在多久。加入此项研究的患者平均年龄 62 岁左右。受试者的统一帕金森病评定量表（UPDRS）评分提示左旋多巴需加量，在 DATATOP 研究剂量基础上进一步加量，超过 3 年的随访每年增加了 7 点，大部分的增加是由于运动症状恶化[93]。一年随访后，在原来的 800 例患者中有 273 人（34%）需要开始左旋多巴治疗。与更快速的疾病进展和预后不良相关的临床特征包括老年发病、认知功能受损、运动不能和僵硬占主导地位及姿势不平衡[54,55]。如果没有预后不良的特征，可以在诊断时告知多数老年患者预计 5～6 年内可良好控制疾病。认知功能恶化比运动损害进展更能决定健康相关生活质量。

尽管优化了药物治疗，老年 PD 患者死亡率仍然明显增加。而当衰弱患者达到老龄时，特定年龄死亡率也增加，认知功能障碍/痴呆对老年 PD 患者的生存产生巨大影响[118]。

帕金森综合征的其他原因

帕金森综合征可能来自几个原因（框 64-2），除了药物诱导的帕金森综合征，其他均比 PD 罕见。虽然 PD 为帕金森的最常见原因，占整体的 70% 左右，但这个比例随着年龄的增加而下降。

药物引起的帕金森综合征

继发帕金森综合征最常见的形式是药物诱导的帕金森综合征（drug-induced parkinsonism, DIP），这是治疗严重的精神疾病时使用抗精神病药物（多巴胺阻断剂）的主要结果。在老年患者中DIP仍然经常被忽视[119-121]。在一系列的帕金森综合征患者到神经内科就诊时，其中32%被发现有DIP。老年患者，特别是女性，发生DIP风险增加，可能会因医师疏忽而被开神经精神药物处方治疗头晕（丙氯拉嗪）和胃部不适（甲氧氯普胺）。其他非神经精神药物诸如钙通道阻断剂桂利嗪、丁苯嗪，以及比较罕见的锂、氟西汀、帕罗西汀和胺碘酮可引起DIP。临床上，DIP与PD没有区别。超过90%的情况下往往在开始使用药物3个月内发病。撤药后，帕金森综合征的迹象可能需要几个月的时间来消除。在大多数老年患者，DIP的体征从未缓解，而仔细监测则会发现PD的后续发展。据推测，亚临床PD是由神经精神药物"带来的"。DIP的治疗包括尽可能停止致病药物。如果这是不可能的，那么抗胆碱能药物治疗可以帮助控制症状，如金刚烷胺。左旋多巴的疗效不确定，它会恶化神经精神药物原来所治疗的精神状态，也可能因为多巴胺受体被阻断而导致无效。

帕金森叠加征群

几种稀有多系统退化性疾病，如进行性核上性麻痹[122,123]、多系统萎缩[124,125]和皮质基底节变性[126,127]，可以与帕金森综合征同现。在这些疾病中，在疾病自然史的整个过程中，多系统萎缩有时从临床上是不可能与间断表现出症状的PD区分开的。治疗的反应也可能误导医生，因为多系统萎缩对左旋多巴反应良好。提示存在帕金森叠加征群的表现有左旋多巴反应不佳，左旋多巴的耐受性差，严重与病情不相称的运动症状、早发性痴呆、锥体束或小脑体征的存在，发病初期跌倒，迅速恶化的运动功能，严重的自主神经系统紊乱和进行性核上性目光异常的证据。

血管性帕金森综合征

源自脑血管疾病的帕金森综合征表现为步态失调、躯干共济失调、上肢功能相对保留及无震颤存在[128,129]。高血压病史和其他血管危险因素常常存在，脑成像通常显示广泛深部白质缺血性改变。在少见情况下，基底神经节内重要部位的梗死可以产生与PD难以区分的临床状态。DaTSCAN SPECT可能在这种情况下有用。老年血管性帕金森患者可以从左旋多巴获益，应该进行试验性治疗以评估患者的反应。

多动性运动障碍

特发性震颤

特发性震颤（essential tremor, ET）是最常见的不自主运动障碍，通常表现为长期存在的双侧持续性体位性震颤，累及手和前臂[1,130]。动作性震颤往往也存在。头、声音和腿也可以受累，但震颤频率降低。在大约50%的情况下，相似的震颤的家族史也存在，饮酒后震颤暂时好转。平时震颤症状让患者讨厌和尴尬，ET也可导致严重失能和障碍。患病率随着年龄增大而增加，年龄超过65岁的患者患病率初步统计数字达39.2/1000人[130]。

ET通常被误诊为PD，并且有时与肌张力障碍和药物诱导的震颤混淆。帮助区分ET与PD的一个关键因素是震颤史长度，通常追溯到许多年，但也许难以确定。ET随着年龄的增长而恶化，故ET能在老年时出现而没有明显的预先存在的震颤历史。区分ET和PD对于老年受试者变得更加困难，因为静止性震颤可以出现在ET和以震颤为主的PD。PD可与姿势性震颤而不是静止性震颤相关。头部震颤在PD是罕见的，但下颌震颤经常出现。可能会再次需要药物试验性疗法。在这种情况下，诊断困难可以通过使用DaTSCAN-SPECT来解决[48]。PD患者合并ET的患病率略高于预期，可能这是偶然的，虽然这也反映出姿势性震颤的诊断困难性。

肌张力障碍震颤易与ET和震颤占主导地位的PD混淆，"但是肌张力障碍震颤症状频繁改变，通常与头部的细微张力障碍姿态相关联[131]。有时候需要进行试验性治疗，以利于与这两种病（ET和震颤占主导的PD）进行区分。尽管一些患者从β-肾上腺素能药物，如普萘洛尔和扑米酮的抗惊厥中获益，但ET的治疗是令人失望的。副作用，尤其是对老年人的副作用，限制了这些药物的有效性。严重的情况下，ET可能来源于反复注射肉毒杆菌毒素或反复双侧丘脑刺激。原发性直立性震颤，大腿和小腿快速但不可见的可触及震颤，也应该被视为一个导致不稳定站立的罕见原因[132]。

肌张力障碍

在老年患者中，肌张力障碍最常见的表现为任务特异性肌张力障碍，如书写痉挛、眼睑痉挛、斜颈、头部震颤性肌张力障碍、喉肌或头颈部肌张力障碍。眼睑痉挛通常呈现在以后的生活中，严重时可能出现在肉毒杆菌毒素注射时。眼睑痉挛也可以使进行性核上性麻痹和PD复杂化。可以使用高剂量抗胆碱能药物治疗肌张力障碍，但老年患者耐受不良。

舞蹈病

以表现快速、忽停忽止、非重复性和舞蹈样的动作为特征的舞蹈病，在老年患者中并不罕见，它需要一个诊断而不是"老年性舞蹈病"的标签。药物是产生这种情况的一个常见原因，尤其是神经精神类药物可引起迟发性舞蹈病。左旋多巴通常也会导致舞蹈病样运动障碍。在老年人中，舞蹈症也可导致皮层下血管病变。偏侧投掷症，通常是单侧舞蹈病累及臂和腿，偶尔累及躯干的一个高振幅的形式，被认为是老年患者丘脑底核梗死或出血的结果。这种运动障碍严重时可危及生命，但通常呈自限性，应用精神病药物和丁苯嗪有效。晚期发病的亨廷顿病是必须在诊断时始终需要排除的[133]。在这种情况下，舞蹈病通常与认知功能障碍相关联。诊断可通过对于 4 号染色体短臂的扩展胞嘧啶腺苷-鸟嘌呤（cytosine-adenosine-guanine，CAG）重复序列遗传测试的证据来证实[133,134]。舞蹈病其他少见的原因包括系统性红斑狼疮、神经棘红细胞增多症、真性红细胞增多症、甲状腺功能亢进及电解质紊乱。对那些从来没有接触过神经精神药物的疗养院居民进行研究发现，口腔-颊-舌侧舞蹈样运动障碍是常见的，似乎与牙齿缺失和未佩戴义齿相关[135]。

不宁腿综合征

试图入睡时不可抗拒的腿部运动，以及腿部不舒适的深感觉障碍，上述情况的患病率随年龄增长而增加[136,137]。伴有这些症状的患者通常在预-快速眼动睡眠的早期阶段也有异常的腿部运动症状。不宁腿综合征发生在许多神经病学疾病，以及如贫血、肾功能衰竭和应用某些药物如锂和三环类抗抑郁药等情况下。这种情况可以应用左旋多巴、多巴胺激动剂、氯硝西泮和可待因。

药物引起的运动障碍

药物常引起不自主运动，通常是由老年人滥用和不恰当使用抗精神病药引起的[138]。很多其他药物已经与不自主运动关联（通常出现于文献中孤立的病例报告里），但往往很难评估这种报告的临床意义。除了帕金森综合征和急性肌张力障碍反应，抗精神病药也可引起广泛的迟发性运动障碍，包括一种强烈的、令人苦恼的坐立不安，称为静坐不能[139]。抗精神病药恶性综合征可由一种抗精神病药物开始应用或剂量突然减少，或者治疗 PD 的多巴胺能药物突然减量引起[140]。该综合征包括发热、强烈的僵直、混乱、自主神经功能紊乱及不自主运动。僵直提高肌酐磷酸激酶活性，而且横纹肌溶解可能进展，而与肾功能衰竭有关。在这种情况下死亡率会很高。一种类似的状态，即有毒的 5-羟色胺综合征，可能来源于选择性 5-羟色胺再摄取抑制剂与单胺氧化酶抑制剂的组合。许多药物，包括锂、丙戊酸钠、胺碘酮、丁苯嗪、苯丙胺、三环类抗抑郁药与 β-受体激动剂，都可引起震颤。舞蹈病可由使用雌激素、锂和安非他明而引起，而肌阵挛由三环类抗抑郁药与苯丁酸氮芥的使用引起。

关键点 帕金森综合征和其他运动障碍

- 特发性震颤、帕金森综合征和药物诱发的运动障碍的患病率随着年龄增长显著增加。
- 运动障碍在老年人常常不被察觉和难以诊断，并且在考虑这样诊断的个体时需要专科评估。
- 准确的诊断，综合评估，仔细记录对药物治疗的反应和康复，是成功地长期管理这些疾病的关键因素。
- 考虑到老年人易于致残的性质和左旋多巴诱导的运动障碍致残及运动波动的低发生率，延缓左旋多巴治疗老年 PD 患者很少是有道理的。
- PD 为多系统退化性疾病，也具有非运动症状，特别是痴呆和认知功能障碍，在老年患者的临床表现中占主导地位，很大程度上决定生活质量。

（田玉双 译，韩 辉 校）

完整的参考文献列表，请扫二维码。

主要参考文献

1. Khatter AS, Kurth MC, Brewer MA, et al: Prevalence of tremor and Parkinson's disease. Parkinsonism Relat Disord 2(4):205–208, 1996.
6. Marras C, Lang A: Changing concepts in Parkinson disease. Neurology 70:1996–2003, 2008.
9. Hely MA, Morris JG, Reid WG, et al: Sydney Multicenter Study of Parkinson's disease: non-L-dopa-responsive problems dominate at 15 years. Mov Disord 20:190–199, 2005.
10. Aarsland D, Andersen K, Larsen JP, et al: Prevalence and characteristics of dementia in Parkinson disease: an 8-year prospective study. Arch Neurol 60:387–392, 2003.
11. Hobson JP, Meara RJ: The risk and incidence of dementia in a cohort of elderly subjects with Parkinson's disease. Mov Disord 19:1043–1049, 2004.
16. Hughes AJ, Daniel SE, Ben-Shlomo Y, et al: The accuracy of diagnosis of parkinsonian syndromes in a specialist movement disorder service. Brain 125:861–870, 2002.
31. Martinez-Martin P, Schapira AH, Stocchi F, et al: Prevalence of non-motor symptoms in Parkinson's disease in an international setting: study using nonmotor symptoms questionnaire in 545 patients. Mov Disord 22:1623–1629, 2007.
63. Dorsey ER, Constantinescu R, Thompson JP, et al: Projected number of people with Parkinson disease in the most populous nations, 2005 through 2030. Neurology 68:384–386, 2007.
71. Gasser T: Update on genetics of Parkinson's disease. Mov Disord 22(Suppl 17):S343–S350, 2007.
73. Goetz CG, Poewe W, Rascol O, et al: Evidence-based medicine review update: pharmacological and surgical treatment of Parkinson's disease: 2001 to 2004. Mov Disord 20:523–529, 2005.
74. Horstink M, Tolosa E, Bonuccelli U, et al: Review of the therapeutic management of Parkinson's disease. Report of the EFNS and MDS-ES. Part II: late (complicated) Parkinson's disease. Eur J Neurol 13:1186–1202, 2006.
75. National Institute for Health and Care Excellence: Parkinson's disease: diagnosis and management in primary and secondary care (NICE guidelines [CG35]), June 2006. www.nice.org.uk/CG035. Accessed October 11, 2015.
78. Keus SHJ, Bloem BR, Hendriks EJM, et al: Evidence-based analysis of physical therapy in Parkinson's disease with recommendations for practice and research. Mov Disord 22:451–460, 2007.

第65章

神经肌肉疾病*

Timothy J. Doherty，Michael W. Nicolle

神经肌肉功能的显著衰退与衰老相关[1]。这可能是与年龄相关的肌肉质量和力量丧失的最好例证，这种现象通常被称为肌少症（sarcopenia）（肌少症的具体介绍详见第72章）。神经肌肉疾病（neuromuscular disease）在所有年龄段中均是失能的一个重要诱导因素。但在老年群体中通常会导致更严重的损伤和失能程度，因为外周神经系统中的运动和感觉功能的损伤会随着年龄增长而叠加。例如，从解剖及体内电生理学研究可以得知，衰老这一独立因素与运动神经元和运动神经轴突数量的显著降低密切相关[1-4]。此结论适用于机体上肢和下肢的近端肌群和远端肌群，但可能对下肢远端肌群的影响更为严重。此外，对于80岁的老年人，其下肢远端肌群运动神经元的损失达70%，是年龄相关肌肉质量、肌力、爆发力（即在给定的速度下评估肌肉的动力强度与力度）损失的主要因素[5,6]。在健康的老年人中，下肢的力量与步态速度和平衡等功能指标密切相关；这些因素在年老衰弱的成年人中变得更加重要[7-9]。人们没有意识到神经肌肉疾病会影响运动及感觉神经系统，这种影响与正常的衰老过程相叠加[10]，进而对身体机能产生了实质性的损伤。这一叠加效应常导致出现大量的失能以及衰弱的综合征。例如，一位80岁的下肢无力的女士，摔倒后髋部骨折，一侧腓神经瘫痪，还患有糖尿病性神经病变，与一位较年轻的腓神经损伤仅患有足下垂的患者相比，其伤残程度因这些疾病的叠加作用将会更为严重。在以上疾病背景下，除了类似较重家务活动和花园劳动能力下降以外，她可能还会出现走路缓慢、体重下降、抓握能力减弱等表现。肌无力可能导致过度疲劳感和跌倒风险增加。这个例子说明，新出现的某个问题（如足下垂）与正常的衰老改变相叠加，可以解释衰弱表型的表现。

衰老对感觉神经系统的影响尚不明确。尸检及活体组织研究表明，衰老会导致背根神经节细胞丢失和感觉轴突数量减少[11,12]。在老年男性和老年女性中进行的标准神经传导研究发现，感觉神经动作电位的振幅显著降低[13]，这可能会导致感觉功能受损，从而影响平衡及运动控制。如同运动系统一样，任何累加的机能紊乱都会对身体机能产生更为严重的影响[10]。

此外，这些观察性实验发现在某些情况下，缓慢的渐

进性疾病[如包涵体肌炎（inclusion body myositis，IBM）、多发性神经病或多发性神经根病]常被误认为是由衰老所致的肌肉质量、肌力、爆发力改变引起的。因此，临床医生应该清楚神经肌肉疾病的常见表现，并且要与所谓的正常衰老区分开来。

为此，本章重点介绍老年人中常见的疾病，包括多发性神经病、椎管狭窄、神经性跛行、肌病、运动神经元病（motor neuron disease，MND）及神经肌肉接头疾病。我们首先概括总体的临床方法，然后对具体的疾病及治疗加以讨论。

神经肌肉疾病患者的管理

病史

无力、疲劳、肌肉萎缩、感觉变化是神经肌肉疾病的常见症状（表65-1）。准确的病史要记载衰弱和感觉减退的起始时间、方式及进展情况，这对于鉴别其他疾病至关重要，必要时需要对患者进行多次观察并向配偶及亲属询问相关信息。一般情况下，大多神经肌肉传导疾病及肌病均表现为近端肢体无力，但没有感觉症状。但强直性肌营养不良1型（myotonic dystrophy type 1，DM1，也称为Steinert病）和IBM则明显不同，主要表现为肢体远端无力。大多数肌病的晚期表现为肌肉萎缩和反射丧失。大多数神经病主要表现为感觉症状、较早出现的反射丧失及肢体远端无力。在多发性神经病的早期，手部和足部固有肌肉的远端肌肉萎缩通常比肌力丧失更为严重。急性或慢性炎性脱髓鞘性多发性神经根病和糖尿病性肌萎缩的症状则明显不同，主要表现为近端肌无力（后者通常在发作时伴有严重疼痛）。

询问症状对运动能力、爱好、职业史和兵役史的影响通常有助于确定症状的发作和速度。许多患者最初把神经肌肉症状归因于正常的衰老或诸如关节炎之类的疼痛发作，因此医生通常需要直接询问患者。问题包括："5年前能走多远？"或者"什么时候开始第一次使用拐杖或助步器？"或者"最后一次爬楼梯是什么时候？"对于动作较为活跃的患者可以询问，"最后一次跑步是什么时候？"这一问题的询问很有必要，因为逐渐加重的

---

* 本章的内容包含了前一版本的贡献，我们感谢以前的作者所做的工作。

无力症状可能会持续数月，并且只有丧失或损害完成某些已确立的任务的能力，才会引起患者的重视。

表 65-1　基于神经肌肉疾病定位的典型特征

运动神经元	进行性肌无力和节段性萎缩
	延髓/呼吸系统受累
	肌束颤动
	肌萎缩侧索硬化（ALS）的上运动神经元症状
	无感觉受累
神经根	神经根分布区出现疼痛和感觉变化
	相同分布区反射减弱或消失
	肌节分布区域的无力或萎缩
多发性神经病	感觉症状（从远端到近端呈渐进性发展）
	反射减弱或消失
	远端明显无力和萎缩
	远端感觉障碍
神经肌肉接点	近端疲劳和无力
	没有肌肉萎缩
	缺乏感觉症状
	复视、上睑下垂、延髓受累
	近端肌肉疲劳无力
肌肉	近端无力
	无力＞萎缩
	无感觉受累
	保持反射

　　病史常常有助于提示肌无力的部位：伸手触摸书架或梳头动作困难提示上肢近端肌无力。从矮椅或坐便器上起来困难、爬楼梯或进出浴缸困难提示下肢近端无力。原发性神经肌肉疾病的初期很少出现跌倒现象，但 IBM 除外，炎性肌病常与股四头肌不对称性萎缩和无力有关，可能伴有膝关节周围变形及跌倒的表现。爬楼时绊脚或踩汽车脚踏板、转动钥匙、打开瓶盖等动作困难可能提示远端肌无力。重症肌无力（myasthenia gravis，MG）患者静息状态下的力量通常报告为正常，但在运动后或每天晚些时候就会出现疲劳性肌无力。数周或数月内的波动性肌无力也提示可能患有 MG，或者成为鉴别与 MG 相似的渐进性疾病（如 MND 或线粒体肌病）的不同点。说话和吞咽困难（包括摄入固体或液体食物后咳嗽和窒息）及不明原因的复发性肺炎可能提示延髓退化。颈部肌无力可能导致头部下垂，因此一些患者报告需要用手支撑头部。有些患有颈部肌无力的患者常伴有颈部疼痛，表现为持续徒劳地上抬头部。呼吸困难的原因有很多，最常见于老年患者，病因通常与神经肌肉疾病无关。然而，有些神经肌肉疾病则会影响与呼吸系统有关的肌肉组织。因为膈肌受累，劳累时可出现呼吸急促，平躺时症状更加明显。在上述情况下，应考虑到炎性肌病、运动神经元病及神经肌肉传导功能紊乱。提示神经肌肉源性的通气不足的症状还包括夜间睡眠中断、白天嗜睡、清晨精神模糊，以及由于 CO_2 潴留及相关的脑部血管扩张所致的头痛。

　　肌痛是许多渐进性肌病患者的一种相对非特异性的特征。患者经常发现肌痛难以描述，也无法与关节痛区分开。许多炎性肌病、风湿性多肌痛及代谢性肌病都有肌痛的显著特征。然而，休息时疼痛而用力时没有疼痛或痉挛，不大可能是肌肉代谢的潜在缺陷，而更有可能是炎性肌病、关节疾病引起的疼痛或肌筋膜疼痛综合征（纤维肌痛）。较为罕见的是，肌痛是肌营养不良（如面肩肱型肌营养不良症）的一种表现。强直性肌营养不良 2 型（myotonic dystrophy type 2，DM2），也称为近端强直性肌病（proximal myotonic myopathy，PROMM），与 DM1 有些相似之处，通常表现为肌痛、僵直和近端肌无力。夜间疼痛性肌痉挛可提示神经源性病变，包括 MND/肌萎缩侧索硬化（amyotrophic lateral sclerosis，ALS）、多发性神经病变或慢性腰骶神经根损伤。酒精和药物，尤其是可以诱发低钾血症的药物（如利尿剂），或者可以影响肌肉结构的药物（如他汀类药物）都可能诱发肌痛。最后，肌痛可能是内分泌功能紊乱（尤其是甲状腺机能减退和低钙血症）和结缔组织疾病（如系统性硬化症）患者的主要症状。

　　广泛系统的病史问询对怀疑患有肌病的患者至关重要，因为肌炎也可能是某些胶原血管病的组成成分。DM1 和 PROMM 均为多系统疾病，其表现形式也多种多样，包括糖尿病、白内障、心脏传导障碍、肌无力和肌肉萎缩。心脏受累是许多神经肌肉疾病的常见体征，表现为心脏传导障碍、心肌病或两者兼而有之。体重明显下降则是 MND/ALS 的共同体征，反映出营养不良的状态和肌肉质量的丢失。

　　许多神经肌肉疾病是遗传性的，因此有必要特别询问家庭成员，并在适当的情况下询问血缘关系。家族成员中与心脏病或呼吸系统疾病有关的过早死亡可能是由遗传性神经肌肉疾病的并发症所致，如果有麻醉剂接触史，则可能合并恶性高热。即使病史显示患者的长辈亲属未患病，仍有必要对怀疑患有遗传性神经肌肉疾病成员的一级亲属进行检查，因为通过直观的检查可以对此病进行确诊，并且明确是否对更广泛的家族存在明显的遗传影响。强直性肌营养不良由于其在表达上的显著变异性和"早现遗传"现象，与患病亲属的主要表现相比，老年患者可能仅有轻微的临床症状（如白内障和轻度肌无力）。这种遗传缺陷，即三核苷酸重复扩增，是不稳定的，并且在连续的世代（特别是通过母系传播）中可能会恶化，这会导致一种称为"早现遗传（anticipation）"的现象，即随后的世代中发病较早，疾病更为严重。

　　感觉神经系统症状提示背根神经节、神经根、感觉纤维（包括中枢神经系统，如脊椎等）可能存在病变。脚趾和足部远端的麻木及感觉异常是对称性多发性神经病变的最常见症状。灼痛、寒战、紧张及刺痛症状主要提示少量纤维受累，而麻木及平衡感丧失则可能提示大量纤维受累。体位性低血压、胃肠功能紊乱、排尿功能障碍、口干和眼干、男性勃起功能障碍提示自主神经功能受累。短暂或非对称性感觉丧失可能提示潜在的血管炎或感觉神经炎。平衡力丧失，特别是在黑暗环境中（视觉输入降低）的平衡力丧失，可能提示纤维感觉损失大或本体感受差。其他早期提示还包括洗澡时平衡困难或在不平坦地面行走困难等。与某些早期运动系统症状一样，这些主诉常被归因于正常的衰老，直到患者重度失能，才寻求治疗救助或进行检查。

体格检查

检查神经肌肉系统的目的是明确肌无力、感觉丧失及反射异常的分布状况，进而准确定位外周神经系统的损伤部位（表 65-1）。此外，评估与呼吸系统、心血管系统及皮肤有关的异常表现也至关重要。检查有助于提供病因线索，并且对疾病严重程度分级。多数获得性或先天性肌病表现为近端肢体无力和萎缩（呈四肢带状分布）。肌病的这种选择性分布可能提示患有面肩肱型肌营养不良症（facioscapulohumeral muscular dystrophy，FSHD）或肢体带状营养不良的某种亚型，但确诊则还需 DNA 分析或肌肉活检。肩胛腓肌无力可能提示存在肌病（如 FSHD）或神经病变（如脊髓性肌萎缩）。MG 则表现为近端肢体无力但没有萎缩。兰伯特-伊顿肌无力综合征（Lambert- Eaton myasthenic syndrome，LEMS）的症状表现为明显的近端肢体无力和萎缩，临床上较难与肌病进行鉴别，虽然 LEMS 的深部腱反射（deep tendon reflex，DTR）减弱和频繁出现的自主神经症状提供了有价值的诊断线索。远端无力，累及上肢前臂及手部，以及下肢胫前及胫后部及固有的足部肌肉，提示外周神经病变或 MND/ALS，但强直性肌营养不良、IBM 和极少数远端形式的脊髓性肌萎缩及远端肌病也会存在上述表现。肌病变（如 DM1、炎性肌病、FSHD）、神经肌肉接头疾病（如 MG）和神经性疾病（如 MND/ALS）中，均可出现颈部屈伸无力（头下垂）的表现。腹部反常运动和吸气时肋间肌凹陷可能提示呼吸肌及膈肌无力。在老年人中，孤立性髋部屈肌轻度无力（MRC 试验 4/5 级）是一种常见的观察结果，但这通常并不提示患有特异性神经肌肉病变。因此，当上述症状出现时，在进一步检查之前，对近端肌肉群（如髋部伸肌、肩带、颈部屈肌和伸肌）的仔细检查至关重要，以便达到在更大程度上确定肌无力类型的目的。评估步态、爬楼梯及从椅子上起立的能力对判定是否存在功能学改变也非常有用。

确定了肌无力的类型后，受累肌肉的对称性通常可引导我们发现病因。大多数肌病会引起对称性肌无力。此外，在关节周围，所有的肌肉受累程度也大致相同。IBM 则例外，常表现为前臂屈肌或下肢股四头肌非对称

性受累。对于诸如 MND/ALS 之类的神经源性疾病，关节周围的神经肌肉受累多是不对称的且受累程度不均，因为这种肌无力倾向于遵循脊髓受累的节段性模式，通常从局部开始，并呈分段发展。

在原发性肌病，肌张力和反射能力一般正常或轻度减弱。肌张力及反射亢进可提示上运动神经元疾病、ALS（最终合并上运动神经元或下神经元受累）或脊髓型颈椎病，脊髓型颈椎病是老年人群的常见疾病，且在疾病早期常常不被发现。肌束颤动是一种无意识、不自觉、可见的离散性的肌肉痉挛，可提示运动神经元或运动轴突过度兴奋。肌束颤动在肌病里没有见到。肌束颤动更可能提示诸如 MND/ALS 之类的神经源性疾病，也可以在多种神经病变中看到，包括局部的外周神经病变和慢性神经根病变，去神经支配是其中的一个特征。有时仅凭临床症状很难区分肌病性肌无力和神经性肌无力。对于所有神经肌肉无力的患者，应仔细检查其肌束颤动情况。若患者没有完全脱去衣物检查，则医生可能会错过肌束颤动的症状。背部、腹部和舌头应和四肢一起检查。观察舌头的肌束颤动通常较为困难，让舌头放松平放在牙床上最易于检查。正常人的舌头伸出时由于紧张和发抖也会出现明显的假性肌束颤动。

肌强直（放松时间延迟）症状在老年患者中较为少见，通常提示强直性肌营养不良，一般在患病二三十年后出现。遗传性肌病有时也会导致关节挛缩，然而足畸形（如弓形足）则提示长时间的、一般是遗传性的外周神经病变或缓慢的渐进性上 MND，如遗传性的痉挛性下肢轻瘫。

反射减弱或消失一般提示神经性病变，肌病晚期也存在反射消失的症状。但是 LEMS 除外，LEMS 的肌无力更多累及近端（尤其是腿部），反射减弱或消失。肌肉萎缩、无力和反射亢进同时出现是 ALS 的典型症状，但也可见于颈部多发性神经根病和脊髓型颈椎病。在这些病例中，上运动神经元体征（如下颌反射）和下运动神经元全程受累的特征是提示 ALS 的有用的观察结果。

肢体远端疼痛感（针刺样）及温度觉对称性丧失是典型的长期依赖性神经病变，纤维受累较小。在老年人中，脚趾轻度的振动感丧失是一种非特异性表现，而由于周围神经病变或背柱受累引起的脊髓病变导致踝关节或更近端的感觉丧失，则提示纤维受累较大。在腿部振动显著减弱的情况下出现踝反射或踝反射亢进是提示脊髓病的一条线索。本体感觉消失通常是较大纤维感觉丧失的晚期表现，正如龙贝格试验（Romberg test）的阳性结果一样。明确单一外周神经（如正中神经、尺神经或腓神经）或皮区分布所引起的感觉障碍十分重要，因为其可提示局灶性单神经病变或神经根。手部间歇性感觉症状和足部远端感觉缺失合并出现可能提示多发性神经病，但对于老年患者也要考虑到腕管综合征合并多节段腰骶神经根压迫和椎管狭窄。如后面叙述的那样，电生理学测试对于这些疾病的分类非常重要。

检查

仅凭病史和体格检查很难准确诊断神经肌肉疾病，因为一些神经病变与肌病间存在许多相同的临床表现。神经肌肉疾病的确诊需要电生理学检查、病理学检查、生化检查和基因检测。

需要注意的是，对于患有神经肌肉疾病的患者，检测"肌酶"非常有用。血清肌酸激酶（creatine kinase，CK）是原发性肌肉疾病和继发性肌纤维坏死的最敏感指标，这是因为神经病变会存在慢性去神经支配现象。CK升高的幅度可提示病变的性质，例如，存在去神经支配的 MND/ALS 患者，其 CK 水平在 200～500IU/L 范围内轻度升高，但很少超过 1000IU/L，若 10～1000 倍更显著的增加则提示原发性肌病（尤其是炎性肌病）。但是，"肌酶"也存在于其他组织中，所以应慎重解释 CK 水平的含义。CK 由三种独立的同工酶组成：主要来源于骨骼肌的 MM，多数来源于心肌的 MB，以及主要源于大脑的 BB。因此，在患有急性心肌损伤、大面积脑卒中、肌病患者都有可能存在 CK 升高的现象，有些时候肝病患者的 CK 也会升高。尽管如此，CK 的主要同工酶是 MM，因此较高的 CK 水平最有可能提示神经肌肉疾病。最后，肝酶[如谷草转氨酶（aspartate transaminase，AST）和谷丙转氨酶（alanine transaminase，ALT）]的轻度上升也可出现在原发性肌病中（ALT 呈比例的上升更有可能提示肝病），意识到这一点也至关重要。

电生理学实验

电生理学检测对诊断神经肌肉疾病是不可或缺的。用于诊断神经肌肉疾病的电生理（肌电图）的详细原理超出了本章的讨论范围，具体可参见相应书籍[14]。神经传导研究可以测量神经电刺激时运动和感觉（复合）动作电位的传导速度和幅度，可用来检测外周神经的原发性病变。神经传导研究对检测局灶性神经损伤方面非常有用，如腕管综合征中的腕部正中神经病变、肘部的尺神经病变，或腓骨头周围的腓总神经损伤。运动和感觉传导振幅降低而腿部传导速度正常或轻度下降，是许多常见轴突性、长度依赖性的多发性神经病变（如某些由药物所致的、糖尿病引起的或特发性的疾病）的典型临床表现。多个神经节段出现严重传导速度降低及传导阻滞是重要的观察结果，很可能提示存在获得性神经脱髓鞘病变，常见为可治疗的慢性炎症性脱髓鞘性多发神经病。

以同心针或单级针为基本原理的针电极肌电图（needle electrode electromyography，NEMG）是肌肉电生理评估的常用方法，用来检测及区分神经源性或肌病性疾病的特征模式。正常肌肉在放松时的电位是静止的。在去神经支配所致的神经病变（如 ALS）中，NEMG 检测可见正锐波或纤颤电位自发活动；在主动激活时，可以看到运动单元电位的干扰模式减少，反映出运动单元的损失。反之，在一些肌病中，NEMG 检查则表现为小的、持续时间较短的运动单元电位。肌电图（electromyography，EMG）检查可能会揭示复杂的重复性和强直性放电（可听见"驾驶轰炸机"或"开动摩托车"样的声音），可用于诊断强直性肌病，也可能提示先前未曾怀疑的疾病，如 PROMM（DM2），以肌无力为主要表现，肌强直通常是亚临床症状。神经根分布区域中的自发活动指示神经根病，而在多个区域（如延髓、颈部、胸部、腰骶部）广泛的去神经病变提示可能患有MND。

反复的神经刺激实验可用于诊断神经肌肉传导疾病。在 MG 和 LEMS 中，低频（2～3Hz）刺激时复合肌肉动作电位反应降低，可提示疲劳性肌无力的临床现象。在 LEMS 中，高频（20～40Hz）刺激或短时间最大程度主动收缩后，肌肉动作电位上升，则提示强直后或收缩后的易化现象。单纤维肌电图（single fiber electromyography，SFEMG）可用于诊断神经肌肉接头病变，尤其是 MG 的局部病变。但是，值得注意的是，SFEMG 对神经肌肉接头病变高度敏感（敏感性＞95%），但反过来，它的特异性不佳，在任何慢性神经源性疾病或肌病都可能出现异常结果。

肌肉活检

虽然生化检查、神经生理学实验和基因检测各有优点，但是肌病的最后确诊通常需要做肌肉活检。可以通过简单的门诊程序进行的探针式肌肉活检技术的进步，使得结合临床，神经生理学和肌肉采样的一站式诊断神经肌肉的诊所成为可能。

采样部位常选股外侧肌和三角肌，理想状态采样的肌肉应该存在肌无力，但在临床上仅受到中度影响，萎缩程度尚不严重，以避免采集只有终末期病变的肌肉。常规的组织学染色可用于石蜡包埋的材料和新鲜的冷冻材料，并可以评估肌纤维的大小和形态，以及是否存在炎症。其他的染色可用于区分不同种类肌纤维，还可研究细胞中酶的分布和代谢状况[15]。使用抗肌膜蛋白（例如肌营养不良蛋白和肌糖蛋白）的抗体对冷冻肌肉组织进行免疫组化研究，对于诊断疑似抗肌萎缩蛋白病和肢带型肌营养不良的过程至关重要，并且能够更集中地寻找基因异常。蛋白质印迹技术对于诊断疑似肌营养不良至关重要。直接检测新鲜肌肉中酶的活性有时可用于诊断罕见的代谢性疾病，例如酸性麦芽糖酶缺陷和线粒体肌病，这些疾病中可以检测呼吸链酶。电子显微镜可用于诊断光学显微镜下观察到的可疑的线粒体畸形，尤其可用于寻找在某些遗传性和获得性肌病中出现的细胞内包涵体。

因为肌肉组织样本在一定程度上难以处理、定位困难，降解速度快，所以肌肉活检技术不适用于常规实验室检查。此外，肌肉活检的分析和假阳性的排除也较为困难，因此肌肉样本应送至专门分析神经肌肉疾病的实验室或经验丰富的病理检测中心。由于经皮穿刺活检的侵入性损伤比开放性手术小很多，因此此法可用于诊断肌病患者，还可通过定期活检来监测患者的疗效。但是，该技术取样面积小的特点意味着可能会错过分布不均的炎症反应。

外周神经病变

外周神经病变（peripheral neuropathy）是老年人中最为常见的神经肌肉疾病。本章不深入探讨所有的外周神经病变，读者可参考其他文献了解详情[14,16]。本节概述了外周神经病变，并且将详细介绍糖尿病性外周神经病变（diabetes peripheral neuropathy，DPN），因为该病在老年人中患病率较高。

外周神经病变的典型症状包括肢体远端无力、感觉丧失、平衡力下降、疼痛和自主神经功能障碍。多数多发性神经病的无力症状遵循长度依赖性模式，因而下肢无力的表现通常会比上肢更加严重。趾伸肌、踝伸肌、踝外展肌较足底屈肌更容易出现症状。上肢精细运动（如系纽扣或捡硬币）困难是肌无力的早期表现。

多发性神经病变的感觉症状一方面可提示与痛觉和温度觉有关的细小的有髓鞘纤维病变，另一方面可提示与位置感觉有关的大的有髓鞘纤维病变。小纤维神经病的常见症状包括对鞋类或床上用品过敏、枪击痛或刺痛、水温感觉障碍和灼痛。这些症状通常发生在足部，因为多数神经病是长度依赖性的。因此，当感觉症状延伸到膝盖水平时，手部也会开始出现症状。烧灼、刺痛和痛觉过敏等小纤维的感觉症状是引起老年人睡眠紊乱的常见原因。这些症状提示，应该仔细对针刺疼痛和体温降低进行评估，以考虑是否是以小纤维损伤为主的神经病变。

由于本体感受和位置感障碍，粗纤维神经病变特别是严重的患者会出现平衡力丧失和步态蹒跚的表现。这些症状通常会导致老年人行动不便，害怕跌倒[10]。患有外周神经病变而导致平衡力障碍的患者倾向于避免诸如杂货店、超市等人群拥挤的地方。这些症状提示应检查浅触觉、振动觉和位置觉的减弱，以及深部腱反射的减弱或消失等症状。

自主神经症状包括尿潴留或尿失禁、出汗异常、便秘和腹泻以及体位性低血压症状[17]。这些症状属于神经病变的指征，提示我们及时评估原发性心脏病或中枢神经系统病变，但这些症状经常被忽视。

多数神经疾病可累及运动纤维和感觉纤维；但在老年人群中，单纯或主要以感觉纤维受累为主的病变也可见于糖尿病、恶性肿瘤（副肿瘤性神经病变）和特发性感觉神经病变。单纯的运动纤维受累可能提示多灶性运动神经病变（multifocal motor neuropathy，MMN）[18]，这是一种罕见的脱髓鞘疾病，初期典型表现是上肢肌肉局灶性无力，也可能提示 MND。同样，多数神经病变的主要临床症状是位于肢体远端且呈对称性的肌无力。非对称性的病变则可能提示与脉管炎、遗传性神经病（伴有压力性麻痹），或者常见的局灶性或压迫性神经病变有关的多发性单神经炎（mononeuritis multiplex，MNM）。框 65-1 概括了外周神经病变的主要临床表现。

框 65-1　外周神经病变（按主要症状分类）

运动神经为主

　　吉兰-巴雷综合征，慢性免疫性脱髓鞘性多发性神经病变，腓骨肌萎缩症，多灶性运动神经病，运动神经元

感觉神经为主

　　特发性疾病，糖尿病对称性多发性神经病变，副肿瘤（通常是神经节病变），干燥综合征，副蛋白相关病变，结缔组织疾病，维生素 E 缺乏（极少见）

仅累及小纤维的感觉神经病变

　　糖尿病性神经病变，特发性（急性或慢性），遗传性感觉神经或自主神经病变（极少见）

一旦明确了以小感觉纤维或粗感觉纤维为主的病变模式，就可确定是否存在运动受累，并根据临床评估确定症状和体征是对称性或非对称性，在进行其他检测证实或扩展临床特征之前，电生理学检查结果具有相当大的价值。大多专业临床医生认为，作为初始检测的一部分，检测空腹血糖、血肌酐、电解质、全血细胞计数、维生素 B_{12} 水平和血清蛋白电泳（必要时还需进行免疫固定检测）有利于疾病诊断[19]。此外，昂贵的特异性抗体检测或基因检测应等到电生理学检测结果出来后再决定是否进行，并且最好在临床医生和检验中心的专业指导下进行检测。

电生理学实验可明确机体是轴突病变（最常见）还是脱髓鞘病变，并揭示亚临床的运动或感觉受累，这对下一步的检测分析极为有用。发现脱髓鞘病变极为重要，因为脱髓鞘通常提示可治疗的获得性神经病变[如慢性炎症性脱髓鞘性多发性神经病（chronic inflammatory demyelinating polyneuropathy，CIDP）或 MMN]，或者提示遗传性神经病变（如果传导速度均匀减慢）。如果是轴突神经病变，明确病变部位是否对称（对称最多见）及多病灶至关重要，这可能提示存在潜在的脉管炎，需要进一步检查和治疗[20]。

值得注意的是，标准的神经传导实验只能检测有髓鞘的粗纤维。因此，在小纤维神经病变（如糖尿病）中，神经传导的检测结果可能是正常的，或仅受到轻微的影响。

糖尿病性神经病变

在西方国家，糖尿病性神经病变（diabetic neuropathy）

是最常见的外周神经病变，由于肥胖和 2 型糖尿病的患病率不断增加，糖尿病性神经病变也不断增多[21]。框 65-2 概述了诸多不同类型的糖尿病性神经病变。该病最常见的类型是混合性但主要是感觉、运动和自主神经对称性功能障碍的 DPN，70%的糖尿病性神经病患者属于 DPN[15]。

框 65-2 糖尿病性神经病变的临床分型

对称性
- 糖尿病性多发性神经病变
- 糖尿病性自主神经病变
- 疼痛性糖尿病性神经病变

非对称性
- 糖尿病性神经根神经丛病变
- 糖尿病性胸神经根神经病变
- 单神经病变
- 腕管综合征
- 肘部尺神经病变
- 腓骨头腓神经病变
- 颅内神经病变

另一类主要是感觉性神经病变,通常是疼痛性神经病变。糖尿病性神经病变较为常见,如果进行系统全面的检查,就会发现,50%的 1 型糖尿病及 45%的 2 型糖尿病患者存在该病变[21,22]。一般而言,糖尿病患者每年患上神经病变的比例会增加 1%～2%。对仅有葡萄糖耐量受损的患者而言,神经病变的患病率仍然存在争议[23]。DPN 的危险因素包括高血糖症的持续时间和严重程度、吸烟、视网膜病变或肾病等其他并发症和心血管疾病。DPN 的病变机制尚存争议,但目前已知的观点包括高血糖症和相关的多元醇通路(特别是通过醛糖还原酶途径生成的山梨醇)所致的轴突损伤、微血管病变和缺氧、自由基引起的氧化和硝化反应,以及生长因子缺乏[15]。实际上,代谢综合征本身可能通过脂质代谢紊乱、胰岛素抵抗、全身炎症反应和激活肾素-血管紧张素-醛固酮系统所致的氧化应激与细胞损伤等途径,直接与糖尿病性神经病产生关联[21]。

从症状上看,DPN 患者通常会存在神经病变阳性体征,如刺痒、刺痛、针刺感、灼热,或偶尔的枪击样剧痛。阴性体征如足部或脚趾麻木也可能和阳性体征一起存在。许多患者的症状主要在夜间发作,并在卧床时出现疼痛超敏(由非疼痛刺激引起的疼痛),其他患者则在白天出现与行走或穿鞋有关的症状。真正的感觉性共济失调症状较为少见,但在严重病变时可能出现。这些症状可能仅局限于下肢,但当病变发展到下肢的膝关节水平时,手部也可能出现相关症状。早期出现手部感觉症状应注意同时患有腕管综合征,该病在 DPN 中患病率极高[24]。

DPN 患者临床检查时可见肢体远端感觉受损比运动障碍更为明显,且踝关节深部腱反射消失。患者较少会有运动障碍,但可能存在趾伸肌和趾屈肌无力,更严重者还会出现踝关节背屈肌无力表现。

强化血糖控制是预防 DPN 发生或延缓 DPN 进展的有最效手段。糖尿病控制与并发症试验(diabetes control and complications trial,DCCT)对 1400 例 1 型糖尿病患者进行了 5 年随访,结果表明:使用更频繁胰岛素治疗的患者,DPN 发生率降低 60%[25]。Linn 及其团队的研究也报道了相似的结果:49 名患者通过 5 年的强化降糖治疗,DPN 发生率降低 70%[26]。相反,2 型糖尿病患者强化血糖控制的获益还不太确定[21]。

在评估老年 DPN 患者时,糖尿病足溃疡具有十分重要的意义。糖尿病足溃疡是由于感觉丧失和反复压迫骨头凸起部位(如距骨头或足跟)所致。溃疡与神经病变所致的营养改变相结合,导致皮肤干燥、皲裂,造成慢性组织损伤。本体感受丧失的结果可能会使病变进一步得进展,导致足部姿势和生物力学异常。每日仔细进行足部检查,筛查感觉减退的早期证据,穿有足够前脚和脚趾高度的合适鞋子及使用矫形鞋等方法,在预防溃疡发生和降低截肢风险方面都是有用的[27]。

DPN 相关的神经病性疼痛的治疗一直是许多严格临床对照试验的主题。目前已经公布的指南支持使用以下药物:三环类抗抑郁药、5-羟色胺和去甲肾上腺素再摄取抑制剂(SNRI)、普瑞巴林、加巴喷丁[28],已经有证据证明这些药物的有效性。

值得注意的是,糖尿病性腰骶神经丛神经根神经病(diabetes lumbosacral radiculoplexopathy neuropathy,DLRPN),由于该病在老年人中患病率较高,且会导致与之相关的重度失能,而需要特别提及。DLRPN 是一种破坏性疾病,大约仅 1%糖尿病患者可能出现该病,更常见于 2 型糖尿病[29]。DLRPN 的典型表现是严重的、非对称性的、急性发作的下肢近端疼痛和无力,而且常伴有体重的大幅度下降。在许多情况下,受 DLRPN 影响的患者很长一段时间都没有糖尿病,且没有出现由糖尿病引起的终末器官并发症,包括经常没有长度依赖性糖尿病性神经病。该病症状通常是单侧的或非对称性的,主要涉及下肢近端部位,如髋屈肌和膝伸肌。几天后,病情可能会向远端扩散至对侧。疼痛是 DLRPN 初期最严重的临床表现,并且常需麻醉性镇痛,但在患病头几天也会出现典型的重度肌无力症状,严重影响了髋屈肌和膝伸肌及踝关节跖屈肌和背屈肌等远端肌肉的功能,因而患者经常需要步态辅助工具或坐轮椅才能出行。

脑脊液检查显示蛋白质增多,证明病变过程是在脊髓根部水平附近。肌电图(electromyography,EMG)检测显示,病变肌肉(通常包括椎旁肌)的轴突损伤或去神经支配,通常难以恢复,提示轴突实质性的丧失。轴突丢失是病变的机制,一般需数月时间才能恢复。就作者经验来看,如果先提供支持治疗,然后再给予适当的物理治疗,如抗阻力性练习和步态再训练,大多数患者会逐渐改善并恢复得很好。

DLRPN 的病理生理学基础是缺血性损伤,可能是微血管炎的继发表现。鉴于此点,在疾病进程中,及早进行免疫调节治疗可能有效,特发性腰骶神经丛神经根神经病的非糖尿病患者证实了上述观点。然而,到目前为止,糖尿病患者的临床试验还未证实这一理论[29]。

神经性跛行与椎管狭窄

腰骶神经根病变,尤其是多节段神经根病变,通常伴有腰骶脊椎病和与之相关的椎管狭窄,是一种常见的能使人衰弱的问题,通常会影响老年人[30]。神经性跛行的症状有时被误以为是多发性神经病变;但是,病史、体格检查和肌电图检测所示的不同特点有助于鉴别上述两种疾病。继发于腰骶部椎管狭窄的神经性跛行,最常见症状是背痛和臀部、肌腱、大腿及小腿等部位酸痛,且这种酸痛在运动时更为严重。患者在出现疼痛和不适的同时,通常还会有麻木和无力的表现。与大多典型的外周神经病变不同,疼痛、麻木和无力的症状在休息或坐下时会缓解。伸展腰部往往会使症状恶化,多数患者弯曲腰椎时症状会减轻(如推手推车行走或骑自行车会比直立行走更舒服)。这一点与血管性跛行相反,血管性跛行更多表现为小腿的局部疼痛,没有感觉异常症状,且不受脊椎位置改变的影响[31,32]。体格检查一般无法检测出神经性跛行的体征。如果 S1 节段的神经根受损,并且 L5 和 S1 分布的远端感觉丧失,则可能显示踝关节反射降低或消失。固定的肌无力则较为少见,或仅有轻度无力症状。

计算机断层扫描(computed tomography,CT)和磁共振成像(magnetic resonance imaging,MRI)技术能够较好地显示增厚的韧带,典型表现是多节段的退行性脊椎病、椎间孔狭窄和侵蚀,以及中央管狭窄。后两者是继发于椎间盘突出、黄韧带增厚,以及退行性疾病所致的小关节肥大。腰椎滑脱(通常是退行性的)也可能导致严重的椎管狭窄。

神经性跛行患者的肌电图可能显示,由于 L5 和 S1 神经根的慢性轴突损伤,足内肌远端复合动作电位降低。如果损伤位于背根神经节的近端,腓肠和腓浅感觉神经的动作电位可能会出现轻度降低,但一般保持不变。这种严重的运动神经受累和轻度的感觉受累有时会被误认为是多发性神经病变。然而,绝大多数多发性神经病的症状与之相反,神经传导实验中,这些多发性神经病会出现更早期且更严重的感觉神经受累,而运动神经受累则较为少见。因为神经根病变本身是慢性的渐进病程,下肢肌肉(胫前肌、腓肠肌和股四头肌)的针极肌电图检查一般显示轻度、慢性的去神经支配,以及神经再支配改变,表现为大幅度、长时程的运动单元电位的形式,很少或根本没有活化的去神经支配的迹象。

神经性跛行起初一般采用保守治疗,其中包括物理治疗,主要有脊椎弯曲练习和有氧运动,如骑自行车,该法与行走相比更易被患者所接受。用非甾体抗炎药(nonsteroidal anti-inflammatory drug,NSAID)或温和的麻醉镇痛药(如可待因、曲马多)治疗疼痛有效。硬脑膜外注射皮质类固醇激素,可能会缓解患者严重的背部和神经根疼痛的症状。

对于保守治疗无效或失能严重(主要是行动受限)的患者,应考虑手术干预治疗。典型的方法包括椎板切除术和椎骨关节面切除术。这两种手术的联合作用尚不明确,但当患者存在椎管狭窄并伴有腰椎滑脱时推荐联合治疗。随机对照试验的一些证据证明,至少在 2 年的术后随访期内,手术的治疗效果优于保守治疗[32],并且椎管狭窄更严重的患者,其手术治疗效果更好[33]。

炎性肌病(肌炎)

炎性肌病(inflammatory myopathy),又称肌炎(myositis),是老年人中最为常见的急性或亚急性肌病,可分为感染性和特发性两种。感染(包括病毒和细菌病原体)是肌炎的最常见病因,但一般是短暂的单向性疾病。特发性炎性肌病是慢性神经肌肉疾病的重要病因,是包括多肌炎、皮肌炎和包涵体肌炎(IBM)在内的一系列疾病。多肌炎和皮肌炎有关联,但情况不同,本部分将首先讨论这两种疾病。

多肌炎与皮肌炎的病因

尽管抗原性靶标的定义尚不明确,但多肌炎(polymyositis,PM)和皮肌炎(dermatomyositis,DM)都属于自身免疫性疾病。有力的间接证据表明,PM 是一种自身免疫性疾病:与大多自身免疫性疾病一样,PM 在女性中更为常见。在妊娠期间 PM 可能出现或波动;PM 通常与其他器官和非器官特异性自身免疫性疾病相关;病毒感染(HIV 和 HTLV-1)或某些药物(特别是 D-青霉胺)可诱发 PM 表型;PM 受免疫抑制等调节的影响;最后,如后文所述,肌肉活检提供了针对未知肌肉抗原的 T 细胞介导的细胞毒性过程的证据。同样,DM 在女性中更为常见,可能在妊娠中发生或波动,一般与其他的自身免疫性疾病有关,D-青霉胺可诱发该病,免疫治疗有效,肌肉活检可见损伤,反映了体液介导的毛细血管病变。DM 也可能与潜在的肿瘤有关。

多肌炎和皮肌炎的临床特征

与其他自身免疫性疾病一样,DM 主要存在于儿童或老年人中,以女性为主。PM 在儿童中较为罕见,多数 PM 患者在 30~50 岁后发病[34]。PM 和 DM 患者会出现近端肢体无力,进而使机体功能受损(包括颈伸肌和颈屈肌、肩胛带、躯干、腹肌及髋关节和膝关节的伸肌和屈肌），弥漫性肌痛（可见于 1/3 以上的患者，尤其是 DM）或皮疹。查体可见肢体近端对称性无力和消瘦，但深部腱反射得以保留，颈部和眼球肌肉的无力也较为常见。DM 的病理性皮疹是脸上的紫红色蝶状变色区，常伴有眼眶周围水肿和眼睑向日葵皮疹。在胸部阳光暴露的部位还可见 V 形皮疹，肘部及膝关节的伸肌周围也可见皮疹。患者可能会出现典型的 DM 皮疹，但临床上没有明显肌无力症状（无肌病性 DM），尽管患者的肌肉活检表明存在着明显的亚临床改变[35]。风湿性多肌痛有时会与炎性肌病相混淆，风湿性多肌痛会引起肌肉疼痛，且这种肌痛在肩胛带部位更为严重，但没有明显的肌无力症状。

在 PM 和 DM 的一些罕见急性病例中，会出现肌红蛋白尿症状，并有可能导致急性肾衰竭。

PM 和 DM 常常与结缔组织疾病有关：PM 与狼疮、干燥综合征及类风湿性关节炎有关；DM 与硬皮病及混合结缔组织疾病有关[5]。DM 的全身系统特征包括心脏或胃肠道的血管炎、皮下钙质沉着、指关节 Gottorn 结节及指甲根皱襞处毛细血管改变[36]。

PM 和 DM 患者很少出现呼吸肌无力症状，但纤维性肺泡炎在 DM 患者中相对常见，且一般与抗 Jo-1（组氨酸 tRNA 转移酶合成酶）抗体有关[37]。吸入性肺炎可发生在重症延髓无力和 DM 伴食道受累的患者中。

DM，可能还有 PM，可能与潜在的恶性肿瘤有关，尽管已发表的研究文献表明，这种关联程度的估计值差异很大，从大约 5%到 40%[38]。这种关联程度的差异反映了病例确诊之间的差异：许多病例报道是未经验证的，很少有前瞻性或回顾性研究。此外，不同研究的诊断标准也不尽相同，且部分研究并未运用肌肉活检来确认是否存在肌肉坏死。无论 DM 或 PM 与恶性肿瘤的关联程度如何，简单的调查及系统的检测（包括乳腺影像、胸部 X 线和腹部超声）都是有必要进行的。可以发现在年龄和性别相似的人群中潜在的恶性肿瘤。

多肌炎和皮肌炎的鉴别诊断

DM 的临床诊断一般较为容易，虽然可能与伴有面部皮疹和运动神经病变的狼疮相混淆。PM 需要进行的鉴别诊断较多，因为该病可能与 IBM（后续讨论）、MND 或重症肌无力相混淆。MG 一般会影响三角肌和三头肌的功能，而炎性肌病更多的是侵犯三角肌和二头肌。此外，重症肌无力患者的肌肉无力一般不会伴有明显的肌肉萎缩，而在 MND 中，上下运动神经元病变特征均非常明显。最后，由于老年人炎性肌病可能与肌营养不良相混淆，因此有必要谨慎记录家族史，尤其是没有出现预期的免疫抑制表现的患者。

多肌炎和皮肌炎的实验室检查

血清 CK 一般增至正常值的 10～50 倍（但并不总是

升高），主要是由于 CK-MM 增多所致。然而，在 PM 和 DM 患者中，CK 值与肌痛或肌无力的关联并不是十分明显，且在 15%的受临床影响的患者中，CK 值表现正常。虽然红细胞沉降率一般也会升高，但这种表现并非是特异性的，因而不能作为可靠的疾病检测指标。考虑到与胶原血管疾病的密切联系，自身抗体筛查较有意义。其他的基础检查还包括肺功能检查、胸部 X 线检查和心电图。尤其是 DM 患者，推荐其进行相关检查以确定是否患有恶性肿瘤，其中包括胸部 X 线或胸部 CT、腹部和盆腔的 CT 或超声，以及女性乳房 X 线检查，必要时还包括结肠镜检查。

神经生理学检查对于评估怀疑患有肌炎的患者至关重要。在 PM 和 DM 患者中进行的同心或单级 NEMG 检查通常显示出具有小幅度、短时间多相"肌病性"放电的肌病特点，但也具有肌肉激惹的其他标志：针电极插入时的电活动和自发性电活动增加（包括正尖波和纤颤电位），反映了继发于肌肉纤维坏死的肌原性去神经支配。为了提高灵敏度，EMG 检测也应包含近端的肌肉，包括臀部屈肌、胸段脊旁肌及近端肩带肌。神经传导和重复神经电刺激检查可分别用于排除运动神经病变和神经肌肉接头病变（但是重复神经电刺激检查中，极少数肌炎患者会出现衰减率低于 20%的假阳性表现）。

肌肉活检对疾病的确诊十分重要。如前文所述，活检应在出现无力症状但尚未萎缩的部位进行。在 PM 和 DM 中，肌肉活检结果几乎总是异常的，如肌肉活检未见异常但仍存在明显的临床症状，应进行第二次活检，因为病理检测过程可能不准确或存在取样误差。PM 的病理学基础是 T 细胞介导的细胞毒性坏死：最初，CD8+细胞和巨噬细胞围绕着正常的肌纤维，然后侵入它们。肌纤维显示 HLA-Ⅰ类分子表达增加（正常情况下很少甚至没有）[39,40]。肌内膜纤维化在 PM 中较常见，在某些明显耐药的病例中可能存在大量的纤维化[40]。在 DM 中，人们通常认为，循环中的抗内皮细胞抗体可活化补体和 C3，进而触发补体级联反应并生成膜攻击复合物（membrane attack complex，MAC），该复合物会穿过并破坏肌内膜毛细血管。随着肌肉毛细血管的破坏和数目减少，肌束周边（分界区域）会出现局部缺血和微型梗死灶。最终，补体结合抗体、B 细胞、CD4+ T 细胞和巨噬细胞就会进入肌肉组织中[40]。DM 患者的临床特征和病理学特征通常存在着惊人的差异，在其他活检结果阴性的情况下，肌纤维束周围萎缩是一个有用的特征。

多肌炎和皮肌炎的治疗

PM 和 DM 的治疗很大程度上基于临床实践和经验。虽然对炎性肌病进行免疫治疗的研究很多，但它们一般是将成人与儿童的 DM 和 PM 患者及 IBM 患者混在一起治疗。多数研究还只是回顾性的调查，且无法控制各种因素；一些研究还将主观的检测结果和 CK 水平降低对治疗的反应。到目前为止，仅有少量以静脉注射免疫球蛋白治疗 PM 和 DM 的随机试验研究（详见关于乳腺疼痛[41]的讨论）。

口服泼尼松仍然是 DM 和 PM 患者首选的药物治疗方案。患者一开始应以 1mg/(kg·天)的剂量口服泼尼松开始治疗[30]。大多数患者在 3 个月以内应有临床疗效，且生化改变（血清 CK 水平降低）一般早于临床症状的改善。如今，许多医生提倡尽早使用二线免疫抑制药物，如硫唑嘌呤和甲氨蝶呤，因为从长远考虑，其具有减少激素用量的作用。静脉注射免疫球蛋白对于急性或重症 DM 患者是一种有效的急救措施，但对 PM 患者的功效尚未被证实，对 IBM 患者则无效，偶尔用于存在激素相关问题的患者。少数患者有激素抵抗，如果诊断明确，则可使用环磷酰胺作为替代药物。需铭记的重点是，激素的剂量应根据患者的临床表现逐渐递减，而不是根据 CK 水平。医生和患者都难以检测到细微的症状改善，因而客观的物理治疗评定指标（如肌力测定）可能有用。尽管通常可以在 3 个月以后使激素剂量逐渐递减，但许多患者仍需一定的维持剂量。在开始使用泼尼松并且可能持续超过 3 个月的所有患者，尤其是在老年患者，使用双膦酸盐、钙剂和维生素 D 预防骨质疏松至关重要，此外还需定期筛查糖尿病和高血压。

PM 和 DM 的预后一般都很好，除非伴有潜在的恶性肿瘤。呼吸系统受累（尤其是纤维化性肺泡炎）的患者预后较差。若患者对激素治疗无效，则应怀疑患有 IBM，此时应对患者进行重新评估，必要时还需再次活检。

包涵体肌炎

包涵体肌炎（IBM）起初被认为是老年人罕见的炎性肌病，现在则被认为是老年人群中新发肌炎的最常见病因。IBM 的临床表现、肌肉活检、神经生理学和预后特征与 DM 和 PM 均不相同。

IBM 的发病机制尚不清楚，但很可能是一种退行性病变，与肌肉组织的二次免疫攻击有关。IBM 也可能是一种免疫疾病，因为它与其他自身免疫疾病（如糖尿病）有一定的关系，且肌肉病理学可见与 PM 类似的炎性特征，其 CD8+细胞、巨噬细胞和 HLA-Ⅰ类表达增加。然而，IBM 可能是一种与细胞内肌肉蛋白转运有关的退行性病变，因为在肌细胞中可见淀粉样蛋白、朊蛋白及一些可见于阿尔茨海默病的分子含量增加，且到目前为止在绝大多数病例中没有证据表明免疫治疗的持续有效。

IBM 一般表现为股四头肌无痛性、严重性、隐匿性、进行性萎缩，伴有典型的膝反屈（genu-recurvatum）和频繁跌倒。少数患者的肌无力和萎缩症状起始于手臂，手腕和手指屈肌通常先受到影响。值得注意的是，这种肌无力和萎缩一般是非对称性的，且可能持续数年。IBM 患者的肌痛和肌红蛋白尿的症状较少见。1/4~1/3 的患者会出现严重的远端无力，尤其是前臂远端，伴随着内屈肌的萎缩，以及手指屈肌无力（特别是尺骨远端）。因此，IBM 易被误诊为尺神经病变或 MND 的早期病变。此外，由于 IBM 患者深部腱反射减弱，且与肌无力的程度不符，因此易被误诊为神经病变。吞咽困难和颈屈肌无力也是 IBM 的常见症状，可以影响到高达 90%的女性患者。IBM 一般与恶性肿瘤无关，且男性患者较多。

IBM 的鉴别诊断较多：IBM 的上肢表现易与颈神经根病和 MND/ALS 混淆[42]。绝大多数 IBM 患者可见反射减弱，这易于与神经病变相混淆，但临床感觉神经检查则未见异常。股四头肌群无力和膝反射减弱提示 LEMS 病变，但在 IBM 中没有强直后反射增强的现象。大多数 IBM 患者的懒惰史可能提示患有遗传疾病，但非对称性肌无力和肌萎缩及部分 IBM 病变的相关症状则提示获得性疾病。

一些实验室检查对疑似 IBM 患者很有帮助。神经传导检查一般表现正常，但其可能出现与轻度轴突神经病变相似的特征。肌电图可以看到肌病性、神经源性或"肌病-神经源性"混合的图像，因此，如果要考虑诊断，就必须有高的临床怀疑指数。CK 水平可能显著升高，但常表现为正常或仅轻度升高，可提示该病患者的肌细胞再生功能降低。肌肉活检显示有炎性病变，远比预期要明显得多（因为 CK 通常只是适度升高），伴有 CD8+细胞和巨噬细胞的浸润。此外，肌纤维细胞中会出现嗜酸性包涵体和带有嗜碱性斑点的边缘空泡，可提示退行性病变的过程。在电子显微镜下，与其他退行性情况一样，可以看到特征性的细胞内丝状包涵体。免疫组化实验显示"退行性"蛋白的表达增加，其中包括淀粉样蛋白前体蛋白、朊病毒蛋白、泛素和α-突触核蛋白，促使人们将 IBM 和阿尔茨海默病进行比较[43]。对免疫治疗的反应不足（稍后讨论），可能表明炎性改变可能是继发于肌肉内的退行性过程，而不是原发性病变。

IBM 的治疗效果不尽人意。到目前为止，所有对免疫抑制和免疫调节治疗的尝试，都未能得到一致且持久的获益。高剂量的激素、氨甲蝶呤、硫唑嘌呤、环磷酰胺及静脉注射免疫球蛋白都已被单独或以各种组合联合使用过，但治疗效果时好时坏，且大部分是阴性结果[41]。早期研究表明，一些 IBM 患者可能会从静脉注射免疫球蛋白中获益，但较大的随机研究则未能证实此观点[44-46]。一些研究证据表明，锻炼在疾病初期是有益的，许多患者受益于拐杖和助步器的使用。伴有严重肌无力的患者则通常需要轮椅或电动车来提高活动能力。伴有严重吞咽困难的患者则需可能通过胃空肠管饲进行肠内营养补充。

药物引起的肌痛和肌病

多种药物可诱发肌肉症状，但尚无法对这些进行简单的分类[47]，在此仅通过重要的例子对其进行概述。

肌病、神经病变和神经肌接头病变的临床和神经生理学的复合表现一般提示与药物有关的毒性和内分泌原因。

一些药物，如他汀类药物、贝特类药物和氨基己酸，可以引起急性或亚急性坏死性肌病，这种肌病会伴有疼痛和痉挛。最为常见的是，他汀类药物引起的肌痛或 CK 水平轻度无症状的升高，而没有肌无力和肌电图异常表现。然而，他汀类药物可能会在用药几周后引起疼痛性肌病，这在糖尿病、既往存在肾病和肝病患者中更为常见，尤其是使用其他 P450 抑制类药物、多种降脂药物或高于推荐剂量的他汀类药物时。不幸的是，氯贝特和其他贝特类药物也可能引起肌病；与神经病变和肌强直有关的亚临床神经生理学证据是较为有用的病因学线索。虽然二次线粒体损伤学说很重要，但具体的发病机制尚不清晰[47]。他汀类药物和贝特类药物引起的肌病易被误诊为炎性肌病；药物引起的肌病发展更迅速，停药后往往缓慢改善。他汀类药物引起的肌病中，CK 水平几乎总是升高的。

抗疟疾药物（如氯喹）、胺碘酮、哌克昔林可能会导致慢性无痛性近端肌病，肌肉活检可见空泡改变和溶酶体性包涵体。胺碘酮引起的神经病变比肌病更为常见，但两者也可能同时存在。同样，长春新碱一般也会引起神经病变，尽管某些患者还会患有肌病。利尿剂和泻药可能引起低钾血症继发的肌肉疼痛和/或痉挛，偶尔当血清钾水平非常低时，还与疼痛或无痛性空泡性肌病有关。

D-青霉胺可能会引起类似多肌炎的炎性肌病或药物诱发的 MG，但在停药后上述情况会得到改善。

危重病的神经病变已得到公认，并可能与相应的肌病有关。该病发病机制尚不清楚，可能与固定、高剂量激素治疗、电解质紊乱、败血症、多脏器衰竭、抗生素和麻醉剂的毒副作用，以及维生素缺乏有关。

过量饮酒常与神经肌肉疾病有关。酒精可引起急性肌病，通常与低血钾有关，也可能是慢性肌病，尽管因为属于中毒性神经病变，慢性肌无力和肌萎缩更为常见，小纤维神经病变可出现足部疼痛及烧灼感的症状。

内分泌和代谢性肌病

类固醇诱发的肌病

多数库欣综合征患者会有肌病的临床症状和神经生理学特征[48]。长期使用类固醇通常还与慢性无痛性肌病有关，但急性疼痛性坏死性肌病（危重病）则较少见。类固醇诱发的肌病一般与肥胖、满月脸和糖皮质激素过量引起的典型特征有关。在使用类固醇治疗炎性肌病的患者中，较难诊断出类固醇相关性肌病，但是类固醇不太可能是肌病的罪魁祸首，除非使用类固醇时间超过 4 周，否则患者会出现其他糖皮质激素过量的特征。下肢近端（特别是髋屈肌）无力是类固醇肌病最为常见的临

床症状。NEMG 显示正常或轻度异常，出现纤颤电位和正尖波时则提示其他病变。在类固醇引起的肌病和炎性肌病中，CK 水平可能都正常，有时肌电图显示也相似，必要时还需进行肌肉活检以鉴别医源性肌病。类固醇诱发的肌病的致病机制较为复杂，与低血钾和碳水化合物及蛋白质代谢的改变有关。肌肉活检可见肌肉组织结构发生变化，其中包括 2 型纤维萎缩（非特异性表现）、脂质沉积和空泡形成。使用二线免疫抑制药物（如硫唑嘌呤）来治疗疑似炎性肌病一般有效，同时可以缓慢减少激素的用量。不幸的是，类固醇相关性肌病患者恢复缓慢，还需要锻炼来促进康复。

甲状腺功能异常

绝大多数甲状腺毒性患者会有肌无力的表现。甲亢性肌病可能与肌痛和肌无力有关，而甲状腺毒性患者很可能忽视这一点。肌无力可能发生在近端或是广泛性的，有时也会累及延髓和呼吸肌[49]。甲亢患者可能发生眼部受累[格雷夫斯病（Graves disease）]，提示肾上腺素能活性亢进和眼外肌、眼眶外周组织炎性病变[50]。甲亢性肌病通常会有肢体近端肌无力的症状，但没有肌肉萎缩，这与 MG 的症状相似。与自身免疫性疾病的关系意味着自生免疫性甲状腺功能障碍的患者可能出现肌无力症状，反之亦然。甲状腺功能障碍性视神经病变患者，眼外肌通常增大，致使眼外肌活动受限，此时易与眼部肌无力相混淆，且这两种疾病可同时存在于同一患者。因此，准确地区分这两种疾病并给予针对性治疗非常重要。甲状腺毒性患者还可能出现深部腱反射改变和肌束颤动，因其与 MND/ALS 症状类似，易造成误诊。虽然甲状腺病变与神经病变的关系不大，但是为了减少鉴别诊断的困难，推荐在所有的神经肌病患者中进行初始甲状腺功能检测，某些患者还应该筛查检测甲状腺组织自身抗体[51]，这似乎是合理的。但血清 CK 值、肌电图和肌肉活检对诊断该病一般无用，因为对该病没有特异性的诊断特征，但是对于怀疑有双重病理的一些罕见病例（如多肌炎和甲状腺肌病）则可能有助于疾病的诊断。甲状腺毒症有时还与神经病变有关，虽然在肌电图中发现了神经病变和肌病的混合特征。甲状腺肌病的致病机制较为复杂，可能与肌肉组织新陈代谢和电势改变有关，尤其是与 Na^+-K^+-ATP 酶泵活性的增加有关。最后，甲状腺毒性周期性麻痹[52]是一种罕见的但被公认的病变，在亚洲血统人群中更为常见（周期性麻痹是一种遗传性神经肌肉疾病，这种麻痹与电解质平衡紊乱有关）[53]。

甲状腺功能减退也常常与神经肌肉方面的症状有关，且神经肌肉的表现可能是主要的临床症状，在极少数情况下，神经肌肉的临床表现可能在生化指标异常之前出现[38]。最近一项前瞻性研究有力证明了这两种疾病之间的关系：在近期被诊断为甲状腺功能障碍的患者中，79%的甲减患者有神经肌肉疾病的症状，其中包括疼痛和肌强

直，38%的患者有肌无力的临床表现[54]。但这些症状与血清CK水平没有关联，且用L-甲状腺素治疗后缓慢改善。此外，肌肉活检还可见肌肉纤维周围有糖原聚集。肌肉活检结果和临床症状间的确切关系目前仍不清楚。甲状腺功能减退性肌病易被误诊。首先，患者可能出现深部腱反射松弛延迟，偶尔还会出现与遗传性肌强直失调症相似的假性肌强直（霍夫曼综合征）表现。其次，患者偶尔还会出现类似于炎性肌病或遗传性肌病的特征，即CK水平显著升高和明显的肌肉萎缩表现[48]。

运动神经元病/肌萎缩侧索硬化

MND/ALS是一种相对常见的、进行性疾病，上、下运动神经元均有退行性改变，通常是一种致命性疾病，但病因尚不清楚。MND/ALS患者通常死于呼吸系统衰竭。该病发病率为1/100 000～3/100 000，患病率为4/100 000～6/100 000。

MND/ALS的病因还不清楚，目前存在许多潜在机制的假说：谷氨酸摄入过量、钙离子内流、随后激发细胞毒性和级联反应，触发细胞损伤和细胞凋亡等因素可能较为重要。约10%的患者是家族综合征的病例，很多患者（在家族性病例中占比最大，约为20%）存在超氧化物歧化酶（superoxide dismutase, SOD）基因突变（SOD1），表明自由基损伤和过度的氧化应激反应在这部分患者中可能是非常重要的致病因素[55]。

MND/ALS的临床特征表现为上、下运动神经元的受累。夜间的肌肉痉挛是MND/ALS的一种早期临床症状，但患者很少因此就医。MND/ALS初期病变部位一般是非对称的，从身体单侧区域（手部内侧肌肉、手臂、腿部、躯干、球部肌肉）开始，但是最终会蔓延至机体所有的4个区域：延髓支配的球部肌肉、颈部、胸部和腰骶部。下运动神经元病变表现包括肌肉非对称性无力和萎缩、肌束颤动和反射降低。上运动神经元病变特点包括痉挛性肌张力亢进、锥体束无力和伴有足底伸肌反应的快速深部腱反射。股四头肌萎缩无力伴膝跳反射病理性亢进，很可能提示MND/ALS，舌肌萎缩和颤动伴有病理性下颌反射亢进也可能提示MND/ALS。颈部肌无力是MND的常见症状，很可能导致头部下垂。眼球运动障碍、感觉障碍（在没有受压性神经病变的情况下）和括约肌受累在MND中较为少见，常提示其他病变。

MND/ALS的相关检查有助于诊断，并且可以排除结构性或其他潜在性的可治疗病变。血清CK水平可能轻度升高（<1000IU/ml），但并非特异性表现。神经生理学检查有助于排除其他神经病变（如多级神经根病变、多发性运动神经病变）、肌病性过程或神经肌肉传导疾病。在显示下运动神经受累方面，神经生理学检查也比其他临床检查更敏感，神经源性异常反映了去神经化和缓慢的神经再支配。对于没有上运动神经元临床表现的患者，应仔细检查是否存在神经传导阻滞，这类患者可能患有多灶性运动神经病变，该病是一种罕见的但可治疗的自身免疫性神经病变，通常与针对GM1神经节苷脂的抗体有关[56]。结构影像学检查，特别是MRI扫描，有时有助于排除其他病变，如退行性椎间盘疾病，该病可能造成脊椎和神经根受压（最常见继发于颈椎病和相关的脊髓病），并伴有上、下运动神经元受累的混合症状。当体征仅限于四肢，且颈部以上没有上、下运动神经元症状时，结构影像学检查尤为重要。

不幸的是，到目前为止没有治疗该疾病的有效方法，各种神经生长因子的试验也令人失望。利鲁唑（riluzole）是一种抗谷氨酸盐制剂，可以适当延长患者生命，因此应在所有疑似MND/ALS的患者中早期考虑使用[57]。缺乏治疗的有效药物并不意味着不能做任何事情来减轻疾病对患者的影响。在治疗的各个阶段都可以运用多学科团队的各种不同方法来进行康复治疗[57,58]。在早期阶段，胃造瘘灌食有助于维持患者营养供给，并且有助于减少严重的延髓无力患者误吸的可能。有创或无创通气在MND患者中的作用还存在争议，但总的来看似乎有助于提高患者的生存率和生活质量[59]。

重症肌无力

重症肌无力（MG）是一种自身免疫性疾病，其中针对突触后骨骼肌蛋白的抗体[一般为烟碱型乙酰胆碱受体（acetylc-holine receptor, AChR）]破坏了神经肌肉的传递[60,61]。最近，神经肌肉接头的其他靶标，包括肌肉特异性激酶（muscle-specific kinase, MuSK）、低密度脂蛋白受体相关蛋白4（low density agree lipoprotein receptor-related protein4, LRP4）[62-64]，已经在少数患者中得到了证实。MG的典型临床表现是疲劳性肌无力，特别是眼外肌、球部肌肉、中轴肌和肢体近端的肌肉[60]。MG的治疗是非常有效的，包括乙酰胆碱酯酶抑制剂、免疫抑制剂和临时的免疫调节剂。老年MG患者的临床表现和处理方法与年轻患者的类似。MG在老年人群中可能比我们想象的更为常见，对老年MG患者而言，药物治疗产生副作用的风险增加，而且出现并发症的可能性也大大增加，因此治疗时需要进行更为严密的监测[65,66]。胸腺切除术对早发型MG患者有益，但是对晚发型患者可能没有帮助[67]。

重症肌无力的临床和流行病学特征

骨骼肌的易疲劳性和波动性肌无力是MG的临床特征[60]。其初期症状一般表现在眼部，即复视和上睑下垂。多数患者随后发展为广泛的肌无力。20%～25%眼肌型MG患者中，肌无力症状仅仅局限于眼外肌[68,69]。而在其余患者中，全身性肌无力可以影响延髓支配的球部肌肉功能，导致咀嚼肌或面部表情肌无力、吞咽困难、构音障碍，以及颈屈肌或颈伸肌无力。重度肌无力一般发生在肢体近端且呈对称性，其对手臂的影响要多于腿部。MG 的特点是肌无力症状在白天结束时更严重，病情在数周或数月间波动明显。

MG 并不常见，其患病率估计为 $80/10^6 \sim 100/10^6$，发病率大约为 $6/10^6$ [70,71]。虽然肌无力可能发生在任何年龄段，但我们一般把两个发病峰值人群定义为两种临床亚组 [72-75]。"早发型" MG 多见于女性，发病年龄一般为 18~50 岁。"晚发型" MG 多见于男性，发病年龄一般大于 50 岁 [74,76]。流行病学证据表明，老年人群 MG 的发病率比预想的要多，并且更容易被误诊 [65,66,72,76-80]。对老年人而言，MG 最容易被误诊为脑卒中。虽然有证据表明老年人群 MG 的发病率正在增加，但是增加的原因到底是人口老龄化导致人们对该病的认知度增加，还是发病率确实增加了，还有待证明。老年人的 MG 更可能仅表现为单纯的眼部受累，乙酰胆碱抗体阳性且与胸腺病理改变无关 [72]。然而，老年患者对治疗的反应似乎同样良好，肌无力危象后的预后与早发患者相似 [80]。血清反应阴性的 MG 患者无法检测出抗 AChR 抗体，此种类型患者与血清反应阳性的 MG 患者临床症状相似，对相同的治疗有反应，并且可能存在相似的体液调节过程 [81]。在 1/3 的血清反应阴性的 MG 患者中，发现了肌肉特异性酪氨酸激酶抗体（MuSK）[62]。当神经肌肉接点处基因突变导致蛋白质结构异常时，会出现一种罕见的非免疫性的"先天性肌无力综合征"。

LEMS 是一种更为罕见的疾病，该病患者机体内会出现针对突触前神经末梢的电压门控钙通道（voltage-gated calcium channel, VGCC）抗体 [82]。该病通常是副肿瘤病变，通常继发于潜在的小细胞肺癌。LEMS 的临床症状包括易疲劳性肌无力（主要影响腿部并表现为步态异常）[83,84]、自主神经功能紊乱和深部腱反射减弱。除了在 LEMS 患者中 3,4-二氨基吡啶比溴吡斯的明能够更有效地缓解症状外，LEMS 的诊断和治疗在很多方面与 MG 类似，在此不再深入讨论。

重症肌无力的神经肌肉传导和病理生理学

神经肌肉接头处神经末梢去极化激活了突触前的电压门控钙通道，进而钙离子得以内流，神经末梢的乙酰胆碱（acetyl choline, ACh）被释放。ACh 可逆地与突触后骨骼肌表面的乙酰胆碱受体结合，导致肌纤维去极化，并且最终使肌肉收缩。最后，乙酰胆碱解离，并在突触间隙中被乙酰胆碱酯酶（acetylcholin esterase, AChE）分解代谢，或者扩散离开神经肌肉接头处 [85]。

抗乙酰胆碱受体的抗体会损害 MG 患者的神经肌肉传导 [86]。当足够数量的肌纤维无法产生动作电位时，患者就会出现肌无力的临床表现。近 85% 的全身型 MG 患者可检测到血清抗乙酰胆碱受体抗体，尽管在老年患者中其滴度可能更低 [61,76]。胸腺似乎与 MG 的发生或延

续有关，因为多数早发型 MG 患者有胸腺增生 [87]。MG 的另一个主要病理学改变是胸腺瘤，占所有 MG 患者的 10%~20%，占晚发型 MG 患者的 24%~38%，但是眼肌型 MG 患者则较少见，血清阴性患者则更为罕见 [88,89]。当出现胸腺瘤病变时，MG 患者的症状更严重，死亡率更高 [90]。10%~20% 的 MG 患者，尤其是 50 岁以上的老年 MG 患者，胸腺是萎缩的 [91]。

重症肌无力的诊断

肌无力的波动性导致疑似 MG 患者的确诊被延误 [88]。MG 患者的常规电生理学检查结果常常是正常的。重复的低频（2~5Hz）神经刺激可能显示运动神经振幅降低 [85]。SFEMG 检测神经肌肉传导障碍的灵敏度很高（>90%），但特异性较低 [92,93]。血清抗乙酰胆碱受体抗体诊断 MG 具有高度特异性，85% 的全身型 MG 患者和 50% 的眼肌型 MG 患者可以检测出抗 AChR 抗体 [61]，如果患者存在有胸腺瘤时，血清抗 AChR 抗体几乎总是存在。大约 5% 的血清反应阴性的全身型 MG 患者体内能检测出针对另一种肌肉蛋白 MuSK 的抗体 [62]。MuSK 抗体在伴有显著延髓无力症状的女性 MG 患者中更常见，但在单纯眼肌型 MG 患者中则没有发现。最近在少数 MG 患者中发现了 LRP4 抗体，但是其与 MG 临床亚型的关系尚不明确 [64]。

重症肌无力的治疗

在有效治疗之前，MG 患者的死亡率很高，尤其是晚发型 MG 或存在胸腺瘤时，死亡率更高。经过有效治疗，该病的死亡率已经降至 5% 以下，尽管延髓和呼吸肌无力仍是主要的死亡原因 [94,95]。

MG 的治疗手段包括能够减轻症状的药物治疗，以及能够抑制或调节机体异常的自身免疫反应的特异性疗法。患者可根据不同的需求（如短期见效、方便、费用和不良反应发生频率）来选择不同的治疗方法。

溴吡斯的明（麦斯提龙）可以抑制乙酰胆碱酯酶，增加神经肌肉接头处乙酰胆碱的含量。它不影响潜在的机体免疫过程。该药作用持续时间一般为 3~6h，但变化范围在 2~12h [96]。对于严重的夜间或清晨肌无力的患者，在睡前应服用长效制剂（溴吡斯的明片 180mg）。溴吡斯的明的副作用（一般是胃肠道反应）较小。虽然其疗效较好，但仅服用此药还是不够的，特别是对于眼肌型 MG 患者。大多数患者最终还是需要服用糖皮质激素或其他的免疫抑制剂治疗 [97]。

免疫抑制剂的功效相似，联合使用时可能会有协同作用。泼尼松是继溴吡斯的明之后最为常用的治疗 MG 的药物。虽然泼尼松功效很好，但发生不良反应的风险也较大。低剂量用药副作用较小，但功效减弱且用药疗程延长。高剂量短时治疗（50~100mg/天）可能导致短暂的肌无力症状加重，因此给药量最好逐步增加 [98]。达到最大获益可能需要 4~9 个月。泼尼松的不良反应很

多，尤其是在长期使用高剂量泼尼松治疗的患者和老年患者中[89,99]。骨质疏松，尤其是对皮质类固醇激素的摄入引起的骨质疏松，在老年人中更可能发生，并应使用双膦酸盐，钙和维生素 D 预防[100]。MG 如果将其改善，泼尼松的剂量应逐渐减量以减少复发的机会，这在使用其他免疫抑制剂（例如硫唑嘌呤）时也不太可能。骨质疏松更易发生于老年人群，尤其是使用糖皮质激素的老年患者，应该使用双膦酸盐、钙剂和维生素 D 来预防[100]。MG 患者的症状一旦得到改善，应逐渐减少泼尼松的用量以减少复发的机会，当与其他免疫抑制剂（如硫唑嘌呤）一起使用时，复发的可能性较小[101]。

当 MG 患者的症状较轻或有糖皮质激素禁忌证时，硫唑嘌呤可作为治疗 MG 的唯一药物。该药更常见的用药目的是减少糖皮质激素用量。硫唑嘌呤的不良反应少于糖皮质激素。但是，使用此药时需要监测肝和血液毒性，此外，服用此药要经很长时间（12～18 个月）才能达到最佳疗效。环孢菌素是随机对照试验中显示的少数对 MG 治疗有效的药物之一[102]，因为该药价格昂贵，且具有很多不良反应，所以主要用于对强的松和硫唑嘌呤治疗无效的重型 MG 患者。霉酚酸酯在 MG 患者的治疗中应用广泛，似乎是有效的，该药治疗效果虽然比不上其他药物，但毒性较小。有两项试验研究发现泼尼松治疗 MG，患者没有额外的获益，或许是因为短期内单独使用泼尼松对轻度 MG 患者有效，由于试验太短，不足以显示出糖皮质激素的保护作用[103,104]。其他的免疫抑制剂也可用于治疗 MG，如环磷酰胺、他克莫司和利妥昔[105]。这些用于 MG 患者的药物没有一种被证明优于先前提到的药物，它们主要用于药物治疗无效的患者。

虽然胸腺切除术对 MG 患者的治疗已被广泛接受，但确切的适应证和手术方法仍存在很大的争议，目前正在进行一项随机对照试验，来阐明它在 MG 中的作用[106]。一般认为胸腺切除术对早发型 AChR 抗体阳性的全身型 MG 患者有效。在血清反应阴性的患者和胸腺萎缩的老年患者（没有胸腺瘤），胸腺切除术的疗效尚未证实，还存在较多争议[67,107]。手术切除胸腺瘤可以防止肿瘤在局部生长或侵入临近的纵隔组织，然而，它对 MG 的临床进程的影响小于切除增生的胸腺。MuSK 阳性的 MG 患者，胸腺对病变的参与程度较低（如果有的话），胸腺切除术的作用甚至更不明确[108,109]。

对于中度或重度 MG 患者而言，药物治疗带来的不完全获益或延迟获益是有问题的。血浆置换和静脉注射免疫球蛋白治疗明显的呼吸系统和延髓受累时（一种肌无力危象）都较为有效，且在术前使用可以降低术后并发症。这两种治疗都能够暂时改善神经肌肉传导功能，其临床疗效一般在开始治疗后 1～2 周达到最好，并可持续 2～8 周。若要维持持久的获益则需免疫抑制剂治疗。这两种疗法都较为昂贵，且只能暂时改善病情，因此不建议对大多数 MG 患者进行长期治疗[110,111]。许多报道证明，利妥

昔单抗（一种针对 MG 中 B 淋巴细胞表达的 CD20 的单克隆抗体）治疗 MG 有效。与静脉注射免疫球蛋白和血浆置换一样，该药的疗效是暂时性的，尽管疗效持续时间可能长于其他免疫调节疗法。利妥昔单抗似乎对存在 MuSK 抗体的患者特别有效，可能在 MG 中有一个对免疫抑制不敏感的部位[105]。

一些其他的药物可能加重神经肌肉传导障碍，因此 MG 患者应尽量避免使用这些药物[112]。然而，许多肌无力患者可以使用一种或多种此类药物，而不会产生任何明显的不良影响。让患者及其内科医生清楚这些可能出现的情况，并且要认识到这些药物使用可能导致疾病不明原因的恶化，这点至关重要。

与其他任何一种自身免疫性疾病相比，人们对于 MG 的发病机制了解更多。因此，MG 的治疗非常成功，虽然治疗所产生的不良反应的频率仍是一个限制因素。MG 在老年人群中更为常见，并且在疾病初期易被误诊，对药物不良反应的易感性更高。尽管在长期治疗时产生了较大的不良反应，但对大多数患者治疗有效并且其症状得到了显著改善，因此治疗 MG 通常是一种很有成就感的经历。

关键点

- 神经肌肉疾病在老年人群中较为常见且易被误认为是正常的生理衰老。
- 大多数获得性和遗传性肌病均表现为对称性近端肌无力。
- 大多数神经病变会有远端感觉症状，并且晚期会伴肌无力表现。
- 当患者主要出现肌无力和疲劳的症状，但没有感觉症状时，提示神经肌肉传导障碍、运动神经元病或肌病。
- 频繁跌倒、缓慢渐进性股四头肌和前臂/手指屈肌无力或萎缩的患者，应考虑包涵体肌炎。

（娜日松 海 荣 译，邹艳慧 校，高学文 审）

完整的参考文献列表，请扫二维码。

主要参考文献

1. Doherty TJ: Invited review: aging and sarcopenia. J Appl Physiol 95:1717–1727, 2003.

2. Doherty TJ, Chan KM, Brown WF: Motor neurons, motor units, and motor unit recruitment. In Brown WF, Bolton CF, Aminoff MJ, editors: Neuromuscular function and disease: basic, clinical, and electrodiagnostic aspects, Philadelphia, 2002, WB Saunders, pp 247–273.

7. Bean JF, Kiely DK, Herman S, et al: The relationship between leg power and physical performance in mobility-limited older people. J Am Geriatr Soc 50:461–467, 2003.

9. Rantanen T, Avlund K, Suominen H, et al: Muscle strength as a predictor of onset of ADL dependence in people aged 75 years. Aging Clin Exp Res 14:10–15, 2002.

13. Rivner MH, Swift TR, Malik K: Influence of age and height on nerve conduction. Muscle Nerve 24:1134–1141, 2001.

19. England JD, Gronseth GS, Franklin G, et al: American Academy of Neurology. Practice parameter: evaluation of distal symmetric poly-neuropathy: role of laboratory and genetic testing (an evidence-based review). Report of the American Academy of Neurology, American Association of Neuromuscular and Electrodiagnostic Medicine, and American Academy of Physical Medicine and Reha-bilitation. Neurology 72:185–192, 2009.

25. The Diabetes Control and Complications Trial Research Group: The effect of intensive treatment of diabetes on the development and progression of long-term complications in insulin-dependent diabetes mellitus. N Engl J Med 329:977–986, 1993.

28. Bril V, England J, Franklin GM, et al: Evidence-based guideline: Treatment of painful diabetic neuropathy: report of the American Academy of Neurology, the American Association of Neuromuscu-lar and Electrodiagnostic Medicine, and the American Academy of Physical Medicine and Rehabilitation. Neurology 76:1758–1765, 2011.

32. Weinstein JN, Tosteson TD, Lurie JD, et al: Surgical versus non-surgical therapy for lumbar spinal stenosis. N Engl J Med 358:794–810, 2008.

41. Mastaglia FL: Treatment of autoimmune inflammatory myopathies. Curr Opin Neurol 13:507–509, 2000.

58. Miller RG, Jackson CE, Kasarskis EJ, et al: Practice parameter update: the care of the patient with amyotrophic lateral sclerosis: multidisciplinary care, symptom management, and cognitive/behavioral impairment (an evidence-based review): report of the Quality Standards Subcommittee of the American Academy of Neu-rology. Neurology 73:1227–1233, 2009.

60. Nicolle MW: Myasthenia gravis. Neurologist 8:2–21, 2002.

66. Vincent A, Clover L, Buckley C, et al: Evidence of underdiagnosis of myasthenia gravis in older people. J Neurol Neurosurg Psychiatry 74:1105–1108, 2003.

82. O'Neill JH, Murray NM, Newsom-Davis J: The Lambert-Eaton myasthenic syndrome. A review of 50 cases. Brain 111:577–596, 1988.

92. Oh SJ, Kim DE, Kuruoglu R, et al: Diagnostic sensitivity of the laboratory tests in myasthenia gravis. Muscle Nerve 15:720–724, 1992.

94. Christensen PB, Jensen TS, Tsiropoulos I, et al: Mortality and survival in myasthenia gravis: a Danish population based study. J Neurol Neurosurg Psychiatry 64:78–83, 1998.

103. Sanders DB, Hart IK, Mantegazza R, et al: An international, phase III, randomized trial of mycophenolate mofetil in myasthenia gravis. Neurology 71:400–406, 2008.

104. The Muscle Study Group: A trial of mycophenolate mofetil with prednisone as initial immunotherapy in myasthenia gravis. Neurol-ogy 71:394–399, 2008.

105. Silvestri NJ, Wolfe GI: Treatment-refractory myasthenia gravis. J Clin Neuromuscul Dis 15:167–178, 2014.

第66章

颅 内 肿 瘤

Caroline Happold，*Michael Weller*

介　绍

根据美国脑肿瘤注册中心（Central Brain Tumor Registry of the United States，CBTRUS）统计报告的最新数据显示，颅内肿瘤与大多数癌症一样，随着年龄的增长而发生率增加；在进行年龄调整后，对于最常见的原发性脑部肿瘤，胶质母细胞瘤和脑膜瘤的发生率，在 65 岁以上的人群中达到峰值（表 66-1）[1]。因此，在持续老龄化的人口中，老年患者的脑肿瘤已成为近几十年来极为重要的课题。总之，特异性肿瘤组织学的发生率、生存预后和死亡率均不同于年轻人群。对治疗的耐受性降低、治疗的限制使用和肿瘤生物学上的多样性被认为是老年侵袭性脑肿瘤患者生存期较短的可能原因。但是大部分的脑肿瘤临床研究排除了老年人，没有资料是与治疗老年患者相关的，治疗建议也是相互矛盾的。现在一些研究老年脑部恶性肿瘤的对照研究提供了一些相关性讯息。

临 床 表 现

进展性颅内占位的主要症状是相应部位的神经功能缺损，而与脑肿瘤的组织学亚型无关。总之，原发性脑肿瘤主要发生于幕上区：胶质瘤位于大脑半球，主要是额叶（约 1/4）、颞叶（约 1/5）和顶叶（约 1/10）。肿瘤生长的主要症状包括人格改变和情绪障碍（额叶皮质）、偏侧的运动感觉症状（顶叶和运动皮质）、癫痫发作（颞叶）及失语（主要是左侧布罗卡区或韦尼克区）。脑膜瘤起源于蛛网膜帽细胞，通常不会侵袭脑实质，但是可以压迫脑实质，进而引发相同的症状。后颅窝的肿瘤很少，表现为步态不稳、共济失调、复视，是老年人最可能转移瘤的位置。

占位性病变的主要症状是头痛、恶心、晨吐和头晕，所有这些都与脑瘤扩大引起的颅内压升高有关，尤其是恶性肿瘤和非中枢神经系统肿瘤，如脑转移或中枢神经系统淋巴瘤，与肿瘤周围的水肿有关。

随着时间的推移，症状大多逐渐发展，尤其是生长较慢的脑肿瘤，如脑膜瘤，症状的表现可能需要数月或数年。有些良性脑肿瘤仅在出于无关原因的脑成像背景中偶然发现。另外，进行性侵袭的脑肿瘤，如胶质母细胞瘤，通常表现为亚急性神经症状，会发展数天或数周，但也可表现为急性起病，如局灶或全面性癫痫发作。

老年人的临床表现与年轻人相比没有明显不同，因为部位分布在所有年龄组都保持稳定。然而尤其是非特异性症状，如失语或轻度认知障碍在老年患者容易被长时间忽略，因为其经常被误认为是与年龄有关的痴呆过程或抑郁症。此外，在已有脑萎缩的患者中，颅内压升高可能在疾病过程中比平时晚表现出来，因为脑实质体积的减小允许肿瘤更大的膨胀，而不出现早期症状。急性表现如偏瘫或癫痫发作最初常被误认为是缺血事件，这就使临床评估以外的影像诊断变得尤为重要。

表 66-1　校正后的平均年龄间期和年龄特异发病率/100 000 脑肿瘤患者

诊断时的年龄	0～19	20～34	35～44	45～54	55～64	65～74	75～84	＞84
组织学								
纤维性星形细胞瘤	0.84	0.24	0.12	0.09	0.09	0.06	0.06	—
弥散性星形细胞瘤	0.27	0.50	0.58	0.61	0.79	1.02	1.14	0.68
退行发育的星形细胞瘤	0.09	0.28	0.39	0.46	0.65	0.90	0.92	0.39
恶性胶质瘤	0.15	0.41	1.23	3.59	8.03	13.09	15.03	8.95
少突胶质瘤	0.05	0.31	0.47	0.42	0.32	0.22	0.20	0.10
退行发育的少突胶质瘤	0.01	0.09	0.17	0.18	0.20	0.16	0.10	—
室管膜瘤	0.28	0.36	0.48	0.60	0.56	0.56	0.40	0.16
胚胎瘤（成神经管细胞瘤）	0.65	0.18	0.11	0.09	0.05	0.04	0.04	—
脑膜瘤	0.14	1.36	4.66	8.79	14.4	25.08	37.49	49.48
淋巴瘤	0.01	0.10	0.26	0.44	0.86	1.82	2.27	1.18

数据来源：www.CBTRUS.org

诊 断

影像检查

诊断脑肿瘤最好的影像学手段是磁共振成像（magnetic resonance imaging，MRI）。最理想的是对比增强MRI，它是脑损伤最灵敏的诊断技术。虽然目前尚无明确的诊断性影像学标志物来鉴别肿瘤实体，但不同类型的肿瘤具有一定的典型特征。脑膜瘤起源于蛛网膜帽细胞，因此在轴外生长，附着在硬脑膜上，其高度对比强化且分界清晰。与大部分的良性肿瘤相反，胶质瘤弥漫生长，浸润脑实质，通常随着恶性程度的提高而增强。然而低级胶质瘤通常显示为无对比增强且表现为低信号损伤。大部分退行发育的胶质瘤和胶质母细胞瘤钆增强明显，与血脑屏障破坏有关。胶质母细胞瘤的典型表现为额外的中枢坏死。然而这些表现在一些扫描中可不出现。中枢神经系统淋巴瘤、脑转移，甚至是脓肿会显著类似于高级胶质瘤。最后，不能单纯依赖于影像学标准进行诊断。活检或切除后的组织取样对于评估最佳治疗方式是必要的。

当需要快速影像学检查时，计算机断层扫描（computed tomography，CT）用于紧急情况。它们可以很好地鉴别附在颅底硬膜上的脑膜瘤，可能发生骨浸润，并有助于评估少突胶质细胞瘤的钙化或转移瘤的出血。然而与MRI相比，CT的影像质量较差，而它产生的辐射使它成为二线检查手段，但对于心脏起搏器植入和身体内有金属物体的不能做MRI检查的患者，CT依然是不错的选择。

腰穿

当细胞学检查发现漂浮的恶性细胞可能影响治疗方法时，例如中枢神经系统淋巴瘤或伴有脑膜扩散的转移性疾病（肿瘤性脑膜炎），脑脊液（cerebrospinal fluid，CSF）分析可用于疑似脑肿瘤的患者。在实性肿瘤的诊断中不需要腰穿检查，在先前未行脑影像学检查的患者也不应做腰穿，因为由脑脊液引流引起的急性失代偿导致的脑疝和神经功能恶化的风险增加。

分 类

继发性脑肿瘤/转移

多达30%的成人全身性肿瘤患者出现脑转移，因此这一问题在老年人中更为常见[2]。最常见的脑转移来源是呼吸道肿瘤，其次是乳腺癌和黑色素瘤[3-5]。据记载，大约10%的脑转移的原发肿瘤部位是未知的。脑转移提示预后差，尤其是当患者储备功能下降时，从此刻起的中位生存时间明显减少到3～6个月[6]，经过了原发肿瘤

强化治疗的老年人预后尤其糟糕。在对脑转移患者的大型数据库分析中显示，一种新的预后指标得到了验证，即分级预后评估（graded prognostic assessment，GPA）。它包括年龄超过60岁的患者，作为限制中位生存时间的4种预后定义因素之一。但是当各种预后决定因素混杂在一起时年龄因素的预后价值减小，后来GPA评估方法在特异性原发肿瘤亚组得到印证。患者的年龄是一个非常重要的因素，尤其是在脑转移最频繁的人群中（如肺癌患者），适用于非小细胞肺癌和小细胞肺癌[7,8]。除此之外，脑转移的治疗在年轻和年老患者中是相似的，依赖于全身状况的控制，包括切除（在单个转移的情况下）或姑息性全脑照射。如果发生转移瘤播散（肿瘤性脑膜炎），患者的年龄被确认为不依赖于治疗的预后因素，其总体的中位生存时间在大于60岁的患者是3.2个月，在小于60岁的患者是6.3个月[9]。

原发性脑肿瘤

根据世界卫生组织（World Health Organization，WHO）基于原发性脑肿瘤的组织学表型的分类包括：神经上皮来源的胶质细胞、脑膜细胞或淋巴细胞，而中枢神经系统淋巴瘤被分级为良性（WHO Ⅰ）到更有侵袭性的形式（WHO Ⅲ、WHO Ⅳ），基于其生物学行为[5]。两种最高发的肿瘤是脑膜瘤和胶质瘤，脑膜瘤是主要的非恶性原发肿瘤，占所有原发性脑肿瘤的36.1%；胶质瘤分别占总数的28%和恶性脑肿瘤的80%，WHO Ⅳ胶质母细胞瘤是其中最重要和致死性的亚组[1]。脑膜瘤和胶质母细胞瘤及中枢神经系统淋巴瘤的发病高峰在老年，患者的年龄是不依赖于治疗的预后因素。表66-2描述了不同年龄组胶质母细胞瘤的相对生存率。

表66-2 不同年龄组胶质母细胞瘤的相对生存率

年龄组	患者数量	1年生存率/%	2年生存率/%	5年生存率/%	10年生存率/%
0～19	393	56.0	32.6	18.2	12.6
20～44	2953	67.2	36.8	17.6	10
45～54	5448	54.1	22.2	6.5	3.1
55～64	8004	42.3	15.1	4.1	1.5
65～74	7495	25.3	8.3	2.0	0.8
＞74	6318	10.6	3.1	0.9	—

数据来源：www.CBTRUS.org

胶质瘤

胶质瘤是成人最常见的恶性原发脑肿瘤，更高的年龄是独立负性预后因素[1,10]。即使是侵袭性小的低级胶质瘤，在老年人的病程发展也不好，与年轻人相比，要早期进行治疗，包括外科切除或放射治疗，通常放射剂量可达50.4Gy。EORTC22033-26033试验研究了替莫唑胺（temozolomide，TMZ）化疗作用于低级胶质瘤（大于40岁的高龄患者）时与标准放疗（28

×1.8Gy）方案的对比，最近的数据分析正在进行。即使这样，大部分老年人的原发胶质瘤是高级别胶质瘤，大约 50% 恶性胶质瘤患者年龄大于 60 岁[1]。因为这类肿瘤预后较差，在老年人群发病率增加，在此对恶性胶质瘤进行较详细的讨论。

尽管治疗已经进展，但恶性胶质瘤（成胶质细胞瘤）仍是致死性疾病，基于人群的研究证实，年龄是个重要的生存预后因素，在老年人群中总体生存时间明显缩短[11,12]。一项里程碑式的研究评价了 TMZ 的作用，在 573 名 18~70 岁患者的队列研究中发现，一种烷基化疗试剂与单独的、标准的放射治疗相比，总体生存时间延长，从 12.1 个月上升至 14.6 个月[13]。然而大于 65 岁的亚组变化较小，因为没有包含大于 70 岁的研究对象，所以该实验没有针对老年人群的建议，从而使关于老人的应用存在疑点[14]。前替莫唑胺时代的两个大型监测、流行病学和最终结果（Surveillance, Epidemiology, and End Results，SEER）项目数据库分析研究提示老年患者处理上存在不足，很少给予治疗（包括外科手术、放疗或化疗），使总体生存时间缩短 4 个月。在年龄大于 70 岁的人群，手术和放疗也不作为标准治疗使用[11,15]。在过去的 10 年里，首个随机研究评价了老年恶性胶质瘤不同治疗的作用。Keime-Guibert 及其同事分析了 85 名大于 70 岁患者的队列研究，50.4Gy 放疗与单独积极支持治疗相比，结果提示中位生存时间分别延长了 6.7 个月和 3.9 个月[16]。在后 TMZ 时代，2012 年报道了两项大型随机三期研究（NOA-08 和 Nordic 实验）[17,18]，两个实验都对比了基于化疗的一线治疗和放疗，尤其是在老年人群。NOA-08 实验对比了 65 岁以上患高级别星型胶质瘤（Ⅲ/Ⅳ级）单一模式剂量浓度 TMZ 方案（7 天用/7 天停）和标准 60Gy 放疗的效果，结果提示化疗效果更优，但是代价是骨髓毒性增加。Nordic 实验评估了 60 岁以上老年人的 2 种化疗方案（标准 60Gy 和低级的 34Gy）及标准的 28 天中 5 天应用 TMZ，其中一个亚组年龄大于 70 岁，结果提示 TMZ 和低级放射相当，标准放射效果较差。总之两个实验都肯定了在老年人群中进行化疗这一治疗方式，两个实验也都认可了甲基鸟嘌呤 DNA 甲基转移酶（methylguanine DNA methyltransferase，MGMT）启动子甲基化对肿瘤患者 TMZ 治疗的益处。MGMT 是 DNA 修复蛋白，MGMT 启动子甲基化是恶性胶质瘤患者生存的预测性因子，根据欧洲癌症研究与治疗组织/加拿大国家癌症研究所（European Organisation for Research and Treatment of Cancer/National Cancer Institute of Canada，EORTC/NCIC）试验的患者人群进行评估，用烷基化疗[19]。几个后来的实验肯定了 MGMT 启动子甲基化对于老年恶性胶质瘤患者的正向预后作用[20,21]，在这些患者中，启动子甲基化影响预后[22]。因此老年恶性胶质瘤患者目前的治疗由单纯放疗转换为多生物标记驱使的治疗方案。对 MGMT 甲基化患者，予以单一模式 TMZ 治疗而不是放疗[14]。其他在年轻患者中

表现出明显作用的生物标记，在老年患者中无明显相关性，例如，IDH1 突变在恶性胶质瘤患者中有预后作用，但在老年患者完全缺如[23]。其他依赖于年龄的基因性改变对于恶性胶质瘤患者生存率的潜在影响[24]还未被确认。

脑膜瘤

脑膜瘤是最频繁发生的成人原发肿瘤，占原发颅内肿瘤的 1/3[25]，随着年龄的增长，发病率逐渐增加[1]。明显增高的发病率可能与影像学检查的广泛应用有关，尤其是在老年人，导致脑膜瘤的高检出率，即使是在无症状患者。总之，组织活检中良性脑膜瘤（WHO Ⅰ）在一些出版物上被报道可高达 98.5%[1]；其他报道也见过低一点的百分比[5]。只有很少的脑膜瘤表现出恶性征象，被归类为 WHO Ⅱ 或 WHO Ⅲ型，据记载，在那些侵袭性亚型中，年龄是生存相关因素：年龄为 24~44 岁的年轻患者的 10 年生存率是 84.4%，而在大于 75 岁的年龄组，10 年生存率是 33.5%[1]。对于 WHO Ⅰ型肿瘤组，治疗策略取决于肿瘤位置和患者的总体情况，随诊观察是一种选择，尤其是无症状患者，由于肿瘤生长缓慢，可能在数十年间不会威胁患者生命。否则手术是第一选择，加之组织学支持良性病因。一旦肿瘤被切除，许多老年患者不会复发。特别是对于可能有多种并发症的衰弱的老年患者，麻醉和围手术期并发症的风险必须与肿瘤切除的潜在获益相平衡。对于不能切除的脑膜瘤患者（如离脑干或高危功能区太近）或总体健康状况太差的患者不能进行手术，对于超过 70 岁的患者来说，立体定向放射治疗是个有价值的、安全的治疗手段。而对 121 例立体定向放射治疗的脑膜瘤患者回顾性分析中，没有观察到与治疗相关的死亡率或高Ⅱ级的毒性[26]。

原发性中枢神经系统淋巴瘤

原发性中枢神经系统淋巴瘤（primary central nervous system lymphoma，PCNSL）是一种高度恶性的肿瘤，常表现为不利的生长动力学，发生率是 0.44/100 000，并且几乎半数诊断 PCNSL 的患者年龄大于 60 岁[27]。在年轻患者可以达到治愈，而在老年患者几乎达不到治愈[28]。老年人 PCNSL 的肿瘤生物学对积极化疗的副作用存在高度敏感性，经常行全脑放射治疗，是造成这种差异的主要原因。老年癌症患者总体来说经过肿瘤特异性治疗容易发生神经认知障碍[29]，因此即使高剂量化疗，包括甲氨蝶呤（methotrexate，MTX），对于老年患者的肿瘤也是有效的。神经毒性，包括痴呆和共济失调的比例，比想象的高得多。同样，在包括 174 名 65 岁及以上患者的大型回顾性研究中[30]，显示全脑放射治疗可促进严重的神经毒性作用，而化学和放射治疗的结合在回顾性分析中发现增加了短期和长期毒性[31,32]。这个结论在最近的一项前瞻性临床 PCNSL 实验的亚组分析中得到

了确认，实验总体评估了 526 名患者，其中 126 名大于 70 岁，观察大剂量甲氨蝶呤（high-dose methotrexate，HD-MTX）化疗和全脑放射治疗的疗效及毒性，比较两者的无进展生存率和总体生存率[33]。老年人反应率低、死亡率高。老年人和年轻人的主要不同是反应间期的长短，决定了后续的主要治疗。即使这样，很多老年患者 HD-MTX 单一治疗也是有效、安全的[34,35]，甚至大于 80 岁的患者也可耐受高剂量的化疗方案[36]。而且由于 MTX 代谢的特点，减小总的 MTX 剂量对于老年患者非常必要，因为老年人的肾小球滤过率是减少的。

外科手术对于 PCNSL 的作用仍存在争议。数十年来，组织学活检确认是诊断的黄金标准。这类肿瘤一般不考虑手术切除。但是近年的研究分析提示，切除延长了无进展的时间和总体生存时间[37]。当面临选择时要承担潜在外科手术风险，如共病，对于老年人和年轻人都适用。

治　疗

外科治疗

任何可行的时候，整个肿瘤切除对所有脑肿瘤都是个选择。在一些肿瘤，尤其是那些良性的、非侵入性的、生长缓慢的肿瘤，这种办法是治愈性的，这样的肿瘤包括脑膜瘤和听神经瘤。对于侵袭性更高的肿瘤，肿瘤切除仍可改善无进展的预后和总体生存率[38]。一般而言，与年龄相比，手术范围的决定更取决于占位性病变的位置和患者总体健康状况的安全性[38a,38b]。过去的数十年中，没有数据显示老年人脑手术并发症发病率更高[39,40]。切除范围看似对于老年人更重要；一系列的活检和切除的比较发现，大范围切除患者获益更多[41-43]，死亡风险降低，中位生存时间延长。但是还没有前瞻性随机试验评估手术对于老年患者生存的益处大小。而且要强调的是，共病的高发生率影响了老年患者手术和麻醉的风险，且并发症如通气延长、凝血障碍等可使恢复时间延长。

放疗

放疗是脑肿瘤治疗的主要方法，在很长的一段时间

内，对于老年脑恶性胶质瘤患者，放疗是唯一的一线治疗，因为其治疗死亡率低。术后放疗早期就表现出延长老年患者生存时间的作用[15,44,45]，这一现象在一项大于 70 岁恶性胶质瘤患者的随机临床试验中得到了确认，其将放疗与较好的营养支持进行了比较[16]（表 66-3）。对于大部分不完全切除的病例而言，尤其是恶性肿瘤患者或侵袭性小的肿瘤，如脑膜瘤患者，放疗的目的是控制局部肿瘤和延长生存期。在少部分病例中，放疗是一种治愈性手段，但一般不适用于老年人。关于最好的放射过程，一项前瞻性随机对照试验评估了 60 岁以上老年恶性胶质瘤患者的总体生存率，结果显示，60Gy 30 分级标准的 6 周方案与短程低分级 40Gy 15 分级相比较[46]，中位生存时间没有明显差异，这说明老年患者适合低分级放射方案，尤其是进展性肿瘤患者和生存期有限的患者，简单的放疗方案、较短的住院时间可以提高患者的总体生活质量。要注意放射诱导的神经毒性，尤其是全脑放射患者，在与其他危险因素如年龄并存时，放射导致的神经毒性增加[47]。肿瘤进展的患者，生存期缩短使患者的神经毒性症状明显减少，但是非进展性肿瘤患者，尤其是 PCNSL 患者，脑白质病和脑萎缩伴随严重认知障碍可能在病程中出现，并影响患者的健康[30,32]。

化疗

EORTC/NCIC 研究将 TMZ 加入到先前的标准化疗治疗中，其延长了所有被分析组患者的总体生存时间，一般认为化疗是治疗恶性胶质瘤的有效方法[13]，亚组分析确认了化疗对于 60～70 岁患者的益处；尽管如此，更细致的非特异回顾性统计分析提示，随着年龄增加这一益处减小[48]。TMZ 治疗方案常导致年龄相关并发症和频发的免疫功能低下、骨髓储备下降，但该方案应用于老年人群效果怎样仍不清楚，因为 EORTC/NCIC 研究收集的是年轻患者的数据，故不能直接应用于老年人群。NOA-08 和 Nordic 实验中应用了不同的 TMZ 方案：7/7（1 周用/1 周停）和标准的 5/28 方案。尽管这些组间不能进行比较，但都显示提高了生存率[17,18]。因为 7 天用/7 天停方案的毒性高于 5/28 方案，所以建议应用 5/28 方案[14]。总之，两项研究均肯定了在高级胶质瘤老年人

表 66-3　老年胶质瘤患者随机临床试验

研究	患者数量	患者年龄/岁	方案	生存率	P 值
Roa 等[46]（随机）	100	>60	60Gy（30×2）vs.40Gy（15×2.6）	5.1 月 vs.5.6 月	0.57
Keime-Guibert 等[16]（随机）	85	>70	50.4Gy（28×1.8）vs.支持性护理	29.1 周 vs.16.9 周	0.002
Wick 等[17]（III期）	373	>65	60Gy（30×2）vs. TMZ 7/7	9.6 月 vs.8.6 月	0.033
Malmstrom[18]（III期）	291/123	>60/>70	60Gy（30×2）vs.34Gy（10×3）vs. TMZ 5/8	6.0/5.2 月 vs.7.5/7 月 vs.8.3/9.0 月	0.24/0.02 0.01/0.0001

群中 TMZ 化疗的作用。先前频繁使用的硝基脲，如洛莫司汀（CCNU）仍被认为是治疗脑肿瘤的有效的烷化剂，由于毒性较高，它们的使用主要局限于复发情况。如果老年患者不宜移动、认知功能减退或总体健康状况较差，洛莫司汀可每 6 周在监督下使用。推测这种方法极有可能对有 MGMT 启动子甲基化的患者比没有 MGMT 启动子甲基化的患者更有效。贝伐珠单抗，血管内皮生长因子（vascular endothelial growth factor，VEGF）的单克隆抗体，频繁应用于恶性胶质瘤，因为恶性胶质瘤血运丰富且大量表达血管前因子形成新生血管。在老年患者中，两项评估贝伐珠单抗联合化疗作用的 II 期研究显示，使用贝伐珠单抗的无进展生存期更好：一项用于新诊断的胶质母细胞瘤，另一项用于复发性胶质母细胞瘤。对于大于 50 岁的患者采用贝伐珠单抗甚至比年轻患者一线标准放疗获益更大[49,50]。在复发患者，贝伐珠单抗对于大于 55 岁患者更加有益，这些患者 VEGF 表达水平高，而且由于贝伐珠单抗的类固醇激素节省作用，这些患者的地塞米松使用量减少，它对增强对比的肿瘤部分，以及周围的肿瘤水肿起作用[51]。由于老年患者通常需要多种适应证的药物治疗，所以贝伐珠单抗的类固醇激素节省作用减少了可的松的副作用。但当老年人需要应用抗凝剂或易于发生血栓栓塞事件时，要注意贝伐珠单抗可促进出血和血栓。

最后，回顾性分析发现 HD-MTX 即使应用在老年 PCNSL 患者中也是有用的[34,35]。只在 G-PCNSL-SG-1 III 期大于 70 岁的亚组（526 人中有 126 人）研究中，发现明显的低反应率和较高的甲基毒性，生存率也降低。权衡每个患者的风险，减少 MTX 剂量，当肾小球滤过率降低时，骨髓毒性增加或发生其他副作用。

支持治疗

除了原发性肿瘤的特异性治疗，脑肿瘤患者经常需要支持治疗控制肿瘤侵袭、肿瘤周围水肿，或甚至治疗本身的相关症状。通常应用类固醇激素消除肿瘤周围水肿、减少占位效应，改善头痛、神经功能缺损等临床症状[52,53]。通常选地塞米松，这是因为其强大的糖皮质活性和长半衰期。其他的类固醇适应证包括化疗引起的恶心、呕吐[54]和 PCNSL 特异性病例。类固醇被认为是主要的治疗[55]。至于对类固醇的反应，老年人和年轻人一样[56]。但是糖尿病、骨质疏松和精神性副作用很常见，老年患者容易出现毒性反应，无论是长期还是短期类固醇治疗，因为其发病率较高。

因为癫痫是脑损伤的常见症状，一大部分的老年患者在病程中需要抗癫痫治疗[57]，一般选择与其他药物之间相互反应小（特别是合并用药较多的老年人）及没有有机毒性的制剂，需要从小剂量开始，小心滴定。因此，大多数较老的药物不再用于一线抗癫痫治疗。

例如，卡马西平和苯妥英起酶诱导剂的作用、丙戊酸起酶抑制剂的作用，因为与诸如华法林（香豆素）和化疗剂药物存在相互作用。同样，在开这些药物类别时，必须考虑心脏和肝的副作用，以及诱发的骨质疏松症；因此，这些副作用对比年轻患者更易危及老年患者。更重要的是，药物过量可诱导严重的脑病。然而，即使是新药也有副作用，肾代谢的左乙拉西坦（通常在年轻患者中耐受良好）会导致老年患者严重的疲劳和眩晕，影响他们的生活质量。总之，所有支持治疗都需要监测潜在的副作用，需减少剂量或更换药物[58-60]。

结 论

总的来说，随着年龄的增长，原发性和继发性脑肿瘤的发病率显著增加。因此，对于任何有进展性神经系统缺陷的老年患者，包括不太典型的表现，如认知障碍和意识混乱，都应仔细评估神经系统症状，并使用适当的影像学技术完成诊断。在可行的情况下，应寻求病理组织学的确诊。如果出现症状或恶性病变，治疗也应包括手术切除，如果可能的话，也应在老年人群中进行。根据肿瘤的起源，可以放疗和化疗（单独或联合），可以在手术后进行，辅助治疗不再局限于年轻患者。当毒性风险平衡良好时，对老年患者进行积极治疗有助于提高总体生存率[61]。最近更多的随机实验致力于评估最佳治疗策略（在老年人口逐渐增加的情况下）。

关键点

- 随着年龄增加，脑肿瘤发病率显著增加。
- 脑膜瘤（良性）和胶质母细胞瘤（恶性）是在老年人发现的最常见的原发性脑肿瘤。
- 脑肿瘤的临床表现可能会因肿瘤的部位而异，并且可能与其他老年患者常见疾病类似。
- 为了进行诊断，除了神经系统检查和影像学检查以外，应尽量进行肿瘤组织取样和组织病理评估。
- 良性肿瘤只能通过外科手术彻底切除而治愈，恶性肿瘤总是需要多种治疗方法联合，包括手术、放疗和化疗。
- 最近针对老年人群的恶性神经胶质瘤的研究已证实，强化肿瘤特异性治疗可带来生存益处。如果毒性风险得到了很好的平衡，则老年患者的积极治疗可能有助于改善总生存期。
- 由于老年患者经常出现合并症，因此必须密切监测肿瘤特异性和支持性药物的副作用。

（张 微 译，王衍富 校）

完整的参考文献列表，请扫二维码。

主要参考文献

1. Ostrom QT, Gittleman H, Liao P, et al: CBTRUS statistical report: primary brain and central nervous system tumors diagnosed in the United States in 2007-2011. Neuro Oncol 16(Suppl 4):iv1–iv63, 2014.

3. Barnholtz-Sloan JS, Sloan AE, Davis FG, et al: Incidence proportions of brain metastases in patients diagnosed (1973 to 2001) in the Metropolitan Detroit Cancer Surveillance System. J Clin Oncol 22:2865–2872, 2004.

5. Louis DN, Ohgaki H, Wiestler B, et al: WHO classification of tumours of the central nervous system, Lyon, France, 2007, IARC Press.

13. Stupp R, Mason WP, van den Bent MJ, et al: Radiotherapy plus concomitant and adjuvant temozolomide for glioblastoma. N Engl J Med 352:987–996, 2005.

14. Weller M, van den Bent M, Hopkins K, et al: EANO guideline for the diagnosis and treatment of anaplastic gliomas and glioblastoma. Lancet Oncol 15:e395–e403, 2014.

16. Keime-Guibert F, Chinot O, Taillandier L, et al: Radiotherapy for glioblastoma in the elderly. N Engl J Med 356:1527–1535, 2007.

17. Wick W, Platten M, Meisner C, et al: Temozolomide chemotherapy alone versus radiotherapy alone for malignant astrocytoma in the elderly: the NOA-08 randomised, phase 3 trial. Lancet Oncol 13:707–715, 2012.

18. Malmstrom A, Gronberg BH, Marosi C, et al: Temozolomide versus standard 6-week radiotherapy versus hypofractionated radiotherapy in patients older than 60 years with glioblastoma: the Nordic randomised, phase 3 trial. Lancet Oncol 13:916–926, 2012.

22. Reifenberger G, Hentschel B, Felsberg J, et al: Predictive impact of MGMT promoter methylation in glioblastoma of the elderly. Int J Cancer 131:1342–1350, 2012.

23. Hartmann C, Hentschel B, Wick W, et al: Patients with IDH1 wild type anaplastic astrocytomas exhibit worse prognosis than IDH1-mutated glioblastomas, and IDH1 mutation status accounts for the unfavorable prognostic effect of higher age: implications for classification of gliomas. Acta Neuropathol 120:707–718, 2010.

24. Batchelor TT, Betensky RA, Esposito JM, et al: Age-dependent prognostic effects of genetic alterations in glioblastoma. Clin Cancer Res 10(Pt 1):228–233, 2004.

30. Ney DE, Reiner AS, Panageas KS, et al: Characteristics and outcomes of elderly patients with primary central nervous system lymphoma: the Memorial Sloan-Kettering Cancer Center experience. Cancer 116:4605–4612, 2010.

33. Roth P, Martus P, Kiewe P, et al: Outcome of elderly patients with primary CNS lymphoma in the G-PCNSL-SG-1 trial. Neurology 79:890–896, 2012.

41. Chaichana KL, Garzon-Muvdi T, Parker S, et al: Supratentorial glioblastoma multiforme: the role of surgical resection versus biopsy among older patients. Ann Surg Oncol 18:239–245, 2011.

46. Roa W, Brasher PM, Bauman G, et al: Abbreviated course of radiation therapy in older patients with glioblastoma multiforme: a prospective randomized clinical trial. J Clin Oncol 22:1583–1588, 2004.

50. Lai A, Tran A, Nghiemphu PL, et al: Phase II study of bevacizumab plus temozolomide during and after radiation therapy for patients with newly diagnosed glioblastoma multiforme. J Clin Oncol 29:142–148, 2011.

60. Saetre E, Perucca E, Isojarvi J, et al: An international multicenter randomized double-blind controlled trial of lamotrigine and sustained-release carbamazepine in the treatment of newly diagnosed epilepsy in the elderly. Epilepsia 48:1292–1302, 2007.

61. Scott JG, Suh JH, Elson P, et al: Aggressive treatment is appropriate for glioblastoma multiforme patients 70 years old or older: a retrospective review of 206 cases. Neuro Oncol 13:428–436, 2011.

第 **67** 章 | 脊髓和神经根性疾病

Sean D. Christie，*Richard Cowie*

老年人脊髓疾病的大多数病理过程与脊柱的退行性变或脊髓供血不足有关。即便如此，许多其他年龄组的常见疾病在老年人中也可出现。在大多数患者中，一个明确的诊断可以通过临床病史及仔细的辅助检查得出。

有时很难对老年人的神经系统进行评估，因为不能获得明确的病史，或者目前存在的并发症掩盖了症状和体征。例如，肌肉萎缩引起周围神经病变和深腱反射消失。尽管如此，通过检查神经系统的体征来分析神经系统疾病是如何进展的仍可以为脊髓疾病提供定位指导。在进行影像学检查之前，这些损伤通常可以定位在颈段、胸段、腰段和骶段。

颈神经根病和脊髓病

一般情况

对颈椎退行性疾病神经放射学的研究起源于 20 世纪 50 年代[1]。颈椎的退行性改变从椎间盘的脱水和碎裂开始。随着年龄的增长，椎间盘纤维环弹性降低，髓核含水量减少，最终导致椎间盘高度降低。因此，颈椎活动程度受到限制，椎体终板受到的压力增大。继发性骨赘刺激使椎间盘周围增生，形成骨嵴突入椎管。关节突关节退变合并椎体骨刺的形成将导致椎孔和神经孔的减小，在大多数患者中，脊椎活动能力逐渐丧失，在一些案例中脊椎的过度活动可能会发展甚至形成关节半脱位。黄韧带的病理改变导致弹性减退和旋转能力下降，进一步缩小了椎孔的直径。当颈部拉伸时，这种骨质增生和黄韧带对脊柱的限制性影响是最大的[2]。这些变化导致椎管内脊髓和神经根运动受到限制。

营养脊髓的椎动脉反复受压及闭塞可能会进一步危害神经功能。如果有颈部动脉近端闭塞性病变，这种影响会加重。有时候，颈部突然的扭转或前屈会导致颈椎间盘的急性碎裂而导致脊髓或神经根受压，同样的机制也会导致脊髓出血。

随着年龄的增长，这种退行性改变的严重性及程度也会增加[3]。流行病学[4,5]研究表明，大多数退行性病变发生于重体力劳动者。

影像学研究表明，当椎管及椎间孔受限时，颈椎病的神经系统后遗症越来越多[6]。然而，大的骨刺的存在和脊椎半脱位会加重这种情况。颈 5～6 和颈 6～7 水平是最易受影响的，因为它们是从较不稳定的颈椎到胸椎上部相对稳定部分的过度点[5,7]。

临床上，脊柱前凸消失，头部前倾。如果胸椎的自然后凸过大，上颈椎就会代偿性前凸以保持视线水平。很多患者主诉疼痛反复发作、颈部僵硬及运动时有声响。疼痛放射到枕骨、双肩及肩胛部。

神经根病

椎间盘的骨刺及关节面的肥大引起神经孔逐渐缩小，从而压迫及限制了神经根的运动。疼痛沿神经根分布放射到手臂，呈钻孔样疼痛，在做抬举及前伸动作时加重。疼痛一般伴随着感觉异常及感觉缺失。在一些患者中以感觉症状为主，肌无力较少，偶尔也会发生，一些相应的条件反射也会消失[7]。

颈椎病

颈椎病是老年人慢性脊髓压迫最常见的原因。临床范围广泛，取决于许多相互影响的因素和脊髓损伤的发病机制。压迫导致前角细胞及侧索、后索细胞萎缩。通常情况下首发症状是隐匿的，病史可以追溯到数月甚至数年前[8]。在手臂上下运动神经元起重要作用[9]。

患者主诉上肢麻木、无力、灵活性丧失是很常见的。肌肉萎缩伴随节段性前角细胞损伤，在颈椎受压高时影响近端肌肉，受压低时影响远端肌肉。手臂的腱反射消失经常由脊髓损伤引起，桡骨膜反射消失通常是第五颈椎以上病变导致的，这些情况在老年人中最常见[10]。相反，当患者下肢明显痉挛时会主诉下肢沉重，像灌铅一样，走路拖沓。当后柱损伤时，振动觉和关节位置觉降低，某种程度的共济失调就会出现。很多患者主诉感觉迟钝及上下肢断断续续的麻木。

偶尔，当受到严重创伤或突然的颈部拉伸，如跌落时，症状可能突然出现。这种情况下，中央型脊髓损伤是常见的，前角细胞受损严重以至上肢活动明显减弱，脊髓周围区域相对较轻，所以下肢痉挛程度不严重。这种综合征常伴有上肢疼痛，尤其是手，还伴有暂时的感觉丧失，这是由于位于交叉部位的脊髓丘脑纤维束受到了损伤。几乎不会产生脊髓半切综合征。

这些神经系统疾病可能与椎基底动脉供血不足有关，其中症状的出现通常与旋转和拉伸颈部有关。脊髓型颈椎病患者的临床症状必须与其他有相似症状和体征的疾病区别开，这些疾病包括多发性硬化症、肌萎缩侧索硬化

（amyotrophic lateral sclerosis，ALS）、脑血管疾病、脊髓肿瘤、脊髓空洞、正常压力脑积水和周围神经病变。

诊断程序

颈椎的 X 线平片显示相邻椎间盘空隙缩小和邻近骨皮质硬化，骨赘形成，力线不良和管径变小。颈椎病患者的平均最小椎管直径即前后径（anteroposterior，AP）是 11.8mm[11]，直径小于 10mm 很可能与脊髓型颈椎病有关[12]。AP 直径超过 16mm，很少产生病理变化。图 67-1 前后位 X 线片可显示骨刺和椎管的大小[13]。斜位片可看到椎管神经孔。一些研究者[14-16]已经证明了，随着年龄的增长，退行性改变发生率增加，65 岁以上的老年人中 70%～90% 有影像学改变。因此，有症状组和无症状组与 X 线片显示的结构改变相关性差，同样灵敏度和特异度也无差异。仅单独的 X 线片不能指导治疗。

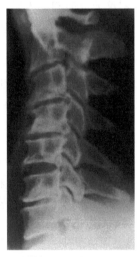

图 67-1　颈椎侧位平片显示椎关节广泛强直，椎间盘高度降低和椎骨前骨赘。这个患者有一个小的椎管骨赘在 4～5 椎间盘和颈 3～4 前缘。

当临床症状显示脊髓节段或神经根受压时，应考虑手术治疗，神经影像学研究是必需的。磁共振成像（magnetic resonance imaging，MRI）在很大程度上取代了脊髓造影，它可以显示椎间盘退变、骨赘大小及脊髓受压程度（图 67-2）。MRI 显示了脊髓异常（如脊髓空洞症、脱髓鞘；见图 67-2）有助于排除其他疾病，包括 Chiari 畸形和脊髓肿瘤。MRI 检查结果与功能不良结局相关的磁共振成像研究结果包括椎管内实质 T2 高信号和椎管横断面小于 45mm² [17]，不足的是，MRI 扫描很难显示出钙化的结构，如骨赘、钙化的韧带和椎间盘，此时计算机断层扫描（computed tomography，CT）可作为选择。

CT[18,19]可以显示椎管的形状和大小，以及广泛钙化的韧带，但它不能显示椎体移位、椎间盘突出、纵韧带膨出的细节，除非鞘内注射造影剂。现在只有 MRI 禁忌时才使用脊髓造影，如患者植入起搏器、神经调节设备，或者大脑动脉瘤夹的材料为钛或钛合金[20]。

管理

神经根型颈椎病伴随颈部疼痛在没有外科介入的情况下就有超过 90%患者好转[21]。可以通过多种方法缓解严重的症状。这些方法包括非甾体抗炎药（nonsteroidal anti-inflammatory drug，NSAID），阿片类药物和神经性药物如加巴喷丁及其衍生物。物理治疗包括牵引，这些方法可能会减小症状的严重程度[22]。

神经根型颈椎病的外科介入治疗目的在于消除神经根受压的影响。手术方式包括前路、后路，其取决于压迫的位置和来源；对神经系统功能的恢复预后良好[23-25]，但肌肉萎缩的恢复很少达到令人满意的效果。外科手术适用于颈椎病患者对非手术干预无效或者神经损伤加重或出现新的损伤。对症状严重到不能参加日常活动的患者也应给予考虑。最后，患者必须能够承受手术带来的负担，包括全身麻醉。

脊髓型颈椎病的自然病程是多变的和不可预测的。许多患者的病程是慢性的，以病情恶化为特征，中间有一段稳定期，而另一些患者的病程则是渐进性的[9,26]。大多数患有脊髓型颈椎病的老年患者不需手术治疗。通常，非手术治疗可以加速进展和缓解症状。保守治疗包括颈托固定以减少重复性创伤、非甾体抗炎药，以及关

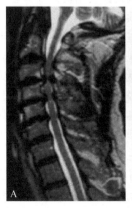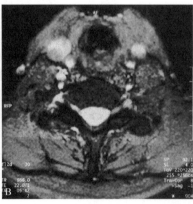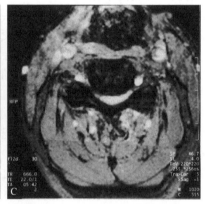

图 67-2　A. 颈椎侧位 MRI 显示后骨赘压迫脊髓，黄韧带扭曲。B. 正常颈椎横断面图像，显示脊髓被脑脊液环绕。C. 患者在 A 图中的横断面图像，显示严重脊髓狭窄和脊髓受压。

于避免潜在性损伤活动的教育。

当脊髓型颈椎病影响患者正常生活，进展迅速或者是影像学证明有严重的脊髓压迫或不稳定时，应该进行手术。当达到三个椎间隙受影响时，就需要进行椎间盘或骨刺前路减压，后路减压包括椎板切除、椎板成形术，适用于更广泛的狭窄。一般来说，手术的主要目的是在脊髓发生进一步损伤之前阻止神经功能减退。然而研究表明，手术对神经功能的改善比我们预想的好很多[27]。

手术的预后取决于多种情况，包括症状和严重程度的持续时间。症状持续时间越长，减压后神经功能恢复越差[28]。同样，症状越严重[29]，预后也会越差，融合加减压限制手术部位的运动，可能会减轻与运动相关的血管功能不全，并防止进一步恶化[9]。

脊 髓 压 迫

类风湿性关节炎

颈部疼痛和僵硬是活动期类风湿性关节炎（rheumatoid arthritis，RA）患者经常的主诉，当上颈部神经根受压时，枕部会有放射痛和皮肤麻木。这些症状可能提示滑膜炎造成寰椎横向韧带破坏引起寰枢椎半脱位。可能有齿状突旋转半脱位和垂直迁移的齿状突进入颅骨的枕骨大孔（颅骨沉降或颅底内陷）。33%的类风湿性关节炎患者发生寰枢椎半脱位，这些患者可以没有症状，直到脊髓压迫达到8～9mm。一旦发生脊髓病变，大多数患者病情恶化，50%的患者生存期不足6个月。大约20%的患者颈部平片显示颈椎半脱位。往往影响几个节段，产生"阶梯"样脊椎畸形。在这种情况下，脊髓压迫症和脊髓病很常见。

大多数患者上肢功能逐渐恶化，并伴有刺痛、麻木、Lhermitte现象、步态不稳，甚至膀胱、胃肠道功能障碍。这些症状通常是由严重的外周关节疾病和肌肉萎缩引起的。脊髓丘脑功能异常、反射亢进、肌张力增高、足底伸肌反应有助于与周围神经病变相鉴别。颅颈交界区三叉神经核和束受压可能会产生面部麻木或感觉异常，颅神经检查（第Ⅸ～Ⅻ对颅神经）可伴有颅骨沉降。

影像学检查要求颈椎伸屈位片，其次核磁共振成像，它能显示脊髓的压迫或扭曲（图67-3）。

当有进行性或明显的寰枢椎半脱位，或有神经系统患病率增加的临床证据时，必须考虑手术治疗。大多数患者有极严重的基础疾病，如肺纤维化、贫血、皮萎缩、长期激素或其他免疫抑制剂治疗，这些都增加手术风险，需要与患者及其家属或护理者进行核实。对于一些患者，尤其是那些身体衰弱的患者，使用颈托替代手术也许是控制颅颈不稳定的最佳选择，尽管使用的耐受性是有限的。

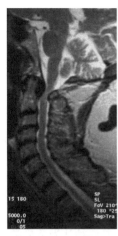

图 67-3 颈椎 MRI，说明类风湿性关节炎导致颈椎管狭窄、颅沉降和颈椎不稳定。

手术入路和手术过程可包括前路、经口或后路减压联合内固定，然而，这些治疗措施的时机仍然存在争议[30]。

胸椎间盘突出

胸椎间盘突出是脊髓压迫的一个罕见原因，但老年人常发生，因为其与椎间盘纤维环的退化有关。Russell[31]指出，67%的胸椎间盘突出发生在第8～11椎间隙。大部分患者有一个长期的逐渐进展的脊髓病病史，伴随感觉和运动症状也是很常见的。然而，49%的患者主诉神经根疼痛和感觉迟钝。有时病变进展迅速，导致弛缓性截瘫[32]。当运用MRI对进行性神经功能缺陷患者进行检查时，胸椎间盘突出可被证实。此种原因引起的脊髓压迫预后不良，除非进行外科手术。单纯的减压性椎板切除术效果不能令人满意，肋骨椎骨横突切除术和经椎弓根、经胸廓的手术方法是推荐使用的[31,33]。微创的手术方式[34]可以使患者，特别是老年人更好地耐受，且术后恢复快。

硬膜内肿瘤

硬膜内肿瘤引起局部脊髓和神经根受压。脑膜瘤约占原发脊髓肿瘤的25%，其中80%发生在女性。其最常见于60岁老人，80%发生在胸椎。大多数患者主诉局部或神经根疼痛，这种疼痛的意义往往在很长一段时间内没有被认识到，直到进展到痉挛性下肢轻瘫，随之而来的是感觉和膀胱功能障碍[35]。

X线平片检查几乎不能发现病变，只能由脊髓造影或更常见的MRI[36]来诊断。一般外科减压术效果较好，Levy及其同事[37]报道：1/3的截瘫患者肿瘤切除后能行走[38]。在七旬老人中也观察到类似成功的案例，神经纤维瘤比脑膜瘤稍常见，但易发生于年轻群体，所以在老年人群少见[39]。神经根性疼痛更常见，如果肿瘤浸润到椎骨旁组织，在胸部平片上就可以见到神经孔扩大。多种肿瘤可以与神经纤维瘤并存。与脑膜瘤一样，应进行手术切除，且神经功能恢复较好，然而，对老年人或不适合手术的患者，作为长期临床巩固方法[40]的放射治疗是一个新的选择。

脊柱转移瘤

最常见的导致脊髓受压的硬膜外肿瘤是由远处癌转移或原发性血液肿瘤转移所致，肿瘤细胞可以通过椎静脉丛转移或者直接侵袭。尽管骨髓瘤和前列腺癌及肾癌似乎优先转移到脊柱，但在临床上最常见的肿瘤还是那些在人群中发生率较高的肿瘤。因此，原发性肺癌、乳腺癌、肾癌和前列腺癌被认为是最常见的原发转移灶，尽管在某些患者中这些原发肿瘤不能被发现。胸椎是最常见的转移部位，其次是腰骶部和颈椎。

大多数患者表现为进行性行走困难，但由于身体衰弱和动作笨拙，其症状不被重视，直到患者不能行走。很多患者都有脊椎疼痛史，要特别注意有无恶性病变转移到椎体。由于椎骨破坏或血管阻塞引起的供血不足，神经功能缺陷可能发展非常迅速。对感觉障碍的分析有助于评估脊柱病变的位置和进行适当的影像学检查。但是，应该对整个脊柱和胸部进行 X 线检查，可以揭示椎弓根的轮廓，椎体损伤的程度，或软组织肿块。脊柱 MRI 是可选择的检查。但 CT 可以显示骨破坏的证据，且可以在病变处行经皮针吸活组织检查。

关于减压术的应用价值有相当多的争论，因为单独的椎板切除术达不到预期效果[41]。目前在保守治疗方面经验丰富。通常，类固醇激素如地塞米松可用于治疗血管源性水肿，改善肿瘤相关疼痛[42,43]。在 20 世纪 70 年代和 80 年代，放射治疗成为最主要的治疗方法，手术治疗主要是用作放疗期间患者出现恶化时的抢救治疗。在一些地区，放疗仍是最基本的治疗方法[43]。最近对这些患者实施手术治疗的方式重新引起了人们重视，这是由 Patchell 及其同事带头进行的随机对照试验所引起的[44]。这项试验比较了单独手术（环形减压和重建）及放疗的优势。结果表明，手术组较单纯放疗组更能改善膀胱功能和步态不稳，但生存率两组无差异。放疗在改善运动和尿失禁方面相对于手术本身带来的风险较小，且已被其他研究组所报道[45]。然而，并不是所有转移瘤引起的硬膜外受压患者都需要手术，当伴有骨质薄弱、神经系统损伤时才考虑手术治疗，活组织检查后放疗是经典的治疗手段，同样，感染性疾病和预期生存不到 4 个月的患者，那些在多个节段有多个病灶的患者，对放射线非常敏感的肿瘤（淋巴瘤、骨髓瘤），完全瘫痪超过 8h 或丧失行走 24h 或不适合手术的人可能不会从手术中获益。

脊髓血管病

脊髓供血动脉的特殊解剖结构避免了因某一血管闭塞影响供血的风险。脊髓前、后动脉起源于椎动脉，椎动脉是主动脉或锁骨下动脉的分支。在胸椎较低水平有一个大型营养动脉，一般位于 T10 左侧。分水岭位于脊柱的第二胸椎水平，即胸部血管与颈部血管供血的交界处。主动脉动脉粥样化[46]、分割性动脉瘤[47]或主动脉开放性手术[48]的并发症都可导致血供中断。脊髓神经功能损伤的病变范围和严重程度存在着很大的差别，可能取决于个别患者的脊髓血管的解剖变异。

当血栓阻塞血管时，会导致脊髓前动脉综合征。该病起病突然，颈部或后背疼痛和沿手臂向下走行的感觉异常，后柱由后脊髓网供血，所以本体感觉完好无损，但热觉和痛觉会有减退。此外，前臂运动麻痹与痉挛性下肢轻瘫和截瘫的原因有关。在一些病例中，颈椎病和骨刺的存在与脊髓前动脉的闭塞有关[49]。该现象也表明栓性静脉炎继发于硬膜外脓肿[50]。

脊 髓 损 伤

无论年龄大小，急性脊髓损伤（spinal cord injury, SCI）对于患者、家庭及护理者都是一个严重的和毁灭性的事件。然而，有一种观点认为，老年人明显比年轻人更严重。许多临床工作者已经观察到老年患者急性 SCI 的比例越来越大，其原因与跌倒有关（经常是站立时摔倒），而年轻组多是由于发生机动车辆碰撞[51-55]。这些观察结果的原因可能是多方面的，包括人口老龄化，骨密度减少后骨结构支撑变化/骨质疏松，颈椎病（导致未确诊的脊髓压迫症状并诱发脊髓中央综合征），步态不稳（因为改变感知机制），骨关节炎和流动性下降，神经系统疾病如帕金森病或糖尿病周围神经病变，以及过度用药[54]。

一些临床工作者反复评估老年 SCI 患者目前的治疗是否有一个好的临床效果。Furlan 及其同事[55]发现，65 岁及以上的 SCI 患者死亡率明显高于年轻患者（46.88% 比 4.86%，$P < 0.001$）。然而，他们也报道，在幸存者中，年龄没有影响运动或感觉。这表明，通过积极治疗和反复评估临床治疗效果，大多数患者（幸存者）可以从中受益，有生存希望的患者可以被识别和治疗。Fassett 及其同事[53]对在 1978～2005 年接受治疗的 412 例 70 岁以上的老年患者进行了回顾性研究。他们观察到，患病率从 4.2% 提高到 15.4%，老年人群在美国脊髓损伤学会（亚洲）评分上整体倾向于不是很严重的损伤。然而，具有严重神经功能障碍的老年患者死亡率却很高，高到足以在各年龄组间产生统计学差异。不幸的是，他们的数据没有包含伤前医疗信息。在另一项研究中，Krassioukov 及其同事[51]检查了先前因素对结果的影响。在他们的队列中，美国脊髓损伤学会（American Spinal Injury Association，ASIA）评分，年轻人和老年人之间并无差异。然而，已经存在的医疗数据在两组老年群体的继发

性并发症中有统计学上的差异。在分析这些数据时没有统计并发症或死亡率，而仅仅归因于年龄。值得注意的是，这项研究队列相对较小（年轻人 28 名，老年人 30 名），其结论可能与有更多统计数据的结论有差异。尽管如此，作者主张对 SCI 老年人应进行积极的多学科治疗，以及注意不要因"对老年人的歧视"而增大治疗偏倚。

佩吉特病

佩吉特病（Paget disease）通常是骨的进行性损伤，进而导致大脑、脊髓或周围神经病变，产生神经系统并发症，其严重程度取决于骨骼病变范围。必须认识到这些并发症，因为对于这些潜在的障碍有很多针对性治疗。在脊柱，佩吉特病可能会影响一个或多个椎骨。这种疾病的特点是骨皮质破坏，紧接着是骨修复，导致椎体压缩及椎体直径扩张，椎弓根及椎板增厚。椎管内的骨突出物引起脊髓和神经根受压。如果发生椎体塌陷，神经系统症状可能会突然发生。

胸椎损伤导致的脊髓受压最为常见，通常进展缓慢，导致下肢痉挛、无力，以及感觉异常。疼痛可能是由于局部骨质改变、恶性退化或神经根受压引起的。在一些患者中，有进展性脊髓病，但是影像学检查没有显示脊髓受压。在这些人中，进行性脑缺血可能是神经功能恶化的原因。

疾病影响到腰部时，单个或多个神经根受压，产生背痛、坐骨神经痛。当椎管狭窄时，可能出现神经源性跛行。

佩吉特病的治疗旨在降低成骨细胞的活性，从而减少成骨细胞的反应，促进骨吸收。典型的药物是降钙素衍生物和双膦酸盐。手术治疗只在药物治疗失败时用来控制神经系统后遗症的进展。然而，在骨手术期间控制病变骨出血可能是一件麻烦的事情[56,57]。椎板切除减压术发现，85%的患者症状有改善，而那些症状未能改善的患者通常患有恶性退行性病变。本病手术死亡率为 10%[58]。

腰椎退行性疾病的神经系统并发症

腰椎病的程度和范围随着年龄增长而增加，经常伴随颈部疾病同时发生[4,59]。两者的生化改变和病理变化都是相似的。椎间盘高度降低及骨刺进展导致椎体硬化和增大。在连接关节发生变化，可同时伴随关节软骨的破坏、关节囊松弛和骨刺联合面扩大[60]。这个过程可能是不同时的，这样一个椎体相对另一个椎体半脱位性旋转可能会发生。低位腰椎间盘最常受累，因为其是活动性腰椎与固定性骶骨的过渡点。

许多周围神经系统疾病可能使腰椎关节病变复杂化。这些在下面的章节中有介绍。

急性神经根压迫

椎间盘突出可以发生在老年人，产生的症状和体征与年轻患者相似[61]。然而，与一般的成年人相比，老年人运动障碍发生率更高且更有可能损伤髓核。急性神经根受累可能是由继发性脊髓囊肿急性膨出压迫所致[62]。

慢性神经根压迫

老年人腰椎单发或多发性神经根病变，椎间孔外侧隐窝神经根受压比椎间盘碎裂更常见。随着椎间盘进行性退化，椎间盘压缩和骨赘形成使神经孔受压，关节面肥大进一步压迫椎孔。随着椎间盘变性的进一步发展，椎间盘高度降低，部分后侧关节半脱位围绕上关节面向上向前运动，使椎管后侧隐窝变窄[63]。首先由于脊柱的拉伸和旋转加速了进程，狭窄逐渐进展（图 67-4）可产生间歇性受压症状，如果进一步发展，会形成持久性压迫。

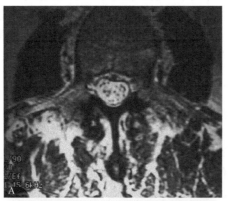
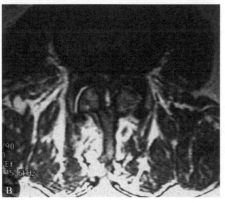

图 67-4 MRI 扫描。A. 正常腰椎。B. 严重椎管狭窄。

通常，患者主诉背部疼痛和僵硬，伴有不知不觉中发生的坐骨神经痛。这些症状通常站立或行走时加重，休息后或平躺可缓解，尤其是当脊椎弯曲时疼痛减轻更明显。患者主诉双下肢感觉异常，也是通过同样的活动类型积累产生的。慢性神经根受压导致椎管狭窄，咳嗽时疼痛加剧，神经根牵拉试验通常是阴性的。有些患者表现为双下肢轻微无力，客观的感觉异常很罕见。症状和体征的发展通常比椎间盘髓核脱出慢得多[64-66]。

神经根压迫可使退行性腰椎滑脱复杂化。关节面变性和椎间盘松弛使上一椎体相对于下一椎体滑动。L4～

L5 椎间关节最易受影响，但其他椎间水平也可产生坐骨疼痛和神经根受压的症状。

神经性跛行

脊髓中央管狭窄可能是由于关节面的退行性肥厚、黄韧带增生肥厚、椎间盘和骨赘膨出以及脊椎前移等因素共同作用而形成的。随着椎管的可用空间缩小，马尾神经的多个神经根及其循环就会受压。跛行症状逐渐加重。行走或站立时出现双侧下肢疼痛，休息时缓解，尤其是稍弯腰休息或蹲坐时症状缓解更明显[66]。

患者经常保持弯腰的姿势。随着行走距离的增加，肌无力加重，伴随强烈的感觉异常和肢体行走功能障碍[67]。有时神经系统症状只有在跑步机上进行锻炼时才能激发出来。Sharr 等[68]报道称，神经源性膀胱尿路引起泌尿系统症状往往与复杂的脊髓中央管狭窄有关。

在老年人中，临床表现往往与周围血管疾病（血管性跛行）的影响相混淆。在血管跛行中，与行走有关的疼痛仅靠休息而不能靠腰椎屈曲来缓解。无创性血管检查可能有助于区别这两种疾病。

调查

X 线平片可以显示椎间盘及关节面退化的范围和严重性。腰椎 CT 和 MRI 已取代了 X 线平片，它们不仅可以显示脊髓和椎管的横截面解剖结构，还可以显示椎间盘的退化程度。但是，只有 MRI 可以充分显示神经结构的细节。

放射性核素扫描通常没有什么帮助，但它可以排除脊髓感染或肿瘤，因为骨关节炎部位核素吸收最高。

管理

大部分老年患者不需要手术减压，他们的症状可以通过镇痛抗炎药及改善日常生活来控制。休息和物理治疗，再加上限制脊柱运动，往往能产生令人满意的效果。然而，老年人如能很好地耐受手术，那么年龄不是手术的禁忌证。

当坐骨疼痛和其他症状显著影响患者的日常生活或药物不能控制时才考虑手术治疗。严重的神经根受压症状，如无力或感觉丧失、神经源性跛行和马尾受压，是外科手术适应证。手术的目的是给椎管和神经孔减压，解除神经根压迫。Getty 等[69,70]得出，85%的患者在部分椎骨关节面切除术中取得了令人满意的结果[71,72]。但是，由于退行性改变，许多患者在手术后腰痛依然存在，必须在术前告知患者。然而，这种影响可能大部分与手术方法相关，因为在老年人微创手术后很少有持续性背痛的报道[73]。

微创外科技术（minimal access surgical technique，MAST）在脊柱治疗中正在变得越来越普遍，而其可能在老年人的治疗中扮演一个特殊的角色。相比传统的"开放"手术方法，包括剥离椎旁肌肉获得足够的空间，微创外科技术利用较小的皮肤切口，通过小入口或通过肌肉分离或保留的方法。这些方法已经被证明可以最大限度地减少手术创伤和失血，减少术后疼痛，加速代谢和恢复。这些优势对治疗身体衰弱的患者尤为重要。Rosen 等[73]的实验报道了在平均年龄为 81 岁的 50 例患者中使用了微创外科手术进行腰椎减压。平均随访 10 个月，没有观察到死亡或显著的患病率变化，并且在多个临床结果量表中显示有统计学改善。除了微创外科手术，其他新方法，如动态稳定，一直是减压手术有希望的辅助手段，旨在解决伴随而来的背痛问题，而不需要脊柱融合术[74,75]。然而，所有这些方法仍然需要严格的随机临床试验来证明它们的优点。

关键点

- 影响老年人脊髓的大多数病理过程均与脊柱的退行性变或脊髓供血不足有关。

- 当脊髓病影响日常活动，或短时间内疾病进展，或有严重脊髓压迫或不稳定的影像学证据时，可考虑手术治疗。

- 虽然骨髓瘤、前列腺癌及肾癌似乎优先转移到脊柱，但实际上，最常见的肿瘤是那些在社区人群中发生频率最高的肿瘤。因此，可以见到原发性肺部、乳腺、肾和前列腺肿瘤，尽管在一些患者中无法确定原发性肿瘤。

- 通常情况下，患者主诉背部疼痛和僵硬，同时伴有隐匿发作的坐骨神经痛。

（张 英译，于洋 校）

完整的参考文献列表，请扫二维码。

主要参考文献

2. Shedid D, Benzel EC: Cervical spondylosis anatomy: pathophysiology and biomechanics. Neurosurgery 60(Suppl 1):S7–S13, 2007.

7. Abbed KM, Coumans JV: Cervical radiculopathy: pathophysiology, presentation and clinical evaluation. Neurosurgery 60(Suppl 1):28–34, 2007.

17. Mummaneni PV, Kaiser MG, Matz PG, et al: Preoperative patient selection with magnetic resonance imaging, computer tomography and electroencephalography: Does the test predict outcome after cervical surgery? J Neurosurg Spine 11:119–129, 2009.

23. Matz PG, Pritchard PR, Hadley MN: Anterior cervical approach for the treatment of cervical myelopathy. Neurosurgery 60(Suppl 1):S64–S70, 2007.

24. Wiggins GC, Shaffrey CI: Dorsal surgery for myelopathy and myeloradiculopathy. Neurosurgery 60(Suppl 1):S71–S81, 2007.

25. Mummaneni PV, Haid RW, Rodts GE: Combined ventral and dorsal surgery for myelopathy and myeloradiculopathy. Neurosurgery 60(Suppl 1):S82–S89, 2007.

27. Holly LT, Moftakhar P, Khoo LT, et al: Surgical outcomes of elderly patients with cervical spondylotic myelopathy. Surg Neurol 69:233–240, 2008.

32. Sasaki S, Kaji K, Shiba K: Upper thoracic disc herniation followed

by acutely progressing paraplegia. Spinal Cord 43:741–745, 2005.

35. Traul DE, Shaffrey ME, Schiff D, et al: spinal-cord neoplasms-intradural neoplasms. Lancet Oncol 8:35–45, 2007.

36. Abul-Kasim K, Thumher MM, McKeever P, et al: Intradural spinal tumors: current classification and MRI features. Neuroradiology 50:301–314, 2008.

40. Dodd RL, Ryu MR, Kammerdsupaphon P, et al: CyberKnife radio-surgery for benign intradural extramedullary spinal tumors. Neuro-surgery 58:674–685, 2006.

44. Patchell RA, Tibbs PA, Regine W, et al: Direct decompressive surgical resection in the treatment of spinal cord compression caused by metastatic cancer: a randomised trial. Lancet 366:643–648, 2005.

45. Klimo P Jr, Thompson CJ, Kestle JRW, et al: A meta-analysis of surgery versus conventional radiotherapy for the treatment of meta-static spinal epidural disease. Neuro Oncol 7:64–76, 2005.

47. Trimarchi S, Tsai T, Eagle KA, et al: Acute abdominal aortic dissection: insight from the International Registry of Acute Aortic Dissection (IRAD). J Vasc Surg 46:913–919, 2007.

48. Morales JP, Taylor PR, Bell RE, et al: Neurological complications following endoluminal repair of thoracic aortic disease. Cardiovasc Intervent Radiol 30:833–839, 2007.

52. Pickett GE, Campos-Benitez M, Keller JL, et al: Epidemiology of traumatic spinal cord injury in Canada. Spine 31:799–805, 2006.

53. Fassett DR, Harrop JS, Maltenfort M, et al: Mortality rates in geri-atric patients with spinal cord injuries. J Neurosurg Spine 7:277–281, 2007.

54. Jabbour P, Fehlings M, Vaccaro AR, et al: Traumatic spine injuries in the geriatric population. Neurosurg Focus 25:E16, 2008.

55. Furlan JC, Bracken MB, Fehlings MG: Is age a key determinant of mortality and neurological outcome after acute traumatic spinal cord injury? Neurobiol Aging 31:434–446, 2010.

62. Christophis P, Asamoto S, Kuchelmeister K, et al: "Juxtafacet cysts," a misleading name for cystic formations of mobile spine (CYFMOS). Eur Spine J 16:1499–1505, 2007.

73. Rosen DS, O'Toole JE, Eicholz KM, et al: Minimally invasive lumbar spinal decompression in the elderly: outcomes of 50 patients aged 75 years and older. Neurosurgery 60:509–510, 2007.

74. Grob D, Benini A, Junge A, et al: Clinical experience with the Dynesys semirigid fixation system for the lumbar spine: surgical and patient-oriented outcome in 50 cases after an average of 2 years. Spine 30:324–331, 2005.

75. Taylor J, Pupin P, Delajoux S, et al: Device for intervertebral assisted motion: technique and initial results. Neurosurg Focus 22:E7, 2007.

第 **68** 章

中枢神经系统感染

Lisa Barrett，Kenneth Rockwood

在世界各地，老年人感染都有较高的患病率和死亡率。在美国 65～74 岁老年人中，由肺炎和流感导致的死亡率位居第 13 位（http://www.worldlifeexpectancy.com/usa-cause-of-death-by-age-and-gender [2014-11]）。尽管如此，关于老年患者感染的临床表现和治疗效果方面的研究仍非常少。本章内容主要基于年轻人群的数据和相关临床经验。

细菌性脑膜炎

细菌性脑膜炎对老年人提出了严峻的挑战。老年人细菌性脑膜炎的病死率较年轻人明显增高。Fraser 等于 1973 年报道：脑膜炎的平均死亡年龄已从 1935～1946 年的 11.5 岁上升到 1959～1970 年的 64 岁。在后期，超过一半死于脑膜炎的患者的年龄在 60 岁以上。细菌性脑膜炎的发生率从每 100 000 人中 5 例上升到每 100 000 人中 15 例[1]。19 世纪 70 年代末到 19 世纪 80 年代的研究表明，老年脑膜炎的患病率大幅增加[2,3]。1998～2007 年，尽管细菌性脑膜炎的患病率和死亡率较之前的 10 年有所下降，但老年人所占比例依旧很高[4]。

在老年人中，尤其是与神经外科手术及颅内手术相关的在院感染的脑膜炎是导致老年患者脑膜炎增加的原因[4,5]。许多这类感染经常发生在衰弱的老年人中[4]。

细菌可能通过几种不同的机制到达老年患者的蛛网膜下腔[4]。老年患者的局灶性感染可能发展为菌血症，进而为脑膜炎的发生埋下了祸根，该情况多发生在患有肺炎链球菌肺炎的老年患者中，较少发生在肾盂肾炎的患者和革兰阴性菌所致的脑膜炎患者。在头部外伤或神经外科手术后的患者，细菌也可以通过直接接触脑膜而导致脑膜炎。衰弱的老年患者更容易经常摔倒和造成头部外伤[6]。至于中耳炎、鼻窦炎或乳突炎引起的脑膜炎，可能与邻近的感染扩散至脑膜有关，与年轻人相比，这种感染的机制在老年人中可能不太常见。

肺炎链球菌仍然是引起老年患者发生脑膜炎的最常见的病原菌[4]。老年患者发生脑膜炎，是由引起诸如尿路感染、肺炎及神经外科手术后院内感染的革兰阴性杆菌血行播散导致的[7-9]。大肠杆菌是导致继发于细菌播散的脑膜炎的最常见革兰阴性菌。革兰阴性杆菌占据 20%～25%的比例[8]，提示感染系医院内获得[10]。大肠杆菌和肺炎克雷伯杆菌是引起神经外科术后继发脑膜炎常

见的革兰阴性杆菌，但是比较不常见的病原菌，特别是不动杆菌属，已屡见报道[10,11]。

相比年轻人，老年人更容易感染单核细胞增生李斯特菌性脑膜炎[4]。因为该感染系 T 细胞介导，而老年人存在与年龄相关的免疫功能下降和胸腺退化，是其容易感染单核细胞增生李斯特菌的原因。尽管单核细胞增生李斯特菌性脑膜炎仅占老年人罹患脑膜炎例数的 4%～8%，但是在健康的年轻人群中，由该病原菌引起的脑膜炎是极其罕见的。流行性脑脊髓膜炎在年轻脑膜炎患者中最常见，在老年人群中比较少见[4]。然而，流行性脑脊髓膜炎暴发流行多发生在疗养院和慈善机构[12]。其患病率在各个研究中不尽相同，主要反映了该疾病的流行性特征。如果老年人存在脑膜刺激征及皮肤瘀点或瘀斑，应该考虑该病可能。

许多继发于头部外伤或脑外科术后的脑膜炎，是由皮肤表面的金黄色葡萄球菌和凝固酶阴性葡萄球菌，以及革兰阴性杆菌所引起。流感嗜血杆菌是引起儿童发生脑膜炎的病原菌，它在成年人和老年人中不常见，在 2003～2007 年，大约占儿童脑膜炎病例的 7%，当流感嗜血杆菌出现在老年患者身上时，它通常是一个非包裹的病原菌，而儿童正好相反，通常是包裹的病原体更容易引发感染[4]。自从 B 型流感嗜血杆菌疫苗出现以来，侵袭性疾病明显减少。β-溶血性链球菌是引起老年人患脑膜炎的病原菌中相对罕见的病原菌，但其在生命的末期仍然可以导致严重威胁生命的感染和脑膜炎[13]。

在老年人中诊断脑膜炎具有一定的挑战性，发热和精神状态的改变是典型的表现，但似乎缺乏敏感性和特异性。所以，必须同时评估其他表现[14]。仅出现谵妄、精神状态改变，通常很难被识别。当老年人出现上述症状时，往往被错误地认为是痴呆、精神失常、短暂性缺血或脑卒中。对于那些经历了神经外科手术或者术后嗜睡的患者，这些表现可能是术后或者术后止疼药带来的影响。老年人出现颈强症状，往往被误诊为肌肉骨骼问题，而不会像发生在年轻人身上那样引起足够的重视。

有邻近感染源的患者可能会出现局部感染部位的症状：如耳朵及脸部的疼痛，蛛网膜下腔的细菌将导致软脑膜及蛛网膜炎症，表现为颈部疼痛和僵硬，以及出现凯尔尼格征和布鲁津斯基征等保护性反射。当感染部位位于蛛网膜下腔时，软脑膜动静脉可能会被感染并造成颅内神经根受损。

脑膜炎患者也可能会出现谵妄。精神错乱、头痛或嗜睡是炎症感染过程的一个临床表现。脓液阻塞钩锥关节和第四脑室正中孔可能引起视盘水肿、脑积水及其他局部症状，导致颅内压升高。

老年患者发生脑膜炎的临床表现较年轻人更为敏感。这几乎是所有涉及老年性脑膜炎的研究中反复出现的课题[13,15-17]。大部分研究发现，患脑膜炎的老年人较少出现颈部僵直和脑膜刺激征，老年人常存在颈椎退变和颈部活动受限，这给临床体征的判断造成了一定的困难。在一个典型的研究中，Behrman 等[18]发现只有 58% 的老年脑膜炎患者有脑膜刺激征。虽然如此，老年脑膜炎患者多有精神状态异常，更有可能发生癫痫、精神障碍及颅内高压。脑膜炎误诊是常有的，这可能是老年群体该病死亡率较高的原因[13,19]。

老年人发生亚急性或慢性脑膜炎尽管较少，但是相对于其他年龄组的人群来说更常见。结核分枝杆菌和单核细胞增生李斯特菌是最常见的致病菌，且主要与基底部脑膜炎有关。患者可能出现急剧的意识障碍、模糊、低体温，甚至谵妄，伴或不伴基底部明显的脑膜刺激征，患者通常没有脓毒血症，但有炎症反应，与其他类型的细菌性脑膜炎相比很少暴发。然而，患者或家属会提供近几周有慢性头痛、食欲下降、意识逐渐模糊的病史。因为这些症状是非特异性的，所以反复出现时，应该高度怀疑中枢神经系统感染。对于没有头痛史的新发头痛，应该进一步询问结核病的危险因素（旅游史、出生地、结核史）和李斯特菌病的危险因素（没有热透的食物或生的蔬菜、流行场所、熟食）。

脑膜刺激导致的颈部僵直，脖子不能弯曲，但能向两侧旋转。眼底和颅内神经的检查有助于识别颅内压的升高及脑脓肿。因为越来越严重的昏睡和昏迷，是预后不良的标志，应该仔细观察和描述精神状态。头部的检查应该包括颅骨的骨折、撕裂、血肿。仔细的耳镜检查是必需的，因为可能误诊为中耳炎。老年人可能有肺炎和相关性脑膜炎。事实上，仅有轻度的呼吸症状，可能通过体格检查首先发现肺炎，心血管检查可能会发现潜在脑膜炎传播的心脏瓣膜疾病诱发的心内膜炎。肋脊角压痛、压疮性溃疡和瘀斑也能为脑膜炎的来源与病因提供重要的信息。

及时进行腰椎穿刺是诊断年轻人和老年人细菌性脑膜炎的关键因素。在腰椎穿刺前常规使用神经影像学[计算机断层扫描（computed tomography，CT）]是有争议的，少数脑膜炎的老年患者有局部的神经系统表现[20]。由于腰椎穿刺对脑脓肿的患者是禁忌的，在这些老年患者中影像学检查是必需的。然而，由于脑膜炎在老年患者中的高死亡率，早期诊断及治疗显得至关重要。许多感染性疾病的专家现在认为：尤其是当预料到成像会耽搁时间时，与其等待腰椎穿刺结果，不如尽早开始经验性抗生素治疗[17,21]。一些脑膜炎指南不要求在腰椎穿刺

前做影像学检查，而且这一改变降低了总体的死亡率，但这却引起了争议[22-24]。一般来说，如果神经系统的损害不能被正确评估判断，在腰穿前做 CT 是合理的，然而，治疗不应该在诊断性试验之后，在几小时之内应用抗生素不一定会改变脑脊液结果，同时如果患者开始抗菌治疗，提高分子生物学技术将对诊断提供帮助。

关于腰椎穿刺，对于初学者，网络视频是很有帮助的。有经验的操作者的监督、理解解剖结构是很重要的（www.youtube.com/watch.v=cp10Zb2p_wA）。一项研究表明，使用小号无创伤针头能够减少腰椎穿刺后头痛的风险，同样，在拔出针头之前重新插入探针也可以减少该风险[25]。

很少有研究证明老年脑膜炎患者的脑脊液与年轻脑膜炎患者的有所不同。腰椎穿刺结果显示，白细胞数占脑脊液的比例为 500～10 000 个细胞/mm，以多形核白细胞为主，通常占白细胞总数的 90%[3]。由李斯特菌、结核杆菌或病毒引起的脑膜炎以单核细胞为主；至少有一项研究已证实，与年轻患者相比，老年患者更缺乏脑脊液细胞应答[26]。脑膜炎患者的脑脊液中细胞数少而细菌数多，提示具有不良预后。细菌性脑膜炎患者的脑脊液葡萄糖水平往往较低，脑脊液中葡萄糖与血清葡萄糖的比值通常低于 50%。脊髓液中蛋白质含量高于 50mg/dl，非常高的蛋白质水平与不良预后密切相关。

在所有脑膜炎患者的脑脊液中，革兰氏阳性菌占 60%～90%。在 Berman 等的一项研究中[18]，仅有 50% 的脑膜炎老年患者由革兰染色阳性菌引起；对于之前接受过抗生素治疗的患者，其细菌革兰染色很可能为阴性。对于革兰染色阴性的患者，许多检测细菌抗原的方法是现在较常使用的，包括乳胶凝集固定、对流免疫电泳和 16S rRNA 聚合酶链反应。所有怀疑有细菌感染的脑膜炎患者都要求进行血培养，因为几乎一半的细菌性脑膜炎老年患者患有菌血症[18]。另外，痰、尿和伤口分泌物的培养在寻找病因和感染源中是非常有用的。

细菌性脑膜炎需及时给予正确的抗生素治疗，抗生素的应用应针对疾病病因，选择能通过血脑屏障的杀菌剂。表 68-1 列出了病因及推荐的常规抗生素。通过病史和体格检查，再结合脑脊液革兰染色的详细分析得出相关信息，确定病因，选择最佳的抗生素。尽管在通常情况下，许多衰弱的老年人并没有得到详尽的问诊。因此，传染病学专家应该尽可能探讨那些死亡率和误诊率高的病例[27]。鉴于耐青霉素的病原菌逐渐增多，肺炎球菌性脑膜炎的经验性治疗应包括万古霉素和第三代头孢菌素。

在治疗革兰阴性菌引起的脑膜炎时，了解每个医院特定的革兰阴性杆菌的抗生素敏感菌谱是至关重要的；若感染发生在神经外科手术后，那么引起神经外科手术之前发生感染的病原菌就应该被关注。若铜绿假单胞菌被疑为其致病菌，那么抗生素的选择应为头孢他啶；头孢噻肟或头孢曲松一般应用于包括流感嗜血杆菌在内的

其他革兰阴性杆菌；氨苄西林是李斯特菌感染的首选药物。如果金黄色葡萄球菌对青霉素敏感，可以选用青霉素。对于耐甲氧西林葡萄球菌和大多数凝固酶阴性葡萄球菌而言，可选用万古霉素。当病因尚不清楚时，氨苄西林或万古霉素联合第三代头孢菌素被推荐用于治疗老年人脑膜炎。李斯特菌和肺炎双球菌对β-内酰胺类抗生素的敏感性较低。

表68-1 细菌性脑膜炎抗生素的选用

肺炎链球菌（青霉素最低抑菌浓度<0.1μg/ml）	青霉素
肺炎链球菌（青霉素耐药；青霉素最低抑菌浓度为0.1~1μg/ml）	头孢曲松钠
肺炎链球菌（青霉素耐药；青霉素最低抑菌浓度>2μg/ml）	万古霉素+头孢曲松钠
金黄色葡萄球菌（甲氧西林敏感）	青霉素
金黄色葡萄球菌（甲氧西林耐药）	万古霉素
革兰阴性杆菌	第三代头孢菌素
β-溶血性链球菌	青霉素
李斯特菌	氨苄西林
脑膜炎双球菌	头孢曲松钠
流感嗜血杆菌	头孢曲松钠

金黄色葡萄球菌多通过血行播散和术后感染[28]，是老年感染最常见的原因[29]，针对其的治疗面临着挑战。一些国家及医疗机构报道了甲氧西林敏感性葡萄球菌转变成甲氧西林耐药性葡萄球菌[30]。此时可应用的药物有：利奈唑胺、复方新诺明、达托霉素、万古霉素[31,32]。

糖皮质激素辅助治疗成年人急性期脑膜炎的效果具有争议，且其对已证实的肺炎链球菌性脑膜炎的作用很小。引起争论的是，侵袭性病原体释放的细菌成分及其引起的炎症反应，导致继发性系统病变和颅内并发症，引起高死亡率。因此可能会抑制细菌生长，至少不会促进细菌增长，这仍在进一步研究[33]。这些可能导致重新评估糖皮质激素和不能溶菌的杀菌抗生素的使用[19]。在治疗的发展中，使用抗生素能杀菌但不能溶菌。现在新的研究表明，地塞米松可降低急性金黄色葡萄球菌性脑膜炎的死亡率。因此，在经验性治疗中，推荐地塞米松每6小时0.15mg/kg，首剂15~20min优先于抗生素的使用[34]。如果机体的细菌不只是金黄色葡萄球菌和结核分枝杆菌，那么非甾体抗炎药应停止使用。

老年脑膜炎患者需要入住ICU，便于监测生命体征和精神状态。有些患者会发生严重的脱水或身体消瘦，甚至一些患者会发生感染性休克。有必要应用胶体或晶体去提升血压和增加尿量。有一篇文献的结论支持晶体的应用，相比于生理盐水，晶体，尤其是号称平衡液的林格液可以达到上述作用，但是对衰弱的老年人是否具有普遍性不清楚[35]。抗利尿激素的分泌不足可能伴有中枢神经系统的感染，但是，若避免使用低渗溶液，该感染应该具有自限性。

昏迷的老年患者需要专业的护理。由于年老或患有如肺气肿等肺疾病，患者可能需要反复吸痰，尤其是继发于有限的肺部保健措施所致的肺炎时。患者应该频繁翻身，以预防压疮的发生。每个患者都应使用气垫床，尤其是自身体质量指数较高的，营养状况较差的，以及有皮肤疾病的患者。留置的导尿管最好为福莱导尿管，除非尿潴留加重。患者再次或持续发热时，很有必要再行腰椎穿刺。药物热、静脉炎、尿路感染及肺栓塞可能会导致长期发热。

目前肺炎球菌疫苗常推荐应用于所有年龄超过65岁的患者。虽没有具体的数据支持该疫苗应用于老年脑膜炎的预防，但很显然，这种疫苗的应用确实降低了严重的肺炎球菌呼吸道感染的发生率。由于绝大多数老年肺炎球菌性脑膜炎最初是由肺炎感染引起的，因此，老年患者的疫苗接种有利于脑膜炎的预防。

局部病变、慢性脑膜炎和脑炎

脑脓肿

当出现头痛、发热和局部神经症状/体征三大典型表现时，有助于诊断脑脓肿，但是这些典型表现在整个病程中经常不易出现（约1/5的病例会出现）[36]。脑脓肿的最初症状是频繁的持续性头痛，而在老年患者中这是很不典型并且经常容易被忽视的。脑脓肿常常表现为伴随局部神经功能损害的大面积病灶[37]。在住院治疗前，起病隐匿，进展缓慢，症状会持续几周，这种情况是很常见的。产生不良预后的危险因素包括住院期间精神状态的严重改变、入院时神经系统的异常表现和短期内首次症状与临床症状全部出现迅速进展等一系列改变。一些常见的症状，如头痛、精神状态改变和局部神经功能缺损，可能被误诊为脑肿瘤或脑血管意外。在老年人群中发热是一个重要的阳性结果，但是不发热并不能排除感染，记住这一点是很重要的。即使不发热，也应该高度怀疑感染的可能性。

全身性发作导致很多脑脓肿患者包括老年人住院进行治疗。50%的脑脓肿患者有局部神经体征，如偏瘫或局部癫痫发作。患者也会有弥散性神经功能障碍，如昏迷、全身性发作或神经精神表现。眼底镜检查可以提示视盘水肿。通常大多数病例都可以发现脑脓肿感染的来源[37]。大约一半的病例起因于邻近感染播散（原发性感染或者是手术后感染，包括口腔外科）；还有1/3通过血行播散，尤其是感染性心内膜炎和口腔感染。

引起脑脓肿最常见的致病菌为链球菌属（60%~70%）、厌氧拟杆菌属（20%~40%）、肠杆菌科（25%~30%）和金黄色葡萄球菌（15%的创伤后或神经外科手术后）。链球菌咽峡炎菌群也是一些脑脓肿、肝脓肿和其他脓肿形成的病原菌。

患者整体的健康状态可以提供线索，免疫低下的状态可增加非细菌性感染的可能性。包括在患人类免疫缺陷病毒/获得性免疫缺陷综合征（human immunodeficiency virus/acquired immunodeficiency syndrome，HIV/HIDS）的患者中，感染刚地弓形虫和结核分枝杆菌，以及在器官移植的患者中被隐球菌感染致真菌性脓肿[37]。当地的流行病学是很重要的（例如，荚膜组织胞浆菌病和皮炎芽生菌只出现在特定地区），病情发展趋势也同样重要，如中耳炎引起的感染逐渐减少，或神经外科手术和创伤后引起的感染会逐渐增加[38]。

细菌性脑膜炎的外周血白细胞计数通常明显升高，而患有脑脓肿的老年人白细胞计数可正常或仅轻度增高。腰椎穿刺只在少数病例中能检测出感染的病原菌。

脑脓肿经常因在患者 X 片中出现"炸圈饼样"病灶或环形增强病灶而被发现。然而，这一表现在脑脓肿患者中不是特异性表现，环形强化病灶也可见于坏死样肿物和脑梗死。周围水肿亦可被 CT 发现，有症状的水肿也可能是糖皮质激素使用后的迹象[37]。就单一脓肿而言，其最常见的位置一般为额叶或顶叶，而不是枕叶或颞叶。脑脓肿的部位往往由孤立的感染灶发展而来，但是耳朵和鼻窦的感染往往可以导致额叶的脑脓肿。脑脓肿也可以是中枢神经系统肿瘤切除后的手术并发症，很少有肿瘤和感染同时出现，组织诊断是很有必要的[39,40]。

手术穿刺或切除是获得最佳微生物学证据的唯一途径，而且应该及时实施[41]。然而，对于一些在大脑功能区的小的（<2.5cm），非坏死性病灶或脓肿，应该采取基于抗生素治疗和密切随访的保守策略[42]。

经验性抗感染治疗应该从早期开始。虽然手术时机是有争议的，但是如果不能在数小时内完成手术或者患者不能耐受，建议及时进行抗感染治疗[37]。抗生素的选择依据环境和可能的病原菌而定，如果没有其他明确的相关病原菌，第三代头孢菌素和甲硝唑是常用的抗菌药。在手术或外伤后的脑脓肿患者中，如果有耐甲氧西林金黄色葡萄球菌（MRSA）或凝固酶阴性葡萄球菌感染的可能，应加用万古霉素。

硬膜下脓肿

硬膜下脓肿可能是由鼻窦炎或中耳炎引起的并发症，其症状往往类似于脑脓肿。症状可能不明显，所以对有鼻窦炎和弥漫性或非典型的神经系统症状的老年患者，仔细考虑该诊断是很有必要的。一项中枢神经系统疾病的对比研究发现，硬膜下脓肿在治疗上必须予以引流。抗感染治疗的选择主要是针对引起脑脓肿的病原菌。治疗的疗程通常是静脉注射抗生素几周，然而，确切的治疗时间应该根据手术后引流的效果和脓肿重复成像的分辨率而定。

结核分枝杆菌、隐球菌和球孢子菌引起的慢性脑膜炎

慢性脑膜炎是指在炎症进展过程中数周至数月内没有发现脑脊液的异常改变[43]。慢性脑膜炎最常见的感染原因是结核分枝杆菌和隐球菌，而一般来说这两种病原菌在北美并不常见。结核性脑膜炎（由结核分枝杆菌引起的脑膜炎）是一种潜在的疾病，尤其在老年人群中很难诊断。疲劳、厌食、恶心和精神状态的改变等非特异性症状出现在老年患者身上时可能被认为是痴呆。胸部 X 片呈粟粒样改变有助于鉴别结核性脑膜炎和隐球菌性脑膜炎。症状持续时间从 2 天到 6 个月不等。通常是因为精神状态的改变、头痛、发热等症状而住院治疗。值得注意的是，脑膜刺激征仅出现在不到一半的病例中，所以如果脑膜刺激征阴性，胸部 X 片有助于诊断。眼肌麻痹，尤其是由于神经Ⅵ引起的眼肌麻痹可发生在30%～70%的病例中，原因是长中枢神经Ⅵ的敏感性和在结核性脑膜炎中普遍存在的颅内压增高。钆增强磁共振成像显示基底部脑膜强化、脑积水和脑实质低密度影，比 CT 成像更有助于诊断结核性脑膜炎[44]。

脑脊液检查结果常常显示蛋白质含量高于 50mg/dl 的高水平，经常高达 100～500mg/dl，同时葡萄糖水平可低至 40mg/dl。抗酸杆菌阳性率在一些研究中存在差异，但其阳性率的范围为 10%～80%，具体取决于进行了多少次脊髓穿刺和脑脊液的分析。患者应常规进行胸部 X 线摄片和纯化蛋白衍生物的检查。胸部 X 线摄片和纯化蛋白衍生物的检查可常规获得。经过若干试验制定一个确诊结核性脑膜炎的快速、普遍和特异的方法。目前，从大量（10～15ml）脑脊液中检测以核酸为基础的结核是可行的，而且敏感率为 56%～95%[45,46]，取决于化验是否重复。值得注意的是，这些验证性研究在老年患者中不是特异的。

预后受年龄、症状持续时间和神经功能受损程度的影响。死亡基本发生在小于 5 岁和大于 50 岁（60%）的患者中。临床分期往往基于神经精神状态：Ⅰ期，神志清楚、无局部神经症状或脑积水；Ⅱ期，困惑、抑郁或局部神经功能受损；Ⅲ期，昏迷或截瘫、偏瘫。异烟肼、吡嗪酰胺、乙胺丁醇和利福平可穿透血-脑屏障以达到足够的脑脊液药物浓度。然而，多药耐药肺结核（multidrug-resistant tuberculosis，MDR-TB）可能需要二线用药，如果一个人来自 MDR-TB 的高耐药率国家，应该推荐他咨询感染性疾病专家。如果怀疑是 MDR-TB，对结核分枝杆菌和利福平耐药的分子实验是比较敏感的。提供快速（<48h）的检测结果可以帮助指导二线治疗[47]。

许多专家推荐糖皮质激素辅助治疗应用于Ⅱ期或Ⅲ期患者[48,49]。泼尼松的开始剂量为 80mg/天，依据患者的症状在 4～6 周逐渐减量。如果存在脑积水，则脑室分

流可能有助于缓解病情。

隐球菌性脑膜炎

隐球菌性脑膜炎与结核性脑膜炎的症状类似。20%～50%的隐球菌中枢神经系统感染的患者可能没有潜在的类似 HIV 的免疫缺陷。隐球菌性脑膜炎有可能是持续的，尤其是发生在 HIV/AIDS 患者中[50]；而年龄增长似乎不是一个危险因素[50]。

隐球菌性脑膜炎脑脊液检查结果类似于结核性脑膜炎，均以淋巴细胞占优势。在 50%或者更多的病例中，墨汁染色为阳性。隐球菌抗原以快速、简单的乳胶固定试验方法检测的阳性率通常为 90%。CT 可能有助于排除外脑积水，其在隐球菌性脑膜炎中并不少见。

隐球菌性脑膜炎不良预后的迹象与较高的脑脊液压力、脑脊液中的葡萄糖含量较低及少于 20 个白细胞、在阳性墨汁试验中的隐球菌抗原滴度高，以及存在 HIV 感染等有关。

两性霉素 B 或低毒性的脂质体制剂是用于治疗隐球菌性脑膜炎的药物[51,52]。氟胞嘧啶可作为有效的辅助治疗用药，特别是为了预防肾功能不全的发生而试图降低两性霉素 B 的剂量时；然而，氟胞嘧啶具有骨髓抑制的毒性，尤其在老年人群中，应该仔细评估它的疗效。几乎没有数据显示，在 HIV 感染的患者中，氟胞嘧啶能增加治愈率和减少复发率。氟康唑不仅用于维持治疗，而且对于隐球菌性脑膜炎患者的急性期治疗也有效，特别是具有预后不良可能性小的患者。

单纯疱疹病毒性脑炎

单纯疱疹病毒感染非常常见，暴露后引起终身感染。虽然只是间断出现症状，但是在感染后的 60 年后，有 70%以上的美国人有 1 型单纯疱疹病毒（herpes simplex virus type 1，HSV-1）暴露的证据，30%～70%有 HSV-2 暴露的血清学证据[53]。鉴于这样的高比例，在这些人群中 HSV 相关性中枢神经系统感染的发生不足为奇。单纯疱疹病毒性脑炎不常见，但其为很严重的中枢神经系统感染，在老年患者中通常由活化的 HSV-1 引起。然而，HSV-2 在 60 岁以上的性活跃人群中亦有出现[54]。未经活检证实的病例死亡率为 60%～80%，90%以上的患者有某些形式的神经系统后遗症，因此及时准确的诊断尤为重要。这种疾病发生在任何年龄组，且男女比例无差异，无季节性特点。年龄超过 50 岁的患者死亡率可能相对较高[55]。

单纯疱疹病毒性脑炎的临床表现显示是典型的脑炎而不是脑膜炎。患者可能突然出现人格的改变、精神状态的改变、发热、头痛。局部表现如言语障碍、出现幻觉、颞叶癫痫发作、偏瘫和鼻侧的视野缺失，这些均为常见表现且有助于疾病的诊断，但是这些症状在免疫功能缺陷患者中少见[56]。脑脊液结果显示，非特异性淋巴细胞数升高疾病的早期可能发现多形核白细胞数的升高，但是在此后的疾病进展中变为以单核细胞占优势。脑脊液中增高的红细胞计数有助于诊断（HSV 导致的坏死过程中释放血入脑脊液），但不是所有病例都会出现。脑电图模式由规律的 2～3s 间隔的慢波复合物构成，通常局限于颞叶。CT 最终在 70%以上的患者中都有阳性表现，但是 MRI 更敏感，在疾病的早期，结果即为异常。

HSV PCR 有助于确定诊断，但是在临床症状的早期有假阴性的表现。对于单纯疱疹病毒性脑炎的明确诊断，可通过脑活检和适当的培养及组织学来确定，虽然在资源丰富的分子试验时代几乎不做这些检查。

有效的治疗通常包括阿昔洛韦，剂量为 10mg/kg，间隔 8h，疗程为 10 天。由于阿昔洛韦可引起肾毒性，所以考虑到老年人的肾功能，应调整用药剂量，尤其是对于脱水的患者。静脉注射阿昔洛韦会导致可逆或不可逆的晶体性肾病[57,58]，这是一种应用静脉制剂特有的结果。伐昔洛韦没有肾毒性，鉴于它较高的生物利用度，对于有肾损害的老年患者是很有用的。是否存活与治疗开始阶段患者的意识状态有关，即使这样，患者早期就开始治疗仍然可能会有不良后果[59]。若治疗不及时或患者昏迷，则神经系统后遗症的发生率相对就高。高度怀疑单纯疱疹病毒性脑炎时，通常需要明确诊断和开始有效的治疗。

在少数病例中，疱疹性脑炎可以复发，对于高度怀疑的以前患有单纯疱疹性脑炎的患者需要考虑远处转移[52,53]。复发率随着病程的延长而升高，可能反映了一个特定的宿主病毒的相互作用，与年龄增长无关。

老年患者的其他感染性脑炎

西尼罗病毒

自 1999 年以来，在北美有一种重要的虫媒病毒——西尼罗病毒（West Nile Virus，WNV），现在遍布于整个美国和加拿大，还有欧洲、非洲、亚洲、澳大利亚和南美及中东。WNV 是一种一般引起轻度发热性疾病的蚊子传播的病毒，但是很少（<1%）的病例在一些暴发性脑炎中可以引起外周和中枢神经系统疾病[60-62]。它是一种在夏天容易暴发的疾病，患者曾在暴发地区旅行或出现的经历往往是诊断 WNV 的唯一线索。引起急性迟缓性麻痹的外周性脊髓灰质炎也提示有 WNV 引起的脑炎。虫媒病毒感染性脑炎引起的神经功能障碍临床感染病程为 5～30 天，在第 5～7 天出现发热，在脑炎之前常出现眼痛、面部充血、皮疹等非特异性症状[63]。应引起注意的是，病死率为 4%～14%，年龄越大，病死率越高[64]。衰弱、昏迷、合并高血压或糖尿病提示预后不良，超过 50%的个体在感染后 1 年出现神经功能缺损[65]。

脑脊液检查表现为非特异性的与其他病毒性脑炎相似的淋巴细胞增高、蛋白质水平轻度增高、葡萄糖水平正常。MRI 表现为在疾病的后期在丘脑显示 T2 信号影，脑电图显示脑炎的一般表现。WNV IgG 和 IgM 血清试验阳性，并且可以证明是该病毒感染，同时 WNV 脑脊液 PCR 可以在相关实验室进行。

此时护理是支持性的，目的是控制症状和癫痫发作。一些免疫球蛋白和疫苗的试验正在进行，但是结果尚未用于临床。

螺旋体感染

神经梅毒

神经梅毒是由梅毒螺旋体引起的，并且可以影响中枢神经系统的疾病。虽然神经梅毒经常是梅毒的晚期表现，但是梅毒螺旋体侵入神经系统贯穿梅毒的整个病程。在早期，可出现脑膜炎的症状，梅毒性脑膜炎在二期梅毒的同时还可出现皮疹。大多数脑血管受累的患者有大约 5~10 年的梅毒病史，这在年轻人身上可表现为脑卒中。老年患者通常有麻痹性神经梅毒或脊髓痨表现，可出现神经精神症状，其中包括在少数病例中出现痴呆[66]。

对于这些综合征，从感染到表现症状之间的间隔为 20~30 年。与女性相比，男性的风险较高。神经梅毒的神经系统检查可以完全正常，诊断只能依靠血清学筛选试验阳性和脑脊液检查结果异常。随着疾病的进展，智力会下降，可能发生精神病性改变。

症状包括易怒、疲劳、性格改变、判断力下降、抑郁、困惑和妄想。患者可有运动引起的面部、舌和唇的粗震颤。患者也可有写字困难、异常反射和局灶性表现[54]。如果不经处理，这种疾病在数月到 3 或 4 年会导致患者死亡。

青霉素治疗可有效逆转脑脊液异常并控制病情，但神经系统病情的结局取决于治疗时发生结构性中枢神经系统的损害程度[55]。在麻痹性痴呆患者，脑脊液检查包括开放压力为 50~300mmH2O（1mmH2O=9.806 65Pa）。在 90% 的病例中，细胞计数通常小于 100 个/mm³。葡萄糖水平正常或中度降低，在 25% 的病例中，蛋白质水平高于 100mg/dl，在超过 95% 的病例中，脑脊液和血清学检查结果都是阳性的[54]。

虽然运动性共济失调的百分比有所下降，但它仍然是中枢神经系统梅毒感染的常见形式。这种疾病也是在男性患者比女性患者中更常见，它有一个长的潜伏期，在有些患者中长达 50 年。阿·罗瞳孔（Argyll Robertson pupil）、反射消失和本体感觉消失三联征是这种疾病的特征。点击痛通常发生在下肢，每次持续数秒到数分钟，这些表现可间隔几个月。与冷热感相比，疼痛感通常有显著的损害[55]。80%~90% 的患者可发生踝关节或膝反

射减弱或消失。79% 的患者被发现瞳孔异常，包括瞳孔能适应光但无对光反射。在老年患者中，糖尿病有类似共济失调的症状。其余少见的引起酷似共济失调的疾病是韦尼克脑病和腓骨肌萎缩症。

随着疾病的进展，感觉性共济失调成为一个问题，很多患者的龙贝格征阳性。不常见的异常表现包括梅毒性视神经萎缩和内脏危象。大多数患者有异常的血象和脑脊液检测结果。90% 的脊髓痨患者脑脊液检测特征通常包括正常的开放压，只有 9%~10% 的患者细胞计数超过 160，蛋白质通常正常或中度升高。

如果血清快速血浆反应素（rapid plasma gin，RPR）和梅毒螺旋体颗粒凝集试验均为阴性，通常敏感度较高，脑脊液检测结果敏感度较低，即便如此，在几十年后，对给予治疗后的晚期神经梅毒的诊断亦有一定的挑战[67]。只有蛋白质或细胞计数不正常的患者强烈建议进行青霉素治疗。有神经梅毒症状但是没有脑脊液改变（正常的细胞和蛋白质）的患者，如"烧坏"神经梅毒，神经功能缺损可能是由于固定的结构损伤。甲状腺功能减退、隐球菌性脑膜炎和结核性脑膜炎或者其他原因引起的可逆性痴呆，需要考虑与神经梅毒的诊断进行鉴别。

如果有合理的理由怀疑神经梅毒，即使诊断不明确，也应进行早期治疗，以防神经系统损害进一步恶化。治疗为青霉素 G 2400 万单位，每日 4 次，疗程为 14 天。性病研究实验室（venereal disease research laboratory，VDRL）试验在一年内性病效价下降 4 滴度被证明有效。传染病专家建议，如果疗效不显著，进一步的治疗是很有必要的。

关键点

细菌性脑膜炎

- 在老年患者中临床特征不明显。
- 老年患者脑脊液检查结果类似于中青年人。
- 在老年患者中，肺炎链球菌是引起脑膜炎最常见的病原菌。李斯特菌引起的脑膜炎在老年人中较中青年人中多见。
- 初始时用万古霉素和第三代头孢菌素经验性治疗。
- 如果怀疑是肺炎球菌脑膜炎，成人应建议采用地塞米松治疗。
- 治疗应根据病原体对青霉素的最低抑菌浓度（minimum inhibitory concentration，MIC）（如果头孢曲松 MIC >2μg/ml，利福平可能需要增加剂量）。

局灶性病变

- 脑脓肿往往表现为肿块性病变。
- 硬膜下脓肿引起的并发症有鼻窦炎和中耳炎。
- 脑脊液检查没有特异性。
- 在大多数患者中，CT 检查表现为环形增强病变。

- 常常能分离出草绿色链球菌和米氏链球菌。
- 通常建议甲硝唑和第三代头孢菌素联用。

结核性脑膜炎

- 脑膜刺激征通常阴性。
- 脑脊液检查葡萄糖水平通常较低。
- 眼肌麻痹（尤其是第Ⅳ对颅神经损害）常见。
- 抗酸染色阳性。
- 预后与临床分期有关。
- 类固醇和分流有助于控制颅内压增高。

隐球菌性脑膜炎

- 约50%的患者出现墨汁染色阳性。
- 不良预后征象包括高滴度的隐球菌抗原和脑脊液涂片每高倍视野中少于20个白细胞。
- 颅内压可能需要短期处理与外部分流。

单纯疱疹病毒性脑炎

- 开始予大剂量阿昔洛韦进行试验性治疗。
- 异常脑电图可提示诊断。
- 头颅CT或MRI显示颞叶增强高度提示诊断。
- 脑脊液单纯疱疹病毒聚合酶链反应有助于明确诊断。

螺旋体感染

神经梅毒

- 往往是可逆性痴呆的原因。
- 老年患者脊髓痨和梅毒往往比年轻人多见。
- 脑脊液血清学试验结果经常是阳性的。
- 阳性的血清快速血浆反应素结果和异常细胞或蛋白质计数的患者，应该考虑给予治疗。

莱姆病

- 常见面神经麻痹。

- 头孢曲松是治疗除面神经麻痹之外所有形式的中枢神经系统莱姆病的药物。

（王佳贺 译，张春玉 校）

完整的参考文献列表，请扫二维码。

主要参考文献

4. Thigpen MC, Whitney CG, Messonnier NE, et al: Bacterial meningitis in the United States, 1998-2007. N Engl J Med 364:2016–2025, 2011.
10. Bardak-Ozcem S, Sipahi OR: An updated approach to healthcare-associated meningitis. Expert Rev Anti Infect Ther 12:333–342, 2014.
13. Heckenberg SG, Brouwer MC, van de Beek D: Bacterial meningitis. Handb Clin Neurol 121:1361–1375, 2014.
17. Stockdale AJ, Weekes MP, Aliyu SH: An audit of acute bacterial meningitis in a large teaching hospital 2005-10. QJM 104:1055–1063, 2011.
20. Michael B, Menezes BF, Cunniffe J, et al: Effect of delayed lumbar punctures on the diagnosis of acute bacterial meningitis in adults. Emerg Med J 27:433–438, 2010.
22. Glimåker M, Johansson B, Grindborg Ö, et al: Adult bacterial meningitis: earlier treatment and improved outcome following guideline revision promoting prompt lumbar puncture. Clin Infect Dis 60:1162–1169, 2015.
25. Straus SE, Thorpe KE, Holroyd-Leduc J: How do I perform a lumbar puncture and analyze the results to diagnose bacterial meningitis? JAMA 296:2012–2022, 2006.
34. Van de Beek D, Brouwer MC, Thwaites GE, et al: Advances in treatment of bacterial meningitis. Lancet 380:1693–1702, 2012.
37. Brouwer MC, Tunkel AR, McKhann GM 2nd, et al: Brain abscess. N Engl J Med 371:447–456, 2014.
38. Carpenter J, Stapleton S, Holliman R: Retrospective analysis of 49 cases of brain abscess and review of the literature. Eur J Clin Microbiol Infect Dis 26:1–11, 2007.
56. Tan IL, McArthur JC, Venkatesan A, et al: Atypical manifestations and poor outcome of herpes simplex encephalitis in the immunocompromised. Neurology 79:2125–2132, 2012.
59. Kennedy PG, Steiner I: Recent issues in herpes simplex encephalitis. J Neurovirol 19:346–350, 2013.
66. Zeng YL, Wang WJ, Zhang HL, et al: Neuropsychiatric disorders secondary to neurosyphilis in elderly people: one theme not to be ignored. Int Psychogeriatr 25:1513–1520, 2013.
67. Jantzen SU, Ferrea S, Langebner T, et al: Late-stage neurosyphilis presenting with severe neuropsychiatric deficits: diagnosis, therapy, and course of three patients. J Neurol 259:720–728, 2012.